遗传代谢病

防治理论与实践

主　编　封志纯　王　艳　杨茹莱
副主编　宋元宗　韩连书　郝　虎　游　英

人民卫生出版社
·北京·

图书在版编目（CIP）数据

遗传代谢病防治理论与实践 / 封志纯，王艳，杨茹莱主编 . —北京：人民卫生出版社，2023.3
ISBN 978-7-117-34392-3

Ⅰ.①遗… Ⅱ.①封…②王…③杨… Ⅲ.①遗传性代谢病－防治 Ⅳ.①R589.9

中国版本图书馆 CIP 数据核字（2022）第 258501 号

人卫智网	www.ipmph.com	医学教育、学术、考试、健康，购书智慧智能综合服务平台
人卫官网	www.pmph.com	人卫官方资讯发布平台

遗传代谢病防治理论与实践
Yichuandaixiebing Fangzhi Lilun yu Shijian

主　　编：封志纯　王　艳　杨茹莱
出版发行：人民卫生出版社（中继线 010-59780011）
地　　址：北京市朝阳区潘家园南里 19 号
邮　　编：100021
E - mail：pmph @ pmph.com
购书热线：010-59787592　010-59787584　010-65264830
印　　刷：北京顶佳世纪印刷有限公司
经　　销：新华书店
开　　本：889×1194　1/16　印张：45　插页：2
字　　数：1331 千字
版　　次：2023 年 3 月第 1 版
印　　次：2023 年 4 月第 1 次印刷
标准书号：ISBN 978-7-117-34392-3
定　　价：199.00 元

打击盗版举报电话：010-59787491　E-mail：WQ @ pmph.com
质量问题联系电话：010-59787234　E-mail：zhiliang @ pmph.com
数字融合服务电话：4001118166　E-mail：zengzhi @ pmph.com

编 者 （按姓氏汉语拼音排序）

包新华（北京大学第一医院）

蔡　尧（中山大学附属第六医院）

常杏芝（北京大学第一医院）

陈秋莉（中山大学附属第一医院）

陈少科（广西医科大学第二附属医院）

杜红伟（吉林大学第一附属医院）

范　歆（广西医科大学第二附属医院）

冯晋兴（深圳市儿童医院）

冯周善（中山大学附属第六医院）

古　霞（中山大学附属第六医院）

韩　凤（上海交通大学医学院附属上海儿童医学中心）

韩　蓓（南方医科大学附属儿童医院）

韩连书（上海交通大学医学院附属新华医院）

郝　虎（中山大学附属第六医院）

胡宇慧（深圳儿童医院）

黄　倬（四川大学华西第二医院）

黄宇戈（广东医科大学附属医院）

黄永兰（广州市妇女儿童医疗中心）

黄晓磊（浙江大学医学院附属儿童医院）

黄新文（浙江大学医学院附属儿童医院）

孔元原（首都医科大学附属北京妇产医院）

梁　琨（昆明医科大学第一附属医院）

梁立阳（中山大学附属孙逸仙纪念医院）

李　菲（中山大学附属第六医院）

李燕虹（中山大学附属第一医院）

李双杰（湖南省儿童医院）

李育霖（济南市妇幼保健院）

李小鸥（武汉大学人民医院）

刘　霞（深圳市儿童医院）

刘冰清（中山大学附属第六医院）

刘梦娴（中山大学附属第六医院）

罗小平（华中科技大学同济医学院附属同济医院）

罗顺昌（中山大学附属第六医院）

马艳梅（中山大学附属第六医院）

马华梅（中山大学附属第一医院）

梅亚波（中国人民解放军总医院第七医学中心）

孟　岩（中国人民解放军总医院第一医学中心）

牛婷婷（山东省妇幼保健院）

欧阳文献（湖南省儿童医院）

欧阳颖（中山大学孙逸仙纪念医院）

潘思年（中山大学附属第三医院）

齐志业（昆明医科大学第一附属医院）

祁伯祥（徐州医科大学附属徐州儿童医院）

邱文娟（上海交通大学医学院附属新华医院）

石聪聪（中山大学附属第六医院）

舒赛男（华中科技大学同济医学院附属同济医院）

宋元宗（暨南大学附属第一医院）

苏　喆（深圳儿童医院）

孙　萌（济南市妇幼保健院）

孙金峤（复旦大学附属儿科医院）

童　凡（浙江大学医学院附属儿童医院）

王　斐（上海交通大学附属上海儿童医院）

王　立（深圳市儿童医院）

王　艳（中国人民解放军总医院医学创新研究部）

王军娟（浙江博圣生物技术股份有限公司）

王静敏（北京大学第一医院）

文　伟（南方医科大学附属深圳市妇幼保健院）

吴　晖（北京大学第一医院）

毋盛楠（河南省儿童医院）

肖永胜（浙江博圣生物技术股份有限公司）

谢新宝（复旦大学附属儿科医院）

熊　晖（北京大学第一医院）

鄢慧明（湖南省妇幼保健院）

杨　楠（首都医科大学北京妇产医院）

杨茹莱（浙江大学医学院附属儿童医院）

杨秋萍（中山大学附属第六医院）

杨志仙（北京大学第一医院）

姚　艳（浙江博圣生物技术股份有限公司）

编　者

游　英（浙江博圣生物技术股份有限公司）

叶　军（上海交通大学医学院附属新华医院）

余　科（浙江博圣生物技术股份有限公司）

张　玉（浙江博圣生物技术股份有限公司）

张惠文（上海交通大学医学院附属新华医院）

张龙江（深圳市儿童医院）

张银纯（中山大学附属第六医院）

张知新（中日友好医院）

张月华（北京大学第一医院）

张晓梅（内蒙古自治区人民医院）

张晓英（上海交通大学医学院附属第九人民医院）

赵　岫（深圳市儿童医院）

周玉侠（山东省妇幼保健院）

邹　卉（济南市妇幼保健院）

前　言

遗传代谢病具有鲜明的特征。首先，它是一大类罕见病，对人的生命健康危害面很大，总的发生率可达 1/500 左右，这主要是由于其所含病种数量庞大，目前被发现的就多达 1 300 余种，而单病发病率通常小于 1/10 000；同时，它也是一大类遗传病，遗传类型覆盖疾病遗传的所有方式，且其中属单基因遗传的疾病具有典型的遗传异质性，同一种疾病有不同的临床表型和基因型且基因突变多缺乏热点；再者，它还是一大类分子病，机体物质代谢通路异常，代谢途径中任一酶或功能蛋白的缺乏或失能均可造成底物或旁路产物堆积、终产物缺乏，导致细胞和器官的损害；这些特征构成了遗传代谢病基础和临床的高度复杂性，大大增加了研究和临床工作的难度。

对于遗传代谢病的认识，自英国医师 Garrod 首次揭示该类代谢障碍与遗传之间的关系以来，已经走过了百余年的历程。不过，由于前述特征，这一历程走得艰难而缓慢。即使是在发达国家，遗传代谢病的病因、病理、预防、诊断、治疗各环节从理论到实践各方面都不能说达到了成熟的程度。我国也是如此，遗传代谢病被关注才二十年左右，虽然遗传代谢病的概念、质谱筛查、诊断技术服务、防治的主要原则等在业内获得了一定范围的知晓，但相对遗传代谢病这一浩瀚的学海仍然只能说是处于缺基础研究、缺理论系统、缺治疗体系的朦胧状态。

专著的缺乏可以说是遗传代谢病专业领域困境的典型问题，直接关系到学科形成、人才培养和防治成效。我国遗传代谢病防控研究和临床工作者迫切需要有集基础、检测、临床等方面的理论、知识、技能为一体的全面的系统的专著作为实践的指导。因此，我们解放军总医院出生缺陷防控关键技术国家工程实验室团队，在由人民卫生出版社出版的以临床为重点的《实用遗传代谢病学》基础上，邀请国内从事遗传代谢病领域的主要机构和专家合作，编写了《遗传代谢病防治理论与实践》，希冀能够弥补这一缺陷，为加速推进国内遗传代谢病防控工作尽微薄之力。

本书编写过程中，得到浙江博圣生物技术股份有限公司的鼎力支持，编写组专家努力奉献自己所知所获，力求达到前沿、溯理、适用的目的，王毅、姚艳两位博士先后承担编写组秘书任务，工作耐心细致。材料、生物、信息三大新技术革命的浪潮为现代医学发展提供了日新月异的新方法、新手段，遗传代谢病医学新进展将不断呈现，本书出版后难免出现时滞和遗漏之处，诚请各位同行读者不吝直言反馈并积极沟通研讨，欢迎发送邮件至邮箱 renweifuer@pmph.com，或扫描封底二维码，关注"人卫儿科学"，对我们的工作予以批评指正，以期再版修订时进一步完善，更好地为大家服务。

让我们同心协力把本书培育成医学出版百花园的新花和遗传代谢病学苑的硕果。

封志纯
2022 年 11 月

目 录

第一篇 总 论

第二篇　实　验　技　术

第三篇　代谢通路相关疾病

第四篇　细胞器相关疾病

第五篇　器官组织相关疾病

第一篇

总　论

本篇主要阐述遗传代谢病的一般研究基础,包括病理生理基础、遗传学基础、代谢通路概览、实验室检查、诊治原则、新生儿筛查及产前诊断和遗传咨询,以期对这一大类疾病有全貌和基础的认知。

第一章

概　　论

遗传代谢病是临床医学较早开始广泛关注和研究的一类疾病，并随着临床研究和检测技术的不断发展，而逐渐获得新的认知和突破性研究成果。本章主要讲述遗传代谢病学的历史、流行病学以及分类、研究方法与展望等。

第一节　遗传代谢病学历史

先天代谢异常（inborn errors of metabolism，IEM）或称遗传代谢病（inherited metabolic disease，IMD）是指由于基因突变引起酶活性下降、细胞膜功能异常或受体缺陷，从而导致机体生化代谢紊乱，造成反应底物、中间或旁路代谢产物蓄积，或终末代谢产物缺乏，引起一系列临床症状的一组特殊的疾病。所有涉及人体不同营养代谢环节、营养代谢的场所异常均可发生遗传代谢病。

对遗传代谢病的认识和研究起始于 1908 年，至今已有百年的历程。英国的 Archibald Garrod 医师首先发现患者的尿液暴露在空气中会逐渐变黑，将其命名为黑尿病。随后他又陆续发现了 4 种代谢异常，1908 年他撰写了题为"先天性代谢缺陷"的论文，从此开启了遗传代谢病诊断和研究的大门。但是在这之后的几十年间，医学界并未给予遗传代谢病应有的关注。直到 1935 年挪威生化学家 Foling 首次报道了苯丙酮尿症（phenylketonuria，PKU），遗传代谢病才真正意义上引起了各国科学家和医师的广泛关注。同年，Penrose 医师证实苯丙酮尿症为常染色体隐性遗传；1953 年，德国医师 Bickel 通过饮食治疗苯丙

酮尿症获得了成功，并提出了对新生儿进行筛查可使遗传代谢病得到早诊断、早治疗的概念，这对于改善患者的疾病症状、提高患者的生存率具有重要意义，标志着有效新生儿筛查的开端。第一种 PKU 筛查试验（尿布试验）是基于 PKU 患者会排泄出含大量苯丙酮酸的尿液，这种尿液能与 Fölling 试剂反应并显影。但是，对于新生儿患者来说，该检测方法的灵敏度很低，因为仅当患者血中苯丙氨酸浓度超过 900~1 200μmol/L，新生儿才会排泄苯丙酮酸。1962 年，Robert Guthrie 发明了细菌抑制试验（bacterial inhibition assay）来检测 PKU，这是 PKU 检测史上的一次突破。通过穿刺患者脚后跟抽取毛细血管血并吸附在滤纸，制成干血片以用于化验，这种标本制备方法后来成为通用的新生儿筛查标本，这种简单易行的标本采集方法，使进行大规模的人群筛查成为可能。在接下来的数年间，代谢性疾病枫糖尿症（MSUD）、高胱氨酸尿症（homocystinuria）、组氨酸血症（histidinemia）、半乳糖血症（galactosemia）均建立了相似的检测方法。随着时间的推移，可用的疾病筛选试验越来越多。

1975 年，日本学者 Iire 和 Naruse 开始利用干滤纸片测定 TSH 进行先天性甲状腺功能减退筛查。随后，在世界范围内开始进行以 PKU 和 CH 为主要项目的新生儿遗传代谢病筛查。此后，生物素酰胺酶缺乏症、先天性肾上腺增生症（CAH）、血红蛋白病、葡萄糖 -6- 磷酸盐脱氢酶缺乏症（G6PD 缺乏症）和囊性纤维化（CF）也进入了可筛查疾病的名单。1990 年，Millington 提出将串联质谱法（tandem mass spectrometry，TMS）技术中

用于新生儿筛查的设想;1995 年,TMS 技术开始应用于人群遗传代谢病的新生儿筛查,使得原来那种"一种疾病一种方法"的检测模式基本上被抛弃,实现了"一份标本、批量检测",可对众多种类氨基酸、有机酸和脂肪酸氧化代谢病进行系统性快速筛查。目前,通过 TMS 技术一次试验(氨基酸或酰基肉毒碱)就能检测高达 35 种疾病。由于通过新生儿筛查可使许多疾病能被早期诊断,使得这些以前预后不良的疾病现在可能会有比较好的临床预期。

随着医学的发展和人类健康意识的提高,新生儿应进行遗传病筛查的概念已深入人心,新生儿遗传性疾病筛查也逐步在发展中国家普及,现在,欧美、日本等发达国家新生儿疾病筛查覆盖率近 100%。近年来,我国越来越多的医疗机构开始采用 LC-MS/MS 干滤纸片法对新生儿遗传代谢病进行系统性筛查。随着 LC-MS/MS 技术的快速更新,基因检测技术的飞速发展使得越来越多 IEM 的致病基因被确定,相信在不久的将来,对于遗传代谢病致病机制的了解会越来越深入。

(王　艳)

新生儿中,遗传代谢病的发病率为 1/3 390。针对高危人群的筛查,遗传代谢病的阳性检出率更高。1991—2000 年间,法国 Rabat 儿童医院从 1 432 例患儿中筛出 134 例遗传代谢病,阳性检出率为 9.3%。另外,不同的遗传代谢病在不同人群及地域中的发病率差异很大,如囊性纤维变性在欧洲后裔中的发病率为 1∶1 600,重型 β 地中海贫血在我国广西、广东和海南的发生率达发病率为 1∶250,GM2 神经节苷脂贮积症 B 型(Tay-Sachs病)在犹太裔中的发病率为 1∶3 500。

综合来看,遗传代谢病作为一组疾病的群体患病率较高,而且,遗传代谢病导致的病理生理变化会直接或间接影响多个器官系统,特别是影响脑的发育和功能,导致严重伤残,在新生儿中的发病率接近 1/1 000,已经成为新生儿死亡的重要原因之一。文献报道,1997—2007 年澳大利亚维多利亚市共有 120 例 0~14 岁遗传代谢病死亡病例,其中新生儿 27 例,占 23%,占新生儿死亡率的5.1%。因此,遗传代谢病筛查已成为出生缺陷三级预防——新生儿筛查的重点项目。

(王　艳)

第二节　遗传代谢病流行病学

遗传代谢病种类繁多,1969—1996 年间发现的遗传代谢病有 4 000 余种,其中常见的有500~600 种。虽然单一病种的患病率较低,属于罕见病,发病率在几万分之一至几千分之一,但如将现有 IEM 的种类相加,其总体发病率则较高,已报道的新生儿遗传代谢病的患病率在 0.5% 以上。

文献报道,对以白人为主的哥伦比亚地区进行遗传代谢病发病率的调查发现:氨基酸代谢异常包括苯丙酮尿症的发病率为 7.6/10 万,有机酸代谢异常的发病率为 3.7/10 万,尿素循环障碍的发病率为 1.9/10 万,贮积病的发病率为 2.3/10万,溶酶体病的发病率为 7.6/10 万,过氧化物酶异常的发病率为 3.5/10 万,线粒体病的发病率为3.5/10 万。而 1999 年之后新生儿遗传性疾病筛查的广泛开展为遗传代谢病提供了更为准确的流行病学数据。在美国的活产新生儿中,遗传代谢病的发病率为 1/5 000~1/1 400;1999 年 2 月至2003 年 2 月,在澳大利亚 19 942 例新生儿中,遗传代谢病的发病率为 1/2 215.18;在德国 166 000

第三节　遗传代谢病分类

遗传代谢病种类繁多,主要的分类方法有如下几种:

一、根据发病机制和病理生理进行分类

1. 代谢途径的某些终末产物缺乏,产生的症状多为持续性、进行性、复发性,且与进食等因素无关,如过氧化酶体病、溶酶体病等。

2. 受累代谢途径的中间和 / 或旁路代谢产物大量蓄积,患者出现累积物导致的中毒症状,其发病或早或迟,发病前常有无症状期,或症状间歇发作,如苯丙酮尿症、甲基丙二酸尿症、同型胱氨酸尿症等。

3. 由于代谢途径受阻,底物蓄积,旁路代谢物大量产生,引起相应的代谢紊乱,而导致对肝、脑、肌肉等组织能量供应不足,多影响多个脏器,严重者可危及生命,这是许多遗传代谢病的共同发病机制,如糖代谢障碍、脂肪酸氧化缺陷、先天性高乳酸血症等。

4. 物质的生物合成障碍,如先天性肾上腺

皮质增生症时,21- 羟化酶缺乏致皮质醇合成障碍等。

5. 物质的转运功能障碍,如肾小管性酸中毒等。

二、根据受累的代谢物进行分类

1. 碳水化合物代谢障碍 如半乳糖血症、糖原贮积病、先天性乳糖内缺乏症等。

2. 氨基酸代谢障碍 如苯丙酮尿症、枫糖尿症、白化病、酪氨酸血症等。

3. 有机酸代谢障碍 如甲基丙二酸血症、丙酸血症、生物素酶缺乏症等。

4. 脂肪酸氧化障碍 如中链酰基辅酶 A 脱氢酶缺乏症、原发性肉碱转运障碍等。

5. 卟啉和血红素代谢障碍 如急性间歇性卟啉病等。

6. 核酸代谢障碍 如着色性干皮症、莱施 - 奈恩综合征等。

7. 内分泌代谢障碍 如先天性肾上腺皮质增生症、雄激素不敏感综合征等。

8. 尿素循环障碍 如鸟氨酸氨甲酰转移酶缺乏症、精氨酸血症等。

9. 金属元素代谢异常 如肝豆状核变性(Wilson 病)、Menkes 病等。

10. 其他 如胆汁酸代谢障碍、囊性纤维变性、葡萄糖醛酸转移酶缺乏症等。

三、根据代谢异常影响的细胞器部位进行分类

1. 溶酶体病 如戈谢病、黏多糖贮积病、异染性脑白质营养不良等。

2. 线粒体病 如 Leigh 综合征、MELAS 综合征、Leber 综合征等。

3. 过氧化酶体病 如 X 连锁肾上腺脑白质营养不良、Zellweger 综合征等。

四、根据异常代谢物的分子量大小进行分类

1. 小分子病 包括氨基酸病、有机酸代谢异常、糖代谢病、脂肪酸氧化缺陷、核酸代谢障碍、嘌呤代谢障碍、金属代谢障碍等疾病。

2. 大分子病 包括溶酶体贮积病、黏多糖病、过氧化酶体病、线粒体病等。

(王 艳)

第四节 遗传代谢病学研究方法与展望

遗传代谢病是一类由细胞遗传物质(核基因组或线粒体基因组)异常引发的可累及全身各个脏器、系统的遗传性疾病,该类疾病绝大多数于出生后、新生儿期或婴幼儿期起病,属于出生缺陷的范畴。遗传代谢病涉及疾病种类繁多,单个疾病发病率低下,临床表现错综复杂,症状、体征缺乏特异性,临床诊断需要结合质谱、酶学分析、基因分析等特殊实验室检测手段,较为困难,相关理论、知识比较缺乏。但随着串联质谱(MS/MS)、气相色谱 - 质谱(GC-MS)等生化分析技术,以及酶学、基因检测等技术在临床上的广泛应用,越来越多的遗传代谢病得以确诊。国内可诊断的遗传代谢疾病谱日益广泛,临床医师的诊疗水平显著提高。早期对该疾病的研究大多集中于病例报道及临床分析,近年来在遗传代谢病的新生儿筛查、酶学检测、基因诊断和治疗管理等方面均取得了长足进步,缩短了与国际先进水平的差距。遗传代谢病学,即遗传代谢病相关研究,目前并无规范的统一的定义。笔者大致将遗传代谢病目前的主要研究内容归纳如下,包括:①遗传代谢病的筛查与诊断学研究;②治疗及预防学研究;③病因学研究等。

一、遗传代谢病的筛查与诊断学研究

(一)遗传代谢病的新生儿筛查

1. 概述 随着我国经济水平的发展、围产医学的进步,新生儿疾病谱发生了显著变化:以往新生儿死亡原因中占比重较高的感染性疾病、窒息相关疾病的发病率和严重程度大幅度下降,而出生缺陷所占比重逐年增加,已成为新生儿死亡的重要原因。其中遗传代谢病虽然单个病种发病率低,但总合发病率高,且死亡率、致残率极高,给患儿、家庭及社会带来极大的痛苦与负担。早期发现并及时干预对遗传代谢病的预后十分关键。因此,在新生儿早期对遗传代谢病进行大规模群体普查,对阳性患儿在其临床症状出现之前进行及时干预,可避免死亡和智力低下等残疾的发生,提高人口素质。

2. 遗传代谢病筛查技术的相关研究

(1)代谢物生化检测方法的开发与改良:1961

年,以美国 Guthrie 医师建立细菌抑制法对血液中苯丙氨酸进行半定量测定为起点,开启了新生儿遗传代谢病筛查的序幕。1962—1963 年,Guthrie 利用该方法在美国进行了 40 万例新生儿的筛查,确证苯丙酮尿症(PKU)20 余例。通过对阳性病例的早期治疗及干预,证实了新生儿筛查良好的社会与经济效益。从此以后,更多的生化方法被开发出来用于更新原有的技术方法或运用于更多种类 IMD 的筛查,例如:PKU 筛查中的苯丙氨酸检测从最开始的细菌抑制法发展为目前绝大多数筛查实验室采用的荧光定量检测法,而针对非经典型 PKU 则运用高效液相色谱法(HPLC);先天性甲状腺功能减退症(CH)筛查中 TSH 的检测经历了从放射免疫法、酶联免疫吸附法(ELISA)、时间分辨荧光免疫法(DELFIA)的演进;另有酶联免疫吸附法用于筛查先天性肾上腺皮质增生(CAH),化学荧光法用于筛查半乳糖血症(GAL),荧光斑点法用于筛查葡萄糖 -6- 磷酸酶缺乏(G-6-PD)等。这些生化方法经过数十年的发展与改良,已经在全世界范围内广泛普及,不少技术方法至今仍然作为新生儿筛查的主流,每年造福数以千万计的新生儿。这些生化方法的共同的特点就是实验操作简单、快速、经济,缺点是一种方法筛查一种疾病,很难满足疾病种类高达几百种的遗传代谢病筛查要求。

(2)遗传代谢病质谱筛查法的建立与发展:随着科学技术的不断进步与发展,20 世纪 90 年代质谱技术开始应用于新生儿遗传代谢病筛查。质谱技术实现了一次实验对血液或尿液中几十或几百种化合物的定性定量检测,使新生儿筛查进入了一次实验筛查多种疾病的新时代(二代新生儿筛查),并以其高灵敏度、高特异性、检测速度快、易于实现高通量化的特点,很快在发达国家达到了大规模的应用和普及,使新生儿 IMD 筛查从病种数量、覆盖人数和质量上都提高到一个新的水平。质谱技术又分为串联质谱(MS/MS)干血滤纸片筛查技术和气相 - 质谱(GC-MS)尿液筛查技术。

1)串联质谱(MS/MS)干血滤纸片筛查技术:目前主流的 MS/MS 技术同时可检测 20 余种氨基酸、50 余种酰基肉碱,可协助诊断数十种有机酸、氨基酸和脂肪酸类 IMD。从 20 世纪 90 年代初发展至今,已有美国、加拿大、澳大利亚及西欧部分国家和少数亚洲国家采用该技术开展新生儿

IMD 筛查,筛查阳性率为 1/5 000~1/2 000,大大提高了遗传代谢病的防治水平。该技术筛查效率高,费用相对低廉,根据卫生经济学研究 MS/MS 进行新生儿筛查具有较高的成本效益比。

随着 MS/MS 技术的发展和应用,该技术已日趋成熟,在欧美发达国家已成为主流的常规新生儿筛查技术。在我国多个经济较发达城市和地区,也进行了该筛查技术的运用,取得了不错的进展,但总体仍处在筛查研究阶段。对该技术用于我国群体新生儿疾病筛查的可行性和经济性仍有疑问。2004 年,MS/MS 干血滤纸片法经过改良,再次用于溶酶体贮积症的新生儿筛查[见(5)溶酶体贮积症的新生儿筛查)],目前最先进的实验室可利用 3mm 大小的干血滤纸片一次实验筛查 6 种或 9 种溶酶体病。

2)气相 - 质谱(GC-MS)尿液筛查技术:气相色谱质谱联用技术(GC-MS)在 1966 年被 Tanaka 首次运用于异戊酸血症的诊断,再经由 20 世纪 90 年代 Matsumoto 等的改进和发展,已成为筛查和诊断 IMD 的最有效手段之一。目前最先进的尿素酶预处理气相色谱质谱法(urease pretreatment-gas chromatography-mass spectrometry, UP-GC-MS),克服了单一溶剂萃取法提取代谢物成分有限的缺点,能够对尿液中有机酸、氨基酸、单糖、多醇、嘌呤、嘧啶等多种类成分同时进行分析,可一次实验检测近 200 种化合物,协助诊断百余种 IEM。该方法检测灵敏度高、特异性强、分析效率高,样本取自尿液对患者无伤害,且可对长途邮寄的干燥尿滤纸片进行检测,在日本、欧美等国得到了广泛的应用。

(3)基因芯片法:据报道,美国国立儿童健康及人类发育研究所已开始研究应用 DNA 芯片技术进行新生儿筛查。将干血滤纸片中的 DNA 提取出来,经过 PCR 扩增,再与具有 25 000 个以上基因的芯片进行杂交,以检测新生儿是否拥有致病基因突变。该技术有望将筛查疾病谱进一步扩大,使得更多已明确致病基因突变的疾病通过一次实验完成筛查。该技术的高灵敏度、高特异性和高通量的特点或将成为新生儿群体筛查的革命性技术。

(4)新一代测序技术:近年来应用新一代高通量测序技术进行全外显子组测序(whole-exome sequencing)和全基因组测序(whole-genome sequencing)的技术成本显著下降,使得利用该技

术进行新生儿筛查变得可行。截至 2014 年,美国已有数千名健康新生儿进行过全基因组测序,亦有一家美国研究机构将新生儿全基因组测序作为一项区域群体性儿童疾病观测的纵向队列研究内容的一部分。目前,在美国的新生儿筛查项目中,全基因组测序仍只作为针对筛查阳性病例确诊基因异常的辅助方法。有专家预测未来十年内,对所有健康新生儿进行大规模测序将成为可能。目前,美国医学遗传学和基因组学学会虽然已对全基因组测序在成人及儿童的临床应用领域给出了初步的指导意见,但就该技术在新生儿筛查中的应用仍未表明官方立场。通过初步调查,大约 70% 的美国父母对全基因组测序技术的准确性以及有益于防止儿童发展某些疾病的能力表现出了浓厚的兴趣,且有研究表明该技术与传统的新生儿筛查检测相比将在更低的经济成本和更快的检测速度上占据优势。然而,该技术在预知新生儿对包含某些成人疾病和绝症在内的超过 3 000 种疾病的易感性的同时,还会带来一系列伦理道德和公共卫生问题,这都影响着新生儿筛查政策制定者们的决策。在全基因组测序技术应用于大规模新生儿筛查之前,除了继续观测和评估该技术应用对个人、家庭乃至整个公共卫生系统的影响,还需解决安全储存海量序列数据、发展相应遗传咨询技术、建立相应道德规范等问题。

(5)溶酶体贮积症的新生儿筛查:近年来,由于酶替代治疗、造血干细胞移植、小分子量药物、基因治疗等治疗方法的发展大大改善了临床预后,使得溶酶体贮积症的新生儿筛查和诊断受到了越来越多的关注。溶酶体贮积症(lysosomal storage diseases,LSD)是一系列与溶酶体酶或转运蛋白功能缺陷相关的疾病,造成相应生物大分子不能正常降解而在溶酶体中贮积,并引发细胞组织器官功能障碍及一系列临床表现,属于大分子遗传代谢病的范畴。与小分子遗传代谢病(有机酸、氨基酸、脂肪酸等)常用的筛查方式不同,目前主要的三种筛查方法包括:①利用 MS/MS 和荧光分析技术对酶活性进行直接测定;②基于免疫捕获技术的溶酶体酶丰度测定;③生物标志物的测定。其中研究且应用最多的是 MS/MS 和荧光分析技术对干血斑中溶酶体酶活性进行直接测定的方法,目前的研究结果表明质谱技术相较于荧光分析技术有更好的筛查特异性。利用 MS/MS 对干血斑进行直接酶活性测定的方法由目前

成熟的 MS/MS 筛查有机酸、氨基酸、脂肪酸代谢异常的方法衍生而来,利用内标对多种酶产物进行分析,一次实验可筛查多种溶酶体病。目前该技术已成功应用于 Fabry 病,Gaucher 病,Krabbe 病,黏多糖症 Ⅰ 型、Ⅱ 型、ⅣA 型、Ⅵ 型、Niemann-Pick 病 A 型、B 型,以及 Pompe 病等,并在美国、欧洲等地进行的多次小规模试验性筛查中获得了成功。

3. 遗传代谢病筛查策略的相关研究 开展大规模的新生儿遗传代谢病筛查的目标是对每一个出生的新生儿针对其遗传代谢病的发生风险进行检查,从而使每一个遗传代谢病患儿得到及时诊断和治疗,获得最佳的医疗效果。但实际执行必须根据遗传代谢病各病种发病规律、干预治疗效果、筛查技术成本等多因素综合考虑。20 世纪后半开始,新生儿筛查经过 50 多年的发展已经在全世界多个国家得到广泛认可与推广,但由于各国的经济、社会、文化、医疗卫生水平、人口学特点,以及遗传代谢病的流行和病种分布情况等均存在明显差异,每个国家需根据自身情况设置符合国情的有地域特点的筛查策略。新生儿遗传代谢病筛查策略研究的主要内容,包括筛查人群和病种的选择、筛查系统的组织和管理、筛查机构和技术人员的规范与要求、筛查样本与信息管理、阳性病例追踪以及规范化随访等。

20 世纪 60 年代,各国主要关注的还是新生儿筛查技术的发展,到了 70~80 年代,世界上越来越多的国家认识到新生儿疾病筛查的重要性,并相继开展筛查工作,确定适合各国各地区国情的筛查策略就显得相当重要。1982 年,在日本东京召开的第二届国际新生儿疾病筛查大会上,提出适合进行大规模筛查的四种疾病为 PKU、CH、CAH 和 GAL。随后美国在筛查 PKU 与 CH 的基础上,增加了 GAL、CAH、高胱氨酸尿症(HCY)、枫糖尿症(MSUD)、镰状细胞贫血症(SCD)和生物素缺乏,共进行 8 种疾病的筛查。进入 90 年代,美国率先利用串联质谱(MS/MS)技术进行新生儿筛查,英国、德国、澳大利亚、韩国、日本等也先后将新生儿质谱筛查列为法定项目,覆盖率均达 90% 以上,但各国的筛查病种不尽相同。2006 年由美国儿科学会与医学遗传学会合作成立的美国新生儿筛查专家组,针对 MS/MS 技术可筛查的 84 种遗传代谢病进行评估,建议将 29 种遗传代谢病作为优先筛查疾病,另 25 种作为次要筛查

疾病。目前某种 IMD 是否纳入新生儿疾病筛查主要考虑以下因素：①人群中具有一定发病率；②在临床上有明确的自然史；③具有明显的生化表型；④具有一定的致病或者死亡率；⑤可以有效治疗或改善预后；⑥检测简单安全，具备足够的灵敏度；⑦具有特定的确诊方法；⑧对该病进行检测、治疗，相对于不治疗，可节约社会经济成本。对于不同国家和地区选择哪些 IMD 疾病进行新生儿筛查，国际上的共识是应该结合本国国情，根据社会经济发展水平和流行病学进行选择。

在筛查实验室质量控制和信息管理方面，1975 年，美国国家科学院建议疾病预防与控制中心（Center for Disease Control and Prevention，CDC）应当有一个权威的实验室负责对所辖地区的新生儿筛查实验室进行能力验证；1977 年，美国 CDC 开始进行新生儿筛查实验室室间质量评估。到目前为止，该质量保证计划已覆盖 50 余个国家的近 400 个筛查实验室。80 年代，随着计算机技术的快速发展，美国建立了新筛实验室信息管理系统，出版了美国新生儿筛查指南，以促进筛查项目规范化。并尝试将阳性病例的管理与追访整合到该系统中，政府资助的美国国家新筛与遗传资源中心是美国新筛信息管理的核心机构，要求美国所有的新筛中心将筛查项目相关信息上报到国家新筛信息系统，以便进行项目评估。上报内容包括：筛查项目情况、病例关键信息（身份信息除外）、实验室检测数据等。这个信息上报系统已逐步由问卷式的汇报系统发展成实时的在线系统，并对公众开放。目前，美国的电子医疗记录

系统和出生登记系统也在尝试整合新生儿筛查的相关信息，其主要目的是通过各系统的联接与整合，实现儿童健康信息的共享，以提高信息系统的效率。

（二）遗传代谢病的诊断

1. 常规实验室检测 包括血常规、尿常规、血清电解质、血气分析、血尿素氮、胆红素、转氨酶、凝血功能、血氨、血糖、乳酸、酮体等，可为 IMD 的诊断提供重要线索。异常检测结果，比如乳酸中毒、低血糖、高氨血症等病理状态，再排除常见诱发因素外，往往能为某种 IMD 的诊断作出重要提示或者缩小诊断范围。因此，各种基本实验室检测数据，在各种类 IMD 中的变化规律，是 IMD 诊断研究的重要内容（表 1-1）。另外，一些检测物，如铜蓝蛋白、血磷、17- 羟孕酮，对相应 IMD 的诊断具有重要意义。

2. 特异性生化代谢物诊断 特异性生化代谢物诊断是指利用质谱等特殊检测工具对不同种类生化缺陷引起的特异代谢物的累及或减少进行检查，以诊断相应的 IMD。目前主要的检测技术有串联质谱（MS/MS）、气相质谱（GC-MS）、高效液相色谱等。串联质谱技术能对干血滤纸片上的微量血液中的氨基酸、酰基肉碱和溶酶体酶活性进行检测，能分别筛查数十种氨基酸、有机酸、脂肪酸代谢异常和十数种溶酶体疾病，对这些疾病的诊断起到重要的辅助作用。GC-MS 可对包括氨基酸、有机酸、单糖、双糖、嘧啶、嘌呤、核酸等多种物质进行检测，最多可筛查 100 多种 IMD，对某些疾病特别是有机酸血症的诊断意义重大。

表 1-1 部分遗传代谢病或代谢异常常规实验室检测的改变

遗传代谢病	血氨	血糖	血乳酸	pH	酮体	其他
尿素循环障碍	↑↑↑	N	N 或↑	N↑或↓	N	
有机酸尿症	↑↑	N 或↓	N 或↑↑	↓↓↓	N 或↑↑↑	阴离子隙↑血小板↓
枫糖尿症	N	N	N	N	↑（新生儿）	DNPH-test +
酮体分解异常	N	N 或↓	N 或↑	N 或↓	↑↑	
脂肪酸氧化缺陷	N 或↑	N 或↓↓↓	N 或↑	N 或↓	N 或↓↓↓	肌酸激酶↑、血游离脂肪酸↑
高胰岛素血症	N 或↑	↓↓	N 或↑	N	N	血胰岛素↑
线粒体能量代谢异常	N 或↑	N 或↓	↑↑↑	N 或↓↓	N 或↓↓	
下垂体或肾上腺异常	N	↓	N	N	N	
糖原贮积症 I 型	↓↓↓	↑↑		N		甘油三酯↑、尿酸↑

注：箭头↑表示上升，箭头↓表示下降；箭头数量表示严重程度；N 表示正常

遗传代谢病的一系列病理表现都始于生化代谢物的改变,检测异常的代谢物是早期诊断最直接的方式。然而,人体各代谢物浓度是随着人的生理节律动态变化的,大多有宽泛的动态变化范围,且每个个体的代谢状况都会有各自独特的遗传学特征。因此,上述检测技术(MS/MS、GC-MS等)中各代谢物浓度的正常值设定十分关键。为了控制检测的假阳性和假阴性率,系列代谢物正常值需在大样本量检测结果的基础上,不断在筛查诊断实践中加以修订。除遗传因素外,诸多环境因素,比如重要代谢器官(心、肝、肾)功能异常、其他影响代谢的疾病、药物治疗、饮食、饥饿、运动、早产、母亲营养状况等都会造成代谢物浓度的改变。多种遗传代谢病,例如甲基丙二酸血症、多种羧化酶缺乏、戊二酸尿症Ⅱ型等,在疾病代谢危象发作期和非发作期的代谢产物浓度会有较大的差别。另外,检测标本在采集、运输或保存中出现污染,以及检测误差等也会对代谢物检测结果产生影响。

3. 酶活性诊断 IMD 多数为某代谢通路生化反应酶缺陷所致,因此酶活性检测是诊断 IMD 的精确方法。特别是无法用代谢物生化检测方法诊断的溶酶体、线粒体疾病,需利用酶活性检测的方法。目前成熟的方法是利用多功能酶标仪、全自动酶联分析仪等,进行组合式酶学测定。

4. 基因诊断 大多数 IMD 为单基因突变疾病,利用分子生物学技术对已明确致病基因突变位点进行基因检测,是 IMD 诊断的金标准。目前,已成功运用于 IMD 基因诊断的分子生物学技术,有 PCR、甲基化 PCR、毛细管电泳、基因测序和多重连接探针扩增技术(MLPA)、基因芯片和第二代高通量测序技术等。

5. 产前诊断 由于 IMD 尚无根治措施,避免带病胎儿的出生是其预防的最有效方法。对既往出生某种 IMD 患儿或有不明原因新生儿及婴幼儿死亡史的高危夫妇,可在孕期利用生化或基因技术进行产前诊断。目前,可运用的技术包括绒毛活检(chorionic villi sampling,CVS)、羊水细胞培养、代谢产物测定、细胞酶活性测定、基因突变分析等。

目前,可用于羊水中代谢产物测定的技术有 MS/MS、GC-MS、氨基酸分析、单向或双向醋酸纤维薄膜电泳等,质谱技术、氨基酸分析主要用于有机酸和氨基酸代谢异常的产前诊断,如甲基丙二

酸血症利用 GC-MS 检测羊水中甲基丙二酸、酪氨酸血症检测马来酰乙酰乙酸、脯氨酸血症检测5-羟基-脯氨酸、瓜氨酸血症检测瓜氨酸等。单向或双向醋酸纤维薄膜电泳主要用于测定羊水中包括硫酸皮肤素(DS)、硫酸类肝素(HS)、硫酸角质素(KS)、硫酸软骨素(CS)在内的各种黏多糖,以对黏多糖病进行产前诊断。

胎儿绒毛细胞酶活性测定是产前诊断中常用且较为可靠的方法。最常利用酶活性测定进行产前诊断的是溶酶体贮积症类疾病。目前,可利用酶活性测定法对多达 100 余种 IMD 进行产前诊断。

对于不能通过代谢物或酶活性测定进行产前诊断的 IMD,需考虑进行绒毛或羊水中胎儿细胞的 DNA 分析。例如 PKU 的缺陷酶苯丙氨酸羟化酶(PAH)只在肝细胞表达,在绒毛或羊水细胞中不表达,不能通过对胎儿绒毛或羊水的酶活性分析诊断胎儿异常,而且患病胎儿的羊水中也不会有异常代谢产物(苯丙氨酸、苯乳酸、苯丙酮酸等)的增高;因此只能通过分析羊水或者绒毛中的胎儿 DNA 进行产前诊断。

理论上已明确致病基因突变的病例均可进行基因产前诊断,然而由于基因突变的复杂性和多样性,酶活性分析及异常代谢产物测定仍是目前 IMD 产前诊断的主要方法。

二、遗传代谢病的治疗及预防学研究

对于多数遗传代谢病仍无特殊治疗方法,但通过纠正代谢缺陷及其引发的病理生理改变,对症治疗,许多疾病可以得到有效控制。主要治疗方法包括急性发作期的对症治疗和后期支持治疗。

(一)急性发作期的对症治疗

急性发作期的治疗原则是清除累及的代谢产物,维持人体的代谢平衡。对于确诊或高度怀疑 IMD 的患者,应禁食,改为静脉营养,给予静脉输入含有电解质的葡萄糖,积极纠正酸中毒,监测血气及电解质。如果 24 小时内不能开始胃肠道营养,静脉输入葡萄糖浓度可达 20%,以保持轻微高血糖(7~12mmol/L),可以使用小剂量胰岛素以促进合成代谢。对于出现高氨血症者,可使用苯甲酸钠治疗,必要时可考虑血液透析。对于有机酸血症和脂肪酸氧化缺陷常伴有游离肉碱缺乏的情况,可小剂量多次补充左旋肉碱。由于累及的代

谢产物毒性作用,易引起呼吸抑制或脑水肿,因此早期给予机械通气非常必要。给予输入收缩血管药物及胶体等对于维持机体循环灌注非常有益。

(二)后期治疗及预防

1. 饮食治疗　对于部分 IMD 可通过限制相关代谢底物的摄入,减少毒性代谢产物的蓄积。目前,可利用特殊食品治疗的病种很多,包括 PKU、MUSD、半乳糖血症、尿素循环障碍等。因此,特殊食品的研发及生产是饮食治疗的主要研究方向。

2. 药物治疗　部分 IMD 可通过补充患者缺乏的生理活性物质,例如维生素、辅酶等药物进行治疗,控制内源性毒性代谢物的生成;或者一些特殊的解毒药物,促进有害蓄积物的排泄。常用的维生素、辅酶:补充维生素 B_{12} 治疗维生素 B_{12} 有效型甲基丙二酸血症,补充生物素酶治疗生物素酶缺乏等。为控制尿素循环障碍等 IMD 引发的高氨血症,目前临床已常规应用苯甲酸钠、苯丁酸钠盐等药物。苯甲酸钠和内源性甘氨酸结合成马尿酸,可清除 1 原子氮;苯丁酸钠在肝脏氧化成为苯乙酸,与谷氨酰胺结合生成苯乙酰谷胺酰胺,可清除 2 原子氮,促进氨的排泄,有效降低血氨浓度。对于肝豆状核变性表现的铜元素的累积,除可增加尿铜排泄的传统药物铜络合剂青霉胺(PCA)外,目前又新增了副作用相对较少的三乙烯二羟化四甲胺(TETA)、二巯丙磺钠、四硫钼酸胺等排铜药物。

3. 酶替代治疗　对于绝大多数溶酶体病,由于溶酶体内复杂的碳水化合物和脂类分解过程,不易受外界因素的影响,使得这一类患者体内代谢产物的积聚并不能通过饮食调节或常规药物进行有效干预。然而,溶酶体具有通过胞吞作用相对非选择性的摄取外源蛋白的能力,该特性已被用于研发溶酶体病的酶替代治疗。近年来,随着基因组重组技术的提高与广泛应用,多种纯化酶的规模化生产成为可能,使得酶替代疗法在戈谢病、法布莱病等 IMD 疾病的治疗上获得成功。患者可通过定期静脉注射相应纯化酶,明显改善临床症状。然而,酶替代疗法所用酶的来源有限,半衰期短,难以透过血脑屏障,而且费用十分高昂。

4. 器官移植　对主要酶缺陷组织的器官移植是治疗 IMD 的重要方法之一。器官移植不仅可以提高患者体内缺陷酶的活性,还可通过导入正常遗传信息而修复患者器官功能。目前应用

最多的骨髓移植,适用于造血组织相关的 IMD 的治疗,如腺苷脱氨酶缺乏引起的重症联合免疫缺陷病(SCID)、Ⅰ/Ⅲ型戈谢病、黏多糖病、过氧化物酶体病等。对于一些因肝脏酶缺陷所导致的 IMD,可通过肝移植矫正其遗传缺陷,比如肝豆状核变性、糖原贮积症、尿素循环障碍、家族性高胆固醇血症、酪氨酸血症等。目前,国内外已有不少肝移植治疗成功的病例。器官移植的局限性在于组织相容的器官难以寻觅,机体的免疫排斥反应,以及高昂的医疗费用等。

5. 基因治疗　利用正常基因替代致病的突变基因,并保证其在受累组织器官内长期正常表达的基因治疗是 IMD 最根本、最理想的治疗方法。目前,大多数基因治疗尚处在动物实验或临床试验阶段,面临着诸多技术难题,包括如何使转入的正常基因适量表达、如何作用于各种组织(尤其是脑)、如何避免异常免疫反应等。

6. 遗传咨询　遗传咨询(genetic counselling)是指专业从事医学遗传学的人员利用相关知识帮助遗传病患者、亲属及相关高危人群理解遗传病的发生、发展过程,解答相应问题,并对其结婚、生育、产前诊断等提供建议和指导的过程。开展遗传咨询不仅有助于患者加深对疾病的认识,更好地对疾病的发展做好相应准备,并配合相关治疗以获得较好的生存质量;还能减少或避免遗传病患儿的出生,对实现优生、提高人口素质具有重要意义。目前,针对遗传代谢病虽然有上述介绍的饮食、药物、酶替代、器官移植等多种治疗方法,但绝大多数遗传代谢病仍缺乏有效治疗手段。因此,预防带病患儿的出生是防治遗传代谢病的重要手段,而遗传咨询在孕前、产前遗传代谢病咨询及诊断上发挥着关键作用。随着医学、基因组学、生化检验学等的不断发展,遗传代谢病的诊断技术及治疗方法也在不断进步,越来越多的遗传代谢病能够获得诊断并得到有效治疗,因此遗传咨询的内容必须不断更新,这就要求从业者必须不断学习,不断更新相关知识。

三、遗传代谢病的病因学研究

IMD 种类繁多,大多数为单基因遗传病,少数为线粒体基因遗传病。从分子生物学水平来说,绝大多数通过携带者父母遗传或少量的自发突变引起受精卵编码某酶的基因出现碱基缺失、插入或错义等改变,从而使得下游表达的蛋白酶

活性缺失或降低,导致物质代谢通路阻断,上游产物堆积,下游产物缺乏,或旁路代谢产物异常增多,从而引发一系列临床症状。IMD 的主要制病机制可以归纳为:①物质膜转运障碍(包括细胞膜、线粒体膜等);②功能酶缺陷;③酶辅助因子缺陷;④旁路代谢异常;⑤有害副产物的蓄积等。

正常机体在遗传和环境的交互作用下,对体内新陈代谢进行着有序且精准的调控,使得各代谢物浓度水平保持在一定正常范围。遗传代谢病的发病过程首先引起受累代谢途径中代谢物浓度的剧烈变化,包括:①终末代谢产物的缺乏:常见的有四氢生物蝶呤缺乏症(导致神经递质前质左旋多巴胺、5-羟色氨酸缺乏)、21-羟化酶缺乏(导致皮质醇、醛固醇缺乏)、线粒体内氧化磷酸化障碍等;②代谢通路底物和/或旁路代谢产物蓄积:常见的有苯丙酮尿症、甲基丙二酸血症、丙酸血症、异戊酸血症等;③细胞器内生物大分子蓄积:主要指包括黏多糖症、戈谢病、尼曼-匹克病等在内的溶酶体贮积症,从而导致代谢紊乱,生理功能抑制或能量供应不足,直接或间接地影响包括肝、脑、肾、骨骼在内的多个组织或器官功能,轻则身体或智力残疾,重则危及生命。通常某种类型的遗传代谢病,常以上述某一种因素为主,或多因素协同作用,产生相应病理损害。

四、遗传代谢病学展望

近年来,随着气相质谱(GC-MS)、串联质谱(MS/MS)等生化分析技术以及酶学、基因检测等技术在临床上的广泛应用,越来越多的遗传代谢病得以确诊。国内遗传代谢病的疾病谱日益广泛,临床医师对其诊治水平显著提高。早期的遗传代谢病研究大多集中于病例报道以及临床分析,近年来在遗传代谢病的酶学检测、基因诊断和治疗管理等方面取得长足进步,在遗传代谢病的新生儿筛查方面也取得瞩目成绩,显著缩短了与国外同行的差距,但仍存在诸多问题。

遗传代谢病的种类仍在不断增加,囊括的代谢异常范畴也在不断扩大。近年来,新发现的IMD 有膜转运蛋白突变所致的脑内肌酸缺乏、生物合成障碍类疾病、先天性糖基化病和新的线粒体呼吸链缺陷病等。对 IMD 包括发病表现及致病机制的认识也在不断深化,许多成人期晚发型遗传代谢病得以诊断,更多的遗传代谢病的发病原因得以阐明。随着遗传代谢病早期诊断和及治

疗水平的不断提高,遗传代谢病患者存活率提高,寿命普遍延长,以往常在婴幼儿期死亡的病症,可活到成年,甚至成年中后期。成人遗传代谢病患者群体的迅速扩大,使得相应的疾病管理、婚育妊娠和遗传咨询问题成为遗传代谢病学新的研究方向。

(王　艳　梅亚波)

参考文献

1. Alter BP. Pearson syndrome in a Diamond-Blackfan anemia cohort. Blood, 2014, 124: 312-313.

2. Bittel DC, Yu S, Newkirk H, et al. Refining the 22q11. 2 deletion breakpoints in DiGeorge syndrome by aCGH. Cytogenet Genome Res, 2009, 124: 113-120.

3. Brown CS, Lichter-Konecki U. Phenylketonuria (PKU): A problem solved? Mol Genet Metab Rep, 2015, 6: 8-12.

4. Camp KM, Parisi MA, Acosta PB, et al. Phenylketonuria Scientific Review Conference: state of the science and future research needs. Mol Genet Metab, 2014, 112 (2): 87-122.

5. Cau M, Addis M, Congiu R, et al. A locus for familial skewed X chromosome inactivation maps to chromosome Xq25 in a family with a female manifesting Lowe syndrome. J Hum Genet, 2006, 51: 1030-1036.

6. Dundar H, Ozgul RK, Guzel-Ozanturk A, et al. Microarray based mutational analysis of patients with methylmalonic acidemia: identification of 10 novel mutations. Mol Genet Metab, 2012, 106: 419-442.

7. Gataullina S, Delonlay P, Lemaire E, et al. Seizures and epilepsy in hypoglycaemia caused by inborn errors of metabolism. Dev Med Child Neurol. 2015, 57 (2): 194-199.

8. Ginocchio VM, Brunetti-Pierri N. Progress toward improved therapies for inborn errors of metabolism. Hum Mol Genet, 2016, 25 (R1): 27-35.

9. Liu J, Dong L, Wang Y, et al. Two novel mutations of ornithine transcarbamylase gene identified from three Chinese neonates with ornithine transcarbamylase deficiency. Int J Clin Exp Med, 2015, 8: 2656-2661.

10. Knerr I, Weinhold N, Vockley J, et al. Advances and challenges in the treatment of branched-chain amino/keto acid metabolic defects. J Inherit Metab Dis, 2012, 35 (1): 29-40.

11. Kumar AB, Masi S. Tandem Mass Spectrometry Has a Larger Analytical Range than Fluorescence Assays of Lysosomal Enzymes: Application to Newborn Screening and Diagnosis of Mucopolysaccharidoses Types

Ⅱ, ⅣA, and Ⅵ. Clin Chem, 2015.

12. Mancuso M, Orsucci D, Angelini C, et al. Redefining phenotypes associated with mitochondrial DNA single deletion. J Neurol, 2015, 262 (5): 1301-1309.

13. Meade C, Bonhomme NF. Newborn Screening: Adapting to Advancements in Whole-Genome Sequencing. Genet Test Mol Biomarkers, 2014, 18 (9): 597-598.

14. Gelb MH, Scott CR, Turecek F. Newborn Screening for Lysosomal Storage Diseases. Clin Chem, 2015, 61 (2): 335-346.

15. Milone M, Wong LJ. Diagnosis of mitochondrial myopathies. Mol Genet Metab, 2013, 110: 35-41.

16. Nicolas G, Rovelet-Lecrux A, Pottier C, et al. PDGFB partial deletion: a new, rare mechanism causing brain calcification with leukoencephalopathy. J Mol Neurosci, 2014, 53: 171-175.

17. Therrell BL, Lloyd-Puryear MA, Camp KM, et al. Inborn errors of metabolism identified via newborn screening: Ten-year incidence data and costs of nutritional interventions for research agenda planning. Mol Genet Metab, 2014, 113 (1-2): 14-26.

18. Vernon HJ. Inborn Errors of Metabolism: Advances in Diagnosis and Therapy. JAMA Pediatr, 2015, 169 (8): 778-782.

19. Vockley J, Andersson HC, Antshel KM, et al. Phenylalanine hydroxylase deficiency: diagnosis and management guideline. Genet Med, 2014, 16 (2): 188-200.

20. Wilcken B, Wiley V. Newborn screening. Pathology, 2008, 40 (2): 104-115.

21. Yamaguchi S. Newborn screening in Japan: restructuring for the new era. Ann Acad Med Singapore, 2008, 37 (12 Suppl): 13-15.

22. Zlotorynski E. Non-coding RNA: X-chromosome inactivation unravelled. Nat Rev Mol Cell Biol, 2015, 16 (6): 325.

第二章

遗传代谢病的病理生理基础

遗传代谢病引导人们关注人体内代谢通路和代谢失衡,本章主要讲述遗传代谢病学与生化遗传学的诞生、遗传代谢病的生化机制,以及生理病理学基础等。

第一节 遗传代谢病与生化遗传学的诞生

英国医师、化学家 Archibald Edward Garrod (1857—1936)在 1909 年首次从生化遗传学角度定义了遗传代谢病。在 1865 年孟德尔遗传学理论问世之后,Garrod 于 1902 年首次定义了化学个性以及血缘关系作用下导致的不同化学表型。他首次从化学病理学的角度阐释黑酸尿症是一种酪氨酸分解途径中罕见的隐性遗传性缺陷,可以导致尿液中尿黑酸的蓄积。该病的大部分患者没有明显临床表现,有小部分可出现色素沉着、心脏瓣膜钙化、肾结石和关节炎等症状。疾病病理学中"化学个性"这一概念的提出至今仍引人注目。随后 Garrod 也将其研究扩展到了白化病、胱氨酸尿症及卟啉病。但由于当时遗传代谢病的有关阐释和干预方法十分混乱,加之缺乏可以将研究扩展到细胞和分子水平的相关技术,医学界并没有认识到 Garrod 研究成果的非凡意义。20 世纪后半新技术的爆发,特别是生物化学、病理学、遗传学及放射学领域的新进展,为生化遗传学的发展带来了曙光。

直到 Garrod 第一次阐释遗传代谢病的 39 年之后,Beadle 和 Tatum 通过证明每一步生化反应过程都是由某种特异的基因或蛋白来控制,而基因突变通过改变代谢通路的生化功能而导致疾病表型产生的理论,从而奠定了生化遗传学的基础。而在此之前,基因仅被定义为一种染色体的结构组成。Beadle 和 Tatum 赋予了基因功能的定义,并揭示一个基因可调控某条多肽,并进一步关联某种功能乃至某种疾病。随后,越来越多的遗传代谢病被逐一发现,如酪氨酸血症、糖原贮积症、苯丙酮尿症等。

(梅亚波)

第二节 遗传代谢病生化机制概论

遗传代谢病是一大类具有表型和基因型异质性疾病病种的统称,这类疾病的生化致病基础可总结为:代谢通路中的酶、辅助因子或转运蛋白缺陷所导致的代谢功能障碍和有毒中间代谢产物的蓄积。遗传代谢病可发生在从胎儿期至高龄期的任何年龄阶段,它可伤害任何类型细胞、组织或器官,或者发生多靶点损伤。不少遗传代谢病可通过饮食干预和补充缺乏的代谢物来阻滞代谢危相的发生和有害代谢物的累积。未经治疗的遗传代谢病可导致较高的死亡率和致残率。

蛋白质是机体的重要组成成分,也是基因功能的最终执行者,可大致分为结构蛋白和功能蛋白两大类。从蛋白质功能出发,遗传代谢病的生化机制可分为酶反应相关蛋白缺陷和非酶蛋白缺陷。

一、酶反应相关蛋白缺陷

生物体内的新陈代谢,包括营养物质的分解与合成,以及能量的生成与转换等生化反应绝大多数都是酶促反应。酶促反应的进行与酶蛋白活性、酶活性调节,以及辅助因子等因素相关。酶反应相关蛋白的异常,可导致其催化的生化反应的阻滞,使反应上游物质累积而下游物质缺乏,引发一系列相关临床表现,是大多数遗传代谢病致病的主要生化机制。

(一) 酶蛋白缺陷

酶蛋白是具有生化反应催化功能的高分子蛋白或蛋白复合体,与非生物催化剂相比,共通之处在于都是通过降低生化反应的活化能来提高反应速度;不同之处在于酶蛋白高度的专一性,可通过蛋白构型的特定变化只催化特定的生化反应。机体细胞在正常情况下拥有的酶蛋白数量远超出维持正常新陈代谢所必需的量,即使在基因缺陷杂合子状态下酶蛋白活性只有正常活性的一半,也能维持机体的正常代谢功能。结构基因突变所致编码酶蛋白结构异常和基因调控异常所致的酶蛋白表达减少,是酶蛋白活性降低的主要原因,也是多数遗传代谢病的致病基础。酶蛋白活性降低导致生化反应的底物或前体蓄积,下游产物不足,以及支线反应产物的出现。如果造成复杂高分子物质的蓄积,由于无法直接通过胞膜,往往在细胞器、细胞或组织中大量堆积,引发相应的临床表现;如果是小分子物质蓄积,由于易通过胞膜而扩散到全身多种细胞和组织中,则引起全身性病变。

理论上治疗酶蛋白缺陷最直接、最有效的方法是酶替代疗法,但由于如何保持酶蛋白活性、如何将酶精确运送到胞内生化反应场所等诸多难题,该方法目前的实际运用还十分有限。另外,限制摄入引起蓄积的前体物质、补充缺乏的代谢物、增加辅酶以促进体内蓄积物质的排泄等,都是临床常用的治疗方式。

(二) 酶调控缺陷

生物蛋白酶虽然具有较高的催化活性,但生物体并不需要每个酶都时刻处于最佳的催化状态。在漫长的进化选择过程中,生物进化出一套既能适应外界环境又能满足生理功能需要的酶调节机制,以保持机体新陈代谢的平衡。这些酶调节机制主要包括:①变构调节,指变构酶的变构部位(非底物结合部位)与变构效应剂(特异代谢物)非共价结合,通过酶分子构象的改变,来改变酶与底物的结合,最终引起酶活性的上调或抑制。②共价调节,指酶蛋白分子中的某些基团可以在其他酶的催化下,通过发生共价修饰来调节酶的活性。常见的共价修饰方式包括:磷酸化 - 脱磷酸化、乙酰化 - 脱乙酰化、腺苷化 - 脱腺苷化等。③酶数量调节,指利用诱导剂和阻遏剂对酶基因转录的增强和抑制,来改变酶蛋白合成或降解的速度,通过控制酶蛋白的数量以调节酶的活性。酶的底物对酶蛋白合成具有诱导作用,而酶反应的终产物对酶的合成起阻遏作用。这三种调节方式中,变构调节能在数秒之内完成,速度最快,反应最为迅速灵敏,共价修饰反应需耗时数分钟,它们为代谢途径提供快速、精细的调节;而酶数量调节涉及从 DNA 到 mRNA 再到蛋白质合成的全过程,往往历时数小时到数天,其对代谢途径提供长远、粗放的调控。

(三) 辅助因子缺陷

酶的本质是蛋白质。根据酶的化学组成,可分为单纯由蛋白质构成的单纯酶和由蛋白质部分及非蛋白质部分构成的结合酶两类。结合酶的非蛋白质部分称为辅助因子,酶蛋白只有和辅助因子相结合形成"全酶"才具有催化作用。根据与酶蛋白结合牢固程度的不同,辅助因子又分为辅酶和辅基两类。辅酶为结构复杂的小分子有机物,与酶蛋白的结合较为松散,辅基则是维生素、生物素、金属离子等无机化合物,常以共价键与酶蛋白牢固结合。如果缺乏相关辅助因子,结合酶就不能发挥其应有的催化作用。具有代表性的辅助因子缺陷型遗传代谢病,有四氢生物蝶呤缺乏、钴胺素缺陷型甲基丙二酸血症、生物素缺乏引起的多种羟化酶缺陷等。对于辅助因子缺乏型遗传代谢病的治疗方式,通常是增补相关辅酶或辅助因子,以增强缺陷酶的活性。

二、非酶蛋白缺陷

基因突变引起非酶的其他功能蛋白发生功能缺陷也将导致多种遗传代谢病的发生。非酶蛋白缺陷主要包括结构蛋白缺陷和转运载体蛋白缺陷两类。

(一) 结构蛋白缺陷

结构蛋白是细胞、组织和器官的重要组分,也是实现功能的物质基础。基因突变引起的结构蛋白结构和功能的的改变,会进而影响细胞、组织和器官的正常功能,最终导致疾病的发生。某些线粒体疾病就是常见的结构蛋白缺陷导致的遗传代谢病,例如,线粒体呼吸链复合体结构蛋白突变引起的 Leber 遗传性视神经病变。结构蛋白缺陷引起的遗传代谢病最难治疗,目前没有特别有效的治疗方法,基因治疗是该类疾病唯一的希望。

(二)转运载体蛋白缺陷

转运载体蛋白是膜蛋白中的一大类,介导生物膜内外的化学物质及信号交换,是细胞或细胞器内外物质交流的通道。除了一些小分子可以直接依靠渗透作用通过细胞膜外,大部分的亲水性化合物,如糖、氨基酸、离子及药物等,都需要特异的转运蛋白介导以通过疏水细胞膜。转运载体蛋白一旦发生缺陷,膜内外物质交流受阻,将会引起一方物质的缺失或另一方物质的大量蓄积,最终导致疾病。常见的转运载体蛋白缺陷有肾性氨基酸尿症、高胱氨酸尿症等。目前,转运蛋白缺陷引发的遗传代谢病的主要治疗方式是早期发现,并根据转运物质种类与症状的不同而进行相应的饮食控制与对症治疗,以减少并发症的发生。

(王 艳)

第三节 遗传代谢病的生理病理学基础

随着生化、酶学检测及基因分析技术的进步,当前有超过 4 000 种遗传代谢病得到鉴定。一种遗传代谢病种类往往涉及一种或多种酶或蛋白缺陷,一种酶或蛋白缺陷对应一到多个致病基因,保守估计涉及缺陷基因类型数万至数十万种。代谢通路中某个组分的缺陷,往往牵一发而动全身,除了引起近端通路上下游组分的累积和缺乏,还会通过各种正负反馈效应,引起远端和旁路代谢途径的改变。从生物化学角度出发,单一病种引起的机体的生化改变往往不是单一代谢物质的变化而是整个代谢组的改变。这种代谢组的改变又通过各种机制作用于疾病靶点,造成全身多个组织或器官的损害,最终导致数量众多、千变万化的临床症状。因此,遗传代谢病涉及的病理生理机制纷繁复杂。

本节按照病理生理学特征将遗传代谢病分为三大类型:①导致中毒症状的代谢异常;②能量代谢异常;③复杂大分子代谢异常。每种类型选

择具有代表性的遗传代谢病种类,根据其主要生化致病机制,结合国际上最新的研究进展分别进行阐述。

一、导致中毒症状的代谢异常

这一大类遗传代谢病是由中间代谢的先天异常引起代谢通路故障近端的有毒化合物累积,导致的急性或进行性的中毒症状。包括:氨基酸代谢异常(枫糖尿症、酪氨酸血症 I 型)、大部分有机酸血症(甲基丙二酸血症、丙酸血症、异戊酸血症)、尿素循环障碍和糖不耐受症(半乳糖血症、遗传性的果糖不耐受症)。以上疾病都具有相似的临床特点,在出现包括呕吐、嗜睡、昏迷、肝功能衰竭等"中毒"表现前,会有一个无症状的间隔期。该类遗传代谢病的生化诊断,可通过基于色谱质谱技术的血 / 尿氨基酸、有机酸代谢谱检测获得。许多该类疾病可以进行治疗,需在疾病早期通过特殊饮食、换血疗法、腹膜透析或血液透析去除有毒代谢物进行干预(表 2-1)。

二、能量代谢异常

这类疾病包含涉及或部分涉及能量产生或利用的某种缺陷所致的先天性代谢异常,可导致肝脏、心肌、骨骼肌和大脑的病理改变。这类疾病主要包括:糖原贮积症、糖异生缺陷、高胰岛素血症、脂肪酸氧化异常及先天性高乳酸血症(丙酮酸羧化酶缺陷、丙酮酸脱氢酶缺陷、三羧酸循环和线粒体呼吸链障碍)。临床以反复低血糖为主要表现,还可出现发育迟缓、高乳酸血症、严重的肌张力减退、肌肉病变、心肌病、心功能不全、心律不齐、传导缺陷、循环衰竭、婴儿猝死、变形和畸形等。大部分该类疾病表现的低血糖症状可有部分获得治疗,而先天性高乳酸血症通常不可治疗(表 2-2)。

三、复杂大分子代谢异常

这类疾病包括复杂大分子的合成或分解代谢异常,包括所有溶酶体病、过氧化物酶体病、细胞内的物质转运和生化反应障碍(如抗胰蛋白酶缺陷、糖基化反应缺陷、胆固醇合成缺陷)。其中分解代谢异常类疾病的组织病理学特征是未分解大分子物质在细胞或细胞器内的累积。临床症状主要是永久性、进行性、独立的,与食物摄取无关的间歇性发作。几乎所有该类疾病在紧急发作下都不能治疗。

表 2-1　中毒型代谢异常的病理生理学变化

疾病	基因	蛋白	蓄积物质	代谢危象	代谢通路	生化缺陷	病理机制
				有机酸血症			
甲基丙二酸血症（MMA）mut型	*MUT*	甲基丙二酰辅酶 A 变位酶	甲基丙二酸、甲基枸橼酸、3 羟基丙酸	酮症酸中毒,高血氨	支链氨基酸/脂肪酸分解代谢	酶蛋白缺陷	
甲基丙二酸血症（MMA）cblA/B 型	*MMAA*,*MMAB*	转运蛋白,参与腺苷钴胺素合成	甲基丙二酸、甲基枸橼酸、3 羟基丙酸	酮症酸中毒,高血氨	支链氨基酸/脂肪酸分解代谢	辅助因子缺陷	
甲基丙二酸（MMA）合并同型半胱氨酸血症（Hcy）cblC/D/F/J 型	*MMACHC/PRDX1*,*C2orf25*,*LMBRD1*,*ABCD4*	参与腺苷钴胺素和甲基钴胺素的合成	甲基丙二酸、甲基枸橼酸、3 羟基丙酸、同型半胱氨酸	酮症酸中毒,高血氨	支链氨基酸/脂肪酸分解及蛋氨酸合成代谢	辅助因子缺陷	
丙酸血症（PA）	*PCCA**PCCB*	丙酰辅酶 A 羧化酶	3- 羟基丙酸甲基枸橼酸	酮症酸中毒,高血氨	支链氨基酸/脂肪酸分解	酶蛋白缺陷	
异戊酸血症（IVA）	*IVD*	异戊酰辅酶 A 脱氢酶	异戊酸	酮症酸中毒,高血氨	亮氨酸代谢	酶蛋白缺陷	
				氨基酸代谢异常			
枫糖尿症（MSUD）	*DBT*,*BCKDHA*,*BCKDHB*	支链 α 酮酸脱氢酶复合体的催化元件	亮氨酸、异亮氨酸缬氨酸、2 羟基异戊酸、2 羟基异己酸、α 酮酸		支链氨基酸（亮氨酸、异亮氨酸、缬氨酸）分解代谢	酶蛋白缺陷	
酪氨酸血症 I 型（Tyr I）	*FAH*	乙酰水解酶	酪氨酸、琥珀酰丙酮	肝大及肝功能异常	酪氨酸降解	酶蛋白缺陷	
				尿素循环障碍			
鸟氨酸氨甲酰基转移酶缺乏症（OTCD）	*OTC*	鸟氨酸氨甲酰基转移酶	鸟氨酸、乳清酸	高血氨(不伴酮症)	氨基酸代谢尿素循环	酶蛋白缺陷	
精氨酰琥珀酸裂解酶缺乏症（ASLD）	*ASL*	精氨酰琥珀酸裂解酶	精氨酰琥珀酸、乳清酸	高血氨(不伴酮症)	氨基酸代谢尿素循环	酶蛋白缺陷	
氨甲酰磷酸合成酶缺乏症（CPSD）	*CPS1*	氨甲酰磷酸合成酶	谷氨酸、谷氨酰胺、尿嘧啶	高血氨(不伴酮症)	氨基酸代谢尿素循环	酶蛋白缺陷	
精氨酸血症（Arg）	*ARG1*	精氨酸酶	精氨酸、乳清酸、尿嘧啶	高血氨(不伴酮症)	氨基酸代谢尿素循环	酶蛋白缺陷	
瓜氨酸血症 I 型（CTLN1）	*ASS1*	精氨酰琥珀酸合成酶	瓜氨酸、乳清酸、尿嘧啶	高血氨(不伴酮症)	氨基酸代谢尿素循环	酶蛋白缺陷	

疾病	基因	蛋白	蓄积物质	代谢危象	代谢通路	生化缺陷	病理机制
瓜氨酸血症Ⅱ型（CTLN2）	*SLC25A13*	Citrin 线粒体载体蛋白	瓜氨酸	高血氨（不伴酮症）	氨基酸代谢尿素循环	转运载体蛋白缺陷	线粒体内膜天冬氨酸/谷氨酸载体蛋白缺陷，导致天冬氨酸转运至胞质减少，苹果酸天冬氨酸穿梭障碍，下游尿素循环受阻，瓜氨酸蓄积
糖类不耐受							
半乳糖血症	*GALT*	半乳糖-1-磷酸尿苷转移酶	1-磷酸半乳糖		乳糖代谢	酶蛋白缺陷	肝损伤机制：柠檬酸中间代谢缺乏、能量合成不足

表 2-2 能量型代谢异常的病理生理学变化

疾病	基因	蛋白	蓄积物质	代谢危象	代谢通路	生化缺陷	病理机制
脂肪酸氧化异常							
肉碱棕榈酰转移酶ⅠA缺乏（CPTIA）	*CPTIA*	肉碱棕榈酰转移酶ⅠA（线粒体外膜蛋白）		能量缺乏，生酮障碍，血氨升高，乳酸升高，反复低血糖	脂肪酸氧化，长链脂肪酸转运入线粒体进行β氧化	酶蛋白缺陷	肝脏或心肌异常
肉碱棕榈酰转移酶Ⅱ缺乏（CPTⅡ）	*CPTII*	肉碱棕榈酰转移酶Ⅱ（线粒体内膜蛋白）		能量缺乏，生酮障碍，血氨升高，乳酸升高，反复低血糖	脂肪酸氧化，长链脂肪酸转运入线粒体进行β氧化	酶蛋白缺陷	肝脏或心肌异常
游离肉碱酰基肉碱移位酶缺乏（CACT）	*SLC25A20*	游离肉碱酰基肉碱移位酶	双羧酸、血氨、长链脂肪酸升高，游离肉碱、血糖降低	能量缺乏，生酮障碍，血氨升高，乳酸升高，反复低血糖	脂肪酸氧化，长链脂肪酸转运入线粒体进行β氧化，肉碱循环	酶蛋白缺陷	肝脏或心肌异常
中链酰基辅酶A脱氢酶缺乏（MCAD）	*ACADM*	中链酰基辅酶A脱氢酶	不饱和脂肪酸氧化的中间产物累积，双羧酸升高，血糖降低	能量缺乏，生酮障碍，血氨升高，乳酸升高，反复低血糖	脂肪酸β氧化	酶蛋白缺陷	肝脏或心肌异常
极长链酰基辅酶A脱氢酶缺乏（VLCAD）	*ACADVL*	极长链酰基辅酶A脱氢酶	不饱和脂肪酸氧化的中间产物累积，双羧酸升高，血糖降低	能量缺乏，生酮障碍，血氨升高，乳酸升高，反复低血糖	脂肪酸β氧化	酶蛋白缺陷	肝脏或心肌异常

疾病	基因	蛋白	蓄积物质	代谢危象	代谢通路	生化缺陷	病理机制
长链酰基辅酶A脱氢酶缺乏（LCAD）	*ACADL*	长链酰基辅酶A脱氢酶	不饱和脂肪酸氧化的中间产物累积，双羧酸升高，血糖降低	能量缺乏，生酮障碍，血氨升高，乳酸升高，反复低血糖	脂肪酸β氧化	酶蛋白缺陷	肝脏或心肌异常
先天性高乳酸血症							
丙酮酸羧化酶缺乏（PCD）	*PC*	丙酮酸羧化酶		能量缺乏，高乳酸血症	三羧酸循环	酶蛋白缺陷	肌张力减退
丙酮酸脱氢酶缺乏（PDHD）	*PDHA1*，*PDHB*	丙酮酸脱氢酶		能量缺乏，高乳酸血症	三羧酸循环	酶蛋白缺陷	肌张力减退
先天性低血糖							
先天性高胰岛素血症1（HHF1）	*ABCC8*	胰岛β细胞内向整流性钾离子通道蛋白亚基		复发的低血糖，胰腺增生	血糖调节	结构蛋白缺陷	

LSDs 由异常溶酶体功能导致未分解代谢物的累积。目前,已知的 LSDs 超过 50 种,在不同种类的 LSDs 中累积物质的成分各不相同,由遗传缺陷导致受累的溶酶体蛋白类型也各不相同。因此,不同种类 LSDs 中发生的细胞生物学变化存在差异;但都直接或间接地导致聚合物清除的减少,以及细胞内稳态的破坏。溶酶体是机体基本代谢过程的关键媒介,是信号通路响应各种因子(生长、营养利用、能量状态和细胞压力等)的关联点,在分解和合成代谢过程中发挥着关键作用;同时也是细胞自噬作用的终端降解细胞器,负责复杂大分子、损伤细胞组分和细胞器的分解。自噬作用是有机体生理过程中细胞自我平衡的必要方式。有证据表明自噬作用损伤是溶酶体贮积症的核心致病机制。

自噬过程是维持细胞能量和组织平衡的关键,其功能是降解损伤或多余胞内组分(蛋白质多聚体、脂类和细胞器),以及回收利用降解产物。各种类自噬过程都需要功能溶酶体参与,以完成"货物"的最终降解。自噬过程起始于吞噬小泡的从头合成和延伸,吞噬泡吞噬细胞质组分("自噬货物")以形成自噬体。自噬体大部分与晚期内含体融合形成自噬内含体,随后再与溶酶体融合形成自噬溶酶体,自噬货物最终在自噬溶酶体内被溶酶体酶水解。由遗传因素引起溶酶体水解酶活性的降低,以及参与自噬体形成和成熟过程的蛋白质突变都会导致自噬流的缺陷,同时自噬流缺陷也会对溶酶体功能产生负面影响。自噬作用中通过多个囊泡融合步骤以完成最终自噬货物降解的动态过程称为自噬流(autophagic flow)。自噬晚期包括自噬体成熟相关缺陷是多种溶酶体贮积症的主要病理机制(表 2-3)。

表 2-3　大分子代谢异常的病理生理学变化

疾病	基因	蛋白	功能	贮积物质	自噬表型	自噬流状态	机制
神经元蜡样脂褐质沉积症							
CLN2 型	*CLN2/TPP1*	三肽氨基肽酶1	丝氨酸蛋白酶	ATP 酶亚基 c、脂褐质	抑制自噬体形成,减少自噬体和自噬泡的降解	抑制	上调 mTOR 信号通路

续表

疾病	基因	蛋白	功能	贮积物质	自噬表型	自噬流状态	机制
CLN3 型	CLN3	CLN3	未知、溶酶体膜蛋白	ATP 酶亚基 c、脂褐质	自噬体成熟缺陷,自噬体和自噬泡货物累积	阻塞	未知,可能为 Ca^{2+} 内稳态改变和 ARF1-Cdc42 通路下调
CLN5 型	CLN5	CLN5	未知、溶酶体蛋白	ATP 酶亚基 c、脂褐质	自噬体和自噬泡货物累积	阻塞	未知
CLN6 型	CLN6	CLN6	未知、内质网膜蛋白	ATP 酶亚基 c、脂褐质	自噬体和自噬泡货物累积	阻塞	未知
CLN7 型	CLN7	CLN7	推定的溶酶体转运子	ATP 酶亚基 c、脂褐质	自噬体和自噬泡货物累积	阻塞	未知,可能为溶酶体功能损伤
CLN10 型	CLN10/CTSD	组织蛋白酶 D	天冬氨酸蛋白酶	ATP 酶亚基 c、三七皂甙 A/D、脂褐质	自噬体和自噬泡货物累积	阻塞	未知,可能为组织蛋白酶 D 功能缺失
神经鞘脂贮积症							
尼曼匹克病 C1 型	NPC1	NPC1	胆固醇转运子	未酯化的胆固醇、鞘脂类	自噬体成熟缺陷,自噬体和自噬泡货物累积	阻塞	SNARE 机制破坏,鞘氨醇激酶活性和 VEGF 降低
尼曼匹克病 C2 型	NPC2	NPC2	推定的胆固醇代谢和运输相关蛋白	未酯化的胆固醇、鞘脂类	自噬体和自噬泡货物累积	阻塞	未知,可能为溶酶体功能损伤
戈谢病	GBA1	葡萄糖脑苷脂酶	鞘脂类降解	葡萄糖神经酰胺	自噬体成熟缺陷,自噬体和自噬泡货物累积	阻塞	未知,可能为 TFEB 下调和溶酶体功能减低
	PSAP	鞘脂激活蛋白 C	鞘脂水解酶辅助因子	葡萄糖神经酰胺	自噬体成熟缺陷,自噬体和自噬泡货物累积	阻塞	未知,可能为组织蛋白酶 B/D 活性降低
黏脂贮积症Ⅳ型	MCOLN1	TRPML1	晚期溶酶体内 Ca^{2+} 转运子	神经节苷脂、磷脂质,黏多糖	自噬体和自噬泡货物累积	阻塞	未知,可能为溶酶体功能损害
糖原贮积症							
庞贝氏病	GAA	酸性 α-糖苷酶	糖原降解	糖原	自噬体和自噬泡货物累积	阻塞	未知,可能为溶酶体酸性酶缺陷
Danon 病	LAMP2	同型 LAMP2b	推定的自噬体-溶酶体融合相关蛋白	糖原	自噬体和自噬泡货物累积	阻塞	未知,可能为溶酶体功能缺陷
X 连锁的过度自噬型肌病	VMA21	VMA21	调节 V 型 ATP 酶	糖原	自噬体货物累积	阻塞	未知,可能为溶酶体酸性酶和功能缺陷

（王 艳 梅亚波）

参考文献

1. Saudubray JM, Nassogne MC, Lonlay P, et al. Clinical approach to inherited metabolic disorders in neonates: an overview. Semin Neonatol, 2002, 7: 3-15.

2. Braverman NE, D'Agostino MD, Maclean GE. Peroxisome biogenesis disorders: Biological, clinical and pathophysiological perspectives. Dev Disabil Res Rev, 2013, 17 (3): 187-196.

3. Gropman AL. Patterns of brain injury in inborn errors of metabolism. Semin Pediatr Neurol, 2012, 19 (4): 203-210.

4. Katsel P, Roussos P, Pletnikov M, et al. Microvascular anomalyconditions in psychiatric disease. Schizophrenia—angiogenesis connection. Neurosci Biobehav Rev, 2017, 77: 327–339.

5. Brasil S, Richard E, Jorge-Finnigan A, et al. Methylmalonic aciduria cblB type: characterization of two novel mutations and mitochondrial dysfunction studies. Clin Genet, 2015, 87: 576-581.

6. Ahrens-Nicklas RC, Whitaker, AM, Kaplan, P, et al. Efficacy of early treatment in patients with cobalamin C disease identified by newborn screening: a 16-year experience. Genet. Med, 2017, 19: 926-935.

7. Gueant, JL, Chery C, Oussalah A, et al. A PRDX1 mutant allele causes a MMACHC secondary epimutation in cblC patients. Nature Commun, 2018, 9: 67.

8. Liu MY, Yang YL, Chang YC, et al. Mutation spectrum of MMACHC in Chinese patients with combined methylmalonic aciduria and homocystinuria. J. Hum. Genet, 2010, 55: 621-626.

9. Stucki M, Coelho D, Suormala T, et al. Molecular mechanisms leading to three different phenotypes in the cblD defect of intracellular cobalamin metabolism. Hum. Molec. Genet, 2012, 21: 1410-1418.

10. Karth P, Singh R, Kim J, et al. Bilateral central retinal artery occlusions in an infant with hyperhomocysteinemia. J. AAPOS, 2012, 16: 398-400.

11. Quadros EV, Lai SC, Nakayama Y, et al. Positive newborn screen for methylmalonic aciduria identifies the first mutation in TCblR/CD320, the gene for cellular uptake of transcobalamin-bound vitamin B (12). Hum. Mutat, 2010, 31: 924-929.

12. Dickinson ME, Flenniken AM, Ji X, et al. High-throughput discovery of novel developmental phenotypes. Nature, 2016, 537: 508-514.

13. Feuchtbaum L, Carter J, Dowray S, et al. Birth prevalence of disorders detectable through newborn screening by race/ethnicity. Genet. Med, 2012, 14: 937-945.

14. Wuestefeld T, Pesic M, Rudalska R, et al. A direct in vivo RNAi screen identifies MKK4 as a key regulator of liver regeneration. Cell, 2013, 153: 389-401.

15. Nagamani SCS, Campeau PM, Shchelochkov OA, et al. Nitric-oxide supplementation for treatment of long-term complications in argininosuccinic aciduria. Am. J. Hum. Genet, 2012, 90: 836-846.

16. Rabinovich S, Adler L, Yizhak K, et al. Diversion of aspartate in ASS1-deficient tumours fosters de novo pyrimidine synthesis. Nature, 2015, 527: 379-383.

17. Tang M, Siddiqi A, Witt B, et al. Subfertility and growth restriction in a new galactose-1 phosphate uridylyltransferase (GALT)-deficient mouse model. Europ. J. Hum. Genet, 2014, 22: 1172-1179.

18. Schoors S, Bruning U, Missiaen R, et al. Fatty acid carbon is essential for dNTP synthesis in endothelial cells. Nature, 2015, 520: 192-197.

19. Fukushima T, Kaneoka H, Yasuno T, et al. Three novel mutations in the carnitine-acylcarnitine translocase (CACT) gene in patients with CACT deficiency and in healthy individuals. J. Hum. Genet, 2013, 58: 788-793.

20. Leal J, Ades AE, Wordsworth S, et al. Regional differences in the frequency of the c. 985A-G ACADM mutation: findings from a meta-regression of genotyping and screening studies. Clin. Genet, 2014, 85: 253-259.

21. Evans M, Andresen BS, Nation J, et al. VLCAD deficiency: follow-up and outcome of patients diagnosed through newborn screening in Victoria. Molec. Genet. Metab, 2016, 118: 282-287.

22. Dickinson ME, Flenniken AM, Teboul L, et al. High-throughput discovery of novel developmental phenotypes. Nature, 2016, 537: 508-514.

23. Flanagan SE, Xie W, Caswell R, et al. Next-generation sequencing reveals deep intronic cryptic ABCC8 and HADH splicing founder mutations causing hyperinsulinism by pseudoexon activation. Am. J. Hum. Genet, 2013, 92: 131-136.

24. Guo J, Johnson GS, Brown HA, et al. A CLN8 nonsense mutation in the whole genome sequence of a mixed breed dog with neuronal ceroid lipofuscinosis and Australian Shepherd ancestry. Molec. Genet. Metab, 2014, 112: 302-309.

25. Mancini C, Nassani S, Guo Y, et al. Adult-onset autosomal recessive ataxia associated with neuronal ceroid lipofuscinosis type 5 gene (CLN5) mutations. J. Neurol, 2015, 262: 173-178.

26. Nielsen AK, DrackAV, Ostergaard JR. Cataract and glaucoma development in juvenile neuronal ceroid lipofuscinosis (Batten disease). Ophthalmic Genet, 2015, 36: 39-42.

27. Wassif CA, Cross JL, Iben J, et al. High incidence of unrecognized visceral/neurological late-onset Niemann-Pick disease, type C1, predicted by analysis of massively parallel sequencing data sets. Genet. Med, 2016, 18: 41-48.

28. Chen Q, She J, Zeng W, Guo J, et al. Structure of mammalian endolysosomal TRPML1 channel in nano-discs. Nature, 2017, 550: 415-418.

29. Crockett CD, Ruggieri A, Gujrati M, et al. Late adult-onset of X-linked myopathy with excessive autophagy. Muscle Nerve, 2014, 50: 138-144.

30. Ruggieri A, Ramachandran N, Wang P, et al. Non-coding VMA21 deletions cause X-linked myopathy with excessive autophagy. Neuromusc. Disord, 2015, 25: 207-211.

第三章

遗传代谢病的遗传学基础

遗传代谢病(inheritedmetabolicdiseases,IMD)是由于基因突变引起酶缺陷、细胞膜功能异常或受体功能缺陷,从而导致机体生化代谢紊乱,造成中间或旁路代谢产物蓄积或终末代谢产物缺乏而引起一系列临床症状的一组疾病。近年来,随着气相色谱 - 质谱(GC-MS)、串联质谱(Tandem-MS)和酶学检测等生化分析技术在临床上的广泛应用,越来越多的遗传代谢病得以发现,迄今发现的遗传代谢疾病已经超过 1 000 种;但由于遗传代谢病病种繁多,生化、酶学分析只能对部分小分子遗传代谢病的诊断具有重要意义,但单纯依靠这些技术常不能满足遗传代谢病诊断的需要。为进一步明确诊断或进行疾病分型,基因检测尤为重要。通过基因分析和分子遗传机制的研究,不仅可以查出先证者,还可以检测出携带者,对疾病的诊断和鉴别诊断、治疗、预后,以及携带者检出、产前诊断都至关重要。

第一节 孟德尔遗传

遗传代谢病大多属于单基因遗传病,一部分病因由基因遗传导致,一部分为后天基因突变造成。单基因遗传病是按照孟德尔方式传递的疾病,根据其致病基因所在染色体及基因显、隐性质的不同,可以把孟德尔遗传病分为常染色体(autosomal)遗传和性连锁(sex-linked)遗传两大类,两者各进一步分为显性(dominant)遗传和隐性(recessive)遗传两种。

一、常染色体显性遗传

常染色体显性(autosomal dominant,AD)遗传的致病基因都位于 1~22 号常染色体上,通常基因中只要有一个等位基因异常就能导致常染色体显性遗传病,有以下遗传特点:

1. 垂直传递,代代相传。每代都有可能出现患者,患者的父母有一方患病,而非患病者的后代都正常。

2. 患者的任何一个子代的患病概率都为50%。

3. 父母是患者的可同等的将致病基因向下一代传递,而且男女相同。

4. 表型正常的个体不会有患病的子女,除非有生殖腺嵌合体和外显不全的存在。

二、常染色体隐性遗传

常染色体隐性(autosomal recessive,AR)遗传是指一对常染色体上的隐性等位基因表达遗传性状的遗传方式。患者为突变基因的纯合子;杂合子为携带者(carrier),即带有一个突变等位基因和一个正常等位基因,其表型正常。遗传代谢病多属于此遗传方式,其具有如下遗传特点:

1. 患者的双亲往往无病,但都是隐性致病基因的携带者(Aa)。

2. 患者同胞中约有 1/4 的个体发病,但在小家系中难得看到 1/4 的比例,如果几个双亲都是Aa 的家系结合起来分析,后代患者 aa 的可能性接近 1/4。由于致病基因在常染色体上,因此男女发病的机会均等。

3. 系谱中没有连代遗传,表现为散发的遗传。很可能只是在某一代中出现患者。

4. 近亲婚配的后代隐性遗传病发病风险比非近亲婚配者高得多。

三、性连锁遗传

控制疾病的基因位于性染色体上,这些基因可随性染色体向后代传递,疾病的遗传与性别有关,这种遗传方式称性连锁遗传,亦称伴性遗传。对人类而言,男性性染色体组合为XY,因Y染色体短小,缺乏X染色体上基因的等位基因,故常把XY叫半合子(hemizygote)。性连锁分类:

1. X连锁显性遗传 控制某性状的基因位于X染色体上且为显性。X连锁显性遗传方式的遗传特点为:

(1)男性患者与正常女性婚配生下来的子女,男孩全部正常,而女孩全部是患者。

(2)女性杂合子的子女中,有1/2患病,其传递方式与常染色体显性遗传的相同。

2. X连锁隐性遗传 位于X染色体上控制某性状的基因是隐性基因。X连锁隐性遗传可总结为:

(1)患者大都为男性。

(2)男性患者的子女都正常,代与代之间有明显的不连续性。

(3)男性患者的女儿表型正常,但是可能是致病基因携带者,生出来的外孙可能是患病者。

虽然X染色体和Y染色体的大多数区域并不同源,但是在两条染色体两端的端粒区,却存在着同源区,这些区域被称为拟常染色体区域(图3-1)。这些区域的基因,在X染色体和Y染色体上各有一个等位基因,遵循类似于常染色体上基因的遗传模式。比如位于PAR1区域的*SHOX*基因在Y染色体上的对应基因为*SHOXY*,该基因突变导致Langer肢中部骨发育不良(langermesomelicdysplasia,LMD)遵循常染色体隐性遗传模式(autosomalrecessiveinheritance,AR),该基因突变导致Leri-Weill软骨生成障碍遵循常染色体遗传模式(Autosomal dominant inheritance,AD)。

由于X连锁同时存在半合子、拟常染色体区域和X染色体失活等特点,分析X染色体上变异致病性需要注意以下几点:

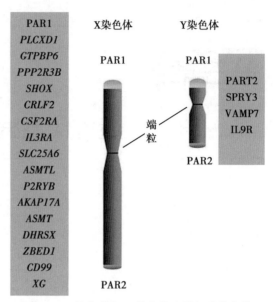

图3-1 X染色体和Y染色体上的拟常染色体区域以及对应的基因

(1)不要拘泥于显性或者隐性遗传,由于复杂的X染色体失活(XCI),XR的疾病,女性携带者可能表现出症状,XD的疾病,可能出现女性携带者不表现症状。如果过分拘泥于显性或者隐性,可能因为遗传方式的不符合而错误排除了致病变异。除此之外,由于XCI逃逸和XCI倾斜的个体差异,我们还需要在分析中容忍疾病在女性中症状的高度不一致性。

(2)相同的变异,通常男性的症状严重与女性的症状。由于男性只有一条X染色体,女性有两条X染色体,即使存在XCI,女性中正常基因的表达量也不会少于男性,因此,通常男性的症状严重的于女性,甚至一些XD的疾病因男性致死而没有男性活婴出生。此处需要强调是相同变异,不同的变异可能对应疾病的严重程度不同。

(3)利用对照人群中的男性半合子排除良性变异。对于罕见的变异,在X染色体上出现男性半合子的概率要远大于女性纯合子或者常染色体上纯合子的概率,可以借此判断变异是否为良性。举个例子,对于人群MAP为p(比如0.01)的变异,在男性中半合子的概率为P,而女性纯合子的概率为$P×p$。如果在对照中发现某个变异的男性半合子,可以作为改变以良性的依据。

3. Y连锁遗传 控制某种性状或某种疾病的基因位于Y染色体上,随Y染色体传递并表现出相应的性状,称Y连锁遗传。其遗传特点:父传子,子传孙,女性不会出现相应的遗传性状和遗传病,也不传递有关基因,故 Y 遗传又叫全男性遗传。

（王 艳）

第二节　线粒体 DNA 突变

线粒体病(mitochondrial disease)是指以线粒体功能异常为主要病因的一大类遗传代谢病。除线粒体基因组缺陷直接导致的疾病外,编码线粒体蛋白的核 DNA 突变也可引起线粒体病,但这类疾病表现为孟德尔遗传方式。目前发现还有一类线粒体疾病,可能涉及 mtDNA 与 nDNA 的共同改变,认为是核基因组与 mtDNA 间信息交流缺陷而造成的。根据缺陷的遗传原因,线粒体疾病分为核 DNA(nDNA)缺陷、mtDNA 缺陷,以及 nDNA 和 mtDNA 联合缺陷 3 种类型(表 3-1)。下面主要介绍线粒体 DNA 的一些特征。

一、线粒体 DNA 概述

线粒体是人体细胞中唯一具有自主 DNA 的细胞器。在线粒体中要进行很多人体细胞重要的生化过程,包括三羧酸循环、β- 氧化和部分尿素合成过程。其中线粒体最重要的功能为氧化磷酸化,其合成的 ATP 为细胞内各个耗能过程提供直接能源,因此线粒体又被称为细胞的能源加工厂。

在每个线粒体中都存在有二至十几个线粒体 DNA(mitochondrial DNA,mtDNA)。每个细胞通常具有一百至数百个线粒体,因此每个细胞中含有数百至数千个 mtDNA。人类的 mtDNA 是闭合双链 DNA,长度为 16 559bp。由于两条链中 G 和 C 含量不同,将 G 含量高的一条链称为重链(H),C 含量高的链为轻链(L),在此双链闭合环中有一区域,没有基因编码区且在人群中有很高的多态性被称为 D-Loop 区段。mtDNA 的复制起点有两个,重链的复制起点位于 D-Loop 区段内。mtDNA 复制的调控机制并未完全清楚,但已知与细胞核的 DNA 复制并不完全同步。mtDNA 复制时由重链的复制起始点开始,单方向进行,直到新合成的重链越过轻链的起始点后,轻链才开始复制,也同样是单一方向。因此在复制的过程中,有一段时间,即轻链开始复制之前,mtDNA 由三股组成,这是 mtDNA 在复制过程中产生大片段缺失突变的主要原因。

mtDNA 虽能合成蛋白质,但其种类十分有限。迄今已知 mtDNA 编码的 RNA 和多肽有:线粒体核糖体中 2 种 rRNA(12S 及 16S),22 种 tRNA,13 种多肽(每种约含 50 个氨基酸残基)。组成线粒体各部分的蛋白质,绝大多数都是由核 DNA 编码并在细胞质核糖体上合成后再运送到线粒体各自的功能位点上。

人身体所有细胞里面都有线粒体,但只有女性的线粒体基因能随其卵子遗传给后代。男人线粒体只伴随此男人生活一生,然后终结,不能遗传给后代。mtDNA 表现为母系遗传。mtDNA 结构类型是反映母系脉络的重要指标。通过检测现代人 mtDNA,能弄清各民族、各地人的母系血缘关系。通过检测古尸线粒体,可弄清历史上各个民族间的母系血缘关系、历史故事、迁徙路线,以及历史名人的民族、身份。

表 3-1　线粒体疾病的遗传分类

缺陷位置	遗传方式	遗传特征	生化分析
nDNA 缺陷			
组织特异基因	孟德尔式	组织特异综合征	组织特异单酶病变
非组织特异基因	孟德尔式	多系统疾病	广泛性酶病变
mtDNA 缺陷			
点突变	母性遗传	多系统、异质性	特异单酶病变
			广泛性酶病变
缺失	散发	PEO,KSS,Pearson	广泛性酶病变
nDNA 和 mtDNA 联合缺陷			
多发性 mtDNA 缺失	AD/AR	PEO	广泛性酶病变
mtDNA 缺失	AR	肌病、肝病	组织特异多酶病变

注:PEO:进行性眼外肌麻痹;KSS:眼肌病;Pearson:骨髓 / 胰腺综合征

二、线粒体疾病遗传特征

由线粒体功能障碍导致的疾病称为线粒体疾病,由于线粒体 DNA 自身的生物学特点,线粒体疾病的遗传具有以下特征:

1. 母系遗传 由于受精时精子的线粒体不进入卵子,合子细胞中的线粒体,只是从卵子而来,因此,mtDNA 只由母亲传递给下一代。线粒体疾病属母系遗传。母亲的线粒体疾病能往下一代遗传,男女都可能得病,也只有下一代的女性,而不是男性个体,才能将线粒体疾病继续往下一代传递。

2. 异质性 一个个体中一般仅有一个类型的线粒体 DNA。当不止一种类型的 mtDNA 在单个个体中存在时称线粒体 DNA 的异质性(heteroplasmy),也就是说,同一个体同时存在两种或两种以上类型的 mtDNA 异质性的程度以突变 mtDNA 的比例为指标。异质性可以出现在同一细胞,也可出现在同一组织、器官,这样就造成疾病表型的复杂性,同一突变在同一家系的不同成员间的不同表现,同一患者在不同发育期的不同临床表现等。对于线粒体 DNA 异质性的检测目前可采用原位 PCR、PCR-RFLP、实时荧光定量 PCR、长 PCR、时相温度梯度凝胶电泳、变性高效液相色谱(DHPLC)等技术。

3. 阈值效应 异质性细胞的表现型依赖于细胞内突变和正常 mtDNA 的相对比例,能引起特定组织器官功能障碍的突变 mtDNA 的最少数量称阈值。在特定组织中,突变 mtDNA 积累到一定程度,超过阈值时,可引起某些器官或组织功能异常,其异常程度与突变 mtDNA 所占的比例大致相当。阈值是一个相对概念,易受突变类型、组织、老化程度变化的影响,个体差异很大。例如,缺失 5kb 的变异的 mtDNA 比率达 60%,就急剧地丧失产生能量的能力。线粒体脑肌病合并乳酸血症及卒中样发作(MELAS)患者 tRNA 点突变的 mtDNA 达到 90% 以上,能量代谢急剧下降。

4. 不均等的有丝分裂分离 细胞分裂时,正常和突变 mtDNA 发生分离,随机地分配到子细胞中,使子细胞拥有不同比例的突变 mtDNA 分子,这种随机分配导致 mtDNA 异质性变化的过程称为复制分离。在连续的分裂过程中,异质性细胞中突变 mtDNA 和正常 mtDNA 的比例会发生漂变,向同质性的方向发展。分裂旺盛的细胞(如血细胞)往往有排斥突变 mtDNA 的趋势,经无数次分裂后,细胞逐渐成为只有野生型 mtDNA 的同质性细胞。突变 mtDNA 具有复制优势,在分裂不旺盛的细胞(如肌细胞)中逐渐积累,形成只有突变型 mtDNA 的同质性细胞。漂变的结果,表型也随之发生改变。

三、mtDNA 突变引起的疾病

线粒体病是一组多系统疾病,因中枢神经系统和骨骼肌对能量的依赖性最强,故临床症状以中枢神经系统和骨骼肌病变为特征,如果病变以中枢神经系统为主,称为线粒体脑病;如果病变以骨骼肌为主,称为线粒体肌病;如果病变同时侵犯中枢神经系统和骨骼肌,则称为线粒体脑肌病。线粒体疾病通常累及多个系统,表现型有高度差异。

mtDNA 与 nDNA 有不同的遗传特性,因此 mtDNA 突变所引起疾病的遗传方式、病因、病程也有其自身特性。由于线粒体基因组和生化的复杂性,使线粒体疾病发病机制非常复杂,表现型很不一致。不同的 mtDNA 突变可导致相同疾病,而同一突变也可引起不同表型,并且通常与突变 mtDNA 的异质性水平和组织分布相关。如 A8344G、T8356C 均可导致 MERRF;又如低比例的 T8993G(*ATPase6* 基因)点突变导致 NARP,比例>90% 时导致 Leigh 病;高比例的 A3243G 突变造成 MELAS,低比例时可导致母系遗传的糖尿病和耳聋。

(王 艳)

第三节 拷贝数变异

一、拷贝数变异概述

拷贝数变异(copy number variation,CNV)是由基因组发生重排而导致的,一般指长度为 1kb 以上的基因组大片段的拷贝数增加或者减少,主要表现为亚显微水平的缺失和重复。CNV 是基因组结构变异(structural variation,SV)的重要组成部分。CNV 位点的突变率远高于单核苷酸多态 性(single nucleotide polymorphism,SNP),是人类疾病的重要致病因素之一。CNV 的基因常影响人体对外界环境的反应,在细胞连接、感观理解、化学刺激、神经生理过程中发挥重要作用。非 CNV 的基因常是剂量敏感基因，可维持细胞的生长发育，包括细胞信号传导、增殖、磷酸化等过程。由于 CNV 可以改变基因的表达量，从而造成个体间的差异，包括一些疾病如微缺失综合征和复杂的多基因疾病的发生。DiGeorge 综合征、Williams-Beuren 综合征、婴儿痉挛和 Smith-Megenis 综合征均是微小片段缺失综合征。还有复杂的多基因病，包括精神分裂症、孤独症和智力低下等。

二、拷贝数变异与遗传代谢病的关系

关于拷贝数变异与遗传代谢病的关系目前报道较少。2014 年，Nicolas GL 等报道一种与内分泌或生化因素相关的常染色体显性遗传性疾病——特发性基底节钙化（idiopathicbasalgangliacalcification，IBGC）与 CNV 相关，该病的致病基因为 *SLC20A2*、*PDGFRB* 和 *PDGFB*，NicolasG1 研究小组对 27 名三个致病基因都没有突变的患者进行了 CNV 的分析，结果发现 1 名患者 *PDGFB* 基因存在外显子 2-5 的杂合缺失。这也提示，当某种遗传代谢病的致病基因未检测到点突变时，可以考虑基因内部或其他区域的 CNV。

（王　艳）

▌第四节　表观遗传

孟德尔遗传规律是现在遗传学的基础。目前，大多数遗传性疾病属于孟德尔遗传病范畴，疾病的传递遵循孟德尔遗传规律。但除了孟德尔遗传机制外，还存在其他的遗传机制，如表观遗传。

表观遗传学（epigenetics）是与遗传学（genetic）相对应的概念。遗传学是指基于基因序列改变所致基因表达水平变化，如基因突变、基因杂合丢失和微卫星不稳定等；而表观遗传学则是指基于非基因序列改变所致基因表达水平变化，如 DNA 甲基化和染色质构象变化等；表观基因组学（epigenomics）则是在基因组水平上对表观遗传学改变的研究。已知的表观遗传有 DNA 甲基化（DNA methylation）、基因组印记（genomicimprinting）、母体效应（maternal effects）、基因沉默（gene silencing）、核仁显性、休眠转座子激活和 RNA 编辑（RNA editing）等。

一、基因组印记与单亲二体

基因组印记（genomic imprinting）又称遗传印记，是通过生化途径，在一个基因或基因组域上标记其双亲来源信息的生物学过程。这类基因称作印记基因，这类基因表达与否取决于它们所在染色体的来源（父系或母系）以及在其来源的染色体上该基因是否发生沉默。有些印记基因只从母源染色体上表达，而有些则只从父源染色体上表达。基因组印记可以是共价标记（DNA 甲基化）的，也可以是非共价标记的（DNA- 蛋白质和 DNA-RNA 互作，核基因组定位），印记方法包括在整个细胞周期中维持双亲表观记号的特化的核内酶的作用机制。

印记基因的存在能导致细胞中两个等位基因的一个表达而另一个不表达。基因组印记是一正常过程，此现象在一些低等动物和植物中已发现多年。印记的基因只占人类基因组中的少数，可能不超过 5%，但在胎儿的生长和行为发育中起着至关重要的作用。基因组印记病主要表现为过度生长、生长迟缓、智力障碍、行为异常。其中最典型的例子是由 15 号染色体长臂 15q13 片段上的 3-4Mb 的变化导致两种不同疾病的发生，即 Prader-Willi 综合征（Prader-Willi syndrome，PWS）和 Angelman 综合征（Angelman syndrome，AS）。基因组印记反映在这两种疾病上的其中一个表现是单亲二体。所谓单亲二体（uniparentaldisomy，UPD）是指来自父母一方的染色体片段被另一方的同源部分取代，或一个个体的两条同源染色体都来自同一亲体。当一对 15 号染色体都来源于母亲时，将导致 Prader-Willi 综合征的发生；相反，如果都来源于父亲，则是 Angelman 综合征。

二、DNA 甲基化

DNA 甲基化（DNA methylation）是指在 DNA 甲基化转移酶的作用下，在基因组 CpG 二核苷酸的胞嘧啶 5′ 碳位共价键结合一个甲基基团。DNA 甲基化是最早发现的修饰途径之一，大量研究表明，DNA 甲基化能引起染色质结构、DNA 构象、DNA 稳定性及 DNA 与蛋白质相互作用方式的改变，从而控制基因表达。正常情况下，人类基因组中大小为 100~1 000bp 左右且富含 CpG 二核苷酸的 CpG 岛则总是处于未甲基化状态，并且与 56% 的人类基因组编码基因相关。人类基因组序列草图分析结果表明,人类基因组 CpG 岛约为 28 890 个,大部分染色体每 1Mb 就有 5~15 个 CpG 岛,平均值为每 Mb 含 10.5 个 CpG 岛,CpG 岛的数目与基因密度有良好的对应关系。由于 DNA 甲基化与人类发育和肿瘤疾病的密切关系,特别是 CpG 岛甲基化所致抑癌基因转录失活问题,DNA 甲基化已经成为表观遗传学和表观基因组学的重要研究内容。

三、X 染色体失活

(一) X 染色体失活概述

女性有两条 X 染色体,因此她有两倍于男性的 X 染色体基因。这似乎会引起一些基因过剩。然而,有人提出女性每个细胞中的 X 染色体(除卵巢中的卵细胞外)在胎儿早期就有一条已经失活。失活的 X 染色体在显微镜下可见其表现为细胞核中的一个致密的团块(巴氏小体)。

关于 X 染色体失活最早是于 1959 年由一日本研究小组发现,他们发现哺乳动物体内有两种不同形式存在的 X 染色体,一种与一般的常染色体相似,另一种则以异染色质化的形式存在。1961 年英国遗传学家 MaryLyon 提出一项假说,即 Lyon 假说,认为雌性哺乳动物细胞内只有一条 X 染色体有活性。在人类,有一条 X 染色体失活并异固缩,在细胞间期表现为 X 染色质。

通过人类和其他动物的遗传研究表明,X 染色体的失活受 X 染色体失活中心(X inactivation center,Xic)及其所含 Xist 基因的调控,其位于 X 染色体 q13 带;失活起始于该中心,逐渐向两端延伸,最终使 X 染色体上大部分基因失活。在女性的生命周期中,X 染色体活性存在着由失活和重新激活的循环。早期胚胎中两条 X 染色体都有活性,胚胎发育至 16 天以后其中一条 X 染色体随机失活。在这个个体随后的整个生命中,失活的 X 染色体在以后的细胞有丝分裂过程中不能再复活。但在成熟的卵细胞里已失活的 X 染色体在细胞进入减数分裂前又重新被激活。

(二) X 染色体失活与遗传代谢病

X 染色体失活是影响遗传代谢病等单基因病分析的因素之一。X 染色体失活可以解释一些 X 连锁遗传的代谢性疾病女性携带者表型差异的现象。如法布里病(Fabry disease)是一种罕见的遗传代谢病,与黏多糖症、戈谢病等疾病同属溶小体贮积症。法布里病是因 X 染色体上(X q 22)出现缺陷的遗传疾病。它主要是因制造 α- 半乳糖甘酵素的基因发生缺陷,无法代谢的脂质堆积在细胞内的溶小体上,进而引发心脏、肾脏、脑血管及神经病变。法布里病的基因位于 X 染色体的长臂上,称为 GLA 基因。其女性携带者的症状通常较男性患者来得轻微,其临床表现差异极大,可能毫无症状,也可能与男性患者同样严重,这与女性 X 染色体的随机失活有关,即失活的 X 染色体即可来自父亲也可来自母亲,使得女性体内的部分细胞群带有母源的 X 染色体,而另一部分细胞群带有父源的 X 染色体,成为同一个体带有两种不同亲代来源的 X 染色体细胞群的镶嵌体(mosaic),其表型取决于体内两种细胞群的比例。另一种遗传代谢病——黏多糖病 II 型(Hurler-Hunter syndrome)(X 连锁隐性遗传)也同样由于 X 染色体的随机失活使得女性杂合子的表型差异很大。

(王 艳)

参考文献

1. Dundar H, Ozgul RK, Guzel Ozanturk A, et al. Micro-array based mutational analysis of patients with meth-ylmalonicacidemia: identification of 10 novel muta-tions. Mol Genet Metab, 2012, 106: 419-423.

2. Liu J, Dong L, Wang Y, et al. Two novel mutations of ornithine transcarbamylase gene identified from three Chinese neonates with ornithine transcarbamylase defi-ciency. Int JClin Exp Med, 2015, 8: 2656-2661.

3. Zlotorynski E. Non-coding RNA: X-chromosome inacti-vation unravelled. Nat Rev Mol Cell Biol, 2015.

4. Cho SY, Lam CW, Tong SF, et al. X-linked glycogen storagedisease IXa manifested in a female carrier due to skewed X chromosome inactivation. Clin Chim Acta, 2013, 426: 75-78.

5. Cau M, Addis M, Congiu R, et al. A locus for familial skewed X chromosome inactivation maps to chromo-some Xq25 in a family with a female manifesting Lowe syndrome. J Hum Genet, 2006, 51: 1030-1036.

6. Dobrovolny R, Dvorakova L, Ledvinova J, et al. Relation-ship between X-inactiv-ation and clinical involvement in Fabryheterozygotes. Eleven novel mutations in the alpha-galactosidase A gene in the Czechand Slovak popula-tion. J Mol Med (Berl), 2005, 83: 647-654.

7. Dobrovolny R, Dvorakova L, Ledvinova J, et al. Recur-rence of Fabry disease as a result of paternal germline

mosaicism for alphα-galactosidase a gene mutation. Am J Med Genet A, 2005, 134A: 84-87.

8. Bittel DC, Yu S, Newkirk H, et al. Refining the 22q11. 2 deletion break points in Di Georgesyndrome by a CGH. Cytogenet Genome Res, 2009, 124: 113-120.

9. Bayes M, MaganoL F, Rivera N, et al. Mutational mechanisms of Williams-Beurensyndrome deletions. Am J Hum Genet, 2003, 73: 131-151.

10. Potocki L, Chen KS, Park SS, et al. Molecular mechanism for duplication 17p11. 2-the homologous recombination reciprocal of the Smith-Magenismicro dele-

tion. Nat Genet, 2000, 24: 84-87.

11. Nicolas G, Rovelet-Lecrux A, Pottier C, et al. PDGFB partial deletion: a new, rare mechanism causing brain calcification with leukoencephalopathy. J Mol Neurosci, 2014, 53: 171-175.

12. Milone M, Wong LJ. Diagnosis of mitochondrial myopathies. Mol Genet Metab, 2013, 110: 35-41.

13. Mancuso M, Orsucci D, Angelini C, et al. Erratum to: Redefining phenotypes associated with mitochondrial DNA single deletion. J Neurol, 2015, 262 (12): 2800.

第四章

代 谢 通 路

对代谢通路的研究是探索遗传代谢病的基础。人体中任何物质的摄入，都需要经过一定的代谢通路进行加工、流转、传递，并最终转化为能量为人体所用。本章以被代谢物质作为分类，分别阐述人体中不同代谢通路及其机制。

第一节　氨基酸代谢

氨基酸是蛋白质和肽段的基本组成单位。氨基酸的重要生理功能之一是作为合成蛋白质的原料。由于蛋白质在体内首先在蛋白酶作用下形成肽段，再分解成为氨基酸而后进行进一步代谢，所以氨基酸代谢是蛋白质和肽段分解代谢的最终步骤。氨基酸代谢包括合成代谢和分解代谢两方面，本节主要对分解代谢进行介绍。

一、外源性蛋白质消化成寡肽和氨基酸

外源蛋白质的消化由胃开始，但主要在小肠进行。外源蛋白质的消化和吸收是体内氨基酸的主要补充来源。

外源蛋白质首先进入胃部，在胃蛋白酶（pepsin）作用下，水解成肽段及少量氨基酸。胃部酸性环境，不仅是胃蛋白酶的最适 pH 值，同时使蛋白质变性，更有利于蛋白质进行水解。胃蛋白酶水解特异性较差，主要水解由芳香族氨基酸及蛋氨酸和亮氨酸等所形成的肽键。胃蛋白酶还具有凝乳作用，使乳汁在胃中的停留时间延长，有利于乳汁中蛋白质的消化。

外源蛋白质的消化主要在小肠中进行，在胰液及肠黏膜细胞分泌多种蛋白酶及肽酶的共同作用下，蛋白质进一步水解成寡肽和氨基酸。胰液中的蛋白酶基本上分为两大类，即内肽酶（endopeptidase）和外肽酶（exopeptidase）。内肽酶针对蛋白质内部的一些特异性肽键进行水解，而外肽酶则特异地水解蛋白质或多肽末端的肽键。内肽酶包括胰蛋白酶（trypsin）、胰凝乳蛋白酶（chymotrypain）和弹性蛋白酶（elastase），胰蛋白酶作用于碱性氨基酸的羧基组成的肽键，胰凝乳蛋白酶作用于芳香族氨基酸的羧基组成的肽键，而弹性蛋白酶作用于脂肪族氨基酸的羧基组成的肽键。外肽酶主要包括羧基肽酶和氨基肽酶。胰液中的外肽酶主要是羧基肽酶，又可分为羧基肽酶 A（carboxylpeptidase A）和羧基肽酶 B（carboxylpeptidase B），它们自肽链的羧基末端开始，每次水解脱去一个氨基酸，羧基肽酶 A 主要水解除脯氨酸、精氨酸、赖氨酸以外的多种氨基酸组成的羧基末端肽键，而羧基肽酶 B 主要水解由碱性氨基酸组成的羧基末端肽键（图 4-1）。

外源蛋白质经胃液和胰液中蛋白酶的消化，仅有 1/3 消化成氨基酸，其余为寡肽。寡肽的水解主要在小肠黏膜细胞内进行，被两种寡肽酶（oligopeptidase）——氨基肽酶（aminopeptidase）和二肽酶（dipeptidase）氨基肽酶从氨基末端逐步水解寡肽生成二肽，二肽再被二肽酶水解，最终生成氨基酸。

二、内源性蛋白质分解生成氨基酸

内源性蛋白质处于不断合成与降解的动态平衡。成人体内的蛋白质每天约有 1% 被降解，蛋白

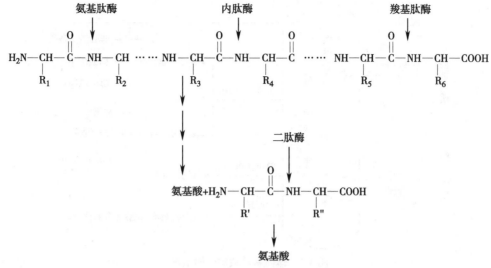

图 4-1　蛋白水解酶作用示意图

质降解所产生的氨基酸,大约 70%~80% 又被重新利用合成新的蛋白质。内源性蛋白质的降解也是通过一系列蛋白酶和肽酶完成的。蛋白质被蛋白酶水解成肽,然后肽被肽酶降解成游离氨基酸。

1. 蛋白质在溶酶体通过 ATP 非依赖途径被降解　溶酶体是细胞内的消化器官,含有多种蛋白酶,称为组织蛋白酶(cathepsin)。这些蛋白酶对所降解的蛋白质选择性较差,主要降解细胞外来的蛋白质、膜蛋白和胞内长寿蛋白质。蛋白质降解过程中不需要消耗 ATP。

2. 蛋白质在蛋白酶体通过 ATP 依赖途径被降解　蛋白质通过此途径降解需泛素的参与。泛素是广泛存在于真核细胞内的一种由 76 个氨基酸组成的小分子蛋白质。泛素介导的蛋白质降解过程中,首先由泛素与被选择降解的蛋白质形成共价连接,将蛋白质标记并激活,然后蛋白酶体(proteasome)特异性地识别泛素标记的蛋白质并将其降解,泛素的这种标记作用称为泛素化(ubiquitination)。泛素化过程中三种酶参与的3 步反应都需要消耗 ATP(图 4-2)。蛋白质的降解需要多次泛素化反应,形成泛素链(ubiquitin chain),再被蛋白酶体降解。

三、外源性氨基酸与内源性氨基酸组成氨基酸代谢库

食物蛋白质经消化吸收的氨基酸(外源性氨基酸)与体内组织蛋白质降解产生的氨基酸,以及体内合成的非必需氨基酸(内源性氨基酸),共同组成氨基酸代谢库(aminoacidmetabolicpool),通常以游离氨基酸总量计算。游离氨基酸在体内的分布是不均一的。骨骼肌中的氨基酸占总代谢库的 50% 以上,肝约占 10%,肾约占 4%,血浆占1%~6%。体内氨基酸的主要功能是合成多肽和蛋白质,也可转变成其他含氮化合物。由于各种氨基酸具有共同的结构特点,其代谢途径有相同之处,但各种氨基酸存在的结构差异,也导致了不同的代谢方式。体内氨基酸代谢的概况见图 4-3。

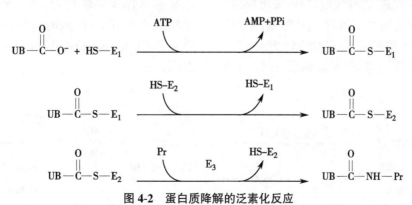

图 4-2　蛋白质降解的泛素化反应

UB:泛素化;E_1:泛素激活酶;E_2:泛素结合酶;E_3:泛素蛋白连接酶;Pr:被降解蛋白质

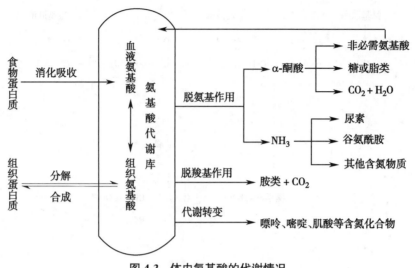

图 4-3 体内氨基酸的代谢情况

四、氨基酸的氨基分解

（一）氨基酸通过转氨基作用脱去氨基

转氨基作用由转氨酶（transaminase）催化完成转氨基作用（transamination），可逆地把α-氨基酸的氨基转移给α-酮酸，结果是氨基酸脱去氨基形成相应的α-酮酸，而原来的α-酮酸则转变成另一种相应的氨基酸（图 4-4）。

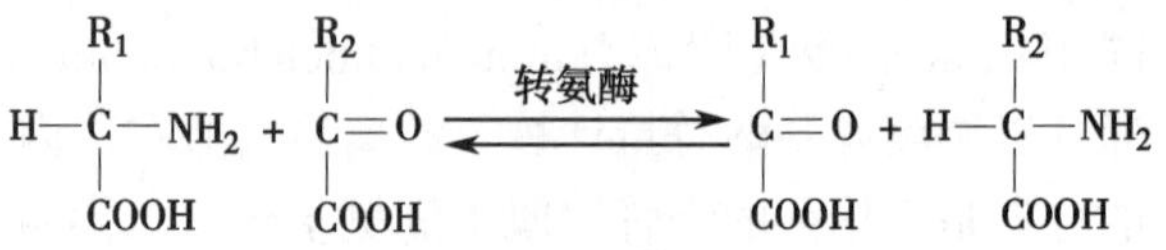

$$H-\underset{\substack{| \\ COOH}}{\overset{\substack{R_1 \\ |}}{C}}-NH_2 + \underset{\substack{| \\ COOH}}{\overset{\substack{R_2 \\ |}}{C}}=O \xrightleftharpoons{\text{转氨酶}} \underset{\substack{| \\ COOH}}{\overset{\substack{R_1 \\ |}}{C}}=O + H-\underset{\substack{| \\ COOH}}{\overset{\substack{R_2 \\ |}}{C}}-NH_2$$

图 4-4 转氨基作用

体内存在着多种转氨酶，其作用具有专一性，一种转氨酶只能催化特定氨基酸与α-酮酸之间的转氨基作用。在各种转氨酶中，以L-谷氨酸和α-酮酸的转氨酶最为重要。各种转氨酶的辅酶都是维生素 B_6 的磷酸酯，即磷酸吡哆醛，其作用的过程都为磷酸吡哆醛先从氨基酸接受氨基转变成磷酸吡哆胺，而氨基酸则转变成α-酮酸，磷酸吡哆胺进一步将氨基转移给另一种

α-酮酸而生成相应的氨基酸，同时磷酸吡哆胺又转变为磷酸吡哆醛，在转氨酶的催化下，磷酸吡哆醛与磷酸吡哆胺的这种相互转变，起着传递氨基的作用。

（二）L-谷氨酸通过 L-谷氨酸脱氢酶催化脱去氨基

转氨基作用中，α-酮酸多为α-酮戊二酸，因此生成大量的L-谷氨酸，而L-谷氨酸是哺乳动物体内能够高效地进行氧化脱氨反应的氨基酸。L谷氨酸的氧化脱氨反应由L-谷氨酸脱氢酶（L-glutamatedehydrogenese）催化完成，这是一种不需氧脱氢酶。在L-谷氨酸脱氢酶的催化下，L-谷氨酸氧化脱氨生成α-酮戊二酸和氨。L-谷氨酸脱氢酶是唯一既能利用 NAD^+ 又能利用 $NADP^+$ 接受还原当量的酶。

转氨基作用只是把氨基酸分子中的氨基转移给α-酮戊二酸或其他α-酮酸，并没有真正实现脱氨基。通过转氨基作用与谷氨酸的氧化脱氨作用偶联进行，可达到把氨基酸转变成 NH_3 及相应α-酮酸的目的，此过程称作转氨脱氨作用（transdeamination），又称联合脱氨基作用。

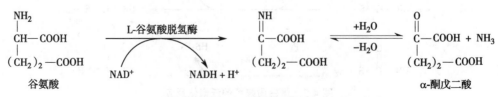

图 4-5 L-谷氨酸通过 L-谷氨酸脱氢酶催化脱去氨基

（三）氨基酸通过嘌呤核苷酸循环脱去氨基

L-谷氨酸脱氢酶主要存在于肝、肾和脑等组织中，心肌和骨骼肌中活性很弱，在这些组织中，氨基酸主要通过嘌呤核苷酸循环（purinenucleotidecycle）脱去氨基。在此过程中，氨基酸首先通过连续的转氨基作用将氨基转移给草酰乙酸，生成天冬氨酸。天冬氨酸与次黄嘌呤核苷酸（IMP）反应生成腺苷酸代琥珀酸，后者经裂解释放延胡索酸并生成腺嘌呤核苷酸（AMP）。AMP在腺苷酸脱氨酶的催化下脱去氨基生成IMP，最终完成氨基酸的脱氨基作用。IMP可以再参加循环（图4-6）。由此可见嘌呤核苷酸循环也可看成是另一种形式的联合脱氨基作用。

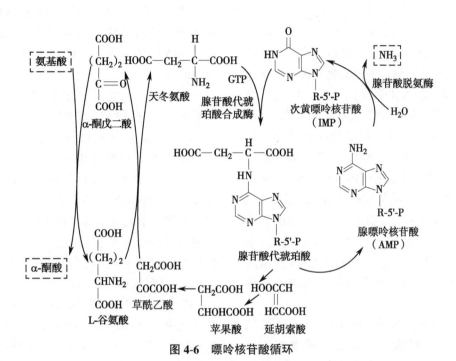

图 4-6　嘌呤核苷酸循环

五、氨基酸碳链骨架可进行转换或分解

氨基酸脱氨基后生成的 α-酮酸（α-ketoacid）进行下一步代谢，主要有以下三种代谢途径。

（一）α-酮酸可彻底氧化分解

α-酮酸在体内可通过柠檬酸循环与生物氧化体系彻底氧化生成 CO_2 和 H_2O，同时释放能量以供机体生理活动需要。因此氨基酸也是一类能源物质。

（二）α-酮酸经氨基化生成营养非必需氨基酸

体内的一些营养非必需氨基酸可通过相应的 α-酮酸经氨基化而生成。这些 α-酮酸也可来自糖代谢和柠檬酸循环的产物。例如，丙酮酸、草酰乙酸、α-酮戊二酸分别转变成丙氨酸、天冬氨酸和谷氨酸。

（三）α-酮酸可转变成糖和脂类化合物

在体内，α-酮酸也可以转变成糖和脂类化合物。将在体内可以转变成糖的氨基酸称为生糖氨基酸（glucogenic amino acid）；能变成酮体的氨基酸称为生酮氨基酸（ketogenic amino acid）；既能转变成糖又能转变成酮体的氨基酸称为生糖兼生酮氨基酸（glucogenic and ketogenic amino acid）（表4-1）。

表 4-1　氨基酸生糖及生酮性质的分类

类别	氨基酸
生糖氨基酸	甘氨酸、丝氨酸、组氨酸、精氨酸、半胱氨酸、脯氨酸、缬氨酸、丙氨酸、谷氨酸、谷氨酰胺、天冬氨酸、天冬酰胺、甲硫氨酸
生酮氨基酸	亮氨酸、赖氨酸
生糖兼生酮氨基酸	异亮氨酸、苯丙氨酸、酪氨酸、苏氨酸、色氨酸

综上所述，氨基酸的代谢与糖和脂肪的代谢密切相关。氨基酸可转变成糖与脂肪；糖也可以转变成脂肪和一些非必需氨基酸的碳架部分。由此可知，柠檬酸循环是物质代谢的总枢纽，通过它可以使糖、脂肪酸及氨基酸完全氧化，也可使其彼此相互转变，构成一个完整的代

谢体系。

（王 艳 梅亚波）

第二节 碳水化合物代谢

碳水化合物（carbohydrate）是由碳、氢和氧三种元素组成，由于它所含的氢氧的比例为二比一，和水一样，故称为碳水化合物。食物中的碳水化合物分成两类：人可以吸收利用的有效碳水化合物如单糖、双糖、多糖和人不能消化的无效碳水化合物，如纤维素，是人体必需的物质。糖是人类食物的主要成分，约占食物总量的50%以上，主要生理功能是为生命活动提供能源和碳源。糖是机体的一种重要的能量来源，人体所需能量的50%~70%来自糖。糖也是机体重要的碳源，糖代谢的中间产物可转变成其他的含碳化合物，如氨基酸、脂肪酸、核苷酸等。此外，糖还参与组成结缔组织等机体组织结构，调节细胞信息传递，形成 NAD^+、FAD、ATP 等多种生物活性物质，构成激素、酶、免疫球蛋白等具有特殊生理功能的糖蛋白。

主食中的糖类以淀粉（starch）为主。唾液和胰液中都有 α- 淀粉酶（α-amylase），可水解淀粉分子内的 α-1,4- 糖苷键，淀粉被水解为麦芽糖、麦芽三糖、含分支的异麦芽糖、由 4~9 个葡萄糖残基构成的寡糖的进一步消化在小肠黏膜刷状缘进行。α- 糖苷酶（包括麦芽糖酶）水解没有分支的麦芽糖和麦芽三糖。α- 极限糊精酶（包括异麦芽糖酶）可水解 α-1,4- 糖苷键和 α-1,6- 糖苷键，将 α- 极限糊精和异麦芽糖水解成葡萄糖。肠黏膜细胞还含有蔗糖酶和乳糖酶等，分别水解蔗糖和乳糖。糖类被消化成单糖后才能在小肠被吸收。小肠黏膜细胞依赖特定载体摄入葡萄糖，是一个主动耗能的过程，同时伴有 Na^+ 的转运，称为 Na^+ 依赖型葡萄糖转运蛋白（sodium-dependentglucosetransporter，SGLT）。葡萄糖被小肠黏膜细胞吸收后经门静脉进入血液循环，供身体各组织利用。葡萄糖吸收人血后，在体内代谢首先需进入细胞。这是依赖葡糖转运蛋白（glucoselrans-porter，GLUT）实现的。人体中现已发现 12 种葡萄糖转运蛋白，它们分别在不同的组织细胞中起作用。碳水化合物主要以葡萄糖进行代谢，所以以葡萄糖为代表介绍代谢。

一、糖的无氧氧化

一分子葡萄糖在细胞中裂解为两分子丙酮酸，是葡萄糖无氧氧化和有氧氧化的共同起始途径，称为糖酵解（glycolysis）。在缺少氧的情况下，丙酮酸在细胞内被还原成乳酸，称为乳酸发酵（lactic acid fementation）。在氧供应充足时，丙酮酸主要进入线粒体中彻底氧化为 CO_2 和 H_2O，即糖的有氧氧化（aerobic oxidation）。本节仅讨论人体生成乳酸的糖的无氧氧化（anaerobic oxidation）。

葡萄糖无氧氧化分为两个阶段：第一阶段是糖酵解；第二阶段是乳酸生成。

1. 葡萄糖经糖酵解分解为两分子丙酮酸

（1）葡萄糖磷酸化生成葡糖 -6- 磷酸：葡萄糖进入细胞后发生磷酸化反应，生成葡糖 -6- 磷酸（glucose-G-phosphate，G-6-P），该反应不可逆，是糖酵解的第一个限速步骤。磷酸化后的葡萄糖不能自由通过细胞膜而逸出细胞。催化此反应的是己糖激酶（hexokinase），它需要 Mg^{2+}，是糖酵解的第一个关键酶（key enzyme）。

（2）葡糖 -6- 磷酸转变为果糖 -6- 磷酸：是由磷酸己糖异构酶（phosphohexoseisomerase）催化的醛糖与酮糖间的异构反应。葡糖 -6- 磷酸转变为果糖 -6- 磷酸（fructose-6-phosphate，F-6-P）是需要 Mg^{2+} 参与的可逆反应。

（3）果糖 -6- 磷酸转变为果糖 -1,6- 二磷酸：是第二个磷酸化反应，需 ATP 和 Mg^{2+}，由磷酸果糖激酶 -1（6-phosphofructokinase-1，PFK-1）催化，生成果糖 -1,6- 二磷酸（fructose-1,6-biphosphate，F-1,6-BP）。该反应不可逆，是糖酵解的第二个限速步骤。

（4）果糖 -1,6- 二磷酵裂解成 2 分子磷酸丙糖：此步反应是可逆的，由醛缩酶（aldolase）催化，产生 2 个丙糖，即磷酸二羟丙酮和 3- 磷酸甘油醛。

（5）磷酸二羟丙酮转变为 3- 磷酸甘油醛：3- 磷酸甘油醛和磷酸二羟丙酮是同分异构体，在磷酸丙糖异构酶（triosephosphateisomerase）催化下可互相转变。当 3- 磷酸甘油醛在下一步反应中被移去后，磷酸二羟丙酮迅速转变为 3- 磷酸甘油醛，继续进行酵解。磷酸二羟丙酮还可转变成 α- 磷酸甘油，是联系葡萄糖代谢和脂肪代谢的重要枢纽物质（图 4-7）。

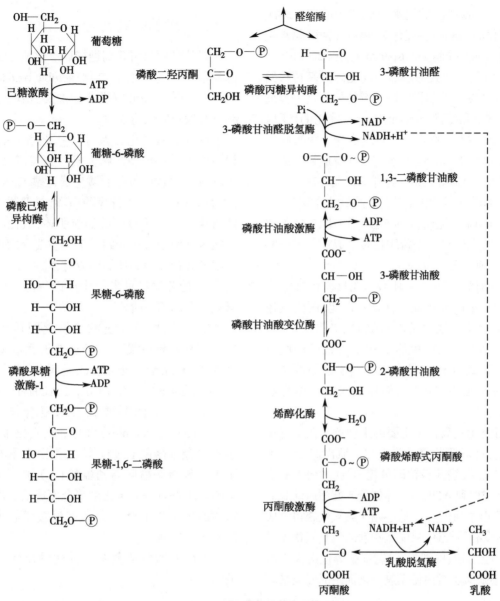

图 4-7　糖的无氧氧化

上述的 5 步反应为糖酵解的耗能阶段,1 分子葡萄糖经两次磷酸化反应消耗了 2 分子 ATP,产生了 2 分子 3- 磷酸甘油醛。而之后的 5 步反应开始产生能量。

(6)3- 磷酸甘油醛氧化为 1,3- 二磷酸甘油酸:反应中 3- 磷酸甘油醛的醛基氧化成羧基及羧基的磷酸化均由 3- 磷酸甘油醛脱氢酶(glyceraldehyde 3-phosphatedehydrogenase)催化,以 NAD$^+$ 为辅酶接受氢和电子。参加反应的还有无机磷酸,当 3- 磷酸甘油醛的醛基氧化脱氢生成羧基时,立即与磷酸形成混合酸酐。该酸酐是一种高能化合物,其磷酸酯键水解时可将能量转移至 ADP,生成 ATP。

(7)1,3- 二磷酸甘油酸转变成 3- 磷酸甘油酸:磷酸甘油酸激酶(phosphoglycerate kinase,PGK)催化混合酸酐上的磷酸基从羧基转移到 ADP,形成 ATP 和 3- 磷酸甘油酸,反应需要 Mg^{2+}。这是糖酵解过程中第一次产生 ATP 的反应,将底物的高能磷酸基直接转移给 ADP 生成 ATP。这种 ADP 或其他核苷二磷酸的磷酸化作用与底物的脱氢作用直接相偶联的反应过程称为底物水平磷酸化(substrate level phosphorylation)。磷酸甘油酸激酶催化的此反应是一可逆反应,逆反应则需消耗 1 分子 ATP。

(8)3- 磷酸甘油酸转变为 2- 磷酸甘油酸:磷酸甘油酸变位酶(phosphoglycerate mutase)催化磷酸基从 3- 磷酸甘油酸的 C$_3$ 位转移到 C$_2$ 位,这步反应是可逆的,反应需要 Mg^{2+}。

（9）2-磷酸甘油酸脱水生成磷酸烯醇式丙酮酸：烯醇化酶（enolase）催化 2-磷酸甘油酸脱水生成磷酸烯醇式丙酮酸（phosphoenolpyruvate，PEP）。

（10）磷酸烯醇式丙酮酸将高能磷酸基转移给 ADP 生成 ATP 和丙酮酸：糖酵解的最后这一步反应是由丙酮酸激酶（pyruvatekinase）催化的，反应不可逆，是糖酵解的第三个限速步骤。丙酮酸激酶的作用需要 K^+ 和 Mg^{2+} 参与。反应最初生成烯醇式丙酮酸，但烯醇式迅速经非酶促反应转变为酮式。这是糖酵解过程中的第二次底物水平磷酸化。

在糖酵解产能阶段的 5 步反应中，2 分子磷酸丙糖经两次底物水平磷酸化转变成 2 分子丙酮酸，总共生成 4 分子 ATP。

2. 丙酮酸被还原为乳酸 此反应由乳酸脱氢酶（lactatedehydrogenase，LDH）催化，丙酮酸还原成乳酸所需的氢原子由 NADH+H′ 提供，后者来自上述第 6 步反应中的 3-磷酸甘油醛的脱氢反应。在缺氧情况下，这一对氢用于还原丙酮酸生成乳酸，NADH+H′ 重新转变成 NAD^+，糖酵解才能重复进行。

葡萄糖无氧氧化最主要的生理意义在于迅速提供能量，这对肌收缩最为重要。肌内 ATP 含量很低，只要肌收缩几秒钟即可耗尽，通过糖无氧氧化则可迅速得到 ATP，当机体缺氧或剧烈运动肌局部血流不足时，能量主要通过糖无氧氧化获得。成熟红细胞没有线粒体，只能依赖糖的无氧氧化提供能量。神经细胞、白细胞、骨髓细胞等代谢极为活跃，即使不缺氧也常由糖无氧氧化提供部分能量。

二、糖的有氧氧化

机体利用氧将葡萄糖彻底氧化成 CO_2 和 H_2O 的反应过程称为有氧氧化（aerobic oxidation）。有氧氧化是体内糖分解供能的主要方式，绝大多数细胞都通过它获得能量。

糖的有氧氧化分为三个阶段：第一阶段葡萄糖在细胞质中经糖酵解生成丙酮酸；第二阶段丙酮酸进入线粒体氧化脱羧生成乙酰 CoA；第三阶段为乙酰 CoA 进入柠檬酸循环，并偶联进行氧化磷酸化。第一阶段反应如前所述，氧化磷酸化将在能量代谢中进行介绍。下面主要介绍丙酮酸氧化脱羧和柠檬酸循环的反应过程。

1. 葡萄糖经糖酵解生成丙酮酸 同糖无氧氧化过程的第一阶段。

2. 丙酮酸进入线粒体氧化脱羧生成乙酰 CoA 丙酮酸在线粒体经过 5 步反应氧化脱羧生成乙酰 CoA（acetylCoA），总反应式：丙酮酸 + NAD^++HS-CoA →乙酰 CoA+NADH+H^++CO_2。

此反应由丙酮酸脱氢酶复合体（pyruvate dehydrogenase complex）催化。在真核细胞中，该多酶复合体存在于线粒体中，是由丙酮酸脱氢酶（E_1）、二氢硫辛酰胺转乙酰酶（E_2）和二氢硫辛酰胺脱氢酶（E_3）按一定比例组合而成的。丙酮酸脱氢酶的辅酶是 TPP，二氢硫辛酰胺脱氢酶的辅酶是 FAD 和 NAD^+。

丙酮酸脱氢酶复合体催化的反应分为 5 步（图 4-8）。

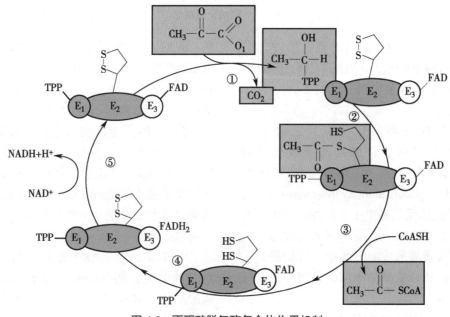

图 4-8 丙酮酸脱氢酶复合体作用机制

（1）丙酮酸脱羧形成羟乙基-TPP。TPP 噻唑环释放出 H^+，而成为碳离子，与丙酮酸的碳基作用，产生 CO_2，同时形成羟乙基-TPP。

（2）由二氢硫辛酰胺转乙酰酶（E_2）催化，使经乙基-TPP-E_1 上的羟乙基被氧化成乙酰基，同时转移给硫辛酰胺，形成乙酰硫辛酰胺-E_2。

（3）二氢硫辛酰胺转乙酰酶（E_2）继续催化，使乙酰硫辛酰胺上的乙酰基转移给辅酶 A 生成乙酰 CoA 后，离开酶复合体，同时氧化过程中的 2 个电子使硫辛酚胺上的二硫键还原为 2 个巯琉基。

（4）二氢硫辛酰胺脱氢酶（E_3）使还原的二氢硫辛酰胺脱氢重新生成硫辛酰胺，以进行下一轮反应，同时将氢传递给 FAD，生成 $FADH_2$。

（5）在二氢硫辛酰胺脱氢酶（E_3）催化下，将 $FADH_2$ 上的氢转移给 NAD^+，形成 $NADH+H^+$。

在整个反应过程中，中间产物并不离开酶复合体，这就使得上述各步反应得以迅速完成，而且因没有游离的中间产物，所以不会发生副反应。丙酮酸氧化脱羧反应是不可逆的。

3. 乙酰 CoA 进入柠檬酸循环以及氧化磷酸化生成 ATP　柠檬酸循环（citric acid cycle）的第一步是由乙酰 CoA 与草酰乙酸缩合生成 6 个碳原子的柠檬酸，然后柠檬酸经过一系列反应重新生成草酰乙酸，完成一轮循环。经过一轮循环，乙酰 CoA 的 2 个碳原子被氧化成 CO_2；发生 1 次底物水平磷酸化，生成 1 分子 ATP；有 4 次脱氢反应，氢的接受体分别为 NAD^+ 或 FAD，生成 3 分子 $NADH+H^+$ 和 1 分子 $FADH_2$，它们既是柠檬酸循环中的脱氢酶的辅酶，又是电子传递链的第一个环节。

（1）乙酰 CoA 与草酰乙酸缩合成柠檬酸：1 分子乙酰 CoA 与 1 分子草酰乙酸缩合成柠檬酸，是柠檬酸循环的第一个限速步骤，由柠檬酸合酶（citrate synthase）催化，缩合反应所需能量来自乙酰 CoA 的高能硫醋键，此反应为单向、不可逆反应。

（2）柠檬酸经顺乌头酸转变为异柠檬：柠檬酸与异柠檬酸（isocitrate）的异构化可逆互变反应由顺乌头酸酶催化，将 C_3 上的经基移至 C_2 上，反应的中间产物顺乌头酸仅与酶结合在一起以复合物的形式存在。

（3）异柠檬酸氧化脱羧转变为 α-酮戊二酸：异柠檬酸在异柠檬酸脱氢酶（iaocitrate dehydrogenase）

催化下氧化脱羧产生 CO_2，其余碳链骨架部分转变为 α-酮戊二酸（α-ketoglutarate），脱下的氢由 NAD^+ 接受，生成 $NADH+H^+$。这是柠檬酸循环中的第一次氧化脱羧反应，也是柠檬酸循环的第二个限速步骤，反应不可逆。

（4）α-酮戊二酸氧化脱羧生成琥珀酰 CoA：柠檬酸循环中的第二次氧化脱羧反应是 α-酮戊二酸氧化脱羧生成琥珀酰 CoA（succinyl CoA），反应不可逆，是柠檬酸循环的第三个限速步骤。反应脱下的氢由 NAD^+ 接受，生成 $NADH+H^+$，催化此反应的酶是 α-酮戊二酸脱氢酶复合体（α-ketoglutarate dehydrogenas ecomplex）。

（5）琥珀酰 CoA 合成酶催化底物水平磷酸化反应。这步反应的产物是琥珀酸（succinic acid），反应是可逆的，由琥珀酰 CoA 合成酶（succinryl CoA synthetase）催化。此反应是柠檬酸循环中唯一直接生成高能磷酸键的反应。

（6）琥珀酸脱氢生成延胡索酸。反应由琥珀酸脱氢酶（succinate dehydrogenase）催化，其辅酶是 FAD，还含有铁硫中心。该酶结合在线粒体内膜上，是柠檬酸循环中唯一与内膜结合的酶。反应脱下的氢由 FAD 接受，生成 $FADH_2$。

（7）延胡索酸加水生成苹果酸。延胡索酸酶（fumaratehydratase）催化此可逆反应。

（8）苹果酸脱氢生成草酰乙酸。在苹果酸脱氢酶（malate dehydrogenase）催化下，苹果酸（malic acid）脱氢生成草酰乙酸，脱下的氢由 NAD^+ 接受，生成 $NADH+H^+$。在细胞内草酰乙酸不断地被用于柠檬酸合成，故这一可逆反应向生成草酰乙酸的方向进行。

柠檬酸循环的上述八步反应过程可归纳如图 4-9。

在柠檬酸循环反应过程中，从 2 个碳原子的乙酰 CoA 与 4 个碳原子的草酰乙酸缩合成 6 个碳原子的柠檬酸开始，反复地脱氢氧化，共发生 4 次脱氢反应，其中 3 次脱氢（3 对氢或 6 个电子）由 NAD^+ 接受，1 次脱氢（一对氢或 2 个电子）由 FAD 接受，这些电子传递体将电子传给氧时才能生成 ATP。羟基氧化成羧基后，通过脱羧方式生成 CO_2。1 分子乙酰 CoA 进入柠檬酸循环后，生成 2 分子 CO_2，这是体内 CO_2 的主要来源。柠檬酸循环反应中，每循环一轮只能以底物水平磷酸化生成 1 个 GTP。柠檬酸循环的总反应为：

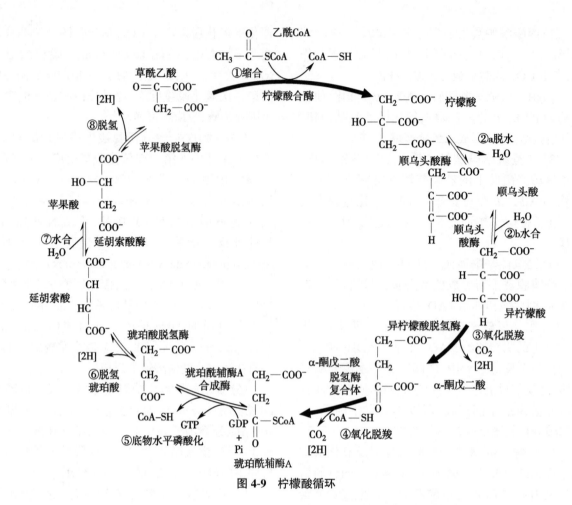

图 4-9 柠檬酸循环

$CH_3CO\text{-}SCoA + 3NAD^+ + FAD + GDP + Pi + 2H_2O \rightarrow 2CO_2 + 3NADH + 3H^+ + FADH_2 + HS\text{-}CoA + GTP$。

糖的有氧氧化是产能的主要途径。柠檬酸循环中 4 次脱氢反应产生大量的 $NADH + H^+$ 和 $FADH_2$，通过电子传递链和氧化磷酸化产生 ATP。线粒体内，1 分子 $NADH + H^+$ 的氢传递给氧时，可生成 2.5 个 ATP；1 分子 $FADH_2$ 的氢被氧化时，只能生成 1.5 个 ATP。加上底物水平磷酸化生成的 1 个 ATP，1 分子乙酰 CoA 经柠檬酸循环彻底氧化，共生成 10 个 ATP。若从丙酮酸脱氢开始计算，共产生 12.5 分子 ATP。

此外，糖酵解中 3- 磷酸甘油醛在胞质中脱氢生成的 $NADH + H^+$，在氧供应充足时，也要转运至线粒体内进入电子传递链而产生 ATP。有两种转运机制，将胞质中的 $NADH + H^+$ 转运至线粒体时分别产生 2.5 分子或者 1.5 分子 ATP。

总的反应为：葡萄糖 $+30ADP + 30Pi + 6O_2 \rightarrow 30/32\ ATP + 6CO_2 + 36H_2O$。

三、磷酸戊糖途径

葡萄糖在细胞内除通过无氧氧化和有氧氧化分解产能外，还存在其他不产能的分解代谢途径，如磷酸戊糖途径。磷酸戊糖途径（pentosephosphatepathway）是指从糖酵解的中间产物葡糖 -6- 磷酸开始形成旁路，通过氧化、基团转移两个阶段生成果糖 -6- 磷酸和 3- 磷酸甘油醛，从而返回糖酵解的代谢途径，亦称为磷酸戊糖旁路（pentose phosphateshunt）。磷酸戊糖途径主要生成 NADPH 和磷酸核糖，这两种物质是肝、脂肪组织、哺乳期的乳腺、肾上腺皮质、性腺、骨髓和红细胞等组织发挥功能所需要的，此过程中不产生 ATP。

磷酸戊糖途径分为两个反应阶段

磷酸戊糖途径在胞质中进行，分为两个阶段：第一阶段是氧化反应，生成磷酸核糖、NADPH 和 CO_2；第二阶段是基团转移反应，最终生成果糖 -6- 磷酸和 3- 磷酸甘油醛。

1. 第一阶段是氧化反应 在第一阶段的氧化反应过程如下：

（1）葡糖 -6- 磷酸在葡糖 -6- 磷酸脱氢酶（glucose-6-phosphatedehydrogenase）催化下，氧化成 6- 磷酸葡糖酸内酯，脱下的氢由 $NADP^+$ 接受而生成 NADPH,此反应需要 Mg^{2+} 参与。

(2)由内酯酶(lactonase)催化,6- 磷酸葡糖酸内酯水解为 6- 磷酸葡糖酸。

(3)6- 磷酸葡糖酸在 6- 磷酸葡糖酸脱氢酶作用下氧化脱羧生成核酮糖 -5- 磷酸,同时生成 NADPH 及 CO_2。

(4)核酮糖 -5- 磷酸由异构酶催化转变成核糖 -5- 磷酸,或者由差向异构酶催化转变为木酮糖 -5- 磷酸。

2. 第二阶段是一系列基团转移反应 经过第二阶段的一系列基团转移反应,核糖 -5- 磷酸最终转变为果糖 -6- 磷酸和 3- 磷酸甘油醛。这一阶段非常重要,因为细胞对 NADPH 的消耗量远大于磷酸戊糖,多余的戊糖需要通过此反应返回糖酵解的代谢途径再次利用。

反应可概括为:3 分子磷酸戊糖转变成 2 分子磷酸己糖和 1 分子磷酸丙糖。一系列基团转移的接受体都是醛糖,反应分为两类:一类是转酮醇酶(transketolase)反应,转移含 1 个酮基,1 个醇基的 2 碳基团,反应需 TPP 作为辅酶并需 Mg^{2+} 参与;另一类是转醛醇酶(transaldolase)反应,转移 3 碳单位。

磷酸戊糖之间的互相转变由相应的异构酶、差向异构酶催化,这些反应均为可逆反应。磷酸戊糖途径的反应归纳如图 4-10:

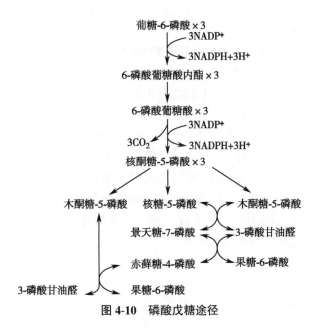

图 4-10 磷酸戊糖途径

磷酸戊糖途径总的反应为:

3 葡糖 -6- 磷酸 +6 $NADP^+$ → 2 果糖 -6- 磷酸 + 3- 磷酸甘油醛 +6 NADPH+6H'+3 CO_2。

四、糖原的合成与分解

摄入的糖类除分解供能外,大部分转变成脂肪(甘油三酯)储存于脂肪组织内,还有一小部分合成糖原。糖原(glycogen)是葡萄糖的多聚体,葡萄糖主要以 α-1,4- 糖苷键连接,分支处为 α-1,6- 糖苷键,形成树枝状。糖原是体内糖的储存形,当机体需要葡萄糖时它可以被迅速动用,而脂肪则不能。肝和骨骼肌是储存糖原的主要组织器官,但肝糖原和肌糖原的生理意义不同。肝糖原是血糖的重要来源,这对于某些依赖葡萄糖供能的组织(如脑、红细胞等)尤为重要。而肌糖原主要为肌收缩提供急需的能量。

(一)糖原合成是由葡萄糖连接成多聚体

糖原合成(glycogenesis)是指由葡萄糖生成糖原的过程,主要发生在肝和骨骼肌。糖原合成时,葡萄糖先活化,再连接形成直链和支链(图 4-11)。

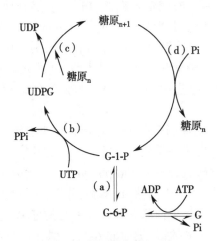

图 4-11 糖原的合成与分解
(a)磷酸葡萄糖变位酶;(b)UDPG 焦磷酸化酶;(c)糖原合酶和分支酶;(d)糖原磷酸化酶和脱支酶

1. 葡萄糖活化为尿苷二磷酸葡萄糖 糖原合成起始于糖酵解的中间产物葡萄糖 -6- 磷酸。首先,葡萄糖 -6- 磷酸变构生成葡萄糖 -1- 磷酸。后者再与尿苷三磷酸(UTP)反应生成尿苷二磷酸葡萄糖(UDPG)和焦磷酸,此反应可逆,由 UDPG 焦磷酸化酶(UDPG pyrophosphorylase)催化。

2. 尿苷二磷酸葡萄糖连接形成直链和支链 UDPG 的葡萄糖基不能直接与游离葡萄糖连接,而只能与糖原引物相连。糖原引物是指细胞内原有的较小的糖原分子,这些寡糖链的合成依赖一种糖原蛋白(glycogenin)作为葡萄糖基的受体。糖原蛋白是一种自身糖基化酶,将 UDPG 分子的葡萄糖基连接到自身的酪氨酸残基上,这种糖基化的糖原蛋白可作为糖原合成的引物。

在糖原合酶(glycogen synthase)作用下,UDPG的葡萄糖基转移到糖原引物的非还原性末端,形成 α-1,4- 糖苷键,此反应不可逆。糖原合酶是糖原合成过程中的关键酶,它只能使糖链不断延长,但不能形成分支。当糖链长度达到 12-18 个葡萄糖基时,分支酶(branching enzyme)将一段糖链(约 6~7 个葡萄糖基)转移到邻近的糖链上,以 α-1,6- 糖苷键相接,从而形成分支。分支不仅可提高糖原的水溶性,更重要的是可增加非还原端数目,以便磷酸化酶迅速分解糖原。糖原合成是耗能的过程。葡萄糖磷酸化时消耗 1 个 ATP,焦磷酸水解成 2 分子磷酸时又损失 1 个高能磷酸键,共消耗 2 个 ATP。

(二)糖原分解从非还原末端进行磷酸解

糖原分解(glycogenolysis)是指糖原分解为葡糖 -6- 磷酸或葡萄糖的过程,它不是糖原合成的逆反应。肝糖原和肌糖原分解的起始阶段一样,至生成葡糖 -6 磷酸开始有所区别。在肝内,葡糖 -6- 磷酸生成游离葡萄糖,以补充血糖;在骨骼肌,葡糖 -6- 磷酸进入糖酵解途径,为肌收缩供能。

1. 糖原磷酸化酶分解 α-1,4- 糖苷键　糖原分解的第一步是从糖链的非还原端开始,由糖原磷酸化酶(glycogen phosphorylase)催化分解 1 个葡萄糖基,生成葡糖 -1- 磷酸,此反应不可逆。糖原磷酸化酶是糖原分解过程中的关键酶,它只能作用于 1,4- 糖苷键而非 α-1,6- 糖苷键,因此只能分解糖原的直链。由于糖原分解成葡糖 -1- 磷酸的反应是磷酸解,自由能变动较小,理论上此反应可逆。但是细胞内无机磷酸盐的浓度约为葡糖 -1- 磷酸的 100 倍,所以实际上反应只能向糖原分解方向进行。

2. 脱支酶分解 α-1,6- 糖苷键　当 α-1,4- 糖苷键裂解至距分支点约 4 个葡萄糖基时,由于空间位阻,糖原磷酸化酶不能再发挥作用。这时由

葡聚糖转移酶催化,将 2 个葡萄糖基转移到邻近糖链的末端,以 α-1,4- 糖苷键连接。分支处仅剩下 1 个葡萄糖基以 α-1,6- 糖苷键连接,在 α-1,6- 葡萄糖苷酶作用下水解成游离葡萄糖。目前认为葡聚糖转移酶和 α-1,6- 葡萄糖苷酶是同一酶的两种活性,合称脱支酶(dehranching enzyme)。除去分支后,糖原磷酸化酶即可继续发挥作用。

在糖原磷酸化酶和脱支酶的井同作用下,糖原分解产物中约 85% 为葡糖 -1- 磷酸;15% 为游离葡萄糖。葡糖 -1- 磷酸继续转变为葡糖 -6- 磷酸。肝内存在葡糖 -6- 磷酸酶(glucose-6-phasphatase),可将葡糖 -6- 磷酸水解成葡萄糖释放入血,因此饥饿时肝糖原能够补充血糖,维持血糖稳定。而肌组织中缺乏此酶,葡萄糖 -6- 磷酸只能进行糖酵解,故肌糖原不能分解成葡萄糖,只能给肌收缩提供能量。需要注意的是,从葡萄糖 -6- 磷酸进入糖酵解直接跳过了葡萄糖磷酸化的起始步骤,因此糖原中的 1 个葡萄糖基进行无氧氧化可以净产生 3 个 ATP。

五、糖异生

体内糖原的储备有限,在饥饿状态下由非糖化合物(乳酸、甘油、生糖氨基酸等)转变为葡萄糖或糖原的过程称为糖异生(gluconeogenesis)。糖异生的主要器官是肝。肾的糖异生能力在正常情况下只有肝的 1/10,而在长期饥饿时则可大为增强。

糖异生不完全是糖酵解的逆反应

丙酮酸能够逆向进行糖酵解反应生成葡萄糖,乳酸和一些生糖氨基酸就是通过丙酮酸进入糖异生途径的。糖酵解与糖异生的多数反应是可逆的,仅糖酵解中 3 个限速步骤所对应的逆反应需要由糖异生特有的关键酶来催化。

1. 丙酮酸经丙酮酸羧化支路生成磷酸烯醇式丙酮酸　糖酵解中,由丙酮酸激酶催化,磷酸烯醇式丙酮酸转变生成丙酮酸。在糖异生中,其逆过程由两个反应组成:

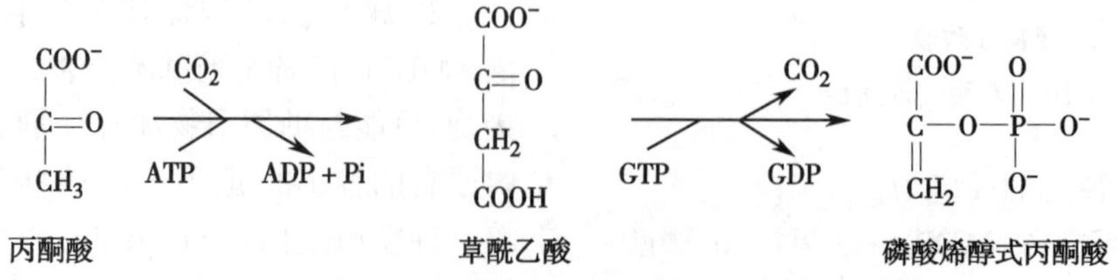

图 4-12　丙酮酸经丙酮酸羧化支路生成磷酸烯醇式丙酮酸

催化第一个反应的是丙酮酸羧化酶（pyruvate carboxylase），其辅酶为生物素。CO_2 先与生物素结合，需消耗 ATP。然后活化的 CO_2 再转移给丙酮酸生成草酰乙酸。第二个反应由磷酸烯醇式丙酮酸羧激酶催化，将草酰乙酸脱羧转变成磷酸烯醇式丙酮酸，消耗一个高能磷酸键。上述两步反应共消耗 2 个 ATP。由于丙酮酸羧化酶仅存在于线粒体内，故胞质中的丙酮酸必须进入线粒体才能化生成草酰乙酸。

2. 果糖 -1,6- 二磷酸转变为果糖 -6- 磷酸　此反应由果糖二磷酸酶 -1 催化。C_1 位的磷酸酯进行水解是放能反应，并不生成 ATP，所以反应易于进行。

3. 葡萄糖 -6- 磷酸水解为葡萄糖　此反应由葡萄糖 -6- 磷酸酶催化，也是磷酸酯水解反应，而不是葡萄糖激酶催化反应的逆反应。

综上，糖异生的 4 个关键酶是丙酮酸羧化酶、磷酸烯醇式丙酮酸羧激酶、果糖二磷酸酶 -1 和葡萄糖 -6- 磷酸酶，它们与糖酵解中 3 个关键酶所催化反应的方向正好相反，使得乳酸、丙氨酸等生糖氨基酸可通过丙酮酸异生为葡萄糖。

（王　艳　梅亚波）

第三节　脂肪酸和酮体代谢

脂肪酸（fatty acid）的结构通式为 $CH_3(CH_2)_nCOOH$。人体内脂肪酸碳链长度一般在 14~20 之间，为偶数碳。脂肪酸系统命名法根据脂肪酸的碳链长度命名；碳链含双键，则标示其位置。△编码体系从羧基碳原子起计双键位置，ω 或 n 编码体系从甲基碳起计双键位置。不含双键的脂肪酸为饱和脂肪酸（saturated fatty acid），含一个或以上双键的是不饱和脂肪酸（unsaturated fatty acid）。含一个双键的脂肪酸称为单不饱和脂肪酸（monounsaturated fatty acid）；含二个及以上双键的脂肪酸称为多不饱和脂肪酸（polyunsaturated fatty acid）。根据双键位置，多不饱和脂肪酸分属于 ω-3、ω-6、ω-7 和 ω-9 四簇。

脂肪酸是机体重要的能源物质，人体内有专门的储存组织——脂肪组织。甘油三酯是脂肪酸的重要储存库。脂肪酸具有多种重要生理功能：人体自身不能合成、必须由食物提供的脂肪酸称为必需脂肪酸（essential fatty acid）。人体缺乏 △9

及以上去饱和酶，这些必需脂肪酸都通过食物获取；合成不饱和脂肪酸衍生物，前列腺素、血栓噁烷、白三烯等；磷脂是重要的结构成分和信号分子；胆固醇是生物膜的重要成分和具有重要生物学功能固醇类物质的前体。

一、脂肪酸代谢

不同来源脂肪酸在不同器官以不完全相同的途径合成甘油三酯。

（一）甘油三酯合成的主要场所是肝、脂肪组织及小肠

体内肝细胞合成甘油三酯的能力最强，但肝细胞不能储存甘油三酯，需与载脂蛋白 B100、载脂蛋白 C 等载脂蛋白及磷脂、胆固醇组装成极低密度脂蛋白（very low density lipoprotein, VLDL），分泌入血，运输至肝外组织。营养不良、中毒，以及必需脂肪酸、胆碱或蛋白质缺乏等可引起肝细胞 VLDL 生成障碍，导致甘油三酯在肝细胞蓄积，发生脂肪肝。脂肪细胞可大量储存甘油三酯，是机体储存甘油三酯的"脂库"。

（二）甘油和脂肪酸是合成甘油三酯的基本原料

机体能分解葡萄糖产生 3- 磷酸甘油，也能利用葡萄糖分解代谢中间产物乙酰 CoA（acetyl CoA）合成脂肪酸，人和动物即使完全不摄取，亦可由糖转化合成大量甘油三酯。小肠黏膜细胞主要利用摄取的甘油三酯消化产物重新合成甘油三酯，当其以乳糜微粒形式运送至脂肪组织、肝等组织 / 器官后，脂肪酸亦可作为这些组织细胞合成甘油三酯的原料。脂肪组织还可水解极低密度脂蛋白甘油三酯，释放脂肪酸用于合成甘油三酯。

（三）甘油三酯合成有甘油一酯和甘油二酯两条途径

1. 脂肪酸活化成脂酰 CoA。脂肪酸作为甘油三酯合成的基本原料，必须活化成脂酰 CoA（aryl CoA）才能参与甘油三酯合成。

2. 小肠黏膜细胞以甘油一酯途径合成甘油三酯。由脂酰 CoA 转移酶催化、ATP 供能，将脂酰 CoA 的脂酰基转移至 2- 甘油一酯羟基上合成甘油三酯。

3. 肝和脂肪组织细胞以甘油二酯途径合成甘油三酯。以葡萄糖酵解途径生成的 3- 磷酸甘油为起始物，先合成 1,2- 甘油二酯，最后通过酯化甘油二酯羟基生成甘油三酯。

合成甘油三酯的三分子脂肪酸可为同一种脂肪酸,也可是3种不同脂肪酸。肝、肾等组织含有甘油激酶,可催化游离甘油磷酸化生成3-磷酸甘油,供甘油三酯合成。脂肪细胞甘油激酶很低,不能直接利用甘油合成甘油三酯(图4-13)。

二、内源性脂肪酸的合成需先合成软脂酸再加工延长

(一)软脂酸由乙酰CoA在脂肪酸合酶催化下合成

1. 在胞质中合成软脂酸,来源主要是小肠消化吸收的外源性脂肪酸和肝合成的内源性脂肪酸。

2. 乙酰CoA是软脂酸合成的基本原料。用于软脂酸(palmitic acid)合成的乙酰CoA主要由葡萄糖分解供给,乙酰CoA在线粒体内产生,通过柠檬酸-丙酮酸循环(citrate pyruvate cycle)进入胞质,用于软脂酸合成。软脂酸合成还需ATP、NADPH、$HCO_3^-(CO_2)$及Mn^{2+}等原料。

3. 1分子软脂酸由1分子乙酰CoA与7分子丙二酸单酰CoA缩合而成。

(1)乙酰CoA转化成丙二酸单酰CoA:是软脂酸合成的第一步反应,催化此反应的乙酰CoA羟化酶(acetyl CoA carboxylase)是脂肪酸合成的关键酶(或限速酶),以Mn^{2+}为激活剂,含生物素辅基,起转移羟基作用。该羟化反应为不可逆反应。

(2)软脂酸经7次缩合、还原、脱水、再还原基本反应循环合成:各种脂肪酸生物合成过程基本相似,均以丙二酸单酰CoA为基本原料,从乙酰CoA开始,经反复加成反应完成,每次(缩合-还原-脱水-再还原)循环延长2个碳原子。16碳软脂酸合成需经7次循环反应。

软脂酸合成的总反应式为:

$$CH_3COSCoA+7HOOCCH_2COSCoA+14NADPH+14H^+=CH_3(CH_2)_{14}COOH+7CO_2+6H_2O+8HSCoA+14NADP^+。$$

(二)在内质网和线粒体内进行软脂酸延长

脂肪酸合酶复合体催化合成软脂酸,更长碳链脂肪酸的合成通过对软脂酸加工、延长完成。

1. 内质网脂肪酸延长途径以丙二酸单酰CoA为二碳单位供体,由脂肪酸延长酶体系催化,需要NADPH供氢,每次经过缩合、加氢、脱水及再加氢等反应可延长2个碳原子;反复进行此反应可使碳链延长。过程与软脂酸合成相似,但脂酰基是连接在CoASH上进行。产物以18碳硬脂酸为主。

2. 线粒体脂肪酸延长途径以乙酰CoA为二碳单位供体,在脂肪酸延长酶体系作用下,软脂酰CoA与乙酰CoA缩合,生成β-酮硬脂酰CoA;再由NADPH供氢,还原为β-羟硬脂酰CoA;接着脱水生成α,β-烯硬脂酰CoA。最后,烯硬脂

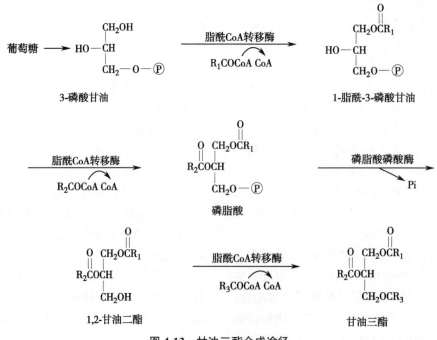

图4-13 甘油三酯合成途径

酰 CoA 由 NADPH 供氢,还原为硬脂酰 CoA。通过缩合、加氢、脱水和再加氢等反应,每轮循环延长 2 个碳原子;产物仍以 18 碳硬脂酸为主。

(三)不饱和脂肪酸的合成

人体内脂肪酸合成途径产物均为饱和脂肪酸,人体需要的不饱和脂肪酸,主要有软油酸(16:1,$\triangle^9$)、油酸(18:1,$\triangle^9$)、亚油酸(18:2,$\triangle^{9,12}$)、α-亚麻酸(18:3,$\triangle^{9,12,15}$)及花生四烯酸(20:4,$\triangle^{5,8,11,14}$)等。由于只含 $\triangle^4$、$\triangle^5$、$\triangle^8$ 及 $\triangle^9$ 去饱和酶(desaturase),缺乏 $\triangle^9$ 以上去饱和酶,人体内亚油酸、α-亚麻酸及花生四烯酸等多不饱和脂肪酸都来自食物。

三、脂肪酸的代谢

(一)脂肪动员产生甘油三酯

脂肪动员(fat mobilization)指储存在脂肪细胞内的脂肪在脂肪酶作用下,逐步水解,释放游离脂肪酸和甘油供其他组织细胞氧化利用的过程。

首先在甘油三酯脂肪酶催化下甘油三酯水解成甘油二酯及脂肪酸,它是脂肪动员的关键酶,其活性受多种激素调节,被称为激素敏感性甘油三酯脂肪酶(hormone-sensitive triglyceride lipase,HSL)或激素敏感性脂肪酶(hormone-sensitive lipase,HSL)。随后激素敏感性脂肪酶催化甘油三酯分解,产生的甘油二酯被甘油二酯酶进一步水解成脂肪酸和甘油一酯;甘油一酯被甘油一酯酶水解成甘油和脂肪酸。游离脂肪酸与血浆清蛋白结合,才能被运送至全身,主要由心、肝、骨骼肌等摄取利用。而甘油可直接经血液运输至肝、肾、肠等组织利用。

(二)甘油转变为 3-磷酸甘油

甘油在甘油激酶(glycerokinase)作用下,转变为 3-磷酸甘油(图 4-14);随后脱氢生成磷酸二羟丙酮,参加糖代谢途径分解,或转变为葡萄糖。人体内肝的甘油激酶活性最高,而脂肪组织及骨骼肌中甘油激酶活性很低。

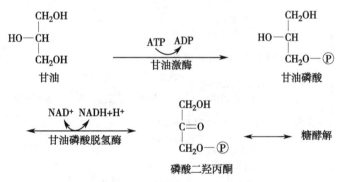

图 4-14 甘油转变为 3-磷酸甘油

(三)脂肪酸的 β-氧化

脂肪酸的 β-氧化时脂肪酸分解的核心步骤。人体内除脑外,大多数组织均能氧化脂肪酸,以肝、心肌、骨骼肌能力最强。在 O_2 供充足时,脂肪酸可经脂肪酸活化、转移至线粒体、β-氧化(β-oxidation)生成乙酰 CoA 及乙酰 CoA 进入柠檬酸循环彻底氧化 4 个阶段,释放大量 ATP。

1. 脂肪酸首先由内质网、线粒体外膜上的脂酰 CoA 合成酶(acyl-CoA synthetase)催化生成脂酰 CoA,需 ATP、CoA-SH 及 Mg^{2+} 参与。脂酰 CoA 含高能硫酯键,不仅可提高反应活性,还可增加脂肪酸的水溶性,因而提高脂肪酸代谢活性。

2. 活化的脂酰 CoA 必须进入线粒体才能继续被氧化。长链脂酰 CoA 不能直接透过线粒体内膜,需要在线粒体外膜的肉碱脂酰转移酶 Ⅰ(carnitine acyltransferase Ⅰ)催化下与肉碱合成脂酰肉碱(acylcarnitine),后者在线粒体内膜肉碱-脂酰肉碱转位酶(carnitine-acylcarnitine translocase)作用下,通过内膜进入线粒体基质,同时将等分子肉碱转运出线粒体。进入线粒体的脂酰肉碱,在线粒体内膜内侧肉碱脂酰转移酶 Ⅱ 作用下,转变为脂酰 CoA 并释出肉碱。

3. 线粒体基质中存在由多个酶结合在一起形成的脂肪酸 β-氧化酶系,在该酶系多个酶顺序催化下,脂酰 CoA 从脂酰基 β-碳原子开始,进行脱氢、加水、再脱氢及硫解四步反应,完成一次 β-氧化。每次反应,脂酰 CoA 的碳链被缩短 2 个碳原子。脱氢、加水、再脱氢及硫解反复进行,最终完成脂肪酸 β-氧化。生成的 $FADH_2$,NADH 经呼吸链氧化,与 ADP 磷酸化偶联,产生 ATP。

生成的乙酰 CoA 主要在线粒体通过柠檬酸循环彻底氧化；在肝，部分乙酰 CoA 转变成酮体，通过血液运送至肝外组织氧化利用。

脂肪酸氧化是机体 ATP 的重要来源，以软脂酸为例，1 分子软脂酸彻底氧化需进行 7 次 β- 氧化，生成 7 分子 $FADH_2$、7 分子 NADH 及 8 分子乙酰 CoA。在 pH 7.0、25℃的标准条件下氧化磷酸化，每分子 $FADH_2$ 产生 1.5 分子 ATP，每分子 NADH 产生 2.5 分子 ATP；每分子乙酰 CoA 经柠檬酸循环彻底氧化产生 10 分子 ATP。因此 1 分子软脂酸彻底氧化共生成 108 分子 ATP。第一步脂肪酸活化消耗 2 个高能磷酸键，相当于 2 分子 ATP，所以 1 分子软脂酸彻底氧化净产生 106 分子 ATP（图 4-15）。

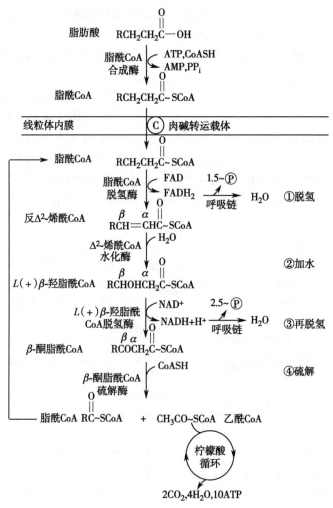

图 4-15 脂肪酸 β- 氧化途径

（四）不同的脂肪酸还有不同的氧化方式

1. 不饱和脂肪酸也在线粒体进行 β- 氧化。不同的是，饱和脂肪酸 β- 氧化产生的烯脂酰 CoA 是反式 Δ^2 烯脂酰 CoA，而天然不饱和脂肪酸中的双键为顺式。因双键位置不同，不饱和脂肪酸 β- 氧化产生的顺式 Δ^3 烯脂酰 CoA 或顺式 Δ^2 烯脂酰 CoA 不能继续 β- 氧化。顺式 Δ^3 烯脂酰 CoA 在线粒体特异 Δ^3 顺→ Δ^2 反烯脂酰 CoA 异构酶（Δ^3-cis → Δ^2-transenoyl-CoAisomerase）催化下转变为 β- 氧化酶系能识别的 Δ^2 反式构型，继续 β- 氧化。顺式 Δ^2 烯脂酰 CoA 需要在 D（-）-β- 羟脂酰 CoA 表异构酶（epimerase，又称差向异构酶）催化下，右旋异构体［D（-）型］转变为 β- 氧化酶系能识别的左旋异构体［L（+）型］，再继续 β- 氧化。

2. 超长碳链脂肪酸需先在过氧化酶体氧化成较短碳链脂肪酸，此过程由脂肪酸 β- 氧化的同工酶系催化，氧化第一步反应在以 FAD 为辅基的脂肪酸氧化酶作用下脱氢，脱下的氢与 O_2 结合成 H_2O，而不是进行氧化磷酸化；进一步反应释出较短碳链脂肪酸,在线粒体内 β- 氧化。

3. 人体含有极少量奇数碳原子脂肪酸,经 β- 氧化生成丙酰 CoA;支链氨基酸氧化分解亦可产生丙酰 CoA。丙酰 CoA 彻底氧化需经 β- 羟化酶及异构酶作用,转变为琥珀酰 CoA,再进入柠檬酸循环彻底氧化。

4. 脂肪酸氧化还可从远侧甲基端进行,即 ω- 氧化(ω-oxidation)。脂肪酸 ω- 甲基碳原子在脂肪酸 ω- 氧化酶系作用下,经 ω- 羟基脂肪酸、ω- 醛基脂肪酸等中间产物,形成 α,ω- 二羟酸。这样,脂肪酸就能从任一端活化并进行 β- 氧化。

（五）脂肪酸在肝分解可产生酮体

脂肪酸在肝内 β- 氧化产生的大量乙酰 CoA,部分被转变成酮体(ketone bodies),酮体包括乙酰乙酸(acetoacetate)(30%)、β- 羟丁酸(β-hydroxy-butyrate)(70%)和丙酮(acetone)(微量),但是肝中缺乏利用酮体的酶系,所以肝内生成的酮体需经血液运输至肝外组织氧化利用,重新裂解成乙酰 CoA,通过柠檬酸循环彻底氧化。

（王 艳 梅亚波）

第四节 能量代谢

能量代谢是指能量的释放、转移、贮存和利用,人体内糖、脂肪和蛋白质等营养物质通过氧化反应进行分解,生成 H_2O 和 CO_2,同时伴有 ATP 生物能的生成,为生物体所利用,包括加氧、脱氢、失电子等类型。

营养物质在体内经过分解代谢生成乙酰辅酶 A 中的乙酰基,接着乙酰辅酶 A 进入三羧酸循环脱氢,生成 CO_2 并使 NAD^+ 和 FAD 还原成 $NADH+H^+$、$FADH_2$;随后 $NADH+H^+$ 和 $FADH_2$ 中的氢经呼吸链将电子传递给氧生成水,氧化过程中释放出来的能量用于 ATP 合成。

一、ATP 的生成

人体内能量产生是在细胞中的线粒体中进行的,线粒体的呼吸链(respiratory chain)由一系列的递氢体(hydrogen transfer)和递电子体(eletron transfer)按一定的顺序排列所组成的连续反应体系,它将代谢物脱下的成对氢原子交给氧生成水,同时有 ATP 生成,递氢体和递电子体的本质是酶、辅酶、辅基或辅因子,主要分为以下五类:

1. 尼克酰胺腺嘌呤二核苷酸(nicotinamidea-deninedinucleotide,NAD^+)或称辅酶 I(Co I),是体内很多脱氢酶的辅酶,连接三羧酸循环和呼吸链,其功能是将脱下来的氢交给黄素蛋白。此外不少脱氢酶的辅酶为尼克酰胺腺嘌呤二核苷酸磷酸(NADP+),又称辅酶 II(Co II),它与 NAD^+ 不同之处是在腺苷酸部分中核糖的 2' 位碳上羟基的氢被磷酸基取代而成(图 4-16)。

2. 黄素蛋白(flavoprotein) 是含 FMN(图 4-17)或 FAD(图 4-18)的蛋白质,每个 FMN 或 FAD 可接受 2 个电子及 2 个质子。呼吸链上具有 FMN 为辅基的 NADH 脱氢酶,以 FAD 为辅基的琥珀酸脱氢酶。

3. 铁硫蛋白(iron sulfurproteins,Fe-S) 在其分子结构中每个铁原子和 4 个硫原子结合,通过 Fe^{2+}、Fe^{3+} 互变进行电子传递,有 2Fe-2S 和 4Fe-4S 两种类型。

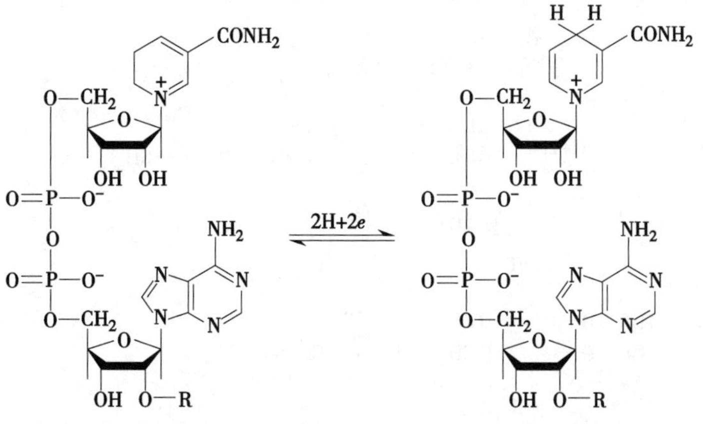

图 4-16 NAD 的结构和功能（NAD^+:R=H,$NADP^+$:R=——PO_3H_2）

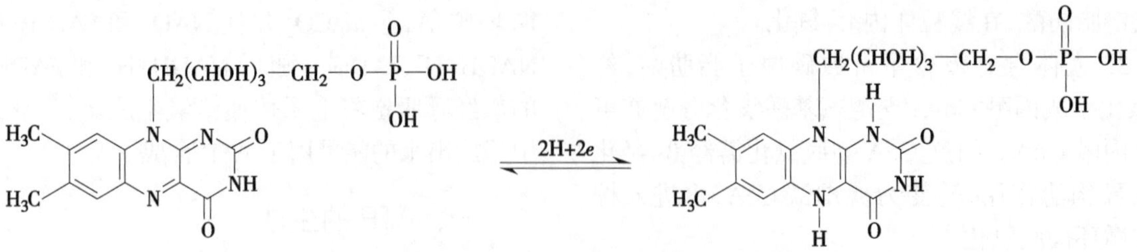

图 4-17　FMN（flavinmononucleotide）的分子结构

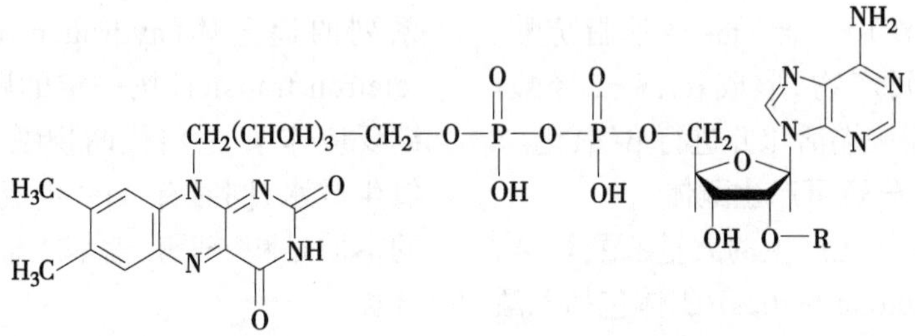

图 4-18　FAD（flavinadeninedinucleotide）的分子结构

4. 细胞色素　分子中含有血红素铁,以共价形式与蛋白结合,通过 Fe^{3+}、Fe^{2+} 形式变化传递电子,呼吸链中有 5 类,即:细胞色素 a、a3、b、c、c1,其中 a、a3 含有铜原子。

5. 辅酶 Q　是脂溶性小分子量的醌类化合物,通过氧化和还原传递电子(图 4-19)。有 3 种氧化还原形式,即氧化型醌 Q、还原型氢醌(QH_2)和介于两者之者的自由基半醌(QH)。

呼吸链包含 15 种以上组分,主要由 4 种酶复合体和 2 种可移动电子载体(辅酶 Q 和细胞色素)构成,包括:

1. 复合体 I　即 NADH,辅酶 Q 氧化还原酶复合体,由 NADH 脱氢酶(一种以 FMN 为辅基的黄素蛋白)和一系列铁硫蛋白(铁—硫中心)组成。催化 NADH 氧化、CoQ 还原。

2. 复合体 II　由琥珀酸脱氢酶(一种以 FAD 为辅基的黄素蛋白)和一种铁硫蛋白组成,催化琥珀酸氧化、CoQ 还原。

3. 复合体 III　即细胞色素 C 还原酶,由 2 个细胞色素 b(b562.b566)、1 个细胞色素 c1 和 1 个铁硫蛋白组成。其作用是催化电子从辅酶 Q 传给细胞色素 c,每转移 1 对电子,同时将 4 个质子由线粒体基质泵至膜间隙。

4. 复合体 IV　细胞色素 C 氧化酶复合体。将电子传递给氧。

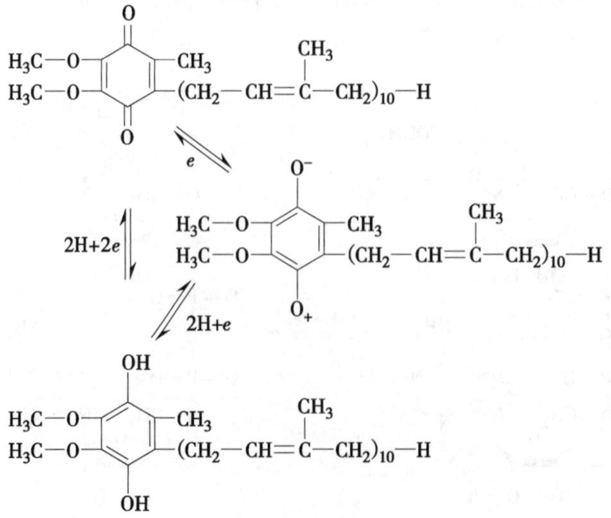

图 4-19　辅酶 Q

复合物Ⅰ、Ⅲ、Ⅳ组成主要的呼吸链,催化NADH的脱氢氧化,复合物Ⅱ、Ⅲ、Ⅳ组成另一条呼吸链,催化琥珀酸的脱氢氧化。对应于每个复合物Ⅰ,大约需要3个复合物Ⅲ,7个复合物Ⅳ,任何两个复合物之间没有稳定的连接结构,而是由辅酶Q和细胞色素c这样的可扩散性分子连接。呼吸链各组分有序,使电子按氧化还原电位从低向高传递,能量逐级释放,呼吸链中的复合物Ⅰ、Ⅲ、Ⅳ都是质子泵,可将质子有机质转移到膜间隙,形成质子动力势(proton dynamic potential),驱动ATP的合成。

二、ATP的生成、储存和利用

ATP为一游离核苷酸,由腺嘌呤、核糖与三分子磷酸构成,ATP几乎是生物组织细胞能够直接利用的唯一能源,磷酸与磷酸间借磷酸酐键相连,当ATP水解时首先将磷酸(Pi)或腺苷酸(AMP)转移给作用物,或与催化反应的酶形成共价结合的中间产物,最终被转移的AMP或Pi将被取代而放出,ATP多以这种通过磷酸基团等转移的方式,而非单独水解的方式,参加酶促反应提供能量,水解时(磷酸酐键断裂)自由能变化(G)为30.5KJ/mol。ATP水解反应的总结如下:

ATP $\longrightarrow$ ADP+Pi 或 ATP $\longrightarrow$ AMP+PPi

(一)ATP的生成方式

体内ATP生成有两种方式:

1. 底物水平磷酸化(substratelevelp hosphorylation) 是物质在脱氢或脱水过程中底物分子中的能量直接以高能键形式转移给ADP(GDP)生成ATP(GTP),这个过程称为底物水平磷酸化,主要在胞浆和线粒体中进行。

2. 氧化磷酸化(oxidativep hosphorylation) 这是两个不同的过程。氧化是底物脱氢或失电子的过程,而磷酸化是指ADP与Pi合成ATP的过程。在结构完整的线粒体中氧化与磷酸化这两个过程是紧密地偶联在一起的,即氧化释放的能量用于ATP合成,这个过程就是氧化磷酸化,氧化是磷酸化的基础,而磷酸化是氧化的结果。

人体代谢过程中能量的主要来源是线粒体,既有氧化磷酸化,也有底物水平磷酸化,前者为主要方式。胞液中底物水平磷酸化也能获得部分能量,实际上这是的能量来源。对于酵解组织、红细胞和相对缺氧组织中能量来源主要是酵解过程中底物水平磷酸化方式。

无论是底物水平磷酸化还是氧化磷酸化,释放的能量除一部分以热的形式散失于周围环境中之外,其余部分多直接生成ATP,以高能磷酸键的形式存在。同时,ATP也是生命活动利用能量的主要直接供给形式。

(二)ATP的储存和利用

ATP在能量代谢中之所以重要,就是因为ATP水解时的标准自由能变化位于多种物质水解时标准自由能变化的中间,它能从具有更高能量的化合物接受高能磷酸键,如接受PEP、1,3-二磷酸甘油、磷酸肌酸分子中的~Pi生成ATP,ATP也能将~Pi转移给水解时标准自由能变化较小的化合物,如转移给葡萄糖生成G-6-P。

(三)ATP能量的转移

ATP是细胞内的主要磷酸载体,ATP作为细胞的主要供能物质参与体内的许多代谢反应,还有一些反应需要UTP或CTP作供能物质,如UTP参与糖元合成和糖醛酸代谢,GTP参与糖异生和蛋白质合成,CTP参与磷脂合成过程,核酸合成中需要ATP、CTP、UTP和GTP作原料合成RNA,或以dATP、dCTP、dGTP和dTTP作原料合成DNA。

作为供能物质所需要的UTP、CTP和GTP可经下述反应再生:

UDP+ATP → UTP+ADP

GDP+ATP → GTP+ADP

CDP+ATP → CTP+ADP

dNTP由dNDP的生成过程也需要ATP供能:

dNDP+ATP → dNTP+ADP。

(四)磷酸肌酸

ATP是细胞内主要的磷酸载体或能量传递体,人体内储存能量的方式最主要的是磷酸肌酸。肌酸主要存在于肌肉组织中,骨骼肌中含量多于平滑肌,脑组织中含量也较多,肝、肾等其他组织中含量很少。

肌细胞线粒体内膜和胞液中均有催化该反应的肌酸激酶,它们是同工酶。线粒体内膜的肌酸激酶主要催化正向反应,生成的ADP可促进氧化磷酸化,生成的磷酸肌酸逸出线粒体进入胞液,磷酸肌酸所含的能量不能直接利用;胞液中的肌酸激酶主要催化逆向反应,生成的ATP可补充肌肉收缩时的能量消耗,而肌酸又回到线粒体用于磷酸肌酸的合成。肌肉中磷酸肌酸的浓度为ATP浓度的5倍,可储存肌肉几分钟收缩所急需的化学能,可见肌酸的分布与组织耗能有密切关系。

（王 艳 梅亚波）

要的调节分子；④组成辅酶；⑤活化中间代谢物。

第五节 嘌呤和嘧啶代谢

核苷酸（nucleotide）是一类由嘌呤碱或嘧啶碱、核糖或脱氧核糖及磷酸三种物质组成的化合物，是核酸的基本结构单位。食物中的核酸多以核蛋白的形式存在。核蛋白在胃中受胃酸的作用，分解成核酸与蛋白质。核酸进入小肠后，受胰液和肠液中各种水解酶的作用逐步水解，随后绝大部分在肠黏膜细胞中又被进一步分解。分解产生的戊糖被吸收而参与体内的戊糖代谢；嘌呤和嘧啶碱则主要被分解而排出体外。核苷酸具有多种生物学功用：①作为核酸合成的原料，是核苷酸最主要的功能；②体内能量的利用形式；③参与代谢和生理调节，某些核苷酸或其衍生物是重

一、嘌呤核苷酸的合成与分解代谢

（一）嘌呤核苷酸的合成

体内嘌呤核苷酸的合成有两条途径：一种是从头合成；另一种是补救合成。

1. 嘌呤核苷酸的从头合成 利用磷酸核糖、氨基酸、一碳单位及 CO_2 等简单物质为原料，经过一系列酶促反应，合成嘌呤核苷酸，称为从头合成途径（denovosynthesis）。嘌呤核苷酸的从头合成在胞液中进行。反应分为两个阶段：首先合成次黄嘌呤核苷酸（inosinemonophosphate，IMP），然后 IMP 再转变成腺嘌呤核苷酸（adenosinemonophosphate，AMP）与鸟嘌呤核苷酸（guanosinemonophosphate，GMP）。

（1）IMP 的合成：IMP 的合成经过十一步反应完成（图 4-20）。① 5-磷酸核糖在磷酸核糖焦磷酸

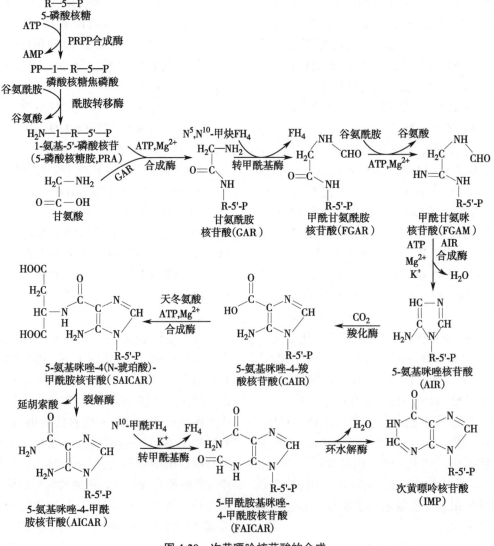

图 4-20 次黄嘌呤核苷酸的合成

合成酶作用下, 活化生成磷酸核糖焦磷酸（phosphoribosylpyrophosphate, PRPP）。②在磷酸核糖酰胺转移酶（（arnidotransferase）催化下谷氨酰胺的酰胺基取代 PRPP 上的焦磷酸, 形成 5- 磷酸核糖胺（PRA）。③甘氨酸与 PRA 加合, 生成甘氨酰胺核营酸（GAR）, 此反应需要 ATP 供能。④ N^5, N^{10}- 甲炔四氢叶酸供给甲酰基, 使 GAR 甲酰化, 生成甲酰甘氨酰胺核苷酸（FGAR）。⑤谷氨酰胺提供酸胺氮, 使 FGAR 生成甲酰甘氨咪核苷酸（FGAM）, 此反应需要 ATP 供能。⑥ FGAM 脱水环化形成 5- 氨基咪哩核苷酸（AIR）, 此反应需要 ATP 供能。至此, 合成了嘌呤环中的咪唑环部分。⑦ CO_2 连接到咪唑环上, 作为嘌呤碱中 C_6 的来源, 生成 5- 氨基咪唑, 4- 羧酸核苷酸（CAIR）。⑧及⑨在 ATP 存在下, 天冬氨酸与 CAIR 缩合, 生成产物再脱去 1 分子延胡索酸而裂解为 5- 氨基咪唑 -4- 甲酰胺核苷酸（AIC-AR）。⑩ N^{10}- 甲酰四氢叶酸提供一碳单位, 使 AICAR 甲酰化, 生

成 5- 甲酰胺基咪哇 -4- 甲酰胺核苷酸（FAICAR）。⑪FAICAR 脱水环化, 生成 IMP。嘌呤核苷酸从头合成的酶在胞液中多以酶复合体形式存在。

（2）AMP 和 GMP 的生成: IMP 分别转变成 AMP 和 GMP（图 4-21）。在激酶作用下, 经过两步磷酸化反应, 进一步分别生成 ATP 和 GTP。

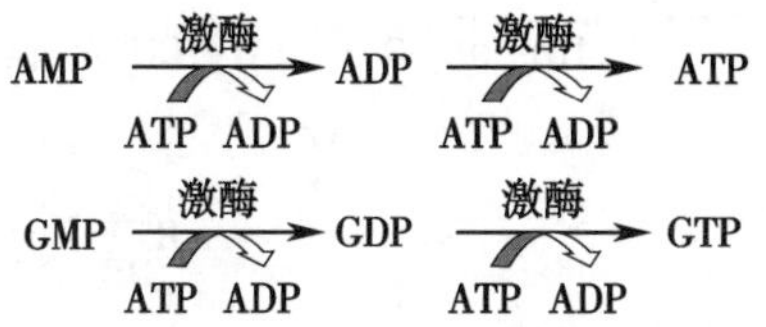

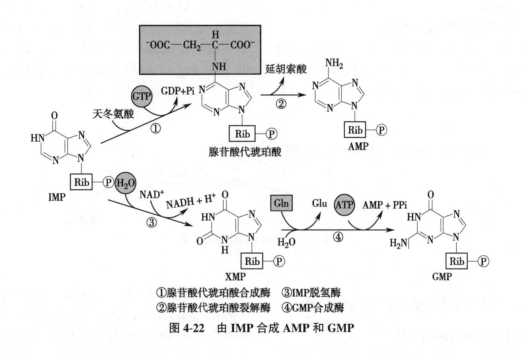

图 4-21 AMP 和 GMP 的生成途径

嘌呤核苷酸从头合成的一个特点是在磷酸核糖分子上逐步合成嘌呤环的, 而不是先单独合成嘌呤碱然后再与磷酸核糖结合的。肝是体内从头合成嘌呤核苷酸的主要器官, 其次是小肠黏膜及胸腺（图 4-22）。

①腺苷酸代琥珀酸合成酶　③IMP脱氢酶
②腺苷酸代琥珀酸裂解酶　④GMP合成酶

图 4-22 由 IMP 合成 AMP 和 GMP

2. 嘌呤核苷酸的补救合成　利用体内游离的嘌呤或嘌呤核苷, 经过简单的反应过程, 合成嘌呤核苷酸, 称为补救合成（或重新利用）途径（salvage pathway）。主要在脑、骨髓等组织中发生。补救合成过程比较简单, 有两种酶参与嘌呤核苷酸的补救合成: 腺嘌呤磷酸核糖转移酶（adeninephosphoribosyltransferase, APRT）和次黄嘌呤 - 鸟嘌呤磷酸核糖转移酶（hypoxanthine-gua

ninephosphoribosyltransferase, HGPRT）。由 PRPP 提供磷酸核糖, 它们分别催化 AMP 和 IMP、GMP 的补救合成。

3. 体内嘌呤核苷酸可以相互转变　体内嘌呤核苷酸可以相互转变, 以保持彼此平衡。前已述及 IMP 可以转变成 XMP、AMP 及 GMP。其实, AMP、GMP 也可以转变成 IMP。由此, AMP 和 GMP 之间也是可以相互转变的。

4. 脱氧(核糖)核苷酸的生成 DNA 由各种脱氧核苷酸组成,包括嘌呤脱氧核苷酸和嘧啶脱氧核苷酸,体内脱氧核苷酸中所含的脱氧核糖是通过相应的核糖核苷酸的直接还原作用,以氢取代其核糖分子中 C_2 上的羟基而生成的。这种还原作用基本上在二磷酸核苷(NDP)水平上进行(N 代表 A、G、U、C 等碱基),由核糖核苷酸还原酶(ribonucleotidereductase)催化。在 DNA 合成旺盛、分裂速度较快的细胞中,核糖核苷酸还原酶体系活性较强。反应如图 4-23:

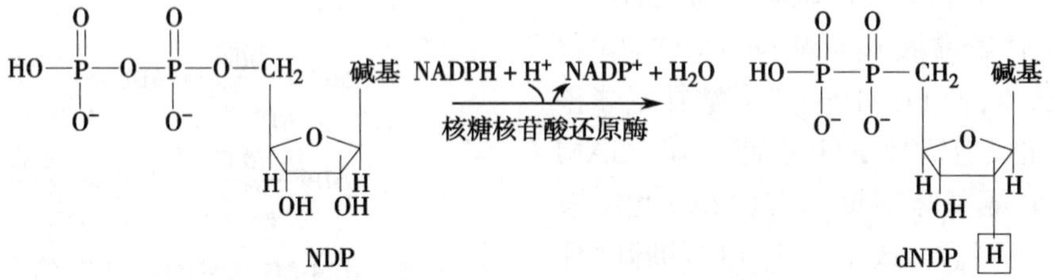

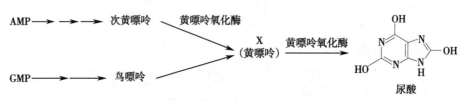

图 4-23 脱氧(核糖)核苷酸的生成途径

如上所述,与嘌呤脱氧核苷酸的生成一样,嘧啶脱氧核苷酸(dUDP,dCDP)也是通过相应的二磷酸嘧啶核苷的直接还原而生成的。

经过激酶的作用,上述 dNDP 再磷酸化成三磷酸脱氧核苷。

(二)嘌呤核苷酸的分解代谢

体内核苷酸的分解代谢类似于食物中核苷酸的消化过程。第一步,细胞中的核苷酸在核苷酸酶的作用下水解成核苷。第二步核苷经核苷磷酸化酶作用,磷酸解成自由的碱基及 1- 磷酸核糖。碱基既可以参加核苷酸的补救合成,也可进一步水解。在人体内,嘌呤碱基最终分解生成尿酸(uric acid),随尿排出体外。反应过程简化如图 4-24。AMP 生成次黄嘌呤,后者在黄嘌呤氧化酶(xanthine oxidase)作用下氧化成黄嘌呤,最后生成尿酸。GMP 生成鸟嘌呤,后者转变成黄嘌呤,最后也生成尿酸。体内嘌呤核苷酸的分解代谢主要在肝、小肠及肾中进行。

AMP ⟶ ⟶ 次黄嘌呤 —黄嘌呤氧化酶→ X (黄嘌呤) —黄嘌呤氧化酶→ 尿酸

GMP ⟶ ⟶ 鸟嘌呤

图 4-24 嘌呤核苷酸的分解代谢

二、嘧啶核苷酸的合成与分解代谢

(一)嘧啶核苷酸的合成

与嘌呤核苷酸相同,人体内嘧啶核苷酸的合成也有两条途径,即从头合成与补救合成。

1. 嘧啶核苷酸的从头合成 嘧啶核苷酸的合成首先合成嘧啶环,然后再与磷酸核糖相连而成的。嘧啶碱基合成的原料来源于谷氨酰胺、CO_2 和天冬氨酸。合成步骤如下:

(1)尿嘧啶核苷酸的合成:嘧啶环的合成开始于氨基甲酰磷酸的生成,氨基甲酰磷酸在胞液中的天冬氨酸氨基甲酰转移酶(aspartatetranscarbamoylase)的催化下,与天冬氨酸合成氨甲酰天冬氨酸。后者经二氢乳清酸酶催化脱水,形成具有嘧啶环的二氢乳清酸,再经二氢乳清酸脱氢酶的作用,脱氢成为乳清酸(orotic acid),它在乳清酸磷酸核糖转移酶催化下可与 PRPP 化合,生成乳清酸核苷酸,后者再由乳清酸核苷酸脱羧酶催化脱去羧基,即为组成核酸分子的尿嘧啶核苷酸(uridinernonophosphate,UMP)(图 4-25)。嘧啶核苷酸的合成主要在肝内进行。

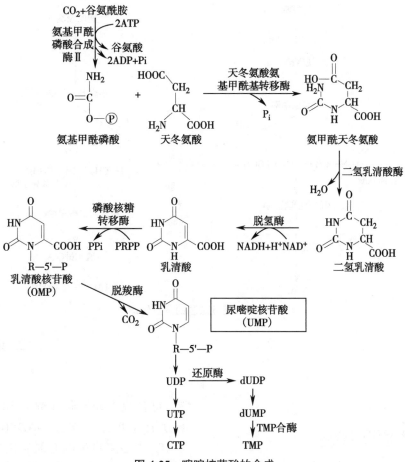

图 4-25 嘧啶核苷酸的合成

(2)CTP 的合成:UMP 在尿苷酸激酶和二磷酸核苷激酶的连续催化下,生成三磷酸尿苷(UTP),并在 CTP 合成酶催化下,从谷氨酰胺接受氨基而成为三磷酸胞苷(CTP),此过程需要消耗能量。

(3)脱氧胸腺嘧啶核苷酸(dTMP 或 TMP)的生成:dTMP 是由脱氧尿嘧啶核苷酸(dUMP)经甲基化而生成的。反应由胸苷酸合酶(thyrnidylatesynthase)催化,N^5,N1- 甲烯四氢叶酸作为甲基供体。dUMP 可来自两个途径:一个是 dUDP 的水解,另一个是 dCMP 的脱氨基,以后一种为主。

2. 嘧啶核苷酸的补救合成 嘧啶磷酸核糖转移酶是嘧啶核苷酸补救合成的主要酶,催化反应的公式如下:

嘧啶 +PRPP $\xrightarrow{\text{嘧啶磷酸核糖转移酶}}$ 磷酸嘧啶核苷 +PPi

嘧啶磷酸核糖转移酶能利用尿嘧啶、胸腺嘧啶及乳清酸作为底物,但对胞嘧啶不起作用。尿苷激酶也是一种补救合成酶,催化尿苷生成尿苷酸。脱氧胸苷可通过胸苷激酶而生成 dTMP。

(二)嘧啶核苷酸的分解代谢

嘧啶核苷酸先通过核苷酸酶及核苷磷酸化酶的作用,去除磷酸及核糖,产生的嘧啶碱基再进一步分解。胞嘧啶脱氨基转变成尿嘧啶。尿嘧啶还原成二氢尿嘧啶,并水解开环,最终生成 NH_3、CO_2 及 β- 丙氨酸。胸腺嘧啶降解成 β- 氨基异丁酸(β-aminoisobutyric acid)(图 4-26),其可直接随尿排出或进一步分解。嘧啶碱基的降解代谢主要在肝进行。与嘌呤碱基分解产生尿酸不同,嘧啶碱基的降解产物均易溶于水。

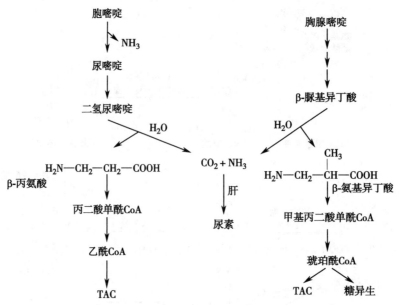

图 4-26　嘧啶碱基的分解代谢

（王　艳　梅亚波）

第六节　类固醇代谢

类固醇（steroids）也是脂类的一种形式,它的结构与甘油三酯和磷脂完全不同,是以环戊烷多氢菲（cyclopentanoperhydrophenanthrene）为母体结构衍生而来的。环戊烷多氢菲由 3 个已烷环和 1 个环戊烷稠合而成。不同类固醇的区别在于 C_3 羟基和 C_{17} 连接的侧链碳原子数（一般为 8~10 个碳原子）及取代基团的不同。体内最丰富的类固醇化合物是胆固醇（cholesterol）,C_{17} 连接 8 碳侧链。胆固醇仅存在于动物体内。胆固醇是动物细胞膜的基本结构成分之一,是决定细胞膜性质的重要成分。

一、胆固醇的合成

全身各组织除成年脑组织和成熟红细胞外均可合成胆固醇,肝是合成胆固醇的主要场所。体内胆固醇 70%~80% 由肝合成,10% 由小肠合成。胆固醇合成酶系存在于胞液及光面内质网膜上,因此胆固醇的合成主要在细胞胞液及内质网中。乙酰 CoA 是合成胆固醇的原料,它是葡萄糖、氨基酸及脂在线粒体内的分解代谢产物,由柠檬酸跨膜转运进入胞质中,作为胆固醇的合成原料。每合成 1 分子胆固醇需 18 分子乙酰 CoA、36 分子 ATP 及 16 分子 $NADPH+H^+$。乙酰 CoA 及 ATP 大多来自糖的有氧氧化途径,而 NADPH 则主要来自磷酸戊糖途径。胆固醇合成过程复杂,有近 30 步酶促反应,大致可划分为三个阶段:

1. 甲羟戊酸的合成,在胞液中,2 分子乙酰 CoA 在乙酰乙酰硫解酶的催化下,缩合成乙酰乙酰酰 CoA;然后经甲基戊二酸单酰 CoA 合 酶（3-hydroxy-3-methylglutarylCoAsynthase,HMGCoAsynthase）的催化下再与 1 分子乙酸 CoA 缩合生成 HMGCoA。在 HMGCoA 还原酶（HMGCoA reductase）的催化下,由 $NADPH+H^+$ 供氢,还原生成甲羟戊酸（mevalonic acid,MUA）。

甲经戊酸的合成过程如图 4-27。

2. 鲨烯的合成,MVA（6C）由 ATP 提供能量,在胞液内一系列酶的催化下,脱羧,磷酸化生成 5C 异戊烯焦磷酸（$\triangle^3$-isopentenylpyrophosphate,IPP）和 5C 二 甲 基 丙 烯 焦 磷 酸（3,3-dimethylallylpyrophosphate,DPP）。然后 3 分子活泼的 5C 焦磷酸化合物（IPP 及 DPP）缩合成 ^{15}C 的焦磷酸法尼酯（farnesylpyrophosphate,FPP）。2 分子 ^{15}C 焦磷酸法尼酯在内质网鲨烯合酶（squalenesynthase）的作用下,再缩合、还原即生成 ^{30}C 的多烯烃——鲨烯（squalene）。

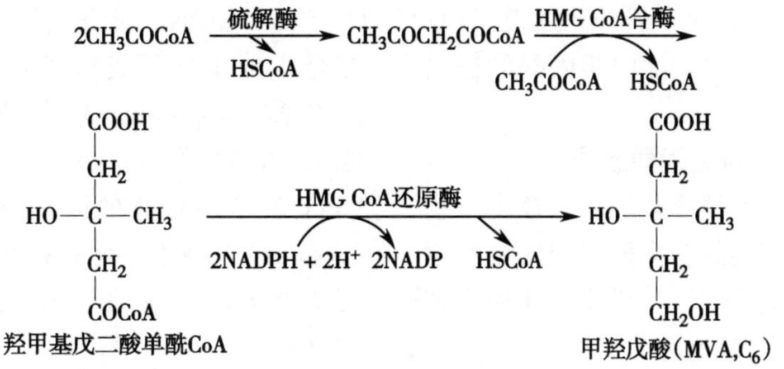

$$2CH_3COCoA \xrightarrow[\text{HSCoA}]{\text{硫解酶}} CH_3COCH_2COCoA \xrightarrow[CH_3COCoA \quad HSCoA]{\text{HMG CoA合酶}}$$

$$\text{羟甲基戊二酸单酰CoA} \xrightarrow[2NADPH + 2H^+ \quad 2NADP \quad HSCoA]{\text{HMG CoA还原酶}} \text{甲羟戊酸}(MVA, C_6)$$

图 4-27　甲羟戊酸合成途径

3. 鲨烯具有与固醇的核心结构相近似，鲨烯结合在胞液中固醇载体蛋白(sterol carrier protein, SCP)上，经内质网单加氧酶、环化酶等作用，环化生成羊毛固醇，后者再经氧化、脱羧、还原等反应，脱去 3 个甲基(以 CO_2 形式)生成 ^{27}C 的胆固醇(图 4-28)。

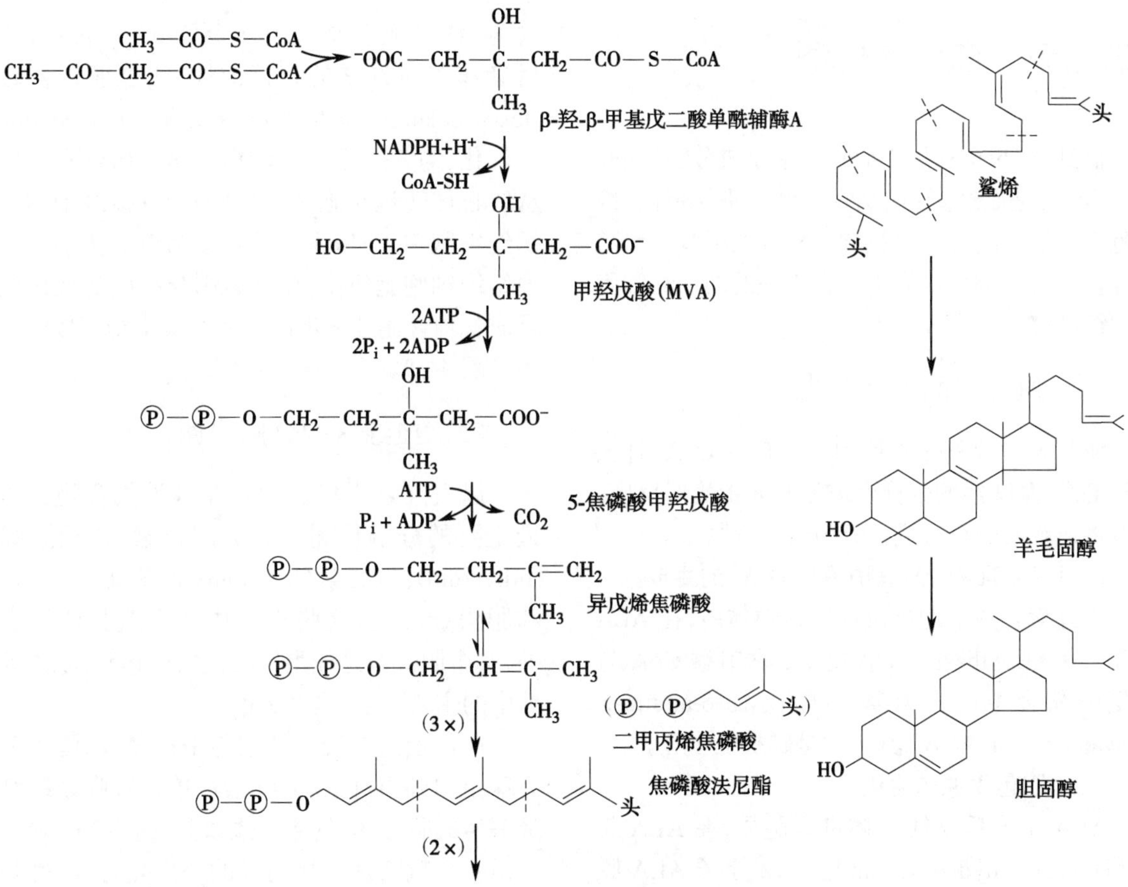

图 4-28　胆固醇的生物合成

二、胆固醇的分解代谢

胆固醇的核心结构——环戊烷多氢菲在体内不能被降解，但它的侧链可被氧化、还原或降解转变为其他具有环戊烷多氢菲核心结构的生理活性化合物，参与调节代谢或排出体外。

(一)胆固醇可转变为胆汁酸

胆固醇在体内代谢的主要方式是在肝细胞中转化成胆汁酸(bile acid)，随胆汁经胆管排入十二指肠。正常人每天约合成 1~1.5g 胆固醇，其中

40% 在肝中转化为胆汁酸，随胆汁排入肠道，具有促进脂类消化与吸收、抑制胆汁中胆固醇的析出等作用。

（二）胆固醇可转化为类固醇激素

胆固醇是体内类固醇激素的前体。体内一些内分泌腺以储存在其胞内的胆固醇（酯）为原料合成和分泌相应的类固醇激素，在调节生理和病理发生过程中起着十分重要的作用。

（三）胆固醇可转化为维生素残的前体

维生素 D 前体和胆固醇的化学结构中均有环戊烷多氢菲。维生素 D 前体为胆固醇在皮肤下被氧化生成的 7- 脱氢胆固醇。维生素 D 前体经紫外线照射后，其 B 环（C_9-C_{10}）开环成为维生素 D_3 又称胆钙化［甾］醇（cholecalciferol）。

（王 艳 梅亚波）

第七节 血红素代谢

血红素（heme）是红细胞的主要成分，是铁卟啉化合物，是血红蛋白的辅基，也是肌红蛋白、细胞色素、过氧化物酶、过氧化氢酶等的辅基。参与血红蛋白合成的血红素主要在骨髓的幼期红细胞和网织红细胞中合成。

一、血红素的生物合成

血红素合成的基本原料是琥珀酰 CoA、甘氨酸和 Fe^{2+}，血红素的生物合成涉及 8 步酶促反应，一般将血红素的合成过程分为四个阶段。

（一）δ- 氨基 -γ- 酮戊酸（ALA）的生成

血红素合成的起始反应在线粒体内，在 ALA 合酶（ALA synthase）的催化下，琥珀酰 CoA 与甘氨酸缩合生成 δ- 氨基 -γ- 酮戊酸（δ-amiuo-γ-ketovaleric acid，ALA），其辅酶是磷酸吡哆醛。

（二）胆色素原的生成

ALA 生成后从线粒体进入胞质，在 ALA 脱水酶（ALA dehydtatase）催化下，2 分子 ALA 脱水缩合生成 1 分子胆色素原（prophobilinogen，PBG）。ALA 脱水酶属于巯基酶，铅及其他重金属可十分敏感地不可逆抑制该酶活性，故铅中毒患者体内可表现 ALA 升高。

（三）尿卟啉原Ⅲ与粪卟啉原Ⅲ的生成

在胞质中，由尿卟啉原Ⅰ同合酶（uroporphyrinogen Ⅰ cosynthase），又称胆色素原脱氨酶（PBG deaminase）催化，使 4 分子胆色素原脱氨缩合生成 1 分子线状四吡咯，再由尿卟啉原Ⅲ同合酶（uroporphyrinogen Ⅲ cosynthase）催化生成尿卟啉原Ⅲ（uroporphyrinogen Ⅲ，UPG Ⅲ）。UPG Ⅰ与 UPG Ⅲ的区别：前者第 7 位侧链为乙酸基（A），第 8 位为丙酸基（P）；而后者却相反，第 7 位为丙酸基（P），第 8 位为乙酸基（A）。正常情况下，UPG Ⅲ合成是主要途径，UPG Ⅰ合成极少。UPG-Ⅲ进一步经尿卟啉原Ⅲ脱羧酶（uroporphyrinogendecarboxylase）催化，使其 4 个乙酸基（A）脱羧变为甲基（M），从而生成粪卟啉原Ⅲ（coproporphyrinogen Ⅲ，CPG Ⅲ）。

（四）血红素的生成

胞质中生成的粪卟啉原Ⅲ再进入线粒体，经粪卟啉原Ⅲ氧化脱羧酶作用，变成乙烯基（V），生成原卟啉原Ⅸ，再由原卟啉原Ⅸ氧化酶催化脱氢，使其氧化成原叶啉Ⅸ（protoporphyrin Ⅸ）。后者作为血红素的直接前体，通过亚铁螯合酶（feixochelatase）又称血红素合酶（heme synthase）的催化，与 Fe^{2+} 螯合生成血红素。血红素生成后从线粒体转运到胞质，在骨髓的有核红细胞及网织红细胞中，与珠蛋白结合成为血红蛋白。在其他组织细胞胞质中，血红素则与相应的蛋白质结合成各种含血红素蛋白。血红素生物合成的全过程见图 4-29。

二、血红素的分解代谢

以血红素为代表的铁卟啉类化合物在体内最主要的分解代谢产物为胆色素，包括胆绿素（biliverdin）、胆红素（bilirubin）、胆素原（bilinogen）和胆素（bilin）。这些化合物主要随胆汁排出体外，其中胆红素是最重要的代谢产物，也是人体胆汁中的主要色素，呈橙黄色。

血红蛋白在衰老红细胞中被释放，随后分解为珠蛋白和血红素，血红素被单核吞噬系统细胞降解生成胆红素，具体步骤如下（图 4-30）：血红素是由 4 个吡咯环连接而成的环形化合物，并螯合 1 个二价铁离子。血红素由单核吞噬系统细胞微粒体的血红素加氧酶（hemeoxygeneae，HO）催化，血红素原卟啉Ⅸ环上的 a 甲炔基（-CH）桥碳原子的两侧氧化断裂，释放出一分子一氧化碳（CO）和 Fe^{2+}，并将两端的吡咯环羟化，形成线性四吡咯结构的水溶性胆绿素。胆绿素进一步被胆绿素还原酶（biliverdin reductase）催化，由 NADPH 供氢，还原生成胆红素。胆红素有脊瓦状内旋的刚性折叠结构,具有疏水亲脂的性质,极易自由透过细胞膜进入血液。

胆红素在单核吞噬系统细胞生成以后释放到血液中,在血浆中主要以胆红素-清蛋白复合体形式存在和运输,运输到肝后,在被肝细胞摄取前先与清蛋白分离,然后迅速被肝细胞摄取,在肝细胞中转化生成的葡糖醛酸胆红素随胆汁进入肠

道,在回肠下段和结肠的肠菌作用下,脱去葡糖醛酸基,并被还原生成 d- 尿胆素原(d-urobilinogen)和中胆素原(mesobilirubinogen)。后者又可进一步还原生成粪胆素原(stercobilinogen),这些物质统称为胆素原。大部分胆素原随粪便排出体外,少量胆素原又被肠黏膜重新吸收,进入胆素原的肝肠循环。

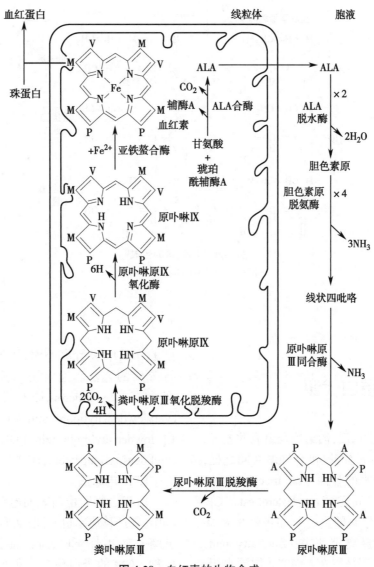

图 4-29　血红素的生物合成

A:-CH₂COOH;P:CH₂CH₂COOH;M:-CH₃;V:-CHCH₂

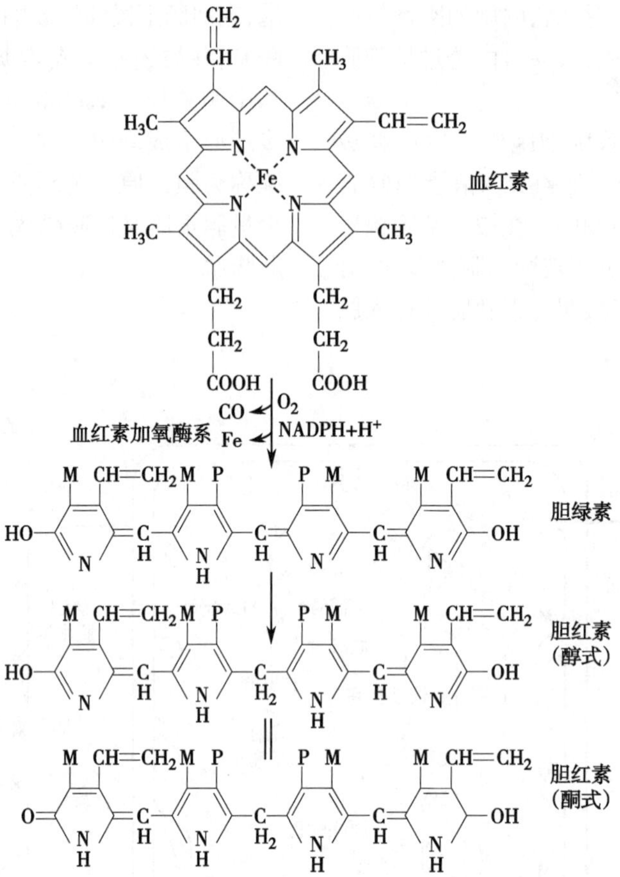

图 4-30　胆红素的生成
M:-CH₃ ; P:-CH₃CH₂COOH

（王　艳　梅亚波）

第八节　脂蛋白代谢

脂蛋白属于一类物质，因结构及组成的差异，有多种形式存在，尽管如此，仍有许多共同之处，一般都是以不溶于水的甘油三酯（triacylglycerol/triglyceride, TG）和胆固醇酯（cholesterol ester, CE）为核心，表面覆盖有少量蛋白质和极性的磷脂（phospholipid, PL）、游离脂肪酸（free fatty acid, FFA），它们的亲水基因暴露在表面突入周围水相，从而使脂蛋白颗粒能稳定地分散在水相血浆中。

一、脂蛋白分类

血浆脂蛋白的分类方法主要有电泳法和超速离心法。

（一）超速离心法

超速离心法是根据各种脂蛋白在一定密度的介质中进行离心时，因漂浮速率不同而进行分离的方法。通常可将血浆脂蛋白分为乳糜微粒（chylomicron, CM）、极低密度脂蛋白（verylowdensitylipoprotein, VLDL）、低密度脂蛋白（lowdensitylipoprotein, LDL）和高密度脂蛋白（highdensitylipoprotein, HDL）等四大类。

（二）电泳法

由于血浆脂蛋白表面电荷量大小不同，在电场中，其迁移速率也不同，从而将血浆脂蛋白分为乳糜微粒、β-脂蛋白、前β-脂蛋白和α-脂蛋白等四种。CM的蛋白质含量很低，98%是不带电荷的脂类，特别是甘油三酯含量最高。在电场中几乎不移动，所以停留在原点。为了取样方便，多以血清代替血浆。正常人空腹血清在一般电泳谱上无乳糜微粒。

二、脂蛋白组成与结构

一般认为血浆脂蛋白都具有类似的结构，呈

球状,在颗粒表面是极性分子,如蛋白质、磷脂,故具有亲水性;非极性分子如甘油三酯、胆固醇酯则藏于其内部。磷脂的极性部分可与蛋白质结合,非极性部分可与其他脂类结合,作为连接蛋白质和脂类的桥梁,使非水溶性的脂类固系在脂蛋白中。磷脂和胆固醇对维系脂蛋白的构型均具有重要作用。

1. 乳糜微粒 CM 颗粒最大,约为 500nm 大小,脂类含量高达 98%,蛋白质含量少于 2%,因此密度极低。CM 由小肠黏膜细胞在吸收食物脂类(主要是甘油三酯)时合成,经乳糜导管、胸导管到血液。主要功能为运输外源性甘油三酯。

2. 极低密度脂蛋白 VLDL 中 TG 主要在肝脏利用脂肪酸和葡萄糖合成。若食物摄取过量糖或体内脂肪动用过多,均可导致血 VLDL 增高。VLDL 中脂类占 85%~90%,其中 TG 占 55%,其密度也很低。VLDL 是运输内源性 TG 的主要形式。

3. 低密度脂蛋白 LDL 的结构大致可分为三层:内层,占 15% 的蛋白质构成核心,被一圈磷脂分子包围;中层,非极性脂类居中,并插入内外层,与非极性部分结合;外层,85% 的蛋白质构成框架,磷脂的非极性部分镶嵌在框架中,其极性部分与水溶性的蛋白质等亲水基团突入周围水相,使其脂蛋白稳定地分散于水溶液中。游离胆固醇分布于三层之中。

三、脂蛋白代谢

脂蛋白是血液中脂质的运输形式,并与细胞膜受体结合被摄入细胞内进行代谢。

(一)乳糜微粒

CM 是饮食高脂肪食物后,由肠壁细胞合成的富含 TG 的巨大脂蛋白,80~100nm。血中半寿期为 10~15 分钟,食后 12 小时,正常人血中几乎无 CM。它在肠上皮细胞合成,并分泌入淋巴管。CM 含有 ApoA I、ApoA II、Apo IV 和 $ApoB_{48}$。$ApoB_{48}$ 含量多少与摄取食物的 TG 含量有关。$ApoB_{48}$ 是合成 CM 所必需的蛋白质,CM 从胸导管移行入血液过程中,其载脂蛋白的组分迅速改变。CM 获得 ApoC 和 E 后,将 ApoA I 移行到 HDL,脱去 ApoA IV,使进入血中的 CM 被末梢血管内皮细胞表面的 LPL 经 ApoA II 激活,并作用于其内的 TG,分解变成脂肪酸和单甘油脂肪酸,再进入肌肉、脂肪组织及心肌组织贮存或利用。

CM 表面的磷脂和 Apo 往 HDL_3 移行,颗粒变小,结果转变成 CM 残粒,分别被肝脏 LDL 受体和清道夫受体识别并摄取。

(二)极低密度脂蛋白

VLDL 大小为 30~80nm,含有甘油三酯、胆固醇、胆固醇酯和磷脂,TG 占 50% 左右,蛋白质部分为 ApoA I、ApoA IV、$ApoB_{100}$、ApoC、ApoE 等。VLDL 在肝脏合成,利用来自脂库的脂肪酸作为合成材料,其中胆固醇来自 CM 残粒及肝自身合成的部分。$ApoB_{100}$ 全部由肝合成,肝合成的 VLDL 分泌后经静脉进入血液,再由 VLDL 内 ApoC II 激活 LPL,并水解其内的 TG。由 HDL 的 LCAT 作用生成的胆固醇酯经 CETP 转送给 VLDL 进行交换,而 VLDL 中余下的磷脂、ApoE、C 转移给 HDL,VLDL 转变成 VLDL 残粒(remnant),而后大部分通过 VLDL 受体摄入肝,小部分则转变成 LDL 继续进行代谢。

(三)低密度脂蛋白

LDL 是富含胆固醇的脂蛋白,其胆固醇主要来自从 CE 转运的高密度脂蛋白中的胆固醇。目前认为血浆中 LDL 的来源有两条途径:①主要途径是由 VLDL 异化代谢转变而来;②次要途径是肝合成后直接分泌到血液中。

LDL 的降解是经 LDL 受体途径进行代谢,细胞膜表面的被覆陷窝是 LDL 受体存在部位,即 LDL 中的 $ApoB_{100}$ 被受体识别,将 LDL 结合到受体上陷窝内,其后再与膜分离形成内吞泡,在内吞泡内经膜 H^+-ATPase 作用,pH 值降低变酸,LDL 与受体分离并与溶酶体融合后,再经酶水解产生胆固醇进入运输小泡体,或者又经 ACAT 作用再酯化而蓄积。血浆中 65%~70% 的 LDL 是依赖 LDL 受体清除,少部分(约 1/3)被周围组织(包括血管壁)摄取异化。一旦 LDL 受体缺陷,VLDL 残粒由正常时大部分经肝 LDL 受体识别,而改为大部分转变成 LDL,使血浆中 LDL 浓度增加。

(四)高密度脂蛋白

HDL 主要由肝和小肠合成。肝合成的新生 HDL 以磷脂和 ApoA I 为主。在 LCAT 作用下,游离胆固醇变成胆固醇酯,脂蛋白则变成成熟球形 HDL_3,再经 LPL 作用转变成 HDL_2。

HDL 可将蓄积于末梢组织的游离胆固醇与血液循环中脂蛋白或与某些大分子结合而运送到各组织细胞,主要是肝脏。实际上是胆固醇逆转（RCR），RCT 可促进组织细胞内胆固醇的清除，维持细胞内胆固醇量的相对衡定，从而限制动脉粥样硬化的发生发展，起到抗动脉粥样硬化作用。

脂蛋白代谢是血中脂质、脂蛋白、载脂蛋白及其受体和酶相互作用并密切相关的代谢过程。在脂蛋白代谢过程中多种环节受到障碍，有可能导致脂蛋白代谢紊乱。

（王 艳 梅亚波）

第九节 溶酶体代谢

一、溶酶体介绍

1955 年 deDuve 与 Novikoff 首次发现溶酶体（lysosome）。溶酶体是分解蛋白质、核酸、多糖等生物大分子的细胞器，是单层膜围绕、内含多种酸性水解酶类的囊泡状细胞器，其主要功能是进行细胞内消化。

溶酶体具有异质性，在不同阶段，形态大小及内含的水解酶种类都可能有很大的不同，可分为初级溶酶体（primarylysosome）、次级溶酶体（secondarylysosome）和残体（residualbody）。

1. 初级溶酶体 初级溶酶体是由高尔基体分泌形成，直径约 0.2~0.5μm，膜厚 7.5nm，内含物均一，无明显颗粒，含有 60 多种无活性的酸性水解酶，包括蛋白酶、核酸酶、脂酶、磷酸酶、硫酸酯酶、磷脂酶类，这些酶只有当溶酶体破裂或其他物质进入时，才有酶活性。

2. 次级溶酶体 正在进行或完成消化作用的溶酶体称为次级溶酶体，内含水解酶和相应的底物，可分为异噬溶酶体（phagolysosome）和自噬溶酶体（autophagolysosome），两者的区别在于，前者消化来自外源的物质，后者消化细胞本身的各种组分。

3. 残体 又称后溶酶体（post-lysosome），膜内的酶已失去酶活性，仅留未消化的残渣故名，残体可通过外排作用排出细胞，也可能留在细胞内逐年增多，如肝细胞中的脂褐质。

二、溶酶体的功能

溶酶体的主要作用是进行细胞内消化作用，细胞自溶、防御，以及对某些物质的利用均与溶酶体的消化作用有关。

1. 细胞内消化 大分子物质通过内吞作用进入细胞，溶酶体将各种生物大分子降解为可溶性的小分子，为细胞代谢提供营养。

2. 细胞凋亡 个体发生过程中往往涉及组织或器官的改造或重建，如昆虫和蛙类的变态发育等。这一过程是在基因控制下实现的，称为程序性细胞死亡，注定要消除的细胞以出芽的形式形成凋亡小体，最终被溶酶体降解。

3. 自体吞噬 清除细胞中无用的生物大分子、衰老的细胞器等，溶酶体可清理掉那些衰老的生物大分子或细胞器，保证细胞的正常生理功能。

4. 防御作用 如巨噬细胞可吞入病原体，在溶酶体中将病原体杀死和降解。

5. 参与分泌过程的调节 如将甲状腺球蛋白降解成有活性的甲状腺素。

6. 形成精子的顶体 顶体相当于一个化学钻，可溶穿卵子的皮层，使精子进入卵子。

三、溶酶体的发生

初级溶酶体是在高尔基体的 trans 面以出芽的形式形成的，其形成过程如下：

1. 内质网上核糖体合成溶酶体蛋白。

2. 进入内质网腔进行 N- 连接的糖基化修饰。

3. 进入高尔基体 Cis 面膜囊。

4. N- 乙酰葡糖胺磷酸转移酶识别溶酶体水解酶的信号斑。

5. 将 N- 乙酰葡糖胺磷酸转移在 1~2 个甘露糖残基上。

6. 在中间膜囊切去 N- 乙酰葡糖胺形成 M6P 配体。

7. 与 trans 膜囊上的受体结合。

8. 选择性地包装成初级溶酶体。

溶酶体与多种疾病发生有关，如硅肺、肺结核、各类溶酶体贮积症、类风湿关节炎等，甚至最新的研究显示溶酶体在肿瘤发生发展过程中也起到重要作用。

（王 艳 梅亚波）

第十节 过氧化物酶体

过氧化物酶体（peroxisome）又称微体（microbody），

1954 年 J.Rhodin 最先在鼠肾小管上皮细胞中发现，直径约 0.2~1.5μm，呈圆形、椭圆形或哑铃形不等，由单层膜围绕而成。过氧化物酶体是一种具有异质性的细胞器，虽然在不同生物及不同发育阶段有所不同，但其共同特点是内含一至多种依赖黄素（flavin）的氧化酶和过氧化氢酶（标志酶），包括 L- 氨基酸氧化酶、D- 氨基酸氧化酶等40 余种酶，其中尿酸氧化酶（uric acid oxidase）的含量极高，以至于在有些种类形成酶结晶构成的核心。

过氧化物酶体包含的各种酶的共性是将底物氧化后，产生过氧化氢。

$$RH_2+O_2 \rightarrow R+H_2O_2$$

过氧化氢酶利用过氧化氢，又将其他底物（如醛、醇、酚）氧化。

$$R'H_2+H_2O_2 \rightarrow R'+2H_2O$$

此外当细胞中的过氧化氢过剩时，过氧化氢酶亦可催化以下反应：

$$2H_2O_2 \rightarrow 2H_2O+O_2$$

人体内过氧化物酶体的作用是与线粒体类似，参与脂肪酸的 β 氧化。此外过氧化物酶体还具有解毒作用，因为过氧化氢酶催化酚、甲醛、甲酸和醇等物质氧化成醛类物质。

过氧化物酶体相关疾病比较常见的是 Zellweger 综合征，也叫脑肝肾综合征，患者细胞中过氧化物酶体的酶输入蛋白质发生变异，导致过氧化物酶体中没有酶的存在，引起脑、肝、肾功能异常，一般婴儿在出生后 3~6 个内死亡。

（王 艳 梅亚波）

第十一节 糖蛋白

糖蛋白（glycoprotein）是分支的寡糖链与多肽链共价相连所构成的复合糖，主链较短，在大多数情况下，糖的含量小于蛋白质。同时，糖蛋白还是一种结合蛋白质，糖蛋白是由短的寡糖链与蛋白质共价相连构成的分子，糖链作为缀合蛋白质的辅基。

一、糖蛋白糖链的结构

许多细胞膜蛋白、分泌蛋白和细胞外基质等都是糖蛋白，如血型抗原、组织相容性抗原等膜蛋白；胃黏蛋白、运铁蛋白、凝血酶原等分泌蛋白；胶原蛋白、纤连蛋白等基质蛋白。糖蛋白的糖基化主要有 N- 连接和 O- 连接型方式，但近年来还存在另一种可逆的单个糖基的糖基化修饰，为 β-N- 乙酰氨基葡萄糖糖基化修饰。

组成体内众多糖蛋白分子中聚糖的单糖仅有 7 种，即葡萄糖（glucose，Glc）、半乳糖（galactose，Gal）、甘露糖（mannose，Man）、N- 乙酰半乳糖胺（N-acetylgalactosamine，GalNAc）、N- 乙酰葡糖胺（N-acetylglucosamine，GlcNAc）、岩藻糖（fucose，Fuc）和 N- 乙酰神经氨酸（N-acetylneuraminicacid，NeuAc）。由这些单糖构成的各种各样的聚糖可经两种方式与蛋白部分连接，即 N- 连接聚糖（N-linked glycan）和 O- 连接聚糖（O-linked glycan），因此糖蛋白也相应分成 N- 连接糖蛋白和 O- 连接糖蛋白（图 4-31）。N- 连接聚糖和 O- 连接聚糖可以单独存在或同时存在于同一个糖蛋白分子中。

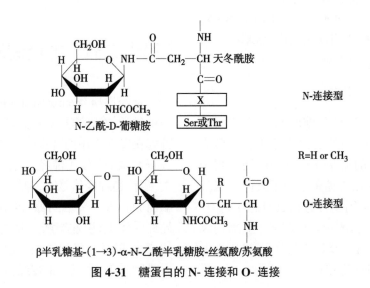

图 4-31 糖蛋白的 N- 连接和 O- 连接

二、N-连接糖蛋白

N-连接糖蛋白聚糖中的 N-乙酰葡糖胺与多肽链中天冬酰胺残基的酰胺氮以共价键连接，形成 N-连接糖蛋白。N-连接糖蛋白有特定的氨基酸序列，即 Asn-X-Ser/Thr（其中 X 可以是脯氨酸以外的任何氨基酸）3 个氨基酸残基组成的序列子才有可能，这一序列子被称为糖基化位点。此外，糖基化位点能否连接上聚糖还取决于周围的立体结构等众多因素。不同种属、组织的同一种糖蛋白的 N-连接聚糖的含量和结构可以不同。即使是同一组织中的某种糖蛋白，不同分子的同一糖化位点的 N-连接聚糖结构也可以不同，这种聚糖结构的不均一性称为糖形（glycoform）。糖蛋白的糖链一般含有 10~15 个单糖基，理论上计算会产生巨大数量的异构体，但糖链可变的区域只是糖链其中的一部分。根据结构可将 N-连接聚糖分为 3 型：①高甘露糖型；②复杂型；③杂合型。这 3 型 N-连接聚糖都有一个 5 糖核心。高甘露糖型在核心 5 糖上连接了 2~9 个甘露糖，复杂型在核心 5 糖上可连接 2、3、4 或 5 个分支聚糖，宛如天线状，天线末端常连有 N-乙酰神经氨酸。杂合型则兼有两者的结构。

N-连接聚糖的合成是一个共翻译过程，即在粗面内质网的核糖体上合成糖蛋白的肽链时，一旦出现 Asn-X-Ser/Thr 序列时，即有可能开始糖基化。N-连接聚糖可被位于网腔膜结构上的加工酶修剪加工成高甘露糖型，再进入高尔基体。N-连接聚糖合成的起始是在内质网上以长萜醇作为聚糖载体进行的，先合成含 14 个糖基的寡糖链，然后转移至肽链的糖基化位点，进一步在内质网和高尔基体进行加工而成。每一步加工都由特异的糖基转移酶或糖苷酶催化完成，糖基必须活化为 UDP 或 GDP 的衍生物。

三、O-连接糖蛋白

聚糖中的 N-乙酰半乳糖胺与多肽链的丝氨酸或苏氨酸残基的羟基以共价键相连而形成 O-连接糖蛋白。它的糖基化位点的确切序列子还不清楚，但通常存在于糖蛋白分子表面丝氨酸和苏氨酸比较集中且周围常有脯氨酸的序列中。O-连接聚糖常由 N-乙酰半乳糖胺与半乳糖构成核心二糖，核心二糖可重复延长及分支，再连接上岩藻糖、N-乙酰葡糖胺等单糖。

与 N-连接聚糖合成不同，O-连接聚糖合成是在多肽链合成后进行的，而且不需聚糖载体。在 GalNAc 转移酶作用下，将 UDP-GalNAc 中的 GalNAc 基转移至多肽链的丝氨酸（或苏氨酸）的羟基上，形成 O-连接，然后逐个加上糖基，每一种糖基都有其相应的专一性转移酶。整个过程在内质网开始，到高尔基体内完成。

四、蛋白质 β-N-乙酰氨基葡萄糖基化

蛋白质糖基化修饰除 N-聚修饰、O-聚修饰外，还有近年来发现的 β-N-乙酰氨基葡萄糖（β-N-acetylglucosamine，O-GlcNAc）糖基化修饰，主要发生于膜蛋白和分泌蛋白。蛋白质的 O-GlcNAc 糖基化修饰，是在 O-GlcNAc 糖基转移酶（O-GlcNAc transferase，OGT）作用下，将 β-N-乙酰氨基葡萄糖以共价键方式结合于蛋白质的 Ser/Thr 残基上。这种糖基化修饰与 N-或 O-聚糖修饰不同，不在内膜（如内质网、高尔基体）系统中进行，主要存在于细胞质或细胞核中。

蛋白质在 O-GlcNAc 糖基化后，其解离需要特异性的 β-N-乙酰氨基葡萄糖酶（O-GlcNAcase）糖基化与去糖基化是个动态可逆的过程。糖基化后，蛋白肽链的构象将发生改变，从而影响蛋白质功能。可见，蛋白质在 OGT 与 O-GlcNAcase 作用下的这种糖基化过程与蛋白质磷酸化调节具有相似特征。此外，O-GlcNAc 糖基化位点也经常位于蛋白质 Ser/Thr 磷酸化位点处或其邻近部位。糖基化后即会影响磷酸化的进行，反之亦然。因此，有人推测，O-GlcNAc 糖基化与蛋白质磷酸化是一种相互拮抗的修饰行为，共同参与信号通路调节过程。

（王 艳 梅亚波）

第十二节 神经递质的代谢

神经递质（neurotransmitter）是神经系统内的一种化学物质的总称，神经递质的主要作用类似，首先在发挥作用的特定的神经元由相应的酶系统进行合成，储存在神经末梢细胞的囊泡（vesicle）中，当传递神经信号时，神经末梢内的递质就自突触前膜释放入突触间隙，再结合到突触后模的特异性受体上，引起突触后膜离子通透性改变及电位变化，随后神经递质被快速水解或被突触前膜、后膜所摄取，完成一个神经信号传递过程。目前，

已知的神经递质种类很多,主要的有乙酰胆碱、儿茶酚胺类(去甲肾上腺素和多巴胺)、5-羟色胺、GABA、某些氨基酸和寡肽等。

一、乙酰胆碱

乙酰胆碱(acetylcholine,ACh)是许多外周神经如运动神经、植物性神经系统的节前纤维和副交感神经节后纤维的兴奋性神经递质。

(一)乙酰胆碱合成

胆碱和乙酰 CoA 在胆碱乙酰化酶(choline acetylase)催化下形成 ACh,反应如图 4-32:

ACh 在胞浆中合成后,进入囊泡贮存。囊泡内贮存的 ACh 是一种结合型的(与蛋白质结合),而释放至胞浆时,则变为游离型。平时囊泡中和胞浆中的 ACh 大约各占一半,浓度处于平衡状态。

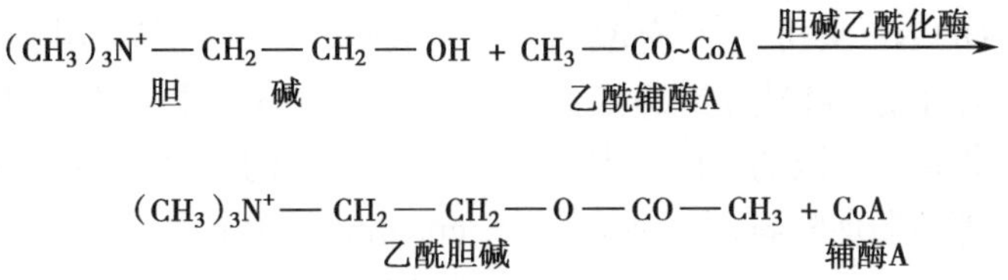

$$(CH_3)_3N^+ - CH_2 - CH_2 - OH + CH_3 - CO\sim CoA \xrightarrow{\text{胆碱乙酰化酶}}$$
胆 碱 乙酰辅酶A

$$(CH_3)_3N^+ - CH_2 - CH_2 - O - CO - CH_3 + CoA$$
乙酰胆碱 辅酶A

图 4-32 乙酰胆碱合成途径

(二)乙酰胆碱作用

当神经信号沿轴突到达末梢时,囊泡趋近并与突触前膜融合,囊泡内结合型 ACh 转变为游离型 Ach,与胞浆总的 ACh 一起释放入突触间隙。ACh 作用于突触后膜表面的特异性 ACh 受体,引起生理效应。随后 ACh 与受体分开,游离于突触间隙,部分 ACh 是在胆碱酯酶的作用下水解成胆碱和乙酸而失去活性,其他一部分经弥散而离开突触间隙,极少部分被突触前膜重新摄入突触前神经元。

二、儿茶酚胺类

儿茶酚胺类(catecholamines)是指含有邻苯二酚基本结构的胺类。体内具有生物活性的儿茶酚胺包括多巴胺(dopamine,DA)、去甲肾上腺素(norepinephrinenoradrenaline,NE)和肾上腺素(epinephrineadrenalin,E)。去甲肾上腺素和肾上腺素既是肾上腺髓质所分泌的激素,又是交感和中枢神经系统中去甲肾上腺素能纤维的神经递质。NE 在中枢神经细胞中内最主要的是 NE,E 较少,因此主要介绍 NE 的代谢。

(一)儿茶酚胺的生物合成

神经组织中儿茶酚胺的合成原料来自血液中的酪氨酸,首先在酪氨酸羟化酶催化下形成二羟苯丙氨酸(多巴,DOPA),此反应需要四氢生物蝶呤、O_2 和 Fe^{2+} 参与;第二步被芳香族氨基酸脱羧酶所催化生成多巴胺(DA),此反应需要磷酸吡哆醛参与;第三步被多巴胺羟化酶催化生成去甲肾上腺素(NE),此反应需要维生素 C 参与。此反应前两步在胞浆中进行,第三步在囊泡内壁反应。苯乙醇胺 -N- 甲

基转移酶主要见于肾上腺髓质细胞,可使 NE 甲基化生成肾上腺素(E)。此酶在脑内虽有少量存在,但一般认为正常时哺乳类脑内的肾上腺素含量极少。

其合成过程如图 4-33。

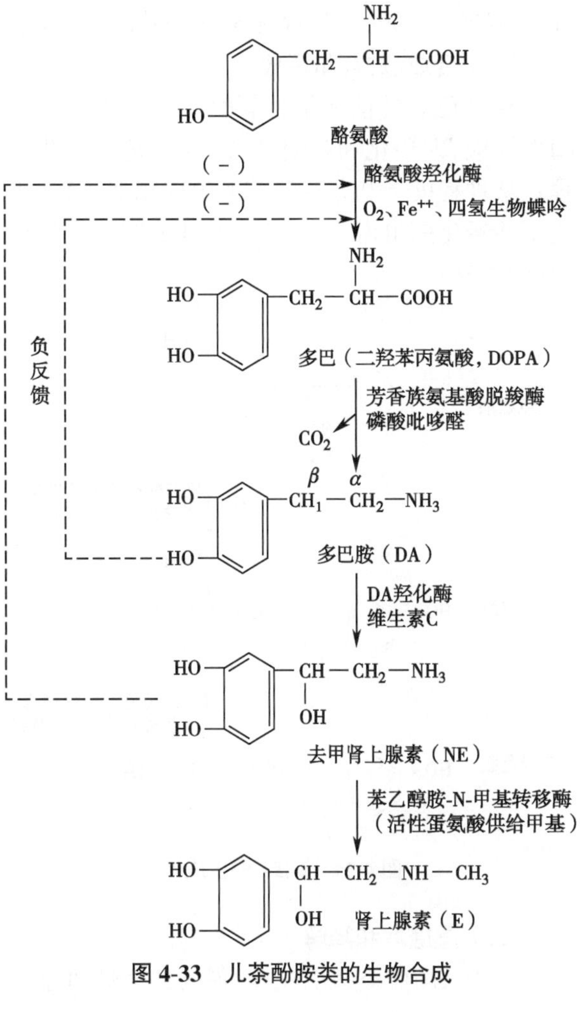

图 4-33 儿茶酚胺类的生物合成

（二）去甲肾上腺素（NE）的代谢

1. 贮存和释放 NE 在囊泡内合成后就地贮存，主要是和 ATP、嗜铬颗粒蛋白等结合，形成结合型 NE，使 NE 不易渗入胞浆而遭单胺氧化酶的破坏。当神经冲动到达末梢时，突触前膜附近的囊泡便与前膜融合并释放 NE 进入突触间隙。

2. 突触间隙中 NE 的去向 释放入突触间隙的 NE 能与突触后膜上的 NE 受体结合，产生生理效应。然后，约有 3/4 的 NE 重新被突触前膜所摄取。摄入胞浆后的 NE 又可进入囊泡贮存。还有一部分是在突触间隙中被破坏或逸入血液。除了被突触前膜和囊泡重摄取的 NE 可供再利用外，其余的 NE 大都遭到酶促降解而灭活。

三、5-羟色胺

5-羟色胺（5-hydroxytryptamine，5-HT）又名血清紧张素（serotonin），最早是在血清中发现的。由于 5-羟色胺不能透过血脑屏障，所以中枢神经系统的 5-羟色胺是在脑内合成的，中枢神经系统存在着 5-羟色胺能神经元，但在脊椎动物的外周神经系统中至今尚未发现有 5-羟色胺能神经元。

（一）合成、贮存和释放

5-羟色胺的前体是色氨酸。色氨酸经两步酶促反应，即羟化和脱羧，生成 5-羟色胺。此过程在某种程度上和儿茶酚胺的生成相似，第一步色氨酸羟化酶也需要 O_2、Fe^{2+} 及辅酶四氢生物蝶呤（图 4-34）。

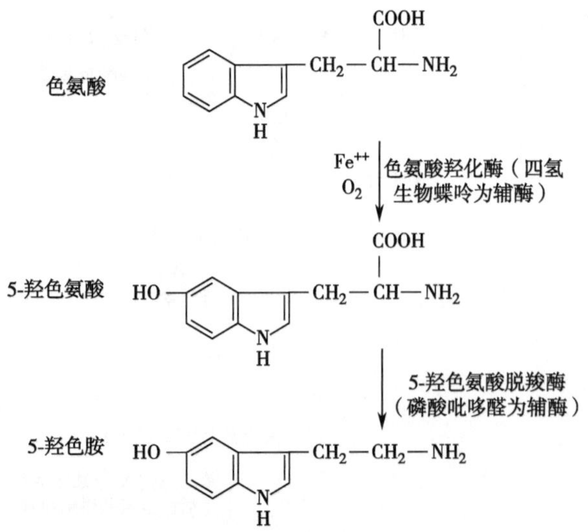

图 4-34 2-HT 的生成

（二）重摄取和降解

和儿茶酚胺类递质一样，释放到突触间隙的

5-HT，大部分被突触前神经末梢重摄取，重摄取后，部分进入囊泡再贮存，部分则被线粒体膜上的单胺氧化酶（MAO）所氧化。

四、氨基酸和寡肽

近年来发现某些氨基酸在中枢的突触传递中起着递质的作用。而且发现，凡是中性氨基酸，如 γ-氨基丁酸、甘氨酸、β-丙氨酸等对中枢神经元表现为抑制作用，而酸性氨基酸如谷氨酸、天门冬氨酸则表现为兴奋作用。

一些小分子肽类在中枢神经系统中也具有神经递质的作用。1975 年发现的脑啡肽（enkephalin）是由五个氨基酸残基构成的寡肽，具有吗啡样作用能够与脑内的吗啡受体结合产生镇痛、欣快作用，但吗啡是外来的物质，而脑啡肽是内源性的。此外，已知脑内还有一些能与吗啡受体结合并产生吗啡样作用的其他肽类，称为内啡肽（endorphin）。

（王 艳 梅亚波）

第十三节 维生素和（非蛋白）辅酶因子

维生素（vitamins）是一种低分子有机化合物，是维持人和动物机体健康所必需的营养物质，它们不能在体内合成，或者所合成的量难以满足机体的需要，所以必须由食物供给。维生素的每日需要量甚少（常以毫克或微克计），它们既不是构成机体组织的原料，也不是体内供能的物质，然而在调节物质代谢、促进生长发育和维持生理功能等方面却发挥着重要作用，如果长期缺乏某种维生素，就会导致维生素缺乏症（avitaminosis）疾病。维生素一个重要的生理功能是调节酶活性及代谢活性，因为大部分的辅酶和辅基衍生于维生素。

维生素根据其溶解性分为脂溶性维生素和水溶性维生素两大类。脂溶性维生素包括：维生素 A（视黄醇 retinol）、维生素 D（钙化醇 calciferol）、维生素 E（生育酚 tocopherol）、维生素 K（凝血维生素）等。水溶性维生素包括：维生素 B 复合体〔维生素 B_1（硫胺素 thiamine）、维生素 B_2（核黄素 riboflavin）〕、维生素 PP（尼克酸及尼克酰胺 nicotinicacidandnicotinamide）、维 生 素 B_6（吡哆醇 pyndoxine 及其醛、胺衍生物)]、泛酸(遍多酸 pantothenic acid)、生物素(biotin)、硫辛酸(lipoic acid)、叶酸(folic acid)、维生素 B_{12}(钴胺素 cobalamin)、维生素 C(抗坏血酸 ascorbic acid)、维生素 P(通透性维生素)。

一、脂溶性维生素

人体中脂溶性维生素中以维生素 A 和维生素 D 在营养上最为重要,如果缺乏将分别引起维生素 A 或维生素 D 缺乏病。维生素 E 缺乏病仅在动物实验时观察到,至于维生素 K,因肠道细菌可以合成它,所以人类维生素 K 缺乏病多系吸收障碍或因长期使用抗生素或维生素 K 的代谢拮抗药(metabolicantagonists)所致。

1. 维生素 A　维生素 A 是由 β- 白芷酮环和两分子 2- 甲基丁二烯构成的不饱和一元醇。人体内维生素 A 实际上是 A_1。在淡水鱼肝油中有另一种维生素 A_2,其生理效用仅及 A_1 的 40%。从化学结构上比较,维生素 A_2 在 β- 白芷酮环上比 A_1 多一个双键。维生素 A 在体内被氧化成视黄醛(retinal),进一步氧化形成视黄酸(retinoic acid)。

维生素 A 只存在于动物性食品(肝、蛋、肉)中,但是在很多植物性食品如胡萝卜、红辣椒、菠菜、芥菜等有色蔬菜中也含有具有维生素 A 效能的物质,例如各种类胡萝卜素(carotenoid),其中最重要者为 β- 胡萝卜素(β-carotene)。β- 胡萝卜素在加氧酶(β- 胡萝卜素 -15,15′- 加氧酶)作用下形成视黄醇。

维生素 A 在体内的生理作用:

(1)构成视网膜的感光物质:维生素 A 的醛衍生物(视黄醛)与蛋白质结合生成视紫红质(visualpurple,又名 rhodopsin),其中只有 11- 顺位的视黄醛才能与视蛋白结合,此反应需要消耗能量且只在暗处进行。视紫红质遇光则易分解而褪色,所以又叫做"漂白"(bleaching),此过程为放能反应,通过视杆细胞外段特有的结构,能量转换为神经冲动,引起视觉。而视紫红质分解所产生的全反位视黄醛可以经还原、异构转变为 11- 顺位视黄醇,并进一步又氧化成 11- 顺视黄醛。这样,在暗处 11- 顺视黄醛又可与视蛋白结合再生成视紫红质。因此人们从强光下转而进入暗处,起初看不清物体,但稍停一会儿,由于在暗处视紫红质的合成增多,分解减少,杆细胞内视紫红质含

量逐渐积累,对弱光的感受性加强,便又能看清物体,这一过程称为暗适应(dark adaptation)。

(2)维持上皮结构的完整与健全:维生素 A 是维持一切上皮组织健全所必需的物质,缺乏时上皮干燥、增生及角化,其中以眼、呼吸道、消化道、泌尿道及生殖系统等的上皮影响最为显著。在眼部,由于泪腺上皮角化,泪液分泌受阻,以致角膜、结合膜干燥产生干眼病(xerophthalmia),所以维生素 A 又称为抗干眼病维生素。

(3)促进生长、发育:缺乏维生素 A 时,儿童可出现生长停顿、骨骼成长不良和发育受阻。在缺乏维生素 A 的雌性大鼠则出现排卵减少,影响生殖。

2. 维生素 D　维生素 D 系固醇类的衍生物,7- 脱氢胆固醇经紫外线照射而转变成维生素 D,称为维生素 D_3 或胆钙化醇(cholecalciferol)。7- 脱氢胆固醇存在于皮肤内,可由胆固醇脱氢产生,也可直接由乙酰 CoA 合成。人体每日可合成维生素 D_3 200~400 国际单位(1 国际单位 =0.025 微克维生素 D_3),因此只要充分接受阳光照射,即完全可以满足生理需要。

3. 维生素 E　维生素 E 又称为生育酚,是苯骈二氢吡喃的衍生物,有 α、β、γ 和 δ 四种形式,其中以 α- 生育酚的生理效用最强。维生素 E 为油状物,具有特异的紫外吸收光谱(295nm 波长处),在无氧状况下能耐高热,并对酸和碱有一定抗力,但对氧却十分敏感。

维生素 E 在体内的主要生理作用:

(1)与生殖机能有关,有实验显示雌性动物缺少维生素 E 则失去正常生育能力,即使受孕也会导致胎儿死亡及流产;雄性动物缺少维生素 E 则睾丸生殖上皮发生退行性变,伴有输精管萎缩,精子退化,尾部消失,丧失活动力。在人类单纯由于缺少维生素 E 而发生的病尚属罕见,但是补充维生素 E 可改善某些习惯性流产。

(2)维生素 E 是一种强有力的抗氧化剂,可以降低组织的氧化速度。研究表明,维生素 E 有稳定不饱和脂肪酸的作用,防止体内脂肪组织中的不和脂肪酸被氧化而聚合,形成硬皮症。

4. 维生素 K　维生素 K 是 2- 甲基 1,4- 萘醌的衍生物,自然界已发现的有两种,存于绿叶植物中者为维生素 K_1,肠道细菌合成者为维生素 K_2。维生素 K 在体内的主要生理作用是促进肝脏合成多种凝血因子,因而促进血液凝固。

二、水溶性维生素

(一)维生素 B 复合体

维生素 B 复合体是一个大家族(维生素 B族),至少包括十余种维生素。其共同特点是:①在自然界常共同存在,最丰富的来源是酵母和肝脏;②从低等的微生物到高等动物和人类都需要它们作为营养要素;③同其他维生素比较,对于 B 族维生素作为酶的辅基而发挥其调节物质代谢作用最为清楚;④从化学结构上看,除个别例外,大都含氮;⑤此类维生素大多易溶于水,对酸稳定,易被碱破坏。

将 B 族中各个维生素按其化学特点和生理作用归纳为以下三组:

1. 维生素 B_1(硫胺素)、维生素 B_5(泛酸)、维生素 B_7(生物素)及硫辛酸硫胺素、硫辛酸、生物素和泛酸这四种维生素在化学结构上有着共同特点,前三者本身结构含 S,后者本身虽不含 S,但由它构成的辅酶 A 却是含 S 的结构,主要参与糖和脂肪的代谢,硫胺素和硫辛酸与氧化脱羧反应有关,生物素与羧化反应有关,而泛酸则通过构成辅酶 A 而参与酰基化反应。在这些维生素参与的代谢变化中,含 S 的活性基也显示着特殊的功能。

硫胺素结构中有含 S 的噻唑环与含氨基的嘧啶,其纯品大多以盐酸盐或硫酸盐的形式存在。硫胺素经氧化后转变为脱氢硫胺素(又称硫色素 thiochrome),它在紫外光下呈蓝色荧光,通过此方法可检测生物组织中的维生素 B_1 或进行定量测定。维生素 B_1 的主要生理作用:①形成辅酶参与酶促反应。维生素 B_1 在肝脏中被磷酸化成为焦磷酸硫胺素(TPP,又称辅羧酶),它是体内催化 α- 酮酸氧化脱羧的辅酶,也是磷酸戊糖循环中转酮基酶的辅酶。当维生素 B_1 缺乏时,由于 TPP合成不足,丙酮酸的氧化脱羧发生障碍,导致糖的氧化利用受阻。由于神经组织的能量来源主要靠糖的氧化供给,所以维生素 B_1 缺乏首先影响神经组织的能量供应,并伴有丙酮酸及乳酸等在神经组织中的堆积,出现手足麻木、四肢无力等多发性周围神经炎的症状。严重者引起心跳加快、心脏扩大和心力衰竭,临床上称为脚气病(beriberi)。②抑制胆碱酯酶(cholinesterase)的作用。胆碱酯酶能催化神经递质 - 乙酰胆碱(acetylcholine)水解,而乙酰胆碱与神经传导有关。因此,缺乏维生

素 B_1 时,由于胆碱酯酶活性增强,乙酰胆碱水解加速,使神经传导受到影响。

泛酸系由 β- 丙氨酸与羟基丁酸结合而构成,因其广泛存在于动植物组织故名泛酸或遍多酸。泛酸在机体组织内是与巯基乙胺、焦磷酸及 3′-磷酸腺苷结合成为辅酶 A 而起作用的,参加体内能量的制造,并可以控制脂肪的新陈代谢;是大脑和神经必需的营养物质;有助于体内抗压力荷尔蒙(类固醇)的分泌;可以保持皮肤和头发的健康;帮助细胞的形成,维持正常发育和中枢神经系统的发育;对于维持肾上腺的正常机能非常重要;是抗体合成、人体利用对氨基苯甲酸和胆碱的必需物质。

生物素又称维生素 H、维生素 B_7、辅酶 R(coenzyme R)等,结构包括含硫的噻吩环、尿素及戊酸三部分。生物素是多种羧化酶的辅酶,在羧化酶反应中起 CO_2 载体的作用。它是合成维生素 C 的必要物质,是脂肪和蛋白质正常代谢不可或缺的物质,是一种维持人体自然生长、发育和正常人体机能健康必要的营养素;还参与维生素 B_{12}、叶酸、泛酸的代谢;促进尿素合成与排泄。

硫辛酸学名 6,8- 二硫辛酸,内含双 S 键,是丙酮酸脱氢酶(pyruvatedehydrogenase)和甘氨酸脱羧酶(glycinedecarboxylase)的辅酶,催化酰基的产生和转移。硫辛酸含有双硫五元环结构,电子密度很高,具有显著的亲电子性和与自由基反应的能力,因此它具有抗氧化性。此外,硫辛酸还影响了细胞清除自由基的进程,增加谷胱甘肽(glutathione)合成,调控转录因子活性,降低了巨噬细胞髓磷脂的吞噬作用。

2. 维生素 B_2、维生素 PP 和维生素 B_6 维生素 B_2、维生素 PP 和维生素 B_6 常共同存在,在营养上亦有共同特点,即当其缺乏都表现为皮肤炎症。然而从在代谢中的作用来看,前两者共同参与生物氧化过程,维生素 B_6 则主要参与氨基酸的代谢。

维生素 B_2 是由核醇(ribitol)与异咯嗪(Iso-alloxazine)结合构成的,由于异咯嗪是一种黄色色素,所以维生素 B_2 又称为核黄素。维生素 B_2分子中的异咯嗪,其第 1 和第 10 位氮原子可反复接受和放出氢,因而具有可逆的氧化还原特性,这一特点与它的主要生理功能相关。核黄素在体内经磷酸化作用可生成黄素单核苷酸(FMN)和黄素腺嘌呤二核苷酸(FAD),它们分别构成各种黄酶的辅酶,参与体内生物氧化过程。维生素 B_2 缺

乏时,主要表现为口角炎、舌炎、阴囊炎、角膜血管增生和巩膜充血等。幼儿缺乏它则生长迟缓。

维生素 PP 即抗癞皮病因子,又名预防癞皮病因子(pellagrapreventingfactor)。它包括尼克酸(烟酸)和尼克酰胺(烟酰胺),均为吡啶衍生物。尼克酸和尼克酰胺的性质都较稳定,不易被酸、碱及热破坏。尼克酸在人体内可从色氨酸代谢产生,并可转变成尼克酰胺,但此反应产量少,所以仍需从食物中供给。尼克酰胺是构成辅酶 I(NAD^+)和辅酶 II($NADP^+$)的成分,这两种辅酶结构中的尼克酰胺部分具有可逆地加氢和脱氢的特性,在生物氧化过程中起着递氢体的作用。维生素 PP 缺乏时,主要表现为癞皮病,其特征是体表暴露部分出现对称性皮炎,此外,还有消化不良、精神不安等症状,严重时可出现顽固性腹泻和精神失常。

维生素 B_6 包括吡哆醇、吡哆醛和吡哆胺三种化合物,在体内它们可以相互转变。在机体组织内维生素 B_6 多以其磷酸酯的形式存在,参与氨基酸的转氨、某些氨基酸的脱羧,以及半胱氨酸的脱

巯基作用。

3. 叶酸和维生素 B_{12} 叶酸由蝶酸(pteroic acid)和谷氨酸结合构成,在植物绿叶中含量丰富故名。在动物组织中以肝脏含叶酸最丰富。食物中的叶酸多以含 5 分子或 7 分子谷氨酸的结合型存在,在肠道中受消化酶的作用水解为游离型而被吸收(图 4-35)。若缺乏此种消化酶则可因吸收障碍而致叶酸缺乏。叶酸在体内必须转变成四氢叶酸(FH4 或 THFA)才有生理活性。小肠黏膜、肝及骨髓等组织含有叶酸还原酶,在 NADPH 和维生素 C 的参与下,可催化此种转变。四氢叶酸参与体内"一碳基团"的转移,是一碳基团转移酶系统的辅酶。因此,四氢叶酸在体内嘌呤和嘧啶的合成上起重要作用。人类肠道细菌能合成叶酸,故一般不发生缺乏症,但当吸收不良、代谢失常或组织需要过多,以及长期使用肠道抑菌药物或叶酸拮抗药等状况下,则可造成叶酸缺乏。叶酸缺乏可引起巨幼细胞性大红细胞性贫血(megaloblasticmacrocyticanemia)。

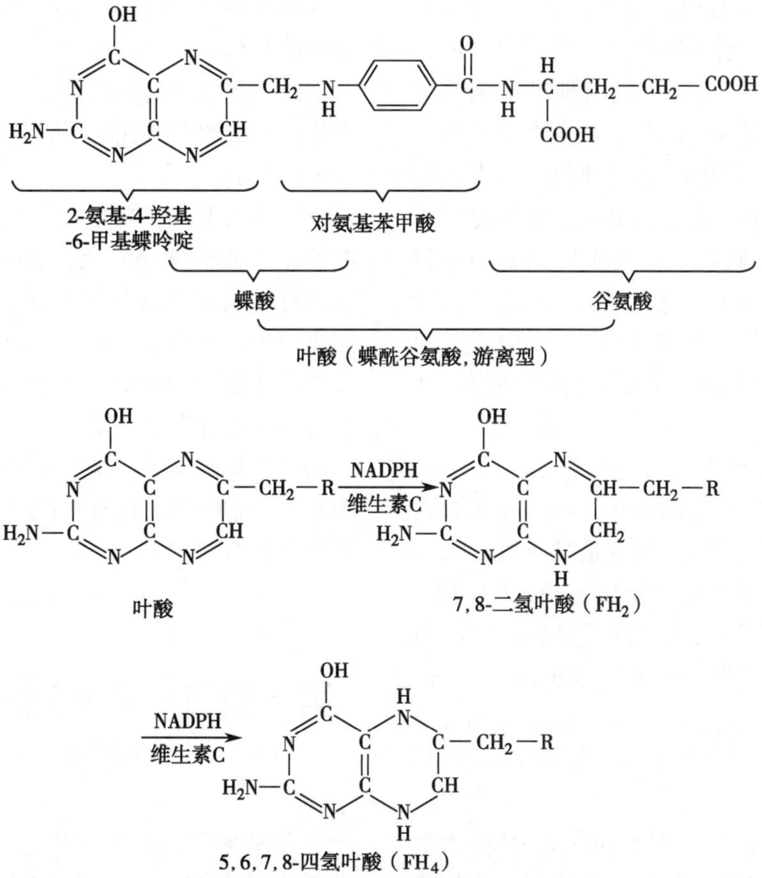

图 4-35 叶酸合成途径

维生素 B_{12} 结构复杂,因其分子中含有金属钴和许多酰氨基,故又称为钴胺素。维生素 B_{12} 分子中的钴(可以是一价、二价或三价的)能与 -CN、-OH、-CH$_3$ 或 5′- 脱氧腺苷等基团相连,分别称为氰钴胺、羟钴胺、甲基钴胺和 5′- 脱氧腺苷钴胺,后者又称为辅酶 B_{12}。其实,甲基钴胺也是维生素 B_{12} 的辅酶形式。维生素 B_{12} 的两种辅酶形式——甲基钴胺和 5′- 脱氧腺苷钴胺在代谢中的作用各不相同。甲基钴胺($CH_3·B_{12}$)参与体内甲基移换反应和叶酸代谢,是 N_5- 甲基四氢叶酸甲基移换酶的辅酶。如果缺乏维生素 B_{12},则叶酸无法周转利用,所以维生素 B_{12} 缺乏所引起的贫血,同缺乏叶酸一样,也是巨幼细胞性大红细胞贫血。5′- 脱氧腺苷钴胺($5′-dA·B_{12}$)是甲基丙二酰辅酶 A 变位酶的辅酶,参与体内丙酸的代谢。正常情况下,丙酰 COA 经羧化生成甲基丙二酰 CoA,后者再受甲基丙二酰 CoA 变位酶和辅酶 B_{12}(即 $5′-dA·B_{12}$)的作用转变为琥珀酰 CoA,最后进入三羧酸循环而被氧化利用,当维生素 B_{12} 缺乏时,由于这些代谢途径受阻,将导致甲基丙二酰 CoA 和丙酰 CoA 的堆积,结果引起甲基丙二酰 CoA 水解,产生甲基丙二酸由尿排出,而堆积的丙酰 CoA 掺入病变的神经髓鞘,构成异常的奇数碳脂肪酸(^{15}C 和 ^{17}C),这可能与神经髓鞘的退行性变有关。维生素 B_{12} 的吸收与正常胃黏膜分泌的一种糖蛋白密切相关,这种糖蛋白叫做内因子(intrinsic factor,IF),维生素 B_{12} 必须与内因子结合后才能被小肠吸收。某些疾病如萎缩性胃炎、胃全切除或者先天缺乏内因子者,均可因维生素 B_{12} 的吸收障碍而致维生素 B_{12} 的缺乏。对这类患者只有采取注射的方式给予维生素 B_{12} 才有效。

(二)维生素 C 和 P

维生素 C 又名抗坏血酸(ascorbic acid),是含有内脂结构的多元醇类,其特点是具有可解离出 H^+ 的烯醇式羟基,因而其水溶液有较强的酸性。维生素 C 可脱氢而被氧化,有很强的还原性,氧化型维生素 C(脱氢抗坏血酸 dehydroascorbic acid)还可接受氢而被还原。维生素 C 是具有光学异构体自然界存在的有生理活性的 L- 型抗坏血酸。

维生素 C 在酸性水溶液(pH<4)中较为稳定,在中性及碱性溶液中易被破坏,有微量金属离子(如 Cu^{2+}、Fe^{3+} 等)存在时,更易被氧化分解;加热或受光照射也可使维生素 C 分解。此外,植物组织中尚含有抗坏血酸氧化酶,能催化抗坏血酸氧化分解,失去活性,所以蔬菜和水果贮存过久,其中维生素 C 可遭到破坏而使其营养价值降低。

大多数动物能够利用葡萄糖合成维生素 C,但是人类、灵长类动物和豚鼠由于体内缺少合成维生素 C 的酶类,不能合成维生素 C,而必须依赖食物供给。食物中的维生素 C 可迅速自胃肠道吸收,吸收后的维生素 C 广泛分布于机体各组织,以肾上腺中含量最高。但是维生素 C 在体内贮存甚少,必须经常由食物供给。维生素 C 在体内分解可以产生草酸和苏阿糖酸(threonic acid)。

维生素 C 具有广泛的生理作用,除了防治坏血病外,临床上还有许多应用,从感冒到癌症,维生素 C 是应用最多的一种维生素。但是其作用机制有些还不十分清楚,从使用的剂量来看,有越来越大的趋势,已超出了维生素的概念,而是作为保健药物使用了。

已知维生素 C 参与体内代谢功能主要有以下几个方面:

1. 参与体内的羟化反应,包括胶元的合成、类固醇的羟化、芳香族氨基酸的羟化、有机药物或毒物的羟化。

2. 还原作用,包括保护巯基和使巯基再生、促进铁的吸收和利用、促进叶酸转变为四氢叶酸、抗体的生成。

维生素 P 的主要生理作用在于维持毛细血管壁的正常通透性,缺少它则通透性增强。因为在自然界维生素 P 常与维生素 C 共存,故一般认为坏血病为此两种维生素共同缺乏的结果。虽然在人类尚未发现单纯缺乏维生素 P 的疾病,但临床上可以应用维生素 P 防治某些因毛细血管通透性增强而引起的疾病。维生素 P 的作用机制尚未被阐明,有实验表明它有"节约"维生素 C 和抑制透明质酸酶的作用。

(王 艳 梅亚波)

第十四节 微量元素和金属离子代谢

人体所需的营养素中包括部分无机盐。许多离子,主要是金属离子,在体内发挥着重要的作用,如参与酶促反应、维护渗透压、促进骨骼形成、参与信息传递、参与凝血过程等多种生理功能。

体内的无机元素根据含量和需要量可分为常量元素及微量元素。体内含量较多（>5g），每天摄入量在100mg以上，如钙、磷、钾、钠、氯、镁等称为常量元素；而人体内含量甚微，每日需要量仅为μg或mg水平者，称为微量元素，包括铁、碘、铜、锌、锰、钴、钼、硒、铬、氟等。

本节主要介绍钙、磷的代谢及部分微量元素的作用。

一、钙磷代谢

人体内含量最丰富的无机元素是钙和磷。在正常成人，钙约占体重的1.5%~2.2%，总量约为700~1 400g；磷占体重的0.8%~1.2%，总量约为400~800g。其中99%的钙和86%的磷以羟磷灰石的形式存在于骨及牙齿当中。其余以溶解状态分布于体液和软组织中。机体从食物中摄取钙和磷，又通过尿和粪中排泄出体外，成人每日摄取和排泄量大致相等，处于动态平衡之中。

（一）血钙和血磷

血钙和血磷是指血浆中所含的钙和磷的浓度，血钙平均浓度为9~11mg/dl，血磷平均浓度为3.4mg/dl。

血钙可分为可扩散钙（diffusible calcium）和非扩散钙（non-diffusible calcium）。非扩散钙是指与血浆蛋白（主要为白蛋白）结合的钙，不易透过毛细血管壁。可扩散钙主要为游离Ca^{2+}及少量的可溶性钙盐，血浆中发挥生理作用的主要为游离Ca^{2+}。血浆中磷80%~85%以HPO_4^-形式存在。

血钙和血磷含量的相对稳定依赖于钙、磷的吸收与排泄、钙化及脱钙间的相对平衡，而这些平衡又主要受维生素D_3、甲状旁腺素和降钙素等激素的调节。

（二）钙和磷的代谢

1. 钙和磷的吸收　体内钙和磷均由食物供给。食物中所含钙主要为各种复合物，转变为游离Ca^{2+}，才能被肠道吸收。肠黏膜对钙的吸收机理较为复杂，既有跨膜转运，又有细胞内转运；既有逆浓度梯度的主动吸收，又有顺浓度梯度的被动扩散或易化转运。已知肠黏膜细胞内有多种钙结合蛋白（calniumbindingprotein，CaBP），它与Ca^{2+}有较强亲和力，可促进钙的吸收。食物中钙吸收率为30%。

食物中的磷主要以无机磷酸盐和有机磷酸酯两种形式存在，主要在肠道中被吸收，肠道主要吸收无机磷，有机含磷物则经水解释放出无机磷而被吸收。磷的吸收量比钙大，而且是逆电荷梯度进入小肠黏膜细胞，可见其有独立的吸收机制，目前对磷吸收机制尚未完全了解。磷的吸收较易、吸收率可达70%。磷的吸收与钙有密切关系，而且钙和磷的吸收又与钠的吸收和分布相互交织在一起。

2. 钙和磷的排泄　人体排出钙主要有两条途径：肾排出占20%，粪便排出占80%。正常人从尿排出钙量相对稳定，与血钙水平相关，与摄入量关系不大。血钙升高则尿钙排出增多。粪便中钙主要为食物中未吸收钙及消化液中钙。其排出量与食物中钙的摄入量及肠收状态关系较大。

磷亦通过肠道和肾脏排泄，以肾脏排泄为主。尿磷排出量占总排出量的60%。尿磷排出量取决于肾小球滤过率和肾小管重吸收功能，并随肠道摄入量的变化而变化。

3. 骨中的钙、磷　骨是一种特殊的结缔组织，是人体中钙、磷的最大储存库。骨盐占骨干重的65%~70%，其主要成分为磷酸钙占84%，其他还有$CaCO_3$占10%、柠檬酸钙占2%、磷酸镁占1%和Na_2HPO_4占2%等。通过成骨与溶骨作用，骨不断与细胞外液进行钙磷交换，对维持血钙和血磷稳定有重要作用。

二、镁的代谢

（一）体内镁的存在形式

镁（magnesium）的代谢及功能与钙、磷有密切关系。人体含镁量约20~28g，一半以上存在于骨中。细胞外液镁不超过总量的1%。镁与人类许多生理功能密切相关，在疾病发生及临床治疗中有重要作用。

骨中镁主要以$Mg_3(PO_4)_2$和$MgCO_3$的形式存在。正常人血镁浓度为0.8~1mmol/L，约1/3与血浆蛋白（主要是白蛋白）结合，而绝大部分（约60%）以Mg^{2+}形式存在。细胞内镁则大部分与磷酸根、柠檬酸根及其他阴离子结合为复合物，尤其是与ATP结合为Mg-ATP形式，参与需要ATP的反应。

（二）镁的吸收与排泄

人体每日镁的需要量为0.2~0.4g，主要从绿色蔬菜中获得。镁的吸收主要在小肠中。钙与镁的吸收有竞争作用。因此，食物中含钙过多则妨碍镁的吸收。

镁的排泄主要是通过肠道和肾脏。粪便排出占60%，此外，镁透过肾小球滤出，大部分可被肾小管重吸收，只有2%~10%随尿排出。缺镁则肾小管重吸收加强，而甲状腺素促进镁的排泄。

三、微量元素

微量元素是指含量占人体总重量万分之一以下，每日需要量在100mg以下的41种元素，包括铁、铜、锌、碘等。目前，公认的人体必需的微量元素有铁、铜、锌、碘、锰、硒、氟、钼、钴、铬、镍、钒、锶、锡等14种，绝大多数为金属元素，在体内广泛分布，主要形式为化合物或络合物，含量较恒定。微量元素在体内发挥重要的作用，主要通过形成结合蛋白、酶、激素和维生素等发挥生理功能。

（一）铜

成人体内含铜量约100~50mg，在肝、肾、心、毛发及脑中含量较高。人体每日需要量约1.5~2.0mg，而推荐量为2~3mg。

食物中铜主要在胃和小肠上部吸收，吸收后送至肝脏，在肝脏中参与铜蓝蛋白（ceruloplasmin）的组成。肝脏是调节体内铜代谢的主要器官。铜可经胆汁排出，极少部分由尿排出。

体内铜除参与构成铜蓝蛋白外，还参与多种酶的构成。因此，铜的缺乏会导致结缔组织中胶原交联障碍，以及贫血、白细胞减少、动脉壁弹性减弱及神经系统症状等。体内铜代谢异常的遗传病目前除wilson病（肝豆状核变性）外，还发现有Menke病，表现为铜的吸收障碍导致肝、脑中铜含量降低，组织中含铜酶活力下降，机体代谢紊乱。

（二）锌

人体内含锌约2~3g，遍布于全身许多组织中，不少组织含有较多锌，如眼睛含锌达0.5%。成人每日需要量为15~200mg。

锌主要在小肠中吸收。肠腔内有与锌特异结合的因子，能促进锌的吸收。肠黏膜细胞中的锌结合蛋白能与锌结合并将其转动到基底膜一侧，锌在血中与白蛋白结合而送输。锌主要随胰液、胆汁排泄入肠腔，由粪便排出，部分锌可从尿及汗排出。

锌是80多种酶的组成成分或激动剂，参与体内多种物质的代谢。锌还参与胰岛素合成，在基因调控中亦有重要作用。因此，缺锌会导致多种代谢障碍，如儿童缺锌可引起生长发育迟缓、生殖器发育受损、伤口愈合迟缓等。另外，缺锌还可致皮肤干燥、味觉减退等。

（三）碘

正常成人体内碘含量25~50mg，大部分集中于甲状腺中。成人每日需要量为0.15mg。

碘主要由食物中摄取，碘的吸收快且完全，吸收率可高达100%。吸收入血的碘与蛋白结合而送输，主要集于甲状腺被利用。体内碘主要由肾排泄，约90%随尿排出，约10%随粪便排出。

碘主要参与合成甲状腺素[三碘甲腺原氨酸（T_3）和四碘甲腺原氨酸（T_4）]。甲状腺素在调节代谢及生长发育中均有重要作用。成人缺碘可引起甲状腺肿大，称甲状腺肿。胎儿及新生儿缺碘则可引起呆小症、智力迟钝、体力不佳等严重发育不良。常用的预防方法是食用含碘盐或碘化食油等。

（四）锰

成人体内含锰量约10~20mg，主储存于肝和肾中。在细胞内则主要集中于线粒体中。每日需要量为3~5mg。

锰在肠道中吸收与铁吸收机制类似，吸收率较低，且两者相互竞争相互干扰。吸收后与血浆β_1-球蛋白、运锰蛋白结合而送输。主要由胆汁和尿中排出。

锰参与一些酶的构成，不仅参加糖和脂类代谢，还在蛋白质、DNA和RNA合成中起作用。锰在自然界分布广泛，以茶叶中含量最丰富。慢性锰中毒可引起慢性神经系统中毒，表现为锥体外系的功能障碍，并可引起眼球集合能力减弱、眼球震颤、睑裂扩大等。

（五）硒

硒是人体必需的一种微量元素，体内含量约14~21mg，广泛分布于除脂肪组织以外的所有组织中。主要以含硒蛋白质形式存在。人体每日硒的需要量为50~200μg。

硒是谷胱甘肽过氧化物酶（GSH-Px）及磷脂过氧化氢谷胱甘肽过氧化酶（PHG-Px）的组成成分。GSH-Px中每分子酶四聚体含有4分子硒，硒半胱氨酸的硒醇是酶的催化中心。该酶在人体内起抗氧化作用，能催化GSH与胞液中的过氧化物反应，防止过氧化物对机体的损伤。PHG-Px与GSH-Px不同，它存在于肝和心肌细胞线粒体内膜间隙中，作用是抗氧化、维持线粒体的完整、避免脂质过氧化物伤害。

近年来，研究发现硒与多种疾病的发生有关。

如克山病、心肌炎、扩张型心肌病、大骨节病及碘缺乏病均与缺硒有关。硒还具有抗癌作用，是肝癌、乳腺癌、皮肤癌、结肠癌、鼻咽癌及肺癌等的抑制剂。硒还具有促进人体细胞内新陈代谢、核酸合成和抗体形成、抗血栓及抗衰老等多方面作用。但硒过多也会对人体产生毒性作用，如脱发、指甲脱落、周围性神经炎、生长迟缓及生育力降低等。

（六）氟

在人体内氟含量约为 2~3g，其中 90% 积存于骨及牙中。每日需要量为 2.4mg。

氟主要经胃部吸收，氟易吸收且吸收较迅速。氟主要经尿和粪便排泄，体内氟约 80% 从尿排出。

氟能与羟磷灰石吸附，取代其羟基形成氟磷灰石，能加强对龋齿的抵抗作用。此外，氟还可直接刺激细胞膜中 G 蛋白，激活腺苷酸环化酶或磷脂酶 C，启动细胞内 cAMP 或磷脂酰肌醇信号系统，引起广泛生物效应。

氟过多亦可对机体产生损伤，如长期饮用高氟（>2mg/L）水，牙釉质受损可出现斑纹、牙变脆易破碎等。

（七）钒

钒在人体内含量极低，体内总量不足 1mg。主要分布于内脏，尤其是肝、肾、甲状腺等部位，骨组织中含量也较高。人体对钒的正常需要量为 100μg/d。

钒在胃肠吸收率仅为 5%，其吸收部位主要在上消化道。此外，环境中的钒可经皮肤和肺吸收入体中。血液中约 95% 的钒以离子状态（VO^{2+}）与转铁蛋白结合而送输，因此钒与铁在体内可相互影响。

钒对骨和牙齿正常发育及钙化有关，能增强牙对龋牙的抵抗力。钒还可以促进糖代谢，刺激钒酸盐依赖性 NADPH 氧化反应，增强脂蛋白脂酶活性，加快腺苷酸环化酶活化和氨基酸转化及促进红细胞生长等作用。因此，钒缺乏时可出现牙齿、骨和软骨发育受阻，肝内磷脂含量少，营养不良性水肿及甲状腺代谢异常等。

（王 艳 梅亚波）

参考文献

1. Berens RL, Krug EC, Marr JJ. Purine and pyrimidine metabolism. Biochemistry and Molecular Biology of Parasites, 1995: 89-117.

2. Sedel F. Inborn errors of metabolism in adult neurology. Revue neurologique, 2013, 169: 63-69.

3. Hovdenak N, Haram K. Influence of mineral and vitamin supplements on pregnancy outcome. European Journal of Obstetrics & Gynecology and Reproductive Biology, 2012, 164 (2): 127-132.

4. Kinney JM, Elwyn DH, Cynober LA. Amino acid metabolism in health and nutritional disease. Amino acid metabolism and therapy in health and nutritional disease. CRC Press, 1995: 1-12.

5. And BJM, Lea PJ. Amino Acid Metabolism. Annu. rev. plant Physiol, 1977, 28 (1): 299-329.

6. Kaneko JJ. Carbohydrate Metabolism and Its Diseases. Clinical Biochemistry of Domestic Animals. Elsevier Inc, 2008: 45-81.

7. Mcmahon M, Gerich J, Rizza R. Effects of glucocorticoids on carbohydrate metabolism. Diabetes/metabolism Research & Reviews, 2010, 4 (1): 17-30.

8. Baulny HOD, Superti-Furga A. Disorders of Mitochondrial Fatty Acid Oxidation and Ketone Body Metabolism. Physician's Guide to the Treatment and Follow-Up of Metabolic Diseases. Springer Berlin Heidelberg, 2006: 147-160.

9. Wakil SJ, Abuelheiga LA. Fatty acid metabolism: target for metabolic syndrome. Journal of Lipid Research, 2009, 50 (Suppl): 138.

10. Hackney AC. Energy and Energy Metabolism. Exercise, Sport, and Bioanalytical Chemistry. Elsevier Inc, 2016: 3-10.

11. Henderson JF, Paterson ARP. Nucleotide metabolism: an introduction. Academic Press, 2014.

12. Nyhan WL. Disorders of purine and pyrimidine metabolism. Molecular genetics and metabolism, 2005, 86 (1): 25-33.

13. Champe PC, Harvey RA, Ferrier DR. Cholesterol and steroid metabolism. Biochemistry (Lippincott's Illustrated Reviews), 2005: 222-223.

14. Morrissey J. Cholesterol and steroid metabolism. Med. Biochem. 3rd ed. Lipinncott, 2006: 368-372.

15. Bonkovsky HL, Guo JT, Hou W, et al. Porphyrin and heme metabolism and the porphyrias. Comprehensive Physiology, 2013, 3 (1): 365-401.

16. Rader DJ, Hobbs HH. Disorders of lipoprotein metabolism. Harrisons principles of internal medicine, 2005, 16 (2): 2286.

17. Nordgren M, Fransen M. Peroxisomal metabolism and oxidative stress. Biochimie, 2014, 98: 56-62.

18. Schachter H. Glycoprotein biosynthesis. The Glycoconjugates. Mammalian Glycoproteins, 2012: 87-181.

第五章

遗传代谢病的临床表现

遗传代谢病的临床表现依据起病时间可分为急性或慢性。急性体征包括发作性呕吐，伴有脱水或休克、嗜睡、昏迷、横纹肌溶解、低血糖等。慢性体征包括生长迟缓、肝脾大、心肌病、痉挛性瘫痪和发育迟缓或倒退等。遗传代谢病的临床症状多种多样，随年龄不同而异，全身各器官均可受累。大多有神经系统受累的表现及消化系统的症状，此外，还有内环境紊乱、特殊面容、毛发皮肤色素改变、尿液的特殊气味等。

第一节 常见临床表现或综合征

一、急性代谢紊乱

（一）低血糖

诊断标准：血糖低于 2.2mmol/L 为低血糖。

需要处理的血糖值：任何年龄血糖<2.6mmol/L（45mg/ml）。

常见疾病：生酮作用障碍、脂肪酸氧化障碍（如，中链酰基辅酶 A 脱氢酶（MCAD）缺乏症）、某些糖原贮积病（GSD）、糖异生作用障碍和遗传性果糖不耐受症（HFI）、氨基酸代谢障碍、有机酸血症和线粒体病。

新生儿期低血糖需考虑非代谢性因素，如败血症、严重全身性疾病、低出生体重儿以及糖尿病母亲婴儿等。

另外，低血糖时应该排除饥饿状态，测血糖时间距离最后一次进食的时间、饥饿、药物以及不规律饮食等因素，若此时游离脂肪酸显著升高且酮体水平增高，低血糖提示饥饿状态；若此时酮体水平正常或降低则提示脂肪酸氧化或酮体生成障碍。有机酸尿症、糖原贮积症、尿素循环障碍及氨基酸代谢病常引起酮症性低血糖。

（二）高氨血症

诊断标准：新生儿期血氨高于 200μmol/L；新生儿期以后血氨高于 100μmol/L 时可疑遗传代谢病。

氨对神经系统和肝脏都有很强的毒性。一般认为：血氨浓度（μmol/l）× 昏迷时间（日数）>2 400μmol/l，预后不良。

临床症状与氨升高的程度、速度、持续时间有关。血氨低于 100μmol/L 时，表现多正常。血氨在 100~200μmol/L 时，可表现为兴奋、行为性格异常、呕吐、厌食蛋白倾向；血氨在 200μmol/L 以上时，出现意识障碍、惊厥；血氨在 400μmol/L 以上，将出现昏迷、呼吸困难，甚至猝死。

急性期以脑水肿为主，精神状态异常、嗜睡、昏迷、呕吐、抽搐、循环不良、颅内高压、脑疝，最终导致死亡。新生儿科出现类似休克和呼吸衰竭的症状。慢性高氨血症表现为厌食蛋白质、头疼、头晕、震颤、共济失调、乏力、攻击性或自伤行为、认知障碍、学习能力差、生长发育迟缓、肝酶高和精神症状，可间歇性发作。核磁可见，脑皮质萎缩、脑室扩大、髓鞘发育不良。

引起高氨血症的 IEM 很多，其表现也有不同，有的生后数天内发病，有些到儿童或成人才发病，可能在轻微呼吸道感染、腹泻、饥饿、高蛋白饮食、疲劳后出现急性发作。

常见病因有尿素循环障碍、有机酸尿症（如丙酸尿症)、脂肪酸 β 氧化障碍、高胰岛素 - 高氨血症综合征(HIHA;谷氨酸脱氢酶缺乏症;血氨罕有高于 200μmol/l);严重肝功能损害(注:尿素循环障碍患者可见转氨酶增高和 PTT 降低)等。

一过性高氨血症常见于新生儿期动脉导管未闭和新生儿呼吸窘迫综合征。初期常伴有乳酸酸中毒,但是新生儿期由于呕吐及高氨血症可表现为碱中毒。肌肉活动增加:在人工呼吸辅助下、呼吸窘迫综合征或全身抽搐大发作后,可见血氨增加,很少高于 180μmol/L。假阳性常见,多与标本有关,标本采集注意:不扎止血带,静脉(动脉)标本,冰冻保存并立即检测。

(三)代谢性酸中毒和酮症

参考值:pH 值(7.37~7.43)、PaO_2(70~100mmHg)、$PaCO_2$(27~40mmHg)、HCO_3^-(动脉标本:21~28mmol/L);阴离子间隙 = [Na^+]- [Cl^-+HCO_3^-](7~16mmol/L)。阴离子间隙正常:常见于肾脏及肠道丢失碳酸氢盐类疾病。肾脏丢失碳酸氢盐特征性表现:血氯升高,尿 pH 值>5(伴酸中毒);如 Fanconi 综合征,特征为骨软化、肾性糖尿、氨基酸尿、高磷酸尿,根据碳酸氢盐丢失情况补充碱剂以纠正酸中毒;

腹泻引起碳酸氢盐特征表现:血氯升高,尿 pH 值可由于低血钾而升高,尿氨继发性升高。阴离子间隙升高:可见于多种有机酸尿症(如甲基丙二酸尿症、丙酸尿症及异戊酸尿症);其他常见原因如严重感染、组织缺氧、脱水、中毒、分解代谢亢进等。可以通过检测血乳酸及酮体水平、尿有机酸分析、血氨基酸及酰基肉碱分析确定致病有机酸种类。

酮症可以出现在饥饿、分解代谢及生酮饮食时;在某些情况,酮症可由于恶心、呕吐所致;由于调节障碍导致的酮症伴空腹低血糖可见于正常婴幼儿;持续性酮症提示酮体分解障碍;酮症伴随其他代谢异常可提示线粒体代谢异常(如有机酸尿症及氧化呼吸链异常);餐后乳酸酸中毒、酮症、空腹低血糖、肝大提示Ⅲ型或其他类型的糖原贮积症。酮症伴空腹低血糖在正常婴儿与幼儿较常见,为调节障碍所致,但也应注意鉴别。

(四)高乳酸血症

参考值:血液≥2.1mmol/l;脑脊液≥1.8mmol/l。乳酸升高时,需检测丙酮酸,计算乳酸 / 丙酮酸比值(氧化还原状态,比值正常值<20)。丙氨酸(血浆氨基酸)反映血液丙酮酸水平(间接反映乳酸水平)。正常值<450μmol/l,丙氨酸 / 赖氨酸比值<3。容易受到标本采集的影响(不扎止血带静脉血或动脉血;患儿处于平静状态)。原发性与继发性鉴别困难。神经系统异常需检测脑脊液乳酸水平。氧化代谢异常所致乳酸酸中毒为线粒体病、糖原贮积病和糖异生作用障碍中的一种常见表现。

先天性高乳酸血症是一系列代谢缺陷的总称:包括丙酮酸代谢障碍及糖异生系统中的酶活性缺乏和线粒体呼吸链紊乱,多见于婴幼儿,于出生不久即被发现有间歇性呼吸快,伴有全身肌张力低、抽搐、阵挛性抽搐、震颤、嗜睡、共济运动失调或意识障碍,同时,智能和运动功能发育迟滞,可伴有肝大、心脏扩大、低血糖等,血乳酸明显增高,严重的代谢性酸中毒,血丙酮酸、丙氨酸、α- 酮戊二酸也相应增高。当排除继发性因素(如采血不顺利、扎止血带采血、辅助通气、维生素 B_1 缺乏、惊厥、缺氧、窒息、心肌病、休克、心衰、肝衰竭、肾衰竭、败血症、肾小管综合征、乳酸尿症、高氯血症)导致血乳酸增高时,应高度怀疑遗传代谢病。

餐后乳糖或酮体增高,提示丙酮酸脱氢酶缺乏症或线粒体呼吸链缺陷;餐后乳酸值降低或空腹低血糖提示糖异生障碍或是Ⅰ型糖原贮积症;葡萄糖负荷后乳酸升高常见于Ⅰ型、Ⅲ型、Ⅵ型糖原贮积症。

二、其他常见临床表现

(一)肌张力低下

肌张力低下是代谢性疾病常见的临床表现,常伴随惊厥、呕吐、嗜睡、神经系统异常及多脏器功能障碍。

而原发性神经肌肉病常表现为单纯肌张力减退。

可引起新生儿肌张力低下的常见遗传代谢病:甲基丙二酸血症、苯丙酮尿症、尿素循环障碍、半乳糖血症、肾上腺脑白质营养不良、球形脑白质营养不良、异染性脑白质营养不良、神经节苷脂贮积病、Menkes 病、线粒体病、肉碱缺乏综合征、肉碱软脂酰转移酶缺陷综合征、肝脑肾综合征、长链脂肪酸氧化障碍等。

常规检查包括:电解质及肌酸激酶测定,遗传代谢病筛查。

(二)运动不耐受

运动不耐受是由于肌肉细胞能量供给不足

导致肌无力及运动后出现的肌肉疼痛、肌肉痉挛和肌纤维破坏；多种疾病均可有此表现。糖原分解障碍：典型表现为剧烈运动开始时出现的肌肉疼痛，短时间休息后症状缓解。脂肪酸氧化障碍：典型表现为长时间运动过程后或是休息期出现肌肉疼痛；线粒体疾病：表现为运动耐力的显著下降。磷酸果糖激酶缺乏症、磷酸甘油酸激酶缺乏症、乳酸脱氢酶缺乏症：表现为在剧烈运动后可能引起肌肉疼痛、痉挛、肌肉损伤及尿液变色。肌腺苷酸脱氨酶缺乏症：表现为运动中及运动后肌肉疲劳、无力、疼痛或痉挛。磷酸化酶缺乏症：表现为运动耐力下降，剧烈运动可导致肌肉损伤，甚至肾损伤。

出现以上症状时，应进行相关酶（包括肌酸激酶、乳酸脱氢酶及其亚型、谷丙转氨酶、谷草转氨酶、醛缩酶）测定、尿肌酐、甲状腺激素、尿肌红蛋白测定，以及酰基肉碱谱分析、相关基因序列分析。

（三）外观畸形

出生前（或出生后）畸形：过氧化物酶体病和先天性糖基化异常（影响到与细胞结构有关的大分子代谢）、溶酶体病（导致代谢产物进行蓄积）、类固醇合成障碍（影响信号传导）、丙酮酸脱氢酶缺乏症（影响细胞内能量代谢）。

许多遗传代谢病患者存在外观异常，如苯丙酮尿症患者皮肤白皙、毛发淡黄、尿液呈鼠尿味；生物素缺乏症患者常有顽固性湿疹及脱发；线粒体脑病伴乳酸酸中毒及卒中样发作综合征患者毛发浓密、身材矮小；过氧化物酶体病患者出生时即表现典型的面容畸形（如前额突出、内眦赘皮、鼻梁宽平、外耳畸形）；溶酶体贮积症患者表现为面容丑陋、皮肤毛发改变、骨骼畸形；Menkes 病呈现特征性面容（小下颌、颊部下陷、眉毛平直、鼻扁平、弓形上口唇，双耳大）及毛发色淡、卷缩、质脆。

影像学检查可发现代谢性疾病所致的结构异常、过氧化物酶体病所导致的神经元移行障碍或线粒体病所导致的脑畸形。大多数患儿的疾病病程呈进展性或动态发展，容易被考虑到代谢性疾病。部分疾病仅表现为轻度畸形，对于智力障碍、轻度畸形的患儿应注意除外这类疾病。

严重的过氧化物酶体功能障碍（如 Zellweger 综合征），出生时患儿即表现为典型的面部畸形，如前额突出、内眦赘皮、鼻梁宽平、外耳畸形。

溶酶体病，除引起胎儿水肿外，患儿出生时多

表现正常，在出生后 1 个月至数年，逐渐表现为外表畸形，典型的表现为面容丑陋、皮肤毛发改变、骨骼改变、皮肤毛发改变、脏器肿大。

（四）瑞氏综合征

是由多因素（水杨酸盐、止吐药、丙戊酸钠及"特发性"）所致的急性线粒体功能不全引起的以急性肝性脑病为特点的临床综合征，通常并发感染。狭义的瑞氏综合征（由水杨酸盐类药物引起）已经很少见，目前先天性代谢性障碍是导致瑞氏综合征最主要的病因。临床表现常见呕吐、嗜睡、意识障碍，甚至出现昏迷、惊厥、去大脑强直、呼吸抑制。生化检测可见高氨血症、低血糖、代谢性酸中毒、肝功能衰竭、脂肪酸升高及二羧酸尿症等异常。

需与以下疾病相鉴别：代谢性疾病：尿素循环障碍、脂肪酸氧化代谢病和酮体生成障碍；线粒体病、有机酸尿症、糖异生障碍及遗传性果糖不耐受。

诊断：一般代谢检查，有机酸，乳清酸，肉碱测定，酰基肉碱谱，血浆、尿液氨基酸，一般线粒体功能检测。根据临床考虑其他生化、酶学或遗传基因分析。

（五）婴儿猝死综合征

代谢性疾病是婴儿意外死亡重要的原因。对临床不明原因的猝死要高度警惕婴儿猝死综合征，这类疾病缓解期多无症状，或仅有一些非特异的症状和体征，但在某些代谢压力下，如上感、腹泻、大量进食蛋白质、剧烈运动、麻醉及药物等诱发下，婴儿猝死综合征可急性起病，迅速加重恶化，甚至危及生命。婴儿猝死综合征（SIDS）或明显危及生命事件（ALTE）可能发生于存在氨基酸代谢障碍、有机酸血症、尿素循环障碍、脂肪酸氧化障碍和线粒体病的婴儿中。心肌病是原发性肉碱缺乏症最重要的临床表现，包括扩张型心肌病和肥厚型心肌病。引发心律失常少，以室颤为多。

应进行的检查：法医检验：基本尸检，有机酸（尿）、氨基酸（血浆、脑脊液）、酰基肉碱（血样、胆汁、血清）；进一步的基因或酶学分析。

（六）胎儿水肿

胎儿水肿是指出生时已有的全身性水肿，并常伴有浆膜腔积液。可局限于特定部位（如腹部）。胎儿水肿分为"免疫性"（溶血因素）和"非免疫性"。后者的病因通常是由心血管疾病、严重贫血、血浆蛋白低下、染色体疾病、胸部畸形，以及

其他(遗传及非遗传疾病)因素。

胎儿水肿应在产前即作出诊断。

需进行检查：超声、母亲血液、胎儿(或新生儿)化验(染色体、血常规、感染指标、血液病等)以及代谢检测。

代谢性因素仅占小部分病例，常见病因有溶酶体病、固醇合成障碍、过氧化物酶体病、糖原贮积症、糖基化障碍及严重心肌病等。

(七)智力障碍

多种遗传代谢病可导致急性或是慢性脑损伤，常伴随退行性改变，从而引发智力障碍。

在婴幼儿期可表现为精神、运动及语言发育的落后；年长儿智力障碍的同时可伴随精神行为的异常，如性格暴躁、易怒、多动、攻击行为、过度恐慌、淡漠、睡眠障碍等。

需进行的检查：详细的神经系统查体：如肌力及肌张力异常；基因芯片、遗传代谢病筛查、头颅MR、脑电图及神经电生理检查。

智力障碍的同时伴有多器官进行性退行性病变(如结缔组织、骨组织、神经组织)及脏器肿大，应考虑溶酶体病的可能；智力障碍的同时伴随两个或两个以上脏器或组织的疾病时，应考虑线粒体病的可能。

(八)癫痫

癫痫是许多遗传代谢病的常见症状；遗传代谢病患者约有47%有癫痫发作。

检查：脑脊液代谢分析、头颅MR检查、脑电图检测；脑脊液糖含量<2.7mmol/L或是脑脊液糖含量/血浆糖含量≤0.45提示Ⅰ型葡萄糖转运体缺陷综合征，可导致早期婴儿癫痫伴小头畸形，生酮饮食治疗有效；脑脊液5-甲基四氢叶酸<5nmol/L提示脑叶酸转运障碍或其他叶酸代谢障碍，亚叶酸治疗可以逆转临床症状，改善脑损伤；对于婴儿期癫痫、惊厥持续状态频发、智力受损、抗癫痫药物治疗无效的患儿，应考虑维生素B_6依赖症的可能，尝试性应用维生素$B_6$100~500mg静脉滴注治疗。

(九)肌病

代谢性肌病是IEM的表现之一，主要是肌肉能量代谢障碍所致。临床表现为反复发作的可逆性肌肉症状，如运动耐力下降、肌痛、肌肉痛性痉挛和肌力降低，多由运动诱发。少数可表现为持续性或进行性的肌肉无力。多见于糖原贮积病、脂质沉积症、线粒体疾病、嘌呤代谢异常等。

引起反复发作的可逆性肌肉症状的疾病表现：①糖原贮积病：轻度者无或仅有轻度肌肉症状，单独累及肌肉系统、休息后可缓解；摄入碳水化合物可加重运动耐力差，或进行性肌力下降，可有轻度溶血性贫血；可累及肝、心脏、惊厥发作，智力发育迟缓。②脂质沉积症：婴儿期、儿童及成人期均可发病，早期发病者除肌肉症状外，表现为喂养困难、低血糖、肝大、肝功能异常和心肌病，可发生严重的呼吸问题或昏迷，甚至猝死。晚发者症状轻，肌张力降低、肌痛、也可有周围神经病表现。新生儿发病者常生后几个月内死亡，婴儿期发病者表现为心肌病、急性肝衰竭、非酮性低血糖和惊厥发作，病死率高。成人发病早期常局限于肌肉系统症状。

引起进行性或持续性肌肉病的IEM常表现为：①糖原贮积病表现为婴儿期发病者病情严重，肝大、心脏增大、肌肉无力，常生后几年内死亡。发病晚的类似多发性肌炎或肢带型肌营养不良，可累及呼吸肌。低血糖、生长发育迟缓，肝硬化、肝衰竭、心肌病，智力发育迟缓和身材矮小。②脂质沉积症：可表现为心肌病、非酮性低血糖、昏迷和贫血，类瑞氏综合征。婴儿期发病可有低血糖、呕吐、惊厥发作和发育迟缓。

心肌病是一些遗传代谢病的重要表现，常表现为心肌肥厚与扩张、心律失常，这些患者常伴随其他系统异常，如骨骼肌损害、神经系统及肝功能异常等。需进行的检查包括心脏超声与心功能测定、心酶测定、肝功能测定、肌肉活检、遗传代谢病筛查、相关酶活性测定。

(十)多脏器损害

肝脏是遗传代谢病最常见受累脏器，常表现为慢性肝炎、肝硬化、病理性黄疸、胆汁淤积，反复出现疲乏无力、食欲减退、呕吐、水肿及腹水等。少数患者表现为急性肝炎，甚至急性肝功能衰竭；轻症患者仅表现为肝脾大，无其他临床症状；一些患者在肝功能障碍的同时发生溶血性贫血；肾脏损害大多继发于肝脏损害，主要表现为肾小管重吸收障碍，如肾小管酸中毒、蛋白尿、氨基酸尿、糖尿等；少数患者可合并甲状旁腺功能障碍、体液免疫或细胞免疫功能异常、胰酶分泌障碍及脑功能障碍等。

三、急性代谢失代偿的临床表现

患者突然出现累及多系统的临床表现，多提

示遗传代谢病,急性失代偿的表现常见的有:胃肠道症状、呼吸系统症状、神经系统症状、癫痫发作、婴儿猝死或危机生命的事件。

1. 胃肠道症状　多表现呕吐和厌食或不能进食。也可表现为喂养困难和 / 或生长迟滞。婴儿可能会出现吸吮无力或进食量少。呕吐和脱水反复发作(特别是与蛋白质或特定碳水化合物摄入相关时)为氨基酸代谢障碍、有机酸血症和尿素循环障碍的特征。

2. 呼吸系统症状　代谢性酸中毒可导致呼吸加快或加深,随着失代偿加重可能导致神经抑制而出现呼吸暂停,尿素循环障碍可因高血氨引起呼吸快,导致呼吸性碱中毒。

3. 神经系统症状　嗜睡和昏迷是神经系统常见症状。多见于氨基酸代谢障碍、有机酸血症、尿素循环障碍、脂肪酸氧化缺陷、线粒体病和碳水化合物代谢障碍(通常见于上述急性或发作性失代偿),而溶酶体贮积症和过氧化物酶体病罕见。枫糖尿病及与显著高氨血症和严重低血糖相关的疾病可发生脑水肿。

4. 癫痫发作　几乎所有类型的 IEM 都可能出现癫痫发作,但并不是全面性癫痫发作。这些癫痫发作通常与代谢紊乱相关。可能为 α- 氨基己二酸半醛(α-AASA)脱氢酶缺陷所致吡哆醇依赖性或亚叶酸反应性癫痫发作的唯一表现。其他 IEM 中的癫痫发作通常继发于低血糖或中间代谢障碍中的毒性代谢产物蓄积。此类癫痫发作可能对标准抗癫痫药物反应不佳,反而对基础代谢紊乱的治疗有反应。

5. 婴儿猝死综合征或明显危机生命事件。

四、遗传病累及各系统时常见临床表现

由于遗传代谢病种类很多,系统广泛受累,对于医生来说几乎每一个"现病史"都可能成为遗传代谢病的一个可能病因,尤其是在童年。以下是各主要器官系统受影响的临床表现:

1. 生长发育异常　生长迟缓,发育停滞,体重减轻;两性畸形,青春期延迟,性早熟;发育延迟。

2. 神经系统　精神运动发育落后,脑瘫,癫痫,痴呆症,脑病,卒中;耳聋,失明,认知障碍;行为异常,抑郁症,精神病,昏迷。

3. 皮肤毛发改变　脱发、皮疹,异常色素沉着,色素沉着不足,黄疸,毛发过多,顽固性湿疹、红皮病、脓皮病、牛皮癣样皮肤改变,肿块。

4. 其他畸形　青光眼,白内障,骨骼发育异常,牙齿异常;特殊面容,先天性畸形。

5. 血液系统　免疫缺陷,白细胞、中性粒细胞减少,淋巴结肿大,血小板减少,贫血。

6. 消化系统　脾大,肝大,肝功能衰竭进食蛋白饮食后出现拒食,反复呕吐,腹泻,腹胀,腹痛,肝大,黄疸,喂养困难。

7. 肾脏功能　过度利尿,肾衰竭,脱水,水肿。

8. 心脏异常:低血压,心脏衰竭,心脏扩大,心肌肥厚,心肌病,高血压,心肌梗死。

9. 呼吸系统　喉喘鸣,过度呼吸(换气过度),呼吸无力,肺间质病,肺高压,反复呼吸道感染,呼吸衰竭。

10. 关节肌肉　关节痛,肌肉无力,痛性痉挛,肌张力异常,肌力下降。共济失调,不自主运动等。

11. 内分泌功能　甲状腺功能减退,肾上腺皮质功能减退,性腺功能低下,糖尿病。还可表现出许多形式的癌症。

(王　艳　梅亚波)

第二节　新生儿期常见临床表现

遗传代谢病在新生儿早期多数表现为非特异性症状,包括喂养困难、体重不增、嗜睡、呼吸异常、呕吐、惊厥、肌张力低下等。新生儿后期起病的遗传代谢病可表现为反复呕吐、进行性昏睡至昏迷、持续性低血糖、严重的新生儿黄疸及新生儿肝功能衰竭等。当早期看似"健康"的新生儿突然出现以上非特异性症状,并迅速恶化,临床表现为多样性或非特异性,用经典疾病不好解释,病情持续进展,传统处置效果不佳,亲代有近亲结婚、同胞新生儿死亡史,应该考虑遗传代谢病的可能,立即进行遗传代谢病检查以明确病因。

一、喂养困难

喂养困难可表现为吸吮力差,吸吮与吞咽不协调,反复发生的溢奶与呛咳,体重增长缓慢。

二、代谢性酸中毒

无法解释的、持久的代谢性酸中毒是新生儿

期 IEM 的常见特征。计算阴离子间隙（AG）有助于临床判断。

三、呼吸异常

呼吸系统受累，严重者可发生呼吸衰竭。可发生于发病的早期或晚期，可直接累及呼吸系统表现为喉喘鸣、呼吸急促、喘息、间质性肺炎和肺动脉高压等，呼吸异常可表现为呼吸节律、频率的异常，或呼吸困难。

四、乳酸性酸中毒

同急性代谢紊乱部分。

五、急性代谢性脑病

累积的前体或代谢产物的毒性效应引起脑部和维持正常意识状态有关的神经元代谢障碍或弥漫性病理改变而发生的急性的危及生命的中枢神经系统疾病。是新生儿期最常见的 IEM 表现。可伴有或不伴有严重的代谢性酸中毒、高氨血症。这类患儿常在诊断进行的过程中死亡。

脑病和惊厥：有两种可以辨别的表现模式。一种是新生儿出生时大致健康，经过一个无症状的过渡阶段后，表现出一些非特异的症状，如嗜睡、纳差、呕吐或易激惹，随后，可出现代谢性酸中毒或高氨血症，抽搐、昏迷变得越来越明显。常与高氨血症有关。另一种主要表现为神经系统病变，而无明显的高氨血症和酸碱代谢紊乱。在无明显症状间期，新生儿表现为意识不清、抽搐和呼吸暂停等非特异症状。非酮性高甘氨酸血症、含钼元素辅酶缺乏、维生素 B_6 依赖性惊厥、原发性乳酸中毒、线粒体和过氧化物酶体病变等疾病以这种形式表现。常导致严重的肌张力降低，伴或不伴有畸形或其他先天性异常。

六、持续性低血糖

同急性代谢紊乱部分。

七、心力衰竭

表现为增殖性心肌病和心室扩张功能减退者，可能提示线粒体呼吸链缺陷、长链脂肪酸氧化障碍或 Pompe 病（GSD Ⅱ 型）。多系统先天性糖基化病变（CDG）可在生后迅速出现心肌病和 / 或心包渗液，其特征包括身体瘦弱、面部畸形、乳头内陷和脂肪分布异常。X 链锁扩张性心肌病、嗜

中性粒细胞减少症（Barth 综合征）都有尿有机酸分析的特征性异常，可伴或不伴有心肌病，但大多数有心律失常。

八、肝功能障碍

常伴有其他临床表现。半乳糖血症是引起新生儿期肝功能障碍的最常见的代谢性原因，早期可发现的白内障。其他少见原因如：肝肾酪氨酸血症、抗胰蛋白酶缺乏、新生儿血色素沉着病和线粒体呼吸链缺陷等。尼曼 - 匹克病 C 型（NPC）是一种细胞内胆固醇酯化作用缺陷导致的脂肪累积病，典型表现为儿童期神经退行性变，新生儿期表现为不同程度的胆汁淤积、肝功能障碍和肝脾大等。

九、其他提示性异常

体温不稳定可以是 Menkes 综合征的早期特征。非免疫性水肿胎儿可以与许多代谢性疾病有关。黄疸和出血见于影响肝功能的疾病，但也可以是其他 IEM，如尿素循环缺陷的晚期症状。

（王艳　梅亚波）

参考文献

1. 中华医学会神经病学分会. 中国肌病型糖原贮积病诊治指南. 中华神经科杂志, 2016, 49 (1): 8-16.
2. 丁娟, 黄昱, 杨海坡, 等. 婴儿型糖原贮积症 Ⅱ 型六例临床分析. 中华儿科杂志, 2015, 53 (6): 436-441.
3. 梁翠丽, 刘丽, 盛慧英, 等. 糖原贮积病 Ⅰa 型患儿 20 例基因突变分析与临床研究. 中华实用儿科临床杂志, 2013, 28 (8): 581-585.
4. 张寒冰, 张为民, 仇佳晶, 等. 糖原贮积病 Ⅱ 型 (Pompe 病) 17 例临床特点和转归. 中华儿科杂志, 2012, 50 (6): 415-419.
5. 关函洲, 丁圆, 李东晓, 等. 高鸟氨酸血症- 高氨血症-高同型瓜氨酸尿症综合征三例诊疗研究. 中华儿科杂志, 2017, 55 (6): 428-433.
6. 陈淑丽, 何颜霞. 代谢性疾病相关脑病的诊治. 中国小儿急救医学, 2016, 23 (11): 742-745.
7. 吴桐菲, 李溪远, 丁圆, 等. 以痉挛性瘫痪首诊的精氨酸血症七例临床与基因分析及二例产前诊断研究. 中华儿科杂志, 2015, 53 (6): 425-430.
8. 刘希娟, 王华, 周晓薇. 儿童神经系统遗传代谢病临床及影像学特点. 中华神经医学杂志, 2013, 12 (4): 389-392.
9. 张喆, 贺娟, 陈晓文, 等. 新生儿高氨血症 30 例. 中华实

用儿科临床杂志, 2011, 26 (12): 949-951.

10. 刘怡, 刘玉鹏, 张尧, 等. 中国 1003 例甲基丙二酸血症的复杂临床表型、基因型及防治情况分析. 中华儿科杂志, 2018 (6): 414-420.

11. 李溪远, 丁圆, 刘玉鹏, 等. 枫糖尿症患儿 13 例临床、生化及基因研究. 中华实用儿科临床杂志, 2016, 31 (8): 569-572.

12. 王文红, 张碧丽, 张瑄, 等. 儿童范可尼综合征 19 例临床分析. 中华肾脏病杂志, 2010, 26 (5): 394-395.

13. 石惠英, 杨长仪, 张宝泉, 等. 新生儿重症监护病房遗传代谢病临床分析. 中华实用儿科临床杂志, 2016, 31 (20): 1556-1558.

14. 鄂慧姝, 韩连书, 叶军, 等. 戊二酸血症Ⅰ型患儿 62 例临床表现及质谱检测结果分析. 中华内分泌代谢杂志, 2017, 33 (9): 730-733.

15. 孙翀, 林洁, 蔡爽, 等. 线粒体脑肌病伴高乳酸血症和卒中样发作的临床特点和生存分析. 中华神经科杂志, 2018 (2): 118-123.

16. 杨茹莱, 童凡, 洪芳, 等. 新生儿半乳糖血症筛查及基因谱分析. 中华儿科杂志, 2017, 55 (2): 104-108.

17. 胡春辉. 溶酶体贮积症的临床诊治进展. 国际儿科学杂志, 2018 (2): 112-116.

18. 张豪正, 王广新. 生物素酶缺乏症研究进展. 中华实用儿科临床杂志, 2016, 31 (8): 637-640.

19. 李秀珍, 刘丽, 盛慧英, 等. 多种羧化酶缺乏症 15 例临床分析及长期随访. 中华实用儿科临床杂志, 2014, 29 (8): 590-594.

20. 雷红林, 叶军, 张惠文, 等. 35 例黏多糖贮积症Ⅳ型患儿临床特点及酶学诊断. 临床儿科杂志, 2012, 30 (5): 442-445.

第六章

实验室检查总论

循序渐进的完整的各种体液实验室检查及影像检查,是研究和探索遗传代谢病实时病况、个体差异的最有效手段。本章将逐节阐述遗传代谢病在实验室的基本检查、特殊检查、功能性实验,以及其他相关检测。

第一节　必需的基本实验室检查

一、血糖

新生儿容易发生低血糖,任何年龄血糖<2.6mmol/L(45mg/dl)时为低血糖,新生儿全血血糖<2.2mmol/L(40mg/dl)诊断为新生儿低血糖症,为确定导致低血糖的病因,应进行相应的临床和其他生化检查。应考虑的因素包括新生儿期非代谢因素、进食的时间、是否有肝大和肝功能损害,并除外其他疾病如败血症、低出生体重及糖尿病母亲等。早产儿由于环境适应能力差容易发生低血糖,导致新生儿持续低血糖最常见的原因是激素紊乱,如高胰岛素血症,由于脂肪分解抑制,低血糖的同时常伴有血液游离脂肪酸和酮体浓度降低。酮体正常或降低,游离脂肪酸显著升高则考虑脂肪代谢障碍(脂肪酸氧化障碍和酮体生成障碍)。

遗传代谢病导致的新生儿或婴儿低血糖主要包括碳水化合物代谢缺陷、氨基酸代谢缺陷和脂肪酸代谢缺陷,牵涉到的常见疾病有先天性高胰岛素血症、糖原贮积症(Ⅰ、Ⅲ、Ⅵ、0 型)、果糖不耐受症、半乳糖血症、果糖 -1- 磷酸 - 醛缩酶 B 缺乏

症、果糖 -1,6- 二磷酸酶缺乏症、长链脂肪酸氧化障碍、中链脂肪酸氧化障碍、多种酰基辅酶 A 脱氢酶缺乏症、肉碱棕榈油酰转移酶缺乏症、丙酮酸羧化酶缺乏症、丙酰辅酶 A 羧化酶缺乏症、枫糖尿症、异戊酸血症、酪氨酸血症 Ⅰ 型、线粒体呼吸链缺陷、糖异生障碍等。

基本的检查包括尿酮体及脂肪酸检查、酰基肉碱谱分析、包括胰岛素在内的激素分析、乳酸检查、有机酸代谢分析,必要时进行酶学分析和基因检测以确诊。

二、氨

新生儿血氨正常值一般<110μmol/L,新生儿期以后<80μmol/L,血氨高于正常值高值 2 倍以上应高度考虑代谢性疾病,针对所有遗传代谢病可疑的患儿都应尽早检测血氨,高氨血症容易漏诊,导致患者失去有效的治疗时机。可引起高血氨的代谢病有:尿素循环障碍(导致高血氨最常见因素,包括瓜氨酸血症、精氨酸琥珀酸尿症、精氨酸酶缺乏症、氨甲酰磷酸合成酶缺乏症、鸟氨酸氨甲酰基转移酶缺乏症)、有机酸尿症(包括甲基丙二酸血症、丙酸血症、异戊酸血症、生物素酶缺乏)、高胰岛素 - 高氨血症综合征、丙酮酸羧化缺陷症、N- 乙酰谷氨酰胺合成酶缺乏症。尿素循环障碍是导致严重高氨血症最常见的原因,另外常见的是有机酸血症,不能从血氨浓度鉴别尿素循环障碍和有机酸尿症,可以通过血液氨基酸检测瓜氨酸、谷氨酸等指标和尿液有机酸、乳清酸检测进行鉴别诊断,结合基因检测进行确诊。其他因素也可能导致高血氨,包括严重肝功损害、新生

儿静脉导管未闭、新生儿呼吸窘迫综合征等。对于血氨>200μmol/L 的足月儿应优先考虑遗传代谢病,尽快留取标本送达实验室,加急检测并将检测结果联系医生,针对不同的病因采取相应治疗方法,及时、正确的诊断非常重要。

三、酸碱状态

许多代谢性疾病会导致酸碱平衡紊乱,包括酸中毒和碱中毒。必要的时候都应该进行血气分析。代谢性酸中毒是最常见的一种酸碱平衡紊乱,以原发性 HCO_3^- 降低(<21mmol/L)和 pH 值降低(<7.35)为特征,引起代谢性酸中毒继发性原因包括严重感染、败血症、分解代谢亢进、组织缺氧、脱水和中毒,需要进行血气分析检测、氧分压、氧饱和度检测,血电解质钠、钾、钙、镁、磷检测和血乳酸、酮体(3-羟基丁酸)、尿有机酸、血浆氨基酸及肉碱谱检测并进行肝、肾功能检测,多种临床检查并结合临床症状综合分析。

四、乳酸

血乳酸增高是缺氧和病情严重引起能量代谢障碍的主要后果,并可能导致代谢酸中毒,出现血乳酸增高,没有休克、窒息、心脏病等情况下考虑原发性代谢疾病可能性大。

血液乳酸正常值:<2.1μmol/L(19mg/dl),CSF 中为<1.8μmol/L(16mg/dl),当乳酸升高时需检测丙酮酸。鉴别原发性乳酸血症和继发性乳酸血症比较困难,继发性原因有:使用止血带或者抽血困难、肌肉活动、癫痫、严重的全身性疾病(中枢及外周组织缺氧或缺血、休克、心衰、心肌病、肝脏或肾脏衰竭、败血症、糖尿病等)、肾小管综合征、使用药物、硫胺素缺乏。牵涉的遗传代谢病有:线粒体呼吸链或三羧酸循环障碍、丙酮酸脱氢酶或丙酮酸羧化酶缺乏症、长链脂肪酸氧化障碍、有机酸尿症、生物素代谢障碍、糖原贮积症、糖异生障碍。血液和尿液标本应尽快进行遗传代谢检查,必要时进行基因检测,乳酸升高结合酰基肉碱谱分析可以检测多数脂肪酸代谢性疾病,乳酸高合并酮症提示原发性代谢病疾病(三羧酸循环障碍),餐后乳酸增高(>20%)或酮体升高提示丙酮酸脱氢酶缺乏症或线粒体呼吸链缺陷,葡萄糖负荷后乳酸升高常见于 0、Ⅲ、Ⅵ型糖原贮积症,餐后乳酸值降低及空腹低血糖提示 Ⅰ 型糖原贮积症或糖异生障碍。

五、尿酮类(酮体)

尿中出现尿酮体(3-羟基丁酸和乙酰乙酸)称为酮尿症,在空腹时出现酮尿症正常,进食后出现酮尿症及新生儿期出现酮尿症为病理状态,提示某种代谢障碍。酮症是对禁食、分解代谢及生酮饮食的生理反应。在某些儿童,酮症与恶心和呕吐相关;婴儿酮血症伴呕吐、血糖正常时,极少为原发代谢性疾病所致。少数人分解障碍导致持续性酮症,线粒体代谢异常(尤其是有机酸尿症、氧化呼吸链疾病)患者常表现为酮症伴随其他代谢异常。

酮症伴空腹低血糖在正常婴儿与幼儿比较常见,注意鉴别与肾功能不全或是糖原贮积症 0 型。餐后酮症、乳酸酸中毒伴空腹低血糖、肝大提示 Ⅲ 型或者其他类型的糖原贮积症。

六、其他的实验室检查

由于代谢性疾病导致的器官功能障碍可以通过常规检查,例如血常规、肝功能、血功能检测、肌酸激酶水平等来判定。在一些伴有细胞代谢增加或尿清除率降低的患者血液尿酸可升高。

七、启动代谢失调的特殊物质

一些外源性的物质和活动能够影响机体代谢,严重时引起代谢紊乱,如表 6-1。

表 6-1　诱发代谢紊乱的特殊物质

特殊物质	病种
呕吐、禁食、感染、发热、疫苗接种、手术、事故、外伤	蛋白质代谢障碍、能量或碳水化合物代谢障碍或激素紊乱
高蛋白摄入和/或蛋白分解代谢亢进	蛋白质代谢障碍、氨基酸代谢病、有机酸尿症、尿素循环障碍、高胰岛素-高氨血症综合征
水果、蔗糖、液体治疗	果糖不耐受
乳糖、奶制品	半乳糖血症
高脂肪摄入	脂蛋白脂酶缺乏、甘油不耐受症、脂肪酸氧化障碍
药物	卟啉病、葡萄糖-6-磷酸脱氢酶缺乏症
运动过量	脂肪酸氧化、糖酵解、肌肉糖原分解、嘌呤和嘧啶代谢、线粒体呼吸链代谢障碍

(王　艳　梅亚波)

第二节　特殊的代谢检查

一、浸渍测试

通过检测试纸条浸渍尿液,肉眼或仪器评估,检测内容包括酸碱度、糖、乙酰乙酸、亚硝酸盐、胆红素、尿胆素原、酮体。

二、尿中还原物质检测

尿中还原物质检测,见表 6-2。

表 6-2　尿中还原物质检测

还原物质	疾病 / 病因
半乳糖	经典型半乳糖血症、半乳糖激酶缺乏症、严重肝病(继发性半乳糖不耐受)、Fanconi-Bickel 综合征
果糖	果糖不耐受、原发性果糖尿症
4-OH- 苯丙酮酸	酪氨酸血症 I 型、II 型
尿黑酸	尿黑酸尿症
木糖、阿拉伯糖	戊糖尿症、阿拉伯糖尿症
葡萄糖	糖尿病、范可尼综合征
草酸(大量)	高草酸尿症
水杨酸、抗坏血酸	药物
尿酸	高尿酸尿症
马尿症	高氨血症患者苯甲酸钠治疗中,吸收不良

三、硝基氢氰酸盐检查(Brand 反应)

收集 0.5ml 尿液加入 200μl 5% 氰化钠,检测含硫氨基(二硫化物),严重酮症会出现假阳性,同型半胱氨酸血症的患者可能会出现假阴性(需要检测总同型半胱氨酸),见表 6-3。

表 6-3　硝基氢氰酸盐检查

检测物质	疾病 / 病因
胱氨酸	胱氨酸尿症,精氨酸血症,广泛性氨基酸尿症
同型半胱氨酸	金典型同型半胱氨酸尿症,维生素 B_{12} 缺乏,胱硫醚尿症
谷胱甘肽	谷氨酰转移酶缺乏
药物	N- 乙酰半胱氨酸,青霉胺,卡托普利,氨苄青霉素及其他药物

四、亚硫酸盐检查

留取新鲜尿液尿试纸检测,亚硫酸氧化酶和钼辅助因子缺乏,多种含亚硫酸盐药物可导致尿液亚硫酸盐检测呈阳性结果,存在假阴性可能。

五、其他特殊检查

通过一些特殊检查能发现一些遗传代谢病的线索,如表 6-4 所示。

表 6-4　特殊实验室检查

实验室检查结果	提示的疾病(列举)
贫血(大细胞性)	维生素 B_{12} 或叶酸代谢障碍
网织红细胞增多	糖酵解缺陷,γ- 谷氨酰循环障碍
空泡淋巴细胞	溶酶体贮积症,青少年型神经节蜡样褐脂质沉积症
碱性磷酸酶↑	胆汁酸合成缺陷,甲状旁腺功能减退
碱性磷酸酶↓	低磷酸酯酶症
胆固醇↓	固醇合成缺陷,脂蛋白疾病,糖基化疾病,过氧化物酶体疾病
甘油三酯↑	糖原贮积病,脂蛋白疾病
肌酸激酶↑	抗肌萎缩蛋白病,脂肪酸氧化疾病,糖原贮积病,糖酵解疾病,肌肉 -AMP- 脱氨酶缺乏,线粒体疾病
肌酐↓	肌酐合成障碍
甲胎蛋白↑	酪氨酸血症 I 型,肝母细胞瘤,新生儿血色病,病毒性肝炎,共济失调性毛细血管扩张症

实验室检查结果	提示的疾病（列举）
尿酸↑	糖原贮积症（包括 Fanconi-Bickel 病），果糖不耐受，嘌呤代谢疾病，脂肪酸氧化缺陷，线粒体疾病
尿酸↓	嘌呤代谢障碍，钼辅助因子缺乏
铁、转铁蛋白↑	血色病，过氧化物酶体疾病
铜↑	过氧化物酶体疾病，肝豆状核变性（尿、肝脏）
铜，血浆铜蓝蛋白↓	肝豆状核变性（血清），Menkes 病，铜蓝蛋白缺乏症
甲状（旁）腺功能减退	线粒体疾病，先天性糖基化病
脑脊液葡萄糖水平低下	葡萄糖转运蛋白 1（GLUT1）缺乏症
谷胱甘肽及其代谢产物	γ- 谷氨酰循环障碍
胆汁酸类	适用疑似胆汁酸合成缺陷，过氧化物酶体病
总同型半胱氨酸	同型半胱氨酸血症、甲基丙二酸血症合并半胱氨酸血症以及维生素 B_{12} 代谢障碍等疾病
半乳糖及半乳糖代谢产物	半乳糖代谢障碍
糖基化分析	糖基化异常、CDG 综合征
氨基葡聚糖分析	黏多糖贮积症（MPS Ⅲ/ Ⅳ 型患者尿液可无增高）
寡糖、唾液酸	寡糖症
乳清酸	鸟氨酸氨甲酰转移酶缺乏症、尿素循环障碍、嘧啶代谢病、线粒体病
过氧化酶体分析（极长链脂肪酸、植烷酸、前植烷酸）	过氧化物酶体病
卟啉	卟啉病、酪氨酸血症 Ⅰ 型
蝶呤	高苯丙氨酸血症
嘌呤和嘧啶	嘌呤和嘧啶代谢障碍
5- 羟色胺	生物胺代谢疾病
三甲胺（TMA）	三甲胺尿症

（王 艳 梅亚波）

第三节 功能性实验

一、介绍

通过代谢谱的分析，在昼夜反复地检测待定代谢产物（葡萄糖、乳酸、氨基酸等）能更好地认识许多遗传代谢病。功能试验常用来评估某些代谢物对外源因素的反应程度，也是监督和调整治疗的方法之一。随着酶学、分子生物学及其他诊断技术的快速发展，在不能进行功能试验的情况下也能提高诊断水平。某些情况下功能试验还是有必要的，了解患者对这些代谢负荷的反应程度。

二、功能性检测

（一）代谢谱分析

代谢谱分析适合检测代谢底物的降解能力（线粒体病、糖原合成与代谢障碍）、检测含氮物质的排泄（尿素循环障碍）、检查不明原因的低血糖症和治疗监测，如评估空腹不耐受患者其葡萄糖的合成代谢及催化能力。

在早餐前空腹留取尿样和血样,测定葡萄糖、乳酸、丙氨酸(氨基酸)、酰酰肉碱谱、游离脂肪酸、3-羟基丁酸、血氨,并保存血清标本待做其他检查。尿液进行有机酸及乳清酸检测。一天中每餐前及餐后一小时测定葡萄糖、乳酸,必要时测定氨基酸(丙氨酸)并保存血清标本。

血糖低于 2.6μmol/L 提示低血糖,餐后乳酸升高、异常的餐后酮症及餐后血丙氨酸升高(丙氨酸/赖氨酸比值>3)提示线粒体病或丙酮酸脱氢酶缺乏症。高乳酸血症患者在餐前或空腹时乳酸下降正常,考虑丙酮酸脱氢酶缺乏的可能。餐前低血糖伴乳酸升高,考虑糖原贮积症Ⅰ型。餐后血氨、谷氨酸、乳清酸升高,考虑轻型或变异型尿素循环障碍。

(二)长期禁食试验

许多先天性代谢病(如内分泌疾病、糖元异生障碍、糖原分解及脂肪酸利用障碍等)患者对禁食试验有异常反应。在发病前或发生代谢危象前,患者可无症状,实验室检查也正常。如果通过常规的全面检查未能得到诊断时,通过禁食试验来观察患者禁食后代谢改变,可能有助于诊断。例如,对于长链脂肪酸氧化障碍的患者,在密切监测下进行禁食试验,了解患者对禁食的耐受度,以指导治疗。一般情况下,禁食试验不适于 6 个月内的婴儿。有些患者禁食试验后体内产生内毒性代谢产物增加,可能导致严重并发症,甚至死亡。因此,在试验前先进行血干滤纸片酰基肉碱谱测定、功能检查、相关基因分析等代谢分析非常重要。适应证包括:不明原因的反复低血糖,评估患者对禁食的耐受能力,通过全面的代谢分析依然诊断不明的疑似脂肪酸氧化障碍者,瑞氏综合征样疾病,乳酸酸中毒,反复性周期性呕吐,反复发作的症状性酮尿。

禁食试验中血糖低于 2.6mmol/l,或者出现禁食引起的意识障碍,提示禁食试验异常,在禁食试验中,随着血液游离脂肪酸的增高,3-羟基丁酸也逐渐增高;如果游离脂肪酸增高,而 3-羟基丁酸升高幅度小,提示脂肪酸氧化障碍或酮体生成障碍。正常情况下,血乳酸浓度应保持在 2mmol/L 以下,如果患儿试验期间出现哭闹、挣扎等,则可出现乳酸假性升高。如果出现低血糖伴有乳酸和酮体升高,提示糖原贮积症或糖元异生障碍及线粒体疾病。血浆氨基酸分析出现异亮氨酸升高,提示间歇性枫糖尿症。如果低血糖发作时血浆胰

岛素水平未完全抑制,则疑似高胰岛素血症。如果低血糖发生时,血浆皮质醇水平低于 400nmol/L,则提示肾上腺皮质功能不全的可能。

(三)糖耐量试验

葡萄糖分解为丙酮酸后进入线粒体参与能量代谢,线粒体病患者在葡萄糖刺激后可出现明显的高乳酸血症,如果患者血乳酸持续升高或代谢检查结果显示餐后血乳酸明显升高,则不能进行葡萄糖耐量试验,这种情况下,在进行常规生化检测后,应进行相关的酶学检查和基因分析。适合进行糖耐量试验的有:临床怀疑线粒体疾病,氨血液乳酸水平正常;临床怀疑糖原合成酶缺乏(无肝大),临床怀疑糖原贮积症,基因及酶学检测结果正常(患者反复发生餐前低血糖伴乳酸升高,试验开始前血糖偏低)。葡萄糖刺激后乳酸水平显著升高,则提示线粒体疾病的可能,葡萄糖刺激后血葡萄糖和乳酸水平显著升高,提示糖原合成酶缺乏,刺激后血葡萄糖升高,乳酸降低,提示 Fanconi-Bickel 综合征。

(四)半乳糖耐量试验

半乳糖耐量试验不能用于诊断先天性半乳糖代谢障碍,只能用于肝病患者。人体组织不能直接利用外源性半乳糖,需经肝脏转变为肝糖原后再加以利用,肝实质损害(急性肝炎、肝硬变、癌转移至肝脏等)半乳糖转变障碍,耐量降低。甲状腺功能减退,耐量能力下降。半乳糖耐量增高提示肝硬化、急性肝炎、肝细胞性黄疸(梗阻性黄疸尿半乳糖阴性、肝细胞性黄疸尿半乳糖阳性)、糖尿病等。半乳糖血症患者血中半乳糖含量较高,注入外源性半乳糖后,可伴有严重低血糖症,在进行半乳糖耐量试验时可能给患者造成不良后果。

(五)果糖耐量试验

正常人服用(0.25g/kg)果糖 2 小时后恢复正常,服用果糖 2 小时后血液、尿液果糖增高见于果糖尿症和遗传性果糖不耐症,前者因果糖激酶缺陷所致,而后者在果糖升高的同时有低血糖的现象,果糖尿症血糖是正常的。果糖 1,6-二磷酸酯酶缺乏症果糖测定可增高。各种肝脏疾病(急性肝炎、慢性肝炎、肝硬化)可出现增高,肝性脑病患者增高尤为显著。有遗传性果糖不耐症家族史的人建议进行检查,为保证检查结果的正确性,检查前一天晚上禁食。

(六)蛋白质耐量

蛋白质耐量试验特别有助于线粒体病的诊

断,患者餐后血液乳酸、丙氨酸及小分子氨基酸病理性增高,该试验也可显示氨解毒障碍,但由于蛋白负荷后可能诱发急性高血氨症,故不常用于尿素循环障碍的诊断。正常人餐后乳酸增高不超过20%,或乳酸<2.1mmol/l,血氨维持在正常范围(<100mmol/l),酸碱平衡正常,丙氨酸<600~700mmol/l,丙氨酸/赖氨酸比值<3。

(七) 别嘌呤醇耐量试验

别嘌呤醇试验是检测嘧啶合成增加的试验,线粒体去氨毒时氯甲酰磷酸生成增加,可引起尿嘧啶合成增加。适应证包括:疑似轻型鸟氨酸氨甲酰转移酶(OTC)缺乏症患者或杂合子,不明原因的暂时性或间歇性高氨血症伴神经系统症状(惊厥、运动障碍),女童不明原因的昏睡、脑病发作、神经系统退行性病变。先症者未发现基因突变的OTC患者缺乏症高危女性患者。尿乳清酸和乳清酸核苷显著增高提示为嘧啶合成增加,此试验仅具有中等的灵敏性和精确性,有时会出现假阳性和假阴性。别嘌呤醇试验阴性不能排除OTC缺乏症杂合子,明确诊断可以进行基因分析或肝组织活检。

(八) 胰高血糖素实验

胰高糖素试验可检测低血糖发生时糖原的代偿作用能力。此试验目前多被酶学或基因分析所取代,但在某些情况下仍在采用。适应证包括,糖原贮积症确诊,确认禁食试验结束时糖原储备不足,是否存在糖异生障碍。评估新生儿低血糖和疑似先天性高胰岛素血症患者的糖原储备能力。实验前基础血糖低于3.5mmol/L,如果患者没有低血糖症状或者血糖持续下降,应继续禁食。胰高血糖素负荷后45分钟内血糖上升应大于1.4mmol/l。如果血糖升高不足,则提示糖原储备减少或糖原转变成葡萄糖的能力降低。糖异生障碍患者(如果糖-1,6-二磷酸酶缺乏症)在禁食试验结束时可见这种异常。Fanconi-Bickel综合征也是如此。糖原贮积症患者持续低血糖,但乳酸升高,而先天性高胰岛素血症患者及其血糖升高正常。

(九) 苯丙氨酸负荷实验

苯丙氨酸负荷试验的目的是检测患者将苯丙氨酸羟化并代谢为酪氨酸的能力,以检测苯丙氨酸羟化酶及其辅酶BH4的功能,分析苯丙氨酸负荷试验后血液苯丙氨酸、酪氨酸及尿液蝶呤谱改变。对不明原因的肌张力低下、运动障碍,尤其是临床怀疑Segawa综合征(多巴反应性肌张力低下症),临床可疑生物胺或蝶呤的代谢障碍。如果苯丙氨酸服用后血苯丙氨酸缓慢降低、酪氨酸升高延迟,提示苯丙氨酸羟化能力下降。如果生物蝶呤明显升高,则可排除蝶呤代谢障碍,考虑为苯丙氨酸羟化酶缺陷,如PKU杂合子,评估时应参考不同年龄的阳性切值。

(十) 四氢生物蝶呤(BH4)试验

四氢生物蝶呤(BH4)是苯丙氨酸羟化酶、色氨酸羟化酶、酪氨酸羟化酶的辅酶,先天性BH4缺乏症及BH4反应性苯丙酮尿症(PKU)患者在口服BH4后血苯丙氨酸浓度可下降。适应证:对新生儿筛查发现的高苯丙氨酸血症患者,可进行快速鉴别诊断,判断BH4反应性PKU(苯丙氨酸羟化酶缺乏症)对BH4反应性,二盐酸沙丙蝶呤(Kuvan)进行负荷试验也需包括饮食评估,测定苯丙氨酸耐受性,以了解对BH4治疗的反应性。进行试验后,血浆苯丙氨酸>600μmol/l,在BH4负荷前不推荐给予苯丙氨酸负荷,联合试验难以解释结果(假阳性可能),试验期间正常蛋白质摄入,无急性疾病。口服BH4后4~8小时血Phe浓度下降80%~90%以上高度提示BH4缺乏症。BH4缺乏症口服BH4后4小时开始血Tyr浓度升高。1~2周BH4负荷试验仍属无反应,提示对BH4无反应。

(王 艳 梅亚波)

第四节 家系分析、携带者检查

一、家系分析

家系分析是指在医学遗传学的临床实践中,根据一个家系中某一种遗传病发病情况来分析判断该疾病的遗传方式、传递规律的方法。这种在遗传病调查的基础上绘制的家系中发病情况及其遗传方式、传递规律的关系图谱就是遗传系谱图,简称"系谱图"。系谱图是表明某一个家系中某一种遗传病发病情况的一种图谱,有助于以首先发现的遗传病患者——先证者为线索,追踪其家族成员中的发病情况,并加以综合分析,得出该疾病遗传方式的结论。

遗传代谢病的遗传方式各有不同,发病年龄在新生儿至成年人的各个时期,临床表现多样,有急性起病、间歇期急性发作、猝死或缓慢进展等，可累及多个器官或系统，可以有家族史或散发。对于遗传代谢病可疑患者，尤其对于有先天畸形、生长发育障碍、智力发育落后、运动发育迟缓、性发育异常或有遗传病家族史者应做详细的家系调查和分析，了解其他家庭成员的健康情况，了解死产、流产和血缘关系，并绘制系谱图（图6-1）。遗传代谢病多为单基因病，遵循孟德尔遗传模式，如果先证者家系中出现两个或两个以上的患者，可以判断疾病的遗传模式。家系分析是遗传代谢病诊断的辅助证据。

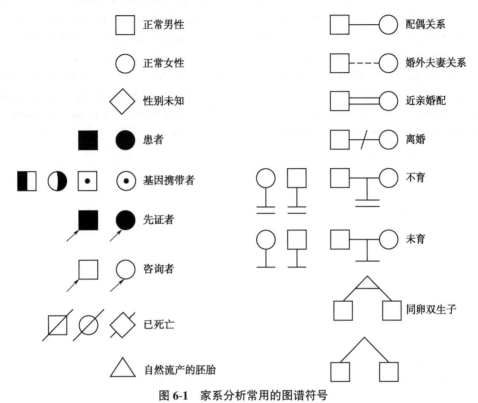

图6-1　家系分析常用的图谱符号

二、携带者检查

携带者从遗传学角度指隐性致病基因的杂合子本身不发病，但可将隐性致病基因遗传给后代。广义地说，携带者是指携带有某种致病基因或异常染色体，但本身并不表现出临床症状的个体，虽然携带者本身并不发病，但可能会将致病基因遗传给后代，导致后代发病。遗传病或遗传缺陷携带者的检出，尤其是阴性致病基因杂合子的检出意义重大，如能确诊，将可阻止有害的遗传变异上下代传递，从出生缺陷三级预防的一级来进行干预，可大大降低其发病率。

携带者检查针对的人群一般是有家族史的个体，尤其是生育过遗传代谢病的父母，在对先证者进行分子诊断的同时，也应进行检测，以确定是否为隐性致病基因携带者，在进行遗传咨询时给予指导。

（王　艳）

参考文献

1. 封志纯. 新生儿遗传代谢病早期识别. 中华新生儿科杂志, 2009, 24 (6): 328-330.
2. 封志纯. 实用遗传代谢病学. 北京: 人民卫生出版社, 2017.
3. 梁雁, 罗小平. 遗传性代谢病的诊断思路. 中国实用儿科杂志, 2004, 10 (19): 577-580.
4. 李桂梅. 实用儿科内分泌与遗传代谢病. 济南市: 山东科学技术出版社, 2004.
5. 顾学范. 儿童遗传代谢病的诊断与预防. 诊断学理论与实践, 2014, 13: 17-11.
6. 何玺玉. 遗传代谢病的临床诊断策略. 中国实用儿科杂志, 2014, 8 (9): 565-569.
7. Ezgu F. In born Errors of Metabolism. Advancesin clinical chemistry, 2016, 73: 195-250.
8. Gattineni J. Inherited disorders of calcium and phosphatemeta bolism. Current opinion in pediatrics, 2014, 26 (2): 215-222.

9. Champion MP. An approach to the diagnosis of inherited metabolic disease. Archives of disease in childhood education and practice edition, 2010, 95 (2): 40-46.

10. Cook P, Walker V. Investigation of the child with an acute metabolic disorder. Journal of clinical pathology, 2011, 64 (3): 181-191.

11. DiMauro S, Schon EA. Mitochondrial DNA mutationsinhumandisease. Am J Med Genet, 2001, 106 (1): 18-26.

12. Janeckova H, Hron K, Wojtowicz P, et al. Targeted metabolomic analysis of plasma samples for the diagnosis of inherited metabolic disorders. Journal of chromatography A, 2012, 1226: 11-17.

13. Janeckova H, Kalivodova A, Najdekr L, et al. Untargeted metabolomic analysis of urine samples in the diagnosis of some inherited metabolic disorders. Biomedical papers of the Medical Faculty of the University Palacky, Olomouc, Czechoslovakia, 2015, 159 (4): 582-585.

14. Jones PM, Bennett MJ. Urine organic acid analysis for inherited metabolic disease using gas chromatography-massspectrometry. Methods in molecular biology, 2010, 603: 423-431.

15. Leonard JV, Morris AA. Diagnosis and early management of inborn errors of metabolism presenting around the time of birth, 2006, 95 (1): 6-14.

16. Meyers DE, Basha HI, Koenig MK. Mitochondrial cardiomyopathy: pathophy-siology, diagnosis, and management. Texas Heart Institute Journal, 2013, 40 (4): 385-394.

第七章

诊 断 原 则

由于遗传代谢病种类繁多,病情复杂,多种病理生理变化,会影响机体多个重要器官的发育和功能,特别是脑、肝、心脏、肌肉、肾、内分泌多器官及功能易受累,临床表现复杂,特异性又不突出,临床确诊困难。同时,在特殊诱因情况下会引起病情急剧变化,是新生儿和婴儿死亡和儿童残疾的重要原因。目前,遗传代谢病检测技术众多:在生化水平的异常决定了必须依靠多项生化检测技术作为临床提供诊断依据,同时随着分子生物学技术的日新月异,越来越多的 IMD 基因诊断技术[如基因序列分析、多重连接依赖探针扩增技术(multiplexligationdependentprobeamplification,MLPA)、基因芯片、新一代基因测序技术]被引用到 IMD 临床诊断领域,需要临床医生掌握各项技术的适用范围、优势及局限性,合理应用,达到既缩短诊断时限,又要节约成本目的。而且对患儿早诊断、早干预,可避免中间或旁路代谢产物蓄积,恢复机体代谢平衡,维持人体正常功能。如果不能早期诊断就会延误治疗,导致病情持续进展,产生不可逆病变,甚至危及生命。

IMD 的特质决定了其多系统受累、临床表现不典型、诊断过程复杂的特点。需要临床医生树立正确的诊断原则和策略,将临床、生化、酶学、基因诊断及其他检查相互结合,综合分析,形成对遗传代谢病诊断的系统解决方案。

第一节 诊断流程

在考虑遗传代谢病诊断时首先要回答这几个问题:面对的患者是新生儿,还是儿童;是急性起病,反复发作,还是慢性病程;导致此次发病或病情加重有无诱因(开奶、禁食,剧烈运动、创伤、进食水果);有无家族史;有无新生儿窒息史、有无宫内及生后发育迟缓;在掌握上述信息后,可参考以下诊断流程图(图 7-1)。

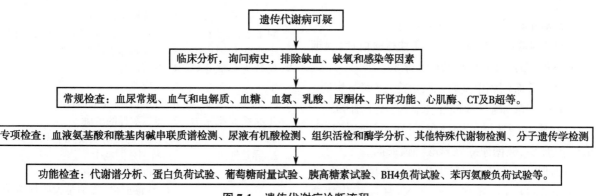

图 7-1 遗传代谢病诊断流程

一、筛查顺序

1. 一线检查

（1）全血细胞计数：丙酸和甲基丙二酸血症可见中性粒细胞和血小板减少。

（2）动脉血气和电解质。

（3）血糖。

（4）血氨：新生儿正常值 90~150mg/dl 或 64~107mmol/L。

（5）乳酸（动脉血）：正常值 0.5~1.6mmol/L。

（6）肝功能。

（7）尿酮体。

（8）尿代谢产物

（9）血尿酸：在钼辅因子缺乏症中降低。

2. 二线检查 二线检查项目是基于针对一线检查结果而进行的相对针对性检测。

（1）尿气相色谱质谱（GCMS）：诊断有机酸血症。

（2）串联质谱：通过分析氨基酸和酰基肉碱水平诊断有机酸、尿素循环障碍、氨基酸代谢异常及脂肪酸氧化异常。

（3）高效液相定量分析血尿中有机酸和氨基酸异常。

（4）乳酸/丙酮酸比值：用于乳酸升高。

（5）尿乳清酸：用于怀疑尿素循环障碍导致的高氨血症。

（6）生物素酶活性分析：用于生物素酶缺乏症（顽固性癫痫、脂溢性皮炎、脱发）；半乳糖 -1- 磷酸转尿苷酰转移酶（GALT）活性分析用于半乳糖血症诊断（低血糖、尿糖减少、白内障）。

（7）影像学检查：MRI 为诊断 IEM 提供帮助，如：

1）Zellweger 综合征：有广泛的皮质易位、沟回异常。

2）Menke 病：可见胼胝体发育不良。

3）丙酮酸脱羧酶缺乏症、高甘氨酸血症、枫糖尿症（MSUD）：可见小脑和脑干水肿。

4）丙酸血症和甲基丙二酸血症：基底节病变。

5）戊二酸尿症：额颞叶萎缩、硬膜下血肿。

（8）磁共振波谱分析（MRS）：可见线粒体病乳酸峰值升高、枫糖尿症亮氨酸峰值升高。

（9）脑电图（EEG）：有些 IEM 具有特异性 EEG 改变；MSUD 可见蜂窝状节律，NKH 和羧化酶缺乏症可见爆发抑制。

（10）极长链脂肪酸（VLCFA）水平测定：升高见于过氧化物酶异常。

（王 艳 梅亚波）

第二节 诊断策略

一、根据病史、临床表现及基本生化检查

在新生儿 IMD 诊断过程中，需详细了解患儿家族中是否有 IMD 患者，患儿父母是否近亲结婚，母亲是否有多次不良妊娠/生育史者，兄弟姊妹中是否有相似临床表现或早期死亡者。由于 IMD 大多属单基因遗传病，其遗传方式符合孟德尔定律，即常染色体隐性和显性遗传、伴性遗传等，其中以常染色体隐性遗传最常见，故在分析家族史时应注意这些遗传方式的特征，如甲基丙二酸血症为常染色体隐性遗传，父母只在一条染色体存在基因突变，仅为携带者而不发病，且子女中男女有相同概率发病。

在此基础上，应充分认识患儿发病情况和临床表现，并做相关的常规生化和影像学检查，可以发现怀疑 IMD 的重要线索，从中分析出可能的 IMD 种类，指导我们有的放矢地进行基本生化检测，最终作出 IMD 的诊断和鉴别诊断。

在新生儿监护病房，任何一个表现为喂养困难、反应差、肌张力低、嗜睡、体重不增的重症新生儿，除继发性的败血症、缺血缺氧性脑病、导管依赖性心脏病、先天性感染外，应考虑先天性遗传代谢异常的鉴别诊断。表 7-1 分别对 IEM 的临床体征及表现进行了归纳。

表 7-1 新生儿及小婴儿遗传代谢病的临床特征

考虑遗传代谢病	高度怀疑遗传代谢病
1. 出生后一段时间正常，突然在几小时和几周内出现行为和喂养异常	1. 持续反复性呕吐
	2. 生长缓慢（体重不增或体重下降）
	3. 呼吸暂停或呼吸困难
	4. 黄疸或肝大
	5. 反应差
2. 新生儿或小婴儿惊厥或肌张力低下	6. 昏迷（特别是间歇性）
	7. 难以解释的出血
	8. 有新生儿期或婴儿期死亡家族史，特别是同胞中
3. 异常气味	9. 父母为近亲结婚
	10. 脓毒血症（特别是大肠埃希菌感染）

IMD 的临床症状出现时间与疾病的代谢类型相关,取决于毒性代谢物质的性质及浓度、缺乏酶的程度。而且 IMD 的发病及严重程度还与遗传和饮食、感染等环境因素相关。新生儿 IMD 常见临床表现和生化异常如下:

（一）急性代谢性脑病

部分 IMD,如有机酸血症、尿素循环障碍、氨基酸代谢异常（枫糖尿症）,以急性脑病为典型表现,患者临床症状的产生是由异常代谢产物对中枢神经系统产生的毒性所致。由于这些代谢产物中的大部分能够通过胎盘,胎儿时期由母体将这些代谢产物清除,因此有代谢缺陷的婴儿出生时常表现正常,而出生后数小时至数日可出现临床症状。这些婴儿常表现有嗜睡、进食少,易被误诊为败血症,可因呼吸暂停或呼吸窘迫被注意。有些患儿可由嗜睡发展为昏迷、抽搐和肌张力改变,有时可出现脑水肿或颅内出血的症状。常见引起急性代谢性脑病的疾病新生儿 IMD 所致急性代谢性脑病抢救成功有赖于及时正确诊断和鉴别诊断。

（二）高氨血症

常见于尿素循环缺陷,包括氨甲酰磷酸合成酶缺乏、鸟氨酸氨甲酰转移酶缺乏症、瓜氨酸血症、精氨酸琥珀酸尿症、精氨酸血症等。在新生儿期,高氨血症要与一过性高氨血症相鉴别,对于较大婴儿应考虑到脂肪酸氧化缺陷。患儿神经系统受损及发育延迟程度取决于其新生儿时高氨血症昏迷时间的长短。任何不明原因的呕吐、嗜睡或其他脑病表现的婴儿均应测定血氨水平。在排除新生儿败血症和肝炎等所致的肝功能衰竭所致高氨血症（一般为轻度升高）基础上,新生儿及婴幼儿高氨血症的诊断和鉴别诊断思路,见图 7-2。

（三）代谢性酸中毒

IEM 急性发作时的另一项重要的实验室依据是阴离子间隙增加的代谢性酸中毒。阴离子间隙增加（≥16）可见于很多 IMD 患儿及大部分由其他原因引起的代谢性酸中毒的新生儿。相反,阴离子间隙正常的代谢性酸中毒仅限于两种疾病,腹泻和肾小管性酸中毒。在伴有重度代谢性酸中毒的婴儿中,最常见的是有机酸血症,包括甲基丙二酸血症、丙酸血症和异戊酸血症。

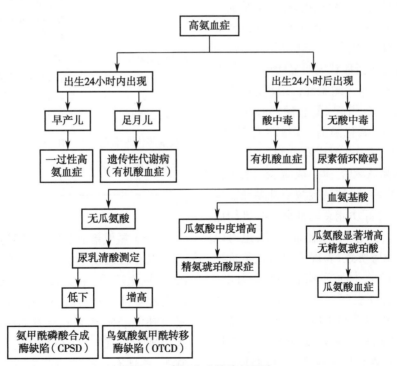

图 7-2 高氨血症的诊断思路

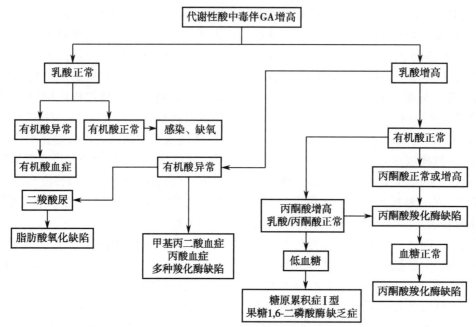

图 7-3 代谢性酸中毒的诊断和鉴别诊断思路

（四）低血糖症

糖代谢紊乱在新生儿期极为常见，临床主要表现为反应差、阵发性紫绀、震颤、眼球不正常转动、惊厥、呼吸暂停、嗜睡、拒食，有时出现多汗、苍白。IEM 导致的新生儿或婴儿发生低血糖主要因碳水化合物代谢缺陷、脂肪酸氧化缺陷、氨基酸代谢缺陷等原因引起。表 7-2 列出了导致低糖血症的内分泌和主要遗传性代谢病。新生儿低血糖发生在进食后，补给葡萄糖症状无明显缓解，或伴有明显酮症酸中毒或其他代谢紊乱，或反复发生低血糖时，需考虑由 IMD 引起：低血糖伴心功能不全，应考虑脂肪酸 β- 氧化障碍，其母常有 HELP 综合征，生化检测可发现非酮症低血糖（为特征性生化改变，乙酰辅酶 A 和酮体生成减少所致）、代谢性酸中毒、高氨血症、肌酸磷酸激酶升高和血尿酸升高等。低血糖伴肝功能衰竭常见于半乳糖血症、遗传性果糖不耐症、酪氨酸血症 I 型，也可以是脂肪酸 β- 氧化障碍所致，表现为喂给乳类食物后数天出现呕吐、拒食、体重不增和嗜睡等症状，继而出现 Reye 综合征表现（严重黄疸、肝肿大和肝功能异常），病程中血糖纠正后肝功能衰竭持续存在，生化检测发现低血糖、酸中毒和高氨血症等。糖原贮积症 I 型患儿常表现为顽固性低血糖，补充葡萄糖后低血糖也很难纠正。低血糖伴肝大见于糖原贮积病Ⅲ型和 1,6- 二磷酸果糖酶缺陷，临床特征为持续葡萄糖液输入下血糖水平

正常，肝进行性肿大而肝功能正常。

表 7-2 导致低糖血症的内分泌和主要遗传性代谢病

病因	疾病
内分泌紊乱	高胰岛素血症、胰高血糖素缺乏症、垂体激素缺乏症、肾上腺皮质或髓质功能减低症、Beckwith 综合征、胰岛细胞增生症
糖代谢缺陷	糖原贮积病、果糖不耐症、半乳糖血症、果糖 1,6- 二磷酸酶缺乏、糖原合成酶缺乏症
有机酸血症	甲基丙二酸血症、丙酸血症
氨基酸代谢紊乱	酪氨酸血症、枫糖尿症
脂肪酸 β- 氧化障碍	中、长链酰基辅酶 A 脱氢酶缺陷症

（五）重要器官（心脏、肝脏）病变

以心脏病变为首发症状的 IMD 可见于脂肪酸 β- 氧化障碍，主要表现为心肌病变、室性传导阻滞和室性心动过缓，严重者心搏停止；此外，呼吸链功能缺陷和 Pompe 病（α- 葡萄糖苷酶缺陷）则表现为心脏扩大、心力衰竭、心肌病变、心律失常等，并伴有进行性肌张力低下、呼吸肌无力、运动能力和体重下降。临床上，许多疾病可导致肝大、肝功能不全（肝病综合征），除应考虑引起小儿肝脏病变的常见病因（严重感染、病毒性肝炎、

血液病和肿瘤等)外,还应根据临床表现、生化检测和影像学检查结果所提供的线索,考虑是否存在 IMD。涉及肝大、肝功能不全(肝病综合征)的"常见"小儿 IMD 及其临床特征见表 7-3。此外,还可见于黏多糖病、神经鞘脂病、肝豆状核变性等。若肝脾均肿大,还应注意与溶酶体贮积症鉴别,如戈谢(Gaucher)病 Ⅱ 型、GM-1 神经节苷脂贮积症和尼曼 - 匹克(Niemann-Pick)病 A 型等。严重黄疸伴生长迟缓常见于 Crigler-Najjar 综合征、希特林蛋白(Citrin)缺陷症、α_1- 抗胰蛋白酶缺

陷、过氧化酶体病、胆汁酸代谢障碍、尼曼 - 匹克病 C 型和 Byler 病等。

(六)皮肤、毛发和眼睛表现

IEM 患儿的皮肤、毛发和眼睛表现可为诊断提供一定线索。白化病、苯丙酮尿症患儿的皮肤及毛发色泽浅淡,苯丙酮尿症患儿有湿疹样皮疹,生物素酶缺乏患儿多有脱发、皮疹,黏多糖病患者背部多有大片状蒙古斑,家族性高胆固醇血症在关节伸面有黄脂瘤。Menkes 病患儿有毛发弯曲、易脆等表现(表 7-4)。

表 7-3 发生肝病综合征的 IMD 及其临床特征

IMD	临床和生化特征
半乳糖血症	黄疸、肝大、低血糖症
酪氨酸血症 Ⅰ 型	血 AFP 明显升高、琥珀酸丙酮尿
遗传性果糖不耐症	乳酸性酸中毒、高尿酸血症
糖原贮积症 Ⅳ 型	低血糖症、肝功能衰竭、凝血障碍
脂肪酸 β 氧化障碍	
中链酰基辅酶 A 脱氢酶缺陷症	低酮性低血糖症、代谢性脑病、中链二羧酸尿症
长链酰基辅酶 A 脱氢酶缺陷症	低酮性低血糖症、代谢性脑病、心肌病、长链二羧酸尿症
长链羟酰基辅酶 A 脱氢酶缺陷症	代谢性脑病、心肌病、长链单羧酸尿症、长链二羧酸尿症、母 HELLP 综合征
肉碱棕榈酸转移酶缺陷	低酮性低血糖症、代谢性脑病、心肌病、特殊面容、成纤维细胞 CPT Ⅱ 缺陷
线粒体病	神经症状、肌病、乳酸性酸中毒
Citrin 缺陷症	阻塞性黄疸(胆汁淤积、直接胆红素升高)、血 AFP 明显升高、多种代谢紊乱
Zellweger 病(脑肝肾综合征)	神经症状、特殊面容、肝肾损害

表 7-4 IMD 的异常代谢产物与体味 / 颜色的关系

异常代谢产物	气味或颜色	IMD
苯丙酮尿症(经典型)	鼠尿味、霉臭味	苯乙酸
甲基丙二酸血症	酸味	甲基丙二酸
异戊酸血症	汗脚味	异戊酸
枫糖尿症	枫糖浆味或焦糖味	α- 支链酮酸
酪氨酸血症 Ⅰ 型	酸败黄油味	氧代甲硫丁酸
3- 甲基巴豆酰甘氨酸尿症、多种羧化酶缺陷症	猫尿味	3- 羟基异戊酸
甲硫氨酸吸收障碍	烂白菜味	甲硫氨酸
胱氨酸尿症	甲硫味	硫化氢
三甲胺尿症	臭鱼味	三甲胺
黑酸尿症	黑色	尿黑酸
卟啉病	红色	卟啉及其前体(δ- 氨基 -γ- 酮戊酸和胆色素原)

二、专项检查和特殊诊断方法

（一）液相串联质谱和气相色谱质谱联用分析

液相串联质谱（LC-MS/MS）和气相色谱质谱联用（GC-MS）技术是遗传代谢病的专项检查技术，两种技术互为补充，分析不同性质的化合物等，这些方法往往可同时检测几十种甚至上百种代谢物，涉及的疾病种类包括氨基酸代谢疾病、有机酸代谢疾病及脂肪酸代谢疾病等。

液相串联质谱技术可以分析血液中多种化合物的浓度，通过检测样品中物质的质荷比（相对分子质量），对物质进行定性和定量分析，可同时检测一滴血中 70 余种氨基酸和酰基肉碱，对 40 余种氨基酸、有机酸和脂肪酸氧化代谢病进行快速的筛查和诊断，通过一次检测便可以知道代谢产物数值是否在正常范围，是一种高灵敏性、高特异性、高选择性及快速检测的技术。

气相色谱质谱联用技术（GC-MS）气相色谱 - 质谱技术主要通过检测尿液中有机酸对氨基酸和有机酸代谢病进行诊断。检测代谢标记物超过 200 种，检测疾病达到约 100 种以上，比串联质谱技术要多。气相色谱质谱技术通过检测尿有机

酸水平进行有机酸血症的检测，酰基肉碱是有机酸代谢的中间体，串联质谱通过检测血酰基肉碱水平对有机酸血症进行检测，由于不同的有机酸血症可表现为同一种酰基肉碱的增高，所以串联质谱检测有机酸血症不如气相色谱 - 质谱特异性高，液相串联质谱对氨基酸、脂肪酸代谢异常疾病检测比气相色谱质谱联用技术有优势。

（二）酶活性测定

由于遗传代谢病根本原因是代谢通路中的酶不能发挥正常功能，主要原因是酶本身活力缺陷，酶学分析直接在检测酶的活力对酶的功能进行评估，利用酶催化的特异性的特点，提取培养的成纤维细胞、白细胞或组织中的酶，体外利用人工合成的专一性的底物在相应条件下进行酶活力检测。

酶学分析应用较多的是溶酶体贮积症和线粒体病的检测。通过对溶酶体中的酸性水解酶和线粒体呼吸链复合物进行酶活力检测，从而为疾病诊断提供依据，常见溶酶体贮积症及其对应的溶酶体酶见表 7-5。由于酶活性测定操作较复杂，耗时较长，不能指导 IMD 早期临床治疗，加之基因测序的迅猛发展，使其临床应用受限。

表 7-5 溶酶体酶贮积症及溶酶体酶

分类	疾病	溶酶体酶
神经鞘脂贮积症	GM1 神经节苷脂贮积症	β-galactosidase（酸性 β- 半乳糖苷酶）
	GM2 Tay-Sachs 病	β-hexosaminidaseA（己糖胺酶 A）
	Sandhoff 病	β-hexosaminidaseA&B（己糖胺酶 A&B）
	球形细胞脑白质营养不良（Krabbe 病）	Galactocerebrosidase（半乳糖脑苷脂酶）
	异染性脑白质营养不良	ArylsulfataseA（芳基硫酸酯酶 A）
	Gaucher 病	β-glucosidase（β- 葡糖脑苷脂酶）
	Fabry 病	α-galactosidaseA（α- 半乳糖苷酶 A）
	Niemann-Pick 病	Sphingomyelinase（鞘磷脂酶）
糖原贮积症	糖原贮积症Ⅱ（Pomp）	α-glucosidase（酸性 α- 葡萄糖苷酶）
糖蛋白贮积症	α- 甘露糖增多症	α-mannosidase（α- 甘露糖苷酶）
	β- 甘露糖增多症	β-mannosidase（β- 甘露糖苷酶）
	岩藻糖贮积症	L-fucosidase（岩藻糖苷酶）
	天冬氨酰氨基葡糖尿症	Aspartylglucosaminidase（天冬氨酰氨基葡糖苷酶）
NCL	NCL 晚期婴儿型	TripeptidylpeptidaseI（羧肽酶）
	NCL 婴儿型	Palmitoylproteinthioesterase 1（棕榈蛋白硫酯酶 1）

分类	疾病	溶酶体酶
黏多糖贮积症	MPS Ⅰ	α-L-iduronidase（α-L- 艾杜糖苷酸酶）
	MPS Ⅱ	IduronateSulfatase（艾杜糖醛酸硫酸酯酶）
	MPS ⅢA	N-sulfoglucosaminesulfohydrolase（硫酸类肝素硫酸酯酶）
	MPS ⅢB	α-N-acetyl-D-glucosaminidase（α-N- 乙酰氨基葡糖苷酶）
	MPS ⅢC	Acetyl-CoA：α-GlucosaminideN-Acetyltransferase（乙酰 -CoA：α- 氨基葡糖乙酰转移酶）
	MPS ⅢD	N-Acetylglucosamine 6-sulfatase（N- 乙酰氨基葡糖 -6- 硫酸酯酶）
	MPSIVA	Galactose-6-sulphatase（半乳糖 -6- 硫酸酯酶）
	MPSV Ⅰ	ArylsulfataseB（芳基硫酸酯酶 B）
	MPSV Ⅱ	β-glucuronidase（β- 葡糖醛酸苷酶）
黏脂质贮积症	ML Ⅱ / Ⅲ	磷酸转移酶缺陷导致血清中多种溶酶体酶升高

（三）基因诊断

遗传病的基因诊断是通过 DNA 直接 Sanger 测序分析相关基因是否有突变，确定突变类型（缺失、插入、点突变）。近年来新一代测序技术和外显子捕获技术的发展能够实现高通量分析生物信息，将替代目前的质谱分析和单基因分析。

（王 艳）

参考文献

1. 顾学范. 儿童遗传代谢病的诊断与预防. 诊断学理论与实践, 2014, 13 (1): 7-11.
2. 何玺玉. 遗传代谢病的临床诊断策略. 中国实用儿科杂志, 2014, 8 (9): 565-569.
3. 梁雁, 罗小平. 遗传性代谢的诊断思路. 中国实用儿科杂志, 2004, 10 (19): 577-580.

第八章

治　疗

治疗的关键是早发现、早治疗。①出生前确诊后进行产前治疗或产后立即治疗。②典型症状出现前予以确诊，并尽早治疗以减少难治性并发症的发生。

1. 诊断与治疗同时进行

本类疾病可能急剧恶化，病情变化时可很快死亡，尽量在患儿存活时作出诊断以指导下次生育。应详细了解病史及家族史。

2. 患儿急性期常出现代谢危象，需及时处理；需与窒息、感染、颅内出血等疾病鉴别。

代谢危象的处理原则：评估并处理可能危及生命的危急症状；纠正代谢紊乱、及时清除毒性物质；补充代谢辅助因子；提供充分的液量和热量并控制外源性毒性物质的摄入。

（1）稳定呼吸和循环，必要时可给予呼吸支持、抗休克处理，维持呼吸和循环功能。

（2）纠正代谢紊乱：尽快纠正低血糖并维持血糖正常；纠正严重代谢性酸中毒；清除血氨等小分子毒性物质；维持水电解质平衡。

（3）维持血糖水平：代谢危象的低血糖常比较严重且难以纠正。持续静脉输注葡萄糖，维持血糖在正常稍高水平，稳定在 120~170mg/dl（6.7~9.4mmol/L）以减轻分解代谢。输入葡萄糖速度可达 12~15mg/(kg·min)。动态监测血糖，严重高血糖时可予普通胰岛素治疗。

（4）纠正酸中毒

（5）增加毒物排泄

1）高氨血症：给予 10% 盐酸精氨酸 200~600mg/kg 静脉输入。已确诊的氨甲酰磷酸合成酶缺乏症和鸟氨酸氨甲酰基转移酶缺乏者，盐酸精氨酸剂量减 200mg/kg。应用苯甲酸钠和苯乙酸钠，左旋肉碱可结合并灭活苯甲酸钠和苯乙酸钠，应避免同时使用。

2）应用左旋肉碱（剂量见下文）

（6）血液净化

（7）补充代谢辅助因子：维生素 B_1（硫胺素）5~20mg/kg（最大 500mg）口服，每日 1 次；生物素 5~20mg 口服，每日 1 次；维生素 B_{12} :(氰钴胺) 1~2mg 肌内注射，每日 1 次；维生素 B_2（核黄素）200~300mg 口服，每日 3 次；左旋肉碱 100~200mg/kg，每日 3 次口服，或 25~50mg/kg 静脉注射，随后给予 25~50mg/(kg·d)，最大量 3g/d。

（8）纠正水、电解质平衡紊乱。

（9）提供充足的热量和液量：热量至少应达 60kcal/kg，以减轻或避免分解代谢，供给足够的液体维持机体代谢所需。

（10）诊断不明者禁食；诊断明确者依据病因进行饮食治疗。

3. 减少底物摄入及蓄积（具体措施同急性期）

（1）禁食。静脉输入 10% 葡萄糖 +0.2% 的氯化钠，有尿时补钾。

（2）纠正酸中毒。一般先纠正剩余碱的 1/2。

（3）存在顽固性惊厥，而不合并高氨血症或代谢性酸中毒时，可使用维生素 B_6 100~200mg 静脉注射。

4. 消除毒性代谢产物

（1）改变代谢途径：促进代谢物的排出。加强正常情况的代谢过程，促进无害物质的合成，需配合饮食控制以增加疗效。

1）高氨血症、尿素循环障碍（治疗见上文）。

2）左旋肉碱（治疗见上文）。

（2）有害物质排出：足够液体入量、换血、透析处理。

（3）控制感染：控制原发性感染，减少肠道细菌，减少氨、有机酸等有害物质合成。

（4）补充由于异常代谢不能产生的代谢产物：提供机体所正常需要的代谢产物。如皮质激素替代治疗。

（5）大剂量维生素治疗：如大剂量维生素 B_6、B_{12}。

5. 特殊饮食

按以下处理 24~48 小时，如仍不能确诊，可加 0.25~0.5g/kg，以后根据诊断应用特殊饮食。要尽早开始，并需长期坚持。如乳酸、丙氨酸水平明显升高，可疑丙酮酸脱氢酶缺陷者，过多葡萄糖导致酸中毒加重，应给小量葡萄糖维持正常血糖，同时给予脂肪防止分解代谢。热量不足，需加中性脂肪者，注意除外脂肪酸氧化障碍。

6. 对疑为遗传性代谢病尚无症状的新生儿热量的供给　给予葡萄糖口服或静脉输入，48 小时后如化验结果正常、一般情况好，可开始少量给予蛋白，开始时 0.5g/kg，以后每 1~2 日增加 0.25g/kg，48 小时后重复各项化验如正常，可渐加量至第 7 天达 1.5g/kg。如增加蛋白后代谢紊乱加重，应增加总热量，可给予中性脂肪。

（梅亚波）

第九章

新生儿筛查

随着生化、酶学检测及基因分析技术的进步,当前有超过 4 000 种遗传代谢病得到鉴定,虽然单个病种往往属于罕见病的范畴(发病率 <1∶10 000),但该大类疾病的总合发病率可达 1∶1 000~1∶500。遗传代谢病可在人类所有种族,任何年龄阶段发病;其临床表现众多,千变万化,诊断途径复杂,程序繁琐。部分病种已发展有效治疗方法,可获得良好预后,但该类疾病的死亡率和致残率仍居高不下。早期发现及确诊遗传代谢病对于降低婴幼儿死亡率和伤残儿童发生率,减轻国家、社会与家庭的负担,提高人口素质具有重大意义。据统计,在临床症状出现以前确诊并积极干预遗传代谢病与出现症状后再进行治疗相比,可获得较好的预后,避免患儿发生不可逆的器官或神经系统损害,有效改善患儿的生存质量,并为社会节约 60%~70% 的经济成本。针对遗传代谢病的新生儿筛查是早期发现遗传代谢病的有力措施。

近十年来,基于串联质谱技术的扩展的新生儿筛查逐渐成为多个发达国家和发展中国家的强制性公共卫生策略。该技术经济地实现了利用一个干血斑样本同时检测超过 30 种遗传代谢病,并拥有良好的分析准确度和精密度。对于大部分氨基酸、有机酸代谢异常及脂肪酸氧化缺陷该方法的敏感性和特异性可分别达到 99% 和 99.995%。成本效益分析显示开展扩大的新生儿筛查所节省下的经济成本显著高于其实施所需的费用。与扩大的新生儿筛查产生的巨大的经济健康收益相比,该方法假阳性结果的危害可算微不足道,而且尚可通过增强教育、改善沟通,改进技术等方式,使其不良结果最小化。应该充分给予地方筛查结构自主发展的权利,以有利于他们改进筛查程序与国际发展接轨。生化遗传学的发展与扩展的新生儿筛查紧密相关。随着纳米技术和分子基因组学的不断发展,生化遗传学也在不断快速进步,以发掘串联质谱的筛查潜力以覆盖更多的筛查病种。当前,利用 T 细胞受体切除环上的遗传标记筛查严重联合免疫缺陷就是一个很有发展前途的实例。未来的新生儿筛查将不仅限于一项检测,还是贯穿分析前、中、后的一系列健康服务。建立包括遗传咨询、短期 / 长期预后的全面的报告系统;整合筛查和现有的临床遗传代谢病医疗服务,将实验室、临床医生和相关卫生团体的工作紧密联系到一起,是新生儿筛查发展的方向。

第一节 新生儿筛查的历史

新生儿筛查作为在明确发生之前预见某种疾病的有效工具,是预防医学的重要组成部分。在 20 世纪 60 年代新生儿筛查还未发展成熟之前,成千上万的儿童由于以苯丙酮尿症为代表的某些疾病未得到及时干预,而造成智力低下等严重残疾。目前,苯丙酮尿症的人口普查已成为新生儿筛查最突出的贡献之一。1934 年,AsbjornFolling 医生在两名严重智力低下孩子的尿液中发现了大量排泄的苯丙酮酸,首次定义了这种常染色体隐性遗传病即苯丙酮尿症。1954 年证实在症状发生前对苯丙酮尿症患者提供无苯丙氨酸饮食可阻断智力低下的发生。第一种苯丙酮尿症的筛查实验是基于尿液苯丙酮酸的检测,由于灵敏度较低只有当血液苯丙酮酸浓度超过900~1 200μmol/L才能被判定为阳性。1959年基于细菌抑制实验的Guthrie检测法替代原来的方法,使苯丙酮尿症的人群筛查成为可能。虽然新生儿筛查取得了不小的进步,但对于疾病自然史的不确定性、检测可靠性以及长远效应的质疑引发了激烈的争论。直到1962年,苯丙酮尿症(发生率1:15 000)的新生儿筛查才在美国马萨诸塞州得到应用。随着项目在智力低下防止上取得的成功,更多的疾病被纳入新生儿筛查的范畴:1963年增加枫糖尿症(发生率1:250 000),1964年增加半乳糖血症(发生率1:100 000),1968年增加同型半胱氨酸血症(发生率1:500 000)。1968年,世界卫生组织(WHO)发布了两份具有里程碑意义的关于遗传代谢病群体普查的报告,分别是《疾病筛查的原则和实践》和《遗传代谢病筛查的世界卫生组织科技团队(日内瓦)》。前一份报告强调了考虑临床症状的重要性,并分析了筛查项目的有效性、实用性、社会经济学效益及成本收益。负责后一份报告的科技团队针对以下方面,发布了至今仍然具有参考价值的11条建议,包括:适当的检测技术、生物样本的长期储存、大规模试点研究、以人群为基础的发生率数据、对筛查结果的社会和生物学解读、专门的中心实验室、有效的治疗方案和专业培训等。

美国在1975年开展了国家强制性的苯丙酮尿症筛查,使儿童智力发育迟缓的发生率从之前的16.5%显著下降到0.005%。据统计,总人口中的1.5%~2%受到智力发育迟缓的影响,而高苯丙氨酸血症只占所有病例的很小一部分。从20世纪70年代开始,美国马萨诸塞大学医学院的"新英格兰新生儿筛查项目"不断扩大其筛查范围,包括1976年开展的先天性甲状腺功能减退(发生率1:2 200),1986年开展的先天性弓形虫病(1:27 800),1990年开展的血红蛋白病(1:2 900)、先天性肾上腺皮质增生(1:19 200),1992年开展的生物素酶缺乏(1:42 000),1999年开展的中链酰基辅酶A脱氢酶缺乏(1:21 000)和选择性囊性纤维化(1:2 900)。美国疾病预防和控制中心(CDC)为了保障新筛实验室良好的筛查效能,也从1978年开始了质量控制计划。新生儿筛查项目迅速在全球各个国家出现,加拿大开始于1963年,葡萄牙开始于1979年,澳大利亚在1967年

开展了苯丙酮尿症筛查,又于1977年和1981年分别增加了先天性甲状腺低下和囊性纤维化病的筛查。

遗传标记已被运用于早期囊性纤维化病的二级检测,该检测包括筛查出现免疫反应的胰蛋白酶原,同时检测CFTR基因的27个常见突变位点。二级检测是降低新生儿筛查假阳性率的常见有效措施,该措施已在中链酰基辅酶A脱氢酶缺乏、半乳糖血症及先天性肾上腺皮质增生筛查中得到运用。

(王 艳 梅亚波)

第二节 新生儿筛查的发展

20世纪90年代初,基于串联质谱技术的"一次实验检测多种疾病"的范例为新生儿筛查带来了革命性的进展。虽然早在1909年就产生了质谱技术,而将其引入常规应用领域还是近二十年的事。随着四极杆检测器、电喷雾离子源的发明,串联质谱技术被逐步运用于干血滤纸片(dried blood spots,DBS)中酰基肉碱、氨基酸的检测。该技术在多个方面具有令人瞩目的优势,有着令人称道的精密度和准确性。由于该技术通过检测类似于"化合物指纹"的分子质荷比来进行分析,其对大多数氨基酸、脂肪酸代谢异常,以及有机酸血症的检测灵敏度和特异性可分别达到99%及99.995%。该数据与Guthrie细菌抑制法(92%,99.9%)相比,取得了长足的进步。而且该方法可从一个干血斑中检测超过30种遗传代谢病,样本用量少(仅需要0.3ml全血),检测时间短(可在2分钟内完成),为该筛查方法基于人群的大规模高通量的应用提供了可能。虽然初始投入的仪器设备成本较高,但试剂成本较低。

基于串联质谱技术的新生儿筛查一般被称为"扩展的新生儿筛查"。1998年澳大利亚的新南威尔士州新筛中心率先开展了基于串联质谱技术的扩展的新生儿筛查。4年后,Wilcken等人报道了该新生儿筛查项目对362 000名婴儿进行31种遗传代谢病筛查的结果。该研究团队将该项目获得的筛查疾病谱及发生率,与应用串联质谱技术之前24年(1974—1998年)的筛查结果进行比较,对包括尿素循环障碍、有机酸血症和多种氨基酸、脂肪酸代谢异常在内

的多种疾病进行了评估。对于那些大致被认为良性的遗传代谢病,例如短链酰基辅酶 A 脱氢酶缺乏(SCADD)、3 甲基巴豆酰辅酶 A 羧化酶缺乏(3MCCC)等,早期筛查的益处并不清楚。尽管如此,扩展的新生儿筛查的阳性率(1∶6 369)比这些疾病在临床诊断中的发生率(1∶11 628)高出 2 倍。其中检出率最高的疾病是中链酰基辅酶 A 脱氢酶缺乏(MCADD)。1999年美国马萨诸塞州大学医学院的新英格兰新生儿筛查项目出现了包含 19 种遗传代谢病的筛查检测。两年半之后该项目筛查 228 000 新生儿发现了 20 例遗传代谢病,总检出率为 1∶11 400。该前瞻性研究同时评估了扩展的新生儿筛查发现的和经临床症状发现的遗传代谢病患者的健康情况,以及筛查假阳性和正常对照的父母压力。结果表明筛查发现的患者住院时间更短,需要更少的父母额外照顾;并且在神经发育评估中也初步表现出优势。临床诊断患者组的父母压力指数最高,然而较之筛查阳性组、筛查假阳性组及正常对照组,并没有出现统计学上的显著差别。随后德国、意大利、葡萄牙、加拿大等国相继把扩展的新生儿筛查纳入该国部分地区的筛查项目,但筛查条件与目标疾病各不相同。2006 年,美国医学遗传学会(ACMG)发布了一项新生儿筛查共识,内容包括:涵盖 29 种核心筛查疾病及 25 种次要筛查疾病的推荐目标疾病、标准化的筛查程序、改进的实验方法、未来发展的决策模型及资源管理政策。在选择筛查目标疾病方面,专家建立了一个包括临床表现、分析性能、诊断、治疗、管理等 19 条标准的评分系统,而成本耗费被看作是非必要标准。

在亚洲除了新加坡和日本早在新生儿筛查诞生之初的 20 世纪 60 年代就紧跟西方发达国家的步伐启动了新生儿筛查之外,其他国家开始新生儿筛查均在 1980 年之后。经过三十多年的发展,绝大多数国家都建立了适合本国国情的新生儿筛查项目。我国新生儿筛查的试点研究起始于 80 年代初的上海和北京。在 1992—1993 年由 WHO 和国家公共卫生部门支持的大规模新生儿筛查计划对 230 000 婴儿进行了苯丙酮尿症、先天性甲状腺功能减退及半乳糖血症的筛查。苯丙酮尿症及先天性甲状腺功能减退的筛查阳性率分别是 1∶11 198 和 1∶5 875。截至 2003 和 2007年,中国内地建成新生儿筛查实验室数量达到 133 和 185 家。1992—1997 年的筛查数据显示中国内地苯丙酮尿症的发病率大约在 1∶5 126,而在广州该病的筛查阳性率仅在 1∶37 037。中国每年新增苯丙酮尿症病例报道 1 300 余例,其中大部分发生在中国北方人群。因为经典型苯丙酮尿症的苯丙氨酸羟化酶缺陷在北方人群中常见,而 6- 丙酮酰四氢蝶呤合成酶缺乏(PTPS)在南方人群中更常见。葡萄糖 -6- 磷酸脱氢酶缺乏(G6PD)在广州相当普遍,发生率在 1∶28,但在北方人群中却没有这种现象。因此仅有广东和广西将 G6PD 做为常规筛查项目。此外,半乳糖血症虽然是西方人群中的常见病种,而在 1981—1990间上海筛查的 300 000 婴儿中却没有一例该病的发生。目前中国内地对先天性甲减和 PKU 进行国家强制性筛查。基于串联质谱的扩展的新生儿筛查最早开始于 2003 年的上海。2003—2007 年间 116 000 新生儿接受了该项筛查,发现了涉及 6种 IEM 的 20 例阳性患者,PKU、MSUD、MMA、PA 为最常见的病种,总筛查阳性率为 1∶5 800。目前,一些经济发达的省份已经开展基于串联质谱技术对超过 30 种 IEM 进行筛查的项目。

表 9-1 部分国家和地区遗传代谢病新生儿筛查目标病种

国家 / 地区	筛查病种
美国	IVA、GAI、HMG、MCD、MUT、3MCC、CblA/B、PROP、BKT、MCAD、VLCAD、LCHAD、TFP、CUD、PKU、MSUD、HCY、CIT、ASA、TYRI、HbSS、HbS/βTh、HbS/C、CH、BIOT、CAH、GALT、HEAR、CF(ACMG 推荐的 29 种核心疾病);某些州筛查多达 70 种疾病
加拿大	CH、PKU、TMS(最多达 38 种)
奥地利	PKU、MSUD、TYRI、MCAD、LCHAD、VLCAD、CPI-Ⅰ、CPT-Ⅱ、CACT、CTD、KTD、HMG、MMA、PA、IVA、GA-Ⅰ、3MCC
英国	PKU、MCAD、CF、CH、Sicklecelldisease

国家/地区	筛查病种
法国	PKU、MSUD、MCAD、LCHAD、VLCAD、CPI-Ⅰ、CPT-Ⅱ、CACT、IVA、GA-Ⅰ(10种)
德国	PKU、MSUD、TYRI、CIT、ASL、HCY、MCAD、LCHAD、VLCAD、CPI-Ⅰ、CPT-Ⅱ、CACT、CTD、KTD、HMG、MMA、PA、IVA、GA-Ⅰ、3MCC
意大利	PKU、MSUD、HCY、TYRI、MCAD、LCHAD、VLCAD、HMG、IVA、GA-Ⅰ、3MCC
澳大利亚	CH、PKU、GAL、MSUD、HCY、CF、TMS
新西兰	CH、CAH、PKU、GAL、MSUD、HCY、CF、TMS
中国	CH、PKU、TMS(30~45种)
韩国	CH、PKU、(可选择 GAL、MSUD、HCY、HIS)

ASL:argininosuccinatelyasedeficiency,精氨酰琥珀酸裂解酶缺乏;CACT:carnitineacylcarnitinetranslocasedeficiency,酰基肉碱转移酶缺陷;CAH:congenitaladrenalhyperplasia,先天性肾上腺皮质增生症;CF:cysticfibrosis,囊性纤维化病;CH:congenitalhypothyroidism,先天性甲状腺功能减退;CIT:hypercitrullinemia;瓜氨酸血症;CTD:carnitinetransporterdefect,游离肉碱运输障碍;GAL:galactosemia,半乳糖血症;GA-Ⅰ:glutaricaciduriatypeI,戊二酸血症Ⅰ型;HCY:homocystinuria,同型半胱氨酸血症;HIS:histinidemia,组氨酸血症;HMG:HMG-CoAlyasedeficiency,5羟基3甲基戊二酰辅酶A裂解酶缺乏;KTD:betα-ketothiolasedeficiency,β酮硫解酶缺乏;MMAmethylmalonicacidemia,甲基丙二酸血症;PA:propionicacidemia,丙酸血症;TMS:TMS-basedscreeningforvariousconditions,基于串联质谱的多种遗传代谢病筛查;TYRI:tyrosinemiatypeⅠ,酪氨酸血症Ⅰ型

（王　艳　梅亚波）

第三节　串联质谱技术和扩展的新生儿筛查

一、设备和分析原理

质谱是一种通过质荷比对化合物进行定性和定量分析的技术。基本原理是被测化合物被电离并分散成具有类似"指纹"特异性的子离子群,通过对子离子质荷比的检测,达到对化合物进行鉴别和定量的目的。通过改进和优化,质谱技术成为能检测无机和有机化合物的通用型检测器。质谱仪主要由离子源、真空系统、质量分析器、检测器及电脑终端五个部分构成。所有质谱技术都需要一个使中性化合物生成碎片子离子的离子化过程。更高能量的电离将导致更多碎片离子的产生;低能量的软电离技术可进行更特异的检测,较适合于直接对多肽和大分子进行测量。质谱技术领域已建立高真空或常压下的多种电离方法,对临床检测而言,较常用的是常压下软电离方法,例如检测氨基酸和酰基肉碱的电喷雾离子化技术。所谓串联质谱即指两个质谱检测器串联在一起,通过离子碎片的质荷比来检测化合物的技术。其中第一台质谱用作化合物分离,第二台质谱用作鉴定。在复杂混合物中的目标化合物被选择性电离,其特征离子根据特异质荷比在第一个质谱检测器中得到分离。选择出的主要离子与中性气体分子(例如氩气)在一个相连的碰撞室进行碰撞,该碰撞过程产生的离子碎片再通过第二个质谱检测器进行检测。每个化合物的碎片离子谱都是特异的,因此保证了检测极高的灵敏度和特异性,使得目标化合物可在复杂生物基质中得到精确定量测定。串联质谱技术在应用于氨基酸和酰基肉碱的新生儿筛查时,并不需要结合高效液相色谱(HPLC)或气相色谱(GC)分离技术,将每例样本的分析时间大大缩短至数分钟。

大部分扩展的新生儿筛查都是基于串联质谱技术利用半定量的分析方法对一组包含十余种氨基酸、数十种酰基肉碱和游离肉碱的化合物进行检测。电喷雾离子源的应用允许多种目标分析物同时得到检测,使得串联质谱成为筛查多种IEM的普适方法。串联质谱可以采取包括中性粒子丢失、母离子扫描和多重反应监测的多种扫描模式。

中性粒子丢失模式可以扫描所有丢失一个相同碎片的离子，因为多种氨基酸在碰撞时都会产生一个 46 道尔顿的甲酸分子的中性粒子丢失，因此该模式被应用于这类氨基酸的检测。另外有数种氨基酸（Cit、Orn、Arg）碰撞时丢失的分子不是甲酸，这类氨基酸的检测就需要用多重反应监测模式。母离子扫描模式能检测产生某一特定碎片离子的所有前体母离子，由于酰基肉碱在碰撞池中会产生一个 85 质荷比的特征离子碎片，该方法可被应用于酰基肉碱类的检测。在多重反应监测模式下两个质谱都被调整成筛选某个特征离子，要求目标化合物具有最优化的质量迁移，该模式可以最佳的灵敏度和特异性检测氨基酸、酰基肉碱或其他生化代谢物，是扩展的新生儿筛查中运用最为广泛的扫描模式。

二、干血滤纸片收集程序及存储条件

对于筛查血滤纸片的采集时机，各个国家和地区根据筛查准确性、可操作性等因素，有多种不同的规定，有生后 24 小时或 72 小时的先例。为了尽量缩短阳性患儿的诊断时间，目前推荐干血滤纸片可最少于新生儿出生 24 小时之后采集，采集部位通常是足跟部，舍去第一滴血，从第二滴开始将血直接吸收到滤纸片上预设的圆圈内，要求从卡片的一侧且不重复滴血的基础上将整个圆圈填满。在血滤纸片采集前后都需避免一切可能造成样本污染的因素，例如未戴手套的手、酒精、凡士林、水、手套上的粉末、抗凝剂等。血片应在阴凉干燥处至少放置 3 小时以晾干。即便是最谨慎的操作，血液扩散和干燥的过程加之血细胞的作用使得被分析物在滤纸片上出现浓度不均的情况，可造成大约 10% 的误差。为了避免可能的干扰，不能使用 EDTA 或肝素等抗凝剂。完全干燥的滤纸片可在塑料或纸袋中于常温下运输；也可于放置干燥剂的密封袋中长期存放，以免受潮。由于已证实常温下血滤纸片中大部分氨基酸和酰基肉碱浓度将随时间推移而下降，因此保存样本需在 -18℃ 下冻存。

目标分析物可通过衍生化和非衍生化两种方式进行前处理。虽然两种方法步骤相似，但衍生化法更加灵敏且能鉴别分子量相同的酰基肉碱。稳定的同位素内标被用于校准和测量每一个样本。除了实验室内部建立的方法，很多商业化的试剂盒也进入新筛领域。这些试剂盒同样有内部

质量控制，也可使用 CDC 提供的免费质控材料。目前已颁布了系列生化遗传学检测和新生儿筛查实验室操作的推荐方案，介绍了多种在每天的样本检测中进行内部质控的方法。

三、室间质量评价

美国疾控中心推荐筛查实验室参加全面的能力测试或外部质量保证计划，并提供其自己的能力验证项目，称为新生儿筛查质量保证计划（NSQAP）。除美国的 85 家筛查实验室之外，该项目还为其他 67 个国家的实验室提供质控服务。连同相关的质控材料，美国疾控中心每年将准备和分发超过 700 000 份血滤纸片。此外，美国病理家学会 / 美国医学遗传学生物化学学院 / 分子遗传学资源委员会和负责评估和改进遗传代谢病筛查、诊断和治疗的欧洲研究网络针对生化遗传学检测都分别提供能力验证或外部质量保证计划。

四、结果解读

在解读新筛报告结果时，需小心处理，以最大程度上减少假阳性和假阴性结果。报告一般包括代谢物分析值与 cut off 值之间的比较，这些 cut off 值由参考区间推导得出，且受到包括早产、年龄等因素的影响。某些特定疾病，例如 IVA、MMA、PA、CAH 等，已经发展出依据 cut off 值的成熟算法和分级测试。在全球范围积累的大量罕见病临床报告的基础上，地域遗传学和新生儿筛查协会编辑了一份提示各种 IEM 的氨基酸和酰基肉碱的 cut off 值列表。该组织随后利用多元模式识别软件建立起不依赖单一 cut off 值的新筛原始数据处理方法，以辅助报告结果的判读，该方法的假阳性率低于 0.1%，阳性预测值超过 60%。

（王 艳 梅亚波）

第四节 扩展的新生儿筛查的成本效益

基于人群的大规模筛查必须重点关注临床价值和成本效益。在开发一个筛查项目时，经济以及与健康受益、治疗、住院医疗、社会服务、教育、资本投入、试剂耗材、人员培训和薪酬、随访系统、验证试验相关的实际问题都需要认真考虑。关于

PKU、CH、MCADD等多种IEM的成本效益问题已有很多值得参考的研究成果。有一项针对200万婴儿的队列研究，比较了从临床表现诊断IEM的患儿和在无症状期从扩展的新生儿筛查诊断的患儿之间，在认知能力、体格发育、学校教育、相关医学治疗和住院治疗等方面的差异。临床诊断组的障碍发生率为1:74 074远高于新生儿筛查组的1:232 558。对于有机酸血症，通过新生儿筛查在症状发生前诊断对挽救生命有重要作用，有研究报道已证实扩展的新生儿筛查和早期干预可防止大部分代谢危象(93.5%)和死亡(87.5%)的发生。在一项对250 000新生儿进行23项IEM筛查的研究中，发现每4 100名接受筛查的孩子就有1例从早期筛查和干预中获利。

扩展的新生儿筛查项目可显著减少急救护理和长期医疗保健的花费，其经济效益已被证实；更重要的是，其对受累患儿及其家庭痛苦的减轻，难以用金钱来衡量。

（王艳　梅亚波）

第五节　相关的伦理学问题

关于扩展的新生儿筛查的不足与局限的讨论一直存在。扩展的新生儿筛查始于20世纪90年代末，目前还缺乏长期治疗价值的系统性评估。一项来自西班牙的为期十年的跟踪研究发现筛查阳性率为1:2 060,出现33例假阳性和4例假阴性结果。在平均54个月的病例随访中，死亡率仅为2.92%,且绝大部分存活病例(95.5%)没有出现明显的临床症状。

一些新生儿患者在获得新筛结果前的生后2~3天内起病，就很难从新生儿筛查获得益处，除非新筛能做到在采样当天出具报告。新生儿甲基丙二酸血症就有生后36小时死亡的病例，酰基肉碱转移酶缺陷也经常出现生后48小时内突然死亡的情况。而且新筛也可能漏过一些轻症或非典型的病例。曾有血酪氨酸水平低于cutoff值的假阴性酪氨酸血症Ⅰ型患者见诸报道。新西兰的扩展的新生儿筛查项目中也因缺乏有特异性的诊断代谢标志物，而漏检过非酮性高甘氨酸血症和鸟氨酸氨甲酰基转移酶缺乏。因此一些实验室将容易漏检的酪氨酸血症移出了筛查列表，或者增加一项更敏感的标志物琥珀酰丙酮的检测。

由于串联质谱技术可以做到多种IEM的检测，一些没有被要求筛查的病种也会被检出。由于不同国家或地区选定的筛查范围各不相同，那些没有被选定的指标即使被检出异常，有时也不会在分析报告中列出。与这种情况相反，一些良性的或者病理意义存疑的疾病常被检出，例如3MCC和SCADD。如果这些代谢异常没有早期诊断和干预的价值，那么筛查带来的伤害可能大于收益。美国纽约州在2006年将Krabbe病纳入普遍强制筛查的范围，而研究人员却发现该病大多数筛查阳性的病例并未从早期诊断中收获益处。检测并报告镰状细胞贫血和囊性纤维化病的杂合携带者，可能造成父母的混淆，关于这方面的沟通往往做得还不到位。

短期和长期的临床随访系统的建设没有跟上筛查系统建立和发展的步伐。因此，即便可以提供或强制性进行筛查，却并不是所有阳性病例都得到了相应的干预。由于一些IEM的治疗需要特殊药物和奶粉，有报道就指出，即便在PKU可被诊断的50年之后，多达70%的患者由于患者自身、社会和经济等各种因素而没有得到适当的治疗和干预。

任何检测都伴随着产生假阳性的风险。即便是重复检查也会产生不确定的结果。据报道一项针对20种IEM的扩展的新生儿筛查的总灵敏度和特异性分别达到99%及99.995%,而假阳性率(召回率)在0.07%~0.33%之间，阳性预测值为8%~18%。有人对每发现一例真阳性会对应产生多少假阳性的比率进行了计算，该比率在CH、PKU和其他19种IEM中是1:15,在MSUD中是1:89,在MCAD中是1:4,在生物素酶缺乏中是1:10,在CAH中是1:42,在半乳糖血症则是1:137。总体而言,IEM的新生儿筛查中出现大概5~15个假阳性病例，才会出现1个真阳性。这样的诊断效率与针对CH、G6PD的传统新生儿筛查相比，并没有得到明显的改善。假阳性结果可造成更频繁的急诊访问，不必要的住院治疗以及父母的压力，势必干扰正常的家庭生活。但是也有研究表明，假阳性结果带来的损失远小于延迟诊断对IEM患儿造成的损害；也并没有妨碍到人们进一步扩充新生儿筛查项目。目前针对减少假阳性及其带来的不利影响，已采取了多项措施，包括：加强卫生服务人员与家属的沟通，通过书面和网络广泛宣传相关知识，完善报告解释规则，建立二级检测系统,重新采集 DBS 复查,以及在串联质谱之前增加毛细管电泳分离等。

(王艳　梅亚波)

第六节　未来的发展趋势

新生儿筛查项目随着遗传代谢病知识的进步在不断扩展。仅临床上高度怀疑 IEM 不足以降低其死亡率和发病率。相关成本效益的研究已证实扩展的新生儿筛查节约的医疗费用是其消耗成本的两倍多。现在对新生儿筛查的考量已经从传统的评价标准转移到强调早期诊断对患者及其家庭的益处上来。假阳性结果的不良作用可通过教育、改善交流和提升技术来不断弱化。事实上,实际经历过假阳性结果的父母对其的负面评价反而较少,足以证明在新生儿筛查带来的经济和健康收益面前,假阳性结果的作用完全可以忽略不计。筛查机构应当拥有自主权以主导其开展的项目遵循并紧跟国际发展的趋势。否则,相关病理学家和实验技师可能因缺乏提高其专业水平的动力,而妨害服务水平的进步。

随着纳米技术和分子遗传学的发展,生化遗传学即遗传代谢病的研究,从 1902 年问世以来得到了飞跃的提升,不再是不被大众所知的冷门领域,而是随着新生儿筛查的开展受到了国际社会的广泛关注。串联质谱的应用潜力已经扩展到包括溶酶体病、X 连锁的肾上腺脑白质不良、糖基化的先天异常、肌酸生物合成异常、先天性肾上腺皮质增生在内的多种新 IEM 的筛查。新技术的运用提高了检测通量,提升了检测性能,降低了检测成本。超高效液相色谱(UPLC)和高分辨液相色谱与串联质谱的联用,可提升二线确认检测的鉴别能力并缩短诊断时间。与液相色谱类似,在电喷雾离子化之前运用毛细管电泳作为分离技术,可通过整合在线样本富集和脱盐过程,提升对亲水性氨基酸、具有表面活性的酰基肉碱及不稳定的硫醇的检测能力。虽然串联质谱分析仅需数分钟,但包含滤纸片打孔和代谢物提取的样本前处理过程耗时较长,限制了筛查通量的提升。当前发展起来的环境电离技术提供了缩短样本前处理的替代方案。纸喷雾质谱已应用于非衍生化酰基肉碱的定量分析,其原理是利用喷雾溶剂和高喷雾电压在纸尖角上产生雾滴,允许目标分析离子

在串联质谱分析之前溶解在气相中。该方法实现了分析物直接在环境条件下被离子源在气/液/固相中瞬时电离时的实时分析,表现出最小化串联质谱新生儿筛查样本前处理过程的潜力。一种专门用于简化干血滤纸片处理过程的新型进样器也已投放使用,可去除人工操作,提升筛查通量。一项将微流控和纳米级电喷雾离子化串联质谱结合的技术尝试,可实现代谢物在芯片上的提取、衍生化和分析。另外,利用 Orbitrap 傅里叶变换质谱对 400 余种独立分析物进行检测,可提升代谢筛查的灵敏度和特异性。

分子生物学技术的进步预示了基因组学技术应用于新生儿筛查的可行性和吸引力。一些遗传标记有望作为某些出生缺陷的诊断标志物,例如 T 细胞受体切除诊断严重联合免疫缺陷;基因检测还可用于新筛系统中的二级检测以提高阳性预测值。从 2006 年起就涌现不少利用基因组学技术进行新生儿筛查的尝试,其中 Goldenberg 和 Sharp 推出的全基因组测试的常规服务就包括可视化的新生儿筛查。全基因组技术的应用有望降低筛查成本,增加更多现有技术可能遗漏的筛查病种;从理论上来讲,可将由生理补偿带来的假阴性率降到最低,而且由于不需要特定延迟的采样时间(生后 24~72 小时),可将早期干预提前。另外,基因组学技术通过结合药理遗传学信息,还将开启个性化医疗时代的新篇章。

基因组学技术应用于新生儿筛查尽管拥有美好的愿景,但目前仍有许多伦理及技术问题亟待解决,而且其中不少还引发了业界的激烈争论。这种情况类似于扩充新生儿筛查病种的讨论,势必将放大应用该项新技术的挑战。当前主要争论的焦点包括:什么样的突变情况需要报告,相关的报告阈值,结果中不确定的临床意义所造成的心理负担,以及所产生的海量遗传信息的储存、保护及利用。另外某些迟发型疾病的发现可能侵犯被检测者的自治权。基因组学应用本身也存在许多技术难题,包括:如何解释无法归类的遗传变异,如何满足快速分析和解释的需求,如何确定可接受的分析性能,以及如何有效利用有限的新生儿 DNA 样本等。

总之,未来的新生儿筛查可能包含大量的遗传学检测,其将不仅限于一项检测,而是一系列贯穿分析前、中、后的卫生保健服务。后期需不断完善遗传咨询以及短期/长期随访体系,有必要将

现有的临床遗传代谢病医疗服务和扩展的新生儿筛查整合起来，在国内和国际水平上建立起实验室、临床医生和社会合作伙伴之间的紧密联系。

（王 艳　梅亚波）

参考文献

1. Sharer JD, Korf BR. Biochemical genetics. Curr Protoc Hum. Genet, 2012, 17: 17.

2. Vantyghem MC, Dobbelaere D, Mention K, et al. Endocrine manifestations related to inherited metabolic diseases in adults. Orphanet J Rare Dis, 2012, 7:(11): 1-19.

3. Zheng S, Song M, Wu L, et al. China: public health enomics. Public Health Genomics, 2010, 13: 269-275.

4. Hwu WL, Chien YH, Lee NC. Newborn screening for neuropathic lysosomal storage disorders. J Inherit Metab Dis, 2010, 33: 381-386.

5. Chien YH, Lee NC, Huang HJ, et al. Later-onset Pompe disease: early detection and early treatment initiation enabled by newborn creening. J P ediatr, 2011, 158: 1023-1027.

6. Chiang SC, Hwu WL, Lee NC, et al. Algorithm for Pompe disease newborn screening: results from the Taiwan screening program. Mol Genet Metab, 2012, 106: 281-286.

7. Padilla CD, Therrell BL. Consolidating newborn screening efforts in the Asia Pacific region: Networking and shared education. J Community Genet, 2012, 3: 35-45.

8. Jesus VR, Chace DH, Lim TH, et al. Comparison of amino acids and acylcarnitines assay methods used in newborn screening assays by tandem mass spectrometry. Clin Chim Acta, 2010, 411: 684-689.

9. Mandour I, Gayar D, Amin M, et al. Amino acid and acylcarnitine profiles in premature neonates: a pilot study. Indian J Pediatr, 2013, 80: 736-744.

10. De T, Kruthikα-Vinod TP, Nagaraja D, et al. Postnatal variations in blood free and acylcarnitines. J Clin Lab Anal, 2011, 25: 126-129.

第十章

产前诊断

产前诊断(prenatal diagnosis)又称宫内诊断(intrauterine diagnosis),是指在胎儿出生前应用各种方法诊断胎儿是否患有某种遗传病或先天性疾病的一种手段,是影像学、细胞遗传学、分子遗传学、生物化学和临床医学实践紧密结合的一门学科。在出生缺陷中,遗传代谢病是影响代谢功能的一类疾病,常常导致患儿致残、致死,对儿童健康危害严重,已经逐渐成为导致新生儿死亡和残疾的主要遗传病因,给患儿家庭和社会带来了巨大的危害。因此,开展 IMD 的产前诊断对于控制 IMD 患儿的出生、提高出生人口质量具有非常重要的意义。

第一节 产前诊断的取材技术

IMD 由于影响胎儿的代谢功能,很少有结构和器官的发育异常,与之相关的产前诊断技术主要涉及三种胎儿样品取材的技术。

一、羊膜腔穿刺

是最常用的侵入性产前诊断技术,取材时间在妊娠 17~20 周,流产率仅约 0.5%,主要为胎儿肾细胞和上皮细胞,用于胎儿染色体核型分析和基因分析。

二、绒毛活检

常在怀孕 9~11 周,在 B 超引导下经腹部或宫颈取材,B 超引导下经腹取材的流产率不到1%,为胎儿组织细胞,用于胎儿染色体核型分析和基因分析。

三、脐静脉穿刺

中孕期的产前诊断技术,直接进入胎儿循环,流产率为 1%~2%,为胎儿血液细胞,主要用于快速胎儿染色体核型分析、胎儿宫内感染诊断、胎儿血液系统疾病的产前诊断与风险估计,以及对羊水或绒毛检查失败的补救取材。

（王 艳 梅亚波）

第二节 产前诊断的方法

IMD 是由于分子水平(DNA/RNA)的突变导致相应的蛋白产物表达异常所致,患病胎儿在宫内往往表现为生长发育正常,即不能像先天畸形那样经超声检查有可见的外表畸形,也不能从染色体核型分析中发现异常。通常 IMD 的产前诊断需要依赖于酶活性测定、代谢产物检测和基因突变分析等手段。

一、酶活性测定

每种疾病都有相应的酶缺陷,酶活性测定是产前诊断比较常用且效果可靠的方法,只要酶蛋白能够在产前取材的胎儿样品中表达,有建立的可靠诊断方法及标准,均可经培养的羊水细胞或绒毛采用此法进行产前诊断。溶酶体贮积症是用酶活性测定方法进行产前诊断最多的一组疾病,产前诊断时最好用正常标本(羊水或绒毛)和阳性标本做阴性及阳性对照。酶学测定需注意的是避免标本的酶失活,用于酶活性测定的绒毛或羊水标本,最好直接到能做产前诊断的医院留取,不要异地邮寄样本。

二、代谢产物测定

凡是胎儿在宫内即产生异常代谢物,并经尿液排泄的 IMD,均可通过羊水检测代谢产物进行产前诊断。羊水上清液中的代谢产物相对稳定,且羊水标本易于运输。因此,孕妇可以就近抽取羊水,将羊水标本寄到有条件的实验室进行检测,确定诊断。黏多糖贮积症可测羊水中的黏多糖:包括硫酸皮肤素(DS)、硫酸类肝素(HS)、硫酸角质素(KS)、硫酸软骨素(CS)。使用的方法有单向或双向醋酸纤维薄膜电泳、二甲基亚甲蓝 -Tris 法等。有机酸血症中的甲基丙二酸尿症可用气相色谱 / 质谱测羊水中甲基丙二酸。

三、致病基因分析

一些 IMD 的酶蛋白表达有组织特异性,或在宫内不产生异常代谢产物,或尚未开展相关酶学检测的疾病,可以考虑做胎儿细胞的 DNA 分析。如苯丙酮尿症(PKU),由于苯丙氨酸羟化酶(phenylalaninehydroxylase,PAH) 仅在肝脏中表达,不在羊水细胞或绒毛细胞中表达,所以不能通过测定酶活性进行产前诊断。另外,羊水中也没有异常代谢产物如苯丙氨酸、苯乳酸和苯丙酮酸的增高,所以亦不能通过羊水代谢物测定进行 PKU 的产前诊断。然而,*PAH* 基因的发现与克隆为产前诊断提供了新思路,可以通过分析羊水或绒毛中的 DNA 对胎儿进行基因型检测,间接推断胎儿表型,因此 PKU 的产前诊断重点是对 *PAH* 基因型的判断。而枫糖尿症的支链 a 酮酸脱氢酶尚未开展相关酶学检测,也只能通过检测编码支链酮酸脱氢酶复合体(branched-chainα-ketoaciddehydrogenasecomplex,BCKAD) 的基因突变来进行胎儿的产前诊断。

四、标记物的联合检测

致病基因已定位克隆的疾病均可以采用基因分析进行产前诊断,但是由于很多遗传病存在遗传异质性(即一种疾病涉及多个致病基因,而临床又无法鉴别诊断时),以及基因突变性质的复杂性(突变既可以是致病性突变也可能是非致病的多态性碱基置换),使某些患者的基因诊断受到限制。酶活性和异常代谢产物测定是目前遗传代

谢病的主要诊断和产前诊断方法,但不是所有代谢病都能在产前诊断中检测酶活性和代谢物。因而,有条件的实验室,常常联合应用上述方法进行产前诊断。例如:黏多糖病 I 型是由于 α-L- 艾杜糖醛酸苷酶基因突变造成 α-L- 艾杜糖醛酸苷酶活性下降,使体内堆积大量的硫酸皮肤素(DS)和硫酸类肝素(HS),DS 和 HS 通过尿液排出体外。因此,该病的产前诊断可以联合分析艾杜糖醛酸苷酶基因,测定该酶活性,或测定羊水上清液中的 DS 和 HS 进行产前诊断。

(王 艳 梅亚波)

第三节 产前诊断的注意事项

一、知情同意原则

产前诊断应在受检者知情同意的原则下进行,签署知情同意书。明确告知受检者对产前诊断要有理性的认识,产前诊断是一项高风险的医疗服务,它只是降低不良生育的风险,而不能完全规避不良生育的风险。①遗传病本身具有个体之间的遗传异质性,存在无法预测的基因组差异和染色体互换,产前诊断的准确性仅为 95.0%~99.9%,还有 0.1%~5.0% 的误诊风险。②产前诊断检测环节多、过程复杂,同样具有检测技术的局限性。③单基因遗传病的产前诊断具有更强的针对性,只能确定胎儿是否获得与先证者一样的基因型或表型,检测结果正常者不能保证胎儿无其他出生缺陷。④侵入性产前诊断可能对母胎造成影响,出现自然流产的结局。

二、目标基因准确

产前基因诊断检测的目标基因一定要准确,否则将造成 100% 的误诊。①疾病诊断明确,有准确的目标基因。②基因突变清楚。每个病例家系在孕前应完成目标基因的突变预分析,最好能预先检出父源和母源的两个突变基因。对于存在遗传异质性的隐性遗传病,仅确定了一个突变等位基因的家庭不能贸然进行产前基因诊断。因为患者是一种遗传病的同时,还可能是另一个遗传病突变基因的携带者。③突变性质明确。突变基因为致病性突变可用于产前诊断,而突变性质不明确,如新发现的突变或可能为多态性改变的突

变不能用于产前诊断。④常染色体隐性遗传病只检测出一个致病性突变基因时,最好将基因分析结合酶学和代谢物检测来进行产前诊断。⑤产前基因诊断,应通过亲子鉴定的检测程序进行胎儿样品的鉴定,以排除样品的母源 DNA 污染,并确定父源的生物学信息,降低误诊风险。

三、产前诊断的检测报告

报告通常包括检测的方法和局限性、结果及准确性、必要的结果解释及进一步的建议。不能报告与医学无关的所见,特别是胎儿性别和父权问题。检测报告应使医生能够全面了解信息,并向胎儿父母做出准确解释,让其自行做出知情选择和妊娠处理。

四、应了解每家医院开展的诊断项目

由于遗传病种类繁多,有资质开展产前诊断的医院不可能覆盖所有的遗传病检测,每家医院就诊断项目各有侧重,应建议受检者到有资质的医院进行产前诊断前,事先应了解每家医院开展的诊断项目,如 PKU 只能检测基因一种标记物,而针对黏多糖病的实验室诊断可以检测酶活性、代谢产物和基因三种标记物,但每种疾病的具体检测标记物需要以产前诊断医院的规定为准,另外,还应了解每家医院对胎儿样本的取材方法和时间的具体规定以及外地医院转诊胎儿样本时样本保存的要求等。

（王　艳　梅亚波）

第四节　产前诊断举例

以 PKU 为例,PKU 是一种具有遗传异质性的氨基酸代谢病。苯丙氨酸(Phe)代谢涉及多种酶,主要为苯丙氨酸羟化酶(PAH)和与四氢生物蝶呤(BH4)相关的 4 种酶,即主要涉及了 5 种基因(*PAH*、*GCH1*、*PTS*、*QDPR* 和 *PCBD*)。任何一个酶的编码基因发生突变都有可能导致相关酶的活性缺失或不足,使体内苯丙氨酸代谢紊乱,出现高苯丙氨酸血症。

产前诊断的先决条件是对先证者做出准确的诊断,母亲再次妊娠时才可能在产前诊断时有目的的做某种酶或某种基因检测。

1. 由于 PKU 的产前诊断只能进行基因分

析,不能进行酶学分析和代谢物检测,因此应预先进行先证者和其父母的基因分析。当该 PKU 家庭检测出两个致病突变基因时,产前基因诊断就可以直接靶向分析,提高产前诊断的准确率。

2. 待检夫妇在产前诊断前,需了解产前诊断的相关内容和要求,做到知情同意,签署知情同意书;在产前诊断后,依据诊断结果即胎儿的基因型和可能的临床结局,作出知情选择,决定胎儿的去留。

3. 胎儿出生后,通常还要进行基因分析的验证和临床随访。

（王　艳　梅亚波）

参考文献

1. 陆炜, 曹云, 陈超, 等. 遗传代谢病高危新生儿病因谱及发病特征分析. 中国临床医学, 2013, 20 (4): 488-492.
2. 宋昉. 遗传代谢病的遗传咨询和产前诊断. 中国实用儿科杂志, 2014, 29 (8), 578-582.
3. 赵小媛, 黄永兰, 李社勇, 等. 尿 GAG 定量测定及其临床应用. 中国儿童保健杂志, 2010, 18 (11): 885-888.
4. 黄永兰, 李社勇, 赵小媛, 等. 52 例黏多糖病酶学分型及临床特点分析. 中国当代儿科杂志, 2012, 07: 510-514.
5. Buchanan A, Sachs A, Toler T, et al. NIPT: current utilization and implications for the future of prenatal genetic counseling. Prenat Diagn, 2014.
6. Zhu T, Ye J, Han L, et al. Variations in genotype-phenotype correlations in phenylalanine hydroxylase deficiency in Chinese Han population. Gene, 2013, 529 (1): 80-87.
7. Gupta D, Bijarniα-Mahay S, Saxena R, et al. Indentification of mutations, genotype-phenotype correlation and prenatal diagnosis of mapleurine disease in Indian patients. Eur J Med Genet, 2015, 58 (9): 471-478.
8. Zampini L, Padella L, Marchesiello RL, et al. Importance of the combined urinary procedure for the diagnosis of Mucopolysaccharidoses. international journal of clinical chemistry, 2016, 464: 165-169.
9. Kosuga M, Mashima R, Hirakiyama A, et al. Molecular diagnosis of 65 families with mucopolysaccharidosis type II (Huntersyndrome) characterized by 16 novel mutations in the IDS gene: Genetic, pathological, and structural studies on iduronate-2-sulfatase. Molecular genetics and metabolism, 2016, 118 (3): 190-197.
10. Trujillano D, Perez B, Gonza, et al. Accurate molecular diagnosis of phenylketonuria and tetrahydrobiopterin-deficient hyperphenylalaninemias using high-throughput targeted sequencing. Eur J Hum Genet, 2014, 22 (4): 528-34.

第十一章

遗 传 咨 询

随着医学与社会的发展,我国人口身体素质明显提高,但遗传病的发病率却连年上升,我国出生缺陷发生率约为 5.6%,每年新增出生缺陷约 90 万例。基因检测技术的出现为上述疾病的预防、诊断和治疗带来了福音,国家也加大了对此技术的支持力度。2014 年 12 月,国家公布了第一批高通量测序技术临床应用试点单位,分为遗传病诊断、产前筛查与诊断、植入前胚胎遗传学 3 个专业。2015 年 1 月,国家发布了第一批可以开展 NIPT 的产前诊断试点单位,全国 31 个省市区共有 109 家机构入选。我国基因测序临床应用大幕自此拉开;而在基因测序转向临床应用的过程中,遗传咨询是必不可少的一环。

第一节　遗传咨询的定义

2006 年 5 月,美国国家遗传咨询协会(National Society of Human Genetics,ASHG)对遗传咨询重新定义为一个帮助人们理解和适应遗传因素对疾病的作用及其对医学、心理和家庭的影响的程序。这个具体程序可以概括为以下三方面:通过对家族史的解释来评估疾病的发生或再发风险率;进行有关疾病的遗传、实验室检测、治疗处理及预防的教育,并提供与疾病有关的各种可以求助的渠道及研究方向;辅导促进知情选择和对所患疾病及其再发风险的逐步认知和接受。这使得遗传咨询的范围更加广泛,遗传咨询还包括机体对药物治疗敏感性或对环境污染物反应的遗传多态、人的正常行为和生理特征等的遗传咨询。

由于历史原因,遗传咨询过去在我国没有得到重视。全国政协委员、中国科学院贺林院士认为,当前我国既要规范发展测序产业,同时也应在有条件的地区开设遗传咨询中心,培训专业人员,以此降低遗传病发生率和死亡率,与国际先进医疗技术接轨,降低出生缺陷率,提供医疗水平,逐步实现通过基因检测、基因诊断,提前预防疾病,降低患病风险,提高国家的优生优育水平,实现个性化健康管理。

(王　艳　梅亚波)

第二节　遗传咨询的对象、内容和原则

一、遗传咨询的对象

通常包括:

(1)遗传筛查阳性者。

(2)高龄孕妇,即孕妇年龄达到或者超过 35 周岁。

(3)曾怀过有遗传病的胎儿或生育过有遗传病的孩子。

(4)父母之一是遗传病患者。

(5)有反复发生的自发性流产或不孕不育病史的夫妇。

(6)父母是遗传病基因携带者。

(7)夫妇之一有遗传病家族史。

(8)近亲婚配。

(9)外环境致畸物接触史。

(10)肿瘤和遗传因素明显的常见病。

二、遗传咨询的内容

对遗传代谢病的遗传咨询和其他遗传病一样，咨询师不仅要向咨询者解释疾病的遗传性质、风险、实验结果及其在诊断、治疗和预后上的意义，讨论再生育方法的选择，还要与咨询者讨论伦理问题。

现代检测技术的进步，要求咨询师不断更新知识，遗传咨询的内容也在不断更新。具体可以概括如下六个方面：

(1)解释遗传病的诊断和治疗，预防发病的措施。

(2)预后估计，患者、配偶、婚约者以及他们的近亲中发现有遗传性异常者时，指明未来子女可能发病的危险程度（遗传预测），不良基因携带者的检出。

(3)产前诊断，结婚，妊娠，生产和婴儿保健的指导。

(4)近亲婚姻的危险性。

(5)放射性对遗传的影响。

(6)亲子鉴定等。

三、遗传咨询必须遵守的原则

(1)正确的诊断。

(2)非指令性咨询。

(3)关心个人。

(4)告知真相。

(5)守密和信任。

(6)无伤害性原则。

(7)夫妇同时参加遗传咨询。

(8)遗传咨询的时间。

(9)建立并保持联系。

（王　艳　梅亚波）

第三节　遗传咨询的注意事项

遗传病或出生缺陷疾病关系着婚姻、家庭并常涉及伦理和法律，故在咨询工作中应注意以下几点：

1. 遗传咨询的时间基本上越早越好　在亲属中有遗传疾病者，应在结婚前或怀孕前就做好遗传咨询。以前生过异常胎儿者，应于下次怀孕前就做遗传咨询，这样专家可有充分的时间来诊断他们的疾病，安排必要地检查及估计复发的概率。

2. 在咨询的过程中要求夫妻共同参与　夫妻一同来接受咨询，一方面在询问双方的家族史不会发生遗漏；另一方面，也只有这样才能保证他们都确实了解疾病的真相及复发的机会，避免因误解而造成错误的决定。

3. 医师对咨询者必须采取关怀的态度　大部分患者及其家属对医学遗传学缺乏了解，对自己体内所存在致病基因将会传给后代的事实，往往感到痛苦和内疚。因此，应该向患者及其家属讲清楚，在群体中本来就存在一定数量的致病基因，每个人都有同等的机会携带有这种致病基因，其后代可能由此而致病，这是偶然的不幸，并不是个人的过失，以解除他们的顾虑或家庭成员之间的误会。

4. 医师需提供正确的信息　准确的疾病诊断是遗传咨询的基础，确定遗传方式时应注意遗传异质性的特殊性。遗传异质性（genetic heterogeneity）是指某一种遗传疾病或表型可以由不同的等位基因或者基因突变所引起的现象。与之相对反的是基因多效性，是由某一个基因突变引起多种疾病或表型。遗传异质性分为等位基因异质性和基因座异质性。医师应告知咨询者及其家属，务必详细准确地提供患者和家族的发病史。咨询者必须提供至少三代以内的直系和旁系亲属的成员构成及发病情况，准确绘制家系图谱和进行家系图谱分析，凡不愿或提供虚假情况，都可能导致作出错误的诊断。医师必须有扎实的专业知识，熟悉医学遗传学，熟练掌握常见遗传病的发病规律，以及遗传病诊断和防治的新技术。这就要求医师必须学会查阅遗传病的工具书，利用有关文献来提高工作水平，并与一些遗传病研究中心保持联系，当遇到不能解决的问题时，以便及时请求会诊、转诊或得到其他帮助。对尚未澄清的问题，要实事求是地向他们说明，不能提供不正确的情报，不可以凭空猜测。如许多出生缺陷疾病目前尚无有效的治疗方法、不能作出产前诊断、携带者亦无法检出，一些再现风险率也只是理论上的推算而已。由于遗传咨询的结果常会决定一对夫妇是否要生育，所以一定要慎重。

5. 让咨询者自行决定处理方法　咨询中，医师的责任是向当事人提供科学依据，帮助他们科学地分析考虑婚姻、生育等问题。至于采取的措施和方法,如产前诊断、终止妊娠、绝育等,只能由当事人自己决定,切忌强制武断。

6. 医师应保密 遗传和出生缺陷疾病的患者及亲属,心理创伤较重,多不愿向他人透露病残,涉及婚育家庭的问题,也不愿让他人知道。因此,咨询室应与一般诊室分开,在专门的房间内单独进行。咨询时,除必要地医护工作人员外,避免无关人员进入。

（王 艳 梅亚波）

第四节 遗传咨询的过程

一、信息收集

咨询医生要全面了解一般情况包括先证者的疾病史、家族史、生育史(流产史、死胎史、早产史)、婚姻史等。家族史的获取是遗传咨询过程中重要的一部分。通常用系谱的方式来描述和记录先证者和家人的相互关系及可能和诊断有关的表型特征。新确定的遗传病要收集先证者的家系发病情况,绘制出家系图谱,以利于遗传方式的分析。

二、诊断疾病

遗传代谢病需要根据临床表现和实验室检查,如染色体检查、生化检查、酶学分析及基因诊断等检查明确诊断。具有遗传异质性的遗传病,还需要进行鉴别诊断。

三、确定遗传方式和评估再发风险

咨询者关心的问题是未来再生育或个体患病的风险,可以根据先证者的临床诊断确定其遗传方式并评估患者同胞或子代的再发风险率。若咨询中发现新确定的罕见病例,应当跟踪检索最新的相关研究,利用互联网络的资源和专业的咨询软件开展有效的咨询工作。

四、提供建议

提供的建议包括解释疾病的诊断、描述疾病的状况、解释遗传方式、个体发病的风险及再发风险、可以采取的对策、这些对策的优劣及其对于个体和家庭的意义、遗传病治疗和社会有关遗传病

支持团体的情况等。提供遗传信息,减轻患儿父母的内疚和不安,因为遗传病不仅涉及患者本身,还涉及家庭其他成员。

五、提供产前诊断的相关信息

各种产前诊断检查法方法的有效性、局限性、风险、危害程度和可能的结局;所有的检测技术均有假阳性和假阴性的可能,不能保证100%的准确性,不能保证出生胎儿一定正常等。

（王 艳 梅亚波）

第五节 遗传代谢病的遗传模式

遗传代谢病(inheritedmetabolicdisease,IMD)大多数属于单基因遗传病,一部分由基因遗传导致,一部分为后天基因突变造成。单基因遗传病遵循孟德尔遗传规律,根据其致病基因所在染色体及基因显、隐性质的不同,可以把孟德尔遗传病分为常染色体(autosomal)遗传和性连锁(sex-linked)遗传两大类,两者各进一步分为显性(dominant)遗传和隐性(recessive)遗传两种。大部分IMD属于常染色体隐性遗传(autosomal recessive,AR),AR的遗传方式有以下特点:

1. 致病基因位于常染色体上,患病与性别无关,男女患病机会均等。

2. 患者双亲往往无病,但都是隐性致病基因的携带者(杂合子)。

3. 患者本人是致病基因的突变纯合子或复合杂合突变(指携带一个致病基因上的两种不同的突变)。

4. 患者同胞的发病风险为1/4,携带者为1/2,基因正常的个体为1/4,由于致病基因在常染色体上,因此男女发病的机会均等。

5. 患者在家族中的出现经常是散发的,在世代之前没有连续传递的现象。

6. 近期婚配生育的子女,发病风险较一般人群明显增高。

IMD较少见常染色体显性遗传(autosomal dominant,AD),患者有1/2的概率生育一个患儿,突变多数为新发突变。

大部分导致常染色疾病的突变是"功能缺失"突变,这些突变影响重要蛋白的功能和活性。例如,PAH基因的双等位基因突变削弱了

肝脏苯丙氨酸 -4- 羟化酶的功能,使得苯丙氨酸不能羟基化为酪氨酸,导致苯丙氨酸毒性蓄积和高酪氨酸血症。常染色体显性遗传疾病中一个等位基因出现"功能缺失"突变,酶的活性太低导致单倍剂量不足。然而在常染色体显性疾病中经常出现"功能获得"突变,导致特定蛋白活动过度。例如,高胰岛素血症 - 高氨血症综合征(hyperinsulinism-hyperammonemiasyndrome,HI-HA)由 GLUD1 基因突变引起的。编码谷氨酸脱氢酶(glutamatedehydrogenase,GDH),该酶可以使谷氨酸氧化脱氨为氨基和 α- 酮戊二酸,进入三羧酸循环导致胰岛素的胞吐作用。GLUD1 基因的突变编码产生的 GDH 敏感性较差,导致产物 α- 酮戊二酸增多和胰岛素分泌过多。有趣的是,GLUD1基因突变的患儿主要为新发突变,父母都是无症状。

还有少数 IDM 是 X 连锁隐性遗传模式,突变的基因位于 X 染色体上。通常为男性患者。鸟氨酸氨甲酰转移酶(ornithine transcarbamylase,OTC)缺乏症就是 X 连锁隐性遗传,突变基因位于 Xp21.1,但是 OTC 缺乏症也可以为女性患者,当 OTC 基因的两个等位基因均发生突变或者在 X 染色体的失活过程中 OTC 基因未沉默。大约 15% 的女性杂合子可能出现临床表现。研究报道女性在 X 连锁隐性遗传疾病的发病情况取决于疾病的种类。例如大约 70% 的女性杂合子会表现为 Fabry 病,而在黏多糖贮积症 Ⅱ 型(mucopolysaccharidosis type Ⅱ,MPS Ⅱ)和 Hunter 综合征的女性杂合子就很少发病。

IMD 疾病中比较少见 X 连锁显性遗传模式,男女发病机会均等,女性杂合子比男性杂合子症状轻,有些疾病仅限于女性患者,因为 X 染色体上的基因突变常导致男性胎儿流产或死胎。先天性糖基化障碍(congenital disorder of glycosylation,CDG)Ⅱm 型(即 UDP- 半乳糖转运蛋白缺乏症或称为 SLC35A2 型 CDG)是由于 SLC35A2 基因突变引起蛋白和脂类的 N- 糖基化发生故障,主要临床表现为癫痫发作、肌张力低下、视觉障碍和发育迟缓。SLC35A2-CDG 多数为女性患者,目前仅报道两例嵌合体的男性患者。

人类线粒体 DNA(mitochondrial DNA,mtDNA)发生突变导致的 IMD 其遗传模式不属于典型的孟德尔遗传方式,由于这类疾病的突变基因在 mtDNA 上,其传递和表达完全不同于由核基因突变引起的遗传病,而成为一组独特的遗传病。这类疾病在孕期就能检测出来,遗传绝大多数来自母亲。突变 mtDNA 杂质个体是否受累,决定于突变 mtDNA 所占的比例是否超过野生型 mtDNA,临床表现的严重程度和预后与受累组织中突变 mtDNA 的含量有关。一些 mtDNA 突变会导致特定的疾病,突变不同可能会导致不同器官受累。例如,m.8993T>G 突变经常会导致神经病变,共济失调和色素性视网膜炎综合征(retinitis pigmentosa syndrome,NARP),如果这种突变的比例超过 95% 就会导致 Leigh 综合征。疾病的临床表现取决于 mtDNA 的缺失、突变分布的组织,以及线粒体的异质性。遗传的多效性以及其他遗传和环境因素共同导致疾病不同的临床表型,所以这类疾病的产前诊断和遗传咨询是非常复杂的。

(王 艳 梅亚波)

第六节 遗传咨询实例

NICU 中确诊例数最多的两种遗传代谢病之一为甲基丙二酸血症,下面以甲基丙二酸血症为例进行遗传咨询。

1. 首先根据临床表现和实验证据,给出疾病的诊断。所有临床上筛查发现的甲基丙二酸血症患儿都需要作基因诊断,通过二代测序的技术对患者进行基因诊断,明确其亚型。甲基丙二酸血症(methylmalonicacademia,MMA)主要是由于甲基丙二酰辅酶 A 变位酶自身缺陷或其辅酶钴胺素(维生素 B_{12})代谢缺陷所致。钴胺素代谢缺陷包括 cblA、cblB、cblC、cblD、cblE、cblF、cblG 和 cblH 8 种亚型,其中、cblC、cblD 及 cblF 可同时导致辅酶脱氧腺苷钴胺素和甲基钴胺素合成障碍,引起体内甲基丙二酸及同型半胱氨酸蓄积,故称为甲基丙二酸血症伴同型半胱氨酸血症。

2. 明确遗传病的遗传方式,确定遗传方式,评估再发风险。上述 8 种亚型均属常染色体隐性遗传病,需纯合或复合杂合突变方能致病。先证者父母均为杂合携带者,其杂合突变位点遗传给后代的风险均为 50%,其后代遗传到父母双方的突变位点的风险为 25%,仅仅遗传到父母一方的突变位点,为杂合携带者的风险为 50%,另外 25% 是不携带父母的突变位点。

3. 提出遗传咨询建议和对策。要根据病因进行治疗,维生素 B_{12} 治疗有效并伴有同型半胱氨酸血症的患儿,治疗以维生素 B_{12}、左旋肉碱和甜菜碱为主,预后较好;维生素 B_{12} 治疗无效型患儿,给予去除异亮氨酸、缬氨酸、苏氨酸和蛋氨酸的特殊配方奶粉及左旋肉碱治疗为主,预后较差。

患儿母亲拟再生育如何进行遗传咨询?

(1)先证者父母均为杂合携带者,其杂合突变位点遗传给后代的风险均为 50%,纯合突变的可能性为 25%,另外 25% 是不携带父母的突变位点。建议进行产前诊断。

(2)避免近亲结婚,并对家族成员进行基因检测和遗传咨询。

(王 艳 梅亚波)

第七节 遗传咨询的现状

我国遗传咨询面临着遗传咨询政策缺失,专业机构缺乏;没有专业的遗传咨询师,技术人员不足;遗传咨询开展水平不一,地域分布不均;群众认知不足,科普教育薄弱等诸多问题,需要国家采取有效措施来解决。我国目前尚未制定任何正式的遗传咨询相关政策及指导性文件,长期以来,没有独立的遗传咨询学科或科室,工作主要是在具有产前诊断资质的医院开展,而且是由普通临床医生兼任。目前,我国也没有专门的机构进行遗传咨询师的认证、考核及遗传咨询资料整理工作,导致遗传咨询人才培养机制不健全。对于传统医学教学而言,遗传学一直作为专业基础课讲授,没有相应的科室可以实习,造成医学毕业生忽视遗传咨询的重要性。同时,我国遗传咨询工作开展得也极为不平衡,致使遗传病患者出生率增加。遗传教育在我国的科普教育中仍然非常薄弱。所以,针对上述问题,应加强对遗传咨询的专业性教育,规范遗传咨询服务,成立专门的遗传咨询中心,加强科普教育,提高公众的认识。应由专业的遗传咨询组织建立专业的遗传咨询师培训机构设立遗传咨询师资格标准,规范考核流程,提高他们的职业水平,培养专业的遗传咨询师。

对遗传咨询医师有以下四方面要求:

1. 遗传基础理论扎实,知识面和知识更新要求更高。

2. 掌握遗传检查技术,并基因突变循证。

3. 贯彻非指令性遗传咨询的原则;遗传咨询师起主导作用,对咨询者是一个解疑求助的简短教育过程。

4. 根据咨询者心理变化进行必要开导。

以此来提高遗传咨询行业的专业性、服务的规范性、提高受众的满意度,促进我国分子诊断技术的快速发展,加速新的遗传病检测技术的转化,降低我国出生缺陷率。促进公共卫生事业的发展。

总之,在上述原则和方法的基础上,遗传咨询医师应不断追踪新的研究成果,准确理解和把握遗传学原理,建立临床检测和实验室检测的网络,选择质量可靠的参考信息,为每一位前来咨询的个体提供准确的信息指导。

(王 艳 梅亚波)

参考文献

1. Resta R, Biesecker BB, Bennett RL, et al. A new definition of genetic counseling: National Society of Genetic Counselors'Task Force Report. J Genet Couns, 2006, 15 (2): 77-83.

2. Lichter-Konecki U, Caldovic L, Morizono H, et al. Ornithine Transcarbamylase Deficiency, 2013.

3. Ng BG, Buckingham KJ, Raymond K, et al. Mosaicism of the UDP-galactose transporter SLC35A2 causes a congenital disorder of glycosylation. Am J Hum Genet, 2013, 92 (4): 632-636.

4. Tuppen HA, Blakely EL, Turnbull DM, et al. Mitochondrial DNA mutations and human disease. Biochim Biophys Acta, 2010, 1797 (2): 113-128.

第二篇

实 验 技 术

　　遗传代谢病的精准识别、诊断、治疗、随访,均离不开及时有效的实验室检查。本篇将重点阐述与遗传代谢病的特点相匹配的各类实验检测技术,并试图探索遗传代谢病在常规生化、特殊生化、遗传检测等不同检测中的表现和共性特点。

第十二章

常规生化检查

遗传代谢病是全身性疾病,涉及多个器官的病程累积,并能在血、尿、脑脊液等体液以及影像中多维度反映出异常。本章主要阐述用于初步识别遗传代谢病的各类常规生化检查。

第一节　血常规检查

一、概述

血常规是最一般、最基本的血液检验。血液由液体和有形细胞两大部分组成,血常规检验的是血液的细胞部分。血液有三种不同功能的细胞——红细胞、白细胞、血小板。血常规检查通过观察数量变化及形态分布判断疾病,是医生诊断病情的常用辅助检查手段之一。

二、检测指标

(一) 红细胞计数

红细胞计数(RBC)是指单位体积血液中所含的红细胞数目。

1. 参考范围　新生儿:$(6.0\sim7.0) \times 10^{12}$/L。

2. 临床意义

(1)生理性红细胞计数增多:见于精神因素(冲动、兴奋、恐惧、冷水浴刺激,均可使肾上腺素分泌增多导致)、红细胞代偿性增生(气压低,缺氧刺激;长期多次献血)。

(2)生理性红细胞计数减少:见于妊娠、6个月~2岁婴幼儿生长发育迅速,造血原料相对不足、某些老年人造血功能减退。

(3)病理性增多:见于频繁呕吐、出汗过多、大面积烧伤、血液浓缩、慢性肺心病、肺气肿、高原病、肿瘤及真性红细胞增多症等。

(4)病理性减少:见于白血病等疾病;包括破坏增多,见于急性大出血、严重的组织损伤及血细胞的破坏等;以及合成障碍,见于缺铁、维生素 B_{12} 的缺乏等。

(二) 血红蛋白

血红蛋白(Hb)是红细胞的主要组成部分,承担着机体向器官、组织运输氧气和运出二氧化碳的功能。其增减的临床意义与红细胞增减的临床意义基本相同,但血红蛋白能更好地反映贫血的程度。

1. 参考范围　新生儿:170~200g/L。

2. 临床意义

(1)相对性增多:由于某些原因使血浆中水分丢失,血液浓缩,使红细胞和血红蛋白含量相对增多。如连续剧烈呕吐、大面积烧伤、严重腹泻、大量出汗等;另见于慢性肾上腺皮质功能减退、尿崩症、甲状腺功能亢进等。

(2)绝对性增多:由各种原因引起血液中红细胞和血红蛋白绝对值增多,多与机体循环及组织缺氧、血中促红细胞生成素水平升高、骨髓加速释放红细胞有关。

(3)生理性增多:见于高原居民、胎儿和新生儿、剧烈运动、恐惧、冷水浴等。

(4)病理性增多:由于促红细胞生成素代偿性增多所致,见于严重的先天性及后天性心肺疾病和血管畸形,如法洛四联症、发绀型先天性心脏病、阻塞性肺气肿、肺源性心脏病、肺动 - 静脉瘘,以及携氧能力低的异常血红蛋白病等。

（5）生理性减少：因生长发育迅速而致造血原料相对不足，红细胞和血红蛋白可较正常人低10%~20%。妊娠中、后期由于孕妇血容量增加使血液稀释，老年人由于骨髓造血功能逐渐减低，均可导致红细胞和血红蛋白含量减少。

（6）病理性减少：骨髓造血功能衰竭；再生障碍性贫血、骨髓纤维化等伴发的贫血；以及缺铁性贫血、铁粒幼细胞性贫血、叶酸及维生素 B_{12} 缺乏所致的巨幼细胞性贫血。

（7）失血：急性失血或消化道溃疡、钩虫病等慢性失血所致的贫血。

（三）血细胞比容

血细胞比容（HCT）是指抗凝血液在一定条件下离心沉淀，而测出红细胞在全血中所占体积的百分比。

1. 参考范围　成人男性：40%~50%；成人女性：35%~45%。

2. 临床意义

（1）增高多见于大面积烧伤、连续呕吐、腹泻、脱水等。

（2）降低见于失血后大量补液及贫血患者。

（四）白细胞计数

白细胞计数指单位体积血液中所含的白细胞数目。正常的外周血液中常见的白细胞有中性粒细胞、嗜酸性粒细胞、嗜碱性粒细胞、淋巴细胞和单核细胞。

1. 参考范围　新生儿：$(15.0~20.0) \times 10^9/L$。

2. 临床意义

（1）生理性白细胞计数增高：见于剧烈运动、进食后、妊娠、新生儿。

（2）病理性白细胞计数增高：见于急性化脓性感染、尿毒症、白血病、组织损伤、急性出血等。

（3）病理性白细胞计数减少：见于再生障碍性贫血、某些传染病、肝硬化、脾功能亢进、放疗化疗等。

（五）白细胞分类计数（DC）

是指对不同类型的白细胞分别计数并计算其百分比。

1. 参考范围　中性粒细胞 N：0.5~0.7（50%~70%）；嗜酸性粒细胞 E：0.01~0.05（1%~5%）；嗜碱性粒细胞 B：0~0.01（0~1%）；淋巴细胞 L：0.20~0.40（20%~40%）；单核细胞 M：0.03~0.08（3%~8%）。

2. 临床意义

（1）中性粒细胞为血液中的主要吞噬细胞，在急性感染中起重要作用，其增减的临床意义与白细胞计数相同。

（2）嗜酸性粒细胞：①减少见于伤寒、副伤寒、大手术后、严重烧伤、长期用肾上腺皮质激素等；②增多见于过敏性疾病、皮肤病、寄生虫病，一些血液病及肿瘤，如慢性粒细胞性白血病、鼻咽癌、肺癌及宫颈癌等。

（3）嗜碱性粒细胞：①减少见于速发型过敏反应如过敏性休克，用药见于肾上腺皮质激素使用过量等；②增多见于血液病如慢性粒细胞白血病，创伤及中毒，恶性肿瘤，过敏性疾病等。

（4）淋巴细胞：①减少见于传染病的急性期、放射病、细胞免疫缺陷病、长期应用肾上腺皮质激素后或接触放射线等；②增多见于传染性淋巴细胞增多症、结核病、疟疾、慢性淋巴细胞白血病、百日咳、某些病毒感染等。

（5）单核细胞增多见于传染病或寄生虫病、结核病活动期、单核细胞白血病、疟疾等。

（六）血小板计数

血小板计数是指单位体积血液中所含的血小板数目。

1. 参考范围　成人男性：$(108~273) \times 10^9/L$；成人女性：$(148~257) \times 10^9/L$。

2. 临床意义

（1）血小板计数增高见于急性大失血和急性感染、真性红细胞增多症、原发性血小板增多症、多发性骨髓瘤、慢性粒细胞性白血病及某些恶性肿瘤的早期等。

（2）血小板计数减低见于骨髓造血功能受损，如再生障碍性贫血、急性白血病等；血小板破坏过多，如脾功能亢进；血小板消耗过多，如弥散性血管内凝血等。

三、实验室检测

（一）检测方法与原理

血细胞分析仪在进行细胞分析时，将每个细胞的脉冲根据其体积大小分配并存储在相应的体积通道中，每个通道收集的数据被统计出相对数，表示在 Y 轴上，体积数据以飞升（fl）为单位，表示在 X 轴上。可将白细胞体积从 30~450fl 分为 256 个通道，每个通道 1.64fl，依据体积大小分别将其放在不同的通道中，得到白细胞体积分布直方图。初步确认：第一群是小细胞区，主要是淋巴细胞，体积在 35~90fl 之间；第二群是中间细胞群，主要是单核细胞,嗜酸、嗜碱性细胞体积在 90~160fl;第三群为大细胞区,主要是中性粒细胞,分叶多,颗粒多,体积可大至 160fl。

(二)样本采集与要求

按采血部位的不同,取得血常规检验标本,最常用的途径是静脉采血和末梢毛细血管采血。各类文献均表明,静脉血血样是最可靠的标本,手指血是末梢毛细血管血样中与静脉血差异最小且较为稳定的血样。有研究表明,与静脉血相比,手指血的准确性和可重复性仍然较差:白细胞计数明显高(+8%)而血小板计数明显低(–9%)。因此,绝大多数专家建议:血常规检验特别是应用血液分析仪时,应使用静脉血。

1. 抗凝剂的选择 用于血常规检验的血样必须经抗凝剂抗凝处理,在目前的众多抗凝剂中,EDTA 盐(EDTA-Na$_2$,EDTA-K$_2$,EDTA-K$_3$)是对白细胞形态和血小板影响相对较小的抗凝剂,最适合用于血常规检验。除采血因素的影响(生理性因素、采血部位等)外,多数情况下,血样的质量取决于血液和抗凝剂的比例。血液比例过高时,由于抗凝剂相对不足,血浆中出现微凝血块的可能性增加,在用于血细胞分析仪时,微凝血块可能阻塞仪器,同时影响一些检验指标。血液比例过低,抗凝剂相对过剩,对检验指标会造成严重影响。血液经 EDTA 抗凝后,白细胞的形态会发生改变,这种改变和时间及 EDTA 浓度有关。EDTA 的最佳浓度(与血液比)为 1.5mg/ml,如果血样少,EDTA 的浓度达到 2.5mg/ml,中性粒细胞肿胀、分叶消失,血小板肿胀、崩解、产生正常血小板大小的碎片,这些改变会使血细胞计数得出错误结果。

2. 样本的稀释 血液是由血细胞和血浆两部分组成的红色黏稠混悬液。无论是镜检还是用血细胞分析仪,血液均需合适准确的稀释后才能进行血细胞的计数。基于血细胞分析仪的基本原理,在血细胞分析仪的设计应用中,稀释倍数和计数容量是最重要的设计指标之一。自 20 世纪 50 年代初美国库尔特研制了电阻法(小孔原理)血细胞分析仪以来,血细胞的稀释液为介质的流动的形式通过传感器测量计数,血细胞通过传感器时需要排队通过,否则可能就会造成重合损失。实际应用时,是将血液稀释于稀释液中形成稀释标本(稀释比为 1:N),以流动检测的方式测出一定量(V)的稀释标本内的血细胞数(T),经换算后得出血液中的细胞浓度(L):L-T×N/V。由此可见,

准确合理的稀释倍数(在用于仪器时,RBC、PLT 的稀释倍数一般为 1:10 000~1:3 000;WBC、HGB 的稀释倍数一般为 1:250 左右)和准确、稳定的测量容量是血细胞检测的又一重要基础。稀释倍数过低,会形成细胞排队通过传感器的重合缺损;稀释倍数过高,则会造成一定测量容量内血细胞的数量过少,这都会严重影响血液细胞检验的测量精度。

3. 样本的存储 如前文所述,抗凝剂因时间和浓度的不同,会造成对血细胞形态的影响。有研究表明,用 EDTA 抗凝静脉血标本,在标本收集后的 5 分钟内、30 分钟后和 8 小时内(室温)检测,可以得到最佳的检测结果。如果不需要血小板和白细胞分类的准确数据,则标本可以在 2~8℃的条件下保存 24 小时。预稀释标本一般需要在标本制备后 10 分钟内予以测量;即使稀释液中添加细胞稳定剂,预稀释标本的存放时间也不可超过 4 小时。

4. 检测

(1)备齐用物,标本容器上贴好标签,核对无误后向患者解释以取得合作。露出患者手臂,选择静脉,于静脉穿刺部位上方约 4~6cm 处扎紧止血带,并嘱患者握紧拳头,使静脉充盈显露。

(2)常规消毒皮肤,待干。

(3)在穿刺部位下方,以左手拇指拉紧皮肤并固定静脉,右手持注射器,针头斜面向上与皮肤成 15°~30°,在静脉上或旁侧刺入皮下,再沿静脉走向潜行刺入静脉,见回血后将针头略放平,稍前行固定不动,抽血至需要量时,放松止血带,嘱患者松拳,干棉签按压穿刺点,迅速拔出针头,并将患者前臂屈曲压迫片刻。

(4)卸下针头,将血液沿管壁缓缓注入容器内,切勿将泡沫注入,以免溶血。容器内放有玻璃珠时应迅速摇动,以除去纤维蛋白原。如系抗凝试管,应在双手内旋转搓动,以防凝固;如系干燥试管,不应摇动;如系液体培养基,应使血液与培养液混匀,并在血液注入培养瓶前后,用火焰消毒瓶口,注意勿使瓶塞接触血液。

(5)抽血量的多少是根据化验内容的不同及项目的多少来决定的,一般在 5ml 左右。

(6)使用血细胞分析仪检测所需项目,并发出检测报告。

5. 注意事项

(1)抽血前一天不吃过于油腻、高蛋白食物,

避免大量饮酒。血液中的酒精成分会直接影响检验结果。

（2）抽血后,需在针孔处进行局部按压3~5分钟,进行止血。注意:不要揉,以免造成皮下血肿。

（古　霞　肖永胜）

第二节　尿常规

一、概述

尿常规在临床上是不可忽视的一项初步检查,不少肾脏病变早期就可以出现蛋白尿或者尿沉渣中有形成分。一旦发现尿异常,常是肾脏或尿路疾病的第一个指征,亦常是提供病理过程本质的重要线索。尿常规检查包括尿的颜色、性状、酸碱度、蛋白质、糖、酮体、红细胞及白细胞的检查。

二、检测指标

1. 尿色　正常尿液的颜色主要由尿色素决定,尿色素每天的排泄量大体恒定,故尿色的深浅随尿量而变化,也可因食物、药物、色素等因素而变化。

2. 透明度　正常新鲜尿尿色清澈透明,如放置过久可出现轻度混浊。

3. 酸碱度　正常尿液为弱酸性,也可为中性或弱碱性,主要取决于饮食、药物及疾病的种类和病情的变化等;正常范围:pH值5.0~7.0;反映体内酸碱平衡情况和肾脏的调节功能。减低见于糖尿病、痛风、酸中毒、慢性肾小球肾炎等。增高见于频繁呕吐、泌尿系统感染、服用重碳酸盐药、碱中毒。

4. 比重　正常尿液比重在1.015~1.025之间,婴幼儿尿比重偏低。尿比重的高低反映肾脏的浓缩功能。

5. 蛋白质　正常人尿蛋白常规定性为阴性,定量每天排出约40~80mg,最多不超过150mg;蛋白质阳性见于各种肾小球肾炎、肾病综合征、肾功能不全,以及摄入药物(如奎宁)、磷酸盐、消毒剂。尿pH值大于8时,尿蛋白检查可出现假阳性。摄入大量青霉素、尿pH值小于4时,则可出现假阴性。

6. 尿糖　正常人尿中可有微量葡萄糖,每日尿糖含量为0.1~0.3g,量高不超过1g,尿糖定性为阴性;葡萄糖阳性见于糖尿病、甲状腺功能亢进、妊娠后期等。摄入强氧化剂药物可出现假阳性。服用维生素C超过500mg/L,可出现假阴性。

7. 细胞　正常尿离心沉淀后每高倍视野红细胞不超过3个,白细胞不超过5个,上皮细胞不超过(+);若超过上述标准,则提示存在泌尿系疾病或其他疾病。

8. 管型　正常尿沉渣镜检一般看不到管型,偶可见到少数透明管型,如出现颗粒管型或红细胞管型,对肾炎的诊断具有重要意义。尿常规检查通常取清晨第一次尿送检,因晨尿较为浓缩和偏酸性,有形成分相对较多且较完整,无饮食因素干扰,不影响尿液化学测定。正常新鲜尿应为淡黄色、清亮、呈弱酸性(pH值约6.5),无蛋白质、糖及其他有形成分。

三、实验室检测

（一）检测方法与原理

尿常规检查包括一般性状检查(颜色、透明度、比重等)、化学检查(蛋白质及其定性试验)、显微镜检查(细胞、管型、结晶)。用于检查的尿标本最好收集晨尿,在1小时内送检。因尿久置后其成分可能改变或破坏而影响结果。

（二）样本采集与要求

1. 样本采集

（1）晨尿:清晨起床后的第一次尿标本,其中血细胞、上皮细胞及管型等有形成分相对集中且保存得较好,也便于对比,适用于可疑或已知泌尿系统疾病的动态观察及早期妊娠试验等。

（2）随机尿:为任何时间的尿液,适用于门诊、急诊患者。本法留取尿液方便,但易受饮食、运动、用药等影响,可致使低浓度或病理临界浓度的物质和有形成分漏检。

（3）餐后尿:通常于餐后2小时收集的尿液,此标本对病理性糖尿和蛋白尿的检出更为敏感,适用于尿糖、尿蛋白、尿胆原等检查。

（4）12小时尿:晚8时排空膀胱并弃去此次的尿液后,留取至次日晨8时夜尿,作为12小时有形成分计数。

（5）24小时尿:尿液中的一些溶质,如肌酐、总蛋白、糖、尿素、电解质及激素等,在1天的不同时间内其排泄浓度不同,为了准确定量,必须收集

24 小时尿液,用于化学成分的定量。

2. 实验要求 应在收到标本后迅速进行,妇女月经期不宜留取标本。需长时间收集的尿液标本,应加防腐剂,可与检验科联系,以保证尿液检查结果的准确性。

（三）检测

1. 一般性状检查

(1)尿量:正常人尿量为 1 000～2 000ml/24h,平均 1 500ml/24h。24 小时尿量少于 400ml 称少尿,24 小时尿量少于 100ml 为无尿,24 小时尿量多于 2 500ml 称为多尿。

(2)颜色:正常尿为黄色透明,可深可浅。在某些病理情况下,尿色可发生改变,例如:黄褐色尿含胆红素增加,可见于急性肝炎,血尿可见于肾小球肾炎,泌尿系结核,结石和肿瘤等。血红蛋白尿呈浓茶样颜色,见于溶血;乳白色尿因尿内含有大量磷酸盐或脓液,亦可见于丝虫病等淋巴管阻塞所致的乳糜尿。在观察尿的颜色时应排除药物或食物对其影响。

(3)透明度:正常尿放置后由于尿内黏蛋白和少量上皮细胞及盐类结晶,可使尿液出现轻度混浊。如果刚排出的尿液就呈混浊,可能由于尿内含有大量细胞,盐类或微生物,大量蛋白等物质,应进一步检查,以确定发生混浊的原因。

(4)比重:正常尿比重被动在 1.015~1.025。当机体缺水而肾功能正常时,尿比重可高达 1.030 以上;反之尿比重可低至 1.003 以下;尿比重固定在 1.010～1.012 之间,则表示肾脏浓缩功能受损。

2. 测尿比重方法及注意事项

(1)将尿液缓缓倒入比重筒,注意不要激起气泡,如有气泡应用吸管或吸水纸除去。

(2)将比重计轻轻放入并加以捻转,使其游离悬浮于尿中。

(3)读取尿液凹面的比重读数。

(4)尿液温度、尿糖和尿蛋白影响尿比重。一般尿比重计是以 20℃为标准,温度每高 3℃应加 0.001,每低 3℃应减 0.001。

(5)尿量过少不足浮起比重计时,可加等量蒸馏水将尿稀释,然后将读数小数点后的数字乘2,即为报告数值。

3. 蛋白质定性试验 蛋白质定性试验原理是蛋白质遇热后凝固,加酸后促使蛋白质沉淀外,并可使加热析出的磷酸盐,碳酸盐溶解。取尿液装至试管的 2/3 处,斜执试管底部,置尿液上部于

火焰上加热至沸,然后加数滴 6% 醋酸,如加热后产生混浊,加醋酸后即澄清,是因尿中磷酸盐或碳酸盐所致;如混浊仍存在,则为蛋白质。

4. 尿蛋白质定量检查 考马斯亮蓝 G250 溶液可呈现两种颜色,即红色和蓝色,酸性考马斯亮蓝为红色试剂,与尿液蛋白质结合后变成蓝色。与标准液相比,即可测出尿蛋白质含量。

(1)试剂:考马斯亮蓝溶液:考马斯亮蓝 G250 100ml 溶于甲醇 25ml 中,再加 85% 磷酸 100ml 和浓盐酸 20ml 混匀,最后用蒸馏水稀释至 1 000ml,过滤后室温保存。蛋白标准液(1g/L):用蛋白质标准液以生理盐水稀释制成,冰箱保存。

(2)实验操作:尿液离心,取上清部分,先作蛋白定性试验,如为(+++)~(++++),先将尿液稀释 5~10 倍后再测定,结果乘以稀释倍数;根据下表 12-1 操作。

表 12-1 尿蛋白质定量检查实验处理操作

项目	空白管	标准管	测定管
尿液(ml)	0	0	0.1
蛋白标准液(ml)	0	0.1	0
生理盐水(ml)	0.1	0	0
考马斯亮蓝 G250 溶液(ml)	2.0	2.0	2.0

各管混匀后放置 5 分钟,以空白管调零点,在分光光度计上以 600nm 波长比色

| 测定吸光值 | 测定值 | 测定值 | 测定值 |

(3)定量计算:根据测定吸光值与标准管吸光值对比,获得测定管尿蛋白含量。

5. 葡萄糖定性试验 葡萄糖定性试验原理是在热碱性溶液中葡萄糖的醛基(-CHO)被氧化可使试剂中的高价铜还原成低价铜而出现砖红色沉淀。

(1)器材及试剂:试管及试管夹;酒精灯;班氏定性试剂。

(2)方法:置试剂 20 滴于试管中,加热至沸。试剂仍应澄清方可应用;加入尿液 2 滴到此试管中(试剂与尿量为 10∶1),摇匀;再置于火焰上加热至沸 1~2 分钟;结果判断:

(+):蓝色。

(++):绿色混浊液体含细小黄色沉淀。

(+):绿色和黄色混浊,并含显著黄色沉淀。

(+++):黄色混浊及黄色沉淀。

(++++)：橙黄至红色沉淀。

6. 尿酮体检查 丙酮和乙酰乙酸与亚硝基铁氰化钠作用，再与氨水接触，可产生紫红色反应以颜色变化判断尿酮体性状。

取尿液 2ml 置试管中，加冰醋酸 2 滴（消除肌酐与试剂的反应），再加入亚硝基铁氰化钠结晶少许，加热促其溶解，混匀后沿管壁缓缓加入浓氨水 0.5~1ml，在两液交界处如发现紫红色环即为阳性。结果判断：

（−）10 分钟以上无紫色环出现。

（+）10 分钟内出现紫色环。

（++）两液接触后逐渐出现紫红色环。

（+++）两液接触后立即出现紫红色环。

显微镜检查：用吸管吸取尿沉渣一滴，置于玻片上。先用低倍镜观察标本大致情况，然后再用高倍镜仔细观察。每片至少观察 10 个高倍视野。计算有形成分通常用每高倍视野多少个表示。如每高倍视野有白细胞 5~10 个，表示为 WBC 5~10/HP。

7. 注意事项

（1）检查前禁忌：检查前一天晚上九点以后不要进食，可喝水，检查当天早上起床后不吃东西也不喝水，便于检查准确。

（2）检查时要求

1）留尿液标本时预先选好能装 20ml 以上的广口玻璃瓶，用前一定要洗干净。

2）最好留取早上第一次尿标本送检。取尿时，最好留取中段尿。

3）女性患者在经期一般不宜取尿做检查。

（杨秋萍）

第三节 肝功能常规生化检查

一、概述

肝脏是人体内最大的实质性器官，成人肝重 1.2~1.5kg，占体重的 2%；青少年肝脏占体重的 5%。肝脏有独特的结构、双重血液供应和重要的生理、生化及免疫功能。肝脏的功能多种多样，几乎参与体内一切物质的代谢，不仅在糖类、脂类、蛋白质、维生素和激素等物质代谢发挥重要作用，还具有分泌、排泄和生物转化等重要功能。当肝脏受到体内外各种致病因子侵犯时，其结构和功能将受到不同程度的损害，从而引起相应物质代谢紊乱。

通过对肝脏物质代谢功能、生物转化和解毒功能、内分泌与排泄功能的实验室检查，帮助了解是否有肝脏病变、肝脏的受损情况及肝脏功能状态。肝脏功能紊乱检查主要依据实验室检查，通过对蛋白质代谢、糖代谢、脂质代谢、胆红素代谢、胆汁酸代谢等功能检查、肝酶学检查、肝纤维化及肝硬化标志物的检查、酒精性肝病的标志物检查、肝脏摄取与排泄功能检查等，可直接或间接评估肝脏的功能状态。

生化指标的检测对肝胆疾病的诊断、鉴别诊断、预后判断、病程监测及疗效观察等都具有重要意义。

二、检测指标

由于肝脏功能多样，所以肝功能检查方法很多。与肝功能有关蛋白质检查有血清总蛋白、白蛋白与球蛋白之比、血清浊度和絮状试验及甲胎蛋白检查等；与肝病有关的血清酶类有谷丙转氨酶、谷草转氨酶、碱性磷酸酶及乳酸脱氢酶等；与生物转化及排泄有关的试验有磺溴酞钠滞留试验等；与胆色素代谢有关的试验，如胆红素定量及尿三胆试验等，结合病史和症状选择一组或其中几项检查，有助于肝功能的诊断及评价。

通常所说的肝功能指标包括转氨酶、蛋白、胆红素、甲胎蛋白等，通常所说的肝功五项指的是谷丙转氨酶、谷草转氨酶、总胆红素、直接胆红素和间接胆红素。

1. 谷丙转氨酶（ALT）谷丙转氨酶主要存在于肝细胞细胞质中。正常值是 0~40U/L，偏高时说明肝脏损伤。

2. 谷草转氨酶（AST）主要存在于肝细胞线粒体中。正常值是 0~40U/L，偏高时说明肝脏受损，可能是由肝脏疾病引起，也有可能是由酗酒、服药、过度劳累等原因引起。

3. 总胆红素（TBil）包括直接胆红素和间接胆红素。正常值是 1.7~17.1μmol/L，偏高时易发生黄疸症状。

4. 间接胆红素（IBil）在肝脏中由间接胆红素转变，从胆管排出。正常值是 1.7~13.7μmol/L，偏高时说明肝脏病变或胆道受阻。

5. 直接胆红素（DBil）直接胆红素是红细胞死亡或破坏时，有血红蛋白释放到血液中。正常值是 1.7~7μmol/L，偏高时说明肝脏病变或红细胞遭破坏。

肝功五项中任何一项出现异常都说明肝功能异常，此时患者应做进一步检查，查出肝功异常的原因，并对症治疗。

三、实验检查

（一）谷丙转氨酶测定

谷丙转氨酶（alanine aminotransferase，ALT）大量存在于肝脏细胞中，其次为肾、心、骨骼肌等。血清 ALT 活性升高，通常表示肝脏损伤。肝脏中此酶含量最高，所以当肝脏受到损伤时，大量的胞内酶释放入血液，血中该酶的含量升高。ALT 是目前临床中反映肝实质细胞受损最主要的酶。

ALT 在肝细胞中含量较多，且主要存在于肝细胞的胞质中。当肝脏受损时，此酶可释放入血，致血中该酶活性浓度增加。临床应用主要有：①肝细胞损伤的灵敏指标：急性病毒性肝炎 ALT 阳性率为 80%~100%，肝炎恢复期，ALT 转入正常，但如果在 100U/L 左右波动或再度上升，为慢性活动性肝炎；重症肝炎或亚急性肝坏死时，再度上升的 ALT 在症状恶化的同时，酶活性反而降低，表明肝细胞坏死后增生不良，预后不佳。因此，监测 ALT 可以观察病情的发展，并作为预后判断的依据。②慢性活动性肝炎或脂肪肝：ALT 轻度增高（100~200U/L），或属正常范围，且 AST>ALT。肝硬化、肝癌时，ALT 有轻度或中度增高，提示可能并发肝细胞坏死，预后严重。其他原因引起的肝脏损害，如心功能不全时，肝淤血导致肝小叶中央带细胞的萎缩或坏死，可使 ALT、AST 明显升高；某些化学药物如异烟肼、氯丙嗪、苯巴比妥、四氯化碳、砷剂等可不同程度损害肝细胞，引起 ALT 升高。

应当注意的是，重症肝炎时由于大量肝细胞坏死，血中 ALT 逐渐下降，而胆红素却进行性升高，出现所谓"酶胆分离"现象，常是肝坏死的前兆。

心脏、骨骼肌等组织受损及其他肝胆疾病，如胆石症、胆囊炎、肝癌和肝淤血时，血清 ALT 水平也可升高。

ALT 测定使用空腹血清标本，测定方法为连续监测法。溶血及脂血标本对实验结果产生影响，标本采集及处理时尽量避免溶血。

（1）测定方法：酶偶联法，赖氏法，连续监测法。

（2）测定原理：L- 丙氨酸 +α- 酮戊二酸 $\xrightarrow{\text{ALT}}$ L- 丙酮酸 + L- 谷氨酸

丙酮酸 +NADH+H$^+$ $\xrightarrow{\text{LD}}$ L- 乳酸 +NAD$^+$。

（3）临床意义：谷丙转氨酶升高临床意义就在于对急性乙型肝炎、慢性肝炎、HBV 携带者、重型肝炎，以及肝硬化、肝癌等一系列病毒性肝炎的诊断和分析，ALT 的升高只表示肝脏可能受到了损害。除了肝炎，其他很多疾病都能引起谷丙转氨酶升高。在急性肝炎及慢性肝炎与肝硬化活动，肝细胞膜的通透性改变，谷丙转氨酶就从细胞内溢出到循环血液中去，这样抽血检查结果就偏高，转氨酶反映肝细胞损害程度。但谷丙转氨酶缺乏特异性，有多种原因能造成肝细胞膜通透性的改变，如疲劳、饮酒、感冒，甚至情绪因素等。上述原因造成的转氨酶增高一般不会高于 60U/L，转氨酶值高于 80U/L 就有诊断价值，需到医院就诊。另外需要注意，谷丙转氨酶活性变化与肝脏病理组织改变缺乏一致性，有的严重肝损患者谷丙转氨酶并不升高。因此肝功能损害需要综合其他情况来判断。

（二）门冬氨酸氨基转移酶

门冬氨酸氨基转移酶（aspartate transaminase，AST）广泛存在于多种器官中，按含量多少顺序为心、肝、骨骼肌和肾等，肝中 70% 存在于肝细胞线粒体中。AST 有两种同工酶 ASTs 和 ASTm，分别存在于可溶性的细胞质和线粒体。细胞轻度损伤时 ASTs 显著升高，而严重损伤时，则 ASTm 大量出现于血清中。正常血清中所含 AST 的同工酶主要为 ASTs，但在病理状态下，如细胞坏死，则血清中以 ASTm 为主。血清 AST 活性升高，多来自心肌或肝脏损伤；肾脏或胰腺细胞损伤时，也可出现很高的 AST 活性。

AST 也是反映肝实质细胞受损的细胞酶，但其特异性不如 ALT。AST 测定使用空腹血清标本，测定方法为连续监测法。由于红细胞内 AST 活性约为血清中的 10 倍，故溶血标本可使测定结果偏高。标本采集及处理时尽量避免溶血。剧烈的体力劳动，因骨骼肌细胞通透性增加，酶活力也增加。血清中 AST 活性相当稳定，在低温条件下可保存 1 周。

（1）测定方法：酶偶联法。

（2）测定原理：

L- 门冬氨酸 +α- 酮戊二酸 $\xrightarrow{AST}$ 草酰乙酸 +
L- 谷氨酸

草酰乙酸 +NADH+H$^+$ $\xrightarrow{MD}$ L- 苹果酸 +NAD$^+$。

(3) 临床意义：天冬氨酸氨基转移酶在心肌细胞中含量最高，但肝脏损害时也可使其血清浓度升高，临床常作为心肌梗死和心肌炎的辅助检查。天冬氨酸氨基转移酶（AST）的正常值为 0~40U/L，当丙氨酸氨基转移酶（ALT）明显升高，（ALT/AST）比值 >1 时，就表示肝脏发生了实质性损害。

（三）总胆红素

胆红素是胆色素的一种，是人胆汁中的主要色素，呈橙黄色。胆红素是体内铁卟啉化合物的主要代谢产物，有毒性，可对大脑和神经系统引起不可逆的损害，但也有抗氧化剂功能，可以抑制亚油酸和磷脂的氧化。胆红素是临床上判定黄疸的重要依据，也是肝功能的重要指标。

总胆红素：间接胆红素偏高，直接胆红素偏高，说明肝细胞性黄疸，肝细胞受到损害，肝功能减退，肝脏不能完全将间接胆红素转化为直接胆红素，同时肝内胆管受压引起了排泄障碍，直接胆红也不能完全排到胆道，同时有可能伴有急性黄疸型肝炎，慢性活动性肝炎，肝硬化，肝癌等疾病。

直接胆红素：说明是由阻塞性黄疸造成的。

间接胆红素：说明可能是溶血性黄疸造成的，直接胆红素升高也可能会有输血时血型不合、贫血等原因。

在肝功能化验里，胆红素正常值范围如下：总胆红素：1.71~21μmol/L（0.1mg/dl~1.0mg/dl）；直接胆红素：0~7.32μmol/L（0~0.2mg/dl）；间接胆红素：0~13.68μmol/L（0~0.8mg/dl）。

应用 Jendrassik-Grof 方法，使用茶碱和甲醇作为溶剂，以保证血清中结合与非结合胆红素完全被溶解，并与重氮盐试剂起快速反应，即为血清中的总胆红素。

(1) 测定方法：重氮盐法。

(2) 测定原理：血清中结合胆红素可直接与重氮试剂反应产生偶氮胆红素，所以称为直胆胆红素，因此重氮法又称 1min 胆红素测定法，非结合胆红素测定时要以咖啡因 - 苯甲酸钠为加速剂破坏胆红素氢键再与重氮试剂反应，抗坏血酸破坏剩余重氮试剂，加入碱性酒石酸钠使最大吸光度由 530nm 转到 598nm，非胆红素的黄色色素及其他红色与棕色色素产生的吸光度降至可忽略不

计，使灵敏度和特异性升高，最后形成的绿色是由蓝色的碱性偶氮胆红素和咖啡因与对氨基苯磺酸之间形成的黄色色素混合而成。

(3) 临床意义：增高见于肝脏疾患：急性黄疸型肝炎、急性黄色肝坏死、慢性活动性肝炎、肝硬化等；肝外疾病：溶血型黄疸、血型不合的输血反应、新生儿黄疸、胆石症、肝癌、胰头癌等。降低见于：总胆红素偏低的原因有可能是因为缺铁性贫血，缺铁性贫血是由于体内缺少铁质而影响血红蛋白合成所引起的贫血。缺铁性贫血的症状就是面色微黄或苍白，但是否缺铁性贫血还要做进一步检查，红细胞形态、血清铁、血清铁蛋白检查。厌食的人如果缺锌，也会引起总胆红素偏低。

（四）直接胆红素 DBIL

(1) 测定方法：重氮盐法。

(2) 测定原理：胆红素呈黄色，在 450nm 附近有最大吸收峰。胆红素氧化酶（BOD）催化胆红素氧化，随着胆红素被氧化，A450nm 下降，下降程度与胆红素被氧化的量相关。在 pH 值为 8.0 条件下，未结合胆红素及结合胆红素均被氧化，因而检测 450nm 吸光度的下降值可反映总胆红素含量；加入 SDS 及胆酸钠等阴离子表面活性剂可促进其氧化。在 pH 值为 3.7~4.5 缓冲液中，BOD 催化单葡萄糖醛酸胆红素（mBc）、双葡萄糖醛酸胆红素（dBc）及大部分 δ 胆红素氧化，非结合胆红素（Bu）在此 pH 值条件下不被氧化。用配制于人血清中的二牛磺酸胆红素（ditaurobilirubin，DTB）作标准品，检测此条件下 450nm 吸光度的下降值可反映结合胆红素的含量。

(3) 临床意义：血清直接胆红素超过 4.5mg/L 有临床意义。正常血清中结合胆红素仅占总胆红素的 4%~5%，其浓度一般 <1mg/L，上限不超过 3mg/L。正常血清内测的直接胆红素基本上不反映与葡萄糖醛酸相结合的胆红素，而在黄疸时，则基本反映后者的水平。胆汁瘀积性黄疸时，由于结合胆红素不能从肝细胞和细毛胆管排出，使血清直接胆红素明显升高，在总胆红素中所占比值升高显著；肝细胞性黄疸时，由于同时有肝细胞摄取、结合、排泄障碍，以致血清直接胆红素 / 总胆红素比值也升高，但升高幅度不及胆汁瘀积性黄疸。在肝细胞性黄疸时比值 >40%，而胆汁瘀积性黄疸时常在 60% 以上，最高的可达 90%，有一定鉴别诊断价值。

（罗顺昌）

第四节 肾功能常规生化检查

一、概述

肾功能（renal function）是指肾脏排泄体内代谢废物，维持机体钠、钾、钙等电解质的稳定及酸碱平衡的功能，肾功能检查包括血肌酐、血尿素氮、血及尿 β_2- 微球蛋白、尿白蛋白、尿免疫球蛋白 G、尿分泌型免疫球蛋白 A 等。

二、指标及临床意义

（一）血尿素氮

尿素是哺乳动物蛋白质分解代谢的终产物。在肝脏通过鸟氨酸循环合成，主要由肾脏排泄。血尿素浓度主要受肾功能和蛋白质摄入量和分解代谢情况的影响。

临床意义：

（1）增高：①肾脏疾病：如急性肾衰、慢性肾炎、肾动脉硬化、慢性肾盂肾炎、肾结核、肾肿瘤晚期等，肾功能轻度受损时，BUN 可无变化。当 60%~70% 有效肾单位受损时，BUN 才增高。因此 BUN 测定不能作为早期肾功能受损的指标，但对肾衰竭，尤其是尿毒症诊断有特殊价值，并可判断病情，估计预后。根据 BUN 测定结果可判断肾衰竭的程度。A. 肾衰竭代偿期：Ccr 下降，血 Cr 正常。BUN 正常或轻度升高（<9mol/L）。B. 肾衰竭失代偿期（氮质血症期或尿毒症前期）：Ccr 明显下降（<0.83ml/s），血 Cr 增高（>90mmol/L），BUN 中度升高（>9mmol/L）。C. 尿毒症期：Ccr<0.33ml/s，血 Cr>445μmol/L，BUN>20mmol/L。②肾前性或肾后性因素引起尿量显著减少或尿闭，如剧烈呕吐、腹泻引起的脱水、水肿、腹水、循环功能衰竭，以及尿路结石、前列腺肥大、肿瘤等引起的尿路梗阻。③体内蛋白质分解过多，如大面积烧伤、大手术以后，上消化道出血、甲状腺功能亢进及急性传染病等。此时 BUN 增高，而其他肾功能试验结果大致正常。

（2）降低：临床较少见。主要系肝实质受损，生成减少。如急性黄色肝萎缩、肝硬化、中毒性肝炎，严重贫血等。

（二）血肌酐

血肌酐（serum creatinine，Scr），一般认为是内生血肌酐，内生肌酐是人体肌肉代谢的产物。肌酐是小分子物质，可通过肾小球滤过，在肾小管内很少吸收，每日体内产生的肌酐，几乎全部随尿排出，一般不受尿量影响。临床上检测血肌酐是常用的了解肾功能的主要方法之一。

临床意义：血清肌酐的浓度变化主要由肾小球的滤过能力（肾小球滤过率）来决定。滤过能力下降，则肌酐浓度升高。血肌酐高出正常值多数意味肾脏受损，血肌酐能较准确的反映肾实质受损的情况，并非敏感指标。因为肾小球滤过率下降到正常人 1/3 时，血肌酐才明显上升。肾小球滤过率降到 50% 以前血清肌酐可正常，也就是说功能性肾单位丧失一半以上时才升高，此时即为慢性肾衰竭代偿，一般规定此期血清肌酐为 176.8μmol/L（2mg/dl）。肾小球滤过率降到 25% 以下时血清肌酐会急剧升高，可达 5mg/dl 以上，此时一般为尿毒症期。肾功能彻底丧失（例如急性肾衰竭）时血清肌酐每日增多 88.4~265.2μmol/L，如小于此范围，说明尚有残余功能性肾单位，反之说明骨骼肌溶解。

（三）血尿酸

血尿酸是体内的老旧细胞，还有食物，尤其是富含嘌呤的食物（如动物内脏、海鲜等）在体内新陈代谢过程中，其核酸氧化分解产物就有嘌呤（这种内源性的嘌呤占总嘌呤的 80%）。血尿酸增高的临床意义：血尿酸见于痛风、急性或慢性肾小球肾炎、肾结核、肾盂积水、子痫、急慢性白血病、红细胞增多症、摄入过多含核蛋白食物、尿毒症肾炎、肝脏疾患、氯仿和铅中毒、甲状腺功能减退、多发性骨髓瘤、妊娠反应、红细胞增多症。

（四）尿肌酐

单独测定尿肌酐浓度对于评价肾功能很少有帮助，但与血肌酐一起测定，可作为内生肌酐清除率的必需指标。临床意义：增高：见于肢端肥大症、巨人症、糖尿病、感染、甲状腺功能减退、进食肉类、运动、摄入药物（如维生素 C、左旋多巴、甲基多巴等）。减低：见于急性或慢性肾功能不全、重度充血性心力衰竭、甲状腺功能亢进、贫血、肌营养不良、白血病、素食者，以及服用雄激素、噻嗪类药等。

（五）尿蛋白

尿内出现蛋白称为蛋白尿，也即尿蛋白。正常尿液中含少量小分子蛋白，普通尿常规检查测不出，当尿中蛋白增加，尿常规检查可以测出即为蛋白尿。蛋白尿是肾脏病的常见表现,全身性疾病亦可出现蛋白尿。

1. 功能性蛋白尿　功能性蛋白尿是一种轻度(24 小时尿蛋白定量一般不超过 0.5~1g)、暂时性的蛋白尿,原因去除后蛋白尿迅速消失。常发生于青壮年,可见于精神紧张、严重受寒或受热、长途行军、强体力劳动、充血性心衰、进食高蛋白饮食后。

2. 体位性蛋白尿　清晨尿液无尿蛋白,起床活动后逐渐出现蛋白尿,长时间站立、行走或加强脊柱前凸姿势时,尿蛋白含量增多,平卧休息 1 小时后尿蛋白含量减少或消失,多发生于瘦长体型的青年或成人。反复体位性蛋白尿,需注意除外肾病,如胡桃夹现象(又叫左肾静脉压迫综合征,是因主动脉和肠系膜上动脉挤压左肾静脉所致)。

3. 病理性蛋白尿　蛋白尿持续存在,尿中蛋白含量较多,尿常规检查常合并有血尿、白细胞尿和管型尿。并可伴有其他肾脏病表现,如高血压、水肿等。病理性蛋白尿主要见于各种肾小球、肾小管间质疾病、遗传性肾病、肾血管疾病和其他肾脏病。常见的如:

(1) 原发性肾小球疾病:①肾炎可为隐匿性、急性、急进性或慢性。常合并血尿、高血压和水肿等。②肾病综合征 24 小时尿蛋白定量大于或等于 3.5g(儿童为 >50mg/kg),同时伴有血白蛋白减少,水肿、高血脂。③肾功能不全分为急性和慢性肾功能不全。蛋白尿为肾脏损害的表现。

(2) 继发性肾小球疾病:①狼疮性肾炎是系统性红斑狼疮累及肾脏的表现。育龄期女性多见。依据肾脏受累严重程度的不同,尿蛋白量可以表现为少量至大量。②紫癜性肾炎是过敏性紫癜肾脏受累的表现。主要表现为血尿、蛋白尿,儿童多见,成年人亦可发生。蛋白尿多数发生在紫癜出现后 2~4 周。③糖尿病肾病是糖尿病常见的并发症,早期肾脏受累,但是尿常规检查尿蛋白可为阴性,后逐渐出现微量蛋白尿,再发展至大量蛋白尿,乃至终末期肾病,即肾衰竭需要透析等治疗。④痛风性肾病尿检异常出现较晚且轻微,仅见轻度蛋白尿及少量红细胞。晚期可进展至慢性肾衰竭。⑤高血压肾病原发性高血压病发生 5~10 年后常出现肾脏等损害。良性高血压导致的蛋白尿一般为轻至中度的尿蛋白(24 小时尿蛋白定量一般不超过 1.5~2g),很少出现大量蛋白尿。有些合并镜下血尿,常有高血压左心室肥厚、脑动脉和视网膜动脉硬化等表现。另外一种恶性高血压导致的蛋白尿常为突发性,24 小时尿蛋白定量可由少至大量,多数伴有血尿和白细胞尿,肾功能多急剧恶化。

(3) 肾小管间质疾病:如肾盂肾炎、间质性肾炎等,尿蛋白多为 +~++,24 小时尿蛋白定量多 <2g。

(4) 遗传性肾病:如 Alport 综合征、Fabry 病、薄基膜肾病、先天性肾病综合征等,由于基因异常,导致肾脏结构缺陷,导致不同程度的蛋白尿。

(5) 其他:如高原性蛋白尿可见于从平原进入高原居留的人,尿蛋白阳性,定量 >400mg/24 小时,去高原前无蛋白尿,进驻高原后发病,吸氧可好转,返回平原恢复正常。

三、实验室检测

(一) 检测原理

1. 血尿素氮(BUN)　血清(或血浆)中的尿素,在尿素氮试剂的酸性环境中与二乙酰-肟(DAM)共沸后,可缩合成一红色化合物,称为 fearon 反应。其颜色的深浅与血清(或血浆)中尿素的含量成正比,与同样处理的尿素氮标准液比色,即可测算出血清(或血浆)中尿素氮的含量

2. 血尿酸　采用尿酸酶偶联 Trinder 反应。尿酸酶先催化尿酸的氧化产生尿囊素和过氧化氢,随后,过氧化氢、4-氨基安替比林和 2,4,6-三溴-3-羟基苯甲酸经过氧化物酶的作用(Trinder 反应)形成红色的醌亚胺化合物,从而引起 505nm 处吸光度的上升,此种变化与样本中的尿酸浓度成正比。

3. 血肌酐与尿肌酐　首先用肌酸(脱氢)酶和肌氨酸氧化酶消除样品中的内源性肌酸和肌氨酸的影响,然后,样本中的肌酐在肌酐酶的作用下生成肌酸,再在肌酸(脱氢)酶和肌氨酸氧化酶的作用下生成过氧化氢,过氧化氢在过氧化物酶的作用下生成醌系色素,由此可以测定肌酐的含量。

4. 尿蛋白　在酸性条件下,连苯三酚红与钼酸结合生成红色复合物,此复合物再与蛋白结合形成蓝紫色复合物,在 598nm 有最大吸收,吸光度大小与蛋白含量成正比,可比色定量。

(二) 标本采集

(1) 血尿素氮(BUN)　血清和肝素抗凝血浆。不能用氟化钠和肝素氨抗凝血浆。

(2) 血尿酸:血清和肝素抗凝血均可。

(3)血清肌酐:血清和肝素抗凝血均可。

(4)尿蛋白:4、8、12、24小时定时留尿或随机尿。定时留尿时应将尿液留于干燥洁净的500ml玻璃瓶内,并置于2~8℃冰箱内,尽快将全部尿液送检。随机尿标本5~10ml即可。

(三)检测

目前临床上检测肾功能主要用生化分析仪,按分析仪器的自动化程度,可分为全制动(全自动生化分析仪)、半自动(半自动分析仪)和手工分析系统(分光光度计)等。

(四)注意事项

1. 血尿素氮 各实验室应建立自己的正常值参考范围。在每次测定时,应做好正常和异常质量控制。当样品中抗坏血酸浓度大于1 704μmol/L,胆红素浓度大于684μmol/L时可能影响结果的准确性。当尿素氮浓度超过33.7mmol/L时,标本需要经过稀释后重新确认。

2. 血尿酸 试剂和样本可因仪器不同,按比例增减。当尿酸浓度超过1 190μmol/L时,应将样本用生理盐水稀释(一份样本加一份生理盐水)后在测,测得结果乘以2。

3. 血肌酐与尿肌酐 试剂和样本的用量可按仪器的要求进行增减。如果是测尿肌酐,应按1∶100的比例稀释,并将结果乘以100。肌酐浓度高于6 600μmol/L的样本应按等量的生理盐水稀释,结果乘以2。

4. 尿蛋白 各实验室应建立自己的正常值参考范围。试剂和样本的用量可按仪器的要求进行增减。生化质控血清进行室内质控,测定的控制值应在确定的范围内,实验室应该建立自己的质控体系。当样本浓度超过检测范围时,应用生理盐水稀释标本后再进行检测,标本值为测定值乘以稀释倍数。

(罗顺昌)

第五节 血脂检测

一、概述

血脂指血浆中的脂质成分。血浆中血脂的主要成分是胆固醇和甘油三酯。胆固醇大部分(60%~80%)由身体合成,少部分来源于食物。甘油三酯大部分由食物摄取,少部分由身体合成。

胆固醇和甘油三酯都是机体必需的营养物质,不能太多,也不能太少。血脂主要包括:

1. 胆固醇(Ch) 约占血浆总脂的1/3,有游离胆固醇和胆固醇酯两种形式,其中游离胆固醇约占1/3,其余的2/3与长链脂肪酸酯化为胆固醇酯。

2. 磷脂(PL) 约占血浆总脂的1/3,主要有卵磷脂、脑磷脂、丝氨酸磷脂、神经磷脂等,其中70%~80%是卵磷脂。

3. 甘油三酯 又称中性脂肪(TG),约占血浆总脂的1/4。

4. 游离脂肪酸(FFA) 又称非酯化脂肪酸,约占血浆总脂的5%~10%,它是机体能量的主要来源。脂质不溶或微溶于水,必须与蛋白质结合以脂蛋白形式存在才能在血液中循环,因此"高血脂"是通过高脂蛋白血症表现出来的。

血脂的来源有二:一是外源性的,即消化道吸收来的;二是内源性的,即由体内组织动员或由肝脏合成而来。在正常情况下,它易受食物成分及体内代谢的影响。血脂水平的变化极大,一般在餐后3~6小时渐趋稳定。测定血脂水平应于餐后12~14小时为宜。引起的原因有很多,如饮食没有节制、缺乏运动、肥胖、年龄增高、精神紧张等。

二、检测指标

血脂测定是血脂异常防治的重要组成部分,测定结果准确是有效开展血脂异常防治工作的基本要求。主要是测定血清中的总胆固醇、甘油三酯、低密度脂蛋白胆固醇和高密度脂蛋白胆固醇的水平等。通过检查血浆中的血脂,可以预防或知晓是否患有肥胖症、动脉硬化、高血脂、冠心病、糖尿病、肾病综合征,以及其他一些心血管疾病。

(一)总胆固醇

增加见于胆管梗阻、肾病综合征、慢性肾小球肾炎、淀粉样变性、动脉粥样硬化、高血压、糖尿病、甲状腺功能减退症、传染性肝炎、门脉性肝硬化、某些慢性胰腺炎、自发性高胆固醇血症、家族性高胆固醇血症、老年性白内障及牛皮癣等。此外,长期食用高脂食品、精神紧张等因素也可引起总胆固醇增高。

减少见于严重贫血、急性感染、甲状腺功能亢进症、脂肪痢、肺结核、肝硬化、先天性血清脂蛋白缺乏及营养不良。

（二）甘油三酯

增高见于高血脂、动脉粥样硬化、冠心病、糖尿病、肾病综合征、胆管梗阻、甲状腺功能减退症、高脂饮食、阻塞性黄疸、急性胰腺炎、糖原贮积症、原发性甘油三酯增多症。

减少见于甲状腺功能亢进症、肾上腺皮质功能减退症、肝功能严重障碍、慢性阻塞性肺病、脑梗死、恶病质、原发性低密度脂蛋白（β脂蛋白）缺乏症及消化不良等。

（三）低密度脂蛋白胆固醇

增多提示易患动脉粥样硬化导致的冠心病、脑血管病。低密度脂蛋白胆固醇是致动脉粥样硬化的基本因素。其含量与心脑血管疾病的发病率及病变程度呈显著正相关。因此，可用于判断发生冠心病的危险性。

（四）高密度脂蛋白胆固醇

高密度脂蛋白胆固醇被视为是一种抗动脉粥样硬化的脂蛋白，是冠心病的保护因子。能促进外周组织中胆固醇的消除，防止动脉粥样硬化的危险。最主要的临床价值是能够将动脉粥样硬化斑块的泡沫细胞转移至肝排出体外。

（五）参考范围

TC ≤ 5.17mmol/L；甘油三酯：儿童<1.13mmoL/L，成人 0.56~1.70mmol/L；高密度脂蛋白胆固醇：1.03~2.07mmoL/L；低密度脂蛋白胆固醇：1.0~4.4mmol/L。

三、实验室检测

（一）检测原理

1. 甘油三酯 TG 检测　酶法测定是用脂肪酶或脂蛋白酯酶（LPL）使血清中甘油三酯水解，生成甘油和脂肪酸，甘油在甘油激酶（GK）催化下，生成 3- 磷酸甘油，3- 磷酸甘油在甘油磷酸氧化酶（GPOD）的催化下，生成磷酸二羟丙酮和过氧化氢。然后以 Trinder 反应测定过氧化氢，计算血清甘油三酯含量。

2. 血清 TC 检测　胆固醇氧化酶—过氧化物酶 -4- 氨基安替吡灵和酚法，以胆固醇酯酶水解血清中的胆固醇酯，同时以胆固醇氧化酶将胆固醇氧化成胆甾烯酮并产生过氧化氢，终点产物的测定为 Trinder 显色反应。

3. 血清 HDL-C 测定　血清 HDL-C 测定的参考方法为超速离心结合 ALBK 法，硫酸葡聚糖 - 酶沉淀法（DS 法）结合 ALBK 法则被美国胆固醇参考方法实验室网络（CRMLN）作为指导的比较方法（DCM 法）。

4. 血清 LDL-C 测定　超速离心结合 ALBK 法为 LDL-C 测定的参考方法。可供选择的方法主要有：表面活性剂清除法（SUR 法）、过氧化氢酶清除法（CAT 法）、杯芳烃法（CAL 法）、可溶性反应法（SOL 法）和保护性试剂法（PRO 法）。

（二）受试者准备及标本采集与处理

许多分析前因素会影响血脂水平，主要包括：生物学因素，如个体、性别、年龄和种族；行为因素，如饮食、肥胖、吸烟、紧张、饮酒、饮咖啡和锻炼等；临床因素，如疾病继发（内分泌或代谢性疾病、肾脏疾病、肝胆疾病及其他）；药物诱导（抗高血压药、免疫抑制剂及雌激素等）；标本收集与处理，如进食状态、血液浓缩、抗凝剂与防腐剂、毛细血管与静脉血、标本储存等。建议采取以下措施减少可控分析前因素对血脂检测结果的影响：

1. 采集标本前受试者处于稳定代谢状态，至少 2 周内保持一般饮食习惯和稳定体重。

2. 采集标本前受试者 24 小时内不进行剧烈身体活动。

3. 采集标本前受试者禁食约 12 小时。

4. 用静脉血作血脂测定标本，抽血前受试者坐位休息至少 5 分钟，除特殊情况外，受试者取坐位接受抽血。

5. 静脉穿刺时止血带使用不超过 1 分钟。

6. 血液标本保持密封，避免震荡。

7. 用血清作血脂分析样品，血液标本在 1~2 小时内离心，分离血清。

8. 及时分析血清样品，尽量避免样品储存，需保持样品密封，短期（3 天内）可存于 4℃，长期需存于 –70℃以下。

（三）检测

目前血脂常规测定使用的试剂、品牌众多，同一方法下可有众多分析系统。不同分析系统的分析性能常不同，因此选择可靠的分析系统是保证血脂分析质量的关键。

按分析仪器的自动化程度，可分为全自动（全自动生化分析仪）、半自动（半自动分析仪）和手工分析系统（分光光度计），半自动和手工分析系统除包括分析仪器、试剂和校准物外，还包括移液和温育等设备或器具。

（四）注意事项

精确度指在多次独立实验中重复分析同一

样品所得结果的一致程度,反映分析系统的随机误差,用变异系数表示,血清 TC、TG、HDL-C、LDL-C 测定的变异系数应分别小于 3%、5%、4%、4%。正确度指多次独立实验分析中重复分析同一样品所得结果的均值与靶值的差异,反映分析系统的系统误差,用偏倚表示,血清 TC、TG、HDL-C、LDL-C 测定的偏倚应分别在 ±3%、±5%、±5%、±4% 范围以内。临床质控品应适宜血脂分析,足够均匀稳定,浓度在主要医学决定水平附近,至少两个水平,应尽量长期保持使用同种质控品,不宜频繁更换;每批检验分析至少分析一次质控品。

临床实验室应以我国法定计量单位(mmol/L)报告检测结果,血脂检测结果的解释,需考虑分析变异、个体内生物学变异的影响,血脂结果在医学决定水平附近时,需根据多次血脂测定结果做出判断。

(张银纯)

第六节 空腹血糖检测

一、概述

空腹血糖(GLU)是指在隔夜空腹后,未进食早餐前(除饮水外,至少 8~10 小时内未进食任何食物)采的血,所测定的血液中葡萄糖的浓度值。空腹血糖测定是临床上检查有无糖代谢紊乱的一项重要指标,也是糖尿病最常用的检测指标。

(一)血糖的来源

1. 食物中的糖类物质经消化吸收作用进入血液中。

2. 空腹时血糖直接来源 肝糖原分解成葡萄糖,进入血液中。

3. 禁食时来源 非糖物质,如生糖氨基酸、甘油、部分有机酸等物质,通过糖异生作用转变为葡萄糖。

(二)血糖的去路

1. 主要去路 葡萄糖在各组织细胞内经过氧化分解作用并提供机体能量。

2. 合成糖原 肝脏、肌肉可将葡萄糖合成糖原。

3. 生成非糖物质 如非必需氨基酸、脂肪等。

4. 合成其他糖或衍生物 如核糖、糖醛酸等物质。

二、检测指标

检测指标:空腹血糖,正常人的空腹血糖值为 3.9~6.1mmol/L。

临床意义:临床上的血糖主要来源于食物中糖类物质的消化吸收作用。每个人全天的血糖浓度因进食、运动等情况存在波动,一般在空腹时的血糖浓度较为恒定。正常人血糖浓度受激素调节作用保持相对稳定,当调节作用出现异常,则会出现高血糖或低血糖。

(一)生理性高血糖

常见于餐后 1~2 小时出现;由摄入高糖食物引起;也可由运动、情绪紧张等因素引起。

(二)病理性高血糖

1. 由于胰岛素分泌缺陷或其功能受损而引起的糖尿病。

2. 应激性因素,如颅内压增高、高热、呕吐、腹泻及缺氧等导致高血糖。

3. 某些疾病,如甲状腺功能亢进症、严重的肝病及胰腺疾病也可引起高血糖。

4. 某些药物,如噻嗪类利尿药、泼尼松等导致高血糖。

(三)生理性低血糖

长期饥饿或剧烈运动可导致低血糖。

(四)病理性低血糖

1. 胰岛 β 细胞功能异常,导致胰岛素分泌过多。

2. 对抗胰岛素的激素分泌不足。

3. 严重肝病使得肝糖原贮存缺乏。

4. Ⅰ、Ⅲ型糖原贮积症。

三、实验室检测

(一)检测方法与原理

包括葡萄精氧化酶 - 过氧化物酶(GOD-POD)偶联法、己糖激酶(HK)法和葡萄糖氧化酶 - 氧速率(GOD-OR)法。酶法采用特定的酶促生化反应步骤,因此特异性高。

1. 葡萄糖氧化酶 - 过氧化物酶(GOD-OR)偶联法 是目前应用最广泛的常规方法。原理:505nm 比色,其色泽深浅与葡萄精浓度成正比。评价:准确度、精密度、灵敏度和稳定性良好,是目前血糖测定的首选方法。GOD 催化的反应特异,只有葡萄糖反应,POD 因受干扰因素较多而不特异,如血中有还原性物质,如尿酸、维生素C、胆红素和谷胱甘肽等可使H_2O_2还原为H_2O,可致结果偏低。

2. 葡萄糖氧化酶-氧速率(GOD-OR)法 原理:葡萄糖氧化酶每氧化标本中的一分子葡萄糖便消耗一分子氧,用氧敏感电极测定氧消耗速率,便可知葡萄糖含量。此法准确性和精密度都很好,但只能用于特殊的分析仪。

3. 已糖激酶(HK)法 已糖激酶(HK)法是目前公认的参考方法。其原理为NADPH在340nm有吸收峰,其吸光度增加与葡萄糖浓度成正比。该反应第一步不特异,任何已糖均可参与,第二步特异,只有葡糖-6-磷酸才能反应。评价:本法准确度和精密度高,特异性高于葡萄糖氧化酶法。干扰因素少,轻度溶血、脂血、黄疸、肝素、EDTA等均不干扰测定。

(二)样本采集与要求

由于葡萄糖溶于水,而红细胞中所含的自由水较少。所以全血葡萄糖浓度比血浆或血清低10%~15%,且受血细胞比容影响,所以一般来说用血浆或血清测定结果更为可靠。

取血后如全血在室温下放置,血糖浓度每小时可下降5%~7%(约10mg/dl)左右;如立即分离血浆或血清,则可稳定24小时。如不能立即检测而又不能立即分离血浆或血清,就必须将血液加入含氟化钠的抗凝瓶,以抑制糖酵解途经中的酶,保证测定准确。

(三)检测

1. 从试纸瓶中取出一片试纸。

2. 在血糖仪处于关闭状态下,将试纸插入血糖仪,血糖仪自动开机。

3. 启动屏幕后,代码会显示在血糖仪的屏幕上,调节代码至与试纸瓶上的代码相匹配。

4. 获取血样,并将试纸顶端轻轻接触血滴,至吸样窗口充满。

5. 5秒之后即可显示患者的血糖测试结果。

6. 患者的血糖测试结果应该保留2年以上,或按照当地医院或者政府部门的要求执行。

(四)注意事项

1. 确认患者是否空腹、餐前或餐后2小时。

2. 避免在输液同侧肢体穿刺,选择末梢循环好、皮肤薄的位置穿刺。

3. 采血后稍稍挤压手指形成一小滴血样,勿过分挤压手指,以免组织内液渗出影响结果。

4. 彻底清洁、消毒并晾干采血部位,残留水分或酒精可能稀释血样,影响结果。

(李 菲)

第七节 尿酸检测

一、概述

尿酸(uric acid,UA)是嘌呤代谢的最终产物,由核酸、其他嘌呤类化合物以及食物中的嘌呤经黄嘌呤脱氢酶或黄嘌呤氧化酶的作用分解而来。人体的尿酸有两个来源:由体内合成或核酸分解代谢产生的尿酸(内源性),约占体内总尿酸的80%;从含嘌呤或核蛋白的食物中分解而来(外源性),约占体内总尿酸的20%。当尿酸生成过多和/或肾脏排泄减低使得尿酸在体内积聚过多时导致高尿酸血症(HUA)。

二、检测指标

尿酸是嘌呤类代谢的终末产物,其中大部分由肾小球滤过,原尿中的尿酸大多数被近端小管重吸收,而远端小管分泌排出尿酸,因此,血尿酸可反映肾小球滤过功能、肾小管重吸收及分泌功能。常用测定方法为尿酸酶法。

参考范围:男性:150~420μmol/L;女性:90~360μmol/L。

临床意义:血UA升高:①肾功能减退时,血UA上升。②主要作为痛风诊断指标,嘌呤核苷酸代谢失调,血UA可明显升高。③核酸分解代谢增加,血UA增加,见于白血病、多发性骨髓瘤等。血UA降低与肾功能无关。

三、实验室检测

(一)检测方法与原理

1. 磷钨酸还原法 在碱性条件下,尿酸能被磷钨酸氧化生成尿素和二氧化碳,磷钨酸则被还原成钨蓝(tungten blue),利用钨蓝颜色深浅,用710nm波长滤光板或红色滤片,与同样处理的标准进行比色。

2. 尿酸酶-过氧化物酶偶联法 尿酸酶氧化尿酸生成尿囊素和过氧化氢,在过氧化物酶催化下,过氧化氢使3,5-二氯二羟苯磺酸和4-氨基安替比林缩合成红色醌类化合物。在

500~550nm 波长读取吸光度。

（二）样本采集与要求

以尿酸酶 - 过氧化物酶偶联法为例,尿酸测定样本采集与要求如下：

1. 静脉抽取患者空腹血,置于洁净干燥试管或含促凝剂的真空管内。

2. 采血后应立即送到检验科生化室。

3. 样品收到后立即分离血清,不能及时测定的血清应于 2~8℃保存。

4. 溶血或脂血的标本不能测定。

（三）检测

将编好号的样品离心,取血清加入样品杯放到样品盘的规定位置,再把样品盘放到仪器中相应位置。每天测定前先检查各种试剂的数量、效期、定标等情况,确认无误后方可进行测定。

尿酸酶 - 过氧化物酶偶联法检测步骤：

1. 将干粉试剂按说明书要求加入一定量的蒸馏水或缓冲液复溶,复溶后 0.5 小时使用。

2. 取 3 支试管,分别标明测定管、标准管和空白管。

3. 测定管内加血清 0.1ml,标准管内加尿酸标准液 0.1ml,空白管内加蒸馏水 0.1ml,各管均加入 1.5ml 酶试剂。

4. 充分混匀,放室温 20 分钟,500~550nm 波长,以空白管调 "0",用分光光度计比色,分别读取各管吸光度。

（四）注意事项

1. 血清尿酸测定对痛风诊断最有帮助,痛风患者血清中尿酸增高,但有时亦会出现正常尿酸值。

2. 核酸代谢增加时,如白血病、多发性骨髓瘤、真性红细胞增多症情况下,可能会导致尿酸水平升高。

3. 肾功能减退时,可能会尿酸水平升高。

4. 在氯仿中毒、四氯化碳中毒及铅中毒、子痫、妊娠反应及食用富含核酸的食物等,均可引起尿酸增高。

（冯周善）

第八节 心肌酶谱分析

一、概述

心肌酶是指心肌细胞内的酶类物质,具有催化心肌细胞代谢和调节心肌细胞电活动的作用。心肌酶主要包括天冬氨酸氨基转移酶(AST)、肌酸激酶(CK)、乳酸脱氢酶(LDH)、肌酸激酶同工酶(CK-MB)及 α- 羟丁酸脱氢酶(α-HBDH)等。如果心肌细胞发生坏死、破裂,心肌酶就会释放入血,血液中心肌酶含量会随之上升,所以心肌酶谱对诊断心肌梗死有重要意义。心肌酶检测方便简单,不需要特殊仪器设备,因此心肌酶谱检测在临床中有着非常广泛的应用。

二、检测指标

（一）检测指标

心肌酶谱检测项目包含五项：乳酸脱氢酶(LDH)、谷草转氨酶(AST)、磷酸肌酸激酶(CK)、磷酸肌酸激酶同工酶(CK-MB)、α- 羟丁酸脱氢酶(α-HBDH)。

（二）正常参考值

LDH 参考范围为 120~250U/L,LDH 同工酶参考范围为 LDH1,14%~26%;LDH2,29%~39%;LDH3,20%~26%;LDH4,8%~16%;LDH5,6%~6%;AST 速率法测得正常参考值范围为 8~40U/L,AST 同工酶 m-GOT/T-GOT 比值正常情况下小于 0.25 ;琼脂糖电泳法测定健康人血清中各肌酸激酶同工酶占肌酸激酶总活力的百分率为:CK-BB 为 0 ;CK-MB 为 0~3%;CK-MM 为 97%~100%;CK-Mt 为 0 ;CK-MB 的阳性决定水平为 5%;α-HBDH 参考范围为 7~182U/L。

以上只列出了基本的一些参考范围,除此之外,临床诊断中用到大量的比值参考范围,文中只列出部分,并且各参考值范围随人群年龄、地域不同会存在一定波动。

（三）指标的临床意义

1. 乳酸脱氢酶的临床意义 乳酸脱氢酶(LDH)是一种糖酵解酶,广泛存在于机体的各种组织中,其中以心肌、骨骼肌和肾脏中含量最为丰富,其次为肝脏、脾脏、胰腺、肺和肿瘤组织,红细胞中 LDH 的含量也很丰富。由于 LDH 几乎存在于人体各组织中,所以对诊断有较高的灵敏度,但特异性差。LDH 是由 M(肌型)、H(心型)两种亚基按不同比例组成的四聚体,根据亚基组合不同形成 5 种不同的同工酶 LDH1-5,这 5 种同工酶在各种组织中分布各异,大致分为三类。第一类为 LDH 含 H 亚基丰富的组织,如心脏、肾脏、红细胞、脑等,同工酶的形式主要为 LDH1

和 LDH2；第二类为 LDH 含 H、M 亚基大致相同的组织，如胰、脾、肺、淋巴结等，同工酶主要为 LDH3、LDH4、LDH2；第三类为 LDH 含 M 亚基丰富的组织，如肝脏、皮肤、骨骼肌等，同工酶形式主要为 LDH5。

由此可以看出，LDH 广泛分布在人体的多种脏器、组织中，能引起各脏器损伤的许多疾病都可导致血清中 LDH 总活性增高，而其同工酶在各种组织中的分布却显著不同，具有较高的组织特异性。健康小儿血清中 LDH 同工酶以 LDH2 为多，其次为 LDH1、LDH3、LDH4、LDH5。即呈 LDH2>LDH1>LDH3>LDH4>LDH5。心肌的 LDH 同工酶主要由 LDH1、LDH2 组成，且以 LDH1 占优势。当发生心肌损伤时，LDH1.2 从心肌细胞中逸出，使血清 LDH1 和 LDH2 明显增高，并接近心肌组织酶谱的形式，一般认为，若 LDH1≥40%，LDH1/LDH2>1.0 提示多存在心肌损伤。当血清 LDH1、LDH2 都明显增高时，区别是来源于心肌还是红细胞可用 LDH/AST 比值来判断，若比值<20，一般情况下表明主要来源于病损的心肌细胞。

2. 磷酸肌酸激酶　磷酸肌酸激酶（CK）也称肌酸磷酸肌酶（CPK），主要存在于胞质和线粒体中，以骨骼肌、心肌含量为最多，其次是脑组织和平滑肌。肝脏、胰腺和红细胞中含量很少。CK 是 2 个亚单位组成的二聚体，形成 3 种异构同工酶，即 CK-MM、CK-MB、CK-BB。骨骼肌中主要含 CK-MM；心肌中 70% 为 CK-MM，20%~30% 为 CK-MB；脑组织、胃肠、肺及泌尿生殖系统主要含 CK-BB。就 CK-MB 来说主要分布在心肌内，在骨骼肌、脑等组织中也有少量。检测 CK 同工酶可以区分增高的 CK 究竟来源于哪种病变组织。正常人血清中 CK 几乎全是 CK-MM，约占 94%~96% 以上，CK-MB 约在 5% 以下。若血清中 CK-MB 明显增高则多提示心肌受累，与 CK 总活性增高相比，对判断心肌损伤有较高的特异性和敏感性。目前 CK 同工酶检测方法较多，一般认为血清 CK-MB≥6%（即 MB 占 CK 总活性的 6% 以上）是心肌损伤的特异性指标。骨骼肌病变时 CK-MB 虽可增高，但通常<5%。

3. 磷酸肌酸激酶同工酶　磷酸肌酸激酶同工酶（CK-MM）是磷酸肌酸激酶的一种同工酶，近年来发现 CK-MM 有 3 种亚型，即 CK-MM3、CK-MM2、CK-MM1。人体心肌、骨骼肌中的 CK-MM 均以 CK-MM3 的型式存在，又称组织型或纯基因型。当心肌损伤时 CK-MM3 从心肌细胞中逸出，入血后在羧肽酶 -N 的作用下其中一个 M 亚基 C 末端肽链上的赖氨酸被水解下来而转变为 CK-MM2，随后另一个赖氨酸又从 CK-MM2 的 M 亚基 C 末端被水解下来，CK-MM2 转变成 CK-MM1。正常血清中以 CK-MM1 为主，CK-MM2、CK-MM3 较少。当心肌损伤时 CK-MM3 释放入血，使 CK-MM3/CK-MM1 比值迅速升高。若比值>1，常提示心肌损伤为早期。

CK-MB 同工酶的亚型：CK-MB 有两种亚型，即 CK-MB2 和 CK-MB1。CK-MB2 为组织型，存在于心肌细胞中，当发生心肌损伤时 CK-MB2 释放入血，并且转变为 CK-MB1（血浆型）。正常情况下 CK-MB2/CK-MB1 比值<1.0。当比值为 1.5~1.7 时，则提示存在心肌损伤。

4. 谷草转氨酶　谷草转氨酶（AST）广泛分布于人体的心、肝、脑、肾、胰腺和红细胞等组织中，对心肌损伤的敏感性低于 CK，且特异性较差。目前已知 AST 有两种同工酶：S-GOT 存在细胞浆中，m-GOT 存在于线粒体中。正常血清中仅有 S-GOT，一般无 m-GOT。当心肌损伤，尤其心肌细胞发生坏死时，血清 m-GOT 含量增高。若 m-GOT/T-GOT（T-GOT 为血清中总的 GOT 值）>0.25 并除外其他组织病变时则提示已发生心肌细胞坏死。

5. α- 羟丁酸脱氢酶　心肌酶谱检测实际上是用 α- 羟丁酸代替乳酸或丙酮酸作底物测定 LDH 总活性。用本法测定的 LDH1、LDH2 的活性比 LDH5 大得多，因此等于间接测定 LDH1。

三、实验室检测

（一）检测原理

1. 乳酸脱氢酶　血清中乳酸脱氢酶活性浓度的测定主要以速率法为主，速率法分为两种，分别利用乳酸氧化为丙酮酸的反应（LP 法）及其逆反应（PL 法）为检测原理反应。1994 年国际临床化学联合会（IFCC）提出 LDH 测定推荐方法为 LP 法。LP 速率法原理为：血清 LDH 催化 L- 乳酸氧化为丙酮酸，同时将氢转移给 NAD^+，生成还原型烟酰胺腺嘌呤二核苷酸（NADH）。NADH 在 340nm 波长处有较强吸收，而 NAD^+ 无吸收。在底物过剩的情况下，NADH 的生成速率与血清 LDH 浓度成正比，因而可通过监测

NADH 上升测定血清 LDH 活性浓度。LDH 活性测定的反应式如下：

$$L\text{-}乳酸 + NAD^+ \xrightleftharpoons{LDH} 丙酮酸 + NADH + H^+$$

2. 乳酸脱氢酶同工酶　根据不同 LDH 同工酶在一定 pH 值下的带电性质，用电泳技术分离不同同工酶，用底物试剂处理电泳介质，使同工酶区带显色或显荧光，用光密度计扫描，确定各种同工酶的相对含量。

3. 谷草转氨酶　谷草转氨酶（AST）检测目前普遍采用的是速率法，20 世纪 70~80 年代 IFCC 对速率法进行优化，提出推荐方法。目前绝大多数 AST 测定常规方法基于 IFCC 推荐方法。2002 年 IFCC 提出 AST 测定参考方法，用于 AST 测定标准化。

检测原理为：血清 AST 催化 L- 天门冬氨酸与 α- 酮戊二酸的氨基转移反应，生成草酰乙酸和 L- 谷氨酸，生成的草酰乙酸在苹果酸脱氢酶（MDH）作用下还原型烟酰胺腺嘌呤二核苷酸（NADH）变为氧化型烟酰胺腺嘌呤二核苷酸（NAD$^+$）。NADH 在 340nm 波长处有较强吸收，而 NAD$^+$ 无吸收。在底物过剩的情况下，草酰乙酸的生成速率与血清 AST 浓度成正比，NADH 下降速率与草酰乙酸的生成速率成正比，因而可通过监测 NADH 下降测定血清 AST 活性浓度。

4. 磷酸肌酸激酶　磷酸肌酸激酶（CK）检测目前普遍采用的是酶偶联速率法，1991 年国际临床化学联合会（IFCC）提出 CK 测定推荐方法酶偶联速率法，2002 年 IFCC 在推荐方法基础上提出 CK 测定参考方法，用于血清 CK 测定标准化。

检测原理为：CK 催化磷酸肌酸和二磷酸腺苷（ADP）的反应，生成肌酸和 ATP，生成的 ATP 在己糖激酶（HK）催化下与葡萄糖反应，生成葡萄糖 -6- 磷酸和 ADP，葡萄糖 -6- 磷酸在葡萄糖 -6- 磷酸脱氢酶（GPDH）作用下被氧化为 6- 磷酸葡萄糖酸，同时氧化型烟酰胺腺嘌呤二核苷酸磷酸（NADP$^+$）被还原为还原型烟酰胺腺嘌呤二核苷酸磷酸（NADPH）。NADH 在 340nm 波长处有较强吸收。在底物过剩的情况下，ATP 的生成速率与血清 CK 浓度成正比，NADPH 生成速率与 ATP 的生成速率成正比，因而可通过监测 NADPH 生成测定血清 CK 活性浓度。

5. 磷酸肌酸激酶同工酶　磷酸肌酸激酶同工酶检测目前应用最多的方法是测定 CK-MB 质量的免疫学方法。

检测原理为：待测样本中的 CK-MB 与钌标记的抗 CK-MB 单克隆抗体和生物素化的抗 CK-MB 另一位点单克隆抗体在反应体系中混匀，形成双抗夹心抗原 - 抗体复合物。加入链霉亲和素包被的磁珠微粒与之结合，在电磁场的作用下，捕获抗原 - 抗体复合物的磁珠微粒吸附至电极上，各种游离成分被弃去。电极通电加压后产生光信号，其强度与样本中一定范围内的 CK-MB 含量成正比。

6. α- 羟丁酸脱氢酶　α- 羟丁酸脱氢酶（α-HBDH）检测目前应用最多的方法是速率法。α- 羟丁酸脱氢酶（α-hydroxybutyrate dehydrogenage，α-HBDH）是乳酸脱氢酶同工酶（LDH）的一种，主要代表 LDH1 和 LDH2 活性，以 α- 羟丁酸为底物时 HBDH 比其他 LDH 同工酶表现更高活性。

检测原理：血清 HBDH 催化 α- 酮丁酸（2- 氧丁酸）还原为 α- 羟丁酸，同时使还原型烟酰胺腺嘌呤二核苷酸（NADH）氧化为氧化型烟酰胺腺嘌呤二核苷酸（NAD+）。NADH 在 340nm 波长处有较强吸收。在底物过剩的情况下，NADH 的消耗速率与血清 HBDH 浓度成正比，因而可通过 . 测 ADH 降低测定血清 HBDH 活性浓度。

（二）标本要求

1. 患者要求　标本采集前避免剧烈运动，过度的精神刺激和剧烈运动可使肌酸激酶（CK）、乳酸脱氢酶（LDH）、谷草转氨酶（AST）等不同程度升高。

2. 标本采集　红色真空管采静脉血 3~4ml。

3. 样本处理　采集到的血液置于 37℃ 的水温箱中，待血液自动凝固后，取出配平后离心，3 000r/min，5 分钟。

4. 标本保存　建议在采集标本后 4 小时内完成检测。

5. 注意事项　推荐使用血清标本检测，溶血、黄疸、脂血、乳糜均对检测结果有影响。血清中 CK 不稳定，标本采集后应尽快将血清分离检测，避免标本溶血，避免光照。胆红素、血红蛋白、甘油三酯过高对检测结果有明显干扰，因此应避免标本溶血、脂血和黄疸。草酸盐，枸橼酸盐，氟化物会抑制 α- 羟丁酸脱氢酶活性。

（三）检测过程

1. 乳酸脱氢酶

（1）试剂

N- 甲基 -D- 葡萄糖胺缓冲液：325mmo/L；

pH（37℃）:9.40；L-乳酸:50mmol/L；NAD+（游离酸 3.15mmol/L,锂盐 6.85mmol/L）:10mmol/L；样品体积分数:1:23。

其中 NAD+ 为试剂 B，其余试剂为试剂 A。各组分试剂的浓度、体积分数根据不同商品试剂盒而存在差异，具体数值见试剂盒说明书。

（2）检测方法：血清样品与试剂 A 混合，温育，加入试剂 B，迟滞一定时间后监测特定波长下的吸光度。主要测定条件如下：反应温度 37℃，温育时间 3 分钟，迟滞时间 1.5 分钟，吸光度监测波长 340nm，吸光度监测时间 3 分钟。

（3）计算方法

计算公式为：

$$C_{样品} = \frac{\Delta A_{样品} - \Delta A_{空白}}{t} \times \frac{10^6}{\varepsilon} \times \frac{V_{总}}{V_{样品}}$$

式中 C 样品为样品浓度，△A 样品和△A 空白分别为样品和空白的吸光度（光径 1cm）差值，t 为吸光度监测时间，B 为 NADH 的摩尔消光系数，V 总和 V 样品分别为总体积和样品体积。当 t 的单位为分钟（min）时，血清 LDH 催化活性浓度的单位是 U/L，当 t 的单位为秒（s）时，血清 LDH 催化活性浓度的单位是 μkat/L，两者换算公式为：1μkat/L =60U/L。

2. 乳酸脱氢酶同工酶

（1）试剂：巴比妥缓冲液（pH 值 8.6，离子强度 0.075），0.082mol/L；巴比妥 - 盐酸缓冲液（pH 值 8.2），10mmol/L；乙二胺四乙酸二钠,5g/L；缓冲琼脂糖凝胶,8g/L；缓冲琼脂糖凝胶,显色试剂,固定漂洗液。

（2）检测方法：

①制备琼脂糖凝胶玻片；

②使用微量加样器加约 40μL 血清样本于槽内；

③开始电泳，电泳参数为：电压 75~100V，电泳时间 30~40 分钟；

④显色；

⑤固定和漂洗；

⑥用光密度计在 570nm 下扫描，求出各同工酶区带吸光度所占百分比。

（3）计算方法：吸光度总和 A 总 =A1+A2+A3+A4+A5。

其中 A1、A2、A3、A4、A5 分别是 LDH1、LDH2、LDH3、LDH4、LDH5 的吸光度，于是，各同工酶百分率为：

$$LDHx\,(\%) = \frac{Ax}{A_{总}} \times 100 \qquad (式12\text{-}1)$$

3. 谷草转氨酶

（1）试剂：三羟甲基氨基甲烷（Tris），80mmol/L；pH 值（37℃）7.65；L-天门冬氨酸，240mmol/L；NADH 0.18mmol/L；磷酸吡哆醛，0.1mmol/L；MDH，600U/L；LDH，900U/L；α-酮戊二酸，12mmol/L；样品体积分数，1:12。

上述试剂成分，除 α-酮戊二酸外的其他成分组成试剂Ⅰ，α-酮戊二酸作为试剂Ⅱ。目前各商品试剂与上述试剂相似，但多数不含磷酸吡哆醛，试剂组成、各成分浓度及样品体积分数存在一定差异，详见各试剂说明书。

（2）检测方法：血清样品与试剂Ⅰ混合，温育，加入试剂Ⅱ，迟滞一定时间后监测特定波长下的吸光度。主要测定条件如下：反应温度 37℃，温育时间 5 分钟，迟滞时间 1.5 分钟，吸光度监测波长 340nm，吸光度监测时间 3 分钟。

（3）计算方法

计算公式为：

$$C_{样品} = \frac{\Delta A_{样品} - \Delta A_{空白}}{t} \times \frac{10^6}{\varepsilon} \times \frac{V_{总}}{V_{样品}}$$

$$(式12\text{-}2)$$

式中 C 样品为样品浓度，△A 样品和△A 空白分别为样品和空白的吸光度（光径 1cm）差值，t 为吸光度监测时间，B 为 NADH 的摩尔消光系数，V 总和 V 样品分别为总体积和样品体积。当 t 的单位为分（min）时，血清 AST 催化活性浓度的单位是 U/L，当 t 的单位为秒（s）时，血清 AST 催化活性浓度的单位是 μkat/L，两者换算公式为：1μkat/L = 60U/L。

4. 磷酸肌酸激酶

（1）试剂：咪唑，100mmol/L；pH 值（37℃），6.50；ADP，2mmol/L；乙二胺四乙酸，2mmol/L；醋酸镁，10mmol/L；N-乙酰 -L-半胱氨酸，20mmol/L；AMP，5mmol/L；P1,P5-二（腺苷 -5′）五磷酸（Ap5A），0.01mmol/L；葡萄糖，20mmol/L；NADP，2mmol/L；己糖激酶，4 000U/L；葡萄糖 -6-磷酸，2 800U/L；样品体积分数，1:23。

上述试剂成分，除磷酸肌酸外的其他成分组成试剂Ⅰ，磷酸肌酸作为试剂Ⅱ。目前各商品试剂与上述试剂相似，但多数不含磷酸吡哆醛，试剂组成、各成分浓度及样品体积分数存在一定差异，详见各试剂说明书。

（2）检测方法：血清样品与试剂Ⅰ混合，温育，加入试剂Ⅱ，迟滞一定时间后监测特定波长下的吸光度。主要测定条件如下：反应温度37℃，温育时间3分钟，迟滞时间2分钟，吸光度监测波长340nm，吸光度监测时间2分钟。

（3）计算方法

计算公式为：

$$C_{样品} = \frac{\Delta A_{样品} - \Delta A_{空白}}{t} \times \frac{10^6}{\varepsilon} \times \frac{V_{总}}{V_{样品}}$$

（式12-3）

式中C样品为样品浓度，△A样品和△A空白分别为样品和空白的吸光度（光径1cm）差值，t为吸光度监测时间，B为NADH的摩尔消光系数，V总和V样品分别为总体积和样品体积。当t的单位为分（min）时，血清CK催化活性浓度的单位是U/L，当t的单位为秒（s）时，血清CK催化活性浓度的单位是μkat/L，两者换算公式为：1μkat/L = 60U/L。

5. 磷酸肌酸激酶同工酶

（1）试剂：购买专用商品试剂盒。

（2）检测方法：按试剂和仪器操作说明书进行，只需分离血清上机，包括加样、分离、搅拌、温育、结果打印在内的各项操作均由仪器自动进行。

6. α-羟丁酸脱氢酶

（1）试剂：主要试剂成分包括磷酸盐缓冲液、α-酮丁酸和NADH，各商品试剂成分相似，成分浓度及样品-试剂比例有一定差异，一般为双试剂，详见试剂说明书。

（2）检测方法：按试剂和仪器操作说明书进行，只需分离血清上机，包括加样、分离、搅拌、温育、打印结果在内的各项操作均由仪器自动进行。

（3）计算方法

计算公式为：

$$C_{样品} = \frac{\Delta A_{样品} - \Delta A_{空白}}{t} \times \frac{10^6}{\varepsilon} \times \frac{V_{总}}{V_{样品}}$$

（式12-4）

式中C样品为样品浓度，△A样品和△A空白分别为样品和空白的吸光度（光径1cm）差值，t为吸光度监测时间，B为NADH的摩尔消光系数，V总和V样品分别为总体积和样品体积。当t的单位为分（min）时，血清α-HBDH催化活性浓度的单位是U/L，当t的单位为秒（s）时，血清α-HBDH催化活性浓度的单位是μkat/L，两者换算公式为：1μkat/L = 60U/L。

（四）注意事项

1. 实验用仪器校准　仪器在质控失控或试剂更换批号需要重新校准，校准操作按不同仪器说明书规范操作。校准后的稳定期可保持约41天，每次更换批次时都应进行校准。按照实验室或检验室所建立的质控要求，使用至少1个水平的质控品进行校准曲线验证。如果质控结果不在可接受范围值内，则需要进行重新校准。

2. 质量控制

（1）质控品保存条件：根据商品化试剂盒说明书进行保存。

（2）质控要求：每批次实验必须运行室内质控，根据实验室或检验室质控规则，对质控有不同的要求。如果质控结果不在实验室所规定的可接受范围值内，则患者检测值可疑。需使用新鲜质控品重复质控；如果质控结果仍不在可接受标准范围内，则需重新校准；每次更换试剂批次后，都要检查质控结果和可接受标准。

（刘梦娴）

第九节　血液电解质检查

一、概述

血液电解质，是指人体血浆中 Na^+、K^+、Ca^{2+}、Mg^{2+} 等阳离子，血液电解质对维持细胞外液的渗透压、体液的分布和转移起着决定性的作用；细胞外液中主要阴离子以 Cl^- 和 HCO_3^- 为主，两者除保持体液的张力外，对维持酸碱平衡有重要作用。通常，体液中阴离子总数与阳离子总数相等，并保持电中性。当出现任何一个电解质数量改变时，将导致不同的机体损害，即出现电解质紊乱。

二、检测指标

（一）检测指标

血液电解质检查项目包含：血清钾、钠、氯、钙、无机磷、镁、铁及总铁结合力。

（二）参考范围

1. 血清钾　正常参考值：3.6~5.0mmol/L。

2. 血清钠　正常参考值：136~145mmol/L。

3. 血清氯　正常参考值：98~106mmol/L。

4. 血清钙　正常参考值：2.25~2.75mmol/L。

5. 血清无机磷　正常参考值：1.29~1.94mmol/L。

6. 血清镁 正常参考值:0.87~1.12mmol/L。

7. 血清铁 正常参考值:男性:8.95~28.64μmol/L;女性:7.16~26.85μmol/L。

8. 总铁结合力 正常参考值:男性 50~77μmol/L,女性 54~77μmol/L。

（三）临床意义

1. 血清钾 血清钾浓度虽然在一定程度上能反映总体钾的平衡情况,但不完全一致,有时血清钾浓度较高,而细胞内可能低钾;反之,慢性体内低钾时,血清钾却可在正常范围内。故判断结果时应结合患者具体情况及其他资料(如心电图)。

(1)血清钾减少:钾供应不足,如长期禁食、幽门梗阻、厌食等,钾摄入量不足,而肾脏对钾的保留作用差,尿中几乎仍照常排钾,致使血钾降低。

钾的不正常丢失,如频繁呕吐、腹泻、消化道内瘘管、胃肠道引流等丧失大量消化液,使钾丢失;又如原发性和继发性醛固酮增多症、库欣综合征,或应用大剂量肾上腺皮质类固醇或促肾上腺皮质激素(ACTH),或长期使用利尿剂,钾自尿中大量排泄而致血清钾降低。

酸碱平衡失调,如代谢性碱中毒或肾小管性酸中毒时,H^+ 排泄障碍或肾脏对 HCO_3^- 重吸收减少,K^+ 随之排泄增多或肾小管泌 K^+ 增加,致使血清钾降低;又如糖尿病性酸中毒经纠正,细胞外钾向细胞内转移,同时尿量增多,尿内含大量乙酰乙酸,β-羟丁酸,K^+ 随之排泄增多,可出现低钾血症。

(2)血清钾增加:肾功能不全,尤其在少尿或无尿情况下,排钾功能障碍可导致血钾增高。肾上腺皮质功能不全,可发生高血钾,但很少增高至钾中毒的情况;醛固酮缺乏或应用抗醛固酮药物时,因排钠滞钾而致血钾增高的趋势。酸中毒,由于 H^+ 进入细胞内,细胞内 K^+ 向细胞外转移,引起高血钾。大量组织损伤、急性血管内溶血,输入大量库存血等情况,细胞内 K^+ 大量逸至血液,导致高钾血症。

2. 血清钠 正常人体中钠约为 40~44mmol/kg,其在细胞外液中占总钠量的 44%,细胞内液中占 9%,骨髓中占 47%。体内钠有交换性钠和非交换性钠,交换性的占 75%,非交换性钠占 25%,后者沉着在骨骼中;细胞外液中钠离子对细胞外液容量和渗透压的维持有重要作用,对肌肉的活动亦很重要。

(1)血清钠降低:钠的丢失,如自肠胃道丢失(呕吐、腹泻、肠瘘管等)。高血糖,如糖尿病,因高糖浓度使血浆渗透压增高,细胞内的水向细胞外移行,血浆稀释,钠被稀释而降低。高温并大汗,可丢失钠,但血清钠常呈正常范围,这与同时有失水、细胞外液浓缩有关。高脂血症,由于血清中脂质多,钠浓度下降,血清水分被大量疏水分子所占据,实质上,总体钠并不减少。急性严重感染或慢性感染,也可出现低血钠,这可能因体液、电解质调节不全和细胞代谢障碍有关。

慢性肾功能不全,如尿毒症可出现低血钠,一方面因血中尿素浓度增加,为了维持血浆渗透压,水从组织间移向血液,钠被稀释而降低;另一方面肾功能不全患者的肾脏保钠能力削弱,多数伴有血浆心钠素升高,利钠作用增加,钠的内稳态机制变得脆弱。内分泌疾病,如慢性肾上腺皮质功能减退,因肾上腺皮质激素分泌不足,削弱了肾脏的保钠作用,水和钠从肾脏丢失。肝硬化,常有低钠血症,可能与反复放腹水,或常用利尿剂有关,肝硬化患者常有血浆心钠素水平升高,可能是引起血清钠降低的另一因素。脑部疾病,如脑炎、脑脓肿、脑脊髓膜炎、脑外伤、脑出血等也可出现血清钠水平降低,可能涉及一系列的神经体液因素。心血管疾病,如充血性心功能不全、急性心肌梗死等也可发生低血钠。

(2)血清钠增高:体液容量减少,如脱水。肾脏疾病,如急性和慢性肾小球肾炎,带有钠、水潴留,但由于同时有水潴留,故临床检测血清钠可以无明显变化。内分泌疾病,如原发性或继发性醛固酮增多症、或长期服用肾上腺皮质激素均可导致血清钠偏高。脑损伤,可引起高钠血症,由于渗透压调节中枢障碍,成为外伤性尿崩症,尿不能被浓缩,液体丢失,血清钠增高,血浆渗透压升高,而出现低渗尿。这种情况即使大量补水也难以使血清钠正常化。

3. 血清氯 氯离子是细胞外液中的主要阴离子,总体氯仅有 30% 存在于细胞内液。Cl^- 不仅维持细胞外液渗透压,还对酸碱平衡有影响。Cl^- 亦受肾脏调节。

(1)血清氯离子增加:急性肾小球肾炎和慢性肾小球肾炎,有 Cl^- 潴留,它常与 Na^+ 同时滞留。碳酸氢盐丧失,常有相对的 Cl^- 增高,导致高氯性酸中毒,如 II 型肾小管性酸中毒;或输入含 Cl^- 量高的药物时,如盐酸精氨酸的输入、大量服用氯化铵,可引起血清氯增高。

(2)血清氯离子减少:频繁呕吐和胃肠道减压,丢失大量胃液,使血清氯离子减少。急性肾功能不全,常出现低氯血症,这是因尿素潴留影响血浆渗透压,血浆中 NaCl 减少,以此来调节渗透压的变化。肾上腺皮质机能亢进,如库欣综合征,可表现低钾和低氯性碱中毒。慢性呼吸功能不全,如肺心病等引起的呼吸性酸中毒,因 CO_2 潴留,血浆[HCO_3^-]相应增加,Cl^- 自肾脏排泄增加,血清 Cl^- 减少。心功能不全,肝硬化腹水,不适当地限制盐和应用袢性利尿剂。如呋塞米等可使 Cl^- 丢失,而引起血清 Cl^- 降低。

4. 血清钙 血清钙水平相当稳定。血清中钙以两种形式存在,一种为弥散性钙,以离子状态存在,为生理活性部分;另一种为与蛋白质结合,不能通过毛细血管壁,称为非弥散性钙,无生理功能。血清钙的水平受甲状旁腺素、1,25- 二羟维生素 D_3[$1,25-(OH)_2-D_3$]及降钙素等调节,肾脏亦是钙的调节器官。另外,离子钙测定逐渐已为临床所重视,因为有些疾病血清总钙测定并无变化,而离子钙有明显改变。

血清钙的浓度受甲状旁腺素(PTH)的调节。甲状旁腺素与降钙素有相互拮抗作用,而且 PTH 与 $1,25-(OH)_2-D_3$(活性的维生素 D_3)有关联作用。在生理情况下,血钙达一定水平时可抑制 PTH 分泌,并刺激降钙素分泌,钙移向骨质沉着,使血钙下降。由于 PTH 减少,肾脏对钙的重吸收亦就减少,有助于血钙的下降。低血钙可刺激 PTH 分泌,抑制降钙素,骨钙释入血中,使血钙升高。这样形成一个反馈机制调节血钙,使其维持稳定平衡状态。

(1)血清钙增高:原发性甲状旁腺亢进,促进骨钙吸收,肾脏和肠道对钙吸收增强,使血钙增高。恶性肿瘤,某些恶性肿瘤可产生甲状旁腺素(PTH)样物质,如肾癌、支气管腺癌等可产生 PTH,以致促进骨钙吸收释入血中,使血清钙增高。维生素 D 中毒,可引起高钙血症。这是由于促进肾脏和肠道对钙的重吸收所致。肾上腺皮质机能降低,常可出现高血钙。正常时肾上腺皮质类固醇有拮抗维生素 D 和甲状旁腺素抑制肠道内钙的吸收,由于肾上腺皮质机能减低,这种拮抗作用减弱,就易引起高血钙。骨髓增殖性疾病,特别是白血病和红细胞增多症,发生骨髓压迫性萎缩,引起骨质脱钙,钙进入血中,出现高血钙,也可能从白血病细胞分泌甲状旁腺样物质所致。

(2)血清钙降低:甲状旁腺功能低下,如甲状腺手术中误切了甲状旁腺、特发性甲状旁腺功能减退,或由于自身免疫和炎症等原因所引起,都可出现低钙血症。慢性肾衰竭,可因 $1,25(OH)_2-D_3$ 生成不足而致血钙降低,引起继发性 PTH 分泌亢进,可导致肾性佝偻病。急性胰腺炎,亦可发生低血钙。

5. 血清无机磷 血清磷的水平亦相当稳定。它和钙一样,骨骼中的磷不断地与血浆中的磷进行交换以保持血浆磷水平的稳定。PTH 有抑制肾小管对磷的重吸收作用;$1,25(OH)_2-D_3$ 可促进磷的重吸收。

(1)血清磷增高:甲状旁腺功能减退,因 PTH 分泌减少,肾小管对磷重吸收亢进。甲状腺功能亢进,可出现高血磷。维生素 D 中毒,出现高血钙同时有高血磷。因为维生素 D 亦可促进肾小管对磷的重吸收,也促进肠道对磷的吸收。垂体前叶机能亢进,如生长激素分泌过多,可使尿磷排泄减少,故肢端肥大症患者可出现高血磷。血清磷升高与否可作为肢端肥大症病情是否活动的指标。慢性肾功能不全,可有磷潴留而致高血磷。

(2)血清磷降低:甲状旁腺功能亢进,使尿中磷排出量增加,导致血清磷减少。肠道吸收不良或维生素 D 缺乏,可引起血磷降低。肾小管重吸收功能缺陷,如范可尼综合征、肾小管性酸中毒等可出现血清磷降低。

6. 血清镁 镁是细胞内液中含量占第二位的阳离子。血清镁的浓度甚微,血清中镁 1/2 左右为离子形式存在,其余主要与蛋白质结合。镁是机体中的一种重要离子,它关系到骨质的成分、神经肌肉的兴奋性和作为代谢过程中起重要作用的一些酶的辅助因子。

(1)血清镁降低:摄入不足,如长期禁食、营养不良、厌食等,常可引起低血镁。丢失过多,如严重腹泻、胃肠道减压、脂肪泻等使镁丢失或吸收障碍;肾小管损害,如庆大霉素中毒、慢性间质性肾炎影响肾小管对镁重吸收,镁从尿中丢失过多而致血清续降低;糖尿病酸中毒经治疗后镁向细胞内转移,同时因尿量增加续排此增加亦可导致低镁血症。高钙血症,尤其是由于甲状旁腺功能亢进,导致镁重吸收减少,尿中排出增多,可引起血清镁降低。甲状旁腺功能减退,PTH 分泌减少,使镁迅速沉积于骨质,同时促进肾脏排镁增加,导致血清镁下降。其他疾病,低镁血症亦可发生在急性胰腺炎、肺炎等疾病时。

(2)血清镁增加:急性或慢性肾功能不全,或严重脱水,有少尿或无尿时侯可潴留而使血清镁增加。某些内分泌疾病,如阿迪生病,由于肾上腺皮质激素分泌不足,肾小管重吸收镁增加,可出现高镁血症;甲状腺功能降低亦可使肾小管镁重吸收增加而出现高血镁。糖尿病性酮症酸中毒,未治疗前,可因细胞内镁向细胞外转移而导致血清镁升高。

7. 血清铁 增高见于贫血、急性病毒性肝炎、肝坏死、维生素 B_6 缺乏症、铅中毒、雌激素及铁剂治疗时。减低缺铁性贫血、感染、尿毒症、痔疮、溃疡病、子宫功能性出血、饮食中缺铁或铁吸收障碍、恶性肿瘤等。

(1)血清铁增高

1)利用障碍:铁粒幼细胞性贫血、再生障碍性贫血、铅中毒。

2)释放增多:溶血性贫血、急性肝炎、慢性活动性肝炎。

3)铁蛋白增多:白血病、含铁血黄素沉着症、反复输血。

4)铁摄入过多:铁剂治疗过量时。

(2)血清铁减低

1)铁缺乏:缺铁性贫血。

2)慢性失血:月经过多、消化性溃疡、恶性肿瘤、慢性炎症等。

3)摄入不足:①长期缺铁饮食;②生长发育期的婴幼儿、青少年,生育期、妊娠及哺乳期的妇女。

8. 总铁结合力 转铁蛋白(transferrin,Tf)是血清中铁(Iron)的转运蛋白。总铁结合力(totalironbindingcapacity,TIBC)是指每升血清中的转铁蛋白所能结合的最大铁量,实际反映转铁蛋白的水平。

(1)生理性变化:新生儿降低,女青年和孕妇增高。

(2)病理性变化

1)降低:多见于遗传性运铁蛋白缺乏症,运铁蛋白合成不足;肾病、尿毒症运铁蛋白丢失;肝硬化、含铁血黄素沉着症贮存铁蛋白缺乏。

2)增高:多见于各种缺铁性贫血、运铁蛋白

合成增强;肝细胞坏死等贮存铁蛋白从单核 - 巨噬细胞系统释放入血液增加。

三、实验室检测

(一)检测原理

血清电解质的检测在实验室采用生化分析仪进行。生化分析仪的工作原理:将患者的末梢全血直接加在特定载体(生化试剂板)上,以标本中的水为溶剂,使血液中的预测成分与生化试剂板反应面上固化试剂进行化学反应,根据不同浓度的被测成分所产生有色产物的差异,仪器用反射光度法测定。生化分析仪是将生化分析中的取样、加试剂、去干扰物、混合、保温、比色、结果计算、书写报告和清理等步骤的部分或全部由模仿手工操作的仪器来完成。它可进行定时法、连续监测法等各种反应类型的分析测定,具有快速、简便、灵敏、准确、标准化、微量等特点。

(二)检测方法

1. 终点法 完全被转化成产物,不再进行反应达到终点,取反应终点的吸光度来计算被测物质的浓度。生化检验中除酶和 BUN、CRE 外几乎都用终点法来进行检测。

(1)一点终点法:取反应达终点时的一个点的吸光度来计算结果。

(2)二点终点法:取反应尚未开始时读取一个点的吸光度,待反应达终点时再取第二点的吸光度。用第二点吸光度减去第一点吸光度的差值来计算结果。主要用于扣除试剂和样品空白。保证结果的准确性。一般双试剂用。

2. 固定时间法(两点法) 取尚在反应中的两点间的差值来计算结果。此两点既不是反应起始点也不是终点。主要用于检测一些非特异性的项目,如肌酐。

3. 连续监测法 是在测定酶的活性或酶代谢产物时,连续取反应曲线中呈线性变化吸光度值(Δ;A/min)来计算结果。因在反应线性时间内各点间的吸光度差值为零故又称谓零级反应。

(三)样本要求

采用血清样本进行检测。

(四)检测过程

1. 根据采血要求及相关操作标准,得到静脉血血液样本。

2. 及时把样本转移至肝素锂或肝素钠的抗凝管中并充分颠倒混匀,注意抗凝管所抗凝血液的规格;或者转移至不加抗凝剂的容器中(如离心管),保持静置,避免晃动。

3. 设置离心转速 3 000g,时间 10 分钟,或离心转速 2 500g,时间 15 分钟,加速和降速全部设置为最大,温度 4℃即可。抗凝管中血液样本,充分混匀无沉淀即可进行离心,不抗凝的样本需在室温下放置 2 小时,或 4 摄氏度冷藏过夜后离心,从而分别得到血浆与血清样本。

4. 离心后,如果有溶血或凝血现象,或样本量过少而不够全自动生化分析仪分析,需要及时记录。

5. 根据现有的适配器,并配合全自动生化分析仪的使用说明,如果样本管规格适合,血清液面高度合适,可以打开盖后直接上样分析,如果样本量少或是有凝血现象,需要把血清转移至合适的样品杯中(现有规格:0.5ml 和 2ml),再进行上样分析。

(五)注意事项

1. 标本不能溶血,否则结果偏高。

2. 标本应及时分离血清,时间过长,红细胞内钾外逸,使结果偏高。

3. 输入葡萄糖液后所取标本常可能使结果偏低,因 K^+ 可随葡萄糖移入细胞内。

(刘冰清)

第十节　血气分析

一、概述

血气分析(blood gas analysis,BG)是应用血气分析仪,通过测定人体血液的 H^+ 浓度和溶解在血液中的气体(主要指 CO_2、O_2),来了解人体呼吸功能与酸碱平衡状态的一种手段,它能直接反映肺换气功能及其酸碱平衡状态。采用的标本常为动脉血。适用于:低氧血症和呼吸衰竭的诊断;呼吸困难的鉴别诊断;昏迷的鉴别诊断;手术适应证的选择;呼吸机的应用、调节、撤机;呼吸治疗的观察;酸碱失衡的诊断等。血气分析仪可直接测定的有动脉氧分压(PO_2)、动脉二氧化碳分压(PCO_2)、动脉氢离子浓度(pH),并推算出一系列参数,发展到今天可测定 50 多项指标。

二、检测指标

(一)检测指标

1. 血气的主要指标　PO_2、PCO_2、CaO_2、SaO_2、TCO_2、$P50$。

2. 酸碱平衡的主要指标　pH 值、PCO_2、HCO_3^-、TCO_2、ABE、SBE 及电解质(K^+、Na^+、Cl^-、AG)。

(二)参考范围

正常值参考范围:pH 值:7.35~7.45,PO_2:60~90mmHg,PCO_2:35~45mmHg。

(三)临床意义

1. 酸碱度　pH 值>7.45 为失代偿碱中毒,pH 值<7.35 为失代偿酸中毒。

2. 二氧化碳分压　二氧化碳分压(PCO_2)是血液中物理溶解的 CO_2 分子所产生的压力。反映肺通气的指标,正常平均为 5.33kPa(40mmHg)。CO_2 轻度升高可刺激呼吸中枢,当达到 7.31kPa(55mmHg)时则抑制呼吸中枢,有形成呼吸衰竭的危险。PCO_2 增高表示肺通气不足,为呼吸性酸中毒或代谢性碱中毒;降低为换气过度,为呼吸性碱中毒,或代谢性酸中毒。

3. 实际碳酸氢盐和标准碳酸氢盐　标准碳酸氢盐(standard bicarbonate,SB)指体温 37℃时,$PaCO_2$ 为 5.33kPa(40mmHg),$SaO_2$100% 条件下,所测得血浆碳酸氢盐的含量,正常为 22~27mmol/L,平均 24mmol/L。因 SB 是血标本在体外经过标化,$PaCO_2$ 正常时测得的,一般不受呼吸因素影响,它相当于二氧化碳结合力(CO_2Cp),为血液碱储备,受肾脏调节。被认为是能准确反映代谢性酸碱平衡的指标。实际碳酸氢盐(actual bicarbonate,AB)是指隔绝空气的血标本在实际条件下测得的碳酸氢盐含量。正常人 SB 和 AB 两者无差异,但 AB 受呼吸和代谢性双重因素的影响。

AB 与 SB 的差值,反映呼吸因素对血浆碳酸氢盐(HCO_3^-)影响的程度,呼吸性酸中毒时,受肾脏代偿调节作用影响,HCO_3^- 增加,AB>SB;呼吸性碱中毒时,AB<SB;相反,代谢性酸中毒时,HCO_3^- 减少 AB=SB 但低于正常参考值;代谢性碱中毒时 HCO_3^- 增加,AB=SB 但高于正常参考值。AB 升高既可能是代谢性碱中毒,也可能是呼吸性酸中毒时肾脏的代偿调节反映。慢性呼吸性酸中毒时,AB 最大可代偿升至 45mmol/L;AB 降低既可能是代谢性酸中毒,也可能是呼吸性碱中毒

的代偿结果。

4. 二氧化碳总量 TCO_2 是指血浆中所有各种形式存在的 CO_2 的总含量,其中 95% 为 HCO_3^- 结合形式,少量为物理溶解的 CO_2。它的浓度主要受代谢因素的影响,呼吸因素对 TCO_2 也有影响。

5. 缓冲碱 缓冲碱(buffer base,BB)是指血液中一切具有缓冲作用的碱(阴离子)的总和;包括 HCO_3^-、HPO_4^-、Hb 和血浆蛋白。正常值 45~55mmol/L,平均 50mmol/L。HCO_3^- 是 BB 的主要成分,几乎占一半(24/50),BB 不受呼吸因素、CO_2 改变的影响,因 CO_2 在改变 BB 中 HCO_3^- 的同时,伴有相应非 HCO_3^- 缓冲的变化,在血浆蛋白和血红蛋白稳定的情况下,其增减主要取决于 SB。

6. 剩余碱与碱不足 剩余碱(base excess,BE)是指血液在 37℃,PCO_2 5.33kPa(40mmHg),SaO_2 100% 条件下滴定至 pH=7.4 所需的酸或碱量,反映缓冲碱的增加或减少,需加酸者为正值,说明缓冲碱增加,固定酸减少;需加碱者为负值,说明缓冲碱减少,固定酸增加。正常值为 ±2.3mmol/L,由于在测定时排除了呼吸因素的干扰,因而 BE 是反映代谢性酸碱平衡失调的指标之一。

7. 氧分压 PO_2 是指血液中溶解的氧分子所产生的压力,正常人参考值为 9.97~13.3kPa,可随年龄增长而降低。氧分压与细胞对氧的利用有密切联系。缺氧时 PO_2 降低,PO_2<10.6kPa(80mmHg)为轻度缺氧;PO_2<7.9kPa(60mmHg)为中度缺氧;PO_2<5.3kPa(40mmHg)为重度缺氧。PO_2<2.67kPa(20mmHg)以下,脑细胞不能再从血液中摄取氧,有氧代谢停止,生命难以维持。

8. 氧含量 氧含量是指每升动脉血含氧的 mmol 数,正常参考值为 7.6~10.3mmol/L。包括物理溶解的 O_2 和 Hb 结合的 O_2 两部分,是判断缺氧程度和呼吸功能的重要指标。

9. 氧饱和度 SaO_2 是指血液在一定的 PO_2 下氧合血红蛋白(HbO_2)占全部血红蛋白的百分比,即 $SaO_2 = HbO_2/(HbO_2+Hb)$ 以百分率表示,其大小取决于 PO_2。正常人动脉血 SaO_2 为 93%~98%,静脉血为 60%~70%,SaO_2 和 PO_2 可绘制氧解离曲线。

10. 氧饱和度 50% 时的氧分压 血液 SaO_2 与 PO_2 的关系呈"S"形曲线,称为氧结合/解离曲线。当 SaO_2 在 50% 时的 PO_2 称为 P_{50},正常参考值约为 3.60kPa(27mmHg)。血液 SaO_2 受 Hb 对 O_2 的亲和力的影响,有许多因素可使氧解离曲线的位置移位,可用 P_{50} 表示。曲线右移时 P_{50} 高,即 P_{50}>3.99kPa(29mmHg)时,Hb 与 O_2 的亲和力降低,O_2 的释放容易,有利于组织摄取氧。曲线左移时 P_{50} 低,即 P_{50}<2.66kPa(20mmHg)时,Hb 与 O_2 有高度的亲合力,即 O_2 的摄取力加强,但不利于组织摄氧。

11. 二氧化碳结合力 二氧化碳结合力(carbondioxide combining power,CO_2CP)是静脉血标本分离血浆后,与正常人肺泡气(PCO_2=5.33kPa,PO_2=13.3kPa)平衡后测得血浆中 HCO_3^- 所含 CO_2 量,正常为 22~31mmol/L,它主要是指血浆中呈结合状态的 CO_2,反映体内的碱储备量,其意义与 SB 基本相当,在代谢性酸碱平衡失调时,它能较及时地反映体内碱储备量的增减变化。

三、实验室检测

(一)血气分析原理

测定血气的仪器主要由专门的气敏电极分别测出 O_2、CO_2 和 pH 值三个数据,并推算出一系列参数。其结构组成基本一致,一般包括电极(pH 值、PO_2、PCO_2)、进样室、CO_2 空气混合器、放大器元件、数字运算显示器和打印机等部件。

1. 电极系统

(1)pH 值测定系统:pH 值测定系统包括 pH 值测定电极即玻璃电极、参比电极及两种电极间的液体介质。原理是血样中的 H 离子与玻璃电极膜中的金属离子进行离子交换产生电位变化,此电位与 H 离子浓度成正比,再与不受待测溶液 H 离子浓度影响的参比电极进行比较测量,得出溶液的 pH 值。

(2)PCO_2 电极:PCO_2 电极属于 CO_2 气敏电极,主要由特殊玻璃电极和 Ag/AgCl 参比电极和电极缓冲液组成。原理与 pH 值电极基本相同,只是 pH 值电极外面还有一层聚四氟乙烯或硅橡胶膜,CO_2 自由透过,其他离子不能透过,此膜与 pH 值电极间含有电解液,PCO_2 的改变可影响电解液的 pH 值,PCO_2 的对数与 pH 值呈直线关系。

(3)PO_2 电极:PO_2 电极是一种对 O_2 敏感的电极,属于电位法。样本中的 O_2 经过聚丙烯膜到达铂阴极表面时,O_2 不断地被还原,阳极又不断地产生 Ag 并与 Cl 结合成 AgCl 沉积在电极上,氧化还原反应在阴阳极之间产生电流其强度与 PO_2 成正比。

2. 管道系统　主要由测定室、转换盘系统、气路系统、溶液系统及泵体等组成。

(二)标本要求及采集步骤

1. 标本要求　动脉血。

2. 医生下达医嘱后,再次核对后执行。

3. 到患者床前与清醒病患者沟通后方可采血。

4. 准备用物　碘伏,棉签,5ml 注射器一个,1ml 注射器一个(划过肝素),肝素水浓度(200mg+0.9% 氯化钠 100ml)。

5. 步骤

(1)碘伏棉签消毒动脉置管采血处肝素帽,至少 5 秒钟。

(2)用 5ml 注射器带针头穿刺进入肝素帽中,调节三通将注射器端与患者端相通,缓慢回抽混有肝素盐水的动脉血,成人 3ml、小儿 1.5ml。将 5ml 注射器拔出。

(3)将划过肝素水的 1ml 注射器里的肝素水推出,带针头穿刺进入肝素帽,缓慢回抽动脉血 0.5ml 后将注射器拔出,盖好针头帽。

(4)将三通调节病患者端与压力传感器端相通,按压动脉压力传感器,冲洗动脉导管,将导管中的动脉血冲洗干净。

(5)将装有 1.5ml 动脉血的 5ml 注射器再次穿刺进入肝素帽中,调节三通注射器端与压力传感器端相通,按压压力传感器,冲洗三通内留置的血液。冲洗干净后将注射器拔出。调节三通患者端与压力传感器端相通。

(6)迅速将采集的动脉血送检,双手轻搓注射器,防止血液凝固。

(7)确定动脉血气分析仪正常使用。

(8)确保注射器内无气泡,上推血气分析仪检测口阀门。将注射器插入检测口。按屏幕上右下角的"开始"键,等待仪器将注射器中的血液吸进仪器内,此时屏幕上方显示"正在吸入血液"。

(9)按要求输入患者的信息:病历号,姓名,氧浓度,体温。

(10)待仪器提示"关闭进样口"时,将进样口处的注射器拔出,关闭进样口。

(11)等待血气结果测试,同时将内有血液的 5ml、1ml 注射器毁型并分类处理。血气分析仪下

有三个容器,分别标识血液、注射器、利器。将注射器按此规定统一处理。

(12)结果回报,将化验单取回。

(13)遵医嘱根据血气结果给予相应处置。

(14)将血气结果粘贴至化验粘贴纸上,并手写患者姓名,住院号,日期时间。夹至病例内保存。

(三)血气分析操作规程及注意事项

为了获得高质量的检验结果,必须严格控制一个完整的操做规程——分析循环过程。该过程由三个阶段构成。

1. 样本采集与储运　采样时间应由负责治疗的人员安排。在患者状态稳定时进行血气测定更为合适。因此,我们建议把血样的血气结果与采样时的呼吸及循环信息相结合,并在采样当时记录下这些信息。采样器应有充分的肝素以防止凝血。肝素不足会使采样器有血凝块堵住分析仪或导致 pCO_2、PH 和血红蛋白测定结果误差。建议使用含有固体肝素的采样器,液体肝素会稀释样本,如测定电解质,应由平衡肝素可防止结果的偏差。若采用非平衡肝素因其会结和阳离子如钙离子或钾离子,将会导致电解质测定结果偏差。

(1)采样时:若采样器有气泡,可用一纱布盖在采样器顶端,垂直握采样器并向上轻推,排出气泡。排出气泡后用顶帽封采样器口,并使血样与肝素充分混合。如不这样做,会形成微小凝血块使结果出现偏差并可损坏仪器。样本注明其他信息,如采样时间、采样部位和样本类型、患者体温、呼吸方式及其设置等。体温和吸氧浓度会影响血气分析仪的结果,因此记录患者的体温很重要。分析血样时如果患者体温输入血气分析仪了,仪器会显示经温度校正的结果。FO_2(吸氧浓度)是用来正确计算 Fshunt(生理分流分数)所必需的。

(2)血气分析操作存储和运输:通常样本应尽快分析,以减少继续进行的新陈代谢,如果存放时间超过 10 分钟,应该被置于 0~4℃ /32~39℉ 的环境中以降低代谢速度。

2. 分析前阶段　分析前阶段是指样本进入分析仪前,不适合的采样装置和不正确的样本处理,会造成血气分析致命的错误。确认送入分析仪的那部分样本是均匀的全血样本。因此,通过重复地来回上下颠倒和来回水平搓滚样本容器使标本充分混合是十分必要的。采样器顶端的少量血样通常会发生凝集,因此在血样上机前总是需

要排出几滴血。

3. 分析后阶段　报告结果时,应该考虑结果是否有偏差,尤其是当结果与患者的整体情况有较大出入时。一旦怀疑有偏差,应当在结果上注明并在做临床判断时将其考虑进去。特别提醒临床医生,所有血气参数受性别、年龄及生理条件等诸多因数影响,检验科报告参考范围仅作临床指导,不作为疾病状态的绝对指证。

(四) 血气分析注意事项

1. 分析前的质量控制

(1) 患者干扰因素

1) 患者的精神状态、情绪、治疗状态等都会影响测定结果。如紧张、疼痛等呼吸急促造成的 pH 值、PaO_2 增高,瞬间憋气、pH 值、PaO_2 降低,吸氧浓度对 PaO_2 有直接影响,碱性药物、大剂量青霉素钠盐、氨苄青霉素、脂肪乳剂等输入体内影响酸碱平衡。应及时和医护人员进行沟通,采血前要求患者情绪稳定,必要时应用局部麻醉,停止一切剧烈活动;抽血前半小时停止吸氧,停止相关药物治疗,如需吸氧必须注明吸氧浓度。输注乳剂之前或输注之后,抽血送检或是化验单注明此类影响因素,以免造成医、护、技矛盾。

2) 患者体温:体温以 37℃ 为界,增高或降低都会对 pH 值、PCO_2、PO_2 产生影响。结果为 PCO_2、PO_2 同向变化,pH 值反向变化。如不在申请单上写明体温情况,会导致检验人员不对机器进行仪器校正,发出错误的报告。对应措施:化验单上注明体温。检验人员可根据体温的具体温度,进入仪器设备中选择相应的温度进行校正得出正确的分析结果。

2. 标本采集过程中的质量控制

(1) 采血器材的影响:塑料注射器采集的标本测定的结果,可靠性不稳定。研究表明,塑料器材抽血后 15 分钟 $PaCO_2$ 就会下降;肉眼不可见的小气泡可牢固地依附于内壁上,难以排除,影响结果可导致:pH 值、PO_2 增高,PCO_2 降低。对应措施:可建议采用预设型动脉血气针(如 BD 血气采血器等),减少疼痛,保证不易混入空气。如需反复穿刺的患者可滞留封闭式套管针。

(2) 抗凝剂的影响:肝素溶液对血气测定的主要影响是稀释。影响最大的指标是 PCO_2、HCO_3^-,此外,肝素本身偏酸,也会影响 pH 值测定,所以血量的控制尤为重要。对应措施:如自配肝素,应将肝素钠和血液样本的比例控制在 1:20 以

下,将肝素湿润了试管壁后一定要将多余的液体弃去或是采用固化好的商业化的肝素管,能减少由于个人技术不同导致的人为误差。但注意血量太多,也可能导致血液抗凝效果不好,产生凝块而影响检测结果。因此,5ml、2ml 注射器取血量应控制在 3ml、2ml 左右。商业化的肝素管则应参照商家说明取血,必要时可做预实验以确定最佳取血量。

(3) 采血过程的质量控制

1) 抽血部位的影响:如年老者、幼儿、特殊患者、循环衰竭患者的抽血部位均会引起血气分析的结果出现变化。对应措施:合理采用取血部位,理论上全身任何动脉均可,常用桡(消瘦者不适用)、肱、股、足背动脉(下肢活动自如易配合治疗者适用)。桡动脉适用于一般患者。股动脉:适用循环衰竭,头皮动脉:儿童。颞浅动脉,由于其部位无骨骼肌,适用于破伤风患者。但要注意同一患者最好固定取血部位,以便实验数据的比对。

2) 抽血方法的影响:抽血方法不当,如直接抽取动脉血液,会由于负压吸引导致血中的 O_2 和 CO_2 逸出,导致检测结果 PO_2 和 PCO_2 降低。相应对策:刺入动脉后,一定要借助血压自动将针芯推动,不能直接抽取,抽血毕一定要将注射器封口严格封闭,这也是在日常工作中接受标本经常发现的问题。

3) 血液质量的影响:①动/静脉混合。小儿和体弱老人极易混入静脉血,混入静脉血的动脉血气分析会出现 PO_2 和 SO_2 明显下降,而 PCO_2 分压变化不明显。相应措施为在实际工作中作者发现极明显的静脉血,混入动脉血,在外观上就能看出,静脉血是暗红,动脉血是鲜红的。如明显的动静脉混合血可以不用测试,直接和临床沟通。除非只需了解血的酸碱情况,否则需重新抽取标本。微量的静脉血混入动脉血,检验医师可以依据化验的结果进行判定。PO_2 和 SO_2 测定结果明显下降,而 PCO_2 分压变化不明显,处理方法同上。②气泡混入。气泡会使 PO_2 升高,pH 值升高,PCO_2 下降。相应措施:采血前检查注射器空气是否排净,禁止负压抽血,如有气泡立即排除,而且是在和肝素混匀之前,样本冷藏之前就要排除。③采血后是否搓匀试管。搓匀方法是否能使抗凝剂和血液充分混匀,并保证红细胞不被破坏,也是保证结果准确的关键步骤。相应措施为采集完血液后,立即上下水平温和混匀血液约 1 分钟,

使血液和抗凝剂充分混合。④标本运送时间。血液抽取后,细胞还在代谢,持续产生 CO_2,尤其对于白细胞增高的患者更为明显,导致 PCO_2 增高。对应措施为将运送标本的时间控制在 30 分钟之内,越快越好;时长超过 30 分钟的,需放入冰水中运送,但不能放入冰块里,否则导致红细胞破碎,影响真实的检测结果。注意运送过程中,最好也不断混匀标本。

3. 分析中的质量控制

(1)仪器的保养、定标的质量控制:仪器需 24 小时处于运行状态,保证仪器处于最佳状态,日常维护保养、定标、质量控制工作完成后进行测试。

(2)上机

1)上样方式:测试以急诊方式完成,即随来随测,保证 15 分钟内完成。如实在不能完成则需放入冰箱冷藏,切记不能放在冰块上。储存时间也不宜太久(最长不能超过 30 分钟)。

2)上样准备:①标本需再次混匀,测试前检验人员仍然需要将血液上下水平温和混匀数次再上机,因为放置了的标本极易出现血液分层。②标本无效腔凝血的排除,检验人员上机前一定要将注射器顶端无效腔中凝集的血挤出一两滴,注意无效腔中的血液即使没有明显凝集也容易形成肉眼不见的微血栓,所以一定要弃去。如将无效腔中的血液上机,此标本本身不代表患者体内血气动态外,还极易堵塞仪器管路造成结果不准,引起仪器损坏。③上样量:标本量多时,可将剩余未做的标本放置冰水上保存,血液在进入进样器之后,同时通过玻璃视窗观察泵入的血液,不能有因为进样不连续造成的机器内的微小气泡出现而影响实验数据。④上机血量控制:根据仪器说明书控制好上样量,过多血量容易堵塞管路造成检测误差,可建议两手固定注射器慢慢推进注射器,控制进样量,千万不要单手操作,避免打入过多的血液。

4. 测定后的质量控制

(1)仪器维护:测定完一个标本后,要及时擦拭仪器进样孔多余的残留血液。每做 10 个左右标本,手动定标 1 次且冲洗管路 1 次,以保证检测结果的准确,防止仪器操作过程中出现仪器故障。

(2)检测结果分析:动脉血气结果出来后,检验人员应观察,检测结果的各项指标是否符合临床,对出现诸如 PO_2、PCO_2 测定值倒置情况时,尤其应该引起重视,此为重症病情的提示。除口头

电话和临床沟通外,情况相符时要医护人员及时取回化验结果以免延误患者病情。结果和临床不符时,要及时查对原因,以免误发报告单。

（蔡　尧）

第十一节　血氨检测

一、概述

血液中氨的来源主要为肠道中细菌分解尿素和由氨基酸脱氨所生成。此外,组织细胞中有多种脱氨酶,能使蛋白质、核苷酸脱氨而生成氨。在正常情况下,氨的主要去路是在肝脏通过鸟氨酸循环合成尿素。此外,脑和肾脏等器官的氨与谷氨酸作用生成谷氨酰胺后被运输到肝脏,在肝脏转变成尿素或其他含氮化合物后由肾脏排出体外,或形成铵盐随尿排出。

二、检测指标

人体内血氨(plasma ammonia)含量极微,但氨对人体有毒,能影响神经细胞的新陈代谢。血氨的来源增加和去路减少,都会引起血氨增高。血氨测定对肝性脑病的诊断和鉴别诊断有极其重要的意义。当血氨增高时,氨能降低大脑内的 ATP 水平,进而影响神经元的功能。引起血氨增高的原因有:重症肝病时尿素生成功能低下、门静脉侧支循环增加、先天性鸟氨酸循环的有关酶缺乏等。血氨的测定主要用于肝昏迷(肝性脑病)的诊断以及疗效观察。其他原因引起的血氨增高有初生儿不明原因的一过性血氨增高、静脉营养、尿路感染、休克、白血病、心衰等一过性的血氨增高,以及 Reye 综合征和鸟氨酸氨甲酰基转移酶缺乏症等。(参考值:18~72μmol/L)。

三、实验室检测

(一)检测方法与原理

氨测定的方法有干化学法、酶动力学法、离子交换树脂柱法、氨气敏电极法和扩散法等。目前应用最多的方法是酶法和基于离子选择电极的血氨测定仪分析法。

1. 干化学法　线性及批内重复性良好,简便快速,试剂保存时间长,有利于临床的快速检测;干化学法测定血氨水平高于湿化学法。

2. 酶动力学法　酶法测定血氨,具有特异、简洁和快速的特点,其原理为:$NH_3 + \alpha$-酮戊二酸 + β-NADPH + $H^+ \xrightarrow{\text{谷氨酸脱氢酶}}$ 谷氨酸 + (β-NADP$^+$) + H_2O。

采用试间终止法,被氧化 β-NADPH 的在 340nm 的检测吸光度的变化与氨的量成正比。酶动力法适用于半自动和全自动生化分析仪测定。但在实际工作中发现,由于样品中的血氨含量甚微,影响测定因素较多,致使测定结果的重复性较差。实验结果表明,测定血氨标本,用 1mol/L NaOH 清洗仪器反应杯后测定与其他试验一起随机测定结果有较大的差别。随机所测得的血氨结果血氨测定易受环境及其他反流干扰因素的影响,而使测定结果不准确和不稳定。因此,血氨检测不可以和其他的试验同时测定,血氨标本在清洗仪器反应杯后测定,目的是将对血氨测定的影响因素降至最低,以保证血氨测定的准确性。比清洗仪器反应杯后测得的结果普遍偏高,可能是反应杯被其他试验携带污染,导致结果偏高。

3. 离子交换树脂柱法　将这种离子交换树脂装在一支离子交换柱内。当血液中的 NH₄ 被树脂离子交换吸附后,先用无氨水冲洗树脂柱,再用洗脱剂将柱上的 NH_3 洗脱:NH₄ 又进入到溶液中。收集洗脱液用酚试剂比色测定氨,具有干扰因素较少,准确度高等优点,但其操作繁琐,在推广上也存在一定困难。

4. 氨气敏电极法　氨气敏电极为一复合电极,以 pH 值玻璃电极为指示电极,银 - 氯化银电极为参比电极。此电极对置于盛有 0.1mol/L 氯化铵内充液的塑料套管中,管端部紧贴指示电极敏感膜处装有疏水半渗透薄膜,使内电解液与外部试液隔开半透膜,与 pH 值玻璃电极间有一层很薄的膜。当水样中加入强碱溶液将 pH 值提高到 11 以上,使铵盐转化为氨,生成的氨由于扩散作用通过半透膜(水和其他离子则不能通过),使氯化铵电解质薄膜层内 $NH_3+H_2O=NH_4^++OH^-$ 反应向右移动,引起氢氧根离子浓度改变,由 pH 值玻璃电极测得其变化,在恒定的离子强度下测得的电动势与水样中氨氮浓度的对数呈一定的线性关系,由此可从测得的电位值,确定样品中氨氮的含量。氨气敏电极测定污水中的氨氮,操作简单,无须对样品进行预处理,省去了絮凝沉淀或过滤操作,节约了分析时间,适合于实验室大批量废水

中氨氮含量的测定,尤其对于高浓度废水更具有优越性。该法用血少、简便、快速结果较稳定、准确,但难以普及。

5. 扩散法　操作较繁锁,测定时间较长,容易失败,并需一特制的扩散装置。

(二) 样本采集与要求

血氨测定的准确性在很大程度上取决于标本的留取收集。血氨测定不能用血清做标本。应用抗凝血做标本,抗凝剂可用非铵盐的肝素、EDTA 和草酸盐三种。血氨测定时,标本的正确留取和收集方法如下:

1. 肝素抗凝,注射器抽取后密封针头,或放入提前准备好的小瓶内加盖密封。

2. 血标本放入试管中加盖,低温离心 5 分钟,取血浆迅速测定,30 分钟内检测完成。

3. 如不能立即测定,2~4℃ 可保留 2 小时,–20℃ 可稳定 24 小时。

4. 红细胞氨浓度是血浆的 2.8 倍,故标本应禁止溶血,溶血可使红细胞内的氨进入血浆。

5. 密封也可防止环境中的氨污染标本。

(三) 检测

样本前处理操作包括:

1. 抗凝　EDTA-Na₂EDTA-K₂ 抗凝为主,也有用肝素钠抗凝,因为肝素是一种酸性黏多糖,属于一种阴离子多聚电解质,和阳离子有不同的亲和力,与氨有聚合作用,使血氨结果偏低。采用肝素抗凝血样本测定血氨浓度,肝素浓度需控制在 10~40U/ml 以内为宜;用去氨的抗凝管血氨浓度明显低于未去氨的抗凝管。

2. 采血　采血至真空采血管负压为零。红细胞氨浓度是血浆的 2.8 倍,故标本应禁止溶血,溶血可使红细胞内的氨进入血浆。红细胞和血小板中的 γ- 谷氨酰基转移酶(γ-GT)、谷丙转氨酶(ALT),可引起血氨的浓度的自然增加。据文献报导:在肝病时 γ-GT 和的 ALT 活性比正常人的增加很多,γ-GT 是血氨测定引起标本氨浓度增加的一个主要因素。为了降低血标本在放置中氨的增加,测定出标本中真实的氨含量,可在血标本中加入 γ-GT 抑制剂,如 6- 二氨基 -5 氧 -L- 己氨酸(6-diazo-5-oxo-L-norleucin)或硼砂加丝氨酸等。

3. 送检　采集标本后应迅速送检立即检测,放置时间不得超出 1 小时(30 分钟内送检,冰水放置,不可冻存)。随着标本放置时间的延长,血氨值会不断升高。温度升高变化更明显,差异

有显著性,据文献报导:在 0、20℃、37℃时,氨平均增加的比率分别是(3.9 ± 0.23)、(5.2 ± 0.23)、(25.2 ± 0.59)μmol/(L·h),无论是放置冰箱还是室温,超过 1 小时结果升高均具统计学意义;去氨的 EDTA-K$_2$ 抗凝管与普通 EDTA-K$_2$ 管相比,结果差异有显著性,前者血氨浓度明显低于后者。低温离心 5 分钟,取血浆迅速测定,30 分钟内检测完成。除此以外,在生化仪上还可利用酶动力原理的试剂盒测定血氨。此外,尿氨也可以测定。尿应在无防腐剂条件下收集,保持低温和密封直到分析完。尿标本收集后应尽快测定。

(张银纯)

第十二节　乳酸检测

一、概述

乳酸是糖酵解的中间产物,主要在皮肤、大脑、骨骼肌、红细胞和小肠黏膜中产生,当组织灌注减少导致组织缺氧时,糖的有氧代谢受限,三羧酸循环受阻,而无氧酵解的产能途径被激活,在辅酶的参与下,乳酸脱氢酶使丙酮酸转化为乳酸。肝脏在维持乳酸稳态中起着关键的作用。乳酸合成的唯一途径是在细胞内由丙酮酸转化而来,由乳酸脱氢酶催化,NADH 是必需的反应辅助因子。丙酮酸 +NADH+H$^+$ ⟷乳酸 +NAD$^-$。缺氧时,细胞内丙酮酸增多,NADH 增多,乳酸增加。

二、检测指标

在某些病理情况下(如呼吸衰竭或循环衰竭时),可引起组织缺氧,进而引起体内乳酸升高。另外,体内葡萄糖代谢过程中,如糖酵解速度增加,剧烈运动、脱水时,也可引起体内乳酸升高。体内乳酸升高可引起乳酸酸中毒。检查血乳酸水平,可提示潜在疾病的严重程度。高乳酸有以下两种情况:

(一) 不可逆的高乳酸

组织严重缺氧可导致三羧酸循环中丙酮酸需氧氧化的障碍,丙酮酸还原成乳酸的酵解作用增强,血中乳酸与丙酮酸比值增高及乳酸增加,甚至高达 25mmol/L。这种极值的出现标志着细胞氧化过程的恶化,并与显著的呼吸增强、虚弱、疲劳、恍惚及最后昏迷相关。即使酸中毒及低氧血症已

得到处理,此种高乳酸血症常为不可逆的。见于休克的不可逆期、无酮中毒的糖尿病昏迷期和各种疾病的终末期。

(二) 可逆的高乳酸

在休克、心脏失代偿、血液病和肺功能不全时,常见的低氧血症同时有高乳酸血症,在低氧血症及原发疾病处理后常是可逆的。在肝脏灌流量降低的病例,乳酸由肝脏的清除率显著降低,也会出现乳酸酸中毒。

结果偏高时可能怀疑的疾病有线粒体脑肌病、线粒体病、糖尿病乳酸性酸中毒、小儿重症肌无力、小儿赖氏综合征、小儿糖原贮积病 V 型、老年人急性淋巴细胞白血病、老年人感染性休克等。

三、实验室检测

(一) 检测方法与原理

1. 分光光度法原理　将患者血样滴在干片上,样本通过扩散层均匀地分布到基底层。在乳酸氧化酶的作用下,样本中的乳酸盐被氧化为丙酮酸和过氧化氢。然后产生的过氧化氢在辣根(horseradish)过氧化物酶催化的反应中氧化 4- 氨基安替比林(4-aminoantipyrine)、1,7- 二羟基萘(1,7-dihydroxynaphthalene)染剂系统,形成一种染料复合物。将干片进行孵育,然后使用分光光度测定法测定该染料复合物的强度。

2. 酶电极法原理　仪器探头上装有一片三层的膜,其中间固定有乳酸氧化酶。带有酶膜的探头位于充满缓冲液的样品室内,样品注入后,乳酸被膜上的乳酸氧化酶迅速氧化,生成过氧化氢,后者随后在铂阳极上被氧化产生电子,电子流强度与乳酸浓度成正比。

$$乳酸盐 +O_2 \xrightarrow{\text{乳酸氧化酶}} 丙酮酸盐 +H_2O_2$$

$$H_2O_2 \rightarrow 2H^+ +O_2 +2e^-$$

(二) 样本采集与要求

1. 全血乳酸测定(分光光度法)

(1)应在空腹及休息状态下抽血。不用止血带,不可用力握拳。如用止血带,应在穿刺后除去止血带 2 分钟后再抽血。最好用肝素化的注射器抽血,抽取后立即注入预先称量的含冰冷蛋白沉淀剂的试管中。如用血浆测定,每毫升血用 10mg 氟化钠及 2mg 草酸钾抗凝,立即冷却标本,并在 15 分钟内离心。抽血前试管编号,称重(Wt)并

记录。加入 6ml MPA(50g/L)，再称重(Wm)后放入冰浴中，每份标本最好作双管分析。抽血后，立即注入上述试管中，每管 2ml。颠倒混合 3 次，不可产生气泡。待试管温度与室温平衡后，再称重(Wb)。静置至少 15 分钟后，离心沉淀(400r/min，15 分钟)。上清液必须澄清。计算稀释因数 D：D=Wb-Wt/Wb-Wm。

(2)偏磷酸在水溶液中易形成多聚体(HPO_3)，水化成正磷酸。其反应原理为($HPO_3+H_2O \rightarrow H_3PO_4$)。正磷酸不沉淀蛋白质，偏磷酸溶液沉淀蛋白的能力在 4℃时仅能维持大约 1 周。

(3)本法线性范围达 5.6mmol/L(50mg/dl)。

(4)本法不用过氯酸作蛋白沉淀剂。

(5)一般乳酸锂未标明 L- 或 DL- 者，均为 DL- 型，L- 型乳酸锂价格昂贵。

2. 血浆乳酸测定(比色法)

(1)本法条件下，NBT 还原生成物在反应液中十分稳定，无混浊和沉淀，吸光度久置不变。

(2)肝素抗凝血浆、血库 ACD 保养液抗凝血浆、脑脊液、尿液、胃液等均可用本法测定。

(3)加入蛋白质对反应及生成物溶液的稳定是必要的。同时加入蛋白质及表面活性剂，可提高灵敏度及稳定性。Brij-35 和 TritonX-100 有同样效果。人血清白蛋白中含乳酸浓度较高，不适用。因人血清白蛋白的显色强度平均较牛血清白蛋白高 1.06 倍，如用牛血清白蛋白，且仅加于标准管中时，标准管吸光度须乘此数。

(4)无乳酸蛋白液可与缓冲液预先混合后再加入 1ml。

(5)本法线性范围达 8.0mmol/L(73mg/dl)。

(6)吸光度随孵育时间延长而增加，必须准确 10 分钟。加入 0.1mol/L 盐酸后吸光度不变。

(7)抗凝剂用肝素 - 氟化钠较好(1mg 肝素，6mg 氟化钠可抗凝 5ml 血)。血液抽出后，血标本管置冰浴中送检，尽快分离血浆，放冰室保存待测。草酸钾对 LDH 有一定抑制作用，抽血较少而草酸钾相对多时尤为明显。

(三)检测步骤

(1)用包被液将抗原做适当稀释，一般为 1~10μg/ 孔，每孔加 200μl，37℃温育 1 小时，或 4℃冰箱放置 16~18 小时。

(2)倒尽板孔中液体，加 200μl 洗涤液，反复 3 次，最后将反应板倒置在吸水纸上，使孔中洗涤液流尽。

(3)加封闭液 200μl，37℃温育 1 小时后洗涤，接着洗涤。

(4)用稀释液将被检血清作几种稀释，每孔 200μl。同时作稀释液对照。37℃温育 12 小时，或室温放置 2 小时。

(5)加辣根过氧化物酶羊抗兔 IgG，每孔 200μl，37℃温育 1 小时，或室温放置 2 小时后洗涤。

(6)邻苯二胺溶液加 200μl，室温暗处 5 分钟。观察结果：用酶联免疫检测仪记录 A190nm 读数。

(李　菲)

第十三节　酮体检测

一、概述

酮体包括乙酰乙酸(AcAc)、β- 羟丁酸(β-HBA)和丙酮 3 种化合物，AcAc 和 β-HBA 是其主要成分。葡萄糖缺少时，酮体在节省葡萄糖的利用及减少蛋白分解中起重要作用。长期禁食和饥饿时，约近 2/3 的大脑所需能量由酮体提供。酮体还可在体外刺激胰岛素分泌，产生氧原子致脂质过氧化，加速细胞凋亡，抑制单核细胞生长，这可能与糖尿病心血管病变有关。

二、检测指标

正常人血液中仅存在极少量的酮体，是人体利用脂肪的一种正常现象，在某些生理或病理情况下，如糖尿病患者由于胰岛功能障碍，不能正常的利用葡萄糖体能；孕妇由于妊娠反应会出现厌食，出现相对长时间的饥饿状态；采用限食减肥的人，因长期缺乏葡萄糖的供能等。脂肪酸成为主要供能物质，酮体的生成和利用失去平衡，导致酮症，严重者危及生命。血清或尿酮体检测对酮症的诊断、评估病情的严重程度及监测治疗十分有用。酮体还被用作肝移植后肝能量代谢的指标。

酮体本身也具有镇静的作用，影响着人的神经系统，对于癫痫的康复有很大的作用。在药物治疗效不明显的情况下，通过改变患者的饮食结构，来补充患者体内酮体，当酮体增加到一定浓度，将会有效的抑制癫痫病的发作(表 12-2)。

表 12-2 酮体水平与临床判断对照表

血酮水平	判断	建议
<0.3mmol/L	正常	无须额外措施
		继续监测血糖
0.3~1.0mmol/L	酮体在升高	注意监测
1.0~1.5mmol/L	高酮血症	立即与医生联系
1.5~3.0mmol/L	高酮血症	可能正处于形成酮症酸中毒的危险中
		立即与医生联系
>3.0mmol/L	酮症酸中毒	立即与医生联系

三、实验室检测

（一）检测方法与原理

传统的酮体检测方法原理为 Legal 反应，尿或血标本中的 AcAc 在碱存在下与亚硝基铁氰盐反应，产生紫色复合物（如果试剂中加入甘氨酸，还可检测丙酮）。Legal 反应是半定量的，不能检测标本中酮体的确切含量，存在一些不足。

1. 不能检测 β-HBA，不能早期诊断和检出 DKA，当胰岛素治疗 DKA 好转，β-HBA 转换成 AcAc，但传统的尿和血酮体硝普盐试验可能误导为 DKA 加重，导致不必要地加大胰岛素治疗剂量。

2. 当存在含巯基的药物，如卡托普利 N-乙酰半胱氨酸、二巯基丙醇及青霉胺等时，可能会产生假阳性结果，导致患者接受不正确的胰岛素治疗。

3. 当尿标本过于偏酸（如摄入大量维生素 C 后），会出现假阴性。

4. 尿酮体的检出尚受肾功能的影响。

血 β-HBA 定量检测的应用，与硝普盐法相比，血 β-HBA 定量检测有利于 1 型糖尿病、DKA、妊娠糖尿病及中毒性酮症酸中毒等的治疗，可避免由含巯基药物所致的假阳性问题。

（二）样本采集与要求

1. 标本采集前患者准备 以清晨第一次尿为宜，急诊患者可随时留取。

2. 标本种类 新鲜尿液。

3. 标本要求 采集患者尿液标本时，盛尿液的容器必须清洁干燥，要求留取中段尿。从排出到检测应在 2 小时内完成，如不能及时送检或分析，应置 4℃下冷藏保存，但冷藏时间最长不得超过 6 小时，室温运输。

（三）检测

1. 打开电源，仪器开始自检。自检通过后，推进器处于初始位置。

2. 将试条的试剂区完全浸入新鲜的、充分混匀的、未离心尿样中立即取出，将试纸条的侧边沿尿液容器的管壁刮去多余的尿液。

3. 将试纸平放在工作台面上，确保试纸前端同工作台的前壁接触。仪器检测试纸存在后，推进器将试纸推至测试区。

4. 当推进器回到初始位时，放另一条试纸，实现连续测试。

5. 每一个测量完成后将自动打印出结果。

6. 结果判断：仪器自动打印结果。

（四）注意事项

质控尿液的应用：用人工质控尿液进行空内质控，低浓度质控液应为（-），高浓度质控液应为（+++）。

（罗顺昌）

第十四节 肾上腺皮质激素水平检测

一、概论

肾上腺是机体极为重要的内分泌器官，参与支配人体心血管系统、代谢系统及生殖系统的正常生理活动，可以分泌数十种激素，但内分泌过程受下丘脑、垂体、内环境等多种因素的影响。按其生理作用特点可分为盐皮质激素和糖皮质激素。前者主要调节机体水、盐代谢和维持电解质平衡；后者主要与糖、脂肪、蛋白质代谢和生长发育等有关。盐皮质激素基本无临床使用价值，而糖皮质激素在临床上具有极为重要的价值。通过肾上腺激素及产物的生化分析和功能试验，了解肾上腺激素的分泌规律、代谢产物含量以及调控激素的水平变化，有助于对肾上腺皮质的多种疾病做出准确的判断。

二、血浆中激素水平测定

（一）血浆促肾上腺皮质激素释放激素测定

血浆促肾上腺皮质激素释放激素（corticotropin-releasing hormone，CRH）为下丘脑分泌的 41 肽，与下丘脑-垂体门脉系统内 CRH、ACTH 及皮质醇的特点有别,普遍认为外周血CRH不存在昼夜节律的特征。由于血浆CRH不仅来自下丘脑,还可由胎盘、胰腺及肾上腺髓质等组织分泌,因此在判断下丘脑-垂体-肾上腺轴功能状态时有一定限制。目前可以通过双位点免疫放射计量分析法(two site IRMA)测定其外周血含量。

参考范围:3.1±1.5(0.4~6.1)pmol/L,无性别差异。

临床意义

(1)妊娠:由于胎盘可以产生并分泌大量CRH,因此,妊娠期血浆CRH会逐渐升高,前3个月2~9pmol/L,中期10~12pmol/L,足月时可高达250~300pmol/L。分娩后24小时内迅速降至妊娠前正常水平。

(2)其他导致CRH增高的疾病:异位CRH分泌所致库欣综合征、原发性垂体功能减退症,以及Nelson综合征。

(二)血浆促肾上腺皮质激素测定

促肾上腺皮质激素(adrenocorticotrophic hormone,ACTH)是由39个氨基酸组成的多肽,在血液循环中分子结构不稳定,易被蛋白酶破坏,半衰期短,含量低。ACTH分泌受下丘脑CRH的正反馈及糖皮质激素的负反馈调节,呈现显著的昼夜节律特征。目前,临床常采用放射免疫分析法(radioimmunoassay,RIA)来测定血浆中ACTH含量,用以评估下丘脑-垂体-肾上腺皮质轴功能状态和诊断异位ACTH综合征。

临床意义:

(1)ACTH增高的常见病因:①原发性肾上腺皮质功能减退症:由于肾上腺皮质激素分泌减少或缺乏,对垂体ACTH分泌的负反馈抑制减弱而致ACTH升高;②异位ACTH综合征:由于垂体以外部位的癌瘤产生大量ACTH样肽类,患者血中ACTH可明显升高,甚至达到5 000pg/ml以上,但也有少数患者肿瘤细胞可分泌"大ACTH",不具有ACTH免疫原性,RIA难以检测,会出现相对高皮质醇血症的低水平ACTH;③库欣病:由于垂体存在高分泌ACTH腺瘤,或下丘脑-垂体功能紊乱或病变导致CRH分泌过多,致垂体ACTH细胞增生、ACTH分泌增多,垂体ACTH胰癌也使ACTH分泌增多;④Nelson综合征:因库欣病切除双侧肾上腺后,血皮质醇的浓度显著下降,失去对垂体的反馈抑制进而发生垂体瘤,从而产生大量的ACTH;⑤先天性肾上腺

皮质增生症:由于肾上腺皮质激素合成过程中酶的缺陷,皮质激素合成障碍,对垂体ACTH分泌的反馈抑制减弱,使ACTH分泌增多;⑥遗传性肾上腺皮质对ACTH不反应综合征:由于遗传缺陷导致肾上腺皮质对ACTH无反应,循环中皮质醇明显减少或缺乏,而ACTH明显升高;⑦周期性ACTH分泌增多综合征:此病极为罕见,病因不明,可能与中枢调节系统障碍、神经递质失调有关;⑧其他:手术、创伤、休克、低血糖等应激状态均可使ACTH增多。

(2)ACTH降低的常见病因:①垂体前叶功能减退症:各种原因所致垂体前叶功能减弱,均可使患者血中ACTH明显降低或缺乏;②肾上腺皮质肿瘤:由于皮质腺瘤及腺癌可以自主分泌过量的皮质醇,进而反馈抑制垂体ACTH的分泌;③单纯性ACTH缺乏综合征:此病罕见,病因不明,可能是垂体局灶性、选择性损失导致垂体分泌ACTH的细胞减少所致;④医源性ACTH减少:由于大量或长期应用肾上腺糖皮质激素治疗,反馈抑制了下丘脑CRH及垂体ACTH分泌。

(三)血浆中总皮质醇(plasma total cortrisol,PTC)测定

皮质醇(cortisol)是肾上腺皮质束状带细胞分泌的最主要的糖皮质激素,血浆皮质醇测定是评价肾上腺皮质功能的常用指标。由于皮质醇分泌受垂体ACTH的调控,因此伴随着ACTH分泌的昼夜节律变化,皮质醇分泌也呈现出相应的节律特征。但皮质醇分泌还有重要的脉冲式特点,因此需要连续多次检测才能客观真实的反映肾上腺皮质功能。目前常用的的测定方法包括RIA、竞争蛋白质-结合放射分析法、发光分析,也可以采用ELISA法和高效液相色谱法(HPLC)。

临床意义

(1)皮质醇增高的常见病因:①库欣综合征:由于肾上腺皮质增生、腺瘤、癌肿等导致患者血浆皮质醇增高,生理性昼夜节律紊乱或消失。②高CBG血症:体内雌激素水平增加可以使肝脏合成血浆皮质醇结合蛋白(CBG)增加,血浆中总的结合皮质醇增加,但游离皮质醇正常,昼夜节律不变。临床常见的各种引起血CBG水平升高的原因有妊娠、肥胖、甲亢以及米托坦应用等因素。③单纯性肥胖:上午8点血浆PTC偏高,甚至接近与库欣综合征的水平,需要借助小剂量地塞米松抑制试验鉴别。④垂体ACTH瘤和异位

ACTH 综合征：由于 ACTH 分泌增多，使肾上腺皮质分泌皮质醇增加。⑤其他：严重的全身性疾病、创伤、手术、感染、营养不良等应激情况下，也会出现此类情况。

（2）皮质醇降低的常见病因：①原发性或继发性肾上腺皮质功能减退症：由于患者本身肾上腺皮质病变或继发于垂体病变所致的 ACTH 减少，使皮质醇分泌减少或缺乏，重症患者血浆皮质醇明显降低甚至不能检出；②低 CBG 血症：各种原因所致的 CBG 降低，如家族性 CBG 缺陷、甲状腺功能减退症、多发性骨髓瘤等，均可使血浆总皮质醇测定值降低，但游离皮质醇正常；③其他：严重肝病、肾病综合征、低蛋白血症或应用男性激素、水杨酸钠、中枢性降压药、镇静药等均可使血浆皮质醇降低。

三、尿液中皮质醇激素及其代谢产物测定

（一）尿游离皮质醇测定

血液循环中的游离皮质醇可从肾小球滤过，大部分在肾小管被重吸收，少量随尿液排出，故尿游离皮质醇（urinary free cortisol，UFC）是内源性高皮质醇血症十分敏感的指标，在肾上腺皮质功能亢进的诊断中有重要的价值。24 小时 UFC 排量可反映同期血液循环中游离皮质醇水平，与 PTC 不同，UFC 测定不受 CGB 变化的影响。90% 以上库欣综合征患者 UFC 显著高于正常，同时测定尿肌酐值则有助于尿液收集准确性的评价，排除假阴性结果。在过量皮质醇分泌的情况下，如果合并有严重的肾小球过滤功能障碍，UFC 排出量依然会减少。24 小时 UFC 监测常采用有机溶剂或层析法从尿液中提取皮质醇，然后用放射免疫法或竞争蛋白结合分析法测定游离皮质醇含量。

临床意义：尿游离皮质醇的测定是区别血皮质醇增多或正常的最佳筛选办法。尿游离皮质醇在肥胖患者正常，而在库欣综合征的患者增高。尿游离皮质醇不受药物和 CBG 变化的影响，但应激、急性疾病、严重的抑郁症、酒精中毒者可能升高。

（1）库欣综合征：肾上腺皮质增生时 UFC 往往轻度增高，肾上腺腺瘤则 UFC 轻中度升高，皮质癌或异位 ACTH 综合征时，UFC 增高极为明显。

（2）肾上腺皮质功能减退症：严重的肾上腺皮质功能减退症患者会表现出明显降低的 UFC 检测数据，轻微的肾上腺皮质功能减退症患者则表现为 UFC 轻度降低或正常限值，可做 ACTH 兴奋试验进一步明确诊断。

（3）单纯性肥胖：UFC 可轻中度增加，有时甚至出现类似于库欣综合征的表现，需做动态试验鉴别。

（4）其他疾病：甲亢患者可出现 UFC 增加，腺垂体功能减退、甲减、肝硬化、先天性肾上腺增生症以及全身消耗性疾病时，可出现 UFC 减低。

（二）尿 17- 羟皮质类固醇测定

尿 17- 羟皮质类固醇（urinary 17-hydroxy-corticosteriod，17-OHCS）主要是皮质醇和皮质素的四氢代谢产物，测定其尿液排泄量，可反映肾上腺皮质的分泌功能。一般情况下，17-OHCS 的 24 小时尿排量约为皮质醇分泌量的 25%~40%。实验室检测主要利用了盐酸苯肼在硫酸液中能和皮质类固醇的 17- 羟酮醇基反应生成黄色色素原（Porter-Silber 反应）的特点，测定尿中 17-OHCS 的含量。

临床意义：

（1）17-OHCS 升高见于以下情况：①皮质醇增多症；②肾上腺性变态综合征；③垂体前叶功能亢进（如垂体 ACTH 瘤）或异位 ACTH 综合征；④甲状腺功能亢进；⑤螺内酯、利眠宁、安他乐等药物可使 17-OHCS 测值升高。

（2）17-OHCS 降低见于以下情况：①原发性或继发性肾上腺皮质功能减退症；②甲状腺功能减退症；③肝、肾功能不全；④苯巴比妥、苯妥英钠、米托坦等药物促进皮质醇转变为 6- 羟基化代谢物，从而使 17-OHCS 测定值降低。

（三）尿孕三醇测定

尿孕三醇（urinary pregnanetriol）是血浆 17-羟化合物（17- 羟孕烯酮和 17- 羟孕酮）的主要代谢产物，也是尿 17- 生酮类固醇的成分之一，其排出量与 17- 生酮类固醇基本一致。尿孕三醇检测在 21- 羟化酶缺陷症的临床诊断方面有一定的价值。

临床意义：21- 羟化酶缺陷所致的先天性肾上腺皮质增生患者血浆中 17- 羟孕酮和孕酮含量增加，尿中孕三醇排泄量因此增多，通常其增高的血浆 17- 羟黄体酮和尿孕三醇可被地塞米松所抑制。某些肾上腺皮质肿瘤及正常人行 ACTH 试

验时,尿孕三醇也会生高。

四、实验室检测

(一)血皮质醇的测定

1. 测定方法 放射免疫分析、化学发光免疫法。

2. 标本 血清、血浆。

血清标本在室温下放置不宜超过 8 小时;如血清样本 8 小时内不能检测,则应置于 2~8℃保存,2~8℃冷藏不宜超过 48 小时。超过 48 小时不能检测的样本应置于 –20℃以下保存。避免反复冻融。

(二)17- 羟孕酮的测定

1. 测定方法 放射免疫分析。

2. 标本 静脉血,婴儿出生后 3~5 天于足跟采血,滴于特制滤纸片上。

(三)血浆促肾上腺皮质激素(ACTH)的测定

1. 测定方法 放射免疫分析、化学发光免疫法。

2. 标本 血清、血浆。

血浆标本应用塑料管分装,不应用玻璃试管,血清标本在室温下放置不宜超过 8 小时;2~8℃冷藏不宜超过 48 小时;可于 –20℃以下长期保存,避免反复冻融。血浆 ACTH 的半衰期仅为 8 分钟左右,在室温下不稳定,可被血细胞和血小板的酶降解,导致所测值偏低。

(四)尿 17- 羟皮质类固醇的测定

1. 测定方法 液相色谱法。

2. 标本 24 小时尿。以醋酸或盐酸 10ml 防腐,记录尿量。

(五)24 小时尿游离皮质醇的测定

1. 测定方法 放射免疫分析、化学发光免疫法。

2. 标本 24 小时尿液。塑料容器中预先加入 33% 乙酸或盐酸 20ml,置于冰块上,准确留取 24 小时尿,记录尿量,混合后用有盖试管取约 10ml 置冰盒内送检。

(郝 虎)

参考文献

1. 杨莉, 谭唱, 王莉, 等. 最新血尿酸检测方法概述. 吉林医学, 2014, 35 (1): 144-145.
2. 张伶辉. 传统心肌酶谱检测在急性心肌梗死诊断中的临床意义. 当代医学, 2013, 19 (9): 108-109.
3. 王喜栋, 路曦, 黄湘宁. 心肌酶谱的临床价值评估. 临床荟萃, 2003, 18 (20): 1188-1189.
4. 乔国强, 姜旭华. 酶法和离子选择电极检测血清钾的比对分析. 检验医学与临床, 2012, 9 (7): 859-860.
5. 杨惠. 两种检测系统测定血清电解质的结果比较. 实验与检验医学, 2010, 28 (2): 185.
6. 李欣迎, 李希合. 生化分析仪的发展现状. 医疗装备, 2012, 25 (10): 6-7.
7. 王雷, 杨红英. 全自动生化分析仪质量控制. 医学检验与临床, 2011, 22 (5): 95-96.
8. 李金保. IRMA TRUPOINT 血气分析仪常见故障排除及应用体会. 医疗卫生装备, 2013, 34 (12): 147-148.
9. 李锡敬, 许柳芹. 血气分析的临床应用及质量控制. 检验医学与临床, 2010, 7 (19): 719-723.
10. 王璇, 申丽红, 陈永德. 动脉血气分析的质量控制. 国际检验医学杂志, 2012, 33 (13): 1639-1641.
11. 盛大平, 徐元宏, 李涛. 血氨检测的临床适应证及其价值探讨. 国际检验医学杂志, 2010, 31 (6): 565-565.
12. 张亚文, 朱颖, 滕守峰. 血氨检测在慢性重型肝炎中的应用分析. 中国煤炭工业医学杂志, 2011, 14 (12): 1786-1786.
13. 李长健, 玉韦勇, 黎宇. 全血标本放置时间对血氨检测的影响. 吉林医学, 2014, 35 (5): 1010-1011.
14. 刘艳婷, 肖光军. 血氨检测影响因素的研究进展. 现代临床医学, 2017, 43 (5): 329-331.
15. 邱春红. 血乳酸检测的临床应用研究. 检验医学, 2013, 28 (4): 337-341.
16. 李灼, 喻文亮. 乳酸增高的遗传代谢病. 中国实用儿科杂志, 2015 (8): 587-590.
17. 陆权. 糖皮质激素在儿科的全身应用. 中国实用儿科杂志, 2012 (11): 801-802.
18. 罗小平, 祝婕. 先天性肾上腺皮质增生症的诊断及治疗. 中华实用儿科临床杂志, 2006, 21 (8): 510-512.
19. 吴妙琼, 邝树均, 谭晓军. 慢性肾上腺皮质功能减退症临床分析. 现代医院, 2008, 8 (5): 27-29.
20. Tsinberg M, Liu C, Duh QY. Subclinical Cushing's syndrome. Pituitary, 2012, 106 (5): 572-574.
21. Pivonello R, Martino MC, Cappabianca P, et al. The medical treatment of Cushing's disease: effectiveness of chronic treatment with the dopamine agonist cabergoline in patients unsuccessfully treated by surgery. Journal of Clinical Endocrinology & Metabolism, 2009, 94 (1): 223-230.
22. Speiser, Phyllis W, Azziz, et al. Congenital Adrenal Hyperplasia Due to Steroid 21-Hydroxylase Deficiency: An Endocrine Society Clinical Practice Guideline. Journal of Clinical Endocrinology & Metabo-

lism, 2010, 95 (9): 4133-4160.

23. Brown WM, Hines M, Fane BA, et al. Masculinized Finger Length Patterns in Human Males and Females with Congenital Adrenal Hyperplasia. Hormones & Behavior, 2002, 42 (4): 380-386.

24. Marcocci C, Cetani F. Primary Hyperparathyroidism. New England Journal of Medicine, 2011, 365 (25): 2389-2397.

25. Bilezikian, John P, Brandi, et al. Guidelines for the Management of Asymptomatic Primary Hyperparathyroidism: Summary Statement from the Fourth International Workshop. Journal of Clinical Endocrinology & Metabolism, 2014, 99 (10): 3561-3569.

26. Bilezikian JP, Khan AA, Potts JT, et al. Guidelines for the management of asymptomatic primary hyperparathyroidism: summary statement from the third international workshop. Journal of Clinical Endocrinology & Metabolism, 2009, 94 (2): 335-339.

第十三章

特殊生化检测

遗传代谢病的研究和个体化治疗,除了常规生化检查明确非特异性指标,还需要一些特殊的生化检测,进一步精准锁定目标疾病,为临床诊疗提供良好的引导。

第一节 时间分辨荧光免疫分析技术

时间分辨荧光免疫分析技术(time-resolved fluoroimmunoassay,TRFIA),是荧光标记免疫分析技术(fluoroimmunoassay,FIA)中的一种,综合酶标记免疫分析和放射免疫分析,具有选择性高、无放射性、几乎无背景光干扰、灵敏、线性范围广等优点,广泛应用于临床体液、环境和食品药物等分析。

一、技术发展

随着,免疫分析技术的不断发展,标记免疫分析技术使临床生化分析由常量分析转向微量分析,由放射免疫分析技术转向非放射免疫分析。

TRFIA 是于 20 世纪 80 年代兴起的一种新型分析技术。1983 年,Soini 和 Kojola 首先开发出以镧系元素为示踪物的时间分辨荧光测量仪,建立了新的非放射性微量分析检测技术。同年,Pettersson 等人运用此仪器首次对人绒膜促性腺激素(hCG)进行了分析。1984 年,Hemmila 确定了 DELFIA(Dissociation Enhanced Lanthanide Fluoroimmunoassay)时间分辨免疫分析技术方案。与其他免疫分析技术相比,该技术克服了放

射性免疫分析法(RIA)中放射性同位素带来的污染问题;克服了酶免疫分析法(EIA)中酶不稳定的缺点,而且,由于 TRFIA 法能够很好地消除背景荧光的干扰,灵敏度比普通荧光法(FIA)高出几个数量级。因此成为 20 世纪 80 年代迅速发展起来公认最有发展前途的非放射免疫标记技术。

二、技术原理

TRFIA 是用镧系金属离子及其螯合物作为标记抗体、抗原、蛋白质、多肽、生物活性细胞或核酸探针等物质,当免疫反应体系发生后,镧系金属离子经解离 - 增强作用得到荧光性提高 100 万倍的螯合物(其荧光光谱特异性强、Stokes 位移、寿命长、线性范围更宽),用时间分辨荧光分析仪,测定终产物的荧光强度。根据荧光强度和相对荧光强度比值,判断反应体系中分析物的浓度,进行定量分析,因此,又称为"解离 - 增强镧系荧光免疫分析法"(DELFIA)。

三、临床应用

TRFIA 技术广泛应用于产前筛查和新生儿代谢性疾病筛查,在产前筛查中用于 21- 三体综合征(又称先天愚型、唐氏综合征)、18- 三体综合征(又称 Edwards 综合征)和开放性神经管缺陷(open neural tube defects,ONTD)等疾病的筛查;在新生儿遗传代谢病筛查中用于先天性甲状腺功能减退症(又称先天性甲减,congenital hypothyroidism,CH)和先天性肾上腺皮质增生症(congenital adrenal hyperplasia,CAH)等疾病的筛查。

（一）先天性肾上腺增生症

在类固醇生物合成中,许多酶的先天性缺乏都会引发 CAH 最常见的是 21- 羟化酶缺乏(约占 80%)和 11β- 羟化酶缺乏(约占 15%),其他类型相对较少。17α-OHP 是皮质醇的前体,它只在 21- 及 11β- 羟化酶这两种缺失症中才会增加,因此测定 17α-OHP 对筛查这两种最常见 CAH 非常有用,可以覆盖近 95%。在胎盘中,17α-OHP 是孕酮的代谢物,因此在脐血及正常新生儿血液含量中相对较高。正常新生儿的 17α-OHP 含量在出生后最初几天内下降,但 CAH 患儿的 17α-OHP 保持较高水平甚至会继续上升,检测发现其 17α-OHP 含量仍然比稍大婴儿或者儿童的要高。

1. 检测原理 17α-OHP 测试是一种固相、时间分辨荧光免疫测试,基于铕标 17α-OHP 和样品中 17α-OHP 之间竞争结合 17α-OHP 特定多克隆抗体(兔源)上有限结合点位。达那唑使结合蛋白易于释放 17α-OHP,针对兔 IgG 的第二个抗体包被在固相上,使抗体结合抗原和游离抗原易于分离。增强液将铕离子从标记抗原上洗脱至溶液中,铕离子和增强液中的成分形成高荧光的螯合物,然后测定每个孔的荧光强度。每个样品的荧光强度与样本中 17α-OHP 浓度成反比(图 13-1)。

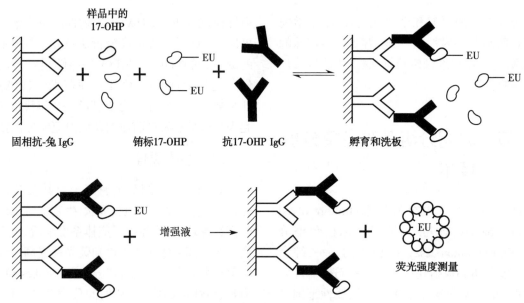

图 13-1 时间分辨荧光免疫分析法检测 17α-OHP

2. 样本要求 血片采集滤纸应当与试剂盒标准品、质控品血片所用滤纸一致,目前我国筛查用滤纸均采用国际通用标准滤纸 S&S903,有完整的血片采集信息记录。正常采血时间为出生 72 小时后,7 天之内,对于各种原因(早产儿、低体重儿、正在治疗疾病的新生儿、提前出院者)未采血者,采血时间一般不超过出生后 20 天。采血针必须一人一针,采血操作按照新生儿遗传代谢病筛查血片采集技术规范执行。合格滤纸干血片标准:①至少 3 个血斑,且每个血斑直径大于 8mm;②血滴自然渗透,滤纸正反面血斑一致;③血斑无污染;④血斑无渗血环。滤纸干血片应当在采集后及时递送实验室进行检验,最迟不宜超过 5 个工作日。

3. 技术方法条件 不同的检测设备和试剂盒,技术方法条件会略有不同,具体要求以使用的检测试剂盒说明书为准。

4. 注意事项

(1)应充分理解试剂盒说明书、仪器操作手册(SOP)和工作站软件试剂盒内的试剂作为一个整体使用,请勿将不同批号的试剂混用,且不使用过了有效期的试剂。

(2)严格执行测试步骤,与之相悖的操作都会影响结果。

(3)避免铕污染,其会导致荧光本底升高。

(4)小心加入增强液及更换增强液瓶,避免污染增强液。

（二）先天性甲状腺功能减退症

促甲状腺素(hTSH)是由垂体前叶合成分泌

的一种糖蛋白类激素,主要功能在于调节主要甲状腺激素的合成和分泌,包括甲状腺激素(T_4)和三碘甲腺原氨酸(T_3)。hTSH 的水平受到两个相对立因素调节而达到平衡,一是促甲状腺素释放激素(TRH),它是甲促素细胞产生的一种三肽蛋白,刺激 hTSH 的合成与分泌;另一个是甲状腺激素本身,它会抵消甲促素细胞对 TRH 的反应。新生儿刚出生后 hTSH 浓度会迅速增加,也称为 hTSH 波动,是在新生儿血液中发现的。如果婴儿甲状腺功能正常,出生数日后 hTSH 浓度将稳定在一个较低水平。新生儿 hTSH 浓度升高是原发性甲状腺功能减退症最早的实验室指标,由于其高度特异性和敏感性,检测分析新生儿 hTSH 浓度为筛查诊断新生儿先天性甲状腺功能减退的第一选择。

1. 检测原理　新生儿 hTSH 测试是一种固相、2 位点荧光免疫测试技术。它采用直接三明治技术:通过单克隆抗体(鼠源)分别对 hTSH 分子的两个独立抗原决定簇进行检测,标准品、质控品、样本血清中所包含 hTSH 与固定的针对 hTSH-β 亚基的抗 hTSH 特异性单克隆抗体反应,同时,hTSH 与铕标记的单克隆抗体(针对部分位于 β 亚基、部分位于 α 亚基的另一个抗原位点)起反应,测试缓冲液将滤纸血片上的干血片上的 hTSH 洗脱下来,整个测试只需要一步孵育。孵育完成后,加入增强液,增强液将标记抗体上的铕离子分离到溶剂中,溶解的铕离子与增强剂中的成分形成高荧光螯合物,然后对每个孔的荧光强度进行测量,每个样本中铕的荧光强度与样本中 hTSH 的浓度成比例(图 13-2)。

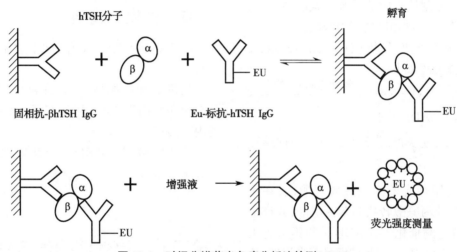

图 13-2　时间分辨荧光免疫分析法检测 hTSH

2. 样本要求　与肾上腺皮质增生症(CAH)的样本要求相同。

3. 技术方法条件　不同的检测设备和试剂盒,技术方法条件会略有不同。具体要求以使用的检测试剂盒说明书为准。

4. 注意事项

(1)应充分理解试剂盒说明书、仪器操作手册(SOP)和工作站软件试剂盒内的试剂作为一个整体使用,请勿将不同批号的试剂混用,且不使用过了有效期的试剂。

(2)严格执行测试步骤,与之相悖的操作都会影响结果。

(3)避免铕污染,其会导致荧光本底升高。

(4)小心加入增强液及更换增强液瓶,避免污染增强液。

(马艳梅)

第二节　化学发光分析法

一、技术原理

化学发光是指伴随化学反应过程所产生的发光发射现象,某些物质在进行化学反应时,吸收了反应过程中的化学能,使其分子形成电子激发态,当电子从激发态返回到稳定的基态时,多余的能量就以光子的形式发射出来,该现象称为化学发光。通过检测化学发光的荧光强度,判断反应体系中分析物的浓度,达到定量分析的目的。

二、临床应用

化学发光分析法在临床上应用广泛,且在新生儿代谢性疾病筛查中起到早发现、早诊断、早治疗的重要作用,能够降低疾病对新生儿健康的危害,主要用于筛查苯丙酮尿症(phenylketonuria,PKU)和葡萄糖 -6- 磷酸脱氢酶(glucose-6-phosphate dehydrogenase,G6PD)缺乏症等疾病的筛查。

(一)苯丙酮尿症(PKU)

苯丙酮尿症(PKU)是一种由于肝脏苯丙氨酸羟化酶(phenylalanine hydroxylase,PAH)活性不足引起的常染色体隐性基因失调。由于 PAH 缺乏,使苯丙氨酸不能转化为酪氨酸,导致各组织包括脑、血液和尿中过量苯丙氨酸和毒性代谢物的累积,造成化学失衡,导致不同程度的智力缺陷。通过严格控制饮食中的低苯丙氨酸摄入量,可降低 PKU 患者不同程度的智力缺陷。

全自动荧光免疫分析仪(genetic screening processor)检测原理如下:

$$苯丙氨酸 + H_2O + NAD^+ \xrightarrow{\text{苯丙氨酸脱氢酶}} 苯丙酮酸 + NH_3 + NADH + H^+$$

$$NADH + H^+ + 刃天青 \xrightarrow{\text{黄递酶}} NAD^+ + H_2O + 试卤灵^*$$

试剂盒使用荧光苯丙氨酸脱氢酶法,在第一个反应中把苯丙氨酸转换为苯丙酮酸,并产生 NADH。在黄递酶催化下,NADH 使得刃天青染色剂减退为荧光试卤灵,测量试卤灵荧光强度,从而检测样本中的苯丙氨酸。

(二)葡萄糖 -6- 磷酸脱氢酶缺乏症

葡萄糖 -6- 磷酸脱氢酶(G-6-PD)缺乏症,俗称蚕豆病,是一种遗传性溶血性疾病,G6PD 催化化学反应生成烟酰胺腺嘌呤二核苷酸磷酸(NADPH),其可保护红细胞免受氧化应激其活性减退可导致溶血。G6PD 缺乏症患者对一些化学物质敏感,如 8- 氨基喹啉抗疟疾药;某些食物,如蚕豆,磺胺类药物和感染都能引发溶血。患者常表现为黄疸、急性或慢性溶血性贫血,或新生儿高胆红素血症,婴儿患 G6PD 缺乏症可导致严重的高胆红素血症甚至急性胆红素脑病或核黄疸症,增大了患严重高胆红素血症新生儿智力受损的风险。

全自动荧光免疫分析仪检测样本中 G6PD 酶活原理如下:

G6PD 酶存在于样本中 G-6-P 和 NADP+ 存在于底物试剂中,其他物质均为反应生成物。

GSP 新生儿 G6PD 测试使用血斑样本中的 G6PD 将葡萄糖 -6- 磷酸(G-6-P)底物氧化成 6- 磷酸葡糖酸(6-PG),同时还原 NADP+ 为 NADPH,并激发荧光的过程,进行荧光强度测量,从而检测样本中 G6PD 含量。

三、样本要求

用于采集标本的器械必须符合国家相关规定。采集干血标本需要熟练的采集、处理及运输技术。样本在 2~8℃条件下保存。室温保存下的血斑样本,其 G6PD 的活性会大幅下降。标本到达后应立即进行测试。失去 G6PD 活性的样本可能产生假阳性测试结果。

四、技术方法条件

在 2~8℃条件下储存,试剂盒有效期为 12 个月。

校准品和质控品:一旦开封,校准品和质控品在原包装内于 2~8℃置于有干燥剂的密封塑料袋内可最多稳定 14 天。

临床实验室试剂用水(CLRW、CLSI)或同类去离子水。

(马艳梅)

第三节 高效液相色谱分析技术

高效液相色谱法(high performance liquid chromatography,HPLC),在经典色谱法基础上,借鉴气相色谱理论在采用了高压液泵、高效固定相和高灵敏度检测器,具备分离效能高、选择性高、检测灵敏度高、分析速度快、操作自动化的特点。HPLC 已经成为医学领域研究工作中的非常有效的仪器分析方法,常用于检测蛋白质、血红蛋白、氨基酸、脂肪酸、胆汁酸、疾病分型诊疗等。

一、技术发展

1906 年俄国植物化学家茨维特(Tswett)首次提出"色谱法"(chromotography)和"色谱图"(chromatogram)的概念。1930 年以后,相继出现了纸色谱、离子交换色谱和薄层色谱等液相色谱技术。1952 年,英国学者 Martin 和 Synge 基于他们在分配色谱方面的研究工作,提出了关于气-液分配色谱的比较完整的理论和方法,把色谱技术向前推进了一大步,这是气相色谱在此后的十多年间发展十分迅速的原因。1958 年,基于 Moore 和 Stein 的工作,离子交换色谱的仪器化导致了氨基酸分析仪的出现,这是近代液相色谱的一个重要尝试,但分离效率尚不理想。20 世纪 60 年代中后期,气相色谱理论和实践的发展,以及机械、光学、电子等技术上的进步,液相色谱又开始活跃。到 60 年代末期把高压泵和化学键合固定相用于液相色谱就出现了 HPLC。20 世纪 70 年代年中期以后,微处理机技术用于液相色谱,进一步提高了仪器的自动化水平和分析精度。1990 年以后,生物工程和生命科学在国际和国内的迅速发展,为高效液相色谱技术提出了更多、更新的分离、纯化、制备的课题,如人类基因组计划,蛋白质组学有 HPLC 作预分离等。

二、技术原理

HPLC 又称高压液相色谱、高速液相色谱、高分离度液相色谱、近代柱色谱,是色谱法的一个重要分支,以液体为流动相,采用高压输液系统,将具有不同极性的单一溶剂或不同比例的混合溶剂、缓冲液等流动相泵入装有固定相的色谱柱,在柱内基于各组分吸附能力的差异来进行混合物分离后,进入检测器进行检测,从而实现对试样的分析。

三、临床应用

蝶呤类化合物〔Pteridines 包括蝶呤(Pterin)、新蝶呤(Neopterin)、黄蝶呤(Xanthopterin)、异黄蝶呤(Isoxanthopterin)、蝶呤-6-羧酸(Pteri-6-carboxylic acid)、生物蝶呤(Biopterin)和墨蝶呤(Sepiapterin)等〕在生物体代谢过程中起重要的辅助作用,可作为体内"淋巴细胞—巨噬细胞轴"所介导的细胞免疫防御系统激活程度的标志物,体液中其水平的高低反映了体内细胞免疫状态,已用于多种疾病的监测。四氢生物蝶呤缺乏症(tetrahydrobiopterin deficiency,BH4D)是一种常染色体隐性遗传代谢病。国外报道 BH4 缺乏症在高苯丙氨酸血症(HPA)和 PKU 患儿中发生率为 1%~3%。BH4 缺乏症最常见是由于 BH4 合成代谢途径中合成酶 PTPS 缺乏所致,如能早期诊治可改善其不良的预后。采用高压液相层析仪

(PHLC)测定尿液中新蝶呤和生物蝶呤含量的尿蝶呤谱分析是目前世界上公认的 BH4D 分型手段,尤其对 BH4 合成酶缺乏(PTPS 及 CTPCH 缺乏症)诊断较为可靠。

尿蝶呤谱 HPLC 分析通过测定尿液中新蝶呤和生物蝶呤的含量,以区分几种不同 HPA 类型,典型 PKU 患儿尿中蝶呤含量普遍增高,新蝶呤与生物蝶呤比值无异常。DHPR 缺乏的患儿蝶呤总排出量增加,四氢生物蝶呤减少,PPTS 缺乏的患儿则新蝶呤排出量增加,其与生物蝶呤的比值增高,GTPCH 缺乏的患儿其蝶呤总排出量减少。通过区分不同 HPA 类型使患儿尽早发现便于对症治疗,尿蝶呤分析对 HPA 患儿的检出有很大的意义。

筛查结果判读:PTPS 缺乏时,尿新蝶呤(N)明显增加,生物蝶呤(B)明显降低,B%<10%(多<5%);对于尿新蝶呤明显增高,尿生物蝶呤正常或略低,B% 介于 5%~10%,诊断需谨慎,可结合 BH4 负荷试验协助诊断。还原酶 DHPR 缺乏时,尿新蝶呤可正常或稍高,生物蝶呤,B% 增高,但部分 DHPR 缺乏患者可有正常的尿蝶呤谱;GTPCH 缺乏者,尿新蝶呤、生物蝶呤均极低,B% 正常;PCD 缺乏者在生物蝶呤峰后出现 7-生物蝶呤波峰(需要有特异内标);SR 缺乏症尿蝶呤谱可正常。

四、样本要求

取晨尿 1.0ml 置于 5ml 塑料离心管中,加 6.0mol/L 盐酸 1~2 滴,0.05mol/L 碘—碘化钾氧化液 1.0ml,于暗处放置 30 分钟,滴加 0.05mol/L 抗坏血酸还原液 1.0ml,摇匀,加水至 5.0ml,经 0.45μm 的微孔滤膜过滤后,进行色谱分析。

五、技术方法条件

1. 打孔　用 3mm 或 4.7mm 孔径的打孔器在尿滤纸片上打下 20 个孔。

2. 溶解　加入双蒸水约 1ml,避光振荡 1 小时,等尿液溶出。

3. 离心取上清　离心 10 分钟后,上清液以层析柱 13 检体过滤膜过滤后,取上清液 500μl,加入 1mol/L HCl 50μl,再加 10mg MnO_2。

4. 离心过滤　测肌酐(Cr)浓度,并以 0.1mol/L HCl 稀释,使 Cr 浓度在(20~30)mg/L。每份标本重复两次注入 HPLC,每次注射 20μl。

（马艳梅）

第四节　液相色谱质谱联用检测技术

一、技术发展

在 1886 年，Goldstein 发明了早期质谱仪常用的离子源。1906 年，诺贝尔物理学奖得主、英国著名物理学家 Thomson 发明了世界上第 1 台质谱仪。1942 年第 1 台单聚焦质谱仪的商业化推广代表着质谱技术终于突破了理论发展的瓶颈阶段，在 1990 年前后，随着电喷雾离子源（ESI）和基质辅助激光解吸电离源（MALDI）的出现，质谱技术被成功引入检验医学领域，并得到了飞速发展，目前在发达国家和地区已成为日常临床检验工作中不可或缺的组成部分。

液相色谱 - 质谱技术（LC-MS）以高效液相色谱为分离系统，质谱为检测系统，样品在质谱部分和流动相分离，被离子化后，经质谱的质量分析器将离子碎片按荷质比分开，经检测器得到质谱图。HPLC 与 MS 的接口技术最早开始于 20 世纪 70 年代，其中应用较广泛的离子化接口包括电喷雾离子化（ESI）、大气压化学离子化（APCI）及大气压光离子化（APPI）。LC-MS 将 HPLC 对复杂样品的高分离效能、仪器自动化与 MS 的高专属性、高灵敏度、高选择性、分析速度快和强大结构测定功能（提供相对分子质量和丰富结构信息）组合起来，弥补了上述技术在样品检测中的局限性。液相色谱 - 质谱法与高效液相色谱法相比，灵敏度高，检出限低。

二、技术原理

（一）高效液相色谱

LC-MS 主要由高效液相色谱、接口装置（同时与电离源耦合）和质谱仪组成。通过将具有高分离能力的液相色谱法同灵敏度高、特异性好、分析速度快并能提供物质分子量的质谱法结合，LC-MS 已成为一种重要的现代分离分析技术。

样品在液相色谱中进行分离，随流动相进入质谱离子源，液体样品在离子源中雾化并离子化，随后根据质荷比的不同在质谱仪的质量分析器中分开，经检测器及数据分析系统得到质谱图，LC-MS 适于分析高沸点不易挥发、受热不稳定易分解、分子量大、不同极性的有机化合物；生物活性物质和多种天然产物等。

同其他色谱过程一样，也是溶质在固定相和流动相之间进行的一种连续多次交换过程，借溶质在两相间分配系数、亲和力、吸附力或分子大小不同而引起的排阻作用的差别使不同溶质得以分离。

1. 按分离机制的不同可分为液固吸附色谱法、液液分配色谱法、离子交换色谱法、离子对色谱法及分子排阻色谱法。

1）液固吸附色谱法：液固吸附色谱法的固定相为固体吸附剂，常用的是碳酸钙、硅胶、三氧化二铝、氧化镁、活性炭等，对具有不同极性取代基的化合物或异构体混合物表现出较高的选择性：具有中等分子量的油溶性样品，油品、脂肪、芳烃等，对同系物的分离能力较差。液固色谱法的主要优点是柱填料（固定相）价格便宜，对样品的负载量大，在 pH=3.8 范围内固定相的稳定性较好。现在商品化色谱柱多是采用液固吸附原理，在硅胶基础上进行键合相基团改性，如 C18 键合相等。

2）液液分配色谱法：固定相是将一种极性或非极性固定液吸附载带在惰性固相载体上而构成，原理是根据被分离组分在流动相和固定相中溶解度的不同而分离，分离过程是一个分配平衡过程。由于可涂渍固定液的种类繁多，因此液液色谱法已发展成为能分离多种类型的样品的方法，包括水溶性和油溶性样品，极性和非极性化合物，离子型和非离子型化合物等。

3）离子对色谱法：离子对色谱法是在流动相中加入一种与待测离子所带电荷相反的、被称为反离子或离子对试剂，使其与待测离子生成中性的络合物，此络合物在非极性的反相固定相表面疏水、缔合而被保留，从而使样品中各组分得以分离，常用于分离离子强度大的酸碱化合物。

4）离子交换色谱法：离子交换色谱利用被分离组分与固定相之间发生离子交换的能力差异来实现分离。固定相一般为离子交换树脂，结构中存在许多可以电离的活性中心，待分离组分中的离子会与这些活性中心发生离子交换，形成离子交换平衡，从而在流动相与固定相之间形成分配，固定相的固有离子与待分离组分中的离子之间相互争夺固定相中的离子交换中心，并随着流动相的运动而运动，最终实现分离。

5）分子排阻色谱法：分子排阻色谱法的分

离原理为凝胶色谱柱的分子筛机制。色谱柱多以亲水硅胶、凝胶或经修饰凝胶如葡聚糖凝胶（Sephadex）和聚丙烯酰胺凝胶（Sepharose）等为填充剂，这些填充剂表面分布着不同尺寸的孔径，分析物中的不同组分按其分子大小进入相应的孔径内，大于所有孔径的分子在色谱过程中不被保留，最早被流动相洗脱至柱外，表现为保留时间较短；小于所有孔径的分子则在色谱柱中滞留时间较长，表现为保留时间较长；其余分子则按分子大小依次被洗脱。

2. 高效液相色谱常用光谱检测器　检测器是液相色谱重要部件，用于监测经色谱柱分离后组分浓度变化，并由数据输出系统绘出谱图来进行定性、定量分析，具备以下特征：灵敏度高；对所有的溶质快速响应；响应对流动相流量和温度变化都不敏感；不引起柱外谱带扩展；线性范围宽；适用的范围广。常用的检测器为紫外吸收检测器（UVD）、折光指数检测器（RID）、电导检测器（ECD）和荧光检测器（FLD）等。

紫外检测器中的光二极管阵列检测器（photo-diode-array detector，PDAD）是 20 世纪 80 年代发展起来的一种新型紫外吸收检测器，它与普通紫外吸收检测器的区别在于进入流通池的不再是单色光，获得的检测信号不是在单一波长上的，而是在全部紫外光波长上的色谱信号，大大提高检测效率，克服了样品中不同化合物由于特征吸收波长不同而产生响应差异对收集结果的影响。

折光指数检测器（RID）由于是通过比较不同物质包括流动相和待测物在流通池中的折光来测定浓度的，不能用于梯度洗脱，因为它对流动相组成的任何变化都有明显的响应，会干扰被测样品的监测。

荧光检测器（（fluorescence detector，FLD）是利用某些溶质在受紫外光激发后，能发射可见光（荧光）的性质来进行检测的，灵敏度比紫外吸收检测器高 100 倍，当要对痕量组分进行选择性检测时，它是一种有力的检测工具。但它的线性范围较窄，不宜作为一般的检测器来使用，可用于梯度洗脱。

（二）质量分析器

质量分析器是整个质谱仪分析物质成分的核心部件。它通过电场或磁场作用，从时间或空间上将不同离子分离并弹出检测。

依据质量分析器，可以将质谱仪分为：四极杆质谱仪、四极离子阱质谱仪、飞行时间质谱仪、磁质谱仪、傅里叶变换回旋共振质谱仪、轨道离子阱质谱仪等。不同的质量分析器可以相应组合，形成新型的质谱仪，如三重四极杆质谱仪，四极杆质量分析器与飞行时间质量分析器组成的四极杆 - 飞行时间质谱仪。

1. 四极杆质量分析器　四极杆质量分析器是四极杆质谱的核心。它是由四根精密加工的电极杆以及分别施加于 x、y 方向两组高压高频射频组成的电场分析器。四根电极是双曲面或是圆柱形的电极；高压高频信号提供离子在分析器中运动的辅助能量，但只有符合一定数学条件的离子才能借助能量不被无限制的加速或改变轨道，从通过四极杆分析器。

截至目前，四极杆质谱仪是质谱产品中最成熟、应用最广泛的质谱仪，其性能稳定，结构简单，同一台仪器能够满足不同的分析要求，结合气相色谱或液相色谱技术联用，可提供优质的定性和定量结果，在定量分析的灵敏度、通量、精密度等方面，四极杆质谱要远远优于其他类型的质谱仪。

将两个或更多质量分析器进行串联，就可成为串联质谱仪，三重四极杆串联质谱仪（triple quadrupole tandem mass spectrometer）是最为常见的一种串联质谱仪，其基本结构如图 13-3 所示。根据结构可以看出，三重四极杆是由两个四极杆，以及位于两个四极杆中间的碰撞室（也可以是四极杆）构成。样品在离子源中被离子化，并在第一个四极杆质量分析器（Q1）中进行质量分析。然后，按质荷比被选定的离子离开第一个四极杆质量分析器，在碰撞室（Q2）中与惰性气体碰撞发生裂解，产生一系列新离子。随后这些新的二级离子产物被第三个四极杆质量分析器（Q3）检测。两极质量分析比单极所获得的化学专属性要高得多，原因是能够选择和测定两组特定且直接相关的离子。两极质谱分析使最终结果的化学噪音降低，得到非常高的分析选择性和灵敏度。

三重四极杆串联质谱仪可实现多样的串联扫描模式，例如：子离子扫描，可以提供化合物碎片的化学结构信息；母离子扫描，可以提供特定子离子的源离子的化学结构信息；中性丢失扫描可以提供 Q1 和 Q3 之间有特定 m/z 差异的离子信息，从而提供化合物类别的定性信息；及多反应监测扫描模式（multiple reaction monitoring，MRM）。MRM 具有特异性强、灵敏度高、准确度

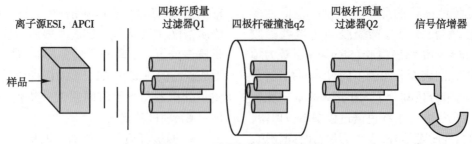

图 13-3　三重四极杆结构示意图

高、重现性好、线性动态范围宽、自动化高通量的突出优点，能够对基质复杂临床样品中的痕量目标化合物进行高精确度和高灵敏度的实时监测定量分析，这些特质能够很好地满足临床分析等领域的迫切需要。

2. 飞行时间质量分析器　飞行时间质量分析器是一个离子漂移管，由离子源产生的离子加速后进入无场漂移管，并以恒定速度飞向离子接收器。离子质量越大，到达接收器所用时间越长，离子质量越小，到达接收器所用时间越短，根据这一原理，可以把不同质量的离子按 m/z 值大小进行分离。飞行时间质谱的应用范围宽，分析速度快，无须扫描，能够在几微秒至几十微秒时间内实现全谱分析，离子的传输效率能够达到 100%，灵敏度较高。

飞行时间质谱仪可检测的分子量范围大，扫描速度快，仪器结构简单。目前通过在线性检测器前面的加上一组静电场反射镜，将自由飞行中的离子反推回去，初始能量大的离子由于初始速度快，进入静电场反射镜的距离长，返回时的路程也就长，初始能量小的离子返回时的路程短，这样就会在返回路程的一定位置聚焦，从而提高了飞行时间质谱仪的分辨能力。

近年来把四极杆质量检测器和飞行时间质量检测器串联起来，实现过滤离子准确定量和对离子进行高分辨定性分析的双重目的，主要用于未知物质的定性结构推导和代谢过程中的次级代谢物或引入杂质等的定量和鉴别。

3. 离子阱质量分析器　三维离子阱质谱仪是第一台商用离子阱质谱仪，最早主要由三块双曲面形状的电极组成，其中中间电极为环电极，上下两个电极为端盖电极。实际试验工作过程中，在环电极上加载射频工作电压（RF），在两个端盖电极上加载直流电压（DC），在离子阱内产生四极电场。两个端盖电极的中央各有一个小孔，离子源产生的离子通过其中一个端盖电极上的小孔引入，进入三维离子阱中央区域，在电场的作用下被束缚和存储在离子阱内。通过扫描环电极上的 RF 电压，可以使不同质荷比的离子按时间顺序依次通过另一端盖电极上的小孔，到达离子检测器，形成相应的质谱图。

在离子阱中，CID 是用激发波形，选择前体离子并使之在碰撞气中加速和减速而完成的。缓慢和缓和的低能碰撞效率较高，但离子发生重排的倾向优先于单键裂解。产物离子光谱通常由几个丰度较高的离子所组成，缺少低质量端的信息。所以，为了进行结构分析，串联质谱实验常常是必需的。由于在长时间的捕获过程中，倾向重排反应和可能发生离子 - 分子反应，产生假象，故对未知物的产物离子光谱的解析应当谨慎。

4. 其他质量分析器

（1）离子淌度质量分析器：离子淌度质谱是离子淌度分离与质谱联用的一种新型二维质谱分析技术，原理是基于离子在飘移管中与缓冲气体碰撞时的碰撞截面不同，离子可按大小和形状进行分离。对于用常规质谱方法不能区分的异构体或复合物等分析，这种分离手段具有独特优势。离子按淌度预分离后，再通过每一组分质荷比求得质量数，便可获得离子淌度质谱二维图谱或三维图谱。

（2）扇形磁场质量分析器：磁质谱仪是最早出现的质谱仪，具有高质量分辨、高稳定性等优点。它主要是依靠磁场控制实现离子分离。由离子源产生的离子通过磁场和狭缝聚焦成离子束，被聚焦的离子束进入垂直于其前进方向的磁场，在磁场的作用下，不同质荷比离子发生离子路径偏转，并具有其特有的运动曲率半径。改变磁场强度，通过狭缝出口检测不同质荷比的离子，从而实现离子的空间分离，得到相应的质谱图，磁质谱具有结构复杂、体积大、造价高且无离子存储功能等不足之处。

磁质谱用于准确质量测定和高分辨选择离

子监测。对于复杂样品,如环境污染分析,高分辨SIM可提高对目标化合物的选择性和减少背景干扰。分辨率取决于狭缝宽,故提高分辨率将导致灵敏度下降。此外,对于扫描质谱仪,灵敏度也取决于离子的采样速率。在与色谱技术联用时,需要较高的采样速率,这也限制了磁质谱仪的应用。

(三)质谱检测器

质谱法利用带电粒子在磁场或电场中的运动规律,根据其质荷比差异（m/z）实现分离分析,获得样品信息。主要特点是能给出化合物的分子量、元素组成、经验式及分子结构信息,具有定性特异性强、灵敏度高、检测快速的优势。质谱仪由样品引入系统、离子源、离子传输系统、质量分析器、检测器、数据分析系统和真空系统组成。

离子通过质谱仪的质量分析器以后,由于离子总量很少,很难被直接、准确的观察和检测,需要经过放大或转化,才能形成被有效识别的电子信号或光信号,经过数据分析系统处理,得到可直观分析的质谱图。这一过程主要使用电子倍增管或光电倍增管。

1. 电子倍增管 电子倍增管由一个高速的带电粒子,如电子或离子撞击电极时产生的二次电子,透过电场引导,不断碰撞并使电子数目倍增,其灵敏度相当高。质谱分析时,样品离子从质量分析器飞出后,打到高能打拿极上产生电子,电子经电子倍增管产生电信号。记录不同离子的信号,信号增益与倍增器电压有关,提高倍增器电压可以提高灵敏度,但同时会降低倍增器寿命,因此,应该在保证仪器灵敏度的情况下采用尽量低的倍增器电压。由倍增器输出的电信号经过数据分析系统处理,得到样品色谱图、质谱图及其他各种信息。

2. 光电倍增管 光电倍增管（PMT）由光电阴极、电子光学输入系统、二次发射倍增系统和阳极四部分组成。光电阴极由吸收系数大,逸出功低,量子效率高,暗电流小的材料制成。光照射阴极产生光电效应而发射光电子(称为一次电子)。倍增极被一个能量较高的快速电子轰击会发射出许多个电子(称二次电子)。

从光阴极K到各个倍增极d1,d2,d3……再到阳极,依次加上递增的电压。阴极K发射的光电子经电子光学系统的加速和聚焦和逐层的电压扩增,产生信号倍增放大。如此倍增,在阳极回路中形成阳极电流。通过电子数不断倍增,阳极最

后收集到的电子可增加10^4~10^8倍,使光电倍增管的灵敏度极高。

三、临床应用

液相色谱质谱联用技术近年来该技术在临床检验上的应用越来越广泛,主要包括新生儿遗传代谢病筛查、激素检测、维生素D检测、微量元素检测、血药浓度监测等。

(一)新生儿遗传代谢病筛查

新生儿遗传代谢病筛查是指在新生儿期对某些危害严重的先天性遗传代谢疾病进行群体筛查,并进行早期治疗,从而避免或减轻疾病的影响。我国自20世纪80年代初期开展的新生儿遗传代谢病筛查主要包括先天性甲状腺功能减退症、苯丙酮尿症、先天性肾上腺皮质增生及葡萄糖-6-磷酸脱氢酶缺乏症等,每种筛查需要单独进行。此后随着医疗技术的发展,越来越多的遗传代谢病被引入其中,主要是通过检测干血滤纸片中数十种氨基酸、游离肉碱及酰基肉碱,筛查数十种氨基酸代谢病、有机酸代谢病及脂肪酸氧化代谢病,实现了从"一次试验检测一种疾病"到"一次试验检测多种疾病"的转变已广泛应用于新生儿遗传代谢病筛查及临床检测。不仅能够显著提高我国临床代谢病的检测水平,而且还具有较高的经济效益。

1. 串联质谱检测原理 串联质谱仪由两个及两个以上质量分析器串联而成,三重四极杆串联质谱仪较为常见检测原理是将被测物质在离子源内电离成各种质荷比不同的带电粒子,首先通过一级质量分析器,检测被检测物质的整体质荷比,然后通过碰撞池与碰撞气(高纯氩气或氮气)发生碰撞形成质荷比不同的碎片,再通过二级质量分析器,检测碎片的质荷比,按照不同的检测模式(母离子扫描、子离子扫描、中性丢失扫描和多反应检测等)得到不同质谱图,达到定性检测。若加入被检测物质对应的内标或外标,即可进行定量检测。串联质谱检测的优点是提高了特异性及灵敏度,可减少假阳性率或假阴性。

2. 样本要求 新生儿疾病筛查血标本采集一般由各妇幼保健院或产科医院婴儿室医务人员负责,采血人员必须经过专项技术培训后上岗,并严格按照采血常规执行,保证血片质量。采血最佳时间为新生儿出生72小时后,充分哺乳至少8次以上。采集的血标本至少有3个血斑,每个血

斑直径大于 8mm,且滤纸两面必须充分渗透,血斑的血浓度均匀一致。

3. 样品处理方法

(1)衍生化样品处理步骤:取直径 3mm 的干血滤纸片(相当于 3.2μl 全血),置于 96 孔板中,每孔加入 90μl 内标工作液,室温震荡萃取 30 分钟后,将每孔内的液体转移至 96 孔聚丙烯板中,放在氮吹仪上,加热 55℃,氮气吹干后每孔中加入 50μl 盐酸正丁醇,密封,60℃孵育 30 分钟。将衍生后 96 孔聚丙烯板放在氮吹仪上,55℃氮气吹干,待完全干燥后,每孔中加入 75μl 乙腈(80%),铝膜覆盖,即可上机检测。

(2)非衍生化样品处理步骤:取直径 3mm 的干血滤纸片(相当于 3.2μl 全血),置于 96 孔板中,每孔加入 100μl 内标工作液,聚四氟乙烯膜覆盖,45℃震荡 45 分钟后,将每孔内的液体转移至 96 孔聚丙烯板中,铝膜覆盖,即可上机检测。

测试采用珀金埃尔默的新生儿遗传代谢筛查串联非衍生试剂盒和配套的流动相试剂盒一起进行实验,检测在沃特世三重四极杆串联质谱仪上进行检测,具体方法参数见下文。

4. 技术方法条件 衍生化样品处理方法由于过程繁琐,且盐酸正丁醇对操作者身体危害较大,目前基本被非衍生化方法取代。非衍生处理样本由于没有丁酯化,氨基酸等经碰撞室时不能共同丢失相同的碎片,故所有氨基酸、游离肉碱及酰基肉碱均采用多反应检测扫描方式,氨基酸、游离肉碱及酰基肉碱质荷比见表 13-1 和表 13-2 所示。

表 13-1　氨基酸 MRM 扫描检测质荷比

指标	缩写	母离子	子离子
丙氨酸	Ala	90.1	44.1
精氨酸	Arg	175.2	70.1
瓜氨酸	Cit	176.1	113.1
甘氨酸	Gly	76.1	30.1
亮氨酸	Leu	132.1	86.1
甲硫氨酸	Met	150.2	133.1
鸟氨酸	Orn	133.1	70.1
苯丙氨酸	Phe	166.2	120.1
酪氨酸	Tyr	182.2	136.1
缬氨酸	Val	118.1	72.1

表 13-2　肉碱 MRM 扫描检测质荷比

指标	缩写	母离子	子离子
游离肉碱	C0	162.2	85.1
乙酰肉碱	C2	204.2	85.1
丙酰肉碱	C3	218.2	85.1
丙二酰肉碱和羟基丁酰肉碱	C3DC/C4-OH	248.2	85.1
丁酰肉碱	C4	232.2	85.1
异戊酰肉碱	C5	246.2	85.1
异戊烯酰肉碱	C5:1	244.2	85.1
丁二酰肉碱和 3-羟基戊酰肉碱	C4DC/C5-OH	262.2	85.1
戊二酰肉碱和羟基己酰肉碱	C5DC/C6OH	276.2	85.1
己酰肉碱	C6	260.2	85.1
己二酰肉碱	C6DC	290.2	85.1
辛酰肉碱	C8	288.2	85.1
辛烯酰肉碱	C8:1	286.2	85.1
癸酰肉碱	C10	316.2	85.1
癸烯酰肉碱	C0:1	314.2	85.1
癸二烯酰肉碱	C10:2	312.2	85.1
月桂酰肉碱	C12	344.2	85.1
月桂烯酰肉碱	C12:1	342.2	85.1
肉豆蔻酰肉碱	C14	372.2	85.1
肉豆烯蔻酰肉碱	C14:1	370.2	85.1
肉豆二烯蔻酰肉碱	C14:2	368.2	85.1
3-羟基肉豆蔻酰肉碱	C14-OH	388.2	85.1
棕榈酰肉碱	C16	400.2	85.1
棕榈烯酰肉碱	C16:1	398.2	85.1
3-羟基棕榈酰肉碱	C16-OH	416.2	85.1
3-羟基棕榈烯酰肉碱	C16:1-OH	414.2	85.1
十八碳酰肉碱	C18	428.2	85.1
十八碳烯酰肉碱	C18:1	426.2	85.1
十八碳二烯酰肉碱	C18:2	426.2	85.1
3-羟基十八碳酰肉碱	C18-OH	444.2	85.1
3-羟基十八碳烯酰肉碱	C18:1-OH	442.2	85.1
3-羟基十八碳二烯酰肉碱	C18:2-OH	440.2	85.1

5. 筛查病种以及判读指标 串联质谱一次实验可检测出 11 种氨基酸及 31 种肉碱,再加上不同氨基酸和肉碱之间的比值,这样由计算机软件得出对的结果可达 80 余项,依据这些指标的检测浓度和比值,进行 48 种遗传代谢病的筛查,判断新生儿是否患有相应的遗传代谢病,进而做进一步的诊断。部分常见的遗传代谢病以及检测指标等如表 13-3~ 表 13-5 所示。

(二)二阶筛查检测

自 1961 年美国 Guthrie 医生成功建立细菌抑制法进行新生儿 PKU 的筛查以来,新生儿疾病筛查经过 50 多年的发展,已在世界上得到广泛的认可。在目前的筛查程序中,对于筛查的假阳性率,没有一个公认的可接受的详细百分比,需要灵敏度更好,特异性更强的技术进行二次筛查,如 LC-MS/MS 液相色谱质谱串联技术,一方面可减少漏筛风险,加快诊断进程,另一方面可降低假阳性率,给家长和医院对诊断结果更明确的检测信息。

新生儿 CAH 筛查的特异性可以得到显著改善,通过 LC-MS/MS 进行类固醇激素分析,假阳性率由 0.64% 降低到 0.06%,阳性预测值由 0.8% 提升到 7.3%。

表 13-3 部分氨基酸遗传代谢病

疾病名称	简称	主要指标	辅助指标
苯丙酮尿症	PKU	Phe	Phe/Tyr
枫糖尿病	MSUD	Leu,Val	Leu/Phe
酪氨酸血症(Ⅰ型/Ⅱ型/Ⅲ型)	TYR(Ⅰ/Ⅱ/Ⅲ)	Tyr,SA	Tyr/Cit
瓜氨酸血症(Ⅰ型/Ⅱ型)	CIT(Ⅰ/Ⅱ)	Cit	—
高脯氨酸血症	PRO	Pro	—
同型半胱氨酸血症	HCY	Met	Met/Phe
高甲硫氨酸血症	MET	Met	Met/Phe
非酮性高甘氨酸血症	NKHG	Gly	Gly/Phe
鸟氨酸氨甲酰转移酶缺乏症	OTCD	Orn	Cit

表 13-4 部分有机酸遗传代谢病

疾病名称	简称	主要指标	辅助指标
甲基丙二酸血症	MMA	C3	C3/C0,C3/C2
丙酸血症	PA	C3	C3/C0,C3/C2
异戊酸血症	IVA	C5	C5/C2,C5/C3
戊二酸血症Ⅰ型	GA-Ⅰ	C5DC	C5DC/C8,C5DC/C16
β-酮硫解酶缺乏症	BKT	C5:1,C5-OH	C5-OH/C8
3-甲基巴豆酰辅酶 A 羧化酶缺乏症	MCC	C5-OH	C5:1,C5-OH/C3,C5-OH/C8
3-甲基戊烯二酸血症	3MGA	C5-OH	C5-OH/C3
3-羟-3-甲基戊二酸血症	HMG	C5-OH	C5-OH/C3,C5-OH/C8
丙二酸血症	MAL	C3DC	C3DC/C10
全羧化酶合成酶缺乏症	HLCS	C5-OH	C3,C5-OH/C8

表 13-5 部分脂肪酸遗传代谢病

疾病名称	简称	主要指标	辅助指标
原发肉碱缺乏症	CUD	C0	C0/(C16+C18)
短链酰基辅酶 A 脱氢酶缺乏症	SCAD	C4	C4/C2,C4/C3
中链酰基辅酶 A 脱氢酶缺乏症	MCAD	C6,C8,C10	C8/C3,C8/C10
极长链酰基辅酶 A 脱氢酶缺乏症	VLCAD	C14:1,C14,C16,C18,C18:1	C14:1/C16
三功能蛋白缺乏症	TFP	C14-OH,C16-OH C18-OH	C16-OH/C3
肉碱棕榈酰转移酶 - Ⅰ缺乏症	CPT-Ⅰ	C0,C16(↓),C18(↓)	C0/(C16+C18)
肉碱棕榈酰转移酶 - Ⅱ缺乏症	CPT-Ⅱ	C6,C18,C18:1	C0/(C16+C18)
多种酰基辅酶 A 脱氢酶缺乏症	MADD	C4,C5,CDC,C6,C8,C10-16	—
乙基丙二酸脑病	EMA	C4,C4-OH/C2	—

国外的研究者近年来也利用 MS/MS 法进行酪氨酸血症、枫糖尿症、甲基丙二酸血症和高胱氨酸尿症等二次筛查研究,下面实验室甲基丙二酸血症二阶筛查检测方法为例。

1. **样本采集条件** 血斑样本采集:按照新生儿疾病筛查标本采集方法采集新生儿的足跟血。样本经过新生儿疾病筛查检测后,保存在 2~8℃,有条件存于 –20℃。若需送检 MMA,确保样本在 2~8℃保存时间不超过 1.5 个月,或者在 –20℃保存时间不超过 4 个月,且剩余样本量够打 5 个斑孔。

2. **实验方法**

(1)前处理实验:参考 Mayo 实验室方法,检测采用二硫苏糖醇衍生化试剂。将血斑打孔,用含有内标和二硫苏糖醇的萃取剂浸湿血斑,恒温震荡萃取后转移萃取液。

(2)仪器方法:离子源参数:离子源:ESI;正离子模式;离子源温度:150℃,脱溶剂气温度:400℃,毛细管电压:2.5kV,脱溶剂气流速:800L/h,反吹气流速:50L/h。质谱采集参数如表 13-6 所示。

(3)液相参数:柱温:40℃;色谱柱:BEH C18 1.7μm,2.1mm×50mm;进样量:7.5μl;进样架温度:10℃;流动相 A 相:100% 纯水 +0.1% 甲酸,B 相:80% 乙腈 +20% 纯水 +0.1% 甲酸;梯度洗脱。血斑稳定性:室温稳定性 9 天;2~8℃稳定性 3.5 个月;–20℃稳定性 5.5 个月。

表 13-6 质谱采集参数

物质	Q1	Q3	Cone/(v)	Collision	dwell(s)
MMA	230.98	119.1*	20	10	0.05
	230.98	175.01		8	0.05
D3-MMA	233.98	122.02	20	10	0.05
	233.98	175.25		8	0.05
MCA	375.14	199.15*	25	13	0.05
	375.14	273.32		8	0.05
D3-MCA	378.15	202.16	25	13	0.05
	378.15	276.14		8	0.05
HCY	191.98	90.05	20	15	0.05
	191.98	118.1*		10	0.05
D8-HCY	195.98	94.06	25	15	0.05
	195.98	121.98		10	0.05

（4）结果应用：以据串联筛查结果需要进行二次筛查 MMA，MCA 的情况分类：①C3<4.00μM，且 C3/C2>0.2；②C3 在 4.01~5.25μM 之间，若 C3/C16>2，且 C3/C2>0.2；③C3 在 5.26~6.00μM 之间，且 C3/C2>0.1；④C3>6.00μM；⑤C3/C2 >0.25（参考 MAYO 实验室开展阴性样本得检测指标的参考范围：MMA>5μM，MCA>1μM，HCY>15μM）。

（三）检测 25- 羟维生素 D

维生素 D 作为一种脂溶性维生素，参与人体多项生过程，是人体必需的营养素之一，对人体健康有重要的意义。液相色谱 - 串联质谱法（LC-MS/MS）具有特异性强、准确性高的特点，被认为是评价维生素 D 营养状况的"金标准"测定法。

近年研究发现，维生素 D 除具有传统的调节钙磷代谢等骨骼效应外，还与心血管疾病、高血压、肿瘤、糖尿病、感染、免疫性疾病、哮喘等疾病密切相关，并起着重要的非骨骼效应。据评估，全球有 10 亿人存在维生素 D 缺乏的问题（血清浓度小于 20μg/L）。说明引入高通量、高准确性 LC-MS/MS 检测技术对维生素 D 水平进行评估具有良好的市场价值和应用前景。

液相色谱 - 质谱技术（LC-MS）以高效液相色谱为分离系统，质谱为检测系统，样品在质谱部分和流动相分离，被离子化后，经质谱的质量分析器将离子碎片按荷质比分开，经检测器得到质谱图。实验室在有机溶剂沉淀蛋白基础上进行液液萃取，流动相复溶进样，建立了液相色谱串联质谱法，采用电喷雾离子源（ESI），多反应检测模式（MRM），采集离子对：25-OHD$_2$ 的质荷比为 413.15 → 355.20，25-OHD$_3$ 的质荷比为 401.15 → 365.15 的检测条件，进行方法学评价。研究表明，25-OHD$_2$ 在 1~50.0ng/ml、25-OHD$_3$ 在 1~100ng/ml 范围内线性关系良好。血浆样本在 –20℃稳定性 40 天。

（四）检测血清中激素

激素对机体的代谢、生长、发育、繁殖、性别、性欲和性活动等均有重要的调节作用。它是高度分化的内分泌细胞合成并直接分泌入血的化学信息物质，通过调节各种组织细胞的代谢活动来影响人体的生理活动。类固醇激素是高效能的生物化学物质，在多种生理活动中发挥显著的调节作用，但在体内的含量极低，因此对其进行准确定量具有重要意义。在各种检测方法中，色谱质谱联用技术因具有高效、快速、灵敏的优点而得以广泛应用。

检测方法：

1. 样本、标准品、质控品制备情况：制备血斑，每个直径 3mm 相当于 3.1μl 的全血，打孔到微孔板里，加入 200μl 提取液（50% 甲醇和 50% 乙腈标准品，终浓度为 0.5ng/ml）。重复完该步骤，将 400μl 的该溶液在振荡器上 37℃，750rpm 条件下孵化 1 小时。样本在干燥器中干燥 90 分钟后，提取物中加入 30μl 的 10% 甲醇并 13 000rpm 离心 5 分钟，取 20μl 上清液注射进 HPLC 色谱柱。

2. DBS 校准器，质控，DBS 的准备是用来评估提取效果，参考 Lacey 等报道的静脉血样本制备改良方，生理盐水清洗血红细胞三次后，用无激素血清稀释到血细胞比容为 55%。

7 种类固醇激素的标准品制作是使用氪溶解在乙腈 / 水按 70∶30 体积比稀释混合液中，终浓度为 1mg/ml。该溶液可用甲醇 / 水按 10∶90 体积比稀释为终浓度 1μg/ml 贮存于 –70℃长期保存。用这些溶液加在无激素血中分别制备浓度为 0、1.5、25.50、100ng/ml 的甾醇校准液，其他的类固醇可制备成 0、0.5、2.5、12.5、25、50ng/ml 浓度校准品。甾醇质控品可以单独将激素加入无激素血中制备成终浓度 2.5、10.75ng/ml，其他激素校准品分别制备成 1.25、5、37.5ng/ml 浓度。随后，校准品和质控品滴在血卡上，室温干燥超过 12 小时后贮存于 –70℃。

北京科技大学化学与生物工程学院周剑等报道了美国盐湖城大学 Mark.M.Kushnir 等开发了一种灵敏、特异的液相串联质谱法（LC-MS/MS）同时分析测定血清中 17α- 羟孕酮等四种甾体激素，该方法前处理使用样品量为 200μl，加入一定量的内标标准溶液，样品通过固相微萃取（SPE），吹干后用流动相复溶进行质谱检测。该方法定量检出限为 0.05μg/L，定性检出限为 0.025μg/L，回收率达到 97.2%。在此基础上加拿大的 Michele.L.Eter 等开发了 SPE 萃取后直接进行 LC-MS/MS 测定的方法。使液相色谱串联质谱法离临床检测更进了一步。如今的串联质谱仪具有检测高准确率，高灵敏性，高特异性、高选择性及快速检测的特性，已经逐渐发展为遗传代谢病的辅助诊疗方法。

（五）筛查溶酶体缺陷类代谢病筛查

1. 疾病背景　溶酶体内有许多酸性水解酶，

可特异性地分解多糖、黏多糖、脂类、磷酸酯、蛋白等物质,当某些酶发生缺陷时,其作用底物不能被分解而堆积于体内(特别是神经系统组织内),干扰了生理功能,引起溶酶体贮积症(lysosomal storage disease,LSD)的发生。自从 1963 年 Hers 等鉴定出第一例溶酶体缺陷症(Pomper 病)以来,已经有超过 40 种溶酶体贮积症被发现。

根据临床表现和酶缺陷,MPS 可以分为 Ⅰ~Ⅶ等 6 型,其中Ⅰ型分为ⅠH 型、ⅠS 型、Ⅴ型已改称ⅠH/S 型。除Ⅱ型为 X 连锁隐性遗传外,其余均属常染色体隐性遗传病。各型 MPS 大多在 1 周岁左右发病,病程都是进行性的,并且累及多个系统,有着类似的临床症状,但各型的病情轻重不一,且有各自的特征,其中以ⅠH 型最典型,预后最差,患儿常在 10 岁以前死亡;ⅠS 型病情最轻。病变主要累及骨骼,也可累及中枢神经系统、心血管系统,以及肝、脾、关节、肌腱、皮肤等。在溶酶体贮积症中,最重要的一类是由于贮积的底物是氨基葡聚糖被统称为黏多糖贮积症,可分为Ⅰ、Ⅱ、Ⅲ、Ⅳ、Ⅵ、Ⅶ、Ⅸ型等 7 种类型,Ⅲ型又可分为ⅢA、ⅢB、ⅢC、ⅢD 四个类型,Ⅳ型分为ⅣA 和ⅣB 亚型。

除此之外,还有葡萄糖脑苷脂在巨噬细胞溶酶体贮积的戈谢病(Gaucher disease,GD)、鞘磷脂贮积的尼曼 - 匹克病(Niemann-Pick disease)、芳基硫酸酯酶 A 酶失活导致的异染性脑白质营养不良(metachromatic leukodystrophies,MIM250100)、半乳糖脑苷脂酶失活导致的球形细胞脑白质营养不良(krabbe disease,MIM245200)、β- 半乳糖苷酶基因突变使得 GM1 神经节苷脂代谢障碍并贮积形成的 GM1 神经节苷脂贮积症(GM1 gangliosidosis)、GM2 神经节苷脂贮积神经细胞溶酶体的 Tay-Sachs 病(Tay-Sachs Disease,MIM272800)、神经鞘脂类化合物贮积的法布里病及黏脂贮积症等。

2. 检测方法　利用干血片直接进行酶活性分析在最近几年广泛开展,并进行了大规模实验研究。有文献报道中国台湾筛查项目在美国 CDC 标准品支持下于 2011 年 9 月到 2013 年 1 月间进行了串联质谱法和荧光法检测酶活性筛查戈谢病、庞贝病、法布瑞病的比对试验研究,并对筛查的样本案例通过基因测序确诊后统计进行了统计对比。相比荧光法筛查,串联质谱法筛查庞贝病的阳性预测值从 4.0% 提高到 7.1%,

法布瑞病则从 61.0% 提高到了 95.5%,该试验的结果进一步支持串联质谱法筛查一系列溶酶体储积症。

以下为相关文献中通过 LCMSMS 检测酶活性的筛查 LSD 的具体方法:

(1)样本采集:用 EDTA 管收集静脉血。如血液样本采集在一个较远的地方,在运送抵达前 4℃保存。血浆与血细胞分层的全血在制备干血斑前,应轻柔地上下颠倒采血管(避免血细胞破裂),使血液混匀后制备。用移液枪移取 60μl 全血,枪头对准采样圈中心缓慢将血液滴于滤纸上。五种 LSD 酶在全血中,4℃最高稳定 72 小时。血样采集完毕后,采集卡水平放置在干燥架上,在室温下干燥 4~8 小时。将干血斑储存在有干燥剂和温度指示卡的密封塑料袋中,4℃最多保存 1 周,在 –20℃会更延长。

(2)材料:96 孔 PVC 板 thermo,恒温震荡仪 thermo,固相萃取装置 agilent,安捷伦 1100 二元高效液相色谱系统,AB API 4000 三重四极杆质谱仪,0.1M 氯化锌溶液 N- 乙酰(GALNAc),阿卡波糖(TRC)。

分析试剂(ASR):鞘磷脂酶(ASM)ASR:β- 葡糖脑苷酯酶(GBA)ASR:α- 葡糖脑苷酯酶(GAA)ASR:α- 葡糖苷酶(GLA)ASR:;半乳糖苷酶(GALC)基质与内标(IS)(genzyme pharmaceutical,liestal,switzerland);淬灭溶液:混合等体积的乙酸乙酯与甲醇(分析纯),室温保存期为 1 个月;清洗液:混合 190ml 的乙酸乙酯与 10ml 的甲醇(分析纯),室温保存期为 1 个月;流动相:80% 乙腈与 20% 含有 0.2% 甲酸溶液;萃取缓冲溶液:20mM 的磷酸钠。

(3)实验方法:操作步骤:2 个血斑平行萃取,结束后 1 个血斑萃取液分成 4 份分别添加 4 种对应的 ASM、GBA、GAA 和 GLA 酶的缓冲液,GALC 则需要添加 1 整个血斑的萃取,孵育进行酶反应。结束酶反应后将以上 5 份反应液合并后吹干,待用水 - 乙酸乙酯液液萃取后,固相萃取装置分别进行纯化,最后将纯化后的收集液吹干待测。

(4)液相色谱质谱联用(MS-MS)分析:在正离子模式下,反应监测(SRM)下进行检测。典型实验参数如表 13-7 所示。

LC 条件:流动相:乙腈:0.2% 甲酸水 =80%:20%,流速:0.2ml/min,等度,进样量:20Ml,总运行时间为 3 分钟。

表 13-7　典型质谱实验参数

物质名称	MRM	CE(eV)	EP(V)
ASM-IS	370.32>264.27	23	2
ASM-P	398.36>264.27	23	2
GALC-IS	454.42>264.27	29	2
GALC-P	426.39>264.27	29	2
GB A-IS	510.48>264.27	33	2
GB A-P	482.45>264.27	31	2
GL A-IS	489.30>389.30	24	7
GL A-P	484.27>384.27	18	7
GA A-IS	503.32>403.32	21	7
GA A-P	498.29>398.29	27	7

质谱条件:离子源:ES+,驻留时间:100msec,离子源温度:200℃。

CAD 气:4,Curtain gas:23psi,Gas 1:23psi,Gas 2:32psi,离子源喷雾电压:4 500V,锥孔电压:20V,碰撞室电压:20V。

（六）血清中胆汁酸的检测方法

胆汁酸为胆固醇的系列衍生物,是人体脂肪代谢必需的物质。胆汁酸在体内具有重要的生理功能,包括乳化脂肪、产生胆流、防止胆结石等。按结构胆汁酸可分为两大类,一类是游离型胆汁酸,包括胆酸、去氧胆酸、鹅去氧胆酸、熊去氧胆酸和石胆酸。另一类是结合型胆汁酸,为游离型胆汁酸与甘氨酸或者牛磺酸的结合物。

胆汁淤积症是婴儿期较常见的疾病,在引起婴儿胆汁淤积症的病因中,遗传代谢异常受到了越来越多的关注,如 Citrin 缺陷导致的新生儿胆汁淤积症、进行性家族性肝内胆汁淤积症等。

婴儿胆汁淤积症是婴儿期的常见疾病,其发生率约是活产新生儿的 1/2 500~1/500 000。引起婴儿胆汁淤积的病因涉及遗传、代谢、感染等多方面,预后悬殊,故早期诊断及治疗尤为重要。尽管新的诊断技术不断发展,但仍有部分肝内胆汁淤积婴儿找不到确切的发病原因,被称为特发性婴儿肝内胆汁淤积症,相关研究认为与遗传代谢有关,Citrin 蛋白缺陷导致的新生儿肝内胆汁淤积症(neonatal intrahepatic cholestasis caused by citrin deficiency,NICCD)阳性率仅次于甲基丙二酸尿症,在我国遗传代谢病高危患者中高居第 2 位。

胆道闭锁(biliary atresia,BA)是一种严重的幼儿慢性胆汁淤积紊乱,如果没有及时治疗可致死。新生儿肝炎综合征(neonatal hepatitis syndrome,NHS)是另外一种能够导致新生儿胆汁淤积紊乱的疾病。最新的研究结果显示胆汁酸代谢的改变与肝脏损伤和胆汁淤积密切相关。在 BA 与 NHS 患儿对比中发现肝脏中的胆汁酸转运和核受体表达水平的显著改变包括法尼醇 X 受体(FXR)、小异源二聚体(SHP)、胆汁盐运输泵(BSEP)、多抗药性蛋白 3(MDR3)。综上,在 BA、NHS 和正常患儿血浆胆汁酸的概况,并在这三组新生儿中通过牛磺鹅胆酸(taurochenodeoxycholic acid,TCDCA)和鹅去氧胆酸(chenodeoxycholic acid,CDCA)的比值 TCDCA/CDCA 特点描述。

以下是对胆汁淤积症进行的分类:Citrin 缺陷导致的新生儿胆汁淤积症(NICCD);新生儿硬化性胆管炎(neonatal sclerosing cholangitis,NSC);进行性家族性肝内胆汁淤积症(progressive familial intrahepatic cholestasis,PFIC);良性复发性肝内胆汁淤积(benign recurrent intrahepatic cholestasis,BRIC);Alagille 综合征(Alagille syndrome,AS);半乳糖血症(galactosemia,GAL);先天性胆汁酸合成障碍(congenital bile acid synthesis defect,CBAS);α₁- 抗胰蛋白酶缺乏症(α₁-antitrypsin deficiency,α1-ATD)。

肝细胞线粒体内膜的天冬氨酸 / 谷氨酸载体蛋白,又称 Citrin,该蛋白缺陷导致的新生儿肝内胆汁淤积症(NICCD)是近年发现的由于 *SLC25A13* 基因突变导致 Citrin 功能不足所致的一种在新生儿或婴儿期发病的常染色体隐性遗传代谢病。该病东亚地区人群 *SLC25A13* 基因突变携带率明显高于欧美地区,我国人群突变携带率 1/65。

检测方法:胆汁酸测定的常用方法有液相色谱法、毛细管区带电泳、电动色谱法、气相色谱法、气质联用法和液质联用法。液相色谱和气相色谱测定胆汁酸一般需要衍生化,在检测灵敏度、测定速度、样品通量和样品处理上均无法和质谱法相比拟。LC-MS/MS 是近年来迅速发展的定量分析技术,由于具有的高选择性、高灵敏度、样品处理简单和自动化程度高的特点,日渐成为生物样品中微量物质检测的首选方法。

1)血液样本收集:快速收集所有血液样本并置于冰上带回实验室,在 2 小时内分离血液成分,

并贮存于 –80℃用以分析。

2）胆汁酸种类来源：胆酸、石胆酸、脱氧胆酸、熊脱氧胆酸、鹅脱氧胆酸、牛磺胆酸、甘氨胆酸、牛磺石胆酸、甘氨石胆酸、牛磺脱氧胆酸、甘氨脱氧胆酸、牛磺鹅脱氧胆酸、甘氨鹅脱氧胆酸、牛磺熊脱氧胆酸、甘氨熊脱氧胆酸和对应同位素标准品均来自美国 Steraloids, Inc. 色谱级甲醇、水、乙腈、甲酸来自 Merck 和 Sigma。

3）实验方法：液相色谱法检测流程方法如下：取 100μl 血清于 1.5ml 离心管中，加入 200μl 乙腈溶液（含 100μg/L 内标），旋涡震荡 30 秒，高速离心（15 000r/min）3 分钟，吸取上清液，40℃下氮气吹干，残渣用 100μl 乙腈（30%）复溶，高速离心（15 000r/min）1.5 分钟取上清上样分析。

以下为文献中报道的检测胆酸的更快速前处理方法。50μl 血清中添加 150μl 含有待测胆酸同位素内标的甲醇进行 2 分钟涡旋振荡，4℃，20 000g 离心 10 分钟后取上清液 160μl，然后将上清液进行冻干得残渣，将残渣用 40μl 等比例乙腈 - 水溶液复溶，待测。

4）液相色谱质谱联用（MS-MS）分析：分析时的 LC 条件：流动相：0.1% 甲酸水，0.1% 甲酸乙腈，流速：0.3ml/min，梯度洗脱，进样量：5μl，总运行时间为 17 分钟。质谱条件：仪器：MDS SCIEX API 4000 三重四极杆质谱仪或者 WATERS XEVO-TQS 等更高灵敏度的质谱仪，离子源：ES-，驻留时间：100 毫秒，离子源温度：150℃脱溶剂气温度：550℃，毛细管电压 1.2kV。由于胆酸种类太多，详细物质的碰撞电压和离子对信息，感兴趣者建议阅读文献的参考补充资料，在此不一一列出。

通过质谱色谱诊断胆汁酸合成紊乱疾病中，通过快速原子轰击电离质谱可以获得尿胆汁酸的大致轮廓，样本需要尿液量 1~25ml，血液样本 0.5~1ml，胆汁酸 1~2ml。如果能够同时采集患者的尿液和血液样本，并检测分析所有患者的尿液样本，如果在尿液中能够检测出代谢异常的证据，血液可以用来进行进一步确认。因为熊脱氧胆酸能够掩饰胆汁酸合成异常的检测，患者在样本收集的时候需要暂停 URSO® 或 ACTIGALL® 药物的服用。

（七）检测血浆氨基酸

氨基酸是蛋白质的基本组成单位。人体中的氨基酸通常以两种形式存在：一种以游离态存在于生理体液中；另一种以结合态存在于肽和蛋白质中。正常情况下，人体血浆中的游离氨基酸基本稳定在一定的恒定水平。在病理状态下，氨基酸代谢就会出现明显的紊乱，因此，研究血浆中氨基酸的水平对疾病的诊断和治疗具有非常重要的参考价值。

先天性氨基酸代谢异常主要是因为机体缺乏某种或者是多种能够参与氨基酸代谢的酶或是某些载体蛋白缺失，使肾脏、肠道组织吸收氨基酸出现障碍，导致具有遗传性的疾病发生。氨基酸代谢障碍包括苯丙酮尿症、枫糖尿症及尿素循环障碍（同型半胱氨酸血症、鸟氨酸—氨甲酰基转移酶缺乏症、瓜氨酸血症、精氨酸血症）等，均伴随着神经系统症状。苯丙酮尿症（PKU）是由于肝脏苯丙氨酸羟化酶缺乏或活性减低，使苯丙氨酸在体内不能转化为酪氨酸，导致苯丙氨酸及其代谢产物在体内大量蓄积而影响中枢神经系统的发育，最终引起严重的智能发育障碍。有关资料显示，我国从 1985 年全面开展新生儿筛查以来，新生儿 PKU 的发病率约为为 1：1 100。枫糖尿症（maple syrup urine disease，MSUD）是一种罕见的常染色体隐性遗传病，由支链氨基酸代谢障碍所致，常见的临床表现为喂养困难、癫痫、智力运动落后、酮尿及枫糖样体臭，若不及时干预，病情进展迅速，病死率、致残率很高。尿素循环障碍（urea cycle disorders，UCD）是临床上较为常见的一类遗传代谢病，是由于尿素循环相关 6 种主要酶的基因突变导致氨基酸分解代谢产生的氨不能通过尿素循环形成尿素排出体外，导致患儿出现血氨增高，引起系列以脑功能障碍（拒乳、呕吐、嗜睡、昏迷、惊厥、共济失调、攻击性行为）为突出临床表现的一类疾病，总发病率约为 1/30 000。因此，氨基酸的研究对于出生人口素质的提高、减少出生缺陷具有重要意义。

后天性氨基酸代谢异常主要是与氨基酸代谢有关的各组织器官如肝、肾、心血管等出现异常时，氨基酸代谢就会出现紊乱。因此，人体内氨基酸的水平有助于对人体健康状况进行评估，对疾病的预防和治疗具有积极的作用。

检测方法

（1）样本采集：收集年龄在 40~50 岁的 50 名男性和 50 名女性志愿者的血液，志愿者要求至少 72 小时内无用药情况，保持运动，身体健康，无明显疾病。采用肝素锂抗凝采血管晨间空腹采血，将血浆分装至 1ml 离心管并保存在 –80℃。随机从中选出 9~10 份样本作为实验样本。

（2）样本处理：冷冻血浆在室温下静止 20 分钟后涡旋 30 秒。取 100μl 血浆并加入等量的同位素标记氨基酸水溶液，涡旋 30 秒后加入 400μl 的甲醇，涡旋 30s 后存于 –20℃等待 30 分钟。样本解冻 1 分钟后涡旋 30 分钟在 4℃下以 16 000g 离心 15 分钟。移取上清液到另一个试管中，在常温下过夜冻干。次日样本加入 100μl 的 0.1% 甲酸水溶液复溶待测。共测定：丙氨酸、精氨酸、甘氨酸、组氨酸、赖氨酸、甲硫氨酸、脯氨酸、丝氨酸、苏氨酸、酪氨酸、谷氨酸、鸟氨酸、苯丙氨酸、半胱氨酸、胱氨酸、异亮氨酸、亮氨酸、缬氨酸。

（八）血浆肉碱谱检测

人体内肉碱以游离肉碱和酰基肉碱两种形式存在，它们存在于所有的生理体液中，但是主要存在于心肌、骨骼肌等肌肉组织中，小部分存在于肝脏、大脑、肾脏及细胞外液（如血浆、尿液）。在生理条件下，大部分的有机酸尿症都会引起继发性的肉碱缺乏症。实际上，临床利用酰基肉碱分析筛查了有机酸血症，例如丙酸、甲基丙二酸，异戊酸血症。

1. 样本采集　液相色谱 - 串联质谱方法应用的样本为干血斑滤纸片。

2. 样本处理　处理方法分为衍生化和非衍生化两种。

（1）衍生化方法：干血斑打孔器打孔后，加入含有肉碱内标的萃取溶液，密封震荡孵育 30 分钟，转移至 96 孔聚丙烯板中，放在氮吹仪上，加热 55℃，氮气吹干后每孔中加入 50μl 盐酸正丁醇，聚四氟乙烯膜覆盖，放入干燥箱中，65℃衍生 30 分钟。将衍生后 96 孔聚丙烯板放在氮吹仪上，55℃氮气吹干，待完全干燥后，每孔中加入 75μl 乙腈（80%），铝膜覆盖，上机检测。当对样品丁酰化后，经过衍生化后会出现产物衍生不完全和出现干扰峰等降低灵敏度等问题，同时衍生化后会把乙酰肉碱和其他少量的大分子酰基肉碱丁基化成游离肉碱等干扰因素，对酰基肉碱分析来说，非衍生化的前处理方法更好。

（2）非衍生化方法：干血斑打孔器打孔后，加入含有肉碱内标的萃取溶液，45℃震荡 45 分钟后，将每孔内的液体转移至 96 孔聚丙烯板中，铝膜覆盖，上机检测。

（马艳梅　姚　艳）

第五节　气相色谱质谱联用检测

1957 年，霍姆斯（Holmes JC）和莫雷尔（Morrell FA）首次实现气相色谱和质谱联用以后，经过半个多世纪的发展，已成为一项非常成熟的技术。GC-MS 联用技术由于提供信息的能力、可靠性及商品化系统的多种选择性和可用性，应用极其广泛，环境监测方面利用 GC-MS 技术测定水和土壤中农药、多氯联苯等环境污染物等，食品方面利用 GC-MS 技术检测食品中的添加剂、酒类中的香气成分和有害物质、调味品中的添加成分等，生命科学方面利用 GC-MS 技术进行疾病诊断、运动员兴奋剂及药物的检测等，诸如此类，不胜枚举。本节将重点介绍气相色谱质谱联用技术的基本概况，以及对气相色谱质谱联用技术在遗传代谢疾病方面的应用进行详细阐述。

一、技术发展

质谱与色谱（气相或液相）联用既发挥了色谱技术高效的分离能力，又结合了质谱特异的鉴别能力，在定性、定量方面均有无可比拟的优势。气相色谱法和质谱法有许多共同点：①均是在气态下进行；②气相色谱分析的化合物廓点范围适于质谱分析；③两者检测灵敏度相当，气相色谱分离的组分足够质谱检测；④对样品的制备和预处理要基本相同求；⑤均用于分析混合物。这些共同点，使得气相色谱和质谱联用时，无论色谱或质谱仪器在结构上几乎不必作任何改动，不同档次的气相色谱和质谱仪都可以组成联用系统，连接色谱柱出口和质谱的进样口，使色谱柱流出的组分进入质谱系统，重要的是当色谱柱流出的组分不断进入质谱的离子源时，要求载气和组分所产生的压强不破坏质谱正常运行的真空，也就是说色谱柱的流量和质谱真空系统的通导及真空泵抽速要匹配。同时，进入离子源的样品组分性质不发生变化，且无损失。

气相色谱 - 质谱联用技术的发展，主要围绕以下三个问题的解决而不断取得进展：①气相色谱柱出口气体压力和质谱正常工作所需要的高真空的适配；②质谱扫描速度和色谱峰流出时间的相互适应；③必须能同时检测色谱和质谱信号，获得完整的色谱、质谱图。三个问题都与色谱、质谱仪器的结构和功能有关,因此联用技术的发展和完善有赖于气相色谱、质谱仪器性能的提高,此外,真空技术、电子技术、计算机科学等各项技术发展也是 GC-MS 技术日臻完善的重要因素。

气相色谱和质谱的工作压强不同是两者最根本的差别,早期气相色谱使用填充柱,载气流量达到每分钟十几毫升甚至几十毫升以上,大量气体进入质谱的离子源,而质谱真空系统的抽速有限,因此工作气压适配是最突出的问题。在气相色谱 - 质谱联用技术发展的前期,主要是解决各种接口技术,曾采用各种分流接口装置来限制柱流量,以降低进样的气体压强,满足质谱的真空要求。由于色谱流出的样品组分是被载气携带的,在分流同时需使样品得到浓缩,尽量除去载气,保留样品以获得最大的样品利用率,并尽量消除或减少载气携入的杂质和色谱柱流失造成的质谱背景干扰。20 世纪 80 年代,毛细管气相色谱的广泛使用,真空泵性能的提高和大抽速涡轮分子泵的出现,保证了质谱仪所需要的真空。毛细管柱可直接插入质谱的离子源,所谓的"接口"实际上只是一根可控温加热的导管,不再需要使用复杂的分流、浓缩接口装置了。直接插入的连接方式,使样品利用率几乎达到百分之百,极大地提高了分析灵敏度。此外,低流失交链键合色谱柱的发展,也有利于降低质谱的背景干扰。目前使用大抽速涡轮分子泵,以及差动抽气方式允许进入质谱的载气流量提高到 15ml/min,甚至宽口径弹性石英毛细管柱也可直接使用。

电子技术和计算机技术的发展,使联用仪器趋于小型化而功能增强,计算机的应用使仪器整体性能、稳定性、可靠性大为提高,强大的软件功能也大大增强了仪器的自动化水平,以及操作的灵活性和可使用性。经过近半个世纪的努力,气相色谱 - 质谱联用技术在分离、检测和数据采集处理方面的整体性能都有很大提高,已经是一个非常成熟的完善的定性、定量优良工具。如果说当今质谱仪器仍被视为大型精密分析仪器而尚未被更多医学实验室采用,则小型台式气相色谱 - 质谱联用仪和各种专用型的气相色谱 - 质谱联用仪器,已经成为许多化学分析实验室不可缺少的常规分析工具。

二、技术原理

(一) 气相色谱仪

气相色谱是根据不同气体物质(或在一定温度下转化为气体的物质)在两相(固定相和流动相)构成的体系中,因具有不同的分配系数,在两相做相对运动时随流动相一起运动,并在两相间进行反复多次的分配,从而使分配系数只有微小差别的物质,在移动速度上产生很大的差别,最终达到各组份完全分离的效果,由检测器检测并在记录装置上描出色谱峰。一般气质联用仪器多采用毛细管气相色谱仪。色谱流程示意见下图 13-4:

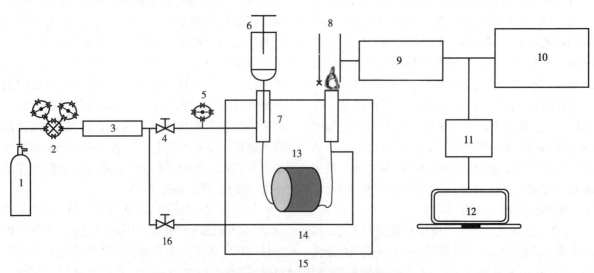

图 13-4 气相色谱仪流程示意图

1- 载气钢瓶;2- 减压阀;3- 净化器;4- 稳压阀;5- 压力表;6- 注射器;7- 汽化室(进样系统);8- 检测器;9- 静电计;
10- 记录仪;11- 模数转换;12- 数据处理系统;13- 毛细管色谱柱;14- 补充气(尾吹气);15- 柱恒温箱;16- 针形阀

1. 色谱进样装置　毛细管色谱柱进样方式一般可分为分流进样法、不分流进样法、直接进样法。分流进样法为一种间接进样法，适用于样品量较大、毛细管容量较小的场合，先让较大体积的样品先进到流量较大的载气中，汽化后，将混合物分流成两个流量悬殊的部分，只将其中较小的部分送进柱子。分流进样法的作用：一方面是保证了毛细管柱的最佳流速；另一方面是减少了汽化后样品在汽化室中的停留时间，避免非瞬间进样引起的谱带展宽。不分流进样法是一种适用于痕量组分分析的全样品进柱的进样技术。因其采用较低的汽化室温度和进样速度，避免了汽化室的严重过载，允许使用较大的进样量，色谱峰绝对响应值高。其中 Grob 不分流进样是一种较为受欢迎的痕量分析进样技术，利用进样时暂时关闭分流阀和溶剂效应（同时借助冷阱捕集效应），并结合进样后的系统清洗措施进行稀溶液全样品直接进样，其对来之不易或数量有限的样品具有实际意义。但不分流进样对流出较早物质的保留时间重复性差，并且精度取决于进样量的重复性，且定量精确度受操作因素影响较大。直接进样法克服了分流法对样品中含量低不易检测的问题，且直接进样样品可不经稀释，直接进入汽化室汽化，再进入柱内。由于不能利用不分流法中的溶剂效应，起始柱温可以根据分析要求自由选样，对浓度差别很大的样品，通过直接进样法可得到较好的分析效果，但大量样品进样量大时（大于 0.5μl）时，需使用程序升温操作。

2. 色谱温度控制系统　温度是气相色谱的重要操作参数之一，直接影响到色谱柱的选择性、分离度，以及检测器的噪声水平和基线漂移。色谱分析中主要有汽化室、色谱柱和检测器三个不同温度参数的操作。汽化室温度是为了保证样品在不分解的情况下所有组分能够气化。一般气化室温度比柱温高 30~70℃或比样品组分中最高的沸点高 30~50℃。温度过低，气化速度慢，使样品峰扩展，产生伸舌头峰；温度过高则产生裂解峰，而使样品分解。色谱柱的温度是样品分析的关键参数，能直接影响分离效能和分析速度。柱温的控制方式有恒温和程序升温两种。程序升温指温度按照组分的沸程设置随时间线性或者非线性升高，以达到用最短时间获得最佳分离的目的。对于沸点范围很宽的混合物，往往采用程序升温法进行分析。检测器温度的设定原则：①要满足检测器灵敏度的要求；②要保证流出色谱柱的组分在检测器内不冷凝。过高则可能加大噪声水平，过低则可能导致样品冷凝污染检测器。

3. 毛细管色谱柱　气相色谱大都用壁涂毛细管柱或多孔层毛细管柱来完成，现在，毛细管柱也逐渐趋于商品化。使用最多的是以含 5% 苯基的聚甲基硅氧烷做固定相的色谱柱，其次是以 100% 甲基的聚硅氧烷做固定相的色谱柱。一般认为，一根理想的毛细管色谱柱应具有如下三方面条件：①高的分离效率，柱理论塔板数要高；②柱子活性要小，柱惰性好或完全惰性；③热稳定性要好，在高温下使用固定液流失小。

在选择毛细管柱时要综合考虑固定相、内径、膜厚、长度等方面的因素。固定相选择的基本原则是"相似相溶"原理，在分析非极性样品时，非极性固定相是首选。其他方面结合仪器、方法、样品等综合方面进行选择。

4. 气相色谱检测器　检测器的作用是将色谱柱流出物中样品组成和含量的变化转化为可供检测的信号。目前，气相色谱仪中常用的检测器有热导检测器（TCD）、氢火焰电离检测器（FID）、氮磷检测器（NPD）、电子俘获检测器（ECD）、火焰光度检测器（FPD）、原子发射检测器（AED）、质谱检测器（MSD）、红外光谱检测器（FTIR）、光电离检测器（PID）和其他特殊用处的检测器。以上列出的检测器均属于微分型检测器，具有灵敏度高的特点。其中 TCD、PID、MSD 适用于分析所有化合物，其中 MSD 提供化合物结构信息。FID 是有机物检测的常用检测器，NPD 适用于分析含 N、P 化合物，FPD 用于对 P、S 具有较高的敏感性，以上检测器多用于农药残留分析。ECD 通过电子流进行测定，广泛应用于有机氯和有机磷农药残留量、金属配合物、金属有机多卤或多硫化合物等的分析。AED 可测 He 以外所有元素，是多元素检测器，环境分析应用较多。FTIR 主要通过测量干涉图和对干涉图进行傅里叶变化的方法来测定红外光谱，是复杂混合物的分析手段，在环保、医药、化工、石油工业、香料等领域得到广泛发展。

（二）质谱仪

质谱仪指的是能根据原子、离子及分子的质量将其分开的任何仪器。根据工作原理分类，质谱仪种类主要有磁偏转式质谱（MDMS）、四极杆式质谱（Q-MS）、离子阱质谱（IT-MS）、飞行时间质谱（TOF-MS）和傅立叶变换离子回旋共振质谱（FTICR-MS）五种。早在 20 世纪初期，这些质谱仪几乎都是静态的，是利用磁场使离子轨迹偏转实现不同质荷比的离子分离。到了 20 世纪 50 年代，更大的注意力放在了一种新的仪器上，即动态仪器。这种动态仪器利用随时间变化的电场来分离离子。因此，按照这种方式可以将质谱分成两大类，动态仪器和静态仪器。在静态仪器中用稳定的电磁场，按空间位置将 m/z 不同的离子分开，如单聚焦和双聚焦质谱仪。在动态仪器中采用随时间变化的电磁场，按时间不同来区分 m/z 不同的离子，如飞行时间质谱仪、四极杆式质谱仪和离子阱质谱仪。Blauth 等又将动态仪器分成了三类，能量平衡质谱（energy-balance spectrometer）、飞行时间质谱（time-of-flight Spectrometer）及轨迹稳定质谱（path-stability spectrometer）。在动态仪器的三种分类中，四极杆式质谱仪和离子阱质谱仪属于第三类，即轨迹稳定质谱（path-stability spectrometer）。

（三）四极杆质量分析器

四极杆质量分析器是由四个极或杆组成。从四极杆的截面上看，四个杆分别位于正方形的四个角。在操作过程中，对角的两根杆串联成一组。一组加正直流电压（正极杆）；另一组加直流负电压（负极杆）。两组电压值相等，极性相反。另外，所有四极杆上都同时加射频（RF）电压。一个离子在进入四极杆后，由于受到 RF 电场和直流电压 DC 的作用会开始复杂的振荡运动。假设某一时刻，DC 和 RF 保持恒定，如果离子的质量太低，这个离子被推离轴向，到达正极杆，而不会到达四极杆的出口。如果离子质量太高，趋于负极杆的

振荡增加，直到离子撞击到负极杆或从四极杆的边缘被弹出去。只有特定质量的离子在四极杆内的振荡才会稳定，并且只有这样的离子才能够从四极杆的末端出去被电子倍增器检测。

早期的四极杆质量分析器多采用双曲面杆，而不是圆柱杆。理论上，双曲面形成的四极场比圆柱杆形成的四极场要精确，但与圆柱杆相比，双曲面杆加工非常困难。因此，若能用圆柱杆代替双曲面杆，则使加工变得非常简单。于是，March，R.E 等人提出如果圆柱杆半径 r 与杆间场的半径 r0 满足公式：r =1.148 r0，则圆柱杆间形成的电场能够很近似理想双曲面形成的四极场。四极杆质量分析器是根据离子不同质荷比在四极电场中的运动状况将其区分。在四极杆质量分析器的两对电极上分别施加一个直流电压信号（DC）和一个射频电压信号（RF），且电压信号幅度相同，相位相差 180°，形成四极电场，如图 13-5 所示。这个电场的特点是：①沿着 x 和 y 轴对称；②等电势面是一个马鞍面；③带电粒子在其中受到的 x 方向的作用力与粒子和 x 轴的距离成正比，这表明四极杆内部的电场在 x 或者 y 的方向具有像弹簧一样回复力，可以拴住离子的运动范围。

固定 DC 和 RF，只有特定的质荷比离子才能在轴向方向稳定运动通过四极电场，其他质荷比的离子会在四极电场作用下碰撞到电极而消失。整个过程中，将 DC 和 RF 以固定斜率来扫描，可实现整个质量扫描功能。四极杆质量分析器具有定量准确、结构简单、造价低等优点。但对电极加工精度及组装精度要求非常高，并且质量分辨率不高。

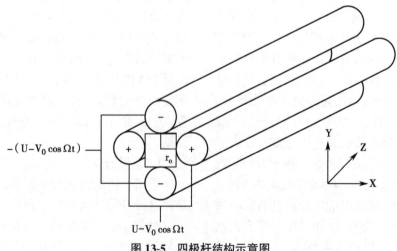

图 13-5 四极杆结构示意图

（四）飞行时间质量分析器

飞行时间质量分析器是一个离子漂移管（图 13-6）。一组质荷比不同的离子先进入有推斥板无场区，如果这时候如果在推斥板上加正脉冲电压（对正离子而言），离子朝纵向运动，进入真空场区后再被静电加速场加速到一定动能 K，然后凭惯性再进入一段长的无场区自由飞行。由下列公式可以得出，离子的飞行速度与其 *m/q*（质荷比）的平方根成反比。所以离子经过无场漂移区后，由于 *m/q* 大的离子飞行速度比 *m/q* 小的离子慢，因此飞到终点检测器时间就出现先后之分，而最终得到的是离子飞行时间（time of flight）与其质荷比（*m/q*）之间的二维谱图。这就是飞行时间质谱仪的基本工作原理。

$$K = \frac{1}{2}mv^2 = qU \rightarrow v = \sqrt{\frac{2U}{m/q}}$$

$$T_f = \frac{L}{v} = \frac{L}{\sqrt{2U}} \cdot \sqrt{\frac{m}{q}} \qquad \text{（式 13-1）}$$

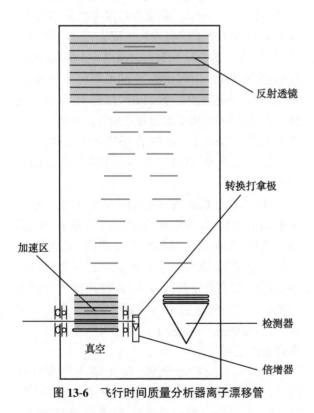

图 13-6 飞行时间质量分析器离子漂移管

飞行时间质谱仪以往多采用单场推斥脉冲，但现在多采用双推斥脉冲。双推斥脉冲可以保证不增加离子的空间分散和能量分散，这对提高仪器的分辨率非常重要。使用正负双推斥脉冲就相当于把原有的脉冲峰峰值增加了一倍，克服传统的单脉冲在提高脉冲幅值的同时又要使脉冲的上升沿很陡峭的难题，从而减小返程的影响，提高了推斥脉冲的幅度，实现高分辨的性能。

三、气相色谱质谱联用的常见检测方法和应用

近年来，由于 GC-MS 联用能够得到较高的分辨率和检测灵敏度，提供可供参考比较的强大的标准谱库，得到准确的定性定量分析结果而得到广泛应用。目前，气相色谱质谱联用技术在遗传代谢病筛查诊断方面比较成熟，可一次检测 100 多种和遗传代谢病（inherited metabolic disorders，IMD）相关的代谢物，特别是在尿液有机酸检测上积累了丰富的实践经验，已经成为遗传代谢病诊断和治疗的重要手段。

（一）氨基酸代谢病

一些氨基酸代谢病可通过尿有机酸 GC-MS 分析技术进行生化诊断，如枫糖尿症患者尿中 2- 羟基异己酸、2- 羟基异戊酸、2- 酮异戊酸、2- 酮 -3- 甲基戊酸、2- 酮异己酸增高，结合串联亮氨酸、异亮氨酸、别异亮氨酸及缬氨酸浓度升高进行确诊；高苯丙氨酸血症患者尿中苯丙酮酸、苯乙酸、苯乳酸升高结合串联苯丙氨酸升高进行诊断。

（二）有机酸代谢异常

人体内的有机酸来源于氨基酸、脂肪、碳水化合物等多种物质的代谢物，当出现相关代谢障碍时，代谢产物蓄积，体内多种有机酸异常，病症表现为种类繁多、病症复杂、患儿个体间差异大等特点。由于缺乏特异性症状及体征，有机酸代谢病常被漏诊或误诊。GC-MS 技术是有机酸代谢异常的重要检测手段，可对有机酸血症如甲基丙二酸血症、丙酸血症等疾病进行分析诊断。

（三）线粒体脂肪酸代谢异常

中链、长链脂酰基辅酶 A 脱氢酶缺乏症、多种脂酰辅酶 A 脱氢酶缺乏（又称戊二酸尿症 Ⅱ 型）及原发性肉碱缺乏导致线粒体脂肪酸 β- 氧化障碍，在疲劳、饥饿、高脂肪饮食、饮酒或药物（如阿司匹林）诱发下导致非酮症性或低酮症性二羧酸尿症，血液中不饱和脂肪酸浓度的增高，均可运用 GC-MS 尿液有机酸分析及血液脂肪酸分析进行筛查与诊断。

（四）其他代谢病

在过氧化物酶体病中，肾上腺脑蛋白营养不良的诊断需要依赖血浆极长链脂肪酸分析，可采用气相色谱质谱联用 GC-MS 精准测定血浆中极

长链脂肪酸含量。

在糖类代谢异常病中,如半乳糖血症、果糖-1,6-二磷酸激酶缺乏症、果糖尿症、乳糖不耐症等,均可通过 GC-MS 分析进行诊断。

四、检测方法

最初由 Tanaka 团队以液液萃取法为主要前处理方法,包括酸碱中和处理和乙酸乙酯萃取,硅烷化反应等主要步骤,由于溶剂的萃取选择性,容易损失一些极性化合物含量信息。为了扩大覆盖检测物质范围,1990 年左右探索出现了尿素酶法前处理,不仅可以检测有机酸,还可以同时检测氨基酸、糖类、多醇、嘌呤、嘧啶等成分。尿素酶法已经成为目前应用最广泛的有机酸检测方法。尿素酶法是通过尿素降解、除蛋白、肟化和硅烷化反应,将尿液中有机酸转化成稳定不易热分解的有机酸硅烷化物质,再通过气相色谱质谱联用仪进行准确检测分析来判断样本中异常有机酸,从而筛查或诊断不同疾病。下面具体描述实验操作实例和分析供参考。

1. 有机酸检测方法

(1)样本采集要求及拒收标准

1)样本采集要求如下:检测者用尿杯取任意尿 2/3 杯左右;取专用滤纸片一份,填好采集信息,将滤纸片浸入尿液中约 10 秒,待其充分湿润至液痕渗透到滤纸片虚线处,取出;将取出的滤纸片在室温下自然晾干;待滤纸片完全干燥后,取下放入专用包装袋,并密封保存;滤纸片晾干后在一周内寄出准备检测;运送要求:干燥,温度保持在 2~25℃。

2)严格按照尿液采集标准进行样本采集操作,出现以下情况视为样本不合格,不得进行有机酸检测实验:①尿液:信息与样本不符;样本自采集之日起超过 3 天;没有及时寄送的样本,申请单上没有注明"样本在运送前一直保存在冰箱冷藏"信息;样本寄来时包装内没有冰盒或者冰袋,样本温度超过 20℃;尿量小于 500µl。②尿滤纸片:信息与样本不符;样本自采集至晾干超过 3 天;自采集之日起超过 20 天;样本潮湿、发霉;样本非自然晾干(推荐晾干方式:室温下放置约 2~4 小时自然干燥;严禁将样本放置如电吹风、暖气、电炉、阳光及强光灯等热源下烘烤)。

(2)材料

1)试剂:乙醇(国药试剂)、硅烷化试剂(REGIS)、羟胺盐酸盐(Sigma)。

2)标准品:十七烷酸(Sigma)、二十四烷(Sigma)、托品酸(Sigma)、正构烷烃混合物(Sigma)。

(3)实验方法

1)前处理方法:准备尿液样本 100µl 或尿滤纸片复溶液 100µl;装有 100µl 样本的离心管中加入 20µl 脲酶,在 37℃ 水浴中孵育 30 分钟进行尿素降解;孵育完成后加入 900µl 冰乙醇,在离心机中高速冷冻离心。取上清液转移至反应瓶,加入 0.2% 盐酸羟胺溶液,在 60℃ 下肟化反应 10 分钟。冷却后,在氮吹仪下吹干;吹干的反应瓶中加入 100µl 硅烷化试剂进行硅烷化反应;反应完成,转移至进行瓶中,上 GC-MS 进行进样检测。

2)GC 分析条件:①分流进样,分流比为 10:1,进样 1µl,23psi 恒压模式。柱温箱升温程序由起始 100℃ 升保持 4 分钟,然后以速率 4℃/min 升至 280℃ 保持 7 分钟。进样口温度 250℃,离子源温度 230℃。质谱电离方式为电子解离模式,m/z 扫描范围为 50~650。采用全扫描方法采集数据,这种采集方法适用于筛查软件固定模式。②分流进样,分流比为 10:1,进样 1µl,23psi 恒压模式。柱温箱升温程序由起始温度 60℃ 保留 1 分钟,以 17℃/min 的速度升温至 320℃ 保持 10 分钟。进样口温度 250℃,离子源温度 230℃。质谱电离方式为电子解离模式,m/z 扫描范围为 50~650。

该方法分析用时略短,同时需要自建谱库分析。

(4)结果分析处理:GC-MS 采集生成的是三维的质谱数据,样本中所含的物质信息多而杂需逐一定性,甚至定量分析对非专业化学分析人员也是一个挑战,这些因素导致单个样本在进行结果处理时需花费较长的时间,而临床医生常常希望能够尽快得到疾病指标异常等有效信息的结果报告,为解决这一问题,下面介绍几种快速分析结果报告的途径。

1)Screening 筛查软件:使用商用筛查软件前,需要先采集正构烷烃在仪器和采集方法下的保留时间,进行设置和峰核对,软件自动识别积峰并进行辨峰参数设置,完成后保存筛查方法。之后将所得原始样本数据文件导入筛查软件选择方法进行分析,由于样本基质复杂,物质分布差异较大等因素,常常会造成辨峰不准的情况,还是需要人工进行判读确认结果。

2)实验室自建谱库:采用 Nist 谱库等质谱专

业谱库筛选合适的有机酸等化合物谱图进行编辑客户自定义谱库。也可以通过采集各类化合物标准品进行实际检测方法下的谱库自建,后者结合标准品量值可以进行定量或半定量的化合物浓度分析。此方法需要对软件积峰操作,建库和定量操作熟悉,且对待分析化合物性质熟悉才可以快速应用和识别报告结果。

通过重复阅览检测原始谱图、分析结果和临床资料的综合判读,可以熟练掌握遗传代谢病的知识,并对有机酸气相色谱质谱检测结果做出准确的判断分析。

2. 甲基丙二酸血症的应用 甲基丙二酸血症(methylmalonic acidemia,MMA)是先天有机酸代谢异常中最常见的病种。遗传性甲基丙二酸血症包括甲基丙二酰辅酶 A 变位酶酶蛋白(mutaseapoenzyme,mut)缺陷及其辅酶钴胺素(cobalamin,Cbl,维生素 B_{12})代谢缺陷,均为常染色体隐性遗传。甲基丙二酰辅酶 A 变位酶编码基因位于 6p21,迄今已发现 10 种突变,以导致氨基酸互换的错义突变为多见。变位酶完全缺陷为 mut^0 型,部分缺陷为 mut^- 型。钴胺素代谢障碍包括 5 类:两种为腺苷钴胺素(AdoCbl)合成缺陷,即线粒体钴胺素还原酶(mitochondrial cobalamin reductase,CblA)缺乏和线粒体钴胺素腺苷转移酶(mitochondrial cobalamin adenosyl transferase,Cbl B)缺乏;3 种为胞浆和溶酶体钴胺素代谢异常所致腺苷钴胺素和甲基钴胺素(MeCbl)合成缺陷(CblC,CblD,CblF)。mut^0,mut^-,CblA 和 CblB 型患者临床表现类似,仅有甲基丙二酸尿症。CblC,CblD,CblF 型患者生化特点为甲基丙二酸尿症合并同型半胱氨酸血症。根据患者对维生素 B_{12} 的治疗反应,临床可分为维生素 B_{12} 反应型和不反应型。维生素 B_{12} 反应型患者多为辅酶合成缺陷,Cb1A,CblC,CblD,CblF 型多为维生素 B_{12} 反应型,Cb1B 型中半数患者维生素 B_{12} 有效。而维生素 B_{12} 不反应型多为变位酶缺陷。甲基丙二酸血症病因、基因缺陷与生化表现如下表 13-8 所示:

甲基丙二酸是甲基丙二酰辅酶 A 的代谢产物。正常情况下,甲基丙二酰辅酶 A 在甲基丙二酰辅酶 A 变位酶和维生素 B_{12} 的作用下转化生成琥珀酸参与能量代谢。在甲基丙二酰辅酶 A 变位酶缺陷及维生素 B_{12} 缺乏的情况下,导致甲基丙二酸、3- 羟基丙酸和甲基枸橼酸大量积累,同时导致线粒体能量代谢障碍,引起神经系统损害为主的多脏器损害,代谢通路如图 13-7 所示:

表 13-8 甲基丙二酸血症的病因、基因缺陷与生化表现

蛋白缺陷类型	基因名称	基因位置	生化表型
甲基丙二酰辅酶 A 变位酶			
完全缺陷	MUT^0	6p21	单独甲基丙二酸血症
部分缺陷	MUT^-	6p21	单独甲基丙二酸血症
甲基丙二酰辅酶 A 异构酶			
	MCEE	2p13.3	单独甲基丙二酸血症
钴胺素代谢障碍			
腺苷钴胺素合成缺陷			
cblA	MMAA	4p31.1-q31.2	单独甲基丙二酸血症
cblB	MMAB	12q24	单独甲基丙二酸血症
cblD 变异 2 型	MMADHC	2q23.2	单独甲基丙二酸血症
胞浆和溶酶体钴胺素代谢异常			
cblC	MMACHC	1p34.1	甲基丙二酸合并同型半胱氨酸血症
cblD	MMADHC	2q23.2	甲基丙二酸合并同型半胱氨酸血症
cblF	LMBRD1	6p13	甲基丙二酸合并同型半胱氨酸血症

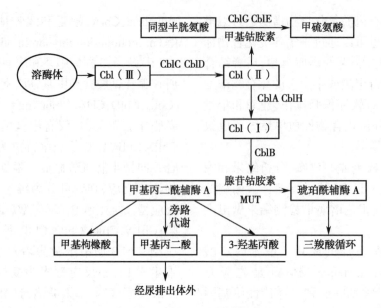

图 13-7 甲基丙二酸代谢途径

甲基丙二酸血症的生化诊断：

1）新生儿遗传代谢串联质谱分析：患者丙酰肉碱（C3）升高，丙酰肉碱／乙酰肉碱（C3/C2）升高，丙酰肉碱／游离肉碱（C3/C0）升高。甲基丙二酸伴同型半胱氨酸血症患者甲硫氨酸水平可下降。

2）气相色谱质谱联用尿有机酸分析：甲基丙二酸显著升高（实验室判断甲基丙二酸升高的截断值为 32.5μmol/mmol·肌酐），并伴有其代谢产物3-羟基丙酸和甲基枸橼酸不同程度升高。患儿急性发病期则出现较严重的代谢性酸中毒和严重的酮尿现象，包括乳酸、乙醇酸、3-羟基丁酸、丙酮酸及其他酮酸类等多个有机酸指标严重高于正常范围。

3. 多羧化酶缺乏症的应用 多羧化酶缺乏症（multiple carboxylase deficiency，MCD）是一种与生物素相关的常染色体隐性遗传代谢病。MCD致病原因包括生物素酶缺乏症（biotinidase deficiency，BTDD）及全羧化酶合成酶缺乏症（holocarboxylase synthetase，HCS）。导致BTDD的原因是，生物素酶基因变异导致生物素酶活性下降，使生物素含量减少，进而使依赖生物素的多种羧化酶活性下降，导致线粒体能量合成障碍、代谢性酸中毒、有机酸尿症及一系列神经与皮肤系统损害。BTDD是导致遗传性生物素代谢异常的主要疾病，在各年龄段均可发病，临床表现复杂，死亡率、致残率极高。

生物素是水溶性B族维生素。游离生物素直接通过肠道进入游离生物素池，蛋白结合生物素以生物胞素形式进入人体，再经代谢后进入游离生物素池。游离生物素是线粒体丙酰辅酶A羧化酶、丙酮酰羧化酶、乙酰辅酶A羧化酶和甲基巴豆酰辅酶A羧化酶的辅酶，作为羧化、脱羧和脱氢反应酶系的辅助因子参与碳水化合物、蛋白质和脂肪三大营养物质的代谢。生物素酶缺乏症及全羧化酶合成酶乏导致四种相关羧化酶活性下降，乳酸、丙酮酸、3-羟基丙酸、丙酰甘氨酸、甲基枸橼酸、3-羟基异戊酸和甲基巴豆酰甘氨酸等在血和尿中异常蓄积，导致线粒体能量合成障碍，引起代谢性酸中毒、有机酸尿症等一系列临床症状。

多羧化酶缺乏症的生化诊断：

1）血清、尿液生物素检测：BTDD患者血清、尿液生物素水平降低，HCS患者生物素水平正常。

2）生物素酶活性测定：BTDD患者血清、白细胞或皮肤成纤维细胞生物素酶活性降低，HCS患者生物素酶活性正。

3）新生儿遗传代谢串联质谱分析：患者丙酰肉碱（C3）升高，3-羟基异戊酰肉碱（C5OH）升高。

4）尿有机酸分析：一般无临床病症患者无明显有机酸指标异常。发病期患者尿液可见乳酸、丙酮酸、3-羟基丙酸、丙酰甘氨酸、甲基枸橼酸、3-羟基异戊酸、甲基巴豆酰甘氨酸等明显升高。

4. 尿素循环障碍类疾病的应用

蛋白质在体内分解成氨基酸，再分解产生氨。

过量的氨具有神经毒性,氨的解毒是在肝内合成尿素,再随尿排出。合成尿素的代谢途径称为尿素循环,借此维持正常血氨水平。

尿素循环障碍(ureacycledisorders,UCD)是指当尿素循环中某一种酶有先天性缺陷时,氨合成尿素发生障碍,游离的氨蓄积体内,形成高氨血症。临床上表现为严重的脑功能障碍。尿素循环必须有六种酶参与:氨甲酰磷酸合成酶(CPS)、精氨酸琥珀酸合成酶(AS)、精氨酸琥珀酸裂解酶(AL)、精氨酸酶(ARG)、N-乙酰谷氨酸合成酶(NAGS)、鸟氨酸氨甲酰基转移酶(OTC)。其中N-乙酰谷氨酸合成酶(NAGS)缺陷,属常染色体隐性遗传;鸟氨酸氨甲酰基转移酶(OTC)缺陷,属于 X 连锁遗传,是最常见的尿素循环障碍。

尿素循环障碍类疾病的诊断:

1)血氨水平从轻度到中度升高,一般患儿伴有急性高氨血症(血氨>200μmol/L)。

2)尿有机酸分析:尿有机酸检测结果可见尿嘧啶、乳清酸升高。

3)氨基酸定量分析:检查血、尿氨基酸,谷氨酸、谷氨酰胺、丙氨酸、瓜氨酸、精氨酸和精胺酰琥珀酸的定量分析,以鉴别尿素循环的酶缺陷。

4)酶活性测定:可分别测定肝细胞、红细胞、皮肤成纤维细胞的尿素循环 6 种酶活性。

五、气相色谱质谱常见维护介绍

GC-MS 硬件由三大部分构成:气相色谱、质谱检测器和 PC 数据输出端。

1. 气相色谱部分

(1)载气:在有机酸检测项目中用到的载气为氦气,氦气纯度要求≥99.999%,由于纯度要求较高,一般使用压缩气瓶提供。

(2)进样系统:作用是将样品直接或经过特殊处理后引入气相色谱仪(GC)的汽化室或色谱柱进行分析,通常包括取样装置、控制系统、换向装置、进样接口、尾气接口等。根据不同功能的色谱仪器,进样系统也有所不同。在有机酸、脂肪酸等项目中使用的是液体全自动进样器。

(3)色谱柱:其作用在于实现混合样品的组分分离。根据被检测物的性质会采用不同的气相色谱柱进行分离。有机酸最常采用的气相色谱柱有DB-5MS、DB-5 等,脂肪酸最常采用的气相色谱柱有 DB-23、DB-5MS 等。

(4)检测器质谱部分:质谱端主要组成部分为真空系统、离子源、质量分析器和检测器。

2. 气相色谱质谱联用仪的维护介绍 仪器在使用过程中,常因为污染或耗材使用超载导致仪器不能正常运行或者检测过程中精密度、准确度大大受到影响。因此,良好的仪器使用习惯、规律的周期性维护保养是非常有必要的。

表 13-9 为编者实验室结合使用经验给出的各项维护频率一览表,备注为总结得出的平均维护操作的具体频率。

表 13-9 维护操作频率

任务	每周	每年	根据需要	备注
更换隔垫			√	300~500 针进样
更换衬管			√	500~700 针进样
更换 O 型圈			√	500~700 针进样
更换色谱柱		√		
调谐 MSD			√	3 个月 / 次
检查泵油	√			
更换泵油		√		
清洁进样口			√	3 个月 / 次
清洁离子源			√	6 个月 / 次
载气过滤器		√		
载气			√	不低于 5MPa

(王军娟　张　玉)

第六节　负荷试验

负荷试验是临床工作中最早采用、最简单方便的诊断手段之一,因其无须特殊设备,易操作,结果直观、可靠,所以在不具备开展各种特殊检查的条件时,可采用此法。

一、高苯丙氨酸血症分型

(一)技术发展

高苯丙氨酸血症(HPA)是指血苯丙氨酸(phenylalanine,Phe)浓度>120μmol/L 的人群,HPA中绝大多数是由于苯丙氨酸羟化酶(phenyla-laninehydroxylase,PAH)缺乏所导致的苯丙酮尿症(phenylketonuria,PKU),极少数则是由于 PAH

的辅酶—四氢生物蝶呤(tetrahydrobiopterin,BH4)缺乏而导致的 BH4 缺乏症(BH4D)。两者在治疗方法上截然不同,故早期鉴别诊断尤显重要。PKU 和 BH4D 的鉴别诊断早期通过进行 BH4 负荷试验、尿蝶呤谱分析等进行基本的分型,随着生化技术的发展通过血红细胞二氢蝶呤还原酶(dihydropteridine,DHPR)检测以及基因诊断等进行综合分析能够进一步明确病因。

(二)技术原理

患儿在进行 BH4(20mg/kg)负荷试验时,不同类型的 HPA 有不同浓度的血 Phe 浓度曲线类型,经典型 PKU 的血 Phe 浓度基本不变,BH4D 和 BH4 反应性 PAH 缺乏症表现为特异性下降曲线,前者 Phe 浓度下降迅速,服药 4 小时后降至正常水平,后者下降较为平缓,服药 6 小时下降 32% 较服药前,24 小时下降 62%,但不能降至正常水平。因此 BH4 负荷试验能够初步鉴别是否为 6- 丙酮酰四氢生物蝶呤合成酶(6-pyruvoylterahydropterin synthase,PTPS)缺乏症,但确切的 BH4 反应性 PAH 缺乏症和 BH4D 诊断必须通过尿蝶呤谱分析、DHPR 测定及基因诊断确定。

(三)临床应用

1. 技术方法　对于血 Phe 浓度>600μmol/L 患儿,给予口服 BH4 片 20mg/kg,分别在口服 BH4 前及口服 BH4 后 2 小时、4 小时、8 小时、24 小时,取静脉血测定血 Phe 浓度,服药前及服药后 4~8 小时留取尿液作尿蝶呤谱分析。BH4 负荷试验前至少禁食 3 小时,整个试验过程保证正常的饮食摄入。对血 Phe 浓度<600μmol/L 的患儿,给予口服 Phe+BH4 联合负荷试验,在试验前先给予 Phe 100mg/kg 口服,3 小时后抽取静脉血测定血 Phe 浓度>600μmol/L 时,再进行上述 BH4 口服负荷试验。

2. 样本要求　血 Phe 测定可采用干滤纸血斑,采血操作按照新生儿遗传代谢病筛查血片采集技术规范的血片采集步骤采集。采集的合格滤纸干血片应为:①至少 2 个血斑,且每个血斑直径大于 8mm;②血滴自然渗透,滤纸正反面血斑一致;③血斑无污染;④血斑无渗血环。滤纸干血片应当在采集后及时递送,最迟不宜超过 5 个工作日。有完整的血片采集信息记录。

3. 结果判定

(1)BH4 缺乏症中 PTPS 缺乏症给予 BH4 后 4~6 小时内,其血 Phe 浓度可下降至正常。

(2)还原酶 DHPR 缺乏者血 Phe 浓度可在服 BH4 后 8 小时,甚至更晚下降至正常,需做 DHPR 活性测定以确诊。

(3)服用 BH4 后血 Phe 浓度无明显下降,诊断为 PKU。

(4)PKU 在服用 BH4 后 24 小时内血 Phe 浓度下降至服药前 30% 或以上,且除外 BH4D 后可诊断为 BH4 反应性 PAH 缺乏症。

二、甲基丙二酸血症分型

(一)技术原理与方法

采用肌内注射维生素 B12 1.0mg/d,连续 3~5 天,通过治疗前后临床症状、生化指标、血丙酰肉碱 C3、C3/C2 及尿甲基丙二酸水平变化,观察患儿对维生素 B12 的反应性。

(二)临床应用

甲基丙二酸血症为常染色体隐性遗传,根据酶缺陷的类型分为甲基丙二酰辅酶 A 变位酶缺陷及其辅酶维生素 B12 代谢障碍两大类,现已发现 7 个亚型,甲基丙二酰辅酶 A 变位酶无活性者为 mut0 型,维生素 B12 代谢障碍包括 cBIA、cblB、cblC、cblD、cblF5 种亚型。维生素 B12 试验治疗是明确病型,指导治疗的重要手段,有效型预后较好,其中 cblA 型预后最好。维生素 B12 无效型预后较差,半数于生后 1 周内发病,病死率极高。通过大剂量维生素 B12 试验治疗,对照治疗前后尿甲基丙二酸浓度,不仅可以争取治疗时机,挽救维生素 B12 反应型患者,亦有助于病型诊断,指导长期治疗。

1. 样本要求　血丙酰肉碱 C3、C3/C2 测定可采用干滤纸血斑,血斑采集采血操作按照新生儿遗传代谢病筛查血片采集技术规范的血片采集步骤采集。采集的合格滤纸干血片应为:①至少 2 个血斑,且每个血斑直径大于 8mm;②血滴自然渗透,滤纸正反面血斑一致;③血斑无污染;④血斑无渗血环。

尿甲基丙二酸水平测定可采用新鲜尿液与尿滤纸片。新鲜尿液采集完后离心管内密封至 −70℃冷冻,尽早冷藏递送至检测实验室检测。尿滤纸片:检测者用尿杯取任意尿 2/3 杯左右;取专用滤纸片一份,填好采集信息,将滤纸片浸入尿液中约 10 秒,待其充分湿润至液痕渗透到滤纸片虚线处,取出;将取出的滤纸片在室温下自然晾干；待滤纸片完全干燥后，取下折叠好，放入专用包装袋，并密封保存；滤纸片晾干后在1周内寄出准备检测；运送要求：干燥2~25℃。

2. 结果判定

（1）血液C3、C3/C2及尿液甲基丙二酸水平治疗后较治疗前下降50%为维生素B_{12}有效型。cbIC、cbID及cbIF型患者均对维生素B_{12}有效，cbIA型患者大部分有效，cbIB患者50%有效，MUT型患者大部分无效。

（2）血液C3、C3/C2、尿液甲基丙二酸水平以及临床症状无改善则为无效型。

三、蛋氨酸负荷试验

（一）技术原理

蛋氨酸也是胰岛素的代谢底物，其正常的代谢通路需要胰岛素的参与。当细胞存在胰岛素抵抗时，蛋氨酸代谢异常，会引起其中间代谢产物同型半胱氨酸的堆积，尤其是可出现蛋氨酸负荷后的高同型半胱氨酸血症。因此，蛋氨酸负荷（PML）试验是一种用于发现潜在同型半胱氨酸代谢异常的方法。研究表明，高同型半胱氨酸血症（HHC）是冠心病的一个新的独立危险因素，且2型糖尿病（DM）及其视网膜病变（DR）组患者中潜在性的同型半胱氨酸发生率很高，PML试验可使27%~52%的空腹同型半胱氨酸正常的高同型半胱氨酸血症患者得到诊断。非糖尿病患者的高同型半胱氨酸血症可简单通过补充叶酸和维生素B_{12}得纠正，长期应用叶酸和维生素B_{12}可明显降低血同型半胱氨酸血症浓度，使血管病变患者的存活率提高，早期发现高同型半胱氨酸血症对血管病变的防治具有积极意义，尤其对2型糖尿病患者。

（二）临床应用

1. 技术方法　采用氨基酸自动分析仪或高效液相色谱法测定血浆总同型半胱氨酸及负荷后总同型半胱氨酸水平，早晨空腹抽血和收集尿液，然后口服L-蛋氨酸2g 2~4小时再抽血和收集尿液。

2. 样本要求　晨空腹抽取静脉血2ml，5%的EDTA抗凝，冰浴1小时内离心取血浆−70℃保存待测。空腹采血后口服L-蛋氨酸0.1g/kg（溶于200ml橙汁中），服药后2小时、4小时再次取血2ml，处理同前。

3. 结果判定　负荷后患者血液和尿液中L-

蛋氨酸和同型胱氨酸水平升高，以超过正常对照组总同型半胱氨酸水平95%参考范围上限作为诊断的标准。

（肖永胜　姚　艳）

第七节　酶活性分析

酶学分析是通过测定基因表达后翻译合成的酶蛋白活性，进行特异性的遗传代谢病的确诊，其不受年龄的影响，如果先天有酶活性缺陷，新生儿即可检出。从测定方法来说，主要有放射性同位素测定法、紫外分光光度法、底物荧光法及串联质谱酶测定法，目前以底物荧光法为主。该方法测定酶活性具有高灵敏度、可靠和迅速的特点，可用于疾病的诊断和鉴别诊断、高位妊娠产前诊断。

一、技术发展

溶酶体贮积症等疾病的诊断是通过酶活性测定或测代谢产物进行的。过去测酶活性的方法与步骤比较复杂，底物用量较大。1980年后荷兰Erasmus大学遗传代谢病试验室应用微量酶活性测定法获得成功。它使用了新的人工合成底物，提高了实验的灵敏度及准确性，简化了实验步骤。1990年，中国医学科学院基础医学研究所医学遗传研究室引进了该试验室的微量酶活性测定法，先后建立了10种酶的测定方法。之后将原来在试管中进行的实验，改在Eppendroff管中进行，并将各种酶活性测定方法规范化。其结果是简化了实验步骤，提高了准确性，能准确计算出加入的底物与酶源的量。如黑蒙性痴呆病是由于氨基已糖苷酶A（Hex A）缺乏所致，过去使用荧光底物4-甲基-β-D-N-乙酰葡胺（4MUG）先测出Hex总活性后再测出Hex B活性，并据此计算出Hex A活性。现在则使用4-甲基-β-D-N-乙酰葡胺-6-硫酸（4MUGS）作底物，可直接测出Hex A活性。又如MPS ⅣA是由于半乳糖-6-硫酸脂酶缺陷所致，过去使用同位素标记底物，现用新荧光底物，省略了同位素标记步骤。除芳基硫酸酯酶A及B两种酶用成色底物外，其他均用荧光底物。每种酶活性测定方法用统一的步骤，即10~20μl细胞匀浆加入10~20μl底物，充分混匀，置37℃水浴温浴1小时后，加入400μl的0.5mol/L碳酸钠与碳酸氢钠缓冲液（pH值10.7）终止反应，用荧光分光光度计测定酶活性,激发波长为365μm,发射波长为445μm。以上方法的改进,都为在孕早期取绒毛做产前诊断打下基础。

目前,干血纸片串联质谱仪酶测定法已经用于群体或高危筛查,美国和澳大利亚等发达国家已经开始在新生儿期采用此方法筛查包括MPS在内的溶酶体贮积症,已达到早期诊断、早期治疗、改善预后的目的。

二、技术原理

底物荧光检测原理遗传代谢病的根本发病原因在于代谢通路中的酶无法发挥正常的功能,主要包括酶活力缺陷,从而引发相关疾病的发生。酶学分析直接在检测酶的活力对酶的功能进行评估。利用酶催化的特异性,提取培养的成纤维细胞、白细胞或组织中的酶,在体外利用人工合成的专一性的底物或者微量荧光底物,在相应条件下进行酶活力检测。

首先人工合成是可以被待测活酶催化裂解的化合物,且化合物连接上产色物质,在检测过程中产色物质可被解离下来,使被检样品中出现颜色变化,根据颜色变化可推算出被检活酶的活性。产色物质一般选用连接对硝基苯胺(PNA)。游离的PNA呈黄色,其测定波长选用405nm。在这一波长下,其他物质对光的吸收小于PNA对光吸收的1%。具体检测方法既可采用动态法,也可采用终点法。动态法即是连续记录样品的吸光度变化,算出单位时间吸光度的变化量,并以每分钟吸光度的变化来报告结果。终点法即是指在活性酶同产色物质作用一段时间后,加入乙酸终止反应,检测此段时间内吸光度的变化,进而推算出待检酶的活性目前多数采用动态法,因为它比终点法简单,结果更为准确。

三、临床应用

目前酶学分析可检测的疾病种类相对较少,可用于四氢生物蝶啶还原酶缺乏症、铜氧化酶缺乏症、生物素酶缺乏症等,其中应用较多的是溶酶体贮积症和线粒体病的检测。比较成熟的方法是利用多功能酶标仪、全自动酶联分析仪等,进行组合式酶学测定。常见的溶酶体贮积症及其对应的溶酶体酶,见表13-10。

(一)溶酶体酶活性检测(底物荧光法)

溶酶体贮积症(LSD)是一组遗传性代谢疾病,是由于基因突变致溶酶体中有关酸性水解酶缺陷,导致机体中相应的生物大分子不能正常降解而在溶酶体中贮积,引起细胞组织器官功能的障碍。溶酶体贮积症的特点是基于贮积物的复杂性及其组织分布与积聚速度的不同。

表13-10 溶酶体酶贮积症及溶酶体酶

分类	疾病	溶酶体酶
神经鞘脂贮积症	GM1神经节苷脂贮积症	酸性β-半乳糖苷酸
	GM2 Tay-Sachs病	己糖胺酶A
	Sandhoff病	己糖胺酶A&B
	球形细胞脑白质营养不良	半乳糖脑苷脂酶
	异染性脑白质营养不良	芳基硫酸酯酶A
	Gaucher病	β-葡萄脑苷脂酶
	Fabry病	α-半乳糖苷酶A
	Niemann-Pick病	鞘磷脂酶
糖原贮积症	糖原贮积症Ⅱ	酸性α-葡萄糖苷酶
糖蛋白贮积症	α-甘露糖增多症	α-甘露糖苷酶
	β-甘露糖增多症	β-甘露糖苷酶
	岩藻糖贮积症	岩藻糖苷酶
	天冬氨酰氨基葡萄糖尿症	天冬氨酰氨基葡萄糖苷酶
NCL	NCL晚期婴儿型	羧肽酶Ⅰ
	NCL婴儿型	棕榈蛋白硫酯酶Ⅰ
黏多糖贮积症	MPS Ⅰ	α-L-艾杜糖醛酸酶
	MPS Ⅱ	艾杜糖醛酸硫酸酯酶
	MPS ⅢA	硫酸类肝素硫酸酯酶
	MPS ⅢB	α-N-乙酰氨基葡萄糖苷酶
	MPS ⅢC	乙酰CoA:α-氨基葡萄糖苷乙酰转移酶
	MPS ⅢD	N-乙酰氨基葡糖-6-硫酸酯酶
	MPS ⅣA	半乳糖-6-硫酸酯酶
	MPS Ⅵ	芳基硫酸酯酶B
	MPS Ⅶ	β-葡糖醛酸苷酸
黏脂质贮积症	ML Ⅱ/Ⅲ	磷酸转移酶缺陷导致血清中多种溶酶体酶升高

1. 检测原理　溶酶体酶活性检测是确诊 LSDs 最迅速、最重要的方法，可以对血浆，血清，白细胞，成纤维细胞，羊水细胞，绒毛细胞等组织进行检测。成纤维细胞样本是酶活性检测的诊断金标准，因为它表达了最佳的酶活性。在产前诊断中，可在孕中期 17~20 周做羊膜腔穿刺去羊水，用经培养的羊水细胞做酶活性测定。在一定的反应条件下，加入人工合成荧光底物，底物在溶酶体酶的作用下分解，释放出荧光，测定荧光强度，从而测定酶活性。该方法灵敏，快速，操作简便。

2. 样本要求

(1) 材料：需要新鲜的成纤维细胞、白细胞、血清、血浆、羊膜细胞、羊水和血干滤纸片等。其中成纤维细胞因细胞培养，耗时耗材，应用逐渐减少。血干滤纸片主要应用于新生儿筛查。

(2) 温度要求：抽取静脉血常温保存需要在 24 小时内送至实验室检测，否则会影响酶的测定。若不测定，需保存于 (−70~−80)℃环境下保存。

酶学分析的优势在于对酶活性直接进行检测，具有特异性和灵敏度高的特点。但酶学分析同样存在一定的不足，酶学分析对于样本的采集、运输及保存等对外部的要求较高。有些酶需要采集患者组织样本，取材难度大。

3. 技术方法条件

(1) 仪器与材料：多功能酶标仪，超声粉碎仪，恒温摇床和低温离心机，移液器，PH 计等实验室常规可调仪器。

(2) 标本与试剂：疑似患者全血标本当天提取白细胞及血浆，商品化蛋白浓度测定试剂盒，人工合成荧光 4-MU- 底物等。

(3) 实验室操作流程

1) 全血提取血浆及白细胞：取全血标本低温离心后，吸取上清液至 Eppendorff 管中，−70℃冰箱保存备用或立即用于酶活性检测。下层沉淀加入红细胞裂解液，轻吹混匀，静置，低温离心后，弃上清。按此步骤重复两次，最后加入 PBS，轻吹至细胞无团块，离心，弃上清，白细胞沉淀 −70℃冻存，标记。

2) 白细胞粉碎释放酶：在白细胞沉淀中加入纯水，制成混悬液，细胞超声粉碎仪进行粉碎，操作应在冰浴中进行，防止酶失活。

3) 细胞匀浆蛋白浓度测定：使用蛋白试剂盒，具体步骤按说明书进行。

4) 酶活性测定：同一天进行的多个酶活性测定，可共用一个标准品。

取稀释的细胞匀浆与底物，充分混匀，置于 37℃水浴恒温 1 小时，水浴结束首后，直入冰浴，加入碳酸钠与碳酸氢钠缓冲液 (pH 值 10.7) 终止反应。与标准品空白组对照。多功能酶标仪 (激发波长 360nm，发射波长 460nm) 读取荧光值。样本均为复孔检查。计算酶活性。

(4) 结果判断：每一种溶酶体酶都有酶活性的正常参考范围，若计算得出的酶活性，高于或低于此正常范围，提示相应疾病的发生。注意事项：必须仔细阅读和充分了解相关是试剂盒说明书，过期试剂盒及试剂不能使用；测定过程中，温度必须严格控制。各类样本需 −70℃保存。

(二) 生物素酶检测方法：底物荧光法

1. 材料　需要新鲜的成纤维细胞、白细胞、血清、血浆、羊膜细胞、羊水和血干滤纸片等。其中成纤维细胞因细胞培养，耗时耗材，应用逐渐减少。血干滤纸片主要应用于新生儿筛查。

2. 温度要求　抽取静脉血常温保存需要在 24 小时内送至实验室检测，否则会影响酶的测定。若不测定，需保存于 (−70~−80)℃环境下保存。

酶学分析的优势在于对酶活性直接进行检测，具有特异性和灵敏度高的特点。但酶学分析同样存在一定的不足，酶学分析对于样本的采集、运输及保存等对外部的要求较高。有些酶需要采集患者组织样本，取材难度大。

3. 技术方法条件

(1) 仪器与材料：紫外分光光度计，恒温摇床和低温离心机，移液器，PH 计等实验室常规可调仪器。

(2) 标本与试剂：疑似患者静脉血，人工合成荧光 4-MU- 底物；各类主要试剂：比色剂 (W/N)N-(1- 萘基) 乙二胺二盐酸 (NEDD)，标准品 PABA 等。

(3) 实验室操作流程：保本收集：取 EDTA 抗凝静脉血 2ml，立即送检，300r/min 离心 5 分钟，血浆 −70℃保存；生物素酶 (BTD) 活性测定，取离心管，分别加入标准品、质控品、待测样本血浆，加入酶底物，混匀，37℃孵育 30 分钟；加 30%(W/V) 三氯醋酸终止反应，沉淀蛋白，混匀后 3 000r/min 离心 5 分钟，取上清液，转入另一只离心管；加入去离子水，0.1%(W/V) 亚硝酸钠，混匀，等 3 分钟；加入 0.5%（W/V）氨基磺酸胺，混匀，等 3 分钟；最后加入显色剂 NEDD，2~6 分钟内紫外分光光度计 546 波长比色。

（郝 虎 王军娟）

参考文献

1. 顾学范. 临床遗传代谢病. 北京: 人民卫生出版社, 2015.

2. 孙梅, 刘贤. 遗传代谢相关的婴儿胆汁淤积症. 实用儿科临床杂志, 2012, 27 (7): 479-481.

3. 许玲芬, 张卫波, 马雪梅, 等. 串联质谱技术在婴儿胆汁淤积症病因诊断中的价值. 临床肝胆病杂志, 2015 (08): 1257-1261.

4. 王少婷, 李艳. 液相色谱- 质谱联用技术在临床检验中的应用与发展. 中华检验医学杂志, 2016, 39 (8): 650-653.

5. 童凡, 杨建滨, 黄晓磊, 等. Citrin 缺陷致新生儿肝内胆汁淤积症合并先天性胆道闭锁一例. 中华儿科杂志, 2013, 51 (11): 863-865.

6. 李水军, Sihe Wang. 液相色谱- 质谱联用技术临床应用. 上海: 上海科技出版社, 2014.

7. 中华预防医学会出生缺陷预防与控制专业委员会新生儿筛查学组, 中国医师协会青春期医学专业委员会临床遗传学组, 中华医学会儿科学分会内分泌遗传代谢学组. 先天性肾上腺皮质增生症新生儿筛查共识. 中华儿科杂志, 2016, 54 (6): 404-409.

8. 周剑, 戴新华, 李红梅, 等. 血清中 17- 羟孕酮的测定方法及研究进展. 化学分析计量, 2012, 21 (2): 96-98.

9. 简永建, 潘迎. 新生儿先天性肾上腺皮质增生症筛查诊断实验方法学发展. 中国儿童保健杂志, 2014,(10): 1065-1067.

10. 中华医学会儿科学分会内分泌遗传代谢病学组. 先天性肾上腺皮质增生症 21- 羟化酶缺陷诊治共识. 中华儿科杂志, 2016, 54 (8): 569-576.

11. 让文亮, 季守平. 溶酶体贮积症的研究进展. 生物技术通讯, 2012,(01): 136-152.

12. 钱跃, 赵亮, 吕磊, 等. 色谱- 质谱联用技术测定人体内类固醇激素的研究进展. 药学实践杂志, 2014,(03): 176-190.

13. Lehotay M, Gramer G, Haege G, et al. LC MS/MS progress in newborn screening. Clin Bioochem, 2011, 44: 21-31.

14. Turgeon CT, Magera MJ. Determination of Total Homocysteine, Methylmalonic Acid, and 2-Methylcitric Acid in Dried Blood Spots by Tandem Mass Spectrometry. Clinical Chemistry, 2010, 11: 1686-1695.

15. Meunier C, Monteremal J, Faure P, el at. Four years of LC-MS/MS method for quantification of 25-hydroxyvitamin D (D2+D3) for clinical practice. J Chromatogr B Analyt Technol Biomed Life Sci, 2015, 989: 54-61.

16. Donald JG, Malthew S, Auchus RJ, et al. steroid profiling by gas chromatography-mass spectrometry and high performance liquid chromatography-mass spectrometry for adrenal diseases. Horrn Canc, 2011, 2 (6): 324-332.

17. Sharma R, Seth A. Congenital adrenal hyperplasia: issues in diagnosis and treatment children. Indian J Pediatr, 2014, 81 (2): 178-185.

18. Speiser PW, Azziz R, Baskin LS, et al. Congenital adrenal hyperplasia due to steroid 21-hydroxylase deficiency: an Endocrine Society clinical practice guideline. J Clin Endocrinol Metab, 2010, 95 (9): 4133-4160.

19. Kim B, Lee MN, Park HD, et al. Dried blood spot testing for seven steroids using liquid chromatography-tandem mass spectrometry with reference interval determination in the Korean population. Ann Lab Med, 2015, 35 (6): 578-585.

20. Grinten HL, Stikkelbroeck NM. Otten BJ, et al. Congenital adrenal hyperplasiα-pharmacologic interventions from the prenatal phase lo adulthood. Pharmacol Ther, 2011, 132 (1): 1-14.

21. Zhou KJ, Wang J, Xie GX. Distinct Plasma Bile Acid Profiles of Biliary Atresia and Neonatal Hepatitis Syndrome. Journal of Proteome Research, 2015.

第十四章

常见的遗传检测技术

遗传代谢病是由于遗传因素而导致内环境紊乱的疾病，因此该类疾病的重要识别和诊断工具之一为遗传物质变异的检出。本章主要阐述常用的遗传检测技术，包括PCR、芯片、测序等手段。

第一节　聚合酶链式反应技术

一、技术发展

1953年沃森和克里克提出DNA双螺旋结构及半保留复制模型，开启了现代生命科学和分子生物学的大幕。聚合酶链式反应（polymerase chain reaction，PCR）技术与分子克隆、DNA序列分析是整个现代分子生物学研究的基础，而"如何识别未知核酸序列"和"如何定性定量地检测目标核酸分子"成为分子生物学研究及应用要解决的两个核心问题。

1971年Khorana等最早提出PCR理论："DNA变性解链后与相应引物杂交，用DNA聚合酶延伸引物，重复该过程便可克隆tRNA基因"，但当时基因序列分析方法尚未成熟、热稳定DNA聚合酶还未发现及寡聚核苷酸引物合成仍处于手工和半自动阶段，核酸体外扩增设想似乎不切实际。1985年Mullis等用大肠埃希菌DNA聚合酶Klenow片段体外扩增哺乳动物单拷贝基因成功，实现了研究人员梦寐以求的体外无限扩增核酸片段的愿望。1988年初，Keohanog改用T4DNA聚合酶进行PCR，提高扩增DNA片段的均一性，1988年Saiki等从美国黄石国家公园温泉中分离的一株水生嗜热杆菌中提取到一种耐热DNA聚合酶，使扩增反应的特异性和效率大大提高，并简化了操作程序，最终实现了DNA扩增的自动化，迅速推动了PCR的应用和普及。

自PCR技术被发明以来，这一方法已经成为生命科学研究领域中最基础和最常规的实验方法之一。从1985年至今的30多年时间里，PCR分析经历了三代技术的发展。第一代传统的PCR技术采用琼脂糖凝胶电泳的方法来对PCR产物进行分析，但这一方法主要适用于定性和半定量研究且存在操作繁琐、交叉污染风险大等不足。

为了对PCR扩增产物或基因的表达水平进行定量分析，1992年诞生了第二代PCR分析技术——实时荧光定量PCR（Real-time quantitative PCR，qPCR）技术，该技术通过在反应体系中加入荧光染料，检测反应中发出的荧光信号达到阈值的循环数即循环阈值（cycle threshold，Ct）来计算。实时荧光定量PCR极大地扩展了PCR技术在整个生命科学的研究与应用，例如，感染性疾病、肿瘤、遗传性疾病、移植配型、个性化用药等众多医学领域，尤其是在临床医学检验和食品安全检测等领域迅速发展，成为许多病原微生物诊断的金标准。但qPCR技术所谓的"定量"仍然是相对的，依赖于Ct值和标准曲线。qPCR在目的序列含量低、表达量差异十分微小、反应体系中含大量背景序列或抑制物等情况下，灵敏度和精确度都受到很大限制。

在低丰度检测、稀有突变检测等日益增大的应用需求背景下，随着微流控和微机电系统技术与工艺的成熟，第三代PCR分析技术——数字

PCR 技术(digital PCR,dPCR)应运而生。数字 PCR 技术是一种核酸分子绝对定量技术,它将一个荧光定量 PCR 反应体系分配到大量微小的反应器中,在每个微反应器中包含或不包含 1 个或多个拷贝的目标核酸分子(DNA 模板),进行"单分子模板 PCR 扩增"。扩增结束后,通过阳性反应单元(通过终点荧光信号判断)的数目和泊松分布计算原始样本中靶基因的拷贝数。由于数字 PCR 具有比传统荧光定量 PCR 更加出色的灵敏度、特异性和精准性,它在极微量核酸样本检测、复杂背景下稀有突变检测、表达量微小差异鉴定和拷贝数变异检测方面表现出的优势已被普遍认可。

从一代 PCR 产物的凝胶电泳定性分析到二代"相对定量"的实时荧光 PCR,再到数字 PCR 的"绝对定量"分析,这三代 PCR 技术都是为了解决"如何定性定量地检测目标核酸分子"这一核心问题。

二、技术原理

(一)聚合酶链式反应

聚合酶链式反应(polymerase chain reaction, PCR)是一种选择性体外扩增 DNA 或 RNA 片段的方法,即通过试管中进行的 DNA 复制反应,使极少量的基因组 DNA 或 RNA 样品中的特定基因片段在短短几小时内扩增上百万倍。其反应原理与细胞内的 DNA 复制相似,但 PCR 的反应体系要简单得多,主要包括 DNA 靶序列、与 DNA 靶序列单链 3′ 末端互补的合成引物、4 种 dNTP、耐热 DNA 聚合酶及合适的缓冲液体系。PCR 过程是一个重复地进行 DNA 模板解链、引物与模板 DNA 结合、DNA 聚合酶催化形成新的 DNA 链的过程,这些过程都是通过控制反应体系的温度来实现的。

PCR 一般包含三步反应:①变性,通过加热使模板 DNA 完全变性成为单链;②退火,将温度下降至合适的温度,使引物与模板 DNA 退火结合;③延伸,将温度升高,热稳定 DNA 聚合酶以 dNTP 为底物催化合成新生 DNA 链延伸。以上三步为一个循环,新合成的 DNA 分子又可以作为下一轮合成的模板,经多次循环后即可达到扩增 DNA 片段的目的。

1. 变性(denaturation) 双链 DNA 模板的变性温度由其 G+C 含量来决定,模板 DNA 的 G+C 含量越高,溶解温度也越高。变性的时间由模板 DNA 分子的长度来决定,DNA 分子越长,两条链完全分开所需的时间也越长。如果变性温度过低或时间太短,模板 DNA 中往往只有富含 A-T 的区域被变性,这样在后续的反应中,随着温度的降低,模板 DNA 将会重新复性变成天然结构。在应用 Taq DNA 聚合酶进行 PCR 反应时,变性往往在 94~95℃条件下进行。

2. 退火(annealing) 退火是使引物和模板 DNA 复性。复性过程采取的温度至关重要。复性温度过高,引物不能与模板很好地复性,扩增效率很低。复性温度太低,引物将产生非特异性复性,导致非特异性的 DNA 片段的扩增。虽然退火温度可以通过理论计算出来,但没有一个公式适用于所有长度和不同序列的寡核苷酸引物。常用的方法是在比两条寡核苷酸引物的溶解温度低 2~10℃范围内进行系列预实验来对复性条件进行优化,或者通过控制 PCR 仪在连续的循环中逐渐降低复性温度来确定最佳退火温度。

3. 延伸(elongation) 引物在耐热 DNA 聚合酶的作用下,以引物为固定起点,以四种单核苷酸(dNTP)作为底物,合成新的 DNA 链。因此,在这一阶段的末期,两条单链模板 DNA 又形成了新的双链,且双链中的新生 DNA 单链具有各种不同的延伸长度。延伸也就是寡核苷酸引物的延长,通常在热稳定 DNA 聚合酶催化 DNA 合成的最适温度下进行。对于 Taq DNA 聚合酶,最适温度一般为 72~78℃;在这一温度下,Taq DNA 聚合酶的聚合速率约为 2 000nt/min。

(二)聚合酶链反应 - 限制性片段长度多态性分析技术

限制性内切酶能够特异性的识别特定的碱基序列,并将其切开;若目的基因的碱基突变位点与限制性内切酶的识别位点相关,碱基的突变则可能引起某些酶切位点的消失或者新的酶切位点的出现,当用特定的限制性内切酶来消化发生突变的目的基因后,将会产生与"正常"目的基因不同大小的片段。将限制性酶切产物进行含有溴化乙锭的琼脂糖凝胶电泳分离,在紫光灯下即可获得目的基因的酶切电泳图谱,将其与"正常"基因的酶切图谱比较,可以直接判定目的基因是否发生碱基突变。这种根据不同长度的限制性酶切片段来分析目的基因多态性的方法称为限制性片段长度多态性(restriction fragment length polymorphism,RFLP) 分析。RFLP 分析技术与 PCR 扩增反应相结合,首先利用 PCR 扩增目的基因,然后用限制性内切酶处理扩增后的目的基因,产生大量的限制性酶切片段,即使用 RFLP 分析技术来分析 PCR 扩增产物可以大大提高 RFLP 分析的灵敏度,这就是 PCR-RFLP 分析技术。这种 DNA 分子水平的差异,可能是由于内切酶识别序列的改变而引起,也可能涉及部分片段的缺失、插入、易位、倒位等。

（三）聚合酶链反应 - 短串联重复序列分析技术

短串联重复序列(short tandem repeats,STR) 又称为微卫星序列(microsatellites)或者简单重复序列(simple sequence repeats,SSR),是由 2~6 个核苷酸作为核心序列串联重复形成的 DNA 序列。绝大多数 STR 位于非编码区,极少数在编码区域。不同的生物体内的 STRs 的长度也不尽相同,这与生物表型的差异或基因特异性转录激活有一定的关联。STR 核心序列重复次数的差异性在基因传递的过程中一般遵循孟德尔共显性遗传规律和 Hardy-Weinberg 平衡,因此大多数 STR 具有遗传多态性。人类基因组中发现了 8 000 多的 STR 序列,它是高度多态性标记的丰富来源。

PCR-STR 的基本步骤和普通 PCR 相似,将待测基因进行 PCR 扩增,电泳分离后使用银染、溴化乙锭荧光标记等方法检测产物长度。其差异性在于:① PCR 模板 DNA 总长度为 100~400bp,须将 STR DNA 的侧翼区序列包括在内;②若循环条件差异不大,调整某些循环参数后,在同一反应试管内可以进行 STR 位点的单点扩增或两个及以上位点的复合扩增;③多基因同时扩增后,电泳分析使用单一进样或单一胶道进样。④STR-PCR 产物具有不连续的可分离长度,同一等位基因片段或每个基因的几个条带可构建成等位基因阶梯,通过观察等位基因阶梯和扩增样本即可快速准确区分等位基因座。

PCR-STR 灵敏度高,只需 ng 或 pg 级的模板 DNA 就能进行扩增;适用的生物检测类型广泛,不仅包括常见的血液、组织、毛发、皮屑等,对甲醛固定组织、各类细胞染色体涂片和高度降解的 DNA 材料等也可以进行检测。

（四）实时荧光定量 PCR 技术

传统 PCR 技术在进行检测时因不能精确定量而在应用上受到一定的局限,在 1996 年,美国的 Applied Biosystems 公司推出了实时荧光定量 PCR 技术,实现了 PCR 从定性到定量的飞跃。实时荧光定量 PCR 的基本原理是在 PCR 反应过程中加入会与扩增产物结合发光的荧光基团,样本 DNA 呈指数增长的过程中,荧光信号与扩增产物成正比,每个循环都检测一个荧光信号,通过检测荧光强弱来实时测定样本 DNA 含量,获得一条荧光扩增曲线图。荧光阈值(threshold)是荧光扩增曲线指数增长期设定的一个荧光强度标准。一般来说前 PCR 反应的前 15 个循环的荧光信号作为本底信号,荧光阈值荧光域值的缺省设置是 3~15 个循环的荧光信号的标准偏差的 10 倍。循环阈值(cycle threshold value,Ct)是指 PCR 反应过程中反应管内荧光信号达到设定阈值时所经历的循环数。Ct 是实时荧光定量 PCR 中的一个重要参数,它与模板的起始拷贝数的对数存在线性关系,即反应起始的样本 DNA 含量越高,达到荧光信号阈值所需的循环数越短。利用已知拷贝数的标准品按照 10 倍浓度稀释成 5 个梯度做出标准曲线。其中横坐标代表起始拷贝数的对数,纵坐标代表 Ct 值。样本 DNA 进行 PCR 后根据其 Ct 值并结合标准曲线即可算出准确浓度。

实时荧光定量 PCR 与传统 PCR 相比在特异性、灵敏度、精确性等方都存在差异,具体的特点如下:

(1) 良好的特异性:引物或者探针能与样本 DNA 特异性杂交来识别样本,特异性与传统 PCR 相比有极大的提高。

(2) 高度的灵敏性:实时荧光定量 PCR 使用光谱技术和计算机技术,极大提高了检测的灵敏度,通常灵敏度能达 10^2 拷贝/ml。如 Taqman PCR 使用氩气激发荧光,荧光检测仪检测荧光信号,计算机处理数据,甚至可以检测到单拷贝基因。

(3) 可重复性好:很多情况下,同一标本的 Ct 值相同,但产物荧光值却相差很多。这是因为 PCR 反应进入平台期后,反应体系内各组分耗尽,酶活力下降等因素导致产物不再增加。而荧光定量 PCR 的阈值设定在指数增长期,反应管内各组分充足,Ct 值与荧光信号的对数呈线性关系,更能精确反应起始模板的拷贝数,保证结果的稳定性。

(4) 自动化程度高:传统 PCR 扩增结束后需要取出样品进行电泳并在紫外灯下观察结果,人工步骤多且可能会造成污染。而实时荧光定量 PCR 在封闭条件下完成扩增和产物分析,自动化程度高并降低了产物污染的风险。

（五）数字 PCR 技术

数字 PCR 的过程主要包含 3 个环节,即样本的分散、PCR 扩增、荧光信号的采集与数据分析:即将含有核酸模板的标准 PCR 反应体系,平均分配成上万个和数百万个 PCR 反应,分配到芯片或微滴中,使每个反应中尽可能含有一个模板分子,进行单分子模板 PCR 反应,通过读取荧光信号的有或无进行计数,经过统计学泊松分布的校准进行绝对定量。

数字 PCR 一般需要将高度稀释的样本分散到成千上万个等体积的反应单元当中,然后在最佳反应条件下对反应单元中的 DNA 进行 PCR 扩增。数字 PCR 采用终点定量的方法进行分析,就是在扩增结束后对每个反应单元释放的荧光信号强度进行逐个检测分析。含有目标 DNA 的反应单元扩增后其荧光信号强度达到一定水平,该反应单元可视为阳性(红色单元)。DNA 含量为 0 的反应单元几乎检测不到荧光信号,视为阴性(灰色单元)。

数字 PCR 中的反应单元含有起始 DNA 拷贝数为 x,根据数理统计理论,x=k(k=0,1,2,3…)的概率分布函数 p 符合下式中的泊松概率模型,其中 λ 为反应单元所含有的平均分子拷贝数。

$$p_{(x=k)} = \frac{\lambda^k}{k!} e^{-\lambda} \qquad (式 14\text{-}1)$$

因此求得 λ 的值就能实现核酸定量检测,反应单元总数为 n,阴性单元数目为 b,用 p 表示阴性单元出现的比例,则结合式(式 14-1),可有以下推导。

$$P = p_{(x=0)} = e^{-\lambda} = \frac{b}{n} \qquad (式 14\text{-}2)$$

因此在数字 PCR 核酸测定时,只需要通过阴性单元的比例即可确定反应单元的平均核酸拷贝数,即实现 DNA 的精确定量。数字 PCR 的原理决定了它可以直接计算目标序列的拷贝数,无须依赖于对照样品和标准曲线就可以精确的绝对定量检测,这基本上解决了"如何定量检测目标核酸分子"这个核心问题。

基于分液方式的不同,数字 PCR 主要分为 3 种:微流体数字 PCR(Microfluidic digital PCR, mdPCR)、微滴数字 PCR(Droplet digital PCR,ddPCR)和芯片数字 PCR(Chip digital PCR,cdPCR),分别通过微流体通道、微液滴或微流体芯片实现分液,分隔开的每个微小区域都可进行单独的 PCR 反应,其中 ddPCR 应用最广泛。ddPCR 技术能够把不同 DNA 模板分隔在不同的油包水小水滴中,有效避免反应过程中不同引物间、产物间的相互杂交和不同产物之间的竞争抑制,因此能够得到较好的扩增效率,也可实现不同模板的同时扩增。ddPCR 体系所需样本量很低,适合珍贵样本或核酸存在降解的样本扩增。该方法定量的结果不再依赖于 Ct 值而直接给出靶序列的起始拷贝数浓度,实现真正意义上的绝对定量,无需阳性对照便可得出结果,也可避免实验中阳性对照污染。由于 ddPCR 降低了对反应扩增效率的要求,采取终点法判读的方法,可以很好地胜任稀有变异的检测工作。ddPCR 采用一种全新的方式进行核酸分子的定量,与传统 PCR、荧光定量 PCR 相比,其检测结果的精确度、准确性和灵敏度更佳。

三、临床应用

（一）PCR 技术的临床应用

目前 PCR 技术已广泛应用于生命科学的各个领域,当然它在临床上的应用也是多样化的。

1. 在遗传学疾病上的应用 1969 年,Newton 等最早提出了用等位基因特异 PCR(allele-specific PCR)检测人抗胰岛素基因缺陷。1988 年,Chamberlain 首次将多重 PCR 应用于杜氏肌营养不良症(Duchenne muscular dystrophy,DMD)的检测,后来用于 Becker 型肌营养不良症的检测。缺口 PCR(gap PCR)可用于地中海贫血的筛查。PCR 还广泛应用于怀孕早期诊断,防止有遗传性疾病婴儿出生,有利于降低出生缺陷,助力优生优育,提高人口质量。

2. 在肿瘤研究中的应用 PCR 也已广泛应用于肿瘤的病因与发病机制研究,以及肿瘤诊断与治疗的研究。研究显示,PCR 能针对不同肿瘤寻找其特异而敏感的标志物,用于早期诊断、判断预后及疗效评估,复发的风险仍然是完全治愈肿瘤的显著障碍,用定量 PCR 检测微小残留病灶成为进一步改进治疗方案的关键步骤,可以对于检测这类复发在分子水平上产生的变化而做出治疗决定。癌症的起因最终也可归结于单个细胞的分子改变,从而引起细胞的正常生理发生改变,导致细胞的异常增殖。单细胞 PCR 能找到单个细胞内的分子改变情况,从而促进对肿瘤的病因及发病机制的研究。

3. 检测病原体　PCR 在临床上的应用主要是检测病原体,包括患者是否受到某种病原体的感染、食物中各种病原体的含量是否超标。有多重 PCR 方法可以用来检测病原体,理论上所有已知有特意标记的病原体都可以用 PCR 来进行鉴定。可用 PCR 检测的病原体包括各种细菌、病毒、沙眼衣原体、支原体、寄生虫等。

4. 在基因分型中的应用　序列特异性寡核苷酸多态性 PCR(PCR-sequence specific oligonucleotide polymorphism,PCR-SSOP)常用于对人类白细胞抗原(human leukocyte antigen,HLA)进行分型。当患者需要进行骨髓或器官移植时,首先必须进行组织配型工作。如果捐受双方的遗传基因型相符合,那么受着发生"排斥反应"的概率减小,移植的成功率也相对提高。因此,捐受双方遗传基因型检测的准确度是关键。PCR-SSOP 法可提供精确配型,使骨髓移植成功率急速跃升。PCR- 限制性片段长度多态性分析也可用于 HLA 的分型,用于器官移植免疫学。

此外,PCR 技术还广泛应用于微生物、植物、动物和昆虫的基因检测。微生物分型可用于流行病学调查;对动植物的基因分型可对物种亲缘关系进行鉴定;Black 等率先将任意引物 PCR 技术应用于 4 种蚜虫的鉴别比较,他们用 10 个碱基的任意引物对 4 种蚜虫进行任意引物 PCR,结果表明,根据电泳图谱能明确区分这 4 种蚜虫。PCR-单链构象多态性(PCR-SSCP)是一类更为精细的技术,它可以区分某一个基因内单个核苷酸的差异,被广泛应用于细菌、病毒及寄生虫等的分类,它不仅可区分不同的种,而且能把同一种的不同株区分开来。

(二) PCR-RFLP 的临床应用

人类的遗传性疾病是因为某一基因的碱基序列发生了突变,使之缺失或形成某一限制性内切酶的识别位点,通过 PCR 结合限制性片段长度多态性分析(PCR-RFLP)技术,就可以从基因水平对遗传性疾病进行分析。例如,血友病是一种常见的遗传性出血性疾病,患者体内缺乏一种血液凝固初期必需的凝血因子(FⅧ),该基因第 14 外显子的第 336 位氨基酸的编码基因发生了突变,产生了一个新的 Pst Ⅰ酶切位点,因此可以用 PCR-RFLP 技术对血友病进行诊断。最早发现的

DNA 多态性是由单碱基变化造成的限制性片段长度多态性,于是人们就将 PCR-RFLP 用于法医学个体识别的亲子鉴定。

(三) PCR-STR 的临床应用

PCR-STR 可用于遗传性疾病的基因诊断。唐氏综合征(Down syndrome,DS)是胎儿出生缺陷最常见的染色体,传统的产前诊断方法使用羊水细胞培养染色体进行分析诊断。管立学等选取了 21 号染色体核心区域及其附近的 7 个 STR 位点应用 PCR-STR 扩增对 978 例高危孕妇羊水样本和 82 例疑似 DS 患者外周血样本进行基因诊断筛查检测,以检出 2 个位点面积比或强度为 1:1:1 三条带;或 1 个位点 1:1:1 三条带,同时有 2 个位点面积比或强度为 1:2 或 2:1 两条带为 DS 基因诊断标准,共检出 DS 阳性 40 例,筛查的灵敏度为 100%。该方法操作简便、快速,具有较好的临床应用价值,对于唐氏综合征发生的病因学研究也具有一定的实用价值。

PCR-STR 还可用于器官移植植入状态的检测。器官移植后同时检测到供体和受体两种细胞成分被称为嵌合状态,供体细胞嵌合率下降与疾病复发或移植排斥密切相关。因此动态检测移植后嵌合状态对于了解受治者疗效、指导用药和实施早期干预有重要指导作用。夏文杰等提取 17 例异基因造血干细胞移植术中的供者外周血及受者移植前后各阶段外周血和骨髓的 DNA,使用 PCR-STR 检测观察异基因造血干细胞移植术后骨髓和外周血嵌合状态和植入状态,并认为这是分析异基因造血干细胞移植后供体是否植入的灵敏、准确度高的方法。陈小平等对 23 名肝移植患者使用 PCR-STR 观察供体植入信息,该技术在肝移植后移植物抗宿主病的诊断中具有一定的预测和诊断意义。

(四) 实时荧光定量 PCR 技术的临床应用

实时荧光定量 PCR 技术能用于单基因疾病的诊断。地中海贫血也称海洋性贫血,是一类对人类健康影响最大的遗传性溶血性血液病,我国长江以南各省人群发生率高达 10% 以上。何亚平等采用荧光定量 PCR 技术,对 1 000 例孕妇进行 α 地中海贫血基因筛查与诊断,阳性标本用传统地中海贫血基因诊断方法进行验证,结果全部吻合。苯丙酮尿症是因苯丙氨酸羟化酶基因 *PAH* 突变导致的一种儿童智力低下的单基因遗传病,且大部分是由于点突变引起,荧光 MGB(minor groove binder)探针

实时 PCR 可用于检测基因的单碱基突变。张志等使用荧光 PCR 技术检出了 33 例患者及其家系成中 *PAH* 基因第 7 外显子 R243Q 点突变 11 例，均与一代测序结果一致，该技术在 PKU 的基因诊断中具有广泛的临床应用前景。

实时荧光定量 PCR 技术能检测基因特异 DNA 损伤而用于肿瘤的诊断和治疗。其实验原理是碱基损伤可以阻断 Taq 聚合酶功能导致 DNA 复制终止，故通过实时荧光定量 PCR 检测未受损伤的起始模板量，就能间接检测损伤的起始模板量。p53 是一类通过转录调节下游的靶基因发挥肿瘤抑制作用的抑癌基因，超过 50% 的肿瘤中均存在 p53 基因的突变，并集中在第 5~8 外显子。文卫华等将 p53 基因第 5 外显子和第 8 外显子进行实时荧光定量 PCR 用以研究砷暴露人群 p53 基因的损伤及突变可能与砷代谢转化致基因特异 DNA 损伤有关。

（五）数字 PCR 技术的临床应用

数字 PCR 技术无须标准曲线和参照，对影响 PCR 效率的抑制物不敏感，这些特点大大地提高了检测灵敏度、精确度、准确度和重复性，实现了真正意义上的绝对定量。这使该技术在生命科学研究、临床诊断和精准医学、食品安全检测、环境微生物监测、测序验证及基因编辑等领域广泛应用。

1. 基因突变检测　目前基因突变检测的技术主要包括：传统的双脱氧核糖核酸链末端终止法（Sanger 测序法）、单链构象多态性分析（SSCP）、变形梯度凝胶电泳（DGGE）、毛细管电泳（CESM）和变性高效液相色谱（dHPLC）等。随着突变检测在不同领域中的应用越来越广，对检测通量、灵敏度和成本等综合性能提出了更高的要求，数字 PCR 的发展为基因突变检测提供了新的思路。常规组织和血液等样品中，由于单个突变的体细胞含量低，使得检出其的存在变得困难，而 dPCR 可对复杂的大背景进行有限的稀释或分区，通过有限稀释，降低野生基因型的背景信号，使得低丰度的目的序列能够被灵敏的检出，特别适用于稀有突变的检测应用。研究表明，低至 1/100 000 的变异频率能被检测出来。dPCR 在稀有突变检测方面有广泛的应用和研究，尤其是与癌症相关的检测和定量研究，Kim 等用 ddPCR 对血清中游离的 DNA 进行 PIK3CA 突变的检测分析，血清中低丰度的 PIK3CA 突变成功被检测出来。

2. 拷贝数变异检测　通常基因表达分析依赖于琼脂糖凝胶电泳、realtime PCR 等方法，拷贝数的确定总是受到限制。而使用 dPCR 进行直接计数目标基因和参照基因的双重反应，通过计算比值，便直接得到目标基因的拷贝数。CCL3 基因编码 CC 趋化因子 CCL4，也是 CCR5 受体的自然配体，对 HIV-1 起到了保护作用，Bharuthram 等用标准方法 qPCR 和 ddPCR 对 CCL4L 基因拷贝数进行评估测定，结果表明，与 qPCR（$r=0.87$，$P<0.000\ 1$）相比，由 ddPCR 测得 CCL4L 拷贝与 CCL4L1 和 CCL4L2 拷贝之和具有良好的相关性（$r=0.99$，$P<0.000\ 1$），而 qPCR 在高拷贝数时出现准确性明显下降。Whale 等模拟不同 CNVs 的 HER2 基因扩增，相同试验条件下，dPCR 能够检测比 qPCR 更低的 CNVs，由于 dPCR 准确度与扩增大小和模板浓度是直接相关性的，他们也建立了用于测量 CNV 的 dPCR 方法，利用泊松和二项分布，得出 dPCR 的方差表达式。

3. 产前诊断　传统的产前诊断方法为侵入性的如羊膜穿刺、绒毛膜取样，这存在一定胎儿丢失的风险，利用超声波或生物化学标记对样品进行筛查。非侵入产前诊断（无创产前诊断）对胎儿的影响较小，检测更加准确，成为目前新的诊断方法。1997 年，Lo 等发现母体内胎儿游离 DNA（Cell-free fetal DNA，cffDNA）的存在，为无创产前检测提供了可能。2007 年，Lo 等利用新的 dPCR 方法无创伤的检测了 cffDNA 中的非整倍染色体，通过检测孕妇血浆中 21 号染色体上 PLAC4mRNA 的 SNP 等位基因的不平衡性；及评价胎儿 DNA 中 21 号染色体的含量与参照染色体相比是否过表达，可检测含有 25% cffDNA 血浆样本中 21 号染色体的整倍性。有研究比较了 dPCR 和 RT-PCR 对孕妇血浆中 cffDNA 的定量效果，表明微流体数字 PCR 比 RT-PCR 有更小的偏倚，dPCR 的定量准确度是传统 RT-PCR 的 3.1 倍，两者定量的变异系数分别为 16% 和 49%，检测的灵敏度分别为 100% 和 90%。2012 年，Barrett 等利用 dPCR 的方法对孕妇血浆中 cffDNA 进行了镰状红细胞贫血的检测。此外，dPCR 在检测样本中罕见基因突变上也有自己的优势，有研究利用 dPCR 检测了 X 染色体的基因位点，成功识别了血友病的突变基因及胎儿的 Rh 血型。

（余　科　石聪聪）

第二节 基因芯片技术

基因芯片技术(gene chip)又称 DNA 芯片(DNA chip)、DNA 微阵列(DNA microarray),是伴随着人类基因组计划的完成和分子生物学相关科学迅猛发展而出现的一门多学科交叉融合而成的高新技术。基因芯片技术将大量靶基因或寡核苷酸片段有序地高密度排列固定于芯片载体上,通过碱基互补配对原则与样本分子进行杂交,使用荧光扫描和计算机分析即可获得样品中大量的基因序列或表达信息,具有高通量、高集成、微型化、平行化、多样化和自动化等特点。近年来,该技术在基因多态性分析、基因表达谱分析、基因组文库作图、杂交测序等医学和生物学领域得到了广泛应用,并已开始应用于临床诊断。基因芯片技术在生命科学、医药学研究、环境保护、工农业和食品安全等领域都呈现出了广阔的前景和极其重要的应用价值。在以基因芯片为代表的高新技术驱动下,人类社会将进入一个崭新的生物信息时代。本节针对基因芯片制备、检测原理及临床应用进行简单介绍。

一、基因芯片的制备

基因芯片种类较多,制备方法也不尽相同,但基本上可分为两大类:一类是原位合成,直接在芯片上用 A、T、C、G 四种脱氧核苷酸合成所需的探针序列;另一类是直接点样,与原位合成法比较,直接点样法较简单,只需将预先制备好的寡核苷酸或 cDNA 等核酸片段通过自动点样装置点于经特殊处理的玻璃片或其他材料上即可。原位合成适用于寡核苷酸,直接点样多用于大片段DNA,有时也用于寡核苷酸,甚至 mRNA。根据这些制备技术的不同可将基因芯片分为原位合成基因芯片和微阵列基因芯片。

(一)原位合成基因芯片的制备

原位合成又可以分三种途径获得:一是光刻法;二是喷印法;三是分子印章法。光刻合成技术采用的原理是在合成碱基单体的 5′ 羟基末端连上一个光敏保护基。合成的第一步是利用光照射使羟基端脱保护,然后一个 5′ 端保护的核苷酸单体连接上去,这个过程反复进行直至合成完毕。该技术使用多种掩盖物能以更少的合成步骤生产出高密度的阵列,在合成循环中探针数目呈指数增长。某一含 n 个核苷酸的寡聚核苷酸,通过 $4 \times n$ 个化学步骤能合成出 $4n$ 个可能结构,例如:一个完整的十核苷酸通过 32 个化学步骤,8 个小时可能合成 65 536 个探针。

喷印法芯片原位合成原理类似于目前的喷墨打印机,不过芯片喷印头和墨盒有多个,墨盒中装的是四种碱基等液体而不是碳粉。合成原理与传统的寡聚核苷酸固相合成原理一致,合成过程为:合成前以与光引导原位合成类似的方式对基片进行预处理,使其带有反应活性基团。同时,将某种碱基的试剂放入打印墨盒内,由计算机根据预定的程序在 x、y、z 三个方向自动控制打印喷头在芯片基片上移动,并根据芯片不同位点探针序列需要,将特定的碱基合成前体试剂喷印到特定位点,喷印上去的试剂原位发生偶联反应得以固定。在洗脱和去保护后,另一轮寡聚核苷酸的延伸就可继续进行,依据同样的方式将需要连接的碱基分子喷印到预定的位点进行后续的偶联反应。由于脱保护方式为酸去保护,所以每步延伸的合成产率超过常规的多孔玻璃(controlle dpore glass,CPG)合成法,高达 99%,合成的探针长度可以达到 40~50 个碱基。类似地重复此操作可以在特定位点按照每个位点预定的序列合成出大量的寡聚核苷酸探针。

分子印章原位合成技术是由东南大学吴健雄实验室开发研制的,分子印章技术与上述两种方法在合成原理上相同,区别仅在于该技术利用预先制作的印章将特定的合成试剂以印章印刷的方式分配到支持物的特定区域。后续反应步骤类似与喷印法原位合成技术。分子印章类似于传统的印章,其表面依照阵列合成的要求制作成凹凸不平的平面,依此将不同的核酸或多肽合成试剂按印到芯片片基特定位点进而进行合成反应。选择适当的合成顺序、设计凹凸位点不同的印章即可在支持物上原位合成出位置和序列预定的寡核苷酸或寡肽阵列。

以上三种原位合成技术所依据的固相合成原理相似,只是在合成前体试剂定位方面采取了不同的解决办法,并由此导致了许多细节上的差异。三种方法合成时都必需解决的问题是确保不同碱基聚合反应之间的精确定位,这一点对合成高密度寡核苷酸或多肽阵列尤为重要。同时,由于原位合成每步合成产率的局限,较长(>50nt)的寡核苷酸或寡肽序列很难用这种方法合成。但是,由于原位合成的短核酸探针阵列具有密度高、杂交速度快、效率高等优点，而且杂交效率受错配碱基的影响很明显，所以原位合成的 DNA 微阵列适合于进行突变检测、多态性分析、表达谱检测、杂交测序等需要大量探针和杂交严谨性的实验。

（二）直接点样法基因芯片的制备

点样法是将预先制好的探针、cDNA 或基因组 DNA 通过 PCR 扩增，获得较长的 DNA 序列，每条链长几百到几千碱基；也有较短一般小于 100 碱基的寡核苷酸探针，通常在这些 DNA 片段 5′ 端有修饰基团以便和玻片表面的基团进行反应。玻片表面经处理带上氨基、醛基或其他活性基团，采用机械微点样技术将这些核酸分子按已知排列规律点于玻片表面，所点的 DNA 分子与玻片上的活性基因共价或非共价结合，除去非结合的 DNA 分子并封闭多余活性基因，即制成 DNA 微阵列。点样法的优越性在于可以充分利用原有的合成寡核苷酸或 cDNA 探针库，探针的长度可以任意选择，灵活性大，可根据需要自行制备。在基因芯片制备方面除了 Affymetrix、Agilent 和 Nimblegen 等几个公司外，大多公司普遍采用点样技术制作基因芯片，与原位合成法比较，点样法较简单；其特点是该方法各技术环节均较成熟，且灵活性大，适合于制备中、低密度基因芯片，其成本相对原位合成低，但特异性受到一定的影响，不能满足基因多态性检。

二、基因芯片的检测原理和技术特点

杂交信号的检测是基因芯片技术中的重要组成部分。在样品制备阶段，为了获得基因的杂交信号，必须对目的基因进行标记。由于所使用的标记物不同，因而相应的探测方法也各具特色。大多数研究者使用荧光标记物，也有一些研究者使用生物素标记，联合抗生物素结合物检测 DNA 化学发光。通过检测标记信号来确定基因芯片杂交谱型。由于基因芯片本身的结构及性质，需要确定杂交信号在芯片上的位置，尤其是大规模基因芯片由于其面积小、密度大、点样量很少，所以杂交信号较弱，所以对使用的信号检测技术要求比较高。根据信号检测原理不同可分为两类：一是激光共聚焦显微镜的原理；另一种是光电倍增管或冷却的电荷偶连照相机（charged-coupled device camera，CCD）摄像原理。前者的特点是灵敏度和分辨率较高，扫描时间长，比较适合研究用；后者的特点是扫描时间短，灵敏度和分辨率较低，比较适合临床诊断用。

三、基因芯片在遗传诊断中的应用

常用传统诊断方法只能对极少数的基因进行诊断和检测，检测效率低下，基因芯片技术的出现改变了这种状况，该技术可以对疾病的诊断更加全面、快捷、高效。另外，基因芯片技术在遗传疾病基因诊断方面的应用是建立在对基因突变情况了解的基础上的，就目前的情况来看，基因芯片主要运用于突变情况清晰的遗传疾病的检测。

人类基因组计划完成使许多遗传病的致病基因被定位，如肥胖病、老年痴呆症、亨廷顿舞蹈症、肌营养不良等，使得可以将某一遗传病基因和一种或多种多样性联系起来，然后通过基因设计芯片对遗传病家谱进行研究诊断，可诊断遗传病患者。基因芯片技术由于具有处理样品能力强大、自动化程度高、结果分析准确可靠，而具有以往基因诊断方法不可比拟的优点。尤其在检测突变型较多的遗传疾病方面，更加便捷、准确、可靠，现在成为分子生物学技术领域的一个热点。

基因芯片技术还应用于产前、产后遗传病诊断，提高染色体疾病检出率，从而指导优生优育。其中染色体微阵列分析（chromosomal microarray analysis，CMA）技术是近几年兴起的一种应用于临床的分子遗传学诊断方法，它能够对人类全基因组的拷贝数进行高通量的扫描和测序分析，CMA 与传统的核型分析相比，具有高通量、检测成功率高等的特点，能够在全基因组水平进行扫描，可检测染色体不平衡的拷贝数变异（copy number variant，CNV），尤其是对于检测染色体组微小缺失、重复等不平衡性重排具有突出优势。通过基因芯片检测可增加其对出生缺陷、畸形和智力低下个体的评估能力。2006 年，《自然》杂志上公布了人类基因组第一代拷贝数变异图谱，表明至少 10%~20% 的遗传变异是由 CNVs 引起。染色体微阵列分析技术不仅能检出染色体非整倍体或大片段的非整倍体，还能提供和检测微小的重复或缺失，其分辨率最小可检出 1kb，使基因芯片技术得到更为广泛的应用。根据芯片设计与检测原理的不同，CMA 芯片技术可分为两大类：基于微阵列的比较基因组杂交（array based comparative genomic hybridization，aCGH）技术和单核苷酸多态性微阵列（single nucleotide polymorphism array,SNP array)技术两种。通过 aCGH 技术能够很好地检出 CNV,而 SNP array 除了能够检出 CNV 外,还能够检测出大多数的单亲二倍体(uniparental disomy,UPD)和三倍体,并且可以检测到一定水平的嵌合体。设计涵盖 CNV+SNP 检测探针的芯片,可同时具有 CNV 和 SNP 芯片的特点。美国医学遗传协会已将基因芯片检测作为了多发畸形等几种疾病的一线检测首选技术。

（余 科 游 英）

第三节 多重连接依赖探针扩增技术

拷贝数变异(copy number variants,CNVs)是生物基因组中一种重要的遗传变异形式,与许多人类疾病相关,既包括唐氏综合征这种整条染色体拷贝数的变化,又包括假性肥大性肌营养不良这种单个外显子的重复或缺失。

多种技术被用于检测 CNVs,包括核型分析、比较基因组杂交(CGH)、荧光原位杂交(FISH)、BAC 阵列、Southern 杂交等;这些技术大多费时费力,而且无法检测单个外显子的缺失或重复。实时荧光定量 PCR 技术可以检测单个外显子拷贝数变异,但是荧光染料的光谱重叠严重限制其在多重检测中的应用。另外,多重 PCR 反应由于存在多对引物,大大降低了实验的稳定性和可靠性。

分子标记技术,如扩增片段长度多态性(AFLP),已经可以在单管 PCR 反应仅使用 1 对引物完成对多个目标序列的同时扩增。AFLP 可在单个反应中确定超过 50 个随机片段的相对拷贝数。多重可扩增探针杂交(MAPH)也是一种类似的方法,MAPH 不检测随机片段,而是在单管反应中完成对 40 种不同目标序列的检测和定量。MAPH 通过寡核苷酸探针与目标序列进行杂交,不同杂交探针可以被 1 对引物同时扩增,产生大小不同的扩增产物,扩增产物的相对量即反应目标序列的拷贝数。然而,如同 Southern 杂交一样,MAPH 需要固定核酸样本并且对游离探针进行繁琐的洗涤,这限制了其在常规检测中的应用。

2002 年,多重连接依赖探针扩增技术(MLPA)由 Schouten 等人在 *Nucleic Acid Research* 杂志中首次发表。MLPA 可在单管反应中检测多达 50 个目标序列的拷贝数变异,如同 MAPH 一样,MLPA 也是对特定的寡核苷酸探针进行扩增,但是与 MAPH 不同的是,MLPA 不需要固定核酸,也不需要洗涤多余的探针,因此操作更为简便,更易于使用。到目前为止,已经开发出了数百种 MLPA 探针组。

一、MLPA 技术原理和技术特点

（一）MLPA 技术原理

MLPA 技术的独特之处在于它不是扩增目标 DNA,而是扩增与目标序列杂交的 MLPA 探针。与标准多重 PCR 不同,MLPA 技术仅用一对引物即可完成多达 50 个核苷酸序列的扩增,由此产生的扩增产物长度范围在 130~480nt 之间。毛细管电泳将不同探针的扩增产物量化为峰值,比较待检样本与参考样本的峰值可以获得目标序列的相对拷贝数。

1. 变性与杂交 每个 MLPA 探针由 2 条寡核苷酸组成,每条寡核苷酸均包含杂交序列(蓝色,用于与目标序列杂交)、引物序列(黑色,用于 PCR 扩增)和填充序列(绿色,每条探针具有唯一长度的填充序列,用于识别不同探针)。变性后的 DNA 与 MLPA 探针混合物温育过夜后,2 条寡核苷酸可以与相邻的目标序列杂交。

2. 连接反应 只有当 2 条寡核苷酸均与相邻的目标序列杂交时,它们才可以被连接反应连接。反之,如果目标序列与探针杂交序列不完全匹配,即使只有 1 个碱基的差异,也会导致杂交不完全,使连接反应无法进行。

3. PCR 反应 连接好的不同探针其 5′ 和 3′ 末端具有相同的引物序列,可以在只有 1 对引物的单次 PCR 反应中同时扩增。未连接的寡核苷酸探针只含有 1 条引物序列,不会在 PCR 反应中扩增,因此 MLPA 反应不需去除未连接的探针。

4. 扩增产物分离 扩增产物使用毛细管电泳或序列凝胶电泳分离,根据扩增产物长度可以区分不同探针。

5. 数据分析 毛细管电泳的峰值分布可通过分析软件产生并进一步转换成峰高和峰面积。常用软件包括 Genescan、Genotyper、GeneMapper、Genemarker、Beckman 等。

6. 数据标准化 扩增产物的峰高或峰面积可用于计算该目标序列的相对拷贝数。由于产生的探针数据较多,因此数据标准化必不可少。MLPA 数据标准化的最常见方法是将每个探针峰值除以参照探针峰值的总和,然后将待检样品的标准化值与正常样品的标准化值进行比较,得到目标序列的相对拷贝数。目前已经开发出了多个数据标准化软件,包括 Coffalyser、GeneMarker、Sequence Pilot 等。

（二）MLPA 技术特点和局限性

1. 技术特点 与其他检测拷贝数变异的技术相比,MLPA 技术具有以下优点:

（1）多重检测:可以单管同时检测 40~50 个目标序列的拷贝数变异。

（2）所需样本量少:单次反应仅需 20ng 人类基因组 DNA（相当于 3 000 个细胞或 0.5ml 羊水）。

（3）使用的仪器少:只需一台 PCR 仪和一台毛细管电泳仪。

（4）高通量:24 小时内出结果,可同时处理多达 96 个样本。

（5）稳定性好:提供大包装试剂盒（>50 000 个反应）并且所有试剂已被证明非常稳定。

（6）易于定量:所有试剂均为液相。

（7）成本较低:包括毛细管电泳。

2. 局限性 与其他检测拷贝数变异的技术相比,MLPA 技术具有以下局限性:

（1）不能用于单细胞检测,至少需要 3 000 个细胞。

（2）不能应用于全基因扩增的样本。

（3）无法检测染色体平衡易位,MLPA 的端粒特异性检测探针可以检测绝大部分的染色体不平衡易位。

（4）无法区分女性三倍体和两倍体细胞。

（5）探针信号降低可能由单个碱基突变导致,因此当单个探针检测到缺失时需要用其他技术进行验证（表 14-1）。

二、MLPA 技术的临床应用

MLPA 技术应用广泛,可以用于检测拷贝数变异（缺失／重复突变）、DNA 甲基化,mRNA 定量、染色体变异等。目前共有 300 多个检测项目及 400 多种 MLPA 试剂盒,其中 41 个试剂盒已获得 CE 认证,可用于体外诊断。目前在临床上可用于单基因遗传病、癌症、染色体病等多种疾病的分子诊断。

（一）MLPA 技术在遗传性疾病检测中的应用

1. MLPA 技术在假性肥大型肌营养不良症诊断中的应用

假性肥大性肌营养不良症（pseudohypertrophy muscular dystrophy）包括杜氏肌营养不良症（Duchenne muscular dystrophy,DMD）和贝氏肌营养不良症（Becker muscular dystrophy,BMD）。DMD 和 BMD 均由编码抗肌萎缩蛋白的 *DMD* 基因发生突变所致。*DMD* 基因定位于 Xp21.2-p21.1,全长约 2.3Mb,含有 79 个外显子,突变形式多样,约 65% 的 DMD 患者和超过 85% 的 BMD 患者由缺失突变导致,5%~10% 的患者由重复突变导致,25%~30% 的患者由点突变导致。98% 的缺失突变可以通过多重 PCR 的方法分析热点区域（外显子 2-20,44-53）检测到。然而,多重 PCR 的方法不能有效检测出女性杂合子,而女性杂合子是再生育患儿和预防患儿出生的关键因素。据统计,约 2/3 的 DMD 患者的致病突变遗传自母亲,约 1/3 的 DMD 患者由于新生突变导致。此外,多重 PCR 的方法也不能有效检测重复突变。因此,FISH、多重可扩增探针杂交（MAPH）、实时定量 PCR 等多种的检测方法被逐渐提出用于检测 *DMD* 基因的重复突变和杂合缺失。2005 年 Lalic 等首次报道了应用 MLPA 技术检测 DMD。2013 年,Yang 等应用 MLPA 方法对 1 053 例中国 DMD/BMD 患者进行了基因型分析,其中 59.35% 的患者携带缺失突变,11.21% 的患者携带重复突变;27.50% 的病例有 DMD/BMD 家族史。在 2016 年的《中国假肥大型肌营养不良症诊治指南》中,也提出了 MLPA 等方法可准确检测 DMD/BMD 携带者的基因杂合缺失／重复突变。目前,MLPA 技术已被广泛应用于检测 DMD/BMD 患者及女性携带者,多篇研究均认为 MLPA 是一种简单、快速、可靠的用于检测 *DMD* 基因的缺失／重复突变的技术。

2. MLPA 技术在 21- 羟化酶缺乏症诊断中的应用

先天性肾上腺皮质增生症（congenital adrenal hyperplasia,CAH）是一组由肾上腺皮质类固醇合成通路各阶段各类催化酶的缺陷,引起以皮质类固醇合成障碍为主的常染色体隐性遗传性疾病。CAH 以 21- 羟化酶缺乏症（21-hydroxylase deficiency,21-OHD）最为常见的,约占 90%~95%,全球已报道发病率 1/10 000~1/20 000。21-OHD

表 14-1　不同检测技术的比较

CNVs 检测技术	技术原理	用途	优点	缺点	评价
MLPA	PCR	检测特定已知片段 CNVs	1. 单管可检测 60 个位点 2. 可检测单拷贝和多拷贝 3. 实验周期短,24 小时出结果 4. 价格低廉,经济实惠 5. 有 400 个成品试剂盒 6. 无须特殊设备	1. 不能检测平衡易位 / 倒位等突变 2. 不能用于单细胞检测 3. 均为成熟的试剂盒,不能个性化定制 4. 一次只能检测一个或几个基因 5. 只能检测特定的 CNVs	性价比很高的检测方法,适合用于已知特定片段拷贝数检测
FISH	杂交	检测特定已知片段 CNVs	1. 发展时间长,技术较成熟 2. 实验周期短 3. 特异性好、定位准确; 4. FISH 可定位长度在 1kb 的 DNA 序列,其灵敏度与放射性探针相当	1. 操作复杂 2. 不能精确定量邻位重复 3. 检测通量低 4. 仪器设备和探针昂贵 5. 对操作人员技术水平要求较高	CNVs 检测经典方法,常用于特定已知 CNVs 检测,但操作复杂繁琐,而且价格较高。
qPCR	PCR	检测特定已知片段 CNVs	1. 检测快速,时间短 2. 价格低廉,容易实现 3. 适配仪器多 4. 可根据需求灵活设计	1. 单管检测位点有限 2. 稳定性相对较差 3. 只能检测已知的变异	价格低廉的检测方法,但探针密度低,无法大通量检测
arrayCGH	杂交	检测全基因组 CNVs	1. 可进行全基因组 CNVs 检测 2. 可检测未知 CNVs 3. 分辨率 / 精度 / 灵敏度高 4. 样本需要量小	1. 价格昂贵 2. 无法检测平衡易位 / 倒位等特殊突变 3. 无法确定缺失重复边界点	探针覆盖全,适用于全基因组 CNVs 检测;但价格昂贵
SNParray	杂交	检测全基因组 CNVs	1. 可区分等位基因的来源的 DNA 样本少 2. 实验成本低于 arrayCGH 3. 适合高通量分析	1. 信噪比低 2. 假阳性高 3. 价格昂贵	探针覆盖全,可从全基因组范围筛查拷贝数;但序列覆盖密度低,价格昂贵
NGS	测序	检测全基因组 CNVs	1. 分辨率高 2. 可精确定位缺失重复边界 3. 可检测未知突变 4. 可根据需求定制 5. 通量高,可以遗传检测多个基因	1. 杂合缺失、多拷贝重复检测结果不佳 2. 价格昂贵	全基因组检测,检测全面,但价格昂贵,而且不适合多拷贝 CNVs 检测

是由编码 21- 羟化酶的 *CYP21A2* 基因发生突变导致。*CYP21A2* 基因位于染色体 6p21.3,与假基因 *CYP21A1P* 相邻,真假基因相同序列高达 98%。*CYP21A2* 基因突变方式复杂多样,在中国患者中点突变约占 70%,大片段缺失和基因转换约占 20%~30%。新生突变约占 4%~5%。

2009 年 Concolino 等首次报道了应用 MLPA 技术检测 *CYP21A2* 基因的缺失 / 重复突变。2014 年 Ma 等应用 MLPA、位点特异性 PCR/ 限制性内切酶分析、直接测序的方法对 30 例中国 21-OHD 患者进行基因分析,共发现了 18 个等位基因为 *CYP21A2* 基因的大片段缺失 / 转换,约占 30%,其中 3 种为 *CYP21A1P/CYP21A2* 嵌合基因(CH-1,CH-1 和 CH-4),另发现了 2 种新的 *CYP21A2* 基因重排,并进一步证明其位于 TNXB 基因的下游。2016 年 Wang 等应用 Sanger 测序和 MLPA 技术对 230 例中国 21-OHD 患者进行分子诊断,发现 *CYP21A2* 基因的大片段的缺失 / 转换的等位基因频率为 25.4%。

2016 年发布的《先天性肾上腺皮质增生症新生儿筛查共识》提出,基因检测是 CAH 确诊的金标准,对于临床疑似而生化诊断困难者,或诊断不明已用糖皮质激素治疗者,通过基因分析有助确诊;在先证者及父母基因型明确的基础上可为需要再生育的 CAH 家庭提供产前诊断。目前的研究认为,*CYP21A2* 基因突变需采用 Sanger 测序与 MLPA 技术联合分析,以便同时检出点突变和大片段缺失/转换。

3. MLPA 技术在脊肌萎缩症诊断中的应用

脊肌萎缩症(spinal muscular atrophy,SMA)是由于脊髓和脑干中的下运动神经元变性引发的进行性、对称性四肢近端和躯干肌肉无力、瘫痪及萎缩,最终呼吸衰竭死亡。全球发病率 1/10 000,在中国的携带率为 1/62,在世界范围内携带率为 1/40,居致死性常染色体隐性遗传病的第 2 位,仅次于囊性纤维变疾病。目前尚没有有效的治疗方法,因此先证者的基因检查和群体中携带者的筛查工作对于遗传咨询、指导生育具有重要的作用。

SMA 致病基因 *SMN1* 位于 5q11.2-13.3,约 95% 的 SMA 患者由于 *SMN1* 基因发生缺失或与 *SMN2* 发生基因转换导致。*SMN1* 和 *SMN2* 高度同源,两者仅有 5 个碱基的差别,*SMN2* 基因发生突变不会直接导致 SMA,但 *SMN2* 基因的拷贝数与疾病的严重性相关。因此,检测 *SMN1* 基因第 7.8 外显子缺失成为诊断该病的主攻方向。

MLPA 通过特定的探针,可检测出 *SMN1* 的纯合缺失和杂合缺失、*SMN1* 和 *SMN2* 的基因转换,从而可以区分患者和携带者。此外,MLPA 还可以检测 *SMN2* 的拷贝数,为患者的表型分型提供有用的信息。

此外,MLPA 还可以检测出一些未报道的稀有的突变,Arkblad 等报道在 2 个无亲缘关系的瑞典家系中发现了 *SMN1* 的部分缺失。由于 SMA 携带率高,而 MLPA 技术可一次分析多个样本,美国医学遗传学与基因组学学会(American College of Medical Genetics and Genomics,ACMG)推荐使用 MLPA 方法进行 SMA 携带者筛查。2011 年,Su 等报道了来自 25 个国家的 107 611 例孕妇的 SMA 的携带者筛查,该报道使用 DHPLC 技术预筛、MLPA 技术进一步确认,共检出 2 262 例 SMA 携带者,47 对夫妇有生育 SMA 的高风险,43 对夫妇接受了产前诊断,12 个胎儿被诊断为 SMA。

4. MLPA 技术在其他遗传病中的应用 除了上述 3 种疾病,MLPA 还有多种遗传病相关的试剂盒,如苯丙酮尿症、极长链酰基辅酶 A 脱氢酶缺乏症、原发性肉碱缺乏症、鸟氨酸转氨甲酰酶缺乏症、中链酰基辅酶 A 脱氢酶(MCAD)缺乏症、戈谢病、丙酸血症等。

(二)MLPA 技术在癌症检测中的应用

最常见的遗传性癌症是由 *BRCA1* 和 *BRCA2* 基因突变导致的乳腺癌(BC)和卵巢癌(OC),由 *APC* 基因突变导致的家族性腺瘤息肉病(FAP)和由多个基因错配修复相关的的基因发生突变导致的遗传性非息肉病结直肠癌(HNPCC)。MLPA 技术可用于检测 *BRCA1* 和 *BRCA2* 基因、*APC* 基因、*MLH1* 和 *MLH2* 基因等。

除了遗传性癌症之外,MLPA 试剂盒中还包含了一些十分重要的与癌症相关的基因的检测探针,如 *PTEN*、*ERBB2*.*BRIP1/CHFR*,这些基因不仅仅限于某一特定肿瘤,其在肿瘤研究中十分常见。

(三)MLPA 技术在染色体病检测中的应用

2005 年,Gerdes 等使用 MLPA 技术对 1 593 例产前诊断标本的 13、18、21、X、Y 染色体进行筛查,其结果临床符合率达 96.8%。2009 年江雨等对 282 份产前诊断标本分别进行 MLPA 检测和核型分析,其 24 小时报告结果临床符合率为 97.9%。2013 年滕奔琦等使用 MLPA 技术对 181 例羊水样本进行分析,共发现 4 例染色体非整倍数异常样本,与羊水细胞培养染色体 G 显带核型分析结果一致。MLPA 检测的 24 小时检出率达 99.4%,仅 1 例样本因 DNA 问题需二次检测,而染色体 G 显带核型分析需要 10~14 天。

与核型分析相比,MLPA 技术具有污染少、快捷、自动化、结果可靠等优点。另外,使用 FISH 对流产绒毛进行遗传学研究,不仅费时费力,而且费用高,用一种探针往往只能检测一种染色体异常,与 FISH 相比,MLPA 能敏感、快捷、并可同时对多处异常作出诊断。总之,MLPA 技术无须细胞培养,直接就可对羊水或脐血中提取的 DNA 进行检测,缩短了实验时间,减少污染且结果稳定。

(四)MS-MLPA 技术在 DNA 甲基化分析中的应用

位于基因启动子区的 CpG 岛的甲基化与转录沉默、基因印记、X 染色体失活,DNA 修复等相关,与某些肿瘤和遗传病的发生密切相关。MS-MLPA(Methylation Specific MLPA)技术即为了检测这类表观遗传改变导致的疾病而开发,通过样本和正常对照之间甲基化特定探针的峰大小的比较得到特定探针对应的 DNA 区域的甲基化水平。

MS-MLPA 在是一些疾病分子诊断的金标准,如 Prader Willi 综合征(Prader Willi syndrome,PWS)和 Angelman 综合征(Angelman syndrome,AS)等。PWS 和 AS 均定位于染色体 15q11-13,分别由于父源和母源染色体 15q11-13 的缺失导致。应用 MS-MLPA 的方法,一管反应即可同时检测 2 种疾病。2015 年的《中国 Prader-Willi 综合征诊治专家共识》推荐应用 MS-MLPA 检测 PWS,证明了该技术的有效性,与其他方法相比,结果更准确、可靠,操作简单用时少,唯一不足是无法区分单亲二倍体和基因印记的缺陷。MS-MLPA 已经成功地用于检测基因印记相关的其他疾病如 Beckwith-Wiedemann 综合征和 Silver Russel 综合征。

MS-MLPA 也是一种快速诊断脆性 X 综合征的方法。2013 年 Valentina 等使用 MLPA 方法对 44 例男性患者、10 例绒毛膜样本和 10 例已经通过 Southern Blot 诊断的女性样本。此外,已经在前期研究中使用 MS-MLPA 技术对 98 个男性、20 名女性和 1 例绒毛膜样本进行检测,并评估了 MS-MLPA 的可靠性。结果显示 MS-MLPA 能够正确检出正常男性和全突变男性样本,但在检测女性样本时出现了不可靠的结果,建议在常规的诊断流程中为男性和女性患者分别建立单独的诊断流程。MS-MLPA 结合传统 PCR 方法,在脆性 X 综合征男性患者的分子诊断中是可靠的。

应用 MS-MLPA 的另一个重要的领域是分析癌症中肿瘤抑制基因的甲基化特异性失活。甲基化状态的改变最常见于细胞恶性增生早期,并伴随恶性肿瘤的发生、发展而变化,肿瘤甲基化的特征是全基因组低甲基化和局部区域基因的高甲基化。2007 年 Jeuken 等用 MS-MLPA 对 62 份标本进行基因甲基化分析,并与甲基化 PCR 法对比,对普通标本甲基化状态,两者检测结果高度统一;此外,MS-MLPA 可以同时批量检测多个基因的甲基化水平并且可以发现其拷贝数量变化,亦适用于研究石蜡包埋以及甲醛浸泡过的标本。MS-MLPA 技术具有工作量小、覆盖面广、定位准确的特点,被广泛认为是比较可靠、敏感、高效的甲基化检测方法。

三、MLPA 技术的新发展

MLPA 技术与基因芯片技术相结合,产生了 MLPA-微阵列芯片技术(Array-MLPA)。Array-MLPA 的进步之处在于其新的探针设计方式。新探针使用了长度相似但序列不同的标签序列(tag sequence)替代原有探针的填充序列(stuffer sequence),芯片技术通过检测 MLPA 探针的标签序列来鉴别不同的 MLPA 探针。这种设计使 MLPA 与微阵列芯片高通量、信息量大的特点结合起来,大大提高了 MLPA 的检测通量及信息量。由于芯片检测的只是 MLPA 探针的标签序列,因此该检测芯片对于不同的 MLPA 探针组可以通用。此外,相似长度的 MLPA 探针在 PCR 扩增的过程中也具有更高的均一性。Zeng 等应用 Array-MLPA(长度在 100-120nt 之间的 124 对探针)有效地检测了 249 名 DMD 患者致病基因的缺失、重复及复杂重组突变。相信随着微阵列技术的普及,Array-MLPA 也将应用于各基因诊断实验室。

(一)仪器与材料

1. PCR 热循环仪。
2. 具备片段分析功能的毛细管电泳仪。
3. 移液器等实验室常规可调仪器。

(二)标本与试剂

1. 可提取基因组 DNA 的待检标本。
2. DNA 提取试剂盒。
3. DNA 纯化试剂盒。
4. MLPA 探针组试剂盒。

(三)MLPA 反应操作流程

1. DNA 变性 5μl DNA 98℃ 处理 5 分钟。相应的 PCR 设置:98℃ 5 分钟;25℃ 暂停。

2. 探针与样本 DNA 的杂交 降到室温;分别加入 3μl 探针混合液(1.5μL SALSA probemix(黑盖)+ 1.5μl MLPA 缓冲液(黄盖));95℃ 1 分钟,60℃ 温浴 16~24 小时。相应的 PCR 设置:98℃ 1 分钟;60℃ 暂停。

3. 杂交探针的连接 PCR 仪降到 54℃,打开管盖;加入 32μl 连接酶混合物,54℃温浴 15 分钟,98℃加热 5 分钟灭活连接酶(连接酶混合物:3μl ligase buffer A(透明盖)+ 3μl Ligase buffer B(白盖)+ 25μl water+1μl Ligase-65(绿盖))。相应的 PCR 设置:54℃ 暂停;54℃ 15 分钟;98℃ 5 分钟;20℃ 暂停。

4. 连接探针的 PCR 扩增 PCR 仪降到室温;室温下加入 10μL PCR 混合物;开始 PCR 反应(PCR 混合物:7.5μl 水 + 2μl PCR Primer Mix(棕盖)+ 0.5μl SALSA Polymerase(橙盖))相应的

PCR 设置:35 循环:95℃ 30 秒;60℃ 30 秒;72℃ 60 秒;72℃ 20 分钟;15℃ 暂停。

5. PCR 产物的毛细管电泳,仪器设置如下:

(1) Beckman GenomeLab GeXP;CEQ-2000; CEQ-8000;CEQ-8800:

1) 染料:Cy5;推荐毛细管:33cm;注射混合物:0.7μl PCR 反应产物 + 0.2μl Beckman D1- 标记的 CEQ size standard 600 + 32μl 甲酰胺(或者 Beckman Sample Loading Solution),加一滴高质量矿物油。

2) 仪器设置 毛细管温度:50℃;变性:90℃ 2 分钟;注射电压:1.6kV,时间 30 秒;运行:4.8kV,1 小时。

(2) ABI-Prism 3100,ABI-Prism 3100 Avant,ABI-3130,ABI-3130XL,ABI-3500,ABI-3730,ABI-3730XL.

1) 染料:FAM;推荐毛细管:36 或者 50cm。ABI-3500:仅 50cm;注射混合物:0.7μl PCR 产物 + 0.3μl ROX 或者 0.2μl LIZ size standard + 9μl 甲酰胺;选择匹配的滤光器(filter)。

2) 仪器设置:36cm 毛细管:注射电压:1.6kV;注射时间:15 秒;运行电压:15kV;多聚物:POP4;运行时间 30 分钟。如果用 POP7,运行电压:10kV;相应增加运行时间。密封注射混合物后,80℃变性 2 分钟,迅速冷却。

(3) ABI-Prism 310 Genetic Analyzer(1 个毛细管):

1) 染料:FAM。推荐毛细管:47cm。注射混合物:0.7μl。PCR 产物 + 0.75μl dH₂O +0.5μl size standard + 13.5μl 甲酰胺。

2) 初始设置:注射电压:1.6kV;住宿时间:15 秒;filter set:D;多聚物 POP4。Method:密封注射后混合物,80℃变性 2 分钟,迅速冷却。

6. 结果分析 Coffalyser.NET,可根据相应的试剂盒说明书进行分析。

(四)注意事项

1. DNA 样品 a. 尽可能减少 DNA 溶液中盐离子、醇类等的含量。b. 用 TE 而不是水溶解或稀释 DNA,避免 DNA 高温时脱嘌呤。c. 保证所有参照样本及实验样本组织来源一致、提取方法一致。d. 使用血液标本使,用 EDTA 抗凝,避免使用肝素。e. 实验前将所有 DNA 样本浓度稀释到大致相等(建议 20~40ng/μl)。

2. 参照样本 每次实验应设置 3 个以上(实验样本:参照样本 ≥7:1)参照样本,以得到可信的实验结果;参照最好随机分布在所有样本中间。

3. 测序仪设置 调节优化注射电压(1.2~2.0kv)及时间(5~40 秒)或用去离子水稀释 PCR 产物,使得信号处在最佳分析范围:ABI3100-3130 系列最高 8 000rfu;ABI-3700-3730 系列最高 32 000rfu;CEQ8000-8800 系列最高 130 000rfu。

4. 实验过程应注意

(1) 请严格按照 MLPA 官方实验操作步骤进行操作。

(2) 探针、连接酶 BUFFER B 使用前应分装,避免反复冻融。

(3) 配制的混合液应避免离心,可枪头吹打混匀,注意避免产生气泡或将打到管壁上,所有含酶步骤均不可离心。

(4) 配制 PCR 混合物及注射混合物时应避免强光照射,以减少对引物里荧光分子的激发。PCR 产物也应避光保存。

(5) 蒸发质控:8μl TE/ 水空白连接,连接完成管底至少剩余 5μl。

(余 科 游 英)

第四节 一代测序技术

一、技术发展

1953 年,Watson 和 Crick 根据晶体学数据研究提出了 DNA 的三维结构,为 DNA 复制及编码蛋白质提供了理论框架,然而能够用于读取 DNA 序列的技术却一直没有出现。由于 DNA 分子的长度更长,仅由 4 个相似的单位组成,因此之前用于推断蛋白质序列的测序方法并不适用,DNA 的测序需要一种全新的策略。

最开始的测序对象为相对较纯的 RNA,如微生物核糖体或转运 RNA,以及单链 RNA 噬菌体。1965 年 Robert Holley 及其同事通过将这些技术与选择性 RNA 酶处理相结合,产生了部分或者完全降解的 RNA 片段,从而获得了第一个完整的核酸序列,即来自酿酒酵母的丙氨酸 tRNA 的序列。Walter Fiers 实验室通过使用这种二维分馏方法,在 1972 年获得了第一个完整的蛋白质编码基因序列,即噬菌体 MS2 的外壳蛋白编码基因,并在 4 年后获得其完整的基因组。与此同时,研究人员开始对 DNA 进行测序。在观察到大肠埃希菌噬菌体 λ 具有 5′ 突出黏性末端之后，Ray Wu 和 Dale Kaiser 利用 DNA 聚合酶每次添加一个具有放射性的核苷酸至其末端，并测量以推导出其序列。虽然使用 DNA 聚合酶添加特定核苷酸的方法得到了推广但碱基的实际测量仍然局限于短延伸的 DNA，其过程中也涉及相当繁复的分析化学和分馏过程。

聚丙烯酰胺凝胶电泳分离多长度核苷酸的方法代替由电泳和色谱组成的二维分离法，使得测序的分辨率大大提高。在 19 世纪 70 年代中期，两个复杂却有深远影响的实验中使用了该方法——Alan Coulson 和 Sanger 的加减法测序，以及 Allan Maxam 和 Walter Gilbert 的化学直读法。加减法测序以待测 DNA 为模板，加一同位素标记的短链引物，在 4 种脱氧核糖核苷酸（dNTP）的存在下，用 DNA 聚合酶催化合成各种随机长度的产物。将模板及合成的产物分为"加法组"和"减法组"，加法组和减法组又各分为 4 组。"加法组"中的每一小组只加一种脱氧核糖核苷酸 dNTP，4 组各加不同的 dNTP。"减法组"中的每一小组加 3 种 dNTP，4 组各缺不同的 dNTP。由于引物经过同位素标记，通过电泳分离这 8 个组的产物，显带后即可读出待测序模板的序列。Sanger 及其同事使用这种技术对第一个 DNA 基因组进行了测序，即噬菌体 φX174。Maxam-Gilbert 化学直读法是一种基于 DNA 降解的方法。此方法的原理是先将待测序的 DNA 片段一端用放射性标记，然后使 DNA 链在特定碱基处断裂。控制条件使每个 DNA 分子只发生一处断裂，就可以得到一系列只差一个核苷酸的 DNA 片段，跑电泳后可得出序列。这是第一种被广泛采用的技术，因此被认为是"第一代"DNA 测序方法的真正诞生。

1977 年，Sanger 的"双脱氧链式终止法"的发展使 DNA 测序技术出现了重大的突破。双脱氧链式终止法使用 dNTP 的化学类似物作为 DNA 链的单体。双脱氧核苷酸（ddNTP）缺少延伸 DNA 链所需的 3′ 羟基，因此不能与下一个 dNTP 的 5′ 磷酸键形成键。将放射性标记的 ddNTP 混合到标准 dNTP 中参与 DNA 延伸反应，产生每个可能长度的 DNA 链，随着链延伸，ddNTP 随机掺入，停止进一步的延伸。通过进行包含四种 ddNTP 碱基的四个平行反应，在四条聚丙烯酰胺凝胶泳道上电泳，之后利用放射自显影来推断原始模板中的核苷酸的种类及其位置，即可确定相应的序列。与其他技术相比，双脱氧链式终止法或者叫 Sanger 测序法无论在准确性、鲁棒性和易用性上都显示出其优势，成为了最常用的 DNA 测序技术。

随后，Sanger 测序技术得到了多个方面的改进，主要涉及用荧光标记代替放射性标记，用毛细管电泳代替聚丙烯酰胺凝胶电泳等，这些改进促进了自动化 DNA 测序仪的开发。随后第一批商业 DNA 测序仪出现，用于更复杂的物种基因组的测序。这些第一代测序仪仅能够读取略小于一千个碱基的序列，为了分析更长的序列，研究人员利用诸如鸟枪法等测序技术。鸟枪法是对重叠的 DNA 片段分别进行克隆和测序，然后组装成一段长的连续的序列。之后聚合酶链式反应（PCR）和重组 DNA 等技术的发展为测序提供了更高浓度的 DNA。最终更新后的双脱氧测序仪，例如 ABI PRISM 系列产品，在人类基因组计划中得到应用，帮助庞大的人类基因组序列草图提前完成。

二、技术原理

传统的 Sanger 测序法需要单链 DNA 模板、引物、DNA 聚合酶、脱氧核苷三磷酸（dNTP）和修饰的双脱氧核苷酸三磷酸（ddNTP）。ddNTP 能够终止 DNA 链延长，因为其缺少两个核苷酸之间形成磷酸二酯键所需的 3′-OH 基团，导致 DNA 聚合酶在掺入修饰的 ddNTP 时停止 DNA 的延伸。DNA 样品被分成四个独立的测序反应，均包含全部四种标准脱氧核苷酸（dATP、dGTP、dCTP 和 dTTP）和 DNA 聚合酶，在每个反应中分别添加四种双脱氧核苷酸（ddATP、ddGTP、ddCTP 或 ddTTP）中的一种。双脱氧核苷酸的加入浓度比相应的脱氧核苷酸低约 100 倍，允许产生足够的片段的同时仍能转录全部的序列。在这个过程中需要四个单独的反应来测试所有四个 ddNTPs。经过一轮延伸后，将得到的 DNA 片段热变性并使用凝胶电泳按大小分离。然后通过放射自显影或 UV 光使 DNA 带可视化，直接从 X 射线胶片或凝胶图像上读出 DNA 序列。Sanger 测序技术的发展包括用含放射性磷标记核苷酸标，在 5′ 末端用荧光染料标记引物和 ddNTP，使用毛细管电泳技术和微阵列毛细管电泳技术代替平板凝胶电泳等。利用不同的荧光染料标记四种双脱氧核苷酸的染料终止子测序法允许测序在单个反应中进行，荧光标记在光学系统中的读取速度更快，也更加经济，同时也更利于自动化。而毛细管电泳技术的出现，提高了测序的通量。因此目前自动化的高通量 DNA 测序仪均使用染料终止子测序法和毛细管电泳，如 ABI 公司的 3 730 以及 3 500 等。

一代测序的主要特点是测序读长可达 1 000bp，准确性高达 99.999%，能够很好地处理重复序列和多聚序列，是目前所有基因检测的金标准。但是其通量相对较低，样品制备的成本高，使之难以做大量的平行测序。

三、临床应用

Sanger 测序是目前所有基因检测的国际金标准，包括荧光定量 PCR Taqman 探针法、普通 PCR 法、芯片法、二代测序法、质谱法等方法的金标准。科研领域发表基因检测相关文章，必须要有 Sanger 测序验证数据予以支持。Sanger 测序流程细致，质控环节多，污染低，结果直观可视，假性结果极低，其优势有：①由于没有建库环节，所以微量样品不会任意扩大，降低了假阳性结果（与二代测序比）。② Sanger 测序首先要做 PCR 有限扩增，然后切胶回收主带，此过程不容易污染，即使有少量污染扩增出的杂带，切胶回收可以有效分离，切胶回收后，电泳前要用特异性单引物测序 PCR 反应一次，等于又筛选了一次，所以 Sanger 测序这种方法非常精准，不容易污染。③ Sanger 测序是建立在目的基因精确物理定位基础上的测序，得到的结果是连续的、可视的、真实的长片段，所以出来的数据不会张冠李戴，即使读错了结果，也可以从读取的峰图序列中判出（与荧光定量 PCR Taqman 探针法、普通 PCR 法、质谱法、芯片法、二代测序法等方法比）。④基因突变可分为碱基置换、颠换、缺失和插入，Sanger 测序法对于这些突变都可以清楚读出，而无需提前预测、预置模板造成误断结果。⑤分子生物学实验是微观实验，影响因素众多，由于样品和操作的差异，实验经常会出现失败，而用 Sanger 测序法检测，如果琼脂糖凝胶电泳之前和电泳过程中，任何工序不理想，都无法进行下一道工序，也就无法拿到序列峰图，

这种情况必须重新实验，这种情况 Sanger 测序不会当阴性结果出具报告。

（一）应用于医学测序检测或遗传咨询的精准检测

Sanger 测序通过对设定基因区域的待检 DNA 样本的碱基逐一精确检测，然后与已知的标准样本序列比较，寻找突变，发现突变与疾病的关系，主要针对单基因遗传病进行检测。在国外，Sanger 测序技术在临床方面的应用主要有两个途径，即商业化检测试剂盒的应用和美国临床实验室 / 病理学家学会（College of American Pathologists，CAP）认证独立实验室进行相关项目的检测，例如：HIV 耐药突变检测试剂盒的商业化。在美国，医学独立实验室必须具有 CAP 认证资质，其在法律上是独立的经济实体，有资格进行独立经济核算并承担相应法律责任，在管理体制上独立于医疗机构，能立场公正地提供第三方医学检验，实验室本身对出具的检验报告负责。发达国家 Sanger 测序技术已广泛应用于临床相关诊断和治疗中。

（二）可对二代和芯片测序结果进行验证

二代和芯片测序结果，需要采用 Sanger 测序进行验证，Sanger 测序是目前所有基因检测的国际金标准，是包括荧光定量 PCR Taqman 探针法、普通 PCR 法、芯片法、二代测序法、质谱法等方法的金标准。

（三）应用于细菌、真菌鉴定

精确确定细菌、真菌、病毒种属，为微生物开发利用或杀灭提供依据，广泛用于食用菌和益生菌开发利用（例如：食用菌品种开发改良、发酵工业、植物品种改良、石油地矿勘探等），解决饮料、食品、医药、酒类、包装等行业菌污染问题。用 Sanger 测序，在临床上通过 16SrDNA 等基因定序，实现各种感染性疾病的病原学精确诊断。用 Sanger 测序技术检测比传统的形态学鉴定具有方法简单结果准确的优势。

（四）应用于科研基础测序

Sanger 测序用 13 年完成人类基因组计划，现在 NCBI 公布的动、植物、微生物基因组序列都是由 Sanger 测序完成的。现在 Sanger 测序仍然在临床科研、药物研发、动植物育种等方面发挥着不可替代的作用。

（余　科　游　英）

第五节　二代测序技术

一、二代测序技术的发展

第二代测序技术也叫做高通量测序,自 2005 年以来,以 454 技术、Solexa 技术、SOLiD 技术及 Ion Torrent 技术为标志的高通量测序技术相继诞生。

(一) 454 测序技术

随着大规模双脱氧测序工作的发展,出现了一种新的技术,为第二代 DNA 测序仪的第一波研究奠定了基础,该方法与现有的技术有着明显的不同,它不通过电泳使被荧光或者放射性标记的 dNTP 或者寡核苷酸的可视化来判断 DNA 序列,相反,研究人员利用发光法测量焦磷酸合成。这是一种双酶法,其中 ATP 硫酸化酶将焦磷酸转化成 ATP,然后 ATP 被用作荧光素酶的底物,而产生的光量与生成的焦磷酸盐成正比,通过焦磷酸盐的产生可以推断 DNA 序列。尽管与 Sanger 测序法存在差异,但是这种焦磷酸测序方法依然使用逐个合成技术(SBS),都需要 DNA 酶的直接作用来产生可观测的输出。PålNyrén 及其同事开创的这种焦磷酸测序技术具有许多优势:可以使用天然核苷酸,而不是链终止方案中使用的重度修饰的 dNTP,进行实时观察,也不需要长时间的电泳。后来该方法的的改进包括将 DNA 连接到顺磁珠上,用酶降解残留的 dNTP 以去除长时间的洗涤步骤等。焦磷酸测序法后来被授权给由 Jonathan Rothburg 创立 454 生命科学公司,并成为第一个成功商业化的"二代测序"(NGS)技术。

454 生产的测序仪使测序的模式发生了转变,它允许大规模并行化进行测序反应,大大增加了一次运行中可以测序的 DNA 的量。文库中成百上千条 DNA 片段通过接头序列连接到磁珠上,理想状态下一个磁珠连接一个 DNA 片段,磁珠被单个油水混合小滴包被后,在该小滴里进行独立的 DNA 扩增,由于没有其他的竞争性或者污染性序列的影响,从而实现了所有 DNA 片段的平行扩增(emPCR),然后将这些小滴洗涤到反应板中,使每个反应孔中都含有一个小滴。之后在用酶以及 dNTP 洗涤反应板,发生焦磷酸测序反应,每个反应孔下的传感器会检测焦磷酸盐的释放。对于含有小液滴的数百万个孔而言,该装置能够产生大约 400~500 个碱基对的读数。这种平行化的反应使得测序工作的数量级大大提高。允许研究人员对单个人类基因组进行完全测序,而且比 Sanger 测序更加快速和便宜。第一台商用的高通量测序(HTS)仪是原始的 454 测序仪,称为 GS 20,后来被 454GS FLX 取代。后者能够提供更多的读数以及更好的质量数据。能在微米级别上进行大量平行的测序反应,是判断第二代 DNA 测序的标准。

(二) Solexa 测序技术

454 成功之后,出现了许多并行测序技术。其中最重要的可能是 Solexa 测序方法,。Solexa 测序方法将包含接头的 DNA 分子连接于固定在 flow cell 的接头上,而不是基于微珠的 emPCR 进行的平行化。扩增的过程被称为"桥扩增",这是由于复制 DNA 链的另外一端随机和附近的另外一个引物互补,也被固定住,形成"桥"。测序通过使用经荧光修饰的 dNTP 以 SBS 方式实现,由于荧光基团占据 3' 羟基位置,dNTP 不能立即结合更多的核苷酸,在聚合反应继续进行之前,就必须用酶将其切开,在循环过程中使用经修饰的 dNTP 和 DNA 聚合酶洗涤 flow cell,在每个循环中,当酶去除荧光基团并延续到下一个碱基之前,通过合适的激光激发荧光基团,用 CCD 系统检测加入核苷酸的类型,这样就可以同步进行测序。

虽然第一台基因组分析仪(GA)最初只能产生非常短的读数(35bp),但它们有一个优点,就是可以产生双末端(PE)数据。这提高了将读取序列映射到参照序列时的准确性,特别是对跨重复序列、剪接外显子、重排的 DNA 以及融合基因。标准基因组分析仪版本(GAIIx)之后出现的是 HiSeq,一台能够读取更长的读取长度和深度的机器,然后是 MiSeq,这是一种通量更低(但成本更低)的机器,具有更快的周转时间和更长的读取长度。

(三) Solid 测序技术

在二代测序的早期阶段,除了 454 和 Solexa/Illumina 测序,第三个主要的选择或许是寡核苷酸连接检测系统(SOLiD)。顾名思义,SOLiD 的测序不是通过合成而是使用 DNA 连接酶进行连接,是一种建立在开源测序方法"polony"上的新方法。虽然 SOLiD 平台无法产生 Illumina 机器的读取长度和深度,使得组装更具挑战性,但其在每个碱基的成本上保持着竞争力。基于序列连接的另一个值得注意的技术是完整基因组的"DNA纳米球"技术,该技术克隆DNA的方法较为独特,使用滚环扩增产生长的DNA片段而不是通过液滴或者桥式扩增。DNA片段由含接头的模板序列的重复单位组成,然后这些单位自行组装成纳米球,纳米球被固定在载玻板上进行测序。

(四) Ion Torrent 测序技术

最后一个卓越的第二代测序平台是由 Jonathan Rothburg 在离开 454 后开发的。Ion Torrent(另一种 Life Technologies 产品)是第一个所谓的"后光测序"技术,因为它不使用荧光和冷光。以类似于 454 测序的方式,将带有克隆 DNA 片段群体(通过 emPCR 产生)的珠粒在 picowell 平板上洗涤,然后依次用各个核苷酸洗涤。然而,核苷酸的加入不是通过焦磷酸盐释放来测量的,而是通过在微处理器芯片的制造中使用的互补金属氧化物半导体(CMOS)技术来测量聚合过程中质子的释放引起的 pH 差异实现的。

在上述介绍的第二代测序技术显著变化驱动了所谓的"基因组学革命",大大改变了 DNA 测序相关的成本和易用性。DNA 测序仪的功能增长速度比以摩尔定律描述的计算革命更快:微芯片的复杂性大约每两年翻一番,而测序能力在 2004 年至 2010 年每 5 个月增加一倍。各种测序技术在方法、能力和规格上各有千秋,为研究人员的实验设计提供了多样的解决方案。然而近年来,Illumina 测序平台一直是最成功的,至于近乎垄断的地位,因此被认为对二代测序仪做出了最大的贡献。

二、各二代测序技术平台的原理及优缺点

测序技术的快速发展,使小型化/台式高通量测序仪成为现实,这意味着大规模基因组测序将不再是大型实验室或科研中心的专利,中小型实验室、公司、临床检验中心都将能够利用高通量测序技术快速高效的获取大量信息,进行科研或开发应用,这也预示着个人基因组时代的来临。

(一) Illumina 平台

Solexa 测序技术是基于焦磷酸测序技术的一种边合成边测序的技术。提取的 DNA 被随机打断成 100~200bp 的片段,在这些片段的末端加上接头,构成测序文库。测序文库中的 DNA 片段解链后形成单链 DNA,其接头与芯片上的探针结合使其两端均固定于 Flowcell 的 8 个 Channel 上,形成桥式结构。桥式 PCR 以 Flowcell 表面所固定的接头为模板,产生数百万条带测序的 DNA 片段在各自的位置上集中成束。用荧光标记的 dNTP、DNA 聚合酶和引物洗涤 Flowcell 表面,启动测序循环。在 DNA 合成时,碱基的加入会伴随着焦磷酸的释放,从而激发荧光信号,不同的碱基用不同荧光标记,在荧光信号被读取后,3′ 端被切割,荧光猝灭,之后第二个核苷酸加入,重复第一个核苷酸的过程,直到所有的序列均合成双链 DNA。

Solexa 测序技术也是目前应用最广泛,性价比最高的二代测序技术。这种测序技术每次只添加一个 dNTP 的特点能够很好地解决同聚物长度的准确测量问题,它的主要测序错误来源是碱基的替换,目前其测序错误率在 1%~1.5%。Illumina 由于其技术成熟,平台之间高度互补性与交叉性,使得其在短读长测序上大占优势。Illumina 的产品覆盖了从低通量的 Mini-Seq 到超高通量的 HiSeq X 系列,其中 HiSeq X 系列最多可以在一年内产生 1 800 多个 30× 覆盖度的人类基因组数据量。HiSeq X 的局限在于其高昂的成本,以至于超过了绝大多数单位的可接受程度。

(二) 罗氏 454 平台

454 测序技术也是一种基于焦磷酸测序技术的方法。同样的 DNA 会被打断并在两端加上接头,与 Illumina 不同的是其片段长度大约为 300~800bp。之后这些单链 DNA 结合在水油包被的直径约 28μm 的磁珠上进行独立的扩增反应,即乳液 PCR。乳液 PCR 最大的特点是可以形成数目庞大的独立反应空间以进行 DNA 扩增。其关键技术是"注水到油",基本过程是在 PCR 反应前,将包含 PCR 所有反应成分的水溶液注入高速旋转的矿物油表面,水溶液瞬间形成无数个被矿物油包裹的小水滴。这些小水滴就构成了独立的 PCR 反应空间。理想状态下,每个小水滴只含一个 DNA 模板和一个磁珠。在多个循环之后磁珠的表面产生了上万个拷贝。经纯化的磁珠被转移到 PTP 板上,这种平板上特制有许多直径约为 44μm 的小孔,每个小孔仅能容纳一个磁珠,通过这种方法来固定每个磁珠的位置,以便检测接下来的测序反应过程每次加入一种 dNTP 进行合

成反应,如果发生碱基互补配对则会产生一个焦磷酸同时释放荧光信号,通过 CCD 系统检测释放的荧光信号获得模板的碱基序列。

454 测序技术在二代测序中能够获得的最长的读长,平均读长可达 400bp,但是准确率相对较低,无法准确测量同聚物的长度,测序过程中会引入插入和缺失,由于成本与应用范围过于狭小已经被罗氏公司停产。

（三）SOLiD 平台

SOLiD 测序技术使用了 DNA 连接酶代替 DNA 合成酶,获得基于双碱基编码原理的颜色编码序列。与 454 测序技术相同,基因组 DNA 在打断加接头后构建成文库,固定于磁珠上,在液滴中进行扩增富集,不过其液滴仅有 0.1μm。SOLiD 连接反应的底物是 8 碱基单链荧光探针混合物,其 5′ 端用 4 种荧光标记,3′ 端的 1.2 位碱基对应 5′ 端的荧光信号,每个荧光信号对应 4 种碱基组合。单向 SOLiD 测序包括五轮测序反应,每轮测序反应含有多次连接反应,最终得到原始颜色序列。经过 SOLiD 序列分析软件生成最终的原始序列。

目前,SOLiD 测序技术拥有二代测序中最高的通量,但其运行时间长,读长短,但数据分析和基因组拼接相对来说更为困难。SOLiD 系统不仅受制于运行时间,还受制于其工业生产,该技术仅在人类 WGS 中有所应用。

（四）Ion Torrent 平台

Ion Torrent 技术的文库制备与 454 测序技术很像,不过在测序时使用了一种布满小孔的半导体芯片,芯片上的每一个小孔都是一个测序反应池。当 DNA 聚合酶把核苷酸聚合到 DNA 链上时,会释放出 H⁺ 离子,致使反应池中的 pH 值发生改变,位于池下的离子感受器能够离子信号转变为数字信号,从而读出 DNA 序列。相比于其他测序技术,Ion Torrent 不需要昂贵的物理成像设备,成本相对来说较低,体积也更小,而且操作更为简单,速度也很快。不过整个芯片的通量并不高,适合小基因组和外显子验证的测序。

三、二代测序技术在遗传病诊断中的应用

一代测序或芯片技术主要针对需要检测的范围少的已知的致病基因或基因区域,而二代测序主要应用于若干个疾病相关的多个基因(从几

个到上百个不等)的靶向测序或针对临床症状不明确而采用的全外测序技术。二代测序技术,通过将基因组 DNA 打断和标记建立文库,捕获感兴趣的目标区域或进行全基因组序列的快速、并行序列分析,再根据序列的唯一性原则进行拼接、数据处理、过筛去掉低质量数据后获得海量 DNA 序列数据,与已建成的数万健康人基因组序列对比分析,去除在人群中高频出现的单核苷酸多态性,从而发现可能的致病突变。如糖原贮积病有十几种类型,若用第一代测序技术,需要分别对每一个相关基因进行测序,检测费用高,检测时间较长,而利用二代测序技术可以同时对这十几个基因同时测序,检测费用降低,检测时间缩短,更有助于临床疾病的诊断。

半乳糖血症的基因检测是一种单基因疾病利用二代测序进行检测的项目。半乳糖代谢中有 3 种相关酶中的任何一种酶先天性缺陷均可致半乳糖血症。半乳糖血症为常染色体隐性遗传的先天性代谢性疾病,杂合子携带者的酶活性约为正常人的 1/2,而纯合子者酶活性则显著降低。控制上述 3 种酶的基因现已清楚,设计针对这些基因的靶向测序产品即可对其点突变位点进行检测。国外已有机构提供临床检测服务,国内类似服务也在发展和项目申请之中。临床方面也有相关的研究和探索,首都儿科研究所附属儿童医院采用目标区序列捕获及二代测序技术对临床诊断的 3 例甲基丙二酸尿症、2 例苯丙酮尿症患儿进行检测,认为二代测序技术具有低成本、高通量、高敏感度及可灵活设计的特点,可作为儿科临床常见遗传代谢病基因诊断的首选工具。

在临床上更多的二代测序应用在多种疾病的联合检测中,通常根据疾病类型及类似症状进行疾病检测服务的设计,例如临床上有氨基酸代谢疾病、有机酸脂肪酸代谢疾病等疾病套组的基因检测项目。通过对这类疾病十几个到几十个基因的外显子区域进行捕获,然后进行测序可以检测疾病相关的致病位点。国外的临床服务项目已比较成熟,国内目前有相当多的临床专家和医生在进行相关的科研探索,部分单位开始临床试点和项目申请。例如,中山大学附属第六医院遗传代谢病实验室对 153 个常见的遗传代谢病的致病基因设计捕获探针,通过高通量测序技术对患儿进行基因检测。

（游　英）

第六节 三代测序技术

一、技术发展

单分子测序（SMS）和实时测序是第三代测序技术的决定性特征，第一个 SMS 技术是在 Stephen Quake 的实验室中开发的，后来商业化，其工作方式与 Illumina 相同，但没有任何桥接放大。DNA 模板附着在一个平面上，然后将合适的荧光可逆终止子 dNTP（所谓的"虚拟终止子"）在一个碱基上洗一次并成像，然后切割并循环。虽然相对较慢而且昂贵，但这是第一项允许对非扩增 DNA 进行测序的技术，从而避免了所有相关操作带来的偏差和错误。

目前使用最广泛的第三代技术是 Pacific Biosciences 的单分子实时测序系统（SMRT），其在 PacBio 系列机器上使用。在 SMRT 运行期间，DNA 聚合发生在被称为零模波导孔（ZMW）的微型纳米结构阵列中，其本质上是覆盖芯片的金属膜中的微小孔。这些零模波导孔利用波长小于其孔径的光的性质，使其按照指数衰减，刚好完全照亮孔的底部。由于激光激发区很小，这使得零模波导孔底部的单个荧光团分子可以被看到。沉积于零模波导孔底部的单个 DNA 聚合酶分子能够将 DNA 置于照射区域内，通过洗涤感兴趣的 DNA 文库和荧光 dNTP，可以实时监测由单个核苷酸延伸的 DNA 链。因为掺入了荧光核苷酸后只有这些核苷酸才会提供可检测的荧光，之后染料被切除，该位置的信号消失，整个过程可以在很短的时间内对单分子进行测序。PacBio 系列还具有其他商用机器中不具备的许多其他优势特性，其测序是以聚合酶的速率进行的，会产生动力学数据，而且允许检测经修饰的碱基。PacBio 系统还能够产生令人难以置信的长读数，长达 10kb 以上，这对于从头组装基因组是十分有用的。

也许第三代 DNA 测序发展的最值得期待的领域是纳米孔测序。纳米孔测序的潜力甚至在第二代测序出现之前就已经建立，当时研究人员证明单链 RNA 或 DNA 在电泳条件下能够通过 α- 溶血素离子通道形成的脂质双层。此外，在通过单链 RNA 或 DNA 通道时会阻断离子流，电流减少的时间与核酸长度成正比。还可以使用非生物固态技术来生成合适的纳米孔，这提供了对双链 DNA 分子进行测序的能力。纳米孔平台 GridION 和 MinION 让人们产生了巨大的兴趣，其中后者是一种小巧的只有移动手机大小的 USB 设备，该设备在 2014 年的早期试用版中首次发布给用户。尽管目前的测序质量不佳，但这种测序仪在 DNA 测序领域代表真正的颠覆性技术，能够产生比以前读数更长的非扩增的序列数据，同时价格更便宜也更快速。MinION 快速运行和紧凑的特性也为分散测序提供了机会，从而摆脱如今常见的核心服务系统。他们甚至可以被部署到现场，像 Joshua Quick 和 Nicholas Loman 一样，在采集埃博拉病毒后立即用其进行测序。因此，Nanopore 测序仪不仅可以彻底改变测序所生成的数据的组成，而且使测序能够在任何地方由任何人在任何时间完成。

二、技术原理

第三代测序技术是以 SMRT 和 Oxford Nanopore Technologies 纳米孔单分子测序技术为代表。与前两代测序技术相比，他们最大的特点就是单分子测序，而且测序过程无需进行 PCR 扩增。

PacBio 的 SMRT 技术也应用了边合成边测序的思想，并以 SMRT 芯片为测序载体。SMRT 芯片有许多的外径 100 多纳米 ZMW（零模波导孔），由于其孔径比检测激光波长小，当激光从底部打上去后不能穿透小孔进入上方溶液区，能量被限制在反应孔内，使得信号仅来自这个反应孔，孔外过多游离核苷酸单体依然留在黑暗中。在反应孔内 DNA 聚合酶和模板结合四种荧光标记的 dNTP 在加入时会发出不同的光，根据光的波长和峰值就能够判断碱基的类型。同时只要 DNA 聚合酶保持活性，就能实现超长的读长。另外通过检测前后连个碱基的测序时间还能够检测碱基的修饰情况，因为经过修饰的碱基在通过聚合酶时速度会减慢。SMRT 技术的测序速度非常，大约每秒 10 个 dNTP。但是，同时其测序错误率比较高，达到了 15%，这也是目前单分子测序技术的通病，但其出错存在随机性，可以通过多次测序来进行有效的纠错。

纳米单分子测序技术与以往的任何一种测序技术都不相同，它是一种基于电信号而不是光信号的测序技术。该技术的关键之一是一种特殊的纳米孔，当 DNA 通过纳米孔时，其周围的电荷会发生变化,从而短暂地影响流过纳米孔的电流强度,而且每种碱基所造成的电流强度变化是不同的,通过电子设备检测这些变化就能够判断所通过的碱基,从而达到测序目的。纳米孔测序(和其他第三代测序技术)有望解决目前测序平台的不足,纳米孔测序的主要特点是其读长非常长,能够达到几十 kb,甚至 100kb;而其错误率目前介于 1%~4%,且是随机错误;测序速度快,数据可实时读取,通量也很高;起始 DNA 在测序过程中不会被破坏而且样本的制备既简单又便宜。理论上,它还能直接用于 RNA 测序。纳米孔测序还有另一大优势,它能够直接读取出甲基化的胞嘧啶,而不必对基因组 DNA 进行任何处理,这对于在基因组水平直接研究表观遗传学有极大地帮助。

三、临床应用

第三代测序技术的应用主要在基因组测序、甲基化研究、突变鉴定(SNP 检测)这三个方面,其中目前可以应用在遗传病基因检测方面主要以突变检测为主。单分子测序的分辨率具有不可比拟的优势,而且没有 PCR 扩增步骤,就没有扩增引入的碱基错误,该优势使其在特定序列的 SNP 检测,稀有突变及其频率测定中大显身手。

在实际临床应用上,有部分遗传性疾病的相关致病基因存在假基因,由于二代测序是采用片段测序,通常其片段长度在 150~300bp,再加上 PCR 扩增带来的可能的碱基错误,很容易造成真假基因的错配,而三代测序的特点之一就是测序长度非常长可以非常明确的区分真假基因,而且有相当多的假基因就位于真基因的临近区域,可以通过三代测序的一次读长即可同时获得真假基因的序列,完全避免真假基因混淆带来的错判风险。

21- 羟化酶缺乏导致的先天性肾上腺皮质增生症就是其中的一个典型病例。先天性肾上腺皮质增生症(congenital adrenal cortical hyperplasia,CAH)是由于肾上腺皮质激素生物合成酶系中某种或数种酶的先天性缺陷,使皮质醇等激素水平改变所致的一组疾病。CAH 以 21- 羟化酶缺乏症(21-hydroxylase deficiency,21-OHD)最为常见的,约占 90%~95%,全球已报道发病率 1/10 000~1/20 000。21-OHD 是由编码 21- 羟化酶的 *CYP21A2* 基因发生突变导致。*CYP21A2* 基因位于染色体 6p21.3,与假基因 CYP21A1P 相邻,真假基因相同序列高达 98%。*CYP21A2* 基因突变方式复杂多样,在中国患者中点突变约占 70%,大片段缺失和基因转换约占 20%~30%,de novo 突变约占 4%~5%。使用二代测序技术进行检测无法避免真假基因之间的误判,而直接采用三代测序即可明确的区分基因突变位于真假基因的哪一个位置,一个技术即可完成之前复杂的联合检测方法。

随着测序技术的进一步发展,检测内容也会随之增加,现在遗传性疾病的基因检测还以染色体数量或结构异常和基因异常检测为主,三代测序等技术的深入发展和表观遗传学等新理论和方法的建立,会使得三代测序能够在遗传性疾病防治体系里发挥更多的作用。

(郝虎 余科)

参考文献

1. Duan Q, Liu EY, Croteau-Chonka DC, et al. A comprehensive SNP and indel imputability database, Bioinformatics, 2013, 29: 528-531.

2. 管立学, 任翠爱, 李海波, 等. PCR- 短串联重复法快速产前筛查唐氏综合征的应用价值, 中华医学遗传学杂志, 2013, 30: 277-282.

3. 陈小平, 骆利敏, 罗敏, 等. PCR-STR 在肝移植后移植物抗宿主病中的诊断意义, 南方医科大学学报, 2012, 32: 874-877.

4. 陈旭, 齐凤坤, 康立功, 等. 实时荧光定量 PCR 技术研究进展及其应用, 东北农业大学学报, 2010, 41: 148-155.

5. 何平亚, 丁忠英, 张鑫丽, 等. 荧光定量 PCR 技术在 α 地中海贫血基因筛查与诊断中的研究, 中华实验和临床病毒学杂志, 2014, 28: 494-496.

6. 张志, 何蕴韶, 闫宗合, 等. 荧光 MGB 探针实时 PCR 检测经典型苯丙酮尿症的基因突变, 中山大学学报, 2013, 24: 593-597.

7. 文卫华, 成会荣, 衡正昌, 等. 实时荧光定量 PCR 检测职业砷暴露人群 p53 基因损伤, 四川大学学报, 2007, 38: 693-696.

8. 林佳琪, 苏国成, 苏文金, 等. 数字 PCR 技术及应用研究进展, 生物工程学报, 2017, 33: 170-177.

9. 中华医学会神经病学分会. 中国假肥大型肌营养不良症诊治指南. 中华神经科杂志, 2016, 49: 17-20.

10. 中华预防医学会出生缺陷预防与控制专业委员会新生儿筛查学组. 先天性肾上腺皮质增生症新生儿筛查共识. 中华儿科杂志, 2016, 54: 404-409.

11. Rebrikov DV, Trofimov DY. Real-time PCR: A review of

approaches to data analysis, Applied Biochemistry and Microbiology, 2006, 42: 455-463.

12. 龚珠文, 韩连书, 叶军, 等. 多重连接探针扩增技术诊断鸟氨酸氨甲酰转移酶缺乏症五例, 中华儿科杂志, 2016, 54: 437-440.

13. 滕奔琦, 郝秀兰, 章钧, 等. 应用MLPA分析技术快速产前诊断21-三体综合征, 国际医药卫生导报, 2013, 19: 2458-2461.

14. Heyries KA, Tropini C, Vaninsberghe M, et al. Megapixel digital PCR, Nature methods, 2011, 8: 649-651.

15. Pekin D, Skhiri Y, Baret JC, et al. Quantitative and sensitive detection of rare mutations using droplet-based microfluidics, Lab on A Chip, 2011, 11: 2156.

16. Tae KS, Maruja L, Shibing D, et al. PIK3CA mutation detection in metastatic biliary cancer using cell-free DNA, Oncotarget, 2015, 6: 40026.

17. Miotto E, Saccenti E, Lupini L, et al. Quantification of circulating miRNAs by droplet digital PCR: comparison of EvaGreen-and TaqMan-based chemistries, Cancer Epidemiol Biomarkers Prev, 2014, 23: 2638-2642.

18. Bharuthram A, Paximadis M, Picton AC, et al. Comparison of a quantitative Real-Time PCR assay and droplet digital PCR for copy number analysis of the CCL4L genes, Infection Genetics & Evolution, 2014, 25: 28-35.

19. Whale AS, Huggett JF, Cowen S, et al. Comparison of microfluidic digital PCR and conventional quantitative PCR for measuring copy number variation, Nucleic acids research, 2012, 40: 82.

20. Lo YM, Lun FM, Cahn KC, et al. Digital PCR for the molecular detection of fetal chromosomal aneuploidy, Proceedings of the National Academy of Sciences of the United States of America, 2007, 104: 13116-13121.

21. Lun FMF, Chiu RWK, Cahn KC, et al. Microfluidics Digital PCR Reveals a Higher than Expected Fraction of Fetal DNA in Maternal Plasma, Clinical Chemistry, 2008, 54: 1664-1672.

22. Barrett AN, Mcdonnell TC, Cahn KC, et al. Digital PCR analysis of maternal plasma for noninvasive detection of sickle cell anemia, Clinical Chemistry, 2012, 58: 1026-1032.

23. Tsui NB, Kadir RA, Cahn KC, et al. Noninvasive prenatal diagnosis of hemophilia by microfluidics digital PCR analysis of maternal plasma DNA, Blood, 2011, 117: 3684.

24. Tsui NBY, Hyland CA, Gardener GJ, et al. Noninvasive fetal RHD genotyping by microfluidics digital PCR using maternal plasma from two alloimmunized women with the variant RHD (IVS3+1G>A) allele, Prenatal Diagnosis, 2013, 33: 1214-1216.

25. Stuppia L, Antonucci I, Palka G, et al. Use of the MLPA assay in the molecular diagnosis of gene copy number alterations in human genetic diseases, International journal of molecular sciences, 2012, 13: 3245-3276.

26. Yang J, Li SY, Li YQ, et al. MLPA-based genotype-phenotype analysis in 1053 Chinese patients with DMD/BMD, Bmc Medical Genetics, 2013, 14: 29.

27. Ma D, Chen Y, Sun Y, et al. Molecular analysis of the CYP21A2 gene in Chinese patients with steroid 21-hydroxylase deficiency, Clinical Biochemistry, 2014, 47: 455-463.

28. Wang R, Yu Y, Ye J, et al. 21-Hydroxylase deficiency-induced congenital adrenal hyperplasia in 230 Chinese patients: Genotype-phenotype correlation and identification of nine novel mutations, Steroids, 2016, 108: 47-55.

29. Yoon S, Lee CH, Lee KA. Determination of SMN1 and SMN2 copy numbers in a Korean population using multiplex ligation-dependent probe amplification, Korean Journal of Laboratory Medicine, 2010, 30: 93.

30. Su YN, Hung CC, Lin SY, et al. Carrier screening for spinal muscular atrophy (SMA) in 107 611 pregnant women during the period 2005—2009: a prospective population-based cohort study, Plo S one, 2011, 6: 17067.

31. Liu N, Huang Q, Li Q, et al. Spectrum of PAH gene variants among a population of Han Chinese patients with phenylketonuria from northern China, Bmc Medical Genetics, 2017, 18: 108.

32. Dong Y, Ni W, Chen WJ, et al. Spectrum and Classification of ATP7B Variants in a Large Cohort of Chinese Patients with Wilson's Disease Guides Genetic Diagnosis, Theranostics, 2016, 6: 638-649.

33. Gatta V, Gennaro E, Franchi S, et al. MS-MLPA analysis for FMR1 gene: evaluation in a routine diagnostic setting, Bmc Medical Genetics, 2013, 14: 1-7.

第三篇

代谢通路相关疾病

代谢通路是指细胞内一系列相互关联的化学反应，由酶及辅助因子催化。酶反应的反应物、产物和中间产物称为代谢产物，由酶催化一系列化学反应修饰。多数情况下，一种酶的产物是下一种酶的底物，副产物通常被视为废物并从细胞中去除。这些酶通常需要膳食矿物质、维生素和其他辅助因子才能发挥作用。当编码酶、辅助因子、受体等的基因发生致病性变异，导致上述蛋白功能异常，机体内毒性产物累积，活性产物缺乏致机体功能障碍所致疾病称为代谢通路病。不同的代谢通路根据其在真核细胞内的位置和该通路在特定的细胞器中的意义而发挥作用。如，三羧酸循环、电子传递链和氧化磷酸化都发生在线粒体膜上。每个代谢通路都由一系列生化反应组成，代谢通路常受反馈抑制的调节。随着串联质谱、气相色谱及遗传检测技术的快速推广应用，越来越多的代谢通路病被发现和报道。

第十五章

氨基酸代谢障碍

本章对目前已知的氨基酸和肽、碳水化合物、脂肪酸和酮体、能量、嘌呤和嘧啶、固醇、卟啉和血红素、脂蛋白、溶酶体、过氧化物酶、蛋白质糖基化、神经递质、维生素和(非蛋白)辅酶因子、微量元素和金属离子代谢通路病的病因、发病机制、遗传机制、实验室检查、诊断及鉴别诊断、治疗、遗传咨询及产前诊断进行了详细的描述。

第一节 高苯丙氨酸血症

高苯丙氨酸血症(hyperphenylalaninemia,HPA)是较为常见的常染色体隐性遗传代谢病,由于患儿血中的苯丙氨酸(phenylalanine,Phe)浓度超过正常水平(120μmol/L 或 2mg/dl)而被发现。随着新生儿遗传代谢病筛诊治的进展,本病已成为目前治疗和预防效果最佳的遗传代谢病之一。

根据基因突变所导致酶或辅酶缺陷的不同,HPA 可分为苯丙氨酸羟化酶(phenylalanine hydroxylase,PAH)缺乏症和 PAH 的辅酶四氢生物蝶呤(tetrahydrobiopterin,BH4)缺乏症。

一、苯丙酮尿症

苯丙酮尿症(phenylketonuria,PKU)患儿由于苯丙氨酸羟化酶(phenylalanine hydroxylase,PAH)基因突变,phe 代谢过程受阻,导致血液中 Phe 增高而引起智力发育落后。1934 年挪威 Folling 医生首先发现患者尿中含有大量的苯丙酮酸,故而取名苯丙酮尿症;1953 年德国 Bickel

医生首先应用低苯丙氨酸食物治疗患者获得成功。1961 年美国 Guthrie 医生建立了细菌抑制法对血中 Phe 进行半定量测定,并创立了干血滤纸血样采集法,1963 年美国国内正式全面开始了干滤纸血片的新生儿筛查。PKU 的发病率有着明显的种族和地区的差异,据报道:美国约为 1/(13 500~19 000);日本 1/70 000,德国约为 1/14 800;葡萄牙 1/11 031;在我国 PKU 的发病率也存在明显的地域性差别。2019 年报道全国共筛查确诊 PKU 患者 930 例,全国平均发病率为 1/15 152;宁夏高达 1/4 501,近年来甘肃、山西、新疆、青海等地的 PKU 发病率远远高于全国平均水平,而广东、广西、海南、四川等地发病率较低。浙江省经过 23 年的新生儿疾病筛查,累计筛查 11 913 770 例,确诊 PKU 患儿 508 例,总发病率为 1/23 452。

(一)病因及发病机制

苯丙氨酸(phenylalanine,Phe)是人体必需的氨基酸,必须通过饮食提供,部分用于蛋白质的合成,另外部分则通过苯丙氨酸羟化酶作用转变为酪氨酸,用于合成甲状腺激素、黑色素、多巴胺、肾上腺素等多种神经递质,少量的 Phe 可经过次要的代谢途径在转氨酶的作用下转变成苯丙酮酸。PKU 是由于苯丙氨酸羟化酶缺乏,导致苯丙氨酸不能转化为酪氨酸、多巴;而苯丙酮酸、苯乳酸、苯乙酸等旁路代谢产物在体内蓄积,造成机体组织毒性,影响中枢神经系统发育影响儿童脑发育;同时代谢旁路增强,大量的旁路代谢产物苯丙酮酸、苯乙酸和苯乳酸从尿中排出,产生苯丙酮尿。

苯丙氨酸代谢途径见图 15-1。

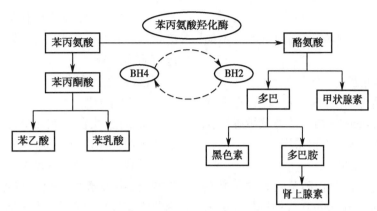

图 15-1　苯丙氨酸的代谢途径

（二）遗传机制

PKU 是常染色体隐性遗传病，致病 PAH 基因位于染色体 12q23.2，基因全长约 90kb，有 13 个外显子和 12 个内含子，外显子长度在 57~892bp 之间，成熟 mRNA 约 2.4kb，编码 451 个氨基酸。内含子长度为 1~23kb 不等。转录后的 mRNA 含 1 353 个碱基，翻译成 452 个氨基酸的酶单体，4 个单体聚合形成具有功能的 PAH 酶。PAH 基因突变类型多样，包括氨基酸置换、翻译提早终止、mRNA 剪切异常、阅读框架移位等，其中 60% 为单个碱基置换的错义突变。另外，突变呈现显著的种族和地区差异。

国内外已经报道千余种 PAH 基因突变，突变具高度遗传异质性。美国最常见的 PAH 基因突变是 R408W-H2（18.7%）、IVS12+1G>A（7.8%）和 Y414C（5.4%），突变谱与欧洲相似。亚洲 PAH 基因热点突变与欧美国家存在很大差异，且不同国家之间的发病率和突变分布也有不同。日本最常见的 PAH 基因突变是 R413P，中国人群中已发现了 100 余种基因突变，我国 PKU 发病率与 PAH 基因突变谱可能有南北地区差异。浙江省 PKU 患者基因突变前 5 位依次为：728G>A、721C>A、611A>G、331C>T、442-1G>A。最新的一份研究发现 DNA JC12 为 PKU 新发突变基因。

（三）临床表现

患儿出生时大多表现正常，部分可能出现喂养困难、呕吐、易激惹。出生 3 个月后逐渐出现发育落后、头发变黄、皮肤白皙、常有湿疹，尿液特殊的鼠尿味（苯乳酸使患儿尿液具有特殊的鼠尿臭味）是较为典型的临床表现。由于持续的高苯丙氨酸对儿童的生长发育尤其是智力发育有着不可逆的损害，未经治疗的儿童随着年龄增长，智力将会出现严重的障碍，并可伴有神经系统体征（如肌张力增高、腱反射亢进、小头畸形、癫痫发作），也可出现一些行为、性格的异常，如忧郁、多动、自卑、孤僻自闭等，因此一旦确诊就应立即治疗。

（四）诊断

1. 新生儿筛查患者的诊断

（1）依据《新生儿疾病筛查管理办法》及《新生儿疾病筛查技术规范》，若持续 Phe>120μmol/L 和 / 或 Phe/Tyr>2.0 为高苯丙氨酸血症（HPA）。

（2）所有的高苯丙氨酸血症均应进行苯丙氨酸羟化酶缺乏和四氢生物蝶呤缺乏症的鉴别诊断。

（3）BH4 负荷试验可协助诊断，基因分析可确诊。

PAH 缺乏症：高苯丙氨酸血症排除 BH4 缺乏症后，Phe 浓度>360μmol/L 为 PKU，血 Phe ≤ 360μmol/L 为轻度 HPA（表 15-1）。

表 15-1　苯丙氨酸羟化酶缺陷的分型

苯丙氨酸羟化酶缺陷分型	血苯丙氨酸浓度（μmol/L）
经典型 PKU	≥ 1 200
中度型 PKU	>360~<1 200
轻度 HPA	>120~ ≤ 360
BH4 反应性 PKU	口服 BH4 后 24 小时，血 Phe 浓度较基础值下降>30%

2. 临床高危病例诊断

（1）血苯丙氨酸测定：见新生儿筛查患者的诊断方法。

（2）三氯化铁（FeCl3）试验：取新鲜尿液 5ml，加入 0.5ml 的 FeCl3，尿呈绿色为阳性。

（3）2,4- 二硝基苯肼试验：取 1ml 尿液，加入 1ml 的 DNPH 试剂，尿液呈黄色荧光反应为阳性。

由于新生儿后两种试验常呈假阴性,故不能用于筛查。

3. 血苯丙氨酸测定

(1)Guthrie 细菌抑制法,为半定量法,正常浓度小于 120μmol/L(2mg/dl);由于该方法敏感性较差,目前多数国家和地区已不再采用。

(2)苯丙氨酸荧光定量法。

(3)串联质谱法,可同时检测苯丙氨酸和酪氨酸,通过 Phe 的绝对值和 Phe/Tyr 的比值判断来诊断 HPA 患儿。串联质谱法的应用可显著降低 HPA 召回率,降低筛查的假阳性率。

4. HPLC 尿蝶呤谱分析 留取新鲜尿液,制成特殊滤纸尿片进行尿蝶呤谱分析,通过测定尿中新蝶呤(N)和生物蝶呤(B),用于四氢生物蝶呤缺乏症的诊断和鉴别诊断。

5. 口服四氢生物蝶呤负荷试验 排除了四氢生物蝶呤缺乏症后,一次性口服四氢生物蝶呤 20mg/kg,24 小时后测血 Phe 浓度较基础值下降超过 30%。此法用于 BH4 反应型苯丙酮尿症的诊断。

6. 基因诊断 可明确 PKU 的基因型。

7. 智力测定 根据年龄选择不同的测试方法评估智能发育程度。

8. 其他辅助检测 约80%的 PKU 患儿可有脑电图异常,表现为高峰节律紊乱、灶性棘波等。在头颅 MRI 检查中可有不同程度的脑皮质萎缩和脑白质脱髓鞘病等脑发育不良表现。

(五)鉴别诊断

患儿血 Phe 水平持续>120μmol/L、或同时 Phe/Tyr>2.0 者为高苯丙氨酸血症,所有高苯丙氨酸血症者均应进行尿蝶呤谱分析、血二氢蝶啶还原酶活性测定,以鉴别 PAH 缺乏症或 BH4 缺乏症。

临床上还需与以下鉴别:

1. 早产儿、未熟儿 由于患儿肝脏 PAH 未成熟,可出现血中苯丙氨酸浓度升高,出现一过性高苯丙氨酸血症。随着生长发育,患儿逐渐趋于成熟,血苯丙氨酸浓度可降至正常,随访血中苯丙氨酸水平可以鉴别诊断。

2. 疾病因素导致一过性的 HPA 如肝功能损害、感染性疾病、使用大量氨基酸营养液的患儿等血苯丙氨酸也可轻度升高。肝功能检查以及随访可鉴别。

3. 其他 部分遗传代谢病也可出现 phe 轻度增高,可进行血、尿代谢物的质谱分析鉴别,基因可明确诊断。

(六)治疗及随访

1. 治疗原则

(1)通过饮食控制血 Phe 浓度是目前最为有效的手段。苯丙氨酸是一种必需氨基酸,为小儿生长发育所必需的,过度控制饮食将导致苯丙氨酸缺乏,出现嗜睡、厌食、贫血、腹泻,甚至死亡。因此治疗过程中必须严格控制血苯丙氨酸在一定范围,以满足其生长发育的需要。

(2)每个患儿对苯丙氨酸的耐受量不同,在饮食治疗中,应根据患儿具体情况调整食谱,个体化治疗,需要终身治疗,家长的积极配合与督促是治疗成效的关键。

(3)不同年龄儿童血苯丙氨酸浓度控制的理想范围见表 15-2。

表15-2 不同年龄儿童 Phe 的理想范围

年龄(岁)	Phe 浓度(μmol/L)
0~1	120~240
1~12	120~360
>12	120~600
孕前半年 - 孕期	120~360

2. 治疗方法 在正常蛋白质摄入情况下,血苯丙氨酸浓度持续两次以上>360μmol/L 者均应给予无 / 或低苯丙氨酸饮食治疗,血苯丙氨酸浓度≤360μmol/L 者需定期随访观察。

(1)母乳中 phe 含量为 36mg/100g,牛奶 113g/100g,故母乳 phe 含量仅为牛乳的 1/3,是婴儿最理想的天然食品。母乳喂养的患儿应根据血 phe 的浓度决定是否需要立即暂停母乳喂养而以无苯丙氨酸的特奶喂养,待血 phe 降至理想范围后再逐渐添加母乳。人工喂养的患儿则应根据血 phe 的浓度调整特奶与普通奶粉的比例,目标是使血 phe 降至理想范围。

PKU 患者治疗用的特殊奶含无苯丙氨酸的混合氨基酸、脂肪、碳水化合物、多种维生素、常量和微量元素等,基本能满足儿童生长发育需要。每天的摄入量应根据每公斤体重需要的蛋白质量计算。待血浓度降至控制浓度范围时,可逐渐少量添加天然饮食,首选母乳。人工喂养患儿则逐渐添加普通配方奶,较大婴儿及儿童可逐渐添加低蛋白、低苯丙氨酸的食物。每次添加天然饮食或更换食谱 3~7 天后需再复查血苯丙氨酸浓度,以维持血浓度在较为理想范围之内。

(2)PKU 患儿的饮食管理应遵循以下原则:

1)根据血 Phe 水平调整饮食标准:Phe>1 200μvmol/L 应严格限制饮食;Phe 360~1 200μvmol/L 应限制饮食;Phe 120~360μvmol/L 时一般不需限制饮食,但要随访监测血 Phe 浓度。

2)食物选择:红绿灯原则。

"绿灯"食物:对这些食物可不进行限制。①大多数的蔬菜和水果(除外干无花果)、姜、醋泡菜等;②一些淀粉,如玉米粉、葛粉、木薯粉、西米、土豆粉(但不能预先制成另外形式产品);③特殊配方奶粉;④糖:提炼后的糖、糖浆、糖果、冰冻果子露、去除了胶质后的果冻(素果冻)、人造胶质等;⑤油:如黄油、人造奶油(但其中蛋白质含量<1.0g/100g)、猪油、素油、菜油、橄榄油等;⑥调味品:盐、芥末、薄荷、咖喱粉、香料、醋、苏打、胡椒、辣椒粉、酱油(若为大豆酱油则每天食入量<2 小汤勺);⑦水:苏打水、矿泉水、冰冻饮料、不含阿斯巴甜(N-L-α 天冬氨酰 -L- 苯丙氨酸甲酯)的饮料:原味果汁、茶、咖啡(非速溶)、米汤(汁)。

"黄灯"食物:对这些食物应限制食用,避免大量进食。大多数的谷物、土豆、米、牛奶、面包等。

"红灯"食物:这些食物含有大量的 Phe,应禁止或严格限制儿童食用,尤其是合用危害更大。①各种肉类(鸡、鸭、猪、牛、羊肉等);②鱼类(鱼汤可视情况酌情食用);③普通奶制品、奶酪(除外素奶酪);④蛋类;⑤豆类、坚果类、豆腐;⑥任何含有阿斯巴甜成分的食品。

3)母源性 PKU 综合征: 成年女性 PKU 患者未控制饮食而怀孕,其后代虽然不是 PKU,仍可出现智能落后、小头畸形、自发流产、出生低体重儿等,称为母源性 PKU 综合征。因此应告之怀孕前半年起严格控制血苯丙氨酸浓度在120~360μmol/L,直至分娩,以避免高苯丙氨酸血症对胎儿的影响。

4)PKU 患儿也应常规补充维生素 A、D、B 族维生素。由于低 Phe 饮食中动物性食品极少,要注意补充肉碱;关于 PKU 儿童的营养管理,我国相关学会已制订了《苯丙氨酸羟化酶缺乏症营养管理共识》。

3. 其他治疗 对 BH4D 反应型的 PKU 患者给予四氢生物蝶呤治疗,既能有效降低血 phe 浓度又不需严格控制饮食,从而提高患者生活质量。国外也有口服大分子中性氨基酸(Large neutral amino acids,LNAA)治疗不能严格饮食控制的成年和青春期患者以及使用糖巨肽(Glycomacropeptides,GMP)治疗的报道。Phe 解氨酶制剂、酶替代治疗以及基因治疗尚处于临床试验阶段。

4. 监测 PKU 患者需定期监测 Phe 浓度,根据不同的年龄调整监测时间,以便及时发现异常调整饮食。由于蛋白质限制饮食中天然含钙的乳制品摄入量低,所以建议幼儿期应监测骨密度。智力测评建议在 1 岁、2 岁、3 岁、6 岁各评估一次。其他生化指标建议每半年至 1 年或者出现临床指征时及时监测(表 15-3)。

表 15-3 不同年龄生长发育蛋白需要量和血苯丙氨酸控制范围

年龄(岁)	蛋白需要量 g/(kg·d)	Phe 耐受量(mg/d)	Phe 浓度(μmol/L)	无 Phe 氨基酸(需要量 g/d)
0~3 个月	2.3~2.1	130~400	120~240	3~10
4~12 个月	2.1~2.0	130~400	120~240	3~10
1~3 岁	1.7~1.6	130~400	120~360	20~50
4~6 岁	1.6	200~400	120~360	20~50
7~9 岁	1.4	200~400	120~360	20~50
10~12 岁	1.1	350~800	120~360	50~90
13~15 岁	1.0	350~800	120~600	50~90
青少年 / 成人	0.9	450~1 000	120~600	60~150

PKU 患儿的随访间隔时间,见表 15-4。

表 15-4　不同年龄 PKU 患儿随访时间

年龄	就诊频率	血 Phe 监测
0~1 个月	1~2 次 / 周	1~2 次 / 周
1~3 个月	每个月 2 次	每周
3~6 个月	每个月 1 次	每周
6~12 个月	每 2 个月 1 次	每周
1~3 岁	每年 3~4 次	每周
3~8 岁	每年 2 次	每周
8~18 岁	每年 1~2 次	每个月 2 次
>18 岁	每年 1 次	每个月 1 次

(七)遗传咨询及产前诊断

1. 本病属常染色体隐性遗传,避免近亲结婚。

2. 对有本病家族史的夫妇及先证者进行相关基因分析,明确致病突变,从而指导再生育。实施胎儿产前诊断,防止同一遗传病在家庭中重现。

3. 通过家族成员基因分析也可检出 PAH 基因突变杂合子携带者,进行遗传咨询。

4. 广泛开展新生儿疾病筛查,及早发现 PKU 患儿,尽早开始治疗,防止发生智力低下。

二、四氢生物蝶呤缺乏症

四氢生物蝶呤(tetrahydrobiopterin deficiency,BH4)缺乏症为常染色体隐性遗传病,因其合成或代谢途径中某种酶的先天性缺陷导致一些芳香族氨基酸代谢障碍,影响脑内神经递质合成,患儿出现严重的神经系统损害症状和智能障碍。常见的 BH4 缺乏症包括 6- 丙酮酰四氢蝶呤 合成酶(6-pyruvoyl tetrahydropterin synthase,PTPS)缺乏症及二氢蝶啶还原酶(dihydropteridine reductase,DHPR)缺乏症,少见为鸟苷三磷酸环化水解酶(guanosine triphosphate cyclohydrolase,GTPCH)缺乏症、蝶呤 -4α- 二甲醇胺脱水酶(pterin 4α-carbinolamine dehydrogenase,PCD)缺乏症及墨蝶呤还原酶缺乏症。

BH4 缺乏症在高苯丙氨酸血症(HPA)中的比例各国家不一,白种人约占 1%~2%;日本占 4%,韩国 10%。我国已诊断 BH4 缺乏症近 300 例,南方地区发生率高于北方,总体在高苯丙氨酸血症中约占 10%~15%,以 PTPS 缺乏症最常见。

(一)病因及发病机制

BH4 是苯丙氨酸羟化酶、酪氨酸羟化酶、色氨酸羟化酶的辅酶。BH4 合成和代谢途径见图 15-2。BH4 与 Phe 通过一种 GTP 环化水解酶 I 反馈调节蛋白(GFRP)起着调节 GTPCH 作用,BH4 负反馈抑制 GTPCH,苯丙氨酸(Phe)可增加 GFRP 作用,因此当血 Phe 增高时,通过增强 GTPCH 作用使新蝶呤和生物蝶呤的合成也相应增高,通过三磷酸鸟苷(GTP)在 GTPCH、PTPS 和 SR 三种合成酶作用下合成增加,再经 PCD 作用后生成醌 - 二氢生物蝶啶(BH2),在二氢生物蝶啶还原酶(DHPR)作用下生成具有生物活性的 BH4,发挥重要的生理作用。BH4 代谢途径中任何一种合成酶或还原酶缺乏均可导致 BH4 生成不足或完全缺乏。

BH4 缺乏不仅影响苯丙氨酸羟化酶的稳定性,使酶活性下降,导致血 Phe 浓度增高,出现类似与经典型 PKU 的代谢异常,而且降低了酪氨酸羟化酶、色氨酸羟化酶活性,导致神经递质前质左旋多巴胺(L-DOPA)和 5- 羟色氨酸生成受阻,从而影响了脑内神经递质多巴胺、5- 羟色胺的合成,使患者出现严重的神经系统损害的症状和体征,预后比经典型 PKU 更差。

(二)遗传机制

DHPR 基因 *QDPR* 位于 4p15.3,含 7 个外显子,编码蛋白为 244 个氨基酸。GTPCH 基因 *GCH1*,位于 14q22.1-q22.2,含 6 个外显子,编码 222 氨基酸。PTPS 的基因 *PTS*,位于 11q22.3,全长 2kb,有 6 个外显子。根据我国 143 例 BH4D 患者的基因突变类型分析,发现 *PTS* 基因有 32 种突变,其中 c.155A>G,c.259C>T,c.286G>A 和 c.IVS1-291A>G 为热点突变(占 76.9%),c.259C>T 在中国南北方都多见,c.155A>G 则多见于南方患者;c.155A>G,c.259C>T,c.286G>A 可导致严重型 PTPS 缺乏有关,c.166G>A(V56M)及 c.IVS1-291A>G 可能与轻型 PTPS 缺乏症有关。至今中国已发现 8 例 DHPR 缺乏症,发现 10 种 *QDPR* 基因突变。

(三)临床表现

新生儿期的 BH4D 患儿,除了血 Phe 增高外,无任何临床表现,往往在生后 3 个月后出现类似 PKU 的临床症状外,主要表现有运动障碍、

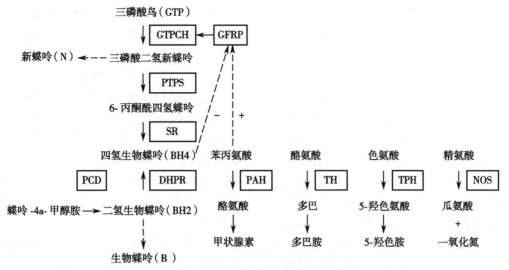

图 15-2　四氢生物蝶呤合成代谢示意图

GTPCH：GTP 环化水解酶；PTPS：6- 丙酮酰四氢蝶呤合成酶；SR：墨蝶呤还原酶；
PCD：蝶呤 -4α- 甲醇胺脱水酶；DHPR：二氢蝶啶还原酶；PAH：苯丙氨酸羟化酶；
TH：酪氨酸羟化酶；TPH：色氨酸羟化酶；NOS：一氧化氮合成酶

嗜睡、肌张力低下、眼震颤、吞咽困难、躯干肌张力低下等，其他症状如顽固性抽搐、反复发热，儿童期仍不能独坐、独站、行走。智能发育严重障碍。

典型 PTPS 缺乏症，临床症状出现较早，小头畸形发生率也较高。临床上分为 3 型，即严重型、部分型或外周型、暂时型。严重型者其 PTPS 完全缺乏，脑脊液中神经递质代谢产物水平有不同程度的下降，有严重的神经系统症状；而部分型或外周型者 PTPS 轻度缺乏，脑脊液中神经递质代谢产物水平正常，患者仅表现为苯丙氨酸羟化酶功能不足而出现 HPA，无其他神经系统症状。但由于临床上不常规测定脑脊液中神经递质代谢产物水平，无法用生化指标来区别严重型与外周型。有些患者开始诊断为外周型，随着年龄增长而转变为严重型。暂时型者为 PTPS 成熟延迟所致，随着酶的完全成熟，临床表现逐渐消失。

DHPR 缺乏症除了与 PTPS 相似表现外，因存在免疫功能低下而较易反复感染，可有小头畸形、抽搐等症状，伴有基底神经节、脑白质和灰质血管周围钙化灶及脑萎缩。

（四）实验室检查

1. 新生儿筛查　出生 48 小时后采集干滤纸血片进行血 Phe 浓度测定，对所有高苯丙氨酸血症患者进行尿蝶呤谱分析及血 DHPR 活性测定

进行 BH4 缺乏症鉴别。BH4 缺乏症进行早期治疗，可避免神经系统损害和智能障碍发生。BH4 缺乏症患者血 Phe 增高程度变异大，可轻度增高，或类似经典型 PKU。

2. 尿蝶呤谱分析　对 BH4 合成酶缺乏（PTPS 及 GTPCH 缺乏症）诊断较可靠。新鲜尿液收集后马上加入抗坏血酸（每 ml 尿液加 10~20mg 抗坏血酸），避光下混合均匀后 -70℃ 保存或浸透 5cm×5cm 大小专用滤纸片上，避光晾干后邮寄检测。实验室采用高效液相仪（HPLC）进行尿新蝶呤（neopterin，N）、生物蝶呤（biopterin，B）定量分析，从而得出两者之比例和生物蝶呤百分率[B/（B+N）×100%]。

PTPS 缺乏时，尿新蝶呤（N）明显增加，生物蝶呤（B）明显降低，B%<10%（多数<5%）；对于尿新蝶呤明显增高，尿生物蝶呤正常或略低，B% 介于 5%~10%，诊断需谨慎，可结合 BH4 负荷试验协助诊断。还原酶 DHPR 缺乏时，尿新蝶呤可正常或稍高，生物蝶呤明显增加，B% 增高，但部分 DHPR 缺乏患者可有正常尿蝶呤谱；GTPCH 缺乏者，尿新蝶呤、生物蝶呤均极低，B% 正常；PCD 缺乏者在生物蝶呤峰后出现 7- 生物蝶呤波峰（需要有特异内标）；SR 缺乏症尿蝶呤谱可正常。

3. 二氢蝶啶还原酶分析　红细胞二氢蝶啶还原酶活性测定是 DHPR 缺乏症的确诊方法。由于常规尿蝶呤谱分析和 BH4 负荷试验并不能

完全对 DHPR 缺乏症进行鉴别,需要通过红细胞 DHPR 活性测定以确诊。分析采用双光束分光光度计,测定外周血干血滤纸片中的 DHPR 活性。

4. BH4 负荷试验 BH4 负荷试验是 BH4 缺乏症辅助诊断试验和鉴别 BH4 反应性 PKU/HPA 的有效方法。常采用人工合成 BH4 药物(二盐酸沙丙蝶呤,Kuvan)(每片 100mg)进行负荷试验。试验前先留尿做尿蝶呤谱分析,血 Phe > 600μmol/L(新生儿 > 400μmol/L)的患儿可在喂奶前 30 分钟给予口服 BH4 片(20mg/kg),BH4 服前,服后 2、4、6、8、24 小时分别取血作 Phe、Try 测定,服后 4~8 小时留尿做尿蝶呤谱分析。PTPS 缺乏者,当给予 BH4 后,因其苯丙氨酸羟化酶活性恢复,血 Phe 浓度多在服用 BH4 后 4~6 小时下降 80%~90% 或降至正常;DHPR 缺乏者血 Phe 下降缓慢,类似部分 BH4 反应型 PKU/HPA。

(五)影像学检查

BH4 缺乏症 MRI 检查,T_1 加权成像可发现在豆状核对称性钙化灶、脑沟脑回深,皮质下囊性变,T_2 加权成像显示脱髓鞘病变导致的脑室周围脑白质高信号改变。另外还可显示脑发育不良、脑萎缩等病变。

(六)诊断和鉴别诊断

出生 3 个月内的 BH4 缺乏症患儿除了血 Phe 增高外,可无明显 BH4 缺乏的临床表现,易被误诊为 PKU,如给予低(无)Phe 奶粉治疗后,患儿血 Phe 浓度可明显下降,但仍然出现神经系统损害症状。所有高苯丙氨酸血症患者均要常规行尿蝶呤谱分析、干滤纸血片 DHPR 活性测定,或 BH4 负荷试验,进行 BH4D 诊断和鉴别诊断(具体可参考苯丙酮尿症章节的鉴别诊断)。

(七)治疗及随访

治疗原则:BH4 缺乏症的治疗主要取决于酶缺乏类型及脑脊液中神经递质缺乏程度。大多数 BH4 缺乏症都需要神经递质前质多巴及 5- 羟色氨酸联合治疗。PTPS 轻型者可单纯 BH4 治疗,但需要密切随访神经系统症状;严重型者给予 BH4 联合神经递质前质治疗。DHPR 缺乏者目前认为 BH4 治疗可导致 7,8- 二氢生物蝶呤堆积,对芳香族氨基酸羟化酶及 NO 合成酶产生负面影响,建议采用饮食治疗降低血 Phe 浓度,同时需要神经递质前质及四氢叶酸治疗。GTPCH 缺乏症伴有 HPA 者需要 BH4 联合神经递质前质治疗。

1. 四氢生物蝶呤治疗 主要目的是降低血苯丙氨酸浓度。PTPS 缺乏症、GTPCH 缺乏症、PCD 缺乏症患者在普食下给予 BH4(10mg/ 片)1~5mg/kg,分 2 次,空腹服用;科望(盐酸沙丙蝶呤片、100mg/ 片)2~5mg/kg,每天 1 次,早餐进食时服用。根据血 Phe 浓度调节剂量,有些患者给予 BH4 1~2mg/(kg·d) 治疗,即可使血 Phe 浓度维持正常水平。

2. 神经递质前质治疗 大多数 BH4 缺乏症都需要神经递质前质多巴(L-DOPA/Cabidopa)及 5- 羟色氨酸(5-HTP)联合治疗。临床上多用美多巴或息宁(L-DOPA/Cabidopa=4∶1)。左旋多巴、5- 羟色氨酸宜从 1mg/(kg·d) 开始,每周递增 1mg/(kg·d) 剂量(表 15-5)。

表 15-5 各年龄段患儿神经递质前质治疗剂量

药物	新生儿期	<1~2 岁	>1~2 岁
		mg/(kg·d)	
左旋多巴	1~3	4~7	8~15
5- 羟色氨酸	1~2	3~5	6~9

为减少药物所致的胃肠道不良反应或药物不耐受,L-DOPD 及 5-HTP 药物开始治疗剂量从 1mg/(kg·d),每周增加 1mg/(kg·d),至治疗剂量。如对多巴不良反应可出现运动障碍、兴奋失眠等,尤其是儿童患者初始治疗时易发生,减少多巴剂量或总量分多次服用可改善上述症状;此外,L-DOPA 治疗中往往会出现 On-Off 现象,即间歇性出现精神萎靡不振、软弱无力、嗜睡等,可在 1 天中出现几次,这种精神运动状态改变与较短的 L-DOPA 半衰期有关,将 1 天药物总剂量分成 6~8 次服用可减少 On-Off 现象。5-HTP 可导致呕吐、腹泻等肠胃道紊乱症状,重者可减少剂量或暂时性停药。

3. 对于 DHPR 缺乏者,研究发现如给予大剂量 BH4 会导致 7、8 二氢生物蝶呤堆积,影响芳香化酶及一氧化氮合成酶作用。因此需用低或无 Phe 特殊奶粉或蛋白粉等饮食治疗,使血 Phe 浓度控制到接近正常水平(120~240μmol/L),方法同 PKU。同时需要神经递质前体治疗:同 PTPS 型以及四氢叶酸(亚叶酸钙):10~20mg/d。

4. 对有生育要求的 BH4 缺乏症高危家庭,可在先症者基因突变明确的基础上实施产前诊断,阻止患者出生。

(八) 遗传咨询及产前诊断

PKU 属常染色体隐性遗传,其特点是:①患儿父母都是致病基因突变携带者(杂合子);②患儿从父母各得到一个致病基因突变,是纯合子;③患儿母亲每次生育有 1/4 可能性为 PKU 患儿;④近亲结婚的家庭,后代发病率较一般人群为高。

1. 避免近亲结婚。

2. 对 BH₄D 高危家庭产前诊断是优生优育,防止同一遗传病在家庭中重现的重要措施。对有本病家族史的夫妇及先证者可进行 DNA 分析,并对其胎儿进行产前诊断。家族成员基因分析也可检出杂合子携带者,进行遗传咨询。

3. 开展新生儿筛查,及早发现 BH4D 患儿,尽早开始治疗,减少并发症以及不良预后。

4. 产前诊断 BH4D 先证者的母亲若再次妊娠,可在妊娠 16~20 孕周时经羊水穿刺或 10~12 孕周经绒毛膜绒毛取样提取胎儿细胞的 DNA,可对突变已知家系进行基因产前诊断。

(杨茹莱)

第二节 酪氨酸血症

一、概述

酪氨酸血症(tyrosinemia)是由于酪氨酸分解代谢途径中酶的缺陷,导致的酪氨酸增高及中间代谢产物蓄积。根据酶缺陷的种类不同,分为三型:酪氨酸血症 Ⅰ 型,(tyrosinemia type 1,OMIM 276700) 又称为肝 - 肾型酪氨酸血症,是由于延胡索酰乙酰乙酸水解酶(fumarylacetoacetate hydrolase,FAH) 缺陷所致,主要表现为肝、肾和神经系统损害,故又称为肝 - 肾型酪氨酸血症;酪氨酸血症 Ⅱ 型,是由于酪氨酸氨基转移酶(tyrosine aminotransferase,TAT) 缺陷所致,主要表现为角膜增厚或溃疡、掌跖过度角化、发育落后,故又称眼 - 皮肤型酪氨酸血症;酪氨酸 Ⅲ 型,是由于 4- 羟基苯丙酮酸双加氧酶(4-Hydroxyphenylpyruvate dioxygenase,4-HPPD)缺陷所导致,表现最轻,可无症状,重者表现为发育迟缓、抽搐、共济失调、自残等神经精神症状。

二、病因及发病机制

酪氨酸是体内的半必需氨基酸,来源为蛋白质摄入、组织蛋白分解及苯丙氨酸内源合成,是合成儿茶酚胺、黑色素和甲状腺素的前质。酪氨酸在 TAT、4-HPPD、FAH 等酶的催化下最终生成延胡索酸和乙酰乙酸,参与糖和脂肪酸代谢。HT-Ⅰ 是一种常染色隐性遗传病,由于 FAH 缺陷所致。FAH 缺陷使延胡索酰乙酰乙酸(fumarylacetoacetate,FAA)不能分解成延胡索酸和乙酰乙酸,FAA 及其上游产物马来酰乙酰乙酸(maleylacetoacetate,MAA) 堆积,FAA 和 MAA 及其衍生物琥珀酰丙酮和琥珀酰丙酮 A 构成了主要的毒性中间代谢产物。主要表现为:①抑制 △- 氨基酮戊酸脱水酶活性,使胆色素合成受阻,△- 氨基酮戊酸堆积,引起类似卟啉症样改变,可导致神经轴突变性,甚至脱髓鞘改变;②琥珀酰丙酮 A 可能通过其不稳定的羰基对 DNA 的烷化作用,及其对 DNA 连接酶的抑制作用,诱发细胞癌变;③琥珀酰丙酮和琥珀酰丙酮 A 与蛋白的巯基结合,导致细胞损伤。Ⅱ 型酪氨酸血症是由于酪氨酸氨基转移酶缺陷所致,与 Ⅰ 型和 Ⅲ 型相比具有更高的酪氨酸水平,目前认为高浓度的酪氨酸在皮肤和角膜的溶解度低而导致酪氨酸晶体沉积导致细胞损伤,但没有表现出 Ⅰ 型中肝脏和肾脏功能的损伤。Ⅲ 型酪氨酸血症是由于 4- 羟基苯丙酮酸双加氧酶缺陷所致,血浆酪氨酸浓度中度升高,4- 羟基苯丙酮酸及其代谢产物 4- 羟基苯乳酸和 4- 羟基苯乙酸升高。部分患者表现为共济失调、痉挛、发育迟缓可能与代谢产物堆积有关。

三、遗传机制

酪氨酸血症的全球发病率为 1/100 000~1/200 000。*FAH* 基因位于染色体 15q23-q25 上,跨越 30~35kb 由 14 个外显子组成。编码 419 个氨基酸。迄今已报道了近百种突变类型。热点突变的分布有地域差别,HT1 发病率最高的人群是加拿大魁北克省的法裔加拿大人,发病率可达 1/1846,该区域最常见的突变是 c.1062 + 5G>A(IVS12 + 5G>A);IVS6-1G-T 是欧洲南部常见突变类型;其他地区的热点突变包括美国 c.1062+5G>A 和 c.554-1G>T;芬兰为 c.786G>A, p.Trp262X；挪 威 c.615delT,c.744delG 和 c.835delC。西班牙 c.554-1G> T(IVS6-1G> T)。有关东亚地区 HT1 患者的流行病学和分子遗传学的信息相对较少。中国 HT1 患者的临床资料显示 FAH 基因 有 5 个 突 变:c.455G> A (p.Trp152X),c.520C>T (p.Arg174X),c.974_976delCGAinsGC,c.1027G>A (p.Gly343Arg) 和 c.1100G> A (p.Trp367X)。

有报道在具有部分突变患者的肝组织中,同时存在对 FAH 抗体有反应的组织和对 FAH 抗体无反应的组织,称为"镶嵌现象",两者比例的多少在一定程度上决定了疾病的严重程度。

四、临床表现

酪氨酸血症 I 型的临床特征是进行性肝功能不全和肾小管损害。依据发病年龄可分为急性、亚急性和慢性。急性型最常见,多在生后几天至几周内起病,临床上表现为肝肿大、黄疸、贫血、出血倾向、呕吐、腹泻及生长迟缓等,严重的发展为肝衰竭。如不及时治疗可在 2~3 个月内死亡。亚急性和慢性型在 6 个月 ~ 2 岁起病,除肝功能损害表现外,还表现为肾小管功能损害及神经系统功能损害。严重肝脏功能损害和肝癌的风险非常高,细胞损伤累及近端肾小管导致 Fanconi 综合征,还可表现为低磷血症性佝偻病、代谢性酸中毒,以及剧烈疼痛等类似急性间歇性卟啉病表现。严重者可表现为以出血倾向为主要表现的"肝病危象"或以呕吐、自残、感觉异常,甚至肢体瘫痪为表现的"神经危象"。也有报道表示 HT-1 可表现为心肌病或胰腺炎。酪氨酸血症 II 型患者大部分早期有眼部及皮肤表现,眼部症状表现为畏光、疼痛、过度流泪、角膜增厚或溃疡。皮肤损伤主要表现为掌跖角化。酪氨酸血症 III 型的表现比 I 型和 II 型轻微,轻者可无症状或表现为共济失调、痉挛和发育延迟等表现。

五、实验室检查

1. 新生儿筛查　新生儿期的 HT-I 患儿血、尿酪氨酸水平可不增高,但脐血中显著增高的 AFP,提示肝损害在出生前就已经发生。目前,最可靠的新生儿筛查方法是测定 FAH 活性或用干滤纸片法测定血浆琥珀酰丙酮浓度。

2. 常规实验室检查　可见转氨酶升高,凝血时间延长,甲胎蛋白升高、贫血、血小板减少、碱性磷酸酶增高、低磷血症、低钙血症、代谢性酸中毒、糖尿、蛋白尿。慢性患者甲胎蛋白显著升高常提示肝细胞癌可能。

3. 血浆氨基酸分析　可见酪氨酸、琥珀酰丙酮、苯丙氨酸浓度升高。部分新生儿早期可无酪氨酸增高。

4. 尿有机酸分析　琥珀酰丙酮明显增加,4- 羟基苯丙酮酸及其代谢产物 4- 羟基苯乳酸和 4- 羟基苯乙酸升高。

5. 酶学和基因检测　HT-1 患者淋巴细胞、红细胞、皮肤成纤维细胞、肝、肾组织中 FAH 活性降低,但是由于"镶嵌现象"的存在,仅检测肝组织 FAH 酶活性可能导致漏诊。可疑患者应进行基因检测明确诊断。

6. 影像学检查　腹部 B 超可见肝、脾、肾脏增大,肝内密度不均或局灶样损害,肾实质回声增强,少数有肾钙质沉积。应定期进行肝脏 CT 或 MRI 检查,以早期发现肝细胞癌病变。头颅 MRI 检查可发现神经脱髓鞘病变。长骨 X 线检查可发现佝偻病改变。

7. 其他　急性神经危象发作时,可见尿卟啉、Δ- 氨基酮戊酸明显增高。

六、诊断及鉴别诊断

诊断 HT 有赖于临床表现和实验室检查。HT-I 以肝肾功能损害和多神经病变为主要表现。HT-II 的临床表现为以畏光为主的眼部症状和掌跖角化为主的皮肤症状。HT-III 症状较轻,容易漏诊,主要表现为共济失调、智力低下等神经系统症状。实验室检查常见转氨酶、AFP 升高、凝血功能异常、糖尿、蛋白尿等肾小管损害表现。血浆酪氨酸、琥珀酰丙酮显著升高,尿有机酸分析可见琥珀酰丙酮排除增多,结合酶学及基因分析可以明确诊断。

鉴别诊断 HT-I 应与能造成急性肝损害的疾病鉴别,如感染性肝病;其他以肝损害为主要表现的代谢性疾病,如 citrin 缺陷所致新生儿肝内胆汁淤积症(NICCD)、遗传性果糖不耐受、半乳糖血症、线粒体疾病、脂肪酸氧化缺陷等。HT-1 患者的肾脏功能损害还应与原发性范可尼综合征、肾小管性酸中毒、抗维生素 D 性佝偻病、胱氨酸尿症、眼 - 脑 - 肾综合征、肝豆状核变性等疾病鉴别。

七、治疗

治疗的原则是减少酪氨酸的摄入和有毒代谢产物的堆积,治疗并发症。

1. 饮食治疗　当患者有高酪氨酸时,应该确定酪氨酸血症的类型,再给予对症治疗。低苯丙氨酸和低酪氨酸饮食可以降低血浆酪氨酸的水平,减少异常的中间代谢产物。但过度限制蛋白饮食并不利于降低血浆酪氨酸,组织蛋白分解增加也会使血浆酪氨酸升高,而且低苯丙氨酸水平也会造成患儿发育受损。推荐的每日蛋白质摄入量应高于正常饮食,婴幼儿应该提供总能量摄入超过 120kcal/(kg·d),每天天然蛋白摄入量约 1g/kg,天然蛋白质以及来自医疗食品的蛋白质摄入量达 3.5g/kg 以防止分解代谢。应调整常规婴儿配方奶粉或母乳的量,以达到苯丙氨酸 185~550mg/d 和酪氨酸 95~275mg/d。目标血浆酪氨酸浓度为 200~600μmol/L,血浆苯丙氨酸浓度为 20~80μmol/L。

2. 4-HPPD 抑制剂的使用　尼替西农(NTBC)是一种 4-HPPD 抑制剂,通过阻止 4-羟基苯丙酮酸向尿黑酸转化,减少异常中间代谢产物如琥珀酰丙酮 A、琥珀酰丙酮的产生,而发挥治疗作用。尼替西农的应用会增加循环酪氨酸水平。为减少因高酪氨酸引发的角膜混浊、神经病变等不良反应,仍需低酪氨酸或低蛋白饮食。目前推荐的初始计量为每天 1mg/kg,分 2~3 次口服。研究表明 NTBC 剂量为 0.5~2mg/d 可将 HGA 水平降低近 95%。目标血药浓度是使 NTBC 能维持在 40~60μmol/L。在使用 NTBC 期间应定期检测血浆酪氨酸水平,使其稳定在 200~600μmol/L 为宜。

3. 肝移植　尽管早期 NTBC 治疗明显改善了 HT-Ⅰ患者的预后,仍有部分患儿延误治疗或疗效不佳出现肝癌、肝功能衰竭等情况需考虑肝移植。

4. 基因治疗　基因治疗已在动物实验取得成功,但还未应用于临床,这为未来的全器官移植提供了替代治疗策略。

八、预防

通过新生儿疾病筛查串联质谱技术使患儿得到早期诊断,减少并发症及不良预后;对需要再生育的家庭还可进行产前诊断,达到二级预防目的。

(邹　卉　李育霖)

第三节　枫糖尿病

一、概述

枫糖尿病(maple syrupurine disease,MSUD,OMIM 248600)是由于支链酮酸脱氢酶复合体(BCKAD)缺陷导致血中支链氨基酸升高的常染色体隐性遗传病,由于各种支链氨基酸的酮酸衍生物氧化脱羧作用受阻,大量支链氨基酸及其相应酮酸衍生物在体内蓄积,对脑组织产生神经毒性作用。因尿液具有特殊的枫糖气味而得名。

二、病因及发病机制

MSUD 为常染色体隐性遗传病,由于 BCKAD 缺陷导致支链氨基酸(亮氨酸、异亮氨酸、缬氨酸 BCAAs)代谢受阻,其相应酮酸衍生物在体内蓄积,对脑组织产生神经毒性作用。BCAA 分解代谢第一步涉及亮氨酸、异亮氨酸、缬氨酸通过线粒体内的支链氨基酸转移酶转化为相关-酮酸,这一过程发生在骨骼肌,而在 BCAA 分解代谢的第二步中,BCKAD 复合体启动酮酸的氧化脱羧,使酮酸转化为乙酰乙酸、乙酰-CoA 和琥珀酰-CoA。BCKAD 复合体由支链 α-酮酸脱羧酶(E1)(包括 E1α、E1β)、双氢脂酰转环酶(E2)、脱氢酶(E3)及两个特异性调节蛋白(激酶及磷酸酶)等不同蛋白组成。这些成分中任一病变会导致体内 BCAA 水平增加,过量 BCAA 在体内堆积会导致 α-酮异己酸(α-KIC)浓度增加,其通过一元羧酸转运体(monocarboxylatetransporter,MCT)进入脑中,它经大脑转氨酶(cerebraltransaminases,TA)反应产生亮氨酸 α-酮戊二酸(αKG),同时消耗脑中主要的神经兴奋性和抑制性的递质谷氨酸、GABA 和谷氨酰胺,作为中枢神经系统内的重要神经递质的谷氨酸,在脑发育和认知功能如学习和记忆中起重要作用,故 BCAAs 代谢紊乱导致谷氨酸合成异常而使患者出现各种神经问题。此外,亮氨酸、异亮氨酸的异常增高,使得其他大分子中性氨基酸如色氨酸、甲硫氨酸、酪氨酸、苯丙氨酸、组氨酸、缬氨酸、苏氨酸难以透过血脑屏障,也影响到脑神经递质的合成。

三、遗传机制

枫糖尿病属于常染色体隐性遗传病,据报道

MSUD 至少与 *BCKDHA*、*BCKDHB*、*DLD* 和 *DBT* 四个基因有关。*BCKDHA* 基因位于 19q13.2，*BCKDHB* 基因位于 6q14.1，*DBT* 基因位于 1p21.2，*DLD* 基因位于 7q31.1。患者以复合杂合突变为主，MSUD 患者基因型与表型的关系并不具备特异性，一种表现型可由多种不同的基因型所引起，不同的 MSUD 患者可有 E1α、E1β 或 E2 的基因突变。近年来随着串联质谱技术的普及，更多的患者得以早期筛查并诊断，故越来越多的基因型得以报道。

发病率估计为 1∶185 000，特殊人种有较高的发病率，如美国宾夕法尼亚州 old order Mennonites，发病率高达 1∶200 左右。国内报道在 1∶(130 000~168 000) 不等。

四、临床表现

根据临床症状出现时间、进程，BCKAD 酶活性及对维生素 B₁ 的反映性，将枫糖尿病分为经典型、轻型、间歇型、硫胺有效型及脂酰胺脱氢酶缺乏型五型。

1. 经典型　最常见，占 75%，BCKAD 酶活性仅为正常人 0~2%。发病早，患儿多于生后 4~7 天出现烦躁不安、嗜睡、呕吐、喂养困难、惊厥发作、昏迷等症状，体格检查可见高张性及伴有角弓反张的肌强直，高张性和弛缓发作可交替出现。惊厥常见，且常伴有低血糖。出生 12~24 小时尿液或汗液有特殊气味（枫糖浆味），若不及时治疗多数患儿在生后数天死于严重的代谢紊乱。

2. 轻型（中间型）　酶活性约为正常人的 3%~30%，任何年龄均可发病，临床表现呈隐匿性，表现轻至中度发育迟缓（一般见于出生 5 个月后），伴或者不伴癫痫发作，患者可有枫糖尿味，特别是在耳垢中明显。应激情况下也可表现为严重的代谢紊乱和脑损伤，甚至死亡。

3. 间歇型　酶活性约为正常人的 5%~20%，呈间歇发作，间歇期无症状，生长发育正常；多在感染、手术等应急情况下诱发，表现为发作性共济失调和酮症性酸中毒，出现呕吐、枫糖尿味、嗜睡，甚至昏迷，严重者可引起死亡；少数出现智能低下。

4. 硫胺有效型　临床表现与轻型类似，酶活性为正常的 2%~40%，除智能发育轻度落后外，无明显神经系统症状。用维生素 B₁ 治疗可使临床及生化指标得到明显改善。

5. 脂酰胺脱氢酶很罕见，类似轻型，酶活性为正常人的 0~25%，但往往伴有严重的乳酸血症，也可有神经系统受损，出生 2 个月后可出现进行性神经系统损害，表现为肌张力减退及发育延迟，还可出现共济失调，常于童年早期死亡。

此外，MSUD 患儿还可表现为认知与精神发育迟滞，低血糖及高氨血症在各型患者中并不常见。其他非中枢神经系统症状有贫血、四肢皮炎、脱皮、生长障碍、头颅生长停滞、厌食、骨质疏松、念珠菌病等。

五、实验室检查

1. 一般检测　生化检测血糖可降低或正常，尿酮体阳性，血氨可增高，代谢性酸中毒，阴离子间隙增加。

2. 特殊检测　氨基酸分析仪可检测血中亮氨酸、异亮氨酸、别异亮氨酸及缬氨酸浓度。串联质谱技术只能检测血中亮氨酸（包括异亮氨酸）及缬氨酸浓度。经典型患儿血浆中亮氨酸水平增高，伴异亮氨酸及缬氨酸水平增高，异亮氨酸及别异亮氨酸是诊断金标准，血浆中别异亮氨酸 >5μmol/L 对于 MSUD 诊断具有特异性。

尿支链 α- 酮酸测定采用气相色谱 - 质谱（GC/MS）测定发现 2- 酮异己酸、2- 酮 -3- 甲基戊酸（产生气味）、2- 酮异戊酸排出增多。

BCKAD 复合体酶活性及基因突变分析可采集外周白细胞、皮肤成纤维细胞、淋巴母细胞、肝组织、羊水细胞等测定 BCKDH 复合体酶活性。基因分析可以从分子生物学水平明确诊断，并有助于预测疾病的严重程度或硫胺素反应性。

3. 影像学检查　头颅 MRI 亮氨酸毒性作用可导致患者脑髓鞘发育异常和脑性水肿。

六、诊断及鉴别诊断

1. 诊断

（1）枫糖尿症的诊断主要根据临床症状及实验室检查：生后不久出现喂养困难、呕吐、嗜睡、角弓反张、刻板运动、昏迷，甚至中枢性呼吸衰竭；轻型者在婴儿后期或儿童期在感染等应急情况下出现症状，生长发育迟缓。尿及汗液中有特殊的枫糖味。血亮氨酸、异亮氨酸、别异亮氨酸及缬氨酸浓度升高，别异亮氨酸对 MSUD 的诊断具有特异性。尿支链氨基酸及其相应的酮酸增多。BCKDH 复合体酶活性及基因突变分析可明确诊断。临床上对所有患儿都应进行维生素 B_1 负荷试验：给予大剂量维生素 B_1 200~300mg，同时低蛋白饮食治疗至少 3 周，血亮氨酸及缬氨酸水平下降大于 30%，临床症状改善，判断为维生素 B_1 有效型。

（2）新生儿筛查：通过串联质谱技术在生后 2~3 天末梢血检测氨基酸肉碱水平。血片中亮氨酸、异亮氨酸浓度升高，提示召回复查进行确诊试验。

2. 鉴别诊断

（1）新生儿脑病：如窒息、低血糖、癫痫持续状态、核黄疸、脑膜炎、脑炎等。

（2）其他导致新生儿脑病的遗传代谢病：β- 酮硫解酶缺陷病、尿素循环缺陷、甘氨酸脑病及丙酸血症或甲基丙二酸血症。

（3）新生儿败血症：新生儿 MSUD 发病初期在临床上常表现精神萎靡、呕吐等非特性症状，极易误诊为败血症。败血症患儿 C- 反应蛋白和血常规有异常、尿液无焦糖味、MS/MS 分析有助鉴别。此外，遗传代谢病可继发败血症，需要排除遗传代谢病的可能。

七、治疗

1. 饮食治疗与管理目标　通过给予不含 BCAAs 的氨基酸混合粉来控制蛋白质摄入，同时提供足够热量及其他营养素，保障血浆 BCAAs 维持在目标范围。

经新生儿疾病筛查确诊的患儿，饮食控制应立即开始，婴幼儿每日蛋白质摄入中 80%~90% 应由不含 BCAAs 的特殊营养粉提供，由于亮氨酸的神经毒性作用较强，故饮食限制以对亮氨酸的控制为主，有报道 MSUD 患者因过度限制饮食导致异亮氨酸缺乏而患特应性皮炎等情况，所以代谢危象时可单独补充缬氨酸和异亮氨酸，并注意监测，饮食管理需维持终身。

2. 急性期治疗　目的是排出积存在组织及体液中的分支氨基酸及其代谢产物，改善代谢环境，并促进蛋白合成、抑制蛋白分解。腹膜透析是急性期治疗的最佳方法。24 小时血亮氨酸清除率应大于 750μmol/L，在确诊后 2~4 天内将血亮氨酸水平降至 400μmol/L 以下。同时应补充必需与非必需氨基酸，蛋白质量为 3~4g/(kg·d)，异亮氨酸和缬氨酸分别为 80~120mg/(kg·d)，谷氨酰胺和丙氨酸分别为 250mg/(kg·d)；静脉注

射 10% 及 25% 葡萄糖，注意检测血糖，必要时补充胰岛素；保证患儿足够热量 120~140kcal/(kg·d)，脂肪摄入总热量的 40%~50%；血钠维持 140~145mmol/L，异亮氨酸和缬氨酸水平维持 400~600μmol/L，避免缺乏。试用最大剂量维生素 B_1 治疗，每日 100~300mg，口服。

脑水肿预防及处理：每天血浆渗透压降低超过 8mmol/L 可导致致命性脑疝。需要加强监测，注意有无颅内压增高的迹象（如视乳头水肿、意识减低、难治性呕吐、心动过缓性高血压）及脑疝迹象（如瞳孔不对称、眼肌麻痹）。为预防脑水肿，可抬高头部，监测体重或尿量，适时调整电解质和水的摄入，保持血液渗透压 290~300mmol/L，尿液渗透压 <300~400mmol/L，尿比重 <1.010。已发生脑水肿者应及时治疗：呋塞米 0.5~1mg/kg，每 6 小时一次，预防水潴留；甘露醇 0.5~1.0g/kg，3%~5% 高渗盐水 5~10mmol/kg，血钠维持 140~145mmol/L。

3. 慢性期治疗　目的是供给足够的热量和营养以满足其生长发育所需，给予无支链氨基酸特殊营养粉喂养，必要时适当补充亮氨酸 60~90mg/(kg·d)、异亮氨酸和缬氨酸 40~50mg/(kg·d)，以及其他必需氨基酸，控制血亮氨酸浓度在 100~300μmol/L。定期监测发育商、智商等。青少年和成人 MSUD 出现注意缺陷 - 多动障碍（ADHD）、抑郁、焦虑的风险增加，给予精神兴奋药和抗抑郁药有效。维生素 B_1 有效者，每日 100~300mg，口服，长期治疗。婴儿和儿童的亮氨酸浓度控在 75~200μmol/L，5 岁以下控制在 75~300μmol/L。异亮氨酸和缬氨酸浓度控制在 200~400μmol/L（或略高于正常范围），以避免代谢不稳定和 BCAA 缺陷。

4. 其他治疗

（1）肝移植：在经典 MSUD 的儿科患者中进行肝移植是比较成功的治疗。在一项研究中 52 例经典 MSUD 患者接受了肝移植，所有患者都能够在移植后实现无限制饮食。也有个别报道在移植后出现严重的代谢紊乱。由于手术风险、免疫抑制剂的终身使用、供体不足等因素限制了其在临床中的应用。

（2）左旋肉碱：能通过提高氧化酶活性、降低脂质和蛋白质的氧化，降低炎症因子，从而抵抗氧化应激达到保护神经系统的功能。

（3）苯丁酸钠：是一种氮清除药物，研究发

现用苯丁酸钠治疗的尿素循环障碍患者 BCAA 减少，体外和动物研究表明，NaPBA 通过阻止 BCKDK 对 E1a 亚基的磷酸化来提高 BCKDC 的活性。因此，BCKDC 的残留酶活性增加导致 BCAAs 血浆水平降低。可进一步评估其在 MSUD 中的疗效。

（4）二甲双胍：酮酸酮异己酸（KIC）是线粒体功能的抑制剂。二甲双胍能够降低患者成纤维细胞中 KIC 水平从而恢复 MSUD 的骨骼肌稳态，能够调节线粒体 BCAA 分解代谢酶（包括支链氨基酸转移酶 BCAT 和 BCKDH）的活性来改变线粒体氧化还原状态。该药物可用于患者的长期管理，尤其是那些有 BCKDH 酶残留活性的中间和间歇性 MSUD 的患者。

八、预防

新生儿疾病筛查可早期诊断，得到早期治疗，改善预后；对有先证者病史的家庭，产前诊断是一项重要预防措施。

（邹　卉　李育霖）

第四节　同型半胱氨酸血症

一、概述

同型半胱氨酸血症（homocysteinemia，HCY）属于常染色体隐性遗传病，不同国家地区的发病率差异较大，卡塔尔发病率为 1：1 800，为全球发病率最高的国家。该病是由于酶缺乏引起含硫氨基酸蛋氨酸（甲硫氨酸）代谢障碍，导致血浆同型半胱氨酸（Hcy）浓度增高，虽然出生时表现正常，但会引起动脉粥样硬化、急性心肌梗死、脑卒中、冠状动脉病变及外周血管病变等，主要表现为晶状体脱位、血管病变、骨骼异常和智力低下。同型半胱氨酸血症主要由以下 3 种原因引起：硫醚 β 合成酶（cystathioninebet α -synthase，CBS）缺乏、甲钴胺素（维生素 B₁₂）代谢缺陷导致甲硫氨酸合成酶（methioninesynthase，MS）缺乏、亚甲基四氢叶酸还原酶（methylenetetrahydrofolatereductase，MTHFR）缺乏，其中前两者多见。

二、病因及发病机制

同型半胱氨酸（Hcy）是一种含硫氨基酸，在体内不能合成，是由甲硫氨酸（methionine）分解而成。正常人体内 70%~80% 的 Hcy 与清蛋白结合，20% 以游离形式存在。Hcy 通过两条途径代谢：①甲基化过程：MTHFR 是 Hcy 甲基化的关键酶，催化 5，10- 亚甲基四氢叶酸转化为 5- 甲基四氢叶酸，后者在 MS 或称甲基四氢叶酸同型半胱氨酸甲基转移酶（methylfolate homocysteine methyltransferse，MTR）和辅助因子维生素 B₁₂ 作用下生成四氢叶酸，该过程是脑组织唯一的同型半胱氨酸甲基化过程。②转硫过程：Hcy 在胱硫醚 β 合成酶（cystathionineβ-synthase，CBS）及其辅酶维生素 B₆ 的催化下与丝氨酸结合生成胱硫醚的过程。S- 腺苷甲硫氨酸（S-adenomethionine，SAM）是调节 Hcy 的甲基化过程和转硫过程的重要物质。因此，任何原因引起上述代谢途径障碍，均可造成 Hcy 在体内蓄积。Hcy 是多功能损伤因子，可破坏内皮细胞结构和功能的完整性，降低血管弹性，诱导血管局部的炎症细胞释放多种炎症因子，使血管局部功能损伤等。

三、遗传机制

1. *CBS* 基因　*CBS* 定位于 21q22.3，含 28 064 个碱基，蛋白编码区有 1 653 个碱基，编码 551 个氨基酸，主要在肝脏和胰腺表达，脑、肾、心、肺中也有少量表达。目前已知 150 多种突变，英国 G307S 突变占 21%，对维生素 B₆ 治疗无效；I278T 占 29%，对维生素 B₆ 治疗有效。

2. MS 酶基因　*MTRMTR* 定位于 1q34，由 33 个外显子和 32 个内含子组成，共编码 1 265 个氨基酸；已报道的基因突变类型有 *PRO1173LEU*、*HIS920ASP*、*3378insA*、*ARG585TER*、*GLU1204TER*、*ALA410PRO* 等。

3. 甲钴胺素　cblC、cblD、cblE、cblF 及 *cblG* 缺陷 cblC 型为位于染色体 1p34.1 编码的 *MMACHC* 基因缺陷，cblD 型为位于染色体 2q23.2 编码 *MMADHC* 基因缺陷，cblE 型为位于染色体 5p15.2-p15.3 编码的 *MTRR* 基因缺陷，cblF 型为位于染色体 6q13 编码 *LMBRD1* 基因缺陷，cblG 型为位于染色体 1q43 的 *MTR* 基因缺陷。

4. 甲硫氨酸合成还原酶基因　*MTRRMTRR* 基因定位于 5q15.31，含 15 个外显子；最常见的多态性位点是 A66G，加拿大人中 A66G 纯合子突变率可达 25%~30%。

5. 亚甲基四氢叶酸还原酶基因　*MTHFR-*

MTHFR 定位于 1p36.22,其中 C677T 碱基突变最为常见,有研究认为 C677T 是血管疾病的独立危险。A1298C 突变在加拿大人和荷兰人中纯合子概率达 10%;A1298C 和 C677T 突变共存时可致 MTHFR 活性更低。

6. 基因型与生化表型　CBS、MTHFR 的纯合子缺陷导致重度 Hcy 血症(>100μmol/L),MS 缺乏、CBS、MTHFR 杂合子、等位基因重组的遗传缺陷导致中度 HCY 血症(30~100μmol/L),等位基因重组的遗传缺陷、微小基因缺陷导致轻度 Hcy 血症(16~30μmol/L)。

四、临床表现

1. CBS 缺乏　发病年龄从新生儿到青春期不等,早期临床表现无特异性,生长发育迟缓。主要包括严重的血管、眼睛、神经系统及骨骼系统的损害。

(1)心血管系统异常:Hcy 是心血管病的独立危险因素,最终引起全身动脉粥样硬化、血栓形成、心肌梗死等表现。Hcy 浓度升高 5% 时发生心肌梗死的危险性增加 3 倍,尤其是中青年。

(2)眼部异常:多于 3 岁后出现,有晶状体脱位、继发性青光眼、白内障、葡萄肿、视网膜脱落、视神经萎缩、视力下降,甚至失明。

(3)神经系统异常:运动神经发育迟滞、认知障碍、智能低下、癫痫、步态不稳等,严重导致脑卒中、脑萎缩、帕金森、精神分裂症、忧郁症、Altheimer 病等。

(4)骨骼异常:全身性骨质疏松、脊柱侧弯、膝外翻、弓形足、蜘蛛样指/趾等。

2. 甲钴胺素(维生素 B$_{12}$)代谢缺陷　生后数月即可出现呕吐、嗜睡、惊厥、喂养困难、智力及肌张力低下。合并甲基丙二酸血症详见甲基丙二酸血症章节。

3. MTHFR 缺陷　以神经症状为主,严重者于婴儿期起病,新生儿呼吸暂停发作和阵挛性痉挛导致死亡;有小头畸形、智力运动落后、抽搐、精神紊乱等表现,也有早发性血管疾病和周围性神经疾病表现。

五、实验室检查

1. 血浆 Hcy 测定　空腹采血,高效液相色谱法(HPLC)测定血浆中 Hcy 浓度(正常 Hcy 浓度 5~15μmol/L)。

2. 尿液检查　Hcy 升高,硝普钠试验以检验尿中含硫氨基酸,如尿出现红色或紫红色为阳性,取样时应选择新鲜尿液进行检测。

3. 血常规检查　MS 或辅酶甲钴胺素(维生素 B$_{12}$)缺陷症患儿可出现巨幼红细胞贫血。

4. 脑脊液检查　MTHFR 缺陷症患者脑脊液中 5-甲基-四氢叶酸明显减低。

5. 脑电图和颅脑 CT 检查　脑电图可有异常,MS 缺陷者 CT 显示有脑萎缩的表现。

6. 酶活性测定　从分子生物学水平明确诊断,不同的突变类型酶活性可有不同。

7. 基因检测　检测致病基因,有助于病因诊断。

六、诊断及鉴别诊断

1. 诊断

(1)新生儿筛查:应用串联质谱技术测定出生 48 小时后新生儿血甲硫氨酸浓度,以筛查 CBS 缺乏,测定血浆 Hcy 浓度为最可靠方法。目前,西欧、澳大利亚、美国、日本等地已对此病开展了新生儿筛查。

(2)临床诊断:根据血串联质谱分析及血浆 Hcy 浓度结果进行诊断。CBS 缺乏者血同型半胱氨酸和甲硫氨酸浓度增高,胱氨酸浓度下降甚至测不出;MS 或维生素 B$_{12}$ 缺乏者及 MTHFR 缺乏者,Hcy 增高、甲硫氨酸降低或正常,MS 或维生素 B$_{12}$ 缺乏者伴巨幼红细胞贫血,MTHFR 缺乏者无巨幼红细胞贫血,但叶酸降低。如 cblC、cblD、和 cblF 缺陷不仅导致 HCY,伴有甲基丙二酸血症。

2. 鉴别诊断

(1)马方综合征:患者身材瘦长,四肢细长,呈蜘蛛指/趾样,同样累及骨骼、眼及心血管系统。不同的是其指/趾细长出生早期即有,而 HCY 患者生后数年才出现;其晶状体脱位方向向上,出现早,而 HCY 患者的晶状体脱位方向向下且为进行性,常先表现为近视;可通过实验室相关检测指标进行鉴别。

(2)高甲硫氨酸血症:血甲硫氨酸增高,血 Hcy 浓度正常。

七、治疗

治疗目的在于降低血同型半胱氨酸水平,延缓并发症的进展。

1. CBS 缺陷 一经诊断应立即治疗：①CBS 缺陷者根据对维生素 B_6 治疗反应的不同,可分为有反应型和无反应型。约 40%~50% 患者为维生素 B_6 反应型,大剂量维生素 B_6(200~1 000mg/d)可明显改善病情,但应避免长期服用;治疗数周无效则为无反应型,应严格控制蛋氨酸摄入,并同时补充胱氨酸。部分患儿可因叶酸缺乏而对治疗无反应,在添加叶酸(1~5mg/d)以后才可再判断患儿是否对维生素 B_6 治疗有效。②甜菜碱 100~250mg/(kg·d),成人 6~9g/24h,使同型半胱氨酸甲基化形成蛋氨酸,从而降低血同型半胱氨酸的水平。③维生素 C(100mg/d)改善内皮细胞功能。④维生素 B_{12} 1mg/(kg·d)。⑤补充二磷酸盐改善骨密度。

2. 维生素 B_{12} 代谢障碍及 MTHFR 缺陷 补充维生素 B_{12},还可给与叶酸、甜菜碱、甲硫氨酸;对伴有甲基丙二酸血症者治疗详见甲基丙二酸血症章节。

3. 酶替代疗法 针对维生素 B_6 无反应性的病例,可以通过尝试酶替代疗法,修饰 CBS 氨基酸序列和该酶的聚乙二醇化,动物实验已证实该种酶替代疗法可长期降低半胱氨酸水平。

八、预防

开展新生儿遗传代谢病筛查实现早期诊断和治疗,降低死亡率;进行产前诊断达到二级预防目的。

(邹卉 孙萌)

第五节 高甲硫氨酸血症

一、概述

高甲硫氨酸血症(hypermethioninemia)是由于体内甲硫氨酸降解过程受阻导致血甲硫氨酸过多引起的疾病。原发性高甲硫氨酸血症主要由甲硫氨酸 S-腺苷转移酶(methionine-adenosyltransferase Ⅰ/Ⅲ,MAT Ⅰ/Ⅲ)缺乏所致,甘氨酸 N-甲基转移酶(glycineN-methyltransferase,GNMT)缺乏及 S-腺苷同型半胱氨酸水解酶(S-adenosylhomocysteinehydrolase,AHCY)缺乏也可导致本病。多呈常染色体隐性遗传,少数为常染色体显性遗传。

二、病因及发病机制

甲硫氨酸代谢途径包括转硫与转氨两个过程。甲硫氨酸产生同型半胱氨酸(Hcy)的转硫代谢途径:甲硫氨酸通过 S-腺苷基转移酶(MAT Ⅰ/Ⅲ)转变为 S-腺苷甲硫氨酸(S-adenosylmethionine,SAM/AdoMet),后者是细胞代谢中重要的甲基化供体,SAM/AdoMet 经 GNMT 转变成 S-腺苷同型半胱氨酸(S-adenosylhomocysteine,AdoHcy),AdoHcy 再经 AHCY 生成同型半胱氨酸(图 15-3)。上述途径中任何一种酶相关基因突变,均导致血甲硫氨酸水平增高,同型半胱氨酸降低。甲硫氨酸转氨酶或 2-酮-4-甲基硫代丁酸氧化脱羧酶缺乏影响甲硫氨酸转氨途径。本节描述转硫代谢途径的酶缺乏所致高甲硫氨酸血症。

三、遗传机制

原发性高甲硫氨酸血症由于甲硫氨酸生成 Hcy 转硫过程中酶相关基因突变所致,全球发病率较低,国内外报道较少。目前报道得致病突变多为 *MAT1A* 基因突变。*MAT1A* 基因定位于 10q23.1,表达在肝脏,编码 395 个氨基酸的 MAT Ⅰ(α1 亚基的四聚体)或 MAT Ⅲ(α1 亚基的二聚体);MAT Ⅰ(四聚体)和 MAT Ⅲ(二聚体)都由 *MAT1A* 基因编码,而 MAT Ⅱ 由 *MAT2A* 基因编码,主要存在于胎儿肝脏和肝外组织中。*MAT1A* 基因的突变引起 MAT Ⅰ/Ⅲ 缺陷。

四、临床表现

蛋氨酸对正常的生长发育至关重要,但其浓度异常升高会产生毒性作用,主要导致神经和肝脏损伤。早期往往无症状,高蛋氨酸血症还可引起以下情况:肌病,肌张力减退,红细胞形态改变,伴含铁血黄素沉着症,与牙齿和头发异常相关的面部畸形,厌食和消化紊乱。呼吸可闻到特殊的甘蓝样气味。

五、实验室检查

1. 氨基酸测定 血浆甲硫氨酸浓度可达正常上限的 10 倍以上,血同型半胱氨酸浓度降低。也可测定血浆 S-腺苷甲硫氨酸(AdoMet)浓度;尿中甲硫氨酸浓度、4-甲硫基-2-氧代丁酸增高。AHCY 缺乏者血浆 AdoMet/AdoHcy 明显增高。

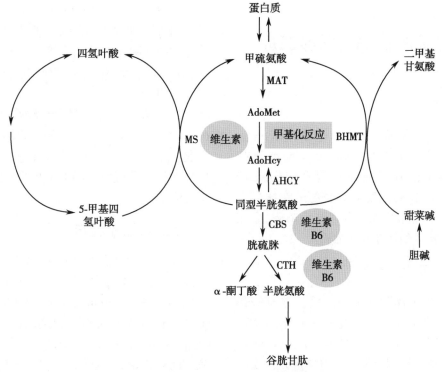

图 15-3 甲硫氨酸、同型半胱氨酸代谢途径

MS：甲硫氨酸合成酶；CBS：胱硫醚 β 合成酶；CTH：胱硫醚 γ 裂合酶；BHMT：甜菜碱同型半胱氨酸甲基转移酶；MAT：S- 腺苷基转移酶；AdoMet：S- 腺苷甲硫氨酸；AdoHcy：S- 腺苷同型半胱氨酸；AHCY：S- 腺苷同型半胱氨酸水解酶

2. 头颅 MRI 检查 可发现大脑脱髓鞘病变。

3. 确诊性检查 肝脏活检 MAT Ⅰ/Ⅲ 活性测定和 / 或基因突变检测。

六、诊断及鉴别诊断

1. 诊断 生长发育延迟、甘蓝样气味、呼吸有恶臭味，应高度怀疑此病，婴儿血甲硫氨酸浓度持续增高（＞60μmol/L），血同型半胱氨酸降低或正常，排除其他原因导致者可诊断；血甲硫氨酸浓度增高，AdoMet 浓度正常或降低可诊断 MAT Ⅰ/Ⅲ 缺乏症。基因检测可明确诊断。

2. 鉴别诊断 肝脏疾病、citrin 缺乏所致的新生儿肝内胆汁淤积、酪氨酸血症Ⅰ型和典型同型半胱氨酸血症可引起继发性高蛋氨酸血症，需与之鉴别。早产儿或一些足月儿摄入富含甲硫氨酸奶粉或高甲硫氨酸饮食时会导致暂时性高甲硫氨酸血症，一般在降低饮食中的蛋白含量后即可恢复。

七、治疗

1. 低蛋氨酸饮食控制 如果蛋氨酸水平超过 600μmol/L，有症状的患者饮食应该限制甲硫氨酸摄入。血浆甲硫氨酸浓度高于 800μmol/L 的患者往往会出现神经异常，因此，如果平均甲硫氨酸水平超过 800μmol/L，建议考虑膳食蛋氨酸限制，其目标蛋氨酸浓度为 500~600μmol/L。

2. 口服 AdoMet 控制蛋氨酸浓度在 500~600μmol/L 的患者，如仍有临床体征和症状，则可以补充 AdoMet，剂量在 400~1 600mg/d，具有良好的耐受性。现有证据表明，补充 AdoMet 可使脑部 MRI 髓鞘重新形成。

八、预防

新生儿遗传代谢病筛查早期发现血甲硫氨酸浓度增高以早诊断和治疗，改善预后；当先证者基因突变已经证实的母亲再次妊娠时，可行产前诊断。

（邹卉 孙萌）

第六节 非酮性高甘氨酸血症

一、概述

非酮性高甘氨酸血症（non-ketotichyperg-lycinemia，NKH）又称甘氨酸脑病（glycine enceph-alopathy，GE），是因甘氨酸裂解酶系统（glycine cleavage system，GCS）缺陷导致甘氨酸在体内尤其是脑脊液中异常蓄积而引起以智力障碍、癫痫发作和痉挛为特征的神经代谢障碍。

二、病因及发病机制

本病为常染色体隐性遗传疾病。甘氨酸是主要的抑制性神经递质，甘氨酸正常代谢对稳定神经细胞功能有重要作用。丝氨酸经甲基转移酶（SHMT）催化产生甘氨酸（可逆反应），经线粒体甘氨酸裂解酶系统（GCS）最终产生 NH_3+CO_2。GCS 缺陷导致甘氨酸在体内蓄积而引起神经代谢障碍。GCS 是分布于人体肝、脑、肾、睾丸组织的一种由四种蛋白（P、H、T、L）组成的线粒体多酶复合体：P 蛋白是甘氨酸脱羧酶，使甘氨酸脱羧并将氨基甲基转移至 H 蛋白上的硫辛酸，T 蛋白释放氨并形成亚甲基四氢叶酸，然后还原的硫辛酸酯被 L 蛋白重新氧化。具有经典 NKH 的患者在 GLDC 或 AMT 中具有突变，包括 GLDC 中的外显子缺失。P、T、H 蛋白为 GCS 内在蛋白，mRNA 存在于胶质样细胞和神经元中，这三种蛋白的缺陷是导致本病的主要病因；而 L 蛋白还存在于其他代谢系统中，如 α-酮酸脱氢酶复合体和支链酮酸脱氢酶复合体。

三、遗传机制

非酮性高甘氨酸血症属于常染色体隐性遗传。编码 P 蛋白的 GLDC 基因（MIM 238300）定位于 9p24.1，NKH 中 80% 是由于此基因突变所致。编码 T 蛋白的 AMT 基因（MIM 238310）定位于 3p21.31，其基因缺陷改变了 AMT 的结构和功能，占甘氨酸脑病的 10%~15%。编码 H 蛋白的基因 GCS（MIM 238330）定位于 16q23.2，突变报道极少。

四、临床表现

临床上分两型：新生儿型和迟发型。

1. 新生儿型 最常见，一般出生后不久出现喂养困难、肌张力低下、肌阵挛、呼吸暂停、嗜睡和昏迷。频繁呃逆为常见症状。大多数患儿在几周内死亡，幸存者病情进展为严重的智力障碍和顽固性癫痫发作。

2. 迟发型 婴儿型为最常见的类型，在出生 6 个月后出现生长迟缓、癫痫、智障、运动和行为问题。也可在儿童和成人期出现症状，伴有进行性痉挛性下肢轻瘫、舞蹈病和视神经萎缩等神经系统症状。

五、实验室检查

1. 血浆及脑脊液甘氨酸测定 血甘氨酸浓度增高，新生儿型血甘氨酸范围 460~2 580μmol/L，迟发型者 340~920μmol/L（正常：120~375μmol/L）；患者脑脊液浓度在不同程度增高 33~440μmol/L（正常：3~10μmol/L）。脑脊液/血浆甘氨酸浓度比值>0.08（正常：<0.02）。一些变异酶缺陷也可导致脑脊液甘氨酸与血浆甘氨酸之比为 0.02~0.08。

2. 尿气相色谱分析 无酮体排出。

3. 头颅 MRI 检查 胼胝体 T_1 加权像高密度，T_2 加权像低密度，DWI 高信号。基底节也可受到影响。

4. GCS 活性及基因检测 肝脏活检或淋巴母细胞中 GCS 活性降低或缺乏，基因检测可明确诊断。

六、诊断及鉴别诊断

1. 诊断 主要根据脑病症状和实验室检查。血浆和脑脊液中甘氨酸水平增高，且脑脊液/血浆甘氨酸比升高，尿酮体阴性，GCS 活性下降，可诊断非酮性高甘酸血症。脑甘氨酸>230μmol/L 提示预后较重，脑脊液/血浆甘氨酸浓度比值<0.08 提示预后较轻。非典型患者暴露部分 GCS 活性，脑脊液/血浆甘氨酸比值升高不明显，确诊则依赖于肝脏或淋巴细胞中的 GCS 活性测定及基因诊断。

2. 鉴别诊断

（1）酮症性高甘氨酸血症：多由其他有机酸代谢病如丙酰辅酶 A 羧化酶、甲基丙二酰辅酶 A 变位酶、β-酮硫解酶等缺陷所致，间歇性酮症酸中毒和高氨血症，但脑脊液甘氨酸浓度正常 GCS 活性和脑脊液/血浆甘氨酸比值有助鉴别。

（2）其他新生儿可表现为脑病症状的疾病：如

尿素循环障碍、枫糖尿病、吡哆醇依赖性癫痫和过氧化物酶功能缺陷（如 Zellweger 综合征）。

七、治疗

目前缺乏有效的治疗方法。苯甲酸钠能降低甘氨酸水平，250~750mg/（kg·d）。右美沙芬可减少 NKH 中的癫痫发作，5~20mg/（kg·d），严重 NKH 患者需要多种抗惊厥药，但是应该避免使用丙戊酸钠；四氢叶酸 15mg/d。基因型是影响预后的主要因素，携带轻型突变如 p.Ala802Val 预后较好。

八、预防

新生儿疾病筛查可达到早期发现、早期诊断、早期治疗的目的；进行产前诊断可降低该病患儿的出生率。

（邹 卉 李育霖）

第七节 高脯氨酸血症

一、概述

高脯氨酸血症（hyperprolinemia）又称脯氨酸血症或脯氨酸尿症，是一种常染色体隐性遗传病，是由于脯氨酸降解过程中，脯氨酸氧化酶（proline oxidase，POX/又称脯氨酸脱氢酶 proline dehydrogenase，PRODH）或 Δ1-吡咯啉-5-羧酸脱氢酶（D-1-pyrroline-5-carboxylic acid dehydrogenase，P5CDh）活性降低或缺乏，导致脯氨酸代谢障碍引起的疾病，由 Schafer 等于 1962 年首次报道。根据酶缺陷的种类不同分为 I 型高脯氨酸血症（hyperprolinemia type I，HP I）和 II 型高脯氨酸血症（hyperprolinemia type II，HP II）。由于临床对高脯氨酸血症的认识尚少，且尚未将本病纳入新生儿疾病筛查范围，目前发病情况尚不清楚。有报道显示，22q11.2 微缺失综合征（22q11.2 deletion syndrome）因杂合性缺失编码 POX 的基因 PRODH，近 50% 患者伴有一定程度的高脯氨酸血症，而 22q11.2 微缺失综合征的患病率约为 1/4 000，由此可见，高脯氨酸血症可能并非如既往所认为的那样罕见。

二、病因及发病机制

脯氨酸为人体非必需氨基酸，可从食物中获得或在体内由谷氨酸转化生成。正常情况下，POX 可将脯氨酸转化为 Δ-1-吡咯啉-5-羧酸（P5C），P5C 在无酶作用下与谷氨酸-γ-半醛相互转化，后者可在 P5CDh 的作用下转化为谷氨酸并进一步转化为 α-酮戊二酸参与三羧酸循环，或在鸟氨酸转氨酶（ornithine aminotransferase，OAT）的作用下转化为鸟氨酸参与尿素循环。POX 为线粒体内膜酶，主要分布于肝脏、肾脏及脑，POX 活性降低或缺乏导致脯氨酸不能转化为 P5C，出现血清和尿液中脯氨酸浓度升高，即为 I 型高脯氨酸血症。P5CDh 位于线粒体基质，广泛分布于全身各组织器官，P5CDh 缺陷导致脯氨酸代谢中间产物 P5C 不能转化为谷氨酸进而参与物质代谢，脯氨酸与 P5C 于体内大量蓄积，并从尿液排出，即为 II 型高脯氨酸血症。

目前，高脯氨酸血症对机体产生损伤的病理生理机制尚不十分清楚。有动物实验显示高剂量脯氨酸对大鼠大脑海马神经元有毒性作用，PRODH 缺陷小鼠模型海马和额叶皮层中天冬氨酸、谷氨酸和 γ-氨基丁酸等中枢神经递质显著减少。另外，有研究显示 P5C 为一种内源性维生素拮抗剂，II 型高脯氨酸血症患者体内 P5C 大量蓄积可导致维生素 B_6 失活，进而发生继发性维生素 B_6 缺乏并出现相应临床表现。

三、遗传机制

编码 POX 的基因 PRODH 定位于 22q11.21，包含 15 个外显子，总长 23.77kb，编码由 600 个氨基酸残基组成的蛋白质。PRODH 的常见突变主要包括 PRODH 全基因缺失、错义突变、移码突变或无义突变导致的翻译提前终止，以及包含 PRODH 缺失在内的 22q11.2 染色体微缺失。除 22q11.2 染色体微缺失外，其余突变均符合常染色体隐性遗传规律。22q11.2 微缺失综合征由 22q11.2 杂合缺失致病，患者中约 90% 为新发突变，另外约 10% 的患者染色体缺失遗传自其父母一方，呈现常染色体显性遗传规律，部分 22q11.2 微缺失综合征患者有典型的 I 型高脯氨酸血症表现。研究发现，PRODH 基因突变与酶的活性缺乏程度间存在一定相关性。

编码 P5CDh 的基因 ALDH4A1 定位于 1p36.13，包含 16 个外显子，总长约 50kb，编码由 563 个氨基酸残基组成的蛋白质，有关突变报道较少，现已明确报道 2 种移码突变 A7fs（−1）、G521fs（+1），以及 1 种错义突变 *S352L* 可致病。

四、临床表现

由于发病机制的不同，Ⅰ、Ⅱ型高脯氨酸血症的临床表现存在一定差异。

Ⅰ型高脯氨酸血症患者临床表现差异较大，典型患者血脯氨酸浓度 > 550μmol/L，是正常人群的 3~10 倍（血脯氨酸正常值为 51~271μmol/L），最常见的临床症状包括发育迟缓、智力低下、惊厥发作、自闭症倾向、精神分裂症等神经精神症状，部分患者可出现肾功能异常及听力异常。目前，也发现许多患者以及部分致病基因携带者虽有一定程度的血脯氨酸水平升高，但并无明显临床症状。有研究证实，血脯氨酸水平与精神疾病的发生成正相关。

另外，22q11.2 微缺失综合征患者可共患Ⅰ型高脯氨酸血症。病例报道显示位于染色体 22q11 的 *PRODH* 基因纯合缺失的患儿血脯氨酸浓度可高达 2 246μmol/L，伴有严重的精神运动发育迟滞和癫痫症状。22q11.2 微缺失综合征包括既往所报道的腭心面综合征（velocardiofacial syndrome）、DiGeorge 综合征等，患者除可出现Ⅰ型高脯氨酸血症相关症状外还可伴有一系列其他症状，包括先天性心脏病（尤其是先天性心锥干畸形）、颅面畸形、免疫缺陷、低钙血症等，约 20% 以上成年患者患有精神疾病。

Ⅱ型高脯氨酸血症较为罕见，典型患者血脯氨酸浓度 > 1 500μmol/L，一般高于Ⅰ型高脯氨酸血症患者，是正常人群的 10~15 倍，伴血清 P5C 水平升高及 P5C 尿。主要的临床症状是惊厥发作及轻中度的发育迟缓 / 智力低下。但 Flynn 等人通过针对一组近亲婚配的大量Ⅱ型高脯氨酸血症患者的爱尔兰游牧民族人群进行家系研究，发现Ⅱ型高脯氨酸血症与儿童期惊厥发作密切相关，但大多患者成年后神经心理发育较健康人群无明显差异，且无其他症状体征，故目前认为如果患者惊厥发作等急性期症状能得到有效控制，Ⅱ型高脯氨酸血症总体预后良好。

五、实验室检查

1. 血清学检测　高脯氨酸血症患者血脯氨酸浓度明显升高（血脯氨酸正常值为 51~271μmol/L），Ⅱ型患者伴血 P5C 升高。部分患者及致病基因携带者可有脯氨酸水平轻度升高。

2. 尿液检测　高脯氨酸血症患者尿液脯氨酸、羟脯氨酸及甘氨酸升高。Ⅰ型高脯氨酸血症患者尿液 P5C 阴性，而Ⅱ型患者呈阳性，此为鉴别两型高脯氨酸血症的要点。

3. 基因检测　*PRODH*、*ALDH4A1* 基因突变分析是确诊的可靠依据。

4. 酶学分析　有条件的机构可通过培养淋巴细胞、外周白细胞或成纤维细胞进行 POX 或 P5CDh 酶活性测定明确诊断。

六、诊断及鉴别诊断

临床对于不明原因出现反复惊厥发作、发育落后、自闭症、学习障碍及精神分裂症等患者，应考虑高脯氨酸血症可能并及早完善相关检查。目前，主要可通过串联质谱技术对血脯氨酸浓度进行检测，确诊依据主要为血脯氨酸显著升高，伴或不伴尿 P5C 阳性，*PRODH*、*ALDH4A1* 基因突变分析是确诊的可靠依据。

另外，确诊的 22q11.2 微缺失综合征患者均应确认是否患有Ⅰ型高脯氨酸血症；相反，发现血脯氨酸升高者如伴有先天性心脏病、颅面畸形、免疫缺陷、低钙血症等其他临床表现均应完善染色体微缺失检测明确是否患 22q11.2 微缺失综合征。

因乳酸可抑制 POX，导致 POX 酶活性显著降低，故无论原发性或继发性乳酸血症均可导致继发性高脯氨酸血症，需与原发性高脯氨酸血症相鉴别。可通过检测血乳酸（<2.1mmol/L）、酮体、丙氨酸等相关代谢产物，结合病史，协助诊断。

七、治疗及随访

目前，高脯氨酸血症尚无有效治疗措施。既往曾尝试给予低脯氨酸饮食治疗，但只能使患者血脯氨酸水平得到一定程度的下降，且研究证实并不能改善临床结局，因此目前认为饮食治疗并不能给患者带来益处。

对于Ⅱ型高脯氨酸血症患者，由于已经认识到 P5C 大量蓄积导致的继发性维生素 B_6 缺乏是导致其出现难治性惊厥的原因，尝试给予维生素 B_6 50mg 每日口服，能够改善惊厥症状。

近年研究显示在高脯氨酸血症的大鼠脑组织中检测到氧化应激反应，抗氧化剂包括：维生素 E、维生素 C 和谷胱甘肽等可能是有效的治疗措施。

由于高脯氨酸是精神疾病发生的危险因子，尤其是Ⅰ型高脯氨酸血症患者，需要密切监视，以及时发现精神行为问题，一旦出现症状应给予相应治疗。同时应注意监测肾功能及听力变化。

八、遗传咨询及产前诊断

高脯氨酸血症遵循常染色体隐性遗传规律，为减少高脯氨酸血症出生率应做到：

1. 避免近亲结婚。

2. 对有先证者或疑似家族史的夫妇可进行 *PRODH*、*ALDH4A1* 基因检测，并对其胎儿进行产前诊断。

3. 对有 22q11.2 微缺失综合征先证者的家庭，可先针对患者父母进行检测，如其父母染色体正常，则其后代再次出现 22q11.2 微缺失综合征的风险低，但由于不能除外父母一方体内存在生殖细胞嵌合体或低水平体细胞嵌合体，其后代患病风险仍高于一般人群；如先证者父母一方也患有 22q11.2 微缺失综合征，则其后代患病风险为 50%。

（孔元原）

第八节　羟脯氨酸血症

一、概述

羟脯氨酸血症（hydroxyprolinemia）又称高羟脯氨酸血症（hyperhydroxyprolinaemia），是一种常染色体隐性遗传病，是由于羟脯氨酸降解过程中，羟脯氨酸脱氢酶（hydroxyproline dehydrogenase，HYPDH）缺陷导致的代谢障碍。随着病例报道的数量增多，目前认为本病没有临床症状，是一种良性疾病。由于羟脯氨酸血症是一种无症状的罕见遗传病，病例报道较少，缺乏相关流行病学资料。德国海德堡大学医院于 2003—2014 年间共筛查 1 325 785 名新生儿，诊断羟脯氨酸血症 28 例，估算患病率约为 1/47 000。

二、病因及发病机制

羟脯氨酸是人体非必需氨基酸，是胶原的主要成分，人体内的游离羟脯氨酸主要来源于内源性胶原周转代谢，而膳食中的胶原摄入以及生物合成对其影响较小。游离的羟脯氨酸不能被重新合成为多肽，需降解为乙醛酸和丙酮酸参与代谢。HYPDH 缺陷导致羟脯氨酸不能转化为 Δ1- 吡咯啉 -3- 羟 基 -5- 羧 酸（D-1-pyrroline-3-hydroxy-5-carboxylate，3-OH-P5C）参与进一步反应而大量蓄积于体内，并通过尿液排出，形成羟脯氨酸血症。目前尚未发现降解通路上其他酶的缺陷与羟脯氨酸血症有关，亦未发现蓄积的羟脯氨酸对人体正常生理机制存在影响。

三、遗传机制

羟脯氨酸血症为常染色体隐性遗传病。编码 HYPDH 的基因 *PRODH2*（又称 *HYPDH*）定位于 19q13.12，包含 11 个外显子，总长 13.31kb，编码由 536 个氨基酸残基组成的蛋白质。有关羟脯氨酸血症遗传机制的研究较少，Christian 等人针对来自 7 个家庭的 8 名经筛查发现的血浆羟脯氨酸水平高于正常人群者进行基因分析，发现其中 6 名存在 *PRODH2* 等位基因纯合或复合杂合突变，突变类型为错义突变和移码突变；1 名临床表现为一过性羟脯氨酸轻度升高的婴儿存在 *PRODH2* 杂合突变，考虑为致病基因携带者；另有 1 名患儿未能检测到 *PRODH2* 突变，不除外存在 *PRODH2* 的全基因缺失或大片段基因重排而未被检出的可能，或可能还存在其他尚不清楚的遗传机制。

四、临床表现

羟脯氨酸血症患者以血液及尿液中羟脯氨酸浓度升高为主要表现，典型患者血羟脯氨酸浓度是正常人群的 2~8 倍以上，尿羟脯氨酸浓度可达正常人群 10 倍以上。该病最早在智力发育落后的患者中发现，随后逐步发现很多羟脯氨酸血症家族无临床表现。故目前认为羟脯氨酸血症可能为一种无症状良性疾病。

五、实验室检查

1. 血串联质谱检测　由于羟脯氨酸与亮氨酸、异亮氨酸及别异亮氨酸分子量相同，具有相同的质荷比，故通常在串联质谱检测中将上述 4 种氨基酸合称为 XLE，羟脯氨酸血症患者血滤纸片串联质谱检测可见 XLE 峰值增高。

2. 血、尿氨基酸分析　应用茚三酮氨基酸定量检测法或高效液相色谱等技术进行血、尿氨基酸分析可发现羟脯氨酸血症患者血羟脯氨酸浓度达正常人群的 2~8 倍以上,尿羟脯氨酸浓度达正常人群 10 倍以上。

3. 基因检测　*PRODH2* 基因突变分析是确诊的可靠依据。

六、诊断及鉴别诊断

羟脯氨酸血症的确诊依据主要为血、尿羟脯氨酸浓度增高,*PRODH2* 基因突变分析是确诊的可靠依据。

随着血串联质谱检测技术在新生儿筛查中的应用,羟脯氨酸血症因与枫糖尿病(maple syrup urine disease,MSUD)在串联质谱检测中均表现为 XLE 峰值增高,而成为导致枫糖尿病筛查假阳性率偏高的重要干扰因素。故需重点对上述两种疾病进行鉴别。枫糖尿病血氨基酸分析表现为亮氨酸、异亮氨酸、别异亮氨酸及缬氨酸升高,其中别异亮氨酸的检出是诊断特异性指标,尿有机酸分析提示支链 α- 酮酸升高,可与羟脯氨酸血症鉴别。

七、治疗及随访

由于羟脯氨酸血症为无症状良性疾病,目前认为无须治疗,但一旦确诊仍建议长期随访监测患者的生长发育状况。

八、遗传咨询及产前诊断

羟脯氨酸血症遵循常染色体隐性遗传规律,因此应做到:

1. 避免近亲结婚。

2. 对有先证者或家族史的夫妇可进行 *PRODH2* 基因检测,并对其胎儿进行产前诊断。

(孔元原)

第九节　白化病

一、概述

白化病(albinism)是以黑色素合成和 / 或转运障碍为主要特征的一组单基因遗传病的总称,色素减少可累及眼部、皮肤和毛发(眼皮肤白化病 oculocutaneous albinism,OCA),或主要限于眼部(眼白化病 ocular albinism,OA)。依据基因型分型,主要分型包括 4 种眼皮肤白化病:OCA1

(MIM 203100)、OCA2(MIM 203200)、OCA3(MIM 203290)、OCA4(MIM 606574);1 种眼白化病:OA1(MIM 300500);以及 3 种伴有多系统损害的白化病综合征:Hermansky-Pudlak 综合征(HPS)、先天性白细胞颗粒异常综合征(又称契 - 东综合征 Chediak-Higashi syndrome)、Griscelli 综合征,随着更多致病基因被发现,白化病的分型还在不断扩充。

各型白化病患病率差异大,OCA1 在全世界大多数人群中的患病率约为 1/40 000;OCA2 是世界范围内最常见的 OCA 类型,患病率在非洲人群中较高,可高达 1/1 500~1/3 900,在非裔美国人群中为 1/10 000,在其他人群中约为 1/38 000~1/40 000,在大多数人群中 *OCA2* 致病基因携带率约为 1/100;OCA3 主要发生于非洲人群,在非洲人群中患病率为 1/8 500,其他种族病例报道少,患病率不详;OCA4 大多数人群中的患病率约为 1/100 000,日本报道的患病率达 1/85 000;有关 OA1 的流行病学资料较少,估计患病率约为 1/50 000;3 种白化病综合征均为极其罕见的遗传病,由于报道病例较少,无准确流行病学资料。我国白化病以 OCA1 为最常见类型,其次为 OCA4 和 OCA2。

本节内容主要涉及非综合征性白化病。

二、病因及发病机制

黑色素的合成、储存和运输与黑素小体密切相关。黑素小体是一种组织特异性溶酶体相关细胞器,主要存在于表皮黑素细胞、脉络膜黑素细胞及视网膜色素上皮细胞。正常情况下,黑素小体中的酪氨酸酶(tyrosinase,TYR)可催化酪氨酸发生羟化反应生成多巴(DOPA),并进一步氧化为多巴醌(dopaquinone,DQ)。多巴醌经过一系列酶促反应生成多巴色素(dopachrome),进而在酪氨酸酶相关蛋白 1(tyrosinase related protein 1,TYRP1)催化下羟化为 5,6- 二羟基吲哚羧酸(dihydroxyindole carboxylic acid,DHICA),或在酪氨酸酶催化下脱羧为 5,6- 二羟基吲哚(dihydroxyindole,DHI),此两者均为真黑素形成的前体,DHICA 聚合生成黑色的真黑素,DHI 聚合生成棕色的真黑素。同时,多巴醌还可与半胱氨酸或谷胱甘肽缀合产生半胱氨酸多巴和谷胱甘肽基多巴,并进一步聚合生成红色的褐黑素。真黑素与褐黑素可统称为黑色素,两者含量及比例的不同决定了皮肤、毛发、巩膜等颜色的不同,而两者的生成比率主要与酪氨酸酶活性水平相关,TYRP1 除参与催化反应外还可显著提高酪氨酸酶活性。在脉络膜黑素细胞及视网膜色素上皮细胞中,生成的黑色素储存于黑素小体,永久留存于细胞中,在保护视觉系统、调节光散射、建立视觉传导通路等方面发挥重要生理作用;而表皮黑素细胞中的黑素小体可通过树突运送至邻近的角质形成细胞,吸收阳光中的紫外线,防止皮肤灼伤。黑素小体中包括酶、转运蛋白等在内的多种功能蛋白异常均可导致黑素小体功能异常,造成黑色素合成转运障碍,最终表现为色素缺乏。

三、遗传机制

与 OCA 和 OA 相关的基因,见表 15-6。

表 15-6 与 OCA 和 OA 相关的基因

疾病分类	基因类型	编码蛋白	定位	外显子	氨基酸
OCA1	*TYR*	酪氨酸酶	11q14.3	6	529
OCA2	*OCA2*	P 蛋白	15q12-q13.1	30	838
OCA3	*TYRP1*	酪氨酸酶相关蛋白 1	9p23	8	537
OCA4	*SLC45A2*	膜相关转运蛋白	5p13.2	7	530
OA1	*GPR143*	G 蛋白偶联受体 143	Xp22.2	12	424

OCA1 为常染色体隐性遗传,致病基因 *TYR* 定位于 11q14.3,编码由 529 个氨基酸残基构成的酪氨酸酶。现已报道的致病突变超过 200 种,绝大多数为复合杂合突变,主要突变类型包括错义突变、无义突变、基因内小片段缺失或插入,以及剪切位点变异等,外显子或全基因删除罕见。其中,无义突变、剪切位点变异、外显子或全基因删除等突变类型常导致酪氨酸酶缺失或完全失活,患者终生完全性缺乏黑色素合成,称为 OCA1A 型,即为经典型白化病,是最为严重的 OCA 类型;错义突变等突变类型常导致酪氨酸酶部分失活,其酶活性约为正常人群酶活性的 5%~10%,为 OCA1B 型。

OCA2 为常染色体隐性遗传,致病基因 *OCA2* 定位于 15q12-q13.1,编码一种由 838 个氨基酸残基组成的黑素小体跨膜蛋白(P 蛋白)。在撒哈拉沙漠以南非洲人群中,一段长 2.7kb 的片段纯合性缺失是最为常见的突变类型;而在其他人群中患者多为复合杂合突变,突变类型主要包括错义突变、移码突变、其他小片段缺失等。现有病例报道中,约有 1/3 除非洲人种以外的患者仅发现单一致病突变,不除外调控区域中的隐蔽剪接位点或变体可能影响转录的调控。另外,由于 15q11.2-q13 区域与 Prader-Willi 综合征(PWS)及天使人综合征(Angelman syndrome,AS)的患病有关,而 *OCA2* 位于 15q11.2-q13 区域内,故因 15q11.2-q13 微缺失而发生 PWS/AS 的患者常有类似 OCA2 的皮肤、毛发色素沉着不足,但眼球震颤及视网膜中心凹发育不良不明显,仅有约 1% 的 PWS/AS 患者同时具有典型的 OCA2 表现。

OCA3 为常染色体隐性遗传,致病基因 *TYRP1* 定位于 9p23,编码由 537 个氨基酸残基组成的酪氨酸酶相关蛋白 1。本病主要见于非洲人群,我国现已有少数 OCA3 病例报道,均为复合杂合突变,突变类型为错义突变和移码突变。

OCA4 为常染色体隐性遗传,致病基因 *SLC45A2* 定位于 5p13.2,编码一种由 530 个氨基酸残基组成的膜相关转运蛋白(溶质载体蛋白家族 45 成员 2),现已发现的突变类型主要为错义突变、无义突变、基因内小片段缺失或插入。

OA1 为 X 连锁隐性遗传,致病基因 *GPR143* 定位于 Xp22.2,编码由 424 个氨基酸残基组成的 G 蛋白偶联受体 143。G 蛋白偶联受体 143 主要在色素细胞中表达,可调控黑素小体的形成及运转。目前发现的主要突变类型为基因内小片段缺失、移码突变、错义突变及大片段缺失。

四、临床表现

各型 OCA 及 OA 具有一些共同的临床特征,主要为眼部异常,包括虹膜色素脱失、视网膜色素上皮细胞色素脱失,由于存在虹膜透射,进入眼睛的光线发生弥漫、散射,故引起畏光,由于同时存在视网膜色素上皮细胞色素脱失,两者可共同导致严重的屈光不正、视力低下,异常的生理基础和视觉环境最终扰乱正常的视觉发育,导致视网膜中心凹发育不良、视神经交叉投射异常,进一步引起眼球震颤、交替性斜视、视力低下及立体视觉减退等,其中,眼球震颤通常呈持续水平性、钟摆型震颤,疲劳和疾病状态下更为显著,震颤幅度随年龄增长可有一定减小。

OCA1A 患者终身完全性缺乏黑色素,其眼部异常在各型白化病中最为严重,虹膜完全透明呈蓝色,视力显著低下(一般低于 0.1),除眼部异常外,还呈现白头发、白皮肤,皮肤不能被晒黑,易被晒伤,并有较高风险发生皮肤癌,皮肤、毛发及虹膜颜色不可随年龄加深;而 OCA1B 患者视力一般好于 OCA1A 患者,且可随年龄增长有一定改善,色素沉着量变异度较大,大多患者出生时皮肤呈白色、头发淡黄,虹膜半透明,皮肤、毛发及虹膜颜色随年龄增长可有一定加深,皮肤可被轻微晒黑。

OCA2 与 OCA4 临床特征较为相似,表型变异度大,患者视力多优于 OCA1 患者(绝对优于 OCA1A 患者),且可随年龄增长有一定改善,皮肤、毛发中色素沉着量可能极少亦可能接近同种族正常人群,色素沉着可随年龄增长逐渐增加,尤以儿童期较为明显。

由于 TYRP1 主要影响真黑素合成,对褐黑素影响不大,故 OCA3 的临床表现较为温和,既往报道病例多为撒哈拉沙漠以南非洲黑人,最显著的表现为红棕色皮肤及毛发,眼发育异常较其他类型轻,可能没有明显的虹膜透射、眼球震颤、斜视和视网膜中心凹发育不良。

OA1 患者皮肤及毛发色素沉着与同种族人群差异不大,主要表现为眼部异常,患者多因眼球震颤或视力异常就诊。值得注意的是,由于存在 X 染色体失活效应,绝大多数女性致病基因携带者存在一定程度的虹膜透射、眼底可见颜色镶嵌现象,但大多无功能受累。

五、实验室检查

1. 黑素细胞酪氨酸酶活性分析　OCA1 患者酪氨酸酶活性显著降低。

2. 电子显微镜观察　皮肤及毛囊球部组织中无正常晚期黑素小体。

3. 皮肤超纤维结构检查　在 OA1 患者皮肤中可见巨黑素体,为特征性改变。

4. 基因检测　通过针对相应致病基因(TYR、$OCA2$、$TYRP1$、$SLC45A2$ 及 $GPR143$)进行序列分析可检测常见基因突变,如未能检测到突变还可进行基因靶向删除 / 重复分析以检测是否存在大片段缺失或重复,通过基因检测可明确分型。

由于酪氨酸酶活性分析及皮肤活检操作复杂并存在很大局限性,目前临床已很少应用;基因检测是确诊的可靠依据。

六、影像学检查

1. 裂隙镜检测　可见虹膜透射。

2. 眼底镜检查　视网膜色素脱失、脉络膜血管可见(以 OCA1 较为明显),视网膜萎缩、变薄,中心凹发育不良。

3. 光学相干断层扫描(optical coherence tomography,OCT)　可观察到视网膜变薄。

4. 视觉诱发电位(visual-evoked potential,VEP)测试中单眼 VEP 在两侧大脑半球的皮质反应呈现不对称性,可证实视神经纤维在视交叉处存在异常投射,在白化病的诊断中具有较高的特异性和敏感性。

5. 功能性磁共振成像(functional magnetic resonance imaging,fMRI)　可直观的显示出一部分颞侧视神经纤维交叉投射到对侧大脑半球,并因此形成异常的"X"视交叉结构,一定程度上可替代 VEP。

七、诊断及鉴别诊断

典型的眼皮肤白化病患者一般通过皮肤、毛发颜色及眼部症状即可诊断,但眼白化病及临床表现较轻的眼皮肤白化病仍有一定的临床漏诊或误诊率。对于婴儿期(尤其是 3 到 12 月龄婴儿)出现眼球震颤、视觉行为及注视能力异常的儿童均应进行专业的眼科检查,如发现虹膜透射、视网膜色素脱失、视神经交叉投射异常等高度怀疑白化病可能者,均应完善相关基因检测以明确诊断及分型。

1. 各型眼皮肤白化病及眼白化病间应注意相互鉴别,主要依据基因检测以明确分型;同时应注意与白化病综合征相鉴别:

(1)Hermansky-Pudlak 综合征:一组以眼皮肤白化病、出血倾向、组织内蜡样脂质聚积为主要特征的疾病的总称,均为常染色体隐性遗传,可伴肺纤维化、肉芽肿性结肠炎、免疫缺陷等,目前根据基因型已确定9种亚型。与该综合征有关的基因包括：*HPS1*、*AP3B1*、*HPS3*、*HPS4*、*HPS5*、*HPS6*、*DTNBP1*、*BLOC1S3*、*BLOC1S6*。

（2）Chediak-Higashi综合征：也称为先天性白细胞颗粒异常综合征，以局部皮肤白化病表现、免疫缺陷和轻度出血倾向为主要特征，绝大多数患者有智力低下、平衡功能异常、共济失调等神经系统发育异常，约85%患者病程中出现加速期，即发生骨髓和网状内皮系统淋巴组织增生性浸润。血液和骨髓检查可见全血细胞减少，尤以粒细胞和血小板减少为著，原始粒细胞及早幼粒细胞胞浆中可见过氧化物酶阳性颗粒和嗜天青颗粒，大小不一，淋巴及单核细胞中也有此颗粒；中性粒细胞游走性和趋化性功能不全，杀菌力低下；全身多组织病理检查均可见大溶酶体样颗粒；显微镜下观察毛发可见巨大黑色素颗粒；该综合征和*LYST*基因有关。

（3）Griscelli综合征：一组以轻度皮肤色素减退、银灰色毛发伴或不伴其他系统损害的疾病总称。目前，根据临床表现及基因型分为3种亚型：1型患者早期即出现严重的发育落后；2型患者存在免疫缺陷易发生噬血细胞综合征；3型患者仅具有特殊的皮肤及毛发颜色。该综合征和*MYO5A*、*RAB27A*、*MLPH*基因突变有关。

2. 眼白化病及不典型眼皮肤白化病还应注意与其他导致先天性或婴儿眼球震颤的疾病相鉴别，主要包括：*FRMD7*相关的婴儿眼球震颤、先天性静止性夜盲症、蓝视锥全色盲、完全性或不完全性全色盲等，可通过眼底检查、视网膜电流图（electroretinogram，ERG）、VEP及基因检测明确诊断。

八、治疗及随访

目前白化病尚无根治方法，主要以针对眼部病变的对症性治疗为主。一旦确诊白化病应尽快进行完整的眼科评估。需要对屈光不正进行校正，提高患者视力，但由于白化病患者除屈光不正外还存在视网膜中心凹发育不良、视神经交叉投射异常等问题，视力无法完全校正至正常。大多患者存在畏光，程度因人而异，佩戴深色眼镜或特殊滤光镜片及戴遮阳帽可改善畏光。斜视矫正手术不是必需的，但如果出现固定性斜视或因斜视导致明显的头部姿势异常可通过手术改善外观。

除长期的眼科随诊外，患者还需定期于皮肤科随诊，进行皮肤科咨询并评估患皮肤癌的风险，日常应通过穿着长裤、长袖、长袜并配合防晒系数较高的防晒霜等防护措施预防紫外线照射引起的皮肤损伤。

由于外貌特殊，患者易出现多种心理问题，应加强社会心理支持和疏导。

九、遗传咨询及产前诊断

OCA1、OCA2、OCA3及OCA4均为常染色体隐性遗传病，OA1为X连锁隐性遗传病，对白化病高危家庭进行遗传咨询及产前诊断是优生优育、防止同一遗传病在家庭中重现的重要措施，包括：

1. 避免近亲结婚。

2. 有OA1先证者的家庭，先证者父母再次生育可通过选择性淘汰男性胎儿的方式预防OA1患儿出生。

3. 对有先证者的家庭可进行基因检测，明确致病基因，通过对胎儿进行产前诊断或应用辅助生殖技术联合植入前遗传学诊断的方式避免白化病患儿出生。

（孔元原）

参考文献

1. 顾学范. 临床遗传代谢病. 北京: 人民卫生出版社, 2015.

2. 叶军, 周建德, 邱文娟, 等. 红细胞二氢蝶啶还原酶活性测定的建立和应用. 检验医学, 2006, 21 (1): 48-51.

3. 叶军, 邱文娟, 韩连书, 等. 四氢生物蝶呤缺乏症鉴别诊断的进展及发病率调查. 中华预防医学杂志, 2009, 43 (2): 128-131.

4. Blau N, Hennermann JB, Langenbeck U, et al. Diagnosis, classification, and genetics of phenylketonuria and tetrahydrobiopterin (BH4) deficiencies. Mol Genet Metab, 2011, 104 (suppl): 2-9.

5. Blau N, Hoffmann GF, Leonard J, et al. Physician's Guide to the Treatment and Follow-up of Metabolic Diseases. Berlin: Springer, 2006.

6. Blau N, Burton BK, Thony B, et al. Phenylketonuria and BH4 Deficiencies. Bremen: UNI-MED, 2010.

7. Chiu YH, Chang YC, Chang YH, et al. Mutation spectrum of and founder effects affecting the PTS gene in East Asian populations. J Hum Genet, 2012, 57: 145-152.

8. Leuzzi V, Carducci C, Pozzessere S, et al. Phenotypic variability, neurological outcome and genetics background of 6-pyruvoyl-tetrahydropterin synthase deficiency. Clin

Genet, 2010, 77: 249-257.

9. Porta F, Mussa A, Concolino D, et al. Dopamine agonists in 6-pyruvoyl tetrahydropterin synthase deficiency. Neurology, 2009, 73: 633-637.

10. Ye J, Yan YL, YuWM, et al. Demographics, diagnosis and treatment of 256 patients with tetrahydrobiopterin deficiency in mainland China: results of a retrospective, multicentre study. J Inherit Metab Dis, 2013, 36: 893-901.

11. Nakamura K, Matsumoto S, Mitsubuchi H, et al. Diagnosis and treatment of hereditary tyrosinemia in Japan. Pediatrics International Homepage, 2015, 3: 34-40.

12. Angileri F, BergeronA, Morrow G, et al. Geographical and Ethnic Distribution of Mutations of the Fumarylacetoacetate Hydrolase Gene in Hereditary Tyrosinemia Type 1. JIMD Reports, 2015, 19: 43-58.

13. Lang F. Encyclopedia of Molecular Mechanisms of Disease. Heidelberg: Springer, 2009.

14. Mitsubuchi H, Nakamura K, Matsumoto S, et al. Inborn errors of proline metabolism. The Journal of nutrition, 2008, 138: 2016-2020.

15. Mitsubuchi H, Nakamura K, Matsumoto S, et al. Biochemical and clinical features of hereditary hyperprolinemia. Pediatrics International, 2015, 56: 492-496.

16. Guilmatre A, Legallic S, Steel G, et al. Type I hyperprolinemia: genotype/phenotype correlations. Human mutation, 2010, 31: 961-965.

17. Hu CAA, Williams DB, Zhaorigetu S, et al. Functional genomics and SNP analysis of human genes encoding proline metabolic enzymes. Amino Acids, 2008, 35: 655.

18. Geraghty MT, Vaughn D, Nicholson AJ, et al. Mutations in the Delta1-pyrroline 5-carboxylate dehydrogenase gene cause type Ⅱ hyperprolinemia. Human Molecular Genetics, 1998, 7: 1411-1415.

19. Flynn M P, Martin M C, Moore P T, et al. Type Ⅱ hyperprolinaemia in a pedigree of Irish travellers (nomads). Archives of Disease in Childhood, 1989, 64: 1699-1707.

20. Raux G, Bumsel E, Hecketsweiler B, et al. Involvement of hyperprolinemia in cognitive and psychiatric features of the 22q11 deletion syndrome. Human Molecular Genetics, 2007, 16: 83-91.

21. Farrant RD, Walker V, Mills GA, et al. Pyridoxal phosphate de-activation by pyrroline-5-carboxylic acid. Increased risk of vitamin B6 deficiency and seizures in hyperprolinemia type Ⅱ. Journal of Biological Chemistry, 2001, 276: 15107-15115.

22. Di RG, Nicotera AG, Lenzo P, et al. Long-term neuropsychiatric follow-up in hyperprolinemia type Ⅰ. Psychiatr Genet, 2014, 24: 172-175.

23. Zeybek A, Kiykim E, Soyucen E, et al. Hereditarytyrosinemia type 1 in Turkey Twenty yearsingle-center experience. Pediatrics International, 2015, 57: 281-289.

24. Mungan N, Yıldızdaş D, Kör D, et al. Tyrosinemia type 1 and irreversible neurologic crisis after one month discontinuation of nitisone. Metabolic Brain Disease, 2016, 31: 1181-1183.

25. Gokay S, Kendirci M, Ustkoyuncu PS, et al. Tyrosinemia type Ⅱ_Novel mutations in TAT in a boy with unusualpresentation. Pediatrics International, 2016, 58: 1069-1072.

26. Stinton C, Geppert J, Freeman K, et al. Newborn screening for Tyrosinemia type 1 using succinylacetonea systematic review of test accuracy. Orphanet J Rare Dis, 2017, 12: 48.

第十六章

尿素循环障碍

正常人体内的氨由氨基酸分解和由肠道吸收而来，其正常值<35μmol/L，氨对机体特别是神经系统有毒性作用。尿素循环主要有两种功能：一是使氨在肝线粒体形成尿素，为水溶性载体，使氮废物从尿中排出；二是生成精氨酸。尿素循环经过6种酶的反应，有2个分子氨及1分子CO_2转化为1分子尿素由尿排出而解毒，其作用周而复始形成循环，故名为尿素循环。6种酶分别是N-乙酰谷氨酸合成酶（NAG）、氨甲酰磷酸合成酶（carbamyl phosphate synthetase，CPS-1）、鸟氨酸氨甲酰转移酶（ornithine transcarbamylase，OTC）、精氨酰琥珀酸合成酶（argininosuccinate synthetase，ASS）、精氨酰琥珀酸裂解酶（argininosuccinate lyase，ASL）及精氨酸酶（arginase，ARG），其中前3者位于线粒体内部，而后3者则位于胞浆。主要有5大步反应：①1分子氨和CO_2在氨甲酰磷酸合成酶的催化下生成氨甲酰磷酸，反应在线粒体基质进行，消耗2分子ATP；②在鸟氨酸氨甲基转移酶的作用下，氨甲酰磷酸的氨甲酰基转移到鸟氨酸上形成瓜氨酸，反应在线粒体基质中进行；③瓜氨酸由线粒体运至胞浆，精氨酰琥珀酸合成酶催化瓜氨酸和天冬氨酸缩合成精氨酰琥珀酸，反应在细胞质中进行，消耗1分子ATP中的两个高能磷酸键（生成AMP）；④精氨酰琥珀酸酶（裂解酶）将精氨酰琥珀酸裂解为精氨酸，释放出延胡索酸，反应在细胞质内进行；⑤精氨酸被精氨酸酶水解为尿素和鸟氨酸，鸟氨酸进入线粒体，可再次与氨甲酰磷酸合成瓜氨酸，重复上述循环过程。为维持尿素循环的正常进行，AS的反应底物天冬氨酸须通过线粒体内膜的载体citrin从线粒体内部转运到胞质，而OTC的反应底物鸟氨酸则须通过线粒体内膜的另一转运体ORNT1由胞质转运到线粒体内部。

UCDs既可由以上6种酶引发，也可由2种载体或转运体中任何一种出现结构或功能缺陷而出现病态，也属于UCDs。它们是高鸟氨酸血症-高氨血症-同型瓜氨酸尿症（hyperornithinemia-hyperammonemia-homocitrullinuria，HHH）综合征、Citrin缺陷病（citrin deficiency，CD）、赖氨酸尿性蛋白不耐受（lysinuric protein intolerance，LPI）、胰岛素过度分泌/高氨血症（hyperinsulinism/hyperammonemia，HI/HA）综合征（图16-1）。

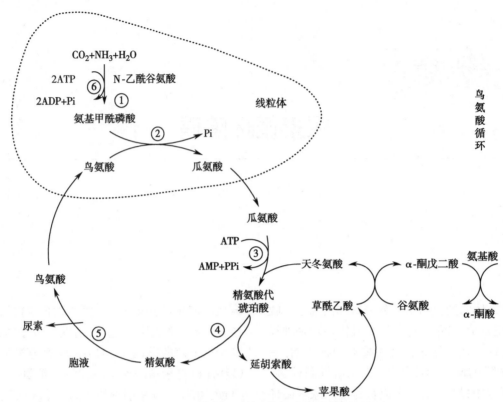

图 16-1 尿素循环(鸟氨酸循环)障碍发病机制

尿素循环有关的酶:①氨甲酰磷酸合成酶(CPS-1);②鸟氨酸氨甲酰转移酶(OTC);③精氨酰琥珀酸合成酶(ASS);④精氨酰琥珀酸裂解酶(ASL);⑤精氨酸酶(ARG);⑥N-乙酰谷氨酸合成酶(NAG)

第一节 鸟氨酸氨甲酰转移酶缺乏症

一、概述

鸟氨酸氨甲酰转移酶缺乏症(ornithine transcarbamylase deficiency,OTCD,OMIM 311250),也称高氨血症Ⅱ型,是一种X连锁不完全显性染色体遗传病,是尿素循环障碍(urea cycle disorders,UCDs)中最常见的一型,约占半数。主要是由于肝内鸟氨酸氨甲酰转移酶(ornithine transcabamylase,OTC)表达异常而导致的遗传代谢病;临床表现主要是高氨血症导致的非特异性神经系统症状和消化道症状,死亡率约11%,部分遗留神经系统后遗症如智力运动倒退。OTCD平均发病率约为1/62 000~1/77 000,男女发病率大致相同。

二、病因及发病机制

OTC是一个同种三聚体的线粒体酶,仅在肝脏和小肠黏膜细胞中表达,是尿素循环关键酶之一。在肝细胞的线粒体中,氨甲酰磷酸在OTC的催化下及生物素的参与下,使氨甲酰基部分从氨甲酰磷酸转移到了鸟氨酸分子上,生成了瓜氨酸及磷酸,是尿素循环的第二步,此为体内代谢氨的关键途径;生产的瓜氨酸然后被转入胞质继续参与尿素循环的其他反应。

OTCD是因编码OTC的基因发生突变,导致OTC活性缺乏或低下,瓜氨酸合成障碍,尿素循环中断,血氨增高,血瓜氨酸、精氨酸降低,谷氨酰胺、丙氨酸升高,而尿乳清酸和嘧啶排泄增加,最终以高血氨引起的中枢神经系统功能障碍及血尿中多种有机酸代谢异常为主要表现。

三、遗传机制

OTCD遗传方式为X连锁不完全显性遗传

病,男女发病率大致相同;男性半合子和携带显性基因的女性纯合子发病,杂合子女性携带者亦可发病,但临床症状较轻微。OTC 基因位于 Xp21.1,全长 73kb,开放读码框包含 1 062 个核苷酸,共包含 10 个外显子和 9 个内含子。OTC 基因编码 354 个氨基酸,经过线粒体转录修饰后形成含 322 个氨基酸的 OTC。该基因绝大部分在肝脏表达,少部分在小肠黏膜表达。迄今已发现了 400 种以上 OTC 基因突变和 29 个多态位点,其中 84% 的突变类型为单个碱基的替代突变,12% 为小片段缺失或插入突变,4% 为大片段缺失突变,单个碱基的替代突变中,G 被 A 替代占31%,C 被 T 取代占 24%。OTC 基因编码序列中有 18 个 CpG 二核苷酸,31% 的突变高发于这些热点位置。基因突变分布于整个编码序列,OTC 基因编码的前 32 个密码子中,最易突变的是第 1 个密码子蛋氨酸和第 26 个密码子精氨酸,他们的突变会影响线粒体加工过程,而其余密码子的突变对这个过程的影响不大。突变具有明显的家族特性和地域特性,不同家族和地域的突变一般不同。

临床症状的严重程度与酶的缺陷程度相关,42% 致病性突变与急性新生儿高氨血症(早发型)有关,其中绝大多数突变涉及位于蛋白内部或活性位点的残基,引起酶活性大部分甚至完全丧失,如 OTC 基因的第 5 外显子的第 516 个碱基置换(516C → G)纯合突变引起酶内部结构域的构象发生变化,酶很难与鸟氨酸结合,酶的活性几乎丧失,该类患儿常新生儿期起病,病情严重;21% 存在于迟发型病例,其突变大多与远离活性位点或位于蛋白表面的残基有关,多为外显子突变;37% 突变存在于女性杂合子。OTCD 临床表现多样,多数患者是携带有半合子的男性,携带半合子 OTC 基因的男性突变多生后 1 周内就出现高氨血症,症状严重,死亡率高。而带有部分 OTC 基因突变的杂合子女性和男性多为迟发型,婴儿期、儿童、青春期或成人后均有可能发病,当摄入过量蛋白质或感染应激时血氨升高而出现症状,呈间歇性发作,症状可较轻。大约 20% 携带 OTC 突变基因的女性出现临床症状。

四、临床表现

根据起病年龄,OTCD 可分为早发型和迟发型两型;前者新生儿期起病,后者多于婴幼儿期起病。

新生儿期发病的绝大多数为男性患儿,常为点突变,其肝脏 OTC 活性极低,多在测定灵敏度以下,多于吃奶数次后起病,一般生后 1~5 天逐渐出现喂养困难、呕吐、嗜睡、肌张力低下,逐渐加重可出现体温不升、呼吸窘迫、过度换气,50% 可有抽搐,临床上易误诊为新生儿败血症、新生儿颅内出血、新生儿缺氧缺血性脑病、新生儿低血糖等,病情恶化出现颤抖、呆滞、昏迷而死亡,此时血氨可高达 1 000μmol/L 以上;肝大,肝功能多正常,亦可有肝酶轻度升高;凝血功能障碍、肺出血常为终末表现,但致死主要原因为脑水肿。存活者常遗留有严重的智力发育障碍。

迟发型患者多为错义突变,部分性或轻度 OTC 缺乏所致。起病可能在生后第一年,也可以在中年起病;起病常隐匿,病前多有感染、手术、骨折、生育及哺乳、消化道出血、饮食习惯突然由低蛋白转变为高蛋白等诱因。急性发作期主要表现为意识障碍、惊厥发作、共济失调等脑病症状,部分见呕吐、厌食等消化道症状,偶有幻觉、偏执、躁狂等精神症状;长期随访可出现构音障碍、智力运动倒退、孤独症样行为。因其神经精神症状及消化系统表现无特异性,临床上易误诊为 Reye 综合征、颅内感染、肝功能衰竭、自身免疫性脑炎、癫痫等,常延误治疗。

女性携带者是否发病及临床表现轻重取决于携带突变基因的 X 染色体的残存活性,女性杂合子可表现为无症状,或者易激惹、呕吐、嗜睡、厌食蛋白等非特异性症状,亦可为重症,临床表现和酶缺陷水平均个体差异显著,诊断也更为困难。大量研究发现超过 20% 的女性杂合子在明确诊断之前经历过脑病事件,而其中 80% 的患者会死亡;而静脉营养、怀孕和使用丙戊酸钠是危险的诱因。

五、实验室检查

1. 实验室检查 包括血常规、尿常规、肝肾功能、血气分析、血糖、血氨、血乳酸等。新生儿起病者血氨多在 300μmol/L 以上(正常 <50μmol/L),病情严重者超过 1 000μmol/L;血尿素测定多偏低。

2. 血氨基酸谱及酰基肉碱谱检测 血中瓜氨酸浓度明显降低,肉碱浓度下降,血谷氨酸、谷氨酰胺及丙氨酸浓度增高;部分患儿瓜氨酸水平可正常。

3. 尿有机酸检测 随机尿乳清酸浓度明显增高(正常<5μmol/L 肌酐)。

4. 酶活性检查 对肝脏活检进行酶活性检测有助于诊断本病。

5. 基因检测 基因突变分析有助于诊断及分型,能够发现杂合子女性和无症状的男性患者。

六、影像学检查

1. 脑电图(EEG)检查 有抽搐的患儿可显示慢波伴痫样放电,部分无抽搐患者脑电图为局灶性样放电和慢波背景。

2. 脑 CT 检查 发病早期正常,几天后可显示脑水肿。

3. MRI 检查 可见非特异性脑萎缩。

七、诊断及鉴别诊断

主要依据临床表现、生化检查、血氨基酸及尿有机酸分析测定等结果进行综合分析明确诊断。

临床不论对任何年龄出现的脑病症状,伴随血氨水平明显升高,血氨基酸谱及酰基肉碱谱检测瓜氨酸浓度明显降低,肉碱浓度下降,血谷氨酸、谷氨酰胺及丙氨酸浓度增高,应高度怀疑 OTCD。高血氨、低瓜氨酸血症、尿乳清酸增高可明确诊断。对于疑诊患者,而血瓜氨酸水平及尿乳清酸水平基本正常者,可行肝细胞活检酶学检测或者外周血基因突变分析来明确诊断。

鉴别诊断主要是引起高氨血症的病因鉴别。

1. 与导致尿素循环障碍的其他酶缺陷病鉴别 血氨基酸谱及酰基肉碱谱检测和尿有机酸检测可鉴别,ASS、ASL、ARG 及其他特殊的 UCDs 中瓜氨酸水平正常或增高可与 OTCD 鉴别,NAG、CPSI 尿中乳清酸正常可与 OTCD 鉴别;必要时可行肝活检酶学检测或者外周血基因突变分析来明确诊断。

2. 有机酸代谢异常的遗传代谢病 也会导致高氨血症,同时伴有酸中毒及低血糖,血氨基酸谱及酰基肉碱谱检测和尿有机酸检测可明确诊断。

3. 新生儿一过性高氨血症 多为早产儿,轻度患儿血氨水平在 40~72μmol/L,持续 6~8 周,可无明显症状。重症患儿有严重高血氨,可伴有呼吸窘迫,质谱检测可见血谷氨酰胺和丙氨酸、瓜氨酸增高。治疗后高氨血症可以痊愈,正常蛋白质饮食不会再发。

八、治疗及随访

OTC 缺陷的治疗分急性期与缓解期两阶段:一方面要促进血氨的排泄;另一方面需要限制蛋白质摄入,减少机体蛋白分解,以减少氨的产生。

1. 急性期治疗 主要是针对急性高氨血症的治疗。

(1)当新生儿生后 1 周内出现高血氨而血气分析显示呼吸性碱中毒、尿酮体阴性时立即停止摄食蛋白质 1~2 天,热卡由葡萄糖与脂肪静脉供给,静脉输注足量的热量、液体和电解质。10% 的葡萄糖 8~12mg/(kg·min),脂肪乳 1g/(kg·24h);必需氨基酸 0.25g/(kg·24h)。较大儿童可输 10% 葡萄糖液 400~600ml/m²,脂肪输入供热卡>80kcal(kg·d)。血糖维持在 6.1~9.4mmol/L 之间,血糖>9.4mmol/L 应加用胰岛素。输液应防过量而加重脑水肿。

(2)于 90~120 分钟内完成静脉药物负荷量治疗,24 小时内应再输入维持量以稳定病情。苯甲酸钠 0.25g/kg 或苯丁酸钠 0.25g/kg 静脉输注,精氨酸 0.2g/kg 或 4g/m² 溶于 10% 的葡萄糖溶液(20ml/kg)中,于 1~2 小时内静脉输注。此后每天按照上述剂量进行缓慢输注。注意事项:精氨酸有扩张血管作用,量不能太大,否则可致酸中毒,亦不能渗出血管,否则可致组织坏死。

(3)如果上述治疗效果不佳,可立即开展透析。腹膜透析简单,容易操作,是比较实用有效的治疗方法。血液透析效果迅速,血氨>1 000μmol/L 可在 1~2 小时内恢复,血液透析优于腹膜透析,但对新生儿进行血管操作有一定的难度。连续性静脉-静脉血液滤过对于新生儿和婴幼儿是比较好的透析方式。如果没有透析条件,可交换输血并转运至有条件的医院进行抢救。

(4)纠正电解质紊乱,维持酸碱平衡:密切监测病情变化,纠正水电解质平衡,防止患儿脱水;去除诱因,丙戊酸钠、阿司匹林等药物可诱发或加重高氨血症,应避免使用。

2. 缓解期治疗 患儿神志恢复远落后于血氨的恢复,因此,在患儿神志清楚后,血氨多已降到相对安全的范围,需要对患儿进行长期治疗,包括限制蛋白质、口服苯甲酸钠或苯丁酸钠、精氨酸、瓜氨酸、肉碱。定期监测血氨、血谷氨酰胺浓度。

(1) 减少氨的生成：限制蛋白质摄入量，按照年龄予以限制，婴儿期 1.5~2.0g/（kg·d），幼儿期 1.2~1.5g/（kg·d），儿童期 1g/（kg·d）。其中摄入量的一半可用混合必需氨基酸代替，一般为 0.7g/（kg·d）。

(2) 促进氨的排出：苯乙酸钠可与谷氨酰氨生成苯乙酸谷氨酰胺从尿中排出，苯乙酸钠有恶臭，患儿口服不易接受，可用苯丁酸钠代替。苯丁酸钠：<20kg 者，450~600mg/（kg·d）；年龄大者，9.9~13g/（m²·d）。

(3) 改变代谢途径：可补充精氨酸 100~200mg/（kg·d），使血浆精氨酸浓度维持在 50~200μmol/L。重症患儿也可补充瓜氨酸 200~400mg/（kg·d），效果优于精氨酸。

(4) 支持疗法：口服广谱抗生素，抑制肠道细菌产氨；乳果糖通便；积极治疗脑水肿和呼吸衰竭；补充左旋肉碱，50~100mg/（kg·d），因为使用苯甲酸钠和苯乙酸钠易导致肉碱缺乏。

(5) 肝移植：最佳治疗是活体肝移植，尤其对新生儿发病者，因为他们很少能活到成年，最好在 1 岁内做肝移植。肝移植可纠正患者的尿素循环障碍，明显改善患者的生存质量，但已出现的神经系统损伤不可逆转。

(6) 控制良好的指征：血氨<40μmol/L，谷氨酰胺<1 000μmol/L，必需氨基酸正常，丙氨酸、甘氨酸、赖氨酸及精氨酸正常，尿乳清酸<5mmol/l 肌酐，血浆白蛋白正常。

九、遗传咨询及产前诊断

OTCD 患儿的预后主要取决于基因突变类型、发病早晚，以及治疗的依从性。因此应做到早诊断、早治疗。

1. 避免近亲结婚。

2. 开展新生儿筛查，及早发现 OTCD 患儿，尽早开始治疗，防止神经系统后遗症的发生；在出生 10 天内部分患儿筛查的瓜氨酸水平可正常，故新生儿血筛查瓜氨酸正常，并不能排除本病。

3. 产前诊断　OTCD 先证者的母亲若再次妊娠，可在妊娠 16~20 孕周时经羊水穿刺或 10~12 孕周经绒毛膜绒毛取样提取胎儿细胞的 DNA，可对突变已知家系进行基因产前诊断。家族成员基因分析也可检出杂合子携带者，进行遗传咨询。

（冯晋兴）

第二节　氨甲酰磷酸合成酶 1 缺乏症

一、概述

氨甲酰磷酸合成酶 1 缺乏症（carbamyl phosphate synthetase 1 deficiency，CPS1D，OMIM#237300），是由于先天性氨甲酰磷酸合成酶缺陷引发的以高氨血症为特征的遗传代谢性疾病，是先天性尿素循环障碍中最严重一种类型，属于常染色体隐性遗传。1969 年，HommesF 等人首次报道了该病；1974 年，Gelehrter 等人首次发现该类患儿先天性氨甲酰磷酸合成酶 1 有缺陷；1984 年，Brusilow 等人静脉用苯甲酸钠、苯乙酸钠、精氨酸、静脉营养治疗急性发作时的高氨血症，无效后改用透析治疗，对该类疾病的治疗和预后有重要意义。CPS1D 总体发病率为 1/10 万 ~1/80 万，美国约为 1.61/10 万，日本约为 1/10 万；国内 CPS1D 仅为几例个案报道，发病率尚无数据。

二、病因及发病机制

CPS1 为尿素循环启动的限速酶，是尿素循环的第一步，表达于肝脏线粒体基质和肠黏膜上皮细胞上。在 Mg^{2+}、ATP 及 N- 乙酰谷氨酸（AGA）存在时，氨与二氧化碳可由氨基甲酰磷酸合成酶 -Ⅰ（CPS-Ⅰ）催化生成氨基甲酰磷酸，此反应消耗两分子 ATP。尿素循环在肝脏中进行，是人体内清除体内含氮代谢产物的主要途径，含氮代谢产物以有毒的 NH_3 形式参与尿素循环中的生化反应，在 CPS1 等酶的催化下，最终转化为尿素排出体外。

编码氨甲酰磷酸合成酶的基因发生突变导致 CPS1 活性降低或丧失，导致尿素循环发生障碍，NH_3 的主要代谢途径受阻，出现高氨血症，又称为"高氨血症 1 型"，同时有谷氨酸浓度升高，瓜氨酸浓度降低。其中高血氨对神经系统有较大的毒性作用，具体机制有以下两方面相关：一方面大量的氨进入脑组织，与脑细胞中的 α- 酮戊二酸结合生成谷氨酸，氨也可与脑中的谷氨酸进一步结合生成谷氨酰胺。α- 酮戊二酸是人体能量代谢中枢三羧酸循环中重要的代谢产物，大量 α- 酮戊二酸被消耗可导致三羧酸循环发生障碍，导致 ATP 生成减少，干扰了脑细胞的能量代谢，能量代谢降低可损伤大脑功能。另一方面,谷氨酰胺在脑细胞内大量累积可使其渗透压增高,导致脑细胞水肿,脑水肿可进一步导致供血不足,损伤神经和大脑功能。

三、遗传机制

CPS1 基因位于 2 号染色体长臂(2q35),包含有 4 500 个编码核苷酸及 38 个外显子和 37 个内含子。目前国际上已经报道了 267 种 CPS1 基因突变类型,大多数为单个碱基置换的错义突变,也有无义突变、剪辑点突变和框移突变,该基因突变具有高度的遗传异质性。Häberle 等报道检测 205 例诊断 CPS1D 的组织和 DNA 样本,有 192 个基因突变,其中 130 个是首次发现;并分析已报到总计 222 个基因突变,其中 136 个错义突变(见表 2-1),15 个无义突变,50 个酶的截短突变(包括插入、缺失、重复、拼接错误等突变,出现终止密码子,导致酶的截短),21 个为框内缺失突变;90% 以上突变是个体化突变;只有大约 10% 的突变重复出现在非血缘关系的患者,主要影响 CpG 二核苷酸序列。

四、临床表现

临床表现主要是高氨血症导致的相关症状,严重程度与起病年龄、CPS1 酶活性程度及血氨浓度密切相关。根据起病年龄、临床表现和 CPS1 酶活性降低的程度,可分为新生儿型和迟发型两型。

新生儿型起病的患儿出生时通常表现正常,随着喂养的建立开始出现症状,如喂养困难、呕吐、嗜睡、肌张力减低、低体温、抽搐、昏迷及呼吸暂停等,病情进展迅速,病死率高,存活患儿大都有不同程度精神运动发育迟滞。

迟发型者见于各年龄阶段,临床表现轻重不等,发病可为间歇性,可因病毒感染或高蛋白饮食等诱发。婴儿期发病的患儿临床表现多变,可有生长发育障碍、行为异常,呕吐、喂养困难等胃肠道症状和肝大等;儿童和成人期发病者多以神经系统慢性损伤为主要表现,可出现烦躁易怒、精神错乱、行为异常的表现,可出现发作性呕吐症状。

五、实验室检查

1. 常规实验室检查　包括血常规、尿常规、肝功能、肾功能、血气分析、血糖、血氨、血乳酸等。血氨多在 300μmol/L 以上(正常 <50μmol/L);血

尿素测定多偏低。可有转氨酶升高,误诊为肝炎。

2. 血氨基酸谱及酰基肉碱谱检测　血中瓜氨酸、精氨酸浓度降低,血谷氨酸、谷氨酰胺浓度增高。

3. 尿有机酸检测　尿乳清酸可正常或降低。

4. 酶活性检查　对肝细胞活检进行酶活性测定可发现 CSP1 活性降低或丧失。

5. 基因检测　基因突变分析可明确诊断。

六、影像学检查

1. 脑电图(EEG)检查　有抽搐的患儿可显示慢波伴痫样放电。

2. MRI 检查　可能以广泛脑白质病变为主,晚期会出现脑萎缩。

七、诊断及鉴别诊断

主要依据临床表现、生化检查、血氨基酸及尿有机酸分析测定等结果进行综合分析,明确诊断。

临床表现为非特异性的神经系统症状,如头痛、烦躁易怒、昏睡、行为异常,同时有呕吐、喂养困难等消化系统症状,血氨明显升高,提示尿素循环障碍,血氨基酸谱及尿有机酸分析发现血甘氨酸、谷氨酸浓度升高,瓜氨酸浓度降低,尿乳清酸浓度正常或降低,可考虑诊断;肝细胞 CSP1 活性检测降低或丧失;外周血 *CSP1* 基因突变分析可明确诊断。

鉴别诊断主要是与引起高氨血症的病因鉴别。

1. 有机酸代谢异常的遗传代谢病　也会导致高氨血症,同时伴有酸中毒及低血糖,血氨基酸谱及酰基肉碱谱检测和尿有机酸检测可明确诊断。

2. 与导致尿素循环障碍的其他酶缺陷病鉴别　血氨基酸谱及酰基肉碱谱检测和尿有机酸检测可鉴别;必要时可行肝活检酶学检测或者外周血基因突变分析,与 N- 乙酰谷氨酸合成酶缺乏症鉴别。

八、治疗及随访

CSP1D 的治疗分急性期与缓解期两阶段,一方面要促进血氨的排泄,另一方面需要限制蛋白质摄入、减少机体蛋白分解以减少氨的产生。要保持血氨 <40μmol/L,谷氨酰胺 <1 000μmol/L,必需氨基酸水平正常。

1. 急性期治疗　主要是针对急性高氨血症

的治疗,禁食蛋白饮食,提供高糖补充热卡,可给苯甲酸钠或苯丁酸钠静脉输注,精氨酸于1~2小时内静脉输注,降低血氨。必要时行腹膜透析或血液透析。

2. 缓解期治疗

(1)饮食治疗:限制蛋白质摄入量,按照年龄予以限制,婴儿期 1.5~2.0g/(kg·d),幼儿期 1.2~1.5g/(kg·d),儿童期 1g/(kg·d)。其中摄入量的一半可用混合必需氨基酸代替,一般为 0.7g/(kg·d)。

(2)药物治疗:可用苯甲酸钠或苯丁酸钠均为 250mg/(kg·d);补充精氨酸 100~200mg/(kg·d),使血浆精氨酸浓度维持在 50~200μmol/L;瓜氨酸用量为 250mg/(kg·d);补充左旋肉碱 50~100mg/(kg·d)。

(3)透析治疗:血氨浓度高,使用药物不能尽快降低者,可用透析治疗,血液透析优于腹膜透析。

(4)活体肝移植治疗:根治的办法是进行肝移植。活体肝移植可纠正患儿的尿素循环障碍,降低血氨浓度,改善患者的生活治疗,不需低蛋白饮食,已发生的神经系统损伤不能逆转。

九、遗传咨询及产前诊断

CPS1D 患儿的预后主要取决于基因突变类型、发病早晚,以及治疗的依从性。因此应做到早诊断、早治疗。

1. 避免近亲结婚。

2. 开展新生儿筛查,及早发现 CPS1D 患儿,尽早开始治疗,防止神经系统后遗症的发生。

3. 产前诊断　CPS1D 先证者的母亲若再次妊娠,可在妊娠 16~20 孕周时经羊水穿刺或 10~12 孕周经绒毛膜绒毛取样提取胎儿细胞的 DNA,可对突变已知家系进行基因产前诊断。家族成员基因分析也可检出杂合子携带者,进行遗传咨询。

(冯晋兴)

第三节　瓜氨酸血症Ⅰ型

一、概述

瓜氨酸血症Ⅰ型(citrullinemia type Ⅰ,CTLN1.OMIM 215700),即精氨琥珀酸合成酶缺乏症

(argininosuccinate synthetase deficiency),也称为经典瓜氨酸血症,是一种常染色体遗传病,主要是尿素循环中第三步的精氨酸代琥珀酸合成酶(argininosuccinate synthetase,ASS)缺乏所致的先天性遗传代谢病,以瓜氨酸血症及高氨血症为主要特征。作为尿素循环的限速酶,ASS 缺陷使尿素循环受阻而引起高氨血症,临床症状的严重程度与 ASS 活性缺陷的程度相平行。CTLN1 在不同人群中的发病率不同。总体发病率为 1:57 000,其中美国发病率为 1:117 000,英国为 1:200 000,澳大利亚为 1:77 811。我国的总体发病率尚缺乏流行病学资料,台湾地区为 1:118 543,浙江省筛查发病率为 1:265 700,国内近年来有数十例个案报道。

二、病因及发病机制

尿素循环的第三步就是瓜氨酸在肝细胞线粒体合成后经膜载体转运到线粒体外,在细胞质内与天冬氨酸发生缩合反应生成精氨酸代琥珀酸,此反应有消耗 ATP 的功能,催化反应的是精氨酸代琥珀酸合成酶。而 CTLN1 是由尿素循环中精氨酸代琥珀酸合成酶的编码基因 ASS1 突变所致,ASS1 基因主要在体内肝脏组织有表达,也在肾脏、成纤维细胞等许多组织有表达。ASS1 基因突变导致尿素循环受阻,阻止机体有效地加工氨。过量的氮以氨的形式和其他尿素循环中的旁路代谢产物形式在血液中蓄积,临床上主要以高氨血症毒性表现。

三、遗传机制

ASS1 基因定位于 9q34.11,包含 16 个外显子,初级转录子长度为 1 239bp,编码蛋白 ASS 分子量为 186kD。转录起始密码位于外显子 3 的 5' 端,终止密码位于外显子 16。目前报道的突变类型达到 137 种,其中 89 种错义突变,17 种剪接突变和移码突变,12 种基因缺失;其中全世界人群携带的最常见突变类型为 p.Gly390Arg;其他常见突变类型包括 p.Arg157His、p.Trp179Arg、p.Val263Met、p.Arg304Trp、p.Gly324Ser、p.Gly362Val 和 p.Arg363Trp,主要携带人群为印度次大陆、土耳其、德国、日本等地。

四、临床表现

根据临床表现,CTLN1 目前分为四种临床

类型，即急性新生儿型(经典型)、迟发型(非经典型)、无症状型和妊娠相关型。

1. 急性新生儿型(经典型) 患者出生时正常，开奶后逐渐出现症状(生后1周内)表现为反应低下、昏睡、喂养困难、呕吐等非特异表现，严重者病情进展迅速，表现为脑水肿、颅压增高表现，如角弓反张、抽搐、昏迷、中枢性呼吸衰竭、瞳孔固定、前囟隆起等，超过半数病例在新生儿期死亡；个别CTLN1婴儿可表现为脑梗死，经及时治疗而存活的CTLN1经典型患者通常会遗留神经系统缺陷，如认知障碍等。

2. 迟发型(非经典型) 患者可以任何年龄发病，临床表现较新生儿起病轻，可为慢性高氨血症或急性高氨血症发作症状，轻者可仅表现为偏头痛、口齿不清、共济失调、嗜睡等神经系统非特异症状；也可出现周期性呕吐、嗜睡、惊厥；部分有肝大和肝酶升高、急性肝衰和肝纤维化；个别迟发型CTLN1患者以严重肝功能不全为首发临床表现，黄疸、肝酶升高和凝血功能异常表现，甚至可以达到肝移植的标准。随着年龄增大，可出现智力、运动发育落后；也可有频繁的不安症状和古怪的行为，比如躁狂发作、模仿语言和明显的精神病症状出现。

3. 无症状型CTLN1 部分经ASS1基因分析证实的CTLN1患者，尽管存在血浆瓜氨酸增高等生化异常，但无明显的临床症状体征。

4. 妊娠相关型CTLN1 部分女性CTLN1患者在妊娠期或者产后可出现严重的高氨血症发作，甚至因严重高氨血症昏迷、死亡。CTLN1还可能与产后心理疾病的发生发展相关。

五、实验室检查

1. 常规实验室检查 一般血氨浓度>150μmol/L(正常<50μmol/L)，急性期严重高血氨可达≥2 000~3 000μmol/L，缓解期血氨水平正常或稍偏高。可有肝功能损害表现，谷草转氨酶、谷丙转氨酶及总胆红素等升高，凝血时间出现异常。

2. 血氨基酸谱及酰基肉碱谱检测 血中瓜氨酸浓度显著升高，常超过1 000μmol/L(正常<50μmol/L)，血赖氨酸、谷氨酰胺及丙氨酸浓度也增高；精氨酸和鸟氨酸浓度降低。

3. 尿有机酸检测 尿乳清酸和尿嘧啶和尿苷升高。

4. 肝活检检查 对肝脏活检病理学可出现肝纤维化、局灶坏死和肝内胆汁淤积。

5. 酶活性检查 CTLN1患者皮肤成纤维细胞中ASS酶活性降低或丧失。

6. 基因检测 ASS1基因突变分析可明确诊断及利于分型。

六、影像学检查

1. 脑电图(EEG)检查 在急性发作期可出现脑电图背景明显抑制，局部有阵发性的尖波与慢波，间隙期脑电图可正常。

2. 脑CT检查 急性期可显示脑水肿，后期可出现脑萎缩，特别是扣带回、颞叶等，皮质层变薄。

3. MRI检查 早期脑皮质显示弥散受限，T_2加权在基底神经节、脑丘、双侧颞叶、顶叶、枕叶等皮质下白质区高信号，在3~4个月大就可见多囊性脑软化和脑萎缩。

七、诊断及鉴别诊断

主要依据临床表现、生化检查、血氨基酸及尿有机酸分析测定等结果进行综合分析，明确诊断。

临床不论对任何年龄出现的不明原因的神经系统症状，如头痛、呕吐、抽搐、昏迷、意识障碍等，伴随血氨水平明显升高，血氨基酸谱及酰基肉碱谱检测瓜氨酸浓度明显升高，尿有机酸检测尿乳清酸和尿嘧啶升高，可诊断为CTLN1。对于临床表现不典型的疑诊患者，而血瓜氨酸水平及尿乳清酸水平基本正常或稍升高者，行外周血ASS1基因突变分析可明确诊断。

鉴别诊断主要是与引起高氨血症的病因鉴别。

1. 瓜氨酸血症Ⅱ型(citrullinemia type Ⅱ, CTLN2, OMIM#603471) 是希特林缺陷病(citrin deficiency)的一种临床表现型，是SLC25A13基因突变导致肝细胞线粒体内膜上的谷氨酸/天冬氨酸载体蛋白希特林功能不足而形成的遗传代谢病。CTLN2患者血氨和血浆瓜氨酸的升高水平较经典型CTLN1为低，脑病表现也没有CTLN1患者严重。轻型或者无症状期CTLN1与CTLN2鉴别诊断比较困难，需要检测ASS1和SLC25A13基因突变分析。

2. 有机酸代谢异常的遗传代谢病 也会导致高氨血症，同时伴有酸中毒及低血糖，血氨基酸谱及酰基肉碱谱检测和尿有机酸检测可明确诊断。

3. 与导致尿素循环障碍的其他酶缺陷病鉴别 血氨基酸谱及酰基肉碱谱检测和尿有机酸检测可鉴别,CTLN1 有特征性的氨基酸代谢变化,瓜氨酸浓度显著升高,精氨酸和鸟氨酸浓度降低,尿乳清酸和尿嘧啶和尿苷升高,可与其他酶缺陷病鉴别。

八、治疗及随访

CTLN1 的治疗与其他尿素循环障碍相同。

1. 急性期治疗 主要是针对急性高氨血症的治疗。

(1)饮食治疗:急性发作时应立即停止蛋白质的摄入,进行肠外营养,热卡由葡萄糖与脂肪静脉供给,应给予足够的热卡,纠正高分解状态。

(2)药物治疗:可静脉输注苯甲酸钠或苯丁酸钠均为 0.25g/kg,静脉输注精氨酸 0.2g/kg 或 4g/m² 溶于 10% 的葡萄糖溶液(20ml/kg)中,于 1~2 小时内静脉输注。

(3)如果上述治疗效果不佳,可立即开展透析治疗。血液透析优于腹膜透析。

2. 缓解期治疗

(1)饮食治疗:限制蛋白质摄入量,提供适量蛋白质和热量,按照年龄予以限制,婴儿期 1.5~2.0g/(kg·d),幼儿期 1.2~1.5g/(kg·d),儿童期 1g/(kg·d)。其中摄入量的一半可用混合必需氨基酸代替,一般为 0.7g/(kg·d)。

(2)药物治疗:苯甲酸钠或苯丁酸钠<20kg,450~600mg/(kg·d);年龄大者,9.9~13g/(m²·d)。口服补充精氨酸 400~700mg/(kg·d),使血浆精氨酸浓度维持在 50~200μmol/L。补充左旋肉碱纠正继发性肉碱缺乏症。

(3)肝移植:最佳治疗是肝移植,可纠正患者的尿素循环障碍,明显改善患者的生存质量,但已出现的神经系统损伤不可逆转。肝移植最好在 1 岁之前进行,防止出现不可逆的神经系统后遗症;但一般要大于 3 个月,体重超过 5kg,有利于减少并发症,增加移植成功率。目前在 2 岁之前移植的 5 年存活率在 90%~95% 之间。

九、遗传咨询及产前诊断

1. 避免近亲结婚。

2. 开展新生儿筛查,及早发现 CTLN1 患儿,尽早开始治疗,防止神经系统后遗症的发生。

3. 产前诊断 目前 DNA 分析可进行 CTLN1 高危儿的产前诊断。可在妊娠 16~20 孕周时经羊水穿刺或 10~12 孕周经绒毛膜绒毛取样提取胎儿细胞的 DNA,可对突变已知家系进行基因产前诊断。

(冯晋兴)

第四节 希特林蛋白缺乏症

一、概述

希特林缺陷病(Citrin deficiency)是 *SLC25A13* 基因突变,导致位于线粒体内膜的天冬氨酸/谷氨酸载体蛋白希特林功能不足而形成的遗传代谢病。本病目前已报道 3 种临床表型:希特林缺陷导致的新生儿肝内胆汁淤积症(neonatal intrahepatic cholestasis caused by Citrin deficiency, NICCD)、希特林缺陷导致的生长发育落后和血脂异常(failure to thrive and dyslipidemia caused by Citrin deficiency, FTTDCD)和成人发病瓜氨酸血症 2 型(adult-onset type Ⅱ Citrullinemia, CTLN2)。

希特林缺陷病曾一度被认为是日本人群所特有,但近来研究证实本病是一种世界性泛种族的遗传代谢病。日本人群 *SLC25A13* 基因突变携带率为 1/69,希特林缺陷病的理论频率为 1/19 000。此频率与 NICCD 发病率大致相等,但有别于 CTLN2(1:100 000~1:230 000)。韩国人群 *SLC25A13* 突变携带率为 1/112,患者频率为 1/50 000。我国人群 *SLC25A13* 突变携带率为 1/65,而且以长江为界,南北人群突变携带率差异明显,江南(包括台湾)人群突变携带率高达 1/48,而江北仅为 1/940。据此推算,我国江南和江北人群希特林缺陷病的理论频率分别为 1/9 200 和 1/3 500 000,提示希特林缺陷病在我国江南地区高发。

二、病因和发病机制

希特林是由 *SLC25A13* 基因编码,主要表达于肝细胞线粒体内膜的一种钙调节蛋白,其功能是作为天冬氨酸/谷氨酸载体,将线粒体内合成的天冬氨酸转运到胞质,同时把胞质中的谷氨酸和质子转运进线粒体内。这一过程与苹果酸穿梭、柠檬酸穿梭、尿素循环、蛋白质合成、糖酵解、糖异生等生化反应相偶联,对于肝细胞生理功能的发挥至关重要,因此 *SLC25A13* 突变可导致肝脏物质代谢失常,形成复杂多样的生化代谢紊乱,并最终形成年龄相关的不同临床表现。NICCD 患者主要表现为肝内胆汁淤积症,FTTDCD 主要表现为生长发育的落后和血脂异常,而在 CTLN2 患者则主要表现为高氨血症导致的神经精神症状,部分患者可因严重脑水肿而危及生命。这种因年龄不同而临床表现各异的具体机制目前尚不清楚。

本病由于希特林功能不足,线粒体内产生的天冬氨酸不能转移至胞质参与尿素循环,导致机体不得不通过旁路途径在胞质中产生天冬氨酸以维持尿素循环的正常进行。这一旁路途径就是在 AST 的催化下,胞质中的草酰乙酸接受谷氨酸的氨基而生成天冬氨酸。此旁路途径的草酰乙酸是从苹果酸脱氢而来,这一过程伴随着还原型烟酰胺腺嘌呤二核苷酸(NADH)的产生。随着尿素循环的不断进行,肝细胞胞质内堆积的 NADH 也越来越多,从而影响苹果酸产生草酰乙酸反应的顺利进行,并最终限制天冬氨酸产生。碳水化合物(如葡萄糖、果糖、甘油等药物,米饭、面包等食物及含乙醇饮料)的代谢产生大量 NADH,因此,从理论上讲,碳水化合物的过量使用或摄入对于希特林缺陷病患者有一定危险性。近年来这一观点已被越来越多的临床实践证明,所以应强调过量碳水化合物的毒性作用。

三、遗传机制

希特林缺陷病是一种常染色体隐性遗传病,致病基因 *SLC25A13* 位于染色体 7q21.3。希特林缺陷病三种表型临床和生化表现均缺乏特异性,不同患者之间,甚至同一患者在疾病不同阶段临床表现也存在很大差异,这给本病确诊带来一定困难。国内外经验均表明,*SLC25A13* 基因突变分析是希特林缺陷病确诊的可靠手段。截止 2018 年 6 月底,国内外正式报道的 *SLC25A13* 突变类型已达 111 种,其中绝大多数为编码序列突变(包括错义、无义和同义突变,以及小片段插入/缺失突变),其次为剪接部位突变;少数突变为涉及内含子序列的大片段插入/缺失,仅靠 DNA 直接测序难以识别。某些特定突变类型(如 c.15G>A,c.933G>A 和 c.1311C>T)的致病性及其分子机制尚不明确,有待进一步研究

证实。我国人群 *SLC25A13* 基因高频突变类型是 c.851_854delGTAT(851del4)、c.1638_1660dup(1638ins23)、c.615+5G>A(IVS6+5G>A)、IVS16ins3kb 和 c.1399C>T(R467X)。

四、临床表现

NICCD、FTTDCD 和 CTLN2 是目前已描述的希特林缺陷病的三种临床表型。FTTDCD 和 CTLN2 患者多有典型的高蛋白高脂和低碳水化合物饮食偏好。部分 CTLN2 患者既往史中有 NICCD 或 FTTDCD 病史,但具体概率未知。

NICCD 发病年龄在 1 岁以内,多以迟发、复发或迁延性黄疸就诊。体格检查除不同程度黄疸外,部分患者有肝(脾)大。实验室检查示肝功能异常、低白蛋白血症、凝血功能下降、低血糖,部分患者可出现棘形红细胞。超声、CT 和 MRI 等影像学检查提示脂肪肝,放射性核素检查可见示踪剂排泄延迟。肝组织活检示弥漫性脂肪肝、肝细胞反应性炎症和纤维化。NICCD 患者大部分预后良好,仅个别患者因病情严重而不得不接受肝移植治疗。给予适当的饮食治疗,包括补充脂溶性维生素、改用无乳糖(主要用于高乳糖血症患者)或强化中链甘油三酯的配方奶等,其症状多在 1 岁内消失。

FTTDCD 是最近提出的一种介于 NICCD 症状缓解之后和 CTLN2 发病之前的希特林缺陷病新表型。FTTDCD 曾被认为是 CTLN2 发病前的一个"外观健康"时期,在此阶段,一些儿童可出现相关的异常实验室检查结果和/或临床症状,包括疲乏、生长发育迟延、低血糖和胰腺炎。有关 FTTDCD 新的临床症状和实验室异常仍不断被发现,有待进一步研究总结。

CTLN2 表现为反复发作的高氨血症及其相关神经精神症状,其症状类似于肝性脑病或遗传性尿素循环障碍,包括行为异常、定向力障碍、记忆障碍和意识障碍等。头颅 CT 可正常,但脑电图显示弥漫性慢波改变。起病年龄 11~79 岁。大部分患者有明显的饮食偏好,嗜好高蛋白和/或高脂食物(如大豆、花生、牛奶、奶酪、海鲜和肉类等),而厌食高碳水化合物的食物(如米饭、果汁和糖果)。其初发症状多由摄入酒精、糖类、药物和/或手术应激引发。大部分患者偏瘦,超过 90% 患者 BMI 小于 20kg/m^2,接近 40% 患者 BMI 小于 7kg/m^2(BMI 正常范围 15.6~19.1kg/m^2)。大于 10% 的

CTLN2 患者可有以下并发症：

1. 胰腺炎　青少年慢性胰腺炎可先于 CTLN2 主要症状而出现。

2. 高脂血症　常见于高碳水化合物饮食的希特林缺陷病患者。

3. 脂肪肝　CTLN2 患者肝组织病理学类似于非酒精性脂肪肝

4. 肝癌　可先于 CTLN2 确诊前出现。

五、实验室检查

NICCD 实验室检查可发现直接胆红素、总胆汁酸和 GGT 等酶学指标升高，提示胆汁淤积症；轻度的高血氨和高乳酸血症；甲胎蛋白多明显增高，个别患者可超过 1 000 000ng/ml（正常范围 0~12ng/ml）；部分患者有凝血功能障碍；血浆氨基酸分析瓜氨酸、苏氨酸、蛋氨酸、酪氨酸和精氨酸水平增高；尿液中乳糖血症（半乳糖、半乳糖醇和半乳糖酸）和酪氨酸血症 I 型（4- 羟基苯乳酸、4- 羟基苯丙酮酸）标志物并存是本病的代谢组学特征。以上实验室异常呈一过性，尤其是治疗奶粉喂养的患者，可在数月甚至数周内各指标迅速恢复正常水平。

FTTDCD 患者血脂异常主要表现为甘油三酯和胆固醇水平异常，包括总胆固醇升高、高密度脂蛋白胆固醇下降和低密度脂蛋白胆固醇上升。血乳酸 / 丙酮酸比值增高。尿液中 8- 羟基 -2′- 脱氧鸟苷和丙烯醛 - 赖氨酸等氧应激标志物水平升高。

CTLN2 患者肝脏中胰腺分泌型胰蛋白酶抑制物（PSTI）mRNA 水平可增加 30~140 倍，导致血清 PSTI 水平明显高于对照。Fischer 比值［血浆游离支链氨基酸（缬氨酸 + 亮氨酸 + 异亮氨酸）/ 芳香族氨基酸（酪氨酸 + 苯丙氨酸）］下降。肝脏特异性精氨酸代琥珀酸合成酶（argininosuccinate synthetase，ASS）活性下降至正常的 10%，但其基因 *ASS1* 及其 mRNA 序列无异常。除外个别同时患有肝癌的患者，几乎所有 CTLN2 患者的 AFP 水平均在正常范围。

六、诊断和鉴别诊断

SLC25A13 基因分析是希特林缺陷病确诊的可靠依据。

CTLN2 已经有成熟的确诊标准。具体为：较大儿童或者成人（10~80 岁）发病，以反复发作的

高氨血症和相关神经精神症状为主要临床表现，实验室检查有瓜氨酸升高、精氨酸上升倾向、苏氨酸 / 丝氨酸比值上升和 Fischer 比低下等特征性血浆氨基酸变化，PSTI 血浆水平上升，以及肝脏特异性 ASS 活性低下。

NICCD 至今缺乏公认的生化或临床诊断标准，其诊断需综合分析临床、生化、代谢组学、影像和病理等多种结果，具体可参照以下要点：

（1）新生儿或婴儿期起病，有肝大、黄疸等婴儿肝炎综合征表现，部分患儿可有凝血功能障碍，可有白内障等半乳糖血症表现。

（2）血生化检测可发现胆红素（直接胆红素为主）、胆汁酸、酶学指标（如 GGT、ALP、AST、ALT 等）等升高，而白蛋白 / 总蛋白降低，同时有不同程度高血氨、高乳酸血症，往往伴甲胎蛋白明显增高。

（3）血氨基酸分析发现瓜氨酸、苏氨酸、蛋氨酸、酪氨酸和精氨酸增高。

（4）尿液中半乳糖、半乳糖醇和半乳糖酸等半乳糖血症标志物和 4- 羟基苯乳酸、4- 羟基苯丙酮酸等酪氨酸血症 I 型标志物增高。

（5）肝脏影像学（MRI、CT 和超声）或病理学检查提示脂肪肝。

FTTDCD 介于 NICCD 之后和 CTLN2 发病之前，主要表现为身长（高）/ 体重等生长发育指标落后和血脂异常（甘油三脂和总胆固醇水平增高，伴高密度脂蛋白胆固醇降低）。

CTLN2 需要与 CTLN1 相鉴别（见本书尿素循环部分）。

NICCD 需要与肝外胆道闭锁、Alagille 综合征和进行性家族性肝内胆汁淤积症（PFIC）相鉴别。肝外胆道闭锁患者血清 GGT 和 ALP 明显增高，超声或者 MRI 检查肝门区可发现纤维块，肝脏病理特点为小胆管明显增生。Alagille 综合征患者除了胆汁淤积指标（如 GGT、DBil 和 TBA）增高外，还伴有眼角膜后胚胎环、蝶形椎骨、心脏杂音和特征性面容。PFIC-1 和 2 型分别由于 *ATP8B1*（*FIC1*）或 *ABCB11*（*BSEP*）基因突变所导致，患者 GGT 均正常或降低。PFIC-3 型由 *ABCB4* 基因突变引起，临床和实验室发现与 NICCD 鉴别困难，但 PFIC-3 型 TBA 升高程度较 GGT 更明显，而且两者致病基因不同，代谢组学特点也有差异。近年来还发现了越来越多类型的 PFIC 类型，涉及 *TJP2*、*FXR* 和 *MYO5B* 等基

因,可通过相应基因的突变分析和血 MS-MS/ 尿 GC-MS 分析等方法加以鉴别。

七、治疗

大部分 NICCD 患者通过补充脂溶性维生素和改用无乳糖配方奶和 / 或强化中链甘油三酯(MCT)的治疗奶粉,症状可在 1 岁内缓解。部分患者无需特别治疗症状也能消失,但个别患者预后不良。Tamamori 和 Kobayashi 等曾报道过 4 例被误诊为 "原因不明的酪氨酸血症" 的 NICCD 患儿,均于 10~12 月龄时因重度肝功能不全而接受肝移植治疗。

FTTDCD 是最近几年才被发现的一种介于 NICCD 和 CTLN2 之间的临床表型,目前尚缺乏成熟有效的治疗方法。笔者课题组曾于 2009 年报道一例 FTTDCD 患儿,通过按照其饮食偏好(厌食米饭而嗜食海鲜)进行饮食治疗管理,生长发育迟延状况逐渐得到改善,于 3 岁时身高体重恢复到相应年龄的第 3 百分位以上,血脂也恢复正常。而日本一个 13 岁的患儿除了饮食治疗外,通过口服精氨酸和丙酮酸钠改善了生长发育落后状况。

CTLN2 目前最有效的治疗措施为肝移植。肝移植可以预防高氨血症导致的相关脑病出现,纠正代谢紊乱,改善嗜好高蛋白的饮食习惯。日本经验表明,口服精氨酸和提高饮食中蛋白质摄入同时降低碳水化合物摄入,能有效降低 CTLN2 患者血氨水平,并改善高甘油三酯血症。口服丙酮酸钠(4~9g/d)可减少 CTLN2 患者高氨血症发作,部分患者甚至不再需要肝脏移植。

八、预防

1. 加强科普教育,开展一级预防,避免近亲结婚。

2. 产前诊断　培养羊水细胞提取 DNA 并分析 *SLC25A13* 突变,已经成功应用于希特林缺陷病高危胎儿的产前诊断。

3. 新生儿筛查　有助于症前发现 NICCD 患儿,尽早开始干预,避免出现严重临床表现。

4. FTTDCD 和 CTLN2 患者饮食要顺其自然,要避免摄入过量碳水化合物。

5. 大量饮酒、大量输注高浓度葡萄糖或甘油果糖等制剂治疗脑水种,均可能触发 CTLN2,应

注意避免。

(宋元宗)

第五节　精氨酸代琥珀酰尿症

一、概述

精氨酸代琥珀酰尿症(argininosuccinic aciduria, ASA)也称精氨酰琥珀酸尿症、精氨酰琥珀酸血症,属于常染色体隐性遗传病,是由于肝脏中精氨酸代琥珀酸裂解酶(argininosuccinatelyase ASL)缺乏引起精氨酸代琥珀酸降解障碍,导致体内大量精氨酸代琥珀酸蓄积,出现尿素循环障碍、高氨血症。患者病情轻重与 ASL 缺陷程度有关。根据发病时间的早晚,分为早发型 / 恶性型和迟发型。据报道,美国发病率为 1.4/10 万,位居尿素循环障碍疾病第二位,我国浙江省儿童医院筛查近 186 万例,发现 1 例患儿。

二、病因及发病机制

ASL 是尿素循环代谢途径中重要的代谢酶之一。正常情况下,精氨酸代琥珀酸在 ASL 的作用下裂解为精氨酸和延胡酸。本病是由于 *ASL* 基因突变导致 ASL 活性降低或丧失,精氨酸代琥珀酸不能裂解为精氨酸和延胡素酸,氨不能转化为尿素,而使细胞中大量的精氨酸代琥珀酸及氨蓄积,两者对神经系统和肝脏均有很强的毒性。氨在细胞内与谷氨酸结合生成谷氨酰胺,后者在细胞内累积,使其渗透压增高,导致细胞水肿,并且这一过程消耗 α- 酮戊二酸,出现能量代谢障碍,进一步加重病情。同时 ASL 缺乏会使精氨酸的合成减少,精氨酸不仅作为尿素和鸟氨酸合成的前驱体参与到尿素循环中,而且它还是合成一氧化氮、多胺、脯氨酸、谷氨酸、肌酸和丁胺的底物。ASL 是体内唯一能够产生精氨酸的酶,然而至少有四种酶的合成以精氨酸为底物:脱羧酶、精氨酸酶、一氧化氮合成酶(NOS)和精氨酸 / 甘氨酸转氨酶。在肝脏中,ASL 的主要功能是生成尿素,然而在其他大部分的组织中,ASL 的主要作用是生成精氨酸满足特定细胞的代谢需求。当机体精氨酸降低时,会导致自由基产生过多,导致组织损伤(图 16-2)。

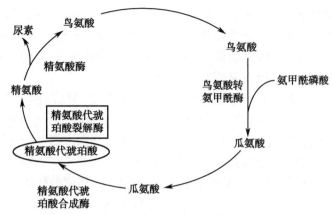

图 16-2 精氨酸参与尿素循环

精氨酸缺乏具有生化变异型,变异型有残留酶的活性,临床症状相对较轻。可通过将 ^{14}C- 瓜氨酸整合到细胞蛋白内,再测定残留酶的活性来鉴定不同种族的患者。在经典精氨酸代琥珀酰尿症中,瓜氨酸整合进入蛋白的过程完全被阻断。而变异型患者该过程仅部分阻断。

三、遗传机制

精氨酸代琥珀酰尿症是常染色体隐性遗传病,由编码精氨酸代琥珀酸裂解酶(ASL)的基因突变所致。*ASL* 基因位于 7q11.21,长约 17Kb,包含 17 个外显子,编码的蛋白质含 464 个氨基酸。ASL 广泛存在于各种生物,包括细菌、酵母、藻类、鼠、人类等。在人体中,ASL 主要在肝脏组织表达。已报道多种致病突变,包括无义突变、错义突变、插入、缺失等,分布于整个基因,也有研究发现外显子 4、5、7 可能是突变的热点区域。目前为止,没有发现基因型 / 表型的相关性。

有报道在 27 例患儿中发现 23 种不同的突变。在来自意大利 10 个家庭的 12 名患者中发现 16 种突变,除 1 例外其余患者 ASL 残余酶活性均在 5% 以下。Warlker DC 等发现 1 例 ASL 纯合突变患儿,ASL 残余酶活性仅为正常的 1%。现已证明有 3 种突变具有种族特异性,c.331C>T 普遍存在于芬兰人中;其余两种多见于具有沙特阿拉伯王国血统的阿拉伯人群中,包括:c.1060C>T 占该人群突变类型的 50%,该突变导致蛋白质翻译过程提前终止;c.346C>T 虽然也很常见,但是目前尚无确切的人口比例数据。

截至 2017 年,我国明确诊断报道并有 *ASL* 基因突变分析的病例包括:c.544C>T,c.706C>T;c.434A>G,c.1366C>T;c.331C>T,IVS8+2insT;c.434A>G,c.857A>C。

四、临床表现

精氨酸代琥珀酰尿症的临床表现多继发于高氨血症,分为早发型和迟发型。早发型较多见,新生儿期或婴幼儿期起病,起病急骤,病情凶险,病死率高,患儿可在生后很快出现症状,临床表现为呕吐、嗜睡、拒奶、低体温、黄疸、肝大、惊厥、肌张力低下,如未及时干预,将逐步发展为脑病,昏迷,甚至死亡。晚发型于儿童期或成人期发病,可由于急性感染、应激诱发高氨血症的发作,导致厌食、呕吐、认知障碍、行为异常,还可有发育迟缓、智力落后等。部分患者伴心脏发育异常和脆发症。

发病还可以高氨血症昏迷或者类似精神障碍的行为异常为初始症状,有显著的肝大和脆发病,显微镜下可见结节性脆发、发荧光。其他临床症状还包括:腹泻;嗜睡、困倦、睡眠障碍;智力低下;先兆子痫;早产;痉挛性双侧瘫痪 / 四肢瘫痪。

理论上精氨酸代琥珀酸是富氮化合物,与其他尿素合成中的远端代谢酶缺陷症患者相比,本病血氨升高不显著,病情及预后相对要好一些。但多项研究表明,即使在新生儿期明确诊断并进行正规治疗的患儿在发生长期并发症方面却有更加复杂和独特的临床表现,较其他尿素循环障碍疾病,更易出现认知、运动功能障碍和 / 或抽搐,血中代谢产物水平控制良好的情况下仍可发生肝病(肝脏增大、肝酶增高,甚至肝纤维化)、高血压、肺动脉高压等。这些长期并发症与高氨血症持续的时间和严重程度并无明确相关性,故对所有精氨酸代琥珀酰尿症患者均需长期随访。

曾有病例报道一女性患者在 18 个月时诊断为精氨酸代琥珀酰尿症,口服药物及低蛋白饮食治疗,病情控制稳定。13 岁时行腹股沟疝手术,术前除肝大及智力障碍外,所有常规检查(包括氨)均正常。术后第二天患者出现频繁抽搐、嗜睡,抗癫痫药物治疗无效,氨水平显著升高,术后第 6 天死亡。推测可能是安氟醚导致高氨血症的发生,虽未得到证实,但需注意精氨酸代琥珀酰尿症患者应尽量避免全身麻醉,包括安氟醚。

五、实验室检查

1. 常规实验室检查　血氨升高,超过正常值 2 倍以上,有症状者常>200μmol/L;血尿素测定常为正常或偏低;肝功能检查相对其他类型的 UCD,天冬氨酸转移酶及丙氨酸转移酶升高在 ASA 患者中更普遍,因此,需要常规监测。但胆红素、碱性磷酸酶、总蛋白、前蛋白水平改变与其他类型 UCD 一致。

2. 成纤维细胞精氨酸代琥珀酸裂解酶活性降低。

3. 肝脏精氨酸代琥珀酸裂解酶活性降低。

4. 血氨基酸检测　精氨酰琥珀酸浓度显著增高是 ASA 患者的特征性生化改变。在正常人的体液中未检出有精氨酰琥珀酸,ASA 患者血浆精氨酰琥珀酸的浓度范围在 50~120μmol/L,尿液>1 000μmol/(mmol·Cr)。精氨酰琥珀酸的色谱峰可能会与亮氨酸或异亮氨酸一起流出,导致这些氨基酸明显升高,精氨酰琥珀酸酸酐在稍后的时候才流出,这时就可以将精氨酰琥珀酸正确识别出来。ASA 患者血浆瓜氨酸水平升高,一般在 100~300μmmol/L。丙氨酸、谷氨酸、甘氨酸也会升高,谷氨酸升高程度较 OTC、CPS 患者为轻。

5. 尿氨基酸检测　精氨酸代琥珀酸升高,甘氨酸、赖氨酸升高。

6. 尿有机酸分析　乳清酸,尿嘧啶升高。

7. 基因检测　ASL 基因分析已成为精氨酸代琥珀酰尿症确诊最可靠的技术。

六、诊断和鉴别诊断

精氨酸代琥珀酰尿症在新生儿期起病的典型临床表现为拒食、进行性加重的脑病表现。对于不明原因的顽固性呕吐、肝大、脆发、惊厥、发育迟缓、智力落后的患儿,如果合并有高氨血症应尽早进行相关检查,包括血常规、血气分析、血氨基酸检测、尿有机酸分析等均有助于诊断。确诊依据包括:

(1)肝脏、肾脏组织及红细胞 ASL 活性降低。

(2)基因检测提示 ASL 基因突变。

血液或尿液氨基酸分析显示大量的精氨酰琥珀酸增加是 ASA 与其他型尿素循环障碍疾病鉴别的要点。精氨酸代琥珀酰尿症需要与以下疾病进行鉴别:

(1)新生儿缺血缺氧性脑病(HIE):由围产期严重的缺氧引起,头颅 MRI 检查与精氨酸代琥珀酰尿症相似,单凭影像学检查难以判断,但是 HIE 起病时间早,多在生后 24 小时内发生,有多脏器功能受累,且严重的生化功能紊乱(如高血氨)不明显,可根据血氨基酸分析及尿有机酸检测进行鉴别。

(2)新生儿败血症:病因为严重的感染,临床表现包括有精神反应差、喂养困难,与精氨酸代琥珀酰尿症有相似之处,可根据血常规、血培养进行鉴别。

(3)其他尿素循环障碍疾病:如瓜氨酸血症 I 型,由精胺酰琥珀酸合成酶缺乏,ASS1 基因突变引起,与精氨酸代琥珀酰尿症均可引起"瓜氨酸增高,高氨血症",因此临床表现也有相似之处,需依耐血串联质谱及尿气相色谱质谱进行分析,基因检测可明确诊断。

七、治疗及预后

应遵循即刻治疗和终身治疗的原则,目标是降低血氨水平。精氨酸代琥珀酰尿症的患儿应控制饮食中天然蛋白质的摄入,补充精氨酸,促进尿素循环,补充精氨酸有助于加强肾脏对精氨酸代琥珀酸的清除能力,降低血氨,但单纯补精氨酸对防止远期并发症效果不佳,需制定优化治疗方案进行综合干预。

1. 急性期治疗　对急性发作期高氨血症的积极处理,是降低近期死亡和远期不良神经系统预后的主要手段。主要包括使用氨清除剂和血液透析治疗。静脉氨清除剂治疗:250mg/kg 苯甲酸钠或苯乙酸钠,90 分钟内静脉滴注,之后 24 小时内用 600mg/kg 精氨酸、250mg/kg 苯甲酸钠和钠乙酸苯酯持续静脉滴注。苯甲酸钠维持量为(167±90)mg/(kg·d),精氨酸维持用量为

（115±64）mg/（kg·d）。需注意的是为避免药物中毒，应对氮清除剂血药浓度进行动态监测。

当氮清除剂降低血氨浓度效果不佳时，应考虑血液透析。在血液透析期间，应持续使用氮清除剂。另外还需用静脉输注葡萄糖液以达到迅速降低血氨浓度的目的，及无蛋白肠内营养。

2. 慢性期治疗　慢性期的治疗主要是口服氮清除剂苯丁酸钠和甘油苯，加用左旋肉碱。还包括终身的饮食管理，以维持血氨浓度到接近正常水平。目前，对慢性稳定期患者是否需要给予氨基酸的补充尚存在争议，在补充的同时需密切监测血电解质水平。对于反复发作的高氨血症或代谢危象，且药物治疗效果不佳，疾病恶化为肝硬化的患者可考虑肝移植。但是应注意的是肝移植并不能改善其他脏器由于该酶缺乏导致的并发症。另外，感染可诱发高氨血症的发生，因此，在反复感染时需积极进行抗感染治疗，以防止高氨血症的发生。

3. 预后　本病的早发型如未积极治疗，往往预后不良。因此，警惕早期症状，及时检查血氨，尽快行血、尿代谢性疾病筛查，以作出早期诊断。在出现严重高氨血症及脑病之前进行治疗，是改善预后的关键。

八、随访

精氨酸代琥珀酰尿症需要定期随访，以及时调整治疗方案，尤其是注意预防该疾病继发性的并发症。婴幼儿期每 2~3 个月随访一次，幼儿期后每 3~6 个月随访一次，每次均测血常规、血串联质谱、尿气相质谱及血氨；肝肾功能、头颅 MRI、心脏彩超、心电图及肝肾 B 超检查每年一次。

九、遗传咨询及产前诊断

1. 避免近亲结婚。

2. 对高危家庭产前诊断是优生优育，防止同一遗传病在家庭中重现的重要措施。对有本病家族史的夫妇及先证者可进行 DNA 分析，并对其胎儿进行产前诊断。家族成员基因分析也可检出杂合子携带者，进行遗传咨询。

3. 开展新生儿筛查，及早发现患儿，尽早开始治疗，减少并发症及不良预后。

4. 先证者的母亲若再次妊娠，检测绒毛组织或者羊水中瓜氨酸、精氨酸代琥珀酸水平或者酶水平分析完成产前诊断。国外已有报道通过绒毛膜上皮细胞基因分析进行产前诊断。

（李小鸥）

第六节　精氨酸血症

一、概述

精氨酸血症（arginiemia）又称精氨酸酶缺乏症（arginase deficiency）、高精氨酸血症（hyperargininemia），属常染色体隐性遗传病，由于精氨酸酶 -1（Arginase1，AGR1）基因缺陷导致肝脏精氨酸酶缺乏，尿素循环中最后一步精氨酸水解为尿素和鸟氨酸发生障碍，引起血中精氨酸和氨蓄积。该病是尿素循环障碍中最为少见的类型之一，不同的国家发病率差异较大，日本的发病率为 0.05/10 万，美国为 0.4/10 万。近年来随着串联质谱技术的应用和普及，精氨酸血症的检出率有所提高。Marsden 对美国马萨诸塞州 20 万新生儿进行筛查，发现 1 例精氨酸血症患儿。Zytkovicz 等在 16 万余名新英格兰新生儿中筛查出 1 例精氨酸血症患儿。我国浙江省儿童医院筛查近 186 万例新生儿，发现 8 例。

二、病因及发病机制

精氨酸酶（AGR1）有两种同工酶：精氨酸酶 -1（AI）和精氨酸酶 -2（AII）。AI 主要存在于肝细胞胞浆中，为精氨酸酶的主要类型，在尿素循环中起主要作用；AII 在肾脏和前列腺中含量较多，位于线粒体基质中。精氨酸酶血症的患者由于精氨酸酶缺乏，尿素循环受阻，精氨酸不能水解为鸟氨酸和尿素，导致血中过多的氮以氨的形式蓄积，从而引发精氨酸血症的相关症状。需要注意的是，精氨酸血症患者中高氨血症的严重程度相对较轻，可能与 AII 的代偿作用有关，Picker 等研究证实 AI 缺陷患者的线粒体精氨酸酶（AII）活性明显上调。

由于患者神经系统症状与其他尿素循环障碍的表现明显不同，可在血氨水平无明显增高的情况下出现较为严重的神经系统症状，因此认为高氨血症可能不是精氨酸血症神经系统症状的主要原因。有研究认为脑脊液中胍基化合物如高精氨酸、N- 乙酰精氨酸、α- 酮基 -δ- 胍戊酸（α-K-δ-GVA）等的蓄积与精氨酸血症的神经系统损害密切相关：

（1）一些胍基化合物可抑制转酮醇酶的活性，从而导致脱髓鞘改变，表现为上运动神经元体征。

（2）α-K-δ-GVA 等可抑制神经递质 γ- 氨基丁胺的作用，促进惊厥的发生。

（3）在动物实验中发现，N- 乙酰精氨酸、高精氨酸等可明显抑制小鼠神经元细胞膜的 Na^+-K^+-ATP 酶，Na^+-K^+-ATP 酶对维持神经细胞兴奋性和细胞膜的流动性发挥重要作用，受到抑制后可诱导癫痫发生。

（4）胍基化合物还可诱导自由基的生成，也可通过抑制过氧化氢酶、超氧化物歧化酶、谷胱甘肽过氧化酶的活性使神经细胞的抗氧化能力下降。此外，精氨酸血症患者的脑脊液中精氨酸水平明显增高可能会间接导致一氧化氮的增高，引起氧化损伤，使皮质脊髓束微结构改变。

三、遗传机制

ARG1 基因定位于 6q23.2，1987 年首次克隆其 cDNA。精氨酸酶基因长约 11.1kb，包含 8 个外显子，编码相对分子质量为 347 000 含 322 个氨基酸的蛋白。ARG1 是 Mn^{2+} 依赖的金属蛋白水解酶，包含 2 个 Mn^{2+} 结合位点即酶活性中心。迄今已报道了至少 30 种 *ARG1* 基因突变，包括错义突变、剪切异常、小片段缺失、大片段缺失、大片段插入等（表 16-1）。生物信息学分析发现错义突变主要发生在含保守序列的蛋白酶活性区：

（1）影响 ARG1 酶活性位点。

（2）干扰了 ARG1 折叠构象的稳定性。

（3）改变了 ARG1 蛋白四级结构的形成。终止密码子突变和片段缺失突变可随机发生在整个基因结构区，导致截短蛋白的产生及 ARG1 酶活性功能丧失。Daniel 等发现 p.T134I 是巴西人最常见的突变。Cardoso 报道 R21X 突变可能在葡萄牙人中存在普遍性。目前尚未发现基因型和表型的相关性。

四、临床表现

精氨酸血症临床表现复杂，个体差异较大，表现为四肢强直、痉挛性瘫痪、震颤、舞蹈样运动、多动、共济失调、抽搐、精神发育迟缓等进行性神经系统损害，以及肝病、周期性呕吐和小头畸形等。本病与其他尿素循环障碍不同，较少出现严重的高氨血症，偶可见高氨血症昏迷。但需注意高蛋白饮食、疾病或者禁食也可引起血氨蓄积，氨的快速增加可导致应激发作，拒食和呕吐等。一些受累的个体体征和症状可能较轻，甚至到生命后期也不会出现。

本病在新生儿期、儿童和成人期均可发病，通常在 3 岁左右较为明显。严重者可在新生儿期及早期（3 个月内）发病，表现为惊厥并伴有胆汁淤积性黄疸、肝大等，病死率高。大多数患儿在 3 个月至 4 岁间以精神运动发育退化为首发症状，婴儿主要在引入牛奶或添加富含蛋白的辅食后出现易激惹、喂养困难、呕吐、嗜睡等慢性高氨血症的症状。幼儿的主要临床症状为恶心、反复呕吐、动作笨拙、易跌倒等。如未经及时诊断和治疗，症状加重并出现进行性痉挛性瘫痪、共济失调、精神发育迟滞、昏迷、惊厥等，惊厥常表现为全身阵挛性发作。需注意，精氨酸血症患者常合并肝功能损害，表现为转氨酶升高及凝血时间延长，但是肝功能衰竭、肝硬化较少见。

体格检查可发现身材矮小、小头畸形、痉挛性截瘫，还可有腱反射亢进、足尖步态。也可存在锥体束征如共济失调、不自主样运动（手足徐动和舞蹈症样运动）震颤等。

五、实验室检查

1. 常规实验室检查 血尿常规、肝肾功能、血气分析、血糖、血氨、血乳酸等。血氨升高水平一般低于其他尿素循环障碍患者，少数患者血氨正常，有部分患者可合并肝功能损害，转氨酶升高。还可有尿素氮降低。

2. 红细胞精氨酸酶活性降低

3. 肝脏精氨酸酶活性降低

4. 血氨基酸检测 精氨酸增高，瓜氨酸、鸟氨酸偏低，N- 乙酰精氨酸、α- 酮基 -δ- 胍戊酸水平增高。精氨酸与鸟氨酸比值可作为诊断精氨酸血症的重要依据，大于 0.8 提示精氨酸血症。血中精氨酸水平一般升高到正常高限的 3 倍以上对本病诊断意义较大。

5. 尿有机酸分析 发作期患者尿液乳清酸浓度升高，但是病情稳定或低蛋白饮食状态下尿液乳清酸正常，对于临床症状疑似精氨酸血症的患者，应进行血液氨基酸分析或重复尿液有机酸分析。

6. 脑脊液氨基酸水平测定 精氨酸和高精氨酸升高。

表 16-1　已知的 ARG1 基因突变及精氨酸血症患者的临床表型

基因改变	定位	氨基酸改变	临床表现
263-266del	外显子 3	V87fsX 132	智力障碍,小脑畸形,痉挛性瘫痪,惊厥
78del A	外显子 2	E26fsX 31	智力障碍,小脑畸形,痉挛性瘫痪,惊厥
871C>G	外显子 8	R291X	文献未具体描述
869C>G	外显子 8	T290S	文献未具体描述
365G>A	外显子 4	W122X	智力障碍,痉挛性瘫痪,矮小,抽搐,肝肿大,脑萎缩
703G>C(A)	外显子 7	G235RL	智力障碍,痉挛性瘫痪,矮小,抽搐,共济失调,脑萎缩
842del C	外显子 8	282fsX289	智力障碍,痉挛性瘫痪,矮小,脑萎缩
32T>C	外显子 1	I 11T	智力障碍,痉挛性瘫痪,发育落后
413G>T	外显子 4	G138V	智力障碍,痉挛性步态,发育落后
57+1G>A	内含子 1	无改变	智力障碍,痉挛性步态,发育落后
466-2A>G	内含子 4	无改变	智力障碍,痉挛性步态,发育落后
61C>T	外显子 2	R21X	智力障碍,痉挛性性瘫痪,肝功异常,胆汁淤积
712ins〔GGACC〕(2)	外显子 7	254X	产前诊断
93del G	外显子 2	L31fsX47	智力障碍,痉挛性瘫痪,矮小,周期性高氨血症
10753bpdel	内含子 1	无改变	产前诊断
913G>A	外显子 8	G305R	痉挛性瘫痪
382A>G	外显子 4	D128G	肌肉痉挛,智力障碍,高氨血症
421A>T	外显子 4	H141L	肌肉痉挛,智力障碍,高氨血症
223A>T	外显子 3	K75X	新生儿筛查,肝大,肝功能异常
425G>A	外显子 4	G142E	新生儿筛查,肝大,肝功能异常
305+1323t>c	内含子 3	无改变	痉挛性瘫痪,智力语言倒退,抽搐,肝损害
807-811del	外显子 8	L269fsX310	新生儿筛查
611A>G	外显子 6	D204G	新生儿筛查
62G>A	外显子 2	R21Q	文献中未描述
466-31A>C	内含子 5	无改变	文献未描述
80G>A	外显子 2	G27D	下肢痉挛,抽搐,智力障碍
221G>T	外显子 3	G74V	下肢痉挛,抽搐,智力障碍
404C>T	外显子 4	T134I	下肢痉挛,抽搐,智力障碍
923G>A	外显子 8	R308Q	下肢痉挛,抽搐,不自主震颤,多动,共济失调,智力障碍
523del G	外显子 5	1174fs1179	下肢痉挛,抽搐,多动,共济失调,智力障碍

7. 基因检测　*ARG1* 基因分析已成为精氨酸血症确诊的主要技术，发现家系中致病突变有助于指导遗传咨询及产前诊断。

六、影像学检查

1. 头颅 MRI 检查　严重脑水肿后弥漫性脑萎缩、梗死样病灶、区域性缺血，也可有可逆性的颞叶、扣带回、岛叶皮质对称性受累。患者可有小脑萎缩或多囊性脑软化。

2. 脑电图检查　非特异性改变，局灶性、多病灶性及弥漫性尖波均有可能出现，还可见致癫痫样波。

3. 肝肾 B 超检查　肝大，胆汁淤积。

七、诊断和鉴别诊断

与其他类型的尿素循环障碍相比，精氨酸血症的临床表现缺乏特异性，临床诊断更为困难。对于智力运动障碍、痉挛性瘫痪、意识障碍的患儿应注意鉴别诊断，及早进行实验室检查。血精氨酸升高是筛查与诊断精氨酸血症的重要线索，确诊依据包括：①精氨酸酶活性测定；②基因检测提示 *AGR1* 基因突变。

精氨酸血症临床表现缺乏特异性，需要与以下疾病进行鉴别诊断：①婴儿期及学龄期精氨酸血症患者以智力运动障碍、惊厥、痉挛性瘫痪、共济失调为主要临床表现，与脑瘫、小脑共济失调、癫痫等疾病临床表现有相似之处，血氨基酸检测及尿有机酸分析等可作为鉴别诊断的首选；②高鸟氨酸血症 - 高氨血症 - 高瓜氨酸尿症综合征（HHH），临床症状与精氨酸血症类似，均无特异性，但是 HHH 血氨基酸检测示血氨升高明显，并有鸟氨酸升高，尿氨基酸检测有高瓜氨酸，需通过酶活性检测及基因分析明确诊断。

八、治疗及预后

目前，对于精氨酸血症尚缺乏有效的根治方法，通过饮食与药物治疗后患者症状可以得到控制或者改善。治疗主要包括：限制蛋白摄入、补充必需氨基酸、增加废物氮的旁路代谢等。

1. 限制蛋白摄入　饮食疗法在精氨酸血症的治疗中发挥核心作用，是治疗精氨酸血症的关键。应在保证能量供应的基础上限制蛋白质的摄入，主张低精氨酸饮食，将精氨酸的摄入量控制在 40mg/d 以内，适当补充不含精氨酸富含支链氨基酸的特殊氨基酸粉和天然蛋白。通过饮食疗法，使血中精氨酸水平维持在正常水平，减缓和阻止疾病发展，改善患儿的神经系统症状如痉挛状态、语言能力等。

2. 补充必需氨基酸、增加废物氮的旁路代谢　补充瓜氨酸 100~200mg/（kg·d）有助于促进尿素生成，减少氨的产生。患儿血氨较高时，可应用苯甲酸钠和苯丁酸钠促进氮以马尿酸和苯乙酰谷胺酰胺的形式从尿中排出，从而促进氮的排泄。口服苯甲酸钠用量为 250~500mg/（kg·d），苯乙酸钠用量为 250~500mg/（kg·d）。

急性高氨血症较为少见，一般由禁食、感染、蛋白质负荷、麻醉或手术等因素引起，一旦出现则应积极治疗以防止高氨血症脑病的发生，采取禁蛋白质、补充高热卡饮食、促进氮的排泄等措施，血氨达到 500μmol/L 采取上述治疗措施后无改善者则进行血液透析。

有报道 1 例精氨酸血症的患者，其间歇性高氨血症的发生与月经周期有关，给予醋酸甲羟孕酮治疗后高氨血症得以控制。

3. 酶替代疗法　国外已有采用重组人精氨酸酶进行治疗，可降低精氨酸水平。目前，这项研究已经进入临床Ⅲ期试验阶段。

4. 肝移植、干细胞移植及基因疗法　当上述治疗无效，可考虑肝移植，但存在技术限制、供体来源困难、手术创伤大及高风险等诸多因素。造血干细胞移植是一些遗传代谢病有效的治疗手段。不仅可以延长患儿的生存期，还能极大地改善和提高患儿生存质量。但是，对于精氨酸血症的治疗效果尚不确定，临床运用尚需更多的研究证据。基因疗法最早出现在 20 世纪 70 年代，曾经用于精氨酸血症患者的治疗，目前基因疗法仍处于大量动物实验研究中。

5. 其他对症治疗　对于有抽搐症状的患儿给予抗癫痫药物可控制抽搐，同时辅以物理治疗帮助肢体功能恢复。但需注意的是丙戊酸类药物可抑制肝细胞尿素循环功能，加重高氨血症及肉碱消耗，因此，与其他类型的尿素循环障碍类似，精氨酸血症患者须禁忌此类药物。

6. 预后　患者的预后取决于疾病类型、患者依从性、开始治疗的时间及治疗效果等多方面因素。通过合理的饮食与药物治疗，精氨酸血症患者的症状可得到控制。但是，临床上由于多数患者确诊时已经存在不可逆的严重神经

系统损害,病情进行性加重,预后不佳。Prasad
等对 27 例精氨酸血症患者进行饮食疗法和服
用促进氨排泄药物的治疗后发现,54% 的患者
认知能力有所提高,64% 的患者痉挛性瘫痪得
到不同程度缓解,19% 的患者病情不能得到控
制,甚至死亡。

九、遗传咨询及产前诊断

1. 避免近亲结婚。

2. 对高危家庭产前诊断是优生优育、防止同
一遗传病在家庭中重现的重要措施。对有本病家
族史的夫妇及先证者可进行 DNA 分析,并对其胎
儿进行产前诊断,家族成员基因分析也可检出杂
合子携带者,进行遗传咨询。

3. 开展新生儿筛查 开展新生儿血串联质
谱筛查,可有血中精氨酸水平升高,及早发现患
儿,尽早开始治疗,减少并发症及不良预后。

4. 产前诊断 精氨酸血症可通过以下两种
方法进行产前诊断:

(1)基因检测:在明确先证者精氨酸酶基因
突变的情况下,取羊水或绒膜绒毛标本,抽取
DNA 进行精氨酸酶基因检测胎儿是否携带与家
族中先证者相同的突变位点,是产前诊断的可靠
方法。

(2)精氨酸酶活性的检测:虽然精氨酸酶在羊
水及绒毛细胞中无表达,但妊娠中后期胎儿红细
胞中精氨酸酶的活性已达生后水平,故在妊娠中
后期 18~24 周可行脐带穿刺术获得胎儿红细胞,
检测红细胞精氨酸酶活性来进行产前诊断。

(李小鸥)

第七节 高鸟氨酸血症

一、概述

高鸟氨酸血症是由于鸟氨酸氨基转移酶
(ornithine aminotransferase,OAT) 功能缺陷导致
鸟氨酸在体内堆积的一种先天性氨基酸代谢障
碍性疾病,属于常染色体隐性遗传病。其发病机
制是由于 OAT 缺乏引起体内高鸟氨酸血症,鸟氨
酸及其代谢产物的毒性反应造成视网膜脉络膜病
变。本病以眼部病变为主要临床表现,有夜盲、近
视、白内障、进行回旋性脉络膜视网膜萎缩(gyrate

atrophy of the choroid and retina,GACR)等四个重
要眼部症状和体征。1888 年,Jacobsohn 最早报
道了 1 例年轻患者的非典型性视网膜色素变性,
眼底改变极像 GACR。Simell 和 Takki 在 1973
年发现 GACR 患者伴有鸟氨酸代谢障碍,并推断
OAT 酶活性缺乏与本病关系密切。本病在世界
各地均有发现,男女发病率无明显差异,以芬兰多
见,我国目前尚无流行病学资料。

二、病因及发病机制

鸟氨酸代谢通路包括:第一种途径是在鸟氨
酸转氨甲酰酶(ornithine transcarbamylase OTC)
的作用下参与尿素循环,生成瓜氨酸,已证明高鸟
氨酸血症患者 OTC 活性正常,血浆中尿素、瓜氨
酸、精氨酸水平均在正常范围内。第二种途径是
在鸟氨酸脱羧基酶(ornithine decarboxylase,ODC)
的催化下脱羧基,分解为腐胺,研究发现患者淋巴
细胞中 ODC 活性正常。第三种途径是鸟氨酸氨
基转移酶(OAT)通路(图 16-3)。OAT 是催化鸟
氨酸代谢的重要酶。OAT 在人体中广泛存在,在
虹膜、睫状体、视网膜脉络膜中活性较高,在新生
儿期催化吡咯啉 -5- 羧化物(P5C)合成为鸟氨酸,
鸟氨酸再通过尿素循环转化为瓜氨酸和精氨酸;
3~4 个月后 OAT 催化鸟氨酸分解为谷氨酸。在
新生儿期,OAT 活性降低导致鸟氨酸减少,瓜氨
酸、精氨酸减少,进而引起尿素循环障碍,血氨增
高;新生儿期后 OAT 缺陷则引起鸟氨酸堆积,谷
氨酸和脯氨酸生成减少。

已发现患者的血浆、房水和尿液中鸟氨酸浓
度升高,OAT 活性降低。Ohura 等研究检测患者
的成纤维细胞,结果显示约有 2/3 的患者测不到
OAT 酶活性,其余 1/3 显示残留酶活性最高仅达
对照组的 5.7%,且残留酶对鸟氨酸的亲和力明显
下降。因此,OAT 缺乏造成相应的反应产物缺乏
和继发的依赖反应或过多的底物聚集,产生毒性
或促使另一个反应产生毒性产物是本病的主要发
病机制:①高鸟氨酸血症假说:血中长期(数年以
上)高浓度(超过 600μmol/L)鸟氨酸会引起视网膜
毒性,诱发变性。鸟氨酸水平在 250~600μmol/L 不
会引起视网膜损害或视网膜变性进展非常缓慢。
②磷酸肌酸(PCr)缺乏假说:线粒体内鸟氨酸水
平上升对精氨酸 - 甘氨酸脒基转移酶的竞争性抑
制导致慢性肌酸缺乏和磷酸肌酸储备减少。PCr
在能量代谢中有重要作用,其缺乏导致视网膜脉

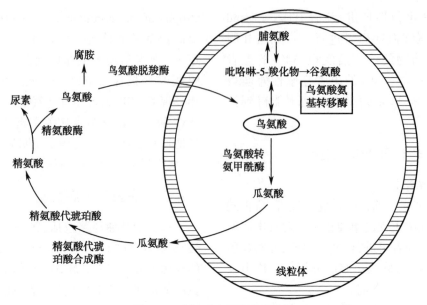

图 16-3　鸟氨酸参与的代谢途径

络膜内细胞机能障碍、细胞死亡及肌肉和中枢神经的病变。③脯氨酸缺乏假说：吡咯啉 -5- 羧化物 (P5C) 是鸟氨酸与脯氨酸的中间产物，由 OAT 和 P5C 合酶合成。生理浓度鸟氨酸对 P5C 合酶有抑制作用。本病形成 P5C 的两条通路均出现障碍，P5C 水平下降，脯氨酸合成减少。脯氨酸对基本代谢和神经生理功能有重要作用，视网膜细胞内脯氨酸缺乏会引起病变。但必须强调的是：①眼部病变的程度和鸟氨酸的浓度之间并不存在平行关系，本病有少数患者血中鸟氨酸含量正常；②眼部病变并不是高鸟氨酸血症的唯一症状，部分患者合并有肌肉病变及中枢神经系统症状。Fell 等人报道有高鸟氨酸血症患者并无 GACR，视网膜电流图 (ERG) 正常，但是合并有严重的神经系统障碍和精神运动迟缓。因此，仍需进一步深入研究本病的病因及发病机制。

三、遗传机制

OAT 是一种依赖磷酸吡哆醛的线粒体基质酶，广泛存在于多种组织器官，包括肝脏、大脑、视网膜神经上皮层和视网膜色素上皮细胞等。已从人视网膜细胞和肝脏中分离出该酶的 cDNA。*OAT* 基因位于 10q26，全长 21kb，是一种具有 4 个相同亚基的聚合物，含 11 个外显子。因缺失、插入、剪接位点碱基对改变和错义突变导致 *OAT* 基因功能丧失，引起该酶缺乏。目前已发现 60 余种 *OAT* 基因致病突变。1205T>C、539G>C 在芬兰人中最多见。基因型和表型之间是否有相关性目前仍在研究中。日本已发现 10 余种突变类型，推测发生在外显子 7 的 710G>A (Gly237Asp) 突变型和维生素 B_6 应答表型存在相关性。

本病携带者 (杂合子) OAT 酶活性介于正常人与患者之间，足够使鸟氨酸分解转化，因此血浆内鸟氨酸浓度正常。Kaiser Kupfer 等检测患者、患者女儿 (携带者) 及正常人淋巴细胞 OAT 活性，发现患者 OAT 活性缺失，携带者活性较正常人下降 50%。

四、临床表现

本病以眼部症状为主要临床表现，也可合并有神经系统症状及肌肉疾病。

1. 视功能障碍　近视、夜盲、白内障和回旋形脉络膜视网膜萎缩是本病的 4 个主要症状。患者多在 10 岁左右出现夜盲，随着病程进展，中心视力下降，随年龄增大逐渐加重，当病变累及黄斑部，视力极度减退，可仅剩光感。回旋形脉络膜视网膜萎缩来源于特有的眼底像，早期眼底检查出现脉络膜萎缩斑，萎缩斑缓慢扩展融合成片，可在视神经周围形成一个萎缩环。回旋形脉络膜萎缩可继发白内障，患者在 10~20 岁之间发展为后囊下白内障，40~50 岁失明。多数患者双眼视力下降程度一致。视力损失程度取决于高鸟氨酸血症的严重程度和不同的 OAT 基因突变方式。

2. 肌肉疾病　有报道发现本病患者骨骼肌有超微结构的改变，包括 II 型肌纤维萎缩和管形聚合。管形聚合在周期性麻痹、重症肌无力、肌强直性营养不良、病毒性感染、酒精中毒和甲状腺功能亢进等疾病中也曾发现,故被认为是非特异性的,其意义尚不清楚。疾病发展到后期几乎完全丢失Ⅱ型纤维,但是肌肉改变的速度比眼睛的病理学改变慢,患者很少有明显的肌力减弱。

3. 神经系统症状　大部分患者智力发育正常,胍基乙酸转移酶缺乏的患者大脑 MRI 和 EEG 异常。还有报道早发型脑萎缩、智力低下、认知损害、语言发育障碍和语言缺陷。

4. 其他并发症　尚可合并有其他缺陷,如脉络膜视网膜炎、白点状视网膜变性、无脉络膜症、色素性视网膜炎、眼球震颤、斜视、先天性黑矇、指蹼、幼稚症、运动失调及脱发等。

五、实验室检查

1. 常规实验室检查　血尿常规、肝肾功能、血气分析、血糖、血氨、血乳酸等。血氨多正常。

2. 酶活性检测　鸟氨酸氨基转移酶活性降低,成纤维细胞 OAT 酶活性明显降低。

3. 血氨基酸检测　谷氨酸降低、谷氨酰胺、赖氨酸降低,鸟氨酸明显升高。

4. 尿氨基酸检测　鸟氨酸升高。

5. 尿有机酸分析　乳清酸升高。

6. 脑脊液氨基酸水平测定　鸟氨酸升高。

7. 基因检测　OAT 基因检测是高鸟氨酸血症确诊的重要依据。

六、眼科检查

1. 眼底检查　早期赤道视网膜和脉络膜部有境界清楚、形态不规则的黄白色脉络膜视网膜萎缩区,内有脉络膜、视网膜血管通过,边缘有色素沉着,萎缩区之间的眼底表现正常;以后脉络膜视网膜萎缩区互相融合,并向后极扩展,视网膜血管变细;随病情发展,大的变性区围绕视乳头,变性区继续向周边和后极扩展;疾病后期除黄斑以外的眼底呈现脉络膜视网膜萎缩,视网膜血管很细,视乳头可正常或萎缩呈蜡黄样。

2. 视网膜电流图(ERG)检查　早期 ERG 正常,之后出现暗视 ERG 不正常,累及明视 ERG,最后 ERG 熄灭。

3. 眼电图(EOG)检查　疾病早期 EOG 已有显著异常,光峰电位降低,晚期基础电位也下降,甚至熄灭。

4. 眼底荧光血管造影　早期患者在注射荧

光素几秒钟后,视网膜及脉络膜血管同时充盈。萎缩区内大脉络膜血管清晰可见;以后脉络膜毛细血管颗粒样充盈,透明毛细血管带消失,荧光从正常视网膜渗入萎缩区,萎缩区边界有色素,最后视网膜血管首先充盈,由于视网膜及脉络膜萎缩,裸露的巩膜区呈强荧光,萎缩区的边界色素明显。

5. 暗适应检查　早期暗适应阈值在正常范围内,晚期阈值提高。

6. 视野检查　早期可出现环形暗点,以后向心性缩小,视野缺损与脉络膜病变范围相符。

7. 色觉检查　患者常有蓝色觉障碍。

七、诊断和鉴别诊断

患者出现近视、夜盲、白内障、进行性脉络膜萎缩、ERG 波幅降低或者消失等临床症状,需高度怀疑本病,结合实验室检查血、尿和脑脊液中的鸟氨酸升高,血氨正常。确诊依据:OAT 酶活性检测;基因突变分析。

本病需要与以下疾病进行鉴别诊断:

(1)高鸟氨酸-高氨血症-高瓜氨酸综合征(HHH 综合征):实验室检查可见血、尿中鸟氨酸增高,临床表现主要为高氨血症、同型瓜氨酸尿症,无眼部症状,可通过酶活性检测及基因分析明确诊断。

(2)无脉络膜症和弥漫性脉络膜毛细血管萎缩:本病晚期患者的眼底像与无脉络膜症相似,无脉络膜症为进行性视网膜色素上皮脉络膜变性,是 X 染色体隐性遗传,男性发病,且为进行性,女性为基因携带者,荧光造影时因色素上皮萎缩无透挡,黄斑区脉络膜血管清晰可见,而本病患者黄斑区有色素,脉络膜血管被遮盖,显示不明;弥漫性脉络膜毛细血管萎缩是常染色体显性遗传病,脉络膜毛细血光萎缩和色素成簇蓄积始于后极部,导致早期视力尚失。可通过血、尿氨基酸分析,酶活性检测及基因分析与上述疾病进行鉴别。

八、治疗

虽然任何治疗均不能恢复已发生病变区的视功能,但可阻止或延缓病变进展。如果能够在眼部明显病变出现前确立诊断并治疗,尤其是婴儿和儿童。将很可能有利于患者预后。目前临床治疗旨在纠正代谢异常,治疗策略主要是饮食营养干预。

1. 限制精氨酸饮食　体内精氨酸在精氨酸

酶作用下可转化为鸟氨酸,因此食物中的精氨酸是鸟氨酸的主要来源,限制精氨酸对疾病有治疗意义。精氨酸来自蛋白,是所有蛋白的正常成分,所以采取低蛋白饮食可控制血中鸟氨酸浓度。采取低蛋白饮食 $0.8/(kg \cdot d)$ 或减少蛋白到 $10\sim20g/d$ 能保持鸟氨酸低水平。有研究报道通过严格控制饮食,患者鸟氨酸水平稳定,临床症状得到明显改善,说明限制精氨酸饮食可明显降低血中鸟氨酸水平且延缓视网膜脉络膜萎缩。但也有报道有的患者即使有良好的饮食控制,其眼底改变及视功能损害仍不变或者进行性进展。饮食控制不合作者无效。

限制精氨酸饮食的主要目的是阻止疾病进展并稳定视功能。疾病的晚期则很难阻止病变的进程。

2. 磷酸吡哆醇 OAT 为磷酸吡哆醇依赖酶。磷酸吡哆醇属于维生素 B_6,因此应用维生素 B_6 可增加残余酶的活性,降低鸟氨酸水平。个体对维生素 B_6 的敏感度差异很大,有研究给予患者维生素 B_6 600mg/d 口服治疗,血鸟氨酸控制在治疗前水平的 60% 以下,但多数患者的视力、视野、暗适应及视网膜电流图无改变,只有 2 例视网膜电流图改善。也有患者服用大剂量维生素 B_6,血浆中鸟氨酸水平并无变化,未显示治疗效果。

鉴于补充维生素 B_6 简便易行、患者依从性较好,且安全剂量范围大,对婴儿和儿童安全。因此,很多病例一经确诊即开始该治疗。

3. 补充其他缺乏物质 患者血浆内鸟氨酸明显升高,赖氨酸、谷氨酸盐减少,赖氨酸和精氨酸从尿中排出增加,因此需要补充赖氨酸、肌酸。Sipila 等用 1.5g 肌酸治疗患者 1 年,肌肉症状有所改善,4 例患者眼部症状仍在进展,说明肌酸与视网膜脉络膜病变可能无关,但是对于伴发肌肉病变的儿童或者成年人,长期补充肌酸(1.5g/d)可改善病情。口服赖氨酸是其他疗法的有效补充,能够增强维生素 B_6 和低蛋白饮食的效果。

4. 基因治疗 Caruso 对 5 例患者进行基因治疗,并跟踪调查 4~6 年,通过检测发现患者视觉功能下降进程减慢。虽基因治疗在未来治疗中有着广阔的研究前景,但仍需要长期的临床实验评估。

九、遗传咨询及产前诊断

1. 避免近亲结婚。

2. 对高危家庭产前诊断是优生优育,防止同一遗传病在家庭中重现的重要措施。对有本病家族史的夫妇及先证者可进行 DNA 分析,并对其胎儿进行产前诊断断,家族成员基因分析也可检出杂合子携带者,进行遗传咨询。

3. 开展新生儿筛查 及早发现患儿,尽早开始治疗,减少并发症及不良预后。

4. 产前诊断 有先症者的母亲如果再次妊娠,可对胎儿进行产前诊断,胎儿绒毛或者羊水穿刺细胞培养,测定 OAT 酶活力或者分析基因突变。

(李小鸥)

第八节 高鸟氨酸 - 高氨血症 - 高瓜氨酸综合征

一、概述

高鸟氨酸血症 - 高氨血症 - 同型瓜氨酸尿(hyperornithinemiα-hyperammonemiα-homocitrullinuria syndrome,HHH)综合征是一种罕见的常染色体隐性遗传病。此病最早由 Shih 等于 1969 年报道,1999 年确定是由于线粒体膜上鸟氨酸转运体 *SLC25A15* 基因突变导致。*SLC25A15* 基因编码的蛋白质承担着由胞质向线粒体转运鸟氨酸的重要任务,该转运过程的破坏将引起线粒体代谢异常、尿素循环障碍、高鸟氨酸血症、高氨血症和高同型瓜氨酸尿症。欧美发病率约为 1∶350 000,男女比例约为 2∶1,目前国内尚无相关流行病资料,我国香港曾报道 2 例患儿,杨艳玲等报道了 2011 年 7 月至 2016 年 8 月北京大学第一医院儿科确诊的 3 名患儿。

二、病因及发病机制

鸟氨酸是很多生化反应底物,其中最重要的是参与尿素循环(图 16-4):

(1)线粒体内:氨与二氧化碳生成氨甲酰磷酸,然后氨甲酰磷酸的甲酰基转移到鸟氨酸上形成瓜氨酸,瓜氨酸经过线粒体膜进入细胞质。

(2)细胞质内:瓜氨酸与天冬氨酸结合生成精氨酸代琥珀酸,又在裂解酶作用下形成精氨酸,经精氨酸酶作用,重新生成鸟氨酸和尿素。

SLC25A15 可使鸟氨酸跨过线粒体内膜进入线

粒体内,该转运过程是尿素循环的关键步骤,起着决定性作用。*SLC25A15* 基因突变导致鸟氨酸转运受阻,不能进入线粒体,尿素循环障碍,血氨升高;另一方面由于鸟氨酸滞留血浆,线粒体中鸟氨酸含量降低,无法与氨甲酰磷酸发生反应,瓜氨酸生成减少,同时累积的氨甲酰磷酸通过旁代谢途径生成乳清酸,也可与赖氨酸形成瓜氨酸,从尿液中排出。

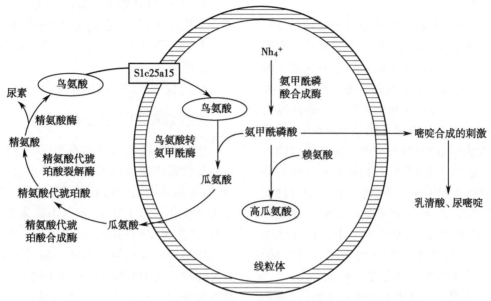

图 16-4 鸟氨酸参与尿素循环

有研究表明,鸟氨酸和瓜氨酸在大脑能量代谢方面起着重要的调节作用,过多的鸟氨酸和同型瓜氨酸可造成脑细胞的氧化应激损伤和死亡。Viegas 等发现鸟氨酸和高瓜氨酸显著减少了葡萄糖分解产生的 CO_2 含量,即破坏了有氧酵解的过程,原因可能是这两种氨基酸引起某些糖酵解过程关键酶的失活或三羧酸循环/呼吸链的破坏。此外,高瓜氨酸还可减弱线粒体肌酸激酶的活性,提示高瓜氨酸破坏了脑细胞能量转换及传递过程。

SLC25A15 表达缺陷还可引起肝脏代谢紊乱,目前关于 SLC25A15 表达异常引起肝损伤的机制还不清除,可能与广泛的肝坏死有关,有研究者推测线粒体功能的异常可能会加据肝细胞的损伤,并阻碍凝血因子的合成,导致炎症和凝血功能障碍。

同为线粒体转运家族的 SLC25A2,其翻译表达的产物与 SLC25A15 有 88% 的相似性,肝脏、胰腺、肾脏及成纤维细胞均有表达。在体外培养 HHH 综合征患者成纤维细胞中过表达 *SLC25A2* 基因,可使鸟氨酸代谢缺陷得到一定的缓解。

三、遗传机制

SLC25A15 是线粒体运载家族成员,又称

ORNT1(ornithine transporter 1)。SLC25A15 位于 13q14,全长 23bp,包含 7 个外显子,编码的蛋白质产物由 301 个氨基酸组成。该基因在肝脏表达最高,其次是胰腺和肾脏。SLC25A15 在不同种属中具有高度一致性,人与小鼠是 95%,人与大鼠是 84%,而大、小鼠之间是 88%。现已发现有 34 种不同的突变,包括 18 种错义突变、7 个小片段插入、2 个小片段缺失、4 个无义突变及 1 个大片段缺失、1 个微小重排和 1 个基因内重排,所有突变均发生在编码区。有研究在 13 个 HHH 综合征发病家族中发现 13 种 *SLC25A15* 基因突变型,在这些突变类型中如 p.K245X、c.5611G4T 可导致移码突变或翻译终止;p.M37R、p.L71Q 等可改变 SLC25A15 蛋白保守氮氨基残基;除此之外,还有一些基因突变类型被认为是 HHH 综合征的诱发因素。另有研究者发现 c.823C>T 会引起 SLC25A15 第 6 跨膜区的 275 位精氨酸发生 R275X 突变,由此推测 SLC25A15 的第 6 跨膜区对于 SLC25A15 蛋白功能的发挥非常重要,R275X 突变型是致病的。

最常见的两个突变:①p.F188del 占 30%,普遍存在于法裔加拿大人群中;②p.E179* 占 15%,在日本和中东常见,已报道的 2 例中国香港患儿均存在此位点突变。目前研究发现 G113C 和

M273K 两种突变型和急性肝炎表征相关联,其他大部分的 SLC25A15 突变类型与临床表征没有关联性。

四、临床表现

HHH 综合征患者个体差异显著,起病年龄、起病类型和严重程度明显不同。患者确诊的年龄有很大差异,临床表现从神经系统上的轻微功能障碍,到严重者新生儿期至成年期均可能发生死亡,可能是与不同患者酶缺乏的程度存在差异有关。急性期表现与其他尿素循环障碍相似,部分迟发型患者病情进展缓慢,常因厌食高蛋白质食物、发育迟缓、智力运动障碍、共济失调或惊厥等神经系统症状引起重视。神经系统损伤进行性加重,可见痉挛步态、锥体束征及小脑症状和肌阵挛,部分患儿表现为阵挛性截瘫。肝功能损伤表现为肝脏增大,肝功能异常,合并有凝血因子 VII 及 X 缺陷。依发病年龄可出现以下特征:

1. 新生儿期 人工喂养高蛋白牛奶后,患儿可出现呕吐、精神欠佳,部分患儿可因血氨快速升高出现病情恶化。母乳喂养的患儿可不出现任何症状。

2. 婴幼儿期 患儿在断奶,进食高蛋白固体食物时发病。患儿可出现运动失调(手舞足蹈症),还可从肌张力不足发展为痉挛症状,发育迟缓、意识混乱、步态不稳、IQ 偏低、学习障碍及注意力障碍、行为障碍等。患儿可拒绝高蛋白食物,如鱼肉类、牛奶等。

3. 成人期 成人期发病罕见。患者可出现学习障碍、周期性视力模糊、意识混乱、步态不稳等症状。

五、实验室检查

1. 常规实验室检查 血常规、尿常规、肝功能、肾功能、血气分析、血糖、血氨、血乳酸等。血氨升高,有部分患者可合并肝功能损害,转氨酶升高,凝血功能异常。

2. 血氨基酸分析 鸟氨酸升高,谷氨酰胺升高。

3. 尿氨基酸分析 赖氨酸及鸟氨酸的代谢产物——瓜氨酸升高。需注意虽然尿中瓜氨酸升高是本病的特点,但患儿多为正常或者轻度升高。

4. 尿有机酸检测 乳清酸升高。

5. 成纤维细胞线粒体摄取鸟氨酸能力低下。

6. 基因检测 SLC25A15 基因突变分析是确诊本病的关键依据。

六、影像学检查

1. 头颅 MRI 检查 轻度脑萎缩、白质改变、硬膜下出血、内囊改变、钙化、弥漫性脑水肿。

2. 双下肢运动诱发电位异常,神经肌电图电传导速度异常。

3. 电镜下肝超微结构改变。

七、诊断和鉴别诊断

本病典型的实验室检查为血氨、血鸟氨酸及鸟氨酸代谢产物尿同型瓜氨酸升高、血浆谷氨酰胺、尿素循环中间产物和乳清酸增加。但由于部分患儿生化表型不完全,血氨不高或者在低蛋白饮食、使用排氨药物后也可出现假阴性结果。新生儿生后第一天鸟氨酸水平不高,行串联质谱检查易漏诊。在 111 例确诊病例中仅 1 例为新生儿筛查发现,如果延迟新生儿采血时间,鸟氨酸多显著升高。确诊依据:①成纤维细胞线粒体摄取鸟氨酸能力低下;② SLC25A15 基因突变。

本病的临床表现非特异性,生化表型常不完全,需与以下疾病鉴别:

(1)高鸟氨酸血症:患者也有鸟氨酸升高,但血氨无显著升高,眼底检查发现视网膜和脉络膜出现回旋性萎缩可诊断。

(2)其他引起血氨升高的疾病,如瓜氨酸血症 I 型,由精胺酰琥珀酸合成酶缺乏,ASS1 基因突变引起,可引起高氨血症,临床表现也有相似之处,需依赖血串联质谱及尿气相色谱质谱进行分析,基因检测可明确诊断。

(3)遗传性痉挛性瘫痪:HHH 患者可有慢性退行性神经系统损害如痉挛性瘫痪等,临床表现与遗传性痉挛性瘫痪有相似之处,通过血氨基酸检测及基因检测进行鉴别。

八、治疗及预后

治疗的总原则是针对疾病造成的代谢缺陷进行干预,根据个人情况给予饮食干预及对症治疗。

1. 急性期治疗 同其他尿素循环障碍,积极处理高氨血症。

2. 慢性期治疗 主要是低蛋白饮食和排氨,可补充精氨酸、苯甲酸钠和丁酸钠维持血氨在正常水平。若治疗无效,血氨显著升高,应立即行血液透析。早期治疗者代谢稳定,可避免肝脏病变,不易反复出现高氨血症,但对预防或者缓解痉挛性瘫痪无效。药物治疗无效,考虑肝移植治疗。朱志军等进行了我国首例,世界第二例 HHH 综合征肝移植手术,患儿术后智力、运动发育缓慢进步,生化指标恢复良好,无厌食蛋白质习惯,已回归普通小学就读。另外,需定期对治疗期间 HHH 综合征患儿进行进行神经系统评估,预防神经退行性病变。

3. 预后 早诊断,早治疗,患儿的预后也越好。症状轻微且饮食控制良好者,常有较佳的生长发育,并能接受常规教育。

九、遗传咨询及产前诊断

1. 避免近亲结婚。

2. 对高危家庭产前诊断是优生优育,防止同一遗传病在家庭中重现的重要措施。对有本病家族史的夫妇及先证者可进行 DNA 分析,并对其胎儿进行产前诊断,家族成员基因分析也可检出杂合子携带者,进行遗传咨询。

3. 开展新生儿筛查 及早发现患儿,尽早开始治疗,减少并发症及不良预后。

4. 产前诊断 有先症者的母亲如果再次妊娠,妊早期可通过检测绒毛膜蛋白进行产前诊断,有报道显示对患病的孕妇采用乳果糖和精氨酸治疗,孩子 5 岁时 IQ 测试正常,发育正常。

(李小鸥)

参考文献

1. Anichini A, Fanin M, Vianey-Sabab C, et al. Genoty pe-phenotype correlations in a large series of patients with muscle type CPT Ⅱ deficiency. Neurol Res, 2011, 33 (1): 24-32.

2. 顾学范. 临床遗传代谢病. 北京: 人民卫生出版社, 2015.

3. 黄新文, 杨建滨, 童凡, 等. 串联质谱技术对新生儿遗传代谢病的筛查及随访研究. 中华儿科杂志, 2011, 49: 765-770.

4. 蔡敏, 姚敏, 木户博, 等. 肉碱棕榈酰转移酶Ⅱ缺陷症的生化学研究. 交通医学, 2010, 24 (6): 592-596.

5. 朱志军, 孔丽莹, 魏林等. 肝移植治疗尿素循环障碍导致高氨血症四例. 中华儿科杂志, 2015, 53 (2): 136-139.

6. 戴怡蘅, 张李霞, 邵巧仪. 新生儿肉碱棕榈酰转移酶Ⅱ缺乏症 4 例临床分析. 中国实用儿科杂志, 2014, 29 (4): 308-310.

7. 宋元宗, 郭丽, 杨艳玲, 等. Citrin 缺陷导致的生长发育落后和高脂血症: 一种新的临床表现型. 中国当代儿科杂志, 2009, 11 (5): 328-332.

8. 宋元宗, 郝虎, 牛饲美晴, 等. 疑难病研究-Citrin 缺陷导致的新生儿肝内胆汁淤积症. 中国当代儿科杂志, 2006, 8 (2): 125-128.

9. 宋元宗, 盛建胜, 牛饲美晴, 等. Citrin 缺陷导致的新生儿肝内胆汁淤积症 SLC25A13 基因三个新突变的识别及诊断. 中华儿科杂志, 2008, 46 (6): 411-415.

10. 温鹏强, 王国兵, 陈占玲等. Citrin 缺陷导致的新生儿肝内胆汁淤积症 SLC25A13 基因分析. 中国当代儿科杂志, 2011, 13 (4): 303-308.

11. 邢雅智, 邱文娟, 叶军等. Citrin 缺陷导致的新生儿肝内胆汁淤积症临床和 SLC25A13 基因突变的研究. 中华医学遗传学杂志, 2010, 27 (2): 180-185. Anichini A, Fanin M, Vianey-Sabab C, et al. Genotype-phenotype correlations in a large series of patients with muscle type CPT Ⅱ deficiency. Neurol Res, 2011, 33 (1): 24-32.

12. Isackson PJ, Sutton KA, Hostetler KY, et al. Novel mutations in the gene encoding very long-chain acyl-CoA dehydrogenase identified in patients with partial carnitine palmitoyltransferase Ⅱ deficiency. Muscle Nerve, 2013, 47: 224-249.

13. Joshi PR, Deschauer M, Zierz S. Carnitine palmitoyl-transferase Ⅱ (CPT Ⅱ) deficiency: genotype-phenotype analysis of 50 patients. J Neurol Sci, 2014, 1811: 657-662.

14. Corti S, Bordoni A, Ronchi D, et al. Clinical features and new molecular findings in Carnitine Palmitoyltransferase Ⅱ (CPT Ⅱ) deficiency. J Neurrol Sci, 2008, 266 (1-2): 97-103.

15. Joshi PR, Young P, Deschauer M, et al. Expanding mutation spectrum in CPT Ⅱ gene: identification of four novel mutations. J Neurol, 2013, 260 (5): 1412-1414.

16. Fanin M, Anichini A, Cassandrini D, et al. Allelic and phenotypiuc heterogeneity in 49 Italian patients with the muscle form of CPT Ⅱ deficiency. Clin Genet, 2012, 82 (3): 232-239.

17. Fu HY, Zhang SR, Wang XH, et al. The mutation spectrum of the SLC25A13 gene in Chinese infants with intrahepatic cholestasis and aminoacidemia. J Gastroenterol, 2011, 46 (4): 510-518.

18. Gao HZ, Kobayashi K, Tabata A, et al. Identification of 16 novel mutations in the argininosuccinate synthetase gene and genotype-phenotype correlation in 38 classical citrullinemia patients. Hum Mutat, 2003, 22 (1): 24-34.

19. Kobayashi K, Sinasac DS, Iijima M, et al. The gene

mutated in adult-onset type Ⅱ citrullinaemia encodes a putative mitochondrial carrier protein. Nat Genet, 1999, 22 (2): 159-163.

20. Ohura T, Kobayashi K, Tazawa Y, et al. Clinical pictures of 75 patients with neonatal intrahepatic cholestasis caused by citrin deficiency. J Inherit Metab Dis, 2007, 30 (2): 139-144.

21. Palmieri L, Pardo B, Lasorsa FM, et al. Citrin and aralar 1 are Ca (2+)-stimulated aspartate/glutamate transporters in mitochondria. EMBO J, 2001, 20 (18): 5060-5069.

22. Saheki T, Iijima M, Li MX, et al. Citrin/mitochondrial glycerol-3-phosphate dehydrogenase double-knockout mice recapitulate features of human citrin deficiency. J Biol Chem, 2007, 282 (34): 25041-25052.

23. Saheki T, Inoue K, Tushima A, et al. Citrin deficiency and current treatment concepts. Mol Genet Metab, 2010, 100 (Suppl. 1): 59-64.

24. Saheki T, Kobayashi K. Mitochondrial aspartate glutamate carrier (citrin) deficiency as the cause of adult-onset type Ⅱ citrullinemia (CTLN2) and idiopathic neonatal hepatitis (NICCD). J Hum Genet, 2002, 47 (7): 333-341.

25. Saheki T, Kobayashi K, Terashi M, et al. Reduced carbohydrate intake in citrin-deficient subjects. J Inherit Metab Dis, 2008, 31 (3): 386-394.

26. Song YZ, Deng M, Chen FP, et al. Genotypic and phenotypic features of citrin deficiency: Five-year experience in a Chinese pediatric center. Int J Mol Med, 2011, 28 (1): 33-40.

27. Song YZ, Li BX, Chen FP, et al. Neonatal intrahepatic cholestasis caused by citrin deficiency: clinical and laboratory investigation of 13 subjects in mainland of China. Dig Liver Dis, 2009, 41 (9): 683-689.

28. Song YZ, Wen F, Chen FP, et al. Neonatal intrahepatic cholestasis caused by citrin deficiency: efficacy of therapeutic formulas and update of clinical outcomes. Jpn J Inherit Metab Dis, 2010, 26 (1): 57-69.

29. Tabata A, Sheng J-S, Ushikai M, et al. Identification of 13 novel mutations including a retrotransposal insertion in SLC25A13 gene and frequency of 30 mutations found in patients with citrin deficiency. J Hum Genet, 2008, 53 (6): 534-545.

30. Yazaki M, Ikeda S, Kobayashi K, et al. Therapeutic approaches for patients with adult-onset type Ⅱ citrullinemia (CTLN2): effectiveness of treatment with low-carbohydrate diet and sodium pyruvate. Rinsho Shinkeigaku, 2010, 50 (11): 844-8477.

31. Yazaki M, Takei Y, Kobayashi K, et al. Risk of worsened encephalopathy after intravenous glycerol therapy in patients with adult-onset type Ⅱ citrullinemia (CTLN2). Intern Med, 2005, 44 (3): 188-195.

32. Zhao XJ, Tang XM, Zha QB, et al. Prenatal diagnosis of citrin deficiency in a Chinese family with a fatal proband. Tohoku J Exp Med, 2011, 225 (4): 273-276.

33. Shih VE, Efron ML, Moser HW. Hyperornithinemia, hyperammonemia, and homocitrullinuria. A new disorder of amino acid metabolism associated with myoclonic seizures and men-talretardation. AmJ Dis Child, 1969, 117 (1): 83-92.

34. Summar ML, Koelker S, Freedenberg D, et al. The incidence of urea cycle disorders. Mol Genet Metab, 2013, 110: 19-180.

35. Sokoro AA, Lepage J, Antonishyn N, et al. Diagnosis and high incidence of hyperornithinaemiα-hyperammonemiα-homocitrullinuria syndrome in northern Saskatchewan. J Inherit Metab Dis, 2010, 33 (3): 275-281.

36. Viegas CM, Zanatta A, Knebel LA, et al. Experimental evidence that ornithine and homocitrulline disrupt energy metabolism in brain of young rats. Brain Res, 2009, 129: 102-112.

37. Begum L, Jalil MA, Kobayashi k, et al. Expression of three mitochondrial solute carries, citrin, aralur and ornithine transporter, in relation to urea cycle in mice. Biochim Biophys Acta, 2002, 1374 (3): 283-292.

38. Camacho JA, Rioseco-Camacho N, Anderade D, et al. Cloning and characterizα-Miyamoto T, Kanazawa N, Kato S, et al. Diagnosis of Japanese patients with HHH syndrome by molecular genetic analysis: a common mutation R179x. J Hum Genet, 2001, 46 (5): 260-262.

39. Tsujino S, Miyamoto J, Kanazawa N, et al. Molecular genetic studies of mitochondrial ornithine transporter deficiency (HHH syndrome). Nihon Rinsho, 2009, 59 (11): 2278-2284.

40. Tessa A, Fiermonte G, Dionisivici D, et al. Identification of novel mutation in the *SLC25A15* gene in hyperornithinaemiα-hyperammonemiα-homocitrullinuria syndrome: a clinical, molecular and functional study. Hum Mutat, 2009, 30 (5): 741-748.

41. Fecarotta S, Parenti G, Vajro P, et al. HHH syndrome (hyperornithinaemiα-hyperammonemiα-homocitrullinuria) with fulminant hepatitis-like presentation. J Inherit Metab Dis, 2006, 29 (1): 186-189.

42. Haberle J, Boddaert N, Burlina A, et al. Suggested guidelines for the diagnosis and management of urea cycle disorder. Orphanet J Rare Dis, 2012, 7 (1): 32.

43. Debray FG, Lambert M, Lemieux B, et al. Phenotypic variability among patients with hyperornithinaemiα-hyperammonemiα-homocitrullinuria syndrome homozygous for the delF 188 mutation in *SLC25A15*. J Med Genet, 2008, 45 (1): 759-764.

44. Kovman SH, Kanazawa N, Abu-Libdeh B, et al. hyperornithinaemiα-hyperam-monemiα-homocitrullinuria syndrome with evidence of mitochondrial dysfunction due to a novel *SLC25A15* (ORNT1) gene mutation in a Palestinian family. J Neurol Sci, 2004, 218 (2): 53-58.

45. Camacho JA, Mardach R, Riosecocamacho N, et al. Clinical and functional characterization of a human ORNT1 mutation (T32R) in hyperornithinaemiα-hyperammonemiα-homocitrullinuria syndrome. Pediatr Res, 2006, 60 (4): 423-429.

46. Fiermonte G, Dolce V, David L, et al. The mitochondrial ornithine transporter., Bacterial expression, reconstitution, functional characterization and tissue distribution of two human isoforms. J Biol Chem, 2003, 278 (3): 32778-32783.

第十七章

脂肪酸 β 氧化障碍

本章对目前已知的各类脂肪酸 β 氧化代谢障碍的病因、发病机制、遗传机制、实验室检查、诊断及鉴别诊断、治疗、遗传咨询及产前诊断进行了详细的描述。

第一节　原发性肉碱缺乏症

一、概述

原发性肉碱缺乏症（primary carnitine deficiency, PCD）又称原发性肉碱吸收障碍（carnitine uptake defect, CUD）或肉碱转运障碍（carnitine transporter deficiency, CTD），是由于 SLC22A5 基因突变引起高亲和力钠依赖性肉碱转运体 OCTN2（organic cation transporter）蛋白功能缺陷，尿中肉碱排出增加，血液、组织、细胞内肉碱缺乏，从而引起脂肪酸 β 氧化缺陷的疾病。PCD 患病率具有明显种族差异，美国报道为 1∶20 000~1∶70 000、日本为 1∶40 000、澳大利亚为 1∶120 000，该病在法罗群岛患病率最高，为 1∶300，中国报道的新生儿筛查 PCD 患病率约为 1∶20 000~1∶45 000。我国上海新华医院报告为 1/34 571，浙江省对 3 040 815 名新生儿筛查，确诊 121 例 PCD 患儿，患病率为 1/25 131。由于 PCD 临床表现具有异质性及非特异性，易误诊或漏诊，部分患者可终生无异常表现。发病的患者未经治疗具潜在致死性。此病药物治疗效果确切，在脏器功能发生不可逆损伤前补充左卡尼汀治疗者预后良好。早期诊断、早期治疗可明显改善预后，故许多国家及地区将其列入新生儿筛查病种。

二、病因及发病机制

肉碱（carnitine）是一种类氨基酸物质，体内约 75% 的肉碱来源胃肠道食品摄入（主要是瘦肉食品），约 25% 来源于体内自身合成。PCD 是由于 SLC22A5 基因突变致细胞膜上 OCTN2 功能缺陷的常染色体隐性遗传病。OCTN2 存在于肠黏膜、肝脏、心肌、骨骼肌及肾小管等组织细胞膜上，将肉碱由细胞外转运至细胞内。肠道细胞 OCTN2 功能缺陷导致肉碱通过胃肠道进入血液受阻，肾脏疾病（肾功能不全）所致的 OCTN2 功能缺陷可使肾小管重吸收肉碱障碍，尿肉碱排泄增加，这 2 种因素均可致使血浆肉碱水平降低。各脏器（主要是肝脏、心肌及骨骼肌）OCTN2 功能缺陷致组织细胞内肉碱进一步缺乏，引起细胞功能障碍。

肉碱的主要功能是将中、长链脂肪酸从细胞浆转运至线粒体内进行脂肪酸 β 氧化的必须载体。脂肪酸 β 氧化是为肝脏、心肌、骨骼肌提供能量的主要形式，肉碱缺乏致脂肪酸 β 氧化受阻，可造成低血糖及酮体减少，组织细胞内能量供应不足，导致细胞损伤，肝酶及肌酸激酶增高。脂肪利用减少，积聚在肝脏、骨骼肌、心肌，导致肝细胞脂肪变性和肌病。

三、遗传机制

本病为常染色体隐性遗传病，编码 OCTN2 的 SLC22A5 基因位于 5q31.1，含 10 个外显子，约 3.2 kb 长。OCTN2 是一种跨膜蛋白，由 557 个氨基酸组成，包含 12 个跨膜位点及 ATP 结合位点。已报道的致病性突变超过 180 种（APUP 实验室 SLC22A5 数据库），约一半致病性突变为错义突变，其余的为无义突变、剪接突变、小片段插入或缺失。HGMD 数据库还收录了 6 种大片段缺失。我国上海报道常见突变为 c.760C>T（p.R254X），约占 25.6%。浙江省对 111 例 PCD 患儿进行基因检测，共检出 SLC22A5 基因上 42 种变异，包括 30 种错义突变、5 种无义突变、4 种剪接突变和 3 种移码突变。其中以 c.1400C>G（p.S467C）突变最为常见，约占 33.33%（74/222）；其次为 c.51C>G（p.F17L）占 14.73%，c.760C>T（p.R254X）占 14.29%。

四、临床表现

本病临床表现多无特异性，起病年龄、受累脏器及严重程度有明显的异质性。婴幼儿期急性代谢紊乱、肌病是 PCD 比较常见的临床表现。

1. 发作性急性代谢紊乱 多在 3 个月至 2 岁发病，因应激状态（如上呼吸道感染、胃肠炎等引起的饥饿、高代谢状态）诱发，表现为喂养困难、呕吐、意识障碍、肝大、低酮症性低血糖、肝酶增高、高氨血症等。未经治疗患儿可出现昏迷、死亡，易被误诊为瑞氏综合征或线粒体病。

2. 心肌病表现 多发生在儿童期，平均发病年龄 2~4 岁，是儿童期最常见的临床表现，青少年及成人较少发生，包括扩张型心肌病和肥厚型心肌病，以扩张型心肌病更多见。患儿一般出生情况良好，婴幼儿期无异常症状体征，之后逐步出现心肌病和心功能障碍，正性肌力药和利尿剂疗效不明显。室颤、房颤、心动过缓、长 Q-T 综合征、短 Q-T 综合征等心律失常也有报道，可发生心力衰竭而死亡。

3. 肌无力或肌张力减弱 可发生在任何年龄，可伴随其他症状尤其是心脏症状，肌无力可从近侧肢体肌肉进行性进展。肌肉活检可见脂质沉积。

4. 肝脏表现 肝大多发生在婴幼儿及儿童期，可达平脐，肝脏 B 超，显示肝肿大，脂肪变性，青少年及成人较少发生。

5. 妊娠期脂肪肝、耐力下降或心源性心律失常发作。

6. 成人期易疲劳或无症状。成年患者多数无症状，或症状轻微，表现为耐力下降，易于疲劳。心律失常较心肌病更常见。成年患者即使没有异常症状，仍有发生心源性猝死的风险。多见于母源性肉碱缺乏的新生儿的母亲，也有成年无症状的病例报道。

7. 新生儿筛查诊断患者，治疗情况下多无症状，部分患者不治疗也无异常表现。

另外还有一些不典型临床表现，包括反复恶心、腹痛、贫血、近端肌无力和发育迟缓、呼吸窘迫、智力运动落后、精神行为异常、易感染。而携带者多无症状。

五、实验室检查

1. 新生儿筛查 检测滤纸血片中的血游离肉碱及其他酰基肉碱谱。

2. 常规实验室检测 患者往往有低酮性低血糖、肌酸激酶升高、高血氨、代谢性酸中毒、转氨酶升高、尿酮体正常等。

3. 尿有机酸检测 尿酮体正常，显示非特异性双羧酸尿，在许多脂肪酸代谢异常疾病均可见；尿有机酸分析有助于鉴别有机酸代谢障碍或其他疾病所导致的继发性游离肉碱缺乏。

4. 基因检测

（1）单基因检测：对 SLC22A5 基因序列进行分析，若未发现或仅发现 1 个位点基因突变，加做基因缺失 / 重复分析。

（2）高通量测序法（NGS）：遗传代谢病靶向性多基因 Panel（包含 SLC22A5 基因），适用于血液肉碱谱异常不典型的疑似遗传代谢病患者，需通过基因检测鉴别或排外其他遗传性脂肪酸代谢异常、有机酸代谢异常等疾病；应用高通量测序法大约能发现 70% 左右 PCD 患者突变位点。

（3）更全面的基因组测序：包括线粒体全基因组测序（whole mitochondrial genome sequencing）、全外显子组测序（WES）和全基因组测序（WGS）。适用于临床表现复杂、重症、非特异性，辅助检查无明确指向性的患者。可能发现以前没有考虑的诊断或发现新的疾病相关基因。缺点是检测费用高，结果数据分析解释困难。

5. 肝肾 B 超检查 可显示肝肿大，肾脏病变。

6. 心电图和超声检查 可有左室高电压、心律失常和 Q-T 延长、T 波增高等心电图异常的表现；心脏 B 超可有心腔扩张、心室肥厚、射血分数降低、心肌收缩力减弱、继发性二尖瓣关闭不全等心脏功能及结构的异常表现。

7. 头颅磁共振检查 当患儿伴有智力障碍时可给予头颅 MRI 检查,常显示大脑发育不良或脑白质变形。

8. 肌肉活检 由于脂肪沉积于肌细胞内,因此活检可见大量含有脂滴的纤维,以 I 型为主,II 型肌纤维可能出现萎缩。

9. 皮肤活检 纤维母细胞培养证实肉碱转运功能明显减低。

六、诊断和鉴别诊断

(一)诊断

1. 新生儿筛查患者的诊断标准

(1)新生儿筛查召回检测血 C0 低于 10μmol/L (或低于实验室自定低限),同时排除母源性肉碱缺乏。

(2)基因 *SLC22A5* 检测到 2 个突变即可明确诊断;若只检测到一个突变或未检测到突变,则需要在喂足奶的情况下再次检测 C0,若 C0 连续 3 次检测小于 10μmol/L,排除继发性肉碱缺乏,可诊断为 PCD。

(3)PCD 患者的同胞推荐检测血浆肉碱浓度。如果肉碱水平低于正常者建议进一步做基因或酶活性检测。

2. 临床疑似患者诊断标准

(1)临床出现下列情况需鉴别 PCD,进一步应用串联质谱检测血肉碱水平:①婴儿发作性低酮症性低血糖,伴或不伴肝大、转氨酶增高、高氨血症;②儿童智力运动落后、无力、肌病,伴或不伴 CK 增高;③儿童心肌病、脂肪肝;④成人不明原因的易疲劳、肌痛、耐力下降;⑤其他原因不明的发育落后、反复腹痛、肝肿大、肾脏疾病等。

(2)血 C0 低于 10μmol/L(或低于实验室自定低限)。

(3)基因 *SLC22A5* 检测到 2 个突变;若只检测到一个突变或未检测到突变,则需要排除继发性肉碱缺乏,可诊断为 PCD。

(二)鉴别诊断

由于多种因素可导致体内肉碱缺乏,故 PCD 需要排除如下因素所致的肉碱缺乏。

1. 母源性肉碱缺乏症,是由于各种因素导致母亲肉碱缺乏,母亲通过脐带血供应给胎儿肉碱不足,胎儿出生后若为母乳喂养,母乳中肉碱较低,导致婴儿血游离肉碱降低,可通过检测母亲血肉碱水平鉴别。

2. 遗传性有机酸血症或其他线粒体脂肪酸代谢异常,如丙酸血症、甲基丙二酸血症、戊二酸血症 1 型、肉碱 - 酰基肉碱移位酶缺乏症、肉碱棕榈酰基转移酶 II 缺乏症、极长链酰基辅酶 A 脱氢酶缺乏症、中链酰基辅酶 A 脱氢酶缺乏症、短链酰基辅酶 A 脱氢酶缺乏症等,这些疾病消耗肉碱,导致血 C0 降低。需要分析酰基肉碱之间的比值或通过基因检测进行鉴别。

3. 某些药物应用者,如红霉素、丙戊酸钠、环孢素 A、匹氨西林等药物消耗肉碱,导致 C0 降低,需要询问用药史,可通过停药后检测 C0 水平或基因检测鉴别。

4. 营养性肉碱缺乏,如素食者或患消化道畸形、胃肠炎等疾病进食困难又未及时补充左旋肉碱者,导致 C0 降低,在原发病得到治疗后,血 C0 回复正常,或基因检测可鉴别。

5. 血液透析和肾小管功能障碍患者,肉碱丢失增加。如范可尼(Fanconi)综合征,可通过病史,或基因检测鉴别。

6. 早产儿由于胎盘肉碱转运减少及肾小管功能不成熟,易合并肉碱轻度降低,需要随访反复检测血 C0,或基因检测鉴别。

七、治疗

1. 避免饥饿以及长时间高强度运动,防止低血糖发生。新生儿期建议喂养间隔时间不超过 2~3 小时;婴儿不超过 4 小时;儿童不超过 8 小时。发生低血糖等急性代谢紊乱时,需静脉注射葡萄糖[10% 葡萄糖 10mg/(kg·min) 起始,半小时监测血糖,根据血糖浓度调节补糖速度],并补充左卡尼汀,尽快使血糖恢复正常。

2. 补充左卡尼汀为 PCD 主要的治疗方法,且需要终身治疗,急性重症患者初始剂量为 100~400mg/(kg·d),分 3 次口服或静脉点滴,根据血浆 C0 水平调整剂量,目标维持血浆 C0 浓度在正常范围,改善生存质量。对于严重疾病状态下不能耐受口服药物或禁食患者需静脉补充左卡尼汀。大剂量给药可致肠道不适、腹泻或鱼腥样异味。可减少左卡尼汀单次剂量或增加服药次数(分 4 次服用)和加用甲硝唑片[10mg/(kg·d),连续 1 周]口服改善。对左卡尼汀 400mg/(kg·d) 补充 1 个月后血液 C0 仍不能恢复正常或不能耐受大剂量左卡尼汀者,或伴有乙酰肉碱降低者,建议加用乙酰肉碱。

3. 某些特殊情况的治疗

(1)母源性肉碱缺乏婴儿处理原则：①若婴儿继续母乳喂养，母亲需要左卡尼汀治疗，在母亲左卡尼汀治疗的情况下，婴儿监测 C0 仍低，婴儿也需要左卡尼汀治疗，可通过口服卡尼汀，血液 C0 在几天或几周内恢复正常；②若婴儿为非母乳喂养，由于牛奶或奶粉里有足够的左旋肉碱，检测婴儿血 C0 正常，可不需补充左卡尼汀。

(2)PCD 女性孕期可出现耐力减低、心律失常、脂肪肝。因此，所有 PCD 女性（包括无症状者）需要密切监测血肉碱谱，补充左卡尼汀来维持正常的血肉碱水平。

(3)无症状临床患者有潜在的健康风险，如脂肪肝、心肌病、猝死。需告知患者，综合考虑是否用药，随访并监测血液肉碱谱及健康状况。

4. 合并心肌病及肝酶增高的患者，需要给予保护心肌及肝脏的药物，或同时到心脏或肝病专科治疗、随访管理。

八、随访

1. 新生儿筛查确诊患者随访　①C0 浓度监测婴儿期每 1~3 个月一次，儿童期每年 2~3 次，成人期每年一次；②生化检测（肌酸激酶、电解质、肝肾功能）每年一次；③肝脾肾 B 超、心脏彩超每年一次；④患者急性期需监测血糖、CK 及肝酶浓度。

2. 临床确诊患者　①C0 浓度监测婴儿期每 2 周至 2 个月一次，儿童期每 3~6 个月一次；②生化检测（肌酸激酶、电解质、肝肾功能）婴儿期每 1~3 个月一次，儿童期每年 2~3 次，成人期每年一次；③肝脾肾 B 超、心脏彩超每年 1~3 次；④患者急性期需监测血糖、CK 及肝酶浓度。

九、新生儿筛查

1. 采用串联质谱（tandem mass spectrometry，MS/MS）技术对出生后 48 小时新生儿采集的特殊滤纸干血片检测血液游离肉碱（C0）及各种酰基肉碱浓度。

2. 游离肉碱检测切值　新生儿期与非新生儿期干血滤纸片 C0 参考范围略有不同；样品处理衍生法与非衍生法略有不同；不同实验室之间略有不同。新生儿及非新生儿 C0 低限均为 10μmol/L；新生儿 C0 上限为 50~60μmol/L（样品处理方法、不同实验室之间有差异），非新生儿 C0 上限为 60~90μmol/L（样品处理方法、不同实验室

之间有差异）。

3. 阳性者的判断及召回　新生儿筛查 C0 低于 10μmol/L，需要原血片复查，原血片复查仍低于 10μmol/L 判断为初筛阳性，需要召回新生儿采血复查（注意，召回采血时，需要喂奶后 3 小时采血），同时需要母亲采血检测血 C0。

4. 召回阳性者的确诊　召回检测 C0 正常，则排除 PCD；若 C0 仍低（伴或不伴有其他酰基肉碱降低），且母亲血 C0 值正常，则提示婴儿患 PCD，需要基因检测确诊；若母亲 C0 降低，且母亲为健康、非素食者，则提示母亲患 PCD，婴儿为母源性肉碱缺乏症，建议母亲基因检测确诊。

PCD 是可治性遗传病，需要终身治疗及随访，新生儿筛查确诊无症状者，终身治疗一般不会发病，预后良好；临床患者在脏器发生不可逆损伤之前治疗，预后较好；本病具有潜在致死性，不治疗可发生猝死。反复发作的低血糖、能量代谢障碍或严重心律失常是导致死亡的主要原因；极少数患者因为低血糖或能量代谢障碍可损伤大脑，导致智力落后。

由于血 C0 值受多种因素的影响，有一定的假阳性和假阴性，故虽然经过新生儿串联质谱筛查 C0 正常者，若在成长过程中出现 PCD 疑似症状，仍需要进行串联质谱检测，鉴别是否为 PCD。

十、遗传咨询

1. PCD 为常染色体隐性遗传病。夫妻双方为杂合子时，每次怀孕后代均有 25% 的机会为 PCD 患者；50% 的机会为无症状携带者；25% 的机会为正常。

2. 建议 PCD 患者同胞常规检测血液肉碱谱，以鉴别其同胞是否为 PCD 患者，若确诊为 PCD 患者，也需治疗和随访。

3. 由于 PCD 药物疗效确切，建议 PCD 患者父母再生育时进行产前诊断，但不建议流产。

（杨茹莱）

第二节　肉碱棕榈酰基转移酶Ⅰ缺乏症

一、概述

肉碱棕榈酰基转移酶Ⅰ缺乏症（carnitine palmitoyltransferase Ⅰ deficiency，CPT-Ⅰ，MIM

255120）是由于肉碱棕榈酰转移酶Ⅰ缺乏，导致中、长链酰基 CoA 转运进入线粒体进行 β 氧化受阻引起的疾病，属于常染色体隐性遗传代谢病。该病患病率极低。

二、病因及发病机制

CPT-Ⅰ的主要功能是催化中、长链酰基 CoA 与肉碱合成酰基肉碱，是进入线粒体参与 β 氧化的主要限速酶。CPT-Ⅰ活性降低或缺乏时，肉碱与中、长链酰基 CoA 合成酰基肉碱过程受阻，中、长链脂肪酸不能进入线粒体进行 β 氧化代谢，导致乙酰 CoA 生成减少，同时影响肝脏的生酮作用。此外，由于长链酰基 CoA 等大量堆积，当葡萄糖摄入不足或其他疾病导致能量需求增加时，肝脏损害严重，并出现大脑功能障碍。

现已发现 CPT-Ⅰ的三种同工酶形式：肝型（CPT 1A）、肌肉型（CPT 1B）和脑型（CPT 1C），具有组织特异性。CPT 1A 在肝脏中含量丰富，此外肾脏、成纤维细胞、胰岛及心脏中也有表达；CPT 1B 主要表达于骨骼肌、心脏及棕色脂肪等组织；CPT 1C 仅表达在大脑中。

三、遗传机制

CPT-Ⅰ缺乏症属于常染色体隐性遗传病。目前报道的病例均为 CPT1A 的编码基因 *Cpt1A* 突变所致。*Cpt1A* 定位于染色体 11q13.1-13.5，包含 19 个外显子，编码 773 个氨基酸。目前已检测出 34 种突变，且多为单个碱基置换。

四、临床表现

患者首次出现症状大多集中在出生后数小时至 30 个月之间。饥饿或感染是常见诱因，起病急骤，类似 Reye 综合征发作，常可复发，死亡率较高。典型表现有低酮性低血糖或肝性脑病所致的呕吐、意识改变、惊厥、昏迷，肝大伴转氨酶升高、凝血功能异常，以及血氨、血脂增高等，可伴有肾小管酸中毒。

五、实验室检查

1. 常规实验室检查　低酮性低血糖、肌酸激酶增高、高血氨、转氨酶升高、血脂增高。

2. 血酰基肉碱谱检测　血游离肉碱水平显著增高，多种中、长链酰基肉碱水平降低，尤其是 C_{16}、C_{18} 和 C_{18-1} 降低，$C_0/(C_{16+C18})$ 比值增高。

3. 尿有机酸检测　二羧酸正常或增高。

4. 基因检测　*Cpt1A* 基因突变分析有助于确定诊断及产前诊断。

六、诊断及鉴别诊断

1. 诊断　临床表现有突发呕吐、惊厥、昏迷等，伴有肝大、低酮性低血糖、肝功能异常、高血氨、高血脂等。血串联质谱检测 C0 增高及 $C_0/(C_{16+}C_{18})$ 比值增高是筛查和诊断该病的必要条件。有条件者可进行 CPT-Ⅰ酶活性分析，*Cpt1A* 基因检测可诊断。

2. CPT-Ⅰ缺乏症需要与其他脂肪酸氧化代谢病及有机酸血症相鉴别。

七、治疗

1. 治疗原则　避免饥饿，减少低血糖的发生。长期低脂高碳水化合物饮食，减少脂肪动员的供能途径并增加糖原储备。

2. 急症处理　急性低血糖发作时，迅速给予足量 10% 葡萄糖溶液静脉输注至血糖纠正，后继续静脉滴注以利于肝脏糖原的合成。

3. 饮食控制　三大营养素的分配比例：脂肪 20%~25%，碳水化合物 60%~75%，蛋白质 8%~10%。注意必需脂肪酸的补充（1%~4%）。推荐多餐制，避免低血糖的发生；<3 个月婴儿每 4 小时喂食 1 次，年长儿睡前进食生玉米淀粉保证夜间碳水化合物的供给。

4. 随访及监测　急性发作期应密切监测血糖、血氨及肝功能情况，了解病情的转归。门诊应随访患者的肝功能，评估生长及智能发育情况，适时调整饮食治疗方案。

八、预防

1. 普及该病的新生儿筛查，早诊断、早治疗。

2. 避免近亲结婚；开展遗传咨询及产前诊断，降低该病患儿的出生率。

3. 对已知的杂合子女性，加强其孕期的监测，警惕急性脂肪肝、HELLP 综合征等情况的发生。

4. 确诊患者应注意避免饥饿，坚持低脂高碳水化合物饮食，防止低血糖的发生，降低神经损害风险；慎用具有潜在肝毒性的药物如丙戊酸钠、水杨酸类等，避免加重肝损害；合并感染时，适当增加碳水化合物的补充，避免能量需求增加导致的糖原耗竭。

（周玉侠　牛婷婷）

第三节 肉碱棕榈酰基转移酶 II 缺乏症

一、概述

肉碱棕榈酰基转移酶 II 缺乏症（carnitine palmitoyltransferase II deficiency，CPT-II）是由于肉碱棕榈酰转移酶 II 缺乏，导致中、长链酰基 CoA 转运进入线粒体进行 β 氧化受阻引起的疾病，属于常染色体隐性遗传代谢病，发病率罕见。本病于 1973 年由 DiMauro 等发现，目前国外已报道迟发型 CPT-II 缺乏症 300 余例，但婴儿型和致死性新生儿型较少见。不同国家和地区该病的患病率不同，我国具体发病率不明确。

二、病因及发病机制

CPT-II 位于线粒体内膜内侧面，由 658 个氨基酸组成，全酶为同源四聚体，在全身组织细胞中均有表达。其主要作用是把转入线粒体基质的酰基肉碱重新转变为相应的酰基 CoA 及游离肉碱，是长链脂肪酸进入线粒体参与 β 氧化的重要步骤。其活性降低或缺乏，导致脂酰肉碱不能分解为酰基 CoA 及肉碱，中、长链脂肪酸不能进入线粒体进行 β 氧化，大量酰基肉碱蓄积在线粒体基质内不能被氧化利用，能量缺乏和代谢产物的毒性作用最终导致一系列生化异常和脏器损害。

三、遗传机制

CPT-II 缺乏症属于常染色体隐性遗传病。CPT-II 的编码基因定位于 1p32.3，包含 5 个外显子。目前已报道 80 余种突变，大部分为错义突变。

四、临床表现

临床表现多样，分为 4 型：迟发型（MIM 255110）、婴儿型（MIM 600649）、致死性新生儿型（MIM 608836）及急性脑病型（MIM 614212）。曾有报道，携带 CPT-II 等位基因变异型的儿童易患感染诱发性急性脑病型。

1. 迟发型 首次发作常出现在儿童期，男性多见。长时间体育锻炼、禁食和感染是常见的诱发因素，寒冷、睡眠不足及全身麻醉也可诱发。表现包括肌痛、肌红蛋白尿、肌无力、肌强直及横纹肌溶解，严重者可引起肾衰竭甚至死亡。

2. 婴儿型 男女比例相当。典型表现包括低酮性低血糖、嗜睡、昏迷、抽搐、肝大、肝功能衰竭等，常由感染、发热或禁食诱发。部分患儿可有心脏损害，出现扩张型或肥厚型心肌病。

3. 致死性新生儿型 此型比婴儿型更为危险。患儿在胎儿期即有发育异常，可表现为先天性畸形如多囊肾、神经元移行异常、面部畸形等。出生数小时至数天内即出现低体温、呼吸窘迫、抽搐、昏迷、肝大、肝功能衰竭、心脏肥大、心律失常、张力减退、反射亢进等，大部分患儿迅速死亡。

4. 急性脑病型 以持续高热伴 12~48 小时内惊厥为特征，通常导致昏迷、多器官衰竭、脑水肿等，死亡率高。

五、实验室检查

1. 常规实验室检查 低酮性低血糖、肌酸激酶及肝酶升高，尿肌红蛋白升高，严重者出现肾功能异常。

2. 血酰基肉碱谱检测 长链酰基肉碱水平升高，C_{12}~$C_{18:1}$ 增高，尤其 C_{16} 和 $C_{18:1}$ 显著增高，游离肉碱水平降低。

3. 尿有机酸检测 二羧酸正常或增高。

4. 心电图检查 可有心律失常表现，超声心动图可表现为心肌病，腹部超声可有脂肪肝表现。

5. 基因检测 CPT-II 基因突变分析有助于诊断及产前诊断。

六、诊断及鉴别诊断

1. CPT-II 缺乏症各型临床表现各异，串联质谱检测 C_{12}~$C_{18:1}$ 增高，尤其 C_{16} 和 $C_{18:1}$ 显著增高，排除其他有类似临床及生化表现的疾病后，可明确诊断。

2. 鉴别诊断

（1）与其他引起肌红蛋白尿症或横纹肌溶解症的因素鉴别：遗传性疾病如糖原贮积病 V 型、磷酸果糖激酶缺乏症等；继发性原因有血管栓塞、血管炎、肌炎、肌肉急性损伤或挤压伤、大量饮酒、过量服用某些药物如安非他命、降脂药等。通常根据既往疾病、外伤史、饮酒史及用药史，结合串联质谱检测结果等特殊检查可明确诊断。

（2）其他脂肪酸氧化代谢障碍疾病，临床表现可与婴儿型或致死性新生儿型 CPT-II 类似，明确鉴别需要依靠酶活性检测及基因突变分析。

七、治疗

CPT-Ⅱ总的治疗原则是避免饥饿和长时间运动,高碳水化合物和低脂饮食,对症处理及预防,治疗并发症。平时要限制运动时间和强度,慎用丙戊酸钠、布洛芬、地西泮等药物,预防感染。

1. 饮食控制　注意补充必需脂肪酸和限制长链脂肪酸的摄入,建议多餐饮食,给予富含中链甘油酸的食物,夜间给予生玉米淀粉减少低血糖的发生。

2. 药物治疗

(1)左旋肉碱:继发性肉碱缺乏时,每天补充左旋肉碱 50~100mg/kg,维持血游离肉碱水平稳定。

(2)苯扎贝特:降脂药苯扎贝特可使 CPT-ⅡmRNA 的表达增加,残余酶活性增加,有报道被用于症状较轻的迟发性患者,可改善症状及远期预后。

3. 急性期治疗　急性能量代谢危象时应持续高速静脉输注葡萄糖,对于新生儿及婴幼儿患儿,推荐使用中心静脉置管以迅速达到推荐速率。每天给予 100~200mg/kg 左旋肉碱静脉推注。对于有心脏病的患儿,急性期除传统心脏治疗外,应限制钠盐的摄入,伴有心律失常者,还应同时给予抗心律失常药物。对于迟发型患者,急性期应充分水化治疗,防止横纹肌溶解所致的肾衰竭的发生和发展,一旦出现肾衰竭迹象,尽早进行透析治疗。

八、预防

1. 普及该病的新生儿筛查,早诊断、早治疗。

2. 对已检出致病突变或明确残余酶活性的家系,应进行遗传咨询和产前诊断。

3. 确诊患者应注意避免饥饿,坚持低脂高碳水化合物饮食,限制运动时间和强度,防止低血糖的发生,降低神经损害的风险;慎用丙戊酸钠、布洛芬、地西泮等药物;预防感染,感染发生时,迅速静脉滴注葡萄糖,防止急性发作。

(周玉侠　牛婷婷)

第四节　肉碱 - 酰基肉碱移位酶缺乏症

一、概述

肉碱 - 酰基肉碱移位酶缺乏症(carnitine-acylcarnitine translocase deficiency,CACTD)是因 *SLC25A20* 基因变异,引起肉碱 - 酰基肉碱移位酶功能缺陷,长链酰基肉碱不能进入线粒体基质完成 β 氧化,导致 ATP 生成不足的一种罕见长链脂肪酸氧化代谢障碍疾病。本病 1992 年由 Stanley 首次报道,目前全球报告病例 60 余例,我国已报告 7 例,主要集中在南方省份,呈现一定的地域分布特点。多数病例在新生儿至婴儿期发病,起病急,病情危重,预后不良。故本病是新生儿、儿科需要关注的可引起临床危急重症的罕见病之一。

二、病因及发病机制

线粒体脂肪酸 β 氧化是组织细胞能量供应的主要来源,尤其在较长时间禁食或运动时。肉碱 - 酰基肉碱移位酶是线粒体内膜上的跨膜蛋白,具有催化长链酰基肉碱跨膜转运进入线粒体基质的生理功能。*SLC25A20* 基因变异导致 CACT 结构功能异常,长链酰基肉碱无法进入线粒体基质完成 β 氧化代谢,ATP 生成不足及长链酰基肉碱堆积毒性作用而引起一系列临床异常。心、脑、肝脏、骨骼肌是本病主要受累器官。新生儿期发病者病情危重,死亡率高。

三、遗传机制

本病属于常染色体隐性遗传病。致病基因 *SLC25A20* 定位于 3p21.31,含 9 个外显子 8 个内含子,长度 16.5kb。迄今已报道致病突变 41 种,以点突变最常见,其次为重复、缺失和插入。c.199-10T>G 是亚洲人群热点突变。该剪切变异导致 *SLC25A20* 基因 3 号、4 号外显子翻译跳跃,干扰酶蛋白第 2 和第 3 跨膜结构域,引起酶活性严重缺失,导致较严重的临床表型。

四、临床表现

根据临床表现和病情轻重及残存酶活性,可将本病分为 2 型。

1. 重型　是本病最常见的类型,酶活性 <1%。大多数病例在生后 1 周内发病,喂养不足、感染是常见诱发因素,患儿也可无明显诱因于新生儿早期发病。发病初期可见喂养困难、反应差、嗜睡或呼吸急促,易误诊为败血症、颅内感染、新生儿缺氧缺血性脑病。若不及时干预可迅速进展为昏迷、呼吸困难、循环衰竭。可见低酮性低血糖、代谢性酸中毒、高氨血症等代谢紊乱的生化改

变及肝酶、激酶异常改变。本型病情凶险、死亡率高，一般预后不良。亚洲人群热点突变c.199-10T>G多为重型表型，死亡率高，呼吸心搏骤停是主要死因。

2. 轻型　酶活性>5%，可在婴幼儿期发病，常表现为间歇发作的低血糖、高氨血症，多因感染、腹泻、饥饿等因素诱发。患儿可以神经肌肉症状为首发症状，容易误诊。c.842C>T，c.843+4_+50del，c.897dupC，c.82G>T这4种变异被认为与轻型相关。

五、实验室检查

1. 常规实验室检查　低酮性低血糖、高血氨、代谢性酸中毒、转氨酶、激酶升高。

2. 血氨基酸和酰基肉碱谱分析　C_{16}，C_{18}，$C_{18:1}$等长链酰基肉碱水平显著增高，可伴C_0降低，$C_0/(C_{16}+C_{18})$降低。

3. 尿有机酸分析　正常或二羧酸尿。

4. 基因检测　*SLC25A20*基因变异检测是确诊重要依据。

六、诊断和鉴别诊断

1. 诊断　新生儿期急性发病，迅速进展，脑、心、肺、肝脏功能受累显著，低酮性低血糖、高血氨，应考虑脂肪酸氧化代谢障碍疾病可能。血酰基肉碱谱捕捉到特征性改变，尿有机酸分析未见异常或仅见二羧酸尿，应警惕本病。确诊需要基因家系分析。

2. 鉴别诊断　本病应与肉碱棕榈酰转移酶2（CPT-2）缺乏症相鉴别。CPT-2在催化长链酰基肉碱进入线粒体的代谢途径中处于肉碱-酰基肉碱移位酶下游。CPT-2功能缺失同样导致长链酰基肉碱氧化代谢障碍，临床表现、血酰基肉碱谱改变与CACTD类似，需通过基因诊断进行鉴别。故临床发现C_{16}，C_{18}显著增高，$C_0/(C_{16}+C_{18})$降低，应检测CACTD致病基因*SLC25A20*基因和CPT-Ⅱ缺乏症致病基因*CPT2*基因；或采用二代测序技术+Sanger测序验证进行诊断和鉴别诊断。

七、治疗及随访

1. 急性期治疗　持续高速葡萄糖溶液静脉输注是首要措施，维持血糖>5.5~6.5mmol/L，减少脂肪动员。禁止脂肪乳剂输注，纠正高氨血症、代谢性酸中毒，改善重要脏器功能及其他对症支持治疗。

2. 长期治疗　治疗原则为避免饥饿，低脂高碳水化合物饮食。注意补充中链脂肪酸并保证氨基酸供应，保证患儿生长发育需要。为避免饥饿，患儿需频繁喂养或持续肠内喂养。2岁以后患儿可夜间给予生玉米淀粉，预防夜间低血糖发作。是否补充左旋肉碱仍然存在争议，若存在继发性肉碱缺乏症可适当短期补充。

3. 随访　保持每1~3个月一次的随访频次为宜。随访内容应包括：饮食情况、体格和智能发育、神经肌肉系统检查、眼科检查（1次/年）、血酰基肉碱谱、肝酶、心肌酶、心脏彩超（1次/年，或依据病情）、心电图（1次/年，或依据病情）、腹部B超（1次/年，或依据病情）。

八、遗传咨询和产前诊断

1. 避免近亲婚配。

2. 生育过患儿的夫妇再次妊娠前接受遗传咨询和产前诊断指导。

3. 积极开展串联质谱新生遗传代谢病筛查，尽早发现疾病。

（鄢慧明）

第五节　短链酰基辅酶A脱氢酶缺乏症

一、概述

短链酰基辅酶A脱氢酶缺乏症（short-chain acyl-CoA dehydrogenase deficiency，SCADD；MIM201470）是由于*ACADS*基因突变造成其编码的短链酰基辅酶A脱氢酶（short-chain acyl-CoA dehydrogenase，SCAD）功能缺陷，导致线粒体内脂肪酸β氧化障碍，血液中丁酰基肉碱（butyryl-carnitine，C4）及尿液中乙基丙二酸（ethylmalonic acid，EMA）蓄积所致的脂肪酸代谢异常疾病。1987年Amendt等首次报道两名新生儿尿中EMA排泄增加，经皮肤成纤维细胞酶学检测证实为SCADD。文献报道SCADD新生儿患病率有种族及地区的差异，美国为1∶28 527；德国为1∶120 466；澳大利亚为1∶72 400；日本为1∶606 380；新加坡为1∶29 500；中国台湾地区为1∶118 543；浙

257

江省统计为 1 861 263 例新生儿遗传代谢病筛查资料,诊断 SCADD 27 例,患病率为 1∶68 936。

二、病因及发病机制

游离脂肪酸代谢产生能量是一个复杂的过程,需要四个阶段,包括:肉碱循环;脂肪酸 β- 氧化;电子通过电子传递链转移;人体肝脏内酮体的合成。

SCAD 为线粒体脂肪酸 β 氧化代谢通路酰基辅酶 A 脱氢酶家族中重要一员,其结构与中链以及极长链酰基辅酶 A 脱氢酶的序列高度同源,能催化短链脂肪酸(包括 4~6 个碳原子,即丁酰辅酶 A 及己酰辅酶 A,但其活性最强的底物为丁酰辅酶 A)β 氧化的第一步,去掉线粒体基质内激活的酰基辅酶 A 巯基 α 位和 β 位的两个电子,引入一个双链;其脱下的成对氢原子经电子转运黄素蛋白(electron transferring flavoprotein,ETF)和电子转运黄素蛋白脱氢酶(electron transport protein dehydrogenase,ETFDH)转运至线粒体呼吸链进行氧化磷酸化产生 ATP,而脱氢产生的烯酰基辅酶 A 在三功能蛋白作用下,生成 1 分子乙酰辅酶 A 和 1 分子少两个碳原子的酰基辅酶 A,完成一次 β 氧化过程(图 17-1)。脂肪酸代谢生成的乙酰辅酶 A 可进入三羧酸循环彻底氧化分解,产生 ATP 为机体提供能量。SCAD 是同源四聚体的线粒体黄素蛋白酶,每个 SCAD 单体包含一个

FAD 辅基,FAD 与 SCAD 的结合,对 SCAD 蛋白活性、折叠修饰及稳定性起重要作用。SCAD 缺陷首先导致丁酰辅酶 A 蓄积,然后丁酰辅酶 A 经旁路代谢生成 C4。丁酰甘氨酸、丁酸盐或通过丙酰辅酶 A 羧化酶作用生成 EMA、甲基琥珀酸,在血液、尿液及细胞中贮积。因此 SCADD 血中 C4 及尿中 EMA 增高为其生化表型,但并非特异性,EMA 增高也可出现在乙基丙二酸脑病及多种酰基辅酶 A 脱氢酶缺乏症中;C4 增高也可见于异丁酰辅酶 A 脱氢酶缺乏症、乙基丙二酸脑病及多种酰基辅酶 A 脱氢酶缺乏症等疾病。目前认为 C4、EMA 是 SCADD 非特异性生化标记,其升高程度与 SCADD 酶活性的缺乏程度未见明显相关性。

SCADD 的临床表型复杂,与典型的脂肪酸代谢病不同,神经系统受累更常见,而低血糖较少发生,表现为酮症性低血糖。其发病机制并不完全清楚。SCAD 位于脂肪酸 β 氧化脱氢的最后一步(极长链及中链酰基辅酶 A 脱氢酶首先发挥作用),其底物为丁酰辅酶 A 及己酰辅酶 A,而中链酰基辅酶 A 脱氢酶具有较低的代谢丁酰辅酶 A 及己酰辅酶 A 的活性,可部分弥补 SCAD 功能的不足,可能是低血糖较少发生的原因。Van Maldegem 等研究发现当饥饿时可出现酮症性低血糖伴胰岛素水平降低及生长激素、皮质醇水平增高,而乳酸、丙酮酸、血氨、氨基酸正常,提示糖

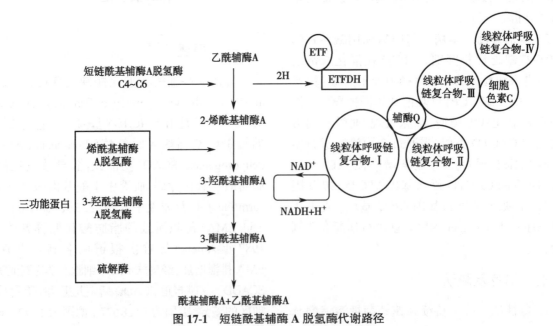

图 17-1　短链酰基辅酶 A 脱氢酶代谢路径

注:C4-C6(丁酰基辅酶 A、己酰基辅酶 A);H(氢原子);ETF(电子转运黄素蛋白);ETFDH(电子转运黄素蛋白脱氢酶);NAD⁺(氧化型烟酰胺腺嘌呤二核苷酸);NADH(还原型烟酰胺腺嘌呤二核苷酸);H⁺(氢离子)

异生及近端尿素循环功能正常。脂肪饮食负荷后机体正常的生酮反应提示 SCADD 时酮体生成可能是正常的。在 Van Maldegem 和 Bennett 的两个研究及以往的个例报道中，SCADD 患者发生低血糖的比例<20%，发生低血糖时酮体生成正常，证实在某些代谢压力情况下仍有细胞能量供应障碍的发生，但对酮体生成影响小。

三、遗传机制

SCADD 缺乏症通常被认为是常染色体隐性遗传病，ACADS 是目前已知的唯一致病基因，位于染色体 12q24.31，长约 13kb，含 10 个外显子和 1 236 个核苷酸，编码 412 个氨基酸。国际上迄今已报道了至少 80 余种 ACADS 基因突变类型，大部分为错义突变。

浙江省总结 8 年新生儿筛查资料，诊断 27 例 SCADD 患儿，检出 13 种 ACADS 基因已知突变位点。其中 c.1031A>G、c.164C>T、c.991G>A 为高频位点，突变频率分别占 37.5%、21.4%、13.8%。

值得注意的是，研究发现 SCADD 患者中常见的两个多态性变异：位于 5 号外显子的 c.511C>T（Trp147Arg）及位于 6 号外显子的 c.625G>A（Gly185Ser）。这两种变异对蛋白折叠、酶动力学影响不大。在 Pedersen 等报道的 114 例病例中，c.625G>A、c.511C>T 变异分别占所有检测等位基因的 67%、8%。在 694 例美国新生儿干血滤纸片检测结果中显示，c.625G>A 变异占所有变异的 22%，其中约 6% 为纯合子；c.511C>T 占所有变异的 3%，其中 0.3% 为纯合子，1% 为复合杂合子。c.625G>A 在西班牙裔人群携带率高达 30%。这些变异在 SCADD 发病中作用和机制尚不明确，在正常人群中也占有相当比例，提示它们不足以单独引起 SCADD 发病，可能需要联合其他遗传和环境因素才能致病。这两个变异位点无论是纯合子还是复合杂合子，均可致 C4 及 EMA 增高，在新生儿 SCADD 筛查中可被检出，易造成 SCADD 诊断、治疗的混淆。

而 c.765G>T（p.Gly255Gly）是目前已知致病性同义突变，在基因检测分析时注意不要遗漏。

至今在新生儿筛查人群尚未发现明确的基因型 - 表型相关性；亦未发现基因型与 C4、EMA 存在明确相关性。这也提示 SCADD 可能存在更复杂的遗传机制。

四、临床表现及预后

SCADD 可在新生儿至成人期发病，多数起病年龄在 5 岁以内。其临床表现不同于其他脂肪酸氧化障碍以低酮症性低血糖、脂肪肝及心肌病等为典型临床表现，而主要表现为神经系统异常：发育迟缓最常见，其他包括语言发育落后、肌张力低下、惊厥、肌病、生长迟缓、喂养困难、昏睡、行为问题等。也可见结构畸形、心肌病、宫内发育迟缓和呼吸抑制，偶见急性酸中毒发作报道。

目前报道的 SCADD 病例主要由新生儿遗传代谢病筛查检出，与临床诊断的 SCADD 不同，许多新生儿筛查检出病例可多年无症状，偶见喂养困难、低血糖、低肌张力、语言发育迟缓的报道。鉴于筛查诊断病例预后良好，有学者建议不再将其列入新生儿筛查病种；但临床病例有较高比例的发育迟缓发生率，对此目前尚有争议，也有建议将其列入新生儿二级筛查病种。

有研究提示 SCADD 胎儿可导致孕母发生急性妊娠期脂肪肝、先兆子痫、HELLP 综合征（以溶血、肝酶升高和血小板减少为特点）。

五、实验室检查

1. 常规实验室检查　包括血尿常规、肝功能、血气分析、血糖、血氨等。可出现酮症性低血糖、代谢性酸中毒、血氨升高、肝功能异常等。

2. 激素检测　可检出胰岛素降低，生长激素，皮质醇增高。

3. 血氨基酸谱及酰基肉碱谱检测　SCADD 患者血 C4（参考值 0.03μmol/L~0.48μmol/L）及其比值增高，通常 C4 绝对值高于正常范围 2 倍以上。

4. 尿有机酸检测　SCADD 患者尿 EMA 增高。

值得注意的是 C4.EMA 增高不是每次检测均能发现，建议疑诊者至少检测 2 次以上。

5. SCAD 酶活性测定　检测 SCAD 酶活性方法多样，可对患者皮肤成纤维细胞、骨骼肌细胞等组织进行酶活性检测，酶活性减低可明确诊断。由于 SCAD 酶活性检测流程复杂，需取皮肤或肝组织活检，正常范围较难获取，目前临床难以常规开展。

6. 基因检测　检测 ACADS 基因突变是确诊 SCADD 的金标准。

六、影像学检查

对合并神经系统异常患者建议头颅 MRI 检测；合并肝功能损害、肝脏肿大者建议肝脏 B 超检查。

七、其他检查

根据临床异常表现选择相应检查，如惊厥者建议脑电图；发育迟缓者需检测行为发育量表、社会适应能力、智力测定等。

八、诊断及鉴别诊断

由于 SCADD 临床表现非特异性，部分病例无症状，临床易漏诊或误诊，对不明原因的低血糖、惊厥、肌张力异常、发育落后等患儿需考虑遗传代谢病可能，建议行血串联质谱及尿有机酸分析，若发现 C4 及 / 或 EMA 增高者建议进一步行确诊检查。

串联质谱新生儿遗传代谢病筛查发现 C4 增高至正常范围 2 倍及以上，或 C4 及比值同时增高，召回复查无改善或合并尿 EMA 增高者建议进一步检测 ACADS 基因。注意各筛查中心 C4 正常范围并不相同；有时合并游离肉碱降低时 C4 增高可不明显，建议联合 C4 比值判断。由于 c.625G>A 纯合或复合杂合突变新生儿其筛查血 C4 水平及尿 EMA 水平与 SCADD 患者不能区分，常需要基因检测协助诊断。

基因检测发现 ACADS 基因等位基因致病性突变可确诊。

SCADD 需与以下病种鉴别：

1. 血 C4 增高病种　①异丁酰辅酶 A 脱氢酶缺乏症：血中 C4 可增高，临床多呈良性过程。可通过尿有机酸分析（异丁酰甘氨酸增高）或致病基因 ACAD8 分子检测、酶活性检测鉴别。②乙基丙二酸脑病：血中 C4、异戊酰肉碱增高（isovaleryl-carnitine，C5），尿中 EMA、异戊酰甘氨酸增高，易与 SCADD 混淆。但 EMA 临床常有慢性腹泻、瘀点、发育迟缓等，可通过致病基因 ETHE1 分子检测或酶活性检测鉴别。③戊二酸血症Ⅱ型（又称多种酰基辅酶 A 脱氢酶缺乏症）：常表现多种酰基肉碱增高（包括 C4），尿中可有多种有机酸贮积，临床可见代谢性酸中毒、低血糖、肌张力低下、结构畸形等，通过致病基因 ETFα、ETFβ、ETFDH 分子检测或酶活性检测鉴别。④线粒体呼吸链缺陷：通过相关分子检测鉴别。

2. 尿 EMA 增高病种　①乙基丙二酸脑病；②戊二酸血症Ⅱ型；③牙买家呕吐病（Jamaican vomiting sickness），因食用未成熟的西非荔枝导致次甘氨酸中毒所致，通过病史可鉴别；④线粒体呼吸链缺陷。

3. 临床有不明原因的代谢性酸中毒、低血糖、惊厥、肌张力异常、发育落后等表现者，尽快送血串联质谱及尿有机酸分析，有血 C4 及尿 EMA 增高者进一步检测基因或酶活性确诊。

九、治疗

1. 鉴于 SCADD 表型的复杂性，发病机制并不完全清楚，治疗资料少，目前尚无统一的治疗共识。无特殊脂肪摄入限制或特殊添加饮食等要求。

2. 主要处理措施包括：改善临床症状，避免长期禁食，采用与年龄相适应的健康心脏饮食。最长禁食时间：新生儿<4 小时；婴幼儿<6 小时；儿童<12 小时。

3. 反复发作的 SCADD 患者与其他脂肪酸氧化障碍病疗法相似，主要是减少分解代谢，增加其他途径供能来源。急性发作期，尤其对恶心、呕吐不能进食者，静脉给予 10% 葡萄糖溶液，补液速度维持 8~10mg/((kg·min))，能进食者口服葡萄糖液抑制分解代谢。低血糖类似处理。上述措施并不能改善临床进程，但患者症状会随年龄增大好转。

4. 药物治疗

（1）左旋肉碱治疗：对于是否补充左旋肉碱治疗脂肪酸 β 氧化障碍一直有争议。有学者担心摄入左旋肉碱通过增加 C4 可能会增加其毒性作用。但在 SCAD 缺陷小鼠研究中发现，增加肉碱摄入可减低血及组织中的 C4 水平，与患者的研究结果不一致。一般认为游离肉碱低时可补充。

（2）维生素 B$_2$（核黄素）：FAD 为 SCAD 蛋白辅助因子，对 SCAD 蛋白发挥重要作用，核黄素作为分子伴侣可修饰突变蛋白及稳定突变蛋白构象。但补充核黄素治疗研究结果的有效性并不一致，报道核黄素剂量为 10mg/((kg·d))，最大剂量 150mg/d，分 3 次口服。

总之，使用左旋肉碱及维生素 B$_2$ 治疗 SCADD 的可行性及有效性仍需进一步证实。

十、随访监测

建议确诊病例长期随访，每年遗传代谢科门

诊随访 1 次。监测内容包括：体格发育情况；营养状态如蛋白、铁、红细胞、必需脂肪酸、血酰基肉碱（游离肉碱、C4）；记录有无代谢性酸中毒、低血糖急性发作史，有上述情况者需加强随访观察。

十一、遗传咨询及产前诊断

SCADD 属于常染色体隐性遗传病，符合其遗传特点。建议：①避免近亲结婚。②对 SCADD 高危家庭首先需明确先证者基因类型，基因型明确者可对下一胎实行产前诊断。产前诊断是避免再发风险的重要措施。家族成员基因突变位点验证也可检出无症状患者或杂合子携带者，进行相关遗传咨询。但基于该病种新生儿筛查检出病例多数预后良好，高危家庭可根据自身情况选择是否进行产前诊断。③基于新生儿筛查病例预后明显好于临床病例，建议新生儿筛查。

（童 凡）

第六节 中链酰基辅酶 A 脱氢酶缺乏症

一、概述

中链酰基辅酶 A 脱氢酶缺乏症（medium chain acyl-CoA dehydrogenase deficiency，MCADD；MIM 201450）是 *ACADM*（OMIM 607008）基因异常导致中链酰基辅酶 A 脱氢酶（medium chain acyl-coa dehydrogenase，MCAD）功能缺陷，中链脂肪酸 β 氧化受阻，导致能量生成减少和毒性代谢中间产物贮积引起的疾病。该病 1982 年由 Kølvraa 首次报道，患者因瑞氏综合征样表现送尿有机酸分析发现中链二羧酸及己糖甘氨酸增高诊断。该病患病率有明显的种族差异，是北欧人群最常见的脂肪酸 β 氧化障碍性疾病。首次发病病死率及神经系统后遗症发生率可高达25%，而新生儿疾病筛查使该病的预后获得了极大的改善。目前文献报道的新生儿患病率德国为 1:4 900~1:8 500；美国为 1:13 000~1:19 000；澳大利亚为 1:19 000；亚洲人群患病率相对较低，日本为 1:51 000；中国台湾为 1:263 500；浙江省筛查新生儿 2 129 989 例，诊断 8 例 MCADD，

患病率为 1:266 249。

二、病因及发病机制

MCAD 是酰基辅酶 A 脱氢酶家族成员之一，为同源四聚体蛋白，与二聚体电子转运黄素蛋白（electron transferring flavoprotein，ETF）相互作用。MCAD 位于线粒体基质，在肝脏、骨骼肌、心肌、皮肤成纤维细胞中均有表达，能催化中链脂肪酸，包括 4~12 个碳原子（C4~C12）；主要特异性催化 C6~C10 β 氧化的第一步，去掉两个电子，引入一个双链；然后经 ETF 和电子转运黄素蛋白脱氢酶（electron transferring flavoprotein dehydrogenase，ETFDH）转运至线粒体呼吸链进行氧化磷酸化产生 ATP，在三功能蛋白作用下，生成 1 分子乙酰辅酶 A 和 1 分子少两个碳原子的酰基辅酶 A，完成一次 β 氧化过程（图 17-2）。脂肪酸代谢生成的乙酰辅酶 A 可进入三羧酸循环彻底氧化分解，产生三磷酸腺苷（adenosine triphosphate，ATP）为机体提供能量；促进肝脏生成酮体，作为葡萄糖不足时脑组织及肌肉的主要替代能源。MCAD 缺乏时中链脂肪酸 β 氧化受阻，乙酰辅酶 A 生成减少，导致 ATP 及酮体生成减少；线粒体内中链酰基辅酶 A 蓄积，酰基辅酶 A/ 游离辅酶 A 比值增大累及糖有氧氧化及三羧酸循环，导致 ATP 进一步减少。能量缺乏糖酵解加速；乙酰辅酶 A 的减少影响了丙酮酸羧化酶活性，糖异生被抑制。该基因在脂肪酸氧化速度快、能量需要量多的器官组织，如肝脏、心脏、肾脏、棕色脂肪组织内表达较高。当 MCAD 缺陷时，一旦肝脏糖原在长期禁食和高能量需求期间耗尽，就会引发低酮症性低血糖。

线粒体内蓄积的中链酰基辅酶 A 通过以下三种途径代谢：①与甘氨酸结合，产生己酰甘氨酸、辛酰甘氨酸、癸酰甘氨酸，通过肾脏排出，减轻毒性产物的作用；②与肉碱结合，产生己酰基肉碱（hexanoyl-carnitine，C6）、辛酰基肉碱（octanoyl-carnitine，C8）、癸酰基肉碱（decanoyl-carnitine，C10）进一步代谢，可导致继发性肉碱缺乏；③转运到微粒体进行 ω 氧化，产生二羧酸（己二酸、辛二酸、癸二酸），这些二羧酸有很强的肝毒性作用，其中以辛二酸为甚。有毒代谢物如辛酸、癸烯酸、顺式 -4- 辛酸，在血液、尿液、胆汁中贮积，导致氧化损伤，可能是 MCAD 脑病的发病机制之一。

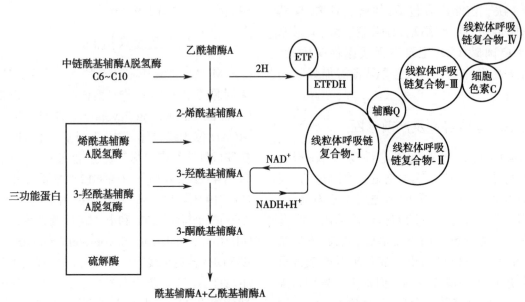

图 17-2　中链酰基辅酶 A 脱氢酶缺乏症代谢途径

C6~C10(己酰基辅酶 A、辛酰基辅酶 A、癸酰基辅酶 A);H(氢原子);ETF(电子转运黄素蛋白);ETFDH(电子转运黄素蛋白脱氢酶);NAD⁺(氧化型烟酰胺腺嘌呤二核苷酸);NADH(还原型烟酰胺腺嘌呤二核苷酸);H⁺(氢离子)

三、遗传机制

MCADD 为常染色体隐性遗传病。*ACADM* 是目前发现的唯一致病基因,位于染色体 1p31.1,包含 12 个外显子,迄今已至少报道 160 余种突变位点,以错义突变为主。MCADD 在欧洲裔、葡萄牙的吉普赛人和加利福尼亚的美洲土著人中很常见。在北欧和吉普赛人群中,常见的突变是 c.985A>G(p.Lys304Glu) 及 c.199T>C(p.Tyr42His)。日本人中 c.449-452del4 突变最常见。阿拉伯人的创建者突变位点可能是 c.362C>T。目前国内文献尚未发现热点突变。

ACADM 突变影响 MCAD 功能的方式多种多样,包括:表达减少或无效表达、改变蛋白折叠方式、影响催化性能及特异性、降低与底物亲和力、降低与配体结合稳定性、增加热敏感性、增加对蛋白水解敏感性等。

MCADD 基因型与临床表型的关系尚不明确,由于基因与基因的相互作用,基因与环境的相互作用均可影响疾病的自然进程,故通过基因型不能准确预测患者的临床表型及疾病严重程度。同一家族 MCADD 患者具有不同临床表型很常见。轻症生化表型的个体仍可出现危及生命症状的潜在风险。

四、临床表现及预后

MCADD 典型临床表型为表现健康儿童在饥饿、疾病或应激状态下出现低血糖、呕吐、昏睡;也可能会发生癫痫;通常在 3~24 个月起病,也可在成年期起病或无症状。一旦确定诊断,建立频繁的喂养以避免任何长时间的禁食,预后良好。急性期多有典型的低血糖表现,血糖降低伴酮体阴性有助于诊断。肝肿大和肝病常出现在急性发作期,可迅速发展为昏迷和死亡。还可伴阴离子间隙增高、高尿酸血症、转氨酶升高和轻度高氨血症。肝活检伴有大量脂肪堆积。影像学检查发现部分患儿发生脑水肿。心脏损害较为少见。

成人期起病的 MCADD 患者临床表现多样,可有多器官受累,包括肌肉、肝脏、神经系统或心血管系统等。以呕吐最常见,肝脏肿大相对少见。部分患者以疲劳、肌痛、运动耐力减退等骨骼肌症状为主要表现。

MCADD 的孕妇,或怀有 MCADD 胎儿的孕母比正常人群更易出现急性妊娠脂肪肝、HELLP 综合征。

MCADD 患者病死率高,发病的患者中约 25% 死亡,成人期急性起病的患者死亡率更高,可达 50%。间歇期往往正常。轻症、成人型患者仍有猝死风险。

新生儿筛查极大改善了 MCADD 的预后,规范诊治、随访病例长期预后良好。但早发重症型可在筛查结果出来前死亡。

五、实验室检查

1. 常规实验室检查 包括血常规、尿常规、肝功能、血气分析、血糖、血氨等。可表现为低酮症性低血糖、转氨酶增高、肌酸激酶升高、酸中毒、血氨升高等。

2. 血酰基肉碱谱检测 血酰基肉碱可发现 C6、C8、C10 升高(参考值分别为 0.03~0.17μmol/L、0.02~0.17μmol/L、0.03~0.22μmol/L),其中 C8 升高明显,是该病的特征性变化,因此将 C8 作为 MCADD 新生儿筛查、临床诊断和随访监测的主要指标。但继发性肉碱缺乏时,游离肉碱水平极低,C6~C10 升高可不明显,结合 C8/C10 比值可提高诊断的敏感性及准确性。

3. 尿有机酸检测 MCADD 患者尿中二羧酸可增高(己二酸、辛二酸、癸二酸等),但病情稳定时二羧酸正常。急性发作期间,5- 羟基己酸、己基甘氨酸、苯丙基甘氨酸、环庚甘氨酸,特别是亚乙基甘氨酸是 MCADD 的额外生化标志,是临床无症状者的首选检测。

4. 酶学检测 通过检测患者白细胞、成纤维细胞、肝细胞、肌细胞或羊水中的还原性 ETF 以测定患者的 MCAD 酶活性可以确诊。虽然残留酶活性水平似乎与表型有较好的相关性,Touw 等研究发现,残余酶活性高于 10%,临床表现较轻;低于 10% 症状较重。但环境因素等仍有很大影响。酶活性结合基因型分析可能有助于估计发病风险和指导治疗。目前,MCAD 酶活性检测国内临床尚未开展。

5. 基因检测 ACADM 分子检测是目前最常用的 MCADD 确诊手段。

六、诊断及鉴别诊断

目前多数 MCADD 患儿通过新生儿筛查发现 C8 ± C8/C10 增高,结合基因检测确诊。通常以 C8 绝对值超过 2 倍或 C8 及其比值同时增高作为召回切值。在新生儿群体筛查中,以 C8 鉴定 MCADD,在无代谢压力情况下可出现假阴性结果;C8 也不是 MCADD 的特异性指标,在其他遗传代谢病、新生儿接受丙戊酸钠治疗或喂食富

含中链甘油三酯的饮食时,也会升高。

临床原因不明的肝肿大、肌无力、低酮症性低血糖及运动、智力发育迟缓者需怀疑 MCADD 可能,建议进一步检测酰基肉碱、尿有机酸、ACADM 基因诊断。

由于 MCADD 猝死发生率高,部分病例通过死亡后尸检诊断。以下情况需怀疑 MCADD:①有猝死或瑞氏综合征家族史;②死亡前 48 小时内嗜睡、呕吐和 / 或长时间禁食;③尸检发现肝脏或其他器官的弥漫性脂肪浸润。

目前 MCADD 多通过基因检测诊断。发现 ACADM 等位基因致病性突变可确诊。如果仅发现一个或没有致病变异,建议进一步行缺失 / 重复分析。高度怀疑者还需排除调控区、内含子变异或复杂染色体病可能。

MCAD 属于酰基辅酶 A 脱氢酶(acyl-coa dehydrogenase,ACAD)家族。ACAD 还包括与脂肪酸 β- 氧化途径有关的其他脱氢酶:ACADS 编码的短链酰基辅酶 A 脱氢酶,ACADVL 编码的极长链酰基辅酶 A 脱氢酶;ACAD 9 编码的脱氢酶可能在脂肪酸 β 氧化和呼吸链复合物 I 的稳定中起作用;IVD 编码的异戊酰基辅酶 A 脱氢酶、ACADSB 编码的 2- 甲基支链酰基辅酶 A 脱氢酶和 ACAD 8 编码的异丁酰辅酶 A 脱氢酶。上述基因突变可出现相似的临床表现,需通过酰基肉碱、尿有机酸、酶活性或致病基因检测鉴别。

由于 MCADD 缺乏特异性临床表现,还需要与临床以瑞氏综合征表现为特点的疾病鉴别。除上诉病种外,还包括酮体生成障碍、尿素循环障碍、有机酸代谢病、呼吸链复合物缺陷和先天性糖代谢异常(如遗传性果糖不耐受等)。

C8 增高者还需与戊二酸血症 II 型(又称多种酰基辅酶 A 脱氢酶缺乏症)、母源性因素、丙戊酸钠治疗、富含中链氨基酸奶粉喂养等情况鉴别。

七、治疗

1. 治疗原则 避免饥饿;保证能量供应。

2. 临床发病患者最重要的是通过口服碳水化合物来逆转分解代谢。如果患者无法通过口服食物来维持正常代谢,应立即静脉注射葡萄糖,剂量为 25% 葡萄糖 2ml/kg 或 10% 葡萄糖以 10~12mg/(kg·min)的速度以维持高于 5mmol/L 的血糖水平。

3. 左卡尼汀 是否需长期补充左卡尼汀治

疗尚有争议,一般建议游离肉碱低于正常时可小剂量补充。

4. 基因治疗 尚处体外研究阶段。

八、预防

1. 诊断后主要预防措施是避免禁食。Derks 等研究了 MCADD 无症状患儿禁食耐受时间,建议最长禁食时间为:6~12 个月婴儿<8 小时;1~2 岁<10 个小时;大于 2 岁<12 小时。相对较低脂肪的饮食(脂肪约占总能量的 30%)可能有益。同时注意控制体重,包括适当的营养和锻炼;避免选择以中链甘油三酯作为主要脂肪来源的婴儿配方奶。在疾病期间,尤其是涉及发热和/或热量摄入不足时应咨询遗传代谢专科医师。

2. 患有 MCADD 的孕妇需注意避免分解代谢,以免发生肉碱缺乏、急性肝衰竭和 HELLP 综合征等。

九、随访

在婴儿出生后的头几个月,需每个月随访一次,以确保家庭了解和接受 MCADD 治疗。情况良好婴幼儿常规随访的频率可根据患者、家庭而个性化制定。

十、遗传咨询及产前诊断

MCADD 是以常染色体隐性方式遗传的。由于存在无症状的父母和同胞 MCADD,应向父母和所有同胞提供生化评估和/或分子遗传学检测。

产前检测和植入前遗传学诊断:一旦在受影响的家庭成员中发现了 *ACADM* 等位基因致病突变,产前诊断或植入前基因诊断从技术上是可行的。

(童 凡)

第七节 极长链酰基辅酶 A 脱氢酶缺乏症

一、概述

极长链酰基辅酶 A 脱氢酶缺乏症(very long acyl-CoA dehydrogenase deficiency,VLCADD)是由于 *ACADVL* 基因变异导致其编码产物极长链酰基辅酶 A 脱氢酶缺陷所致的一种脂肪酸代谢

障碍疾病。本病亚洲地区较罕见,国内新生儿疾病筛查报告发病率为 1:620 000。

二、病因及发病机制

极长链酰基辅酶 A 脱氢酶位于线粒体内膜,是催化 C_{14}~C_{20} 极长链脂肪酸氧化代谢反应的第一步酶。该酶在所有组织细胞中均有表达,尤其在心肌、骨骼肌、胎盘、胰腺中高表达。酶活性缺陷直接导致线粒体内极长链酰基肉碱氧化代谢障碍,毒性长链酰基肉碱细胞内堆积,引起一系列临床异常。

三、遗传机制

ACADVL 基因定位于 17p13.1,总长 5.4kb,含 20 个外显子,编码 655 个氨基酸。至今已发现 150 种致病突变。包括无义突变、错义突变、截断突变,其中错义突变是最主要的变异类型。目前认为,错义突变多导致酶活性降低和/或蛋白质稳定性降低,其临床表现较轻。一些无义突变和截断突变往往导致酶活性完全缺失,引起严重的临床异常。

四、临床表现

根据临床表现和病情轻重,可分为心肌病型、肝型和肌病型三种类型。心肌病型和肝型均属于重型,肌病型多为轻型。

1. 心肌病型 新生儿或婴儿早期即发病,甚至可在生后 1~3 天,患儿尚未接受新生儿疾病筛查时就已发病。心脏是最主要的受累器官,可见肥厚型/扩张型心肌病、心包积液、心律失常、肝大、肌张力减退、低酮性低血糖,迅速进展为心力衰竭、多器官功能衰竭。横纹肌溶解也可出现在新生儿期。患儿发生婴儿猝死综合征风险高。

2. 肝型 也称低酮性低血糖型。此常在婴儿后期或儿童期发病,主要表现为低酮性低血糖、肝大、肝功能损害。本型较少发生心肌损害,但若不能及时诊断治疗死亡风险高。

3. 肌病型 本型主要在青少年或成年期发病,多表现为运动后发生横纹肌溶解、肌痉挛、肌痛或运动不耐受。血中肌酸激酶水平很高。低酮性低血糖往往不是该型患者的首发症状。

五、实验室检查

1. 常规实验室检查 低酮性低血糖、代谢性

酸中毒,可见肌酸激酶、肌酸激酶同工酶、乳酸脱氢酶、转氨酶水平升高。

2. 血氨基酸和酰基肉碱谱检测 $C_{14:1}$ 及 $C_{14:1}/C_{12:1}$ 比值增高,可合并 C_0 降低。

3. 尿有机酸检测 正常或见二羧酸尿。

4. 影像学检查 可见主要受累器官(心脏、肝脏)异常改变,如肥厚型心肌病、扩张型心肌病、肝大。

5. 病理学检查 可见心肌、骨骼肌细胞内脂质沉积,肝脏脂肪变性。

6. 基因检测 *ACADVL* 基因突变家系分析是确诊金标准。

7. 酶活性检测 可皮肤成纤维细胞、外周血淋巴细胞、心肌、骨骼肌细胞极长链酰基辅酶 A 脱氢酶活性检测。

六、诊断和鉴别诊断

临床表现、异常生化指标及血酰基肉碱谱特征性改变是临床诊断的重要依据,确诊依靠基因或酶学分析。

七、治疗及随访

1. 急性期 应立即静脉输注葡萄糖。充足的葡萄糖供应刺激胰岛素分泌,从而抑制肝脏和肌肉组织脂肪酸氧化代谢,阻断脂肪组织分解。延迟或不给予葡萄糖输注将导致患儿死亡或永久脑损伤。选用 10% 葡萄糖,糖速保持在 10mg/(kg·min) 及以上,维持血糖水平大于 5.5mmol/L。避免静脉滴注脂肪乳剂。心功能可以在积极有效治疗后得到比较快的改善,纠正意识障碍则可能不是急性期抢救必须达到的治疗目的。因为即使积极治疗,脂肪酸毒性代谢产物对中枢神经系统的影响也可能持续几个小时(轻型)或 1~2 天(重型)。急性期治疗还包括改善 / 保护重要脏器功能,纠正心律失常,防治横纹肌溶解及对症支持治疗等。

2. 长期治疗 治疗原则为避免饥饿、保证能量供应和低脂饮食。

(1)避免饥饿:频繁喂养为机体提供足够的热量和能量,避免脂肪动员。不同年龄患儿推荐喂养时间,见表 17-1。需要注意的是,推荐喂养时间是患儿代谢状态稳定、营养状态良好的前提下允许的最长饥饿时间。如果患儿存在代谢紊乱或应激压力,夜间喂养时间应当在推荐喂养时间基础上缩短。

表 17-1 不同年龄患儿推荐喂养时间

年龄	推荐间隔喂养时间	
	白天	夜间
新生儿	3 小时	3 小时
<6 月龄	4 小时	4 小时
>6 个月	4 小时	6~8 小时
>12 月 ~3 岁	4 小时	10~12 小时
4~7 岁	4 小时	10~12 小时

(2)限制长链脂肪酸摄入:婴儿每日长链脂肪摄入应占总能量的 40%~45%,学龄期儿童为 30%~35%,有症状的患儿每日长链脂肪摄入量控制在 25%~30%。

(3)补充中链脂肪酸(MCT):MCT 可直接进入线粒体完成脂肪酸 β 氧化。有症状的患儿限制长链脂肪酸摄入同时应补充 MCT。心肌病型患儿 MCT 供能应达到每日总能量 90% 而长链脂肪酸占 10%;肝型和肌病型患儿 MCT 供能比例应达 20%;运动后肌痛和肌无力患儿在运动前补充 MCT(0.25~0.5g/MCT/kg)或碳水化合物。

(4)生玉米淀粉:生玉米淀可在夜间或紧张活动时补充以加强对空腹的耐受,也可作为急性期治疗措施之一,但一般不在每日饮食中常规补充。

(5)新筛发现但无症状的患儿,是否需要饮食控制尚有争议。目前认为,适当减少长链脂肪酸摄入是有利的。p.V243A 是无症状新生患儿 / 携带者群体中常发现的突变类型,临床表现较轻,严重肌病状态可发生低血糖或运动后诱发肌病。补充 MCT 对这类人群是有利的,一般不需要控制长链脂肪酸的摄入。

(6)左旋肉碱:是否补充肉碱一直存在争议。短期应用可促进酮体生成,减少空腹低血糖发生。剂量一般为 50~100mg/(kg·d)。没有证据表明长期肉碱补充对疾病控制有利。

八、随访与预后

临床症状改善,肌酸激酶、转氨酶正常,酰基肉碱指标下降,提示治疗有效,病情改善。肌酸激酶、转氨酶是监测病情、评估疗效的理想指标。游离肉碱对监测病情也有参考价值。患儿至少应每年接受一次心脏超声检查和肝脏 B 超检查。

新生儿期发病者心脏受累严重,死亡率高。

即使成功救治,在生后 1 年内仍可出现扩张型心肌病、肝大和肌张力减退。1 岁以后心脏受累较少见。横纹肌溶解最早可在 1 岁左右出现。2~6 岁时低酮性低血糖是此类患儿最突出的表现。年长儿、青春期儿童多见偶发性肌痛、横纹肌溶解,可持续到成年期,同时合并出现肌无力,但心肌受累少见。

九、遗传咨询及产前诊断

1. 避免近亲结婚。

2. 生育过患儿的夫妇再次妊娠前应接受遗传咨询和产前诊断指导。

3. 开展新生儿筛查,及早发现患儿,尽早开始治疗,减少并发症及不良预后。

(鄢慧明)

第八节　多种酰基辅酶 A 脱氢酶缺乏症

一、概述

多种酰基辅酶 A 脱氢酶缺乏症(multiple acyl-CoA dehydrogenase deficiency,MADD)是由于编码线粒体内电子转运黄素蛋白(ETF)或电子转运黄素蛋白脱氢酶(ETFDH)的基因先天缺陷,引起线粒体内多种脱氢酶功能障碍的常见遗传代谢病。由于患者尿有机酸分析常发现大量戊二酸又被称为戊二酸血症 II 型(glutaric academia type 2,GA-2)。本病实际发病率不低,较多病例为迟发型,新生儿疾病报道患病率较低,可能存在较多漏筛。

二、病因及发病机制

ETF 和 ETFDH 是线粒体基质内多种脱氢酶的电子受体,接受脱氢酶脱氢产生的电子并将之传递至呼吸链复合物 III,参与线粒体氧化磷酸化反应,最终产生 ATP 为机体供能。ETF 和 / 或 ETFDH 蛋白功能缺陷将直接导致线粒体内多种脱氢酶,如极长链酰基辅酶 A 脱氢酶、中链酰基辅酶 A 脱氢酶、短链酰基辅酶 A 脱氢酶、异戊酰辅酶 A 脱氢酶、异丁酰辅酶 A 脱氢酶、甲基丁酰辅酶 A 脱氢酶、戊二酰辅酶 A 脱氢酶、D-2- 羟基戊二酸脱氢酶等功能障碍,进而引起极长链、中链、短链脂肪酸、支链氨基酸、维生素 B 等多种生化物质代谢障碍及 ATP 生成障碍,引发一系列症状体征和生化改变异常。

三、遗传机制

ETF α 单位和 β 亚单位分别由 ETFA 基因和 ETFB 基因编码。ETFA 基因定位于 15q24.2-q24.3,长 30kb,含 12 个外显子,编码 333 个氨基酸。迄今已发现突变 63 种,点突变最多见,其次为重复和缺。ETFB 基因定位于 19q13.41,长 28kb,含 6 个外显子。已报道 55 种突变,其中点突变最常见,其次为重复、插入和缺失。ETFDH 由 ETFDH 基因编码。基因定位于 4q32.1,长 64kb,含 13 个外显子,编码 671 个氨基酸。迄今已发现 127 种突变,突变类型以点突变最多见,其次为重复、缺失和插入。

四、临床表现

MADD 临床表现具有高度的异质性,容易被漏诊或延误诊断。根据临床表现可分为新生儿发作型和迟发型两类。新生儿发作型根据是否伴有先天发育异常,又分为伴有发育异常的 I 型和不伴有发育异常的 II 型;迟发型则又被称为 III 型。

1. 新生儿发作型　ETF 或 ETFDH 酶活性严重 / 完全缺失。患儿生后不久即可出现严重的呼吸衰竭、心肌病、昏迷、低酮性低血糖、轻度至重度高氨血症、严重代谢性酸中毒。可闻及特殊的汗脚气味。I 型患儿可见发育畸形,包括巨脑、面部畸形(大前囟、高前额、鼻梁低平、内眦过宽)、肺发育不良、先天性心脏病、尿道下裂、多囊肾或其他组织器官发育异常。发育畸形可能是毒性代谢产物不能通过胎盘代谢而积蓄型病情重,预后不良,患儿多因低酮性低血糖、严重代谢性酸中毒、脑病,在生后 1 周内死亡。即使经新生儿疾病筛查发现并早期干预,此型患儿在婴儿期仍有发生猝死的风险。

2. 迟发型　ETF 或 ETFDH 酶活性轻度缺失　生后数周至成人期均可发病,临床表现多样,缺乏特异性。可见间断乏力、间歇性肌无力,主要累及肢体近端肌肉,尤其是颈部屈肌和伸肌,严重时不能抬头,少数出现呼吸困难或呼吸肌无力;横纹肌溶解;肝功能异常、低血糖、高氨血症等。神经影像学检查可见脑室扩张和或脑白质改变。肌肉活检可见脂质沉积。婴幼儿可因长时间饥饿、感染、脱水诱发脑病或突然死亡。多数迟发型 MADD 给予核黄素治疗可显著改善临床症状和生化指标，称为核黄素反应性 MADD。

五、实验室检查

1. 常规实验室检查　转氨酶、心肌酶谱升高，低酮性低血糖、代谢性酸中毒、高氨血症。

2. 血氨基酸谱及酰基肉碱谱检测　可见短链、中链、长链酰基肉碱（C_4~C_{18}）升高，游离肉碱（C_0）水平可正常或继发性降低。

3. 尿有机酸检测　可见大量戊二酸、乳酸、异戊酸、乙基丙二酸、乙二酸、辛二酸、癸二酸、2-羟基丁酸、2-羟基戊二酸、5-羟基乙酸。疾病间歇期有机酸尿不明显，可能仅发现乙基丙二酸、乙二酸排出增多。

4. 影像学检查　头颅磁共振可见脑室旁白质脱髓鞘改变或类似多发性硬化的脑白质病变，严重病例可见脑积水。磁共振波谱分析可见发作期 Cho/Cr 比值增高。肝肾 B 超可见肝脏、肾脏肿大。

5. 基因检测　*ETFA*、*ETFB*、*ETFDH* 基因家系分析，是疾病诊断金标准。

6. 酶学分析　成纤维细胞 ETF、ETFDH 酶活性分析也是疾病诊断金标准。

六、诊断和鉴别诊断

由于疾病表型具有高度异质性，给临床识别和诊断带来一定挑战。低酮性低血糖、阴离子间隙增高的代谢性酸中毒、高氨血症等代谢紊乱均应考虑遗传代谢病可能，尽早进行血氨基酸酰基肉碱谱检测和尿有机酸检测，寻找诊断线索。新生儿巨颅、颜面异常等发育畸形，合并代谢紊乱应考虑本病。汗液、尿液中因异戊酸排出较多而呈现特殊的"汗脚"异味是提示本病的重要线索。

本病血氨基酸和酰基肉碱谱特征性改变为短链至长链酰基肉碱（C_4~C_{18}）均见不同程度增高，应注意与短链酰基辅酶 A 脱氢酶缺乏症、中链酰基辅酶 A 脱氢酶缺乏症、极长链酰基辅酶 A 脱氢酶缺乏症、肉碱棕榈酰转移酶 1 缺乏症、肉碱棕榈酰转移酶 2 缺乏症、肉碱 - 酰基肉碱移位酶缺乏症相鉴别。尿有机酸除见大量戊二酸排出外，还可见乙基丙二酸、乙二酸、辛二酸、癸二酸等二羧酸尿，可与戊二酸血症 1 型鉴别。疾病确诊依靠基因家系分析或酶活性分析。

七、治疗及随访

1. 急性期治疗　主要为支持治疗，包括纠正酸中毒、脱水、低血糖等。注意保证患儿充足的能量供应；减少异常代谢产物产生，补充左旋肉碱、甘氨酸有助于毒性代谢产物从尿液中排出。

2. 饮食治疗　与其他脂肪酸氧化代谢障碍疾病相似，避免空腹，给予低脂、低蛋白、高碳水化合物饮食。

3. 核黄素　核黄素是酰基辅酶 A 脱氢酶、FAD、ETF、ETFDH 的辅酶。大剂量核黄素（100~400mg/d）可显著改善核黄素反应型 MADD 患者肌病和脑病症状。但有关核黄素治疗有效性尚缺乏系统性的研究。

4. 辅酶 Q_{10}　有学者认为补充辅酶 Q_{10}〔儿童 10~30mg/（kg·d），成人 1 000~3 000mg/d〕有助于纠正 MADD 患者体内继发性辅酶 Q_{10} 缺乏，提高成纤维细胞抗氧化能力，临床上改善肌无力症状。

5. 随访

（1）无论新生儿发作型或迟发型，均建议保持每 3 个月一次，每年至少 4 次的随访频率。

（2）随访内容应包括：饮食喂养情况、体格发育、眼科检查（1 次 / 年，或依据病情）、神经肌肉系统检查、血酰基肉碱谱、心肌酶、心脏彩超（1 次 / 年，或依据病情）、心电图（1 次 / 年，或依据病情）、腹部 B 超（1 次 / 年，或依据病情）。

八、疾病预后

新生儿发作型往往预后不良。即使经过积极救治，患儿仍可能在新生儿期至婴儿期夭折。目前没有发现明确的可能导致患儿猝死的风险因素，因为即使病情稳定，饮食管理良好，或处于病情好转期，猝死仍有可能发生。患儿父母和临床医生在日常营养管理和治疗措施的抉择上应更为积极。

九、遗传咨询及产前诊断

1. 避免近亲婚配。

2. 对于生育过 MADD 患儿的夫妇，产前诊断是防止家庭再生育同类疾病患儿的重要措施。应对先证者及父母进行基因家系分析和遗传咨询，提供再生育产前诊断指导。

3. 积极开展新生遗传代谢病筛查,实现早识别、早干预。

(鄢慧明)

第九节　短链 -3- 羟酰基辅酶 A 脱氢酶缺乏症

一、概述

短链 -3- 羟酰基辅酶 A 脱氢酶缺乏症(short chain 3-hydroxyacyl-CoA dehydrogenase deficiency, SCHADD, MIM 231530)是一种罕见的脂肪酸代谢障碍,常染色体隐性遗传。本病主要是由于短链 -3- 羟酰基辅酶 A 脱氢酶缺陷,导致线粒体脂肪酸 β 氧化障碍,引起低酮性低血糖、脑病、肌肉病变、脂肪肝、持续高胰岛素血症等。SCHAD 分为 SCHAD Ⅰ 和 SCHAD Ⅱ 两种亚型。SCHAD Ⅰ 主要在心脏、肝脏表达;SCHAD Ⅱ 主要在神经系统改变表达;不同亚型酶活性改变所致临床表型不同。SCHAD 缺乏症最早在 1991 年被报道,全球范围内仅有很少的病例报道,发病率不详。

二、病因及发病机制

短链 -3- 羟酰基辅酶 A 脱氢酶存在于线粒体基质中,在线粒体脂肪酸氧化过程中起催化作用。SCHAD 则将 3- 羟酰基辅酶 A 在盐酰胺腺嘌呤二核苷酸辅酶(nicotinamide adenine dinucleotide, NAD$^+$)参与下氧化为 3- 酮酰基辅酶 A,并产生还原型盐酰胺腺嘌呤二核苷酸(nicotinamide adenine dinucleotide-reduced, NADH)。SCHAD 抑制碳链 C4-C16 的 3 羟基酰基 CoA,抑制作用着碳链增加而减弱,其中对 C4 羟基酰基 CoA 的抑制较强。SCHAD 缺陷使得 C4 旁路代谢产物 3- 羟基丁酰基肉碱升高,尿中链二羧酸和 3- 羟基 - 二羧酸升高。

持续性的高胰岛素血症是本病的特点,其主要机制推测是由于 SCHAD 缺乏使得抑制谷酰胺酸脱氢酶(GDH)的抑制减弱,使得谷氨酸盐转化为 α- 酮戊二酸增多,参与柠檬酸循环(TCA),产生三磷酸腺苷(adenosine triphosphate, ATP),最终使得 ATP 参与 Ca$^+$ 通道的运输和环化腺苷酸(cyclic adenosine monophosphate, cAMP)的合成增多,导致胰岛素分泌增加。

三、遗传机制

SCHADD 为常染色体隐性遗传病,特点为:①致病基因位于常染色体上,男、女的患病机会均等;②只有在两个等位基因均发生变异时才致病;③患者的双亲表型正常,但均为携带者,患者的同胞有 1/4 的可能为患者;④近亲婚配时发病率升高。

SCHAD 存在 SHAD Ⅰ 和 SCHAD Ⅱ 两种亚型,分别由 HADH Ⅰ 和 HADH Ⅱ 基因编码。SCHAD Ⅰ 是由 302 个氨基酸构成的同型二聚体蛋白,主要由 L-3 羟丁酰辅酶 A 脱氢酶组成,在心脏和肝脏中表达,基因定位于 4q22-q26,包含 8 个外显子,全长 49kb,是主要致病基因。已报道的十余例患者的 HADH Ⅰ 基因突变有高度的异质性,截至 2018 年 1 月,Human Gene Mutation Database(HGMD)收录的变异共有 20 种,主要为错义或无义突变。SCHAD Ⅱ 也称 17β 类固醇脱氢酶 10(17β-HSD10),HADH Ⅱ 基因定位于 Xp11.2,包含 6 个外显子,全长 3 117bp,HGMD 中收录 16 个报道,主要为错义突变。该基因编码的产物为一种线粒体蛋白,作用于多种底物,包括神经活性甾体、异亮氨酸和脂肪酸,催化多种脂肪酸和类固醇氧化。

四、临床表现

临床表现有低酮性低血糖、脂肪肝、脑病、肌红蛋白尿、心肌病、猝死,以及横纹肌溶解症、爆发性肝衰竭、Reye 综合征等。多在禁食、发热和运动等诱因下发病,婴幼儿早期多见,首发症状以低血糖、呕吐、脱水、昏睡、肝脏肿大和癫痫常见,伴有高胰岛素血症。长期的癫痫发作,可引起发育迟缓、小头畸形和肌张力改变等。高胰岛素血症是本病特征性表现。伴有高胰岛素血症的 SCHAD 缺乏症患者大多是 HADH Ⅰ 基因纯合突变;杂合突变可表现为肝病,不伴有高胰岛素血症,机制尚不明确。

五、实验室检查

1. 常规实验室检查　包括血常规、尿常规、肝功能、肾功能、血气分析、血糖、血氨、血乳酸、肌酸激酶、肌酸激酶同工酶、胰岛素等。患者可出现低酮性低血糖,急性发作时可出现代谢性酸中毒,肌酸激酶、肌酸激酶同工酶及乳酸脱氢酶水平升高,天冬氨酸氨基转氨酶、丙氨酸氨基转氨酶、胰岛素和 C 肽水平升高,中度的高氨血症。

2. 血氨基酸谱及酰基肉碱谱检测　血串联质谱检测可见短、中链羟酰基肉碱升高,其中 3-羟基丁酰肉碱(C4OH 肉碱)升高是本病诊断的重要指标,游离肉碱可正常或偏低;需要警惕当 C0/C4OH 降低时,也提示 SCHAD 的可能。但在其他的代谢异常患者,或禁食、使用中链甘油三酸酯的新生儿中也可出现类似改变。轻症患者血氨基酸谱及酰基肉碱谱检测可正常。

3. 尿有机酸检测　尿气相质谱检测可见短、中链 3-羟基脂肪酸升高,部分伴有 3-羟基二羧酸尿和 3-羟基戊二酸升高。临床无症状时,也可出现上述改变。

4. 酶学分析　对患者的皮肤成纤维细胞、外周血淋巴细胞、心肌和骨骼肌肉细胞、肝脏等组织进行短链 -3-羟酰基辅酶 A 脱氢酶的活性测定可明确诊断。不同组织酶活性可能不同。临床应用较少。

5. 基因检测　应用测序技术对 HADH I 和 HADH II 基因进行分析是确诊的重要依据。

6. 其他检测方法　分子印迹分析、重组人 SCHAD I 及 SCHAD II 动力学常数测定、SCHAD 结合蛋白的分离鉴定测定等临床应用少。

六、诊断及鉴别诊断

本病需与其他脂肪酸氧代谢障碍鉴别,伴有持续性高胰岛素血症是本病特征。血酰基肉碱谱提示 C4OH 升高,尿有机酸分析提示二羧酸尿及 3-羟基二羧酸尿可协助诊断,基因检测可明确。由于本病的首发症状低血糖常见。因此,临床上对于低血糖、高胰岛素血症的患儿应注意排除本病。

七、治疗及随访

本病的治疗原则是饮食治疗,避免长时间空腹,给予低短链脂肪酸和高碳水化合物饮食。治疗的目的减少过多脂肪酸 β 氧化中间产物的生成。

1. 饮食治疗　避免长期空腹,低脂饮食,新生儿患者间隔 3 小时喂养一次:<6 个月婴儿间隔 4 小时;6~12 个月婴儿夜间可间隔 6~8 小时;1~7 岁的儿童白天间隔 4 小时。夜间可延长 10 小时

喂养;而成人一般间隔 8 小时(4~12 小时)。低血糖时可给予口服或静脉注射葡萄糖。

2. 其他对症支持治疗　生玉米淀粉治疗对 SCHAD 患者低血糖可能有效;二氮嗪通过保持 ATP 钾通道的持续开放,抑制和减少胰岛素释放,对于 SCHAD 患者的低血糖也有改善,但需注意水钠潴留、多毛、心功能衰竭等副作用。对于癫痫频繁发作的患者,可应用抗癫痫药减轻发作。

八、遗传咨询及产前诊断

如果在早期诊断和及时治疗,短链 3 羟酰基辅酶 A 脱氢酶缺乏症患儿的预后良好。其他注意事项:

1. 避免近亲结婚。

2. 对先证者和有本病家族史的夫妇可进行 HADH I 和 HADH II 基因分析,对胎儿进行产前诊断,进行遗传咨询。

3. 新生儿筛查可及早发现 SCHAD 患儿,及时治疗,减少并发症。

4. 产前诊断　先证者母亲若再次妊娠,可在妊娠 10~12 孕周经绒毛膜绒毛取样,或 16~20 孕周时经羊水穿刺取样提取胎儿细胞的 DNA,可对已明确变异的家系进行产前诊断。

(范 歆　陈少科)

第十节　长链 3-羟酰基辅酶 A 脱氢酶缺乏症

一、概述

长链 3-羟 酰 基 辅 酶 A 脱 氢 酶(long chain 3-hydroyacy-CoA dehydrogenase deficiency, LCHAD deficiency)缺乏症(MIM 609016)是一种罕见的脂肪酸氧化代谢病,属于常染色体隐性遗传。LCHAD 与长链烯酰 -CoA 水合酶(long chain enoyl-CoA hydratase,LCEH)、长链 3-酮酰辅酶 A 硫 解 酶(long chain ketoacyl-CoA thiolase,LCKT)共同组成长链脂肪酸 β 氧化步骤中的关键酶,即多酶复合体线粒体三功能蛋白(mitochondrial trifunctional protein,MTP)。LCHAD 功能缺陷可导致长链脂肪酸 β 氧化受阻,引起能量生成减少和毒性代谢中间产物蓄积。LCHAD 由 4 个 α 亚基和 4 个 β 亚基组成,α 亚基受累为孤立型

LCHADD；α 及 β 亚基受累，为伴有 MTP 缺陷的 LCHADD。

LCHAD 缺乏症全球发病率约为 1/250 000~1/750 000，欧洲地区发病率较高，尤其是波罗的海周围的国家，波兰被认为是发病率最高的国家，发病率预约 1/62 000~1/120 000，我国缺乏相关数据。

二、病因及发病机制

LCHAD 主要参与 C12~16 脂肪酸的 3- 羟酰基辅酶 A 的脱氢。MTP 催化长链脂肪酸 β 氧化 4 步循环反应（氧化、水化、再氧化、硫化）中的第三步反应，每次可生成 1 个乙酰辅酶 A 和少 2 个碳原子的脂酰辅酶 A。乙酰辅酶 A 参与三羧酸循环进行氧化磷酸化供能，也可在肝脏形成酮体，在运动、饥饿、应激等情况下产生能量。

在长链脂肪酸 β 氧化受阻时，来自食物或内源性脂肪分解的长链脂肪酸不能被氧化，长链脂肪酸和代谢中间产物在细胞内蓄积，对心肌、骨骼肌、肝脏和视网膜等器官产生毒性作用。尤其在禁食或能量需求增加期间，脂肪分解增加，诱发 LCHAD 患者严重临床症状。

三、遗传机制

LCHAD 缺乏症为常染色体隐性遗传，其特点为：①致病基因位于常染色体上，男、女的患病机会均等；②只有在两个等位基因均发生变异时才致病；③患者的双亲表型正常，但均为携带者，患者的同胞有 1/4 的可能为患者；④近亲婚配时发病率升高。

HADHA 基因变异与孤立型 LCHAD 有关。*HADHA* 基因位于常染色体 2p23，全长 52Kb，含 20 个外显子，编码 763 个氨基酸。迄今已报道 59 种 *HADHA* 基因变异类型，其中最常见的是位于第 15 号外显子的 c.1528G>C（rs137852769，p.E510Q），该变异位于 LCHAD 蛋白结构域的催化部位，导致脱氢酶活性降低。研究表明，波罗的海附近的人群中 c.1528G> C 携带者率最高，但在我国，一项针对我国 1 200 例汉族人群 *HADHA* 基因变异筛查结果，未检出 c.1528G>C 变异。*HADHB* 基因与伴有 MTP 缺陷的 LCHADD 有关，位于 2p23.3，全长 47Kp，含 16 个外显子，编码 474 个氨基酸，迄今已报道 53 个变异，以错义、无义变异为主。

四、临床表现

大多数患者在新生儿期至 12 月龄出现严重的表型，主要为喂养困难、嗜睡、低酮性低血糖、代谢性酸中毒、肌张力低下、肝脏累及肝性脑病、心肌病和心律失常、周围神经病变和复发性横纹肌溶解症、视网膜病变等。少数症患儿表现为严重心脏问题、呼吸困难、昏迷和猝死。由于胎儿 - 母体的相互作用，约 1/5 患有妊娠急性脂肪肝（AFLP）或 HELLP 综合征（溶血、肝功能异常和低血小板）的孕妇与胎儿的 LCHAD 缺陷有关。

根据是否合并 MTP，LCHAD 分为孤立型和伴 MTP 的 LCHAD，孤立型 LCHAD 仅有 LCHAD 酶活性降低，但 MTP 不受影响；伴有 MTP 的 LCHAD 患者，由于 MTP 稳定性改变，组成 MTP 的三种酶活性均降低，临床表型复杂，重者可出现新生儿猝死、类似 Reye 综合征引起的肝功能改变、神经病变、视网膜病变等；轻者可仅表现为肌病；临床表现存在广泛差异。根据起病年龄和轻重，将 LCHAD 缺乏症分为三类：早发严重型、婴儿期发病的温和型和晚发性肌病型。

1. 早发严重型　发病年龄早，出生即可发病，死亡率高达 40%~80%。此类型患者多器官受累，主要有致死性心肌病、肝性脑病或严重低酮性低血糖。其他临床表现为心包积液、心肌病（宫内）、心率失常、肌酸激酶升高、急性呼吸窘迫综合征等。

2. 婴儿期发病的温和型　幼儿后期或儿童发病，病情较轻，大多数表现为伴有或不伴有肝肿大的低酮性低血糖症。肝大与肝脏脂肪变性相关，通过频繁喂养和低脂饮食可逆转。

3. 晚发性肌病型　青春期或成年后才开始出现症状，通常是由激烈运动或应激引起。表现为肌无力或肌肉疼痛，严重时可出现横纹肌溶解症，肌酸激酶（CK）浓度可高达 200 000U/L，部分患者的 CK 长期保持在 500~5 000U/L 之间。当能量供应充足时，肌病表现可逆。

远期并发症中，慢性周围神经病变和色素性视网膜病变是最主要的类型，孤立型 LCHAD 患者外周神经病变发生低，视网膜病变发生率高；伴有 MTP 缺陷的 LCHAD 则相反，这也是异于其他长链脂肪酸代谢障碍疾病的特殊表现。

1. 眼部改变　在 LCHAD 缺乏症视网膜病变中，主要受累的细胞层是视网膜色素上皮细胞和脉络膜毛细血管层，约 30%~50% 的患者出现视网膜病变。视网膜病变可分为四个阶段：①眼底正常或苍白，视力和 ERG 正常；②后极视网膜色素上皮（RPE）凝结，ERG 减弱；③脉络膜视网膜萎缩；④附加的后葡萄炎，ERG 消失。对有严重症状的新生儿患者，ERG 结果显示视网膜功能恶化进程更快。

2. 周围神经病变 主要累及下肢，表现有跟腱挛缩、足下垂，甚至丧失行动能力；也可累及上肢或面部，表现为手部、腕部或面部肌无力。80% 的伴 MTP 缺乏症的患者出现周围神经病变，而仅有 5%~10% 的孤立型 LCHAD 缺乏症患者发生。

3. 认知障碍 患者具有特定的认知模式，表现为智力障碍和特异性孤独症行为，或智力正常，但在听力、词语记忆、适应性和执行功能方面有缺陷。

五、实验室检查

1. 常规实验室检查 低酮性低血糖，血乳酸升高常见，急性期表现为代谢性酸中毒，心肌酶谱升高，主要为肌酸肌酶（CK）、肌酸激酶同工酶（CK-MB）及乳酸脱氢酶（LDH）升高，肝功能提示天冬氨酸转移酶（AST）、丙氨酸氨基转移酶（ALT），同时血氨水平升高。肌型患者可有肌红蛋白尿。

2. 血氨基酸谱及酰基肉碱谱检测 由于长链酰基肉碱的储积，血酰基肉碱谱可见长链酰基肉碱升高，主要为 3- 羟基 - 豆蔻羟酰基肉碱（C14-OH）、3- 羟基 - 豆蔻羟烯酰基肉碱（C14：1-OH）、3- 羟基 - 棕榈羟酰基肉碱（C16-OH）、3- 羟基 - 棕榈羟烯酰基肉碱（C16：1-OH）、3- 羟基 - 油酸羟酰基肉碱（C18：OH）和 3- 羟基 - 油酸羟烯酰基肉碱（C18：1-OH）升高，其中 C14-OH、C16-OH、C18-OH 和 C18：1-OH 是重要指标。由于线粒体内蓄积的长链酰基辅酶 A 需与游离肉碱结合形成酰基肉碱而离开线粒体，可同时存在组织游离肉碱水平降低。

3. 尿有机酸检测 尿气相质谱有机酸分析可检测出 C6~C14 的二羧酸尿和 3- 羟基二羧酸水平升高，如己二酸、辛二酸、3- 羟基己二酸、3- 羟基辛二酸等。轻症患者或甚至伴有横纹肌溶解患者，可无尿有机酸水平升高。

4. 酶学分析 对患者的皮肤成纤维细胞、外周血淋巴细胞和骨骼肌细胞或组织进行长酰基辅酶 A 脱氢酶活性测定可明确诊断。LCHAD 在对长链酰基脂肪酸的 C16 的活性最高，因此，通常用检测长链酰基辅酶 A 脱氢酶对棕榈酰（C16）CoA 的反应速率，来计算 LCHAD 酶活性。还有通过脂肪酸 β 氧化流量分析，即检测患者的皮肤成纤维细胞中 LCHAD 对棕榈酰酯和油酸酯生物氧化率来评估酶活性。

5. 基因检测 通过对 HADHA 基因 DNA 测序寻找变异以明确诊断。在伴有 MTP 的 LCHAD 患者中，应同时进行 HADHB 基因测序分析。

六、影像学检查

1. 肌肉磁共振成像检查 对患者的腰部到小腿肌肉群进行 MRI 扫描，多数患者表现为肢体远端（小腿）T_1 加权成像高信号，尤其是腓肠肌的内侧和外侧，以水肿为主，病程长者可出现肌肉组织脂肪浸润，周围神经受累者肌肉萎缩明显。当肌酸激酶高水平时（CK>11 000U/L），腓肠肌的内侧和外侧 STIR 加权成像表现为高信号，其他肌群为稍高信号。T_1 加权和 STIR 高信号由脂肪或水含量增加引起，故肌肉 MRI 可用来监测疾病进展。

2. 视网膜电图检查 视网膜电图（ERG）用来对视网膜功能进行评估。从正常扫描到视网膜变薄，甚至可观察到视网膜色素沉着、视网膜萎缩、视网膜纤维化。

七、诊断和鉴别诊断

LCHAD 缺乏症的特征表现有渐进性且不可逆的视网膜病变和外周神经病变，氨基酸酰基肉碱谱检查可发现长链脂肪酸代谢中间产物增加，如 3- 羟基 - 豆蔻羟酰基肉碱（C14-OH）、3- 羟基 - 豆蔻羟烯酰基肉碱（C14：1-OH）、3- 羟基 - 棕榈羟酰基肉碱（C16-OH）、3- 羟基 - 棕榈羟烯酰基肉碱（C16：1-OH）、3- 羟基 - 油酸羟酰基肉碱（C18：OH）和 3- 羟基 - 油酸羟烯酰基肉碱（C18：1-OH）升高，其中 C14-OH、C16-OH、C18-OH 和 C18：1-OH 是重要指标。

LCHAD 缺乏症是脂肪酸 β 氧化代谢障碍疾病的一种，易与该组疾病中的其他疾病混淆，主要根据血氨基酸谱及酰基肉碱谱检测、尿有机酸检测检查结果区分。基因检测可明确诊断。

八、治疗及随访

本病的治疗以饮食治疗为主，避免空腹，低长链脂肪酸、高碳水化合物饮食,保证足够的能量摄入,同时减少长链脂肪酸代谢中间产物的生成,积极的对症治疗,预防并发症。

1. 避免空腹　新生儿患者一般间隔 3 小时喂养一次;<6 个月婴儿间隔 4 小时;6~12 个月婴儿夜间可间隔 6~8 小时;1~7 岁的儿童白天间隔 4 小时,夜间可延长 1 小时喂养;而成人一般间隔 8 小时(4~12 小时)。可在夜间或紧张活动时给予生玉米淀粉以加强对空腹的耐受,减少低血糖发生和脂肪的分解动员。

2. 中链甘油三脂(MCT)　MCT 是由中链脂肪酸为主要成分构成,其代谢不依赖于 MTP 的催化。研究表明,MCT 可通过增加心肌的能量供应,改善心功能,减缓运动后的心率,增强患者运动耐力,但 MCT 是否降低横纹肌溶解症的频率和严重程度有待进一步的研究。资料显示,通过 MCT 治疗(1.5g/kg),能够使得血长链酰基肉碱以及二羧酸尿降低至正常范围。提高 MCT 的比例(总能量的 30% 来自 MCT,7.5% 来自 LCT,3% 来自亚油酸)与传统 MCT 配方(总能量的 17% 来自 MCT,3% 来自 LCT,1.1% 来自亚油酸)相比,提供了更高的必需脂肪酸和长链多不饱和脂肪酸,是安全有效的。

3. 左旋肉碱及维生素 B_2　游离肉碱能够与长链脂肪酸结合,形成酰基肉碱转运出线粒体,LCHAD 缺乏患者肉碱消耗增多,常伴有继发性肉碱缺乏。推荐肉碱用量为 50~100mg/(kg·d)。但也有观点研究认为,左旋肉碱的应用对 LCHAD 患者无益,甚至会导致致死性心律失常的发生,肉碱的补充需要在有低肉碱血症的情况下才可以应用,并定期监测肉碱水平。维生素 B_2 参与能量代谢,文献报道对 LCHAD 患者有效,剂量为 75~100 mg/(kg·d)。

4. DHA　在 LCHAD 患者体内,DHA 水平降低,是由于积累的长链 L-3- 羟基酰基肉碱和酰基 -CoA,可能通过底物与累积代谢物竞争去饱和酶,而干扰 DHA 生物合成中 α- 亚麻酸的连续去饱和或伸长。适量补充 DHA(60~130mg/d),对部分患者视力和周围神经病变有改善。

5. 肌酸　肌酸对孤立性 LCHAD 缺乏症患者有效,显著降低失代偿的严重程度和发生频率。磷酸肌酸是骨骼肌细胞内三磷酸腺苷再磷酸化的最直接储备,高剂量的口服肌酸可增加能量储备,改善临床症状。

6. 随访　包括饮食情况、生长发育;检测血常规、尿常规、血糖、肝肾功能等实验室检查项目;建议根据病情需要,每年或每隔一年进行视网膜电图检查。其他定期随访包括肌肉 MRI、智力测试等。当患者处于感染应激状态时,应加强随访监测。

九、遗传咨询及产前诊断

1. 避免近亲结婚。

2. 遗传高危家系成员筛查　尤其是对先证者同胞进行筛查,以便尽早发现无症状或被漏诊的患者,及时开始治疗。

3. 新生儿筛查　使用串联质谱技术检测新生儿干血滤纸片展开新生儿筛查,可及早发现,早干预,减少并发症及不良预后。

4. 产前诊断　先证者遗传学诊断是产前诊断的基础。若 LCHAD 缺乏症先证者的母亲再次妊娠,可在妊娠 10~13 孕周经绒毛膜绒毛取样或 16~23 孕周时经羊水穿刺提取胎儿细胞的 DNA,对已知变异位点进行检测。

(范 歆　陈少科)

第十一节　β- 酮硫解酶缺乏症

一、概述

β- 酮硫解酶缺乏症(β -ketothiolase deficiency, β KTD,OMIM#203750)又称线粒体乙酰乙酰辅酶 A 硫解酶(mitochondrial acetoacetyl-coenzyme A thiolase,T2,EC2.3.1.9)缺乏症,是罕见的常染色体隐性遗传病。该病是由于乙酰辅酶 A 乙酰转移酶 -1(ACAT1,NM_000019.3)基因突变导致异亮氨酸和酮体代谢异常。该病最初于 1971 年被报道,1974 年 Hillman 等发现患者体外培养的成纤维细胞中 β- 酮硫解酶活性降低而命名。

自首次报道以来,共有约 100 余例病例报道,患病率<1/100 000,不同国家之间差异较大。我国浙江省 186 万名新生儿筛查发现 β- 酮硫解酶缺乏症 2 例(患病率约 1/960 600)。

二、病因及发病机制

β- 酮硫解酶是异亮氨酸分解代谢及肝外酮体利用的重要酶,它催化异亮氨酸代谢中 2- 甲基

乙酰 - 乙酰辅酶 A 裂解为丙酰辅酶 A 和乙酰辅酶 A 步骤；在酮体利用过程中，催化乙酰 - 乙酰辅酶 A 生成 2 分子乙酰辅酶 A。β- 酮硫解酶由 4 个相同亚基组成同源四聚体，K⁺ 是其酶活性激活剂，主要参与酮体的代谢（包括生酮作用和解酮作用）。β- 酮硫解酶酶活性降低或缺陷，影响肝脏生酮和解酮，并造成异亮氨酸中间代谢物堆积。

β- 酮硫解酶活性降低或丧失，异亮氨酸分解代谢阻滞，大量酸性中间代谢产物（如 2- 甲基乙酰乙酸、2- 甲基 -3- 羟基丁酸及甲基巴豆酰甘氨酸等）在组织和血液中大量蓄积，同时因肝外酮体利用受阻，大量酮体在组织细胞中积聚。患者常反复发生严重酮症酸中毒及多脏器功能障碍，严重者精神运动发育迟滞或倒退，甚至可导致死亡。

三、遗传机制

β- 酮硫解酶缺乏症属常染色体隐性遗传，其特点为：①致病基因位于常染色体上，男、女的患病机会均等；②两个等位基因均发生突变时致病；③患者的双亲表型正常，但均为携带者，患者的同胞有 1/4 的可能为患者；④近亲婚配时发病率升高。

致病基因 ACAT1 定位于 11 号染色体长臂（11q22.3-q23.1），包含 12 个外显子，11 个内含子，编码 427 个氨基酸。HGMD 数据库已收录 74 种 ACAT1 基因突变，包括 41 种错义突变、6 种无义突变、14 种移码突变，以及 13 种剪接位点突变，目前未见大片段的缺失或重复的报道。基因型与表型的关系尚不明确。中国人 ACAT1 基因热点突变类型尚不明确。

四、临床表现

临床表现个体差异性大，主要表现为酮症酸中毒，血糖降低或正常，神经系统发育落后，少数患者症状较轻，甚至可无症状。本病患者绝大部分在 2 岁前起病，5 个月 ~2 岁多见，少数在成人期发病，新生儿期及小婴儿期极少起病。

1. 急性期　严重的酮症酸中毒但不伴有血糖升高是本病急性期发作的主要特征，常由胃肠道及上呼吸道感染、禁食、应激、高蛋白饮食诱发，多伴有呕吐、脱水、昏迷，呼吸深长，有酮味等酮症酸中毒表现。酸中毒通常为间歇发作，婴儿和儿童时期多发，发作的频率随年龄的增长而下降，10 岁以后少见。患者首次酮症酸中毒发作之前，生长发育及智力发育多正常；首次发作时如若能及时诊治，多数可完全恢复并长期维持正常。反之，酮症酸中毒可反复发作，严重者导致死亡，幸存者多遗留神经系统后遗症，如智力低下、精神运动迟滞、构音障碍、共济失调、舞蹈病或肌张力障碍、癫痫、痉挛或锥体外系运动障碍等。

2. 其他　新生儿期仅表现为体重增长缓慢，婴儿早期及儿童期可表现为严重的酮症酸中毒、呕吐、脱水、呼吸急促和 / 或呼吸困难、嗜睡、休克，甚至昏迷，极少数患者在成年后出现临床症状。少数患者伴有其他代谢异常，如轻度高血糖、高氨血症及高甘氨酸血症、高尿酸血症等。部分报道患者合并有心肌病、Q-T 间期延长、肾衰竭和身材矮小。

五、实验室检查

1. 常规检测　主要包括血气分析、血糖、血氨及尿常规等，可出现酸中毒（血气分析 pH 值<7.0 多见）、低血糖，部分患者也可出现高血糖，血氨升高，尿酮体阳性。血常规及肝功能多无明显异常。

2. 血氨基酸酰基肉碱谱分析　3- 羟基异戊酰肉碱（3-hydroxyisovleryl carnitine，C5OH）、3- 羟基丁酰肉碱（3-hydroxybutyryl carnitine，C4OH）及异戊烯酰肉碱（tiglycarnitine，C5：1）浓度升高。部分患者可出现甘氨酸升高。

3. 尿有机酸检测　β- 酮硫解酶缺乏症患者尿 2- 甲基 -3- 羟基丁酸（2M3HB）、2- 甲基乙酰乙酸（2M-AcAc）、甲基巴豆酰甘氨酸及 3- 羟基丁酸、乙酰乙酸明显升高，急性期 2M3HB 可达到 14 400mmol/mol Crea（正常人<10mmol/mol Crea）。在非 β- 酮硫解酶缺乏症人群中，严重的酮症也可引起尿中 2M3HB 升高达 200mmol/mol Crea，应注意鉴别。

4. 酶活性测定及基因检测　确诊依赖于外周血白细胞及成纤维细胞 β- 酮硫解酶活性测定，或外周血 ACAT1 基因突变分析。基因突变分析有助于轻型 β- 酮硫解酶缺乏症患的诊断。

六、影像学检查

头颅 MRI 检查，了解脑部发育情况。38% 的患者 MRI 结果显示异常，包括累及基底节、中脑、脑萎缩等。

七、诊断和鉴别诊断

临床上遇到不明原因反复发作的酮症酸中

毒,尤其是血糖正常或降低的情况下,或不明原因昏迷、精神运动发育迟缓或倒退者,均应警惕该病。血、尿气相色谱质谱有机酸分析特异性代谢产物增加,结合临床可初步诊断。有资料显示,在酮症消除的前提下,通过异亮氨酸负荷试验,检出尿 2M3HB 增加,有助于诊断。本病的确诊,依赖于外周血白细胞及成纤维细胞 β- 酮硫解酶活性测定,或外周血 *ACAT1* 基因变异分析。

本病应注意与 3- 甲基巴豆酰辅酶 A 羧化酶缺乏症、3- 羟基 -3- 甲基戊二酰辅酶 A 裂解酶缺乏症及糖尿病酮症酸中毒进行鉴别诊断。通常利用串联质谱检测患儿干血滤纸片中不同酰基肉碱特征,气相色谱质谱尿有机酸分析结果,结合临床进行综合分析。β- 酮硫解酶缺乏症除血 C5OH 升高外,通常伴有 C4OH 及 C5∶1 升高。

(1)3- 甲基巴豆酰辅酶 A 羧化酶缺乏症(3-methylcrotonyl-coenzyme A carboxylase deficiency,MCCD,MIM 210200/210210):由基因 *MCCC1* 和 *MCCC2* 变异所致亮氨酸降解代谢障碍的有机酸代谢病,为常染色体隐性遗传病。以尿中 3- 甲基巴豆酰甘氨酸、3- 羟基异戊酸升高为特征,是新生儿疾病筛查中最多见的有机酸尿症,多数为无症状型。串联质谱分析 C5-OH 增高。

(2)3- 羟基 -3- 甲基 - 戊二酰辅酶 A 裂解酶缺乏症(3-hydroxy-3-methylglutaryl-coenzyme a lyase deficiency,HMGCLD,MIM 246450):是一种常染色体隐性遗传的亮氨酸代谢障碍疾病。约 30% 在生后的 2~5 天或 3~11 个月发病,新生儿期可表现为非酮症低血糖、代谢性酸中毒、脑病、高血氨等 Reye 综合征表现。血串联质谱 C5-OH 增高,尿气相质谱分析提示 3- 羟基 -3- 甲基戊二酸(特异性)、3- 甲基戊烯二酸、3- 甲基戊二酸和 3- 羟基异戊酸等代谢产物排出增多。

(3)2- 甲基 -3- 羟基丁酰辅酶 A 脱氢酶缺乏症(2-methyl-3-hydroxybutyryl-CoA dehydrogenase deficiency,MHBDD,MIM 300438)是一种 X 连锁隐性遗传病,是由催化异亮氨酸分解代谢过程中的 2- 甲基 -3- 羟基丁酰辅酶 A 脱氢酶缺陷所导致。MHBDD 的尿液有机酸代谢谱与 βKTD 极为相似(特别是缓解期的 βKTD),同样表现为尿液中 2- 甲基 -3- 羟基丁酸、巴豆酰甘氨酸含量增高,但不伴有 2- 甲基乙酰乙酸的排出。区分 βKTD 与 MHBDD 的重要提示是尿中 2- 甲基乙酰乙酸及酮症酸中毒,前者两项指标明显升高,此外,

MHBDD 患者通常表现为严重智力低下和惊厥。

(4)伴血糖升高者还应与糖尿病酮症酸中毒鉴别,该病患儿给予胰岛素后通常血糖可很快降低并维持在正常水平。

八、治疗及随访

本病治疗及时者预后良好。治疗原则主要是维持、避免急性发作。安全、有效地纠正酮症酸中毒是急性期抢救的关键,早期补糖 / 进食碳水化合物、限制异亮氨基酸及脂肪摄入可减少酮体生成。

1. 急性期治疗　对症支持治疗为主,包括补液、纠正酸中毒。静脉输注足量葡萄糖保证充足热量供给,防止蛋白分解代谢增加,促进酸性物质的排泄。肉碱有利于中间代谢产物的排泄,用量约为 50~200mg/(kg·d)。通过对症治疗,症状多可迅速缓解,甚至完全康复。腹膜透析及连续肾脏替代疗法(CRRT)用于纠正酮症酸中毒疗效欠佳,不能从根本上减少酮体生成,结束治疗后可能引起临床反弹;碳酸氢钠液在本病患者出现酮症酸中毒时应慎用,因碳酸氢盐可加重中枢神经系统酸中毒和组织缺氧。

2. 缓解期治疗　高热量、低脂饮食,限制蛋白质摄入[1.5~2.0g/(kg·d)],减少异亮氨酸的负荷。少量多餐,避免长时间禁食。适当补充左旋肉碱 50~100mg/(kg·d)。

九、遗传咨询及产前诊断

急性期病情危重,病死率极高,早筛查、早诊断、合理治疗是决定预后的关键。随着血串联质谱 / 尿气相质谱分析技术的普及,早期确诊率有提高。但本病为罕见病,需要临床医师对本病有充分的认识。对有家族史者,推荐进行产前诊断。

1. 避免近亲结婚。

2. 对有本病家族史的夫妇及先证者可进行 DNA 分析,并对其胎儿进行产前诊断。

3. 开展新生儿筛查,早筛查、早确诊及治疗,减少并发症及不良预后。

4. 若先证者的母亲若再次妊娠,可在妊娠 16~20 孕周时经羊水穿刺或 10~12 孕周经绒毛膜绒毛取样提取胎儿细胞的 DNA,可对已明确致病变异的家系进行产前诊断。

(范　歆　陈少科)

第十二节 线粒体三功能蛋白缺陷症

一、概述

线粒体脂肪酸 β- 氧化由多个运输步骤和四个酶促反应组成(图 17-3),导致顺序除去双碳乙酰辅酶 A 单元的反应,该线粒体三功能蛋白(MTP)是一种异三聚体蛋白质,有四个 α- 亚基和四个 β- 亚基,并且催化四种长链脂肪酸的线粒体 β- 氧化的三种缩短反应。线粒体脂肪酸氧化(FAO)的疾病是常染色体隐性遗传的,线粒体脂肪酸缺陷据估计发病率约 1/10 000。

线粒体三功能蛋白(MTP),一种酶复合物催化长链脂肪酸氧化的最后三个步骤。在线粒体内膜结合蛋白由四个具有长链 2,3- 烯酰 -CoA 水合酶(LCEH)和长链的亚基 3- 羟酰辅酶 A 脱氢酶(LCHAD)活性的 α- 亚单位和四种具有长链 3- 酮脂酰辅酶 A 硫解酶(LCKT)活性的 β- 亚基。α- 和 β- 亚基分别由两个核基因编码:*HADHA* 和 *HADHB*。MTP 缺陷分别由 *HADHA* 或 *HADHB* 突变引起,是种罕见的常染色体隐性遗传病。*HADHA* 基因缺陷迄今为止报道 33 种错义突变,14 种剪切突变,14 例小缺失,4 例小插入,3 例小缺失插入,2 例大缺失,共计 70 种突变;*HADHB* 基因缺陷迄今为止报道 37 种错义突变,8 种剪切突变,9 例小缺失,3 例小插入,3 例大缺失,共计

60 种突变,基因型与临床型关系尚未完全研究明确。MTP 缺陷可被分为三种临床表型:致死性的(新生儿发作,严重形式)、肝脏(婴儿发作,中等发作形式)和神经肌病(青春期后期发作,轻度形式)。最近的研究表明 HADHB 突变导致心肌病。迄今为止,第一例中国人 *MTP* 基因缺陷患者是一个 *HADHB* 突变的中国女孩,以新生儿型、神经肌病表型为主,表现出下肢无力作为最初的症状和缓慢进行的过程,经基因检测确诊。

二、病因及发病机制

脂肪酸氧化(FAO)是骨骼肌和心脏的主要能量来源,而肝脏在长期禁食的条件下主要进行脂肪酸氧化,在疾病及体力活动增加期间,脂肪酸氧化也在肝脏的中间代谢中发挥重要作用。肝脏的脂肪酸氧化促进糖异生和酮体合成 3- 羟基丁酸酯和乙酰乙酸酯,它们被用作肝外器官的替代能源,如血糖水平低时的大脑。线粒体 β- 氧化脂肪酸由多个运输步骤和四个酶促反应组成导致顺序除去两个碳链的乙酰辅酶 A 单元的反应。血浆长链脂肪酸主动转运穿过质膜,酯化成辅酶 A,由脂肪酸结合蛋白通过细胞质携带至线粒体,并通过肉碱穿梭线穿过线粒体内膜进入细胞膜线粒体基质。一旦进入线粒体基质中,脂肪酸依次被切割,通过 β- 氧化螺旋的四个反应缩短两个碳链,螺旋的每一步都是由 2~4 种不同的酶催化,由不同的核基因编码,重叠的底物特异性。螺旋的第一步,是一个酰基 CoA 脱氢酶反应,由极长链酰基辅酶 A 脱氢酶催化(VLCAD)

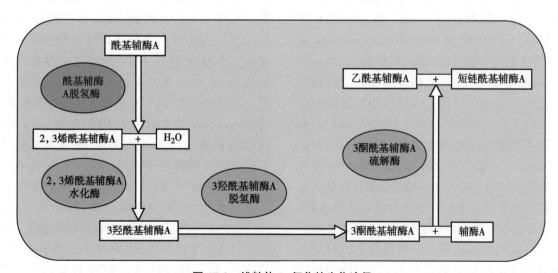

图 17-3 线粒体 β- 氧化的生化途径

及其同源酶,长链酰基辅酶 A 脱氢酶(LCAD)、中链酰基 -CoA 脱氢酶(MCAD)或短链酰基 -CoA 脱氢酶(SCAD)。路径中的第二步在双键上加水并被催化通过长链 2,3- 烯酰 -CoA 水合酶(LCEH)或短链 2,3- 烯酰 -CoA 水合酶(SCEH),其使 2,3- 烯酰 -CoA 在双键上水合。第三步是由长链 3- 羟基酰基 -CoA 脱氢酶(LCHAD)或短链 3- 羟基乙酰 -CoA 脱氢酶羟基酰基 -CoA 脱氢酶(SCHAD),其氧化 3- 羟基位置产生 3- 酮酰基 -CoA。螺旋的第四步也是最后一步是由长链 3- 酮脂酰 -CoA 硫解酶(LKAT),中链 3- 酮脂酰辅酶 A 硫解酶(MKAT)或短链 3- 酮酰辅酶 A 硫解酶酮脂酰 -CoA 硫解酶(SKAT),其通过两个碳将脂肪酰基 -CoA 底物缩短切割掉乙酰 -CoA。对于长链脂肪酸,最后三个步骤由介导酶复合物线粒体三功能蛋白(MTP)。缩短的酰基 -CoA 可重新进入脂肪酸 β- 氧化螺旋直到脂肪酸完全分解成 2- 碳或 3- 碳物质。产生的乙酰 -CoA 可以用于酮体合成、类固醇生成和作为三羧酸循环的底物。线粒体三功能蛋白(MTP)缺乏阻断 3 种蓝色酶参与反应。

脂肪酸氧化疾病已成为遗传代谢疾病的重要一类,临床表现多样,是引起儿童和孕母致死的重要原因,有极高的发病率和死亡率。影响 β- 氧化的疾病已经证实超过 20 种。1989 年首次描述了 LCHAD 缺陷,而 MTP 缺陷是在 1992 年第一次报道。1992 年,两组相互独立的调查人员报告 LCHAD 是 MTP 酶复合物的一部分,其与线粒体内膜相关。在孤立的 LCHAD 缺陷中,该途径在 3- 羟酰基 Co-A 脱氢酶反应之前,在烯酰基 Co-A 水合酶反应之后被阻断,导致中链和长链 3- 羟基脂肪酸和它们的代谢物累积。在完全 MTP 缺陷中,途径在脱氢酶反应之前,但在酰基 Co-A 后被阻断,和烯酰 Co-A 脱氢酶反应导致的直链脂肪酸及其代谢物的累积。线粒体功能缺陷导致严重的小儿发病率和死亡率。线粒体 FAO 疾病是常染色体隐性遗传,估计脂肪酸缺陷发病率在 1/10 000 人。尸检的生化研究表明,1%~5% 猝死的婴儿死亡归因于未确诊的脂肪酸氧化疾病。此类疾病的孩子生后第一年表现为非酮症低血糖、肝功能障碍和 / 或骨骼和心肌病,如果未经治疗可能会进展为昏迷和死亡。有研究小组报道过 α- 亚基分子缺陷和表型的 35 例孤立 LCHAD 缺乏或完全 MTP 缺乏。完全 MTP 缺陷的患者主

要表现为肝脂肪变性、心肌病、骨骼肌病和骨质疏松症神经病变,而患有 LCHAD 缺陷的患者主要表现为严重肝功能障碍。研究者记录了那些带有 MTP 胎儿的女性缺陷常发生妊娠期急性脂肪肝(acute fatty liver of pregnancy AFLP)和溶血、肝脏升高酶和低血小板(HELLP)综合征。AFLP 的发病率为 1/13 000,并影响所有年龄和种族的女性。AFLP 的原因未知,最近的分子进展表明 AFLP 可能由线粒体功能障碍引起。约 60% 的携带 MTPα- 亚基缺陷胎儿的妇女发生孕母肝脏疾病,约 15% 的携带 MTP β- 亚基缺陷的胎儿影响孕产妇的机制尚未完全阐明。

MTP 缺陷有其重要的临床意义。线粒体三蛋白功能缺陷是常染色体隐性遗传病,可导致下面几种类型:①孤立 LCHAD 缺乏,伴有硫解酶和水合酶活性正常,或伴有硫解酶和水合酶活性部分减少;②完全线粒体三功能蛋白缺陷,所有 3 种酶活性均显著降低。患者被描述为单独的 LCHAD 缺陷或 MTP 缺陷。根据以前的报道,大多数患者被描述为孤立 LCHAD 缺陷。

脂肪酸代谢中有 20 多种酶和转运蛋白都参与其中,在能源供应中起着重要的作用。MTP 是一种涉及长链羟基的多酶复合物酰基辅酶代谢。在 MTP 缺乏时,长链脂肪酸 β- 氧化酸受损,能量供应时缺乏症状,需求平衡无症状,但是,如果能源供应不足,当感染、疾病、锻炼或延长间隔时间增加能量需求,身体无法弥补能源短缺。MTP 缺陷可以伴随着广泛的临床表现,包括非酮症低血糖、心肌病、肌病、神经病、视网膜病和肝病。患者有出生后下肢无力和运动不耐症状,在 3 岁左右时变得突出。随着血清 CK 水平的提高,肌肉活检显示发作性高血钾和神经源性影响外周感觉运动系统的病变,MTP 缺陷是一种非常罕见的疾病,迄今为止在中国大陆地区仅有数例报道。在欧洲和北美约 20 名患者为神经肌病表型。Spiekerkoetter 等人报道了 10 例患有 MTP 缺陷、神经肌病表型的一系列文章,患者发病年龄为 1~13 年,10 例患者中有 7 例在发生横纹肌溶解之前发生神经病变,并指出神经肌病表型是 MTP 的主要表型,有肌肉疼痛和高 CK 水平,可能有发作横纹肌溶解症的基础上发作症状和高 CK 血症。只有六个日本案例中的两个提出了神经肌病表型可以有横纹肌溶解。MTP 缺陷的特征是血清(或血浆)或血清血斑酰基肉碱分析 C16-OH、

C16：10H、C18-OH 和 C18：10H 升高。但是，尿液分析没有检测到任何异常，当没有发作症状时，尿液和有机酸表明 3-OH- 二羧酸尿症的表现也提示这种紊乱。与 VLCAD 缺乏很难区分。VLCAD 和 MTP 缺陷之间，酰基肉碱模式和肌肉活检不是特异性的 MTP 缺乏，和其他脂肪酸 β-氧化疾病可能有重叠的改变模式。我们的患者肌肉活检仅显示神经源性损伤。MTP 缺陷是一种常染色体隐性遗传病。*HADHA* 编码 LCHAD 和 LCEH 亚基；*HADHB* 编码 LCKT 亚基。这两个基因在人类染色体上彼此相邻 2q23，分别有 20 和 16 个外显子。

三、遗传机制

MTP 遗传多数为常染色体隐性遗传，极少数为母源或父源单亲二倍体遗传。常染色体隐性遗传病特点为：①患儿父母都是致病基因携带者（杂合子）；②患儿从父母各得到一个致病基因，是纯合子；③患儿母亲每次生育有 1/4 可能性为 MTP 患儿；④近亲结婚的家庭，后代发病率较一般人群为高。父源或母源单亲二倍体病为偶发性，不同于常染色体隐性遗传疾病，UPD 的疾病风险不同于通常 25% 的经验风险，UPD 疾病多为偶发性的。若家中有确诊患者，下一胎复发概率低。

编码 MTP 的基因为 *HADHA* 和 *HADHB*，见表 17-2。

Sims 等人确定 *HADHA* 基因含有跨越 52kb 的 20 个外显子，Orii 等人确定 *HADHB* 基因含有 16 个外显子。

表 17-2　MTP 编码基因 *HADHA* 和 *HADHB*

染色体	临床表现型	遗传方式	基因	外显子	氨基酸	OMIM
2p23.3	MTPD	AR	*HADHA*	20	763	600890
2p23.3	MTPD	AR	*HADHB*	16	474	143450

四、临床表现

本病遗传多数为常染色体隐性遗传方式，极少数为母源或父源单亲二倍体遗传，生长方面，多为小于胎龄儿，有生长迟缓，头、颈部、眼睛为色素性视网膜病（罕见），心血管系统心脏：低输出量心肌病，扩张型心肌病，心脏衰竭。呼吸主要表现呼吸衰竭，腹部肝脏以肝功能障碍为主。肌肉，软组织方面低血压，乏力，肢体肌病，缓慢进行性肌肉疼痛，片状横纹肌溶解症；神经：中枢神经系统，自发运动不佳，精神运动发育迟缓，外周神经系统以感觉运动轴突病变，代谢特征是乳酸酸中毒；内分泌：（部分患者）甲状旁腺功能减退症；产前表现：羊水（水肿胎儿），孕产妇 HELLP 综合征（溶血、肝酶升高、血小板减少）。三大临床形式是显而易见的迅速进展的新生儿早发性死亡，小儿出现肝脏受累，儿童或青少年发病，旷日持久，伴有肌病和神经病变，可能会出现婴儿猝死的情况，急性期可能会加重症状，大多数患者死于心力衰竭。

五、实验室检查

实验室异常：主要包括下列实验室检查血糖，成纤维细胞长链 3- 羟酰基 -CoA 脱氢酶，长链 3- 酮酰基 -CoA 硫解酶和长链 2,3- 烯酰基 -CoA 水合酶活性降低，血清酰基肉碱谱，血氨血乳酸，肌红蛋白尿，血肝功能。确诊靠基因和酶活力检测。

六、诊断及鉴别诊断

线粒体三功能蛋白缺陷属于线粒体脂肪酸氧化缺陷障碍疾病中的一类。下面就线粒体脂肪酸 β- 氧化缺陷疾病诊断策略，鉴别诊断诊断随访流程进行简单阐述：针对线粒体脂肪酸氧化的诊断策略根据人群不同分为四类：①典型症状患病者；②无症状患者：通过新生儿筛查和患病先证者家庭研究；③猝死患者；④孕母亲急性肝脏并发症后出生的婴儿。

1. 典型症状患者　临床病例的诊断首先需要意识到脂肪酸氧化障碍疾病。失代偿期发作期间检测包括血气、血浆葡萄糖、乳酸、血氨、电解质、肝功能测试,尿酸和肌酸激酶用于常规血生化检查,以及血浆游离肉毒碱、酰基肉碱分析、游离脂肪酸定量,尿酮体、尿有机酸和酰基甘氨酸测量作为第一线实验室检查。检测流程及鉴别诊断如图 17-4 所示。使用培养的皮肤进行酶分析成纤维细胞或组织活检确认其缺陷。

二级实验室检查方案包括体外基于细胞的筛选测定,测定氧化速率和定量酰基肉碱测定多数非特异性,这两项体外研究相辅相成,研究结果将显示四者中的一个可能的类别:①非脂肪酸氧化病例;②肉碱循环疾病或线粒体呼吸链有关的疾病;③质膜细胞摄取长链脂肪酸障碍疾病;④其他疾病(图 17-4)。这个策略无法检测下列疾病:肝脏酮体合成缺陷疾病,那些组织特异性在成纤维细胞中不表达的酶缺陷,和那些可能参与细胞内运输的细胞脂肪酸缺陷。饥饿实验、肝组织病理学和其他检查可能有助于阐明这些未确定的病例。

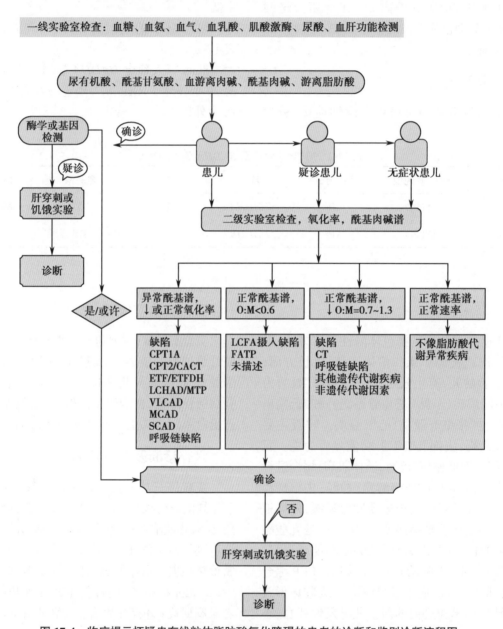

图 17-4 临床提示怀疑患有线粒体脂肪酸氧化障碍的患者的诊断和鉴别诊断流程图

CPTIA:肝肉碱棕榈酰转移酶;ICPT2:肉碱棕榈酰转移酶Ⅱ;CACT:肉碱酰基肉碱易位酶;ETF:电子转移黄素蛋白;ETFDH:电子转移黄素蛋白脱氢酶;LCHAD:长链 L-3- 羟酰基辅酶 A 脱氢酶;MTP:线粒体三功能蛋白;VLCAD:极长链酰基 - 辅酶 A 脱氢酶;MCAD:中链酰基辅酶 A 脱氢酶;SCAD:短链酰基辅酶 A 脱氢酶;FATP:长链脂肪酸转运蛋白;CT:质膜肉碱转运蛋白;IEM:遗传代谢出生缺陷;FAO:脂肪酸氧化

2. 新生儿筛查患儿 血纸片酰基肉碱、尿有机酸、长链 3- 羟酰基 -CoA 脱氢酶、长链 3- 酮酰基 -CoA 硫解酶和长链 2,3- 烯酰基 -CoA 水合酶酶活性测量,以及基因组 DNA 突变研究以达到确诊。

3. 猝死病例诊断 线粒体脂肪酸氧化障碍患者尸检的诊断包括血纸片、全血、血浆 / 血清、胆汁和肌肉、肝脏、心脏活检组织,在 -80℃冷冻保存,并培养皮肤和软骨成纤维细胞以及病理诊断。其中,血纸片酰基肉碱可提供全面的信息,而且方便存储和样品运输。皮肤成纤维细胞或软骨细胞的培养昂贵、费时,可用于体外功能筛选,酶活性测量,以及基因组 DNA 突变研究以达到确诊。

4. 孕母亲急性肝脏并发症后出生的婴儿 一线检查为血酰基肉碱检查。

七、基因型与遗传型

在线粒体三功能蛋白质缺陷中,蛋白质的所有 3 种活性都是有缺陷的:长链 3- 羟酰基 -CoA 脱氢酶、长链 3- 酮酰基 -CoA 硫解酶和长链 2,3- 烯酰基 -CoA 水合酶活性。根据影响酶活力不同主要分为下列几类:

1. 孤立 LCHAD 缺乏,伴有硫解酶和水合酶活性正常,或伴有硫解酶和水合酶活性部分减少。

2. 完全线粒体三功能蛋白缺陷,所有 3 种酶活性均显著降低。患者被描述为单独的 LCHAD 缺陷或 MTP 缺陷。根据我们以前的报道,大多数患者被描述为孤立 LCHAD 缺陷。

除常见的常染色体隐性遗传外,还有极少数病例存在单亲二倍体(uniparental disomy UPD)。Spiekerkoetter 等人(2002)指出 α- 亚基突变的三功能蛋白缺陷患者中有 6 例 2 号染色体的母体 UPD 和 2 例 2 号染色体的父亲 UPD 的报道。不同于常染色体隐性遗传疾病,UPD 的疾病风险不同于通常 25% 的经验风险,UPD 疾病多为偶发性的。若家中有确诊患者,下一胎复发概率低。

八、治疗

治疗目前主要包括:

1. 饮食干预措施 避免长期禁食,需要一种低脂肪、高碳水化合物的饮食,具有大约 70% 的卡路里来自碳水化合物,15% 来自蛋白质,15%~20% 来自脂肪,与限制长链脂肪酸摄入量不同。另一种饮食疗法是中链脂肪酸替代长链脂肪酸。

2. 补充左卡尼汀 目前仍存在争议。

3. 潜在的治疗目标用于增加肝脏线粒体脂肪酸氧化能力的过氧化物酶体增殖激活受体 -γ 共激活因子 1(PGC-1)家族成员和细胞核激素受体家族的转录因子,调节肝脂肪酸氧化线粒体和线粒体活力增加的代表药物包括:PPAR 激动剂、贝特类和噻唑烷二酮类(TZDs)和 AMP 激酶(AMPK)激活剂二甲双胍,临床上还广泛应用于 2 型糖尿病的治疗。虽然精确机制不清,二甲双胍已被证明可以减少 ob/ob 小鼠的肝脂肪形成并增加脂肪酸氧化肝脂肪变性模型。此外,二甲双胍用于非糖尿病患者肝脂肪变性使肝脏脂肪减少 50%,并减少肝脏炎症和坏死,可增强脂肪酸氧化作用。

由于长链脂肪酰基肉碱的积累,长链 FAO 缺陷可能会导致心律失常。这些营养策略可改善 MTP 缺陷患者的生存和预后。10 名 LCHAD 或 MTP 缺乏的儿童调查,坚持严格的饮食治疗 1 年以上可减少代谢失代偿发作。短期饮食干预的效果尚可,β- 氧化缺陷患者的长期预后仍然未知。许多 LCHAD 和 MTP 缺陷患者存在视网膜问题及周围神经病变。横纹肌溶解(分解和骨骼丢失肌肉)是 LCHAD 和 MTP 缺陷的常见并发症。骨骼肌中酰基肉碱及羟酰基脂肪酸的累积对人体有毒性作用。Gillingham 等最近的研究提供了一些证据,表明中链脂肪酸的补充和有益的组合锻炼可改善 LCHAD 及 MTP 缺陷儿童的代谢控制。用中链脂肪酸补充剂旁路 MTP 缺陷为患者提供了必要的能量,骨骼肌肉氧化优先使用中链脂肪酸,可抑制细胞毒性的长链脂肪酸代谢物累积。

九、预防

尽管 LCHAD 缺乏或三功能蛋白完全缺乏儿童的死亡率据报道为 75%~90%,但 Ibdah 等人发现,在他们的研究中受影响的儿童中有 67% 在最近的随访中仍然活着并接受饮食治疗,而且大多数儿童能够上学。膳食治疗患有脂肪酸氧化疾病的儿童可显著降低发病率和死亡率。与线粒体功能障碍相关的脂肪酸氧化疾病影响很多人群。然而,目前的线粒体临床治疗疾病更注重症状的治疗,而不是纠正实际的缺陷机制。新生儿筛查,有过高危患儿的母亲怀孕时羊水穿刺检查均可早期诊断,起到良好的预防效应。

总之,最近在分子遗传学方面的发现让我们

更好地理解了线粒体疾病以及基因和蛋白质转移技术的进步为线粒体疾病提供了可能，为这些原发性疾病找到有效的治疗方法。依然存在包括转导效率、能力、毒性、持续时间和控制表达等限制。TATMTS 的融合蛋白对于治疗线粒体疾病有较好的前景。未来调查应集中在治疗线粒体杂合子个体功能障碍和肝脏脂肪酸氧化受损，刺激线粒体脂肪酸氧化和减少肝脂肪变性的能力的药物制剂未来可能可以治疗和预防线粒体疾病。

（韩　蓓）

参考文献

1. 顾学范. 临床遗传代谢病. 北京: 人民卫生出版社, 2015.

2. 黄新文, 杨建滨, 童凡等. 串联质谱技术对新生儿遗传代谢病的筛查及随访研究. 中华儿科杂志, 2011, 49: 765-770.

3. 杨茹莱, 杨艳玲, 韩连书, 等. 原发性肉碱缺乏症筛查与诊治共识. 中华医学杂志, 2019, 99 (2): 88-92.

4. 杨茹莱, 童凡, 郑静. 原发性肉碱缺乏症筛查诊断与治疗. 中国实用儿科杂志, 2019, 34 (1): 14-18.

5. 洪芳, 黄新文, 张玉, 等. 浙江省新生儿有机酸尿症筛查及随访分析. 浙江大学学报 (医学版), 2017, 46 (3): 240-247.

6. 韩连书. 肉碱酰基肉碱移位酶缺乏症.[M] 顾学范. 临床遗传代谢病. 北京: 人民卫生出版社, 2015, 6: 141-142.

7. 郑静, 张玉, 洪芳, 等. 浙江省新生儿脂肪酸氧化代谢疾病筛查及随访分析. 浙江大学学报 (医学版), 2017, 46 (3): 248-255.

8. Magoulas PL, Hattab AW. Systemic primary carnitine deficiency: an overview of clinical manifestations, diagnosis, and anagement. Orphanet J Rare Diseases, 2012, 7 (1): 68.

9. Rasmussen J, Nielsen OW, Janzen N, et al. Carnitine levels in 26 462 individuals from the nationwide screening program for primary carnitine deficiency in the Faroe Islands.. Journal of Inherited Metabolic Disease, 2014, 37 (4): 657-657.

10. El-Hattab AW, Scaglia F. Disorders of carnitine biosynthesis and transport. Mol Genet Metab, 2015; 116: 107-120.

11. Han L, Wang F, Wang Y, et al. Analysis of genetic mutations in Chinese patients with systemic primary carnitine deficiency. Eur J Med Genet, 2014, 57: 571-575.

12. El-Hattab AW, Scaglia F. Disorders of carnitine biosynthesis and transport. Mol Genet Metab, 2015, 116: 107-120.

13. Roussel J, Labarthe F, Thireau J, et al. Carnitine deficiency induces a short QT syndrome. Heart Rhythm, 2016, 13: 165-174.

14. Lee NC, Tang NL, Chien YH, et al Diagnoses of newborns and mothers with carnitine uptake defects through newborn screening. Mol Genet Metab, 2010, 100: 46-50.

15. Clark RH, Kelleher AS, Chace DH, et al, Gestational age and age at sampling influence metabolic profiles in premature infants. Pediatrics, 2014; 134: 37-46.

16. Collins SA, Sinclair G, Mcintosh S, et al. Carnitine palmitoyltransferase 1A (CPT1A) P479L prevalence in live newborns in Yukon, Northwest Territories, and Nunavut. Mol Genet Metab, 2010, 101: 200-204.

17. Dykema DM. Carnitine palmitoyltransferase-1A deficiency: a look at classic and arctic variants. Adv Neonatal Care, 2012, 12: 23-27.

18. Gessner BD, Gillingham MB, Johnson MA, et al. Prevalence and distribution of the c. 1436C → T sequence variant of carnitine palmitoyltransferase 1A among Alaska Native infants. J Pediatr, 2011, 158: 124-129.

19. Lindner M, Hoffmann GF, Matern D. Newborn screening for disorders of fatty-acid oxidation: experience and recommendations from an expert meeting. J Inherit Metab Dis, 2010, 33: 521-526.

20. Yan HM, Hu H, Ahmed A, et al. Carnitine-acylcarnitine translocase deficiency with c. 199-10 T>G and novel c. 1A>G mutation: Two case reports and brief literature review. Medicine, 2017, 96 (45): 8549.

21. Vitoria I, Martín-Hernández E, Peña-Quintana L, et al. Carnitine-acylcarnitine translocase deficiency: experience with four cases in Spain and review of the literature. JIMD Rep, 2015, 20: 11-20.

22. Lund AM, Skovby F, Vestergaard H, et al. Clinical and biochemical monitoring of patients with fatty acid oxidation disorders. J Inherit Metab Dis, 2010, 33 (5): 495-500.

23. Barth M, Ottolenghi C, Hubert L, et al. Multiple sources of metabolic disturbance in ETHE1-related ethylmalonic encephalopathy. J Inherit Metab Dis, 2010, 33 (Suppl3): 443-453.

24. Feuchtbaum L, Carter J, Dowray S, et al. Birth prevalence of disorders detectable through newborn screening by race/ethnicity. Genet Med, 2012 (14): 937-945.

25. Gallant NM, Leydiker K, Tang H, et al. Biochemical, molecular, and clinical characteristics of children with short-chain acyl-CoA dehydrogenase deficiency detected by newborn screening in California. Mol Genet Metab,

2012 (106): 55-61.

26. Linder M, Gramer G, Haege G, et al. Efficacy and outcome of expanded newborn screening for metabolic diseases-report of 10 years from South-West Germany. Orphanet J Rare Dis, 2011 (6): 44.

27. Tonin R, Caciotti A, Funghini S, et al. Clinical relevance of short-chain acyl-CoA dehydrogenase (SCAD) deficiency: Exploring the role of new variants including the first SCAD-disease-causing allele carrying a synonymous mutation. BBA Clinical, 2016: 114-119.

28. van Maldegem BT, Duran M, Wanders RJ, et al. Fasting and fat-loading tests provide pathophysiological insight into short-chain acyl-coenzyme a dehydrogenase deficiency. J Pediatr, 2010 (156): 121-127.

29. van Maldegem BT, Duran M, Wanders RJ, et al. Flavin adenine dinucleotide status and the effects of high-dose riboflavin treatment in short-chain acyl-CoA dehydrogenase deficiency. Pediatr Res, 2010 (67): 304-308.

30. van Maldegem BT, Wanders JA, Wijburg FA. Clinical aspects of short-chain acyl-CoA dehydrogenase deficiency. J Inherit Metab Dis, 2010 (33): 507-511.

31. Tenopoulou M, Chen J, Bastin J, et al. Strategies for correcting very long chain acyl-CoA dehydrogenase deficiency. J Biol Chem, 2015, 290 (16): 10486-10494.

32. Merritt JL 2nd, Vedal S, Abdenur JE, et al. Infants suspected to have very-long chain acyl-CoA dehydrogenase deficiency from newborn screening. Mol Genet Metab, 2014, 111 (4): 484-492.

33. Merinero B, Alcaide P, Martín-Hernández E, et al. Four Years' Experience in the Diagnosis of Very Long-Chain Acyl-CoA Dehydrogenase Deficiency in Infants Detected in Three Spanish Newborn Screening Centers. JIMD Rep, 2018, 39: 63-74.

34. Diekman E, de Sain-van der Velden M, Waterham H, et al. The Newborn Screening Paradox: Sensitivity vs. Overdiagnosis in VLCAD Deficiency. JIMD Rep, 2016, 27: 101-106.

35. Spiekerkoetter U. Mitochondrial fatty acid oxidation disorders: clinical presentation of long-chain fatty acid oxidation defects before and after newborn screening. J Inherit Metab Dis, 2010, 33 (5): 527-532.

36. Wilcken B. Fatty acid oxidation disorders: outcome and long-term prognosis. J Inherit Metab Dis, 2010, 33 (5): 501-506.

第十八章

有机酸代谢障碍

本章对目前已知的各类有机酸代谢障碍的病因、发病机制、遗传机制、实验室检查、诊断及鉴别诊断、治疗、遗传咨询及产前诊断进行了详细的描述。

第一节　甲基丙二酸血症

一、概述

甲基丙二酸血症（methymalonicacidemia，MMA）主要是由于基因突变导致甲基丙二酰辅酶A变位酶自身缺陷或其辅酶钴胺素（Cobalamin，cbl，VitB$_{12}$）代谢缺陷，体内甲基丙二酸代谢受阻，甲基丙二酸、3-羟基丙酸及甲基枸橼酸等代谢物异常蓄积引起的疾病，是中国最常见的有机酸血症。根据酶缺陷类型分为甲基丙二酰辅酶A变位酶缺陷（Mut型，其编码基因为 *MUT*）及其辅酶钴胺素代谢障碍两大类。钴胺素代谢障碍包括6个类型，分别为cblA、cblB、cblC、cblD、cblF及cblH，其编码基因分别为甲基丙二酰变位酶的基因为 *MUT*，编码cblA、cblB、cblC、cblD和cblF相应编码基因分别为 *MMAA*、*MMAB*、*MMACHC*、*MMADHC* 及 *LMBRD1*。Mut、cblA、cblB及cblH缺陷型仅表现为MMA，故称为单纯型MMA，cblC、cblD和cblF缺陷型则表现为MMA伴同型半胱氨酸血症，故称为MMA合并同型半胱氨酸血症（合并型MMA）。近几年研究发现几种导致MMA的新致病基因，包括 *HCFC1*、*MCEE*、*SUCLG1.SUCLG2* 及 *ABCD4*。*HCFC1* 及 *ABCD4*

基因突变，引起钴胺素代谢障碍，导致甲基丙二酸及同型半胱氨酸代谢受阻，为合并型MMA；*MCEE*、*SUCLG1* 及 *SUCLG2* 基因突变，仅引起甲基丙二酸代谢受阻，故为单纯型MMA。MMA患病率在不同国家有很大差异。美国患病率为1.3/10万，德国为0.4/10万，意大利为1.6/10万，日本为2/10万。在我国MMA患病率在不同地区也有较大差别，1/4 000至1/5万，平均约1/1.5万，是我国最常见的有机酸血症，合并型MMA约占70%，其中cblC型约占99%；单纯型MMA约占30%，其中MUT型约占95%。

二、病因及发病机制

甲基丙二酸是异亮氨酸、缬氨酸、甲硫氨酸、苏氨酸、胆固醇和奇数链脂肪酸分解代谢途径中甲基丙二酰辅酶A的代谢产物，正常情况下在甲基丙二酰辅酶A变位酶及甲基钴胺素的作用下转化成琥珀酰辅酶A，参与三羧酸循环。由于基因突变导致甲基丙二酰变位酶或甲基钴胺素活性下降从而导致甲基丙二酰辅酶A代谢受阻，其旁路代谢产物甲基丙二酸、丙酸、甲基枸橼酸及丙酰肉碱等代谢物异常蓄积。合并型MMA同时伴有血同型半胱氨酸增高。这些代谢物增高可引起脑、肝、肾、骨髓及心脏等多脏器损伤，发病机制如图18-1所示。

甲基丙二酸血症对机体的损伤以脑损伤为主，其主要损伤机制包括线粒体功能障碍、神经元细胞凋亡、细胞骨架磷酸化改变及髓鞘形成障碍等脑神经结构损伤；神经节苷脂和突触可塑性异常等脑神经发育损伤；以及认知和行为改变等脑

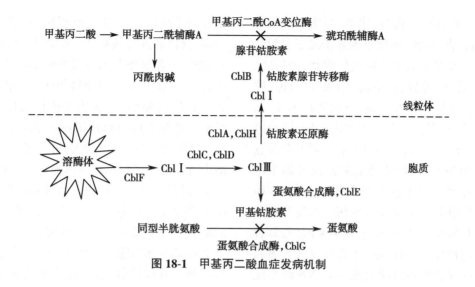

图 18-1 甲基丙二酸血症发病机制

功能损伤,常是不可逆损伤。肝及骨髓损伤多为可逆性损伤。肺动脉高压及肾损伤多见于合并型MMA患者,为可逆性损伤,且可能是首发症状,伴或不伴有脑损伤。

三、遗传机制

MMA致病基因中,*HCFC1*基因属于X染色体隐性遗传,其余基因为常染色体隐性遗传。

*MUT*基因定位于6p21,含13个外显子,总长35kb,编码750个氨基酸,至今已发现361种突变,大多数突变没有共性,但有些突变如c.323G>A(p.R1 08H)、c.682C>T(p.R228X)和c.1106G>A(p.R369H)在多人群中都有报道,除此之外,某些突变具有种族特异性,如南美的c.2150G >T(p.G 717V),高加索的c.655A>T(p.N219Y),西班牙的c.322C>T(p.R108C),日本的c.349G>T(p.E117X)、c.1481T>A(p.L494X)和c.385+5G>A及亚洲人群的c.1280G>A(p.G427D)和c.1630_1631delGG insTA(p.G544X)突变较特异。中国c.729_730insTT突变在我国北方人多见,占16.3%;c.1 280G>A在南方人中多见,占38.7%。MMACHC位于1p34.1,含5个外显子,外显子1-4是编码区,外显子5为非编码区。基因长10 736bp,编码282个氨基酸,至今已发现94种突变,多数突变位于外显子3和4上。Lerner-Ellis等通过对患者基因突变分析发现c.271dupA、c.394C>T和c.331C>T是最常见的突变。c.271dupA突变最初在欧洲人中发现,后来在意大利、叙利亚、瑞士、葡萄牙、土耳其、德国、美国等都被报道,推测该基因突变具有普遍性;

c.331C>T在Acadian,Cajun. 及法籍加拿大人中发现;c.394C>T在印度、亚洲、叙利亚、巴基斯坦、阿富汗、葡萄牙和意大利等多个地区中都有报道。其中c.271dupA和c.331C>T与早发型相关,一般发病年龄<1岁;c.394C >T与迟发型相关,多4岁后发病。中国患者以c.609 G>A最常见(52.8%)。通过对患者随访调查发现,c.482G>A突变患者发病晚,病情轻。*MMAA*基因定位于4q31.1-2,含7个外显子,长17.1kb,编码418个氨基酸,至今已发现75种突变。*MMAB*基因定位于12q24,含9个外显子,长18.87kb,编码250个氨基酸,至今已发现41种突变。*MMADHC*基因定位于2q23.2,含有8个外显子,编码296个氨基酸,至今已发现13种突变。*LMBRD1*基因定位于6q13,编码一种溶酶体膜蛋白-LMBD1,突变报道较少。*HCFC1*基因定位于Xq28,至今已经报道16种突变。*MCEE*基因定位于2p13.3,至今只有报道4种突变报道。*SUCLG1*基因定位于2p11.2,至今已发现28种突变。*ABCD4*基因定位于14q24.3,至今已发现8种突变。

四、临床表现

甲基丙二酸血症患儿无特异性临床表现,最常见的症状和体征是反复呕吐、嗜睡、惊厥、运动障碍、智力及肌张力低下。重症患儿可于新生儿期发病,mut⁰型患者起病最早,80%在生后数小时至1周内发病,mut⁻及CblA和CblB型患者多在生后1个月后发病,CblC和CblD在新生儿期至成年发病者均有报道,CblF及CnlJ报道很少。甲基丙二酰辅酶A变位酶缺陷患儿出生时可正常,在发热、感染、饥饿、疲劳、外伤等应激状态或高蛋白饮食、输血、药物等因素诱发下引起急性代谢紊乱,出现类似急性脑病样症状,如拒乳、呕吐、脱水、昏迷、惊厥、酸中毒、酮尿、低血糖、呼吸困难、肌张力低下并发脑病,早期死亡率极高,预后不良。早发型患儿多于1岁内起病,以神经系统症状最为严重,尤其是脑损伤,多累及双侧苍白球,可表现为惊厥、运动功能障碍及舞蹈手足徐动症等,并常伴发血液系统损伤,如巨幼细胞性贫血,部分患儿亦出现肝肾损伤。迟发型患儿多在4~14岁出现症状,甚至于成年期起病,常合并脊髓、外周神经、肝、肾、眼、血管及皮肤等多系统损害,儿童或青少年时期表现为急性神经系统症状,如认知能力下降、意识模糊及智力落后等,甚至出现亚急性脊髓退行性变。cblC型患儿在国内最为常见,主要表现为巨幼红细胞贫血、生长障碍及神经系统症状。cblD型患儿发病较晚,无血液系统异常表现。cblF型患儿新生儿期出现口腔炎、肌张力低下和面部畸形,部分有血细胞形态异常。此外,发现部分成人患者首发症状为精神及心理异常,故对于一些精神病患者有必要鉴别MMA。

近年来,随着串联质谱在新生儿疾病筛查中的应用,发现了部分发育良好、无症状的"良性"MMA患者。该患者血丙酰肉碱增高、尿中甲基丙二酸升高,且基因检测确诊为MMA,但患者无任何临床症状,生长发育、神经智力正常,无酸中毒发作,良性MMA既有单纯型,也有合并同型半胱氨酸血症型。Martens对6名良性患者研究,未发现该类型的遗传背景,推测尿MMA排泄可能与肾甲基丙二酸CoA变位酶同工酶的缺陷有关。目前已有较多关于良性MMA的报道,Sniderman对122例新生儿筛查的血丙酰肉碱水平轻中度增高的MMA患者长期随访发现,13例患者后期出现临床症状。Treacy也报道了一例良性患者在新生儿期仅有低浓度甲基丙二酸尿而无临床症状,但是5年后发展为严重的代谢酸中毒,该患者酶学分析甲基丙二酸CoA变位酶部分缺陷,仅有10%活性。因此对于轻型MMA的鉴别和筛查是必要的。对于此类患者需要长期随访观察。

MMA并发症与患病类型、发病年龄,以及对维生素B_{12}的反应性有关。mut^0与cb1B型较mut^-与cb1A并发症更为常见。主要表现为:

①神经系统损害,尤其是脑损伤,大多位于双侧苍白球,其机制涉及线粒体功能障碍、神经元细胞凋亡、细胞骨架磷酸化改变及髓鞘形成障碍,可表现为惊厥、运动功能障碍及舞蹈症等。②智力落后。③生长发育障碍,大多患儿体格发育落后,尤其是新生儿期发病的患儿和mut^-患儿,可见小头畸形。④肝肾损害,肝脏肿大,肝功能异常及肾小管酸中毒、间质性肾炎、高尿酸血症、尿酸盐肾病、遗尿症等慢性肾损害,严重时合并溶血尿毒综合征。mut^0和cb1B型多见慢性肾衰,其次是cb1A,mut^-较少见。⑤血液系统异常,多见巨幼细胞性贫血(cblC)、粒细胞及血小板减少,严重时出现骨髓抑制。⑥肺动脉高压,近几年发现肺动脉高压患者中诊断为甲基丙二酸血症,为合并型MMA,故肺动脉高压可能为血同型半胱氨酸增高所致。⑦免疫功能低下,少数患儿易合并皮肤念珠菌感染,常见口角、眼角、会阴部皲裂和红斑,少数合并口炎、舌炎、肠病性肢皮炎等。随着代谢紊乱的控制,患者皮肤损害逐渐恢复。⑧其他:患儿可并发肥厚性心肌病或血管损害、急慢性胰腺炎、视神经萎缩及骨质疏松。

五、实验室检查

甲基丙二酸血症属于典型的代谢性疾病,病情急性期及稳定期患者体内均有代谢物的异常,包括特异代谢物水平增高及非特异性代谢物水平异常。特异性代谢物包括血丙酰肉碱(propionylcarnitine,C3)、丙酰肉碱与乙酰肉碱(acetylcarnitine,C2)比值(C3/C2)增高、合并型MMA患者可伴有同型半胱氨酸增高及甲硫氨酸(methionine,Met)降低、C3/Met增高;尿甲基丙二酸及甲基枸橼酸水平增高。非特异性代谢物主要包括急性期血气分析酸中毒、血色素降低(或伴白细胞及血小板降低)、血氨增高、血乳酸增高、肝功能损伤、肾功能损伤及尿蛋白增高等。

1. 常规实验室检查　包括血尿常规、尿常规、肝功能、肾功能、血气分析、血糖、血氨、血乳酸等。可出现贫血、全血细胞减少、酸中毒、血氨升高及乳酸升高。

2. 血氨基酸谱及酰基肉碱谱检测　临床常利用串联质谱技术检测干血滤纸片中氨基酸、游离肉碱及酰基肉碱谱。MMA患者血C3(参考值0.5~4μmol/L)及C3/C2增高(参考值<0.20),合并型MMA患者血Met水平降低(参考值10~

50μmol/L)、C3/Met(参考值<0.25)增高。注意，MMA 急性期患者由于进食较少，通过食物摄入的肉碱减少，同时甲基丙二酸消耗较多的肉碱，导致体内肉碱减少，C3 可正常，但此时 C3/C2 增高，或 C3/Met 增高。

3. 尿有机酸检测　常用气相色谱质谱技术检测尿有机酸水平。MMA 患者尿甲基丙二酸及甲基枸橼酸增高，急性期可伴 3-羟基丙酸、丙酮酸及 3-羟基丁酸水平增高。注意：由于尿样处理或气相色谱质谱技术的限制，尿甲基丙二酸呈假阴性；肾透析患者，尿甲基丙二酸经过透析液过滤，可正常。利用液相串联质谱也可以检测血浆中的甲基丙二酸水平。

4. 血同型半胱氨酸检测　由于同型半胱氨酸的分子结构不容易电离，故利用串联质谱技术检测同型半胱氨酸水平不准确，不能利用串联质谱技术检测血同型半胱氨酸。目前常用酶联免疫分析吸附试验方法或荧光偏振免疫法检测，具有较高准确性。

5. 甲基丙二酸血症维生素 B$_{12}$ 负荷试验　每天肌注维生素 B$_{12}$ 1.0mg，连续 3~5 天，通过治疗前后临床症状、生化指标、血 C3、C3/C2 及尿甲基丙二酸水平变化，观察患儿对维生素 B$_{12}$ 的反应性，有利于 MMA 类型鉴别。血 C3、C3/C2 及尿甲基丙二酸水平变化治疗后较治疗前下降 50% 为维生素 B$_{12}$ 有效型。Cbl C、Cbl D 及 Cbl F 型患者对维生素 B$_{12}$ 均有效，Cbl A 型患者大部分有效，Cbl B 型患者 50% 有效，MUT 型患者大部分无效。注意：维生素 B$_{12}$ 需要选用羟钴胺，氰钴胺、甲钴胺及腺钴胺效果不明显。另外，对于单纯型 MMA 患者，在急性期不能明确维生素 B$_{12}$ 是否有效者，可以在未定期再进行一次负荷试验。

6. 基因检测　由于 MMA 的发病机制与甲基丙二酸代谢及钴胺素代谢两条通路有关，这两条通路上的任何一个基因发生突变，均可导致 MMA，故 MMA 的致病基因包含多个基因，对 MMA 患者进行基因检测时，应包含所有 MMA 致病基因：*MUT*、*MMAA*、*MMAB*、*MMACHC*、*MMADHC*、*LMBRD1*、*HCFC1*、*MCEE*、*SUCLG1*、*SUCLG2* 及 *ABCD4*。建议使用新一代基因测序检测，提高效率。

六、影像学检查

1. 头颅 MRI 检查　甲基丙二酸血症患者脑 MRI 扫描常见对称性基底节损害，MRI 显示双侧苍白球信号异常，可表现为脑白质脱髓鞘变性、软化、坏死、脑萎缩及脑积水等。

2. 脑电图检查　MMA 伴抽搐患者脑电图主要呈高峰节律紊乱、慢波背景伴痫样放电，部分无抽搐患者脑电图为局灶性样放电和慢波背景。

3. 心脏彩超检查　观察有无肺动脉高压及其他心脏异常

4. 心电图检查　观察有无心电图异常

5. 肝肾 B 超检查　观察有无肝肾形态学改变。

七、诊断和鉴别诊断

由于 MMA 患者临床表现无特异性，临床误诊或漏诊率较高，对于不明原因的呕吐、惊厥、酸中毒、肌张力异常、发育落后等的患儿应及早进行相关检查，尿酮体测定、血常规化验、血气分析、血氨、血糖等一般检查均有助于诊断。

1. 单纯型 MMA 诊断标准

(1)血 C3/C2 增高，伴或不伴 C3 水平增高。

(2)尿甲基丙二酸，伴或不伴甲基枸橼酸水平增高。

(3)血同型半胱氨酸水平正常。

(4)基因 *MUT*、*MMAA*、*MMABMCEE*、*SUCLG1* 及 *SUCLG2* 其中一个检测到突变。

2. 合并型 MMA 诊断标准

(1)血 C3/C2 增高，伴或不伴 C3 水平增高。

(2)尿甲基丙二酸看，伴或不伴甲基枸橼酸水平增高。

(3)血同型半胱氨酸水平增高。

(4)基因 *MMACHC*、*MMADHC*、*LMBRD1*、*HCFC1* 及 *ABCD4* 其中一个检测到突变。

由于其他疾病也可导致患者一过性的尿甲基丙二酸增高，或血 C3/C2 增高，并不是甲基丙二酸血症。故甲基丙二酸血症需与其他疾病鉴别：①继发性甲基丙二酸血症：多是由于母亲慢性胃肠和肝胆疾病、恶性贫血、营养障碍及长期素食，导致患儿自胎儿期即处于维生素 B$_{12}$ 及叶酸缺乏的状态，临床表现与遗传性甲基丙二酸尿症类似。母亲病史、营养调查及血液维生素 B$_{12}$ 叶酸、同型半胱氨酸测定，可作为鉴别诊断的首选方法。该病患儿预后良好，维生素 B$_{12}$ 短期补充治疗可逆转代谢异常。②丙酸血症：是由于丙酰 CoA 酶羧化酶活性缺乏，导致体内丙酸及其代谢产物前体异常蓄积所致。其临床表现与甲基丙二酸类似，均无特异性。血 C3 及 C3/C2 增高，并常伴有甘氨酸增高，依据血结果与甲基丙二酸难区别，需要依据尿有机酸鉴别，丙酸血症患者尿 3- 羟基丙酸及甲基枸橼酸增高，甲基丙二酸血症正常。

八、治疗及随访

治疗原则为减少甲基丙二酸及其旁路代谢产物的生成和加速其清除。积极及早治疗，包括饮食治疗及药物治疗，避免致残及死亡，或避减轻残疾程度。

1. MMA 急性期治疗　急性期治疗应以补液、纠正酸中毒及电解质紊乱为主，同时应限制蛋白质摄入，供给充足的热量，避免静脉滴注氨基酸。静脉滴注或口服左旋肉碱（左卡尼丁）100~300mg/(kg·d)，肌内注射维生素 B_{12}，1mg/d，连续 3~6 天。若伴有高氨血症，可静脉滴注或口服精氨酸 250mg/(kg·d)。

2. MMA 长期治疗

（1）饮食治疗：维生素 B_{12} 无效或部分有效的单纯型 MMA 患者以饮食治疗为主，蛋白质总摄入量婴幼儿期应保证在 2.5~3.0g/(kg·d)，儿童每天 30~40g，成人每天 50~65g。天然蛋白质摄入量控制在 6 个月内为 1.2~1.8g/(kg·d)，6 个月至 7 岁为 0.6~1.2g/(kg·d)，7~18 岁为 0.5~1.0g/(kg·d)，大于 18 岁为 0.4~0.8g/(kg·d)，其余给予不含异亮氨酸、缬氨酸、苏氨酸和蛋氨酸的特殊配方奶粉或蛋白粉。大部分 MMA 合并同型半胱氨酸血症患者不需要严格控制天然蛋白质摄入。由于异亮氨酸、缬氨酸、和蛋氨酸为必需氨基酸，不可长期仅用特殊营养粉喂养，需要定期检测血异亮氨酸、缬氨酸、和蛋氨酸水平，以免缺乏。

（2）药物治疗：①维生素 B_{12}：用于维生素 B_{12} 有效型的长期维持治疗，1.0~2.0mg/ 次，每 1~7 天一次。维生素 B_{12} 剂型中羟钴胺效果优于氰钴胺。②左旋肉碱：可调节细胞内辅酶 A 的稳态，促进甲基丙二酸和酯酰肉碱排泄，增加机体对天然蛋白的耐受性，常用剂量为 50~200mg/(kg·d)，急性期可增至 300mg/(kg·d)，口服或静脉滴注。③甜菜碱：用于 MMA 合并同型半胱氨酸血症患者，50~500mg/(kg·d)，口服。④叶酸：用于合并贫血或同型半胱氨酸血症患者，2.5~10mg/d，口服。⑤维生素 B_6：10~30mg/d，口服。⑥甲硝唑 10~20mg/(kg·d) 或新霉素 50mg/(kg·d)，可

减少肠道细菌产生的丙酸，但长期应用可引起肠道菌群紊乱，应慎用。⑦苯甲酸钠 150~250mg/(kg·d)，可改善高氨血症以及高甘氨酸血症。⑧应急时使用胰岛素或生长激素，可增加蛋白及脂质合成并改善体内代谢。⑨抗氧化剂：近来研究发现抗氧化剂对治疗有益，辅酶 Q_{10} 及维生素 E 可预防 MMA 患者急性视神经损伤。⑩生长激素：对于 MMA 引起的生长发育延迟患者，可以试用生长激素。

（3）康复训练：部分神经运动系统受损的患者需要进行感觉、运动功能康复训练和语言认知能力培养，以利于患者的生长发育。

（4）肝、肾移植治疗：对于维生素 B_{12} 无效型且饮食控制治疗效果较差、病情反复发作的患者可尝试肝移植治疗。研究表明肝移植仅能部分纠正 MMA 代谢缺陷，不能预防肾脏以及神经退行性病变的进展。肾移植可纠正肾衰并在一定程度上减少甲基丙二酸浓度。也有研究认为肝 - 肾联合移植可能优于单独肝移植，但其长期预后及移植存活率仍不确定。患者酶活性及基因检测有利于进行肝肾移植的时机选择。

（5）基因治疗：2011 年研究报道 *rAAV9* 基因介导可治疗 MMA 患鼠模型。故基因治疗在未来 MMA 治疗中有着广阔的研究前景。

3. MMA 随访　MMA 属于终身需要治疗的疾病，故需要定期随访，以便观察治疗效果，及时调整治疗方案，预防并发症。婴幼儿期每 2~3 个月随访一次，幼儿期后每 3~6 个月随访一次，每次均测血常规、血串联质谱、尿气相质谱及同型半胱氨酸（合并型 MMA）；肝肾功能、头颅 MRI、心脏彩超、心电图及肝肾 B 超检查每年一次。

九、遗传咨询及产前诊断

甲基丙二酸血症患儿的预后主要取决于疾病类型、发病早晚，以及治疗的依从性。因此应做到早诊断、早治疗。

1. 避免近亲结婚。

2. 对 MMA 高危家庭进行产前诊断是优生优育、防止同一遗传病在家庭中重现的重要措施。对有本病家族史的夫妇及先证者可进行 DNA 分析，并对其胎儿进行产前诊断。家族成员基因分析也可检出杂合子携带者，进行遗传咨询。

3. 开展新生儿筛查，及早发现 MMA 患儿，尽早开始治疗，减少并发症及不良预后。

4. 对于 MMA 高发地区,建议夫妻方孕前筛查 MMA 相关基因,若均为相关基因变异携带者,建议进行 MMA 产前诊断。

5. 产前诊断　MMA 先证者的母亲若再次妊娠,可在妊娠 16~20 孕周时经羊水穿刺或 10~12 孕周经绒毛膜绒毛取样提取胎儿细胞的 DNA,可对突变已知家系进行基因产前诊断。另外,通过检测羊水 C3/C2 及甲基丙二酸,可协助产前诊断,并可弥补部分患者基因不明确而不能通过基因进行产前诊断的不足。

（韩连书）

第二节　丙酸血症

一、概述

丙酸血症(propionic acidemia,PA)是一种较常见的支链氨基酸和奇数链脂肪酸代谢异常的有机酸血症,属于常染色体隐性遗传代谢病,是由于线粒体内丙酰 CoA 酶羧化酶活性缺乏,导致丙酰辅酶 A 转化为甲基丙二酰辅酶 A 受阻,从而 3-羟基丙酸、甲基枸橼酸及丙酰肉碱等代谢产物在体内蓄积,出现一系列生化异常、神经系统和其他脏器损害症状。1961 年由 Childs 等人首先报道,临床以反复发作的酮症酸中毒为特征,患儿血尿中存在大量甘氨酸,因此该病最初也称为酮性高甘氨酸血症。PA 的患病率存在种族和地区差异性,美国活产婴儿为 1:10 万,日本为 0.6/10 万,德国为 0.4/10 万。沙特阿拉伯国家为 20/10 万 ~ 50/10 万,格陵兰因纽特人高达 100/10 万。中国串联质谱新生儿筛查调查显示,PA 患病率约为 1/19.5 万,各地差异较大,1/6 万 ~1/44 万。

二、发病机制

丙酰 CoA 羧化酶是位于线粒体内的一种生物素依赖的羧化酶,催化丙酰 CoA 转化为甲基丙二酰 CoA,最终转化为琥珀酰 CoA 进入三羧酸循环;丙酰 CoA 是某些支链氨基酸(异亮氨酸、缬氨酸、苏氨酸、蛋氨酸)、奇数链脂肪酸和胆固醇的常见氧化降解产物,主要产生于肝脏、肌肉、肾脏、大脑。肠道细菌代谢也是丙酸的一部分来源。PA 是由于丙酰 CoA 羧化酶活性缺陷导致丙酰 CoA 转化为甲基丙二酰 CoA 受阻,进而引起丙酰

CoA、丙酰肉碱、丙酸、3-羟基丙酸、甲基枸橼酸和丙酰甘氨酸等代谢产物异常增高,引起机体损伤。其主要病理生化机制:①酮性代谢性酸中毒:线粒体能量障碍,干扰正常酮体的利用,引起酮症和代谢性酸中毒;②高甘氨酸血症:抑制了甘氨酸降解途径中一个或多个蛋白;③高氨血症:丙酰 CoA 抑制了 N-乙酰谷氨酸的合成,而 N-乙酰谷氨酸为氨甲酰磷酸合成酶 -1 的激动剂,氨甲酰磷酸合成酶 -1 受抑制导致尿素循环障碍,血氨增高;④肉碱缺乏:大量的内源性游离肉碱与丙酸结合形成丙酰肉碱,引起 PA 患者血、尿中继发性肉碱缺乏。

三、遗传学

丙酸血症属常染色体隐性遗传,丙酰 CoA 羧化酶是由 α、β 两个亚单位组成的 $\alpha_6\beta_6$ 多聚体,编码两个亚单位基因分别为 PCCA 和 PCCB。PCCA 或 PCCB 基因突变均可导致 PCC 活性缺乏。PCCA 基因定位于染色体 13q32,含 24 个外显子,cDNA 含 2 112 个核苷酸,终产物 703 个氨基酸,其中前 25 个氨基酸为前导肽,进入线粒体后被剪切,至今已发现 124 余种突变,突变位点主要集中在外显子 13、12、19 和 18。包含错义突变、缺失和插入、剪切突变和无义突变,无义突变较少见。PCCB 基因定位于染色体 3q13.3-q22,包含 15 个外显子,cDNA 含 1 620 个核苷酸,终产物 539 个氨基酸,已有 114 种突变报道,突变位点多发生于外显子 12、15、11 和 6,多为错义突变、缺失和插入。PCCA 突变存在较大的异质性,尤其在高加索人群中,没有发现占主导的突变,而在日本人群中 c.922-923intT、c.1644-6C>G 和 p.R399Q 占总等位基因突变的 56%。PCCB 基因有几种突变在不同的人群中均有报道。在高加索人中,c.1218del14ins12(ins/del)最常见。c.1172-1173insT 和 p.E168K 尤其常见于西班牙和拉丁美洲人群中。p.T428I 为韩国 PA 热点突变,约占总等位基因突变的 56.3%。格陵兰因纽特人多数 PA 患者中包含 PCCB 基因 3 个碱基的插入,c.1 540insCCC。

本科室对 93 例 PA 患儿行基因检测,30 例为 PCCA 基因突变(31.9%),64 例为 PCCB 基因突变(68.1%)。PCCA 基因突变中 c.2002G>A 突变最常见(13.3%),PCCB 基因突变中 c.2002G>A 突变最常见(16.4%),其次为 c.838dupC 突变(10.0%)。

四、临床表现

PA 依据临床表现无特异性,主要表现为急性发作期酸中毒症状及稳定期(慢性期)的脑损伤症状,分为新生儿起病型及迟发型。

1. 新生儿起病型　通常发生在正常妊娠、足月分娩的新生儿,生后一段时间内可无症状,可以为数小时到 1 周,随即出现无明显诱因的进行性恶化症状,表现为吸吮无力、拒食、呕吐、腹胀;迅速进展为神经系统表现:包括异常姿态和运动、肌无力、嗜睡和惊厥,脑电图监测常可见暴发-抑制现象。若不及时和适当治疗,患者出现昏迷、进行性脑水肿、呼吸窘迫、低体温,可在几天内死亡或出现永久性脑损伤。由于其起病急,需与败血症鉴别。几乎所有新生儿起病的患者都存在高氨血症。但在某些特殊情况下,严重高血氨引起过度通气及呼吸性碱中毒,患者可能无明显代谢性酸中毒。

2. 迟发型

(1)慢性进展型:表现为发育迟缓、慢性呕吐、蛋白质不耐受、运动障碍、肌张力障碍、语言障碍等。这些表现轻重可因人而异,与基因型无明显相关性。

(2)间断发作型:有类似于新生儿发病类型的急性失代偿期,常由代谢应激,如感染、损伤或手术等诱发。发作时常表现为急性或反复间歇发作的脑病、昏迷或惊厥,发作时常伴有代谢性酸中毒、酮尿、高氨血症、血液学异常。稳定期表现包括生长障碍,运动、语言及智力发育落后,精神发育迟滞,癫痫发作,胰腺炎,心肌病等。其他少见的并发症包括视神经萎缩、听力下降、卵巢早衰不全、慢性肾衰竭等。

五、实验室检查

1. 常规实验室检查　包括血常规、尿常规、肝功能、肾功能、血气分析、血糖、血氨、血乳酸等。可出现贫血、全血细胞减少、酸中毒、血氨升高及乳酸升高。

2. 血氨基酸谱及酰基肉碱谱检测　PA 患者血丙酰肉碱(propinoylcarnitine,C3)及 C3/C2(乙酰肉碱,acetylcarnitine)比值增高。部分患者血甘氨酸增高。

3. 尿有机酸检测　PA 患者尿 3-羟基丙酸、丙酰甘氨酸及甲基枸橼酸增高,可伴有甲基巴豆酰甘氨酸增高。

4. 基因检测　基因突变分析有助于轻型 PA 的诊断,区分基因型,且有助于产前诊断,检测 PCCA 及 PCCB 基因。

5. 头颅 MRI 检查　包括脑萎缩(伴脑室扩大,蛛网膜下间隙增宽)、髓鞘化延迟,以及不同程度的基底节改变。

6. 脑电图检查　PA 急性失代偿期患儿脑电图表现为严重的弥漫性慢波,脑电图异常可先于癫痫发作,代谢状态稳定后脑电图可转归为正常。

六、诊断和鉴别诊断

1. 诊断　根据临床表现,结合常规实验室检查及血串联质谱分析 C3 及 C3/C2 比值增高,尿 3-羟基丙酸、丙酰甘氨酸及甲基枸橼酸增高即可确诊;PCCA、PCCB 基因检测有助于确定基因型及产前诊断。

2. 鉴别诊断　由于其他有机酸血症也可引起血丙酰肉碱增高或尿 3-羟基丙酸增高,故需要鉴别,主要有如下几种疾病:

(1)甲基丙二酸血症:血 C3 及 C3/C2 比值增高,尿 3-羟基丙酸及甲基枸橼酸增高,但同时有甲基丙二酸增高,丙酸血症患者尿甲基丙二酸正常。

(2)多种羧化酶缺乏症:包括生物素酶缺乏症及全羧化酶合成酶缺乏症 2 种疾病,患者尿中 3-羟基丙酸、甲基巴豆酰甘氨酸及丙酰甘氨酸增高,仅依据尿有机酸检测不能鉴别,需要结合血酰基肉碱水平鉴别。多种羧化酶缺乏症患者血 3-羟基异戊酰肉碱水平增高,丙酸血症患者正常。

(3)其他疾病:其他疾病引起的代谢性酸中毒(糖尿病酮症酸中毒、乳酸性酸中毒等)和其他有机酸血症临床可能有时难以与 PA 鉴别,但通过血、尿代谢物的质谱分析可以鉴别。

七、治疗

PA 患者一旦诊断明确,应尽快治疗,目前尚无无特异性治疗措施,主要是饮食、左卡尼丁、预防及纠正酸中毒。

1. 新生儿期及急性失代偿期的治疗　应以补液、纠正酸中毒及电解质紊乱为主,限制天然蛋白质的摄入,使用不产生丙酸前体的肠外氨基酸。积极补充热量,抑制分解代谢,促进合成代谢;按基础能量需求的 1.5 倍补充能量;急性期静脉按

6~8mg/(kg·min)输注高糖,不足能量部分以脂肪乳补充。尽快开始肠内营养,喂养特殊配方营养粉或蛋白粉(不含异亮氨酸、苏氨酸、蛋氨酸及缬氨酸)。静脉滴注或口服左旋肉碱(左卡尼丁)100~300mg/(kg·d)。血氨增高者降血氨:静脉滴注或口服精氨酸250mg/(kg·d),静脉滴注或口服苯甲酸钠或苯乙酸钠250mg/(kg·d)。

2. 长期治疗

(1)长期治疗:以控制蛋白质饮食为主,给予不含异亮氨酸、缬氨酸、蛋氨酸和苏氨酸的特殊配方营养粉或蛋白粉,补充左旋肉碱利于丙酰辅酶A的代谢和排除。蛋白质总摄入量婴幼儿期应保证在2.5~3.0g/((kg·d)),儿童每天30~40g,成人每天50~65g。天然蛋白质摄入量控制在6个月内为1.2~1.8g/(kg·d),6个月至7岁为0.6~1.2g/(kg·d),7~18岁为0.5~1.0g/(kg·d),大于18岁为0.4~0.8g/(kg·d),其余给予不含异亮氨酸、缬氨酸、苏氨酸和蛋氨酸的特殊配方营养粉或蛋白粉。

(2)药物治疗:①左旋肉碱:急性期:100~300mg/(kg·d),静脉滴注或口服;稳定期:50~200mg/(kg·d),口服。部分患儿使用后可出现轻度腹泻不良反应。②新霉素或甲硝唑:新霉素和甲硝唑可抑制肠道细菌的繁殖代谢,减少肠道细菌代谢产生的丙酸。用法:新霉素为50mg/(kg·d),甲硝唑为10~20mg/(kg·d)。由于长期使用抗生素会导致肠道内菌群紊乱,所以不建议长期使用,可在急性期或间歇使用。③碳酸氢钠:用于预防或纠正酸中毒。

(3)康复训练:部分神经运动系统受损的患者需要进行感觉、运动功能康复训练和语言认知能力培养,以利于患者的生长发育。

(4)肝、肾移植治疗:对于饮食控制及药物治疗效果较差、病情反复发作的患者可尝试肝脏移植治疗。研究表明肝移植仅能部分纠正PA代谢缺陷,不能改变神经退行性病变的进展。肾移植可纠正肾衰竭并在一定程度上减少有机酸浓度。也有研究认为肝-肾联合移植可能优于单独肝移植,但其长期预后及移植存活率仍不确定。

八、预防

1. 避免近亲结婚。

2. 对PA高危家庭进行产前诊断是优生优育、防止同一遗传病在家庭中重现的重要措施。对有本病家族史的夫妇及先证者可进行DNA分析,并对其胎儿进行产前诊断。家族成员基因分析也可检出杂合子携带者,进行遗传咨询。

3. 产前诊断　PA先证者的母亲若再次妊娠,可在妊娠16~20孕周时经羊水穿刺或10~12孕周经绒毛膜绒毛取样提取胎儿细胞的DNA,可对突变已知家系进行基因产前诊断。另外,通过检测羊水C3/C2及3-羟基丙酸甲基枸橼酸,可协助产前诊断,弥补部分患者基因不明确而不能通过基因进行产前诊断的不足。

4. 新生儿筛查　及早发现PA患儿,尽早开始治疗,减少并发症及不良预后。

(韩连书)

第三节　异戊酸血症

一、概述

异戊酸血症(isovaleric acidemia,IVA)是由于亮氨酸分解代谢中异戊酰辅酶A脱氢酶缺陷而导致异戊酸、3-羟基异戊酸、异戊酰甘氨酸和异戊酰肉碱在体内蓄积所致的常染色体隐性遗传病。由于其急性发病特点、特殊气味及GC-MS诊断技术的出现,是最早被明确诊断的一种有机酸血症,IVA患者常在新生儿期发生急性脑病,婴儿和儿童期可有反复呕吐、昏睡或昏迷及智力发育落后。近年来,新生儿串联质谱筛查血酰基肉碱谱也检出更多无症状或症状较轻的患者。美国IVA发病率约为1:250 000,德国人中较常见,约为1:67 000。国内串联质谱新生儿筛查调查显示,PA患病率约为1/19.5万,各地区差异较大,1/10万~1/70万。

二、发病机制

IVD是线粒体的一种四聚体黄素蛋白酶,属于乙酰辅酶A脱氢酶家族中的一员,在亮氨酸代谢的第三步异戊酰辅酶A被氧化生成3-甲基巴豆酰辅酶A步骤中发挥关键作用,催化异戊酰辅酶A代谢为3-甲基巴豆酰辅酶A并将脱氢产生的还原当量传递给电子黄素转运蛋白(ETF)。在催化反应时,IVD首先与酰基辅酶A底物结合,在还原反应中,酰基羧基氧分子和FAD的2'-羟基的氢原子形成氢键对酰基活化至关重要,酰基的α和β碳上的氢原子被移除,形成稳定的电荷

289

转运复合物。电子黄素转运蛋白(ETF),第二个底物,从电荷转运复合物中抽提出还原当量,并释放出烯酰辅酶 A 产物。IVD 酶缺陷导致异戊酰辅酶 A 旁路代谢物聚集。因异戊酰辅酶 A 脱氢酶的缺乏而堆积的异戊酰辅酶 A 的主要代谢产物不是水解反应产物异戊酸,而是异戊酰甘氨酸,即由线粒体酶 N- 酰化酶催化异戊酰辅酶 A 与甘氨酸基反应的产物。异戊酰甘氨酸没有毒性且很容易从尿中排来。异戊酸血症患者尿中异戊酰甘氨酸的排泄量可达 2 000~15 000μmol/d,而正常排泄量少于 15μmol/d。在疾病急性期排泄量达到最高,缓解期也持续地保持在较高状态。在疾病急性期,异戊酰辅酶 A 的产生量超过了甘氨酸 N- 酰化酶的最大负荷量,于是游离异戊酸的水平便有所升高。异戊酸的另一种代谢产物是3- 羟异戊酸,是游离异戊酸的 ω-1 氧化产生。只有在疾病急性发作期才会有这种化合物排泄量的异常,有时可以高达 3 000μmol/d,大约是异戊酰甘氨酸的 40%。在血浆和干血滤纸片中,升高的异戊酰肉毒碱(C5 酰基肉碱)也具有重要的诊断意义。

三、遗传学

IVA 属于常染色体隐性遗传病。*IVD* 基因位于染色体 15q14-15,该基因长 15kb,包含 12 个外显子,编码 394 个氨基酸的蛋白,至今已经报道87 种突变。白种人中约半数新生儿筛查检出患儿携带 c.932C>T(p.A282V)错义突变,提示该突变可能在无症状 IVA 患儿中常见。

四、临床表现

IVA 主要分为两种类型:急性新生儿型和慢性间歇型;部分通过新生儿筛查确诊患者可无临床表现。

1. 急性新生儿型 多在新生儿期 2 周内急性发病,表现为喂养困难、呕吐、嗜睡和惊厥等。患者可出现低体温和脱水。在急性发作期有特殊的汗脚味,这种特殊气味是由于未结合异戊酸所致,患者汗液和耳耵聍中最易闻到。实验室检查可有阴离子间隙增高所致酸中毒、高氨血症、低或高血糖、酮症及低钙血症。由于骨髓抑制可有全血细胞、中性粒细胞和血小板减少。不及时处理可因脑水肿和出血导致昏迷或死亡。

2. 慢性间歇型 患者一般在新生儿期以后诊断,临床表现慢性间歇发作。发作常由上呼吸道感染或摄入高蛋白质饮食诱发,反复发生呕吐、嗜睡进展为昏迷、酸中毒伴酮尿,由于异戊酸水平过高还可出现"汗脚气味",限制蛋白质饮食并输注葡萄糖时可以缓解发作。急性发作时表现为酸中毒、酮症、昏迷和特殊气味,急性胰腺炎、骨髓增生症、范可尼症和心律失常均被报道过。间歇期可有轻度异戊酸的汗脚味,或无特殊气味。新生儿发病型患者在渡过早期急性期后临床表现与慢性型类似,但容易在其他疾病时诱发代谢失代偿,导致疾病的急性发作。在绝大多数有机酸血症患者中,婴儿期疾病急性发作频率最高,随着年龄增长,感染机会减少,蛋白质摄入减少,这种发作的频率也就随之减少。部分异戊酸血症慢性间歇型患者精神运动发育正常,但是也有一些患者发育延迟和轻度甚至是重度的智力低下。许多患者厌食高蛋白饮食。

随着串联质谱新生儿筛查的开展,发现了越来越多的无症状患者。这些患者异戊酰肉碱及异戊酰甘氨酸增高,基因检测确诊,但无临床症状。

五、实验室检查

1. 急性发作期患者可以有阴离子间隙升高的代谢性酸中毒、高氨血症、低血糖或高血糖及低钙血症。

2. 血异戊酰肉碱检测 串联质谱技术检测干血滤纸片中异戊酰肉碱(Isovalerylcarnitine,C5)及其他酰基肉碱水平,包括丙酰肉碱(Propionylcarnitine,C3)。IVA 患者 C5 及 C5/C3 比值增高。

3. 尿异戊酰甘氨酸检测 气相质谱技术检测尿有机酸、异戊酰甘氨酸显著升高。

4. 基因检测 检测外周血白细胞 *IVD* 基因。

5. 头颅 MRI 检查 根据疾病的严重程度,患者头颅 MRI 可无异常发现,也可发现有不同程度脑发育不良、苍白球受累表现。

六、诊断和鉴别诊断

由于 IVA 患者临床表现无特异性,临床误诊或漏诊率较高,对于不明原因的呕吐、惊厥、酸中毒、肌张力异常、发育落后等的患儿应及早进行相关检查,尿酮体测定、血常规化验、血气分析、血氨、血糖等一般检查均有助于诊断。IVA 诊断标准:①血 C5、C5/C3 增高;②尿异戊酰甘氨酸增高;③基因 *IVD* 检测到突变。

IVA 患者的临床表现容易与其他有机酸血症和尿素循环障碍相混淆,需要进行血、尿质谱分析进行鉴别诊断。异戊酰辅酶 A 的中间代谢物也可见于 2- 甲基丁酰辅酶 A 脱氢酶(短支链羟酰基辅酶 A 脱氢酶,SBCAD)缺乏症,需要与之鉴别。急性发作时由于可伴有高血糖和酮症,可被误诊为酮症酸中毒。

七、治疗

IVA 治疗原则为预防疾病急性发作和维持间歇期治疗。

1. 急性期　在应激情况(包括疾病和空腹)时,机体蛋白分解代谢会导致内源性的亮氨酸升高及异戊酰辅酶 A 代谢物增加,治疗的原则是促进合成代谢。IVA 患者在有其他疾病时需要提高热卡摄入和减少亮氨酸摄入,可以摄入糖类和无亮氨酸的氨基酸粉。如果患儿不能口服摄入则需要静脉补充葡萄糖。亮氨酸摄入应减少至日常摄入量的 50%,但在限制摄入 24 小时应恢复原来的量以促进蛋白质的合成代谢。同时给予左旋肉碱[100~200mg/(kg·d)]和甘氨酸[250~600mg/(kg·d)]。必要时可做血液透析或者腹膜透析。如果血氨升高,可给予苯甲酸钠或苯丁酸钠将血氨处理。

2. 间歇期或缓解期

(1)饮食疗法:通过饮食控制减少来自亮氨酸以及其分解产生的异戊酰辅酶 A 代谢物,总蛋白和热卡必须足够保证正常的生长发育,因此必须注意监测体重、身长和头围等发育指标,多数情况下可摄入 1.5g/(kg·d)的天然蛋白。对那些反复发作的患者才必须限制天然蛋白摄入,并同时补充无亮氨酸的氨基酸粉。由于亮氨酸在促进蛋白合成中的特殊作用,过度限制亮氨酸摄入可能会导致包括肌肉萎缩等副作用。

(2)药物治疗:左旋肉碱[50~100mg/(kg·d)]和甘氨酸[150~250mg/(kg·d)],分 3~4 次服用。轻者可以酌情减量。

八、预防

1. 避免近亲结婚。

2. 对高危家庭进行产前诊断是优生优育、防止同一遗传病在家庭中重现的重要措施。对有本病家族史的夫妇及先证者可进行 DNA 分析,并对其胎儿进行产前诊断。家族成员 DNA 分析也可检出杂合子携带者,进行遗传咨询。气相质谱测定孕 14~17 周胎儿羊水中异戊酰甘氨酸水平和串联质谱测定异戊酰肉碱水平,为异戊酸血症的产前诊断提供了快速而准确的方法。另外,通过检测羊水 C5、C5/C3 比值及异戊酰甘氨酸,可协助产前诊断,并可弥补部分患者基因不明确,不能通过基因进行产前诊断的不足。

3. 新生儿筛查　新生儿筛查通过足跟采血,滴于专用滤纸片后晾干,寄送到筛查中心测定血酰基肉碱谱,从而使患者得以早期诊断、早期治疗,避免智能落后的发生。

(邱文娟　韩连书)

第四节　戊二酸血症Ⅰ型

一、概述

戊二酸血症Ⅰ型(glutaric acidemia Ⅰ,GA-Ⅰ)是一种由于戊二酰辅酶 A 脱氢酶(GCDH)缺陷导致赖氨酸、羟赖氨酸及色氨酸代谢异常所致的有机酸血症,属于常染色体隐性遗传病。该病患病率具有种族和地区差异,国际报道约为 1/100 000,印度南部约为 1/5 000,加拿大部分地区高达 1/300。国内串联质谱新生儿筛查调查显示,GA-Ⅰ患病率约为 1/20 万,但福建省较高,约为 1/5 万,我国台湾地区报道约为 1/115 010。随着串联质谱及气相质谱技术的应用,GA-Ⅰ的检出率有较大提高。但 GA-Ⅰ临床表现复杂多样,容易误诊,而早期诊断对改善预后有重要意义。

二、病因及发病机制

戊二酰辅酶 A 脱氢酶位于线粒体基质中,参与赖氨酸、羟赖氨酸和色氨酸的分解代谢,可催化戊二酰辅酶 A 氧化脱羧生成 3- 甲基巴豆酰辅酶 A(图 18-2)。编码戊二酰辅酶 A 脱氢酶的基因(GCDH)发生突变导致戊二酰辅酶 A 脱氢酶活性降低或丧失,赖氨酸、羟赖氨酸及色氨酸分解代谢阻滞,致使大量异常代谢产物如戊二酸、3- 羟基戊二酸等在组织及血液中蓄积,可与大量肉碱结合形成戊二酰肉碱。体内较多有机酸引起机体损伤,主要损伤脑组织。脑组织中积聚的过量戊二酸及 3- 羟基戊二酸与兴奋性神经递质谷氨酸结构相似,可通过假神经递质机制导致谷氨酸受体过度激活,还可抑制 γ- 氨基丁酸的合成,使抑制性神经递质减少,从而对神经元造成兴奋毒性损伤;另外,戊二酸及 3- 羟基戊二酸可抑制脑细胞线粒体内三羧酸循环过程的限速酶 α- 酮戊二酸脱氢酶复合体的活性,使脑细胞能量供应发生障碍,导致神经元损伤。病理学显示 GA-I 所致纹状体损伤最为明显,动物实验则发现星形胶质细胞介导的纹状体神经元坏死参与了 GA-I 脑损伤过程,其他可能的致病机制包括由戊二酸及相关代谢物所致的神经毒性、线粒体功能障碍和氧化应激等。

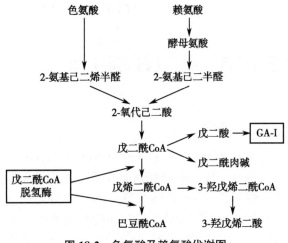

图 18-2　色氨酸及赖氨酸代谢图

三、遗传学

GA-Ⅰ 属常染色体隐性遗传。致病基因 *GCDH* 位于染色体 19p13.2,全长约 7kb,含 11 个外显子,编码 438 个氨基酸。目前,国际上已报道约 208 种突变,其中大部分属于错义突变。*GCDH* 基因突变具有遗传异质性,在不同种族和地区可能存在热点突变:最常见的突变是 p.R402W,在高加索患病人群中可达 10%~20%;宾夕法尼亚州 Amish 人群的热点突变为 p.A421V;加拿大的 Oji-Cree 人群中常见的是 IVS1+5G>T;爱尔兰常见的是 p.E365K;南美地区 Xhosa 人群中 p.A293T 突变较常见,其携带者比例高达 1/36;我国台湾及香港地区的有关报道推测 IVS10-2A>C 可能为中国人的突变热点,除外,p.G569A 在台湾也较常见。上海新华医院研究显示 c.1244-2A>C 突变最常见(22.3%)。

四、临床表现

绝大多数 GA-Ⅰ 患儿于婴幼儿时期发病,临床表现多种多样,即使同卵双生患儿之间症状亦可不同。目前研究发现临床症状的严重程度与基因型并无明显相关性。多数患儿出生时即有巨颅,或生后不久头围迅速增大,超出同年龄同性别正常儿童平均水平,多在 3~6 个月达到峰值,可伴轻微的非特异性神经系统损伤症状,如喂养困难、呕吐及易激惹等。头围的异常增大可为早期诊断提供线索。该病患儿易发生急性脑病危象,大多以发热、感染、腹泻、常规免疫接种或轻微颅脑外伤等为诱因,出现急性肌张力减退、意识丧失和类似癫痫发作表现,随后可有进行性肌张力障碍,并有明显的发育倒退现象,如运动能力、语言能力、吸吮、咀嚼和吞咽反射等急性丧失。随病情进展急性脑病危象反复发生,神经系统进行性损伤,最终可出现认知功能障碍。

另外,轻微颅脑外伤后的急性硬膜下出血或视网膜出血亦较多见。极少数患者于青春期甚至成年时期发病,首次发病之前可无症状或仅有轻微锥体外系体征或不同程度头痛。成年期发病患者脑白质发育不良表现较多,包括二便失禁、步态不稳、注意力涣散、感觉异常等,同样缺乏特异性。近期研究发现在 GA-I 成年患者中,慢性肾损伤的患病率成增高趋势。另外 GA-I 也可合并反复发生的横纹肌溶解,但预后较差。

五、实验室检查

1. 一般检查　包括血常规、尿常规、肝功能、肾功能、血气分析、血糖、血氨、血乳酸及肌酸激酶等。可出现低血糖,血氨、血乳酸升高,代谢性酸中毒,转氨酶、肌酸激酶升高。

2. 血酰基肉碱谱检测　串联质谱技术检测血中戊二酰肉碱(glutarylcarnitine,C5DC)及其他酰基肉碱水平,包括辛酰基肉碱乙酰肉碱(acetylcarnitine,C2)(capryloylcarnitine,C8)水平。GA-I 患者 C5DC、C5DC/C2 比值及 C5DC/C8 比值增高。部分 GA-I 患者在病情危重期间或由于营养不良等因素导致体内游离肉碱消耗增多时,C5DC 值可能正常或仅轻微增高,此时应结合 C5DC/C2 比值、C5DC/C8 比值及尿有机酸水平加以判断,减少假阳性。

3. 尿有机酸检测　气相色谱质谱技术检测尿液中戊二酸、3- 羟基戊二酸水平。GA-I 患者戊二酸、3- 羟基戊二酸水平显著升高。

4. 基因检测　基因突变分析有助于轻型GA-1患者的诊断及产前诊断。

5. 头颅 MRI 检查　急性脑病危象发作时可见基底神经节尤其是尾状核和壳核在 T_2W 呈高信号,DWI 水分子扩散受限,提示基底神经节细胞毒性水肿;典型的早期表现有额颞叶脑实质萎缩,双侧大脑侧裂和颞前极蛛网膜下腔增宽,额颞叶脑实质萎缩,双侧大脑侧裂和颞前极蛛网膜下腔增宽,脑室扩张,交通性脑积水等。硬膜下积液或出血亦常见。

六、诊断和鉴别诊断

1. 诊断　GA-I 的诊断主要依据临床症状、尿气相色谱质谱有机酸分析测定及血串联质谱戊二酰肉碱水平测定、神经影像学检查等结果进行综合分析确定。由于在出现急性脑病危象之前患儿临床表现缺乏特异性,大多数患儿在发生急性脑病危象之后才得到诊断,预后差。因此早期诊断尤为重要,巨颅可作为早期诊断的一条线索。临床上凡有巨颅畸形,发育倒退,伴急性或进行性运动障碍,尿气相色谱质谱有机酸分析见戊二酸及 3- 羟基戊二酸水平升高,血串联质谱戊二酰肉碱水平升高,CT 或 MRI 检查发现脑基底神经节病变及进行性脑萎缩者,可诊断为 GA-I。诊断标准:①GA-I 临床表现复杂多样,头围增大具一定提示作用,当患者合并发育落后、肌张力障碍等神经系统损伤表现时应警惕 GA-I 可能,并做进一步检查。②质谱技术分析血 C5DC、C5DC/C8 及尿戊二酸、3-OH- 戊二酸水平升高是诊断 GA-I 较特异的指标。③ GCDH 基因突变检测到 2 个突变,若患者仅检测到一个突变位点,此时需要依靠血 C5DC 及 C5DC/C8 比值增高诊断。

2. 鉴别诊断　GA-I 患者婴幼儿期头围迅速增大的同时脑实质进行性萎缩,可与其他原因引起的脑积水鉴别。患者发热及感染诱发的急性脑病危象极易被误诊为中枢神经系统感染如"脑炎"等,应注意鉴别。有硬脑膜下腔及视网膜出血的患者应注意与单纯颅脑外伤引起者鉴别。此外还需与其他可引起尿戊二酸水平升高的疾病进行鉴别:戊二酸血症 2 型患者尿戊二酸水平也可升高,但血多种酰基肉碱水平增高,可鉴别。α- 氨基脂肪酸血症及短肠综合征患者亦可出现尿戊二酸水平增高,但血戊二酰肉碱水平正常。

七、治疗

GA-I 是一种可以治疗的遗传代谢病,早期诊断和治疗可以预防急性脑病危象及神经系统并发症,一旦脑病危象发生,致残率和致死率将明显升高。治疗原则主要是通过饮食及药物治疗维持代谢,急性脑病危象发生时采取急症治疗,避免神经系统并发症。

1. 维持期治疗　包括饮食治疗和药物治疗两方面。基本原则是既能保证患儿正常生长发育,又能有效控制代谢水平,降低血浆及组织中戊二酸、3- 羟基戊二酸及戊二酰肉碱的水平,减轻甚至阻止其对神经系统的毒性损伤。

(1)饮食治疗:限制饮食中赖氨酸的摄入,适当补充不含赖氨酸、低色氨酸的氨基酸粉,以及各种微量元素。6 周岁以内患儿,天然蛋白质摄入量一般不超过 1.5g/(kg·d);赖氨酸摄入量应随患儿年龄增大逐渐降低,<6 月龄患儿不超过 100mg/(kg·d);6~12 月龄患儿不超过 90mg/(kg·d);1~3 岁患儿约 60~80mg/(kg·d);至 6 岁减为 50~60mg/(kg·d);氨基酸粉用量<12 月龄患儿约为 0.8~1.3mg/(kg·d);1 岁以后一般为 0.8mg/(kg·d)。对于 6 周岁以后的患儿,以上各项标准可依据个体情况适当放宽,以避免摄入过量天然蛋白质,尤其是富含赖氨酸和色氨酸的蛋白质饮食。进食困难的儿童,需要给予鼻饲、药物治疗或者手术(如胃底折叠术、胃造口术或空肠造口术等)维持必需的营养需要。

(2)药物治疗

1)左旋肉碱:为预防继发肉碱缺乏,通常给予左旋肉碱。急性期:100~300mg/(kg·d),静脉滴注或口服;稳定期:50~200mg/(kg·d),口服;6 岁以后,可减少到 50mg/(kg·d);需要终身补充。若出现腹泻等不良反应时,考虑减量。

2)维生素 B_2:每日 50~300mg,口服,少部分患者有效。监测尿戊二酸水平,适时调整。

2. 急性期治疗对于可能发生急性脑病危象的高危患儿,如有发热、胃肠道感染、围手术期或预防接种者,急性期治疗尤为重要,且必须在明显神经系统症状出现之前就开始进行。治疗期间密切监测患者生命体征及代谢状况,随时调整治疗方案。具体措施有:

(1)补充足量高碳水化合物,保证能量供给,纠正并扭转分解代谢状态。可口服 10%~20% 的葡萄糖,严重者可经静脉输注,若血糖升高可给予胰岛素应用。

(2)严格限制甚至停止天然蛋白质摄入,持续给予不含赖氨酸的氨基酸混合物补充,48小时后可视病情逐渐增加天然蛋白质摄入量至代谢维持治疗时的摄入水平。

(3)补充足量L-肉碱及碱化尿液,口服或静脉输注均可,用量为代谢维持治疗时的2倍,200mg/(kg·d)。

(4)对症处理,体温>38.5℃者应及时给予退热药物应用,如布洛芬(每次用量10~15mg/kg)。如有必要,及时、正确给予抗生素应用。发生癫痫者,需给予抗癫痫药物应用,通常静脉应用苯巴妥或苯妥英钠。注意维持水电解质及酸碱平衡。

3. 神经系统并发症治疗 GA-1的神经系统并发症主要是复杂的运动障碍及硬脑膜下出血,也可见癫痫发作和蛛网膜囊肿。

对于神经系统受损导致的运动障碍,包括锥体外系症状、肌张力失调、关节畸形等,需要联合物理、药物和手术治疗。巴氯芬用于改善痉挛状态和长期治疗,地西泮可以改善肌张力失调。巴氯芬和地西泮作为单独用药或联合用是治疗局部及全身肌张力失调的一线药,苯海索可以作为二线用药,尤其是用于青少年和成人的肌张力失调的治疗。

癫痫发作时可给予抗癫痫药物,但是应避免使用丙戊酸,因其会影响线粒体功能。

八、遗传咨询及产前诊断

1. 新生儿筛查 新生儿期的GA-1患儿临床表现并无特异性,易漏诊、误诊。通过串联质谱技术新生儿疾病筛查,测定血戊二酰肉碱水平,升高者进一步检查以明确诊断,早期治疗,避免和减轻神经系统的损伤。值得注意的是,部分尿戊二酸水平正常或轻微升高的GA-1患儿在新生儿筛查时血戊二酰肉碱水平正常,可能造成漏诊。

2. 产前诊断 方法包括羊水细胞或绒毛细胞中相关酶活性测定、代谢产物检测和基因突变分析。由于酶活性检测费时、费力,且易存在母体细胞污染从而导致假阴性结果,而羊水细胞*GCDH*基因检测需要明确先证者的基因致病突变位点,部分患者可能检测不到突变位点,仅凭酶活性或基因检测不能进行产前诊断。采用串联质谱技术检测羊水C5DC、C5DC/C8水平,气相色谱质谱技术检测羊水GA水平,对GA-I进行产前诊断,具有检测快速、检测谱广、灵敏性高的优点。因此,产前诊断应联合采用质谱技术及基因检测方法。

(韩连书)

第五节 3-甲基巴豆酰辅酶A羧化酶缺乏症

一、概述

3-甲基巴豆酰辅酶A羧化酶缺乏症(3-Methylcrotonyl-coenzyme A carboxylase deficiency, MCCD)(又称3-甲基巴豆酰甘氨酸尿)是一种常染色体隐性遗传性、亮氨酸降解代谢障碍的有机酸代谢病。MCCD病由于*MCCC1*及*MCCC2*基因突变所致。*MCCC1*突变导致MCCD Ⅰ型(MIM 210200),*MCCC2*突变导致MCCD Ⅱ型(MIM 210210)。1970年,Eldjarn等首先报道了这种有机酸代谢病。部分发达国家于20世纪90年代初开展MS/MS技术进行新生儿筛查,统计显示MCCD是新生儿筛查中较多见的一种有机酸血症,不同种族有不同患病率,该病患病率约1/2 400~1/48 000。北美、欧洲和澳大利亚进行的新生儿筛查统计显示MCCD是患病率最高的有机酸尿症。随着我国新生儿串联质谱遗传代谢病筛查的普及,新生儿筛查发现血3-羟基异戊酰肉碱(3-hydroxy-isovalerylcarnitine,C5-OH)增高,其中MCCD是较常见的原因。患者的临床表现差异大,可从无症状到严重的代谢性酸中毒,甚至婴儿期死亡。临床上将MCCD分为无症状型、母源型及有症状型三种。约90%经新生儿筛查发现者临床无症状即良性MCCD,仅有生化异常的表型,而并非是一种疾病,外显率低,但在某些遗传及环境因素激发下可能会出现症状或构成致病趋势。因此,德国已不将MCCD纳入常规的新生儿筛查项目。MCCD患者尿中以3-甲基巴豆酰甘氨酸(3-methylcrotonylglycine,3-MCG)和3-羟基异戊酸(3-hydroxyisovaleric,3-HIVA)升高为特征。

二、病因及发病机制

3-甲基巴豆酰辅酶A羧化酶(MCC)是亮

氨酸代谢途径中的重要酶之一,与其他三种羧化酶包括丙酰辅酶 A 羧化酶(PCC)、丙酮酸羧化酶(PC)和乙酰辅酶 A 羧化酶(ACC)都是生物素依赖的羧化酶。MCC 催化 3-甲基巴豆酰辅酶 A 到 3-甲基戊烯二酰辅酶 A(图 18-3)。此酶缺乏导致 3-甲基巴豆酰辅酶 A 堆积,与甘氨酸结合生成 3-甲基巴豆酰甘氨酸(3-MCG),与左旋肉碱结合生成 3-羟基异戊酸(3-HIVA),从尿中排出增加,继发性肉碱缺乏,血 3-羟基异戊酰肉碱(C5-OH)增高。

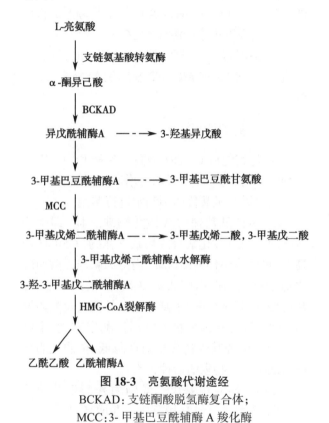

图 18-3　亮氨酸代谢途经
BCKAD:支链酮酸脱氢酶复合体;
MCC:3-甲基巴豆酰辅酶 A 羧化酶

三、遗传机制

MCCD 为常染色体隐性遗传病,患儿父母为致病基因携带者(杂合子),每次生育有 1/4 概率子代从父母各得到一个致病基因,为纯合子;父母近亲结婚的家庭,后代发病率较一般人群为高。MCC 由两个亚单位 MCCα 和 MCCβ 组成,MCCα 含有共价的生物素结合位点,而 MCCβ 含酰基辅酶 A 底物的结合位点即主要结合甲基巴豆酰辅酶 A。MCCD 主要由于 *MCCC1*(*MCCA*)基因或 *MCCC2*(*MCCB*)基因突变所致,前者多见。*MCCC1* 基因(MIM 609010)定位于染色体 3q27.1,含 19 个外显子,cDNA 长度 2 580bp,编

码 725 个氨基酸;*MCCC2* 基因(MIM 609014)定位于染色体 5q13.1,含 17 个外显子,cDNA 长度为 2 304bp,编码含 563 个氨基酸。已报道 *MCCC1* 和 *MCCC2* 突变类型分别 60 余种,包括错义突变、无义突变等,其中 *MCCC1* 错义突变 R385S 为较常见的热点突变。2012 年韩国首次报道 c.838G>T(p.D280Y)为其热点突变,基因突变类型存在种族差异性。上海新华医院曾对 29 例患者进行基因突变分析,发现 *MCCC1* 突变较常见,*MCCC2* 突变极少见;*MCCC1* 基因 c.ins1680A 突变频率高达 41%,c.ins1680A 引起突变位点后第 9 个氨基酸提前出现 TAA 终止密码子造成蛋白结构改变,该突变可能是中国患者 MCCD 热点突变。

四、临床表现

临床表现变异大,可从无症状到严重的代谢紊乱,甚至死亡,尚无法通过临床表型或生化表型预测将来预后。MCCD 主要分为无症状、母源性及有症状三种类型:

1. 无症状(良性 MCCD)型　患者无任何症状,甚至至成年期无任何症状。上海新华医院曾对 42 例筛查血 C5-OH 增高者进行随访,末次随访中位年龄为 29 个月,最大随访至 8.8 岁,均未出现临床症状,生长发育正常,与国外一些报道相似:Stadler et al 曾报道 14 例新生儿筛查诊断患者在生后 1.75 到 6.5 岁随访期间均未出现临床症状。韩国 Jung 等报道 11 例筛查诊断患儿,在随访(2.6 ± 1.96)年(1~10)年期间均未出现临床症状。Grünert et al 文中 88 例患者有 53 例新生儿筛查确诊其中 36 例无症状,其中 25 例(69%)随访 3 年左右者均未出现症状。上海新华医院曾经新生儿筛查发现 60 余例新生儿血 C5-OH 浓度者,对其父母进行 MS/MS 分析,发现 5 例母亲(22~31 岁)血 C5-OH 浓度明显增高(5.11~21.77)μmol/L(正常<0.6μmol/L),其中 4 例伴游离肉碱降低,尿 GC/MS 结果显示 3-MCG 及 3-HIVA 显著增高。这些母亲患者平素体健、孕期及分娩均无临床症状,为良性 MCCD。对无症状者仍应长期随访,避免空腹等应激情况发生。

2. 母源性 MCCD 型　MCCD 母亲(通常无症状)其增高的 3-羟基异戊酰肉碱(C5-OH)通过乳汁或胎盘传递给新生儿,其子代新生儿为杂合子。Cho KL 等报道一例 MCCD 母亲乳汁中

C5OH 浓度高于正常对照母亲 27 倍,其子代杂合子新生儿出生后经新生儿筛查发现血 C5-OH 增高,尿异常代谢产物轻度排出或正常,临床无症状,随访一段时间后,异常指标恢复正常。文献也有报道杂合子可能会导致生化指标轻度异常。因此,对新生儿筛查发现血 C5-OH 增高者,需常规对其母亲检测以诊断母源性 MCCD。

3. 症状型 患者出生后 1~3 岁左右出现症状,也可早至出生 3 个月或迟至 5 岁发病,也有报道生后数天发病。新生儿筛查资料统计显示仅 10% 以下的患儿有症状;感染、高蛋白饮食等应激可诱发,甚至可出现低血糖及酮症酸中毒。患者临床症状无特异性,类似 Reye 综合征,有喂养困难、生长发育迟缓、呕吐、腹泻、脑水肿、抽搐、反射亢进、肌张力增高或低下、嗜睡、昏迷等,可有"雄猫尿"气味,还可有脱发、皮肤损害、呼吸衰竭。

五、实验室检查

1. 生化检查 低血糖,代谢性酸中毒,酮症,高血氨症,高乳酸血症,肝功能异常等。

2. 血串联质谱(MS/MS)分析 3- 羟基异戊酸肉碱(C5-OH)增高,部分患儿血浆游离肉碱浓度可降低。

3. 尿气相色谱质谱(GC/MS)分析 是 MCCD 诊断的主要方法。3- 甲基巴豆酰甘氨酸(3-MCG)增高是主要的诊断指标,也可伴有 3- 羟基异戊酸(3-HIVA)增高,尿中仅少量的 3-HIVA 排出不具有诊断性,也有患者仅有极少量的 3-MCG 排出,部分轻度患者或杂合子尿中无异常代谢产物排出。

4. MCC 酶活性测定 首先选择淋巴细胞 MCC 酶活性测定,如结果正常,需要进行培养的皮肤成纤维细胞测定 MCC 活性,患者酶活性通常低于正常对照者活性的 2%。酶活性降低与临床症状、血和尿中累积的代谢物浓度无明确的相关性。

5. 基因检测 对患儿及父母进行 MCCC1 及 MCCC2 基因分析可确诊。

六、诊断和鉴别诊断

1. 临床高危诊断 多数患者无临床症状而不易被发现,一些无症状的 MCCD 母亲因分娩的新生儿经筛查发现血 C5-OH 增高后才被检查而诊断。典型症状型患者表现为低血糖或 Reye 综合征样症状,结合血 C5-OH 增高、尿 3-MCG 或 3-HIV 的排出增多即可临床诊断。

2. 新生儿筛查 新生儿串联质谱筛查血 C5-OH 阳性切值设定十分重要,切值过低可导致假阳性率增高,需要累积一定临床资料及基因分析综合评估,以调整并制定合理的 C5-OH 阳性切值。如新生儿筛查发现血 C5-OH 水平明显增高,结合尿 GCMS 分析,排除其他导致血 C5-OH 水平增高的有机酸代谢病后考虑 MCCD 可能。此外,需常规对血 C5-OH 增高的新生儿母亲进行血 C5-OH 测定以排除母源性 MCCD。

3. 基因检测 对所有临床诊断 MCCD 者需要进行 MCCC1 和 MCCC2 基因突变分析,以明确诊断。

七、鉴别诊断

1. 与其他血 C5-OH 增高的疾病鉴别 以下几种疾病血 C5-OH 水平均可增高,主要通过尿气相色谱质谱有机酸代谢物测定进行鉴别。

(1)多种酰基辅酶 A 羧化酶缺乏症:即生物素酶缺乏及全羧化酶合成酶缺乏,除血 C5-OH 增高外,可伴或不伴丙酰肉碱、丙酰肉碱与乙酰肉碱比值增高;除尿 3-HIVA 及 3-MCG 增高外,3- 羟基丙酸、甲基枸橼酸、甲基巴豆酰甘氨酸及酮体增高;两者需要通过生物素酶活性测定鉴别,生物素酶缺乏患者其生物素酶活性降低,全羧化酶合成酶缺乏者生物素酶活性正常。

(2)3- 羟 -3- 甲基戊二酰辅酶 A 裂解酶缺乏症:尿特异性 3- 羟 -3- 甲基戊二酸增高。

(3)3- 甲基戊二酰辅酶 A 水解酶缺乏症:3-甲基戊烯二酸、3- 甲基戊二酸增高。

(4)β- 酮硫解酶缺乏症:血 C5-OH 增高外,可伴异戊酰烯肉碱(C5:1)增高,大量酮尿及尿 2-甲基 -3- 羟基丁酸增高。

2. 任何原因引起的严重酮症或用丙戊酸钠治疗均可导致尿 3- 羟基异戊酸的增高,但无 3-甲基巴豆酰甘氨酸增高。

八、治疗及随访

无症状患者不需要治疗。

1. 有症状者 可限制蛋白质饮食,蛋白质摄入量一般为 0.8~1.5g/(kg·d),并保证热量及各种营养素供应,予以高糖饮食。生物素治疗通常无效,低亮氨酸饮食治疗的作用尚未得以证实。如有严重肉碱缺乏,可给予 L- 肉碱(75~100mg/kg)。

2. 急性期　代谢性酸中毒和严重低血糖发作时应纠正酸中毒、维持水及电解质平衡,静脉输注葡萄糖。监测血串联质谱和尿气相质谱中各主要指标变化,适时调整药物用量。

3. 母源性者或人工喂养的新生儿有异常代谢指标,可在出生 1 个月后或停止母乳喂养后再复查,以随访异常代谢指标是否恢复正常。

九、遗传咨询及产前诊断

新生儿遗传代谢病筛查,即可使 MCCD 患儿得到早期诊断,治疗后可避免有症状的新生儿发展为严重的代谢紊乱。对需要再生育的家庭,在先证者 MCCD 致病基因明确的情况下,孕 16~22 周抽取羊水进行 MCCC 基因突变分析可进行产前诊断。

(叶 军)

第六节　3- 甲基戊二酰辅酶 A 水解酶缺乏症

一、概述

3- 甲基戊烯二酸尿症(3-methylglutaconic acidurias,3-MGA)是线粒体亮氨酸代谢途径中 3- 甲基戊烯二酰辅酶 A 水解酶(3-methylglutaconyl-CoA hydratase,3-MGH)缺陷而导致的的有机酸代谢疾病,报道病例数极少。3-MGA 包含一组以尿中 3-MGA 排出增多为特征的遗传代谢病,其中 3- 甲基戊烯二酸尿 I 型(3-methylglutaconic aciduria type Ⅰ,3-MGA type Ⅰ,MIM 250950)是典型的亮氨酸代谢缺陷疾病(本节描述的类型);其他 5 种类型 3-MGAs 通过亮氨酸负荷试验证实其与亮氨酸代谢无关,是通过不同的病理机制影响线粒体功能。

二、病因及发病机制

3- 甲基戊烯二酸尿 I 型(3-MGA typeI)是一种亮氨酸代谢途径中 3- 甲基戊烯二酰辅酶 A 水解酶(3-methylglutaconyl-CoA hydratase,3-MGH)基因 AUH 突变引起的常染色体隐性遗传有机酸代谢病。该水解酶缺乏导致 3- 甲基戊烯二酰辅

酶 A 不能代谢为 3- 羟 -3- 甲基戊二酰辅酶 A,导致前体代谢产物 3- 甲基戊烯二酸及 3- 羟基异戊酸(3-HIVA)排出增多而引起一系列临床症状。3-MGH 酶位于线粒体内,在肾脏、心脏、脑、骨及肌肉中高表达。3-HIVA 高浓度积聚对脑产生一定的毒性作用而出现神经系统损害症状。除 3-MGA Ⅰ 型外,导致继发性 3-MGA 的其他疾病归类为三类:①磷脂再造缺陷类疾病:3-MGA Ⅱ 型或 Barth 综合征(TAZ 基因缺陷),MEGDEL 综合征(SERAC1 基因缺陷);②线粒体膜相关疾病:Ⅲ 型或 Costeff 综合征(OPA3 基因缺陷),Ⅳ 型(TMEM70、ATP5E、ATP12、POLG1、SUCLA2 等基因突变缺陷等)、Ⅴ 型或 DCMA 综合征(DNAJC19 基因缺陷);③除上述以外其他原因。

三、遗传机制

编码 3-MGH 基因 AUH 定位于染色体 9q22.31,含 10 个外显子,编码 339 个氨基酸。目前已有 10 种不同的突变(5 种错义突变,3 种拼接突变,1 种缺失突变和 1 种单核苷酸复制突变)报道。有报道两个姐弟患者具有相同的纯合突变,但表型不同,因此,基因型和表型间可能无直接相关性。

四、临床表现

3-MGA 发病起始年龄从婴儿期至成人。临床表型差异较大,表现为小头畸形、痉挛性四肢麻痹性、精神运动迟缓、癫痫和肌张力障碍,也包括语言发育迟缓、低血糖和代谢性酸中毒等。成人期发病者通常呈现缓慢进展的脑白质病变、共济失调、痴呆、痉挛等。

五、实验室检查

1. 血串联质谱(MS/MS)分析　3- 羟基异戊酸肉碱(C5-OH)可增高。

2. 尿气相质谱(GC/MS)分析　正常人尿中 3-MGA 极微量(<20mmol/molCr),而患者尿 3-MGA 显著增高,可>1 000mmol/molCr,伴有 3- 甲基戊二酸和 3- 羟基异戊酸(3-HIVA)等代谢产物排出增多。3-MGA Ⅰ 型患者尿 3-MGA 排出明显高于其他类型。

3. 亮氨酸负荷试验　是鉴别 AUH 基因缺陷导致的 3-MGA Ⅰ 型的方法。口服亮氨酸粉 100mg/kg(最大<6g),可与香草布丁或柠檬水

一起服用,服用前及服用后 1 小时分别做尿有机酸分析,血氨、乳酸、血气、血糖及血氨基酸分析。文献报道在亮氨酸负荷后 1 小时这些血生化指标均正常;3 例 *AUH* 基因缺陷患者负荷后其尿 3-MGA 平均水平与负荷前水平比值为 4,9 例 *TAZ* 基因突变导致 II 型患者符合后尿 3-MGA 平均水平与负荷前水平比值为 1.8,1 例 *OPA3* 基因突变所致 II 型则比值为 0.9,其他基因突变患者比值约为 1。

4. 酶活性测定　淋巴细胞或培养的成纤维母细胞中的 3-MGH 酶活性分析。

5. 基因检测　*AUH* 基因检测分析。

六、影像学检查

患者头颅 MRI 检查顶骨、顶枕幕深面和皮层下白质呈现对称性的脑白质变化。脑 MRS 检查发现脑及脑脊液中 3- 羟基异戊酸堆积,提示 3-羟基异戊酸对脑发育有一定的损害作用。

七、诊断和鉴别诊断

1. 临床诊断　诊断需结合临床表现,血 C5OH 水平增高;尿 3- 甲基戊烯二酸、3- 甲基戊二酸和 3- 羟基异戊酸等代谢产物排出增多即可临床诊断;基因及酶学分析确诊。

2. 新生儿筛查　出生 3 天足跟采血,采用串联质谱测定干滤纸血片中氨基酸和酰基肉碱(包括 C5OH)测定进行筛查,如发现 C5OH 增高,通过尿有机酸分析可进行 3-MGA I 型临床诊断。通过筛查可早期治疗,预防症状出现或改善预后。

3. 基因检测　*AUH* 基因分析明确临床诊断。

八、鉴别诊断

1. 与其他类型 3-MGA 鉴别　3- 甲基戊烯二酸尿症包含一组以尿中 3- 甲基戊烯二酸(3-MGA)排出增多为特征的遗传代谢病,3-MGA 1 型与下面其他类型鉴别的要点:尿 3-MGA 水平高于其他类型,尿 3- 羟基异戊酸(3-HIVA)浓度增高及 3-MGA 同工酶 cis:trans 比值为 2:1(其他类型 1:1)。

(1)II 型或 Barth 综合征:是 X 连锁遗传病,由于 Xp28 染色体上的 *TAZ* 基因突变引起线粒体膜蛋白缺陷,影响对呼吸链复合体起稳定作用的磷脂代谢而致病。临床表现为心肌病,心肌病进展存在差异,有的缓慢进展,有的进展快,甚至需要选择移植治疗;轻重不同的中性粒细胞减少症

(新生儿易出现严重致死性的细菌感染)、骨骼肌病、特殊面容、生长发育延迟、认知异常等。血浆胆固醇降低,皮肤成纤维细胞中心磷脂水平减少是一种诊断方法。

(2)III 型或 Costeff 综合征:是一种常染色体隐性遗传病,是位于染色体 19q13.2-q13.3 的线粒体膜蛋白 *OPA3* 基因突变所致。主要表现为视神经萎缩、锥体外束体征、痉挛、共济失调、构音障碍、认知缺陷等。

(3)IV 型:为排除其他类型后被归类为未明确分类的最大组群,包括 *TMEM70*、*ATP5E*、*ATP12*、*POLG1*、*SUCLA2* 等基因突变所致。临床症状变异,有智能障碍及神经系统症状。另外还发现 *SERAC1* 基因缺陷所致 MEGDEL 综合征:即 3-MGA 伴耳聋、脑病和 Leigh 样综合征。临床表现为生长落后、小头、耳聋、喂养困难、肝损、运动智力落后、抽疫及 Leigh 综合征样表现、低血糖、乳酸酸中毒、低胆固醇、血氨增高等。

(4)V 型:或扩张性心肌病,伴共济失调综合征(DCMA),该综合征是一种新发现的常染色体疾病,由于 *DNAJC19* 基因突变所致。

2. 与戊二酰辅酶 A 裂解酶缺乏症鉴别　3-羟基 -3- 甲基 - 戊二酰辅酶 A 裂解酶是亮氨酸代谢的最后一步酶缺陷所致。此病尿中特有的 3-羟基 -3- 甲基戊烯二酸增多,也可伴有 3-MGA、3-甲基戊二酸、3-HIVA 增加。而 3-MGAs 则无 3-羟基 -3- 甲基戊烯二酸排出可区别。

3. 其他　在儿童智力发育落后、抽疫、肝病患者中也发现功能失活的酶基因突变。有报道该病也可发生在成人缓慢进展的脑白质病变者中。也有一些其他疾病继发 3-MGA,如异戊二烯 / 胆固醇合成异常,以及糖原贮积病 I a 型及IX型患者。

九、治疗及随访

限制蛋白质或无亮氨酸饮食,但疗效不确定。其他对症治疗,如 II 型患者可给予肉碱、地高辛、呋塞米(furosemide)和卡托普利(captopril)等治疗。定期监测血串联质谱 C5OH 浓度、尿 3-MGA 等有机酸代谢产物的排除。

十、遗传咨询及产前诊断

1. 避免近亲结婚。

2. 对 3-MGA 高危家庭进行产前诊断是优生优育、防止同一遗传病在家庭中重现的重要措施。

对有本病家族史的夫妇及先证者可进行 DNA 分析,并对其胎儿进行产前诊断。家族成员基因分析也可检出杂合子携带者,进行遗传咨询。

(叶 军)

第七节 3- 羟基 -3- 甲基 - 戊二酰辅酶 A 裂解酶缺乏症

一、概述

3- 羟基 -3- 甲基 - 戊二酰辅酶 A 裂解酶缺乏症(3-hydroxy-3-methylglutaryl-coenzyme A lyase deficiency,HMGCLD,MIM 246450)是由于 HMGC 基因突变导致的一种常染色体隐性遗传的酮体生成障碍及亮氨酸代谢障碍疾病。1976 年 Faull 等首次报道。临床以代谢性酸中毒、非酮症性低血糖、尿特异性代谢产物 3- 羟基 -3- 甲基戊二酸(3-hydroxy-3-methylglutaric acids)排出增多为特点。HMGCLD 在活产新生儿中发病率为 1∶100 000。该病常见于沙特阿拉伯、葡萄牙、西班牙和巴基斯坦,与这些国家近亲婚配率较高有关。由于目前对该病病例报道极少,缺乏临床经验,易误诊为 Reye 综合征,未及时治疗可导致新生儿死亡,新生儿 HMGCLD 筛查十分必要。

二、病因及发病机制

3- 羟基 -3- 甲基戊二酰辅酶 A 裂解酶(HMGCL)是亮氨酸代谢途径(见图 5-1)中最后一步酶,它催化 3- 羟基 -3- 甲基戊二酰辅酶 A(3-Hydroxy-3-methylgutaryl-CoA,HMG-CoA) 生成乙酰辅酶 A(acetyl-CoA)和乙酰乙酸。该酶缺乏导致 HMG-CoA 代谢受阻,尿中 3- 羟基 -3- 甲基戊二酸、3- 甲基戊二酸及 3- 甲基戊烯二酸增多,毒性代谢物堆积,酮体生成障碍。

三、遗传机制

HMGCL 基因(MIM 613898)定位于染色体 1p36.11,含 9 个外显子,长度 24,336bp;1.7kb,编码 298 个氨基酸肽。目前世界范围内已报道 48 种基因突变,其中错义突变最常见,其他有无义突变、插入突变及大片段缺失。错义突变(c.122G>A/p.R41Q)和无义突变(c.109G>T,

p.E37X)在沙特阿拉伯地区和伊比利亚半岛发病率较高,分别为 87% 和 94%,p.E37X 纯合突变可能是地中海西部地区发生率最高的突变;c.G835A/p.E276K)是日本人中较常见的突变。通过基因型难以预测临床预后。

四、临床表现

HMGCL 缺乏症患者约 30% 在新生儿期发病,一些患者生后 2~5 天发病,约 60% 在 1 岁内发病,仅 8% 患者在 1 岁后发病,也有成年期发病报道。新生儿期可表现为非酮症低血糖、代谢性酸中毒、脑病、高血氨等 Reye 综合征表现。在饥饿、发热等感染应激情况下可有危象发生,表现为呕吐、腹泻、脱水、张力减低、低体温、肝大、昏睡、青紫和窒息,甚至昏迷、死亡等。Grünert SC 等报道来自德国、新西兰、瑞典及土耳的 37 例 HMGCLD 患者,临床都出现相关症状,94% 患者出现急性失代谢危象,神经系统并发症常见。

五、实验室检查

1. 生化检查 非特异性,有代谢性酸中毒、非酮症低血糖、高血氨、高乳酸、肝功能异常、游离脂肪酸增高等。

2. 血串联质谱(MS/MS)分析 3- 羟基异戊酸肉碱(C5-OH)增高。

3. 尿气相质谱(GC/MS)分析 3- 羟 -3- 甲基戊二酸(HMG)为特异性,可伴有 3- 甲基戊烯二酸、3- 甲基戊二酸和 3- 羟基异戊酸等代谢产物排出增多。

4. 酶活性测定及基因检测 患者 HMGCL 活性降低,或基因突变分析可进一步明确诊断。

六、影像学检查

头颅磁共振可显示脑室周围皮层下白质、尾状核和齿状核常受累,也可有弥漫性脑白质异常、脑萎缩。在急性期,可因脑细胞毒性损害发生脑水肿,继而出现脑血管痉挛,发展为脑梗死。

七、诊断和鉴别诊断

1. 临床诊断 根据临床症状非酮症性低血糖、代谢性酸中毒等,血 3- 羟基异戊酰肉碱(C5-OH)增高,尿特异性 3- 羟 -3- 甲基戊二酸排出增多,伴 3- 羟基异戊酸、3- 甲基戊烯二酸增多即可临床诊断。

2. 新生儿筛查 出生 3 天足跟采血，采用串联质谱测定干滤纸血片中氨基酸和酰基肉碱(包括 C5OH)测定进行筛查，如发现 C5OH 增高，通过尿有机酸分析诊断 HMGCLD。通过筛查可早期治疗，预防症状出现或改善预后。

3. 酶学及基因分析 确诊依靠白细胞和成纤维细胞中酶活性测定，以及 HMGCL 基因分析。

该疾病血 3-羟基异戊酰肉碱(C5-OH)增高，因此主要需与 C5OH 增高的其他遗传代谢病疾病，如多种辅酶 A 羧化酶缺乏症、3-甲基巴豆酰辅酶 A 羧化酶缺乏症及 3-甲基戊烯二酸 I 型、β-酮硫解酶缺乏症等鉴别。

八、治疗及随访

1. 饮食治疗 低蛋白[0.5~1.5g/(kg·d)]，相当于低亮氨酸 50~150mg/(kg·d)；有研究发现如天然饮食蛋白质增加到[1.8~2.5g/(kg·d)]，尿有机酸代谢物增加 5 倍，对于儿童患者安全的亮氨酸摄入约为 50mg/(kg·d)ay。然而亮氨酸过度限制会导致体重下降、甘油三酯分解，继而导致蛋白质失衡、代谢紊乱。适当限制些脂肪有益处，一般脂肪占总热量的 20%~30%；维持治疗主要通过适量限制蛋白质和脂肪摄入。

避免应激情况的发生及长期空腹。目前极少有关安全空腹时间方面的文献报道，一般随着年龄增大，患者对空腹的耐受性也增加。建议 1 岁内夜间持续喂养，预防低酮性低血糖；个例报道生玉米淀粉有助于增加空腹的耐受性，大龄儿童空腹 10~12 小时还是安全的。

2. 药物治疗 急性期或感染等情况下需要补充葡萄糖供能，纠正低血糖，碳酸氢盐纠正酸中毒等，高氨血症采用苯甲酸钠等降氨处理。由于过多的酰基辅酶酯化为酰基肉碱，导致继发肉碱缺乏，需要补充左旋肉碱 75~100mg/(kg·d)。避免酒精类食物摄入，以免诱发失代谢及 Reye 样发作。

3. 通常治疗后定期随访血、尿质谱及生化指标，适当治疗后尿有机酸代谢物排出有所改善，但仍会有异常。多数患儿早期适当地治疗后，发育接近正常。如果治疗中反复发生代谢危象，可导致神经系统损害、卒中样发作。

4. 妊娠期处理 对于妊娠患者而言，由于胎儿的生长使患者处于应激状态，会诱发代谢紊乱。对于妊娠患者的治疗极少报道，缺乏经验。

Langendonk JG 等报道 4 个妊娠患者中 3 个合并严重代谢失代偿，其中一名妇女在怀孕 9 周时母婴死亡。报道一例 3 个月诊断的患者，12 岁之前经常反复代谢性酸中毒，经适当治疗后疾病控制稳定，至妊娠期严格控制代谢稳定，监测孕母及胎儿的体重，适当控制蛋白质及脂肪供给，并根据需要增加，在孕头 3 个月，每日蛋白质 65g，约 1g/(kg·d)，以满足孕妇及胎儿的生长需要，每月检测血浆氨基酸及肉碱水平，发现血肉碱水平下降后，给予左旋肉碱 45~75mg/(kg·d)，维持代谢正常。在分娩过程曾出现代谢异常，给予 10% 葡萄糖及 200mg/(kg·d)左旋肉碱，正常分娩。胎儿出生后出现 C5OH 偏高(母源性胎盘转运)，但尿有机酸正常，生长发育正常。HMGCLD 母孕妊娠期严格限制蛋白质会影响胎儿生长，况且，孕期患者对蛋白质有较好的耐受性，因此，患者孕期蛋白质摄入及支链氨基酸水平需要密切监督，适当根据需求增加，在妊娠后期及分娩过程也应密切监测患者代谢情况，通过 B 超评估胎儿生长。左卡尼丁对孕母没有不利作用，根据需要可以补充。

九、遗传咨询及产前诊断

1. 避免近亲结婚。

2. 对已出生 HMGCLD 的高危家庭做好遗传咨询工作，告知该病遗传方式，每生育一胎有 25% 患病率。产前诊断是防止同一遗传病在家庭中重现的重要措施。对有本病家族史的夫妇及先证者可进行 DNA 分析，并对其胎儿进行产前诊断；对患者家庭成员基因分析也可检出杂合子携带者。

3. 产前诊断 HMGCLD 先证者的母亲若再次妊娠，可在妊娠 16~20 孕周时经羊水穿刺或 10~12 孕周经绒毛膜绒毛取样提取胎儿细胞的 DNA，可对突变已知家庭进行基因产前诊断。

(叶 军)

第八节 全羧化酶合成酶缺乏症

一、概述

全羧化酶合成酶缺乏症(holocarboxylase synthetas deficiency，HCS，MIM 253270)是导致多种羧化酶缺乏(MCD)病因之一。由于 HCS 基因

突变导 HCS 活性下降,不能催化生物素与生物素依赖的多种羧化酶结合,从而影响多种羧化酶的活性,使脂肪酸合成、糖原异生及氨基酸的分解代谢发生障碍,与生物素酶缺乏相同,导致异常代谢产物在体内蓄积,出现不同程度的临床症状。日本曾报道 HCS 缺乏症的发病率约为 1/100 000;西方国家多种羧化酶缺乏中多见生物素酶缺乏症,泰国报道 4 例 MCD 均是 HCS 缺乏症。我国对于该病的发病率尚无报道。上海交大附属新华医院儿研所内分泌遗传室曾报道 MCD 缺乏症中 90% 为 HCS 缺乏症。大部分患者对生物素治疗效果显著。

二、病因及发病机制

由于 HCS 活性下降,不能催化生物素与生物素依赖的羧化酶(乙酰 CoA 羧化酶,丙酰 CoA 羧化酶,丙酮酸羧化酶及 3- 甲基巴豆酰 CoA 羧化酶)结合,从而影响上述生物素依赖的羧化酶的活性,使脂肪酸合成、糖原异生及氨基酸的分解代谢发生障碍,乳酸、3- 羟基异戊酸、3- 甲基巴豆酰甘氨酸、甲基枸橼酸及 3- 羟基丙酸等异常代谢产物在体内蓄积,出现不同程度的临床症状。

三、遗传机制

HCS 基因定位于 21q22.1,全长约 250kb,由 14 个外显子组成,其中 6~14 外显子(9 个外显子)包含所有的编码序列,共编码 726 个氨基酸,主要分为 3 个结构区,即 N 段 166~290 氨基酸区,2 个 C 段 460~669 及 670~726 氨基酸区,除 N 段功能不清楚外,功能蛋白主要由 C 段的 349 个氨基酸残基组成,在所有不同物种中具有高度保守性。*HCS* 基因突变约 35 种,各国 HCS 缺乏症者基因突变谱不同,基因突变可归为 2 类,1 类为 Km 增高的突变,多位于 C 段的催化区,突变导致酶与生物素亲和性下降,携带这类突变者对常规剂量生物素(10mg/d)治疗效果明显,另一类为 Vmax(最大清除率)突变导致酶活性下降,携带这类突变者对生物素反应程度不同。Pendini NR 等描述了一些 *HCS* 基因所导致的 HCS 功能结构改变。多数基因突变发生在蛋白的生物素结合区,突变频率较高的为 p.R508W 和 p.V550M。日本报道较常见的突变类型 p.Leu237Pro 及 c.780delG;泰国报道 4 例缺乏症患者均携带 p.R508W 突变。我国报道 HCS 缺乏症患者的基因突变中

p.R508W 也较多见。上海新华医院儿内分泌遗传室对 11 例 HCS 缺乏症患儿基因检测,发现 c.1522C>T 和 c.1088T>A 为热点突变(占 72.7%);外显子 11 为 *HCS* 基因最常发生突变的部位(占 57.14%)。由此可见,p.R508W 突变可能是亚洲 HCS 缺乏症患者的热点突变。

四、临床表现

HCS 缺乏症患儿多在新生儿、婴儿早期发病,也有晚发型 HCS 缺乏症。临床表现与生物素酶缺乏相似,无特异性,主要有喂养困难、呕吐、腹泻、肌张力低下、惊厥、精神萎靡、嗜睡、呼吸困难、发育落后、顽固皮疹、脱皮,可合并酮症、代谢性酸中毒、高乳酸血症等。皮肤损害中大部分患者在头面部、颈部、躯干、臀部等部位有皮肤红疹或红斑、溃烂或水疱、糠状或片状鳞屑,或皮肤干糙、脱皮等,少数仅在口周、眼周、肛周局部出现皮疹。HCS 缺乏症患儿不伴听力或视力障碍,不同与生物素酶缺乏症。

五、实验室检查

1. 串联质谱分析 HCS 缺乏症患儿串联质谱分析与生物素酶缺乏相似,血 3- 羟基异戊酰肉碱(C5-OH)增高,可伴有丙酰肉碱(C3)、C3 与乙酰肉碱(C2)比值增高。

2. 气相色谱质谱技术 HCS 缺乏症患儿尿液气相色谱质谱分析结果与生物素酶缺乏相似,尿中遗传代谢产物包括 3- 甲基巴豆酰甘氨酸、3- 羟基异戊酸、3- 羟基丙酸、甲基枸橼酸、甲基巴豆酰甘氨酸可增高,可伴有乳酸、丙酮酸、3- 羟基丁酸、乙酰乙酸、丙酰甘氨酸等代谢产物明显增高。

3. 酶活性测定 常规生化指标、串联质谱分析及尿气相色谱质谱分析难以区别 HCS 缺乏症与生物素酶缺乏,由于目前国内尚未开展 HCS 活性测定,故只有通过生物素酶活性测定进行鉴别,HCS 缺乏症患者其生物素酶活性正常。近来美国 Rios-Avila 等报道了一种采用 96 孔板高通量的 HCS 活性测定方法。

六、诊断和鉴别诊断

1. 临床诊断 根据临床表现与实验室检查诊断为多种羧化酶缺乏症,进一步通过生物素酶活性测定,生物素酶活性正常则诊断为 HCS 缺乏症。*HCS* 基因分析从分子生物学水平明确 HCS

缺乏症的诊断,并为产前诊断提供依据。

2. 新生儿筛查 同生物素酶缺乏症。筛查诊断 MCD,通过生物素酶活性测定或基因分析可明确 HCS 缺乏症的诊断。早期诊断、早期治疗避免症状出现及后遗症的发生。

3. 酶活性及基因检测 血生物素酶活性降低是诊断依据,基因突变分析有助明确诊断。

七、鉴别诊断

1. 生物素酶缺乏症 患者临床表现及尿液有机酸谱、血液酯酰肉碱谱与生物素酶缺乏症患者类似,目前可通过生物素酶活性测定及基因分析进行鉴别诊断。生物素酶缺乏者生物素酶活性明显降低,*BTD* 基因突变分析可明确诊断。

2. 其他主要导致 C5-OH 增高的有机酸代谢病 3-羟基-3-甲基戊二酸尿症(HMG)、3-甲基巴豆酰辅酶羧化酶(MCC)缺乏症等鉴别详见相关章节。

3. 其他后天因素 如肠病性肢端皮炎、必需脂肪酸缺乏、皮肤黏膜淋巴结综合征等鉴别详见第八节生物素酶缺乏症。

八、治疗及随访

HCS 缺乏症患者一经诊断应立即补充生物素(10~40)mg/d,也有报道在新生儿期后发病者,给予小剂量生物素也有效;辅助肉碱(100~300)mg/(kg·d);对于重症患儿,如合并代谢性酸中毒或高氨血症,尚需限制蛋白质(0.5~1.0)g/(kg·d),补充大量葡萄糖供能,纠正酸中毒。多数患儿生物素治疗数日至 2 周,临床症状明显改善,生化指标正常化;治疗 1~2 周后皮疹、糜烂等明显好转或消失,尿异常代谢产物一般在治疗后 1~4 周下降至正常,但血 C5-OH 浓度下降较缓慢,多在治疗后 3~6 个月后降至正常,但少数患者生物素维持剂量(30~40)mg/d,血 C5-OH 浓度仍增高,但尿代谢产物正常,临床无症状。有文献报道部分患儿对一般药理剂量生物素治疗仅部分有效,需要的生物素治疗剂量较大,甚至高达 100~200mg/d,但有些病例即使在大剂量生物素治疗后病情仍有进展,需终身治疗。

九、遗传咨询及产前诊断

1. 遗传咨询 对已出生 HCS 缺乏症患儿的高危家庭应做好遗传咨询工作,告知该病遗传方

式,每生育一胎有 25% 的患病率。产前诊断是防止同一遗传病在家庭中重现的重要措施。对有本病家族史的夫妇及先证者可进行 DNA 分析;对患者家庭成员基因分析也可检出杂合子携带者。

2. 产前诊断 HCS 缺乏症患者的母亲若再次妊娠,可在孕 10~11 周采用绒毛膜或孕 18~22 周羊水 HCS 基因分析可进行产前诊断。

(叶 军)

第九节 3-羟基异丁酸尿症

一、概述

3-羟基异丁酸尿症(3-hydroxyisobutyric aciduria,MIM236795)是一种非常少见的有机酸尿症。1981 年 Congdon 等报道首例 3-羟基异丁酸尿症,该病为缬氨酸代谢障碍所致。但 3-羟基异丁酸尿症患者的临床表现各异,自然病程仍不清楚,对该病的治疗也未形成共识。有关 3-羟基异丁酸尿症的报道较少,目前尚无流行病学资料。

二、病因及发病机制

3-羟基异丁酸尿症发病的机制尚不清楚。目前普遍认为 3-羟基异丁酸是缬氨酸氧化代谢通路的中间产物,3-羟基异丁酸脱氢酶(HIBADH)缺陷是该病可能的原因(图 18-4)。

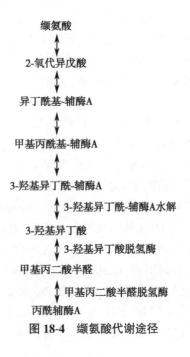

缬氨酸
↕
2-氧代异戊酸
↕
异丁酰基-辅酶A
↕
甲基丙酰基-辅酶A
↕
3-羟基异丁酰-辅酶A
↕ 3-羟基异丁酰-辅酶A水解
3-羟基异丁酸
↕ 3-羟基异丁酸脱氢酶
甲基丙二酸半醛
↕ 甲基丙二酸半醛脱氢酶
丙酰辅酶A

图 18-4 缬氨酸代谢途径

三、遗传机制

3-羟基异丁酸尿的致病基因目前尚未定位及克隆,依据病例分析,此病属于常染色体隐性遗传。迄今为止,只有少数患者检出 *ALDH61A* 基因编码区存在错义突变 c.785C>A(p.S262Y,p.P62S),曾经报道的 1 例 3-羟基异丁酸尿症患者与 *ALDH61A* 基因突变(p.G1336A)有关,后经证实该位点为单核苷酸多态性位点,多数其他患者并未发现该基因突变。Loupatty FJ 等研究认为 *HIBADH* 不是 3-羟基异丁酸尿症的致病基因。

四、临床表现

患者临床表型各异,特殊面容包括小三角脸、低位耳、长人中及小头畸形、左眼睑下垂、眉毛和睫毛异常明显等,以及第 5 手指和脚趾先天性侧弯,第 2、3 脚趾并趾。临床轻者可无明显临床症状(仅表现为呕吐伴或不伴腹泻)、大脑发育和认知正常;重症表现为严重的酮症酸中毒、运动发育迟缓、严重智力损害及早期死亡。患者可伴有脑钙化,轻微肌张力减弱,持续肺动脉高压。有报道患者生后第一天出现即反复发作的低血糖及进展性的乳酸血症,高乳酸血症。

五、实验室检查

有报道 50% 患者可有血乳酸水平升高,血清乳酸/丙酮酸和羟基丁酸/乙酰乙酸的比值升高。尿中 3-羟基异丁酸水平增加为 60~390mmol/mol 尿肌酐(正常 <40mmol/mol 尿肌酐),口服缬氨酸可使 3-羟基异丁酸增加,出现酮症酸中毒的临床征兆。急性酮症酸中毒时尿中 3-羟基异丁酸水平可达 10 000mmol/mol 尿肌酐。其他的血尿代谢产物检测存在较大的异质性;尿中有一些较少见的异常代谢产物,如 3-羟基丙酸、2-乙基-3-羟基丙酸、2-羟基丙酸、S-半胱氨酸及 3-羟异戊酸等。

六、诊断和鉴别诊断

1. **临床诊断**　依据临床面容及肢体畸形、神经系统异常表现诊断困难,主要依据尿气相色谱质谱 3-羟基异丁酸水平增加进行辅助诊断。

2. **新生儿筛查**　新生儿串联质谱遗传代谢病筛查结合尿气相色谱质谱可早期诊断此代谢病。

3. **基因检测**　*HIBADH*、*ALDH61A* 基因如证实突变,则可以确诊,但由于发病机制未完全明确,基因诊断未发现异常也不能排除本病。

血乳酸高则需要与线粒体能量代谢障碍、糖原贮积症等代谢病鉴别。

七、治疗及随访

目前尚无统一、规范的治疗方案。多数治疗方案均采用低蛋白饮食,可添加不含缬氨酸的氨基酸混合物或奶粉,适当限制天然蛋白质的饮食可预防酮症酸中毒的发生,同时合用左卡尼汀治疗,可有效地使患者各项代谢指标恢复至正常水平。有方案尝试将低蛋白饮食转变为高脂饮食(脂类占 60%),加用核黄素和辅酶 Q_{10} 治疗,结果发现患者尿 3-羟基异丁酸可减至轻度增高,但其他有机酸基本无变化,精神运动发育迟缓也较严重,说明低蛋白饮食联合左卡尼汀治疗方案相对有效。

八、遗传咨询及产前诊断

1. **遗传咨询**　对已出生 3-羟基异丁酸患儿的高危家庭做好遗传咨询工作,告知该病遗传方式,每生育一胎有 25% 的患病率。对有本病家族史的夫妇及先证者可进行 DNA 分析;对患者家庭成员基因分析也可检出杂合子携带者。

2. **产前诊断**　是防止同一遗传病在家庭中重现的重要措施。3-羟基异丁酸患儿的母亲若再次妊娠,可在孕 10~11 周采用绒毛膜或孕 18~20 周羊水基因分析进行产前诊断。

（叶　军）

第十节　2-羟基戊二酸尿症

一、概述

2-羟基戊二酸尿症(2-hydroxyglutaric aciduria,2-HGA)是一种罕见的常染色体隐性遗传病,是由于戊二酰辅酶 A 脱氢酶缺陷导致 2-羟基戊二酸在患者组织及体液中大量蓄积所致,并依据构型不同分为 D-2-羟基戊二酸尿症(D-2-hydroxyglutaric aciduria,D2HGA,MIM 600721 和 MIM613657)和 L-2-羟基戊二酸尿症(L-2-hydroxyglutaric aciduria,L2HGA,MIM236729)。其特征为有机酸尿症伴突出的进行性神经系统损害。根据临床特征及发病机制不同,该病分为3型,依次为 D2HGA、L2HGA 和 D,L2HGA 复合型。本病发病率极低,至今全球有相关报道数百例,我国仅有少数个例临床报道。

二、病因及发病机制

L2HGA 为 L-2-羟基戊二酸脱氢酶(L2HGDH)基因突变所致,正常情况下,L-苹果酸脱氢酶(L-malDH)非特异性地催化 L-苹果酸生成三羧酸循环所必须的草酰乙酸。同时以 NADH 作为供氢体,L-malDH 也催化 α-酮戊二酸(2-KG)生成 L-2 羟基戊二酸(L-2-HG),由于 L-2-羟基戊二酸并非人体已知的代谢物,故该反应被认为是 L-malDH 的"不需要的副反应";而 L-2 羟基戊二酸经 L2HGDH 催化重新生成 α-酮戊二酸,因此认为 L2HGDH 起着"代谢修复"的作用(图 18-5)。*L2HGDH* 突变导致增加体内 L-2-羟基戊二酸的显著蓄积,但其对中枢系统的影响机制尚不清楚。动物实验表明,L-2-羟基戊二酸可明显抑制大鼠脑组织肌酸激酶活性,诱导氧化应激,增加突触体和突触囊泡谷氨酸的摄

取,表明 L-2-羟基戊二酸潜在的非特异性的神经变性作用。此外,L-2-HGA 中脑部 MRI 异常的特征性模式支持 L-2-HGA 存在特定的病理生理学机制,可能与 L-2-HG 浓度有关,但这仍有待证实。

D2HGA Ⅰ型为 D-2-羟基戊二酸脱氢酶(*D2HGDH*)基因突变、Ⅱ型为异柠檬酸脱氢酶2(*IDH2*)基因突变所致。正常情况下,羟基酸-酮酸转氢酶催化 α-酮戊二酸(2-KG)生成 D-2-羟基戊二酸(D-2-HG),D-2-HG 又可通过 D2GDH 催化生成 α-酮戊二酸,D-2HGDH 活性减低造成 D-2-HG 堆积,导致 D2HGDH Ⅰ型发生。体外研究揭示了高水平 D-2-HG 的细胞和神经毒性作用,此外,通过增加的突触体谷氨酸摄取而不改变其他突触体参数,以及 NMDA 受体在原代神经元培养物中的激活,增加了 D-2-HG 的神经毒性。正常情况下,IDH2 以 NADPH 为供氢体,可催化 α-酮戊二酸生成 D-2-羟基戊二酸,IDH2 的突变导致 D-2-羟基戊二酸显著增加,超过了 D2HGDH 正常的代谢能力,从而导致 D2HGDH Ⅱ型的发生(图 18-6,图 18-7)。

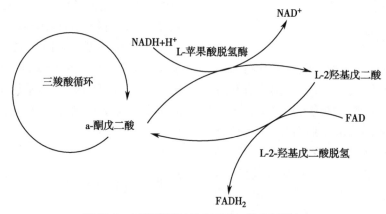

图 18-5 三羧酸循环与 L2HGA 发病机制(1)

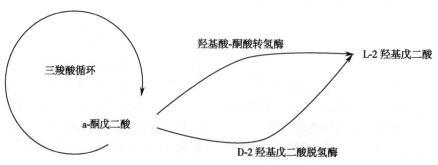

图 18-6 三羧酸循环与 L2HGA 发病机制(2)

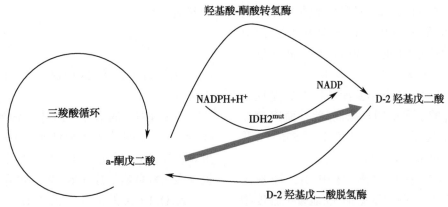

图 18-7　三羧酸循环与 L2HGA 发病机制(3)

三、遗传机制

L2HGA 致病基因定位于 14q22.1 染色体［MIM 609584］上的 L-2- 羟基戊二酸脱氢酶(L2HGDH-NM_024884.2)，并包含 10 个跨 75kb 的编码外显子。该基因编码 463 个氨基酸的蛋白质，指定线粒体靶向序列(氨基酸 1-50)和 FAD 依赖性酶家族的结构域。L2HGDH 是催化 L-2-羟基戊二酸(L2HG)氧化成 α- 酮戊二酸(α2KG)的线粒体膜结合酶。

D2HGA Ⅰ型由编码 D-2- 羟基戊二脱氢酶(D2HGDH)基因突变所致，该基因位于 2q37.3；D2HGA Ⅱ型为异柠檬酸脱氢酶 2(IDH2)基因突变所致，该基因位于 15q26.1，均属于常染色体隐性遗传。

D,L2HGA 由 SLC25A1 基因突变所致，该基因位于 22q11.21，属常染色体隐性遗传(表 18-1)。

表 18-1　2-HGA 各基因概况

基因类型	编码蛋白	OMIM	定位	外显子	氨基酸
L2HGDH	L-2- 羟基戊二酸脱氢酶	609584	14q22.1	10	463
D2HGDH	D-2- 羟基戊二脱氢酶	609186	2q37.3	10	522
IDH2	异柠檬酸脱氢酶 2	147650	15q26.1	—	419
SLC25A1	线粒体柠檬酸盐载体	615182	22q11.21	—	—

四、临床表现

L2HGA 在婴幼儿期或儿童期隐袭起病，最初表现为轻度精神运动发育迟缓、语言缺陷，随后出现进行性共济失调、构音障碍、中重度的智力低下、癫痫发作、锥体系和锥体外系症状和体征，一半患者出现进行性大头畸形。疾病呈慢性进行性病程，大部分患者可以存活至成年，很多患者由于症状轻微直到成人期才被确诊，但少数患者可能突发病情恶化或于新生儿期迅速病死。国外报道本病患者发生脑肿瘤的风险增加。

D2HGA 发病较 L2HGA 更为罕见，依据基因突变类型的不同临床可分为Ⅰ型和Ⅱ型。Ⅰ型患者的发病年龄一般在 6 岁以内，而Ⅱ型发病年龄在 2 岁以内，这两种疾病的主要临床表现包括发育迟缓、张力减退和癫痫发作，Ⅱ型患者癫痫发作发生概率更高，发育迟缓比Ⅰ型患者更严重。文献报道Ⅰ型患者可发生心肌病，Ⅱ型患者则尚未报道有此表现。国外文献报道 1 例患儿发生新生儿颅内出血、无胼胝体。

D,L2HGA 罕见，本病表现为肌张力减退、严重的神经发育功能障碍和与呼吸窘迫相关的难治性癫痫发作，患者多于 1 岁以内死亡。部分患者有畸形特征，包括塌鼻梁、第五指弯曲等。

五、实验室检查

1. 气相色谱质谱检测

(1)L2HGA 质谱检测:L2HGA 诊断依靠气相色谱 - 质谱分析尿液中的 L-2 羟戊二酸水平是否升高，90% 为 L 型。L-2- 羟基戊二酸症患者尿液中的 L-2- 羟基戊二酸浓度超过正常的 10 倍以上，为 800~1 300mmol/mol 肌酐(正常人尿液中浓度为

305

L-2- 羟戊二酸 52mmol/mol 肌酐）。血浆中浓度为正常的 4~6 倍,脑脊液中超过正常 10 倍。部分 L2HGA 患者的细胞中的三羧酸循环中间产物 2- 酮戊二酸的浓度升高。

（2）D2HGA 质谱检测:患者尿 D-2- 羟基戊二酸、琥珀酸、乳酸水平的明显增高,此外血浆 D-2- 羟基戊二酸浓度增加 30~840 倍（26~757μM）,Ⅱ型的约比Ⅰ型的高 5 倍左右。

（3）D,L2HGA 质谱检测:尿中 D-2- 羟基戊二酸、L-2- 羟基戊二酸中度增加,在血浆中轻度增加,脑脊液中 D-2- 羟基戊二酸轻微增加,所有液体中的 D-2- 羟基戊二酸的浓度均超过 L-2- 羟基戊二酸的浓度。尿乳酸和三羧酸循环的代谢产物（琥珀酸、富马酸和苹果酸盐）可增加,2- 酮戊二酸多数增加。

2. 基因诊断　*D2HGDH*、*L2HGDH* 基因突变多呈散发突变,包含有同义突变、错义突变、移码突变、缺失突变等,*IDH2* 基因多位杂合突变如 Arg140Gln、Arg140Gly,但也有 D2HGA Ⅱ型未检出 *IDH2* 基因突变。复合型 D-2/L-2- 羟戊二酸尿症为常染色体隐性遗传,可检测到 *SLC25A1* 基因突变。

六、影像学检查

神经影像学检查:

1. L2HGA　皮质下脑白质齿状核、苍白球、壳核和尾状核的异常。随着疾病的进展,白质和基底神经节信号强度异常变得更加弥漫,其次是脑白质萎缩。

2. D2HGA　侧脑室增大,额叶蛛网膜下腔增大,硬膜下积液,室管膜下假性囊肿,迟发性大脑成熟征象和多发性脑白质异常。

3. D,L2HGA　脑室增大,室管膜下假性囊肿,延迟回旋（delayed gyration）和髓鞘形成。

七、诊断和鉴别诊断

临床存在神经精神发育异常,合并锥体系、锥体外系不同程度异常者,同时具有脑影像学特征表现者需考虑本病,尿液和脑脊液中 L-2- 羟戊二酸、D-2- 羟戊二酸气相色谱质谱检测可协助诊断,基因突变明确者可确诊,但无突变者也不排除本病。

其有机酸尿症需与其他有机酸尿症类疾病鉴别,串联质谱和尿气相色谱质谱代谢物分析有助

于鉴别诊断。

八、治疗

目前为止没有 2- 羟戊二酸尿症特效治疗方法。

1. L2HGA 的治疗　国外有病例报道黄素腺嘌呤二核苷酸联合左卡尼汀或单用核黄素可改善患者临床症状,尿 L-2-HG 水平也可下降,但也有报道表明核黄素治疗无效,甚至病情进展。

2. D2HGA 的治疗　由于 D2HGDH 的基因序列隶属于黄素腺嘌呤二核苷酸（FAD）作为辅助因子的酶家族,因此核黄素可能对 D2HGA 的患者有益,但仍缺乏临床证据支持。有研究表明抑制 IDH2 突变的药物可能是一种潜在的治疗方法。

3. D,L2HGA　有报道,运用柠檬酸盐治疗通过基因检测确诊的 D,L2HGA 患者,临床上观察到患者的癫痫发作的频率和严重程度均有所减少和改善,同时观察到患者苹果酸盐和琥珀酸盐（三羧酸循环中间产物）的尿排泄增加,尿柠檬酸盐浓度也有增加的趋势。但运用柠檬酸盐治疗 D,L2HGA 患者仍需要大量的临床研究证实。

九、遗传咨询及产前诊断

1. 避免近亲结婚。

2. 若临床发现本病,应及时进行遗传咨询;家族成员有相似症状者也应行相关检查,并进行遗传咨询。

3. 开展新生儿筛查,及早发现患儿,尽早开始治疗,减少并发症及不良预后。

4. 产前诊断　先证者的母亲若再次妊娠,可在妊娠 16~20 孕周时经羊水穿刺或 10~12 孕周经绒毛膜绒毛取样提取胎儿细胞的 DNA,可对突变已知家系进行基因产前诊断。

（张知新）

第十一节　4- 羟基丁酸尿症

一、概述

4- 羟基丁酸尿症（4-hydroxy butyric aciduria）是 γ- 氨基丁酸（GABA）代谢紊乱的一种罕见常染色体隐性遗传病,由于琥珀酸半醛脱氢酶缺乏

导致患者尿液、血清、脑脊液中大量蓄积 4- 羟基丁酸（GHB），又称为琥珀酸半醛脱氢酶缺乏症（succinic semialdehyde dehydrogenase deficiency, SSADHD, MIM 610045；271980）。1981 年 由Jakobs 首次报道，全世界共报告 450 余例。该病主要在婴幼儿起病，平均发病年龄为 11 个月，其诊断的中位年龄小于 5 岁，但 10% 的病例在青春期或成年期确诊。Attri 等人分析了 182 名SSADHD 患者的地理分布，报告病例最多的国家是美国（24%）、土耳其（10%）、中国（7%）、沙特阿拉伯（6%）和德国（5%），约占所有报告患者的一半。

二、病因及发病机制

SSADHD 是 GABA 降解通路障碍导致的疾病。GABA 是主要的脑部抑制性神经递质，前体为兴奋性神经递质谷氨酸。GABA 降解的第一步是通过 GABA 转氨酶（GABA-T），去除 GABA 的一个氨基基团并将其与 α- 酮戊二酸合并，产生琥珀酸半醛。SSADH 催化琥珀酸半醛转化为琥珀酸，琥珀酸进入柠檬酸循环，这一过程维持了脑内的兴奋和抑制信号的平衡（图 18-8）。

SSADH 缺乏阻止了琥珀酸半醛向琥珀酸的转化，并导致了旁路产物 GHB 的蓄积。GHB 可快速通过血脑屏障并对多种神经递质系统产生效应，包括多巴胺、5- 羟色胺、乙酰胆碱和 GABA。SSADHD 的生化学指标是 GHB 在体液中的蓄积。脑脊液中 GHB 浓度升高，总 GABA 和游离GABA 浓度升高以及谷氨酸浓度下降，从而导致神经系统功能的紊乱和损害（图 18-9）。

三、遗传机制

SSADHD 为常染色体隐性遗传病，其特点是：①其父母都是杂合子；②携带者通常无症状；③患儿的每个同胞都有 25% 的机会患病，50% 的机会成为无症状的携带者，只有 25% 的机会不患病且不变成携带者。

编码 SSADH 的基因为 *ALDH5A1*，位于6p22，由 11 个外显子组成，编码 548 个氨基酸。目前国内外已报道了 *ALDH5A1* 基因的 50 余种突变，包括错义突变、无义突变、碱基缺失和剪切错误，一部分变异已证实为致病突变，还有一些是多态性变异，且未发现主要的热点突变。多数的

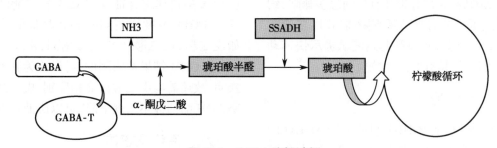

图 18-8　GABA 降解过程

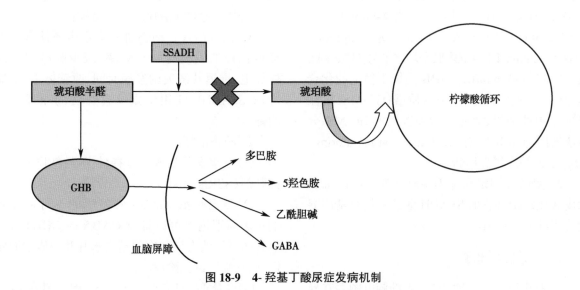

图 18-9　4- 羟基丁酸尿症发病机制

致病突变由 2003 年 Akaboshi 等人报道的,他们对来自不同地区 22 个家系检出 *ALDH5A1* 基因 35 种突变,其中 27 个新的致病突变,在体外表达系统中,几乎所有的错义突变都将 SSADH 活性降低到正常活性的 5% 以下,提示仅凭剩余蛋白表达无法解释不同家系甚至同胞间表型的巨大差异,极有可能存在其他起重要作用的调控因素。

四、临床表现

临床上通常表现为以语言表达缺陷为主的智力障碍、肌张力低下、非进行性共济失调及反射减弱。神经心理症状为主且包括睡眠障碍、注意力缺陷、多动和易激惹。与其他代谢疾病不同,此病并不是间歇发作或者突然发作,可以存在一个相对静止期,与静止性脑病很难鉴别。大约 10% 左右患者存在退行性变为特征表现的锥体外系症状,包括舞蹈病、肌阵挛和肌张力低下。有报道患者表现出锻炼诱导的阵发性运动障得,表现为步履蹒跚。

发育落后是普遍的表现,除智力障碍、行为问题及运动障碍外,接近 1/2 患者存在癫痫,通常是强直阵挛发作和不典型的失神发作,近 1/2 的患者存在睡眠障碍,大部分患儿有日间过多睡眠,约 20% 有入睡困难或者维持睡眠障碍、夜间多导睡眠监测,以及日间多重睡眠延迟测试提示快速动眼期潜伏期延长、持续时间期减少 90%。

五、实验室检查

1. 4 羟基丁酸(GHB)测定 SSADHD 的生化特征是尿液中 GHB 显著增高,血清和脑脊液的 GABA 浓度增高。有报道 SSADHD 病患者脑脊液 GHB 平均水平为 449μmol/L(正常<3umol/L),总 GABA 平均水平为 29.3μmol/L(正常<12.2μmol/L),谷氨酰胺平均水平为 337μmol/L(正常 357~750μmol/L)。GHB 是极不稳定的化合物,常规的总离子气相色谱 - 质谱(GC-MS)可能出现假阴性结果,故应进行多次尿液 GC-MS 分析或加用选择离子监控(selective ion monitoring,SIM)质谱筛查提高诊断率。

2. 酶活性测定和基因检测 外周淋巴细胞和皮肤成纤维细胞的 SSADH 活性降低及基因突变检测可进一步确诊。

六、影像学检查

1. 脑电图检查 约 2/3 患者的脑电图存在异常,表现为背景活动变慢,癫痫样异常(通常是全脑,有些为局灶性),以及鲜见慢波睡眠的脑电癫痫持续状态。

2. 头颅 MRI 检查 2/3 的患者出现神经影像学异常,大部分表现为苍白球、皮层下白质、小脑齿状核及脑干的 T_2 加权信号增强。其他表现包括大脑萎缩、小脑萎缩、髓鞘生成延迟,以及齿状核苍白球密度增高。大脑萎缩患者 MRI 检查提示存在脑部糖代谢降低。

3. 质子磁共振波谱(PMRS)检查 发现脑白质和灰质中的内生性 GABA 及 GHB 水平升高,GABA 升高的水平较 GHB 的更显著。

七、诊断和鉴别诊断

凡有智力障碍,伴肌张力低下、非进行性共济失调及反射减弱需考虑本病,脑 MRI 影像表现有助于临床诊断,尿液中 GHB 显著增高、血清和脑脊液的 GHB 及 GABA 浓度增高可诊断本病,外周淋巴细胞和皮肤成纤维细胞的 SSADH 活性降低及基因突变检测可进一步确诊。

SSADHD 应与表现为运动智力障碍的脑瘫、脆性 X 染色体综合征及 GABA 转氨酶缺陷病鉴别。GABA 浓度增高同时导致其他的代谢产物如戊二酸、己二酸和辛二酸增高,由于常规 GC-MS 的 GHB 结果常为阴性,易误诊为其他的代谢疾病,故还需与戊二酸尿症相鉴别,戊二酸尿症的 SSADH 酶活性不出现下降,可以协助鉴别诊断。

八、治疗及随访

SSADH 缺乏症患者尚无成功治愈的案例,治疗方法通常为对症治疗。治疗措施:

1. 饮食治疗 动物研究提示生酮饮食可以降低抽搐的发病时间和频率,减少脑电图中痫样放电,推迟共济失调发病时间,改善体重,增加寿命,SSADHD 使用生酮饮食疗法的原理尚不明确。

2. 药物治疗

(1)抗焦虑药物或者选择性 5- 羟色胺再吸收抑制剂(SSRIs)治疗。

(2)氨己烯酸(GABA 转氨酶的不可逆抑制剂):该药理论上可以抑制 GABA 向 GHB 转化,但该药可导致大鼠和狗的鞘内水肿和白质空泡变性,尚在临床试验阶段。

(3)牛磺酸:具有调节渗透压、神经调节作用。

在临床试验中,牛磺酸的剂量每周从起始剂量
50mg/(kg·d)滴定至目标200mg/(kg·d),最大不
超过10g/d,研究结果显示对适应性行为没有显著
改善,大剂量(超过10g/d)牛磺酸会导致睡眠过
度的不良反应。

对于癫痫大发作可以使用抗癫痫药物,但
由于其抑制SSADH酶活性,应避免使用丙戊
酸钠。

九、遗传咨询及产前诊断

琥珀酸半醛脱氢酶缺乏症(SSADHD)应做
到早诊断、早治疗,因此产前诊断和遗传咨询非常
重要。

1. 避免近亲结婚。

2. 对SSADHD高危家庭进行产前诊断是
必要的,对有本病家族史的夫妇及先证者可进行
DNA分析,并对其胎儿进行产前诊断。家族成员
基因分析也可检出杂合子携带者,进行遗传咨询,
防止同一遗传病在家庭中重现。

3. 开展新生儿筛查,早发现、早治疗,减少并
发症及不良预后。

4. 产前诊断

(1)分子遗传学检测:SSADHD先证者的母亲
若再次妊娠,可在妊娠16~20孕周时经羊水穿刺
或10~12孕周经绒毛膜绒毛取样提取胎儿细胞的
DNA,可对突变已知家系进行基因产前诊断。

(2)生化检测:通过使用氘标记的4-羟基
丁酸作为内标的灵敏的稳定同位素稀释气相色
谱-质谱测定法,可以在羊水中准确测量4-羟基
丁酸。

(张知新)

第十二节 丙二酸血症

一、概述

丙二酸血症,也称丙二酸尿症(malonic
aciduria),丙二酰辅酶A脱羧酶缺乏症(malonyl-
CoA decarboxylase deficiency,MCD,MIM 248360),
是一种及其罕见的常染色体隐性遗传病。自
1984年Brown首先报道该病,至今全世界仅报
道30余例患者,目前尚无流行病学资料。

二、病因及发病机制

丙二酰辅酶A脱羧酶(malonyl-CoA decar-
boxylase,MCD)由位于16q24的 MLYCD 基因编
码,该基因发生突变可致MCD活性丧失或下降。
MCD有493个氨基酸,55kD,其主要作用是催化
丙二酰辅酶A转化为乙酰辅酶A和CO_2,在人类
心肌和骨骼肌中活性最强,对脂肪酸代谢起重要
调节作用。

丙二酰辅酶A能在线粒体、过氧化物酶体及
细胞质中形成,MCD在各个部分的精细作用暂不
清楚。在线粒体中,丙二酰辅酶A由乙酰辅酶A
在丙酰基辅酶A羧化酶(PCC)作用下形成。在
过氧化物酶体中,丙二酰辅酶A由奇长链二羧酸
β-氧化形成。在线粒体和过氧化物酶体中形成
的丙二酰辅酶A都通过MCD降解。在细胞质
中,丙二酰辅酶A通过乙酰辅酶A脱羧酶(ACC)
合成,丙二酰辅酶A可抑制线粒体外膜上的肉碱
棕榈酰基转移酶(CPT1),从而抑制线粒体的脂肪
酸β-氧化,非脂肪生成组织(如心肌、骨骼肌)中
的CPT1对丙二酰辅酶A更为敏感。在脂肪生
成组织(如肝脏)中,丙二酰辅酶A形成脂肪酸合
酶(FAS)的前体,促使FAS利用甲基丙二酰辅酶
A结合MCD合成甲基支链脂肪酸;丙二酰辅酶
A还作为碳前体运用FAS来形成新的棕榈酰盐。
此外,丙二酰辅酶A还是内质网膜上脂肪酸延长
系统的协同底物。

MCD缺乏导致丙二酰辅酶A积累。丙二酰
辅酶A抑制脂肪酸β-氧化,导致能量利用障碍,
出现心肌病、低血糖等症状。丙二酰辅酶A水解
产生过量丙二酸,并从尿中排出;甲基丙二酰辅
酶A异构酶受到抑制,导致甲基丙二酸尿;丙二
酰辅酶A与肉碱的酯化产生更多的丙二酰肉碱
(Malonylcarnitine,C3DC);以上变化是临床检验
的基础。

三、遗传机制

MCD属于常染色体隐性遗传,致病基因为
MLYCD 基因,该基因位于16q24,由5个外显子
和4个内含子组成。目前全世界已报道30余种
不同的基因突变,基因型与表型之间的关系尚不
明确。此外,有文献报道 ACSP3 基因改变也可引
起丙二酸尿和甲基丙二酸尿。

四、临床表现

临床表现：生长发育迟缓、肌张力低下、惊厥、癫痫、心肌病、代谢性酸中毒、低血糖、酮症、腹泻、呕吐、乳酸血症和尿中出现异常化合物等。其中，心肌病是该病的一个常见特征，表现为心肌肥大、心肌收缩无力，常于早期发生。也有患者仅表现轻微症状。

五、实验室检查

1. 血串联质谱检测　血丙二酰肉碱（C3DC）明显升高。
2. 尿色相色谱质谱检测　尿丙二酸和甲基丙二酸增高。
3. 酶活性测定　皮肤成纤维细胞酶活性降低。
4. 基因检测　MLYCD 基因突变。极少数报道丙二酸尿和甲基丙二酸尿的患者 MLYCD 基因正常，而存在 ACSP3 基因改变。

六、影像学检查

1. 头颅 MRI 检查　可见非特异性改变。
2. 心脏彩超检查　可见心肌肥大。

七、诊断和鉴别诊断

临床表现类似，尿丙二酸和甲基丙二酸增高及 C3DC 升高即可诊断此病，MLYCD 基因诊断和皮肤及纤维细胞酶活性检测可确诊此病。

需与其他有机酸血症、糖原积累症、线粒体能量代谢障碍、脂肪酸代谢障碍相鉴别。

八、治疗及随访

治疗通常采取饮食调节，补充肉碱，低脂、高碳水化合物饮食，以改善代谢情况，大多数患者饮食控制后代谢良好。心肌病的患者除饮食调整外，还可口服 ACEI 类药物，以控制心肌病的进展。

九、遗传咨询及产前诊断

1. 避免近亲结婚。
2. 开展新生儿筛查，早发现，早治疗。
3. 产前诊断　MCD 先证者的母亲若再次妊娠，可在妊娠 16~20 孕周时经羊水穿刺或 10~12 孕周经绒毛膜绒毛取样提取胎儿细胞的 DNA，进行产前诊断。

（张知新）

参考文献

1. 洪芳, 黄新文, 张玉, 等. 浙江省新生儿有机酸血症筛查及随访分析. 浙江大学学报（医学版), 2017, 46 (3): 240-247.
2. 刘怡, 刘玉鹏, 张尧, 等. 中国 1 003 例甲基丙二酸血症的复杂临床表型、基因型及防治情况分析. 中华儿科杂志, 2018, 56 (6): 414-420.
3. 毋盛楠, 韩连书, 叶军等. 甲基丙二酸血症患者血串联质谱及尿气相色谱质谱检测分析. 中华医学杂志, 2013, 93: 561-565.
4. 黄倬, 韩连书, 叶军, 等. 甲基丙二酸血症合并同型半胱氨酸血症患者治疗效果分析. 中华儿科杂志, 2013, 51: 194-198.
5. 杨楠, 韩连书, 叶军, 等. 新生儿期氨基酸、有机酸及脂肪酸氧化代谢病疾病谱分析. 临床儿科杂志, 2012, 30: 805-808.
6. 刘玉鹏, 马艳, 艳吴桐, 等. 早发型甲基丙二酸尿症 160 例新生儿期异常表现. 中华儿科杂志, 2012, 50: 410-414.
7. 韩连书. 质谱技术在遗传代谢病及产前诊断中的应用. 中华检验医学杂志, 2017, 40 (10): 761-765.
8. 韩凤, 韩连书, 王瑜, 等. 质谱技术检测羊水中代谢物产前诊断甲基丙二酸血症. 中华围产医学杂志, 2015, 18 (3): 182-187.
9. 陈婷, 韩连书, 季文君, 等. 羊水同型半胱氨酸检测与质谱检测联合产前诊断甲基丙二酸血症. 中华检验医学杂志, 2017, 40 (11): 880-884.
10. Saudubray JM, Berghe G, Walter JH. Inborn metabolic diseases. 5th ed. Heidelberg: Springer, 2012: 279-289.
11. Zschocke J, Hoffmann GF, Zschocke J, et al. Vademecum metabolicum: diagnosis and treatment of inborn errors of metabolism. 3rd ed. Friedrichsdorf: Milupa, 2011: 61-65.
12. Nyhan WL, Barshop BA, Al-Aqeel AI. Atlas of inherited metabolic diseases. 3th ed. London: Hodder Arnold, 2012: 19-32.
13. Weisfeld-Adams JD, Morrissey MA, Kirmse BM, et al. Newborn screening and early biochemical follow-up in combined methylmalonic aciduria and homocystinuria, cblC type, and utility of methionine as a secondary screening analyte. Mol Genet Metab, 2010, 99: 116-123.
14. Carrillo-Carrasco N, Chandler RJ, Venditti CP. Combined methylmalonic acidemia and homocystin-

uria, cblC type. Clinical presentations, diagnosis and management. J Inherit Metab Dis, 2012, 35: 91-114.

15. Jafari P, Braissant O, Zavadakova P, et al. Brain damage in methylmalonic aciduria: 2-methylcitrate induces cerebral ammonium accumulation and apoptosis in 3D organotypic brain cell cultures. Orphanet J Rare Dis, 2013, 8: 4.

16. Mah W, Deme JC, Watkins D, et al. Subcellular location of MMACHC and MMADHC, two human proteins central to intracellular vitamin B (12) metabolism. Mol Genet Metab, 2013, 108: 112-118.

17. Prada CE, Jasmi F, Kirk EP, et al. Cardiac disease in methylmalonic acidemia. J Pediatr, 2011, 159: 862-864.

18. Sakamoto O, Ohura T, Murayama K, et al. Neonatal lactic acidosis with methylmalonic aciduria due to novel mutations in the SUCLG1 gene. Pediatr Int, 2011, 53: 921-925.

19. Cheng KH, Liu MY, Kao CH, et al. Newborn screening for methylmalonic aciduria by tandem mass spectrometry: 7 years'experience from two centers in Taiwan. J Chin Med Assoc, 2010, 73: 314-318.

20. Martinelli D, Dotta A, Massella L, et al. Cobalamin C defect presenting as severe neonatal hyperammonemia. Eur J Pediatr, 2010, 170: 887-890.

21. Wang F, Han L, Yang Y, et al. Clinical, biochemical, and molecular analysis of combined methylmalonic acidemia and hyperhomocysteinemia (cblC type) in China. J Inherit Metab Dis, 2010, 33 (Suppl 3): 435-442.

22. Liu MY, Liu TT, Yang YL, et al. Mutation profile of the MUT gene in Chinese methylmalonic aciduria patients. J Inherit Metab Dis, 2012, 6: 55-64.

23. Han LS, Huang Z, Han F, et al. Clinical features and MUT gene mutation spectrum in 43 Chinese patients with isolated methylmalonicacidemia: Identification of 10 novel allelic variants. World J Pediatr., 2015, 11 (4): 358-365.

24. Alberola TM, Bautistα-Llácer R, Vendrell X, et al Case report: birth of healthy twins after preimplantation genetic diagnosis of propionic acidemia. J Assist Reprod Genet, 2011, 28: 211-216.

25. Saudubray JM, Berghe G, Walter JH. Inborn metabolic diseases. 5th ed. Heidelberg: Springer, 2012: 279-289.

26. Broomfield A, Gunny R, Prabhakar P, et all. Spontaneous rapid resolution of acute basal ganglia changes in an untreated infant with propionic acidemia: a clue to pathogenesis？ Neuropediatrics, 2010, 41: 256-260.

27. Chapman KA, Summar ML. Propionic acidemia consensus conference summary. Molecular Genetics and Metabolism, 2012, 105: 3-4.

28. Davison JE, Davies NP, Wilson M, et al. MR spectroscopy-based brain metabolite profiling in propionic acidaemia: metabolic changes in the basal ganglia during acute decompensation and effect of liver transplantation. Orphanet J Rare Dis, 2011, 6: 19.

29. Domínguez-Cruz JJ, Bueno-Delgado M, Pereyra J, et al. Acrodermatitis enerophaticα-like skin lesions secondary to isoleucine deficiency. Eur J Dermatol, 2011, 21: 115-116.

30. Gokce M, Unal O, Hismi B, et al. Secondary hemophagocytosis in 3 patients with organic acidemia involving propionate metabolism. Pediatr Hematol Oncol, 2012, 29 (1): 92-98.

31. Riemersma M, Hazebroek MR, Helderman-van den Enden ATJM, et al. Popionic acidemia as a cause of adult-onset dilated cardiomyopathy. ur J Hum Genet. 2017; 25 (11): 1195-1201.

32. Kandel A, Amatya SK, Yeh EA. Reversible diffusion weighted imaging changes in propionic acidemia. Journal of Child Neurology, 2013, 28 (1): 128-131.

33. Lam C, Desviat LR, Perez-Cerdá C, et al. 45-Year-old female with propionic acidemia, renal failure, and premature ovarian failure; late complications of propionic acidemia？ Mol Genet Metab, 2011, 103: 338-340.

34. Nyhan WL, Barshop BA, Al-Aqeel AI. Propionic acidemia//Nyhan WL, Barshop BA, Al-Aqeel AI. Atlas of inherited metabolic diseases. 3th ed. London: Hodder Arnold, 2012: 8-18.

第十九章

类固醇代谢病

本章对目前已知的各类类固醇代谢病的病因、发病机制、遗传机制、实验室检查、诊断及鉴别诊断、治疗、遗传咨询及产前诊断进行了详细的描述。

第一节 先天性肾上腺皮质增生症

一、概述

先天性肾上腺皮质增生症（congenital adrenal hyperplasia，CAH）是由于肾上腺皮质激素生物合成过程中所必需的酶缺陷，引起肾上腺皮质激素合成部分或完全障碍，经负反馈作用，导致肾上腺皮质增生、雄激素分泌过多，出现不同程度的肾上腺皮质功能减退和雄激素过多症候群。常表现为低血钠、高血钾，高血压，女性男性化，男性性早熟等。CAH 是一组先天性常染色体隐性遗传病，其中 95% 以上的患者是因 *CPY21A2* 基因突变导致的 21- 羟化酶缺乏所致。基因型与表型高度相关。

开展新生儿筛查后本病的全球发病率约为 1∶15 000，有高度地区差异。

二、分类

先天性肾上腺皮质增生症根据酶缺陷（基因缺陷）的种类分为：21- 羟化酶（CYP21）缺乏症、11β- 羟化酶（CY11B1）缺乏症、17α- 羟化酶（CYP17）缺乏症和 / 或 17,20- 裂解酶缺乏症、3β-

羟脱氢酶缺乏症（3β-HSD）、先天性类脂类肾上腺皮质增生症（StAR 缺陷、11α- 羟化酶（CYP11A）缺乏症）、P450 氧化还原酶（POR）缺乏症。其中最常见的是 21- 羟化酶缺乏症，约占 95%；其次为 11-β- 羟化酶（CY11B1）缺乏症，约占 3%~5%；17α- 羟化酶（CYP17）缺乏症和 / 或 17,20- 裂解酶缺乏症、3β- 羟脱氢酶缺乏症（3β-HSD），约占 1% 左右，其他类型更少见。

三、发病机制与遗传

1. 发病机制　肾上腺皮质激素在相应的酶催化作用下，将胆固醇转变为皮质醇、醛固酮及睾酮等，激素合成和分泌受垂体前叶分泌的促肾上腺皮质激素（ACTH）、下丘脑分泌的促肾上腺皮质释放激素（CRH）调控，形成了下丘脑 - 垂体 - 肾上腺轴负反馈调节机制，维持肾上腺皮质激素合成与分泌的动态平衡。

本病患者由于酶的缺乏，引发皮质醇、皮质酮合成减少而刺激垂体前叶分泌促肾上腺皮质激素（adrenocorticotropin，ACTH）增多，肾上腺受 ACTH 刺激而增生肿大，其目的是增加皮质醇的生物合成以维持生理需求，但是同时刺激肾上腺皮质网状带增生产生大量的雄激素，引起男性化改变，由于不同的酶缺乏，可伴有不同的水盐代谢紊乱和性征异常等症状。

2. 遗传　所有类型的 CAH 均为单基因隐性遗传，基因突变所致酶缺陷。以最常见的 21- 羟 化 酶 缺 乏 症（21-hydroxylase deficiency，21-OHD）为例，*CYP21A2* 基因定位第 6 号染色体的 HLA 复合体上，在 HLA Ⅲ 区的着丝粒附近介于高度多态 HLA Ⅰ 和 Ⅱ 类之间,定位 6p21.3,长度 3.4kb,由 10 个外显子组成,位于滑面内质网上,编码的 21- 羟化酶是合成皮质醇和醛固酮的关键酶。CYP21A2 基因是由 RP1、C4 和 TNX 三种基因组成 RCCX 基因复合体,其内有失活的基因 CYP21A1P,为假基因,在 CYP21A2 上游,距离其 30kb。CYP21A2 基因与假基因 CPY21A1P 的 98% 外显子核苷酸同源,96% 的非编码序列同源。

多种致病突变使基因失活:4 个启动子突变,2 个移位突变(外显子 3、7),1 个内含子突变(内含子 2),8 个单碱基错义突变(外显子 1、4、6、7 和 8)。大部分突变来自 CYP21A2 的失活假基因,突变发生的类型为基因转化、大片段缺失、不平等交换等。在两个致病的基因同时存在(纯合或复合杂合)时发病,仅有一个致病基因存在为杂合子,通常不发病。一个家庭成员中一般只出现同一类型基因缺陷,基因缺失是高度同源、串联排列的基因出现减数分裂错配和染色体不平衡交换,会导致在一条染色体中存在基因重复和另一条中基因缺失。基因缺失占 CAH 患者遗传变异的 20%~25%。基因转换为同源遗传信息的单向交换,一个基因的序列转换为相关基因的序列。CAH 的严重程度与酶活性的特异性突变效应有相关性,即一些基因型与表型存在一定相关性,这有助于临床的分类。

两个致病的基因突变组成一对等位基因,产生临床表型,确定临床发病。一个明显致病,一个轻微致病的等位基因组合,表型表现出轻微致病基因的临床表型,个体为非典型的 CAH,两个严重致病基因组成一对等位基因,患者表型为经典型 CAH,基因型与表型明显相关。但是也有文献报道基因型与表型没有相关性(表 19-1)。

表 19-1 CAH 表型 - 基因型不一致率

突变	表型	不一致率
P30L	非经典型	~30% 经典型
I2G	失盐型	~20% 单纯男性化型
I172N	单纯男性化型	~25% 失盐型

四、临床表现

临床分经典型、非经典型两类,经典型包括失盐型(salt wasting,SW)和非失盐型(单纯男性化型)(simple-sirilizing,SV)。两类型均有性发育异常,表现为女性男性化,外生殖器畸形,失盐型更明显一些,阴蒂大、大阴唇融合,共用泌尿生殖窦,内生殖器子宫和卵巢发育正常。容易发生性别错判,社会性别误认为男性。

新生儿筛查开始前大部分生出现殖器畸形的 CAH 可以被诊断,但也有漏诊、误诊。如未及时诊断,女性变声、男性化明显,发育落后,男性青春期提前发育,可在 7 岁左右就发育成熟。21- 羟化酶缺乏症根据最初的临床表现分三种类型:

1. 失盐型 21- 羟化酶严重不足,酶活性通常在正常酶活性 2% 以下,甚至完全缺乏,约占经典型的 75%。由于酶缺乏导致醛固酮和皮质醇激素明显不足,可在出生后 1~2 周出现症状,导致肾上腺危象,表现为喂养困难、呕吐、腹泻、低血糖、低血压,由于脱水导致体重下降,难以纠正的低钠、高钾和代谢性酸中毒,严重者出现低血容量休克、循环衰竭,甚至死亡。患儿可有皮肤、乳晕和阴囊等色素沉着。本型患儿如未及时治疗,多于 1~4 周内死亡。肾上腺危象可由应激因素诱发,如感染、外伤、手术,甚至预防接种。男婴出生后无性别疑问,更容易漏诊,失盐症状多发生在回到家中后,死亡风险大。女性婴儿出生后发现外生殖器畸形,性别不清,提示要进一步检查除外本病。无生殖器畸形的男婴诊断有一定困难,临床症状易与幽门狭窄等混淆。

2. 单纯男性化型 21- 羟化酶部分缺乏所致。酶活性为正常的 2%~11%,发病人数占经典型 25%。因酶缺乏皮质激素有合成不足的趋势,使下丘脑 - 垂体 - 肾上腺的负反馈作用减弱,刺激 ACTH 分泌增多,导致肾上腺皮质增生,肾上腺皮质激素前体合成增多,最明显就是 17- 羟孕酮(17-hydroxyprogesterone,17-OHP)合成增多,使皮质醇合成接近正常,代偿性增加肾素、血管紧张素分泌,增加醛固酮分泌,从而保持钠平衡。由于激素前体累积导致雄激素合成增多,女性胎儿轻者阴蒂肥大,进而大阴唇背侧融合和阴囊化,严重者阴蒂似阴茎,外阴酷似男性尿道下裂伴隐睾,类似不同程度男性化外生殖器,出生后易致性别错判,但子宫和输卵管通常发育正常;男性胎儿睾丸分泌的雄激素可维持正常的雄性外生殖器特征,肾上腺合成增加的雄激素的作用很小,婴儿出生时外生殖器多正常,少数有阴茎增大,阴囊色素沉着,随着年龄增大,出现明显的雄激素过多的体征,阴茎粗大,但睾丸正常大小,此点与真性性早熟睾丸增大不同。未经治疗者青春期发育提前,可能 7 岁前就发育成熟,骨骺早闭,最终成人终身高矮小。

许多情况下,新生儿筛查对上述两型很难区分。

3. 迟发型(非经典型) 21- 羟化酶活性在正常的 20%~50% 之间,皮质醇和醛固酮水平正常,但缺乏对 ACTH 的反馈抑制,使 ACTH 分泌增加,导致合成激素的底物增多,因此合成肾上腺皮质雄激素增多。男性可能没有症状,或仅有痤疮、生殖力减弱;女性胎儿和出生时外生殖器形态正常,多在青少年或者青春期女性可有多毛、月经初潮延迟、月经过少、闭经和不孕。

五、辅助检查

1. 染色体核型分析 对发生失盐危象的新生儿或婴儿,不论有无外生殖器畸形,都需要做染色体核型分析。某些伴有肾上腺发育缺陷的患儿可以是 46,XY 的 DSD,例如 SF-1(NR5A1)基因突变的男性患儿,以失盐起病,外阴可以完全似女性。

2. 生化检查 典型的 21-OHD 失盐型患者未经肾上腺皮质类固醇激素替代治疗或替代不足时有不同程度的低钠和高钾血症,可伴代谢性酸中毒和低血糖。

3. 内分泌激素

(1)皮质醇和 ACTH:皮质醇低下、ACTH 升高,支持原发性皮质醇合成减低。皮质醇和 ACTH 分泌存在昼夜节律,测定其基础分泌要在标准时间采集血样本。通常在 8:00 和 16:00 采血。但 3 个月内的婴儿,睡眠 - 觉醒的节律未建立,可在白天觉醒时抽血。

(2)血清 17-OHP:17-OHP 的基础值因年龄、性别、酶缺陷类型和程度而异,需要参照按年龄设正常参考值。该激素有昼夜的变化,一般上午较高,故早上 8:00 前采血检测为宜。

基础的 17- 羟孕酮水平对 21-OHD 的诊断和分型有指导意义:17-OHP>300nmol/L 考虑为典型的 21-OHD(包括失盐型和单纯男性化型);17-OHP 在 6~300nmol/L 考虑为非典型型;17-OHP<6nmol/L 不支持 CAH 或为非典型型。

临床疑似 CAH,以及 17-OHP 轻度增高者,需做 ACTH 刺激试验。ACTH 刺激后的 17-OHP>300nmol/L 考虑为典型的 21-OHD,31~300nmol/L 考虑为非典型的 21-OHD。

(3)雄激素:血浆中肾上腺雄激素包括雄烯二酮(△4-A)、睾酮和硫酸脱氢表雄酮(DHEA-S)。21-OHD 患者雄烯二酮升高显著和较敏感,其次是睾酮。DHEA-S 升高的敏感性和特异性不强。

(4)肾素 - 血管紧张素和醛固酮:典型失盐型 21-OHD 的肾素(PRA)活性升高,而 PRA 低下时可排除 21-OHD。单纯男性化型的 21-OHD 患者,PRA 升高是 9α- 氟氢可的松替代治疗的依据。醛固酮低下支持 21-OHD 诊断,但至少有 1/4 的 21-OHD 患儿的醛固酮在正常范围内。新生儿和小婴儿可有生理性醛固酮抵抗,醛固酮增高。

4. 影像学检查 对出生时外生殖器畸形无法确定性别者应在生后 1 周内作超声检查明确有无子宫(女性患儿因受母亲雌激素影响,在生后 2 周内子宫增大,超声能够清晰显示),超声和 CT/MRI 等可显示双侧增大的肾上腺,可与肾上腺肿瘤或其他肾上腺发育不良、萎缩所致皮质醇减低鉴别。

5. 骨龄测定 左手及腕骨 X 线摄片测定骨龄,CAH 患者骨龄提前。

6. 基因检测 对临床疑似患者,可做相应基因检测以确诊。

六、分型

不同酶缺陷的 CAH 的临床、生化和内分泌激素改变不同,按照临床和实验室检查结果,综合判断 CAH 类型,以制订治疗方案。各型的主要临床表现、激素改变和生化异常,见表 19-2。

表 19-2 不同类型 CAH 的酶缺陷、激素、生化及临床特点

酶缺陷	21-OHD 失盐型	21-OHD 单纯男性化型	11β- 羟化酶缺乏	17α- 羟化酶缺乏	先天性肾上腺类脂增生	类脂性 CAH
编码基因	CYP21	CYP21	CYP11	CYP17	HSD3B2	StAR/CYP11A
激素缺陷表现						
皮质醇	↓↓	↓	↓	↓↓	↓	0

酶缺陷	21-OHD 失盐型	21-OHD 单纯男性化型	11β-羟化 酶缺乏	17α-羟化 酶缺乏	先天性肾上 腺类脂增生	类脂性 CAH
醛固酮	↓	N	↓↓↓	↓↓↓	↓↓	0
DHEAS	↑	N/↑	↑	↓↓↓	↑↑↑	0
雄烯二酮	↑↑	↑↑	↑↑↑	↓↓↓	↓	0
睾酮	↑	↑	↑	↓↓↓	↓	0
堆积的底物						
17-OHP	↑↑↑	↑↑	↑	↓↓↓	N/↓	0
肾素活性	↑↑	N/↑	↓↓	↓↓↓	↑	↑↑↑
去氧皮质酮	↓	↓	↑↑	↑↑	↓	0
11-去氧皮质醇	↓	↓	↑↑	↓	↓	0
皮质酮	↓	↓	–	↑	↓	0
孕烯醇酮	–	–	–	–	–	+–
17-孕烯醇酮	–	–	–	–	↑↑	0
临床表现						
失盐	+	–	–		+	+
高血压	–	–	+	+		–
间性外阴	+(F)	+(F)	+(F)	+(B)	+(B)	+(M)
外周性性早熟	+	+	+	–	–	
青春发育障碍	–	–	–	+	+	+

注:+:有;–:无或不作为检测生化标记;F:女性;M:男性;B:两性;N:正常;0:不能检出

七、诊断

1. 失盐型 女性患儿有外生殖器假两性畸形,男性化程度与酶缺陷的严重性有关,男婴无生殖器畸形。因 ACTH 分泌增加常伴有促黑素细胞激素分泌,男女患儿均可出现外生殖器色素沉着。新生儿筛查可发现无症状者,血浆皮质醇和醛固酮明显减低,甚至完全缺乏,可发生肾上腺危象,通常出现在生后 1~2 周,也有迟至 6~12 周,表现为喂养困难、呕吐、腹泻、脱水等,以及低钠、高钾、代谢性酸中毒。依据染色体核型分析、特征性电解质改变、血浆 17-羟孕酮和雄烯二酮明显升高、血浆醛固酮和皮质醇减低伴高肾素活性等可以确诊。

2. 单纯男性化型 ACTH 增高使皮质醇、醛固酮代偿性分泌增高,接近正常水平。同时肾上腺雄激素 17-羟孕酮、孕酮和 17-羟孕烯醇酮也增高,产生较多的雄烯二酮、睾酮。临床上无糖皮质激素缺乏症状,女性患儿表现外生殖器男性化,

子宫和输卵管通常正常。男女患儿在 2 岁内可出现阴毛,2~4 岁长腋毛,8~14 岁长胡须、痤疮和变声,婴儿和儿童的骨骼成熟加速,骨骺过早闭合导致成年身材矮小。男性患儿肾上腺雄激素导致第二性征早现,但是睾丸发育与年龄一致,为假性性早熟。如果治疗不充分或延误治疗,可导致真性性早熟。

如未开展新生儿筛查,男性患儿和轻型女性患儿易漏诊,可能在阴毛增多才被发现。

3. 迟发型 男性没有临床症状。女性患者无外生殖器异常,青春期出现男性化如多毛、月经延迟或闭经,实验室检测 17-羟孕酮、雄烯二酮基线浓度升高,ACTH 激发试验后 17-羟孕酮、孕酮和睾酮明显升高。

八、鉴别诊断

1. 失盐型鉴别诊断

(1)严重的败血症和其他重症感染性休克:此类休克外周血管阻力增加,而非低血容量性休克。

低钠和高钾不明显,但可有嗜酸性粒细胞增多。

(2)胃肠道疾病:幽门狭窄及肠梗阻、严重胃肠炎时,呕吐、腹泻等导致明显水盐电解质丢失,多有低血钾,无肾上腺皮质激素改变。

(3)肾功不全:低血钾和碱中毒。

2. 单纯男性化型鉴别诊断

(1)真性男性性早熟:青春期前阴茎增大,出现阴毛、胡须,声调变粗,睾丸异常增大,FSH、LH及睾酮增高明显,雄烯二酮、脱氢表雄酮、表雄酮轻度增高,达青春期水平,但17-羟孕酮正常。

(2)真两性畸形:同时具有两性的生殖腺,卵巢及睾丸,但发育不全,因而其雌激素、雄激素及尿17-酮类固醇排出量均较正常为低,外生殖器男女性别难辨,但17-羟孕酮、睾酮等雄激素水平可正常。染色体检查及性腺超声有助诊断。

(3)肾上腺雄性化肿瘤:出生后雄性化症状逐渐发展,女性患儿可有阴蒂肥大,但无阴唇融合,血雄激素 DHEA-S、睾酮和雄烯二酮等增高,17-羟孕酮正常,超声或 CT 检查可发现一侧肾上腺肿块。

九、新生儿筛查

目的是避免死亡、性别错判和性早熟。

主要指 21-OHD 筛查。典型失盐型 21-OHD 患儿可在生后 2 周出现严重的糖、盐皮质激素分泌功能不足的表现,出现肾上腺危象,如果不及时诊治可危及生命,单纯男性化型患者,新生儿期除了部分女婴外生殖器两性畸形难辨性别外,无其他症状,易被漏诊。为了预防失盐型造成的不良后果,避免单纯男性化漏诊,应开展新生儿筛查。

出生时血 17-OHP 的水平生理性升高,24 小时后下降,17-OHP 浓度持续增高是 21-OHD 的重要诊断指标,新生儿 CAH 筛查方法即是对每位对婴儿开展 17-OHP 浓度测定,因而对 CAH 进行早期诊断。目前国内已经有数十家新生儿疾病筛查中心将先天性肾上腺皮质增生症纳入新生儿筛查项目中。新生儿筛查流程如下:

1. 血标本采集及递送　按《新生儿遗传代谢病筛查血片采集技术规范》要求,新生儿出生后经知情告知,监护人签署书面同意书后,采集新生儿足跟血制成滤纸干血片标本。因糖皮质激素可降低 17-OHP 的浓度,ACTH 和皮质醇有昼夜分泌节律,清晨分泌最高,因此,为提高筛查检测的可靠性,建议早晨、服用糖皮质激素前采血。

2. 实验室检测　采用酶联免疫法、荧光免疫法、时间分辨免疫荧光法等测定滤纸干血斑中 17-OHP 浓度。试剂和设备要有国家批准文号,实验室必须接受国家卫生健康委临床检验中心的质量监测和检查。

3. 结果判断　因 17-OHP 水平与新生儿胎龄及出生体重相关,早产儿或低出生体重儿其 17-OHP 水平高于足月正常体重儿。出生后新生儿合并某些心肺疾病及重症感染等应激状态时 17-OHP 也会一过性增高。为避免假阳性率和召回率过高,各个实验室应根据婴儿胎龄、体重制定 17-OHP 的阳性切割值(cut-off)。可疑阳性者需立即召回进行复查确诊,以便及早确诊治疗,避免不良后果。

提前采血因 17-OHP 在生理性升高期会出现假阳性,早产儿因生理不成熟原因,肾上腺皮质胎儿带的萎缩和永存带的发育较足月儿落后,肾上腺皮质醇合成的酶暂时缺乏,但是合成皮质醇的前体,即合成 17-OHP 能力充分,导致 17-OHP 水平暂时增高,上述情况会出现筛查假阳性。

4. 诊断　对可疑阳性者应当立即进行召回,进一步确诊或鉴别诊断

(1)体格检查:召回婴儿需进行相应体格检查,尤其 17-OHP 明显增高者,高度疑似 21-OHD,需立即召回并高度注意失盐型 21-OHD 的相关症状体征,避免出现肾上腺危象。但有些患儿症状体征不明显,需进行实验室检测,完善检查进一步明确诊断。

(2)实验室检测:血 ACTH、睾酮、17-OHP、DHEA-S、雄烯二酮、肾素等增高,单纯男性化者醛固酮可正常或升高,失盐型患儿醛固酮可降低,血浆皮质醇多低于正常水平等。

(3)辅助检查:肾上腺超声、CT/MRI 可显示肾上腺增生,并排除肾上腺出血、钙化、萎缩或其他病变等。X 线骨龄超前等。

(4)基因检测:基因分析有助于确定诊断及明确基因突变类型,因 CPY21A2 基因与不具备活性的假基因相邻,增加了基因分析的难度。21-OHD 的基因分析采用 MLPA 技术联合基因测序已经成为 CYP21A2 基因分析的常用方法。

十、治疗

新生儿出生后筛查确诊的患儿要立即给予治疗,避免肾上腺危象导致死亡,确定性别。儿童期

治疗目的是维护正常的生长和青春期发育,已进入青春发育期者最大限度维护正常生育功能。同时辅助外科手术矫正外生殖器畸形,避免肾上腺继续增生等。

1. 长期替代治疗 21-OHD 经典型患儿一经诊断应立即给予治疗,越早越好,终身治疗。其目的是对肾上腺皮质激素合成不足进行替代治疗,并抑制垂体促肾上腺皮质激素的释放,从而抑制肾上腺雄激素的过量产生,停止男性化的发展。选择的药物可替代类固醇激素及抑制 ACTH 分泌,两种作用达到平衡。

(1)糖皮质激素替代治疗:对生长发育期的患儿应用氢化可的松治疗,总剂量 10~15mg/(m^2·d)。失盐型出现肾上腺危象患儿氢化可的松起始剂量宜偏大,静脉注射或静脉滴注。病情稳定后减至能控制代谢异常的最低剂量,并改为口服氢化可的松,总量每日分 2~3 次,以尽快抑制 ACTH 及雄激素分泌。发热、感染、手术、外伤等应激情况下,易发生肾上腺危象,氢化可的松剂量应增加至原剂量的 3~4 倍,严重应激情况时增加量可致 10 倍及补充氯化钠。待病情稳定后逐步减量至原维持量。长效的糖皮质激素如泼尼松或地塞米松对生长抑制作用较大,不建议儿童使用。

可的松和氢化可地松等为短效激素,对 ACTH 无抑制作用。不形成 24 小时激素分泌周期。合成的脱氢皮质醇、地塞米松可在晚上使用,抑制 ACTH 分泌,但是增加了激素过量的风险,在儿童发育期不能使用。

(2)盐皮质激素替代治疗:失盐型 21-OHD 须联用盐皮质激素 9α-氟氢可的松治疗,剂量 0.05~0.2mg/d,平均 0.1mg/d,每天 1~2(单次)次口服。醛固酮的分泌与年龄变化不大,但治疗剂量需个体化,难以控制的失盐可以酌情再增加剂量,2 岁以下儿童还需额外补充氯化钠 1.0~3.0g/d,分次在食物中添加。

依据血压、电解质、肾素活性等判断剂量是否足够,通常应维持肾素水平在正常上限或稍高一些,食物中盐摄入也很重要。身高达到成人最低身高后,非失盐型就可以停药,但是持续用盐皮质激素可以降低对糖皮质激素的需求。

2. 肾上腺危象的处理

(1)纠正低血容量性休克:按丢失量补充生理盐水,首次液体量 20~25ml/kg,观察心率、血压和尿量等血管床灌注指标的改善。

(2)纠正高钾血症:当血钾>7mmol/L,并有严重的心电图改变时须作紧急降血钾处理,以及对抗高钾带来的致命心律失常。处理包括:10%葡萄糖酸钙 0.5~1.5ml/kg,用葡萄糖稀释后,在心电图监护下缓慢静脉推注(推注时间不少于 2~5 分钟)。胰岛素与葡萄糖同时应用,在促进糖原合成同时使血钾从血浆转移入细胞内,胰岛素 0.25IU/kg 加入 5% 葡萄糖内(每单位胰岛素配 2g 葡萄糖)匀速静脉滴注,至少维持 6 小时。滴注时应检测血糖,当血钾达正常后,逐步减速至停用胰岛素。如同时有低血糖时可以先给 25% 葡萄糖静脉滴注,血糖升高能刺激内源性胰岛素分泌,有助于血钾下降。

(3)纠正低钠血症:血钠低于 120mmol/L,或已有明显的中枢神经系统症状,如抽搐或有脑水肿表现时给予补钠处理。应仔细控制补钠速度,在 24 小时内血钠提升不超过 12mmol/L,以防纠正过快引起的脑脱髓鞘病变。一般情况下,随着补液和皮质醇制剂的补充替代,低钠血症和高钾血症会逐步纠正。

3. 随访及治疗监测

(1)监测生长发育:2 岁内每 3~4 个月随访一次,2 岁后每半年随访一次,测定身高、体重,2 岁起监测骨龄,了解年生长速率和第二性征的发育。上述指标作为儿童期治疗效果监测指标。如生长速率加快、骨龄加速提示治疗不足,6 岁前出现第二性征提示对雄激素抑制效果欠佳。应及时做性腺轴相关检查,判断是否并发中枢性性早熟,而生长速率减慢、骨龄延迟为治疗过度。治疗过度会导致超重、代谢综合征、发育迟缓、骨质减少。

如果生长发育快,骨龄超前,青春期提前,可致患儿最终成年身高矮于基于父母身高中值计算出来的靶身高。有建议用生长激素等优化治疗方案,可改善成年最终身高。

(2)内分泌激素监测:17-OHP 是主要治疗监测指标,清晨服用皮质醇前抽血检验。雄烯二酮最能反映雄激素控制情况。合适的目标是各项指标稍高于正常范围,避免过度治疗。应用 9α-氟氢可的松控制肾素在正常上限范围或稍高一些。ACTH 和皮质醇不是常规监测指标。

(3)睾丸和肾上腺的影像检查:男孩 4 岁起每年超声检查睾丸,观察是否有睾丸残余瘤发生。激素控制不良者,两性患者均需做肾上腺的 CT/MRI,以发现肾上腺结节性增生或腺瘤形成。

(4)糖皮质激素治疗：导致脂肪质量增加，肌肉及骨骼质量下降，骨密度降低。

4. 外生殖器矫形治疗 女性患者阴蒂轻度肥大，随年龄增长，无须手术。阴蒂肥大明显者，应尽早在出生后4~12个月实行阴蒂矫形手术。有尿道、阴道口不同程度的融合，可在月经来潮后做分隔手术，以避免上行尿路感染，阴道口狭窄者在婚前进行阴道成形扩张术。如青春期才诊断，其外生殖器基本像男性，社会性别也为男性，改变性别对患者心理将是一个打击，且有复杂的社会影响，可考虑做子宫及卵巢切除，使之继续保持男性的第二性征发育，强的松维持正常男性水平。

5. 产前诊断及产前治疗 产前治疗的目的是减少女性胎儿外生殖器男性化。胎儿肾上腺发育在妊娠6~8周而，胎儿外生殖器发育在妊娠9周开始，因此应在妊娠9周前鉴定胎儿性别和进行胎儿诊断。绒毛膜穿刺可在孕9~11周进行。目前开展的从孕母外周血分离胎儿游离细胞DNA技术，可以鉴别胎儿性别，并早在妊娠6周对CAH进行诊断，对女性患儿尽早开始治疗。

治疗方法为孕母口服地塞米松，地塞米松可通过胎盘进入胎儿循环中，抑制胎儿垂体ACTH分泌，减少胎儿肾上腺皮质雄激素的过度产生，因此减轻女性胎儿男性化畸形的形成。因对获得治疗胎儿的疗效、出生后的生长发育和并发症等缺乏长期随访观察，该项治疗尚存争议。

因排卵障碍、生殖器异常、缺乏性欲和促性腺激素分泌障碍等导致仅40%的女性患者有生育能力。

十一、预后

CAH患者如得到早期诊断及治疗，治疗期间较好地控制雄激素水平，整个生长发育过程中维持正常的生长速率和骨龄成熟，其最终成年期身高影响较小，且能出现正常的青春发育。如诊断晚，治疗期间雄激素水平、生长速率和骨龄成熟控制不理想或糖皮质激素剂量过大均可导致成年期身材矮小、性发育延迟或发育不良，最终影响成年后婚姻生活和生育能力。

未经治疗者出现多毛、肌肉发达、闭经和乳房发育。男性患者生殖器官超常增大，雄激素过多抑制了促性腺激素的分泌，导致睾丸萎缩，绝大多数青春期后无精液。患者3~8岁左右过量的雄激素致骨骺早期闭合，生长终止，成年后矮小。治疗

不当与治疗过度均可导致矮小。

（文 伟）

第二节 类固醇生成因子核受体缺陷

一、概述

NR5A1（核受体亚家族5组A，成员1），以前称为SF-1（Steroidogenic Factor-1）和Ad4BP（肾上腺4-Binding蛋白），首先由Parker及其同事在1992年试图找出能够激活类固醇羟化酶启动子的蛋白质时克隆发现。类固醇生成因子1（SF-1）在类固醇生成发展和功能中起着关键作用。SF-1成为近代类固醇生成发展研究的前沿领域。NR5A1属于核受体超家族的转录因子。它与核心基序AGGTCA结合并调节许多参与生殖、类固醇生成和性别分化的基因。

二、病因及发病机制

类固醇生成因子-1（SF-1）（Ad4BP，NR5A1）是一种核受体，主要作用于肾上腺和生殖发育。小鼠编码Sf-1的基因（Nr5a1）缺失导致肾上腺和性腺的严重发育缺陷。因此，关于人类SF-1的最初工作集中于针对原发性肾上腺功能不全患者，46,XY核型的完全性腺发育不良患者，然后注意到SF-1在人类肾上腺和生殖中的潜在广泛作用。尽管SF-1的改变很少导致单纯的肾上腺功能不全，SF-1突变主要引起人类生殖功能障碍中多种方面的表现。46,XY性发育障碍谱包括性腺的严重和部分形式的表型，如（睾丸）发育不全、尿道下裂，伴有小阴唇的无睾症，甚至男性不孕不育因素。46,XX女性中，SF-1的改变与原发性卵巢功能不全有关。因此，SF-1在人类生殖中对成人和儿童都有重要影响。

SF-1在类固醇合成中的选择性表达细胞及其调控基因编码的几种不同类固醇羟化酶，它是类固醇生成细胞选择性表达的第一个关键决定因素酶，LRH1和SF-1序列足够相似以对它们进行分组作为核激素相同亚科的成员受体，称为NR5A。*SF-1*基因现在正式启用称为*NR5A1*和*LRH1*基因被命名为*NR5A2*。*NR5A1*在类固醇生成组织中表达，也分布于垂体促性腺激素和神

经元位于腹内侧背内侧部分下丘脑（VMH）。在发育中的胚胎中，*NR5A1* 代表第一个标记的泌尿生殖嵴性腺和肾上腺分化基因。*NR5A1* 在类固醇分泌肾上腺皮质中表达，在 Leydig 和 Sertoli 细胞中，以及在颗粒细胞和囊细胞中也有表达。*NR5A1* 刺激几种男性分化发育所需基因表达。它调节表达 LHCGR 和类固醇生成酶 STAR。CYP11A1 和 Leydig 细胞中的睾酮生物合成所需的 CYP17A1。*NR5A1* 也增加胰岛素样表达多肽 3（INSL3），它调节睾丸下降并且是成年男性生殖细胞的生存因子。抗米勒激素（AMH）及其受体 AMHR2 是男性生殖道发育必需的也受 NR5A1 调控。在支持细胞中，*NR5A1* 调节睾丸决定基因 *SRY* 和 *SOX9* 的表达，*NR5A1* 突变可引起人类 46,XY 性发育障碍的（DSD）遗传病。

NR5A1 基因的细胞遗传学位置：9q33.3，它是第 9 号染色体长臂（q）的 33.3 带，Oba 等人确定人类 SF-1 基因基因组 DNA 并被分成 7 个外显子，包括第一外显子的非编码区，总计 30kb，人类 SF-1 的氨基酸序列由 461 个氨基酸组成。与蛋白质受体亚家族成员共享几个保守结构域。N 端结构域包含两个锌指，并且通过特异性识别靶序列负责 DNA 结合。其蛋白结构 AGGTCA DNA 基序的变化允许 SF-1 与 DNA 螺旋的主沟相互作用并单体结合。在结合之后，靶基因的反式激活取决于诸如 SRC-1、GRIP1、PNRC 或 GCN5 的共活化。SF-1 的其他关键结构域包括富含脯氨酸的铰链区，配体结合结构域和用于转录相互作用的 C 端活化结构域。称为 A 盒的 DNA 结合结构域的 30 个氨基酸的延伸通过充当 DNA 锚来稳定单体结合。铰链区可以进行转录后翻译修饰，如 cAMP 依赖性激酶磷酸化，进一步增强稳定性和转录活性。SF-1 被认为是孤儿受体，因为高亲和力天然存在的配体尚未被鉴定。

SF-1 是一种重要的生殖调节因子，可调节涉及性发育和繁殖的关键基因的转录，最显著的是 StAR 和 P450SCC。它可以与 TDF 形成转录复合物来上调 *Sox9* 基因的转录。它的目标包括下丘脑 - 垂体 - 性腺轴的每个水平的基因，以及涉及性腺和肾上腺类固醇生成的许多基因。

SF-1 已被鉴定为一系列与性别决定和分化、生殖和代谢有关的不同基因的转录调节因子，通过与它们的启动子结合，例如，SF-1 控制支持细胞中 *Amh* 基因的表达，由此基因产物的存在或缺失影响米勒结构的发育。AMH 蛋白水平的增加导致这种结构的消退。ledig 细胞表达 SF-1 以调节男性中引起男性化的类固醇生成和睾酮生物合成基因的转录。

三、致病机制

以 46,XY,DSD 为例，男性表型发育可以被看作是一个两步过程：①从原始性腺的性睾丸形成（性决定）；②通过胎儿睾丸分泌的因子作用分化内外生殖器（性分化）。 第一步，非常复杂且涉及几种转录因子和信号传导细胞的相互作用。参与 DSD（缺失或重复）的基因中的剂量不平衡已经被确定为这些疾病的原因。NR5A1、Wnt4 和 Wt1 在泌尿生殖嵴中表达，其发育导致性腺、肾和肾上腺皮质的形成。在性腺中表达几种基因 *Wt1*、*NR5A1*、*M33*（*CBX2* 小鼠同系物）、*Lhx9*、*Lim1*、*Gata4/Fog2*、*Dmrt1*、*Emx2* 和 *Cited*。NR5A1 上调 SRX 基因上调所需的 CBX2 表达。NR5A1 和 Wt1 上调 pre-sertoli 细胞中的 Sry 表达，并且 Sry 启动雄性性腺发育。Sry 在 Sertoli 细胞中强烈上调 Sox9。Sox9 上调 Fgf9 和 Fgf9 维持 Sox9 表达，在 XY 性腺中形成正向前向回路。Fgf9 和 Rspo1/Wnt4 信号之间的平衡偏向于 Fgf9，建立了男性通路。如果 Wnt4/Rspo1 过度表达激活 β- 连环蛋白途径，则该系统阻断 Fgf9 并破坏 Sox9 和 Fgf9 之间的前馈循环。Pdg2 信号上调 Sox9 和 Sox9 激活 Ptgds。Sox9 与 Pgd2 建立一个前馈循环。Sox9 抑制 β- 连环蛋白介导的 Wnt 信号传导。Dax1（基因座 DSS）或 Rspo1/Wnt4 中的过表达对抗睾丸形成。另一方面，Dax1 调节了小管周肌样细胞的发育和睾丸索的形成。最近证明 Dmrt1 是维持性腺性行为所必需的，并防止出生后睾丸中的女性重新编程。CBX2 直接或间接抑制卵巢发育。

第二步，男性性别分化，是一个更直接的过程。男性和女性胎儿均存在中肾（wolffian）和旁管（mullerian）管道，起源于泌尿生殖脊的前外侧上皮。由睾丸支持细胞分泌的抗米勒激素（AMH）作用于其米勒管中的受体以引起其退化。由睾丸 Leydig 细胞分泌的睾酮作用于 Wolffian 导管中的雄激素受体，以诱导附睾、传导管和精囊的形成。胎儿的外生殖器来源于原始的间质细胞条纹。在雄激素刺激下，男性胎儿尿道褶皱、生殖器结节和生殖器肿胀分别引起尿道海绵体和原始尿道、阴茎和阴囊肿胀。该过程由睾酮和其进一步减少的二氢睾酮(DHT)介导,后者作用于前列腺和外生殖器的雄激素受体,导致其雄性化。

决定睾丸发育取决于雄性生殖腺产生的激素诱导内外生殖器作用于其特异性受体的分化。AMH 基因的调控需要 SOX9 和 NR5A1、WT1、GATA4 和 HSP70 在 AMH 启动子之间的协同相互作用。Leydig 细胞发育需要 DHH、MAMLD1 和 NR5A1 的联合表达。NR5A1 调节性腺类固醇生成。Leydig 细胞也产生 INSL3,导致睾丸下降到阴囊。

四、临床表现

人类 NR5A1 突变首次描述于 46,XY 合并肾上腺功能不全和性发育异常患者(DSD)。迄今为止,只有一例 2 岁的 46,XX 女孩报道孤立的原发性肾上腺功能不全。相比之下,很多 46,XY DSD 个体报道 NR5A1 突变,这些患者肾上腺功能正常,以及少数 46,XX 患者,出现卵巢衰竭表现,有些病例是家族性的,有些是零星的。NR5A1 突变临床表现差异很大,如尿道下裂、无睾、孤立的小阴茎、男性不育和原发性卵巢功能不全(POI)。流行率缺乏大样本研究,尚不明确。

五、遗传机制

NR5A1 突变遗传方式是性别限制的常染色体显性遗传(Sex-limited autosomal dominant inheritance),性别限制的基因是存在于性繁殖物种的两性中的基因,但仅在一种性别中表达,并在另一种性别中保持"关闭"。换句话说,尽管基因型相同,但性别限制的基因会使两性表现出不同的性状或表型。这个术语仅限于常染色体性状,不应该将其与性别相关的特征相混淆,这与性染色体上的遗传差异有关(见性别决定系统)。性别限制的基因也与受性别影响的基因区分开来,其中相同的基因将在每个性别中表现出差异表达。受性别影响的基因通常表现出显性/隐性关系,其中同一基因在一种性别中具有显性效应,在另一种性别中具有隐性效应(如男性型秃头)。

性别有限的基因是造成性别二型性的原因,这是同一物种的雄性和雌性之间的表型(直接可观察的)差异。这些差异可以反映在尺寸、颜色、行为(如攻击水平)和形态上。

性别限制基因的总体观点是解决内部性冲突。换句话说,这些基因试图解决男性和女性之间对于最佳表型的性状值的"推拉"。如果没有这些基因,生物体将被迫平衡特性值,导致两性的成本。有了这些基因,就有可能在一种性别上"关闭"基因,使两性都能达到(或至少接近)其最佳表型(表 19-3)。

表 19-3　SF1 基因类型概况

基因类型	编码蛋白	OMIM	定位	外显子	氨基酸
NR5A1	核受体亚家族 5 组 A,成员 1	184757	9q33.3	7	461

NR5A1 基因突变目前包括 112 种错义或无义突变,7 种剪切突变,32 种小缺失,2 种调控突变,11 种小插入,2 种小缺失插入,9 种大缺失,6 种大插入,1 种复杂突变,总计 182 种突变。

六、遗传咨询

对家庭成员的风险 - 性别限制的常染色体显性遗传:

(一)先证者的父母

MAP3K1、NR5A1 的致病变异和涉及 DMRT1 的杂合性缺失以性别限制的常染色体显性方式遗传。一般而言,具有 46,XX 染色体补体和杂合性 MAP3K1 或 NR5A1 致病变体或 DMRT1 杂合缺失的个体不显示临床发现,然而,一些 NR5A1 杂合致病变异女性患有原发性卵巢功能不全。

对具有明显的自发新发变异的先证者母亲的评估建议包括检测先证者中鉴定的变异。

某些被诊断患有性别受限的常染色体显性非综合征性睾丸发育障碍的个体,可能由于父母中温和的表型呈递或由于基因变体的性别受限表达而导致外显率降低,而呈现阴性。因此,只有在进行适当的评估之后才能确定明显的家族史。

如果在先证者中发现的遗传变异体不能在任一亲本的白细胞 DNA 中检测到,则可能的解释包括亲本中的先证变异体或种系嵌合体(种系嵌合体发生率未知)。

(二)先证者的同胞

先证者同胞的风险取决于先证者父母的遗传状态和同胞的性染色体补充:

如果先证者的亲本有遗传变异,46,XY 的风险为 50%。46,XY 继承该变体的 XX 同胞通常不受影响,但会增加患病儿童的风险。46,XY 具有杂合 NR5A1 致病性变体的 XX 个体可能有原发性卵巢功能不全的风险。

由于该病的性别限制性质,患有临床未受影响父母的先证者的同胞仍然具有增加睾丸发育的常染色体显性非综合征性疾病的风险。

如果在先证者中发现的 MAP3K1 或 NR5A1 致病变异体或 DMRT1 缺失不能在任一亲本的白细胞 DNA 中检测到,则由于生殖细胞嵌合体的可能性,同胞的风险较低但大于一般群体。

(三)先证者的后代

性染色体显性常染色体显性非综合征性睾丸发育障碍患者经常无法复制,特别是如果他们具有 46 号染色体 XY 补体。NR5A1 中的一些致病性变体可能允许男性生育力,但可能需要辅助生殖技术。

如果辅助生殖技术允许患有性别有限的常染色体显性非综合征性睾丸发育障碍患儿,每个孩子将有 50% 的机会继承致病变异体。46,XY 后代将显示临床特征。46,XX 后代通常不会受到影响,尽管一些 46,XX 个体具有杂合 NR5A1 致病性变体可能有原发性卵巢功能不全的风险。

(四)其他家庭成员

其他家庭成员的风险取决于先证者父母的遗传状态:如果父母受到影响或患有 MAP3K1 或 NR5A1 杂合致病变异或杂合 DMRT1 缺失,他或她的家庭成员可能处于危险之中。

产前检查和植入前基因诊断一旦在受影响的家庭成员中鉴定出 NR5A1 致病突变,则可能对增加风险的妊娠进行产前诊断和植入前基因诊断。

七、其他临床表现

SF1 临床表现较为多样,见表 19-4。

表 19-4　SF1 临床表现

位置	显型	MIM 编号	遗传模式
9q33.3	46,XX 性别反转 4 型	617480	AD
	46XY 性别反转 3 型	612965	AD
	肾上腺功能不全	612964	AD
	卵巢早衰 7 型	612964	AD
	生精障碍 8 型	613957	AD

1. 首先报道 2 例 SF-1 突变患者,迄今为止的文献只报道 3 例患者。临床表现为 46XY,DSD,女性生殖器患者,米勒管结构(Müllefian duct,MD)(即子宫、输卵管和上 1/3 的阴道)在男性胚胎时期退化不全,伴有正常男性化和 46,XY 染色体核型,原发性失盐肾上腺功能不全。这是一个在人类中罕见的表型,临床主要表现为肾上腺和睾丸发育及功能不全。第一个患者在 SF-1 中具有 de novo 突变 p.G35E 改变,这个孩子在婴儿早期出现了严重的失盐危象和肾上腺功能不全。皮质醇均低,影响肾上腺和肾上腺睾丸功能与 CYP11A1 及类固醇急性调节蛋白(STAR)突变类似。然而,与他们不同的是有纤维化睾丸的存在和子宫(米勒结构)与性腺发育不全,在 2002 年,第二份报告发表了纯合 p.R92Q 改变在具有相似表型的婴儿 SF-1 中,患儿系 46,XY DSD,完全男性女性化,女性生殖器患者,米勒管结构(MD)在男性胚胎时期退化不全,伴有正常男性化和 46,XY 染色体核型,原发性失盐肾上腺功能不全。通过突变研究推测,SF-1 在影响肾上腺和性腺发育中起到很重要的作用及功能。

2. 46,XX SF-1 可引起肾上腺皮质功能不全　46,XX 核型的 SF-1 突变患者,典型的女性外观,并预计会出现子宫,临床表现主要是以失盐型为表现的原发性肾上腺功能不全。由 Biason-Lauber 和 Schoenle 2000 年发表的文章,描述了一种新发突变的 SF-1(NR5A1),14 个月女孩,病变为原发性肾上腺功能不全和癫痫发作,SF-1 中 p.R255L 突变,值得注意的是,孩子的卵巢磁共振扫描和抑制素检测,暗示至少卵巢早期指标完整性完好无损。SF-1(NR5A1)的改变可能与原发性肾上腺皮质功能不全相关,是否其突变和相关核受体的缺失引起性反转,以及肾上腺发育不全系剂量敏感性尚不可知,研究表明 SF-1 并不是原发性肾上腺功能不全的主要原因。

3. SF-1 和 46,XY 性障碍发育　尽管已经报道了相对较少的 SF-1 突变导致人类肾上腺功能衰竭,SF-1 突变时 46,XY 性发育障碍(DSD)相对常见。第一个这样的病例是来自 Berenice Mendonca 的小组(巴西),2004 年,报道在 NR5A1 中产生杂合子移码突变,46,XX 的 SF-1 突变,在成人早期伴有高血压并且有明显症状腹腔镜下阴蒂肿大和缺乏性腺,很快之后,日本和法国又出现了另外两例报道,46,XY DSD,NR5A1 无义或移码突变的杂合子改变,系自发突变。在所有三例中,肾上腺功能正常,单倍体不足的 NR5A1 可能会破坏睾丸发育和功能,而肾上腺功能保持完好,大多数系新发突变,是散发突变。SF-1(NR5A1)中的突变或罕见等位基因变异与 46,XY DSD 的潜在临床表型见图 19-1。

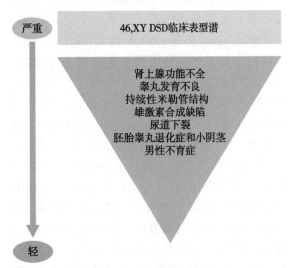

图 19-1　SF-1/NR5A1 的变异引起的 46,XY DSD 表型谱

4.“典型”46,XY DSD 表型　自 2004 年以来,多个 46,XY DSD 的 SF-1(NR5A1)杂合突变有类似的模糊生殖器的表型(或“阴蒂增大”),在出生时,泌尿生殖窦,小腹股沟睾丸,存在米勒管结构。另外,可能存在原始的华氏管结构。实验室检查:①低水平的睾酮,抑制素 B 和抗米勒激素(AMH);②卵泡刺激激素的升高。然而,在某些情况下,睾酮可能是出生时相对正常,诊断为部分雄激素不敏感综合征。该组织的特点性腺组织临床表现差异明显,保留婴儿时期的睾丸结构,但尺寸减小或曲细精管数量减少。可见 Leydig 和 Sertoli 细胞,数量减少。性腺有时在腹股沟位置或保持腹内,随着时间的推移纤维化和退化明显,SF-1/NR5A1 突变引起此类 DSD 患儿多是移码或无义突变,也有少数错义或缺失突变,在极少数情况下,NR5A1 的丢失可能是连续基因缺失的 genitopatellar 综合征(涉及 9q33.3-q34.11)。这些研究结果支持 SF-1(NR5A1)单倍体不足的假设是引起性腺 DSD 表型的原理机制。重要的是,可以在性别受限的情况下,在约 1/3 的患者中从母亲身上继承占主导地位,一些杂合子可引起原发性卵巢功能不全(POI)。NR5A1 杂合子的改变可引起 46,XY DSD。类似一种 X 连锁疾病,如部分

雄激素不敏感综合征。此外作为与 SF-1 相关的遗传模式的重要缺陷,可以是新发突变(常染色体显性),性别限制的显性或常染色体隐性。遗传咨询应个体化进行。

5. 其他的 46,XY DSD 表型　虽然 NR5A1 突变最常见非典型或含糊不清的生殖器,但也可以发现更严重的 NR5A1 突变。在 46,XY DSD,引起女孩无青春期发育和原发性闭经。在某些情况下,可以发现子宫发育不良或条索状性腺。伴有睫状体肿胀和青春期无青春期发育。Philibert 等人最近描述 46,XY 女性 SF-1 突变青少年呈现原发性闭经和低睾酮,在一例中发现子宫并发生阴蒂肥大,NR5A1 突变是该临床的常见表型。

(1)尿道下裂与 SF-1 缺陷相关:与上述罕见的表型相反,NR5A1 基因突变在尿道下裂等疾病中的作用更频繁。据报道,在 2007 年报道伴有严重的阴囊尿道下裂的第一例 NR5A1 突变,一个腹股沟隐睾的孩子,部分性腺发育不全伴雄激素合成减少。发现 p.L439Q 改变。随后,在 2009 年由 Köhler 等人报道对 60 名男性尿道下裂患者进行队列研究,在三个个体中发现 NR5A1 杂合子无义突变,所有这些男孩至少有一个发现睾丸未发育,小阴茎;另外两个人尿道下裂。尿道下裂中 NR5A1 突变的发生率目前尚不清楚。

(2)双侧无睾症:双侧无睾症是无睾丸的罕见情况,或显示进行性出生后消退(有时称为“消失睾丸综合征”)。虽然经常认为这种情况继发于血管事件或扭转(尤其是单方面的),双侧睾丸退化可能发生,病例是家族性的,约占所有病例的一半,双侧无睾症与小阴茎有关。因此,这可能代表睾丸发育不全的一种形式,在一部分病例中具有潜在的遗传基础。在一项研究中,一项由 24 名男孩组成的双侧无精子症队列研究,一名男孩被发现携带 NR5A1 杂合突变(p.V355M)在早期婴儿期时一个睾丸不存在和一个非常小的睾丸,小阴茎,后来发现睾丸萎缩和纤维化。值得注意的是,他的双胞胎兄弟是一样。

(3)男性不孕症因素:严重的情况下,SF-1 的变化可能与男性不孕不育因素有关,不孕症有内分泌功能障碍的证据不理想,睾酮水平和睾丸发育不全综合征。是否可以找到 SF-1 缺陷在 315 名男性非阻塞性男性不孕不育因素的队列研究中,在这项研究中已经筛选出 Klinefelter 综合征和 Y 染色体微缺失有 7 名男性发现 SF-1 缺陷

（*NR5A1*）。SF-1 改变有严重的不孕症（无精子症，严重少精子症），并且在一些情况下发现了促性腺激素和低睾酮的升高。显示睾丸组织学有一例睾丸纤维化伴睾丸生精小管减少分离出罕见的生殖细胞，这一观察表明 *NR5A1* 基因的杂合性改变可以在 NR5A1 中传递，父亲生殖细胞存在 *NR5A1* 突变嵌合体，需要进一步的研究来确定 *NR5A1* 变异男性因素不孕的真实发病率。

（4）SF-1 和卵巢功能：尽管大多数重点都集中在 SF-1 在睾丸中的作用发育和功能，*NR5A1* 突变现在也已经发生被鉴定为 46,XX 原发卵巢功能不全的家族性和散发形式，这些妇女经过不同年龄的特征发作。生化结果与原发性腺功能衰竭一致，SF-1 缺陷可能影响卵巢的多个层面，如改变基质的完整性、减少生殖细胞数量、削弱卵泡形成或破坏类固醇生成。卵巢活检材料只由一名妇女提供，其表现出广泛的纤维化而没有毛囊迹象。但是，这种情况可能代表了最严重的结局的频谱。迄今为止，大多数女性被发现具有杂合性 *NR5A1* 突变，并已被确定，因为有 46,XY DSD 和 46,XX 的 POI 都在同一家庭。进一步的证据表明 SF-1 在卵巢功能中的作用是重要的。真正的 SF-1 缺陷流行率尚未可知，一些 46,XX 女性 *NR5A1* 突变具有正常的卵巢功能，可以以性别有限的显性遗传方式传递突变。在卵巢功能衰竭症状发展明显之前，其中一些女性可能会经历卵巢储备降低阶段（随着 AMH 的降低），促性腺激素升高。

（5）*NR5A1* 过度表达或增加 SF-1 活动：尽管大多数研究最初考虑了 SF-1 功能突变在人类疾病中的潜在影响，有几篇报道现在已经考虑了 *NR5A1* 或 *NR5A1* 过表达的作用，SF-1 的过度活动也可能有肾上腺肿瘤。SF-1 过表达增加、增殖并减少人肾上腺皮质细胞凋亡及诱导肾上腺皮质细胞凋亡。

来自巴西的研究提示，体细胞含有 *NR5A1* 基因座的染色体 9q33 拷贝数出现变化和发生在杂合性肿瘤抑制基因 p53（TP53）丢失的背景下，SF-1 过表达率很高，在儿童时期与肾上腺皮质肿瘤发生有关。最近研究成人肾上腺皮质 *NR5A1* 转录水平表达与预后较差相关。

（6）子宫内膜异位症和多囊卵巢综合征：一些研究表明 SF-1 在子宫内膜异位症中表达。过度活跃 SF-1 也被认为是多囊性卵巢的潜在原因。卵巢疾病在一例中报道 *NR5A1* 突变存在杂合点

（p.R365P），但这种观察的功能或临床意义目前尚不清楚。

NR5A1 基因突变可以表现为 46,XX 性别反转 4 型,46,XY 性别反转 3 型,肾上腺功能不全，卵巢早衰 7 型,生精障碍 8 型。

八、临床表型

以 46,XY DSD 为例，在 Keith L.Parker 和 Kenichirou Morohashi 鼓舞人心的工作之后，NR5A1 最初被确定为类固醇生成酶的主调节剂。NR5A1 已被证明可以控制肾上腺和性腺功能的许多方面。NR5A1 与几种信号分子一起也参与肾上腺干细胞的维持，增殖和分化，诱导肾上腺分带，可能在祖细胞中发挥作用。纯合 46,XY 无效小鼠（-/-）有肾上腺发育不全，完全睾丸发育不全，持续米勒结构，部分性低促性腺激素性性腺机能减退和其他特征，如迟发性肥胖。因此，清楚地证明 NR5A1 是性和肾上腺分化的重要因素，并且是肾上腺和性腺类固醇生成，以及下丘脑 - 垂体 - 性腺轴的关键调节因子。

NR5A1 突变与 46,XY DSD 相关，通常是影响 DNA 结合和基因转录的移码，无义或错义变化。*NR5A1* 中发现的大多数点突变位于蛋白质的 DNA 结合域。p.L437Q 突变位于配体结合区，位于轻度表型，阴囊尿道下裂患者；这种蛋白质在几种 NR5A1 表达细胞系中保留了部分功能，其位置指向 NR5A1 的配体的存在，迄今为止被认为是孤儿受体。NR5A1 在基础条件下与鞘氨醇（SPH）和溶血鞘磷脂（lysoSM）结合。与大多数患者中发现的严重外生殖器异常相反，在一些有 *NR5A1* 突变的 XY 患者中观察到青春期的进行性雄激素生成和男性化。hCG 刺激后或青春期年龄时睾酮水平几乎正常表明 NR5A1 的作用可能与青春期的类固醇激素发生相关，而不是胎儿期。相反，大多数 *NR5A1* 杂合突变患者的胎儿支持细胞功能似乎得到保留。

九、实验室检查

疑诊 46,XX 性别反转、46,XY 性别反转、肾上腺功能不全、卵巢早衰、生精障碍的患儿建议行基因检查确诊。

十、诊断及鉴别诊断

1. 基因确诊。

2. 低促性腺激素性性腺机能减退。

3. 在缺乏或停滞性青春期(原发性性腺功能减退症)情况下,基础促性腺激素(黄体生成素(LH),促卵泡激素(FSH))低或正常和睾酮低。

4. 在 LHRH 刺激试验中 LH 和 FSH 应答受损。

十一、治疗

治疗表现:评估和长期管理最好在 DSD 诊断和管理经验丰富的跨学科护理团队(包括临床遗传学家、内分泌学家、外科医生和心理健康专业人员)进行;所有的个人都应该得到抚养的性别;在与家人就任何拟议手术的风险,益处和局限性进行详细讨论后,应作出手术决定;手术干预(尿道下裂修复、Orchiopexy、阴囊成形术、男性和阴蒂成形术阴茎成形术、阴道成形术和女性泌尿生殖窦)应该关注功能;只要有可能,应该避免去除组织和不可逆转的程序;应切除条纹性腺和无功能性生殖腺的性腺,以降低性腺母细胞瘤的风险;残留功能未被切除的遗传性腺性腺需要肿瘤监测;如果保留生殖腺,如果育成性别与性腺性别不协调,则应对性发育的性别进行监测;性类固醇治疗(男性睾酮和雌激素或女性雌激素/孕酮)对于发展第二性征和正常青春期骨密度是重要的;46,NR5A1 中具有杂合致病变异的 XY 个体应监测肾上腺功能不全;尽管辅助生殖技术可能有助于在某些情况下实现妊娠,但受影响最大的个体是不孕的。

定期跟踪包括内分泌、遗传、妇产、心理和泌尿在内的跨学科 DSD 团队。

十二、预防

SF-1 在肾上腺和生殖腺中起重要的调控功能,临床表现型差异很大,范围从严重男性不育因素导致性腺发育不全的形式到女性各种形式的卵巢功能障碍。虽然肾上腺表型似乎较少,受损的肾上腺功能可能会随着时间而发展,所以需要进行定期评估肾上腺功能。此外,*NR5A1* 遗传方式存在很多不同的变化,这可能会发生性别限制的常染色体显性遗传、常染色体隐性遗传,或散发。遗传咨询对于确定病情很重要,不孕或男性 SF-1 轻度突变,存在生育率逐渐下降的风险。但是,尚需要更多的数据来定义确切的时间进程。目前,尚需进一步研究 SF-1 过度表达或激活在多囊卵巢综合征和子宫内膜异位症中的作用。SF-1 正在成为肾上腺重要的中介肿瘤发生且可能是药物调节的靶标。

(韩 蓓)

第三节　X 连锁的先天性肾上腺发育不全

一、概述

X 连锁的先天性肾上腺发育不全(X-linked adrenal hypoplasia congenita,X-linked AHC)多数指的是 DAXI(dosage-sensitive sex reversal,adrenal hypoplasia congenita,X-chromosome)又名 NR0B1(nuclear receptor subfamily 0,group B,number 1)相关的先天性肾上腺发育不全。

NR0B1 相关的先天性肾上腺发育不全同时包括先天性 X 连锁肾上腺发育不全(X 连锁的 AHC)和 Xp21 缺失(以前称为复合甘油激酶缺陷)。X 连锁 AHC 特征是原发性肾上腺功能不全和/或低促性腺激素性性腺功能减退症(HH)。肾上腺功能不全发病时期分为 3 种(受影响的男性):① 60% 发病时期为急性婴儿发作(平均年龄 3 周);② 40% 发病年龄为 1~9 岁;③ 少见于成人发病。低促性腺激素性性腺功能减退症通常表现为:①伴有肾上腺功能不全的男性青春期延迟(即发病年龄>14 岁);②在 Tanner 阶段 3 时出现青春期停滞。很少有 X 连锁 AHC 在成年起病,最初在成年早期表现为迟发性肾上腺功能不全、部分低促性腺激素性性腺功能减退症和/或不育。杂合子女性偶尔有肾上腺功能不全或低促性腺激素性性腺功能减退症。

Xp21 缺失包括 NR0B1(导致 X 连接的 AHC)和 GK(导致甘油激酶缺陷)的缺失,以及在一些情况下 DMD 的缺失(引起杜氏肌营养不良),精神发育迟缓已有报道。当缺失向近端延伸可包括 DMD 或当更大的缺失向远处延伸时,远端可以包括 IL1RAPL1 和 DMD 缺失。

NR0B1 相关 X 连锁 AHC 的发病率未知。目前的估计少于 1/7 万男性。已知没有特定人群患有这种疾病的风险增加或降低。本章旨在通过 NR0B1 相关的先天性肾上腺发育不全探讨 X 连锁的先天性肾上腺发育不全。

二、病因及发病机制

肾上腺是内分泌腺,在肾脏上方,产生各种细胞内激素。Bartolomeo Eustachi,他的拉丁名字 Eustachius,他是著名的意大利解剖学家,也是人体解剖学科学的奠基人之一。他在 1 500 年是第一位描述肾上腺的专家。然而,他的出版物是罗马教廷图书馆其中的一部分,并没有得到公众的关注,直到 100 年后卡斯帕巴尔托林才第一次关注到他的书。肾上腺以其位置命名相对于肾脏。术语"肾上腺"来自 ad(拉丁语,"接近")和 renes(拉丁语,"肾脏")。直到 19 世纪之前,关于腺体确实是肾上腺或是肾的一部分仍然存在一些争论,肾的肾上腺性质并未被真正接受,然后解剖学家发现其为腺体及其唯一的内分泌作用。

肾上腺具有金字塔结构,位于肾脏的两侧,在身体腹膜后,肾脏上方或稍内侧,或在其上后内侧表面。在人类中,右肾上腺的形状为金字塔形,而左侧是半月形,稍大。腺体通常是淡黄色的,约 5cm×3cm×1cm 大小,在成人中,它们的总重量约为 7~10g,因为新生的肾上腺相对大而重,占全身重量的 20%~25%。新生儿肾上腺相对较大,3kg 患儿其肾上腺约 7~11g,生后第二周重量减少 1/3,两岁时肾上腺皮质分化完成。成人肾上腺长 4~6cm,宽 2~4cm,厚 0.2~0.6cm。重 4~5g,占肾脏重量 1/30。肾上腺被脂肪囊所包围,位于肾内筋膜,也围绕着肾脏,与肾脏隔开结缔组织。肾上腺直接位于膈下,并且是通过肾筋膜连接到膈肌的后部。每个腺体都有一个外皮层,它可以产生类固醇激素,分为三个区域(见文末彩图 19-2):

(1)球状带(zona glomerulosa):紧靠被膜,约占皮质厚度的 15%。此带细胞分泌盐皮质激素,主要代表为醛固酮(aldosterone),调节电解质和水盐代谢。

(2)束状带(zona fasciculata):约占皮质厚度的 78%。该带细胞分泌糖皮质激素(glucocorticoid),主要代表为可的松和氢化可的松,调节糖、脂肪和蛋白质的代谢。

(3)网状带(zona reticularis):约占皮质厚度的 7%,紧靠髓质,此带细胞分泌雄激素(androgen),但分泌量较少,在生理情况下意义不大。

血管系统很复杂。分为三个主要的通常供应的动脉每个肾上腺:上肾上动脉,膈下动脉的一个分支;肾上动脉,腹主动脉的直接分支;肾下动脉,肾动脉的一个分支。

这些血管提供了一个肾上腺小动脉网络。血管的细股进入腺体,携带血液给它们。在网状带中,创建了一个密集的正弦神经丛,这个神经丛变成了一个中央静脉,肾上静脉:右肾上腺静脉短而引流入下腔静脉,而较长的左肾上腺静脉排入左肾静脉或左下膈静脉(这种解剖差异是外科医生进行肾上腺切除术时的一个重要问题)。中央肾上腺髓质中的肾上腺髓内血管是一种不寻常的血管类型,与其他静脉不同:其中膜介质中的平滑肌(中间层)布置成明显的纵向取向的。

1. 肾上腺皮质　肾上腺皮质来源于附着于体腔的间充质细胞腔,邻近泌尿生殖嵴。2 个月后胎儿肾上腺明显体积迅速增加:孕中期比肾脏大。在胎儿生后,至产后 12 个月,明显分为两个区域:内层胎儿区占优势和外层分化为成人区。生后胎儿区退化,最深处的这个区域在 1 年后分化成为网状带。分化的肾上腺皮质进入不同的区域有重要的功能性后果,依赖于特殊转录的时间表达因子。

在血管下方,球状带占肾上腺皮质约 15%(取决于钠摄入量);细胞聚集在球形巢中,小细胞小核。带状束由 75% 的皮层组成(因此皮质醇分泌高于醛固酮产生);细胞大而富含脂质,并在纤维血管放射网络之间形成径向帘线。最深处的网状带细胞不规则,脂质含量很少。

2. 肾上腺髓质　肾上腺髓质占据了肾上腺的中心部分和占肾上腺总体积的 10%,尽管没有明确的界限,在肾上腺皮质和髓质之间,一些丛神经动脉穿透了神经皮质和供应髓质,如毛细血管一样,形成皮质髓质入口系统。

肾上腺髓质细胞也称为嗜铬细胞,因为细胞质由于肾上腺素和肾上腺素的氧化,颗粒用铬盐染成棕色,去甲肾上腺素对黑色素、嗜铬细胞在皮质醇作用下而在肾上腺中心分化;一些嗜铬细胞也迁移形成副神经节,主动脉两侧嗜铬细胞集合。最大的肾上腺髓质外的嗜铬细胞簇靠近肾上腺髓质的水平下肠系膜动脉,被称为主动脉旁神经节,这是儿茶酚胺在生命第一年的主要来源。节前交感神经元从脑桥内的神经元接受突触输入髓质和下丘脑,提供大脑对交感神经活动的调节。肾上腺髓质通过内脏神经通过轴突从内脏神经支配下胸椎和腰神经节前神经元。

3. 人类类固醇生成和控制　肾上腺皮质产

生三种主要的类固醇:糖皮质激素(皮质醇);盐皮质激素(醛固酮);性类固醇(主要是雄激素)。

所有来自环戊烷全氢菲结构的类固醇激素,基于三个环己烷环和单个环戊烷环。碳原子用数字表示,环由字母表示标准惯例。如图 19-3 所示,类固醇骨架中有四个环,因此存在三个融合点:A/B、B/C 和 C/D 环共享两个碳(称为融合中央)。每个融合中心可以是顺式或反式融合的。三维天然类固醇的主要部分的结构是反式的:a 的结构类固醇分子对与受体结合是必需的;很少修改可以增加这种亲和力。

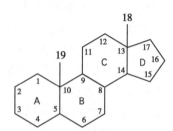

图 19-3 环戊烷 - 氢菲结构:三个环己烷环
(a~d) 和一个环戊烷环(d)

4. 先天性肾上腺功能不全 肾上腺胚原代细胞的增殖和侵袭依赖于肾上腺髓质素转录因子 SF-1 及 DAX-1 之间的相互作用。*Sf1* 敲除(KO)的小鼠完全没有肾上腺,而 *Dax1* 的小鼠 KO 具有发育上的肾上腺没有肾上腺功能不全的缺陷(AI)。原发性肾上腺疾病引起的先天性肾上腺皮质功能不全(congenital adrenal insufficiency,CAI)以低钠血症为特征,高钾血症,酸中毒和血清 ACTH 浓度升高。在人类中,X 连锁的 DAX1(*NR0B1* 突变)缺陷导致人类最常见的形式先天性肾上腺皮质功能不全。DAX-1 是孤儿核受体,它是表现在肾上腺、性腺、腹内侧下丘脑(VMH)和肾上腺垂体的促性腺激素。患有先天性肾上腺皮质功能不全的患者 DAX-1 通常为 46,XY 表型男孩,并可能有低促性激素性性腺机能减退和仅有男性表现的先天性肾上腺皮质功能不全家族史。

三、遗传机制

遗传模式与先天性肾上腺发育不良有关的 NR0B1 包括 X 连锁的先天性肾上腺发育不良症(X 连锁 AHC)和 Xp21 缺失。

人类 *NR0B1* 基因位于 Xp21.2,有 2 个外显子,并编码 1 个含 470 个氨基酸的蛋白。其羧基端的 217 个氨基酸(253~470)含有 1 个高度保守的 E1 区域,并与核受体超家族的配体结合域具有同源性。氨基端的 DNA 结合域与其他核受体不同,没有典型的锌指结构,但含有 3~5 个由 65~67 个氨基酸组成的重复区域。其第一外显子,大小为 1 168bp,编码整个 DNA 结合域及 63% 的配体结合域。而第二外显子,大小为 245bp,编码羧基端配体结合域的 80 个氨基酸。有研究报道,*DAX-1* 基因具有很强的转录抑制活性。

DAX-1 基因突变目前包括 103 种错义或无义突变,3 种剪切突变,72 种小缺失,32 种小插入,6 种小缺失插入,27 种大缺失,6 种大插入,3 种复杂突变,总计 252 种突变。

表 19-5 *NR0B1* 基因在染色体的位置、临床表型和遗传方式

位置	临床表型	OMIM 编码	遗传
Xp21.2	先天性肾上腺发育不良	300200	XLR

如果母亲没有 Xp21 缺失,由于母性生殖系嵌合体的理论可能性,生育患儿的风险被认为较低(<1%),但高于一般人群的风险。

四、遗传咨询

1. 家庭成员的风险

(1)X 连锁肾上腺发育不全男性先证者的父母:受影响的男性的父亲不会有 *NR0B1* 相关的 AHC,也不会因为 *NR0B1* 致病变体而成为半合子,因此,他不需要进一步的评估 / 测试。在受影响男性多于一个的家庭中,受影响男性的母亲是杂合子(携带者)。注意:如果一个女人有一个以上的儿子,并且没有其他受影响的亲属,并且如果在她的白细胞 DNA 中不能检测到 *NR0B1* 致病变体,她很可能有种系镶嵌现象。如果男性是唯一受影响的家庭成员,则母亲可能是携带者,或者受影响的男性可能有新发的自发突变,在这种情况下,母亲不是携带者。具有阴性家族史的男性先证者的百分比不明,但可能较低。

(2)男性先证者的同胞:同胞的风险取决于母亲的基因状况。如果先证者的母亲是 *NR0B1* 致病性突变的杂合子,则在每次怀孕中传播它的机会是 50%。继承致病变体的男性会受到影响;继承致病变体的女性是杂合子(携带者),并且在极少数情况下,有肾上腺功能不全和 / 或低促性

腺激素释放激素机能减退的表现。嵌合体是可能的，但不常见。如果先证者代表单纯性病例（即在家族中发生单一事件），并且如果在母亲的白细胞DNA中不能检测到 NR0B1 致病变异体，则推测同胞的风险略大于一般人群（尽管仍然<1%），因为可能父母生殖细胞系嵌合体。

（3）男性先证者的后代：大多数患有 AHC 的男性不育。如果受影响的男性通过辅助生殖技术生育：所有女儿都是杂合子，罕见情况下可能有肾上腺功能不全和/或低促性性腺机能减退（见临床描述，杂合子女性）。没有儿子会继承 NR0B1 致病性变体。

（4）其他家庭成员：先证者的姨妈及其后代可能有携带者或受累的危险（取决于他们的性别和家庭关系，以及先证者母亲的基因状况）。

2. 对家庭成员的风险 -Xp21 缺失　家庭中特定的 Xp21 缺失通常会对所有成员产生相似的影响。一些家族的缺失包括 NR0B1、GK 和 DMD（分别导致 NR0B1 相关的肾上腺发育不全、甘油激酶缺陷和杜氏肌营养不良），而其他家族的缺失仅包括 NR0B1 和 GK。

（1）男先证者的父母：大多数被诊断为 Xp21 缺失的人的母亲是携带者；然而，由于连续的基因缺失，先证者可能具有该病症的新发的自发突变。

（2）自发突变 Xp21 缺失引起的病例比例尚不明确：对具有 Xp21 缺失且没有已知的 Xp21 缺失家族史儿童的母亲的评估应该包括染色体微阵列分析（CMA）。

（3）男性先证者的同胞：先证者同胞的风险取决于母亲的遗传状态。如果母亲对于 Xp21 缺失是杂合子，则在每次怀孕中传递缺失的机会是50%。继承缺失的男性将受到影响；继承缺失的女性是杂合子，在极少数情况下，具有临床表现（见临床描述，杂合子女性）。如果母亲没有 Xp21 缺失，由于母性生殖系嵌合体的理论可能性，生育患儿的风险被认为低（<1%），但高于一般人群的风险。

（4）先证者的后代：伴有 Xp21 缺失的男性不会遗传，因为他们通常死于青春期或 DMD 并发症的年轻成年人，或患有其他严重疾病。

（5）其他家庭成员：先证者的姨妈及其后代可能有杂合或受影响的风险（取决于他们的性别和家庭关系，以及先证者母亲的基因状况）。

3. 杂合子（携带者）检测　如果已在受影响的家庭成员中鉴定出 NR0B1 致病变体或 Xp21 缺失，对女性亲属进行基因测试以确定其遗传状态是很重要的。

注意：①在极少数情况下，这种 X 连锁疾病的杂合子可能产生与该疾病相关的临床发现，例如由于 X 染色体失活倾斜。②女性杂合子的鉴定要么事先鉴定家族中的 NR0B1 致病变体或 Xp21 缺失；如果受影响的男性无法检测，首先通过 NR0B1 序列分析进行分子遗传学测试，然后，如果没有发现致病变体，需行 CMA 检测 Xp21 缺失。

五、临床表现

与先天性肾上腺发育不全相关的 NR0B1 包括 X 连锁的先天性肾上腺发育不全（X 连锁 AHC）和缺失 Xp21 区中一些基因产生的表型：NR0B1（导致 X 连接的 AHC）和 GK（甘油激酶缺陷），并且在某些情况下 DMD（杜兴氏肌营养不良）。

1. 先天性 X 连锁肾上腺发育不全症　X 连锁的先天性肾上腺发育不全（X-linked AHC）的特征是原发性肾上腺功能不全和/或低促性性腺功能减退症（HH）。

大约 60% 受影响的男性肾上腺功能不全在急性婴儿发作（平均 3 周龄），大约 40% 发生在儿童期发病（1~9 岁）。

HH 通常表现为男性肾上腺功能不全，青春期延迟（即发病年龄>14 岁），并且出现青春期阻滞在 Tanner 3 期。很少患者 X 连锁 AHC 的初始表现发生在成年早期，主要表现为不育。

发生年龄的家族内变异；然而，在两兄弟受到影响的家庭中，年轻一方通常早期诊断，因为临床疑诊可能性大。

最初的临床表现通常是急性肾上腺功能不全，特别是在婴儿中，伴有呕吐、喂食困难、脱水和由盐消耗引起的休克。在一些情况下，低血糖常常表现为癫痫发作或盐皮质激素缺乏，可能是肾上腺功能不全的表现。

在年龄较大的儿童中，肾上腺功能不全可能因并发感染或压力而触发。

如果不用糖皮质激素和盐皮质激素治疗，由于高钾血症、酸中毒、低血糖和休克、肾上腺皮质功能不全可迅速致死。如果在儿童中未被识别和治疗,急性肾上腺功能不全及其低血糖和休克并发症可能导致神经异常及发育迟缓。

在极少数情况下,在成年早期,迟发性肾上腺功能不全明显。在这些个体中,残留的肾上腺皮质中的糖皮质激素和盐皮质激素活性可能解释迟发性。这些人可能没有明显的肾上腺功能不全,而是代偿性肾上腺功能不全的生化证据(如血清ACTH浓度高)。在某些情况下,发生进行性肾上腺功能不全,导致成年早期临床上显著的肾上腺功能不全。

肾上腺皮质功能不全通常伴随有不同程度的由于POMC的垂体产生增加而引起的色素沉着过度;描述了一种受到影响的X-连锁AHC新生儿,其皮肤的"黑色素沉着过度"。诊断时存在的色素沉着过度通常会随着时间的推移而随着适当的类固醇治疗而退化。

低促性腺激素性性腺功能减退症(HH)是混合下丘脑和垂体起源。婴儿期的"小青春期"在X连锁AHC男孩中是正常的,这提示下丘脑-垂体-性腺轴的功能丧失发生在婴儿早期。虽然在几个例子中报道,但隐睾症并未成为X连锁AHC的共同特征。事实上,现在越来越多地报道了一些男性患有X连锁AHC在出生时出现巨大阴茎(大阴茎)和儿童早期青春期征象。值得注意的是,一名中枢性性早熟和正常肾上腺功能正常的男孩最近被证明存在 *NR0B1* 致病性变异。

通常情况下,HH在受影响的男性中表现为青春期延迟(发病年龄>14岁)。此外,一部分男性可能会经历青春期阻滞,即他们正常进入青春期并进展到大约Tanner阶段3(或者睾丸体积$6\sim8cm^3$),然后青春期发育停止。没有睾酮治疗,完全达到第二性征是不太可能的。

具有典型X连锁AHC的男性通常有无精子症,并且尽管用外源性促性腺激素疗法或脉冲式促性腺激素释放激素(GnRH)治疗也是不育的。尽管一些携带X连锁AHC的男性患有少精症,但随着时间的推移,可能会发生精子进行性衰退。

其他:一位 *NR0B1* 具有致病性变异的男性中,临床表现高身材、肾脏异位和肾上腺功能不全有关。在两位患有 *NR0B1* 突变的X连锁AHC患者中描述了从约14岁开始的渐进性高频感音神经性听力丧失。据作者所知,没有其他人报告有听力损失和经典的X连锁AHC;因此,听力损

失很罕见。杂合子女性偶尔可能有肾上腺功能不全或低促性性腺机能减退症的表现,这可能是由X染色体失活倾向引起的。已经描述了具有极度青春期延迟的杂合女性。在一个受影响男性家庭中, *NR0B1* 突变纯合子女性表现出孤立的低促性腺激素性性腺机能减退。

2. Xp21缺失　由缺失Xp21区域中的一些基因产生的表型是X连接的AHC(缺失NR0B1),甘油激酶缺陷(缺失GK)和杜氏肌营养不良(缺失DMD)。

甘油激酶缺乏症的临床表现各不相同,可能包括饥饿期间的代谢危机、低血糖、癫痫发作、生长受限和发育迟缓。

当缺失延伸至近端以包括DMD或当较大的缺失延伸至远端以包括IL1RAPL1和DMD时,引起精神运动发育落后。

IL1RAPL1缺失与精神发育迟缓/智力障碍及自闭症谱系障碍有关。

3. 女性杂合子　据报道,女性患有轻度肾上腺功能不全和杜氏肌营养不良症,分子研究证实在Xp21区域X染色体失活导致异常等位基因的优先表达。

两名女孩因Xp21缺失涉及DMD、GK、NR0B1和IL1RAPL1缺失,临床表现发育迟缓和肌病,而没有肾上腺功能障碍。

基因型-表型相关性:在由 *NR0B1* 中的单核苷酸变异引起的X连锁的AHC中,变异的位置或类型与临床表型之间不存在明确的相关性。

除了如下所述:迟发性X连锁的AHC可由疏水核心周围的NR0B1的配体样结合区中的变异产生(例如,p.Y380D,p.I439S)。接近抑制螺旋结构域的变化也可以引起迟发性X连锁的AHC(例如,p.S259P,p.P279L)。由于在NR0B1的氨基末端区域的无义突变(例如37或39位的终止密码子),迟发型X连锁AHC也可能发生。已经提出从密码子83的甲硫氨酸重新翻译产生具有部分保守功能的氨基末端截短的蛋白质。

六、实验室检查

1. X连锁的AHC和Xp21缺失;原发性肾上腺皮质功能不全;血电解质,血皮质醇ACTH;血清ACTH浓度高,血清皮质醇浓度低或正常时,可诊断原发性肾上腺皮质功能不全。注意:ACTH(cosyntropin)刺激试验后,皮质醇反应

不足。

注意：基础血皮质醇浓度不能评估评估疑似肾上腺功能不全的个体，因为它可能在正常范围内。

男孩可能具有显著的皮质醇功能不足和正常的血电解质，这种情况较少见。

2. 低促性腺激素性性腺机能减退　在缺乏或停滞性青春期（原发性性腺功能减退症）情况下，基础促性腺激素（黄体生成素、促卵泡激素）低或正常，睾酮低。

3. 在 LHRH 刺激试验中 LH 和 FSH 应答受损导致抑制素 B 低；仅限 Xp21 缺失。

4. 甘油激酶缺乏症，有以下任何一种可诊断：甘油（高甘油三酯血症）和甘油三酯（假性高甘油三酯血症）血清浓度升高；尿甘油增加（GCMS）；杜氏肌营养不良。

七、影像学检查

X 连锁的 AHC 和 Xp21 缺失。腹部 CT\MRI 或超声检查可能会显示肾上腺较小。

注意：

（1）虽然超声成像不如 CT 或 MRI 特异，但它可以避免 CT 的辐射暴露，以及潜在患病儿童对 MRI 的镇静需求。

（2）影像学研究明显缺乏肾上腺也可能是由于正常肾上腺异位所致。

八、诊断和鉴别诊断

建议标准剂量（250μg 用于成人和儿童）儿童>2 岁，婴儿 15μg/kg，<2 岁儿童 125μg）i.v. 促肾上腺皮质激素刺激实验（30 或 60 岁分钟）。30 分钟、60 分钟皮质醇水平高峰低于 500nmol/L（18μg/dl）表明肾上腺功能不全。

如果促肾上腺皮质激素刺激试验不可行，建议使用早晨皮质醇 140nmol/L（5μg/dl）与 ACTH 结合作为初步筛查试验提示肾上腺功能不全（直到可用 ACTH 刺激试验）。

确诊靠基因检测，NR0B1 相关的先天性肾上腺发育不全的诊断是在男性先证者中通过检测 *NR0B1* 中的半合子致病突变或包含 *NR0B1* 的 Xp21 缺失而确诊的。分子检测方法可以包括单基因检测、染色体微阵列分析（CMA）和使用多基因芯片检测。

此病易误诊，需与下列疾病鉴别诊断：

（1）先天性肾上腺增生症（CAH）：21- 羟化酶缺乏症（21-OHD）的失盐形式，是 X 连锁 AHC 鉴别诊断中最常见的疾病。21-OHD 在新生儿期通常还伴有肾上腺功能不全的急性肾上腺危象。皮质醇前体（例如 17-OH 孕酮）的血清浓度在 21-OHD 中升高，但在 X 连锁 AHC 中正常或低。21-OHD 以常染色体隐性方式遗传。11-β 羟化酶缺乏（OMIM 202010），高血压，低血钾，高血钠。ACTH 缺乏表现为糖皮质激素（但不是盐皮质激素）功能不全，以及 ACTH 的低或不可测定的血清浓度（有或没有促肾上腺皮质激素释放激素刺激）。孤立的 ACTH 缺陷可以由 *TBX19*（OMIM 604614）、*POMC*（OMIM 176830）或 *PCSK1*（OMIM 162150）的突变引起。ACTH 缺乏也可能是多发性垂体激素缺乏的一部分。

（2）先天性肾上腺类脂增生可能以类似于 X 连锁 AHC 的方式出现肾上腺危象。先天性肾上腺类脂增生是由 STAR（编码类固醇生成急性调节蛋白）（OMIM 201710）或 CYP11A1 缺陷（OMIM 613743）中的双等位致病变异体引起的。具有 *STAR* 或 *CYP11A1* 致病性变体和 46,XY 核型的个体经典地具有男性女性化。肾上腺成像通常会显示肿大的脂肪性肾上腺。然而，*STAR* 或 *CYP11A1*（或 HSD3B2；OMIM 201810）中的轻微致病变异体可见于男性尿道下裂或"正常"男性生殖器和儿童时期的迟发型肾上腺功能不全（通常在 2~9 岁左右）。通常，在这些情况下，失盐型并不严重。

（3）先天性肾上腺发育不全，常染色体隐性遗传型（OMIM 240200），是肾上腺发育不全的"微型成人"型，肾上腺皮质由少量永久性成人皮层组成。目前还不清楚这种疾病的分子基础。

（4）家族性糖皮质激素缺乏症和 ACTH 耐药（OMIM PS202200）是由 MC2R（编码 ACTH 受体）、MRAP（编码 MC2R 辅助蛋白）或 NNT（编码 NAD（P）转氢酶）中的致病基因变异引起的。这种形式的肾上腺发育不良通常具有正常的盐皮质激素分泌，尽管在严重的病例中可以看到短暂的低钠血症。

原发性肾上腺不全的男孩可能需要考虑其他形式的原发性肾上腺不全：

X 连锁肾上腺脑白质营养不良（X-ALD）影响神经系统白质和肾上腺皮质。在受影响的男性中可见三种主要的表型。儿童型，神经病变最常见于 4~8 岁之间。它最初类似于注意力缺陷障碍或多动症；认知、行为、视力、听力和运动功能的进行性损害遵循最初的症状，并且通常在两年内导致全部残疾。

肾上腺髓质神经病（AMN）最常见于 20 世纪后期，表现为进行性下肢轻瘫、括约肌障碍、性功能障碍及肾上腺皮质功能受损。几十年来所有症状都是渐进的。

"孤立艾迪生病"在两岁和成年期之间呈现原发性肾上腺皮质功能不全，最常见的是 7.5 岁，没有神经异常的证据，然而，某种程度的神经残疾（最常见的是 AMN）通常在晚些时候发展。大约 20% 的携带者女性患有与 AMN 类似的神经系统表现，但其发病晚于年龄 ≥ 35 岁，病情轻于受影响的男性。ABCD1 是唯一已知与 X-ALD 相关的基因。

九、治疗

1. 肾上腺功能不全　内分泌学会临床实践指南提供了一些关于治疗儿童和成人肾上腺功能不全的指导。

（1）儿童时期的治疗和监测：对于 AHC 患儿，建议使用氢化可的松治疗 AHC 时分三次或四次（总起始剂量），每日剂量为 $8mg/m^2$，糖皮质激素替代疗法，剂量根据个人需要调整。对于患有 AHC 的儿童，建议避免使用合成如长效糖皮质激素（例如泼尼松龙、地塞米松）。建议监测糖皮质激素替代治疗通过临床评估，包括生长速度、体重、血压和能量水平。在 AHC 患儿中，确诊为醛固酮缺乏者建议用氟氢可的松治疗（起始剂量，$100\mu g/d$）。对于婴儿，建议氯化钠补充从新生儿期直至 12 个月。

（2）急性期发作：通常在重症监护病房或者专业的内分泌病房进行治疗，密切监测血压、血气、血糖和电解质浓度。可能需要纠正高钾血症。个体通过静脉内施用盐水、葡萄糖和氢化可的松来治疗。如果血清电解质浓度有改善，则加入盐皮质激素（氟氢可的松）或增加剂量。必须提供足够的钠，以及监测低血糖。建议怀疑有肾上腺危象的患者立即治疗，成人注射 100mg（儿童 $50mg/m^2$）氢化可的松，随后适当补足液体，儿童 $50~100mg/m^2$ 氢化可的松（通过连续静脉注射或 6 小时一次）；需要年龄和体表适当的剂量（成人，肌肉或皮下注射氢化可的松 100mg；儿童，肌

内注射氢化可的松 $50mg/m^2$ 或估计；婴儿，25mg；学龄儿童，50mg；青少年，100mg）。

如果没有氢化可的松，建议使用泼尼松龙作为备选。尽可能不用地塞米松，只有在没有其他可用糖皮质激素情况下才使用。

为预防肾上腺危象，建议根据疾病的严重程度调整糖皮质激素的剂量。

（3）慢性治疗：一旦最初的急性发作得到治疗，受影响的个体开始接受替代剂量的糖皮质激素和盐皮质激素，年幼的儿童可口服食盐补充氯化钠。

需要调整类固醇剂量以允许正常的线性生长而不会发生肾上腺危象。

儿科内分泌科医师在动态监测血皮质激素中随访维持激素治疗。

（4）在压力下治疗：在压力期间（例如并发疾病、手术、创伤），必须增加类固醇剂量，葡萄糖和钠也需要补足。

医院应向家长提供紧急治疗计划并指导何时需要额外口服或注射氢化可的松。也可能需要纠正低血糖。家长应该有快速的医疗咨询，入院准则应该明确。

儿童应携带适当的文件表明他们是 AHC 患儿。如果类固醇替代疗法不充分，特别是在压力或体液不平衡（例如严重胃肠炎）期间，仍可能发生确诊肾上腺发育不良个体由于急性肾上腺功能不全而死亡。类固醇替代疗法由临床和内分泌学家进行激素监测。当替代疗法适当时，ACTH 水平应该正常化。如果类固醇治疗，ACTH 突然上升，需警惕肿瘤发生，曾在一例中发现存在垂体腺瘤。

持续的教育和支持以及心理辅导很重要。

2. 低促性腺激素性性腺功能减退症

（1）激素替代疗法：如果有证据显示 HH，用增加剂量睾酮诱导适龄青春期可能是必要的，应由儿科内分泌专家监测。治疗通常在预期青春期的时候或之后（男孩 12 岁）开始。睾酮剂量在 2~3 年内逐渐增加，直到达到成人替代剂量。需要终身激素替代。

睾酮补充也需要支持生长和骨矿化。

一位经典的早发性 X 连锁 AHC 患者使用睾丸精子提取技术在促性腺激素治疗后进行了胞质内精子注射，已经实现了生育能力。目前还不知道这种成功是否可能，或者这是否是一个孤立的

案例。

对家庭和年轻人进行心理咨询，以讨论与激素替代疗法和未来生育问题有关的问题。

（2）其他：以常规方式评估和管理发育延迟。

（3）随访。

3. 原发性肾上腺功能不全 肾上腺盐皮质激素功能（钠、钾、醛固酮、血浆肾素活性）的长期随访是必要的。在生命的头两年（例如，每 4 个月）或临床关注时应进行监测。随着年龄的增长，盐皮质激素的敏感性会提高，但是在有限的盐摄入量、液体限制、液体流失（如呕吐、腹泻）或极端高温时，年度评估是合适的，并且需要小心。需要警惕年长儿童体位性低血压或头晕。

如果初次诊断时糖皮质激素产量足够，则需要长期随访肾上腺糖皮质激素功能（基础 ACTH、皮质醇、ACTH 激发试验）。基础 ACTH 是受损糖皮质激素功能的标记，应在生命的头两年与皮质醇一起测量。如果有任何疑虑，应该进行 ACTH 刺激试验，检测皮质醇反应，而不仅是基础皮质醇水平不足。如果糖皮质激素功能不全尚未发生，应考虑年龄为基础的 ACTH/ 皮质醇和可能的 ACTH 刺激实验的评估。任何临床问题（如、疲倦、低血糖症状、体重增加不良、色素沉着过度）都需要注意相关实验室检查，测量 ACTH 浓度和辅助激素刺激试验。

4. 低促性腺激素性性腺功能减退症 如果 14 岁时青春期还没有开始，则监测 LH 和 FSH（基础浓度和 GnRH 刺激浓度）、睾酮和抑制素 B 的血清浓度以评估 HH 的可能性。

如果青春期自发地开始，很可能会青春期停滞；因此，需要每年例行监测睾酮、LH 和 FSH 的水平。

十、预防

一旦在受影响的家庭成员中发现了 *NR0B1* 致病性变异或 Xp21 缺失，就可以对风险较高的妊娠进行产前检查并进行植入前遗传学诊断。协助孕母进行羊水穿刺等产前检查，对患儿家庭意义重大。

（韩 蓓）

参考文献

1. 中华医学会儿科学分会. 儿科内分泌与代谢性疾病诊疗规范. 北京: 人民卫生出版社, 2016.

2. 中华医学会儿科学分会内分泌遗传代谢学组, 中华预防医学会出生缺陷预防与控制专业委员会新生儿筛查学组, 中国医师协会青春期医学专业委员会临床遗传学组. 先天性肾上腺皮质增生症新生儿筛查共识. 中华儿科杂志, 2016, 54 (06): 404-406.

3. 赵正言, 顾学范. 新生儿遗传代谢病筛查. 2 版. 北京: 人民卫生出版社, 2015.

4. Parsa AA, New MI. Steroid 21-hydroxylase deficiency in congenital adrenal hyperplasia. J Steroid Biochem Mol Biol, 2017, 165 (Pt A): 2-11.

5. Ahmed SEAM, Soliman AT, Ramadan MA, et al. Long-term prednisone versus hydrocortisone treatment in children with classic Congenital Adrenal Hyperplasia (CAH) and a brief review of the literature. Acta Biomed, 2019, 90 (3): 360-369.

6. Yilmaz BD, Bulun SE. Endometriosis and nuclear receptors. Hum Reprod Update, 2019, 25 (4): 473-485.

7. Wijaya M, Huamei M, Jun Z, et al. Etiology of primary adrenal insufficiency in children: a 29-year single-center experience. J Pediatr Endocrinol Metab, 2019, 32 (6): 615-622.

8. Schteingart HF, Picard JY, Valeri C, et al. A mutation inactivating the distal SF1 binding site on the human anti-Mullerian hormone promoter causes persistent Mullerian duct syndrome. Hum Mol Genet, 2019, 28 (19): 3211-3218.

9. Guntiboina VA, Sengupta M, Islam N, et al. Diagnostic and prognostic utility of SF1, IGF2 and p57 immunoexpression in pediatric adrenal cortical tumors. J Pediatr Surg, 2019, 54 (9): 1906-1912.

10. Buonocore F, Clifford-Mobley O, King TFJ, et al. Next-Generation Sequencing Reveals Novel Genetic Variants (SRY, DMRT1, NR5A1, DHH, DHX37) in Adults With 46, XY DSD. J Endocr Soc, 2019, 3 (12): 2341-2360.

11. Anamthathmakula P, Miryala CSJ, Moreci RS, et al. Steroidogenic Factor 1 (Nr5a1) is Required for Sertoli Cell Survival Post Sex Determination. Sci Rep, 2019, 9 (1): 4452.

12. Yu B, Liu Z, Gao Y, Mao J, et al. Novel NR5A1 mutations found in Chinese patients with 46, XY disorders of sex development. Clin Endocrinol, 2018, 89 (5): 613-620.

13. reenivasan R, Ludbrook L, Fisher B, et al. Mutant NR5A1/SF-1 in patients with disorders of sex development shows defective activation of the SOX9 TESCO enhancer. Hum Mutat, 2018, 39 (12): 1861-1874.

14. Robevska G, van den Bergen JA, Ohnesorg T, et al. Functional characterization of novel NR5A1 variants reveals multiple complex roles in disorders of sex devel-

opment. Hum Mutat, 2018, 39 (1): 124-139.

15. Orekhova AS, Kalinchenko N, Morozov IA, et al. A Novel Mutation in the Critical P-Box Residue of Steroidogenic Factor-1 Presenting with XY Sex Reversal and Transient Adrenal Failure. Horm Res Paediatr, 2018, 89 (6): 450-454.

16. Guran T, Buonocore F, Saka N, et al., Rare causes of primary adrenal insufficiency: genetic and clinical characterization of a large nationwide cohort. J Clin Endocrinol Metab., 2016, 101: 284-292.

17. Yin Z, Jin W, Xu W, et al. A four-generation pedigree affected with X-linked adrenal hypoplasia congenita due to a novel missense DAX1 mutation. Zhonghua Yi Xue Yi Chuan Xue Za Zhi, 2019, 36 (5): 456-461.

18. Suthiworachai C, Tammachote R, Srichomthong C, et al. Identification and Functional Analysis of Six DAX1 Mutations in Patients With X-Linked Adrenal Hypoplasia Congenita. J Endocr Soc, 2019, 3 (1): 171-180.

19. Knarston IM, Robevska G, Bergen JA, et al. NR5A1 gene variants repress the ovarian-specific WNT signaling pathway in 46, XX disorders of sex development patients. Hum Mutat, 2019, 40 (2): 207-216.

20. Xing Y, Morohashi KI, Ingraham HA, et al. Timing of adrenal regression controlled by synergistic interaction between Sf1 SUMOylation and Dax1. Development, 2017, 144 (20): 3798-3807.

21. Oh CM, Chun S, Lee JE, et al. A novel missense mutation in NR0B1 causes delayed-onset primary adrenal insufficiency in adults. Clin Genet, 2017, 92 (3): 344-346.

22. Liu Y, Yuan J, Zhang H, et al. A novel DAX-1 mutation in two male siblings presenting with precocious puberty and late-onset hypogonadotropic hypogonadism. J Pediatr Endocrinol Metab, 2017, 30 (3): 349-353.

23. Yu T, Wang J, Yu Y, et al. X-linked adrenal hypoplasia congenita and hypogonadotropic hypogonadism: Identification and in vitro study of a novel small indel in the NR0B1 gene. Mol Med Rep, 2016, 13 (5): 4039-4045.

24. Jiang G, Wang X, Sheng D, et al. Cooperativity of co-factor NR2F2 with Pioneer Factors GATA3, FOXA1 in promoting ERα function. Theranostics, 2019, 9 (22): 6501-6516.

25. Howard SR, Dunkel L. Delayed Puberty—Phenotypic Diversity, Molecular Genetic Mechanisms, and Recent Discoveries. Endocr Rev, 2019, 40 (5): 1285-1317.

第二十章

糖原贮积病

第一节　概述

糖原贮积病（glycogen storage disease，GSD）是一组由于糖原合成与分解、糖酵解和葡萄糖释放等过程中先天性酶缺陷造成的一组疾病。糖原主要储存在肝脏和肌肉中，根据临床表现和受累器官 GSD 分为肝和肌糖原贮积病。低血糖症是肝糖原贮积病的主要表现，肌无力是肌糖原贮积病的主要表现。

餐后葡萄糖以糖原形式储存，糖原是一种复杂、不溶且高度支化的聚合物，可有效储存和释放葡萄糖，肝糖原是维持血糖稳定的重要物质，肌糖原可保证运动所需能量。糖原在膳食碳水化合物负荷期形成，餐后血液中葡萄糖可被肝脏自由摄取，并经肝葡萄糖激酶迅速磷酸化形成葡萄糖 -6- 磷酸，随后转化为葡萄糖 -1-磷酸，葡萄糖 -1- 磷酸是糖原合成的起始点。糖原是葡萄糖经糖原合成酶催化 α-1,4 糖苷键连接形成的长链聚合物，分支酶沿着葡萄分子长链大约每间隔 4~10 个葡萄糖分子形成 α-1,6-糖苷键连接的支链。糖原的分子量可达 100 万 ~400 万，最外层的葡萄糖直链较长，可达 10~15个葡萄糖直链。

糖原在葡萄糖需求增加或膳食中葡萄糖摄入量少时分解，糖原通过肝糖原磷酸化酶和脱支酶作用而降解，脱支酶具有两种酶活性：α-1,4- 葡萄糖基转移酶和淀粉 -1,6- 葡糖苷酶的活性。糖原分解主要在无机磷存在下磷酸化酶作用于 α-1,4-葡萄糖苷键从糖原分子中释放出 1- 磷酸葡萄糖，磷酸化酶是在糖原和肾上腺素作用下其丝氨酸磷酸化而发挥作用的，磷酸化激酶催化磷酸化酶的磷酸化和激活。由于磷酸化酶仅作用于 α-1,4- 葡萄糖苷键，当糖原分解到分支点前仅存 4 个葡萄糖残基时，必须通过脱支酶，首先发挥 α-1,4- 葡萄糖基转移酶作用将 3 个残基转移至直链，并发挥淀粉 -1,6- 葡糖苷酶作用将最后一个葡萄糖残基分解释放出来，如此反复，直链葡萄糖继续在磷酸化酶作用下直至完全分解。溶酶体中的 α-1,4- 葡萄糖苷键（酸性麦芽糖苷酶）也能水解不同长度的葡萄糖直链，使之成为麦芽糖等低聚糖分子。葡萄糖 -6- 磷酸酶是催化糖原分解和糖异生的终末反应的关键酶，葡萄糖 -6- 磷酸水解形成葡萄糖和无机磷酸盐，使得肝细胞或者上皮细胞产生的葡萄糖得以释放入血。上述糖原合成和分解过程中的任一酶缺陷即可导致不同临床表现的各型糖原贮积病。

糖原含量最丰富的是肝脏和肌肉，是 GSD 最常累及的部位。肝糖原的主要作用是贮存葡萄糖，以便在空腹期间机体不能合成大量葡萄糖时释放至组织。肝糖原代谢对维持血糖稳定至关重要，累及肝脏的糖原代谢障碍的主要表现是低血糖和肝肿大。肌糖原主要用于产生三磷酸腺苷（ATP）用于肌肉收缩，故肌糖原贮积病主要表现为肌肉痉挛、运动不耐受、易疲劳和进行性肌无力。糖原贮积病 Ⅱ（Pompe 病，庞贝病）是糖原贮积病中唯一的溶酶体储积病，主要影响心肌和骨骼肌。已经证实糖原合成和分解代谢中至少需要十余种酶，由于这些酶缺陷所造成相应的临床疾病,多数属分解代谢上的缺陷,使糖原异常堆积。其中 I、IV、VI、IX、0 型以肝脏病变为主,II 和 III 型可同时有肝脏和肌肉受累,II、V、VII 型以肌肉组织受损为主(表 20-1)。

表 20-1　糖原贮积病缺陷的酶与主要临床特征

分型	病名	缺陷酶	基因	主要受累组织	主要临床表现
I a	von Gierke	葡萄糖 -6- 磷酸酶	G6PC	肝、肾	矮小、肝大、低血糖
I b		葡萄糖 -6- 磷酸转运体	SLC37A4	肝、肾、中性粒	矮小、肝大、低血糖、反复感染
II	Pompe	α-1,4- 葡萄糖苷酶	GAA	心肌、骨骼肌	肌张力低下、肥厚性心肌病
III	cori	脱支酶	AGL	肝、肌肉	低血糖、肌无力、肝大
IV	Anderson	分支酶	GBE1	肝、肌肉	肝大、进行性肝硬化
V	McArdle	磷酸化酶	PYGM	肌肉	肌痉挛、肌红蛋白尿
VI	Hers	磷酸化酶	PYGL	肝	肝大、生长迟缓、轻度低血糖
VII	Tarui	磷酸果糖激酶	PFKM	肌肉	肌痉挛、肌红蛋白尿
IX		磷酸化酶激酶	PHKA2,PHKB,PHKG2	肝、红细胞	肝大、矮小、轻度低血糖
XI	Fanconi-Bickel	葡萄糖转运体 2	GLUT2	肝	矮小、佝偻病、肝大、空腹低血糖
O		糖原合成酶	GYS2		酮症、低血糖

(邱文娟)

第二节　糖原贮积症 I 型

一、概述

糖原贮积症 I 型(GSD I)是由于葡萄糖 -6- 磷酸酶系统缺陷所致的糖原代谢障碍性疾病,1929 年首先由 Von Gierke 报道,又称 Von Gierke 病。葡萄糖 -6- 磷酸酶系统对于维持血糖稳定发挥重要作用。主要有两种亚型:GSD I a 和 GSD I b。GSD I a 亚型(MIM 232200)是因葡萄糖 -6- 磷酸酶(glucose-6-phosphatase,G6Pase)先天性缺陷所致;GSD I b 亚型(MIM 232220)是因葡萄糖 -6- 磷酸酶转运体(glucose-6-phosphatase transporter,G6PT)缺陷所致。两种亚型主要表现为生长落后、肝脏肿大、空腹低血糖、高乳酸血症、高脂血症等。GSD I b 同时有中性粒细胞数量减少和 / 或反复感染症状。GSD I 型的活产儿中发病率约为 1:100 000,约占肝糖原贮积病的 20%,其中 GSD I a 约占 80%。中国人的发病率尚不清楚,GSD I a 是肝糖原贮积病中最常见的类型。

二、病因及发病机制

G6Pase 和 G6PT 均为细胞内质网膜蛋白,G6PT 可将葡萄糖 -6- 磷酸(glucose-6-phosphate,G6P)从细胞胞质转运到内质网腔,并被 G6Pase 分解成葡萄糖和磷酸。G6Pase 是糖异生和糖原降解的限速酶,仅在肝脏、肾脏、小肠、胰腺等组织中表达,而 G6PT 在人体各种组织中均有表达,但 G6PT 仅在 G6Pase 存在下转运 G6P 的功能才明显,故两者对维持血糖稳定均发挥重要作用。

G6Pase 和 G6PT 先天性缺陷使糖原仅能分解到 G6P 水平,糖异生途径也受阻。当外源性葡萄糖消耗殆尽时,血糖水平迅速下降,血糖降低使升糖激素分泌增多,过多的 G6P 转化为丙酮酸的旁路亢进,丙酮酸继续酵解产生的大量乳酸;其次单糖和双糖利用障碍,单糖和双糖通过旁路代谢为乳酸,导致高乳酸血症。长期高乳酸血症可导致生长迟缓。另一方面,低血糖使脂肪大量动员,脂肪分解的中间代谢物乙酰辅酶 A、丙酮、游离脂肪酸等升高,导致高脂血症、脂肪肝等,患者高甘油三酯血症较高胆固醇血症严重,据统计

73% 的 GSD Ⅰa 和 43% 的 GSD Ⅰb 均伴有严重的甘油三酯血症,以及 VLDL、LDL 等脂蛋白增高,HDL 降低,这些都是动脉粥样硬化的危险因素,但患者并发动脉粥样硬化并不多见。G6Pase 的底物 G6P 堆积使戊糖代谢旁路活跃,产生过量嘌呤,嘌呤分解产生大量尿酸;同时体内其他有机酸如乳酸、丙酮酸等异常增多对尿酸在肾小管上皮的主动分泌存在竞争性抑制,两方面因素导致高尿酸血症,长期高尿酸血症可对肾脏造成损害。

三、遗传机制

GSD Ⅰ型的两个亚型均为常染色体隐性遗传病,G6Pase 由 *G6PC* 基因编码,该基因位于染色体 17q21,长约 12.5kb,包含 5 个外显子,迄今共报道 *G6PC* 致病突变有 100 多种,多数为错义突变。*G6PC* 突变有明显人种和地区差异,c.247C>T(p.R83C) 和 c.1039C>T(p.Q347X),在白种人最常见。c.648G>T(p.L216L)(剪接突变)和 c.248G>A(p.R83H),在中国最常见。G6PT 由 *SLC37A4* 基因编码,该基因位于染色体 11q23,约 4.5kb,包含 9 个外显子,编码 492 个氨基酸 37kD 蛋白。*SLC37A4* 已发现 100 余种突变,其中大多为错义 / 无义突变。

四、临床表现

临床表现差异较大,不同年龄及受累脏器不同表现各异。GSD Ⅰa 型和 GSD Ⅰb 型起病年龄中位数分别为 6 月龄(1 日龄 ~12 岁)和 4 月龄(1 日龄 ~4 岁),新生儿或婴儿早期可有低血糖和乳酸中毒,但新生儿期因对治疗反应好或容易被控制而延误诊断。婴儿期主要表现为腹部膨隆、生长落后、匀称性矮小,部分因偶然发现肝酶升高而诊断,部分以严重酸中毒发病。

代谢性低血糖 / 乳酸酸中毒:低血糖是 GSD Ⅰ型的特征性表现。患者的空腹耐受性差,特别是婴幼儿,餐后数小时内即可出现低血糖和乳酸酸中毒。低血糖症状常在生后 3~4 个月夜间吃奶减少时出现,表现为低血糖所致的易激惹、苍白、多汗、睡眠不稳,甚至惊厥,或清晨的呕吐和惊厥,频繁喂养可减少发作。随着婴儿活动量增加,低血糖频率会增加。患者似乎适应低血糖状态,血糖值较低时(<40mg/dl) 可能仍无症状。多喜食淀粉类食物,且食量大。

GSD Ⅰ型主要疾病特征如下:

1. 高尿酸血症 多见,可继发于肾脏尿酸清除率下降和腺嘌呤核苷酸降解所致尿酸生成增加。青春期前很少出现痛风。血尿酸持续增高和近端肾小管受累致泌尿系结石时,患者可有肉眼血尿伴或不伴腹疼,超声可见肾脏回声增强及泌尿系结石。年长儿可因尿酸升高出现肾结石、痛风发作和皮下尿酸结节。

2. 高脂血症 多有明显的高脂血症,特别是高甘油三酯血症,可致黄瘤和胰腺炎。患者体内从头合成的甘油三酯增至 10 倍以上,极低密度脂蛋白向低密度脂蛋白的转化延迟。由于面颊部脂肪沉积可表现为娃娃脸或面容幼稚。

3. 血液系统 贫血常见,与饮食控制、慢性酸中毒、肝腺瘤和肾脏病变等相关。在儿童及成人中均有发生。贫血的原因包括慢性肾脏病、营养缺乏、肝腺瘤出血、Ⅰb 型小肠结肠炎,以及其他因素。出血倾向也是本病的一个表现,主要表现为鼻出血,原因可能与血小板功能障碍有关。

4. 肾脏 首先表现为肾小球滤过率升高,后渐出现微量白蛋白尿、蛋白尿、高血压、肾功能受损,直至终末肾。绝大多数患者超声检查即可见肾脏增大。肾小球受累早期,肾脏高滤过和微量白蛋白尿时,临床多无异常表现;当肾脏大量丢失白蛋白时,可出现浮肿等肾病表现。肾功能进行性下降失代偿时,可有乏力、肾性贫血、高血压等慢性肾衰表现。

5. 骨骼系统 超过一半的成人有骨质疏松,少数有 X 形腿或 O 形腿,甚至骨折。

6. 内分泌系统 若未给予恰当治疗,常身材矮小。青春期往往延迟,月经周期常不规律。可见多囊卵巢和月经过多,但生育力不会下降。

7. 神经系统 有发生低血糖癫痫发作的风险。患者智力正常,但若重度低血糖反复发作,部分可发生惊厥和永久性神经系统损伤。

8. 消化系统 婴幼儿还可有反复间歇性腹泻、便次增多、黏液便等。成人在 10~29 岁时,22%~75% 会出现肝腺瘤。腺瘤可导致肝内出血,少部分发生腺瘤恶变。

9. 心血管系统 肺动脉高压是严重而少见的并发症,预后会很差。

GSD Ⅰb 型患儿会出现间歇性或慢性中性粒细胞和 / 或单核细胞减少功能障碍,可导致复发性细菌感染、口腔溃疡,感染性肠炎(Crohn 病)常见,77% 的成人可表现为腹泻、持续腹痛、发热、肠道出血和肛周病变。GSD Ⅰb 型常合并脾大,尤其是那些接受人重组粒 - 单核细胞集落刺激因子治疗的患者。

五、实验室检查

1. 生化检查　可发现低血糖,血乳酸明显升高甚至乳酸酸中毒,明显高甘油三酯血症和高胆固醇血症,高尿酸血症,肝功能异常,酮尿症的程度轻。

2. 口服糖耐量试验　基础乳酸明显升高,服糖后血乳酸明显下降。

3. 胰高血糖素刺激试验　空腹胰高血糖素刺激血糖无明显升高,餐后刺激试验无血糖升高,目前临床不常用。

4. 肝组织活检和酶活性测定　肝组织可见 HE 染色的空泡变性,PAS 染色阳性物增多,可有广泛脂肪沉积;电镜见胞质糖原增多。组织酶活性降低,糖原含量增加但糖原结构正常。由于该方法有创目前较少应用。

5. 基因检测　可确诊 GSD Ⅰa 型或 Ⅰb 型,*G6PC* 和 *SLC37A4* 测序已普及,临床分型不明确时可行二代测序明确诊断。

六、诊断和鉴别诊断

典型的临床表现如肝大、腹部膨隆、低血糖症状、生长迟缓、腹泻、反复鼻出血,结合实验室检查特点如低血糖、肝酶升高、高乳酸血症、高尿酸血症、高脂血症,可提示为 GSD Ⅰ。再结合有无粒细胞减低和反复感染症状可临床提示为 Ⅰa 或 Ⅰb 型,进而行 *G6PC* 和 *SLC37A4* 的基因检测或者二代测序可确诊,但有报道指出 GSD Ⅰb 型亦可无粒细胞减少。

对 GSD Ⅰa 型,典型临床表现结合特征性实验室检查可提示糖原贮积病 Ⅰa 型。GSD Ⅰa 型主要需与肝脏增大和低血糖的疾病相鉴别,包括糖原贮积症 Ⅰb 型、Ⅲ型、Ⅵ型和 Ⅸ型,以及 Fanconi-Bickel 综合征、果糖 1,6- 二磷酸酶缺乏症和果糖不耐受等。GSD Ⅲ型与 GSD Ⅰ型临床表现类似但较轻,可有轻度脾大,但肾脏正常。GSD Ⅲ型青春期后空腹血糖逐渐升高,多数成人可耐受空腹,肝大会逐渐改善。迟发性肌病在 GSD Ⅲa 型比较多见。实验室检查 GSD Ⅲ型可有低血糖、血脂升高,肝功能异常,血清肌酸激酶

升高,血乳酸和尿酸水平多正常或轻度升高,酮体明显升高。GSD Ⅵ和Ⅸ型临床表现相对较轻。婴儿期常有肝脏增大和生长发育落后,空腹低血糖症状常不明显,当同时出现其他疾病而明显影响进食时才容易出现低血糖表现。极少数可以有肝脏增大伴明显空腹低血糖表现,成人常无症状。Fanconi-Bickel 综合征常伴有 Fanconi 肾病。

七、治疗及随访

GSD Ⅰ治疗的总目标是维持血糖正常,尽可能抑制低血糖所继发的代谢紊乱,减少长期并发症。

1. 饮食治疗　膳食结构上碳水化合物需占总能量的 60%~70%,蛋白质供能占 10%~15%,脂肪摄入占 20%~25%,以亚油酸等不饱和脂肪酸为主。应限制乳糖、果糖、蔗糖等摄入。由于尿酸升高,应控制高嘌呤食物摄入。补充维生素(维生素 D 和 B₁ 等)、钙(限制牛奶摄入所致)、铁(有贫血时)。

饮食治疗主要通过增加进餐次数维持血糖水平正常。维持血糖水平正常可明显改善高乳酸血症、高脂血症、高尿酸血症,降低并发症风险。生玉米淀粉(cornstarch,CS)的饮食疗法是目前常用治疗方法,婴儿期可每 2~3 小时母乳或麦芽糊精按需喂养,也可胃管持续鼻饲葡萄糖或者采用胃导管法将葡萄糖或葡萄糖聚合物通过胃微造瘘口注入胃肠道,8~12 个月后可逐渐改用 CS 替代麦芽糊精。幼儿期:CS 每次 1.6g/kg,与 2 倍体积的凉水混匀服用,间隔 4~6 小时一次。学龄前和学龄期:CS 每次 1.7~2.5g/kg,4~6 小时一次。成人:CS 1.0~2.0g/kg,睡前一次。白天可采用多餐饮食法,夜间可口服 2~3 次 CS。改良支链玉米淀粉较 CS 能维持血糖稳定更长时间,在美国和欧洲已获批用于 2 岁以上的患儿,用于睡前口服维持夜间血糖水平。GSD Ⅰa 急性乳酸酸中毒发作时应尽快输注葡萄糖和纠正酸中毒。

2. 辅助治疗　即使饮食治疗很到位,部分患者高乳酸血症、高甘油三酯血症、高尿酸血症仍存在,年龄越大越容易发生。因此,需结合其他治疗措施。血甘油三酯大于 10.0mmol/L 应服用降脂药物(他汀类和贝特类)。29% 患者有血尿酸升高,宜加用嘌呤抑制剂别嘌呤醇和口服枸橼酸盐或碳酸氢盐碱化尿液。若微量蛋白尿持续 3 个月就应加用血管紧张素转化酶抑制剂或血管紧张素

受体阻滞剂,血压升高则应加用降血压药物。贫血的治疗可包括补铁和使用促红细胞生成素。生长发育延迟者不推荐采用生长激素和性激素治疗。GSD Ⅰa 肝移植可降低肝腺瘤恶变风险,纠正低血糖、高乳酸性酸中毒、高尿酸血症和高脂血症,患者无须控制饮食。GSD Ⅰa 肝脏移植的适应证包括内科治疗失败、多次肝腺瘤切除术后复发、肝腺瘤快速增多增大和肝癌高风险患者,有报道 GSD Ⅰa 型肝移植后会发生肾功能衰竭。GSD Ⅰa 型基因治疗患者的 AAV 病毒临床试验正在进行中。

GSD Ⅰb 可使用人重组粒 - 单核细胞集落刺激因子(granulocyte colony-stimulating factor, G-CSF)纠正粒细胞减少,减少细菌性感染发生频率和控制感染性肠炎,每 2~3 周使用一次,每次 5mg/kg。G-CSF 的治疗需要密切监测,注意脾大、血小板减少等不良反应,接受治疗的患者应密切观察脾脏大小、血细胞计数和骨密度等。克罗恩样炎症性肠炎的常规治疗包括 5- 氨基水杨酸类药物和抗生素,有报道阿达木单抗成功治疗难治性克罗恩样炎症性肠炎。

早期饮食治疗可以有效降低致死和致残率,多数患者可通过治疗维持正常人生活。如果血糖能够维持在正常水平,除了血脂外的多数代谢和临床指标能够获得明显改善,肝脏腺瘤发生率明显减低,肾脏病变也会延迟出现。治疗反应不理想或者持续矮小的患者可能需要做肝移植或肝肾联合移植。GSD Ⅰb 由于复发感染和肠炎代谢指标的控制会更困难。

八、遗传咨询及产前诊断

产前诊断必须明确先证者的两个致病突变,一般在母亲怀孕 12~18 周时采集绒毛或羊水进行产前基因诊断,遗传咨询及产前诊断同其他单基因病。

(邱文娟)

▌第三节　糖原贮积症 Ⅱ 型

一、概述

糖原贮积症 Ⅱ 型(GSD Ⅱ,Pompe disease; MIM232300),又称庞贝病,是由于溶酶体酸性 -α- 葡萄糖苷酶(acid-α-glucosidase,GAA)先天性缺陷所导致的常染色体隐性遗传的代谢病。以往认为该病发病率约为 1∶40 000,但中国台湾对 47 万新生儿筛查显示,该病的患病率约为 1/16 919。GSD Ⅱ 也是一种溶酶体贮积病,分为婴儿型和迟发型。婴儿型常于生后早期出现心肌肥厚、肌无力、喂养困难等,1~2 岁内死于心肺功能衰竭。迟发型常在青少年或成年期出现进行性肌无力和呼吸困难,常死于呼吸功能衰竭,迟发型患者诊断后可生存数年至十余年。溶酶体内 GAA 活性缺乏或显著降低,细胞溶酶体内的糖原不能被降解而沉积在骨骼肌、心肌和平滑肌等细胞内,导致溶酶体肿胀、细胞破坏及脏器功能损害,并引起一系列临床表现。

二、病因及发病机制

溶酶体在酸性环境下 GAA 可水解糖原的 α-1,4- 糖苷键和 α-1,6- 糖苷键。该酶的缺乏导致糖原在溶酶体和细胞质中累积,沉积在骨骼肌、心肌和平滑肌等细胞内,导致溶酶体肿胀、细胞破坏及脏器功能损害。

三、遗传机制

该病为常染色体隐性遗传,编码基因 GAA 位于 17q25.2-q25.3,长约 20kb,包含 20 个外显子,其中第 1 外显子不参与编码。GAA 基因的突变引起 GAA 蛋白的缺陷,从而导致疾病的发生。目前国际报道 GAA 突变近 500 余种。GAA 基因突变具有种族差异,某些基因型与表型有一定关系。GAA 基因多态性位点假性缺陷基因 c.1726G>A(p.G576S)/c.2065G>A(p.E689K) 在中国群中携带率约 2.08%,假性缺陷基因会降低正常人 GAA 活性,但并不导致疾病发生,在新生儿疾病筛查及产前诊断时应注意。

四、临床表现

GSD Ⅱ 型分为婴儿型和迟发型。婴儿型于 1 岁内起病,主要累及骨骼肌和心肌。典型婴儿型患者于新生儿期至生后 3 个月内起病,四肢松软,运动发育迟缓,喂养及吞咽困难。体检肌张力低下、心脏扩大、肝脏肿大及舌体增大。心脏超声显示心肌肥厚。常伴有体重不增、反复吸入性肺炎、呼吸道感染、胃 - 食管反流、胃排空延迟等,亦可见眼睑下垂或斜视。病情进展迅速,常于 1 岁左右死于心力衰竭及呼吸衰竭,死亡时的中位年龄为8.7月龄。少数不典型婴儿型患儿起病稍晚,病情进展较慢,心脏受累较轻,又称非经典婴儿型。对婴儿型患者,胸部平片及心电图可作为初步筛查,胸部 X 线检查提示心脏扩大,心电图提示 PR 间期缩短,QRS 波群电压增高。超声心动图提示心肌肥厚,左室肥大,早期伴或不伴左室流出道梗阻,晚期表现为扩张型心肌病。

迟发型患者于 1 岁后起病,可晚至 60 岁发病。主要累及躯干肌、四肢近端肌群及呼吸肌。首发症状主要为疲劳、无力,少数以突发呼吸衰竭起病。临床表现以缓慢进展的呈肢带型分布的进行性近端肌无力和躯干中轴肌肌无力,下肢较上肢受累明显,跑步、仰卧起坐、上下楼梯、蹲起困难,行走无力。膈肌、肋间肌、腹肌可较早受累及,表现为咳嗽无力、呼吸困难、夜间睡眠呼吸障碍、晨起后头痛、嗜睡等。躯干肌受累常导致腰背痛、脊柱弯曲和脊柱强直。少数患者伴有基底动脉瘤、脑血管病等,心脏一般不受累。通常起病越早,疾病进展越快,常死于呼吸衰竭。肌酸激酶升高是 GSD Ⅱ 的敏感指标。迟发型患者心脏无明显受累。肺功能测定用力肺活量低于预测值的 80% 提示呼吸功能下降。肌电图检查多为肌源性损害。

五、实验室检查

1. 血清肌酶测定 肌酸激酶(CK)升高是 GSD Ⅱ 的敏感指标,常 4~10 倍升高,但无特异性。婴儿型 CK 几乎均升高,可达 2 000IU/L,95% 的迟发型患者 CK 升高,常伴有门冬氨酸转移酶(AST)、丙氨酸转移酶(ALT)、乳酸脱氢酶(LDH)升高。

2. 心脏检查 对婴儿型患者,胸部平片及心电图可作为初步筛查,胸部 X 线检查提示心脏扩大,心电图提示 PR 间期缩短,QRS 波群电压增高。超声心动图提示心肌肥厚,左室肥大,早期伴或不伴左室流出道梗阻,晚期表现为扩张型心肌病。迟发型患者心脏无明显受累。

3. 肺功能测定 用力肺活量(FVC)低于预测值的 80% 提示呼吸功能下降,同时检测坐位及仰卧位 FVC 有助评估膈肌功能。与坐位 FVC 比较,仰卧位 FVC 下降 10% 提示膈肌无力,下降 30% 为严重膈肌无力。最大吸气压、最大呼气压、呼吸末肺残留量及咳嗽峰流速等可反映腹肌力

量。血氧饱和度监测及动脉血气分析可反映肺通气功能,PCO_2 升高及血浆 HCO_3^- 升高,提示 CO_2 慢性潴留、肺通气功能不足。

4. 肌电图检查 多为肌源性损害,可出现纤颤电位、复合性重复放电、肌强直放电,运动单位电位时限缩短、波幅降低。检查近端肌肉阳性率高。有时肢体肌肉针极肌电图正常,但脊旁肌异常。针极肌电图正常不能排除诊断。神经传导检测正常。

5. 肌活检 病理特点是肌纤维空泡变性,空泡大小和形态各异,糖原染色阳性,溶酶体酸性磷酸酶染色强阳性。婴儿型患儿肌纤维结构破坏严重,迟发型患者个体差异较大,与发病年龄、病程、临床表现、肌肉活检部位等有一定关系,肌肉活检正常不能排除诊断。

6. 肌肉影像学检查 晚发型患者可进行肌肉 CT、MRI 或超声检查,了解肌肉受累情况,但无特异性。

7. GAA 活性测定 外周血淋巴细胞、皮肤成纤维细胞或肌肉组织 GAA 活性和基因诊断是 GSD Ⅱ 的诊断金标准。干血滤纸片和外周血白细胞进行 GAA 活性测定具有方便、快速、无创等优点,近年干血滤纸片 GAA 活性测定成为是 GSD Ⅱ 的一线诊断方法。

8. 基因检测 可采用 Sanger 或二代测序明确诊断。

六、诊断和鉴别诊断

婴儿型 GSD Ⅱ 根据典型的临床表现,如婴儿早期起病、肌无力、肌张力低下、心肌肥厚、血清 CK 升高等,应高度怀疑 GSD Ⅱ。宜尽早取干血滤纸片 GAA 活性测定明确诊断。晚发型患者起病隐匿,临床表现类似其他肌肉病。缓慢进展的肌无力,近端重于远端,骨盆带肌重于肩胛带肌,较早出现脊柱弯曲、肺功能下降或呼吸衰竭,肌肉活检发现空泡性肌肉病理改变,应考虑晚发型 GSD Ⅱ,宜常规进行干血滤纸片 GAA 活性和 *GAA* 基因分析明显诊断。

婴儿型 GSD Ⅱ 应注意与心内膜弹力纤维增生症、Danon 病、GSD Ⅲ 及 Ⅳ 型、脊髓性肌萎缩 Ⅰ 型、先天性甲状腺功能减退症、原发性肉碱缺乏症等鉴别,以上疾病均可表现不同程度的肌无力、肌张力低下和 / 或心肌病,GAA 活性测定有助鉴别。晚发型患者应注意与肢带型肌营养不

良、多发性肌炎、线粒体肌病、强直性肌营养不良、GSD Ⅲ、Ⅳ、Ⅴ型等鉴别。

七、治疗

GSD Ⅱ 是一个多系统受累的疾病,需要多学科综合治疗。随着阿糖苷酶 α(rhGAA)的应用,成为可治疗的罕见遗传病,早期诊断和早期治疗是改善预后的关键。

1. 对症支持治疗

(1)心血管系统:主要表现为心肌病、心力衰竭及心律失常,以婴儿型患者多见。在疾病早期可表现为左室流出道梗阻,应避免使用地高辛及其他增加心肌收缩力的药物、利尿剂及降低后负荷的药物如 ACE 抑制剂,以免加重流出道梗阻,但在疾病后期出现左室功能不全时可适当选用。

(2)呼吸系统:评估呼吸功能,包括睡眠呼吸功能评估。积极清理呼吸道分泌物,积极控制呼吸道感染,当出现睡眠呼吸障碍时给予持续正压通气(CPAP)或双水平气道正压通气(BiPAP)治疗。如果动脉血 $PCO_2 \geq 45mmHg$,仰卧位 FVC ≤ 50% 预期值,或睡眠时血氧饱和度<88% 持续 5 分钟,应给予 BiPAP 通气治疗。出现严重呼吸功能衰竭时给予侵入性机械通气治疗。

(3)消化系统:吞咽困难、胃食管反流等常导致营养摄入不足,可采用视频荧光镜评估吞咽和胃食管反流,确定是否需要鼻胃管喂养。建议高蛋白、低碳水化合物饮食,并保证足够的能量、维生素及微量元素的摄入。

(4)运动和康复治疗:随着骨骼肌损害的逐渐加重、运动能力下降、姿势及体位改变,可导致关节活动受限、变形和骨质疏松等,应定期评估心肺功能、肌肉力量及活动能力,鼓励力所能及的运动和功能训练,加强吞咽、语言、肢体运动训练等,防止失用性萎缩。应避免高强度、对抗性运动及过度劳累。

(5)其他:麻醉风险高,应尽量减少全身麻醉。如果需要麻醉,推荐使用氯胺酮,因该药不影响心脏前、后负荷,可避免发生心脏缺血缺氧。不宜使用异丙酚及氯化琥珀胆碱。另外,按时进行预防接种,注意手卫生,预防感染。

2. 酶替代治疗 本病的主要治疗方法为采用阿糖苷酶 α 进行酶替代治疗。标准给药方案为一次静脉给予 20mg/kg,每 2 周 1 次;初始治疗效果不佳者则增加至一次 20mg/kg,1 周 1 次。婴儿型一旦确诊,应尽早开始酶替代治疗,可显著延长生存期、改善运动发育和心脏功能。晚发型出现症状、体征前,应每隔 6 个月评估肌力和肺功能,一旦出现肌无力和 / 或呼吸功能减退或 CK 升高,应尽早开始酶替代治疗,可显著改善运动功能及呼吸功能。CRIM 阴性(Western 印迹法未检出内源性 GAA 蛋白)患者酶替代治疗预后不良,可能与用药后体内产生较高的药物相关抗体滴度有关。

酶替代治疗前,医生应对患者进行系统评估,与患者及其家属共同确立治疗目标,制定个体化的治疗及随访方案。治疗后每 3~6 个月进行一次营养、运动、肺功能评估,了解治疗效果。阿糖苷酶 α 静脉输注可能发生输液相关反应(如发热、皮疹、颜面水肿等)和过敏反应,应在密切的临床监护下进行酶替代治疗,当出现严重的过敏反应如过敏休克应立即停止输注。

早期诊断,尤其是症状前诊断,早期酶替代治疗可显著改善婴儿型 GSD Ⅱ 的预后。对于筛查阳性者,采集外周血白细胞或淋巴细胞进行 GAA 测定,如果 GAA 活性降低,则应进行 *GAA* 基因突变分析以明确诊断。确诊为婴儿型 GSD Ⅱ 者,立即开始多学科临床评估、酶替代治疗并长期随访。诊断为晚发型者,每 6~12 个月随访一次,评估临床表现,当出现肌无力和 / 或呼吸功能减退或 CK 升高即开始酶替代治疗。

八、遗传咨询及产前诊断

本病为常染色体隐性遗传病,先证者父母再次生育再发风险为 25%。由于假性缺陷等位基因的存在,产前诊断时应优先选择基因分析。如果不能进行基因突变分析或未发现明确突变位点,可选择绒毛或经培养的羊水细胞进行 GAA 活性测定。由于假性缺陷等位基因可致酶活性明显降低,单纯采用 GAA 活性测定进行产前诊断需谨慎。

(邱文娟)

第四节 糖原贮积症 Ⅲ 型

一、概述

糖原贮积症 Ⅲ 型(GSD Ⅲ,Cori disease,MIM 232400)是由于糖原脱支酶(glycogen debrancher enzyme）缺陷引起，可分成 a、b、c、d 等四个亚型。Ⅲa 型约占 85%，肝脏和肌肉均受累；Ⅲb 型约占 15%，仅肝脏受累；在少见的Ⅲc 型和Ⅲd 型中，淀粉 -1,6- 葡萄糖苷酶活性和转移酶的活性选择性缺失。GSD Ⅲ 在婴儿和儿童期以肝大为主要表现，实验室检查有低血糖、肝酶升高、高脂血症和酮症，但青春期后肝功能、肝脏肿大和低血糖明显减轻，大部分病例在青春期后恢复正常，偶尔可见腺瘤和肝硬化。肌肉无力和 / 或心肌病变在婴幼儿期表现为运动发育落后，成人可表现为进行性肌无力、远端肌萎缩、心肌病、心室肥大和心功能衰竭等。美国 GSD Ⅲ 发病率为 1 : 100 000，中国香港 GSD Ⅲ 发病率为 1 : 25 650，GSD Ⅲ 也是较常见的 GSD 类型。

二、病因及发病机制

糖原主链是以 α-1,4 糖苷键连接，分支以 α-1,6 糖苷键连接到主链上。在糖原分解过程中，支链的葡萄糖基在糖原磷酸化酶作用下水解至离分支点约 4 个葡萄糖基时，磷酸化酶不能再发挥作用，脱支酶的葡聚糖转移酶活性将 3 个葡萄糖基转移到邻近糖链的末端，仍以 α-1,4 糖苷键连接，剩下一个以 α-1,6 糖苷键与糖链形成分支的糖基被脱支酶的 α-1,6 葡萄糖苷酶水解成游离葡萄糖。除去分支后，磷酸化酶即能继续发挥作用，糖原分解得以继续。

脱支酶缺乏导致糖原链除去分支受阻，支链糖原堆积于肝脏、肌肉组织。过去认为由于磷酸化酶能分解 α-1,4 糖苷键，糖原分解仍能生成少量的游离葡萄糖，并且 GSD Ⅲ 型仍能通过糖异生途径获得葡萄糖，所以Ⅲ型临床症状较Ⅰ型为轻。但有学者认为，GSD Ⅲ 型低血糖发作甚至可能比Ⅰ型更严重，可导致昏迷，甚至脑损伤及死亡。由于不能充分动员肝糖原维持血糖供能，促进了脂肪的 β- 氧化，出现高脂血症。当酮体生成超过肝外组织利用的能力，引起血中酮体升高，引起酮尿。GSD Ⅲ 葡萄糖 -6- 磷酸酶活性及其转运是正常的，因而患者的血乳酸及尿酸水平常正常的。GSD Ⅲ 型糖酵解途径受抑制，且乳酸糖异生途径正常，低血糖时机体糖异生活跃，所以 GSD Ⅲ 型的血乳酸维持在基本正常水平。但仍有一些 GSD Ⅲ 型出现无法解释的血乳酸和尿酸的轻度升高。

三、遗传机制

AGL 基因定位于染色体 1p21，DNA 全长 85kb，包含 35 个外显子。根据不同剪切起始点，*AGL* 基因至少可形成 6 种剪切异构体，其中异构体 1 在各种组织中表达最广泛，编码分子量为 160kD 的 1 532 个氨基酸的单体可溶性蛋白。该蛋白有两个独立的活性位点，分别发挥 α-1,4 葡萄糖基转移酶和淀粉 1,6- 葡萄糖苷酶作用。*AGL* 基因突变有显著的异质性，目前国外已报道的脱支酶基因已经有 90 余种不同的突变，大部分是无义、错义、缺失、插入和剪切突变，以无义突变最为多见。不同种族同地理来源的人群有不同的突变类型。在亚洲人的报道中，IVS14+1G> 现次数较多。在国内外报道的突变中，有的是不同亚型所特有，如发生在外显子 3 的 p.Q6X、c.17delAG 为 GSD Ⅲb 型的特异性突变位点，有的突变却是在 a、b 型中均有报道如 p.R864X、p.R1228X 和 p.W1327X。

四、临床表现

常与 GSD Ⅰ型临床表现类似但较轻，可表现为肝大、低血糖、高脂血症、矮小。低血糖和高脂血症常见，但与 GSD Ⅰ型不同，可有轻度脾大，但肾脏正常。低血糖表现常不显著，空腹血糖常轻度降低，但部分患者尤其是婴儿期可有严重低血糖，甚至昏迷，部分患者可有低血糖所致的智力发育落后。10 岁以后空腹血糖逐渐升高，多数成人可以耐受空腹。虽然患者空腹可导致酮尿症，但多不至于引起酮症酸中毒。大部分Ⅲ型随着年龄增长，肝大会逐渐改善，青春期或成人后肝脏大小可正常，但长期并发症如肝纤维化、肝硬化、肝功衰竭、肝腺瘤、肝细胞癌均有报道，但研究发现 44 例Ⅲ型患者 30 岁以后仅 2 例因肝衰需要肝移植。GSD Ⅲ型生长发育可完全正常，但也有部分有明显矮小。

空腹 12 小时即可出现脂肪酸分解代谢增强和酮体生成增多。患者血脂会升高，但升高程度不如Ⅰ型。随着年龄增长血脂趋于下降，一般不会发生黄色瘤。肝酶升高和酮症较Ⅰ型更加明显，但血乳酸和尿酸水平正常或轻度升高。肝酶升高会随年龄而减轻。

迟发性肌病在 GSD Ⅲa 型比较多见，肌病除了表现为肌无力外，还可表现为肌张力低和肌肉萎缩。患者虽不能耐受长时间运动,但常无肌肉痉挛和肌红蛋白尿现象。部分患者在儿童期肌无力症状较轻,到30~40岁出现进行性肌无力,并随年龄的增长而恶化。肌电图可有肌肉纤颤的肌源性病变,神经传导速度正常。血清肌酸激酶水平常升高,肌酸激酶升高用来判断肌肉是否受累,但正常不能完全排除肌肉该酶缺陷。可有进行性胸部和脊柱畸形。也有部分患者有肌束震颤,提示有运动神经元疾病和周围神经病变。患者也可有心肌病表现,虽然心电图和心脏彩超常发现有双心室肥厚,却罕见心脏症状。30岁后心脏受累的症状会变得更为突出,也有充血性心力衰竭、呼吸困难、胸痛和猝死的报道。虽本病也有多囊卵巢的报道,但并不影响患者的受孕。

五、实验室检查

1. 生化检查　低血糖、酮体升高、血脂升高、肝功能明显异常(天冬氨酸转氨酶(AST)/丙氨酸转氨酶(ALT)常超过500U/L)、血清肌酸激酶升高、血乳酸和尿酸水平多正常或轻度升高。

2. 胰高血糖素刺激试验　空腹刺激试验血糖无明显升高。餐后刺激试验可诱导餐后血糖进一步升高。

3. 肝和肌肉活检和酶活性测定　肝和肌肉组织光镜可见PAS染色阳性物增多,提示糖原增多;电镜见胞质糖原增多。肝脏组织学变化为特征性的普遍性肝细胞扩张和纤维间隔,从门静脉周围纤维化到微结节性肝硬化。存在肝纤维化和脂肪变性少是与Ⅰ型相鉴别之点,多数GSD Ⅲ的肝脏和/或肌肉活检显示位于细胞质中的非膜结合糖原的液泡积累,GSD Ⅲ中脂质液泡的频率较低。

4. 肌电图和神经传导速度检查　肌电图和神经传导研究通常均显示肌病迹象(小,短持续运动单位)和混合的肌病和神经病。

5. 超声心动图检查　心室肥大和心肌病,但心功能多正常。

6. 基因检测　外周血白细胞DNA分析,可采用Sanger测序或二代测序进行基因诊断。

六、诊断和鉴别诊断

肝大、空腹酮性低血糖、肝酶升高及CK升高均为GSD Ⅲ型的特点,但婴儿期的患者CK也可不升高。血乳酸正常和天冬氨酸氨基转移酶、丙氨酸氨基转移酶升高为本病的诊断线索。胰高血糖素刺激试验可进一步辅助诊断。*AGL*基因分析可明确诊断。

鉴别诊断中最常见是GSD Ⅰa型。两种疾病共有的特征是肝大、高脂血症和低血糖症。但是GSD Ⅰ和GSD之间的一些关键区别有助于区分这两种疾病。GSD Ⅰ通常在进食后3~4个小时内(生命的最初几个月)出现严重的空腹低血糖。在患有GSD Ⅲ的低血糖症通常不如GSD Ⅰ严重,因为完整的糖异生和通过磷酸化酶代谢糖原的外周分支的能力。尽管如此,仍有一些GSD Ⅲ的临床发作与GSD Ⅰ相似。GSD Ⅰ中尿酸和乳酸升高,通常在GSD Ⅲ中是正常的。与GSD Ⅰ相比,GSD Ⅲ的肝转氨酶更高,通常会看到超过500U/L的转氨酶水平。GSD Ⅰ和GSD Ⅲ在基线时的肝脏超声显像相似,但GSD Ⅰ型肾肿大,且禁食发生低血糖后,血乳酸迅速升高,GSD Ⅲ进食后则常见酮体升高。

尽管转氨酶升高和肝肿大在许多原发性肝病和其他代谢性疾病中很常见,但对于除GSD以外的大多数疾病,直到发生终末期肝病时,低血糖罕见。GSD Ⅵ和Ⅸ型肝肿大的程度相似,隔夜禁食后GSD Ⅲ、Ⅵ和Ⅸ都可能有酮症,但GSD Ⅲ低血糖,转氨酶升高,酮症和高脂血症的程度通常更为严重。GSD Ⅳ型直到末期才有低血糖或酮体异常,并且在GSD Ⅳ中肝功能障碍通常更为明显。青少年后以肌病为主要表现的患者需要与其他代谢性肌病的病因相鉴别,在GSD Ⅲ中,近端和远端肌肉无力均受累,但不影响呼吸肌,且常伴有低血糖和肝大。

七、治疗

增加进餐次数和CS饮食治疗在婴儿和儿童早期是GSD Ⅲ型维持血糖正常的重要手段。婴儿期主要治疗为高蛋白饮食和频繁喂养(每3~4小时一次)以保证血糖在正常范围,少数需要夜间胃管喂养。由于果糖和乳糖能够利用,故无须给予特殊配方奶,但应避免单糖。1岁左右时开始可每天给予4次CS,每次1~2g/kg,以维持血糖正常,同时推荐蛋白摄入量为3g/(kg·d)。由于Ⅲ型蛋白质经糖异生产生葡萄糖的通路是正常的,青少年和成人可进行高蛋白饮食(蛋白可达每天总热量的25%,复杂碳水化合物占总热量的40%~50%),避免长时间空腹。对严重肝纤维化、肝衰竭和肝癌的患者可行肝移植,但肝移植会加重肌病和心肌病。睡前含蛋白粉的低脂牛奶或高蛋白配方的肠内夜间喂养可能对肌病的患者有益。在 GSD-Ⅲb 饮食转变为常规均衡饮食。肝移植可改善代谢控制,但对肌病不起作用。

八、遗传咨询及产前诊断

遗传咨询及产前诊断同其他单基因病。

(邱文娟)

第五节　糖原贮积症Ⅳ型

一、概述

糖原贮积症Ⅳ型(GSD Ⅳ,Andersen 病,MIM 232500)是由于糖原分支酶基因 *GBE1* 突变致肝脏或其他组织糖原分支酶(glycogen branching enzyme,GBE)缺乏导致的疾病。临床表现主要分为两类:经典型,肝脏受累为主,最早由 Andersen 在 1956 年首次报道;另一类则以神经肌肉受累为主。1966 年发现此病是由肝脏 α-1,4- 葡聚糖分支酶缺乏所致,1996 年致病基因 *GBE1* 被定位,发病率不详。

二、病因及发病机制

GBE(淀粉 -1,4-1,6] 的转葡糖苷酶)主要作用是催化短链葡萄糖在 α-1,6- 糖苷处与大分子糖原相连接,产生水溶性更高的分支聚合物。缺乏 GBE 导致糖原的异常结构(类似于支链淀粉),即多葡聚糖,由于细胞内可溶性较差、结构异常的(分支少、支链长)多葡聚糖堆积,导致肝脏、心脏和肌肉细胞出现渗透性水肿和坏死。

三、遗传机制

常染色体隐性遗传病,*GBE1* 基因定位于 3p14,全长 118kb,含 16 个外显子,702 个氨基酸。尽管该酶被广泛表达,但不确定引起临床变化的具体机制。然而,缺乏酶的活性与严重的疾病有关,而温和的表型则具有残留的酶活性。GBE 相关基因的多种突变与该疾病的神经肌肉病变相关。截短的 *GBE1* 突变会导致严重表型,从胎儿水肿、围产期肌张力低下到心肌病和死亡。

四、临床表现

经典进展性肝病患者通常在婴儿早期出现肝脾肿大且生长迟缓,肝病进展迅速发展为肝硬化、食管静脉曲张和腹水,此时才开始出现低血糖,肝硬化可能会发展为肝细胞癌。部分成人肝病患者虽然肝酶升高但进展缓慢。

以神经肌肉为表型的 GSD Ⅳ 较罕见,根据发病年龄分 4 个亚型:

1. 致死性围产期神经肌肉型　患儿出生时多发性先天性挛缩,胎儿积水,胎儿心功能不全和围产期死亡。

2. 先天性神经肌肉型　先天性肌张力低下,肌肉萎缩,心肌病和肌无力婴儿早期死亡,几乎都与"无效"突变相关。

3. 儿童神经肌肉型　儿童期晚期有骨骼肌病或心肌病。

4. 成年神经肌肉型　可表现为孤立性肌病或成年的多糖聚糖体病(APBD)。这些患者有上、下运动神经元受累的症状和体征。在对 50 例 APBD 的回顾分析发现,典型的首发表现是膀胱失禁,其次是步态障碍和下肢感觉异常。APBD 患者可见进行性痴呆。一些患者具有非典型性的 APBD,起病于成年初期,有婴儿有肝病的病史,并伴有多发性硬化症的亚急性复发 - 缓解过程。GBE 活性范围为 8%~25%。神经病理学检查显示大脑皮层(神经元)和白质(星形胶质细胞和小胶质细胞)中有多葡聚糖体的积累,PB 也可积累在周围神经系统。

五、实验室检查

此病临床表现差异较大,要根据不同年龄和临床表现选择相关实验室检查。经典型患者肝功能检查可见肝脏转氨酶、总胆红素、结合胆红素等升高。腹部超声可见肝硬化、脾大、门脉高压等。肝活检显示糖原过多积累,并伴有特征性染色模式,除了排列在 α 和 β 颗粒中的正常出现的糖原外,电子显微镜检测糖原的纤维状聚集。可有典型的肝纤维化和肝硬化表现。肌肉活检可见结构异常的糖原堆积。神经肌内型患者肌电图可有神经源性损害,血清肌酸激酶水平通常会升高。血浆壳三糖水平可升高,肌肉活检显示高碘酸 - 希夫(PAS)染色阳性物质蓄积,电子显微镜观察显示糖原颗粒看起来异常,但通常与正常的 β 颗粒有关。皮肤成纤维细胞、肌肉或肝脏中分支酶活性缺乏。可采用 Sanger 测序或二代测序对 *GBE1* 基因进行分析以明确诊断。

六、诊断和鉴别诊断

确诊方法包括受累组织糖原分支酶活性测定和 / 或 *GBE1* 基因突变分析。

其他神经肌肉疾病也可观察到多糖聚糖体（PB），例如糖基化蛋白糖原蛋白 1（GYG1）和泛素连接酶 RBCK1 的缺陷及 Lafora 病。另外需要与其他类型糖原贮积病做鉴别。

七、治疗

预防低血糖对疾病进展可能有短暂作用，典型肝脏受累的患儿唯一有效的治疗为肝脏移植，可延长寿命。神经肌肉型患者主要采取对症治疗。肝移植后患者的心脏和骨骼肌糖原存储减少，但也有报道提示移植后肝外疾病进展。在体外研究中，雷帕霉素逆转了由 GBE 缺乏引起的多葡聚糖神经毒性，这表明糖原合酶抑制作用对治疗 GSD 有潜在治疗价值。

八、遗传咨询及产前诊断

遗传咨询及产前诊断同其他单基因病。

（邱文娟）

第六节　糖原贮积症 V 型

一、概述

糖原贮积症 V 型（GSD V，McArdle 病，MIM 232600）是由于 *PYGM* 基因突变所致。1951 年 McArdle 医生首先描述了一例运动后肌痛、肌痉挛等症状的病例，并提出该病的病因是糖原分解代谢的异常。该病由于肌肉磷酸化酶缺陷，导致糖原分解为葡萄糖的代谢途径异常，是累及肌肉最常见的糖原贮积病。西班牙人群中肌肉磷酸化酶缺乏症的患病率约为 1 : 167 000。

二、病因及发病机制

磷酸化酶有 3 种同工酶，即肌肉、肝脏和脑磷酸化酶，目前仅报道了肌肉和肝脏相关病变［肝磷酸化酶缺陷（VI 型糖原贮积症，Hers 病）］。当 *PYGM* 突变时，肌肉磷酸化酶活性明显降低，肌肉型磷酸化酶缺乏导致肌糖原不能产生分解供能，肌肉得不到足够的能量，导致肌肉无力。肌糖原储存增加导致的细胞机械性应力、钠钾泵下调，以及肌质钙升高导致细胞完整性下降，均可引起横纹肌溶解。氧化应激和嘌呤核苷酸代谢也可损害肌肉。

三、遗传机制

常染色体隐性遗传病，*PYGM* 全长 14kb，20 个外显子，共 841 个氨基酸。已报道约 140 余种突变。p.R50X、p.G205S 为欧美最常见的突变。亚洲人群以日本的相关报道较多，Phe710del 的缺失最常见。但尚无基因型 - 表型关系的报道。其他基因的多态性可调节表型，疾病严重程度与血管紧张素转化酶位点上的基因型相关。

四、临床表现

常在青春期或成年早期表现为运动不耐受、疲劳、肌痛、肌痉挛痛、耐力差、肌肉肿胀和肌无力。随着年龄进展，近 1/4 患者可能表现为进展性肌无力。幼儿起病的患者可在出生时或生后不久出现呼吸功能不全、全身肌无力和肌张力降低。

患者会在短暂而强的等长收缩运动（如举重）或强度较小但持久动力性运动（如慢跑）后诱发肌肉强直、疼痛和 / 或肌无力，多数运动不耐受会逐渐加重。

运动后继减现象为诊断本病的重要线索，即在剧烈运动后出现乏力、肌痛和肌肉痉挛，稍作休息后或补充一定的葡萄糖再运动时，对运动的耐受性将有所恢复，可继续进行中等强度运动，称为继减现象（second wind phenomena）。与局部血流量增加、游离脂肪酸运送加强、脂肪酸代谢激活有关。

肌痛可以为间歇性，且为运动诱发的，也可为持久性的。一项针对 112 例患者的研究显示：28% 的患者有近端肌无力，远端肌无力更常见于老年人。11% 的患者在 40 岁后出现了永久性肌无力，几乎所有患者会有运动不耐受。

患者在剧烈运动后可能出现茶色尿，该症状的出现提示可能存在横纹肌溶解或肌肉的大量破坏，即肌红蛋白血症，严重时可导致肾衰竭。有报道认为约 50% 的 GSD V 型患者可以出现肌红蛋白尿。

五、实验室检查

1. 血清 CK 水平检查 约93% 有血清 CK 升高,在运动后尤为明显。

2. 肌电图检查 可正常或肌源性损害。

3. 乳酸前臂缺血试验 诊断肌糖原贮积病的重要试验。正常人在运动后 1 分钟及 3 分钟时血乳酸值较基线值升高 3~5 倍,然后逐渐下降至正常值。GSD V前臂缺血试验运动后乳酸浓度无明显升高,而血氨升高或乳酸/血氨比值下降。前臂缺血试验对诊断肌糖原贮积病的敏感性及特异性均较高。但除 GSD V 型,其他类型糖原贮积病如磷酸果糖激酶缺乏,前臂缺血试验也会有阳性。该检查对患者有一定的痛苦,会引起肌痉挛和肌痛,存在诱发横纹肌溶解、筋膜室综合征风险。

4. 蹬车试验 出现继减现象支持该病诊断。

5. 肌肉活检 光镜下可见肌纤维大小不一、排列紊乱,有核内移、肌细胞再生坏死等非特异性肌源性损害表现。特征性改变为肌膜下空泡,PAS 阳性糖原蓄积,但也有阴性结果。电镜下表现为肌纤维间和肌膜下有大量糖原聚集。

6. 肌肉磷酸化酶活性测定 肌肉匀浆组织该酶活性明显降低。

7. 基因检测 可通过 sanger 或二代测序技术对 PYGM 基因分析。

六、诊断和鉴别诊断

根据典型临床表现,结合血 CK 水平升高和乳酸前臂缺血试验等,高度疑诊 GSD V 时可以选择肌肉磷酸化酶活性测定或 PYGM 基因突变分析以明确诊断。

1. 糖原贮积症Ⅶ型 临床表现与Ⅴ型极其相似,Ⅶ型在儿童更多见,肌痉挛更严重。前臂缺血试验不能鉴别,相关酶活性测定或基因突变分析可确诊。

2. 长链脂肪酸氧化障碍 是一组脂肪酸氧化酶缺陷病,也可有运动诱发肌痉挛、肌痛、肌红蛋白尿等表现,可耐受短时剧烈运动,但不耐受长时间轻体力运动,无运动后继减现象,空腹可诱发,高碳水化合物低脂饮食可减少肌无力发作,确诊必须靠质谱生化检测或基因突变分析。

3. 其他 如线粒体肌病、甲状腺功能减退相关肌病。

七、治疗

无特效治疗方法,以对症治疗为主。有研究提示富含碳水化合物的饮食、运动前口服蔗糖 (75g) 及低剂量肌酸 [60mg/(kg·d)] 对运动耐量有轻微改善,但 D-核糖、胰高血糖素、维拉帕米、维生素 B_6、支链氨基酸、丹曲林钠、氨基糖苷类抗生素或大剂量肌酸无效。

适度体力活动和步行、骑自行车或静态自行车等轻中度有氧运动,以及运动前联合膳食措施,可有效减少运动相关症状,有助于提高运动耐力及循环功能。运动前补充蔗糖,避免进行无氧运动或高强度持续运动。必须行全身麻醉时,应采取措施避免肌肉缺血、横纹肌溶解等并发症的发生。GSD V 型服用他汀类降脂药物应谨慎药物诱发肌病的可能性。

八、遗传咨询及产前诊断

遗传咨询及产前诊断同其他单基因病。

(邱文娟)

第七节 糖原贮积症Ⅵ型

一、概述

糖原贮积症Ⅵ型(GSD Ⅵ,Hers disease,MIM 232700)是由于 PYGL 基因突变致肝脏糖原磷酸化酶缺乏所致,临床表现包括肝大和生长发育落后,低血糖症状较轻,偶然因食欲差和长时间空腹而发生低血糖。1998 年致病基因 PYGL 被确定,据估计糖原贮积症Ⅵ型和Ⅸ型占所有 GSD 的 25%,总发病率为 1/100 000,但由于临床症状轻,发病率可能被低估。

二、病因及发病机制

肝脏糖原磷酸化酶可分解糖原分子支链上的 α-1,4-糖苷键产生葡萄糖-1-磷酸。该酶活性受磷酸化酶激酶调控,磷酸化酶激酶缺陷导致 GSD Ⅸ型。当肝脏糖原磷酸化酶缺乏时,葡萄糖-1-磷酸不能从糖原分子上分解出来,糖原在肝脏中累积造成肝脏肿大,还可由于葡萄糖分解障碍出现低血糖。

三、遗传机制

常染色体隐性遗传病，*PYGL* 定位于 14q21-q22，全长 39.298kb，含有 20 个外显子，847 个氨基酸。已报道的突变近 100 种。

四、临床表现

糖原贮积病Ⅵ型临床表现严重程度不一，可在婴儿期 / 幼儿期起病，伴有肝大、腹部膨大和生长落后。低血糖少见，通常在长时间禁食或感染、发热、腹泻等疾病时才会出现。未经治疗的儿童可能出现生长落后和发育迟缓，特别是运动里程碑。大多数儿童的智力发育正常。少数患者可见严重和反复出现的低血糖、严重肝肿大和餐后乳酸性酸中毒。尽管该病以前被认为是一种良性疾病，但最近有报道显示有患者发生肝纤维化和肝细胞癌，故需要长期随访肝脏的变化。青春期临床表现改善，肝脏和生长情况改善。成人患者常无症状。

五、实验室检查

可见肝酶升高和空腹酮体升高，空腹血糖常正常或轻度降低，血甘油三酯可轻度升高；肌酸激酶、乳酸和尿酸常正常。腹部 B 超可见不同程度的肝脏增大。由于酶缺陷仅限于肝脏，常常出现假阴性（酶活性检测结果正常）。肝脏穿刺病理检查见糖原含量增加，肝细胞磷酸化酶活性明显降低。肝细胞磷酸化酶活性在糖原贮积症Ⅸ也降低，男性患者鉴别有赖于基因分析。

六、诊断和鉴别诊断

存在无法解释的肝肿大和酮症伴肝酶升高的儿童，应考虑肝磷酸化酶缺乏的诊断。应进行空腹血糖测量和酮体的检测。当患儿有不明原因的肝脏增大伴生长发育落后时，糖原贮积症Ⅵ型即在进一步鉴别诊断范围之内。由于肝脏穿刺肝细胞磷酸化酶活性测定为有创检查，而且目前酶活性检测方法又受数种因素影响，故二代测序技术对 *PYGL* 基因突分析是目前确诊的主要方法。

此病的鉴别诊断主要包括其他类型的糖原贮积症，尤其是 GSD Ⅸ型，临床表现类似于 GSD Ⅵ型，但Ⅸ型主要是 X 连锁遗传。若患者是女性，应首先进行 PYGL 检测。若为男性，则应首先对 GSD Ⅸa 型相关致病基因 *PHKA2* 进行检测。

七、治疗

治疗的主要目的是通过改善代谢、缓解主要表现。小部分只有非常轻微的代谢紊乱或没有代谢紊乱的患者可能不需要营养干预。对于那些血糖过低或酮症的患者，建议避免禁食和采用少量频繁进食的饮食方式。对于有空腹低血糖的患者，建议少量多餐，可在生后 6~12 个月开始在两餐之间和睡前口服生玉米淀粉（CS）1.0g/kg，每天 1~3 次，根据血糖水平和耐受性调整 CS 剂量。成年人每公斤体重的 CS 摄入量要比儿童少。由于代谢控制更佳，CS 可改善生长发育、肝大、骨密度、肝酶和体力，对无低血糖发作的患者亦如此。推荐高蛋白饮食 2~3g/（kg·d），推荐动物蛋白，蛋白占总热卡的 20%~25%。允许使用适量的乳制品和水果，但应限制单糖含量高的食物摄入。

八、遗传咨询及产前诊断

遗传咨询及产前诊断同其他单基因病。

（邱文娟）

第八节　糖原贮积症Ⅶ型

一、概述

糖原贮积症Ⅶ型（GSD Ⅶ，Tarui disease，MIM 232800）是由于肌肉型磷酸果糖激酶（phosphofructokinase muscle type，PFKM）突变致肌肉磷酸果糖激酶缺乏的一种遗传病。1965 年 Tarui 首次报道了一个运动不耐受的表现，并发现肌肉中磷酸果糖激酶活性缺乏家系。本病临床罕见，发病率不详。

二、病因及发病机制

肌肉磷酸果糖激酶是催化 6- 磷酸果糖向 1,6- 二磷酸果糖转化的糖酵解限速酶。当肌肉缺氧或需氧增加时，磷酸果糖激酶活性缺乏时，肌糖原不能分解产生 ATP 供能，造成肌肉无力。

三、遗传机制

常染色体隐性遗传，*PFKM* 基因位于 12q13.11，全长 30kb，24 个外显子，共 779 个氨基酸。基因产物在肌肉和红细胞中表达。*PFKM* 基因突变已报道约 30 余种,多数德系犹太人患者存在 IVS5+1G>A 始祖剪切突变。

四、临床表现

该病常中年或成年后期发病,部分儿童起病,表现为乏力、肌肉痉挛和运动不耐受和较频繁的横纹肌溶解,运动前摄入高碳水化合物饮食或应用葡萄糖会加重症状,因为这会导致游离脂肪酸和酮体的可用性下降。患者不会出现自发性继减现象,这可能与缺乏 PFK 的肌肉不能代谢葡萄糖有关。部分患者在中年或成年后期表现为肌无力和进行性肌萎缩。

患者常有劳累性横纹肌溶解伴肌红蛋白尿。部分还存在红细胞溶血,伴胆红素和网织红细胞升高,这也是糖酵解疾病的共同特征,一般会通过增加红细胞生成而对此进行代偿,也可能出现高尿酸血症和痛风。

五、实验室检查

1. 生化检查　以肌肉症状为表现的患者,大多数在无症状时既有持续性高 CK 水平,在发作时血 CK 明显升高,甚至可高达 10 000U/L 以上。血尿酸和网织红细胞也可升高,血红蛋白正常。

2. 肌电图检查　可正常或有肌源性损害。

3. 乳酸前臂缺血试验　为诊断肌糖原贮积病的重要试验。正常人在运动后 1 分钟及 3 分钟时血乳酸值较基线值升高 3~5 倍,然后逐渐下降至正常值。GSD Ⅶ型前臂缺血试验运动后乳酸浓度无明显升高。肌肉活检光镜下过碘酸希夫(periodic acid schiff, PAS)染色轻度增加,部分患者呈现非特异性改变。肌肉匀浆组织中糖原含量增加,电镜下可见肌纤维间和肌内膜下有糖原聚集。

4. 肌肉磷酸果糖 -1- 激酶活性测定　肌肉匀浆组织中该酶的活性明显降低,为正常值的 1%~5%,有确诊意义。

5. 基因检测　二代测序技术对 *PFKM* 基因突变分析是目前确诊的主要方法。

六、诊断和鉴别诊断

经典型和晚发型患者,根据临床表现,结合血 CK 水平升高和乳酸前臂缺血试验等,高度疑诊 GSD Ⅶ时,有条件的医院可以选择肌肉磷酸果糖 -1- 激酶活性测定,或者 *PFKM* 基因突变分析

明确诊断。

1. 糖原贮积症 V 型　由于 *PYGM* 基因突变所致遗传性肌肉糖原贮积病,其临床表现与Ⅶ型极其相似,但糖原贮积症 V 型在儿童更少见,肌痉挛程度较轻,较少由高碳水化合物饮食诱发。相关酶活性测定或基因突变分析可以鉴别。

2. 长链脂肪酸氧化障碍疾病。

3. 其他　如线粒体肌病、甲状腺功能减退相关肌病。

七、治疗

目前尚无针对本病的特异性治疗。患者应避免剧烈和快速肌肉运动。应当避免葡萄糖、蔗糖和高碳水化合物餐,这有可能降低运动耐力。

八、遗传咨询及产前诊断

遗传咨询及产前诊断同其他单基因病。

(邱文娟)

第九节　糖原贮积症Ⅸ型

一、概述

糖原贮积症Ⅸ型(GSD Ⅸ, MIM 300798),也称磷酸化酶激酶(phosphorylase kinase, PhK)缺乏症,PhK 可将酶活性较低的磷酸化酶 b 转化为活性较高的磷酸化酶导致糖原分解的增加,还催化糖原合成酶从活性较高的形式转化为活性较低的形式。磷酸化酶激酶由 α、β、γ 和 δ 四个亚单位构成,全酶由每个亚型的四个拷贝组成,形成一个 16 个亚基的最终复合物。根据其组织中表达程度不同至今已发现有 8 个基因与疾病有关,其中研究较明确的致病基因包括导致肝 PhK 缺乏症的 *PHKA2*、*PHKG2*、*PHKB* 和导致肌 PhK 缺乏症的 *PHKA1*。临床上此型疾病主要包括以肝脏受累为主的肝 PhK 缺乏症和以肌肉受累为主的肌 PhK 缺乏症。国外文献报道 GSD Ⅸ和Ⅸ型的总发病率为 1:100 000,占所有糖原贮积症的 25%。

二、病因及发病机制

PhK 由 α、β、γ 和 δ 四个亚单位组成,α、β 和 δ 亚单位共同调节 γ 亚单位上具有催化活性的功能部位。α 亚单位包括肝脏和肌肉 2 个异构体,

肝脏异构体是 *PHKA2* 编码,突变可致常见的 X 连锁隐性遗传肝 PhK 缺乏症即 GSD Ⅸ a,肌肉异构体是 *PHKA1* 基因编码,突变可致罕见的 X 连锁遗传肌 PhK 缺乏症,已报道了至少 6 例患者,其血肌酸磷酸激酶升高,表现为运动耐力下降。β 亚单位有肌和肝 2 个异构体,均由 *PHKB* 基因编码,缺陷可导致肝和肌肉缺乏症 GSD Ⅸ b,该型以肝脏受累为主要表现,肌肉表现很轻或无。γ 亚单位包括肝脏和肌肉 2 个异构体,由 *PHKG2* 和 *PHKG1* 编码,*PHKG2* 突变引起 GSD Ⅸc 型,该型 GSD 除了低血糖和肝大外,更容易出现肝纤维化风险。*PHKG1* 突变也可导致肌 PhK 缺乏症。δ 亚单位是一种钙调节蛋白,由 *CALM1*、*CALM2* 和 *CALM3* 编码。

三、遗传机制

肝 PhK 缺乏症目前已明确主要致病基因有三个,其中 *PHKA2* 基因突变导致 α 亚单位异常为 X 连锁隐性遗传遗传性 PhK 缺乏症,在临床上最常见。*PHKA2* 定位于 Xp22.2-p22.1,全长 91.3kb,含 33 个外显子,1 235 个氨基酸。至今已报道的突变超过 76 种,其中以错义突变为主(62 个),其他类型的突变包括无义突变、剪切突变等。*PHKB* 和 *PHKG2* 突变导致 β 和 γ 亚单位异常的 PhK 缺乏症则为常染色体隐性遗传,*PHKB* 定位于 16q12-q13,全长 239kb,含 31 个外显子,1 093 个氨基酸。至今已报道的突变超过 98 种,其中 86 种为错义突变,另有无义突变、剪切突变和移码突变等。*PHKG2* 基因定位于 16p12.1-p11.2,全长 9kb,含 10 个外显子,5 532 个碱基,406 个氨基酸。至今已报道的突变超过 36 种,其中错义突变 33 种,另有无义突变、剪切突变和移码突变。

四、临床表现

1. GSD Ⅸ a 型 GSD Ⅸ a 型是肝 PhK 缺乏症最常见的亚型,约占 75%,是由 X 染色体上的 *PHKA2* 基因突变所致,也称为 X 连锁的糖原病。GSD Ⅸ 最常见表现肝肿大,通常在 6~18 个月的常规健康检查中发现,酮症通常是 GSD Ⅸ 的主要代谢特征。虽然 XLG 以往曾被描述为轻度甚至良性疾病,但近年来也有严重程度不同的临床表现的报道。由于是 X 连锁疾病,因此男性更常出现肝 PhK 缺乏症状,部分女性携带者也表现出从轻度肝大到基于 X 灭活的更严重的症状。男性

患者通常在生后第一或第二年出现程度不同肝肿大、矮小,常伴有肝酶的轻度至明显升高和高脂血症,部分患者可有酮症性低血糖,部分患者低血糖见于长时间禁食或生病时摄入减少时。部分患者在幼儿期可出现轻度肌张力低下和发育迟缓。临床症状和实验室异常往往随着年龄的增长而改善,青春期可能会延迟,但最终可达到正常的身高和发育。大多数成年人无症状,但目前尚无明确的自然病史和长期并发症的报告。一些患者病程相对较轻,无肝肿大,但也有复发性低血糖及肝硬化重型患者的报道。

2. GSD Ⅸ c 型 *PHKG2* 基因的致病变异所致,与更严重的临床表现和生化异常相关,包括肝纤维化和肝硬化的风险。临床表现包括肝大和生长发育落后、低血糖等。大多数患者在肝活检中显示出纤维化,约 50% 则有肝硬化的证据。肝硬化最早在生后几年内发生,偶尔可见到胆管增生、胆汁淤积、肝硬化相关的食管静脉曲张和脾大。数例患者患有肝腺瘤、肾小管酸中毒相关的佝偻病及低钙血症。部分患者有肌肉症状,包括轻度至中度肌张力低下、肌无力和肌萎缩,以及大运动迟缓。临床表现轻重不一,但多出现明显低血糖症,需要夜间喂养,肝脏中的 PhK 活性非常低,转氨酶明显升高。

3. GSD Ⅸ b 型 迄今报道了不足 20 例患者,临床表现均累及肝脏,程度从轻到重不一,表现为肝大和轻度低血糖。个别患者表现为肝纤维化、肝腺瘤或室间隔肥厚。*PHKB* 基因在不同组织中广泛表达和差异剪接,第 26 外显子是肌肉特有的,第 27 外显子存在于包括肝脏在内的非肌肉组织 PhKB 转录,因此,*PHKB* 中的大多数致病突变可能会导致肝脏和肌肉中 PhK 缺乏。尽管如此,多数患者肌肉症状较轻或者无,仅凭临床就无法将这种亚型与 *PHKA2* 或 *PHKG2* 突变患者区分开。

五、实验室检查

生化检查提示转氨酶升高,可有空腹低血糖伴酮体增加,血尿酸和乳酸常在正常范围。腹部 B 超可见不同程度的肝脏增大,偶见肝硬化和肝腺瘤。肝脏穿刺病理检查可见糖原含量明显增加、纤维化和轻度炎性改变。

多数患者肝脏、红细胞和白细胞中磷酸化酶激酶活性降低,少数外周血红细胞和白细胞

中磷酸化酶激酶活性在正常范围或高于正常范围,而肝脏磷酸化酶激酶活性明显减低。*PHKB*基因突变还可同时导致肌肉磷酸化酶激酶活性明显降低。磷酸化酶激酶活性测定的结果有假阳性和假阴性的可能性,最好进行基因突变分析明确诊断。基于 DNA 分析的诊断方法优于有创的肝活检,二代测序(NGS)有助于分型和确诊。

六、诊断和鉴别诊断

肝肿大、酮症伴肝酶升高的儿童,应考虑诊断。应进行空腹血糖测量和酮体的检测。当患儿有不明原因的肝脏增大伴生长发育落后时,由于肝脏穿刺肝细胞酶活性测定为有创检查,而且酶活性检测方法又受数种因素影响,故二代测序技术对相关基因突变分析是目前确诊的主要方法。

GSD IX糖异生过程是完整的,故低血糖程度通常不如 GSD I 和Ⅲ型严重,但临床严重程度范围很广,有些患者有严重的危及生命的低血糖症。与 GSD I 不同,乳酸和尿酸浓度通常是正常的。

七、治疗

治疗的主要目的是通过改善代谢控制来缓解临床表现。小部分只有非常轻微的代谢紊乱或没有代谢紊乱的患者可能不需要营养干预。对于那些有低血糖或酮症的,建议避免禁食和采用少量频繁进食的饮食方式。对于有空腹低血糖的患者,建议少量多餐,可在生后 6~12 个月开始在两餐之间和睡前口服生玉米淀粉(CS)1.0g/kg,每天 1~3 次,根据血糖水平和耐受性调整 CS 剂量。成年人每公斤体重的 CS 摄入量要比儿童少。CS 可改善生长发育、肝肿大、骨密度、肝酶和体力,对无低血糖发作的患者亦如此。推荐高蛋白饮食 2~3g/(kg·d)。推荐动物蛋白,蛋白占总热卡的 20%~25%。允许使用适量的乳制品和水果,但应限制单糖含量高的食物摄入。肝脏表现通常随着保守治疗会改善,但部分有严重肝病发生终末肝的患者可能需要进行肝移植。

八、产前诊断

遗传咨询及产前诊断同其他单基因病。

(邱文娟)

第十节 糖原贮积症 XI 型

一、概述

糖原贮积症XI型(GSD XI,MIM227810)也称 Fanconi-Bickel 综合征(FBS),是由于葡萄糖转运体 2(GLUT2)缺陷导致的一种罕见的糖代谢紊乱疾病。FBS 的主要特征是肝肾糖原蓄积,近端肾小管功能障碍,葡萄糖和半乳糖利用受损,身材严重矮小。

二、病因及发病机制

GLUT2 是一种易化扩散双向葡萄糖转运体,在肝细胞、肠上皮细胞和胰腺 β 细胞膜中表达,并参与肾小管细胞和肠上皮细胞的跨细胞单糖转运。在肝细胞中,GLUT2 随着血浆葡萄糖浓度的降低可将细胞中葡萄糖释放到血浆中。在胰腺中,它可使 β 细胞根据血浆葡萄糖的变化分泌胰岛素。FBS 的胰岛 β 细胞中的主要葡萄糖传感器 GLUT2 存在缺陷。GLUT2 缺乏患者发生糖原蓄积的原因在于糖原降解产生的葡萄糖不能运输出细胞,导致细胞内的葡萄糖增加,从而抑制糖原降解。

三、遗传机制

常染色体隐性遗传,GLUT2 由位于 3q26 上的 *SLC2A2* 基因编码,共含 11 个外显子,已报道的致病突变共 89 种。

四、临床表现

多婴儿期起病,可表现为肝大、重度生长落后,部分患者表现为暂时性或持续性新生儿糖尿病。由于肝细胞葡萄糖转运异常导致其餐后高血糖和空腹低血糖。葡萄糖刺激的胰岛素释放减少,导致血糖控制较差,糖化血红蛋白正常,空腹低血糖和餐后高血糖会随着年龄增长而逐渐改善。由于近端肾小管性肾病,患者可有糖尿、高磷酸盐尿、碳酸氢根消耗和广泛性氨基酸尿,导致佝偻病的临床表现,由于渗透利尿可有多尿,多有青春期所延迟和成年身材矮小,智力发育正常。

五、实验室检查

肝酶可升高,空腹酮性低血糖、餐后高血糖、低血磷、碱性磷酸酶升高、肾近端肾小管缺陷特征性改变(糖尿、消瘦、氨基酸尿、蛋白尿、肾小管酸中毒)。

六、诊断和鉴别诊断

如果儿童存在上述临床症状,结合空腹低血糖、餐后高血糖、肝糖原蓄积和 Fanconi 型肾小管病,应考虑 GLUT2 缺乏。肝活检示糖原增加,但无显著炎症和纤维化。确诊方法为 DNA 分析。新生儿筛查试验显示半乳糖血症阳性也可发现该病。

GLUT2 缺乏的临床特征与 GSD Ⅰa 有很多相似之处。但 GLUT2 缺乏患者不会出现重度低血糖、高乳酸血症或高尿酸血症,GSD Ⅰa 患者则没有 GLUT2 缺乏症的肾小管病。低磷性佝偻病需要与其他遗传性佝偻病鉴别。

七、治疗

没有针对 FBS 的特定疗法,只有对症治疗,肾病的处理方法包括水、电解质、α 骨化三醇和磷酸盐合剂,限制半乳糖摄入。少量多餐但保证热卡的饮食可改善代谢和生长,在睡前给予 CS 可能有助于稳定夜间血糖。FBS 多不会进展为肾小球功能不全,青春期后肝肿大会消退。

八、遗传咨询及产前诊断

遗传咨询及产前诊断同其他单基因病。

(邱文娟)

第十一节　糖原贮积症 0 型

一、概述

糖原贮积症 0 型(GSD 0,MIM 240600)是由于 GYS2 基因突变致肝脏糖原合成酶缺陷导致肝糖原含量显著降低的疾病。食用碳水化合物后,葡萄糖无法在肝脏中作为糖原储存,导致餐后高血糖和高乳酸血症,禁食导致严重的酮症低血糖症。与经典的肝糖原贮积症不同,此型患者虽有空腹低血糖,但不伴肝脏增大。其他生化改变包括空腹酮体升高、餐后高血糖和高乳酸血症。糖原贮积症 0 型 1963 年被首次报道,1990 年发现肝脏糖原合成酶缺乏所致。

二、病因及发病机制

GSD 0 是由 GYS2 基因突变导致肝脏糖原合成限速酶缺陷酶。肝脏糖原合成酶在将 UDP-葡萄糖上的葡萄糖分子转移到糖原支链,使葡萄糖分子链延长以形成糖原。通常饮食中的一部分碳水化合物是以糖原的形式储存在肝脏,在糖原合成酶缺乏的情况下,进食碳水化合物饮食后,由于肝脏不能将葡萄糖合成糖原,一方面可导致餐后高血糖,另一方面,葡萄糖直接通过糖原分解旁路代谢而造成餐后高乳酸血症和高脂血症。而空腹时则由于脂肪酸氧化出现酮症性低血糖。由于空腹时血酮体明显增高,中枢神经系统获得了一定程度的能量替补,所以患儿常没有明显的低血糖表现。

三、遗传机制

常染色体隐性遗传病,致病基因 GYS2 基因定位于 12p12.2,含有 16 个外显子。已报道的致病突变共 17 种,包括错义和无义突变 13 种、剪切突变 2 种、大片段缺失突变 1 种和缺失/插入突变 1 种。

四、临床表现

糖原贮积症 0 型的患者断奶之前通常无症状,但患儿由于饥饿夜间断奶较困难。婴儿或幼儿期起病,可发生早餐前酮症性低血糖或易激惹。大多数儿童常常由于胃肠道疾病或患其他疾病伴随胃肠道症状时出现纳差而偶然被发现低血糖,进而被诊断为此病。患儿无肝大,临床表现常较轻,多因矮小、喂养困难、高脂血症或转氨酶升高而就诊。未发现其他类型糖原贮积症的远期并发症。

五、实验室检查

生化检查提示空腹低血糖、高丙氨酸血症和酮症,餐后乳酸血症和高血糖。GYS2 基因突变分析是确诊的唯一方法。肝活检病理分析不能确诊。

六、诊断和鉴别诊断

肝脏大小正常的空腹酮性低血糖,结合基因分析可确诊。

鉴别诊断主要包括其他可以导致酮症性低血

糖的疾病,如脂肪酸氧化障碍疾病、其他类型的糖原贮积病等。

七、治疗

治疗目的是预防空腹低血糖,减轻由于空腹高酮体和餐后高乳酸所致的代谢性酸中毒。饮食指导包括高蛋白饮食,选择复合的低升糖指数的碳水化合物。因为患者有正常的糖原异生功能,所以补充蛋白质可作为糖原异生的前体物质供内源性葡萄糖生成。同时,由于高蛋白使血糖达到正常,机体对脂肪氧化分解的依赖减少,脂肪酸和酮体产生也减少。避免单糖类碳水化合物的摄入就是为了减少其直接升高乳酸的作用。值得注意的是,在婴幼儿期,高蛋白饮食不一定能维持血糖在正常范围,此时可考虑给予 CS 每次 1~1.5g/kg。

八、遗传咨询及产前诊断

遗传咨询及产前诊断同其他单基因病。

(邱文娟)

参考文献

1. Kishnani PS, Austin SL, Abdenur JE, et al. Diagnosis and management of glycogen storage disease type I: a practice guideline of the American College of Medical Genetics and Genomics. Genet Med, 2014, 16 (11): 1.

2. Qiu WJ, Gu XF, Ye J, et al. Molecular genetic analysis of glycogen storage disease type Ia in 26 Chinese patients. J Inherit Metab Dis, 2003, 26 (8): 811-812.

3. Rake JP, Visser G, Labrune P, et al. Guidelines for management of glycogen storage disease type I -European Study on Glycogen Storage Disease Type I (ESGSD I). Eur J Pediatr, 2002, 161 (Suppl 1): 112-119.

4. Nakamura T, Ozawa T, Kawasaki T, et al. Glucose-6-phosphatase gene mutation in 20 adult Japanese patients with glycogen storage disease type Ia with reference to hepatic tumors. J Gastrienterol Hepatol, 2001, 16 (12): 1402-14081.

5. Kishnani PS, Steiner RD, Bali D, et al. Pompe disease diagnosis and management guideline. Genet Med, 2006, 8 (5): 267-288.

6. Chien YH, Chiang SC, Zhang XK, et al. Early detection of Pompe disease by newborn screening is feasible: results from the Taiwan screening program. Pedatrics, 2008, 122 (1): 39-45.

7. Forsha D, Li JS, Smith PB, et al. Cardiovascular abnormalities in late-onset Pompe disease and response to enzyme replacement therapy. Genet Med, 2011, 13 (7): 625-631.

8. Schüller A, Wenninger S, Strigl-Pill N, et al. Toward deconstructing the phenotype of late-onset Pompe disease. Am J Med Genet C Semin Med Genet, 2012, 160 (1): 80-88.

9. Fu L, Qiu W, Yu Y, et al. Clinical and molecular genetic study of infantile-onset Pompe disease in Chinese patients: identification of 6 novel mutations. Gene, 2014, 535 (1): 53-59.

10. Ishigaki K, Yoshikawa Y, Kuwatsuru R, et al. High-density CT of muscle and liver may allow early diagnosis of childhood-onset Pompe disease. Brain Dev, 2012, 34 (2): 103-106.

11. Carlier RY, Laforet P, Wary C, et al. Whole-body muscle MRI in 20 patients suffering from late onset Pompe disease: Involvement patterns. Neuromuscul Disord, 2011, 21 (11): 791-799.

12. Pompe Disease Diagnostic Working Group, Winchester B, Bali D, et al. Methods for a prompt and reliable laboratory diagnosis of Pompe disease: report from an international consensus meeting. Mol Genet Metab, 2008, 93: 275-281.

13. Messinger YH, Mendelsohn NJ, Rhead W, et al. Successful immune tolerance induction to enzyme replacement therapy in CRIM-negative infantile Pompe disease. Genet Med, 2012, 14 (1): 135-142.

14. Zhang Y, Xu M, Chen X, Yan A, Zhang G, Liu Z, Qiu W. Genetic analysis and clinical assessment of four patients with Glycogen Storage Disease Type III a in China. BMC Med Genet, 2018; 19 (3): 54.

15. Kishnani PS, Austin SL, Arn P, et al. Glycogen storage disease type III diagnosis and management guidelines. Genet Med, 2010, 12 (7): 446-463.

16. Brambilla A, Mannarino S, Pretese R, et al. Improvement of Cardiomyopathy After High-Fat Diet in Two Siblings with Glycogen Storage Disease Type III. JIMD Rep, 2014, 17: 91-95.

17. Paradas C, Akman HO, Ionete C, et al. Branching enzyme deficiency: expanding the clinical spectrum. JAMA Neurol, 2014, 71 (1): 41-47.

18. Sampaolo S, Esposito T, Gianfrancesco F, et al. A novel GBE1 mutation and features of polyglucosan bodies autophagy in adult polyglucosan body disease. Neuromuscul Disord, 2015, 25 (3): 247.

19. Hizarcioglu-Gulsen H, Yuce A, Akcoren Z, et al. A Rare Cause of Elevated Chitotriosidase Activity: Glycogen Storage Disease Type IV. JIMD Rep, 2014, 17: 63-66.

20. Lucia A, Ruiz JR, Santalla A, et al. Genotypic and phenotypic features of McArdle disease: insights from the Spanish national registry. J Neurol Neurosurg Psychiatry

2012; 83 (3): 322-328.

21. Haller RG. Treatment of McArdle disease. Arch Neurol, 2000, 57 (7): 923-924.

22. Nogales-Gadea G, Brull A, Santalla A, et al. McArdle Disease: Update of Reported Mutations and Polymorphisms in the PYGM Gene. Hum Mutat, 2015, 36 (7): 669-678.

23. Nogales-Gadea G, Santalla A, Brull A, et al. The pathogenomics of McArdle disease--genes, enzymes, models, and therapeutic implications. J Inherit Metab Dis, 2015, 38 (2): 221-230.

24. Roscher A, Patel J, Hewson S, et al. The natural history of glycogen storage disease types VI and IX : Long-term outcome from the largest metabolic center in Canada. Mol Genet Metab 2014, 113 (3): 171-176.

25. Davit-Spraul A, Piraud M, Dobbelaere D, et al. Liver glycogen storage diseases due to phosphorylase system deficiencies: diagnosis thanks to non invasive blood enzymatic and molecular studies. Mol Genet Metab, 2011; 104 (1-2): 137-143.

26. Ogawa A, Ogawa E, Yamamoto S, et al. Case of glycogen storage disease type VI (phosphorylase deficiency) complicated by focal nodular hyperplasia. Pediatr Int, 2010; 52 (3): 150-153.

27. Malfatti E, Birouk N, Romero NB, et al. Juvenile-onset permanent weakness in muscle phosphofructokinase deficiency. J Neurol Sci, 2012, 316 (1-2): 173-177.

28. Musumeci O, Bruno C, Mongini T, et al. Clinical features and new molecular findings in muscle phosphofructokinase deficiency (GSD type VII). Neuromuscul Disord, 2012, 22 (4): 325-330.

29. Achouitar S, Goldstein JL, Mohamed M, et al. Common mutation in the PHKA2 gene with variable phenotype in patients with liver phosphorylase b kinase deficiency. Mol Genet Metab, 2011, 104 (4): 691-694.

30. Echaniz-Laguna A, Akman HO, Mohr M, et al. Muscle phosphorylase b kinase deficiency revisited. Neuromuscul Disord, 2010, 20 (2): 125-127.

31. Bali DS, Goldstein JL, Fredrickson K, et al. Variability of disease spectrum in children with liver phosphorylase kinase deficiency caused by mutations in the PHKG2 gene. Mol Genet Metab, 2014, 111 (3): 309-313.

32. Bührer C, van Landeghem F, Brück W, et al. Fetal-onset severe skeletal muscle glycogenosis associated with phosphorylase-b kinase deficiency. Neuropediatrics, 2000, 31 (2): 104-106.

33. Beauchamp NJ, Dalton A, Ramaswami U, et al. Glycogen storage disease type IX : High variability in clinical phenotype. Mol Genet Metab, 2007, 92 (1-2): 88-99.

第二十一章

其　他

本章将简要阐述先天性甲状腺功能减退症等几种疾病的病因、发病机制、遗传机制、实验室检查、诊断及鉴别诊断、治疗、遗传咨询及产前诊断注意事项。

第一节　先天性甲状腺功能减退症

一、概述

先天性甲状腺功能减退症(简称先天性甲减, congenital hypothyroidism, CH)是因甲状腺激素产生不足或其受体缺陷所致的先天性疾病,因甲状腺功能无法满足身体代谢需求,导致生长迟缓和智力低下。甲状腺激素对儿童的早期生长和神经发育非常重要,先天性甲减是导致儿童早期智力低下的主要原因之一,呈全球范围发病。从20世纪60年代开始先天性甲状腺功能减退症纳入新生儿筛查计划,在发达国家,通过新生儿筛查几乎消灭了因本病导致的儿童严重智力残疾。

开展本病的新生儿筛查前发生率约为1:5 000,随着新生儿筛查的普及推广,先天性甲减的全球发病率升高至1:2 000,发病率升高的原因可能是由于开展新生儿筛查减少了漏诊,尤其是轻型病例也得到确诊;其次可能与暂时性甲减被确诊出来有关,资料显示,筛查确诊甲减中暂时性甲减比例法国约40%,美国约24%~36%,苏格兰约23%,埃及约18%。另一可能原因为早产儿出生率较前增高,早产儿发生甲减的比例较高。

二、甲状腺发育及甲状腺激素分泌

甲状腺原基细胞从胚胎期第3周开始发育,几周后从原始咽底部迁移到最终的颈前部位置,原基细胞分化形成甲状腺滤泡细胞。10周有浓缩碘功能,12周左右开始合成 T_3、T_4,并且分泌量逐渐升高。胚胎期20周左右胎儿下丘脑-垂体-甲状腺轴(HPT)功能形成,足月时功能趋于完善。

甲状腺素的分泌由垂体前叶分泌的促甲状腺激素(TSH)调控。TSH与甲状腺上滤泡细胞上的TSH受体结合,刺激甲状腺素合成和分泌,同时也促进甲状腺本身的发育。下丘脑的神经元分泌促甲状腺释放激素(TRH)刺激促甲状腺激素的释放,血液循环中的甲状腺素抑制TSH和TRH的释放,形成下丘脑-垂体-甲状腺素轴的负反馈循环,维持甲状腺素的稳态。

碘是合成甲状腺素的营养前体,在小肠中吸收,通过血液中钠-碘泵被转运到甲状腺滤泡细胞,与甲状腺球蛋白结合,合成三碘甲腺原氨酸(T_3)和四碘甲腺原氨酸(T_4)。甲状腺素合成过程中需要酶的参与,酶的缺乏会引起甲状腺肿大或发育不良。编码这些酶的基因发生突变时,可以引起激素生成障碍所致的先天性甲状腺功能减退症。

L-甲状腺素(T_4)是甲状腺产生的主要激素,在脱碘酶的作用下转化成生物活力更强的激素 T_3,T_3、T_4 与位于靶细胞核上的甲状腺素受体结合,发挥甲状腺激素的作用,T_3 与甲状腺素受体结合力较 T_4 高15倍。血液中80%的 T_3 是由 T_4 转化的,仅20%的 T_3 由甲状腺自身合成。血液中大部分的甲状腺素包括 T_4 和 T_3 是与甲状腺球蛋白、白蛋白、前白蛋白紧密结合状态,只有少部分 T_4(0.02%)、T_3(0.3%)呈游离状态,可进入细胞内发挥生理作用。甲状腺素对三大物质代谢均有影响,甲状腺素能促进骨骼钙化,参与调控脑细胞的迁移、树突和轴突的生长、突触的形成、髓鞘的形成,以及胶质细胞的增殖,从而影响大脑发育。胎儿及新生儿期机体对甲状腺素尤其敏感,这一时期机体甲状腺素缺乏将导致脑的不可逆损伤。

三、疾病分类

先天性甲减按照病变部位分为原发性甲减和继发性甲减。原发性甲减是由于甲状腺本身病变损害了甲状腺素的合成和分泌,甲状腺先天性发育异常是最常见的病因。继发性甲减是由于下丘脑或垂体病变,导致失去对甲状腺功能的控制,引起甲状腺激素的合成或分泌下降,又称为中枢性甲减。因甲状腺激素受体功能缺陷所致也称为外周性甲减。

先天性甲减按疾病转归分为持续性(永久性)甲减和暂时性甲减,持续性甲减是指由于甲状腺激素持续缺乏,患儿需终身替代治疗;暂时性甲减是指由于母亲或新生儿的各种原因,致使出生时甲状腺激素分泌暂时缺乏,经过一定时间甲状腺功能恢复正常。

四、病理机制

原发性甲减发病时,下丘脑和垂体对甲状腺激素不足产生反应,刺激 TSH 分泌增加,血中 FT_4 微小下降就可引起 TSH 的明显升高。中枢性甲减则表现为 TSH 正常或降低,FT_4 降低。

早产儿和低出生体重儿由于下丘脑-垂体-甲状腺轴发育不成熟,甲减发病率高。资料显示,出生体重低于 1 500g 的极低出生体重儿(VLBW)CH 的发生率接近 1:400,但仅 1/3 被筛查出来,因此,要重视早产儿甲减的筛查,以避免因甲减导致神经发育损伤。

在胎儿甲状腺发育及功能成熟之前,母体的甲状腺素通过胎盘进入对胎儿体内,对胎儿发育起到保护作用。到孕晚期,仍有少量母体甲状腺素进入胎儿直到出生。因此,即使胎儿甲状腺缺如,出生时婴儿血清中仍可检测到甲状腺素。胎儿血清甲状腺素(T_4)及三碘甲状腺氨酸(T_3)较母体低,出生后出现反射性刺激 TSH 短暂升高,

正常情况下持续 1~2 天,因此,新生儿通过检测 TSH 筛查甲状腺功能减退症的采血应该推迟在出生 2 天后。

五、病因及遗传

1. 遗传因素 原发性甲减病因主要有两个:一个是甲状腺发育异常;另一个是甲状腺腺体体形态正常,但是激素合成分泌障碍。

(1)甲状腺发育异常:包括甲状腺缺如、异位及发育不良,发生率约占先天性甲减的 85%,呈散发状态,病因不清。少部分病例发现有甲状腺发育异常相关基因突变,约占本类型患者的 2%~5%,包括 TSH 受体基因(*TSHR*)或转录因子 *PAX8*、*NKX2-1*、*FOXE1*、*NKX2-5*、*JAG1*、*GLIS3*,这些基因与甲状腺发育有关,同时也与其他器官的发育有关,因此,此类基因突变患儿发生先天性甲减时会同时合并其他缺陷。*CDCA 8* 基因变异出现甲状腺发育不全家族中,该基因在甲状腺中表达,出现多种甲状腺功能异常的表现,影响机制尚不全完清楚。常见与甲状腺发育不良的遗传综合征,见表 21-1。

表 21-1 与甲状腺发育不良相关的遗传综合征及临床特点

基因	相关的症状
PAX8	泌尿生殖异常
NKX2-1	间质性肺病,舞蹈病
FOXE1	腭裂,会厌裂,鼻孔闭锁,头发直硬(Bamforth-Lazarus 综合征)
NKX2-5	先天性心脏病
JAG1	Alagille 综合征(肝脏、心脏、眼睛、骨骼和面部缺陷)、先天性心脏病
GLIS3	新生儿糖尿病,发育落后,先天性青光眼,肝纤维化,多囊肾

(2)先天性甲减的病例中,激素合成障碍者约占 10%~15%,近年发现,此类病因的病例有上升趋势,有文献报道发病者占 30%~40%。细胞内甲状腺素合成障碍通常是遗传缺陷所致,常见单基因缺陷导致的常染色体隐性遗传。已知的遗传因素包括甲状腺球蛋白(TG)、甲状腺过氧化物酶(TPO)、DUOX 2 及 DUOXA 2、碘化钠转运蛋白(SLC5A5)、碘钠泵(SLC26A4)和碘化酪氨酸脱碘酶(IYD)的基因变异导致遗传性甲状腺激素生成

障碍。

随着检测技术的进步,发现与 CH 发病的相关基因似乎越来越多,但基因缺陷导致 CH 的比例尚无确切数据,这与种族、选择观察的 CH 类型、基因分析的方法等都有关。

2. 营养及其他因素

(1) 缺碘及碘过量:缺碘是全球性暂时性 CH 的病因。碘是合成甲状腺素的原料,占 T_3 的 59%、T_4 的 65%,胎儿和新生儿体内碘量依赖于母孕期体内碘存量和母乳、配方乳中碘含量。缺乏硒和铁可增加甲状腺对缺碘的敏感性,测定孕母尿碘水平可以判断孕母碘摄入量是否足够。

妊娠期使用胺碘酮药物、碘消毒剂或接触碘化造影剂等可引起新生儿短暂性甲状腺功能减退,但可引起神经发育损伤。怀孕期间摄入营养补充剂中的过量碘也会导致暂时性 CH 的情况,影响与碘的剂型和时间长短有关。新生儿接触高碘会导致甲状腺功能减退。易发生在早产儿和患有先天性心脏病需要插管的足月儿中,早产儿由于使用含碘消毒剂进行经脐及外周置入中心导管(PICC),因碘暴露过量导致暂时性甲减。

(2) 甲状腺受体阻断性抗体(thyrotropin receptor blocking antibodies,TRBAbs):孕母患有自身免疫性甲状腺疾病(Graves 病、慢性淋巴细胞性甲状腺炎等)时,可导致新生儿甲低,病因为由于 DUOX2 酶基因突变,抗体能通过胎盘阻断胎儿甲状腺 TSH 受体。

(3) 母孕期使用的抗甲状腺药物丙基硫氧嘧啶或他巴唑等可穿过胎盘,抑制胎儿甲状腺激素分泌。

(4) 早产儿暂时性低甲状腺素血症:早产儿更易发生暂时性甲状腺功能减退,胎龄越低,低甲状腺素血症发生率越高。

(5) 中枢性甲减:因下丘脑、垂体病变导致甲状腺素合成及分泌功能降低,发病率占很小的比例。

(6) 甲状腺素抵抗:是由于甲状腺素受体基因缺陷引起的甲状腺素反应性降低的组织特异性综合征,患儿表现为 T_3、T_4 浓度增高,TSH 浓度正常或升高,下丘脑 - 垂体 - 甲状腺负反馈抑制缺陷。

六、临床表现

大部分甲减患儿新生儿期无典型症状,即使

是甲状腺发育不全患儿,因母体的甲状腺素通过胎盘对胎儿有保护作用,延缓了新生儿典型症状的出现;有部分甲状腺功能的患儿症状可能迟至数月、数年后才出现。

典型的先天性甲减者新生儿期或婴儿期可能表现为嗜睡、少动、少哭、喂养困难、哭声嘶哑、眼睑水肿、体温过低、皮肤花纹状、腹胀、脐疝、便秘、黄疸消退延迟、肌张力低、反射减退等临床表现,由于呼吸道黏液水肿导致鼻塞、呼吸困难;心动过缓、低血压伴脉压差小;皮肤黄疸以间接高胆红素增高为主,贫血。

特殊面容特征是前额狭窄,鼻梁凹陷,眼睑肿胀,舌大,皮肤厚、干燥、冷,头发干枯。

先天性甲减患儿发生心脏、肾脏、泌尿道、胃肠道和骨骼系统发育异常的风险增加。观察发现 CH 发生心脏畸形发生率(8.4%)是对照组(1%~2%)的 4 倍。如新生儿出生后未获得及时诊治,婴幼儿期可表现出智力发育落后和体格发育落后、身材矮小等典型的症状及体征。未经治疗或治疗不规范导致的长期高 TSH 血症可导致假性性早熟,如睾丸增大和乳房早发育,这是由于 TSH 和卵泡刺激素受体有交叉反应,但是缺乏生长加速和骨成熟超前,据此与真性性早熟鉴别。

追问病史,可有母孕期胎动减少,胎儿心率下降,过期产,巨大儿等。

随着新生儿筛查的开展,先天性甲减一经确诊立即开始治疗,因此多数患儿并未出现上述典型临床表现。

七、实验室检查

1. 甲状腺功能测定 血清 FT_3、FT_4、TSH 测定,如 FT_4 减低、TSH 明显升高,则诊断为先天性甲减。

2. 甲状腺自身免疫性抗体测定 如果母亲患有自身免疫性甲状腺疾病,母体的抗甲状腺抗体可以通过胎盘影响胎儿甲状腺发育和功能。

3. 血清甲状腺球蛋白(TG)浓度测定 TG 可反映甲状腺组织存在和活性,甲状腺发育不良患儿 TG 明显减低,甲状腺摄碘缺乏而 TG 升高者提示甲状腺存在,需考虑 TSH 受体突变、碘转运障碍或存在母源性 TRBAb,而非甲状腺发育不良。

4. 尿碘测定 宫内碘暴露或生后碘摄入过

多,生活在碘缺乏或碘过量地区均会影响甲状腺功能。尿碘测定有助于判断碘摄入是否正常。

5. 其他垂体激素检测 中枢性甲低应做其他垂体激素检测,如 ACTH、皮质醇、促性腺激素等。

八、影像学检查

1. 甲状腺超声检查 帮助判断甲状腺的位置、大小,评估甲状腺发育情况,发现甲状腺发育不良等致病原因。

2. 放射性核素扫描 可以判断甲状腺的位置、大小、发育情况及摄碘功能。缺碘导致的暂时性甲减核素扫描时碘摄入率增加,碘过量和由母亲 TRBAb 引致的暂时性甲减时核素扫描碘摄入率降低。甲状腺受体缺陷、碘转运障碍等也可见于摄碘率降低。因上述结果并不改变急性期甲减的治疗方法,故不能因此项检查推迟开始治疗的时间。

3. X 线检查 约半数原发性甲减患儿出现骨骼发育落后,新生儿股骨远端或胫骨近端骨化中心缺失提示宫内甲状腺素缺乏。幼儿和儿童手腕摄片提示骨成熟延迟。

4. MRI 检查 中枢性甲减常伴有垂体其他内分泌疾病,如垂体腺瘤和咽鼓管腺瘤等其他脑瘤,应做 MRI 检查下丘脑或垂体病变。

九、诊断

1. 新生儿筛查 TSH 和 FT_4 呈负对数线性关系,血清 FT_4 微小的变化会引起 TSH 代偿性的大幅度增高,因此,血清 TSH 是检测原发性甲状腺功能减退症的最敏感指标。如果考虑可能有中枢性甲状腺疾病或高度怀疑有甲状腺功能障碍,可增加测定血清游离 T_4,因单一筛查 TSH 会漏诊中枢性甲减。

我国 CH 新生儿筛查采用检测 TSH 的方法,新生儿出生后采集足跟血制成滤纸干血斑标本,冷藏保存并及时递送到新生儿筛查实验室进行筛查检测,筛查阳性者立即召回进行确诊检查。

需要注意,新生儿出生 6 小时 TSH 生理性大幅升高,并在生后 24~48 小时间高于正常水平,因此,采血早或 TSH 轻度增高者需除外是由于生理性 TSH 增高所致,要复查甲状腺功能。

新生儿筛查对部分早产生 TSH 延迟升高者和中枢性甲低者会出现假阴性,因此,即使新生儿筛查正常也不能排除甲低,低出生体重儿和极低出生体重儿建议 2 周时重复筛查检验。有文献报道,28 周以下的早产儿短期可给予甲状腺素替代治疗,目的是改善早产儿的发育。

2. 确诊 血 TSH 增高,FT_4 降低,诊断甲状腺功能减退症;血 TSH 减低或正常,FT_4 降低,诊断为中枢性甲状腺功能减退症;血 TSH 增高,FT_4 正常,诊断为高 TSH 血症;暂时性甲减,指甲状腺素暂时缺乏,通常数个月后甲状腺素水平达正常。暂时性低甲状腺素血症(THOP)是指由于其他疾病所致 T_4 缺乏、TSH 不升高,甲状腺素水平可恢复正常,常见于早产儿。

十、鉴别诊断

1. 21- 三体综合征 患儿智能及运动发育落后,特殊面容,常伴有其他畸形,最多见心脏发育畸形。皮肤及毛发正常,无黏液水肿。染色体核型分析可确诊。21- 三体综合征患儿合并甲状腺功能减退症者较多,注意诊断及鉴别。

2. 先天性巨结肠 患儿出生后逐渐腹胀,便秘,常有脐疝。无特殊面容,精神反应好,哭声及哺乳正常。腹部影像学检查可见结肠痉挛及扩张段。甲状腺功能检测正常。

3. 骨骼发育障碍的疾病 如软骨发育不良、黏多糖病等都有骨发育迟缓症状,骨骼 X 线和尿中代谢物检查可进行鉴别。

十一、治疗与随访

甲低一经确诊,立即治疗,治疗的目标是使血清 TSH 正常和 FT_4 在正常范围的上限。以避免对脑发育的损害。

首选左旋甲状腺素($L-T_4$)治疗,左旋甲状腺素是一种激素原,在外周脱碘成活性激素 - 三碘甲状腺素原氨酸,是循环中的 80% 的三碘甲状腺素原氨酸的来源。半衰期约为 1 周,单剂治疗可在血液循环中达到稳定的 FT_4、FT_3 浓度,且没有明显的日间浓度变异。初始治疗剂量为 10~15ug/(kg·d),剂量选择参考确诊时 TSH 浓度,每日一次口服,治疗后 2 周检查甲状腺功能,最好 FT_4 在两周内,TSH 在治疗后 4 周达到正常。对于伴有严重先天性心脏病患儿,初始治疗剂量应减少。治疗 2 周后复查验血,根据血 FT_4、TSH 水平调整治疗剂量。治疗的目的是保证生长和发育正常,因此理想目标是维持 FT_4 在正常范围上限内,而

TSH 在 0.5~2.0mIU/L 之间。在随后的随访中,甲状腺激素维持量需个体化,随 FT_4、TSH 值调整,婴儿期一般在 5~10μg/(kg·d),1~5 岁为 5~6μg/(kg·d),5~12 岁为 4~4.5μg/(kg·d)。当患儿身高停止线性增长时,左旋甲状腺素的需要量就相对稳定。

患儿一般治疗后数周后食欲好转,腹胀消失,活动增多,心率维持在正常范围。药物过量患儿可导致颅缝早闭和甲状腺功能亢进临床表现,如烦躁、多汗等,需及时减量。TSH 大于 10mIU/L,而 FT_4 正常的高 TSH 血症,复查后 TSH 仍然增高者,给予治疗,起始剂量可采用维持剂量,4 周后根据复查结果调整,对于 TSH 始终维持在 4~10mIU/L 之间的婴儿,处理方案存在争议。有观点认为持续 TSH 增高超过 4 周对脑发育有害。

对于幼儿和年长儿中枢性甲减,左旋甲状腺素替代治疗应从小剂量开始。如伴有肾上腺皮质功能不良者,需同时给予生理需要量皮质激素治疗,防止突发性肾上腺皮质功能衰竭。如发现同时有其他内分泌激素缺乏,应给予相同替代治疗。

一般推荐进餐前或服用其他药物前 30~60 分钟给予左旋甲状腺素,每天同样方法服药更重要,可以保持血药浓度的稳定,家长用药依从性对患儿的治疗效果和远期发育非常重要。如遗漏服药,第二天应给予双倍补偿。

口服补铁剂、碳酸钙、硫糖铝、含大豆的婴儿配方奶等能在肠道与左旋甲状腺素结合减少其吸收,患者的左旋甲状腺素需要量增加,其他药物如苯妥英、酰胺咪嗪和利福平因通过提高左旋甲状腺素的肝脏代谢而增加需要量。

左旋甲状腺素替代治疗中需定期复查患儿血 FT_4、TSH 浓度,以调整治疗剂量。首次治疗 2 周后复查,以后每次调整剂量后 1 个月复查。1 岁内每 2~3 个月复查 1 次,1 岁以上每 3~4 个月复查一次,3 岁以上 6 个月复查一次。复查时应进行体格检查和发育评估,在 1 岁、3 岁、6 岁分别进行智力发育评估。

甲状腺发育异常或激素合成分泌障碍等病因的先天性甲减需要终身治疗,暂时性甲减在治疗 2~3 年后试停药 1 个月,复查甲状腺功能、甲状腺超声或核素扫描,治疗剂量较大的婴儿应先试减量。如果 TSH 增高或伴有 FT_4 下降,应给予甲状腺素终身治疗。如果甲状腺功能正常,则继续停药定期随访 1 年以上,部分患儿 TSH 会重新升高。甲状腺功能正常且监测生长发育正常者为暂时性甲状腺功能减退症。

十二、预后

新生儿甲减出生后开始治疗,大部分患儿的神经系统和智力水平可接近正常。新生儿筛查发现的甲减,治疗早,预后多数良好。晚发现、晚治疗者的体格发育有可能逐步赶上同龄儿童,但神经、精神发育迟缓不可逆转。严重的先天性甲减患儿,即使早期治疗,仍有发生神经系统后遗症的风险,可能与在胚胎期脑发育已经受损害有关。部分早期进行治疗的的患儿也存在认知方面的落后等。

开始治疗时间的早晚、左旋甲状腺素的初始剂量和 3 岁内的维持治疗依从性等因素与患儿最终智力水平密切相关。几十年新生儿筛查的开展,有效避免了该病导致的严重神经发育障碍。

（文 伟）

第二节 葡萄糖-6-磷酸脱氢酶缺乏症

一、概述

葡萄糖 -6- 磷酸脱氢酶(glucose-6-phosphate Dehydrogenase,G6PD,OMIM 305900)缺乏症是人类最常见的红细胞膜疾病,属 X 伴性不完全显性遗传性疾病。该病是由于红细胞膜表面的 G6PD 酶缺陷,导致红细胞戊糖磷酸途径中谷胱甘肽还原酶的辅酶 - 还原型辅酶 Ⅱ(还原型烟酰胺腺嘌呤二核苷酸磷酸,NADPH)生成减少,使得维持红细胞膜稳定性的还原型谷胱甘肽减少,不能抵抗氧化损伤,导致红细胞破坏并溶血的一种遗传病。临床表现从无症状到感染或药物、食物诱发的发作性溶血性贫血、自发性慢性非球形细胞性溶血性贫血,个体差异性大。本病主要分布于疟疾高发的热带、亚热带地区。我国广东、广西、海南、云南等地人群患病率高。

本病无特殊的根治方法,确诊后以预防为主。世界卫生组织(WHO)建议在男性患病率>3%~5% 的地区,应常规开展 G6PD 缺乏症的产前健康教育及新生儿筛查。

二、病因及发病机制

G6PD 是存在于红细胞表面的一种酶,在磷酸戊糖旁路途径中发挥了关键的作用,其主要通过催化 6- 磷酸葡萄糖脱氢,产生 6- 磷酸葡萄糖酸和烟酰胺腺嘌呤二核苷酸(nicotinamide adenine dinucleotide phosphate,NADPH),NADPH 在谷胱甘肽还原酶的催化下,使氧化型谷胱甘肽(glutathione oxidation,GSSG)转变为还原性谷胱甘肽(reduced glutathione,GSH),GSH 是细胞抗氧化的保护因子,保护细胞免受氧化损伤。G6PD 缺乏症患者体内,由于 NADPH 产生减少,进而导致 GSH 减少,红细胞发生氧化性损伤时,变形性降低,容易被破坏产生溶血。

本病患者在接触蚕豆时,由于蚕豆含有高浓度的两种葡萄糖苷成分:蚕豆嘧啶、共蚕豆嘧啶核苷,两种物质能水解为香豌豆嘧啶和异尿咪,并产生过氧化氢,诱发体内氧化反应,导致红细胞的破坏。因此,本病又称为“蚕豆病”。

三、遗传机制

G6PD 为 X 连锁不完全显性遗传病,*G6PD* 基因位于 Xq28,全长约 20kb,包含 13 个外显子和 12 个内含子,共编码 515 个氨基酸。目前,已报道的 *G6PD* 基因突变有 200 多种,多为单个碱基置换导致的错义突变,极少数为无义突变、缺失。突变分布有种族和地区的特异性,我国人群中发现的突变超过 20 种,其中 c.1 388G>A,c.1 376G>T 和 c.95A>G 最为常见,约占总突变的 70%~80%。

四、临床表现

G6PD 缺乏症临床表现变异大,从无症状到食物、药物、感染诱发的发作性溶血性贫血,甚至表现为自发性慢性非球形细胞性溶血性贫血。大部分 G6PD 缺乏症的患者可能终身无自觉症状,不影响寿命,通常在进食或使用氧化性食物或药物诱发急性溶血。将 G6PD 缺乏症临床表现从以下几个方面归纳:

1. 发作性溶血　患者在一定的诱因下,如感染、接触或进食具有氧化性的物质(食物或药物),约 24~48 小时后,出现严重的急性溶血综合征:血红蛋白尿、贫血、黄疸,严重者出现肾衰竭;溶血的程度与诱因、摄入物质的数量、酶活性缺乏的

程度有关,药物诱发的溶血通常具有自限性。

2. 慢性非球形红细胞性溶血性贫血(HNHA)　临床表现为轻至中度贫血,溶血可因感染、服用药物而加重,常伴有肝脾大、黄疸。

3. 新生儿高胆红素血症　G6PD 缺乏症是新生儿高胆红素血症常见和重要的危险因素,同时也是本病高发区新生儿胆红素脑病的主要病因。本病导致的新生儿高胆红素血症多发生于生后 2~4 天,也可提前至生后 24 小时内,以中重度多见,容易引起高胆红素脑病;早产儿重于足月儿。新生儿 G6PD 缺乏导致的黄疸的临床表现还与遗传、环境等因素有关,如产妇使用或暴露于氧化剂的药物,中草药可通过乳汁诱发、加重新生儿黄疸,或使用婴儿衣物使用樟脑球进行存放也可诱发溶血。G6PD 缺乏同时合并尿苷二磷酸葡萄糖醛酸转移酶(UGT1A1)缺陷是黄疸的高危因素。

五、实验室检查

本病相关的实验室检查,主要包括常规检测项目及 G6PD 酶活性筛查、酶活性直接检测、基因检测几部分。

1. 常规检测　血常规提示为正细胞正色素性贫血,红细胞、血红蛋白降低,平均血红蛋白容积、平均血红蛋白浓度正常,网织红细胞升高,外周血突变可见有核红细胞增多,红细胞内可见 Heinz 小体;骨髓象增生活跃;尿液潜血实验阳性,可见蛋白、红细胞、管型、尿胆原、尿胆素。

2. 酶活性检测　直接检测酶活性方法(如高铁血红蛋白还原实验、荧光斑点法、硝基四氮唑蓝法、定量比值法等)能够确定酶活性程度,不同检测方法所得结果的参考范围不同,本病患者酶活性程度低于正常人,携带者酶活性变异大。

目前,本病新生儿筛查主要是通过检测干血滤纸片的 G6PD 酶活性进行,酶活性筛查方法主要包括荧光定量法或荧光斑点法,由于荧光定量法具有较高的特异性与灵敏性,新生儿筛查推荐使用该方法。G6PD 酶活性检测能够检出绝大多数男性半合子及女性纯合子的 G6PD 缺乏症,但女性杂合子的诊断率有限,需通过基因诊断来明确。

3. 基因检测　由于 G6PD 酶不稳定,酶活性测定受标本采集、递送时间等因素的影响,测定方法也有一定的局限性,如男女性杂合子酶活性程度可正常或轻度降低,但有可能遗传给子代。因

此,G6PD 基因检测在临床及遗传咨询中能提供重要信息。

六、诊断及鉴别诊断

本病需与自身免疫性溶血性贫血、阵发性睡眠性血红蛋白尿等溶血性疾病鉴别,新生儿期需与 ABO 溶血症鉴别。

1. 自身免疫性溶血性贫血　该病是由于体内免疫功能调节紊乱,产生自身抗体和 / 或补体吸附于红细胞表面,通过抗原抗体反应加速红细胞破坏而引起的一种溶血性贫血。实验室检查周围血涂片可见球形红细胞、幼红细胞,偶见红细胞被吞噬现象,Coombs 试验(+),本病患者 G6PD 酶活性测定正常。

2. 阵发性睡眠性血红蛋白尿　是一种获得性红细胞膜缺陷引起的慢性溶血,其特点常在睡眠后解酱油色或葡萄酒色尿,伴全血细胞减少、感染和血栓形成。特异性实验室检查:蔗糖溶血试验(+)、酸溶血试验(+)、Rous 试验(+)、CD59⁻细胞>10%,本病患者 G6PD 酶活性测定正常。

3. 新生儿 ABO/Rh 溶血性贫血　本病患儿可出现极重度贫血、水肿、宫内死亡等,轻度受累的患儿在出生时可有轻度贫血或没有贫血,但在生后很快(24 小时内)发生高胆红素血症,通常母亲血型为 O 型,新生儿血型为 A 型或 B 型,或母亲血型为 Rh 阴性,新生儿为 Rh 血型阳性。母亲及新生儿血型检测、Coombs 试验可鉴别诊断。但需要警惕在 G6PD 缺乏症合并 ABO 溶血时,极易引起核黄疸。

七、治疗及预防

本病无特殊治疗,重在预防。

1. 治疗　患者在无溶血发作时,无须特殊治疗。当出现急性溶血时,应立即阻断诱因,并对症治疗。当合并慢性溶血性贫血时,应根据贫血程度选择相应治疗,严重贫血可输入 G6PD 活性正常的红细胞或全血。对达到病理性黄疸的新生儿,应根据胆红素水平及个体情况,给予药物、蓝光或换血治疗,预防新生儿胆红素脑病的发生,其中蓝光治疗是最常用的安全有效的方法。

2. 预防　在高发地区应常规开展 G6PD 缺乏症的新生儿筛查。对于 G6PD 缺乏症患者及家属须及时给予健康教育,避免进食干鲜蚕豆及其制品,避免接触樟脑丸(萘)等日用品,尤其禁用、慎用氧化类药物。虽然本病为遗传性疾病,但属于可预防性疾病,有一定的诱因才发病,一般不必要对胎儿进行产前诊断。

(范 歆　陈少科)

第三节　半乳糖血症

一、概述

半乳糖血症(galactosemia,OMIM 200400)是由于半乳糖代谢途径中酶的遗传性缺陷所导致的代谢性疾病,属于常染色体隐性遗传病。人体内的半乳糖在半乳糖激酶(galactokinase,GALK)、半乳糖 -1- 磷酸尿苷转移酶(galactose-1-phosphate uridyltransferase,GALT)及尿苷二磷酸 - 半乳糖 -4'- 差向异构酶(uridine diphosphate galactose-4-epimerase,GALE)先后作用下生成 1- 磷酸葡萄糖进入葡萄糖代谢途径为机体供能,此过程中任何一种酶发生缺陷,均可导致半乳糖代谢障碍,人体摄入的半乳糖无法经正常途径转变为葡萄糖供能,半乳糖及其代谢产物异常堆积,引起半乳糖血症(图 21-1)。依据酶缺陷不同分为 3 型,分别为 GALT 缺乏型(OMIM 200400)、GALK 缺乏型(OMIM 200200)及 GALE 缺乏型(OMIM 200350)。其中以 GALT 缺乏型,又称经典半乳糖血症,最为多见,且病情最严重,本章主要介绍经典型半乳糖血症。

经典型半乳糖血症欧美白人发病率较高,有报道美国 1% 的北美人种是携带者,推算发病率为 1/40 000,亚洲发病率相比要低得多,中国台湾 1999 年的筛查显示半乳糖血症发病率为 1/400 000,日本报道的发病率为 1/100 000。

二、病因及发病机制

乳糖(galactose)是哺乳动物乳汁中特有的碳水化合物,经乳糖酶水解为半乳糖和葡萄糖两种单糖后迅速在小肠内吸收。乳糖是婴儿主要的能量来源,与婴儿大脑的迅速成长有密切关系;乳糖在肠道经发酵产生的乳酸可提高食物中钙、磷、钾、铁等矿物质的吸收利用。

人体内半乳糖的主要代谢途径是 Leloir 途径。在 Leloir 途径,3 种特异的酶 GALK、GALT、GALE 分别催化 3 个步骤,将半乳糖转化为葡萄糖。首先半乳糖在 GALK 作用下被磷酸化成 1-磷酸半乳糖（galactose-1-phosphate，Gal-1-P），然后 Gal-1-P 在 GALT 催化下与尿苷二磷酸葡萄糖（uridine diphosphate Glucose，UDP-Glc）生成 1-磷酸葡萄糖（Glucose-1-phosphate，Glc-1-P）及尿苷二磷酸半乳糖（uridine diphosphate galactose，

UDP-Gal），Leloir 途径的第三步则在 GALE 的作用下将 UDP-Gal 转化为 UDP-Glc，生成的 UDP-Glc 除补充第二步消耗的 UDP-Glc 外，在焦磷酸化酶作用下生成 Glc-1-P，Glc-1-P 在磷酸葡萄糖变位酶作用下转变为 6- 磷酸葡萄糖，进入糖酵解途径和三羧酸循环氧化供能（图 21-1）。

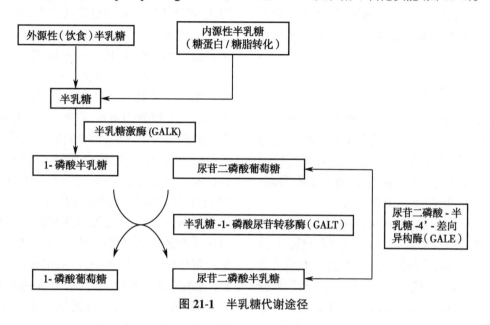

图 21-1　半乳糖代谢途径

经典半乳糖血症中，GALT 活性明显下降，甚至完全消失，Leloir 途径中断，体内半乳糖、Gal-1-P 堆积，同时伴有 UDP-Gal 缺乏。堆积的半乳糖通过旁路代谢途径转化为半乳糖醇、半乳糖酸，半乳糖醇无法进一步代谢，堆积在细胞内引起细胞渗透压增高和氧化应激损伤，如堆积在晶状体可导致白内障。

Gal-1-P 被认为是半乳糖血症的关键致病因子，Gal-1-P 广泛存在于红细胞及其他组织细胞内，它的储积导致脑、肝、肾等多脏器损伤。

经典半乳糖血症患者同时伴有 UDP-Gal 缺乏，UDP-Gal 是糖脂和糖蛋白合成的必不可少的供体。尸解显示经典半乳糖血症患者大脑的糖蛋白结构异常，以及含半乳糖或 N- 乙酰半乳糖胺的糖脂缺乏，提示半乳糖血症患者存在糖基化异常。

限制饮食中半乳糖摄入能减少半乳糖及其毒性代谢产物堆积，但即使严格限制外源性半乳糖摄入，半乳糖血症患者也可通过分解体内含半乳糖的生物大分子，如糖蛋白、糖脂、蛋白聚糖，内源性生成半乳糖，内源性半乳糖是半乳糖血症致病因素之一。

三、遗传机制

GALT 基因定位于 9p13，基因全长约 4.3kb，编码启动子和 11 个外显子，cDNA 全长约 1 407bp，编码 379 个氨基酸。至今发现有超过 300 种 *GALT* 突变，突变类型包括无义突变、框移突变、插入 / 缺失突变、剪切突变、错义突变，目前报道的基因突变中主要以错义突变为主。GALT 缺乏症的基因型和表型存在明显相关性。

四、临床表现

经典半乳糖血症患儿常于新生儿期即发病，表现为进食乳类后出现呕吐、腹泻、喂养困难、体重不增、低血糖、黄疸、肝大、肝细胞损伤、出血倾向、嗜睡、肌张力减低、白内障、肾小管损伤，如没有及时治疗，可发生大肠埃希菌败血症、休克、死亡。如生后 3~10 天内即给予去乳糖饮食，患儿的各种急性症状会快速缓解，可防止出现大肠埃希菌败血症、肝功能衰竭、死亡。新生儿期幸存下来的半乳糖血症患儿如持续摄入含乳糖饮食会出现严重的脑损伤。

即使给予早期足量的治疗，经典半乳糖血症

儿童和成人仍会出现长期并发症,包括白内障、语言障碍、生长迟缓、智力低下、共济失调等,女性患者会出现卵巢功能早衰,可表现为青春发育延迟、原发性闭经、继发性闭经、月经稀少、提前绝经。经典半乳糖血症的长期并发症主要累及大脑和性腺,几乎所有的 GALT 活性完全或接近完全缺乏的女性患者均会出现卵巢功能早衰,目前认为男性患者的生育能力没有受到损伤,但相关的研究资料比较少。

五、实验室检查

1. 生化检查　未治疗的经典半乳糖患者血半乳糖通常 >10mg/dl;红细胞 Gal-1-P 可高达 120mg/dl。其他的实验室检查结果包括尿还原糖阳性、尿蛋白阳性、高胆红素血症、血转氨酶增高、凝血功能障碍、低血糖、氨基酸尿等。

2. GALT 活性测定　GALT 缺乏症酶活性有不同程度下降,依据 GALT 残余酶活性,可将 GALT 缺乏症分为:①经典型半乳糖血症:GALT 活性完全缺乏或几乎检测不出;②临床变异型半乳糖血症(clinical variant galactosemia):GALT 活性约为正常人的 1%~10%。

3. 新生儿筛查　通过足跟采血,滴于专用滤纸片后晾干,寄送到筛查中心测定 GALT 活性和 / 或总半乳糖水平(半乳糖 +Gal-1-P),可以早期诊断,早期治疗,避免新生儿期死亡。

4. 基因检测　基因突变分析可确诊患儿和高危人群的半乳糖血症或杂合子携带者的诊断,以及半乳糖先证家庭的遗传咨询。

六、诊断和鉴别诊断

可根据临床表现、新生儿筛查、实验室检查、家族史进行诊断,确诊需依据红细胞 Gal-1-P 浓度、GALT 活性和 / 或 GALT 基因检测。

本病需与导致新生儿肝损伤的疾病鉴别:如感染性疾病;胆汁淤积症,包括 Alagille 综合征、严重的 ATP8B1 缺陷(进行性家族性肝内胆汁淤积症)和 citrin 缺乏症;遗传性果糖不耐受、酪氨酸血症 1 型;以及其他的代谢性疾病,如尼曼匹克病 C 型。

七、治疗及随访

一旦确诊经典型半乳糖血症,需立即给予限制半乳糖饮食,饮食治疗需终身维持,日常饮食中

只要减少乳糖、半乳糖来源,允许摄入半乳糖含量较少的非奶源性的半乳糖(galactose from non-milk sources),饮食治疗过程中需定期监测红细胞 Gal-1-P 浓度。

限制半乳糖的饮食治疗能快速缓解半乳糖血症的急性症状,却无法预防长期并发症的出现,因此,经典半乳糖血症患者随访中,对长期并发症进行监测并及时给予治疗十分重要。定期测试发育商(DQ)、智商(IQ),定期筛查语言发育迟缓(7~12 个月、2 岁、3 岁、5 岁),尽早进行语言治疗;每半年进行神经专科检查,及早发现小脑性共济失调、震颤、肌张力障碍等神经系统并发症;定期进行神经心理学评估,筛查自闭症谱系疾病、感觉统合障碍、抑郁和焦虑;女性患儿如 12 岁时第二性征发育不全或 14 岁时仍没有规律的月经,需检测 FSH 和 17β- 雌二醇筛查高促性腺激素的性腺发育不全,可用小剂量雌激素刺激青春发育,联合运用孕激素建立月经周期;完成青春发育的女性患者每年检测 FSH 水平,评估早发性卵巢发育不良;定期监测骨密度、维生素 D 和钙水平,补充维生素 D、钙、维生素 K;每例患儿确诊时均需进行眼科检查,排除白内障。

八、遗传咨询和产前诊断

如果家系的 *GALT* 致病突变已知,可运用分子遗传学方法对胎儿进行产前诊断,家族成员基因分析可检出杂合子携带者,进行遗传咨询。如果 *GALT* 致病突变不明,产前诊断依赖培养羊水细胞 GALT 活性测定。

(黄晓磊)

第四节　果糖 -1,6- 二磷酸酶缺乏症

一、概述

果糖 -1,6- 二磷酸酶(fructose-1,6-bisphosphatase,FBPase)缺乏症是一种罕见的常染色体隐性遗传病。该病为位于染色体 9q22 的 *FBP1* 基因突变,导致肝 FBPase 缺乏或活性低下,造成 1,6- 二磷酸果糖转化为 6- 磷酸果糖障碍,从而影响糖异生过程。主要特征为有诱因可循的反复发作性低血糖和代谢性酸中毒。该病目前没有特效

治疗,治疗目的是预防反复发生代谢紊乱,提高患儿生活质量。若早期诊断、恰当的生活方式干预,患儿可以带病正常生活。国外自1970年首次报道本病,截至目前共报道100多例,临床罕见,荷兰报道发病率约为1/350 000。近年来,随着对该病认识的不断提高,国内也有病例报道。

二、病因及发病机制

FBPase主要参与糖异生和果糖代谢。FBPase催化1,6-二磷酸果糖转化成6-磷酸果糖,是糖原异生中的最终步骤。FBPase缺乏或活性减低,糖异生途径受阻,造成1,6-二磷酸果糖的堆积,大量消耗肝中磷酸的储备,进而使ATP浓度下降,加速糖无氧酵解,导致乳酸性酸中毒及餐后低血糖。

三、遗传机制

果糖-1,6-二磷酸酶缺乏症为常染色体遗传。人类FBPase有2种同工酶即FBPase1和FBPase2,主要在肝脏、肾脏和肌肉中表达,编码基因*FBP1*和*FBP2*均定位于染色体9q22.2-9q22.3区域。*FBP1*基因长约3lkb,包含7个外显子,编码338个氨基酸,主要在肝脏中表达,部分在肾脏中表达。果糖-1,6-二磷酸酶缺乏症由*FBP1*基因突变所致,至今已报道30余种突变类型,c.959dup(c.960/961 insG)为最常见的突变。

四、临床表现

果糖-1,6-二磷酸酶缺乏症儿童多数在2岁内第一次发病,其中50%发生于新生儿期;每次发作都有诱因可循,包括长时间禁食、摄入大量果糖、发热、呕吐等,随后出现代谢紊乱。稳定期没有任何症状。

1. 代谢紊乱期 通常是急性代谢紊乱,表现为显著低血糖和严重的高乳酸性酸中毒,呼吸增快甚至呼吸困难、呼吸暂停、心动过速、呕吐、腹泻,肝脏肿大,新生儿严重高胆红素血症,可有肌张力降低,易激惹或嗜睡,重者出现昏迷、惊厥,甚至脑损害,但大多数远期神经系统不受影响;一些严重或持续的低血糖和代谢性酸中毒可致死亡。部分患儿在摄入高蛋白食物后可出现类似瑞氏综合征的临床表现。随着年龄增加,对饥饿的耐受力增加,急性代谢紊乱的发生率逐渐下降。

2. 稳定期 稳定期无任何症状,患儿生长发育、精神运动发育基本不受影响,部分患儿可有肝脏肿大。

五、实验室检查

1. 代谢相关检查 在症状好转或稳定期检测不到代谢异常,甘油、果糖或丙氨酸负荷试验及禁食试验诱发代谢紊乱存在一定危险性,并非确诊手段,不推荐应用。代谢紊乱期血糖明显降低,糖异生底物堆积,可表现为高乳酸血症、高尿酸血症、高丙氨酸血症和酮症,胰高血糖素在急性期可升高;部分患儿有肝酶升高、凝血酶原时间延长、高甘油三酯血症。尿常规检查有酮体;代谢紊乱期尿气相色谱-质谱分析(GC-MS),可出现特征性甘油尿、果糖尿;尿中甘油检测为阴性时,可检测患儿尿中3-磷酸-甘油醛含量,敏感性更高。

2. 酶活性检查 外周血白细胞FBPase1活性可正常,但并不能排除肝脏FBPase1活性的减低,可进一步肝活检检测肝脏FBPase1活性。肝脏中FBPase1酶活性测定可用于疾病诊断。

3. 细胞遗传学检查 外周血白细胞行*FBP1*基因检测,进行基因诊断。明确诊断后,需要对家系其他成员进行致病基因验证。

六、诊断和鉴别诊断

果糖-1,6-二磷酸酶缺乏症目前没有明确的诊断标准。患儿反复在诱发因素后出现严重低血糖和代谢性酸中毒,关键要在代谢紊乱期留取血、尿标本,并检测出高丙氨酸血症和甘油尿。检测肝中FBPase活性有助诊断。外周血白细胞*FBP1*基因检测对诊断该病有重要价值。但部分患儿*FBP1*基因检测可无突变,此种情况不除外启动子区域基因或调节2,6-二磷酸果糖浓度的双功能酶基因突变的可能。

本病需要与导致低血糖和酸中毒相关的内分泌及代谢性疾病鉴别。

1. 脂肪酸氧化障碍 该病在感染、饥饿后出现低血糖和代谢性酸中毒。但脂肪酸氧化障碍为低血酮性低血糖和/或高血氨,有心脏受累表现(如心肌病和心律失常)、复发性横纹肌溶解、生长发育迟缓及智能障碍等,血、尿代谢病筛查有二羧酸尿和肉碱缺乏。进行基因检测或特异性代谢产物定量分析可明确诊断。

2. 有机酸血症 是氨基酸代谢异常所致的疾病,常在新生儿期、婴儿早期急性起病,临床常表现为发作性呕吐、喂养困难、生长发育迟缓、肌张力低下、惊厥、意识障碍、严重代谢性酸中毒等一系列症状,缓解期也有轻重不一的代谢异常,这类疾病常表现为严重、顽固性、高乳酸性代谢性酸中毒,代谢紊乱期行尿气相色谱-质谱分析可明确诊断。

3. 线粒体呼吸链功能障碍 为线粒体基因突变所致,多表现为神经、肌肉、肝、肾等多系统受累;该病高乳酸性酸中毒更常见,少数患儿会出现低血糖,线粒体基因检测可明确诊断。

4. 糖原贮积症Ⅰ型 表现为空腹诱发严重低血糖伴酮症和高乳酸性酸中毒,以及高脂血症、高尿酸血症和肝功能异常。患儿生长发育迟缓,智力发育低下,肝脾肿大明显,基因检测可明确诊断。

七、治疗及随访

目前临床上无特效治疗,因此预防代谢紊乱非常重要;代谢紊乱期以对症治疗为主。早期正确诊断,能够减少甚至避免患儿急性代谢紊乱发作。

1. 急性发作期治疗 应积极纠正低血糖症状,口服或快速静脉滴注葡萄糖,急性严重的低血糖,可静脉推注 20% 葡萄糖,并持续快速静脉滴注葡萄糖液维持[新生儿可给予 10~12mg/(kg·min)],同时密切监测血糖,直至血糖稳定。大多数患儿输注葡萄糖后酸中毒能得到快速纠正。严重的酸中毒需要碳酸氢钠纠酸治疗,难以纠正的严重代谢紊乱可试用腹膜透析。

2. 稳定期维持治疗 主要为正确的生活管理。在婴幼儿期添加富有葡萄糖或麦芽糖的膳食,有规律的进食(避免饥饿或过饱),辅助生玉米淀粉喂养,限制果糖、蔗糖及山梨醇(绝大多数甜食和水果都含有)的摄入。部分患者可分次摄取少量果糖,每天摄入总量不超过 2g/kg。在感染、发热或饮食不当时,积极检测血糖和口服葡萄糖,可减少代谢紊乱发生的危险。禁止患儿静脉注射甘油果糖、果糖二磷酸钠等制剂。

3. 母亲孕期管理 孕期正确的管理可成功分娩健康儿童。孕期管理包括血糖检测及血气分析、孕期教育、饮食指导,以避免低血糖等代谢紊乱。

八、遗传咨询及产前诊断

果糖 -1,6- 二磷酸酶缺乏症患儿预后良好。早期诊断、正确及恰当地饮食指导和生活管理,可减少或避免患儿急性代谢紊乱发作。

对果糖 -1,6- 二磷酸酶缺乏症高危家庭或有家族史的夫妇及先证者可进行 DNA 分析及遗传咨询。果糖 -1,6- 二磷酸酶缺乏症患儿的母亲若再次妊娠,可在妊娠 10~12 孕周经绒毛膜绒毛取样或 16~20 孕周时经羊水穿刺提取胎儿细胞的 DNA,进行基因产前诊断。

(梁 琨 齐志业)

第五节 遗传性果糖不耐受症

一、概述

遗传性果糖不耐受症(hereditary fructose intolerance,HFI)是一种常染色体隐性遗传病,由于果糖二磷酸醛缩酶 B(aldolase B,fructose-bisphosphate,ALDOB)基因突变导致的 ALDOB 缺乏,使 1- 磷酸果糖在肝、肾、小肠中堆积,导致肝糖原分解和糖异生受抑制,从而引发严重低血糖。该病在 1956 年由 Chambers 和 Pratt 首次报道,欧洲中部发病率约为 1:26 100。我国尚无 HFI 流行病学资料,仅见个案报道。

二、病因及发病机制

果糖二磷酸醛缩酶分子量为 16 万,有 4 个亚单位组成;根据其催化活性、免疫活性特征和在不同组织中分布情况,可分为 A、B、C 三型同工酶。醛缩酶 B 分子为一个四聚体结构,其表达几乎仅限于肝、肾和小肠。该酶具有三种催化活性:1- 磷酸果糖裂解、1,6- 二磷酸果糖裂解、磷酸二羟丙酮与 3- 磷酸甘油醛缩合成 1,6- 二磷酸果糖。

果糖在进入人体后大部分在肝脏中进行代谢,仅少量由肾脏及小肠代谢。正常情况下,外源性果糖由空肠黏膜吸收进入血液系统,通过门静脉进入肝脏,在果糖激酶作用下转变为 1- 磷酸果糖;1- 磷酸果糖经醛缩酶 B 裂解为磷酸二羟丙酮及 D- 甘油醛;在丙糖激酶等作用下 D- 甘油醛磷酸化为 3- 磷酸甘油醛;大多数磷酸二羟丙酮与 3-

磷酸甘油醛可重新缩合成 1,6- 二磷酸果糖,进行糖异生或糖酵解,最终转变成葡萄糖和糖原。剩余的磷酸二羟丙酮和甘油醛进入糖酵解途径,转变成丙酮酸和乳酸。果糖代谢途径参见图 21-2。

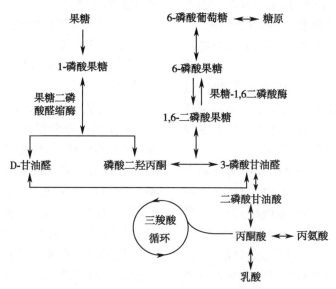

图 21-2　果糖代谢路径及其酶缺陷

醛缩酶 B(*ALDOB*)基因发生突变,可使醛缩酶 B 结构和活性发生改变,1- 磷酸果糖不能转化为磷酸二羟丙酮及 D- 甘油醛,使 1- 磷酸果糖在肝内堆积。过多的 1- 磷酸果糖可使肝内部分酶活性受到抑制,包括磷酸化酶、果糖 -1,6- 二磷酸酶、果糖激酶等,致使肝糖原分解和糖异生途径均发生障碍,从而引起低血糖症;1- 磷酸果糖在肝内堆积,消耗细胞内库存的无机磷酸盐,使血磷降低,肝线粒体氧化磷酸化减少,导致三磷酸腺苷(ATP)缺乏;1- 磷酸果糖的堆积 ATP 生成不足可阻碍肝糖原转化成 1- 磷酸葡萄糖,从而使肝糖原分解受到抑制,加重低血糖;ATP 缺乏使肝细胞 ATP 依赖性离子泵功能障碍,膜内外离子梯度不能维持,细胞肿胀,内容物外溢,引起肝细胞坏死、脂肪浸润、胆小管增生和纤维化,甚至肝硬化。

三、遗传机制

HFI 属于常染色体隐性遗传,*ALDOB* 基因位于染色体 9q31.1,长约 14.5kb,包含 9 个外显子和 8 个内含子,成熟 mRNA 长约 1 669bp,编码 364 个氨基酸。目前已报道了 65 种突变类型,p.A149P(64%)、p.A174D(16%)和 p.N334k(5%)三种点突变是最常见的突变。醛缩酶 B 活性受突变类型影响,在一些突变类型中醛缩酶 B 仍保留部分活性,在另一些突变类型中醛缩酶 B 活性完全丧失;部分突变类型中醛缩酶 B 四聚体结构受到破坏,而四聚体结构的完整性对保持充分催化活性是非常重要的;突变也可使醛缩酶 B 对 1- 磷酸果糖的亲和性降低。

四、临床表现

遗传性果糖不耐受症临床表现各异,严重程度与发病年龄和饮食习惯有关。HFI 多在新生儿及婴幼儿时期发病,临床症状与摄入果糖后引起的严重低血糖症有关,如恶心、呕吐、腹痛、出汗、震颤、抽搐,甚至昏迷等;在年龄较大的儿童屡次进食"甜食"后发生不适而自动拒食甜食,低血糖发作可减少或消失。杂合子患者的果糖二磷酸醛缩酶会有部分活性或全部活性,因此无临床表现,只有在摄入大量果糖时才发病。若患者患有 HFI 而一直未被发现和诊断,在输注含果糖药物过程中可引发致命的低血糖症而猝死。

长期慢性摄入含果糖食品可引起肝大、黄疸、出血、腹水、水肿、肝肾衰竭和肾小管性酸中毒、儿童体重不增和生长发育迟缓等。即使在饮食中去除果糖,减少了 1- 磷酸果糖在组织中的蓄积,但 1,6- 二磷酸果糖是糖原分解和糖异生的专一性中间代谢产物,不会因剔除了饮食中的果糖而被去除,仍可有进行性肝脏损害及肝功能衰竭。

五、实验室检查

1. 血液生化检查　在急性症状出现时,患者血清血糖、血磷、血钾浓度均降低,同时血清果糖、尿酸、乳酸、丙酮酸、游离脂肪酸和甘油三酯升高。慢性患者表现为肝功能损害,但无特异性。患者低血糖时,血胰岛素水平降低,而胰高血糖素、肾上腺素和生长激素等升糖激素升高,血浆游离脂肪酸明显升高。

2. 尿液生化检查　当血中果糖浓度超过2mmol/L时,尿液分析中可出现果糖。多数患者有蛋白尿、非特异性氨基酸尿、肾小管酸中毒和Fanconi综合征样肾小管重吸收障碍。

3. 胰高血糖素实验　静脉推注胰高血糖素1mg,于注射后15、30、45、60、90、120分钟抽血测血糖。患者血糖峰值比基础血糖增高<2%;健康对照者增加10%~20%。此试验可用于婴幼儿。

4. 果糖耐受试验　是一项有效的诊断方法,但有风险,仅在临床高度怀疑但基因分析未发现致病突变时实施,且需要在有救治经验的代谢病诊治中心,待患者病情稳定后数周进行。20%果糖溶液按200mg/kg,静脉注射,2分钟完成,注射前(0分钟)及注射后5、10、15、30、45、60和90分钟分别采集血标本,检测血糖和血磷水平。正常人注射果糖后血糖上升0~40%,血磷无或仅轻微变化,本病患者注射果糖后10~20分钟血糖和血磷下降,血磷较血糖下降更快。本试验过程中应严密监测患者反应,婴幼儿中可引起致命性低血糖,故应慎用。

5. 酶学检查　是一项确诊方法。采集肝、肾或肠黏膜组织,测定醛缩酶B活性。先分离纯化组织中的醛缩酶B,再测定其对1-磷酸果糖的代谢能力,并与正常人的醛缩酶作对照。由于肝脏醛缩酶B的分离纯化困难,临床不易作为常规项目检测。

6. 基因检测　*ALDOB*基因突变检测是一项可靠的确诊方法。*ALDOB*基因存在致病纯合子或复合杂合突变可以明确诊断。

六、诊断和鉴别诊断

对于长期无法耐受甜食的患者,要高度怀疑HFI的可能。凡是喂食含果糖成分食品后有恶心、呕吐和低血糖表现,剔除饮食中果糖则无低血糖发作病史或有不明原因的低血糖症和肝肿大的婴幼儿都应考虑本病的可能。有阳性家族史、胰高血糖素实验及尿果糖检测阳性有助于诊断。诊断HFI需要依靠临床表现和实验室检查,进行基

因检测可明确诊断。

HFI出现呕吐、肝功能损伤、低血糖时,应与相关疾病鉴别。

1. 摄入含果糖物质后出现低血糖　需与果糖激酶缺乏症等其他果糖代谢障碍性疾病相鉴别,果糖激酶缺乏症无肝功能损伤,确诊需要酶活性检测。

2. 其他疾病所致低血糖　其他糖代谢障碍性疾病:如糖原贮积症、半乳糖血症等均有低血糖、肝大等症状,但低血糖与摄入果糖无关,需进行特异性酶检测或致病基因分析明确诊断;氨基酸代谢障碍性疾病:枫糖尿病、支链氨基酸代谢病等,可有低血糖及肝功能损伤,但氨基酸及有机酸分析可见特异性代谢产物,酶学检测与基因突变分析是确诊的重要手段;脂肪酸β氧化障碍:表现为长时间禁食或应急状态下低酮性低血糖,血浆酰基肉碱谱分析可以帮助鉴别诊断;内分泌激素分泌异常:高胰岛素血症、垂体功能低下、肾上腺皮质功能低下、Beckwith-Wiedemann综合征等,可检测相关激素水平进行鉴别。

3. 黄疸、肝功能损害和凝血功能异常　还应与其他病因所致肝病相鉴别,如急性病毒性肝炎、传染性单核细胞增多症、食物中毒等。

七、治疗

HFI的治疗主要为饮食控制及对症处理,包括限制果糖摄入量和避免长时间空腹等。患者应早期诊断、早期治疗,以减少对肝脏的损伤。

1. 一般治疗　严格限制一切含果糖、蔗糖或山梨醇成分的食物和药物,补充维生素C。口服生玉米淀粉避免夜间饥饿,可口服左卡尼汀、辅酶Q_{10}等改善代谢。

2. 对症治疗　在急性低血糖发作时,应静脉推注葡萄糖纠正低血糖。出现酸碱、电解质平衡紊乱时应给予纠正。纠正低血糖后,仍发生抽搐者给予止惊处理。急性肝功能衰竭患者应予以积极对症支持治疗。有肝、肾功能损害的慢性患者除饮食治疗外应采取措施保护肝脏和肾脏,避免使用影响肝肾功能的药物。终末期肝脏损伤者,可进行肝移植。对有遗传性果糖不耐症家族史的新生儿,要避免食品(牛乳)中加蔗糖,同时应进行果糖不耐症筛查。儿童或成人在需用肠胃外营养治疗时应选用不含有果糖和山梨醇的营养液体。

八、遗传咨询及产前诊断

遗传性果糖不耐症在确诊后，严格避免进食含果糖的食品，预后良好，肝脏病变常可逆转。因此应做到早诊断、早治疗。

对有 HFI 家族史的夫妇及先症者可进行 DNA 分析及遗传咨询。HFI 患儿的母亲若再次妊娠，可在妊娠 10~12 孕周经绒毛膜绒毛取样或 16~20 孕周时经羊水穿刺提取胎儿细胞的 DNA，进行基因产前诊断。

（梁 琨 齐志业）

第六节 先天性蔗糖酶 - 异麦芽糖酶缺乏症

一、概述

先天性蔗糖酶 - 异麦芽糖酶缺乏症（congenital sucrase-isomaltase deficiency，CSID，MIM 222900）是罕见的遗传性碳水化合物代谢缺陷病，欧美人群发病率为 0.05%~0.2%。

二、病因及发病机制

小肠上皮细胞刷状缘蔗糖酶 - 异麦芽糖酶活性缺乏，导致机体不能代谢某些特定的碳水化合物，如蔗糖、麦芽糖和淀粉，引起渗透性腹泻。未消化吸收的碳水化合物进入大肠被细菌发酵，产生大量乳酸、短链脂肪酸和气体；由于小肠蠕动加快，可引起其他营养元素吸收不良。

三、遗传机制

蔗糖酶 - 异麦芽糖酶（SI）基因突变导致的常染色体隐性遗传病。*SI* 基因定位于 3q26.1，已发现多种基因突变类型，欧洲 CSID 患者最常见 4 种基因突变：p.G1073D、p.V577G、p.F1745C、p.R1124X。

四、临床表现

患儿的乳糖酶活性正常，哺乳期无临床表现。添加水果和淀粉类食物后出现迁延性、慢性腹泻，粪便有酸臭味，呈水样泻，可伴腹胀、腹痛、产气、呕吐，严重患者可出现脱水、营养不良、生长迟缓。

五、实验室检查

1. 粪便 pH 值减低，蔗糖含量增加。

2. 内镜下取十二指肠或空肠黏膜行双糖酶活性检测是诊断金标准。患者蔗糖酶和异麦芽糖酶活性降低，乳糖酶活性正常。

3. ^{13}C 标记蔗糖呼气氢试验 非创伤性，但婴幼儿不容易配合。

4. 基因检测 基因检测阳性结合酶治疗有效，可望替代侵入性肠黏膜酶活性检测。

六、诊断和鉴别诊断

临床表现非特异性，诊断较困难，容易漏诊、误诊。确诊依赖小肠黏膜蔗糖酶和异麦芽糖酶活性测定。婴幼儿期易被误诊为慢性非特异性腹泻、食物过敏；成人患者易误诊为肠易激综合征。

七、治疗

1. 减少饮食中蔗糖和淀粉含量，但患儿依从性差，仅 10% 患儿能持续保持无症状。

2. 酶替代治疗 口服蔗糖酶能促进蔗糖消化吸收，显著减轻患儿症状，疗效优于饮食控制。

（黄晓磊）

参考文献

1. 中华医学会儿科分会内分泌遗传代谢病学组，中华预防医学会儿童保健分会新生儿疾病筛查学组.《先天性甲状腺功能减退症诊疗共识》. 中华儿科杂志，2011 (49): 6.

2. 赵正言，顾学范. 新生儿遗传代谢病筛查. 2 版. 北京：人民卫生出版社，2015.

3. 顾学范. 临床遗传学. 北京：人民卫生出版社，2015.

4. 中华预防医学会出生缺陷预防与控制专业委员会新生儿筛查学组. 葡萄糖-6-磷酸脱氢酶缺乏症新生儿筛查、诊断和治疗专家共识. 中华儿科杂志，2017, 55 (6): 411-414.

5. 沈晓明，朱建幸，孙锟. 尼尔森儿科学. 北京：北京大学医学出版社，2007.

6. 江载芳，申昆玲，沈颖. 诸福棠实用儿科学. 北京：人民卫生出版社，2015.

7. Minucci A, Moradkhani K, Hwang MJ, et al. Glucose-6-phosphate dehydrogenase (G6PD) mutations database: review of the "old" and update of the new mutations. Blood Cells Mol Dis, 2012, 48 (3): 154-165.

8. Kaplan M, Hammerman C, Bhutani VK. Parental educa-

tion and the WHO neonatal G-6-PD screening program: a quarter century later. J Perinatol, 2015, 35 (10): 779-784.

9. Luzzatto L, Nannelli C, Notaro R. Glucose-6-Phosphate Dehydrogenase Deficiency. Hematol Oncol Clin North Am, 2016, 30 (2): 373-393.

10. Liu H, Liu W, Tang X, et al. Association between G6PD deficiency and hyperbilirubinemia in neonates: a meta-analysis. Pediatr Hematol Oncol, 2015, 32 (2): 92-98.

11. Belfield KD, Tichy EM. Review and drug therapy implications of glucose-6-phosphate dehydrogenase deficiency. Am J Health Syst Pharm, 2018, 75 (3): 97-104.

12. Fu C, Luo S, Li Q, et al. Newborn screening of glucose-6-phosphate dehydrogenase deficiency in Guangxi, China: determination of optimal cutoff value to identify heterozygous female neonates. Sci Rep. 2018; 8 (1): 833.

13. Pyhtila BM, Shaw KA, Neumann SE, et al. Newborn screening for galactosemia in the United State: looking back, looking around, and looking ahead. JIMD Rep, 2015, 15: 79-93.

14. Van Erven B, Welling L, Calcar SC, et al. Bone health in classic galactosemia: systematic review and meta-analysis. JIMD Rep, 2017, 35: 87-96.

15. Welling L, Bernstein LE, Berry GT, et al. International clinical guideline for the management of classical galactosemia: diagnosis, treatment, and follow up. J Inherit Metab Dis, 2017, 40 (2): 171-176.

16. Santer R, Moulin M D, Shahinyan T, et al. A summary of molecular genetic findings in fructose-1, 6-bisphosphatase deficiency with a focus on a common long-range deletion and the role of MLPA analysis. Orphanet Journal of Rare Diseases, 2016, 11 (1): 1-7.

17. Kato S, Nakajima Y, Awaya R, et al. Pitfall in the Diagnosis of Fructose-1, 6-Bisphosphatase Deficiency: Difficulty in Detecting Glycerol-3-Phosphate with Solvent Extraction in Urinary GC/MS Analysis. Tohoku Journal of Experimental Medicine, 2015, 237 (3): 235-239.

18. Chambers RA, Partt RT. Idiosyncrasy to fructose. Lancet, 1956, 268 (6938): 340-340.

19. Christel T. Inborn Errors of Fructose Metabolism. What Can We Learn from Them? . Nutrients, 2017, 9 (4): 356.

20. Esposito G, Imperato MR, Ieno L, et al. Hereditary fructose intolerance: functional study of two novel *ALDOB* natural variants and characterization of a partial gene deletion. Hum Mutat, 2010, 31 (12): 1294-1303.

21. Berni Canani R, Pezzella V, Amoroso A, et al. Diagnosing and treating intolerance to carbohydrates in children. Nutrients, 2016, 8 (3): 157.

22. Cochen SA. The clinical consequences of sucrase-isomaltase deficiency. Mol Cell Pediatri, 2016, 3 (1): 5.

23. Gericke B, Amiri M, Scott CR, et al. Molecular pathogenicity of novel sucrase-isomaltase mutations found in congenital sucrase-isomaltase deficiency patients. Biochim Biophys Acta Mol Basis Dis, 2017, 1863 (3): 817-826.

24. Gericke B, Amiri M, Naim HY. The multiple roles of sucrase-isomaltase in the intestinal physiology. Mol Cell Pediatri, 2016, 3 (1): 2.

25. Marcadier JL, Boland M, Scott CR, et al. Congenital sucrase-isomaltase deficiency: identification of a common inuit founder mutation. CMAJ, 2015, 187 (2): 102-107.

26. Puntis JW, Zamvar V. Congenital sucrase-isomaltase deficiency: diagnostic challenges and response to enzyme replacement therapy. Arch Dis Child, 2015, 100 (9): 869-871.

第四篇

细胞器相关疾病

　　细胞器(organelle)是散布在细胞质内具有一定形态和功能的微结构或微器官,包括线粒体、溶酶体、高尔基体、核糖体、内质网、中心体及叶绿体等,它们组成了细胞的基本结构,使细胞能正常的工作、运转。各种细胞器内或细胞器膜上均有较多的酶或蛋白,负责细胞器功能的正常运转。若编码这些酶或蛋白的基因发生突变,可导致对应的酶或蛋白活性下降,细胞器功能受阻,引起相关的疾病。如线粒体基因突变,可导致线粒体病中的 MELAS 综合征,α-L- 艾杜糖苷酶(IDUA)基因突变可导致溶酶体病中的黏多糖病 -I 型,过氧化酶体膜蛋白家族成员 1(ABCD1)基因突变可导致溶酶体病中的 X 连锁肾上腺脑白质营养不良。本篇主要介绍常见的线粒体病、溶酶体病、过氧化物酶体病及高尔基体病。

第二十二章

线 粒 体 病

线粒体是人体重要的能量代谢场所,是最重要的细胞器之一。本章将简要阐述各类线粒体疾病的病因、发病机制、遗传机制、实验室检查、诊断及鉴别诊断、治疗、遗传咨询及产前诊断等注意事项。

第一节　丙酮酸羧化酶缺乏症

一、概述

丙酮酸羧化酶缺乏症(pyruvate carboxylase deficiency, OMIM 266150)是一种罕见的常染色体隐性代谢病,是由于丙酮酸羧化酶(pyruvate carboxylase, PC)缺乏,阻碍丙酮酸羧化成草酰乙酸,导致丙酮酸、乳酸和丙氨酸升高。其发病率约为 1/250 000。

二、病因及发病机制

PC 是一种位于线粒体基质的酶,催化丙酮酸和二氧化碳生成草酰乙酸。PC 在糖异生、糖回补反应和脂肪生成中起重要作用。因为糖酵解的最后一步磷酸烯醇丙酮酸转化为丙酮酸是不可逆的,因此糖原异生首先必须将丙酮酸羧化成草酰乙酸。草酰乙酸不能从线粒体中自由扩散出来,必须通过苹果酸/天冬氨酸穿梭转移到细胞质中。一旦进入细胞质,草酰乙酸就会被磷酸烯醇-丙酮酸羧激酶转化为磷酸烯醇-丙酮酸,后者催化糖原异生的第一步。PC 的回补作用,即由草酰乙酸产生 Krebs 循环中间体。在严重的 PC 缺乏症中,缺乏 Krebs 循环中间体会降低线粒体基质的还原力,导致乳酸/丙酮酸比值增加,血氨升高。PC 对脂肪生成的重要性源于草酰乙酸与线粒体内产生的乙酰-CoA 缩合成柠檬酸,柠檬酸可以转移到细胞质中并生成草酰乙酸和乙酰-CoA,用于合成脂肪酸。脂肪生成缺陷解释了脑室和小脑白质广泛脱髓鞘和侧脑室额角和颞角周围对称室旁腔的特征。

三、遗传机制

PC 缺乏症是一种常染色体隐性遗传病。丙酮酸羧化酶编码基因 cDNA 长度超过 16kb,有 19 个外显子。PC 蛋白是 4 个相同的亚基形成的四聚体,MW 为 130kD,可转录为 mRNA,超过一半的法国型患者缺乏 PC 蛋白。在美洲印第安人患者中,在 Ojibwa 或 Cree 中发现 G1828A 纯合子,导致 610 位的丙氨酸变为苏氨酸,与奠基人效应一致,携带者比例高达 1/10。

四、临床表现

PC 缺乏症包括三种临床表型。

A 型,也称为婴儿型或北美表型,以婴儿期出现乳酸血症、低血糖、发育延迟、生长落后为特征。患者多在 2~5 个月之间病情严重,可表现为进行性肌张力减退、无法微笑,并出现由代谢或感染应激引发的急性呕吐、脱水、呼吸急促、面部苍白、手足发绀和反复代谢性酸中毒发作。体格检查可显示锥体束征阳性、共济失调和眼球震颤。患者均存在严重智力低下,大多数患者出现抽搐。影像学表现为硬膜下积液,严重的产前缺血样脑损伤和脑室周围出血性囊肿,其次是进行性脑萎缩和髓鞘形成延迟。患儿多在婴儿期死亡。

B 型，也称新生儿或法国表型，通常在新生儿期，尤其是生后 72 小时内出现严重的乳酸酸中毒、低体温、肌张力减退、嗜睡、呕吐、肝肿大、严重的精神运动迟缓和肌阵挛 / 全身性强直 - 阵挛性发作。大多数患儿死于新生儿期。有些患儿虽能存活但反应迟钝、肌张力明显减退，最终在 5 个月之前死于呼吸道感染。

C 型，较为罕见。该类型因为表型正常或仅有轻微神经发育延迟而延误诊断。临床表现主要是乳酸性酸中毒和酮症酸中毒急性发作，对 10% 葡萄糖、水化和碳酸氢盐治疗反应迅速。患者的认知和神经运动发育几乎正常。

五、实验室检查

1. 常规实验室检查　包括血常规、尿常规、肝功能、肾功能、血气分析、血糖、血氨、血乳酸等。可出现低血糖、乳酸酸中毒、血氨升高。在法国型患者中，血液乳酸浓度达到 10~20mM（正常<2.2mM），乳酸 / 丙酮酸比值在 50~100（正常<28）。在北美型患者中，血液乳酸浓度为 2~10mM，乳酸 / 丙酮酸比值正常或仅中度增加（<50）。在良性患者中，乳酸正常且仅在急性发作期增加（通常高于 10mM）。

2. 血氨基酸谱及酰基肉碱谱检测　血液瓜氨酸（100~400μM，正常<40）、赖氨酸和脯氨酸增加，谷氨酰胺含量降低，是法国型患者的常见表现。血浆丙氨酸在法国型中通常表现正常，但在北美型患者中增加（0.5~1.4mM，正常<0.455）。

3. 尿有机酸检测　除了存在大量乳酸、丙酮酸和 3- 羟基丁酸外，α- 酮戊二酸含量增加。

4. PC 酶活性　在培养的皮肤成纤维细胞中检测 PC 活性是优先推荐方法，也可在尸检肝脏中测定 PC 活性，其活力比成纤维细胞高 10 倍，因为死亡后酶降解加速，因此检测结果必须谨慎解释。骨骼肌中 PC 活性较低，不适用于 PC 测定。在所有法国型患者中，成纤维细胞中 PC 活性显著降低至不到正常值的 5%，在北美型患者 PC 活性是对照的 5%~23%，在良性突变者 PC 活性低于对照的 10%。

5. 基因检测

六、诊断和鉴别诊断

任何患有乳酸性酸中毒和神经异常的儿童都应考虑 PC 缺乏的可能性，特别是合并低血糖、高氨血症或酮症的患者。在新生儿中，高乳酸 / 丙酮酸比、低 3- 羟基丁酸 / 乙酰乙酸比和高瓜氨酸血症是其特征性指标。如果出生时出现与乳酸性酸中毒相关的囊性脑室周围白质软化，则高度提示 PC 缺乏。

七、治疗

1. 急性期　急性发作期患者需要肠胃外补液，应立即用 10% 葡萄糖静脉注射来治疗患者。此后，应指导患者避免禁食。一些存在持续性乳酸性酸中毒的患者可能需要碳酸氢盐来纠正酸中毒。碳酸氢钠治疗可以逆转大多数患者的代谢性酸中毒和肾小管酸中毒。补充天冬氨酸似乎可以降低乳酸和丙氨酸水平，以及酸中毒发作次数。每 4 小时补充 400~800mg 谷氨酰胺可减少患者酸中毒发作次数，但仍会不间断发作。

2. 药物治疗　生物素、硫胺素、二氯乙酸和高脂肪或高碳水化合物饮食效果尚不确定。

3. 肝移植　肝移植可消除肾小管酸中毒及酮症酸中毒，研究未发现肝移植对患者脑部特征有明显改善。移植后脑脊液乳酸浓度仍然较高，乳酸与丙酮酸比没有变化。中枢神经系统受累没有得到逆转，但在随访第一年内神经功能有改善。

八、预后

PC 缺乏患者的预后取决于缺陷的严重程度。PC 活性极低的患者常死于新生儿期，但是一些 PC 活性非常低的儿童仍然存活超过 5 岁。轻度 PC 缺陷患者可能长期存活并出现不同程度的神经功能缺损。

九、产前诊断

PC 缺乏症的产前诊断可通过测定培养的羊水细胞中 PC 活性，或者直接测定绒毛活检标本 PC 活性，亦或分析已知家系突变 DNA 来开展。

（韩　凤　韩连书）

第二节　磷酸烯醇丙酮酸羧激酶

一、概述

磷酸烯醇丙酮酸羧激酶缺乏症（phosphoenolpyruvate carboxykinase deficiency，PEPCK deficiency）是一种罕见的常染色体隐性遗传病，主要是由于磷酸烯醇丙酮酸羧激酶缺陷或活性不足，导致糖异生途径中断，表现为低血糖和糖异生途径代谢底物异常堆积，如高乳酸血症、高氨血症，严重时出现肝衰竭、神经退行性病变。该病发病率低，目前仅见个案报道。

二、病因及发病机制

磷酸烯醇丙酮酸羧激酶（phosphoenolpyruvate carboxykinase，PEPCK）是糖异生途径中的限速酶，催化草酰乙酸转变成磷酸烯醇式丙酮酸（phosphoenolpyruvate，PEP）和二氧化碳，这个过程消耗 1 分子 GTP，PEP 随后在胞质中转化为葡萄糖以供利用。

PEPCK 有两种亚型，线粒体型 PEPCK-M 和胞质型 PEPCK-C，在人肝脏中，两者数目相当。糖异生的底物可以是丙酮酸或乳酸。当以丙酮酸为底物时，因丙酮酸羧化酶仅存在于线粒体内，故丙酮酸首先进入线粒体，羧化生成草酰乙酸，随后经 PEPCK-M 催化产生 PEP，或者草酰乙酸转为苹果酸通过线粒体，在胞液中脱氢化为草酰乙酸，经 PEPCK-C 催化最终产生 PEP。当以乳酸为糖异生底物，乳酸经乳酸脱氢酶生成丙酮酸进入线粒体，羧化生成草酰乙酸，与谷氨酸转化为天冬氨酸穿梭出线粒体，经胞液中谷草转氨酶的催化恢复生成草酰乙酸，再经 PEPCK-C 催化产生 PEP。PEPCK 缺乏或活性不足时，糖异生途径受阻，在感染、饥饿等情况生糖不足导致低血糖，循环代谢产物堆积过多导致高乳酸血症、高氨血症等。

三、遗传机制

位于细胞质的 PEPCK-C 由 *PCK1* 基因编码，该基因定位于 20q13.31，目前仅有 4 个突变报道；位于线粒体的 PEPCK-M，由 *PCK2* 基因编码，位于 14q11.2。

四、临床表现

PEPCK 缺乏症分为早发型、晚发型。早发型在新生儿或婴儿期起病，临床上表现为顽固的新生儿低血糖、乳酸性酸中毒、肝衰竭，甚至导致神经退行性病变。晚发型在幼儿期或学龄前期起病，表现为低血压、肝大、发育不良、乳酸酸中毒、低血糖，伴或不伴高氨血症。

五、实验室检查

1. 常规实验室检查　包括血常规、尿常规、肝功能、肾功能、血气分析、血糖、血氨、血乳酸等。可出现低血糖、转氨酶升高、乳酸性酸中毒及血氨升高。

2. 血氨基酸谱及酰基肉碱谱检测　患者可出现血谷氨酸、瓜氨酸、精氨酸增高。

3. 尿有机酸检测　患者尿中乳酸、延胡索酸、琥珀酸、2-酮戊二酸、3-羟基丁酸增高。

4. 酶活性测定　患者 PEPCK 活性降低。

5. 基因检测　由于患者临床症状特异性不高，需要通过基因突变分析确诊。

六、影像学检查

头颅 MRI 检查出现神经系统症状的患儿可行头颅磁共振检查，可发现不同程度脑损伤。

七、诊断和鉴别诊断

由于该病十分罕见，临床症状无特异性，对于顽固性低血糖、乳酸酸中毒的患儿应尽早行相关检查，根据血串联质谱及尿气相色谱-质谱提示 TCA 循环中间代谢产物累积，初步考虑糖异生代谢障碍，进一步行基因检测确诊。

八、治疗及随访

1. 急性期治疗　监测血糖，静脉输注葡萄糖，其他根据检查结果进行护肝、纠酸、降血氨等对症治疗。

2. 长期治疗　主要是饮食调整，摄入低脂肪、高碳水化合物，增加喂养频率，并监测血糖。

九、遗传咨询及产前诊断

1. 避免近亲结婚。

2. 对有 PEPCK 缺乏症家族史的夫妇及先证者可进行 DNA 分析，并对其胎儿进行产前诊断。家族成员基因分析也可检出杂合子携带者，进行遗传咨询。

3. 产前诊断　PEPCK 缺乏症先证者的母亲若再次妊娠，可在妊娠 16~20 孕周时经羊水穿刺或 10~12 孕周经纵毛膜绒毛取样提取胎儿细胞的 DNA，可对突变已知家系进行基因产前诊断。

（郝　虎）

第三节 丙酮酸脱氢酶复合体缺乏症

一、概述

丙酮酸脱氢酶复合体缺乏症(pyruvate dehydrogenase complex deficiency,PHD)是一种线粒体能量代谢障碍的遗传性疾病,是儿童原发性高乳酸血症和早发性退行性神经变性病的重要原因之一。丙酮酸脱氢酶复合物(pyruvate dehydrogenase complex,PDHC)由 6 种酶组成,包括丙酮酸脱羧酶(E1)、二氢硫辛酸转乙酰化酶(E2)、二氢硫辛酸脱氢酶(E3)、硫辛酸焦磷酸盐、硫辛酸和黄素腺嘌呤二核苷酸,是一组限速酶,催化丙酮酸不可逆的氧化脱羧转化为乙酰辅酶 A,将糖的有氧氧化与三羧酸循环和氧化磷酸化连接起来,在细胞线粒体呼吸链能量代谢中的作用至关重要。其中,丙酮酸脱羧酶 E1α 亚单位(PDHA1)是丙酮酸脱氢酶复合体缺乏症最常见的原因。PDHA1 缺陷为 X 连锁遗传性疾病,由于 X 染色体随机失活,女性也可发病。国内外目前无明确的 PHD 发病率,国内仅有 4 例 E1α 亚基功能缺陷报道。

二、病因及发病机制

丙酮酸脱氢酶复合物是一种位于线粒体基质的多酶复合物。PDHC 是一组限速酶,催化丙酮酸不可逆的氧化脱羧转化成乙酰辅酶 A,将糖的有氧氧化与三羧酸循环和氧化磷酸化连接起来,在细胞线粒体呼吸链能量代谢中的作用至关重要。脑内乙酰辅酶 A 几乎都来源于丙酮酸,所以 PDHC 的缺乏常导致多种神经系统损害。由于基因突变造成丙酮酸代谢障碍,导致乳酸堆积和能量生成障碍,临床常表现为乳酸酸中毒、神经发育迟滞、肌张力低下等。

三、遗传机制

PDHC 核心由 60 个 E2 亚单位组成,连接 30 个拷贝的 E1 分子和 6 个分子的同型二聚体 E3 蛋白。E1 亚单位是由 2 个 α 亚单位和 2 个 β 亚单位组成的异构四聚体。PDHC 还包括 2 个调节亚单位,即 E1-激酶(PDK)和 E1-磷酸酶(PDP)。PDK 通过催化 E1 亚单位上的 3 个丝氨酸位点的磷酸化而使复合物失活,在哺乳动物组已经识别出该酶的 4 种异构体形式。PDK 在不同组织分布不同,PDK1 主要在心脏表达,PDK2 则广泛表达,PDK3 在睾丸表达,PDK4 在骨骼肌和心肌表达。PDP 优先在肌肉组织表达,而 PDP2 在肝脏组织表达。且 PDP2 与 PDP1 不同,不需要 Ca^{2+} 的调节。PDHC 还含有一个称为蛋白 X 的成分,现已证明是二氢硫辛酸脱氢酶结合蛋白即 E3 结合蛋白(E3 binding protein,E3BP)。E2 核心和 E3 的结合是通过 12 个分子的 E3BP 连接起来的。它主要存在于人的骨骼肌和心肌组织,在其他组织只有少量的表达,它可能在复合物的组装过程中发挥作用。此外,PDHC 还需要 3 种辅酶:硫辛酸焦磷酸盐、硫辛酸和黄素腺嘌呤二核苷酸。

丙酮酸脱羧酶 E1α 亚单位(PDHA1)是丙酮酸脱氢酶复合体缺乏症最常见的原因。PDHA1 基因组的 DNA 全长 15.92kb,含有 11 个外显子,位于 X 染色体短臂上(Xp22.1-22.2),可有多个突变点,表现为 X 连锁遗传性疾病,患者总体男女数量基本相等。其中含有保守的硫辛酸焦磷酸盐(TPP)结合区,它位于外显子 6 编码 195 氨基酸残基和外显子 7 的 255 氨基酸残基之间。此外,在 4 号染色体上有一段与 PDHA1 同源的无内含子的序列,主要在睾丸组织表达。PDH E1β 亚单位基因位于 3p13-q23,全长 1.5kb,含有 10 个外显子,和 PDH E1α 亚单位一样在内含子和外显子衔接区遵循 GT/AG 原则。E2 的基因位于染色体 11q23.1,cDNA 全长为 3 321bp。E3 位于染色体 7p,E3BP 位于染色体 11p13。

迄今已发现 *PDHA1* 基因突变超过 80 种,其中大部分为无义或错义突变,为 43 个,除外显子 2 外均发现过突变,其中以外显子 3、7、8、11 最为多见。而无义或错义突变多见于外显子 3.7 和 8,缺失和插入突变主要见于外显子 10 和 11。绝大多数男性患者携带无义或错义突变,相反女性则多携带缺失或插入突变。关于 PDHC 其他基因的研究较少,2004 年 Brown 等在 2 例无关联患者中发现了 E1β 亚单位 2 种不同的突变 Y132C 和 P344S。E2 亚单位的突变极为少见。迄今已报道的 E3 亚单位的突变有 9 个,其中 7 个为无义或错义突变,E3 结合蛋白基因突变 6 个。

四、临床表现

PDHC 的临床表现多样，与年龄、性别等均有关系。按照 Robinson 等提出的标准，患儿的临床表现可分为 3 级：Ⅰ级：患者出生后早期即患有严重的如酸血症，PDHC 活性极地，男性患儿多于胚胎时期发病，导致流产、死胎、先天性纹状体发育不全、缺氧缺血性脑病，常于新生儿早期死于乳酸酸中毒。Ⅱ级：乳酸血症较Ⅰ级轻，出生时正常，智力运动及体格发育落后，患儿多于婴儿期死亡，少数存活到十几岁。Ⅲ级：患者乳酸血症较轻，PDHC 残存活性多高于 20%。E3BP 缺乏患者在神经病理检查中最常见的表现是 Leigh 综合征、胼胝体变薄或缺失、基底节对称性坏死性病变；同时 E3BP 缺乏的患者 PDHC 酶的残存活性相对较高。

PDHA1 的临床表现在不同的年龄有一定的差异。在新生儿期患者主要表现为乳酸酸中毒和脑发育不全。一些婴儿期起病的患者在 5 岁之前发展成为 Leigh 综合征，表现为发育迟缓、惊厥、间歇性无力、共济失调、脑性瘫痪等进行性神经系统病变，并伴有基底节和脑干损害。少数患者起病时较轻，在给予高碳水化合物饮食后出现间歇性的短暂的共济失调，缓慢进展，数年后逐渐发展为 Leigh 综合征。PDHA1 缺陷的临床表现差异显著，考虑与生化缺陷的严重性和基因突变的特异位点有关。男性发病更早更重，表现为胎儿期死亡、新生儿乳酸酸中毒、Leigh 综合征和间歇性共济失调。女性患者的临床表现更为复杂，多发畸形较常见，如伴有前额肿块的小头畸形、宽鼻桥、鼻上翻、长人中和鼻翼扇动等，还可见到低耳位、前置肛门、手指和上臂短。合并乳酸酸中毒的女性患者预后不良。女性杂合子临床表现复杂，严重患者于胎儿期至婴儿期死亡，轻型患者终身不发病，一些严重酶缺失的女性患者仍然能够存活，主要取决于 X 染色体随机失活的形式。

PDH E1β 亚单位基因缺陷的主要表现是乳酸酸中毒和肌张力低下。E2 亚单位缺陷的患者未见有神经系统的改变，主要见于患有胆汁性肝硬化患者。E3 和 E3 蛋白缺陷很少见，E3 蛋白缺乏的男性患者临床表现与 PDHA1 缺陷的男性患者相似，主要表现为体格、智力运动发育落后，肌张力低下，乳酸酸中毒和 Leigh 综合征。对于乳酸酸中毒合并 α- 酮酸尿症和血浆支链氨基酸水平增高的患者应高度怀疑 E3 缺陷。

五、实验室检查

1. 血、脑脊液乳酸和丙酮酸水平测定　患者血清乳酸和丙酮酸水平常显著升高，而乳酸 / 丙酮酸比例正常。如果血清乳酸正常，需要测定脑脊液乳酸和丙酮酸水平，患者脑脊液乳酸和丙酮酸水平通常升高，乳酸 / 丙酮酸比例正常。

2. 丙酮酸脱羧酶活性测定　测定皮肤成纤维细胞、成淋巴细胞、肌肉组织或脑组织酶活性。

3. 基因检测　检测 PDH E1α 亚单位、E1β 亚单位、E3 和 E3 结合蛋白基因是否存在突变。

4. 影像学检查　Leigh 综合征患者可见脑干和基底节对称性病变，部分患者表现为脑发育不全、脑室扩张、皮质萎缩、胼胝体发育不全、侧脑室移位等异常。

5. 神经病理学检查　患者胼胝体可有不同程度的缺失，也可伴有其他缺陷，如小脑浦肯野细胞和齿状核不发育等异常。Leigh 综合征患者基底节、被盖部灰质、脑干、小脑、脊髓可见对称性局灶性坏死、神经元消失、脱髓鞘改变和血管增生坏死。

六、诊断和鉴别诊断

由于 PDHC 的发病率低，国内病例报道少，临床表现复杂，容易造成漏诊及误诊。患者出现智力运动落后、无力、肌张力低下等可疑 PDHC 缺陷临床表现时，应尽早进行相关检查，血、脑脊液乳酸和丙酮酸水平的测定，丙酮酸脱羧酶活性测定和 PDH 相关基因的检测均有助于诊断和鉴别诊断。

七、治疗

对于线粒体疾病的治疗，目前还没有令人满意的方法。对线粒体疾病的治疗主要包括两方面：对症治疗、药物治疗。

1. 对症治疗　对线粒体病不同器官系统的表现，可给予相应的对症处理。

（1）癫痫是线粒体病的常见症状，目前使用的大部分抗癫痫药可用于控制线粒体病的癫痫，但是治疗过程中应慎重使用丙戊酸类药物，因为丙戊酸和酰胺咪嗪可以加重病情。

（2）骨骼肌运动不耐受：有氧训练可以提高线粒体病患者的肌肉工作能力、增加肌肉对氧的摄取和利用。

（3）其他症状：血糖的控制、肠内或肠外营养的支持、酸中毒的处理、肾衰竭的防治等均可能是挽救患者生命的治疗。

2. 药物治疗　硫辛酸、二氯醋酸、左旋肉碱、辅酶 Q_{10} 均有一定的疗效，通过补充代谢辅酶、增加代谢旁路电子传递、改善线粒体氧化磷酸化功能、清除氧自由基等方面发挥作用。如果患者对硫辛酸有反应，可以在生酮饮食治疗的基础上辅以 TPP 治疗，可能会产生较好的治疗效果。二氯醋酸被认为是最有潜力降低乳酸水平的药物，能刺激糖的有氧氧化限速步骤。

3. 饮食措施　生酮饮食（高脂肪、低碳水化合物）用以治疗丙酮酸脱氢酶复合物缺陷患者。

4. 基因治疗　对于基因诊断明确的患者基因治疗将会是值得期待的方法。

（郝　虎）

第四节　Leigh 综合征

一、概述

Leigh 综合征（LS，OMIM#256000）是一组遗传异质性明显的神经系统疾病，占活产婴儿的 1/40 000。此病于 1951 年由 Leigh 首先报道，以基底节、间脑、小脑及脑干等部位对称性的多发性海绵样改变伴随毛细血管增生和神经细胞脱失为主要病理特点。早期曾认为此病是婴儿型的 Wernicke 病，后来人们逐渐认识到此病和线粒体异常有关，而逐渐采用 Leigh 综合征、Leigh 脑脊髓病或亚急性坏死性脑脊髓病等名称。

二、病因和发病机制

线粒体是产生能量的重要细胞器，其内膜是氧化磷酸化形成 ATP 的主要场所。正常情况下，丙酮酸在丙酮酸脱氢酶的催化下生成乙酰 -CoA 参与三羧酸循环，为氧化磷酸化提供电子供体。氧化磷酸化由位于线粒体内膜的五个多蛋白复合物 Ⅰ～Ⅴ、电子载体辅酶 Q_{10} 和细胞色素 C 完成，其中复合物 Ⅰ～Ⅳ 通常被称为呼吸链或电子传递链，复合物 Ⅴ 即 ATP 合酶。辅酶 Q_{10} 调节电子从复合物 Ⅰ 或 Ⅱ 到复合物 Ⅲ 的转移，而细胞色素 C 负责从复合物 Ⅲ 到复合物 Ⅳ 的电子转移。在转移电子的过程中，呼吸链复合物 Ⅰ、Ⅲ 和 Ⅳ 都能同时将质子从线粒体内膜基质侧泵出到内膜外的膜间隙，形成膜内外的质子浓度跨膜梯度，并使原有的内负外正的跨膜电位增高。储存在这种电化学梯度中的能量，可以被位于线粒体内膜的复合物 Ⅴ 利用，催化 ADP 和磷酸合成 ATP。丙酮酸脱氢酶、氧化磷酸化途径中的复合物 Ⅰ～Ⅴ、辅酶 Q_{10} 或其旁路能量生成途径中的许多酶功能障碍，以及线粒体形态异常都能影响 ATP 的合成，进而影响组织能量供应（图 22-1）。

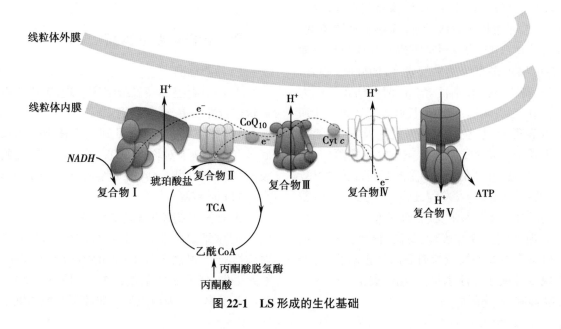

图 22-1　LS 形成的生化基础

三、遗传机制

LS 的遗传模式多样,可呈常染色体隐性遗传、X 连锁隐性遗传和线粒体遗传。国内外研究证实,线粒体呼吸链 5 种酶复合物、丙酮酸脱氢酶复合物缺陷,以及线粒体转运 RNA 突变等均可引起 Leigh 综合征。线粒体 DNA(mtDNA)突变所致 LS 约占 10%~20%,核基因组异常导致者占 80%~90%,其中呼吸链复合物 I 缺陷最多见,其次为复合物 IV 缺陷。迄今为止,至少 75 个基因的致病突变与 LS 的发病有关,多数编码氧化磷酸化相关的酶,以及与这些酶的组装、稳定性及活性有关的蛋白。80% 的呼吸链复合物 I 缺陷引起的 LS 是由核基因突变引起,其中 *NDUFS1*、*NDUFS2*、*NDUFS3*、*NDUFS7*、*NDUFS8*、*NDUFV1* 和 *NDUFV2* 等 7 个基因为主要致病基因,复合物 IV 缺陷的主要致病基因为 *SURF1*,复合物 II、III 和辅酶 Q_{10} 缺陷引起的 LS 较少见。编码丙酮酸脱氢酶复合物 E1α- 亚单位的 *PDHA1* 基因突变是丙酮酸脱氢酶复合物缺陷导致的 LS 的主要原因,为 X 连锁遗传,而线粒体 DNA 相关位点的点突变(如:mtDNAnt8993T → G 或 T → C)与母系遗传的 LS 有关。临床中部分患儿找不到致病基因和 / 或突变,表明仍有致病基因有待发现。

四、临床表现

LS 根据起病年龄在临床表现上有所不同。多数患儿 2 岁之前起病,起病后进展迅速,感染及高碳水化合物饮食可使症状加重。临床表现为进行性加重的精神运动发育落后、共济失调、喂养及吞咽困难、体重增加迟缓、肌阵挛或全身性惊厥,伴呼吸节律改变、眼球运动障碍及其他脑神经症状;亦可出现多系统受累的表现,即肝脏、心脏、胃肠道、肾小管发育不良等。产前发病者表现为呼吸窘迫、小头畸形、宫内生长迟缓等。新生儿期发病者表现为吸吮、吞咽障碍及呼吸困难,随后逐渐出现脑干功能失调及严重运动发育落后,常早期死亡。少数可在儿童期隐匿起病,或因发热、疲劳、饥饿等刺激诱发发病,逐渐出现轻阵挛性截瘫、共济失调、运动不耐受、心肌损害、眼颤、斜视、视觉受损及帕金森样表现,身高、体重常低于正常。该型常经过一段较长时间的静止期后,可突然出现急性或亚急性恶化,迅速进展至昏迷或严重呼吸抑制,最终死亡。

五、实验室检查

1. 一般检查　心肌酶谱异常,血气分析表现为代谢性酸中毒,血乳酸水平升高、血乳酸 / 丙酮酸比值升高。心电图、脑电图、超声心动图、脑干听觉诱发电位、视觉诱发电位等非特异性异常。MRI、及磁共振波谱(MRS)以基底节和 / 或脑干对称性长 T_1、长 T_2 病变,可见 NAA 峰明显减低,Cho 峰升高,高耸的 Lac 双峰;且可有脑白质病变及大脑萎缩表现。

2. 病理检查

(1)肌肉活检:取腓肠肌或股四头肌组织,行冷冻切片,常规 HE 染色、组织化学染色,光镜下可见肌细胞变性,肌丝紊乱排列,线粒体数目形态异常。萎缩肌纤维呈不规则形态,部分出现凝固性变性或坏死,伴吞噬现象,个别纤维出现橙色样包涵体,有少数肌纤维肥大及核内移纤维。Gomori 染色可见破碎红纤维。电镜下常常显示出散在的线粒体改变,如线粒体体积增大、形状怪异及嵴排列紊乱等。

(2)脑组织病理检查:脑组织病理检查(HE、LFB 及 Bodian 染色),表现为以脑干为中心的中枢神经系统不同部位对称性灰质核团或网状结构的海绵样改变,伴随毛细血管增生和神经细胞脱失,陈旧病变胶质细胞增生明显,严重者形成囊样改变。

3. 分子遗传学检查　以抗凝血、肌肉组织、脑组织为检测物,通过 PCR 扩增、限制性内切酶解和核酸测序等技术,可检测到相应致病基因的突变。

六、诊断和鉴别诊断

1. 诊断标准

(1)具有典型神经系统临床表现,突出特点为症状进行性加重,或发育倒退。

(2)神经影像学检查见到以壳核为著的双基底节和 / 或脑干对称性长 T_1、长 T_2 病变,磁共振波谱(MRS)可见 NAA 峰明显减低,Cho 峰升高,高耸的 Lac 双峰。

(3)血和 / 或脑脊液乳酸水平升高。

(4)脑组织病理见到特征性改变,包括多发性对称性脑干、基底节灰质核团的局灶变性坏死,神经元丢失,伴毛细血管增生、扩张,黑质均受累,乳头体不受累。肌肉组织见到肌膜下线粒体堆积及线粒体形态改变。

(5)分子遗传学诊断：利用分子生物学技术找到致病基因突变。

当患儿有典型临床表现，而无典型的神经影像学表现或血乳酸不升高，可诊断为 Leigh 样综合征。

2. 需与肝豆状核变性、维生素 B_1 缺乏性脑病、中毒性脑病、Hailervorden-spatz 综合征等疾病相鉴别。其他疾病可有不同病史、症状、特异性阳性体征及相关辅助检查可区分。

七、治疗

目前尚缺乏特异性治疗手段，治疗的主要目的是改善症状和提高总体生活质量。丙酮酸脱氢酶复合物或辅酶 Q_{10} 代谢功能障碍与 LS 有关，故既往报道辅酶 Q_{10} 治疗有效。生物素和维生素 B_1 治疗被推荐用于对称基底神经节病变和神经系统症状而排除生物素反应性基底神经节疾病患者。也有研究表明，辅酶 Q_{10} 的衍生物艾地苯醌可较易被细胞吸收和通过血脑屏障可改善线粒体 ATP 的生成，可用于治疗 LS，但尚缺乏大量临床证据。近期有研究显示哺乳动物的雷帕霉素靶蛋白（mTOR）影响 LS 患者的生存和健康，因此 mTOR 蛋白可以作为治疗 LS 和其他线粒体疾病药物作用的靶蛋白。

八、预防

由于此病症状较重，死亡率较高，预防的主要措施在于产前诊断。核基因突变导致的 LS，可通过绒毛膜或羊水细胞进行产前诊断；线粒体 DNA 突变导致的 LS，其遗传方式不符合孟德尔遗传规律，产前诊断经验尚需积累。

（宋元宗）

第五节　二氢硫辛酰胺脱氢酶缺乏

一、概述

二氢硫辛酰胺脱氢酶缺乏症（dihydroli-poamide dehydrogenase，DLD，OMIM 246900），又称枫糖尿病Ⅲ型，为常染色体隐性遗传病。二氢硫辛酰胺脱氢酶是三种线粒体 α-酮酸脱氢酶复合物的 E3 亚基。三种线粒体 α-酮酸脱氢酶复合物包括支链 α-酮酸脱氢酶（BCKDH）复合物、α-酮戊二酸脱氢酶（α-KGDH）复合物和丙酮酸脱氢酶（PDH）复合物。E3 亚基的缺乏对三种线粒体酶复合物均有影响，因此 DLD 缺乏症的临床表型具有多变性，新生儿期到 30 岁之间，患者表现为早发性神经系统表型或主要是肝脏表型。在德系犹太人群中，c.685G > T（p.G229C）致病变异的携带率约在 1:94~1:110 之间，估计患病率为 1:35 000~1:48 000。由于其他致病变异也会是该群体中 DLD 缺乏的原因，因此该患病率可能存在低估。

二、病因及发病机制

DLD 是三种线粒体 α-酮酸脱氢酶复合物（PDHC、KDHC 和 BCKD）共有的黄素蛋白。其缺陷导致多种 α-酮酸脱氢酶缺陷，每种酶缺陷的代谢特征预测为血乳酸和丙酮酸增加，血浆丙氨酸、谷氨酸、谷氨酰胺和支链氨基酸（亮氨酸、异亮氨酸和缬氨酸）升高，尿乳酸、丙酮酸、α-酮戊二酸、支链 α-羟基-和 α-酮酸增加。肝脏活组织检查显示糖原含量增加，轻度纤维化或脂肪性急性坏死伴有 Reye 综合征样外观。

三、遗传机制

DLD 编码基因位于染色体 7q31-q32，DLD 缺乏症属常染色体隐性遗传病。p.G194C 基因突变是德系犹太患者 DLD 缺陷的主要原因。基于基因型和残留酶功能难以预测表型严重性。对于 c.685G > T（p.Gly229Cys）致病变异纯合的个体，其在德系犹太人群中是常见的，最初被认为是较温和变异，主要是肝脏受损的表现。随后，发现 c.685G > T 纯合的个体也具有早发性新生儿神经系统表型。

四、临床表现

基于三种酶复合物均受影响，DLD 缺陷患者表现出可变的临床和生化表型，虽然疾病的范围从早发性神经损害到成人期发作的孤立肝脏受累，但它具有连续性，并且两种主要表现之间有所重叠。早发性 DLD 缺乏患儿通常表现为肌张力低下及乳酸性酸中毒，受累者多死于代谢失代偿。存活超过两三年的儿童经常表现出生长缺陷和残余的神经系统缺陷(智力残疾、痉挛、共济失调和癫痫发作)。相比之下,孤立的肝脏受累最早可于新生儿期,最晚于 30 岁左右出现,最初表现为恶心、呕吐,随后出现脑病和 / 或凝血功能障碍等肝损伤 / 衰竭的征象。急性代谢发作通常与高乳酸血症、高氨血症和肝大有关,随着急性发作的解决,患者可能会恢复到正常的转氨酶、凝血参数、精神状态,且不会残留神经功能缺损或智力残疾。与其他先天性代谢缺陷相似,DLD 缺乏与代谢失代偿的反复发作有关,通常由疾病、发热、手术、禁食或饮食(脂肪和 / 或蛋白质含量高)引发。

五、诊断

病史、特征性的临床表现及生化指标,如乳酸酸中毒、尿液中 α- 酮戊二酸升高,尿液中支链酮酸的存在,血浆支链氨基酸(亮氨酸、异亮氨酸和缬氨酸)升高可以做出 DLD 缺乏症诊断,值得注意的是,这些生化表现可能不存在或存在间歇性。基因检测可确诊。

六、鉴别诊断

1. 枫糖尿病 1 和 2 型 DLD 缺乏的个体通常存在严重的乳酸性酸中毒,尿中的 α- 酮戊二酸排泄增加和肝脏受累而与 MSUD 类型 1 和 2 区分开。在 MSD 类型 1 和 2 患者中经常见到的枫糖浆气味通常不存在于 DLD 缺乏的个体中。

2. 瓜氨酸升高的其他疾病 包括 Ⅰ 型瓜氨酸血症、精氨酸琥珀酸血症、Ⅱ型瓜氨酸血症(citrin 缺乏症)和丙酮酸羧化酶缺乏症。

七、治疗

目前尚缺乏关于 DLD 缺陷的治疗共识。

1. 急性期治疗 应以纠正代谢性酸中毒、促进合成代谢稳定状态、维持正常血糖为主,同时限制蛋白质摄入。静脉滴注或口服左旋肉碱,50~100mg/(kg·d),每日 3 次。尽快治疗 / 停止任何诱发因素(感染、禁食、药物治疗)。

2. 急性肝损伤的支持治疗 静脉滴注葡萄糖以供给充足的能量,纠正酸中毒,输注新鲜血浆以纠正凝血障碍,对于持续性乳酸性酸中毒和脑病患者尽快采取透析治疗,并避免使用含肝毒性的药物。

八、遗传咨询

对有本病家族史的夫妇及先证者可进行 DNA 分析,并对其胎儿进行产前诊断。家族成员基因分析也可检出杂合子携带者,进行遗传咨询。产前诊断最可靠的方法是根据已经确认的突变家系中绒毛膜绒毛样本或羊水细胞进行 DNA 突变分析。

(韩 凤 韩连书)

第六节 α- 酮戊二酸脱氢酶复合体

一、概述

α- 酮戊二酸脱氢酶复合体(α-ketoglutarate dehydrogenase complex, KDHC)缺乏症为常染色体隐性遗传病。KDHC 含有 α- 酮酸脱氢酶,它由三个组分组成:E1 组分为 α- 酮戊二酸脱氢酶,是利用硫胺的底物特异性脱氢酶,不受磷酸化 / 去磷酸化的调节;E2 组分为二氢硫辛酰基琥珀酰转移酶,特异于 KDHC,并包括共价结合的硫辛酸;E3 组分为二氢硫辛酰脱氢酶。由于 KDHC 是三羧酸循环(TCA)的组成部分,其缺陷具有类似于其他 TCA 酶缺陷的后果。

二、遗传机制

E1 基因已被定位于染色体 7p13-14,*E2* 基因位于染色体 14q24.3。

三、临床表现

KDHC 患者临床表现主要包括精神发育迟滞、肌张力低下、共济失调、角弓反张,较少见的是癫痫发作和锥体外系功能障碍。MRI 可显示双侧纹状体坏死。患者均在新生儿期和儿童早期发病。

四、实验室检查

1. 常规实验室检查 包括血常规、尿常规、肝功能、肾功能、血气分析、血糖、血氨、血乳酸等。可出现酸中毒、血氨升高及乳酸升高。

2. 尿有机酸测定 尿中示 α-KGA 的排泄增加,伴有或不伴有其他三羧酸循环中间体的排泄增加。

3. 血氨基酸检测　血浆谷氨酸和谷氨酰胺可能增加。

4. KDHC 活性测定　可通过测定培养的皮肤成纤维细胞、肌肉匀浆和其他细胞和组织的粗匀浆中[1-^{14}C]-α$_2$-酮戊二酸酯释放的$^{14}CO_2$来测定 KDHC 的酶活性。

5. 基因检测

五、治疗

目前尚无已知的选择性饮食疗法可以绕过 KDHC，因为这种酶参与了几乎所有氧化能量代谢的最后步骤。

（韩　凤　韩连书）

第七节　延胡索酸酶缺乏症

一、概述

延胡索酸酶缺乏症（fumarase deficiency，FD），又称延胡索酸酯酶缺乏症（fumarate hydratase deficiency，FHD），是一种罕见的常染色体隐性遗传病，主要是由于延胡索酸酶基因（fumarase hydratase gene）双等位基因改变引起的，它影响三羧酸循环，可导致延胡索酸尿和严重的神经损伤，包括代谢性脑病、精神运动迟缓、癫痫等。FD 在美国有较高发病率。另外，FD 患者还易出现多发性皮肤、子宫平滑肌瘤和遗传性肾细胞癌平滑肌瘤。

二、病因及发病机制

人体组织中含有两种延胡索酸同工酶，分别位于线粒体和细胞质。线粒体延胡索酸酶催化延胡索酸转换为苹果酸，延胡索酸酶缺乏将使三羧酸循环中断，能量生产受损，随后出现多种能量代谢产物堆积，如延胡索酸、琥珀酸、2-酮戊二酸、柠檬酸。细胞质延胡索酸酶参与尿素循环中延胡索酸的释放。FH 亦是一种肿瘤抑制因子，故 FH 基因突变的患者易出现平滑肌瘤病。

三、遗传机制

FD 为常染色体隐性遗传病。编码 *FH* 的基因位于 1q42.1，由 10 个外显子组成，编码 FH 线

粒体亚型和细胞质亚型的 510 个氨基酸。

四、临床表现

FD 具有多种临床表现，有生后 2 年内爆发性死亡的案例，亦有表现为伴严重发育迟缓的亚急性脑病。

1. 产前表现　羊水过多或少、宫内生长迟缓、先天性脑积水或其他脑部异常等。

2. 神经系统　可有进行性加重的婴儿脑病、严重的发育迟缓、嗜睡状态、小头畸形、肌张力低下，时常有癫痫样抽搐发作。

3. 生长发育　喂养困难、生长落后、语言功能障碍、无法行走。

4. 视觉异常　视觉障碍或视神经发育不全，较少见。

5. 外貌畸形　鼻梁凹陷、前额突出或狭窄、眼间距增宽、鼻孔开裂或前倾、耳畸形等。

五、实验室检查

1. 常规实验室检查　包括血常规、尿常规、肝功能、肾功能、血气分析、血氨、血乳酸等。可出现白细胞不同程度的减少、中性粒细胞减少、红细胞增多、轻度增高的血氨、高乳酸血症。

2. 尿有机酸检测　FD 患者尿延胡索酸升高，可伴有增高的三羧酸循环物质（琥珀酸、2-酮戊二酸、柠檬酸）。

3. 酶活性检测　FD 患者成纤维细胞、白细胞、骨骼肌或肝脏中的延胡索酸酶活性降低。

六、影像学检查

1. 头颅 MRI 检查　FD 患者头部磁共振检查可发现有大脑萎缩、脑室扩张、脑白质异常包括髓鞘形成延迟、髓鞘减少或变薄、胼胝体发育不良、脉络丛或蛛网膜囊肿、小脑干和双侧多发小脑回。

2. 脑电图检查　FD 伴癫痫患者脑电图主要呈高峰节律异常。

七、诊断和鉴别诊断

FD 患者中枢神经损害突出，对于不明原因的反复抽搐、精神运动发育迟缓、外貌异常的患儿应及早行相关检测，确诊依据为：

（1）尿延胡索酸显著增高，可伴有琥珀酸、2-酮戊二酸、柠檬酸增高。

（2）成纤维细胞、白细胞、骨骼肌或肝脏中的延胡索酸酶活性降低。

（3）基因检测发现 *FH* 基因突变。

八、治疗及随访

目前还没有公认的治疗方法可以改善 FH 活性降低引起的代谢异常。需定期进行多系统的监测，注意平滑肌瘤病的发生。有报道发现，高脂肪、低碳水化合物饮食可在一定程度上减轻病情。补充天门冬氨酸能有效增加 ATP 的生成，而补充葡萄糖仅增加少量 ATP 但增加了大量乳酸。另外，建议 FD 患者避免生酮饮食。

九、遗传咨询及产前诊断

避免近亲结婚。对有本病家族史的夫妇需进行产前诊断，家族成员基因分析也可检出杂合子携带者，进行遗传咨询。

（郝　虎）

第八节　琥珀酸脱氢酶缺乏症

一、概述

琥珀酸半醛脱氢酶缺陷症（succinic semialdehyde dehydrogenase deficiency，SSADH MIM 271980）是一种罕见的常染色体隐性遗传病，属于 γ- 氨基丁酸代谢性疾病中的一种，是由于琥珀酸半醛脱氢酶缺乏导致患者尿液、血清、脑脊液中大量蓄积 4- 羟基丁酸（4-hydroxybutyric，GHB）所致，故本病又称为 4- 羟基丁酸尿症（4-hydroxybutyric aciduria）。1981 年由 Jakobs 首次报道本病，全世界共报道 400 余例，目前尚无流行病学资料。

二、病因及发病机制

SSADH 缺乏症是 γ- 氨基丁酸（GABA）降解通路障碍导致的疾病。GABA 是脑内主要的抑制性神经递质，SSADH 是 GABA 降解途径中的一个重要酶。GABA 降解第一步是在 GABA 转氨酶作用下将氨基从 GABA 上转移给 α- 酮戊二酸，生成谷氨酸，补充了兴奋性神经递质，同时产生相对不太稳定的中间产物琥珀酸半醛，随后 SSADH 将琥珀酸半醛转化为琥珀酸，琥珀酸进行三羧酸循环，提供能量。这一过程维持了脑内兴奋和抑制信号的平衡。SSADH 缺陷导致中间产物琥珀酸半醛不能形成琥珀酸进入三羧酸循环，大部分经琥珀酸半醛还原酶作用下生产 4- 羟基丁酸（GHB）等旁路产物，GHB 能快速通过血脑屏障，影响包括 GABA、多巴胺、血清素、乙酰胆碱在内的多个神经递质系统。本病最大特点是既有神经递质 GABA 代谢障碍，蓄积的 4- 羟基丁酸又具有神经毒性。SSADH 缺陷症的生化学指标是 GHB 在体液中的蓄积，CSF 中 GHB 浓度升高，总 GABA 和游离 GABA 浓度升高以及谷氨酸浓度下降，从而导致神经系统功能的紊乱和损害。

三、遗传机制

SSADH 缺陷症为常染色体隐性遗传病。其特点为：①患儿父母都是致病基因携带者（杂合子）；②患儿从父母各得到一个致病基因，是纯合子；③患儿母亲每次生育有 1/4 可能性为 SSADH 缺陷症患儿；④近亲结婚的家庭，后代发病率较一般人群为高。

编码 SSADH 的基因 *ALDH5A1* 位于 6p22，是单拷贝基因，大于 38kb，含 10 个外显子，编码的蛋白含 488 个氨基酸。目前在患者中发现的基因突变有 50 余种，包括错义突变、无义突变、缺失和剪切错误，但无热点突变。

四、临床表现

SSADH 缺陷病主要在婴幼儿起病，平均发病年龄为 11 个月（0~44 个月），平均诊断年龄为 6.6 岁（0~25 岁）。与其他遗传代谢性病不同，此病病程进展相对缓慢或为静止性脑病，仅有极少数早期起病的患儿表现为急性起病、进行性加重，临床症状有抽搐、舞蹈症、肌阵挛、视神经萎缩和张力失常等，在婴儿期即死亡。临床表现最多见于神经系统表现异常，主要包括发育延迟（其中动作语言发育落后最为突出）、轻至中度智力障碍、肌张力低下、行为异常（如孤独症样表现，年长儿往往存在焦虑、幻觉）、癫痫、运动过度、共济失调和反射减弱或消失等。

此病临床表型多样。新生儿期的症状常见于呼吸困难、嗜睡和喂养困难，约 13% 患儿存在早产、吸吮无力、呼吸困难等表现。年长儿常表现行为异常和精神障碍，如过度活跃、焦虑、睡眠障碍和攻击行为，可能与多巴胺和血清素代谢异常有关。约半数患儿存在癫痫表现,最常见强直 - 阵挛发作,其次为非典型失神发作和肌阵挛发作,脑电图异常表现为广泛性和局灶性癫痫样放电,多种背景异常和不同时相的纺锤波等特征。45% 的患儿存在睡眠紊乱,主要表现为白天嗜睡,20% 的患儿存在入睡或维持睡眠困难,脑电图显示浅睡眠增加和快速动眼期缩短。10% 的患儿有退行性改变和锥体外系功能障碍,包括舞蹈症、肌阵挛和张力失常。

五、实验室检查

1. 4- 羟基丁酸(GHB)测定 SSADH 缺陷病的生化特征是尿液中 GHB 显著增高,血清和脑脊液的 GHB、GABA 浓度增高。有报道 SSADH 缺陷症患者脑脊液 GHB 平均水平为 449μmol/L(正常 <3μmol/L),总 GABA 平均水平为 29.3μmol/L(正常 <12.2μmol/L),谷氨酰胺平均水平为 337μmol/L(正常 357~750μmol/L)。

2. 脑电图检查 约 2/3 患者的脑电图存在异常,表现为背景活动受限、癫痫样异常(通常是全脑,有些为局灶性),以及鲜见慢波睡眠的脑电癫痫持续状态。

3. 头颅 MRI 2/3 的患者出现神经影像学异常。头颅 MRI 示双侧苍白球 T_2 高信号是本病的特征性影像学改变,双侧皮层下白质、小脑齿状核和脑干也可累及,可有大脑或小脑萎缩表现,也可有髓鞘发育延迟表现和苍白球 - 齿状核高密度表现。大脑萎缩患者 MRI 检查提示存在脑部糖代谢降低。

4. 质子磁共振波谱(PMRS) 发现脑白质和灰质中的内生性 GABA 和 GHB 水平升高,GABA 升高的水平常较 GHB 更显著。

5. 酶活性测定 外周淋巴细胞和皮肤成纤维细胞的 SSADH 活性降低及基因检测可进一步确诊。

六、诊断和鉴别诊断

凡智力障碍,伴肌张力低下、非进行性共济失调及反射减弱需考虑本病,脑 MRI 影像表现有助于临床诊断,尿液中 GHB 显著增高、血清和脑脊液的 GHB、GABA 浓度增高可诊断本病,外周淋巴细胞和皮肤成纤维细胞的 SSADH 活性降低及 *ALDH5A1* 基因检测可进一步确诊。

鉴别诊断主要与相关表现的神经系统疾病鉴别。

七、治疗

SSADH 缺陷症患者目前尚无成功治愈的案例,治疗方法通常为对症治疗。治疗措施如下:

1. 饮食治疗 动物研究提示生酮饮食可以降低抽搐的发病时间和频率,减少脑电图中痫样放电,推迟共济失调发病时间,改善体重及增加寿命。SSADH 缺陷症使用生酮饮食疗法的原理尚不明确。

2. 药物治疗

(1)抗焦虑药物或者选择性 5- 羟色胺再吸收抑制剂(SSRIs)治疗。

(2)氨己烯酸(GABA 转氨酶的不可逆抑制剂):该药理论上可以抑制 GABA 向 GHB 转化,但该药可致大鼠和狗的鞘内水肿和白质空泡变性;大剂量(每天 75mg/kg)应用可能诱发癫痫和脑电图异常,在临床试验中,30% 患者使用氨己烯酸治疗癫痫 1 年后出现视野缺损;小剂量(每天 20~30mg/kg)可能缓解部分患者的症状而不引发副作用。

(3)牛磺酸:具有调节渗透压、神经调节功能作用。有报道提示牛磺酸可以改善一个 2.5 岁 SSADH 患儿的步态、协调性,脑 MRI 提示部分改善。

(4)右美沙芬:通过与兴奋性氨基酸位点相结合发挥神经保护作用,临床效果尚不明确。

3. 对于癫痫大发作可以使用抗癫痫药物,目前国内主要采用拉莫三嗪和卡马西平控制癫痫发作、利他林缓解多动症状。但由于丙戊酸盐可抑制 SSADH 酶活性,导致病情加重,应避免使用。

（郝 虎）

第九节 线粒体 DNA 耗竭综合征

一、概述

线粒体 DNA 耗竭综合征(mitochondrial DNA depletion syndrome,MDS)是一组因线粒体 DNA 拷贝数严重减少而导致组织器官能量产生障碍的常染色体隐性遗传病,是儿童期最常见的呼吸链缺陷之一。在过去的 20 年中,严重的线粒体 DNA 耗竭已成为病因谱不断扩大的一组疾病。线粒体 DNA 耗竭可发生于一个特定的组织类型(通常是脑和肌肉或肝脏),或者包括心脏、胃肠道、肾脏等多个器官组织。75% 以上的 MDS 患儿于生后 1 年内发病,然后病情迅速加重而死亡。致病基因的识别非常重要,不仅有利于做出产前选择、家庭生育计划及产前诊断,还有助于提高人们对 MDS 病理生理的理解,更好地提供合适的治疗。

二、病因和发病机制

人类线粒体 DNA 含基因 37 个,分别编码氧化磷酸化酶复合物的 13 个亚单位、2 种核糖体 RNA 和 22 种转运 RNA。线粒体呼吸链复合物关键亚单位的生成和能量产生均需要适量结构和功能完整的线粒体 DNA。MDS 患者氧化磷酸化酶复合物合成不足,影响细胞能量产生,最终引起器官功能不足。人类核基因组和线粒体基因组间的交互作用,对于保持线粒体 DNA 数目和结构正常,以及线粒体蛋白生成均至关重要。许多重要组织中线粒体 DNA 的缺失或耗竭,都是两个基因组之间联系中断的病理状态的表现。线粒体 DNA 的复制和 / 或数量的维持需要许多酶的参与,而编码这些酶基因均属于核基因,其突变将导致线粒体 DNA 耗竭,出现相应的临床表现。

三、遗传机制

目前已经报道 15 种核基因突变可导致 MDS,包括作用于线粒体脱氧核苷三磷酸(dNTP)合成的 *TK2*、*SUCLA2*、*SUCLG1*、*RRM2B*、*DGUOK*、*TYMP*、*SLC25A4*;参与 mtDNA 复制的 *POLG*、*MGME1*、*C1Oorf2* 和 *TFAM*;参与调节线粒体内膜渗透性的 *AGK*;调控线粒体稳定、线粒体的生物能量输出及凋亡前的细胞色素 C 氧化酶的螯合作用等许多重要分子过程的 *OPA1*,以及功能未知的 *FBXL4* 和 *MPV17*。其中肌病型与 TK2 基因突变相关,心肌病 1 型和 2 型为 *SLC25A4* 基因突变导致,脑肌病型多为 *SUCLA2*、*SUCLG1*、*FBXL4* 或 *RRM2B* 基因突变所致,脑心肌病型和神经胃肠道脑病型患者分别存在 *OPA1* 和 *TYMP* 基因突变,而 *DGUOK*、*POLG*、*TFAM*、*C10orf2* 及 *MPV17* 基因突变多表现为肝性脑病型。研究表明,*DGUOK* 基因突变可见于 14%~20% 的 MDS 病例,被认为是 MDS 的主要致病基因,同时也是肝性脑病型 MDS 的最常见病因。另外,还有许多 MDS 相关基因有待识别。

四、临床表现

MDS 临床表现多样,临床表型可分为肌病、心肌病、脑肌病、脑心肌病、脑肝病和神经胃肠道脑病等类型。肌病型常于 2 岁以前起病,表现为肌张力低下、肌无力和运动不耐受,通常于儿童期死于肺功能不全和感染,一些患儿可以存活到青少年期。心肌型 1 型起病更早,常于出生时即表现为肌张力低下,运动发育非常差,可因呼吸功能差而需要呼吸机辅助通气,通常于婴儿期死亡,存活者常因严重的肌张力低下和肌无力而无法行走,一些患者发展为肥厚型心肌病;心肌型 2 型常于儿童期起病,缓慢进展为肥厚型心肌病和全面的骨骼肌病而导致运动不耐受,在一些患儿表现为肌无力和肌萎缩。脑肌病型婴儿期起病,表现为肌张力低下、喂养困难、听力障碍、精神运动发育迟滞、生长迟缓、抽搐、运动障碍等,神经系统症状更明显。脑心肌病常于新生儿期起病,表现为躯干肌张力减退而四肢肌张力亢进和角弓反张姿势、喂养困难,以及严重的神经发育落后,哭声弱,眼睛追视异常,感觉神经性耳聋和视神经萎缩,常于婴儿期死亡。脑肝病型通常于生后 6 个月内起病,病情严重者可于 1 岁左右死亡,临床表现为持续呕吐、生长发育落后、肌张力低下、低血糖症等早发的肝功能不全和神经系统受累的表现。神经胃肠道脑病型通常在 20 岁之前发病,表现为进行性胃肠蠕动障碍、外周神经病、眼睑下垂和眼外肌麻痹,以及脑白质病的影像学表现。

五、实验室检查

利用 Southern blot 及实时 PCR 可发现受损组织线粒体 DNA 的拷贝数异常,当拷贝数小于相应年龄核 DNA 水平的 30% 时(严重者甚至只有 20%~25%),为线粒体 DNA 耗竭,见于 98% 的严重病例中;30%~50% 为正常低限,大于 50% 为正常。在肌病患儿中,早期发病者病情进展迅速,利用特异的组织化学分析可发现所有的肌纤维表现为细胞色素氧化酶(COX)缺陷,而晚期发病者肌纤维表现为 COX 阳性和 COX 阴性的嵌合体形式。所有线粒体 DNA 编码呼吸链复合物的生化缺陷总是表现在肌肉线粒体中,肌病患儿易出现血清肌酸激酶的升高,通常在正常上限的 2~3 倍。心肌病和脑心肌病心脏彩超均提示肥厚型心肌病,且脑心肌病型血清乳酸及丙氨酸升高。脑肌病常表现为血乳酸升高和甲基丙二酸尿症,且 *SUCLG1* 基因突变导致的脑肌病常在出生后即表现为明显的乳酸性酸中毒;头颅 MRI 可表现为弥散的脑白质改变。*TYMP* 基因突变所致的神经胃肠道脑病患儿血浆中胸腺嘧啶脱氧核苷和脱氧尿苷升高。脑肝病型患儿的肝脏组织病理表现为脂肪变性、胆管扩张、纤维化及小叶结构塌陷,免疫组化分析示肝脏组织细胞色素氧化酶缺陷及线粒体呼吸链酶活性降低。

六、诊断和鉴别诊断

MDS 的诊断需要综合分析临床表现、生化结果、受累器官组织病理检查及头颅 MRI 等影像学检查,做出初步临床诊断,但确诊需要依靠遗传学分析发现受损组织线粒体 DNA 耗竭的直接依据,或者发现 MDS 相关基因的致病性变异。

七、治疗

与大部分线粒体病一样,MDS 尚无有效的治疗方法,主要以对症治疗为主,包括营养支持、物理疗法、抗癫痫治疗和耳蜗植入等。虽然没有足够的证据支持药物治疗有效,但由于辅酶 Q_{10}、左旋肉碱、肌酸、B 族维生素、硫辛酸、维生素 C、维生素 E 作为氧化磷酸化酶复合物的辅因子和抗氧化特性,鸡尾酒疗法还是应用于本病的治疗当中。最近的研究表明,肌病型 MDS 患儿肠道内应用丙酮酸钠,其肌肉力量和生活质量都有所提高。有研究表明,对各型 MDS 患儿应用脱氧单磷酸核苷制品可能是一个有效的治疗方法。本病肝移植仍存在争议,仅有肝脏受累而无神经系统异常者可选择肝移植,但当患儿出现精神运动发育迟滞或眼球震颤时,肝移植效果不佳。酶替代治疗、干细胞移植及持续腹膜透析为神经胃肠道脑病的治疗提供了新的治疗方法。

八、预防

由于此病症状表现多样而不典型,预防措施有限,主要措施在于产前诊断。明确先证者基因诊断可为下一代的产前诊断及遗传咨询提供依据。

(宋元宗)

第十节 线粒体肌病

一、病因及发病机制

线粒体为亚细胞器成分之一,是能量产生的场所。由两层膜构成,内膜突起的嵴上有组成呼吸链的 5 个酶复合体,其介导的氧化磷酸化过程负责产生维持正常细胞功能所需的大部分能量(ATP)。由于氧化磷酸化过程障碍而导致的疾病称为线粒体病。

线粒体氧化磷酸化过程所需的 5 个酶复合体是由核基因和线粒体基因共同编码的,任一酶复合体的一个或多个缺陷均可导致呼吸链功能障碍。因此,从遗传学的角度,线粒体可以分为核基因缺陷和线粒体基因缺陷所致两大类。核基因的遗传多数为常染色体隐性遗传,符合孟德尔遗传规律。线粒体基因的遗传不符合孟德尔遗传规律。所有线粒体基因均来自卵母细胞,因此,母亲携带的线粒体基因突变可以传递给她所有的孩子,儿子或女儿,但只有女儿可以将突变的基因传递给下一代。此外,线粒体遗传的临床表型具有阈值效应,需要一定数量的线粒体基因突变,才能产生一定程度的能量代谢障碍,从而导致某器官或组织功能障碍。

二、临床表现

线粒体疾病临床表现多样,以肌肉受累为突出或唯一症状,称为线粒体肌病,临床以骨骼肌疲劳不耐受为特征。多数患者肌无力症状不明显,只是肌肉易疲劳,在劳累、感染、发热、低血糖或剧烈运动时症状加重,出现肌肉无力、酸痛等。少数患者也可以表现为持续肌肉无力,运动发育落后。存在骨骼肌、脑等多系统受累的被称为线粒体脑肌病,临床表现为骨骼肌疲劳不耐受或无力、身材矮小、感音神经性聋、智力低下、抽搐、周围神经病等。有时,神经系统症状还可能掩盖轻微的肌肉受累症状。临床常见线粒体脑肌病类型有:

1. KSS 综合征与进行性眼外肌麻痹(Kearns-Sayre syndrome,KSS and chronic progressive external ophthalmoplegia,CPEO) Kearns 与

Sayre 是最早描述进行性眼外肌麻痹,视网膜色素变性与心脏传导系统缺陷之间联系的人。该病绝大多数为散发,诊断标准为三联症状(20 岁以前起病,慢性进行性眼外肌麻痹,视网膜色素变性)再加上以下症状中至少一种:心脏传导阻滞、小脑共济失调或脑脊液蛋白升高 ≥ 100mg/dl。其他不列为诊断标准的临床表现还有痴呆、感觉神经性耳聋、内分泌异常(侏儒、糖尿病或甲状旁腺功能减退)等。KSS 临床表现最严重,在婴儿、儿童或者青少年期起病,有显著多系统受累。由于眼色素上皮细胞的原发性变性,眼底检查可以发现视网膜的色素变性而临床表现不明显,约 40% 的患者可以出现视敏度下降和夜盲。心脏传导阻滞为主要的神经系统外症状,完全性心脏传导阻滞可致猝死,安装心脏起搏器也不能改变预后。CPEO 为青少年或成人起病,除眼外肌外,可伴有不同程度的其他组织受累。

2. 线粒体脑病 - 乳酸酸中毒 - 卒中样发作(Mitchondrial encephalopathy with lactic acidosis and stroke-like episodes,MELAS)

MELAS 综合征临床特征有:①卒中样发作伴随 CT/MRI 显示的局灶脑损伤;②乳酸酸中毒或肌肉活检标本见到 RRF,或两者均有;③至少出现以下 2 种症状:部分或全身性癫痫发作、痴呆、反复发作的头痛或呕吐。多数患者发育正常,直至出现间歇性恶心、呕吐、偏头痛,以及第一次卒中样发作。卒中样发作可导致局灶神经系统缺陷,如一过性皮质盲、偏瘫、单瘫、四肢瘫或失语。CT/MRI 显示的局灶异常不按照血管走行分布,且血管造影未发现血管异常。部分患者骨骼肌活检可见到 RRF。本病多为母系遗传,由线粒体基因突变所致,最常见突变位点在 3 243A>G(约占 80%)。

3. 肌阵挛癫痫伴破碎红纤维(myoclonic epilepsy with ragged red fibers,MERRF)

该综合征主要表现为进行性肌阵挛癫痫或共济失调等神经系统症状。儿童或接近成年期起病,表现为突然的肢体抽动或惊跳动作、突然跌倒或强直阵挛,惊厥类型可以有改变,但多数对光敏感。共济失调可以进行性加重。肌肉受累症状多轻微或不明显。但血清乳酸酸中毒与骨骼肌内 RRF 为必备特征。头颅 CT 常可见基底节钙化。该病最常见的基因位点是线粒体基因 c.8 344A>G 的突变。

三、辅助检查

1. 乳酸、丙酮酸、乳酸 / 丙酮酸比值　有 40% 的线粒体疾病患者存在乳酸酸中毒。最小运动量试验(如蹬车试验)可能发现异常的乳酸升高。中枢神经系统症状突出的患者,脑脊液乳酸水平升高。

2. 肌电图检查　肌电图并不能很好反映线粒体脑肌病患者的肌肉损害。对存在显著肌肉无力症状的患者,肌电图可以呈肌源性损害,部分患者肌电图正常或接近正常,少数呈神经源性损害。

3. 肌酶测定　多数正常或轻度升高。

4. 肌肉病理检查　不是所有线粒体疾病均累及骨骼肌,但对于存在骨骼肌受累的线粒体肌病或脑肌病患者,肌肉活检病理检查是线粒体肌病诊断中最重要的检查之一。特征性病理改变可以明确诊断,如光镜下的破碎红纤维(red ragged fiber,RRF),超微电镜下线粒体数目和形态的异常,线粒体内的类结晶样包涵体。

5. 线粒体呼吸链酶复合物活性测定　分离新鲜肌肉组织内的线粒体,进行呼吸链酶复合物活性测定可以辅助诊断线粒体肌病,但此项检测技术要求较高,多用于实验室研究,未普及临床。

6. 线粒体和核基因检测　应用二代测序和 MPLA 技术检测外周血白细胞内线粒体基因和核基因片段的重复、缺失及核苷酸变异等是目前临床常用的检查方法,可以辅助明确诊断。有条件者还可以进行尿液或肌肉组织内线粒体 DNA 的分析。

四、诊断和鉴别诊断

线粒体肌肉病的诊断主要依据特征性的临床表现,骨骼肌的疲劳不耐受性,在感染、饥饿、运动及应激状态时症状加重,伴或不伴心脏、脑、肝脏等多系统受累症状。血清乳酸或乳酸 / 丙酮酸比值升高支持诊断,肌肉活检见到特征性病理改变或基因检测到致病变异均可明确诊断。

五、治疗与预后

目前尚没有明确证据支持任何措施可以改变线粒体肌肉病的自然进程。主要是支持和对症治疗,改善症状,提高患者的生活质量。目前常用的是线粒体"维生素鸡尾酒"疗法,这些治疗用药通常被称为"保健食品",包括辅酶 Q_{10}、L- 肉碱、α- 硫辛酸、肌酸 - 水合物、生物素、硫胺素、核黄素、L- 精氨酸、维生素 E 和维生素 C 等。

确定诊断对于开展遗传咨询非常重要,对于核基因突变引起的线粒体肌肉病,可以开展产前诊断。对于线粒体基因突变导致的线粒体肌肉病患者,由于不符合孟德尔遗传方式,且线粒体基因变异具有阈值效应,产前诊断较为困难。

(常杏芝)

第十一节 Leber 遗传性视神经病变

一、概述

Leber 遗传性视神经病变(Leber's hereditary optic neuropathy,LHON)是线粒体 DNA(mitochondrial DNA,mtDNA)突变导致的遗传性视神经病变的常见类型,主要见于青年男性。它由德国学者 Leber 于 1871 年首先报道,并由此命名。

二、病因和发病机制

具体机制尚未完全明确,目前研究认为 LHON 与线粒体 DNA(mtDNA)突变密切相关。截至目前,已经发现 50 多种 mtDNA 点突变可致本病,主要突变位点为 c.11 778G>A,c.3 460G>A 和 c.14 484T>C。

在 LHON 患者中,mtDNA 突变主要发生在视盘黄斑束区的视网膜神经节细胞(retinal ganglion cells,RGCs)和视神经轴突中,较少发生在光感受器细胞和视网膜色素上皮细胞中,其发生可能与 RGCs 独特的能量需求、球后视神经具有较长的轴突和无髓神经纤维向有髓神经纤维过渡有关。与许多眼底疾病一致,LHON 最终引起视神经节细胞的凋亡,产生视神经萎缩。但是,携带有原发线粒体突变的患者不一定发病,即 LHON 患者具有不完全外显性。

三、遗传机制

一般认为,母亲将其线粒体 DNA 传递给子女,但只有女儿能将此线粒体 DNA 传递给下一代。LOHN 遗传共性为母系遗传。

同质性是指所有细胞的线粒体含有相同的野生型 DNA 或突变 DNA,而异质性是野生型和突变的线粒体 DNA 同时存在于同一个体、组织或细胞。LHON 家族中,大多数致病 mtDNA 突变具有同质性,约有 14% 的成员表现为异质性突变。同质性和异质性突变患者的临床表现无差异。在一些异质性 LHON 家系中,突变型 mtDNA 的比例随着代数的增加而逐渐升高,mtDNA 原发致病突变的异质性程度增加到 75%~80% 会增加 LHON 患者视觉缺失的风险。这一特点可能解释为什么 LHON 患者家族中存在遗传早发现象(随传代数的增加而发病年龄逐渐减小)。绝大多数中国 LHON 患者存在 c.11 778G>A 突变,基本上都表现为同质性。

即使同质性突变(100% 均为突变型 mtDNA)也不一定出现临床症状;另有报道显示,即使原发突变的异质性程度较低,并且不携带其他继发突变,部分个体也可能发病。因此,LHON 原发突变的异质性高低和发病关系具有家族特异性及家系成员异质性,发病还受其他环境和生理因素的影响。女性患者或者突变携带者的后代均遗传了致病性突变,但并非所有的后代都会发病,这种不完全外显也是 LHON 的重要遗传特点。

四、临床表现

患者多为 15~35 岁的青少年,男性多于女性,大部分仅表现为眼部症状。文献报道患者年龄跨度为 2~80 岁,同一家系中患者首发年龄也可相差很大。

LHON 起病为急性或亚急性,其特征呈无痛性视神经病变,急性期视力可急剧下降,可下降至 1.0 至无光感不等。双眼可同时发生或先后受累,两眼发病间隔时间一般为数周至数月,97% 以上的患者 1 年内另外眼发病。有些患者发病后视力仍持续下降,并在数月后稳定。LHON 患者瞳孔对光反射保存良好。大部分患者的视力丧失是严重且永久性的,但少数在起病 6~12 个月内出现缓慢的视力恢复,特别是儿童期发病者。

色觉障碍以红绿色盲多见,病情好转者色觉障碍也随之好转。对家系中未发病者,如检查发现色觉障碍,即使视力未受累也应随访。LHON 早期是视网膜受累,其后继发视神经病变,称为视神经网膜病（neuroretinopathy）。

Smith 等将典型 LHON 视盘特征总结为 3 点：①视盘周围毛细血管扩张样微血管病变（telangiectatic microangiopathy）；②视盘周围神经纤维层肿胀（假性水肿，pseudoedema）；③荧光素眼底血管造影显示视盘无渗漏。有时患者无症状眼及母亲眼底也可见到视盘充血的表现。亚急性期视盘充血逐渐消退，盘缘颞侧颜色变淡，出现神经萎缩征象，尤其是视乳头黄斑束可见视盘颞侧的神经纤维层明显变薄。慢性期则视盘色淡甚至苍白，双侧对称性视神经萎缩。

LHON 另一个典型临床特征是视野中心暗点和旁中心暗点。通常未受累眼也会表现出轻微的中心暗点。在急性期视力较差时，中心视野检查未必表现为对称一致的中心损害，可为双颞侧偏盲、不对称颞上象限盲。由于中心视野检查对视力要求高，无法完成的患者可以行周边 Goldmann 视野检查，同样可以发现中心视野缺损。部分患者视力好转后视野检查可见明显改善。

虽然大多数 LHON 患者仅有视力受损，但部分患者伴有其他神经系统受损表现，如外周神经病变、头痛、偏头痛、智力障碍、震颤、运动障碍、肌张力异常、共济失调、癫痫、听力障碍、肌病、膀胱无力征、视网膜色素变性、心脏传导异常（多发生在 11 778 位点突变）、预激综合征（多发生在 3 460 位点突变），临床称为 Leber 加综合征（Leber Plus）。从线粒体基因遗传学的角度，上述组织和器官均对能量需求大，是线粒体疾病中的易损部位。在 LHON 家系中可见有类似多发性硬化（MS）的脱髓鞘疾病。这些患者的脑脊液及磁共振成像检查可发现 MS 的典型表现。

五、实验室检查

1. 突变特异性引物 PCR（MSP-PCR）检测　是一种针对突变部位及性质完全明确的突变检测方法，优点如下：①通过 PCR 扩增后，即可通过琼脂糖电泳后在紫光灯下观察结果，所需的时间和费用相对降低。②因为所用引物 3' 末端与突变 DNA 互补，只有突变的对象才可扩增出特异性片段。避免了 PCR-RFLP 检测中可能因酶切不全等而出现的错误结果。但本方法的引物设计比较困难，只能判断某些特定部位的特定突变与否，而不能检出其他部位碱基突变，也不能检出杂合性突变。

2. 聚合酶链反应 - 单链构象多态性（PCR-SSCP）分析　是一种简便、快速、灵敏、经济的检测基因突变的分析方法，它基于单链 DNA 在非变性聚丙酰胺凝胶中构象的多态来分离 DNA 片段。对病史已明确的 LHON 患者进行此项检测较易获得阳性结果，但是 PCR-SSCP 法受多种因素的影响，例如聚丙烯酰胺凝胶的浓度和比例、TBE 浓度和含甘油的浓度等，因此需用多条件分析。且 SSCP 只能检测是否有突变，而对于突变性质和部位还需进一步测序测定。

3. 全线粒体基因筛查　对原发位点筛查阴性的患者，如果临床拟诊 LHON 还可以行相关核基因方面的检查，包括 *OPA1*、*Frataxin*、*SPG7* 和 *WFS1* 等。

4. 其他辅助检查

(1) 眼底荧光血管造影（FFA）：在急性期视盘呈强荧光，血管高度扩张，视盘黄斑束毛细血管充盈、延缓缺损等，FFA 检查可早期发现患者及有发病可能的携带者，因此可用于遗传咨询。

(2) 脑诱发电位（EPS）及头颅 CT、脑脊液和 MRI 检查：部分病例可发现与多发性硬化相符的情况。

(3) 光学相干断层扫描技术 / 光学相干层析成像（optical coherence tomography，OCT）：可以客观定量检查视盘周围神经纤维层厚度（RNFL）和黄斑节细胞复合体厚度（GCC）。急性期由于视盘充血和毛细血管扩张，视乳头周围 RNFL 增厚。亚急性和慢性期 LHON 患者视盘周围 RNFL 表现出颞侧变薄的趋势，为视乳头黄斑束损害导致。黄斑 GCC 在急性期即可表现出明显变薄。值得注意的是，RNFL 和 GCC 的损害与 LHON 的预后不成比例，无法用于病变严重程度的评估。

六、诊断和鉴别诊断

多见于青年男性，急性期视盘充血，毛细血管扩张而荧光素眼底血管造影显示无荧光素渗漏的假性视盘水肿征象，结合典型的中心视野损害的模式，家族中母系遗传的方式，血 mtDNA 检查 c.11 778G>A、c.14 484T>C 和 c.3 460G>A 等位点出现突变即可确诊。

鉴别诊断：

1. 显性视神经萎缩（dominant optic atrophy，DOA）　由丹麦医师 Kjer 于 1959 年首先系统描述，是西方国家报道的最常见的遗传性视神经病变,发病率为 1/1 万~1/5 万,为常染色体显性遗传,突变基因为 *OPA1*,遗传方式和性别无关。诊断依据:①儿童期发病,发病以 4~8 岁(平均 7 岁)多见。②双眼视力无痛性、渐进性隐匿下降,多在常规眼科检查时才发现视力低下,也有家长偶然发现孩子视力较差,到眼科检查已有视神经萎缩。视力可降至 0.2~0.5,此后可有轻度进展或稳定,少数仍保持 1.0 或仅剩指数。发病早,视力严重受损者可伴有眼球震颤。双眼视力也可不对称下降或伴有畏光。③色觉检查有特征性蓝黄色盲,少数有红绿色盲或全色盲,但色觉异常与视力无关。④视野有中心、旁中心或哑铃形暗点。⑤眼底视盘颞侧轻微苍白或视盘全苍白,有时可见视盘颞侧凹陷明显。⑥大多患儿健康,少数有智力迟钝、听力下降及慢性进展性眼外肌麻痹,甚至出现急性上睑下垂,运动失调及非特异性肌病。⑦视觉诱发电位(PVEP/FVEP)表现为 P100 波峰潜时延长,振幅下降。组织病理学检查为视网膜神经节细胞的退行性变,表现为以视盘颞侧为显著的神经节细胞轴突肿胀、脱髓鞘、轴突减少和胶质细胞增生。虽然 *OPA1* 基因不是 mtDNA,但其产物间接地参与线粒体功能及维持内膜的完整性。因此 DOA 与 LHON 临床表现有相似之处。

2. 隐性遗传性视神经萎缩(recessive optic atrophy,ROA) 罕见,多在出生后或 3~4 岁以前发病。半数以上的患者父母有血缘关系。患者视力多有严重损害或完全失明,并有眼球震颤。眼底表现视神经全部萎缩、凹陷和视网膜血管变细。

3. Wolfram 综合征 该少见综合征症状包括:尿崩症(diabetes insipidus)、糖尿病(diabetes mellitus)、视神经萎缩(optic atrophy)、神经性耳聋(deafness)。缩写称为 DIDMOAD,突变基因为 *WSF1*。

4. 神经系统其他综合征 遗传性共济失调、Friedreich 共济失调、Chareot-Marie-Tooth 病均有视神经萎缩的表现。诊断需要结合相应的神经系统损害定位,有针对地进行常染色体及全 mtDNA 检测。

5. 其他 一些隐匿起病的视网膜病变可以类似 LHON 患者的双眼对称性视力下降,黄斑病变视野检查出现中心暗点,与 LHON 乳斑束损害导致的中心视野缺损不易鉴别。部分视锥细胞营养不良患儿初诊为"视神经萎缩"。OCT 及电生理检查对疾病的鉴别诊断具有确诊意义。

七、治疗

截至目前,尚无明确治疗有效的报道。维生素和辅酶因子、电子受体、自由基清除剂等药物的疗效不甚理想。尽管缺乏治疗有效的证据支持,一些临床医师也试图使用上述药物联合用药,即所谓的"线粒体鸡尾酒(mitochondrial cocktails)"用于治疗 LHON,它主要由维生素(B$_2$、B$_3$、B$_{12}$、C、E 和叶酸)、线粒体抗氧化剂和生物能量制剂构成。鉴于部分 LHON 患者视力有自愈倾向,因此,对待未设立对照组的治疗性报道仍需谨慎。艾地苯醌和 α- 三烯酚醌(EPI-743)治疗 LHON 的有效性和安全性仍有待进一步研究。溴莫尼定在治疗 LHON 伴有青光眼或高眼压症时有其优势。有人报道中药五子衍宗丸有助于视力和视野等的恢复。基因治疗作为一项新的治疗选择,已在积极研究中,但价格较昂贵,并需警惕其安全性。在治疗的基础上,LHON 患者戒烟、限制饮酒,并避免与环境的毒物接触或有助于 LHON 的视力恢复。

八、预防

线粒体 DNA 突变导致的 LHON,其遗传方式不符合孟德尔遗传规律,植入前遗传学诊断可能是值得尝试的产前诊断方式之一。

(宋元宗)

第十二节 Pearson 综合征

一、概述

Pearson 综合征(Pearson syndrome,PS)于 1979 年由 Pearson 等人首次报道,又称为骨髓胰腺综合征,是由线粒体 DNA(mtDNA)单一片段大规模缺失和 / 或重复引起的一种罕见的散发综合征。mtDNA 突变使得不同器官或组织线粒体能量供应严重不足,主要特征包括难治性贫血、骨髓前体细胞空泡化和胰腺外分泌功能不全,以及肝脏、肾脏、神经肌肉组织等其他器官受累表现。PS 具有不同的临床表型,这可能是由于突变的 mtDNA 含量在不同个体和组织中分布差异造成的。

二、病因和发病机制

在大多数真核细胞中,线粒体(除成熟红细胞外)是产生能量的主要细胞器,其主要功能是通过氧化磷酸化过程产生三磷酸腺苷(ATP)。线粒体DNA(mtDNA)是位于线粒体内的 16 569 个碱基的双链环状 DNA 分子,编码 13 个蛋白多肽、22 个 tRNA 和 2 个 rRNA。线粒体 DNA 病变影响呼吸链功能,使 ATP 合成不足从而造成器官功能障碍。

绝大多数 PS 病例是由卵母细胞或早期胚胎线粒体 DNA 突变引起的偶发性事件,极少是由母系异质卵母细胞遗传。当线粒体发生突变时,一些 DNA 携带突变(Δ-mtDNA),其他为未突变的野生型(wtDNA)。只有当 Δ-mtDNA 的比例超过一定的阈值时,PS 才可能发生。mtDNA 突变可以发生在所有组织(如血液、肌肉、肝脏等)中,不同细胞线粒体数量不同且突变的 mtDNA 所占比例也不同;同时,线粒体呼吸链复合体在个体和器官之间也存在差异。临床表现的不同取决于 Δ-mtDNA 的数量和组织分布,而不是突变的大小、位点,且临床表现与最终结局之间无明显的相关性。

随着时间的推移,尽管 Δ-mtDNA 的存在对症状的发展至关重要,但并不能排除由于核修饰基因及环境的影响使得该病从一种表型转化为另一种。研究观察到一些 PS 患者后来发展为卡恩斯-赛尔综合征(KSS)能够证明这一点。

三、遗传机制

1989 年,RotigA 等人首次发现 PS 与 mtDNA 的缺失相关。国外文献报道仅 100 多例。在绝大多数病例中,PS 是由于单一大片段 mtDNA 缺失所致,这种缺失通常是自发发生的。只有在大约 4% 的病例中,单个 mtDNA 缺失是从母亲那遗传得来的。在 PS 中,最常见缺失为 4 977kbp(8 484-13 459),缺失两侧有一个 13bp 的重复序列,该缺失由两个 13bp 的直接重复区(5' 端 8 470-8 482bp,3' 端 13 447-13 459bp)组成,约 45% 患儿有这样的缺失。同时存在其他突变类型,缺失部位不同,大小也从 2.3~9kb 不等,主要发生在 6074-16085 核苷酸序列。

四、临床表现

PS 呈散发性,没有明显的性别差异及种族特异性,发病率尚不明确。PS 发病始于婴儿期,影响各种组织和器官,是一种罕见的多系统致死性疾病,骨髓、胰腺、肝脏和肾脏等多种器官常受到影响。本病预后较差,几乎所有患者均存在生长发育落后,常由于败血症、代谢性酸中毒或肝、肾衰竭在 3 岁之前死亡,少数可存活至成年。随着进行性眼球运动减少、上睑下垂、动作不协调、智力迟钝和发作性昏迷的发展,部分存活下来的患者(通常 20 岁之前)可能发生从 PS 到 KSS 的表型转换。

PS 患者常首先表现为血液学特征和 / 或外分泌胰腺功能障碍。血液学征象包括贫血、伴或不伴有中性粒细胞减少或血小板减少。其中,贫血多为难治性大细胞性贫血,通常表现为全血细胞减少。PS 患儿贫血的原因并不是由于红细胞的凋亡,而是由于线粒体呼吸链缺陷使得 ATP 水平降低,网织红细胞成熟发生阻滞或减缓。在骨髓象中,可以发现粒细胞和红系祖细胞的空泡化,以及环铁粒幼细胞增多(≥5 个),这是 PS 的典型特征。此外,PS 患者常有外分泌胰腺功能障碍,多由于胰腺纤维化、脂肪酸浸润和微囊腺泡扩张引起,主要表现为脂肪泻、慢性腹泻、吸收不良及生长发育迟缓,伴脱水和电解质异常。

PS 具有广泛的表型异质性,多器官受累程度差异大。需要强调的是,除影响骨髓和胰腺外,本病患者其他器官亦会受到影响。肾脏受累可表现为 Fanconi 综合征(糖尿、蛋白尿、氨基酸尿症、低钾血症、低镁血症、低钙血症、低磷血症和低血浆碳酸氢盐)、肾功能不全、肾小球硬化、肾小管病变和肾小管萎缩。肝脏表现有脂肪变性、肝功能障碍、肝脾大。内分泌功能受损可出现糖尿病、肾上腺功能不全及甲状旁腺功能减退。中枢神经系统受累者会有癫痫、共济失调、语音发育延迟、肌肉张力减退、白质或灰质病变等。此外,心脏及眼部亦可受影响,如心肌病变、心律失常;上睑下垂、眼肌麻痹、角膜异常,如进行性角膜水肿、白内障和色素性视网膜病变。由于 PS 患者的大多数器官可在临床或亚临床上受到影响,因此对 PS 患者的任何组织 / 器官都应该进行相应的前瞻性监测。

五、实验室检查

由于临床异质性明显,PS 缺乏特异性的生化指标。

由于三羧酸循环障碍,患者血清和尿液中某些有机酸和氨基酸水平会增加,如血清乳酸

（1.3~5 倍）、乳酸 / 丙酮酸比值（>20）、血清丙氨酸、尿乳酸、尿富马酸通常升高。这些患者通常还存在低水平的瓜氨酸、精氨酸及游离肉碱水平的降低。

本病胎儿血红蛋白（HGB）和促红细胞生成素（EPO）升高曾有报道。此外，患儿脑脊液乳酸常升高，蛋白质浓度可增加。脑脊液蛋白升高，提示 PS 向 KSS 表型的转变。部分患者脑电图提示不规则的慢活动，这种改变在 KSS 表型患者是典型的。神经传导速度和肌电图通常正常。1/3 左右的患者听觉诱发电位的变化比视觉诱发电位的变化更大。

以上这些指标变化对 PS 的诊断具有一定的提示作用。

六、诊断和鉴别诊断

PS 缺乏特异的临床表现和实验室检查，诊断往往困难。外周血或肌肉、肝脏等其他组织的基因检测对于诊断往往是关键性的。在任何可疑病例中，临床医生应该及早进行基因检测，以证明 mtDNA 缺失的存在，并结合临床特征、生化结果和组织学表现等，及时做出 PS 诊断。

本病应与先天性纯红细胞再生障碍性贫血（DBA）进行鉴别诊断。DBA 常见突变为核糖体蛋白基因突变，但在少数 DBA 患者也检出 mtDNA 的缺失。还可以根据高水平的腺苷脱氨酶（ADA）并结合其他临床因素，如白细胞减少症、血小板减少症、肝大、脾大等，与严重感染等进行鉴别诊断。

七、治疗

PS 目前缺乏特异性治疗手段，营养管理和对症支持治疗是当前主要的治疗方法。在营养管理方面，包括建议避免摄入高热量食物、补充脂溶性维生素和其他营养补充剂如肉碱、辅酶 Q、核黄素等通常用于线粒体紊乱患者；对症支持治疗方面：包括反复输血、纠正酸碱平衡及电解质紊乱、抗感染、胰酶替代治疗等，以及监测其他器官系统功能障碍。对于患儿，异基因造血干细胞移植（HSCT）可能是有效的治疗手段，然而 PS 是一种多系统疾病，HSCT 只能纠正血液学异常。此外，部分患儿在得到医疗支持后胰腺功能不全和肾小管病可自发缓解。

八、预防

PS 是一种罕见的线粒体疾病，由于胚胎发育过程中 mtDNA 异质性难以预测，单纯依靠绒毛膜或羊水细胞进行产前诊断并不可靠。目前已经有通过植入前遗传学诊断进行产前诊断的努力，但经验尚需积累。

（宋元宗）

参考文献

1. 王康焉, 传祝, 王国相, 等. 线粒体 ND5 基因 13513G>A 突变导致 Leigh 综合征. 中华医学遗传学杂志, 2010, 27 (6): 616-619.
2. 许倩倩, 刘铁城. Leber 遗传性视神经病变发病机制的研究进展. 军医进修学院学报, 2012, 33 (06): 695-697.
3. 张阿梅, 姚永刚. Leber 遗传性视神经病变研究进展和挑战. 遗传, 2013, 35 (02): 123-135.
4. 张娟娟, 冀延春, 周翔天, 等. Leber 遗传性视神经病变的研究进展. 国际遗传学杂志, 2016, 39 (2): 81-84.
5. 张阳阳. Leber 遗传性视神经病变研究进展. 中华实验眼科杂志, 2015, 33 (8): 755-759.
6. 邓梅, 林伟霞, 郭丽, 等. 线粒体 DNA 耗竭综合征 1 例临床特点和 DGUOK 基因突变分析. 中国当代儿科杂志, 2016, 18 (6): 545-550.
7. 刘志梅, 方方, 丁昌红, 等. SUCLA2 相关脑肌病型线粒体 DNA 耗竭综合征一例并文献复习. 中华儿科杂志, 2014, 52 (11): 817-821.
8. Baertling F, Rodenburg RJ, Schaper J, et al. A guide to diagnosis and treatment of Leigh syndrome. J Neuml Neurosu Psychiatry, 2014, 85 (3): 257-265.
9. Gerards M, Sallevelt SC, Smeets HJ. Leigh syndrome: Resolving the clinical and genetic heterogeneity paves the way for treatment options. Mol Genet Metab, 2016, 117 (3): 300-312.
10. Lake NJ, Compton AG, Rahman S, et al. Leigh syndrome: One disorder, more than 75 monogenic causes. Ann Neurol, 2016, 79 (2): 190-203.
11. Sofou K, Coo IF, Isohanni P, et al. A multicenter study on Leigh syndrome: disease course and predictors of survival. Orphanet J Rare Dis, 2014, 15 (9): 52.
12. Minoia F, Bertamino M, Picco P, et al. Widening the Heterogeneity of Leigh Syndrome: Clinical, Biochemical, and Neuroradiologic Features in a Patient Harboring a NDUFA10 Mutation. JIMD Rep, 2017, 37 (1): 37-43.
13. Aretini P, Mazzanti CM, Ferla M, et al. Next generation sequencing technologies for a successful diagnosis in a cold case of Leigh syndrome. BMC Neurol,

2018, 18 (1): 99.

14. McKelvie P, Infeld B, Marotta R, et al. Late-adult onset Leigh syndrome. J Clin Neurosci, 2012, 19 (2): 195-202.

15. Brassier A, Ottolenghi C, Boutron A, et al, Dihydroli-poamide dehydrogenase deficiency: a still overlooked cause of recurrent acute liver failure and Reye-like syndrome. Mol Genet Metab, 2013, 109 (1): 28-32.

16. Patel KP, O'Brien TW, Subramony SH, et al, The spectrum of pyruvate dehydrogenase complex defi-ciency: clinical, biochemical and genetic features in 371 patients. Mol Genet Metab, 2012, 106 (3): 385-394.

17. Quinonez SC, Seeley AH, Seeterlin M, et al. Newborn screening for dihydrolipoamide dehydrogenase defi-ciency: Citrulline as a useful analyte. Mol Genet Metab Rep, 2014,(1): 345-349.

18. Ambrus A, Adam-Vizi V. Molecular dynamics study of the structural basis of dysfunction and the modula-tion of reactive oxygen species generation by patho-genic mutants of human dihydrolipoamide dehydroge-nase. Arch Biochem Biophys, 2013, 538 (2): 145-155.

19. Haack TB, Rolinski B, Haberberger B, et al. Homo-zygous missense mutation in BOLA3 causes multiple mitochondrial dysfunctions syndrome in two siblings. J Inherit Metab Dis, 2013, 36 (1): 55-62.

20. Haviv R, Zeharia A, Belaiche C, et al. Elevated plasma citrulline: look for dihydrolipoamide dehydrogenase deficiency. Eur J Pediatr, 2014, 173 (2): 243-245.

21. Tort F, Ferrer-Cortès X, Thió M, et al. Mutations in the lipoyltransferase LIPT1 gene cause a fatal disease associated with a specific lipoylation defect of the 2-ketoacid dehydrogenase complexes. Hum Mol Genet, 2014, 23 (7): 1907-1915.

22. Acosta MT, Munasinghe J, Pearl PL. Cerebellar atrophy in human and murine succinic semialdehyde dehydroge-nase deficiency. J Child Neurol, 2010; 25: 1457-1461.

23. Besse A, Wu P, Bruni F. The GABA Transami-nase, ABAT, is essential for mitochondrial nucleoside metabolism. Cell Metab, 2015; 21: 417-427.

24. Casarano M, Alessandrì MG, Salomons GS. Efficacy of vigabatrin intervention in a mild phenotypic expres-sion of succinic semialdehyde dehydrogenase defi-ciency. JIMD Rep, 2012, 2: 119-123.

25. El-Hattab AW, Scaglia F. Mitochondrial DNA depletion syndromes: review and updates of genetic basis, mani-festations, and therapeutic options. Neurotherapeu-tics, 2013, 10 (2): 186-198.

26. Suomalainen A, Isohanni P. Mitochondrial DNA depletion syndromes--many genes, common mecha-nisms. Neuromuscul Disord, 2010, 20 (7): 429-437.

27. Nogueira C, Almeida LS, Nesti C, et al. Syndromes associated with mitochondrial DNA depletion. Ital J Pediatr, 2014, 40 (1): 34.

28. Copeland WC. Defects in mitochondrial DNA repli-cation and human disease. Crit Rev Biochem Mol Biol, 2012, 47 (1): 64-74.

29. Pfeffer G, Horvath R, Klopstock T, et al. New treatments for mitochondrial disease-no time to drop our stan-dards. Nat Rev Neurol, 2013, 9 (Suppl 8): 474-481.

30. Finsterer J, Ahting U. Mitochondrial depletion syndromes in children and adults. Can J Neurol Sci, 2013, 40 (5): 635-644.

31. Al-Hussaini A, Faqeih E, El-Hattab AW, et al. Clinical and molecular characteristics of mitochondrial DNA depletion syndrome associated with neonatal cholestasis and liver failure. J Pediatr, 2014, 164 (3): 553-559.

32. Yadak R, Boot MV, Til NP, et al. Transplantation, gene therapy and intestinal pathology in MNGIE patients and mice. BMC Gastroenterol, 2018, 18: 149.

33. Spiegel R, Saada A, Flannery PJ, et al. Fatal infantile mito-chondrial encephalomyopathy, hypertrophic cardiomyop-athy and optic atrophy associated with a homozygous OPA1 mutation. Journal Med Genet, 2016, 53 (11): 127-131.

34. Bonnen PE, Yarham JW, Besse A, et al. Mutations in FBXL4 Cause Mitochondrial Encephalopathy and a Disorder of Mitochondrial DNA Maintenance. Am J Hum Genet, 2013, 93 (9): 471-481.

35. Allali S, Dorboz I, Samaan S, et al. Mutation in the AGK gene in two siblings with unusual Sengers syndrome. Metab Brain Dis, 2017, 32 (6): 2149-2154.

36. Stiles AR, Simon MT, Stover A, et al. Mutations in TFAM, encoding mitochondrial transcription factor A, cause neonatal liver failure associated with mtDNA depletion. Mol Genet Metab, 2016, 119 (1-2): 91-99.

第二十三章

溶 酶 体 病

溶酶体是体内酸性最强的细胞器,pH 值约为 5.0,含有 50 余种可降解大分子的酶,这些酶在酸性条件下能将各种大分子,如黏多糖、鞘脂、糖蛋白、糖原等降解为小分子,从而被机体重新利用或排出体外。如果溶酶体内的任何一种酶、酶激活因子、溶酶体膜蛋白基因突变发生了异常,体内的大分子"垃圾"不能被降解而在细胞内外堆积,就会形成溶酶体贮积病。因此,溶酶体贮积病不是一种单一的疾病。作为一个整体,人群中的发病率大概为 1 : 6 000~1 : 7 000。按照贮积的底物及致病基因的特点,可以将溶酶体贮积病分为六类:黏多糖贮积症;寡糖贮积病;鞘脂贮积病;神经元脂褐质沉积病;溶酶体膜蛋白转运障碍;其他溶酶体病。最常见的是黏多糖贮积症和鞘脂贮积病。

黏多糖是一种长链复合糖分子,由己糖醛酸和氨基己糖或中性糖组成的二糖单位彼此相连而形成,可与蛋白质相连形成蛋白多糖,而蛋白多糖又是结缔组织基质、线粒体、核膜、质膜等的重要组成成分。黏多糖贮积症是由于人体细胞溶酶体内降解氨基葡聚糖的水解酶发生突变导致其活性丧失,黏多糖不能被降解代谢,贮积在机体内而发生的疾病,可分为 I、II、III、IV、VI、VII、IX 型等 7 种,其中 III 又分为 III A、III B、III C、III D 四个亚型,IV 型分为 IV A 和 IV B 亚型,虽然各型致病基因和临床表现有差异,但由于贮积的底物都是氨基葡聚糖而被统称为黏多糖贮积症。

鞘脂包括糖鞘脂和神经鞘磷脂,基本组成成分为神经酰胺,神经酰胺与糖基侧链组成了糖鞘脂,神经酰胺与磷酸胆碱(或者磷酸乙醇胺)组成了神经鞘磷脂。鞘脂是细胞膜的主要成分,全身存在,但对神经组织特别重要。部分鞘脂有保护作用,部分鞘脂具有信号识别及信号传导作用。鞘脂贮积病包括戈谢病、尼曼匹克病 A/B 型、异染性脑白质营养不良、球形脑白质营养不良、GM2 神经节苷脂贮积病(包括 Tay-Sachs 病、Sandhoff 病)、GM1 神经节苷脂贮积病、法布里病等。

第一节　黏多糖贮积症 I 型

一、概述

黏多糖贮积症 I 型(mucopolysaccharidosis type I,MPS I)由 α-L-艾杜糖苷酶缺陷所致,是一种进行性的慢性疾病。根据病情的严重程度,该病传统上可分为 3 个亚型,最严重的称为 Hurler 综合征(MPS I H,MIM 607014),最轻的称为 Scheie 综合征(MPS I S,MIM 607016),临床严重程度在中间的称为 Hurler-Scheie 综合征(MPS I H/S,MIM 607015)。实验室生化检查不能区分这 3 个亚型。目前更倾向于根据治疗方法的不同将黏多糖贮积症 I 型分为 2 型,严重型和轻型,严重型即指 MPS I H,轻型包括 MPS I H/S 和 MPS I S。严重型患者首选骨髓移植,而轻型患者首选酶替代治疗。黏多糖贮积症 I 型的发病率低,约为 1/100 000,无明显的国家和地区差异。我国尚无较确切发病率的报道。

二、发病机制

α-L- 艾杜糖苷酶的作用是水解硫酸皮肤素及硫酸类肝素末端的艾杜糖醛酸残基。当 α-L- 艾杜糖苷酶基因突变导致 α-L- 艾杜糖苷酶活性缺乏时,硫酸皮肤素及硫酸类肝素累积于全身组织,主要是骨骼、肝脾、皮肤、心脏瓣膜及脑组织。

三、遗传学

黏多糖贮积症 I 型的遗传方式是常染色体隐性遗传,其致病基因 α-L- 艾杜糖苷酶基因(*IDUA*)定位于 4p16.3,已经被克隆,包含 14 个外显子,编码蛋白质含 653 个氨基酸。欧洲患者常见突变是 p.W402T 和 p.Q70T,大约占一半的突变等位基因;日本患者的常见突变 c.704ins5 和 p.R89Q。中国患者中 p.L346R 和 p.W626X 可能是热点突变。

四、临床表现

患者出生时一般无明显异常特征,可能有脐疝和腹股沟疝,婴儿期有反复发作的呼吸道感染,半岁以后可见脊柱后凸,1 岁左右逐渐出现丑陋面容,1 岁半左右智力发育落后明显,2~3 岁左右线性生长停止,伴随智力障碍逐步严重。该型患者一般在 10 岁以内死于心脏及呼吸衰竭。轻型 MPS I 型患者一般在 3~10 岁发病,2 岁时仍可保持正常智力,躯体贮积症状也比较轻。严重型患者的临床表现如下:

1. 粗糙面容 头大,舟型头,前额突出,眉毛浓密,眼睛突出,眼睑肿胀,鼻梁低平,鼻孔上翻;嘴唇大而厚;舌大;牙龈增生,牙齿细小且间距宽;皮肤厚,汗毛多,头发浓密粗糙,发际低。

2. 角膜混浊 是该病的一个特征性改变,随着疾病的进展,角膜混浊逐渐明显严重,可致失明。

3. 关节僵硬累及大关节 如肘关节、肩关节及膝关节,使这些关节的活动度受限;手关节受累,显示出"爪形手"的特征。

4. 身材矮小 患者颈短,脊柱胸腰段后凸,2~3 岁左右线形生长几乎停止,身高较矮。

5. 肝脾增大 腹部膨隆,肝脾大,质地硬。腹腔压力大导致脐疝和腹股沟疝。

6. 智力落后 患者在 1 岁左右可能就表现有智力落后,智力水平最多只有 2~4 岁左右,随后

缓慢倒退至严重的智力严重障碍。

7. 心脏 大部分患者的心脏累及在疾病的后期,表现为瓣膜病,黏多糖常贮积在主动脉瓣、二尖瓣和三尖瓣,可导致淤血性心衰。少数的患者在疾病早期表现为心肌病和心内膜弹力纤维增生症。

8. 耳鼻喉部特点 黏多糖贮积导致扁桃体和腺样体肥大,气道狭窄,声带增厚,同时舌大,患者常有慢性复发性鼻炎,呼吸粗,睡眠打呼噜,慢性阻塞性呼吸暂停,讲话声音粗。由于声音传导性障碍和 / 或感音性障碍,重型患者常有慢性听力缺失。

五、实验室检查

1. 尿液黏多糖定量和电泳 尿黏多糖量含量增高,出现硫酸皮肤素和硫酸类肝素条带。

2. 酶活性测定 检测外周血白细胞、皮肤成纤维细胞、干血滤纸片中 α-L- 艾杜糖苷酶活性,患者该酶活性明显降低。

3. 基因检测 *IDUA* 基因检测到突变。

六、影像学检查

1. 骨 X 线检查 正位胸片可发现肋骨似"飘带样";侧位脊柱片显示胸腰椎椎体发育不良,有"鸟嘴样"突起;左手正位片显示掌骨近端变尖,各指骨似"子弹头"样。

2. 头颅 CT 或 MRI 检查 可发现高压性交通性脑积水导致的脑室增大。

七、诊断和鉴别诊断

(一)MPS- I 诊断标准

(1)MPS 相关的临床表现。

(2)特征性骨骼 X 线表现。

(3)尿硫酸皮肤素及硫酸类肝素增加。

(4)外周血白细胞或者皮肤成纤维细胞 α-L- 艾杜糖苷酶活性明显降低。

(5)*IDUA* 基因检测到突变。

符合(1)、(2)、(3)及(4)或(5)即可诊断该病。

(二)鉴别诊断

MPS-I 需要与多种疾病相鉴别,主要包括如下疾病:

1. 黏多糖贮积症 II 型 X 连锁隐性遗传病,患者绝大多数是男性,与 I 型相区别的特征是患者角膜清,而 I 型患者角膜混浊,酶活性及基因检测可以鉴别。

2. 黏多糖贮积症Ⅵ型 临床症状与Ⅰ型患者相似,也有角膜混浊,但智力接近正常,酶活性及基因检测可以鉴别。

3. 先天性甲状腺功能减退症 鼻梁低平,舌体大常伸出口腔,贫血貌、腹胀、便秘、智能发育落后。甲状腺功能减退可以鉴别。

八、治疗

目前 MPS-Ⅰ治疗存在较多困难,主要治疗方法如下:

1. 造血干细胞移植 目前的共识是对于Ⅰ型的重型患者,若能在 2 岁前进行造血干细胞移植,能改变疾病的自然进程,促进线性生长,改善多脏器的贮积症状,特别是神经系统的受益大,但对心脏瓣膜异常的改善作用不大。造血干细胞移植最大的缺点是死亡率较高,约为 20%。

2. 酶替代治疗 通过静脉输注艾杜糖醛酸酶进行酶替代治疗,优点在于安全性好,对于轻型的患者首选酶替代治疗。酶替代治疗能明显降低尿液糖胺多糖的排出量,增强肺功能,减少肝、脾体积;但不能改善瓣膜、骨骼及神经系统病变。

3. 对症治疗 如康复治疗、心瓣膜置换、疝气修补术、人工耳蜗、角膜移植等改善患者的生活质量。

九、遗传咨询及产前诊断

MPS-Ⅰ属于常染色体隐性遗传,先证者父母再生此病患儿的概率为 1/4,产前诊断可预防同一家庭再次出生该病患儿。先证者母亲妊娠后通过羊水细胞或绒毛膜组织细胞通过基因检测进行产前诊断,也可以通过检测羊水细胞 α-L- 艾杜糖苷酶进行产前诊断。对于先证者明确的家庭,也可以选择植入前胚胎诊断。该病的新生儿筛查方法目前也在研究中,随着技术成熟及伦理学完善,该病有望通过新生儿筛查得到及早诊断和治疗。

(张惠文 韩连书)

第二节 黏多糖贮积症Ⅱ型

一、概述

黏多糖贮积症Ⅱ型(mucopolysaccharidosi-stypeⅡ,MPSⅡ,MIM 309900),又称 Hunter 病,是由于艾杜糖醛酸 -2- 硫酸酯酶基因(IDS)突变致艾杜糖醛酸 -2- 硫酸酯酶活性降低,导致硫酸皮肤素及硫酸肝素不能降解,贮积在各组织的溶酶体内引起的疾病,属于 X 连锁隐性遗传病。该型患者绝大多数是男性,女性患者较少见。根据患者有无神经系统累及,可分为有神经系统累及的重型和无神经系统累及的轻型,约 30% 的患者是轻型。不同国家和地区该病的发病率有差异,Ⅱ型是黏多糖贮积症较常见的亚型。亚洲国家该型发病率较其他类型高。

二、发病机制

艾杜糖 -2- 硫酸酯酶的功能是去除硫酸皮肤素和硫酸肝素的艾杜糖醛酸 2 号位置上的硫酸基团,该酶的缺陷导致未能完全降解的硫酸皮肤素及硫酸肝素贮积在溶酶体内,累及全身多种器官,并影响器官的功能,部分硫酸皮肤素及硫酸肝素可以从尿液排出。

三、遗传学

编码艾杜糖 -2- 硫酸酯酶的基因 IDS 位于 X 染色体的长臂(Xq27.3-q28),cDNA 长度为 1 650bp,9 个外显子,编码 550 个氨基酸多肽。在距离 IDS 基因着丝粒远端约 20kb 的位置,存在 1 个假基因 IDS-2,其外显子 2、3 和内含子 2、3、7 的碱基组成与 IDS 基因有高度同源性,能与 IDS 基因重排。在假基因 IDS2 的末端还有三个功能未知的基因,即基因 W、X 和 Y。至今已报道 IDS 基因突变共有 632 多种,除点突变外,尚有大片段插入、大片段或全基因缺失、基因 - 假基因重排,并且部分自发突变。我国最常见的是 p.R468 突变,常与该病的重型相关联,基因大片段缺失和真假基因重组占全部突变的 30% 左右,也常与疾病的重型相关联。

四、临床表现

根据患者有无神经系统症状或智力障碍,黏多糖贮积症Ⅱ型可分为 2 亚型,即有神经系统症状或智力落后的严重型和无神经系统症状或智力正常的轻型。严重型患者临床表现类似黏多糖贮积症Ⅰ型的 Hurler 病患者,但与之不同的是 Hunter 病患者的角膜没有明显浑浊,病情进展稍慢。

1. 典型面容 具有黏多糖贮积症的典型粗

陋面容、突出的眶上脊、鼻梁低平、宽鼻孔、唇厚、牙龈增生、多毛、发际低、大头。这些症状一般在18个月及4岁左右明显。

2. 皮肤特征性变化 是皮肤结节状或者说是鹅卵石样改变，以肩胛部、上臂及大腿两侧明显。

3. 身高 在疾病早期，患者的身高并不落后，约5岁左右身高增长缓慢，此后身高较同龄儿明显偏低。

4. 眼部 患者一般无明显角膜混浊。眼底检查可发现小部分患者由于颅内压升高导致的视神经乳头水肿、视神经萎缩及视网膜病变。

5. 耳鼻喉部 如舌大、腺样体及扁桃体增生。由于颞颌关节僵硬，患者张口受限。喉头部位糖胺多糖的贮积，患者声音粗糙。听力可降低。

6. 关节及骨骼 关节挛缩、僵硬，尤其是手指关节及腕关节明显，这也是早期的诊断线索之一。骨骼畸形相对于其他类型无特异性，如脊柱椎体鸟嘴样突起、长骨特别是肋骨骨皮质增厚、髋关节发育不良等。

7. 神经系统 患者早期神经运动发育正常，大运动、智力发育落后是该病神经系统受累的首要线索。神经系统的症状也是逐渐进展的，患者多在6~8岁后出现发育倒退。

8. 腕管综合征 是该病的常见并发症。

9. 呼吸系统 频繁的上呼吸道感染是MPS-Ⅱ中最早的表现之一。通常导致睡眠呼吸暂停，需要正压通气协助，最终行气管切开术。

10. 腹部 肝大和/或脾大，肝功能通常正常。脐疝或腹股沟疝。

11. 心脏 绝大部分的患者有心脏累及，约82%的患者有心血管的症状和体征，包括心脏瓣膜病、心肌病、心动过速、高血压、心律不齐、淤血性心衰及周围血管病变。62%患者有与心脏瓣膜相关的心脏杂音，涉及的瓣膜按照累及概率为二尖瓣、主动脉瓣、三尖瓣及肺动脉瓣。

12. 呼吸系统 患者早期有反复发作的上呼吸道感染。随着疾病进展，患者会发生呼吸暂停，需要正压通气，最后需要气管切开维持呼吸。

五、实验室检查

1. 尿液黏多糖定量及定性试验 与黏多糖病Ⅰ型类似，患者尿液中会出现大量硫酸皮肤素和硫酸肝素。

2. 血酶活性检测 该型患者外周血白细胞、皮肤成纤维细胞和血浆中艾杜糖-2-硫酸酯酶活性明显降低。需要注意的是，同一标本需要同时检测另外一种硫酸酯酶的活性。当另外一种硫酸酯酶活性正常的情况下，才能诊断黏多糖贮积症Ⅱ型。如两种硫酸酯酶活性均明显低下时，需要考虑多种硫酸酯酶缺乏症。

3. 基因检测 IDS基因检测到突变。基因点突变约为82%，外显子或全基因的缺失约为9%，复杂重排约为9%。

六、影像学检查

1. 骨X线检查 正位胸片可发现肋骨似"飘带样"；侧位脊柱片显示胸腰椎椎体发育不良，有"鸟嘴样"突起；左手正位片显示掌骨近端变尖，各指骨似"子弹头"样。

2. 头颅CT或MRI检查 可发现高压性交通性脑积水导致的脑室增大。

七、诊断和鉴别诊断

（一）MPS-Ⅱ诊断标准

（1）MPS-Ⅱ相关的临床表现。

（2）特征性骨骼X线表现。

（3）尿硫酸皮肤素及硫酸类肝素增加。

（4）外周血白细胞、皮肤成纤维细胞或血浆艾杜糖-2-硫酸酯酶活性明显降低。

（5）IDS基因检测到突变。

符合（1）、（2）、（3）及（4）或（5）即可诊断该病。

（二）鉴别诊断

1. 黏多糖贮积症Ⅰ型 Ⅰ型患者有明显角膜浑浊，智能发育落后，而Ⅱ型无明显的角膜浑浊，病情进展稍慢。酶活性及基因检测可以鉴别。

2. 黏多糖贮积症Ⅵ型 Ⅵ型临床症状与Ⅱ型患者有相似，也有角膜混浊，但智力接近正常。酶活性及基因检测可以鉴别。

八、治疗

1. 酶替代治疗 是该病轻型的标准治疗方法，艾杜硫酸酯酶已经被欧盟及美国批准用于治疗MPS-Ⅱ型患者。由于艾杜硫酸酯酶不能穿过血脑屏障，预期对CNS疾病无影响，但有严重神经系统受累者经酶替代治疗后，患者躯体症状可明显改善。

2. 骨髓移植 目前骨髓移植应用于治疗Ⅱ

型黏多糖贮积症存在争议。骨髓移植对降低肝、脾体积，减轻关节僵硬，防止瓣膜病变恶化有一定的益处，但不能改善患者智力。

3. 造血干细胞移植

4. 对症治疗　如耳蜗植入改善听力、心脏瓣膜修补、脑脊液分流、腺状体切除、关节置换等。

九、遗传咨询及产前诊断

MPS-I属于X染色体隐性遗传病，母亲生育男孩再发该病的风险是50%，产前诊断可预防同一家庭再次出生该病患者。先证者母亲妊娠后通过羊水细胞或绒毛膜组织细胞通过基因检测进行产前诊断，也可以通过检测羊水细胞艾杜糖-2-硫酸酯酶进行产前诊断。对于先证者明确的家庭，也可以选择植入前胚胎诊断。由于基因嵌合体的存在，只要家庭中有患者，不论母亲是否检出突变，母亲再孕时仍需要进行产前诊断。由于该病是X染色体隐性遗传，患者的同胞姐妹和患者母亲的姐妹都有可能是该病致病基因的携带者，需要经过基因检测来排除。该病的新生儿筛查方法目前也在研究中，随着技术成熟及伦理学完善，该病有望通过新生儿筛查得到及早诊断和治疗。

（张惠文　韩连书）

第三节　黏多糖贮积症Ⅲ型

一、概述

黏多糖贮积症Ⅲ型（mucopolysaccharidosis type Ⅲ，MPS Ⅲ）根据致病基因的不同，分为黏多糖贮积症ⅢA型（肝素-N-硫酸脂酶，MIM 252900）、黏多糖贮积症ⅢB型（α-N-乙酰葡萄糖胺酶，MIM 252920）、黏多糖贮积症ⅢC型（α-氨基葡萄糖乙酰转移酶，MIM 252930）、黏多糖贮积症ⅢD型（N-乙酰葡萄糖胺-6-硫酸脂酶，MIM 252940）四个亚型。MPS Ⅲ型的特征是尿液含大量硫酸类肝素，患者临床表现为明显智力倒退，相对较轻的多发性骨发育不良，部分患者有肝脾增大。四种亚型在临床特征方面无法区分，A型和B型相对常见，并且A型相对较重。MPS Ⅲ型是欧洲最常见的黏多糖贮积症。ⅢA型在欧洲西北部常见，而欧洲东南部ⅢB型最常见。ⅢC及ⅢD型较为罕见。仅有部分国家或者地区有

较为准确的发病率报道。荷兰ⅢA型发病率为1：100 000；英属哥伦比亚省ⅢA型发病率为1：324 617；而葡萄牙Ⅲ型总的发病率为1：58 000。

二、发病机制

黏多糖贮积症Ⅲ型四个亚型酶即肝素-N-硫酸脂酶、α-N-乙酰葡萄糖胺酶、α-氨基葡萄糖乙酰转移酶、N-乙酰葡萄糖胺-6-硫酸脂酶，特异性地参与了硫酸类肝素的级联降解。肝素-N-硫酸脂酶水解掉葡萄糖胺氨基酸端连接的硫酸基团；α-N-乙酰葡萄糖胺酶水解乙酰葡萄糖胺与相邻糖醛酸之间的α1→4糖苷键；α-氨基葡萄糖乙酰转移酶位于溶酶体膜，将葡萄糖胺的游离氨基进行乙酰化修饰；N-乙酰葡萄糖胺-6-硫酸脂酶的作用是去掉N-乙酰葡萄糖胺C6羟基部位的硫酸基团。这些酶的缺乏导致的硫酸类肝素不能完全降解，与继发性的神经节甘脂GM2和GM3聚集脑组织，导致了Sanfilippo综合征患者出现明显的神经系统症状；硫酸类肝素若贮积于肝脾以骨骼组织，可造成肝脾增大及骨发育不良。与其他型不同的是，黏多糖贮积症Ⅲ型以中枢神经系统损害为主，其他症状相对较轻。

三、遗传学

黏多糖贮积症Ⅲ型的四个亚型酶相关的致病基因分别为：肝素-N-硫酸脂酶基因（SGSH）定位于17q25，至今已经报道147种突变；MPS ⅢB的α-N-乙酰葡萄糖胺酶基因（NAGLU）定位于17q21，至今已经报道168种突变；ⅢC的乙酰辅酶A：α-葡萄糖胺乙酰转移酶基因（HGSNAT）定位于8p11.21，至今已经报道70种突变；ⅢD的N-乙酰葡萄糖胺-6-硫酸脂酶基因（GNS）定位于12q24，至今已经报道25种突变，均属于常染色体隐性遗传。

四、临床表现

MPS Ⅲ的四个亚型仅从临床表现上不能明显区分。但一般来说，MPS ⅢA型相对较重，即发病时间较早，病情恶化加速度，寿命相对较短。主要临床表现如下：

1. 神经系统　根据神经系统损害，Ⅲ型患者的病程可分为三期：

（1）第一期：患儿在围产期及出生后1年内基本正常，1~4岁出现明显生长发育落后、矮小，

语言落后较运动落后更明显,部分患者出现行为问题。

(2)第二期:3~4 岁出现严重的行为问题,包括多动、焦虑、破坏性及攻击性行为,行为疗法治疗无效,部分对抗精神病药物有效。患儿出现进行性智力发育倒退,特别是在运动倒退前出现语言能力的倒退,MPS ⅢA 及 ⅤⅢC 型患儿分别在 10 岁及 15 岁左右发生语言交流能力丧失,分别在 15 岁、2~30 岁左右丧失行走能力;严重者发生严重痴呆。患者常见睡眠紊乱,包括入睡困难、早醒、夜间多次苏醒等,可有昼夜节律颠倒。根据第二期疾病进展的程度,Ⅲ型可分为缓慢进展的轻型及快速进展的经典型。

(3)第三期:也即病程末期,由于患者主动行为消失,其行为问题也逐渐消退,但运动障碍包括吞咽困难出现,直至出现强制性痉挛,对外界刺激无反应,如植物人状态。一般在 20~30 岁左右死亡。

2. 粗糙面容　大部分患者面部畸形不明显,易漏检,但仍然可识别。舟状头,前额较窄,多毛,头发浓密,眉毛浓或者连眉。嘴唇较厚,耳轮较厚,鼻子圆钝。年龄越大,粗陋面容越明显。

3. 骨骼　关节僵硬和疼痛,最初在肩关节、髋关节和指关节肘关节可能出现轻度挛缩。

4. 肝脾大　大部分患者有肝脏增大,脾脏增大不常见。脐疝及腹股沟疝气常见。

5. 其他　年幼患儿可出现反复上呼吸道感染、腹泻,大年龄患儿出现便秘、癫痫发作。部分患者有听力下降、视力下降。限制性肺部疾病,二尖瓣和主动脉瓣增厚和功能不全,左心室肥大和/或右心室肥大。

五、实验室检查

1. 尿液黏多糖定性及电泳　硫酸类肝素增高。

2. 酶活性检查　外周血、成纤维细胞及血浆酶活性测定。

3. 基因检测　需要检测相关的四种基因。

六、影像学检查

1. X 线检查　脊柱椎体子弹头样改变、肋骨飘带肋样改变及双手掌骨指骨改变,较 Hurler 综合征及 Hunter 综合征轻。

2. 头颅侧位检查　示特征性板障增宽,尤其

头颅后部明显。

七、诊断和鉴别诊断

诊断诊断:

(1)MPS 相关的临床表现。

(2)骨骼 X 线表现。

(3)尿硫酸类肝素增加。

(4)外周血白细胞或者皮肤成纤维细胞相关酶活性明显降低。

(5)相关基因检测到突变。

符合(1)、(2)、(3)及(4)或(5)即可诊断该病。

需与其他导致神经退行性病变的遗传代谢病鉴别,如异染性脑白质病、球形脑白质病、GM1 神经节苷脂贮积病、神经元脂褐质沉积病等。

八、治疗

1. 该病目前尚无有效的特异性的针对病因的治疗。

2. 有报道大豆异黄酮能延缓病情进展。

3. 对症治疗　如睡眠障碍可使用黑色素治疗,大约 75% 患儿有效;行为问题可使用抗精神病药物治疗;早期腹泻可用洛哌丁胺;腺样体或扁桃体切除术能降低上呼吸道感染发作的频率。

九、遗传咨询及产前诊断

MPS Ⅲ 属于常染色体隐性遗传病,先证者父母再生此病患儿的概率为 1/4,产前诊断可预防同一家庭再次出生该病患儿。先证者母亲妊娠后通过羊水细胞或绒毛膜组织细胞通过基因检测进行产前诊断,也可以通过检测羊水细胞酶活性进行产前诊断。对于先证者明确的家庭,也可以选择植入前胚胎诊断。

(张惠文　韩连书)

第四节　黏多糖贮积症Ⅳ型

一、概述

黏多糖贮积症 Ⅳ 型(mucopolysaccharidosis type Ⅳ)又称 Morquio 综合征,因缺乏的酶不同而分为黏多糖贮积症ⅣA 亚型(MIM 253000)和黏多糖贮积症ⅣB 亚型(MIM 253010),ⅣA 亚

型常见，ⅣB 亚型罕见。ⅣA 亚型是由于半乳糖胺 -6- 硫酸酯酶基因（*GALNS*）突变导致相应的酶活性缺乏；ⅣB 亚型是由于 β- 半乳糖苷酶基因（*GLB1*）突变导致相应的酶活性缺乏。ⅣA 亚型和ⅣB 亚型临床表现无明显差异，均表现为明显骨骼畸形，主要为鸡胸和 X 形腿，腕关节松弛，矮小，但智力正常。ⅣA 型的发病率以葡萄牙最高，活产新生儿达到 1∶45 000，爱尔兰为 1∶76 000，英属哥伦比亚发病率为 1∶200 000，西澳大利亚为 1∶640 000；ⅣB 型罕见，中国人Ⅳ型较常见，发病率仅次于黏多糖贮积症Ⅱ型，中国台湾地区Ⅳ型发病率为 1∶300 000。

二、病因及发病机制

该病属常染色体隐性遗传病。半乳糖胺 -6- 硫酸酯酶和 β- 半乳糖苷酶都是溶酶体水解酶。半乳糖胺 -6- 硫酸酯酶属于硫酸酯酶，水解硫酸角质素及硫酸软骨素的 6- 硫酸半乳糖基；β- 半乳糖苷酶可以水解神经节苷脂及硫酸角质素末端的 β- 半乳糖基。当半乳糖胺 -6- 硫酸酯酶或者 β- 半乳糖苷酶缺陷时，硫酸角质素分解代谢障碍，主要沉积在软骨，血液硫酸角质素亦增高，过多的硫酸角质素能从尿液排泄。β- 半乳糖苷酶的缺陷也可能导致神经节苷脂沉积于神经系统，形成 GM1 神经节苷脂贮积症。

三、遗传机制

GALNS 基因位于染色体 16q24.3，长约 50kb，包含 14 个外显子；cDNA 编码区长 1 556 个核苷酸，编码蛋白质含 522 个氨基酸；*GLB1* 基因位于染色体 3p21.33，全长约 62.5kb，包含 16 个外显子。目前 HGMD 数据库统计显示，*GALNS* 基因和 *GLB1* 基因的突变均接近 200 种。国外 *GALNS* 基因常见突变为 p.R386C、p.G301C、p.I113F、p.R253W、p.T312S 等。部分突变如 p.G66R、INS1+1G>A 为重型突变，p.G23R 位于非保守区，为轻型突变。我国 p.G340D 可能是ⅣA 型的热点突变。

四、临床表现

根据病程不同，ⅣA 型患者和ⅣB 型患者临床表现类似，ⅣB 型相对较轻。ⅣA 型患者可分为轻型及重型，临床特点如下：

1. 重型 多数患者属于重型。出生后基本正常，一般出生后 1 年开始生长迟滞，逐渐骨骼畸形明显。颜面可见颌骨突出、塌鼻、轻微角膜浑浊或清、牙间隙宽及牙釉质发育不良；颈短、脊柱后突 / 侧突，常见鸡胸和膝外翻，关节松弛（尤以腕关节松弛常见），关节肿大，少数患者可有颈椎齿状突发育不良（该病最危险的骨骼系统症状），齿状突发育不良、韧带松弛及硬脑膜外黏多糖沉积等共同作用可导致寰枢椎半脱位，脊髓型颈椎病，甚至死亡。成年后身高不到 130cm，存活年龄一般较少超过 30 岁。

2. 轻型 在青少年时期开始发病，症状轻，髋关节僵硬及疼痛可为首发症状，易被误诊。成年后身高能超过 130cm，可能活至正常寿命。

五、实验室检查

1. 尿液黏多糖定性及电泳 硫酸角质素用常规的多种检测尿液糖胺多糖的方法容易得到假阴性的检测结果，均建议薄层层析或者电泳的方法来鉴定尿液硫酸角质素的含量。目前可通过尿液滤纸片采用串联质谱的方法检测。

2. 葡萄糖胺 -6- 硫酸酯酶和 β- 半乳糖苷酶活性测定 可选用皮肤成纤维细胞、外周血白细胞及干血滤纸片进行测定。皮肤成纤维细胞是检测该酶活性的最佳样品，外周血白细胞较皮肤成纤维细胞容易得到。干血滤纸片有利于新生儿筛查及标本递送，得到的阳性结果需用皮肤成纤维细胞或者白细胞验证。

3. 基因检测 酶活性缺乏明确后可行基因突变分析。

六、影像学检查

脊柱侧位片及胸片正位脊椎椎体扁平，椎体前缘突出似鸟嘴状，肋骨飘带状，髂骨外翻，股骨头扁平，骨质疏松等。

七、诊断和鉴别诊断

患者有相应临床表现，如矮小，骨骼畸形，放射学检查结果，尿液检测到硫酸角质素增加，外周血白细胞或皮肤成纤维细胞检测到葡萄糖胺 -6- 硫酸硫酸酯酶或 β- 半乳糖苷酶活性降低即能诊断该病。

1. Dyggve-Melchior-Clausen 综合征 *DYM* 基因突变所致，骨骼畸形，同时有智力落后。

2. Smith-McCort 综合征 *DYM* 基因突变所

致,骨骼畸形,无智力运动发育落后。

3. Maroteaux 型脊柱骨骺发育不良　*TRPV4* 基因突变所致,显性遗传。

4. X 连锁的迟发性脊柱骨骺发育不良　定位于 X 染色体上 *SEDL* 基因突变所致。

八、治疗及随访

1. 酶替代治疗　目前针对 IVA 型的酶正在进行国际性多中心 III 期药物临床试验。该病骨髓移植无效。

2. 对症治疗　如膝外翻矫形、心脏瓣膜修补、角膜移植等。

九、遗传咨询及产前诊断

此病属于常染色体隐性遗传,目前针对该病的预防就是通过产前基因诊断以避免相同疾病的患者在同一家庭再发。

(张惠文　胡宇慧　韩连书)

第五节　黏多糖贮积症 VI 型

一、概述

黏多糖贮积症 VI 型(mucopolysaccharidosis type VI,MIM 253200)又称 Maroteaux-Lamy 综合征,是由于 N- 乙酰半乳糖胺 -4- 硫酸酯酶基因(ARSB)突变导致的遗传病。根据病情的进展速度,一般将该病分为经典型和缓慢进展型。当尿液糖胺多糖浓度定量大于 200μg/mg 肌酐时,为经典快速进展型,而浓度低于 100μg/mg 肌酐时,为缓慢进展型。发病率不同在人群中差别较大。如德国发病率为 1:433 000,但德国的土耳其移民因近亲婚配率高,发病率为 1:43 000,相差十倍;西部澳大利亚发病率为 1:320 000。中国目前的资料显示南北方发病率可能有些差异,北方相对较多,而南方相对较少,总体在黏多糖贮积症中的比例较低。

二、病因及发病机制

N- 乙酰半乳糖胺 -4- 硫酸酯酶基因突变后,该酶活性缺陷,导致了硫酸皮肤素及硫酸软骨素降解不完全,积聚在细胞内,主要影响骨骼、角膜、心脏瓣膜、肝脾等。

三、遗传机制

该病为常染色体隐性遗传。致病基因 N- 乙酰半乳糖胺 -4- 硫酸酯酶基因定位于 5q13-14,编码蛋白也称为芳基硫酸酯酶 B,含 533 个氨基酸,其功能是水解硫酸皮肤素及硫酸 -4 软骨素的 N- 乙酰半乳糖胺 -4- 硫酸的硫酸基团。

N- 乙酰半乳糖胺 -4- 硫酸酯酶基因突变绝大部分突变为点突变,部分人群存在热点突变,如 c.1533del23 占巴西患者全部致病等位基因的 23%。

四、临床表现

1. 经典型　患者出生时或者生后较短时间内,一般 2~3 岁内出现症状。出生 1 年后生长速度明显减慢,3~4 岁后生长停止,成年身高一般小于 120cm。粗陋面容包括多毛、前额突出、角膜浑浊(早期)、视力、听力下降、头大、鼻梁低平、舌大、牙龈增生;胸廓畸形,多为鸡胸;脊柱畸形,多为脊柱侧凸或后凸;关节僵硬、爪形手;肝脾增大、脐疝,腹股沟疝,心脏瓣膜改变等。由于气道阻塞及分泌物黏稠,患儿常有呼吸困难,睡眠鼾声大,反复发作的鼻窦炎、中耳炎。该型患者的寿命一般为 20~30 岁。

2. 缓慢进展型　患者在 10 岁以后或者成年早期才被发现异常,如腕管综合征、髋关节疾病、心脏瓣膜病、夜间呼吸暂停、肺功能降低、体力耐力下降;黏多糖贮积症的体格特征,如颜面粗陋、骨骼畸形、矮小等,相对于经典型不明显。该型患者预期寿命也较经典型明显延长,为 40~50 岁。缓慢进展型有自身的特点,如髋关节发育不良,走路为鸭步,伴疼痛。

五、实验室检查

1. 尿液黏多糖定性及定量分析　硫酸皮肤素排出增多。

2. N- 乙酰半乳糖胺 -4- 硫酸酯酶活性测定　可供选择的标本有外周血、皮肤成纤维细胞或者干血滤纸片,该型患者此酶活性极低。检测到 N- 乙酰半乳糖胺 -4- 硫酸酯酶活性缺乏后,必须同时检测溶酶体内另外一种可溶性硫酸酯酶的活性,以排除多发性硫酸酯酶缺乏症。

3. 基因检测　N- 乙酰半乳糖胺 -4- 硫酸酯酶基因分析有助明确诊断。

六、影像学检查

X 线片显示多发性骨发育不良,双手掌骨短粗,其近端变尖,皮质变薄;腕骨形态不规则,发育不良;股骨头及髋关节发育不良;脊柱椎体前缘下端鸟嘴样变;肋骨胸骨端粗,而脊柱端细,似船桨样改变;锁骨变粗,形态不规则;桡骨、尺骨远端发育不良;头颅板障骨增粗,蝶鞍呈"J"形变化。迟发型患者可能不具备上述的全部特征,而只含有其中的部分特征。

七、诊断和鉴别诊断

经典型 Ⅵ 型患者具有特征性体格异常,如粗陋面容、矮小、关节僵硬等,骨骼摄片示多发性骨发育不良,尿液黏多糖检测发现增多的硫酸皮肤素,患者外周血白细胞或者其他标本检测到 N- 乙酰半乳糖胺 -4- 硫酸酯酶活性极低。

黏多糖贮积症Ⅵ型需要和黏多糖贮积症的其他亚型、黏脂病 Ⅱ 型和Ⅲ型及多发性硫酸酯酶缺乏症相鉴别。这些疾病临床表现有重叠,放射学检查类似,因此不能仅凭临床表现及放射学检查来确诊,都需要经过外周血溶酶体酶活性测定来确诊。

八、治疗及随访

1. 酶替代治疗 目前这是该病的标准治疗方法。

2. 骨髓移植 已经应用于治疗该病十余年,对缓解病情有一定的效果。

3. 对症治疗 如角膜移植;心脏瓣膜反流或狭窄需行瓣膜移植;10 岁以上患者由于严重气道阻塞及肺功能衰竭常需行气道造口术;因腕管综合征及关节弯曲挛缩形成的爪形手需行中间神经松动术;因脊髓压迫需行解压术及脊柱固定术以避免瘫痪;听力障碍必要时安装助听器等。

九、遗传咨询及产前诊断

本病为常染色体隐性遗传。有先证者的家庭再次孕育胎儿时需行产前诊断来预防相同疾病的患儿出生。

(张惠文　胡宇慧　韩连书)

第六节　黏多糖贮积症Ⅶ型

一、概述

黏多糖贮积症 Ⅶ 型(mucopolysaccharidosis type Ⅶ,MPS Ⅶ,MIM 253220)又称为 Sly 综合征,是由于 β- 葡萄糖醛酸酶基因(GUSB)突变导致的一种较少见的黏多糖贮积症。患者临床表现多样,经典的婴儿型患者表现类似 Hurler 综合征患者,更严重的患者表现为胎儿水肿,也有部分患者发病较晚,智力正常。该病发病率较其他型黏多糖贮积症明显低,目前未报道发病率高的国家和地区,仅有散在病例报道。

二、病因及发病机制

β- 葡萄糖醛酸酶的作用是水解硫酸皮肤素、硫酸类肝素及硫酸软骨素的糖醛酸残基。当 β- 葡萄糖醛酸酶基因突变导致其酶活性缺乏时,硫酸皮肤素及硫酸类肝素在机体贮积,主要影响肝脾、骨骼及神经系统。由于透明质酸酶活性正常,硫酸软骨素能被正常代谢,尿液中能发现硫酸皮肤素及硫酸类肝素增多,而没有硫酸软骨素。

三、遗传机制

MPS Ⅶ 属于常染色体隐性遗传。β- 葡萄糖醛酸酶基因定位于 7q11.22,全长 21kb,包含 12 个外显子,编码蛋白含 651 个氨基酸。β- 葡萄糖醛酸酶的基因突变目前有 50 余种,大部分为错义突变,其中涉及 CpG 岛的突变比例较高,约为 40% 左右。常见突变为 p.L176F、p.R357X、p.P408S、p.P415L、p.A619V,其中 p.L176F 突变在高加索人及巴西、英国、法国、智利、墨西哥、波兰、西班牙及土耳其等多种种族患者中均被发现,并且与较轻的临床表型相关联。

四、临床表现

根据病情严重程度,可分为新生儿期发病的严重型、经典型及中间型(轻型)。

1. 严重型 最常见的表现为胎儿非免疫性水肿,为凹陷性水肿,腹水及肝脾大。与其他胎儿水肿相区别的是,这些患儿出生时有明显黏多糖贮积症面容,有多发性骨发育不良,部分患者有马蹄内翻足、先天性髋关节脱位、进行性心肌肥厚,一般在 6 个月内死亡。患者父母可能有自发流产史。

2. 经典型 表现为矮小、粗陋面容、肝脾增大、脊柱后凸、智力落后等。

3. 中间型 患者病情进展及疾病的严重程度相对较轻。

五、实验室检查

1. 尿黏多糖定量及定性分析 可发现尿液硫酸皮肤素及硫酸类肝素增加。

2. β- 葡萄糖醛酸酶活性测定 采用外周血白细胞、皮肤成纤维细胞、血浆、干血滤纸斑等测定酶活性。

3. β- 葡萄糖醛酸酶基因检测 患儿 β- 葡萄糖醛酸酶活性明显降低。

4. 基因检测 β- 葡萄糖醛酸酶基因突变显示 2 条等位基因均有致病突变可进一步确诊。

六、影像学检查

放射学检查如脊柱侧位片、胸片正位及手正位片,可发现与其他型黏多糖贮积症类似的骨骼变化。

七、诊断和鉴别诊断

患儿有面容粗陋、矮小、肝脾增大、骨骼畸形;放射学检查示多发性骨发育不良;尿液中发现黏多糖增加;β- 葡萄糖醛酸酶活性明显降低即可诊断黏多糖贮积症Ⅶ型。

需要考虑的相鉴别的疾病有其他类型的黏多糖贮积症、黏脂病Ⅱ型及Ⅲ型,以及其他导致胎儿水肿的疾病,如孕妇和胎儿血型不合引起的免疫性胎儿水肿、地中海贫血等。

八、治疗及随访

1. 辅助支持治疗。

2. 酶替代治疗正在进行药物临床试验。

九、遗传咨询及产前诊断

有先证者家庭再次生育时,发生疾病的风险为 25%,需要进行产前诊断避免患儿出生。

(张惠文 胡宇慧 韩连书)

第七节 戈谢病

一、概述

戈谢病(Gaucher disease,GD)首先于 1882 年由 Phillippe Gaucher 描述,是溶酶体贮积病中最常见的疾病。酸性 β- 葡糖苷酶基因(acid beta-glucosidase,GBA)为其致病基因,GBA 突变导致机体酸性 β- 葡糖苷酶(acid beta-glucosidase,GBA)又称葡糖脑苷酯酶(glucocerebrosidase)缺乏,造成其底物葡糖脑苷脂在肝、脾、骨骼及肺,甚至脑的巨噬细胞溶酶体中贮积。根据临床表现分为:Ⅰ型非神经型(MIM 230800)、Ⅱ型急性神经型(230900)、Ⅲ型亚急性神经型(231000)。戈谢病Ⅰ型为最常见类型,全球发病率约为 1/40 000~1/50 000,在德裔犹太人(shkenazi Jewish)中发病率高达 1/855。Ⅱ型发病率估计介于 1/100 000~1/500 000 之间,Ⅲ型目前尚无发病率统计,但推测在非欧洲地区的发病人数相对较多,日本Ⅲ型患者较多,约占 1/3。

二、病因及发病机制

葡糖脑苷脂是细胞的组成成分之一,是一种可溶性的糖鞘脂类物质,在体内广泛存在。生理情况下,来源于衰老死亡的组织细胞的葡萄糖脑苷脂被单核巨噬细胞系统吞噬后,在溶酶体内经葡萄糖脑苷酯酶水解生成葡萄糖和神经酰胺。由于 GBA 基因突变造成机体葡糖脑苷酯酶残存酶活性明显降低,使其底物不能被降解而在肝、脾、骨骼、骨髓、肺和脑组织的单核巨噬细胞溶酶体中累积,形成典型的戈谢细胞,导致机体多器官受损。戈谢病的病理生理机制目前尚不明确。

三、遗传机制

遗传方式为常染色体隐性遗传,其致病基因 GBA 位于 1q21-1q22,包含 11 个外显子。目前已报道的 GBA 突变>400 个,突变类型包括错义突变、无义突变、缺失或插入突变、剪切位点突变或真假基因重组等,其中绝大多数为错义突变。GBA 基因下游 16kb 处有一个与其高度同源的假基因序列,有几个突变似乎起源于假基因序列,有些似乎是基因和假基因之间的融合基因。

GBA 的突变类型具有种族差异。在德裔犹太患者中，p.N370S、c.84-85inG、p.L444P 和 IVS2+1 这 4 种突变等位基因占基因突变的 90% 左右，其中 p.N370S 占 78%。这四种突变在非犹太群体中占 50%~60%，以 p.L444P 最常见，占 36%，其次为 p.N370S，占 29%。中国人中最常见的突变类型为 p.L444P，占突变等位基因的 33%，但 p.N370S 罕见，与日本和韩国相似。

四、临床表现

戈谢病根据有否有神经系统受累及受累严重程度分为三型，但肝脾大、骨病变，以及肺和偶然受累其他器官都可以见于各种形式的戈谢病中。戈谢病常有多脏器受累的表现，但轻重差异很大，重者可在围产期致死，轻者可无症状。围产期致死型和心血管型为戈谢病的少见类型，以心脏瓣膜钙化及角膜浑浊为特殊表现的心血管型主要出现在德鲁兹人群，归于Ⅲc 型。

Ⅰ型（非神经病变型）为目前最常见亚型，无原发性中枢神经系统受累表现。犹太裔患者Ⅰ型最常见，可达 99%。各年龄段均可发病，以学龄前儿童起病居多，约 2/3 患者在儿童期起病，症状轻重差异很大，一般来说发病越早，残余酶活性越低，症状越重。通常Ⅰ型患者 GBA 的活性相当于正常人的 12%~45%。95% 以上的Ⅰ型患者存在脾大，脾脏体积可增至正常人的 15~30 倍，多伴有脾功能亢进表现，发生脾梗死时可出现急性腹痛。80% 以上的患者出现肝大，严重时可发生肝硬化。脾功能亢进和骨髓浸润、梗死均可引起贫血、血小板减少和白细胞减少，患者可出现面色苍白、疲乏无力、皮肤和牙龈出血、月经量增多，甚至出现危及生命的出血现象。此外，Ⅰ型患者还可能存在广泛的凝血因子缺乏和血小板聚集障碍。70%~100% 的Ⅰ型患者会出现骨病的临床表现或影像学改变。轻者仅表现为无症状性骨量减少，多数患者常有急性或慢性骨痛、病理性骨折和继发于软骨下塌陷的退行性关节炎等，严重者出现骨危象（严重骨痛急性发作，伴发热及白细胞增高、红细胞沉降率加快），骨骼病变不仅影响日常活动，严重时可致残。部分患者可有肺部受累，主要为间质性肺病、肺实变、肺动脉高压，出现呼吸困难、发绀和杵状指等症状。

戈谢病Ⅰ型儿童初诊时最常见的症状依次为脾大（93%）、血小板减少（93%）、肝大（87%）、骨骼影像学异常（81%）、生长发育落后（62%）、贫血（40%）、骨痛（27%）等。贫血和严重的肝脾大多见于年幼儿，骨骼损害多见于年长儿。

Ⅱ型为急性神经病变型，此型 GBA 活性最低，几乎难以测出。发病较早，中枢神经系统严重受累，脑神经和锥体外系受累可出现在出生时或 6 个月大的时候。临床表现包括眼球运动障碍，双侧固定性斜视，有迅速进展的惊厥发作、颈项强直、角弓反张、四肢强直、行走困难、吞咽困难等急性神经系统受损表现，伴精神运动发育落后，通常在出生后两年内死亡。在肝脾大婴儿中患有动眼异常和颈部后倾高度提示Ⅱ型戈谢病。

Ⅲ型为慢性或亚急性神经病变型，患者酶活性相当于正常人的 13%~20%，常发病于儿童期，早期表现与Ⅰ型相似，逐渐出现轻重不一的神经系统症状，病情进展缓慢，寿命可较长。患者因动眼神经受侵出现眼球运动障碍（固定性斜视、水平注视困难），还可出现共济失调、惊厥、肌阵挛发作，病情重者伴发育迟缓、智力落后。脑电图、脑干听觉诱发电位、头颅 MRI 检查可见异常改变。年龄较小发病者，可能出现神经症状较晚，应长期观察随诊后定型。Ⅲ型可分为 3 个亚型，即以较快进展的神经系统症状及肝脾大为主的Ⅲa 型，以肝脾大及骨骼症状为主而中枢神经系统症状较少的Ⅲb 型，以及以心脏瓣膜钙化和角膜混浊为表现的Ⅲc 型。

五、实验室检查

1. 常规生化见检查 脾功能亢进患者血常规可见三系或二系减少，也可仅为单纯血小板减少、血色素减低。可有肝功能和凝血功能异常。

2. 骨髓穿刺涂片检查 在骨髓涂片上可见到戈谢细胞，这种细胞体积大、直径 20~80μm，圆形、椭圆形或多边形；胞浆丰富，呈淡蓝色或淡红色，其内充满交织成网状或洋葱皮样的条纹结构，具有一个或数个偏心核；糖原和酸性磷酸酶染色呈强阳性。戈谢细胞不是戈谢病的特异细胞，还可见于其他疾病，因此不能作为确诊戈谢病的依据。

3. 酶活性检测 标本可采集外周血白细胞、干血滤纸片、皮肤成纤维细胞和羊膜细胞，葡糖脑苷脂酶活性测定是戈谢病诊断的金标准。当患者外周血白细胞中葡萄糖脑苷脂酶活性降低至 30% 时，可确诊戈谢病。

4. 分子标记物检测 戈谢病患者血浆中可见多种分子标记物浓度变化，如壳三糖酶、酸性磷酸酶、含有双半胱氨酸基序的趋化因子配体18等升高，高密度脂蛋白浓度降低，这些变化可间接支持诊断。血浆壳三糖酶活性检测可用于戈谢病患者的辅助诊断和治疗效果检测，慢性激活的组织巨噬细胞高表达壳三糖酶，未经治疗的戈谢病患者壳三糖酶活性平均增加数百至上千倍；经过适当治疗的患者，这些指标会下降并保持稳定；若治疗过程中因某种原因治疗药物剂量减量，却达不到治疗的要求，血浆壳三糖酶活性就会升高。然而血浆壳三糖酶活性作为一个分子标记物有一个很明显的缺点，大约5%~6%的普通人群由于壳三糖酶基因突变，完全缺失壳三糖酶活性；若戈谢病患者同时携带壳三糖酶基因突变，此时血浆壳三糖酶活性就不能作为戈谢病患者诊断和治疗效果评估指标。

5. 基因检测 基因分析是确诊患者的有效方法，但并不能代替酶活性测定的生化诊断。患者的突变类型确定后，还可用于胎儿产前诊断、杂合子的检测。

六、影像学检查

1. X线、MRI和CT检查 主要了解骨骼受累情况。X线可见骨质减少、骨质疏松和典型的烧瓶样畸形（主要累及股骨远端，也可见于胫骨近端和肱骨近端，表现为股骨远端膨大、长管状骨干骺端皮质变薄、髓腔增宽），重者还可见骨的局部溶解、骨梗死、病理性骨折、关节受损、骨硬化等。

2. 脑电图检查 Ⅱ型和Ⅲ型患者在神经系统症状出现前即可有脑电图波形异常，如出现慢波、棘波等，能为临床分型和判断预后提供参考依据。

3. 肝脾B超检查 了解肝脾大情况，便于疾病全面评估。

七、诊断和鉴别诊断

如患者出现不明原因的肝脾大、贫血、血小板减少、骨痛或合并神经系统症状等临床表现，或是骨髓涂片发现戈谢细胞，应怀疑戈谢病，及时检测患者外周血白细胞中葡萄糖脑苷脂酶活性，或进行GBA基因突变检测以明确诊断。

1. 激活蛋白Saposins C缺陷病 葡糖神经酰胺酶（glucosylceramidase）在水解糖鞘脂类过程中需要Saposins C的参与，PSAP基因缺陷导致激活蛋白Saposins C缺乏，不能降解的糖鞘脂类物质堆积在单核巨噬细胞系统，引起和戈谢病相似的临床表现（包括神经病变型和非神经病变型），但体外检测患者葡糖脑苷酯酶活性正常。

2. 尼曼匹克病 溶酶体贮积症中的一种，属常染色体隐性遗传病，临床表现主要为肝脾大、贫血、惊厥等神经系统症状，骨髓涂片可见与戈谢细胞相似的尼曼匹克细胞，鞘磷脂酶活性检测或致病基因突变检测是其确诊的手段。

3. 类戈谢细胞 在慢性粒细胞性白血病、血小板减少性紫癜及一些结缔组织病的骨髓涂片中有时会见到少量类戈谢细胞，这是由于血细胞大量破坏，红细胞葡糖苷脂和乳糖基酰基鞘氨醇大量进入吞噬细胞中堆积所致。这些病有其原发病的表现，而且GBA活性正常，易于与戈谢病鉴别。

八、治疗及随访

分为对症治疗和特异性治疗。对症治疗：可根据患者的临床症状与特征选择相应的对症治疗措施。例如贫血患者可补充维生素及铁剂，预防继发感染，脾功能亢进者输注红细胞及血小板以纠正贫血或血小板减少；脾部分或全部切除可减轻腹部负担并纠正贫血及血小板减少，但也可加速葡萄糖脑苷脂在骨髓、肝脏、肺脏等器官的蓄积，还增加了暴发严重感染的机会；骨病变的处理包括止痛、理疗、处理骨折、人工关节置换等，并可辅以钙剂及双磷酸盐治疗骨质疏松；出现惊厥可使用抗癫痫药物治疗等。特异性治疗：主要包括骨髓移植、底物减少疗法、酶替代治疗。分子伴侣疗法和基因治疗尚在研究之中。

1. 骨髓移植（bone marrow transplantation, BMT） 成功的BMT能够纠正患者的酶缺陷，改善贫血和血小板减少，使肝脾体积缩小。部分患者骨髓移植后已经发生的神经系统症状和骨病症状也趋于稳定。但BMT的风险较大，死亡率高，限制了其在Ⅰ型和Ⅲ型患者中的应用。此外，已经应用酶替代治疗的Ⅲ型患者和病情进行性加重的病例可以联合骨髓移植获得更好的疗效。

2. 底物减少疗法（substrate reduction therapy, SRT） SRT治疗的目的是通过减少酶所分解的底物的生成。欧美已经上市的药物为美格鲁特（Miglust）胶囊，主要用于无法应用ERT治疗的轻度或中度Ⅰ型戈谢病成年患者。用法为每次100mg，每日三次口服。最常见的副作用为体重下降、腹胀、腹泻等。

3. 酶替代治疗（Enzyme replacement therapy，ERT）　国际上有两种商品药物，imiglucerase（Cerezyme®）和velalglucerase alfa（VPRIV®），目前在我国上市的药品是注射用伊米苷酶（imiglucerase），主要用于Ⅰ型患者的治疗。但需终身规律用药，治疗时间越早，疗效越好。Ⅱ型患者对于ERT、BMT和ERT均无效。Ⅲ型患者应用ERT对非神经系统病变的治疗效果同Ⅰ型，但对于神经系统症状无改善。

ERT应根据患者的严重程度、病情进展、合并症的发生等情况对患者进行风险评估。高风险患者的推荐初始剂量为60U/kg，每2周1次静脉输注。低风险患者的初始剂量为30~45U/kg，每2周1次静脉输注。根据疾病风险评估确定合理剂量并规律治疗12~24个月后，患者应达到以下治疗目标：无骨危象，无骨痛或轻度骨痛；血红蛋白≥110g/L（女性及儿童）或≥120g/L（男性），血小板计数≥100×10^9/L，无瘀斑及出血现象；脾脏体积≤正常人2~8倍（根据梗死面积），食欲改善，无脾功能亢进症状；肝脏体积≤正常人1.5倍，肝功能正常。

九、遗传咨询及产前诊断

应避免近亲结婚，生育过戈谢病患者的家庭及亲属应进行遗传咨询。患儿父母如果再次生育，每次妊娠胎儿患病的风险为25%，可在妊娠16~22孕周时经羊水穿刺或9~13孕周经绒毛膜绒毛取样进行酶学和对突变已知家系进行基因产前诊断。

（孟　岩　胡宇慧　韩连书）

第八节　尼曼-匹克病AB型

一、概述

尼曼-匹克病（Niemann-Pick disease）是一种常染色体隐性遗传的溶酶体贮积病，是由于溶酶体内酸性鞘磷脂酶基因突变后导致鞘磷脂贮积。根据临床表现，可分为有神经系统累及的尼曼-匹克病A型（MIM 257200）和无明显神经系统累及的尼曼-匹克病B型（MIM 607616），部分B型患者在2岁以后可显现轻度神经系统症状，可归为中间型。尼曼-匹克病A型在Ashkenazi犹太人（中欧和北欧）中的发病率高于其他人种，约为1∶40 000。阿拉伯人、土耳其人和葡萄牙人中B型患者相对较多。尼曼-匹克病A、B型的整体发病率大约为1∶250 000。

二、病因及发病机制

酸性鞘磷脂酶（acid sphingomyelinase，ASM）能剪切掉鞘磷脂的磷酸胆碱残基。酸性鞘磷脂酶缺乏导致其底物鞘磷脂在网状内皮系统及脑组织贮积。

三、遗传机制

常染色体隐性遗传，导致尼曼-匹克病A/B型的鞘磷脂磷酸二酯酶-1（sphingomyelin phosphodiesterase-1，SMPD1）基因位于染色体11p15.1-p15.4，含6个外显子，编码含629个氨基酸的糖蛋白。该基因已发现有近百种突变，部分种族有热点突变。部分突变与A型或者B型有明确关联。如Ashkenazi犹太人热点突变为p.R498L、p.L304P、p.F333Sfs*50，热点突变占全部突变的90%，且与A型相关；其他种族，绝大多数的患者为B型，热点突变p.Arg608del，不同人群占12%~38%。

四、临床表现

1. 尼曼-匹克病A型　称为神经型。最早出现的症状是腹部膨隆，肝脾增大。少部分患者有新生儿水肿和胎儿水肿。部分患者出生时即可发现肝脾大，孕期超声也可发现胎盘增大。部分患儿可能会出现生理性黄疸消退延迟，也可能会出现急性黄疸。部分患者会出现反复呼吸道感染。患者神经系统症状严重。神经系统症状的最初表现为肌张力低下，运动发育迟缓，抬头、翻身、坐、爬、站、走的发育均落后于同龄儿童。部分患者在6个月甚至12个月前的运动发育正常，但是正常发育一般不会超过1岁，1岁后运动智力发育倒退明显。神经变性最后进展为痉挛强直状态，对外界刺激无反应，抽搐不常见。患者脑电图大多正常。50%患者可以发现眼底樱桃红斑（cherry red spot），大多于2~4岁左右死亡。

2. 尼曼-匹克病B型　又称肝脾型。患者可以在各个年龄阶段因为脾大而被发现。发病早的在新生儿期即可发现脾大,病情较轻的在成人期才发现脾大,骨髓或组织中可发现泡沫细胞或海蓝细胞。因为脾功能亢进可能出现全血细胞减少,有部分患者可能出现肝硬化、脾破裂。一些患者在 2 岁以后可能出现轻度的神经系统症状,如锥体外束症状、智能低下、小脑共济失调,可能归为中间型。部分患者可能有眼底樱桃红斑或灰色斑点。NPD-B 患者的平均死亡年龄为 15.5 岁,大多数患者 21 岁之前死亡。

五、实验室检查

1. 常规检查　脾功能亢进患者可出现血小板减少,甚至出现全血细胞减少。大部分患者肝脏转氨酶轻度至中度升高、甘油三脂轻度升高、高密度脂蛋白胆固醇降低。

2. 酸性鞘磷脂酶活性检测　NPD-A/B 患者白细胞及皮肤成纤维细胞中的 ASM 活性减低,为该病的确诊性检查指标。

3. 活组织检查　对于诊断该病并不是必需的,常用组织为骨髓、脾、肝脏、肺及淋巴结。光镜下可以看到富含脂质的巨噬细胞(lipid-laden macrophage),也称泡沫样细胞。电镜下泡沫细胞的细胞核小并偏离细胞中心,膜侧因为脂肪蓄积而呈透明状。

六、影像学检查

A 型 NPD 患者的脑部磁共振成像可能正常或显示大脑或小脑萎缩,有时 T_2 加权成像显示脑白质高信号。B 型 NPD 患者肺部受累。CT 成像常见的特征包括肺间质网状结构,肺小叶间隔增厚,磨玻璃样变化,有时肺基底出现钙化结节,并随着时间的推移向颅骨进展。

七、诊断和鉴别诊断

有典型的临床表现,并检测到白细胞或培养的纤维成细胞中的酸性鞘磷脂酶活性明显降低即可确诊该病。确定鞘磷脂磷酸二酯酶 -1 基因有两个致病性等位基因突变也可以诊断,但基因诊断不能完全替代酶学检测。

尼曼 - 匹克病主要需要与其他溶酶体贮积病进行鉴别,如戈谢病、黏多糖贮积病、糖原贮积病、NPD-C 等。鉴别诊断主要依检测白细胞中的鞘磷脂酶活性。

由于尼曼 - 匹克病患儿可以出现眼底樱桃红斑,需与 Tay-Sachs 病鉴别,患儿出生后 6 个月内可出现严重的智能及精神运动发育落后、易激惹、失明、强直性痉挛、惊厥,最终出现去大脑强直并在 3 岁左右死亡。两者致病基因不同,通过检测相应的溶酶体酶活性即可鉴别。

八、治疗及随访

1. 对症治疗　NPD-A 目前无特异性治疗,只能采取对症治疗。如控制肺部感染,缓解呼吸困难;脾功能亢进血小板减少患者需补充血小板;保证足够营养供给等。

2. 大多数 NPD-B 患者伴有血小板减少症,严重出血需要输血治疗。脾脏切除能缓解血小板减少,但可能导致肺病加重,脾切除需要慎重考虑。

3. 干细胞移植　一般能够缓解肝脾大症状。

4. 酶替代治疗　目前一项针对 NPD-B 患者的酶替代治疗正在进行 II 期药物临床试验。

九、遗传咨询及产前诊断

1. 避免近亲结婚。

2. 有先证者的家庭再次生育需要对胎儿进行产前诊断,可通过培养的羊水细胞进行酶活性测定或者基因检测的方法进行。

(杜红伟　王　斐　韩连书)

第九节　尼曼 - 匹克病 C 型

一、概述

尼曼 - 匹克病 C 型(Niemann-Pick disease, NPD-C)是因 NPC1(MIM 257220)和 NPC2(MIM 601015)基因突变导致的胆固醇转运障碍。NPD-C 发病率较低,约为 1 : 120 000,但 NPD-C 发病率远远高于 NPD-A 和 NPD-B 的总和。

二、病因及发病机制

外源性的胆固醇以酯化的形式摄入,进入溶酶体后经酸性酯酶脱脂后形成游离胆固醇,游离胆固醇须经 NPC1 和 NPC2 的共同作用转运出溶酶体,然后在内质网酯化后转运至细胞膜、线粒体及其他地方供利用。NPC1 或 NPC2 基因突变后,游离的胆固醇在溶酶体内沉积。尼曼 - 匹克病 C 型患者脑组织除了游离胆固醇聚集外,葡萄糖神经酰胺、乳糖苷神经酰胺、GM2 及 GM3 神经节苷脂则在脑中蓄积。脑组织病理类似于阿兹海默症,可见神经元轴突萎缩,神经纤维结节等。

三、遗传机制

NPD-C 主要由以下两种基因突变导致:*NPC1* 和 *NPC2*,95% 的 NPD-C 患者为 *NPC1* 突变,4% 的患者为 *NPC2* 突变。目前国际上报道的 *NPC1* 变异多达 300 个,*NPC2* 基因突变有 30 个。*NPC1* 位于 18 号染色体 q11-q12,含 25 个外显子。其中 p.I1061T 突变最为常见,大约 20%~25% 的英国、法国患者为此突变型。欧洲另外一个常见的 *NPC1* 突变为 p.P1007A,也是轻型患者基因突变的常见类型。p.G992W 见于加拿大 Nova-Scotia 地区患者(NPD-D),其他人种罕见。*NPC2* 基因位于 14 号染色体 q24.3,含 5 个外显子。

四、临床表现

NPD-C 临床表现多样,特异性不高,且症状出现时间及持续时间不定,给疾病诊断带来困难,许多患者是在成年后才得到正确诊断。临床常将 NPD-C 分为婴儿型、青少年型及成人型,不同年龄患者表现有所不同,主要包括神经、精神症状及其他系统表现。

1. 系统症状　NPD-C 是造成婴儿胆汁淤积性肝病的重要原因,因泡沫细胞可使肺滤过功能受损,可能导致呼吸衰竭。儿童患者主要表现为肝脾大,脾大为主。如患儿有不能解释的肝脾增大,应考虑有无 NPD-C 可能。

2. 眼科异常　眼球运动异常是 NPD-C 患者最早出现的神经系统症状。其中垂直型核上性麻痹被认为是 NPD-C 的特征性表现,几乎出现于所有的青少年及大部分成年患者。多数患者首先出现眼球垂直运动障碍,之后发展为水平运动障碍,最终出现完全性核上性麻痹,表现为阅读、表达及交流能力受限。

3. 神经精神症状　出现时间不一样,甚至可以在新生儿晚期开始出现。青少年患者(6~15 岁)出现学习障碍和进行性智力倒退,还可以伴有吞咽和构音障碍、共济失调等表现,进行性加重。成年患者出现学习障碍、认知减退、痴呆。特定的心理测试有助于发现早期表现轻微的认知障碍。

4. 其他　部分患者出现听力异常。

五、实验室检查

1. 常规实验室检查　除脾功能亢进和胆汁淤积性肝病的 NPD-C 患者血常规、肝功能明显异常外,绝大多数 NPD-C 患者的生化指标是正常的。NPD-C 患者高密度脂蛋白胆固醇(HDL-C)可有降低,转氨酶一般正常。

2. 血浆壳三糖苷酶检测　NPD-C 患者壳三糖苷酶活性可有轻度增高。

3. 成纤维细胞相关检查

(1) Filipin 染色:Filipin 能与游离的胆固醇特异性结合,荧光显微镜下可见核周溶酶体强荧光信号(即游离胆固醇),为 NPD-C 阳性细胞,是确诊 NPD-C 的方法。85% 的 NPD-C 病例可以观察到这种典型表现,另有 15% 的病例仅可看到低水平荧光表达,即变异型表达。

(2) LDL 介导的胆固醇酯化率的检测:这是实验室常用的第二个检查方法。具有经典表型的细胞胆固醇酯化率明显降低甚至为零,而变异型患者的细胞只有轻度的酯化受损。对于这一类患者,基因检测更加重要。

4. 基因检测　基因检测能确诊该病,还能够检测携带者,并能够根据基因诊断的结果进行产前诊断。对于临床高度怀疑为 NPD-C 的患者,即使是 Filipin 染色阴性的患者,也应进行基因检测。

5. 质谱技术检测　使用气相色谱 - 质谱(GC/MS),或使用大气压化学电离源(LC-APCI-MS/MS)的液相色谱 - 质谱(LC-MS/MS),能够鉴定 NP-C 中升高的几种敏感血浆生物标志物(如胆甾醇 -3β、5α、6β- 三醇、溶血鞘髓磷脂异构体和胆汁酸代谢物)。C- 三醇和溶血鞘脂联合检测可能减少假阴性结果。

六、影像学检查

1. B 超检查　肝脾大,脾大为主。

2. 头颅 MRI 检查　此病后期可有脑皮质萎缩,部分患者可以出现白质改变。

七、诊断和鉴别诊断

NPD-C 诊断内容主要包括临床表现及实验室检查。确诊需成纤维细胞 Fillipin 染色及基因检测。

1. 围出生期发病的患者需与下述疾病鉴别　胆道闭锁、感染（如 TORCH）、α1- 抗胰蛋白酶缺乏症、酪氨酸血症、恶性肿瘤（如白血病、淋巴瘤）、其他溶酶体贮积病（如戈谢病、尼曼 - 匹克病 A/B 型），尤其是表现为黄疸的胆汁淤积的婴儿应注意排除 NPD-C。

2. 儿童期发病的患者需与下述疾病鉴别　松果体或中脑的肿瘤、脑积水、GM2 神经节苷脂病、线粒体病、枫糖尿病、注意力缺陷障碍、特发性扭转性肌张力障碍、多巴反应性肌张力障碍、Wilson 病、神经元蜡样脂褐质沉积症、亚急性硬化性全脑炎及周期性瘫痪。

3. 青春期及成人期发病的患者需与痴呆或精神类疾病鉴别　如阿尔茨海默病、额颞叶痴呆症、进行性核上性麻痹、晚发型溶酶体贮积病。

八、治疗及随访

1. 底物减少疗法　欧美等国已经批准应用 Zavesca（miglustat，美格鲁特，一种鞘磷脂合成抑制剂）治疗 NPD-C。该药物虽然不能治愈 NPD-C，但能缓解症状，延缓进展。

2. 羟丙基 β- 环糊精（HPβCD）　是一种环糊精，具有胆固醇增溶能力和低毒性，最近被授予治疗 NPC 的孤儿药物地位。

3. 没有证据表明低脂饮食对该病有效，肝移植能够缓解肝功能异常，但不能缓解神经系统症状。动物实验证实骨髓移植无效。

4. 对症支持治疗　针对睡眠障碍和惊厥，可以考虑镇静和抗惊厥治疗；针对反复的呼吸道感染可以给予抗感染治疗；针对运动机能减退，给予物理治疗；由于很多患儿后期伴有吞咽困难，导致进食困难并因此常引起吸入性肺部感染，可以尝试通过胃肠造瘘术给予胃肠营养。

5. 应避免应用促进唾液分泌及诱导癫痫发作的药物。

九、遗传咨询及产前诊断

1. NPD-C 为常染色体隐性遗传病，应避免近亲婚配。

2. 在已知家族内先证者的突变基因的前提下，孕妇可以进行产前检测。

（杜红伟　王　斐　韩连书）

第十节　异染性脑白质营养不良

一、概述

异染性脑白质营养不良（metachromatic leukodystrophies，MLD，MIM 250100）多是由于芳基硫酸酯酶 A（ARSA）基因突变导致的酶活性缺乏而致病，少数是由于该酶的热稳定因子 Saposin B 异常所致。异染性脑白质营养不良约占儿童脑白质病的 8% 左右。按照发病年龄，可分为经典晚期婴儿型（占 50%~60%）、青少年型（占 20%~30%）及成人型（占 15%~20%）。瑞典晚期婴儿型的发病率约为 1：40 000，青少年型发病率约为 1：160 000。在孤立的 Habbanite 犹太人群，该病发病率高达 1/75。

二、病因及发病机制

芳基硫酸酯酶 A 的作用是水解鞘磷脂的硫酸基团。芳基硫酸酯酶 A 具有热不稳定性，Saposin B 能增加芳基硫酸酯酶 A 的稳定性，使其活性增加。芳基硫酸酯酶 A 基因突变或者 Saposin B 基因突变均能使芳基硫酸酯酶 A 的活性缺乏，导致其底物脑硫脂贮积在大脑白质、周围神经系统，损伤少突胶质细胞和 Schwann 细胞，发生脱髓鞘化病变。冷冻切片用碱性染料甲苯胺蓝染色时，可见不显紫蓝色而呈棕红色的异染物质（脑硫脂），该病即由此得名。体内大量的脑硫脂部分可从尿液中排出，患者尿液脑硫脂较正常增多 100~200 倍。

三、遗传机制

常染色体隐性遗传，芳基硫酸酯酶 A 基因定位于 22q13.33，全长 3.2kb，包含 8 个外显子，编码蛋白含 509 个氨基酸。

四、临床表现

1. 经典婴儿型　多 2 岁半内发病，首要表现为运动功能倒退或丧失，如已经能正常走路的孩子发展成步态不稳。体格检查可发现患儿肌张力低下及膝关节反屈，深部肌腱反射减弱甚至完全消失等神经病变。多数患者能独走，能讲短句话语，逐渐出现明显的运动智力倒退，少部分患儿独走延迟或一直不会独走。

根据病情的发展程度,可将经典婴儿型病程分为4期:

(1)第一期:运动开始倒退。

(2)第二期:患者不能独站,只能独坐;语言口齿不清,直至失语;智力开始倒退;眼球震颤,眼底镜检查可发现视神经萎缩、视网膜及黄斑灰色样变。

(3)第三期:患儿出现痉挛性截瘫,只能卧床;可出现去大脑皮层僵直及张力障碍性运动,约1/3患儿出现抽搐发作;出现喂养困难;智力倒退继续进展,完全失语。

(4)第四期:患者与外界全无交流,失明,不能吞咽,需要鼻饲喂养。患者一般在7岁内死于肺炎。

2. 青少年型 一般在4~16岁发病。早期表现为学习下降,可能有精神症状,与婴儿型类似,患者也可出现步态不稳。发病1年内,患儿运动功能急剧下降,不能行走,逐渐进展到类似经典婴儿型的三期和四期。Saposin B突变一般导致青少年型。

3. 成年型 多在青春期后15~62岁发病,患者多表现为精神症状,如丧失记忆、幻听、幻想、精神分裂症状,伴智力下降。逐渐也会出现运动障碍,如步态笨拙、构音障碍等。后期会出现张力障碍性运动、痉挛性截瘫及去皮层姿势。疾病终末期患者失明、失语及对外界无反应。

五、实验室检查

1. 芳基硫酸酯酶A活性测定 患儿外周血该酶活性显著低下;但约1%健康人也可出现该酶活性明显降低,类似与患者的酶活性水平,称为芳基硫酸酯酶A假性缺乏。

2. 芳基硫酸酯酶A基因突变检测 若检测到芳基硫酸酯酶A活性降低,可进一步分析基因突变情况。

3. Saposin B基因检测 当患者临床表现高度提示异染性脑白质营养不良,而芳基硫酸酯酶A活性正常时,建议检测Saposin B基因有无突变,以排除Saposin B基因突变导致的异染性脑白质营养不良。

4. 质谱检测 近年来国外报道应用高压液相色谱-电喷雾离子化-串联质谱法(HPLC-ESI-MS/MS)方法定量检测血浆中14种硫脂,发现

^{18}C硫脂水平特异性升高,可用于新生儿MLD疾病筛查。

六、影像学检查

头颅MRI检查侧脑室周围脑白质对称性长T_1长T_2信号,似豹纹样改变,为其特异性改变。大多数晚期婴儿型患者早期发现后部脑室周围白质累及,而皮层下U型纤维及小脑白质未被累及。当病情逐渐进展,可见脑室周围白质的病变也从后向前进展,可出现脑萎缩。

七、诊断和鉴别诊断

患儿有运动智力表现倒退的临床表现,头颅MRI提示有特征性脑白质病变,芳基硫酸酯酶A活性缺乏或者检测到Saposin B基因突变,即可诊断异染性脑白质营养不良。

该病需要考虑的相鉴别的是其他类型的脑白质病,如球形脑白质营养不良、多种硫酸酯酶缺乏症等,最重要的鉴别点是外周血检测到相对应的酶活性缺陷。

八、治疗及随访

1. 对症治疗 如控制抽搐,使用肌松剂预防肌肉挛缩等。

2. 造血干细胞移植 青少年型及成人型在疾病早期有一定效果。对晚期婴儿型患者不建议骨髓移植。脐血移植是骨髓移植的一种替代方案。

3. 其他 酶替代治疗及基因治疗仍然处于动物研究阶段,已有AAVrh.10介导MLD的基因治疗。

九、遗传咨询及产前诊断

该病的预防方法同其他常染色体隐性遗传病。有先证者的家庭再次生育时需行产前诊断以避免疾病胎儿再出生。

(张惠文 王斐 韩连书)

第十一节 球形脑白质营养不良

一、概述

球形细胞脑白质营养不良(Krabbe disease,

MIM 245200）是由于半乳糖脑苷脂酶基因（*GALC*）突变后导致该酶活性缺乏，其底物半乳糖脑苷脂贮积在神经系统导致的一种神经鞘磷脂贮积病。该病全世界范围内均有报道，极少种族为该病高发，以色列北部德鲁兹社区及耶路撒冷附近的阿拉伯穆斯林村庄致病基因携带者为1∶6。瑞典该病的发病率为 1.9/100 000，日本发病率为 1/100 000~1/200 000，估计致病基因携带者为 1∶150。目前尚未见犹太裔患者报道。

二、病因及发病机制

半乳糖神经酰胺是髓鞘及中枢神经系统的特异性脑苷脂。半乳糖脑苷脂酶的作用是水解半乳糖神经酰胺为半乳糖和神经酰胺。半乳糖脑苷脂酶基因突变导致的半乳糖脑苷脂酶活性缺乏，半乳糖神经酰胺贮积在神经系统，脑白质可见特征性的多核球形细胞。同时脑组织鞘鞍醇半乳糖苷增加，特异性损伤少突胶质细胞。

三、遗传机制

该病为常染色体隐性遗传，半乳糖脑苷脂酶基因 *GALC* 定位于 14q31，全长 67.5kb，含 18 个外显子，编码蛋白含 669 个氨基酸。该基因在不同人群有不同的热点突变，并且某些热点突变与临床表型的轻重密切关联。如日本 17 名 Krabbe 病患者中发现 c.12del3inS 及 p.I66M+p.I289V 占全部突变的 37%，再加上 p.G270D 和 p.T652P 突变，占所有致病等位基因的 57%；欧洲早期婴儿型患者 30kbp 的缺失突变占 45% 左右，占墨西哥后裔患者致病等位基因的 35% 左右；晚发型 Krabbe 病患者中 c.857G>A 突变相对常见。

四、临床表现

1. 经典早期婴儿型（发病年龄<12 个月） 根据临床表现可分为以下三期：

（1）第一期患儿出生 3~6 个月左右表现易激惹、肌肉僵、运动及智能发育开始停滞，另对声音非常敏感，无明显原因经常啼哭；部分患儿始终握紧拳头、抽搐，极少表现为婴儿痉挛症；该期脑脊液蛋白浓度已升高。

（2）第二期患儿神经系统症状快速恶化，表现为双下肢肌张力高、伸直并交叉，头后仰，上肢弯曲，膝腱反射亢进及强直性或阵挛性癫痫。视神经萎缩和瞳孔对光反射迟缓。

（3）第三期疾病末期，患者表现为去大脑状态的失明、耳聋、肌张力低下、无自主运动及与外界无法交流。患者平均寿命为 24 个月，一般死于严重感染和呼吸衰竭。

2. 晚发型（发病年龄>12 个月） 根据发病年龄，晚发型者又可分为晚期婴儿型、青少年型及成人型：

（1）晚期婴儿型：发病年龄在出生后 6 个月至 3 岁，临床表现及疾病进展步骤与经典早期婴儿型差异不大，多于发病 2 年内死亡。

（2）青少年型：3~8 岁发病，该型进展相对缓慢，首发症状可能为偏瘫、抽搐、共济失调等，偏瘫可进展到四肢瘫，部分患者有发育落后。

（3）成年型：发病年龄 10~35 岁，患者表现为痉挛性截瘫、外周神经病或精神障碍。

五、实验室检查

1. 半乳糖脑苷脂酶活性检测 采用外周血白细胞，皮肤成纤维细胞，及干血滤纸斑等测定酶活性，患者半乳糖脑苷脂酶活性的活性仅为正常人活性的 0~5%。

2. 脑电图及诱发电位检查 患儿早期脑电图正常，逐渐发展为异常，表现为背景活动缓慢、不规则、不对称。

3. 脑组织病理检查 通过活检取脑组织进行病理检查是酶活性检测出现前确诊该病的依据。该病患者脑白质硬，髓鞘弥漫性破坏，星型胶质细胞增生，在脑血管周围可发现该病特征性的多核球型细胞。多核球形细胞，形态不规则，直径 20~50μm，可包含多达 20 个细胞核，超微结构显示球形细胞含异常的管状水晶样包涵体。

4. 脑脊液蛋白浓度检测 晚期婴儿型脑脊液蛋白浓度升高；青少年及成年型者脑脊液蛋白浓度正常或轻度升高。

5. 基因检测 可通过基因测序检测点突变，必要时采用基因芯片技术分析该基因是否存在大片段序列的缺失或者重复。

六、影像学检查

头颅 MRI：特征性表现为沿皮质脊髓束范围出现长 T_2 信号，但皮质下弓形纤维一般不受累。早发型与晚发型的 MRI 表现略有所差异：早发型可同时伴有小脑白质、深部灰质核团（齿状核、丘脑、基底节）长 T_2 信号改变，具有胼胝体后部及顶枕叶白质渐进性受累的特征;晚发型除皮质脊髓束受累外,主要受累区为胼胝体后部和顶枕叶脑室旁白质,呈双侧对称性分布。

七、诊断和鉴别诊断

患者有明显的运动智力倒退,MRI 显示脑白质弥漫性对称性 T₂ 高信号,皮质脊髓束受损,半乳糖脑苷脂酶的酶活性明显降低,即可诊断球形脑白质营养不良。

与该病需要相鉴别的其他精神运动倒退性疾病,如异染性脑白质营养不良、GM1 神经节苷脂贮积病、GM2 神经节苷脂贮积病、肾上腺脑白质发育不良、亚历山大病等。

八、治疗及随访

1. 对症治疗 对于处于病程二期和三期的患儿,只能进行对症治疗,如控制抽搐,鼻饲喂养。

2. 造血干细胞移植 可延缓早期 Krabbe 病的进展。

3. 其他 如分子伴侣疗法 - 半乳糖苷酶抑制剂、基因治疗、底物还原疗法、酶替代疗法和联合疗法都尚在动物研究过程中。

九、遗传咨询及产前诊断

1. 避免近亲婚配。

2. 在有先证者的家庭进行产前诊断以避免疾病患者的再次出生。

(张惠文 王 斐 韩连书)

第十二节 GM1 神经节苷脂贮积病

一、概述

GM1 神经节苷脂贮积病(GM1gangliosidosis)是由 β 半乳糖苷酶基因(*GLB1*)突变导致的 GM1 神经节苷脂代谢障碍,神经节苷脂进一步贮积在大脑及脏器。患者表现为退行性脑病症状及黏多糖贮积症的特征。根据发病年龄分为三型:婴幼儿型(MIM 230500)、青少年型(MIM 230600)和成人型(MIM 230650)。国外统计该病发病率为1/100 000~1/200 000。巴西该病发生率相对较高,是最常见的溶酶体贮积病。

二、病因及发病机制

β- 半乳糖苷酶是一种溶酶体酶,水解神经节苷脂、糖蛋白类、氨基葡聚糖等底物末端的 β- 半乳糖。*GLB1* 基因同时是黏多糖贮积症ⅣB 型的致病基因。*GLB1* 基因突变使 β- 半乳糖苷酶活性减低,导致 GM1 神经节苷脂及硫酸角质素均不能降解,GM1 神经节苷脂贮积于神经系统,硫酸角质素贮积于软骨组织,将形成 GM1 神经节苷脂贮积病;当 GM1 神经节苷脂能被降解,而硫酸角质素不能被降解时,将形成黏多糖贮积症ⅣB型。所以黏多糖贮积症ⅣB 型和 GM1 神经节苷脂贮积病有相似的地方,如多发性骨骼发育不良、肝脾大,但 GM1 神经节苷脂贮积病以神经系统损害为主,黏多糖贮积症ⅣB 型患者一般智力、运动发育正常。

三、遗传机制

该病为常染色体隐性遗传病,致病基因 *GLB1* 定位 3p21.33,全长 107kb,含 16 个外显子。该基因通过选择性剪切表达两个剪切产物:一个为 2.5kb 的含全部 16 个外显子的转录本,编码蛋白含 677 个氨基酸,产物为 β- 半乳糖苷酶;另一个为 2.0kb 的转录本,跳过外显子 3、4、6,并且外显子 5 发生了移码改变,编码蛋白含 546 个氨基酸,产物是弹性蛋白结合蛋白。

四、临床表现

根据发病年龄,可将该病分为经典的早期婴儿型、晚发婴儿型 / 青少年型及成人型。出生后 6 个月内发病为最多见的经典的早期婴儿型,6 个月至 8 岁发病为晚发婴儿型 / 青少年型,8 岁后发病的称为成人型,后两型相对少见。但在日本,成人型相对较多。

1. 经典的早期婴儿型 患者出生可出现症状,如颜面水肿、偏粗糙、鼻梁低、牙龈增生、舌大、吸吮力差、肝脾增大、肌张力低下、生长缓慢及多发性骨发育不良、背部及臀部可见大片状蒙古斑。50% 患者眼底检查发现樱桃红斑。出生后 1 岁内患儿有较缓慢的智力运动发育,1 岁后智力、运动发育倒退明显。在疾病终末期,患者失明、失聪,呈现去大脑强直状态,对外界刺激无反应。多在 2 岁内死于呼吸道感染及呼吸衰竭。

经典早期婴儿型另一种较少见的表现为心肌

肥厚性心肌病,快速进展到充血性心力衰竭。该型可能是 *GLB1* 突变位于二个剪切子的共同部分,*GLB1* 突变使 β- 半乳糖苷酶活性缺乏及弹性蛋白结合蛋白合成障碍。

2. 晚期婴儿型 / 青少年型　发病时可表现为共济失调,容易摔跤,全身肌无力。随后语言能力下降,智力、运动能力快速下降,并出现声音诱发的肌阵挛。患者一般在 3~7 岁间进入去大脑强直状态,直至死亡。

成人型患者首发表现可能为进行性小脑性构音障碍、进行性共济失调、肌阵挛、肌强直。肌张力障碍是大多数患者的主要症状,一般无粗陋面容,抽搐少见。

五、实验室检查

1. 外周血涂片可见空泡样淋巴细胞。
2. 尿液检查可见含半乳糖的寡糖增多。
3. β- 半乳糖苷酶活性测定。
4. β- 半乳糖苷酶基因突变分析。

六、影像学检查

1. 头颅影像学检查　基底节信号增强,部分可见基底节钙化,脑白质萎缩。
2. 脑电图检查　由正常逐渐发展为节律不齐;视觉诱发电位异常。
3. 骨骼 X 线检查　类似于黏脂病 II 型,较 Hurler 综合征严重。

七、诊断和鉴别诊断

有典型的临床表现及检验、影像学检查,并且检测到外周血白细胞 β- 半乳糖苷酶活性活性明显降低及基因检测到突变,即可以诊断 GM1 神经节苷脂贮积病。

需要相鉴别的疾病包括 GM2 神经节苷脂贮积病,黏脂贮积病 I 型和 II 型,黏多糖贮积症 I 型 Hurler 型等。这些疾病临床表现及放射学检查表现有重叠,最重要的鉴别点是外周血溶酶体酶活性检测显示不同的缺陷及基因检测。

八、治疗及随访

本病目前无特异性治疗。对症治疗。

九、遗传咨询及产前诊断

有先证者的家庭需要进行基因检测分析、遗传咨询。先证者的母亲若再次妊娠,可在 10~12 孕周经绒毛膜绒毛取样或妊娠 16~20 孕周时经羊水穿刺进行酶活性检测或提取胎儿细胞的 DNA,进行基因检测,以避免疾病患儿再出生。

(张惠文　杨 楠　韩连书)

第十三节　GM2 神经节苷脂贮积病

一、概述

GM2 神经节苷脂沉积病(GM2 gangliosidoses)又称为 Sandhoff 病(Sandhoff disease,MIM 268800)、Hex A&B 缺乏症,是由于编码 Hex 的 β 亚基基因 *HEXB*(MIM 606873)突变,导致 Hex A 和 Hex B 酶活性均缺乏,大量的 GM2 神经节苷脂沉积在神经细胞的溶酶体中,同时含有 N- 乙酰己糖胺的寡糖也沉积在全身组织细胞中,除引起神经系统进行性损伤外,尚伴有肝脾大、骨骼损伤等表现,临床表现与 Tay-Sachs 病相似。本病罕见。

二、病因及发病机制

HEXB 基因突变可致 Hex A 和 Hex B 酶活性均缺乏。GM2 神经节苷脂沉积在灰质及白质髓鞘中,引起一系列的神经系统症状和体征。同时含有 N- 乙酰己糖胺的寡糖亦沉积在全身组织细胞中,表现为肝脾大、骨骼损伤。此外,GM2 神经节苷脂的降解还依赖 Hex A 与 GM2 激活蛋白共同作用,Hex A 上亚基的第 225~556 氨基酸是重要功能区域。GM2 激活蛋白缺乏亦可导致 GM2 降解障碍。

三、遗传机制

本病为常染色体隐性遗传病,可散发,*HEXB* 基因位于染色体 5q13.3,基因全长 40Kb,含 14 个外显子,编码含 556 个氨基酸的 Hex 的亚基,*HEXB* 启动区富含 GC,包括几个 GC 盒及 个 CAAT 盒。至今,已知 *HEXB* 基因突变近 80 种,可见各种突变类型,且存在地区及种类差异。如伊朗及法国的婴儿型 Sandhoof 病多见一个包含启动子及 1~5 外显子在内的 16kb 大片段缺失。

四、临床表现

根据起病年龄和临床表现,Sandhoff 病可分为婴儿型、青少年型及成年型三种,以婴儿型多见,临床表现具有高度异质性。青少年型及成年型可统称为迟发型。

1. 婴儿型　又称经典型,与 Tay-Sachs 病相似,患儿在出生时正常,至生后 6 个月左右起病,表现为激惹、惊跳、精神运动发育迟缓或衰退,视力下降,锥体束征阳性,此后肢体逐渐痉挛。眼震颤、失明,眼底可见樱桃红斑,听力下降。少数伴巨头、巨舌、面容粗糙、轻度肝脾大、心脏瓣膜病、脊柱骨质损害等黏多糖病样表现。常于 3 岁死亡。

2. 青少年型　又称晚发婴儿型、亚急性型、儿童型等,起病年龄为 1~18 岁,常以共济失调、语言障碍起病,表现为步态异常、动作不协调,构音困难,智能衰退,肌无力等,便秘及排尿中断较常见,可能为自主神经损伤所致。病情进展渐呈痴呆状,肌肉萎缩。

3. 成年型　又称慢性型,常指起病年龄>18岁,病情进展缓慢,具有显著异质性,主要表现为肌无力、肌肉萎缩、构音困难、动眼神经损伤、精神心理异常、认知障碍、进行性痴呆等。

五、实验室检查

1. 生物标记物　血浆溶酶体 GM2(lyso-GM2)水平增高提示 GM2 神经节苷脂沉积病,见于 Tay-Sachs 病及 Sandhoff 病。

2. Hex A&B 酶测定　是确诊 Sandhoff 病的重要依据,可采用外周血白细胞和培养皮肤成纤维细胞进行,婴儿型 Hex A&B 活性缺乏,迟发型患者可残留部分酶活性。Hex A 酶活性轻度降低。

六、影像学检查

1. 头颅 CT 及 MRI 检查　CT 检查可见双侧丘脑均匀性高密度影。MRI 检查可见皮质萎缩、脑白质水肿,脑体积增大,胼胝体变薄,尾状核、苍白球、硬膜、小脑及脑干异常信号。

2. 眼底检查　婴儿可见樱桃红斑。

七、诊断和鉴别诊断

根据神经系统退行性症状、视力减退、脑MRI 等表现应高度怀疑 GM2 神经节苷脂病,确诊依赖外周血或培养的成纤维细胞 Hex A&B 酶测定或基因检测。

注意与 Tay-Sachs 病、GM1 神经节苷脂病、异染性脑白质营养不良或球形细胞脑白质营养不良等溶酶体贮积病鉴别。

八、治疗及随访

目前仍以对症支持治疗为主。酶替代疗法及底物减少疗法等尚处于临床试验阶段,造血干细胞移植治疗无效。

九、遗传咨询及产前诊断

有本病家族史的夫妇及先证者应进行基因筛查。家族成员基因分析也可检出杂合子携带者,进行遗传咨询。产前诊断先证者的母亲若再次妊娠,可在妊娠 16~20 孕周时经羊水穿刺或 10~12 孕周经绒毛膜绒毛取样,可测定孕早期绒毛 Hex A&B 酶活性或基因突变分析,预防 Sandhoff 病患儿出生。

(张惠文　杨　楠　韩连书)

第十四节　法布里病

一、概述

法布里病(Fabry disease,MIM 301500)是一种 X 连锁遗传的溶酶体贮积症,由于 GLA 基因突变导致细胞溶酶体中 α-半乳糖苷酶 A(α-Gal A)的功能部分或全部缺失,使该酶水解的底物神经鞘脂类化合物(绝大部分为三聚己糖神经酰胺,globotriaosylceramide,GL3)的正常降解受阻,而在人体各器官组织,如心脏、肾脏、皮肤、神经、眼、胰腺、肺等大量贮积,最终引起一系列脏器病变。经典型法布里病的发病率在男性中约为 1/40 000~1/60 000,无明显种族和地区差异。新生儿筛查发现,意大利新生男婴中的发病率为 1/3 600,晚发型占绝大多数(11/12);在中国台湾新生男婴中为 1/1 368,其中晚发型(基因突变为 IVS4+919G>A)占82%以上。国内尚无人群发病率统计,上海陈楠等报道在终末期肾衰透析患者中法布里病的患病率为 0.12%。

二、病因及发病机制

1. 肾脏病理改变　GL3 堆积于肾小球上皮细胞、系膜细胞、肾小管上皮细胞、肾脏血管内皮细胞、平滑肌细胞与外膜细胞，使次级溶酶体扩大，形成多层薄片螺纹状小体，细胞内充满脂质呈空泡状，细胞结构与功能丧失，肾小球硬化，肾脏血管中的堆积使内皮细胞坏死、平滑肌增殖，血管闭塞引起肾脏缺血性改变。

2. 心血管系统病理改变　GL3 主要堆积于左心心肌、二尖瓣，而二乳糖苷神经酰胺堆积仅见于右心心肌及肺部，使心肌肥大，产生肥厚型心肌病。GL3 堆积致瓣膜组织纤维化，二尖瓣增厚与脱垂多见于年轻患者，主动脉瓣病变多见于老年患者。GL3 堆积于心脏传导系统，可发生心律失常；堆积于冠状动脉使血管狭窄，发生心绞痛。

3. 神经系统病理改变　GL3 主要堆积于脊髓背根神经元、脑干、下丘脑、视上核、室旁核、杏仁核、海马回、额叶、迷走神经核、自主神经节细胞、脑皮层、肠肌层神经丛的神经节细胞等。出现痴呆、脑血栓形成、脑梗死、基底神经节梗死等表现。

三、遗传机制

X 连锁遗传病，致病基因为 *GLA* 基因，1988 年被完整克隆。它位于 Xq22 上，编码蛋白为 α-GLA，基因全长约 12kb，包含 7 个外显子，cDNA 由 1 350 个碱基组成，编码 429 个氨基酸的前体蛋白，包括 31 个氨基酸的信号肽，其 cDNA 缺少 3' 非翻译序列。A-GalA 是一种同型二聚体结构的糖蛋白，由 2 个区域组成：一个是由 $(β/α)_8$ 构成的区域，称 1 区，含有活性位点，由 32~330 位氨基酸残基组成；另一个是 2 区，称 C-末端区，含有 8 条反平行的 β 链，由 331~429 位氨基酸残基组成；1~31 位氨基酸残基为信号序列。目前为止，已发现了近 600 个 *GLA* 基因突变，其中约 2/3 为错义突变和无义突变，其他类型如缺失插入和剪切位点突变占 1/3。p.R112H、p.R301Q 和 p.G328R 三种突变在经典型和心脏变异型患者中都能见到。

四、临床表现

根据起病时间和临床表型不同将法布里病分为经典型及迟发型（包括肾脏变异型和心脏变异型），以经典型最常见。因系 X 连锁遗传病，家族中可以出现多名患者，同一家族中患者的患病程度可有差异。

经典型法布里病常起病于儿童及青少年时期，男孩多见，残余的 α-Gal A 酶活性极低（小于正常值的 1%），临床症状出现早，而且受累器官广泛，主要包括以下几个方面：

1. 肢端感觉异常　首发症状为间歇性发作性四肢末端（手、足）剧烈的烧灼样疼痛或刺痛，是经典型 Fabry 病最典型、最突出的症状，被称为"法布里危象，Fabry crises"，始于儿童及青少年早期，平均发病年龄 10 岁；运动、疲劳、精神压力或温、湿度的快速变化可诱发疼痛，一般持续数分钟到数天，可向肢体近端或身体其他部位放射，同时可伴发腹痛、发热和血沉增快等。

2. 皮肤血管角质瘤和少汗　是此病的皮肤损害特点，也是常见的早期表现之一。通常位于脐下至膝上部位，多在脐周、阴囊、腹股沟和臀部，双侧对称，也可以出现在指腹，手大、小鱼际，甲床下，口腔黏膜和结膜等部位，初时为数个、鲜红色针尖大小，类似出血点样，随年龄增长逐渐呈小点状红黑色的毛细血管扩张团，伴随表皮细胞增殖，压之不褪，数量增多且可融合成片色。

3. 持久性的少汗或无汗　见于绝大多数经典型男性患者。

4. 眼部症状　77% 的女性患者和 76% 的男性患者出现眼部病变，角膜、晶体、结膜和视网膜均可受累。

5. 肾脏病变　儿童和青少年期尿中可出现蛋白、管型和红细胞，随年龄的增长出现蛋白尿、等渗尿及肾小管功能逐渐恶化。30~50 岁逐渐出现肾功能恶化并发展为氮质血症及终末期肾病，如果不进行血液透析或肾脏移植，通常在 41 岁左右死亡。

6. 心血管病变　包括肥厚型心肌病、心瓣膜病、房室传导异常、高血压和心肌梗死。大多数患者到中年会出现心悸，心电图异常如心律失常、ST 段改变、T 波倒置、PR 间期缩短、房室传导阻滞及左心室肥大等改变。

7. 神经系统病变　中枢神经系统症状一般为早发卒中，以短暂性脑缺血发作（TIA）或缺血性卒中常见，导致偏瘫、偏盲、眩晕、共济失调和构音障碍等脑干和小脑损害等后循环受累的表现，预后较差。

8. 他系统损害的表现　69% 的患者存在胃

肠道症状,表现为餐后发作性腹痛、腹胀、发作性腹泻、恶心和呕吐;呼吸系统可出现哮喘、呼吸困难、通气障碍等,吸烟者病情可加重;青年和成年患者可出见腰椎和股骨颈处的骨质疏松;还可出现高频性听力丧失、眩晕、耳鸣等,以及阳痿、乏力和焦虑、消沉等心理问题。典型男性患者多在12~14岁左右出现特征性的面容,表现为眶上脊外凸、额部隆起和嘴唇增厚。

肾脏变异型患者可能没有典型的早期症状,主要表现为与经典型类似的肾脏损害,5/6 的患者没有血管角质瘤、肢端感觉异常、少汗或角膜混浊,但有中重度的左心室肥大。患者残余的 α-GLA 酶活性极低(小于正常值的 1%),常进展为终末期肾病。

心脏变异型患者具有部分残余的 α- 半乳糖苷酶活性(大于正常值的 1%),不表现典型的Fabry 临床表现,到 60~80 岁才出现左心功能不全、二尖瓣机能不全和 / 或心肌病,常伴轻或中度蛋白尿,但肾功能正常,一般不发生肾衰竭,往往被误诊为肥厚型心肌病。

大多数经典型男性患者家庭中的女性携带者都有较轻的症状和较好的预后,属迟发型患者。有的可无症状,但个别女性可见同男性相似的较重的表现。

五、实验室检查

1. 病理检查 适用于肾脏、皮肤、心肌或神经组织的活组织检查。光镜下可见相应的组织细胞空泡改变,电镜下相应的组织细胞(如肾小球脏层上皮细胞、肾小管上皮细胞、血管内皮细胞和平滑肌细胞、心肌细胞、神经束衣细胞及皮肤的汗腺等)胞质内充满嗜锇"髓样小体",是法布里病特征性病理表现。

2. α-Gal A 酶活性检测 采取外周血白细胞、血浆或培养的皮肤成纤维细胞,应用人工合成的荧光底物(4- 甲基 - 伞形酮 -α-D- 半乳糖苷)法进行酶活性测定。男性患者的酶活性显著下降。

3. 基因检测 提取患者外周血 DNA 或RNA 进行 PCR 扩增 - 测序,检测 GLA 基因突变,也是确定女性杂合子的唯一方法。

4. 血、尿 GL3 和血浆 lyso-GL3 测定 血、尿 GL3 检测不仅可以协助诊断法布里病,还是观察治疗效果的一项生化诊断指标。男性患者血、尿 GL3 均明显高于正常人,部分女性患者血、尿GL3 可高于正常人。血浆 lyso-GL3 是脱乙酰基GL3,其检测的敏感性较血、尿 GL3 更高,尤其对于法布里女性患者。

5. 其他辅助检查 对怀疑或确诊的法布里病患者,还应进行尿常规、24 小时尿蛋白定量、肝肾功能检查。

六、影像学检查

1. 心脏彩超检查 心室肥大、肥厚型心肌病。

2. 心电图检查 ST 段改变、T 波倒置、PR 间期缩短、房室传导阻滞及左心室肥大等改变。

七、诊断和鉴别诊断

男性患者具有典型的 Fabry 病的临床表现,如典型的手足疼痛、少汗、皮肤血管角质瘤、蛋白尿等,或是不明原因的肾功能异常或肥厚型心肌病、急性脑卒中等。确诊依据:结合临床表现、X连锁家族史,做 α-Gal A 酶活性检测或 GLA 基因检测可明确诊断。

法布里病需要与以下疾病鉴别,如疼痛需与生长痛、幼年类风湿关节炎、雷诺综合征、其他原因导致的感觉神经病、红斑肢痛症等鉴别;消化道症状需与肠胃炎、消化不良、肠易激综合征等鉴别;皮肤血管角质瘤需与过敏性紫癜、福代斯斑点(Fordyce spots)、角化瘤等皮疹鉴别;蛋白尿、肾功能不全需与原发性肾小球肾炎或其他继发性肾小球疾病进行鉴别;心脏受累者需与肥厚型心肌病、其他原因导致的心律失常、心功能不全进行鉴别。

八、治疗及随访

法布里病的治疗包括非特异性治疗和特异性治疗。

1. 非特异性治疗 如避免可以诱发或加重疼痛的因素(过热、过冷、运动等);控制血压和血脂;对疼痛的治疗可以使用苯妥英钠、卡马西平、加巴喷丁等,禁用麻醉品止痛;消化系统症状可以使用胰脂肪酶或胃复安、吗丁啉等药物;蛋白尿可以应用 ARB/ABI 类药物;终末期肾病患者给予血液或腹膜透析、肾移植;给予阿司匹林或其他抗血小板凝集药物预防中风;心律失常者安装心脏起搏器等;以及戒烟、戒酒、心理治疗等。

2. 特异性治疗 主要为酶替代治疗(ERT),给患者提供所缺乏的酶,能使其代谢和病理异常得到逆转。目前有两种酶替代治疗的生物制品,

人 类 α-Gal A-agalsidasealfa（Replagal；Transkary-otic Therapies，Cambridge，Mass）和 agalsidase beta（Fabrazyme；Genzyme Corp，Cambridge，Mass），应用剂量分别为 0.2mg/kg 和 1.0mg/kg，两周一次，它们的结构和功能非常相似，均已应用于临床。

九、遗传咨询及产前诊断

1. 对高危家庭进行遗传咨询、杂合子检测。法布里病的遗传方式为 X 连锁伴性遗传，新生突变很罕见，男性患者的母亲通常是致病基因的携带者，她每次妊娠都有 50% 的机会将致病基因传给后代，即生男孩 50% 的可能性是患者，临床表现多较严重，生女孩有 50% 的可能性是杂合子，临床表现多较轻。如果父亲是患者，他的儿子正常，女儿将全部是女性杂合子。

2. 对有生育需求的杂合子女性进行孕期产前诊断。通常在高危孕妇妊娠 11~13 周取胎儿绒毛，或是在妊娠 18~22 周取羊水进行胎儿羊水细胞培养，进行绒毛或羊水细胞内 α-Gal A 活性或 DNA 基因检测，以判断胎儿是否受累。

（孟 岩 杨 楠 韩连书）

第十五节 多种硫酸酯酶缺乏症

一、概述

多 种 硫 酸 酯 酶 缺 乏 症（multiple sulfatase deficiency，MSD，MIM 272200）是一种罕见的常染色体隐性遗传病，是由于硫酸酯酶修饰因子 -1 基 因（sulfatase-modifying factor-1 gene，SUMF1，MIM 607939）突变导致体内全部的硫酸酯酶翻译后修饰出现异常，致使硫酸酯酶活性减少或缺乏，造成各种硫酸酯酶的天然底物堆积在细胞的溶酶体和其他细胞器中，损害细胞的正常功能，出现一系列复杂的临床表型。临床上出现类似婴儿型异染性脑白质营养不良（MLD）、黏多糖贮积症及 X 连锁鱼鳞病等多种单个硫酸酯酶缺乏症的症状和体征，病情进展迅速，多在发病后数年死亡。MSD 十分罕见，到目前为止全世界报道的病例数不超过 50 例，新生儿患病率约 1∶1 400 000。国内仅见个案报道。

二、病因及发病机制

硫酸酯酶是一组高度保守性的家族性酶，催化包括黏多糖、硫酸脑苷脂和硫酸类固醇在内的硫酸酯的水解过程。这些蛋白质具有高度同源的氨基酸序列，但功能各异，具有底物特异性，分布在细胞的不同位置中。目前已发现 17 种硫酸酯酶，已明确其生物化学特点的有 13 种，至少有 8 种与单基因遗传病有关：包括芳基硫酸酯酶 A（ARSA）、芳基硫酸酯酶 B（ARSB）、芳基硫酸酯酶 C（ARSC）、芳基硫酸酯酶 E（ARSE）、艾杜糖 -2-硫酸脂酶（IDS）、类肝素 -N- 硫酸酯酶（SGSH）、N-乙酰氨基葡糖 -6- 硫酸酯酶（GNS）、半乳糖胺 -6-硫酸酯酶（GLANS）（表 23-1）。

表 23-1 硫酸酯酶概况一览表

酶	基因定位	相关遗传性疾病	天然底物	细细胞器
芳基硫酸酯酶 A	22q13.31-qter	MLD	硫酸脑苷脂	溶酶体
芳基硫酸酯酶 B	5q11-q13	黏多糖病Ⅵ型	硫酸软骨素 / 硫酸皮肤素	溶酶体
芳基硫酸酯酶 C	Xpter-p22.32	x- 连锁鱼鳞病	硫酸类固醇	内质网 / 微粒体
芳基硫酸酯酶 D	Xp22.3	未知	未知	内质网
芳基硫酸酯酶 E	Xp22.3	点状软骨发育不良	未知	高尔基体
芳基硫酸酯酶 F	Xp22.3	未知	未知	内质网
芳基硫酸酯酶 G	17q24.2	未知	未知	溶酶体
芳基硫酸酯酶 H	Xp22.3	未知	未知	未知
芳基硫酸酯酶 I	5q32	未知	未知	未知
芳基硫酸酯酶 J	4q26	未知	未知	未知
芳基硫酸酯酶 K	5q15	未知	未知	未知

酶	基因定位	相关遗传性疾病	天然底物	细细胞器
半乳糖胺 -6- 硫酸酯酶	16q24.3	黏多糖病Ⅳ A 型	硫酸软骨素、硫酸角质素	溶酶体
N- 乙酰氨基葡糖 -6- 硫酸酯酶	12q14	黏多糖病Ⅲ D 型	硫酸类肝素、硫酸角质素	溶酶体
类肝素 -N- 硫酸酯酶	17q25.3	黏多糖病Ⅲ A 型	硫酸类肝素	溶酶体
艾杜糖硫酸脂酶	Xq28	黏多糖病Ⅱ 型	硫酸类肝素、硫酸皮肤素	溶酶体
硫酸酯酶 1（Sulf1）	8q13.3	未知	硫酸类肝素	细胞表面
硫酸酯酶 2（Sulf2）	20q13.12	未知	硫酸类肝素	细胞表面

三、遗传机制

编码人类 FGE 的基因 *SUMF1* 位于 3p26.1，全长 105kb，包含 9 个外显子，cDNA 长 2 152bp。*SUMF1* 的突变可降低 FGE 的稳定性和催化活性，导致硫酸酯酶翻译后修饰出现异常，从而降低多种硫酸酯酶的活性。

四、临床表现

MSD 涉及多种硫酸酯酶缺乏，其临床表现与多种单个硫酸酯酶缺乏引起的症状和单个酶活性降低的程度相关，表型复杂多样，具有较强的遗传异质性。临床表现主要与以下疾病有关：MLD、黏多糖贮积症（包括Ⅱ、Ⅲ A、Ⅲ D、Ⅳ A、Ⅵ型）、X 连锁鱼鳞病和点状软骨发育不良。根据疾病的发病年龄、进展速度及严重程度，分为新生儿型、婴儿型和青少年型。

1. 新生儿型　新生儿期起病，少见，但症状重。主要表现为多发畸形，包括颈短、前额突出、肝脏肿大、脊柱后、侧突、多发性脊柱骨骺发育不良、心脏异常、喉发育异常；1~2 个月后可出现脑积水，可逐渐出现角膜混浊和皮肤鱼鳞癣。病情重者可在数月内死亡。

2. 婴儿型　大部分属于此型，常生后 12~24 个月时发病，临床表现类似婴儿型 MLD 或黏多糖贮积症。

（1）以婴儿型 MLD 表现为主：最常见，病情也较重。早期表现为行走不稳、语言和智力倒退、肌张力降低、腱反射减弱，后期出现失用性肌萎缩、四肢痉挛性瘫痪、全身性强直阵挛性癫痫发作、眼震、视神经萎缩、失语等，同时常逐渐出现黏多糖病和 X 连锁鱼鳞病的症状，神经系统病变进展迅速，常在发病数年后死亡。

（2）类似黏多糖病的表现：通常症状较型，表现为生长迟缓、面容丑陋、角膜混浊、鸡胸、脊柱畸形、关节活动受限、大拇指异常粗大、心脏异常、肝脾大、疝，以及智力低下及耳聋等。X 线检查提示多发性骨发育不良。尿黏多糖增高。通常自幼会出现 X 连锁鱼鳞病样改变，可累及全身皮肤，以腹部、四肢明显。

3. 青少年型　通常 2~4 岁发病，有黏多糖病样临床表现、尿黏多糖增多等；但皮肤鱼鳞病、重度耳聋和重度智力低下很少见。虽然神经系统也有白质的改变，但 MLD 的症状并不明显。

五、实验室检查

1. 尿液检查　尿黏多糖、尿硫酯增多。
2. 脑脊液检查　脑脊液蛋白增多。
3. 硫酸酯酶活性测定　外周血白细胞和培养的成纤维细胞中 ARSA、ARSB、ARSC、ARSE、IDS、SGSH、GNS、GLANS 酶活性均有不同程度的降低，如果检测到三种及以上的硫酸酯酶活性明显降低，结合临床表现即可诊断 MSD。
4. 基因检测　*SUMF1* 基因突变分析。

六、影像学检查

1. 头颅 MRI 检查　可见对称性脑白质病变。
2. X 线检查　多发性骨发育不良等黏多糖病样改变。
3. 神经电生理检查　可有周围神经病改变。

七、诊断和鉴别诊断

MSD 临床表现比较复杂，且发病率低，特别是发病初期仅表现为 MLD 或黏多糖病等某种硫酸酶缺乏的症状时，极易误诊。白细胞及培养的成纤维细胞 2~3 种以上的硫酸酯酶活性检测和 *SUMF1* 基因突变分析是诊断 MSD 的重要手段。

八、治疗及随访

目前尚无有效的治疗方法。对于单个硫酸酯酶缺乏引起的疾病如 MLD、MPSVI 等,可以进行骨髓移植、酶替代治疗和基因治疗,能在一定程度上缓解患者症状,提高生活质量。

九、遗传咨询及产前诊断

MSD 为常染色体隐性遗传,再次生育的再发风险为 25%,可在 10~12 孕周经绒毛膜绒毛取样或妊娠 16~20 孕周时经羊水穿刺取样。产前诊断包括检测绒毛或经培养的羊水细胞 2~3 种硫酸酯酶活性及 *SUMF1* 基因突变分析。

(黄永兰　杨　楠　韩连书)

第十六节　神经元蜡样质脂褐素沉积病

一、概述

神经元蜡样质脂褐素沉积病(neuronal ceroid lipofuscinoses,NCLs)是一组遗传性神经退行性疾病,以进行性认知及运动功能衰退、可致失明的视网膜病、小脑萎缩和肌阵挛性癫痫为主要临床特点。根据分子遗传学特征,至少包括 14 种亚型。该病由于神经元及其他细胞内脂褐素过量沉积所致,是儿童时期最常见的神经

退行性疾病,发病率在美国约 1.6~2.4/100 000、丹麦约 2~2.5/100 000、瑞典约 2.2/100 000、挪威约 3.9/100 000、芬兰约 4.8/100 000、冰岛约 7/100 000,国内尚缺乏相关流行病学资料。

二、病因及发病机制

NCLs 是因一系列编码涉及溶酶体蛋白分解代谢的酶或跨膜蛋白的基因缺陷,造成神经元及神经元外其他细胞内脂褐素过量沉积所致。NCLs 的病理学表现均有神经元及神经元外其他细胞内有自发荧光的脂褐素沉积。该病被认为是溶酶体贮积症,许多已被识别的 NCL 蛋白在溶酶体内表达,蜡样质脂褐素也在溶酶体内表达,但与经典溶酶体贮积症不同的是,不同亚型 NCLs 所贮积物质并无疾病特异性。但临床最常见的亚型(CLN1,CLN2,CLN3)与电镜下特异性沉积物(分别为颗粒状、指纹样、曲线样嗜锇沉积物)有关。

三、遗传机制

NCLs 有多种命名和分型方式,见表 23-2。过去,NCLs 根据发病年龄可分为 4 个亚型:婴儿型(INCL)、晚期婴儿型(LINCL)、青少年型(JNCL)及成年型(ANCL);又分别称为:Haltia-Santavuori 病、Jansky-Bielschowsky 病、Batten-Spielmeyer-Vogt 病、Kufs 病。

截至目前,发现至少 14 种基因与 NCLs 有关,包括 CLN1~14,其中 13 种基因(CLN1~8 和 CLN10~14)已被鉴定(表 23-3)。CLN9 是一个家系的预测致病基因,但该家系患者并未发现任何已知遗传形式的突变。

表 23-2　NCLs 传统分型

疾病	临床表型	缩写	名祖名词
CLN1	婴儿经典型	INCL	Haltia-Santavuori
CLN2	晚期婴儿经典型	LINCL	Jansk'y-Bielschowsky
CLN3	青少年型	JNCL	Batten-Spielmeyer-Sjogren
CLN4	成年常染色体显性型	ANCL	Parry
CLN5	晚期婴儿变异型	vLINCL	Finnish variant late infantile
CLN6	早期青少年型 / 晚期婴儿型	vLINCL	Lake-Cavanagh/Indian variant/Kufs(成年)
CLN7	晚期婴儿变异型	vLINCL	Turkish variant late infantile
CLN8	EPMR 晚期婴儿变异型	vLINCL	Northern epilepsy/EPMR

表 23-3　NCL 的遗传学分型、基因定位及临床表型

疾病（OMIM）	基因（MIM）	染色体定位	编码蛋白	表型谱
CLN1（256730）	*PPT1（600722）*	1p34.2	棕榈酰蛋白硫脂酶 1	I,LI,J,A
CLN2（204500）	*TPP1（607998）*	11p15.4	三肽氨基肽酶 1	LI,J,P
CLN3（204200）	*CLN3（607042）*	16p12.1	CLN3	J,P
CLN4A（204300）	*CLN6（606725）*	15q23	CLN6	
CLN4B（16235）	*DNAJC5（611203）*	20q13.33	DnaJ homolog	A（Parry disease）subfamily C member 5
CLN5（256731）	*CLN5（608102）*	13q22.3	CLN5	LI,J,P,A
CLN6（601780）	*CLN6（606725）*	15q23	CLN6	LI,P,A（Kufs type A）
CLN7（610951）	*MFSD8（611124）*	4q28.2	主要易化超家族	LI,J domain-containing protein 8
CLN8（600143）	*CLN8（607837）*	8p23.3	CLN8	LI,P
CLN9（609055）	*n/a*	unknown	unknown	
CLN10（610127）	*CTSD（116840）*	11p15.5	组织蛋白酶 D（Cathepsin D）	C,LI,J,A
CLN11（614706）	*GRN（138945）*	17q21.31	Granulins	A
CLN12	*ATP13A2*	1p36.13	Probable cation-transporting	J ATPase 13A2
CLN13（615362）	*CTSF（603539）*	11q13.2	组织蛋白酶 F（Cathepsin F）	A（Kufs type B）
CLN14	*KCTD7*	7q11.21	BTB/POZ 结构域	I protein KCTD7

A:成年型；C:先天性；I:婴儿型；J:青少年型；LI:晚期婴儿型；P:迟发型

四、临床表现

1. CLN1　发病年龄广泛。典型婴儿型通常 6~12 个月发病,烦躁易激惹、精神运动障碍、肌张力减退、脑发育减速、肌阵挛性抽搐及其他类型的癫痫,可有智力倒退,视神经萎缩性失明,进展快,大多数儿童在 10 岁左右死亡。有青少年型,甚至到 40 岁成人才发病者,成年型患者起病晚,进展缓慢,可表现为精神症状、情绪低落、缺乏兴趣、视力障碍、视网膜色素沉着、认知能力下降等。

2. CLN2　在 NCLs 中,本型较常见,仅次于 CLN3。典型晚期婴儿型多于 3 岁左右发病,首发症状常为顽固性癫痫、认知发育障碍,病程早期常伴随肌阵挛和共济失调。眼底检查常见视网膜萎缩、黄斑部色素变性。脑电图有癫痫波。CT、MRI 追踪检查可发现进行性脑萎缩,以小脑及脑干为甚。青少年型和成年型起病较晚,其临床表现、病程和病理与上述相似。

3. CLN3　是 NCLs 中最常见的类型,主要为青少年型,常于 4~10 岁发病,出现逐渐加重的视力障碍,伴行为异常或智力衰退,随后渐出现锥体束和锥体外系功能障碍,癫痫发作出现较晚

（约 10 岁后）,最终可导致去大脑强直、痴呆和持续性肌阵挛发作,多于 20~30 岁以前死亡。眼底检查可见黄斑变性、视网膜萎缩、视神经萎缩呈蜡样黄色,早期眼底病理改变主要为色素性视网膜病,且易被误诊为色素性视网膜炎和视锥细胞营养不良,晚期则出现周围型视网膜色素变性,多于 6~10 岁致盲。

4. CLN4　分 A、B 两型,临床表型为成年型 CLNs,又称 Kufs 病。约 30 岁左右起病。4A 型由于 CLN6 基因突变所致,表现为进行性肌阵挛性癫痫,继而痴呆、共济失调。4B 型表现为痴呆伴小脑及锥体外系症状,两者均不伴有视网膜变性或视力障碍。4B 型主要表现为行为异常、痴呆、特殊的面部运动障碍。病理结构主要为混合型嗜锇性小体。

五、辅助检查

1. 头颅 MRI 检查　发现大脑皮质变薄、弥漫性脑萎缩、小脑萎缩、脑白质 T_2WI 轻度高信号和丘脑 T_2WI 低信号,则提示神经元蜡样质脂褐素沉积病可能。

2. 电生理学检查　感觉、听觉和视觉诱发电

位,以及视网膜电位存在异常改变。脑电图检查除可发现癫痫波,在低频光刺激时出现多相高压尖波是一种比较典型的电生理改变,晚期婴儿型可见假周期性癫痫波。

3. 组织病理学检查　皮肤组织和外周血淋巴细胞的电子显微镜检查是常用的诊断方法,其中外周血淋巴细胞检查更为简便。骨骼肌亦可出现相同的沉积物。组织病理学改变和基因突变类型具有相关性。发现典型病理性脂褐素是诊断神经元蜡样质脂褐素沉积病的金标准。

4. 酶活性测定　是诊断 CLN1、CLN2、CLN10 和 CLN13 的重要方法,患者外周血淋巴细胞或体外培养的皮肤成纤维细胞分别可见溶酶体棕榈酰蛋白硫酯酶 1、三肽基肽酶 1、组织蛋白酶 D 和组织蛋白酶 F 活性明显下降。

5. 基因检测　是诊断神经元蜡样质脂褐素沉积病的重要方法,除 CLN9 基因尚不清楚外,其余均可进行基因突变分析。

六、诊断及鉴别诊断

NCLs 常具有如前所述的可识别的临床表型,伴有涉及皮层、大脑深部灰质核团、小脑和视网膜的进行性的灰质神经变性改变,酶活性检测、皮肤组织或外周血淋巴细胞超微结构检查先于基因检测,可协助诊断。

对于不同类型 NCLs 的鉴别诊断,首先应考虑发病年龄和临床分型,例如,新生儿严重癫痫和小头畸形可能提示 CLN10,此时应首先进行 CTSD(CLN10)酶检测;婴幼儿(> 6 个月)合并其他病因无法解释的癫痫和发育迟滞,CLN1、CLN2 可能性大,如果 PPT1 和 TTP1 的酶活性检测结果是阴性,而电镜检查提示特异性的沉积物,此时需考虑进行 CLN5、CLN6 基因检测,CLN7/MFSD8、CLN8 和 CLN14/KCTD7 检测;学龄儿童出现快速进展的视力丧失,应进行 CLN3 相关检测,首先查找外周血淋巴细胞有无空泡样改变,若没有,而且 PPT1、TPP1 和 CTSD 酶活性检测结果亦为阴性,则需进行皮肤活检,电镜检查有无典型 NCL 沉积物存在,如果有,需考虑进行 CLN5、CLN6 基因检测,CLN7/MFSD8、CLN8 和 CLN12/ATP13A2 检测。

七、治疗

支持治疗为主。

八、遗传咨询及产前诊断

除成人型 NCL 既可为常染色体隐性遗传,又可为常染色体显性遗传外,NCLs 均为常染色体隐性遗传。对于常染色体隐性遗传性疾病,通过测定绒毛或培养羊水细胞进行 PPT1 或 TPP1 酶活性检测,可对 CLN1、CLN2 进行产前诊断。如果先证者基因突变明确,所有类型 NCLs 均可进行产前诊断,从而预防高风险胎儿出生。

(黄永兰　毋盛楠　韩连书)

第十七节　黏脂贮积症

一、概述

黏脂贮积症(mucolipidosis,ML)是因其临床表现类似黏多糖贮积症和神经鞘脂贮积症而得名。黏脂贮积症分 4 型,即 ML Ⅰ~Ⅳ,ML Ⅰ 称为涎酸贮积症(sialidosis,MIM 256550),是一种糖蛋白贮积症。ML Ⅳ(MIM 252650)是由于 MCOLN1 基因突变导致黏脂蛋白 -1(mucolipin-1)缺乏导致,主要表现为智力障碍、视网膜变性及角膜浑浊,主要见于犹太人。ML Ⅱ(也称 Ⅰ 细胞病,MIM 252500)和 ML Ⅲ(又称假 Hurler 病,MIM 252600)均是由于 N- 乙酰葡萄糖胺 -1- 磷酸转移酶活性缺陷所致,Ⅱ 型患者 N- 乙酰葡萄糖胺 -1- 磷酸转移酶活性完全缺乏,Ⅲ 型患者残留了少部分酶活性。根据病情轻重,Ⅲ 型又可分为较重的 Ⅲα/β 型(MIM 252600)和较轻的 Ⅲγ 型(MIM 252605)。ML Ⅱ,起病早,病情重,进展快,而 ML Ⅲ 型起病稍晚,病情较轻。本文仅介绍 ML Ⅱ 及 ML Ⅲ。国外报道 ML Ⅱ 发病率约 1:325 000,ML Ⅲ 发病率不详。国内缺乏流行病学资料。

二、病因及发病机制

溶酶体各种酸性水解酶在粗面内质网上合成后进入内质网腔,加上寡糖链后转运至高尔基体,经 UDP-N- 乙酰葡糖胺 -1- 磷酸转移酶(UDP-N-acetylglucosamine-1-phosphotransferase,GNPT)将溶酶体酶寡糖链上的甘露糖磷酸化,形成甘露糖 -6- 磷酸识别标志,通过甘露糖 -6- 磷酸受体将溶酶体酶识别及定位于溶酶体。由于 UDP-N- 乙酰葡糖胺 -1- 磷酸转移酶缺乏,不能在溶酶体酶的寡糖链上形成识别标志,致使在粗面内质网形成的多种酸性水解酶不能到达溶酶体内,溶酶体内未能降解的黏多糖、糖蛋白及糖脂类等物质贮积在全身组织器官,主要累及骨骼、中枢神经系统、肌肉和心血管系统等,引起生长迟缓、精神运动发育异常、面容粗糙、肝脾大、多发性骨发育不良及心脏损害等多种病变。在 ML Ⅱ 患者的成纤维细胞及其他间质细胞的胞质内可见到特征性的包涵体(inclusion),内含黏多糖及糖脂类物质,所有又称为 I 细胞病。

三、遗传机制

N- 乙酰葡萄糖胺 -1- 磷酸转移酶含有 2 个 α 亚单位,2 个 β 亚单位和 2 个 γ 亚单位。α 和 β 亚单位由同一个基因 GNPTAB 编码,GNPTAB 位于 12q23.3,含 21 个外显子,cDNA 全长 85kb,编码一条含有 1 256 个氨基酸的前体蛋白,γ 亚单位由另外一个定位于 16p13.3 的 GNPTG 基因编码,含 11 个外显子,编码蛋白含 292 个氨基酸。

所有的 ML Ⅱ 型和Ⅲα/β 型由 GNPTAB 基因突变导致,Ⅲγ 型由 GNPTG 基因突变导致。一般来说,GNPTAB 的严重性突变,如终止突变、插入突变、缺失突变等,可导致黏脂病Ⅱ型。

四、临床表现

ML Ⅱ临床表现类似 MPS IH 型,但较 MPS IH 型病情重,发病早,出生时即可有表现,如宫内生长迟缓、面部粗糙、骨骼畸形,严重时可表现为非免疫性水肿胎。一般 2 岁前停止生长,终身高小于 80cm。生后逐渐出现精神、运动和语言发育迟缓,面容丑陋,皮肤厚、前额高狭、眼睑水肿、内眦赘皮、鼻梁低平、鼻孔朝前、人中长、牙龈增生、肝脾大,严重骨骼畸形,如拇指大、关节活动受限、脊柱后突、侧突、髋关节脱位等,病情进展较快,一般于 5~7 岁死于肺部感染或心力衰竭,少数能超过 10 岁。

ML Ⅲ患者一般 2~4 岁发病,病情进展较慢,病程较长,可生存至成年。临床表现为生长迟缓,面貌稍丑陋,关节僵硬,爪形手,轻度的精神运动发育迟缓,约 50% 的 ML Ⅲ患者智力低下。

五、实验室检查

1. 尿黏多糖分析 正常,偶有轻度增高。
2. 皮肤成纤维细胞显微镜下观察 可见特征性包涵体。

3. 酶活性检查 血清或血浆中多种溶酶体水解酶活性明显增高,如芳基硫酸酯酶 A、β- 氨基己糖苷酶 A 等可达正常 10~20 倍以上,皮肤成纤维细胞或白细胞溶酶体酶活性降低或缺乏。磷酸转移酶测定可靠,但临床上较少开展。
4. 基因检测 GNPTAB 基因突变分析。

六、影像学检查

X 线检查可见多发性骨发育不良等黏多糖贮积症样改变。超声心动图检查可提示心瓣膜和心肌病变。

七、诊断和鉴别诊断

当患者出现体格、精神运动发育迟缓、多发性骨骼畸形、面容粗糙等黏多糖病样临床表现时应考虑黏脂病可能,尿黏多糖正常、白细胞多种黏多糖病相关酶学分析未见明显异常,高度提示 ML Ⅱ、Ⅲ,宜进一步检测血清溶酶体酶活性,如果 2 种以上酶活性明显增高即可明确诊断,基因检测可协助诊断。

需要与糖蛋白贮积症、鞘磷脂贮积病及多种硫酸酯酶缺乏症等鉴别。

八、治疗及随访

目前尚无有效的治疗方法。

支持疗法包括对常见并发症如呼吸道感染、呼吸困难、心力衰竭等处理,骨骼、关节病变的外科矫形治疗,心瓣膜病变可行瓣膜置换术等。有限的资料显示骨髓移植能一定程度上缓解 ML Ⅱ患者症状,减少心肺并发症,提高生活质量。二膦酸盐治疗可减轻 ML Ⅲ患者的关节症状。

九、遗传咨询及产前诊断

目前最重要的是预防 MSD 患儿的出生,对先证者家庭可进行遗传咨询和产前诊断。

(黄永兰 毋盛楠 韩连书)

第十八节 溶酶体酸性酯酶缺乏症

一、概述

溶酶体酸性酯酶缺乏症(lysosomal acid lipase dificiency,MIM 278000)是一种常染色体隐性遗

传病，由于溶酶体酸性酯酶基因（lysosomal acid lipase gene，*LAPA*，MIM 613497）突变导致溶酶体酸性酯酶缺乏，溶酶体内胆固醇酯和甘油三酯水解障碍而沉积在细胞内，从而引起一系列的临床表现。人类存在两种完全不同的表型：Wolman 病（Wolman disease，MIM 278000）和胆固醇酯沉积病（cholesteryl ester storage disease，CESD，MIM 278000）。Wolman 病常于新生儿期起病，进展快，累及多个系统，为重型；CESD 为轻型，起病较晚，进展较慢，主要表现为高脂血症及肝功能损伤。Wolman 病十分罕见，发病率约 1/100 000，CESD 发病率不详，最近文献报道，CESD 发病率可能高达 1/40 000。国内报道 1 例 Wolman 病，未见 CESD 病例报道。

二、病因及发病机制

溶酶体酸性酯酶是 *LAPA* 基因的编码产物，其作用是在溶酶体内水解通过 LDL- 受体途径进入溶酶体的胆固醇酯和甘油三酯，产生游离胆固醇。溶酶体酸性酯酶亦可调节 HDL 的形成。在 Wolman 病患者中，由于溶酶体酸性酯酶活性严重缺乏，因缺乏游离胆固醇，LDL 受体呈上调节，从而加重溶酶体内胆固醇酯的沉积，大量的胆固醇酯和甘油三酯沉积在肝脏、肾上腺、小肠和骨髓等组织，导致肝脏弥漫性脂肪变性，双侧肾上腺皮质肿胀、坏死和钙化，小肠黏膜肿胀、充血等，临床上表现为肝脾进行性增大、肝功能损伤，呕吐、腹泻、脂肪泻、营养不良，肾上腺钙化，严重时出现肾上腺功能低下。病理改变主要为肝、脾、淋巴结、小肠、骨髓等细胞胞浆泡沫样变和细胞间泡沫样细胞浸润。在 CESD 患者中，残存的酶活性可水解溶酶体内的胆固醇酯并释放部分游离胆固醇，降低 LDL 受体的表达，从而溶酶体内 LDL 受体介导的胆固醇酯和甘油三酯沉积相对较少，病变主要累及肝脏，表现为肝脏脂肪变性、纤维化。

三、遗传机制

LAPA 基因定位于 10q23.31，含 10 个外显子，基因全长 45kb。至今已发现近 50 种致病突变。

四、临床表现

1. Wolman 病　多数患儿出生时正常，生后 2 周左右出现体重不增，呕吐、腹泻、脂肪泻、腹胀，肝脾进行性肿大，病情进行性加重，伴贫血、肝功能损伤，凝血功能障碍，可伴有肾上腺皮质功能低下，常于生后 3~6 个月死亡。严重时亦可表现为非免疫性水肿胎、单纯腹水等。腹部 X 线、超声检查发现双侧肾上腺钙化是重要诊断线索。

2. CESD　从儿童期到成年期起病，多数在 5 岁前发病，临床表现个体差异较大，主要表现为肝大、脂肪肝及肝硬化，可伴有脾大、肝功能异常、高胆固醇血症、高甘油三酯血症、HDL 减低等。少数有腹痛、腹泻、消化吸收不良、低体重、鼻出血、肠出血、凝血功能异常，可出现早发性动脉粥样硬化，偶可见神经系统异常。

五、实验室检查

1. 血液学检查　血常规可见贫血、血小板减少，外周血和骨髓淋巴细胞可见空泡样变。骨髓可见泡沫样细胞浸润。

2. 生化检查　肝功能及凝血功能异常。Wolman 病患者血脂正常或降低，CESD 患者常表现为混合型高脂血症。

3. 病理活检　肝、脾、淋巴结、小肠、肾上腺等外观可见内脏黄色瘤样改变，肝细胞内见脂肪浸润、脂肪空泡样变性及组织泡沫样细胞浸润。细胞内发现胆固醇结晶（椭圆空裂，elliptical empty clefts）是诊断 Wolman 病的重要依据。

4. 酶学分析　白细胞或培养的成纤维细胞溶酶体酸性酯酶活性缺乏或显著降低。

5. 基因检测　协助诊断及产前诊断。

六、影像学检查

腹部 X 线、超声、腹部 MRI 或 CT 检查均可见双侧肾上腺钙化、肾上腺肿大，但形态基本正常。腹部 X 线检查可作为一线筛查方法。

七、诊断和鉴别诊断

根据典型的临床表现，如婴儿早期起病，进行性呕吐、腹胀、肝脾大、生长迟缓应警惕 Wolman 病，腹部 X 线检查发现双侧肾上腺钙化应高度怀疑 Wolman 病，取外周血白细胞进行溶酶体酸性酯酶测定即可明确诊断。

Wolman 病应与先天性肠道畸形、肠梗阻、尼曼 - 匹克病 A 型、戈谢病等疾病鉴别，腹部 X 线检查及白细胞酶学分析有助鉴别。儿童期或成年期出现不明原因的高脂血症,尤其是混合性高脂血症、肝功能异常、脂肪肝及肝硬化,应警惕 CESD 的可能,溶酶体酸性酯酶测定有助诊断。

八、治疗及随访

Wolman 病无有效治疗方法,以对症支持治疗为主,如低脂饮食,保证水、电解质、热量供应,疾病早期可考虑造血干细胞移植。CESD 患者的高胆固醇血症可用 HMG-CoA 还原酶抑制剂和胆酸树脂治疗,如辛伐他汀可降低 CESD 患者的血浆胆固醇和甘油三酯水平。肝硬化及肝功能衰竭可考虑肝移植治疗。酶替代治疗和基因治疗尚在研究中。

九、遗传咨询及产前诊断

对高危家庭应进行遗传咨询及产前筛查,于孕早期取绒毛或培养的羊水细胞进行溶酶体酸性酯酶测定或 *LIPA* 基因突变分析进行产前筛查及诊断。

(黄永兰 毋盛楠 韩连书)

第十九节 Danon 病

一、概述

Danon 病(Danon disease,MIM300257)是由于编码溶酶体相关膜蛋白 2 (lysosomal-associated membrane protein 2,LAMP-2)的基因 *LAMP2* 缺陷,导致 LAMP2 缺乏或结构异常所致的一种溶酶体贮积病,呈 X 连锁显性遗传。该病一般于幼年起病,以男性患者多见,主要累及心肌,并有不同程度的骨骼肌病及智力发育迟缓。有作者推测 Danon 病在肥厚型心肌病(HCM)患者中的发病率约为 1%(2/197),在 HCM 合并骨骼肌病患者中约占 50%。在儿童 HCM 中 *LAMP2* 基因突变的概率为 4%(2/50)。国内有散在病例报道。

二、病因及发病机制

LAMP2 是一种高度糖基化的溶酶体膜内蛋白。LAMP2 为 I 型跨膜糖蛋白。在人类,*LAMP2* 基因经过不同的剪切最终生成 3 种 LAMP2 亚型,即 LAMP2A、LAMP2B 和 LAMP2C,LAMP2 中各亚型在人体内分布具有组织特异性,其中 LAMP2A 和 LAMP2C 大量分布于肝脏、肺和胎盘等组织内,而 LAMP2B 主要分布于心肌和骨骼肌等组织细胞的溶酶体膜上。*LAMP2* 基因突变是导致 Danon 病的原因。Danon 病的主要病理特点是骨骼肌及心肌的空泡变性。心肌细胞异常肥大,间质纤维化,心肌细胞含有许多蜘蛛网样的自噬小体,自噬小体内含有大量的糖原颗粒,高碘酸希夫反应阳性,自噬小体膜蛋白抗 LAMP2 抗体染色可呈阳性,但其周围缺少正常心肌细胞核周颗粒。骨骼肌活检发现肌纤维体积轻度至中度增大,空泡变性,内含嗜碱性颗粒。

三、遗传机制

编码 LAMP2 的基因 *LAMP2* 位于性染色体 Xq24,由 9 个外显子组成,其开放阅读框架包括 1 233 个核苷酸,编码 410 个氨基酸,其中第 1~8 号外显子和部分第 9 号外显子编码蛋白 LAMP2 N 端腔内头区,第 9 号外显子余下部分编码跨膜区和 C 端胞质尾区。

四、临床表现

本病呈 X 连锁显性遗传。男性患者多于幼年期发病,逐渐出现肥厚型心肌病、肌无力和智力减退三联征,部分患者出现肝肿大及眼底色素视网膜病,常于 25 岁前死亡。女性患者一般在成年后出现肥厚性或扩张性心肌病,少数伴有肌无力症状及智力减退。三分之一的患者表现为预激综合征(Wolff-Parkinson-White 综合征)。肥厚型心肌病和预激综合征是 Danon 病最常见的心脏病变,多数男性患者在青少年期因严重的心力衰竭接受心脏移植手术。骨骼肌病变最常表现为四肢近端和颈部的骨骼肌疲劳、无力,重者表现为肌肉萎缩及运动能力的丧失。智力障碍可表现为感知速度减慢、注意力分散、言语能力差、情绪不稳定、自控力差等,轻者存在轴索损害为主的周围神经病变,重者表现为腓骨肌萎缩样的周围神经损害。多数患者的母亲有心脏症状。

五、实验室检查

1. 血清肌酶测定 CK、CK-MB 增高等。

2. 酸性 a- 葡糖苷酶测定 外周血淋巴细胞或白细胞酸性 a- 葡糖苷酶活性正常或增高。

3. 肌活检 骨骼肌活检示苏木精 - 伊红（H-E）染色可见部分肌纤维内有自噬空泡形成，无明显肌纤维变性、坏死及炎性细胞浸润；过碘酸希夫反应（PAS）染色可见糖原沉积；免疫组织化学检查可见空泡边缘有肌营养不良蛋白和层黏蛋白，LAMP-2 缺乏。心肌细胞示严重空泡变性。

4. 基因检测 *LAMP2* 基因突变分析。

六、影像学检查

心脏检查包括胸片、心脏超声提示心脏扩大或肥厚型心肌病，心电图检查提示左心室高电压或预激综合征。

七、诊断和鉴别诊断

对幼年期起病，表现为肥厚型心肌病，尤其同时合并神经和 / 或骨骼肌病变，显著的心电图改变包括左心室高电压或预激综合征，应高度怀疑 Danon 病。*LAMP2* 基因检测应作为诊断和排除 Danon 病的金标准，而骨骼肌病的临床表现和活组织 LAMP2 单抗检查应作为辅助的确诊标准。

Danon 病应与下列疾病进行鉴别：

（1）肥厚型心肌病，无骨骼肌和神经系统等多系统病变。

（2）X 连锁过量自噬遗传性肌病，不出现心脏和智力障碍表现。

（3）Pompe 病，婴儿型多在婴儿早期发病，表现为肥厚型心肌病，外周血白细胞或淋巴细胞酸性 a- 葡糖苷酶缺乏有助诊断。

八、治疗及随访

目前尚无特异性治疗方法。主要为对症及支持治疗。必要时进行心脏起搏器植入和心脏移植治疗。

九、遗传咨询及产前诊断

本病为 X 连锁显性遗传，男女均可发病，对高危家庭进行遗传咨询及产前筛查，有助疾病预防。成年女性患者（或无症状的致病基因携带者）子代患病风险为 50%。男性患者通常起病早，病情重，其子代女孩患病风险为 100%，男孩正常。

（黄永兰 毋盛楠 韩连书）

第二十节 胱氨酸贮积症

一、概述

胱氨酸贮积症（cystinosis，MIM#219800）是一种罕见的溶酶体贮积症，是由于编码溶酶体胱氨酸转运蛋白 cystinosin 的 *CTNS* 基因发生突变，导致胱氨酸在机体细胞的溶酶体中积聚引起的一种常染色体隐性遗传病。临床上根据患者的发病年龄、病情的严重程度及主要受累器官不同分为三种类型：婴儿型、青少年型和眼病或非肾病型，其中婴儿型病情最重也最常见。估计世界范围内新生儿发病率为 1 : 100 000~1 : 200 000，儿童肾衰竭患者中胱氨酸贮积症占 5%。国内尚未见发病率和病例报道。

二、病因及发病机制

CTNS 基因突变导致溶酶体膜转运胱氨酸的功能出现缺陷，不能将这些蛋白质降解过程中产生的胱氨酸从溶酶体中转运至胞浆内，使胱氨酸在全身各组织器官的细胞溶酶体中的大量积聚而影响细胞的正常功能，患者的结膜、角膜、肝脾、淋巴结、肾脏、甲状腺、肠道、肌肉、脑、巨噬细胞和骨髓等细胞中均可见到胱氨酸晶体。肾脏病变为主的患者早期近曲小管可出现特征性的狭窄呈天鹅颈样畸形，导致范可尼综合征（Fanconi's syndrome）临床表现，继之逐渐进展为慢性间质性肾炎、肾小管功能恶化、肾小球内皮细胞增殖、肾小球坏死和玻璃样变，最终导致终末期肾病的发生。

三、遗传机制

CTNS 基因位于 17p13.2，全长 23kb，含有 12 个外显子，编码含 367 个氨基酸蛋白，此蛋白包括 7 个转膜区域和 2 个目标功能域。在美国和北欧胱氨酸贮积症肾病（婴儿型）患者中最常见的突变为 57kb 纯合缺失（缺失区域包括外显子 1-9 及部分外显子 10），约占 50%，只含有一个 57kb 缺失的复合杂合子患者症状通常较纯合缺失的患者轻，多表现为青少年型。

四、临床表现

临床上根据患者的发病年龄、病情的严重程

度及主要受累器官不同分为三种类型：婴儿型、青少年型和眼病或非肾病型。

1. 婴儿型 也称早发型、经典型或肾病型，最常见。患者出生时正常，6~9个月时出现生长缓慢、频繁呕吐（晨起时多见）、食欲差、喂养困难。肾小管范可尼综合征最早可在生后6个月出现，表现为多尿（2~6L/d）、烦渴、脱水、低氯性酸中毒等。1岁左右出现低磷性佝偻病表现，血清碱性磷酸酶升高、骨骼畸形、出牙延迟、独立行走时间延迟、行走时腿痛，低钙血症还会引起惊厥或手足搐溺。大约10岁左右肾小球功能逐渐恶化，出现大量蛋白尿、颗粒管型和镜下血尿，血肌酐升高，肾衰竭。此外，患者还可能出现轻微面容异常、畏光（10岁左右）、甲状腺功能减退（10岁左右）、良性高血压、出汗障碍、骨龄落后、青春期延迟1~2年、男性原发性性机能减退、男性不育等症状。如不经治疗或肾脏移植，多数早发型患者在10~20岁左右死亡。眼部的迟发性病变表现是由于胱氨酸晶体沉积在前房、虹膜、睫状体、脉络膜、视神经、眼底造成的。主要表现为带状角膜病、角膜周边新生血管、后粘连、退行性视网膜色素变性等。

2. 青少年型 也称中间型。多在青春期起病，肾脏和眼部改变与早发型类似，但症状出现晚且相对较轻。有些患者虽然不出现明显佝偻病、生长迟缓、电解质紊乱、畏光等症状，但终末期肾病通常都会在15~25岁之间出现。

3. 眼型 也称非肾病型。仅表现为畏光，无肾脏损害。

五、实验室检查

1. 常规检查 包括血常规、肝肾功能、血电解质及钙、磷、碱性磷酸酶检测等；尿量、尿常规、24小时尿蛋白定量、尿微量白蛋白、β2-微球蛋白等。血白细胞胱氨酸检测：应用质谱分析（MS）或胱氨酸连接蛋白分析方法检测白细胞中的胱氨酸含量。肾病型通常为3.0~23.0nmol half-cystine/mg protein；非肾病型为1.0~3.0nmol half-cystine/mg protein；杂合子为≤1.0nmol half-cystine/mg protein；正常人为≤0.2nmol half-cystine/mg protein。

2. 组织活检 在组织活检的骨髓，结膜、肾、肝、肠及其他组织活检，双折射偏振光线下可见胱氨酸晶体呈六角或矩形形状。

3. 基因检测 提取患者外周血DNA，对其CTNS基因的所有外显子进行PCR扩增测序，检测致病突变，对未发现基因突变的应用定量PCR等方法做CTNS缺失检测。

六、影像学检查

1. 角膜裂隙灯检查 角膜胱氨酸晶体可引起畏光和经常性的睑痉挛、角膜糜烂，角膜晶体最早可在1岁前出现，16个月后常见。

2. X线骨骼、肾脏B超检查等。

七、诊断和鉴别诊断

对于临床表现为肾小管范可尼综合征的患儿，裂隙灯检测角膜有胱氨酸晶体沉着，应高度怀疑胱氨酸贮积症。如患者白细胞内胱氨酸含量增加、CTNS基因发现两个致病突变，可明确诊断。

本病应与肝豆状核变性、眼脑肾综合征、半乳糖血症、糖原贮积病Ⅰ型、酪氨酸血症Ⅰ型、糖尿病相关的范可尼综合征、巴特综合征、维生素D缺乏性佝偻病、多发性骨髓瘤等疾病鉴别。

八、治疗及随访

确诊患者，应在治疗前对患者病情做全面评价，如监测身高、体重、肾小管和肾小球功能、肾小球滤过率、甲状腺功能、血脂等，并做肾脏超声检查和眼部检查。

1. 对症治疗 针对范可尼综合征，需补充柠檬酸盐碱化血液；应用磷酸盐替代预防和治疗低磷佝偻病；补充维生素D协助肠道吸收磷酸盐；根据需要补充钾、钙、镁和肉碱；通过应用胱氨酸消耗剂半胱胺减少细胞内胱氨酸浓度，出现氮质血症和进行性高血压时，应考虑做肾移植手术。

2. 胱氨酸消耗治疗 半胱胺酒石酸氢盐 是目前国际上治疗胱氨酸贮积症的首选药物。虽然半胱胺的治疗不受年龄和病情的限制，但其只能减轻器官损害而不能逆转病情，故建议及早使用。

九、遗传咨询及产前诊断

此病是常染色体隐性遗传病，应避免近亲结婚，生育过患者的高危家庭及亲属应进行遗传咨询。患儿父母如果再次生育，最好进行基因产前诊断。女性患者怀孕易致早产，应密切监护。

（孟岩 黄倬 韩连书）

第二十一节　半乳糖唾液酸贮积症

一、概述

半乳糖唾液酸贮积症（galactosialidosis，GS，MIM 256540）是一种极罕见的溶酶体贮积症，属常染色体隐性遗传病，是由于保护蛋白 / 组织蛋白酶 A（protective protein/cathepsin A，PPCA）缺陷导致 β- 半乳糖苷酶（β-galactosidase）和唾液酸苷酶（neuraminidase）共同缺乏，引起一系列典型的溶酶体病临床表现，如面容粗陋、眼底樱桃红斑、脊椎异常、骨髓内泡沫样细胞等。此病极罕见，目前尚无发病率统计，估计低于十万分之一，国内未见报道。

二、病因及发病机制

GS 是由于编码 PPCA 蛋白的 *CTSA* 基因突变导致唾液酸寡糖和糖肽类物质在溶酶体内贮积所致。PPCA 是一种具有保护和催化活性的多功能酸性羧肽酶，参与 β- 半乳糖苷酶和唾液酸苷酶早期生物合成，使它们能准确进入溶酶体内且不被蛋白水解酶迅速分解，其与这两种糖苷酶组成功能完整而稳定的酶复合物。因此，PPCA 缺陷会继发性引起 β- 半乳糖苷酶和唾液酸苷酶活性缺乏，尤其是对唾液酸苷酶活性的影响更甚。患者的溶酶体和体液中唾液酸寡糖大量贮积。

三、遗传机制

PPCA 的编码基因 *CTSA* 位于 20q13.1，全长 7.8kb，包含 15 个外显子。大部分错义突变主要通过影响肽链的折叠和蛋白稳定性而影响酶活性。日本人中最多见的突变类型为剪切突变 SpDEx7。

四、临床表现

根据患者的临床表现，将 GS 分为 3 种亚型：早婴型、晚婴型和青少年或成人型。

1. 早婴型　生后 1~3 个月内发病，主要表现为胎儿水肿、新生儿水肿、蛋白尿、面容粗陋、腹股沟斜疝，精神、运动发育迟滞，骨骼异常（主要为脊柱改变），角膜混浊和眼底变化如浅灰色视盘或樱桃红斑。心脏受累在此型很常见，表现为心脏肥大、室间隔增厚和心功能不全。患者平均寿命为 7 个月，死于肾衰竭和心力衰竭。

2. 晚婴型　起病常在生后 1 个月之内，但之后的病程进展较早婴型轻。主要表现为面容粗陋、肝脾大、多发性骨发育障碍（主要影响脊柱）。半数患者可检测到角膜混浊和 / 或樱桃红斑，偶尔可见 K-F 环。轻微智力发育落后，少数患者可出现惊厥。心脏受累普遍，主要为瓣膜病变，超声心动图显示二尖瓣和主动脉瓣增厚、关闭不全。传导性或混合性耳聋也较常见。患者可存活至成年，平均寿命 15 岁。

3. 青少年 / 成人型　此型最常见，多为日本患者，常见近亲婚配家庭。临床表型差异较大，1~40 岁均可发病，平均起病年龄为 16 岁。表现为不典型的面部粗陋，胸、腰椎椎体扁平，肌阵挛，小脑共济失调，全身性癫痫，智力发育落后和倒退，腱反射亢进，无肝脾大。患者常在十余岁时出现眼部病变，如双侧樱桃红斑和角膜混浊，伴视力下降，有些患者可出现晶体斑点状混浊，少数出现色盲。此型寿命相对较长，可存活至中年，平均寿命 27 岁。

五、实验室检查

1. 尿液检查　应用薄层色谱法对患者尿液分析可发现唾液酸寡糖尿。

2. 酶学检测　白细胞和培养的成纤维细胞中酶活性检测可发现患者 β- 半乳糖苷酶、唾液酸苷酶活性及 PPCA 活性均降低。

3. 基因检测　*CTSA* 基因突变检测。

4. 其他检查　骨髓穿刺涂片可检测到泡沫样细胞；超声心动图、脑电图、脊柱 X 线、肝脾 B 超等都能辅助诊断及评价患者器官受损程度。

六、诊断和鉴别诊断

对于临床表现面容粗陋、眼底樱桃红斑、脊椎异常、骨髓涂片发现泡沫样细胞、肝脾大等可疑患者，应进行酶学检测和 *CTSA* 基因突变检测，以明确诊断。

应与单纯因唾液酸苷酶缺陷引起的唾液酸贮积症相鉴别，早婴型 GS 与先天型唾液酸贮积症状极相似，临床上很难区分；晚婴型 GS 的神经系统受累较后者轻，可作为鉴别要点。最终的诊断需依据酶学和基因检测结果。

七、治疗及随访

GS 至今尚未有特异性治疗。基因治疗是唯一被寄予希望的治疗方法,目前正处于动物实验研究阶段。

八、遗传咨询及产前诊断

常染色体隐性遗传病,应避免近亲结婚,生育过患者的高危家庭及亲属应进行遗传咨询。产前诊断是预防高危家庭再次生育 GS 患儿的最有效方法,通常在高危孕妇妊娠 11~13 周取胎儿绒毛,或是在妊娠 18 周取羊水进行相应酶活性检测或进行 CTSA 基因的突变检测,以判断胎儿是否受累。

(孟 岩　黄 倬　韩连书)

第二十二节　岩藻糖苷贮积症

一、概述

岩藻糖苷贮积症(fucosidosis)属糖蛋白病或寡糖贮积症。由于 FUCA1 基因缺陷使溶酶体中 α- 岩藻糖苷酶(α-fucosidase)缺乏,不能降解含有岩藻糖苷的糖蛋白、糖脂或寡糖,使其在细胞内大量贮积引起多器官损伤。患者临床表现与黏多糖贮积症或黏脂贮积症相似。1968 年 Van Hoof 等发现 Durand 报道的类 Hurler 综合征(黏多糖贮积症 I 型)患者肝脏中 α- 岩藻糖苷酶缺乏,因含岩藻糖残基的糖蛋白、糖脂和在患者的所有组织中贮积而命名为岩藻糖苷贮积症。根据临床表现不同可分为 I 型(重型)和 II 型(轻型)。岩藻糖苷贮积症发病率报道较少,已报道的 100 余例患者中约 1/3 为意大利人,美国的科罗拉多州和新墨西哥州的西班牙裔人中也相对多见,中国台湾和中国香港各有 1 例报道。在阿联酋的新生儿发病率为 2/100 000,在古巴新生儿发病率为 0.62/100 000。

二、病因及发病机制

α- 岩藻糖苷酶是一种溶酶体水解酶,它不仅能将岩藻糖从各种寡糖、糖蛋白或糖脂类上解离,还能水解半乳糖或乙酰氨基葡萄糖上的岩藻糖。由于 FUCA1 基因缺陷使溶酶体中 α- 岩藻糖苷酶缺乏,大量不能降解的糖蛋白、糖脂或寡糖贮积在脑、肝、肾、肺、皮肤、骨骼等组织器官内导致功能受损。

三、遗传机制

常染色体隐性遗传病,致病基因 FUCA1 位于 1p34,全长 23kb,包含 8 个外显子,其 5' 端的开放阅读框内含多个转录因子连接位点。FUCA1P 为其假基因,cDNA 序列与 FUCA1 的一致性达 80%,位于 2q31-q32,但没有开放阅读框,不影响 α- 岩藻糖苷酶活性。至今发现 28 种 FUCA1 基因突变,其中无义突变超过 50%,均导致 α- 岩藻糖苷酶活性严重减低。

四、临床表现

根据临床表现的轻重程度不同将此病分为 I 型和 II 型。

1. I 型　又称严重的婴儿型,典型患者在 1 岁以内起病,表现为精神运动发育迟滞、面容粗陋、少汗、生长落后、多发性骨骼发育异常(以椎体改变为主)及神经系统退行性变。患者汗液中氯化钠含量显著增加,还常出现肝脾大、心脏肥大、惊厥发作和反复感染、脊柱后凸、关节挛缩、耳聋、疝气等症状,病程进展迅速,预后差,多在 10 岁前死亡。

2. II 型　起病年龄在 1~2 岁之间,以精神运动发育迟滞为主要表现,面容粗陋、生长落后、骨骼异常和神经系统病变可与 I 型相似或较轻。两者的主要区别为此型患儿会出现皮肤血管角质瘤、寿命较长(可达 20 多岁)、汗液的氯化钠含量正常(虽然也会有少汗或无汗症状)。约 1/3 的患者在 10 岁之前出现皮肤血管角质瘤,2/3 患者在 10~20 岁之间出现,皮疹性状与法布里病的皮疹类似。

五、实验室检查

1. 尿液检查　应用薄层层析(thin-layer chromatography)、高效液相色谱法(HPLC)可以检测到患者尿液中存在大量岩藻糖肽类和含岩藻糖的寡糖。而且 I 型患者尿中以岩藻糖寡糖为主,II 型患者尿中以岩藻糖肽类为主。

2. 酶学检测　检测患者外周血白细胞、培养的成纤维细胞中 α- 岩藻糖苷酶活性是诊断此病的金标准。患者的残余酶活性极低,通常小于

1%。需要注意的是,位于 6q26-27 的 *FUCA2* 基因的某些改变可使血浆或培养的成纤维细胞中的 α- 岩藻糖苷酶活性降低至正常人的 10%~30%,但白细胞中该酶活性正常,不会引起岩藻糖苷贮积症的症状,因此,如果仅检测血浆中的酶活性可能会造成误诊。

3. 基因检测　检测致病突变 *FUCA1* 基因。

4. 其他检查　患者还需进行心电图、超声心动图、肝脾 B 超、听力、头颅 MRI 和 MRS 等辅助检查。

六、诊断和鉴别诊断

根据患者自幼发病,出现精神运动发育迟滞、面容粗陋、少汗、生长落后、多发性骨骼发育异常(以椎体改变为主)及神经系统退行性变、肝脾大等症状,结合 α- 岩藻糖苷酶活性或 *FUCA1* 基因突变,可诊断此病。

此病需要与黏多糖贮积症、黏脂贮积症等溶酶体贮积症相鉴别。

七、治疗及随访

无特异性治疗。有数例患者进行骨髓移植或造血干细胞移植的报道,移植后患者的病情进展明显较未移植的患病同胞缓慢,特别是在神经系统症状出现前或初期的移植效果更好,但缺乏长期的临床观察。

八、遗传咨询及产前诊断

此病是常染色体隐性遗传病,应避免近亲结婚,生育过患者的高危家庭及亲属应进行遗传咨询。患儿父母如果再次生育,最好进行酶学或基因的产前诊断。

（孟岩　黄倬　韩连书）

▌第二十三节　α- 甘露糖苷贮积症

一、概述

α- 甘露糖苷贮积症(a-Mannosidosis,OMIM 248500)是一种罕见的溶酶体贮积症。因溶酶体内缺乏 α- 甘露糖苷酶(alpha-mannosidase,MAN2B1)导致含有甘露糖基的寡糖和糖蛋白不能被降解而贮积在体内,造成患者多器官功能受损。其主要临床特征为免疫缺陷、面部和骨骼异常、听力下降及智力障碍等。目前尚无此病的确切发病率统计,但在不同人种和地区都有报道。澳大利亚的新生儿发病率为 1/500 000,古巴为 0.72/100 000,发病率较高。

二、病因及发病机制

α- 甘露糖苷酶主要参与蛋白质糖基化和糖蛋白多聚糖水解,溶酶体中 α- 甘露糖苷酶为 Ⅱ 类 α- 甘露糖苷酶(MAN2B1),特异性作用于甘露糖 α-1,2、α-1,3、α-1,6 糖苷键,其底物为 Man5GlcNAc2、GlcNAMan5GlcNAc2,催化活性主要依赖于锌离子。α- 甘露糖苷酶缺乏导致上述含甘露糖的寡糖和糖蛋白的降解受阻,从而在多种组织细胞中沉积造成组织器官损伤。光镜下可见患者肝细胞胞浆呈颗粒状或泡沫样改变,电镜下可见肝细胞和枯氏细胞内有多个空泡,常呈网状颗粒样改变。

三、遗传机制

α- 甘露糖苷酶的缺乏是由于其的编码基因 *MAN2B1*(LAMAN)发生突变所致。*MAN2B1* 位于 19p13.2-p13.11,包含 24 个外显子,全长 21.5kb。迄今共发现 120 余种突变,大多数为错义或无义突变,除 c.2248C>T(p.R750W)突变占 27.3%,其余多为家族特异性改变。未发现突变基因型和表型之间存在明确关联。

四、临床表现

根据患者临床表现的轻重程度不同将此病分为三型。Ⅰ 型患者症状较轻,10 岁后发病,通常不伴骨骼畸形,病情进展较慢;Ⅱ 型为中间型,常在 10 岁前出现症状,伴骨骼畸形和肌病,虽然病情进展较慢,但常在 20~30 岁时出现共济失调,Ⅱ 型患者最常见;Ⅲ 型为严重型,生后即出现症状,伴骨骼畸形,病情进展迅速,中枢神经系统受累或感染是导致患儿早期死亡的主要原因。大多数患者早期精神运动发育在正常范围,随年龄增长渐出现多系统受累表现,具体表现如下:

1. 面部特征　所有患者的面容都有不同程度的类似黏多糖贮积症 Ⅰ 型(Hurler 综合征)的粗陋改变,头大、前额突出、眉毛下弯、鼻梁低平、大舌、牙齿缝隙宽和下颌前突,颈部通常较短。

2. 智力、运动障碍 大多数患儿学习走路较正常儿稍晚，动作略显笨拙，在 20~30 岁出现共济失调和肌无力。早期智力发育正常，但最终都会出现智力落后，晚发型患者也会有轻中度的智力落后，智商在 60~80 之间，部分原因是由于早期听力受损，造成语言学习障碍，以致影响交流。但有些患者运动和智力障碍常在青春期后不再进展。25% 的患者还可能在青春期或成人早期出现思维混乱、焦虑、抑郁或幻觉等精神症状。

3. 骨骼畸形 X 线显示 90% 的患者具有轻至中度的多发性骨发育障碍，轻型患者仅表现无症状的骨量减少，重症可出现溶骨、骨质缺损或骨坏死。最常见的是脊柱侧凸和胸骨畸形，出生时即可出现。其次为膝外翻。20~40 岁时出现较严重的多发性关节病，以髋关节病和膝关节病多见。

4. 听力和眼部异常 患者在儿童早期即可出现非听力损伤，表现为中度 - 重度的感觉神经性耳聋或是部分性传导和神经性耳聋，中耳炎、中耳积液或颅骨发育异常导致的咽鼓管闭合都是造成听力受损的原因，听力损伤是造成此类患者语言交流障碍的重要原因。轻度斜视、近视、远视较常见，角膜和晶体混浊很少见。

5. 其他 所有患者都会有不同程度的肝脾大，10 岁前常反复出现上呼吸道感染、肺炎或胃肠道炎症。偶有肾衰竭和心肌病的报道。

五、实验室检查

1. 外周血检查 光镜或透射电子显微镜下可检测到绝大多数患者的外周血淋巴细胞内空泡形成，骨髓涂片也可见到类似改变，可以作为筛查 α- 甘露糖苷贮积症的方法。

2. 尿液检查 应用薄层层析（thin-layer chromatography）、高效液相色谱法（HPLC）可以检测到患者尿液中存在过量含甘露糖残基的寡糖。

3. α- 甘露糖苷酶活性测定 检测患者外周血白细胞、培养的成纤维细胞中 α- 甘露糖苷酶活性是诊断此病的金标准。患者的残余酶活性很低，通常仅为正常人的 5%~10%。

4. 基因检测 MAN2B1 基因突变检测。

六、影像学检查

患者还需进行骨骼 X 线、肝脾 B 超、听力检查、头颅 MRI 等辅助检查。

七、诊断和鉴别诊断

患者自幼发病，出现精神运动发育迟滞、面容粗陋、听力障碍、共济失调、骨骼发育异常、肝脾大等症状，MAN2B1 基因检测可以确诊。

此病与黏多糖贮积症 I 型、其他糖蛋白贮积症或寡糖贮积症（如岩藻糖苷贮积症、β- 甘露糖苷贮积症及唾液酸贮积症）的临床表现互有交叉，应注意鉴别。

八、治疗及随访

对于确诊的患者，应积极治疗反复发作的感染、中耳炎等，早期进行听力障碍的干预及语言训练，对成年关节和脊柱畸形进行外科矫正，还需对精神神经系统症状进行对症治疗。骨髓移植和造血干细胞移植能显著改善患者症状，但建议尽早进行（最好在 10 岁前）。酶替代治疗在动物实验阶段取得了成功，现已进行人的 Ⅱ 期临床试验。基因治疗也在动物模型研究阶段。

九、遗传咨询及产前诊断

常染色体隐性遗传病，应避免近亲结婚，生育过患者的高危家庭及亲属应进行遗传咨询。患儿父母如果再次生育，应进行酶学或基因的产前诊断。

（孟 岩 黄 倬 韩连书）

第二十四节 鞘脂激活蛋白原缺乏症

一、概述

鞘脂激活蛋白原缺乏症（Prosaposin Deficiency, MIM#611721）是一种致命的婴儿溶酶体贮积病（LSD），为常染色体隐性遗传病，是由于 PSAP 基因（MIM#176801）变异所致，其特征是鞘脂激活蛋白原（Prosaposin, PSAP）蛋白功能缺陷，导致多种鞘脂（sphingolipid, SLs）蓄积体内。患者临床上表现出严重的神经系统症状，伴有肝脾大，该病很少被诊断出，往往早期即出现死亡。

二、病因及发病机制

鞘脂激活蛋白原刚合成时其分子量为 53kD，

经过翻译后加工成为两种功能完全不同的蛋白：一种分子量为 70kD，鞘脂激活蛋白原作为完整的糖基化分泌蛋白出现，存在于一些生物体液中，并具备与鞘脂激活蛋白完全不同的功能；另一种分子量为 65kD，是 4 种鞘脂激活蛋白（sphingolipid activator protein，Saps）的前提物，在 sortilin 蛋白的作用下运送至溶酶体，由蛋白水解酶水解成为 4 种低分子量的鞘脂激活蛋白 Sap A、B、C、D，其功能是作为鞘脂糖水解途径中所涉及溶酶体酶的激活剂，参与带有短寡糖链的脂类代谢。Sap A、Sap B 或 Sap C 遗传缺陷症均可导致鞘脂沉积，所致疾病分别被称为迟发型球形细胞脑白质营养不良（Krabbe 病）、异染性脑白质营养不良和戈谢病（Gaucher 病）。PSAP 的 Sap D 区突变，导致 Farber 病，仅在小鼠模型中有报道。

三、遗传机制

人 PSAP 基因位于 10 号染色体长臂上（q21222），全长 17kb。有 14 个外显子，编码 65/70kD 高度保守的多功能糖蛋白（577 个氨基酸），即鞘脂激活蛋白原。

四、临床表现

1. 神经系统症状 患儿出生不久即表现严重神经系统症状，如癫痫发作、多动症、肌阵挛、肌张力减退、昏迷、关节挛缩（关节挛缩样手）和角弓反张等，往往生后几个月就会死亡。神经系统症状可能是由于不同脂质蓄积和／或 PSAP 神经营养功能丧失所致，其神经病理学表现较为严重，特征是神经元的储存和丢失，皮层神经元大量脱落和纤维状星形胶质细胞明显增多。

2. 非神经系统症状 多种鞘脂如神经酰胺、葡萄糖神经酰胺、半乳糖神经酰胺、Gb3 和硫酸酯类在非神经细胞如肝脏、肾脏和成纤维细胞中蓄积，患儿可表现为肝脾大。也有个例报道在骨髓中发现了类似于高尔基样的存储细胞。其他表现有小头畸形、吸吮力差、呼吸功能不全、营养不良等。

五、实验室检查

1. 血液检查 可出现严重贫血和血小板减少。

2. 影像学检查 患儿婴儿期脑超声显示弥漫性脑室周围和皮质萎缩，以及脑干和小脑萎缩

的迹象。头颅 MRI 显像显示胼胝体薄，双侧无脑回和脑室周围白质异常，表现为 T_2 低信号，T_1 基底节高信号，伴轻度脊髓髓鞘化或脑积水。

3. 血浆溶血鞘脂谱检测 利用 LC-MS/MS 定量检测血浆溶血鞘脂（lysosphingolipids，LysoSLs），提示血浆神经鞘氨醇三己糖苷（globotriaosylsphingosine，Lyso-Gb3）和葡萄糖神经酰胺（glucosylsphingosine，GlSph）增高，这是诊断特异生物标志物。

4. 尿液鞘脂检测 也有报道利用 GS/MS 分析发现尿中大量鞘脂升高，其中神经酰胺三己糖苷（globotriaosylceramide，Gb3）显著增加。

5. 酶活性检测 患者白细胞及皮肤成纤维细胞中酶活性检测提示神经酰胺酶、葡萄糖神经酰胺酶、半乳糖神经酰胺酶活性明显降低，但神经鞘磷脂酶活性正常。

6. 基因检测 基因检测能确诊该病，还能够检测携带者，并能够根据基因诊断的结果进行产前诊断。

六、诊断和鉴别诊断

PSAP 缺乏症与其他类型 LSD 患者临床表型相似，但寿命通常仅几天至几个月，常被误诊、漏诊。一旦婴幼儿出现严重的神经症状和内脏受累，需要考虑 PSAP 缺乏症的可能。血浆溶酶体定量分析为 PSAP 缺乏症的早期诊断提供了有利工具，并可结合头颅 MRI 来确定婴儿是否存在神经系统损伤。

PSAP 缺乏症主要与其他类型溶酶体贮积症如高雪病、法布里病、尼曼 - 匹克型 A/B 和 C 型疾病进行鉴别。最有利的鉴别手段是血浆溶血鞘脂（LysoSLs）定量检测。Lyso-Gb3 在法布里病中特别高，而在尼曼 - 匹克型 A/B 中观察到神经鞘氨醇磷酸胆碱（SPC）水平显著升高，戈谢病病中 GlSph 水平特异性升高。PSAP 缺乏症患者 Lyso-Gb3 和 GlSph 水平均有增加。此外，也有报道大脑皮质神经元免疫学检测发现，与以下 LSD 相比，如尼曼 - 匹克病 C1 型、A 型，婴儿唾液酸贮积病，粘脂贮积症 I 型，天冬氨酰葡萄糖胺尿症，阿尔法甘露糖苷贮积症，多发性硫脂酶缺乏症，II 型糖原贮积病，PSAP 缺乏症并不存在神经细胞溶酶体泛素化。

七、治疗及随访

因患儿多于婴儿期发病，早期发生死亡，诊断

较为困难。目前报道的患者仅予以对症治疗,如输血、抗癫痫、抗感染治疗等,尚无特异性有效治疗手段。

八、遗传咨询及产前诊断

1. 为常染色体隐性遗传病,应避免近亲婚配。

2. 在已知家族内先证者的突变基因的前提下,孕妇可以进行产前检测。

(王 斐 韩连书)

第二十五节 唾液酸贮积症

一、概述

唾液酸贮积症(Sialidosis,MIM 256550)是一种极罕见的溶酶体贮积症,属常染色体隐性遗传病,是由于α-乙酰唾液酸苷酶(neuramindase,NEU1)缺陷导致唾液酸寡糖在细胞内蓄积,引起一系列溶酶体病临床表现,如面容粗陋、骨骼软骨发育异常、神经系统发育迟缓等。根据发病年龄和疾病严重程度,将唾液酸贮积症分为2种亚型:Ⅰ型(轻型)和Ⅱ型(重型)。此病极罕见,尚无发病率统计,国内未见报道。

二、病因及发病机制

在人类溶酶体中,唾液酸苷酶(NEU1)通过断开糖蛋白和糖脂的末端唾液酸来启动糖肽类物质水解反应。正常情况下,在造血细胞中,NEU1通过修饰溶酶体膜蛋白1(lysosomal membrane protein 1,LAMP1)的唾液酸从而负向调节溶酶体的胞吐功能。而NEU1缺陷导致LAMP1增多,溶酶体胞吐增强,进一步导致唾液酸寡糖在细胞内和体液内蓄积,引起各种脏器和系统损伤。在人体内,唾液酸寡糖和糖肽类降解需要3种酶形成的酶复合体共同作用:保护蛋白/组织蛋白酶A(protectiveprotein/cathepsinA,PPCA)唾液酸苷酶(neuraminidase,NEU1)、β-半乳糖苷酶(β-galactosidase,β-GAL)。这三种酶中任一个酶缺乏均会引起不同的溶酶体贮积症的表现。如唾液酸苷酶缺乏导致的唾液酸贮积症、PPCA缺乏导致半乳糖唾液酸贮积症(galactosialidosis,GS),或者β-半乳糖苷酶缺乏症(又称为GM1-神经节

苷脂贮积病)。这三种疾病均表现为一个系统性疾病,引起面容粗陋、骨骼软骨发育异常、肌肉萎缩和神经系统疾病。

三、遗传机制

唾液酸贮积症是常染色体隐性遗传病。编码唾液酸苷酶1的NEU1基因定位于6p21.33,含6个外显子,总长3.5kb,编码415个氨基酸。

四、临床表现

根据患者的起病年龄和临床表现,将唾液酸贮积症分为2种亚型:Ⅰ型(轻型)和Ⅱ型(重型)。

1. Ⅰ型(轻型) 起病较晚,多在20或30岁后起病,主要表现为视力下降、肌阵挛综合征、眼底樱桃红斑、共济失调、反射亢进和癫痫发作。患者多无体格发育缺陷,智力发育正常或轻度智力落后。肌阵挛是轻型的重要体征,贯穿疾病的过程,可能导致肢体活动受限而致残。肌阵挛可能由于轻触、声音刺激、被动关节运动、构音障碍等诱发。头颅影像学检查发现脑萎缩,以小脑显著。寿命不受疾病影响。

2. Ⅱ型(重型) 根据发病年龄,Ⅱ型又可分为三个类型:先天型/水肿型(胎儿期);婴儿型;青少年型。

(1)先天型/水肿型(胎儿期):是唾液酸贮积症Ⅱ型中最严重的一种,酶活性完全缺乏,胎儿期即出现腹水、肝大,胎儿期死亡或生后早起死亡。除腹水、水肿表现外,粗陋面容、多发性骨发育障碍、肝脾大、肾脏及心脏受累等均是此型常见的表现。

(2)婴儿型/青少年型:以渐进性黏多糖贮积症样表现为主要特征,可表现为面容粗陋、内脏肿大、多发性骨发育障碍、椎骨缺损、智力发育迟缓。骨发育异常贯穿疾病病程,还伴随面容粗陋、智力发育迟缓等症状。除此之外,眼部症状比较常见,如樱桃红斑、白内障、眼球震颤、斜视、角膜云翳。婴儿型可见肾脏损伤、心脏受累,青少年型患者相对较少。早期发病的婴儿型患者较晚期发病患者病情重,症状典型,可存活至成年。在青少年型患者中,共济失调和听力丧失可为首发症状,病情随年龄而加重。多数青少年型患者寿命相对较长,可存活数十年,极少数在20岁死亡。

五、实验室检查

1. 尿液检查 应用薄层色谱法对患者尿液

分析可发现唾液酸寡糖尿。

2. 酶学检测　白细胞和培养的成纤维细胞酶活性检测:唾液酸苷酶活性降低。

3. 基因检测　提取患者外周血 DNA,对基因 *NEU1* 的所有外显子进行测序,检测致病突变。

4. 其他检查　骨髓穿刺涂片可检测到泡沫样细胞。

六、影像学检查

1. 头颅 MRI 和脑电图检查　可见到脑萎缩,小脑为著。

2. 超声心动图检查　评估心脏受累程度。

3. 脊柱 X 线检查　评估脊柱椎骨缺损情况。

4. 肝脾 B 超检查　评估内脏器官受累情况。

七、诊断和鉴别诊断

对于临床表现面容粗陋、共济失调、肌阵挛、眼底樱桃红斑、肝脾大等可疑患者,应进行酶学检测和 *NEU1* 基因突变检测,以明确诊断。

唾液酸贮积症需要与半乳糖唾液酸贮积症相鉴别,唾液酸贮积症 Ⅱ 型中先天型与半乳糖唾液酸贮积症早婴型症状相似,临床上很难区分,最终需要通过酶学和基因检测结果诊断。婴儿型与半乳糖唾液酸贮积症晚婴型相比,神经系统受累较重,可作为鉴别点。

八、治疗

唾液酸贮积症目前尚无有效特异性治疗方法。酶替代疗法和基因疗法,正处于动物实验研究阶段。

九、遗传咨询及产前诊断

1. 避免近亲结婚。

2. 对唾液酸贮积症高危家庭,家族成员进行基因分析,进一步行遗传咨询。

3. 产前诊断是预防高危家庭再次生育唾液酸贮积症患儿的最有效方法。先证者的母亲若再次妊娠,可在 10~12 孕周经绒毛膜绒毛取样或妊娠 16~20 孕周时经羊水穿刺进行酶活性检测或提取胎儿细胞的 DNA,进行 *NEU1* 突变检测,以判断胎儿是否受累。

（杨　楠　韩连书）

第二十六节　致密性成骨不全症

一、概述

致密性成骨不全症(Pycnodysostosis 或 Pyknodysostosis,OMIM 265800)是一种罕见的骨软骨发育不良,也有学者将其归于溶酶体贮积病。早在 1923 年就已报道首例该病患者,但因患者骨密度明显增高这一显著特征,该病被统归于骨硬化症;直到 1962 年 Maroteaux 和 Lamy 才将该病单列出来并命名为致密性成骨不全症,因此该病也被称为 Maroteaux-Lamy 综合征。该病的发病率约为(1~1.7)/1 000 000,患者无明显性别差异,迄今全世界已报道的病例总数约 200 例,其中我国报道不超过 10 例。

二、病因及发病机制

致密性成骨不全症是由于组织蛋白酶 K 缺陷所致。组织蛋白酶 K 主要在溶酶体内发挥作用,是一种半胱氨酸蛋白酶,在破骨细胞介导的骨吸收和重塑中发挥重要作用。组织蛋白酶 K 裂解活化后被分泌到破骨细胞主要降解骨基质中的 Ⅰ 型胶原,而 Ⅰ 型胶原占骨基质有机成分的 95%,故组织蛋白酶 K 编码基因 *CSTK* 突变可导致 Ⅰ 型胶原蛋白降解障碍,最终导致骨基质溶解、降解受阻,但成骨细胞成骨活动不受影响,从而引起全身骨质密度升高。病理上可见骨皮质增厚,哈氏管狭小。致密性成骨不全症患者出现相关临床特征的可能机制:①身材矮小可能与长骨变短有关;②频发骨折可能与大量质脆且排列无序的骨基质形成从而导致骨质变脆有关;③长骨骨密度增高和指/趾端溶骨两类看似矛盾的表征同时存在,可能是不同部位骨的微环境不同所致。

三、遗传机制

致密性成骨不全症呈常染色体隐性遗传,是由于组织蛋白酶 K 编码基因 *CSTK* 发生突变所致。*CTSK* 基因(OMIM601105)位于 1q21.3,包含 8 个外显子,全长约 12.2kb。迄今 HGMD 共收录 58 种不同突变(截至 2018 年 3 月),大多为错义或无义突变。

四、临床表现

致密性成骨不全症患者的典型临床特征包括：身材矮小、骨密度增高、颅缝未闭、颅骨膨隆、频发骨折、下颌角消失、颌骨发育不良、四肢短小伴指/趾端溶骨等。致密性成骨不全患者通常还会表现有特征性的牙异常，但这些牙齿特征常常会被非口腔科的临床医生所忽视，因此在已报道的病例中，这些特征的阳性率多在 30% 以下。除了上述常见的临床特征外，个别的致密性成骨不全患者还表现有耳聋、上颌中线巨细胞肉芽肿、先天性锁骨假关节形成、椎骨脱离及骨髓抑制继发脾大等。但致密性成骨不全症患者的寿命和智力大多正常。

五、实验室检查

1. 常规生化检查　三大常规、肝肾功、血清碱性磷酸酶等实验室检查结果一般在正常范围内，个别存在骨髓抑制的患者可有贫血、三系降低等改变。

2. 基因检测　*CTSK* 基因检测到纯合或复合杂合致病突变。

六、影像学检查

1. 骨骼 X 线检查　广泛性骨密度增高、锁骨发育障碍、椎间隙增宽、指/趾端溶骨等改变。

2. 头颅 CT 检查　颅骨增厚、颅缝及囟门未闭合、颌面部骨骼及副鼻窦发育障碍、下颌角消失等。

3. B 超检查　通常无异常，个别伴有骨髓抑制的患者可见脾大。

七、诊断和鉴别诊断

对于出现身材矮小、骨密度增高、颅缝未闭、频发骨折、下颌角消失、牙异常、指/趾端溶骨等特征表现的可疑患者，应进行 *CTSK* 基因突变检测，以明确诊断。

由于同样具有身材矮小、骨密度增高和频发骨折的临床表现，致密性成骨不全症常被误诊为骨硬化症，但骨硬化症通常没有指/趾端溶骨、颅缝未闭或下颌角消失等特征；而锁骨发育不全及颅缝未闭需与颅锁骨发育不全相鉴别，但颅锁骨发育不全患者通常没有骨密度增高和频发骨折等表现。

八、治疗及随访

除对症治疗外，该病目前仍缺乏有效治疗方法。由于频发骨折、牙齿异常，骨科及口腔科医生在该病的诊治方面起着非常重要的作用。为提高生活质量，一方面，日常生活中应该尽量避免骨折的诱发因素；另一方面，应保持口腔卫生和进行常规的口腔护理，可以预防许多口腔的并发症（如龋齿、牙周炎等），从而尽可能减低患者拔牙的可能性，避免发生颌骨骨髓炎。

九、遗传咨询及产前诊断

1. 避免近亲结婚。

2. 对该病高危家庭产前诊断是优生优育、防止同一遗传病在家庭中重现的重要措施。对有本病家族史的夫妇及先证者可进行 DNA 分析，并对其胎儿进行产前诊断。家族成员基因分析也可检出杂合子携带者，进行遗传咨询。

3. 产前诊断　先证者的母亲若再次妊娠，可在妊娠 16~20 孕周时经羊水穿刺或 10~12 孕周经绒毛膜绒毛取样提取胎儿细胞的 DNA，可对突变已知家系进行基因产前诊断。

（黄 倬　韩连书）

第二十七节　法韦尔病

一、概述

法韦尔病（Farber 病）又称法伯脂肪肉芽肿病（Farber lipogranulomatosis，FRBRL，MIM228000），是一种罕见的常染色体隐性遗传的溶酶体病，主要是由于神经酰胺酶缺陷导致鞘脂类物质在脏器中储积，常累及关节、肝脏、喉，以及中枢神经系统。Faber 病非常罕见，患病率尚无确切报道。发病时间不一，婴儿期以及成年均可起病，根据临床特征分为 7 种亚型，严重者新生儿期起病，预后不良。

二、病因及发病机制

酸性神经酰胺酶（N- 酰基鞘氨醇脱酰酶，acid ceramidase，AC）是一种脂质水解酶，其溶酶体内将神经酰胺分解为鞘氨醇和游离脂肪酸。AC 有双向作用，不仅能将神经酰水解成鞘氨醇，也可游离脂肪酸和神经鞘氨醇合成神经酰胺。因此神经酰胺的分解和合成主要由 AC 调控。神经酰胺在细胞内具有多种作用。它们是组成髓鞘的脂质部分,起隔离和保护神经纤维的作用。*ASAH1* 基因突变导致 AC 活性显著降低,通常低于正常值的 10%。AC 无法正常分解神经酰胺,导致神经酰胺在细胞溶酶体中广泛积聚,影响包括肺、肝、结肠、骨骼肌、软骨和骨等多个组织器官。同时 AC 缺乏脂肪分解产物减少,导致 Farber 病相应的临床症状。

三、遗传机制

Faber 病为常染色体隐性遗传病。编码 AC 的基因为 *ASAH1*,定位于 8p21.3-22,含有 14 个外显子及 13 个内含子,已有 25 种异常基因报道,绝大部分为无义或错义突变,少数为缺失。其中有 22 种导致 Farber 病,3 种突变导致脊髓性肌萎缩伴进行性肌阵挛性癫痫。

四、临床表现

根据发病年龄、病情严重程度、神经酰胺沉积累及的脏器不同,分为 7 种临床亚型。其中 1~6 种亚型为 *ASAH1* 基因突变导致的 AC 缺乏所致。第 7 亚型是因为鞘磷脂激活蛋白前体缺乏所致,因其 AC 活性明显降低,表现相近,也将其归入 Farber 病。

1. Farber 病典型表现

(1)关节病变:是最常见的症状,主要累及近端关节,如指/趾关节、腕关节、肘关节、踝关节,以及受压部位出现皮下结节,伴关节肿胀疼痛,最后关节进行性僵硬、挛缩,导致运动受限,出现关节畸形固定。

(2)皮下结节:常为滑动质韧的脂肪瘤样包块,多出现在关节周围,部分可出现于骶尾部、头皮处,病理检查为肉芽肿样改变,伴大量泡沫细胞。

(3)声音嘶哑:由于喉部受累、挛缩导致进行性加重的声音嘶哑。

(4)肝脾:可有肝脾大,肝功能异常,其中Ⅳ型患儿可出现胆汁淤积性黄疸及肝功能衰竭。

(5)神经系统:累及中枢神经系统可出现癫痫、精神运动发育迟滞、脑萎缩等症状。

(6)其他:包括营养不良,部分有肺、淋巴结及骨骼受累。

2. 各临床亚型表现

(1)Ⅰ型发病早,常生后数月起病,以关节病变、皮下结节和声音嘶哑为主要临床特征,可累及中枢神经系统及其他脏器,后期出现营养不良,发病后 2~3 年死亡。

(2)Ⅱ型也是以关节病变、皮下结节和声音嘶哑为主要临床特征,但症状较Ⅰ型轻,相对较少累及中枢神经系统,营养不良多见,通常可存活至儿童中后期。

(3)Ⅲ型与Ⅱ型类似,只是营养不良较Ⅱ型少见,发病后数十年死亡。

(4)Ⅳ型表型最重,极罕见,目前仅有 8 例报道,新生儿期起病,肝、脾受累是较为突出的症状,由于肝、脾中的大量脂质沉积,可出现肝脾大,肝功能异常,严重者出现胆汁淤积性黄疸、肝功能衰竭,晚期可出现关节病变、皮下结节及声音嘶哑,另合并中枢神经系统、骨髓或其他器官受累,眼底可见樱桃红斑,发病 1 年内死亡。

(5)Ⅴ型与Ⅳ型相比,起病年龄相对较晚,往往合并中枢神经系统受累,但其关节症状、皮下结节、声音嘶哑,以及其他器官受累症状较Ⅳ型相对轻一点,发病后 2~3 年死亡。

(6)Ⅵ型仅有 1 例报道,患者除关节症状、皮下结节、声音嘶哑为主要临床特征外,同时合并 Sandhoff 病。

(7)Ⅶ型也罕见,除关节症状、皮下结节、声音嘶哑为主要临床特征外,同时合并葡萄糖苷脂酶、半乳糖苷脂酶缺乏。

五、实验室检查

1. 酸性神经酰胺酶活性测定 采取外周血淋巴细胞、活检组织或培养的成纤维细胞进行测定。Farber 病 AC 活性明显降低,典型者低于正常 10%。由于 SMA-PME 也常有 AC 活性降低,故需要与之鉴别。

2. 病理活检 取患者皮下结节、皮肤、肝脏组织,相应组织提示大量脂质沉积,可见泡沫细胞。电子显微镜下见梭形或椭圆形细胞,胞质内包涵体含有颗粒或纤维增生的“逗号样”的曲线结构即“法伯小体”,为此病特征性病理改变。

3. 基因检测 是诊断的标准之一,目前已发现约 22 种 Farber 病致病基因突变位点。与大多数的溶酶体病类似,需结合基因型与临床表型明确诊断。

六、影像学检查

1. 头颅 MRI 检查 患者脑 MRI 扫描可见进行性脑萎缩、脑白质发育不良。

2. 脑电图检查 Farber 病伴抽搐患者脑电图主要有背景节律减慢及痫样放电。

3. 手部 X 线检查 累及腕关节与手部者,X 线检查可有骨质减少,关节挛缩、畸形,骨骺发育不全等。

七、诊断和鉴别诊断

1. 根据临床表现、特异性体征、实验室检查、结合酶学检查、基因检测或病理检查确诊。

(1)临床表现:关节病变、皮下结节和声音嘶哑,伴或不伴有中枢神经系统受累等。

(2)外周血淋巴细胞、活检组织或培养的成纤维细胞中酸性神经酰胺酶活性明显降低。

(3)电镜下病理检查物有特征性"法伯小体"。

(4)基因检测阳性。

2. Farber 病需与其他疾病鉴别

(1)脊髓性肌萎缩伴进行性肌阵挛性癫痫(SMA-PME,MIM159950):同样属于神经酰胺缺乏症,有 3 种 *ASAH1* 致病基因突变,酸性神经酰胺酶活性降低。但发病较 Farber 病晚,主要表现为进行性肌无力伴肌阵挛性癫痫,症状无典型的关节病变、皮下结节及声音嘶哑。AC 活性相对 Farber 病高。有文献报道 Farber 病 AC 活性相对较低,一般低于 10%;而 SMA-PME 中 AC 活性为正常人的 1/3。但 Dyment 报道有 SMA-PME 患者成纤维细胞 AC 活性低于 5%。目前认为并非 AC 活性差异导致两者表型不同,而是致病基因不同导致两种表型完全不同的疾病。

(2)幼年型特发性关节炎(juvenile idiopathic arthritis,JRA):是小儿时期一种常见结缔组织病,以慢性关节炎为主要特点,并伴有全身多系统的受累,常伴有高热。血象白细胞升高,伴有 CRP、血沉增高,但一般起病较晚,疼痛以关节病变(伴有红、肿、热、痛),无皮下结节,无声音嘶哑及神经系统表现。

八、治疗及随访

除对症治疗外,治疗上目前尚无特效酶替代治疗,造血干细胞移植对无神经系统受累类型有较好疗效。

1. 造血干细胞移植 有报道造血干细胞移植可缓解患者关节肿胀、疼痛症状,逆转关节畸形,阻止关节病变继续进展,但不能阻止患者神经系统退行性病变,不能改善神经系统症状或逆转脑萎缩。

2. 对症支持治疗 主要针对疼痛、关节病变、皮下结节占位对症处理。关节疼痛者可止痛治疗,加强疼痛护理。畸形严重者行整形手术。有反复抽搐者可抗癫痫对症治疗。

3. 酶替代治疗 尚无上市的酶替代产品。酸性神经酰胺酶研究性酶替代疗法,目前处于临床实验前阶段。

九、遗传咨询及产前诊断

对于确诊 Farber 病患者需完善详细家系调查及遗传学咨询。尽量做到早诊断、早治疗。

(1)避免近亲结婚。

(2)对高危家庭产前诊断是优生优育、防止同一遗传病在家庭中重现的重要措施。对有本病家族史的夫妇及先证者可进行基因分析,并对其胎儿进行产前诊断。家族成员基因分析也可检出杂合子携带者,进行遗传咨询。

(3)产前诊断 Faber 病先证者的母亲若再次妊娠,可在妊娠 16~20 孕周时经羊水穿刺或 10~12 孕周经绒毛膜绒毛取样提取胎儿细胞的 DNA,可对突变已知家系进行基因产前诊断。

(胡宇慧　韩连书)

第二十八节　α-乙酰氨基半乳糖苷酶缺乏症

一、概述

α-乙酰氨基半乳糖苷酶缺乏症(α-N-acetylgalactosaminidase deficiency)是一种罕见的溶酶体贮积病。根据患者临床表现的差异性将此病分为 3 种类型:Ⅰ型即 Schindler 病Ⅰ型(OMIM 609241),是婴幼儿期发病的神经轴突性营养不良;Ⅱ型也被称为 Kanzaki 病(OMIM 609242),是一种成年期发病的类型,其特征为血管角化瘤;Ⅲ型即 Schindler 病Ⅲ型(OMIM 609241),是一种中间类型的疾病。目前,国内尚未见 α-乙酰氨基半乳糖苷酶缺乏症患者的报道。

二、病因及发病机制

α- 乙酰氨基半乳糖苷酶是一种溶酶体糖水解酶,主要参与糖复合物中 α- 乙酰半乳糖胺基组分的分离。由于 *NAGA* 基因缺陷导致溶酶体内 α- 乙酰氨基半乳糖苷酶缺乏,因而上述途径受阻,未水解的底物沉积于组织器官致功能受损。由于 α- 乙酰氨基半乳糖苷酶还参与 A 型血型抗原末端残基的剪切,因此 α- 乙酰氨基半乳糖苷酶缺乏症患者中 A 型血型的患者具有更严重的表型。

三、遗传机制

α- 乙酰氨基半乳糖苷酶缺乏症呈常染色体隐性遗传,是由于 α- 乙酰氨基半乳糖苷酶编码基因 *NAGA* 发生突变所致。*NAGA* 基因(OMIM104170)位于 22q13.2,包含 9 个外显子,全长 12.5kb。

四、临床表现

1. Schindler 病 I 型　该型患者常在 2 岁左右发病,表现为肌无力、肌张力减退及反射消失。随着疾病的进展,出现四肢僵硬、强直状态、小脑体征、耳聋、失明和智力倒退,多在 6 岁前死亡。

2. Kanzaki 病　该型患者通常于成年期发病,主要表现为弥漫性血管角化瘤,部分患者有轻度智力障碍,其他还包括听力、心脏、周围神经等受累表现。该病患者的溶酶体明显扩大,导致内皮细胞、成纤维细胞、施万细胞和汗腺外分泌细胞等细胞中空泡形成。

3. Schindler 病 III 型　该型已发病的患者有轻或中度神经系统受累表现(如发育迟缓、癫痫等),尿液中可检测出唾液酸糖氨基酸,外周血涂片可无细胞质小液泡改变。

五、实验室检查

1. 尿液检查　应用薄层色谱法对患者尿液分析可发现唾液酸糖氨基酸尿。

2. 酶学分析　白细胞和培养的成纤维细胞中 α- 乙酰氨基半乳糖苷酶活性降低或缺乏。

3. 基因检测　*NAGA* 基因检测到纯合或复合杂合致病突变。

六、影像学检查

通常无特殊异常。部分 Schindler 病 I 型患者头颅 MRI 检查可见脑萎缩、脑白质异常、脱髓鞘等改变。

七、诊断和鉴别诊断

对于出现神经轴突性营养不良或血管角化瘤表现,尿液筛查检测到唾液酸糖氨基酸尿等的可疑患者,应进行 α- 乙酰氨基半乳糖苷酶活性和 *NAGA* 基因突变检测,以明确诊断。

该病应与其他溶酶体贮积病相鉴别,如法布里病、岩藻糖苷贮积症、β- 半乳糖苷酶缺乏症等病的患者也有血管角化瘤表现,最终鉴别需依据酶学和基因检测结果。

八、治疗及随访

该病尚无有效治疗方法。国外学者提出两种药理学分子伴侣:2- 乙酰氨基 -1,2- 二脱氧 -D- 半乳糖基霉素(DGJNAc)和 1- 脱氧半乳糖基霉素(DGJ),可作为潜在的治疗药物,但目前尚处于研究阶段。

九、遗传咨询及产前诊断

对有本病家族史的夫妇及先证者可进行 DNA 分析,并对其胎儿进行产前诊断。先证者的母亲若再次妊娠,可在妊娠 16~20 孕周时经羊水穿刺或 10~12 孕周经绒毛膜绒毛取样提取胎儿细胞的 DNA,可对突变已知家系进行基因产前诊断。

（黄 倬　韩连书）

参考文献

1. 王瑜, 张惠文, 叶军, 等. 两种血浆壳三糖酶活性测定底物的比较及临床应用. 中华儿科杂志, 2012, 50 (11): 834-838.

2. 张惠文, 王瑜, 叶军, 等. 黏多糖贮积症 47 例常见酶学分型. 中华儿科杂志, 2009, 47 (4): 276-280.

3. 叶军, 雷红林, 张惠文, 等. 黏多糖贮积症 IVA 型患儿 GALNS 基因突变研究. 中华儿科杂志, 2013, 56 (6): 414-419.

4. 冀浩然, 肖江喜, 李东晓, 等, GM1 神经节苷脂累积病 6 例患儿临床及遗传学研究. 中华实用儿科临床杂志, 2016, 31 (20): 1536-1540.

5. Bertola F, Filocamo M, Casati G, et al. IDUAmutational-profilingofacohortof 102 Europeanpatientswithmucopoly-saccharidosistypeI: identificationandcharacterizationof 35

novelα-L-iduronidase (IDUA) alleles. HumMutat, 2011, 32 (6): 2189-2210.

6. Leal GN, Paula AC, Morhy SS, et al, Advantages of early replacement therapy for mucopolysaccharidosis type Ⅵ: echocardiographic follow-up of siblings. Cardiol Young, 2014, 24 (2): 229-235.

7. Cozma C, Eichler S, Wittmann G, et al, Diagnosis of Morquio Syndrome in Dried Blood Spots Based on a New MRM-MS Assay. PLoS One, 2015, 10 (7): 0131228.

8. Charrow J, Alden TD, Breathnach CA, et al, Diagnostic evaluation, monitoring, and perioperative management of spinal cord compression in patients with Morquio syndrome. Mol Genet Metab, 2015, 114 (1): 11-18.

9. Braunlin EA, Harmatz PR, Scarpa M, et al. Cardiac disease in patients with mucopolysaccharidosis: presentation, diagnosis and management. J Inherit Metab Dis, 2011, 34 (6): 1183-1197.

10. Hwu WL, Okuyama T, But WM, et al. Current diagnosis and management of mucopolysaccharidosis Ⅵ in the Asia-Pacific region. Mol Genet Metab, 2012, 107 (1-2): 136-144.

11. Rowan DJ, Tomatsu S, Grubb JH, et al. Long circulating enzyme replacement therapy rescues bone pathology in mucopolysaccharidosis Ⅶ murine model. Mol Genet Metab, 2012, 107 (1-2): 161-172.

12. Tomatsu S, Montaño AM, Dung VC, et al. Mutations and polymorphisms in GUSB gene in mucopolysaccharidosis Ⅶ (Sly Syndrome). Hum Mutat, 2009, 30 (4): 511-519.

13. Venkat-Raman N, Sebire NJ, Murphy KW. Recurrent fetal hydrops due to mucopolysaccharidoses type Ⅶ. Fetal Diagn Ther, 2006, 21 (3): 250-254.

14. Young RD, Liskova P, Pinali C, et al. Large proteoglycan complexes and disturbed collagen architecture in the corneal extracellular matrix of mucopolysaccharidosis type Ⅶ (Sly syndrome). Invest Ophthalmol Vis Sci, 2011, 52 (9): 6720-6728.

15. Ana MM, Eugenia RV, Gilda Porta, et al. Recommendations on Diagnosis, Treatment, and Monitoring for Gaucher Disease. The Journal of Pediatrics, 2009, 155: 10-18.

16. Anderson L, Henley W, Wyatt K, et al, Long-term effectiveness of enzyme replacement therapy in children with Gaucher disease: results from the NCS-LSD cohort study. J Inherit Metab Dis, 2014, 37 (6): 961-968.

17. Mehtaa A, Belmatougb N, Bembic B, et al, Exploring the patient journey to diagnosis of Gaucher disease from the perspective of 212 patients with Gaucher disease and 16 Gaucher expert physicians. Molecular Genetics and Metabolism, 2017, 122 (3): 122-129.

18. Zimran A, Elstein D, Gonzalez DE, et al, Treatment-naïve Gaucher disease patients achieve therapeutic goals and normalization with velaglucerase alfa by 4 years in phase 3 trials Blood Cells Mol Dis, 2018, 68: 153-159.

19. Vanier MT, Gissen P, Bauer P, et al, Diagnostic tests for Niemann-Pick disease type C (NP-C): A critical review. Mol Genet Metab, 2016, 118 (4): 244-254.

20. Mengel E, Pineda M, Hendriksz CJ, et al, Differences in Niemann-Pick disease Type C symptomatology observed in patients of different ages. Mol Genet Metab, 2017, 120 (3): 180-189.

21. Thurm A, Farmer C, Farhat NY, et al, Cohort study of neurocognitive functioning and adaptive behaviour in children and adolescents with Niemann-Pick Disease type C1. Dev Med Child Neurol, 2016, 58 (3): 262-269.

22. Santamaria R, Chabás A, Coll MJ, et al. Twenty-one novel mutations in the GLB1 gene identified in a large group of GM1-gangliosidosis and Morquio B patients: possible common origin for the prevalent p. R59H mutation among gypsies. Hum Mutat, 2006, 27 (10): 10.

23. Deodato F, Procopio E, Rampazzo A, et al, The treatment of juvenile/adult GM1-gangliosidosis with Miglustat may reverse disease progression. Metab Brain Dis, 2017, 32 (5): 1529-1536.

24. Marian AJ, Challenges in the Diagnosis of Anderson-Fabry Disease: A Deceptively Simple and Yet Complicated Genetic Disease. J Am Coll Cardiol, 2016, 68 (10): 1051-1053.

25. Schlotawa L, Ennemann EC, Radhakrishnan K, et al. SUMF1 mutations affecting stability and activity of formylglycine generating enzyme predict clinical outcome in multiple sulfatase deficiency. Eur J Hum Genet, 2011, 19 (3): 253-261.

26. Aungaroon G, Hallinan B, Jain P, et al, Correlation Among Genotype, Phenotype, and Histology in Neuronal Ceroid Lipofuscinoses: An Individual Patient Data Meta-Analysis. Pediatr Neurol, 2016, (60): 42-48.

27. Kerr, DA, Memoli VA, Cathey SS, et al. Mucolipidosis type Ⅲ a/b: the first characterization of this rare disease by autopsy. Arch Pathol Lab Med, 2011, 135: 503-510.

28. Elmonem MA, Veys KR, Soliman NA, et al. Cystinosis: a review. Orphanet J Rare Dis, 2016, (11): 47.

29. Schiffmann R, Mayfield J, Swift C, et al. Quantitative neuroimaging in mucolipidosis type Ⅳ. Mol Genet Metab, 2014, 111 (2): 147-151.

第二十四章

过氧化物酶体病

过氧化物酶体是一种具有异质性的细胞器，在不同生物及不同发育阶段有所不同，其主要功能包括使毒性物质失活、对氧浓度的调节作用、部分脂肪酸的氧化，以及含氮物质的代谢等。本章将阐述过氧化物酶体病的病因、发病机制、遗传机制、实验室检查、诊断及鉴别诊断、治疗、遗传咨询及产前诊断注意事项。

第一节　X 连锁肾上腺脑白质营养不良

一、概述

X 连锁肾上腺脑白质营养不良（X-linked adrenoleukodystrophy，X-ALD，MIM 300100）是一种 X 连锁隐性遗传病，是由于 *ABCD1* 基因突变导致的过氧化酶体脂肪酸氧化障碍致饱和极长链脂肪酸在组织和体液中积聚引起的以进行性中枢神经系统脱髓鞘和肾上腺功能不全为特征的一种疾病。X-ALD 患病率在男性婴儿中为 1/20 000~1/50 000，约 20% 的女性携带者可出现相对较轻的神经系统的表现。

二、病因及发病机制

X-ALD 的缺陷蛋白为过氧化酶体膜蛋白（ATP-bindingcassette，sub-familyD，ALD））家族成员 1（简称 ABCD1），参与极长链脂肪酸 β 氧化所需的酶辅助因子和 / 或底物的主动转运。过氧化物酶体膜包含 4 种蛋白，分别为 ABCD1、PMP70、PMP69（P70R）及 ALD 相关蛋白（ALDR）。ABCD1 代谢极长链脂肪酸的具体机制还不明确。过氧化酶体是极长链脂肪酸进行 β 氧化的唯一场所。X-ALD 的主要病理机制为极长链脂肪酸不能通过过氧化酶体进行代谢，导致极长链脂肪酸在组织中蓄积。X-ALD 患者肾上腺和神经系统损伤的机制有所不同，异常胆固醇酯积聚可对肾上腺皮质细胞造成损害；肾上腺皮质激素受体活性下降，使血中 ACTH 升高，皮质醇降低，产生肾上腺皮质功能不全的临床表现。X-ALD 神经系统损伤的机制可能为 VLCFA 的直接毒性，导致细胞死亡和炎性反应的产生，同时过量的极长链脂肪酸还进一步促进一些炎性因子的表达，进而引起脱髓鞘改变。

三、遗传学

编码 ABCD1 的基因定位于 Xq28，该基因包含 10 个外显子，全长 20kb，编码蛋白含 745 个氨基酸。

四、临床表现

X-ALD 临床表现多样，根据发病年龄、受累部位以及进展速度等主要分为四种表型：脑型 X-ALD（包括儿童脑型、青少年脑型和成人脑型）、肾上腺脊髓型（AMN）、Addison 型、男性无症状型。

1. 脑型 X-ALD　脑型 X-ALD 是 X-ALD 临床表型中最重的一种类型，50% 以上男性患者为脑型。根据发病年龄的不同又分为儿童脑型、青少年脑型和成人脑型。

（1）儿童脑型：常在 3~10 岁之间发病，表现为进行性加重的认知、行为和运动功能倒退。病程早期表现为精神活动缓慢、缺乏兴趣或多动、注意力不集中、言语困难、构音困难、走路不稳、听力视力下降及学习成绩下降等。部分患者伴有肾上腺功能不全。无论以何种症状为首发，数月后均发展为严重复杂的神经系统病变，包括痴呆、失明、耳聋和双侧锥体系症状。发病1~2年后病情恶化成植物人状态，通常在发病数年后死亡。

(2) 青少年脑型：发病年龄较晚，一般在11~21岁之间，视力受累是最常见的首发症状，临床表现和病情进展与儿童脑型相似。

(3) 成人脑型：发病年龄在21岁以后，临床表现类似于儿童脑型，病情进展相对缓慢。大部分早期以精神症状为主，极易被误诊为精神分裂症。2/3的患者发病第一年末出现智力下降，逐渐出现步态不稳、视力听力下降。40%患者从发病到死亡之间的时间为7.5年。所有病例在进行头颅MRI检查时均可发现双侧脑白质对称性脱髓鞘病变，脱髓鞘病变区域多为双侧顶枕叶，向尾背侧移行，早期病变可仅为单侧，较少累及额叶。脱髓鞘病变区域外周可有对比增强。

2. 肾上腺脊髓神经病 肾上腺脊髓神经病是X-ALD中非常常见的一类表型，多在20~30岁起病。根据是否合并脑白质脱髓鞘病变又分为单纯肾上腺脊髓型和脑型肾上腺脊髓型。单纯肾上腺脊髓型病情缓慢进展常超过10年，表现为双下肢无力或强直性痉挛、震动觉和位置感觉障碍，性功能丧失。部分患者有肾上腺功能不全的症状，甚至有部分诊断为阿狄森病后数年甚至数十年后因出现神经系统症状而确诊为肾上腺脊髓神经病者。脑型肾上腺脊髓型除上述症状外，尚有脑白质受累的症状，病情进展迅速，约40岁左右死亡。

3. 阿狄森病型 约10%的患者仅表现为肾上腺皮质功能受损，临床表现为不可解释的呕吐、昏迷，以及由于高ACTH导致的皮肤色素沉着者，无中枢神经系统受累的证据。大多数患者在中年时发展成肾上腺脊髓型。

4. 无症状型 患者没有肾上腺和/或中枢神经系统受累证据，仅有血中VLCFA水平异常，大部分最终伴有肾上腺皮质功能不全和中枢神经系统受累。

女性携带者发病年龄多在40岁之后，几乎所有女性携带者最终均发展成为肾上腺脊髓型。极

少部分累及中枢神经系统者需要用轮椅，1%发展成肾上腺功能不全和中枢炎症型。

五、实验室检查

1. 极长链脂肪酸水平检测 应用气相色谱质谱技术测定血浆、红细胞、白细胞或培养成纤维细胞中升高的极长链脂肪酸水平是目前诊断X-ALD的主要生化方法。极长链脂肪酸主要包括 $C22:0$、$C24:0$、$C26:0$，以及 $C24:0/C22:0$、$C26:0/C24:0$。几乎所有男性X-ALD患者均有极长链脂肪酸水平升高，男性X-ALD患者通常在新生儿期极长链脂肪酸水平已增高。在大部分男性患者中这三个指标均升高。85%受累的女性患者存在血、和/或培养的皮肤成纤维细胞极长链脂肪酸水平的增高。约20%的女性携带者血VLCFA水平正常，对这部分患者需要进一步行基因突变分析以明确诊断。

2. 肾上腺皮质功能测定 90%有神经系统表现的男性患者和70%肾上腺脊髓型的患者均存在肾上腺功能低下，女性携带者肾上腺皮质功能一般正常。肾上腺皮质功能中最敏感的指标为ACTH增高、ACTH兴奋试验呈低反应性或无反应性。

3. 血电解质检测 检测血钠、钾及氯水平。X-ALD患者急性期出现血低钠高钾异常。

4. 基因检测 *ABCD1* 基因突变分析可以检测杂合子和女性携带者，且为产前诊断和遗传咨询提供依据。

六、影像学检查

神经系统影像学检查有中枢神经系统受累者在头颅MRI上已经有所表现。头颅MRI可能为本病提供首诊线索。约85%的受累患者头颅MRI有典型表现。MRI检查时均可发现双侧脑白质非对称性脱髓鞘病变，脱髓鞘病变区域多位于双侧顶枕叶，向尾背侧移行。早期病变可仅为单侧，较少累及额叶。脱髓鞘病变区域外周可有对比增强。

七、诊断和鉴别诊断

1. X-ALD诊断标准 神经系统及肾上腺皮质功能不全的临床表现；血极长链脂肪酸水平升高；脑MRI显示脑白质变性；*ABCD1* 基因检测到突变。

2. 鉴别诊断

（1）各种脑白质变性疾病：异染性脑白质营养不良、球形脑白质营养不良等。

（2）肾上腺疾病：先天性肾上腺皮质增生症、肾上腺皮质功能不全症等。

八、治疗

因体内 VLCFA 来自饮食和内源性合成（X-ALD 时以内源合成为主），故单纯限制饮食 VLCFA 效果较差。X-ALD 的治疗包括：激素替代、饮食治疗、造血干细胞移植、基因治疗和对症支持处理。

类固醇替代疗法可有效治疗肾上腺功能不全，但纠正内分泌紊乱不能改变神经系统病程。饮食治疗包括限制极长链脂肪酸及口服 Lorenzo 油即三油酸甘油酯和三芥酸甘油酯混合物（4:1）可降低血浆 VLCFA 水平，但不能预防或逆转神经系统病变，对头颅 MRI 正常 ALD 患者以及单纯肾上腺脊髓型可以延缓进程。造血干细胞移植治疗的疗效与移植时患者的临床分型密切相关，是治疗早期儿童脑型最有效的方法，有报道可使血浆 VLCFA 水平恢复正常，改善神经系统症状。药物诱导基因治疗通过药物诱导 ABCD2 基因表达，其产物 ALDRP 对 ABCD1 有一定的代偿作用，可以减低极长链脂肪酸的水平，但临床疗效尚不明确。

九、遗传咨询及产前诊断

X-ALD 属 X 连锁隐性遗传，子代中男孩的患病风险为 50%，因而对 X-ALD 家系需要进行遗传咨询和产前诊断。通过极长链脂肪酸、影像学检查及基因突变分析，可以检测出家族中无症状者和携带者，为早期的检测和干预治疗提供依据。通过植入前基因诊断或孕期测定羊水细胞或绒毛膜组织中 ABCD1 基因突变分析可进行产前诊断。

（罗小平　韩连书）

第二节　植烷酸贮积症

一、概述

植烷酸贮积病（phytanicacidstoragedisease）又称为 Refsum 病（Refsumdisease，MIM 266500）是由于植烷酰辅酶 A 羟化酶（phytanoyl-CoAhy-

droxylase，PHYH）缺陷或酶再生系统辅助因子（PEX7）缺陷，使植烷酸氧化障碍，导致植烷酸在血液、神经系统和其他组织中积聚。临床特征为视力减退、夜盲及视网膜色素变性、多发性运动、感觉周围神经病及小脑性共济失调等，是一种罕见的遗传性脂质代谢缺陷。国外报道 Refsum 病的发病率约为 1:1 000 000。

二、发病机制

植烷酸（3,7,11,15- 四甲基十六烷酸，3,7,11,15-tetramethylhexadecanoicacid）为 20 碳支链脂肪酸，主要来源于食物。植烷酸降解主要在过氧化酶体内进行氧化后经脱羧反应产生降植烷酸，然后经一系列氧化过程降解。植烷酰辅酶 A 羟化酶缺陷使植烷酸不能降解为降植烷酸从而在体内累积，取代组织中其他的不饱和脂肪酸并和甾醇结合，导致表皮基底和基底上层脂质空泡形成，进而产生相应的病理改变。

三、遗传学

Refsum 病是常染色体隐性遗传病。导致 Refsum 病的两个基因突变已明确：PHYH 基因编码植烷酰 -CoA 羟化酶，90% 以上的患者此基因发生变异；PEX7 基因编码 PTS2 受体，近 10% 的患者该基因发生变异。PHYH 基因位于 10p11.2，全长 2.1kb，由 9 个外显子和 8 个内含子组成，编码的蛋白约 38.6kD，是植烷酸进行 α 氧化的第一步酶；PEX7 基因定位于 6q22-24，编码蛋白为 PTS2 受体，PEX7 将 PHYH 转运至过氧化物酶体。

四、临床表现

发病年龄通常在 20~30 岁，约 1/3 病例在 10 岁前出现明显症状，亦可早至 4~5 岁。病程进展缓慢但呈进行性，可持续数年或数十年。过多的饮食摄入、感染或怀孕等可导致病情恶化。死亡原因多为呼吸麻痹或心衰。临床表现主要有：

1. 骨骼畸形　一般发生较早，仅部分患者发生，且很少作为主要症状出现。掌骨和跖骨缩短最常见，其他骨骼和关节也可累积。

2. 缓慢进展症状　①色素性视网膜炎，患者往往先出现多神经病引起的视力障碍，视网膜色素沉着引起的夜盲症常为最早症状；②嗅觉障碍，成年 Refsum 病患者从青年时就可出现嗅觉障碍；③耳聋，Refsum 病患者另一个早期症状为进行性听力下降；④慢性多神经病表现为肢体对称性无力，肌萎缩，呈"手套-袜子型"感觉减退，深腱反射减弱或消失。

3. 快速进展症状　患者可出现快速进展的步态不稳、乏力，肢体肌肉软弱、萎缩，远端感觉有本体感觉障碍，腱反射减弱。

4. 其他症状　部分病例见皮肤粗糙和鳞状增厚，在儿童中更为常见。ECG 检查可发现房室传导障碍和束支阻滞，可发生心衰和猝死。

五、实验室检查

血植烷酸及降植烷酸检测：患者血浆中植烷酸水平>200μmol/L（正常水平<10μmol/L），降植烷酸<2μmol/L（正常水平<3.0μmol/L），植烷酸/降植烷酸比值升高，植烷酰-A 羟化酶缺陷者六氢哌啶羧酸浓度升高，PST_2 受体缺陷者正常。

六、影像学检查

1. 普通 X 线检查　可观察到骨骼的变化。

2. 头颅 MRI 检查　可显示皮质脊髓束、小脑齿状核和胼胝体的对称性改变。

3. 神经传导速度检查　非均匀减慢，为多发性神经脱髓鞘性改变。

4. 视网膜电图检查　患者视网膜电图严重异常。

七、诊断和鉴别诊断

1. Refsum 病诊断标准　① Refsum 病临床表现；②血浆中植烷酸水平升高，降植烷酸水平下降，烷酸/降植烷酸比值升高；③ *PHYH* 或 *PEX7* 基因检测到突变。

2. 本病还需与以下疾病进行鉴别

（1）2-甲基酰基辅酶 A 消旋酶缺乏症：本病表现为成人期发病的周围感觉运动神经病伴或不伴有色素视网膜病变。2-甲基酰基辅酶 A 消旋酶在降植烷酸和 C27-胆汁酸中间产物二羟和三羟胆甾烷酸的降解中起着关键作用，其缺乏可导致降植烷酸降解受损。两者可通过血浆过氧化物酶代谢产物检测或成纤维细胞和分子遗传学研究加以区分。

（2）婴儿 Refsum 病：两者都具有较高的血植烷酸含量，但婴儿 Refsum 病特点是发病早并伴生长迟滞、腹泻和精神发育迟缓等，预后差。

（3）慢性炎性脱髓鞘性多发性神经根神经

病：特别是当病程呈缓解复发，神经传导速度非均匀降低，脑脊液检查显示蛋白细胞分离时需相鉴别。

八、治疗

所有植烷酸均来源于饮食，以绿色植物为食物来源的牛、羊、鹿、鹅及其内脏含植烷酸较多。严格限制饮食中植烷酸可降低其血浆和组织水平，每日植烷酸的摄入量应小于 10mg。由于大量植烷酸贮积于脂肪组织，植烷酸限制饮食后血浆植烷酸水平下降缓慢，可在数月后才明显。在饮食治疗初期或多神经病亚急性发作时可考虑应用去血浆法或血浆置换。

九、遗传咨询及产前诊断

Refsum 病属于常染色体隐性遗传，先证者父母再生此病患者的概率为 1/4，产前诊断可预防同一家庭再次出生该病患者。先证者母亲妊娠后通过羊水细胞或绒毛膜组织细胞通过基因检测进行产前诊断。对于先证者明确的家庭，也可以选择植入前胚胎诊断。

（韩连书）

第三节　肝脑肾综合征

一、概述

Zellweger 综合征（OMIM 214100）又称为肝脑肾综合征，常见为 *PEX1* 基因突变所致，是因过氧化酶体生成障碍，导致过氧化酶体功能完全丧失所引起的一类累及多个器官的严重疾病。临床特征为新生儿期肌张力减退、严重的神经发育迟滞、肝大、肾囊肿、视网膜功能障碍和颅面畸形。过氧化物体生成障碍作为一个整体，包括 Zellweger 综合征，发病率为 1∶50 000。

二、发病机制

Zellweger 综合征是由于过氧化酶体生成过程障碍，编码过氧化酶体 peroxin 的基因发生突变，导致过氧化酶体组装障碍，机体所有组织细胞中过氧化酶体缺如，过氧化酶体功能完全丧失。生化异常包括极长链脂肪酸代谢障碍并积聚，植烷酸氧化障碍并随年龄积聚，胆汁酸生成障碍及中间产物积聚,L-哌可酸氧化缺陷和积聚,以及尿中二羧酸排出增加等。

三、遗传学

Zellweger 综合征是常染色体隐性遗传病,多种 PEX 基因突变,包括 *PEX1*、*PEX2*、*PEX3*、*PEX5*、*PEX6*、*PEX10*、*PEX12*、*PEX13*、*PEX14*、*PEX16*、*PEX19* 和 *PEX26*,均可导致 Zellweger 综合征,*PEX1* 基因突变最常见,约 60%~70% 的患者由 *PEX1* 基因突变所致,该基因有 2 个热点突变,位于外显子 13 的 p.I700Yfs*42 和外显子 15 的 p.G843D,约 80% 患者带有热点突变。

四、临床表现

本症进展迅速,大多数患儿在半岁内死亡,少数存活稍长。临床表现主要包括以下几个方面:

1. **特殊面容** 患者有典型面部特征,包括:高前额、前囟大、宽眼位、鼻梁低平、上斜睑裂、眶上嵴发育不良、内眦赘皮、高腭弓、小颌、颈部皮肤皱褶、外耳畸形等。

2. **眼部异常** 包括白内障、青光眼、角膜混浊、虹膜 Brushfield 斑、色素沉着性视网膜病和视神经发育不良等。

3. **神经系统异常** 患者生长和精神运动发育明显迟缓。新生儿期表现为肌张力和反应低下,吸吮和吞咽困难。患者常有癫痫样惊厥。神经元移行障碍,主要在大脑半球,有巨脑回和多小脑回畸形,脑白质髓鞘化不良而非脱髓鞘病变。

4. **其他** 多数患者有肾囊肿,半数患者有髌骨和髋臼点状钙化、点状软骨发育不良。部分患者有肝大、肝结节样硬化伴或不伴肝纤维化、心脏畸形(室间隔和主动脉缺损)常见。

五、实验室检查

1. **生化检查** 血浆 VLCFAs 增高,植烷酸代谢障碍出现植烷酸水平升高,胆汁酸生成障碍。胆汁酸代谢中间产物如三羟甾胆固醇和二羟甾胆固醇升高,哌可酸代谢障碍导致血浆中哌可酸蓄积和尿中哌可酸排泄增多,但这些异常也可分别见于多种单一过氧化酶体酶缺陷病。

2. **基因检测** 患者可出现多种 *PEX* 基因中任何一种基因的突变,在进行基因突变分析时,可先选择 *PEX1* 基因分析;若未发现突变,应进行余下所有可能的 *PEX* 基因进行分析。

六、影像学检查

1. **眼部检查** 裂隙灯检查可发现角膜混浊、虹膜 Brushfield 斑。

2. **X 线、MRI 检查** 下肢 X 线检查可见髌骨和髋臼点状钙化、点状软骨发育不良;头部 MRI 检查见脑回异常和脑白质髓鞘化不良等。

七、诊断和鉴别诊断

Zellweger 综合征标准:① Zellweger 综合征临床表现;②血浆 V 极长链脂肪酸、植烷酸增高;③ PEX 基因检测到突变。

需要与其他临床表现相似的溶酶体疾病相鉴别,基因检测可以鉴别。

八、治疗

严重病例无有效治疗,主要为对症治疗。有报道口服醚酯能部分纠正轻型患者红细胞缩醛磷脂水平。饮食治疗如限制植酸摄入可使植烷酸水平恢复正常。口服胆酸和脱氧胆酸(各 100mg/d)可改善肝脏功能和神经系统状况。口服二十二碳六烯酸(docosahexaenoicacid)250mg/d 可改善动作、语言功能和视觉诱发电位。这些治疗能将血浆相应代谢产物降至正常或接近正常水平,但临床疗效尚不清楚。

九、遗传咨询及产前诊断

Zellweger 综合征属于常染色体隐性遗传病,先证者父母再生此病患者的概率为 1/4,产前诊断可预防同一家庭再次出生该病患者。先证者母亲妊娠后通过羊水细胞或绒毛膜组织细胞通过基因检测进行产前诊断。对于先证者明确的家庭,也可以选择植入前胚胎诊断。

(韩连书)

第四节 肢跟点状软骨发育不全

一、概述

肢跟点状软骨发育不全(rhizomelic chondro-dysplasia punctata,RCDP)是一类遗传异质性过氧化酶体疾病,常染色体隐性遗传。非常罕见(患病率为 1/100 000)。包括 3 种亚型:RCDP1 型

（OMIM 215100）由 *PEX7* 基因突变所致，属过氧化酶体生物发生障碍性疾病，占所有 PCDP 90% 以上；RDCP2 型（OMIM 222765）和 RDCP 3 型（OMIM 600121）均属于单一过氧化酶体酶缺陷类，三种类型临床无法鉴别。

二、病因及发病机制

RCDP 1 型由过氧化物酶体基因 *PEX7* 突变导致编码过氧化物酶体功能的酶（细胞溶质受体蛋白 -PTS2 靶向基质蛋白）功能障碍无法将靶向 2 型信号导向过氧化物酶体，导致细胞内酶功能缺失，表现为过氧化物酶体生物合成的严重障碍，包括 Zellweger 综合征和 RCDP。RCDP2/3 型分别由过氧化酶体二羟丙酮磷酸酰基转移酶（dihydroxyacetonephosphate acyltransferase，DHAPAT）与过氧化物酶体烷基二羟丙酮磷酸合成酶（alkyldihydroxyacetonephosphate synthase，ADHAPS）缺陷引起，这两种酶参与缩醛磷脂生物合成，酶活性缺失造成由于缩醛磷脂（细胞膜的主要成分）合成受损，缩醛磷脂的水平低。

三、遗传机制

RCDP 1 型是由过氧化物酶体基因 *PEX7* 的功能障碍引起的过氧化物酶体酶功能发生障碍。*PEX7* 位于常染色体 6q21-q22.2，10 个外显子，由 323 个氨基酸构成。RCDP Ⅱ 由 *GNPAT* 基因功能障碍引起的醚磷脂生物合成中的关键酶二羟基丙酮磷酸酰基转移酶（DHAPAT，或 DAPAT）功能障碍，*GNPAT* 位于常染色体 1q42.1-42.3，16 个外显子，长 30kb。RCDP Ⅲ 由 *AGPS* 基因突变导致过氧化物酶体烷基二羟丙酮磷酸合成酶（ADHAPS）功能缺陷，*AGPS* 位于常染色体 2q31.2，16 个外显子，长 30kb。

四、临床表现

经典的 RCDP 患者呈现对称性跟胫挛缩，先天性白内障，面部畸形，严重的精神运动缺陷和生长迟缓。

1. 骨骼　双侧肱骨和股骨缩短、软骨中的点状钙化、先天性挛缩、颈椎管狭窄；骨骺端呈杯口状，伴骨骺及骨骺外钙化，骨骺点状钙化主要见于膝、髋、肘和肩，脊柱侧位示椎体冠状裂隙。

2. 白内障　先天性对称和双侧白内障。

3. 面部特征　远视眼、小下颌、额头突出、宽鼻梁、高腭弓。

4. 生长迟缓　四肢缩短、多关节挛缩、喂养困难、生长缓慢。

5. 神经系统　适度到深刻的发展延迟、神经元变性和延迟髓鞘形成、癫痫发作、轻度至重度肌张力减退。

6. 智力　严重的智力残疾，第一个月可能会达到发展里程碑。

五、实验室检查

血浆中的红细胞浓度降低，血浆植烷酸浓度水平升高，成纤维细胞与血浆中极长链脂肪酸浓度可能正常。

六、影像学检查

经典放射学特征包括点状骨骺钙化，干骺端扩张和椎体中的冠状裂隙，其他可能出现腭裂，先天性心脏病和输尿管肾盂交界处（UPJ）梗阻等。

七、诊断和鉴别诊断

RCDP1 的诊断基于临床发现并通过过氧化物酶体功能的生化测试，包括：血浆中的红细胞浓度（缺乏），血浆植烷酸浓度水平（轻微升高）和培养的成纤维细胞中极长链脂肪酸（正常）的浓度，在 RCDP1 型中，过氧化物酶体生物发生存在选择性缺陷，仅影响 PTS2 途径，而 PTS1 途径未受损。因此只影响到三种酶功能：①植酰基 - 羟基化酶；②烷基 -dhap 合成酶；③过氧化物酶体硫解酶，这三个酶跟缩醛磷脂生物合成和植烷酸 a 氧化相关。过氧化物的 β 氧化（极长链脂肪酸的氧化分解过程）是正常的，因此极长链脂肪酸是正常的。

PEX7 基因测序可明确诊断。RCDP 2 型和 3 型及其特异性酶缺陷是基于成纤维细胞中缺乏的酶活性来诊断，以及放射学特征包括点状骨骺钙化、干骺端扩张和椎体中的冠状裂隙。

孕妇及婴儿患有维生素 K 缺乏和自身免疫性疾病时也可能出现点状钙化症状，同时需鉴别诊断其他几种过氧化物酶体病，包括 Zellweger 综合征、Smith-Lemli-Opitz 综合征、21- 三体综合征、经典和新生儿 Refsum 疾病。

八、治疗与随访

对症支持治疗及预防并发症的发生。该病

预后不良,第一年和第二年存活率约为 60% 及 39%,极少数存活超过 10 年。随着孩子年龄的增长,特征点状软骨将消失。白内障摘除可以恢复一些视力。建议采用物理治疗改善挛缩,在某些情况下,整形外科手术可能会改善功能。随访中需要定期监测生长发育,定期评估癫痫控制程度、视力、听力、挛缩和骨科并发症等。

九、遗传咨询与产前诊断

产前超声检查可以通过肱骨的缩短比例,干骺端和骨骺是否有点状斑点对 RCDP 进行提示,对于已知的家族史或通过超声检查发现这些表现,进一步绒毛膜绒毛活组织检查或羊水细胞的培养以确诊。

(黄新文)

第五节 过氧化酶体酰基辅酶 A 氧化酶缺乏症

一、概述

过氧化酶体酰基辅酶 A 氧化酶缺乏症(peroxisomal acyl-CoA oxidase deficiency,OMIM 264470)即假性新生儿肾上腺脑白质营养不良,多数是由于直链酰基辅酶 A 氧化酶(straight-chain acyl-CoA oxidase,SCOX)缺陷而导致的过氧化物酶体直链脂肪酸 β 氧化异常,为常染色体隐性遗传疾病。其临床特征与新生儿肾上腺脑白质营养不良非常相似,患者在生后迅速出现肌张力低下和惊厥,随后因色素沉着性视网膜变性出现弱视,听力丧失,精神运动发育落后,有潜在的肾上腺皮质功能不全,两岁后渐进性神经功能退化,平均死亡年龄为 5 岁,最长存活至 19 岁。通过酶活性与基因分析可确诊。

二、病因及发病机制

过氧化酶体酰基辅酶 A 氧化酶是直链脂肪酸氧化过程中第一步反应所需酶,SCOX 是 72kD 亚基的同型二聚体,其通过 C 末端过氧化物酶体靶向信号 1 导入过氧化物酶体,使直链脂肪酸 CoA- 酯(极长链脂肪酸、长链二羧酸和多不饱和脂肪酸)脱氢,并参与 2- 甲基 - 支链脂肪酸和脂肪酸衍生物(如 C27- 胆汁酸中间体)的 β 氧化。

基因突变导致 SCOX 活性缺失,极长链脂肪酸及其衍生物无法进行 β 氧化,引起血浆极长链脂肪酸增高(缩醛磷脂、胆酸和哌可酸水平正常),导致严重的神经系统损伤。

三、遗传机制

编码 SCOX 或棕榈酰辅酶 A 氧化酶的基因 ACOX1(OMIM 609751)位于染色体 17q25 上,含有两个不同的外显子 3 核苷酸序列(外显子 3 I 和外显子 3 II),在人体中具有 52% 的同源性。SCOX- 外显子 3 I 和 SCOX- 外显子 3 II 能够氧化大部分脂酰 CoA,只有 SCOX 外显子 3 II 能够氧化极长链的脂肪酰 CoA。ACOX1 基因存在错义突变、无义突变或缺失均可能导致 SCOX 蛋白功能缺陷。目前,ACOX1 基因中已知致病突变的总数约为 22 个。

四、临床表现

颅面畸形多见,但畸形特征比 Zellweger 综合征或 D- 双功能蛋白(DBP)缺乏患者轻微,包括眼睑下垂、低鼻梁、耳位低、多指等,部分儿童无畸形,可有肝大。精神运动发育迟缓,通常在 1~3 岁时(平均 28 个月)开始恶化,最初肌张力减退逐渐转变为伴有反射亢进和巴宾斯基阳性体征的肌张力增高。反复癫痫发作。感觉神经性听力损失严重,最初眼科检查显示眼底和瞳孔光反应正常,但随后会出现眼球震颤、斜视、视神经萎缩,视网膜变性和缺乏瞳孔光反应的异常增加。

五、实验室检查

1. 血浆和成纤维细胞中极长链脂肪酸 C26∶0 水平升高,但血浆中的植烷酸、降植烷酸、哌啶酸和胆汁酸如二羟基胆甾酸和三羟基胆甾酸正常。

2. 肝脏活组织检查显示肝过氧化酶体体积增大但数量减少。

3. 血清皮质醇水平低,ACTH 值增加。

4. 成纤维细胞中,VLCFA β 氧化严重缺乏,缩醛磷脂生物合成及其他过氧化物酶体正常。

六、影像学检查

脑成像(MRI 和 / 或 CT)显示脑和 / 或小脑白质异常,皮质发育不良,脑电图异常,视网膜电图可能变得扁平化,视觉诱发电位几乎可能完全消失。MRI 显示小脑白质,脑干束、内囊后肢锥体束和小脑中段信号异常。骨骼 X 线检查和肾脏超声检查正常。

成纤维细胞 SCOX 活性及 *ACOX1* 基因突变分析确诊。

主要和 X 连锁肾上腺脑白质营养不良鉴别,酰基辅酶 A 氧化酶缺乏症患者除了 VLCFA 的 β 氧化之外,不饱和脂肪酸 C22 链缩短的 β 氧化和二羧酸(例如 C24∶0 和 C26∶0 脂肪酸)的 β 氧化也缺陷,生后就表现出临床异常,而 X 连锁肾上腺脑白质营养不良只有 VLCFA 的 β 氧化缺陷,临床症状发生要晚很多。

七、治疗与随访

目前仍无具体的治疗方案,支持性护理及对症治疗。

八、遗传咨询与产前诊断

通过 PGD 或者绒毛 / 培养羊水细胞中酰基辅酶 A 氧化酶的活性,以及酰基辅酶 A 氧化酶基因突变分析进行产前诊断。

(黄新文)

第六节　D- 双功能蛋白缺乏症

一、概述

D- 双功能蛋白缺乏症(D-bifunctional protein deficiency,DBPD,OMIM 261515)是一种罕见的严重的单过氧化物酶体 β- 氧化缺陷 / 酶转运蛋白缺陷引起的常染色体隐性遗传病。大多数患者有严重的神经系统症状,通常在婴儿早期出现肌张力减退和癫痫发作,2 岁内死亡。DBP 缺陷现已发现有三种类型:DBP 完全缺陷(Ⅰ型)、酰基辅酶 A 水化酶缺陷(Ⅱ型)、D-3- 羟酰基辅酶 A 脱氢酶缺陷(Ⅲ型),总体患病率约为 1∶30 000~1∶100 000。

二、病因及发病机制

D- 双功能蛋白即 D-3 羟脂酰辅酶 A 水化酶 / D-3 羟脂酰辅酶 A 脱氢酶,参与部分脂肪酸过氧化物酶体 β- 氧化和胆汁酸合成,是极长链脂肪酸如 C26∶0 和 α- 甲基支链脂肪酸如丙炔酸和胆汁酸中间体二羟基胆酸(DHCA)和三羟基胆酸(THCA)分解必不可少的催化酶,在脂肪酸分解、胆汁酸合成等过程中特异地催化 D-3- 羟脂酰辅酶 A 的脱水与脱氢,其缺乏导致非常严重的 Zellweger 样表型,DBP 残留活性与临床表型严重程度有较大的相关性。

三、遗传机制

人类 *DBP* 基因定位于染色体 5q2,含有 24 个外显子和 23 个内含子,长约 100kb。DBP mRNA 全长 2 593bp,49-2259bp 为翻译区,编码 736 个氨基酸。DBP 多肽链含有三个功能域:N 端部分(1~323 aa)具有 D232 羟脂酰辅酶 A 脱氢酶活性;中间部分(324~596aa)具有 22 烯脂酰辅酶 A 水化酶活性;C 端部分(597~736 aa)与固醇转运蛋白 22(SCP22)的序列有 40% 的同源性,离体研究发现此功能域参与了生物膜间 7- 脱氢胆固醇和磷脂酰胆碱的转运。DBP Ⅰ型缺陷患者基因突变基研究表明,大多数患者在 cDNA 水平上具有大片段的缺失或插入,导致 DBP 蛋白的结构异常,生化和临床表型非常严重。DBP 缺乏Ⅲ型的最常见突变为错义突变 p.G16S,其次为错义突变 p.N457Y,其他相对常见的突变是 c.281_622del 和 c.869_881del 和 p.R248C。

四、临床表现

DBP(Ⅰ、Ⅱ或Ⅲ型)缺陷的患者临床症状和体征无明显差异,出生时发育畸形(巨颅、前额膨隆、囟门宽大、高弓腭、小下颌、马蹄形外翻足等);出生后 1 个月内多数出现新生儿张力减退和顽固的癫痫发作;精神及运动发育严重滞后;脑发育异常(多小脑回、白质内异位神经元);视觉障碍、视觉系统衰竭,包括眼球震颤、斜视或 2 个月时不能固定物体;部分患者出现视力和听力的逐渐丧失;肝肿大;患者常在出生后 6 个月至 2 岁之间死亡。

五、实验室检查

1. 血浆 C26∶0 水平升高。

2. DHCA 和 THCA 血浆水平升高。

3. 降植烷酸及前体植烷酸血浆水平升高(此指标受年龄与饮食习惯影响较大)。

4. 花生四烯酸(AA)水平测定。

5. 测量红细胞中 DHA,AA 和缩醛磷脂(C16∶0- 和 C18∶0- 二甲基缩醛)水平。

6. 成纤维细胞中 DBP 活性、降植烷酸 α 氧化、C26：0，C16：0 以及植烷酸的 β 氧化、极长链脂肪酸水平测定等。

六、影像学检查

脑 MRI 显示脑室系统扩张与皮质发育不良，1 岁前白质延迟成熟，大脑 / 小脑半球脱髓鞘，小脑发育不全，多发性微血管萎缩，胼胝体发育不全，白质异位神经元和胶质增生。肝肾 B 超可出现肝脾大，肾囊肿和肾上腺皮质萎缩。

七、诊断和鉴别诊断

早期诊断主要依靠病史和临床表现，如肌张力减退、发育迟缓和脑白质病变，以及脱髓鞘等。目前诊断主要通过过氧化物酶体功能障碍标志物的生化检测，包括血浆极长链脂肪酸、植烷酸、降植烷酸和胆汁酸水平测定。成纤维细胞 DBP 活性测试，Ⅱ 型 Enoyl-CoA 水合酶活性单纯性缺失，Ⅲ 型 3- 羟酰基 -CoA 脱氢酶活性单纯性缺失，Ⅰ 型水合酶与脱氢酶活性均缺失。DBP 基因（HSD17B4）基因检测可明确诊断。

DBP 缺乏需要与 Enoyl-CoA 水合酶缺乏症 / L-3- 羟基酰基 -COA- 脱氢酶（L- 双功能蛋白缺乏症）缺乏症鉴别。

八、治疗与随访

目前仍无具体的治疗方案，支持及对症治疗。

九、遗传咨询与产前诊断

通过 PGD 或者绒毛 / 培养羊水细胞中免疫荧光染色、免疫印迹过氧化物酶体末端氧化分析，以及基因分析进行产前诊断。

（黄新文）

第七节　α- 甲基乙酰辅酶 A 消旋酶缺乏症

一、概述

甲基 - 酰基辅酶 A 消旋酶缺乏症（α-Methyl-acyl-CoA-racemase，AMACR，OMIM 604489）是一种由 AMACR 基因突变引起的过氧化物酶体疾病，该基因编码过氧化物酶 2- 甲基 - 酰基辅酶

A 消旋酶，该酶将丙炔酰辅酶 A 和 C27- 胆汁酰基辅酶 A 转化为它们唯一可通过过氧化物酶体 β- 氧化降解的立体异构体（S）- 立体异构体。AMACR 缺乏导致丙二酸、二水和三水合硫酸（di-andtri hydrocholestanoic acids，DHCA and THCA）的 R- 异构体的积累，以及胆汁酸缺乏。

二、病因及发病机制

过氧化物酶体 β- 氧化途径的第一种酶 ACOX2 的立体特异性需要通过 α- 甲基酰基辅酶 A 消旋酶（AMACR）将 R- 立体异构体底物转化为丙炔酰 -CoA 的 S- 立体异构体，AMACR 仅作用于辅酶 A 硫酯，而不作用于游离脂肪酸，是 α- 甲基酰基 -CoA，包括丙炔酰 -CoA 和三羟基粪基酰基 -CoA，胆汁酸合成中的中间体的底物，参与降植烷酸分解代谢和胆汁酸的合成的必需酶，其缺乏导致支链氨基酸、支链脂肪酸、C27- 胆汁酸的积累中间体，植烷酸轻度升高。胆汁酸合成缺陷（bile acid synthesis，CBAS4，214950）导致患者尿液、血清和胆汁中的 3-α-7-α-12-α- 三羟基 -5-β- 胆甾烷酸（THCA）浓度升高，在出生后的头几个月出现脂溶性维生素缺乏症、凝血功能障碍和胆汁淤积性肝病。

三、遗传机制

AMACR 基因定位于染色体 5p13.2-q11.1，含有 6 个外显子，包括替代外显子 5，编码 382 个氨基酸。AMACR 基因外显子 1 的 c.154T>C（p.S52P）纯合突变及错义突变 c.25G>A（p.V9M）和 c.524G>A（p.G175D）为高频突变位点，其次为 602C>T（S201L）与 c.829A>G（p.K277E），导致患者的成纤维细胞 AMACR 完全失活。纯合 c.320T>C（p.L107P）突变，导致大肠埃希菌中突变的功能性表达完全没有酶活性。

四、临床表现

成人发病障碍与 Refsum 疾病具有一定的相似性，患者在血液和组织中植烷酸水平升高，导致脱髓鞘神经病、色素性视网膜病和进行性共济失调等特征性临床特征，也可表现出包括癫痫、脑病、锥体束征、抑郁症和头痛、复发性脑病和步态不稳、小脑性构音障碍、少数强直 / 阵挛性发作和短期记忆力下降、认知能力下降等临床症状，可误诊为线粒体疾病。从有限数量的病例来看，癫

病发作似乎是最初的症状,通常始于生命的第二个十年,随后几年后出现中枢和周围神经系统受累的其他表现。尽管已观察到胆汁酸中间体的积累,但没有成年患者表现出肝病或胆汁酸缺乏的任何证据。仅一例男性患者存在原发性性腺功能减退症,脑电图显示全身性减慢和α活性丧失,远端感觉障碍伴轴索性神经病变,以及增加的尿嘧啶酸、DHCA 和 THCA。

五、实验室检查

血清植烷酸浓度升高,植烷酸/降植烷酸比率升高。

六、影像学检查

AMACR 缺陷患者可有不同程度的 MRI、EEG、EMG 和眼科异常,晚发型患者脑 MRI 显示大脑半球、丘脑、中脑和脑桥白质 T_2 加权图像的高信号,伴有脑干萎缩,还有一些额叶萎缩,脑电图显示半球癫痫样放电。

七、诊断和鉴别诊断

GC-MS 或串联质谱测定血植烷酸与胆汁酸水平显著增高,成纤维细胞消旋酶活性测定,以及 *AMACR* 基因检测可明确诊断。

与 Refsum 病进行鉴别诊断。

八、治疗与随访

AMACR 缺乏可以通过低或者无植酸和降植烷酸饮食治疗。

（黄新文）

第八节　无过氧化氢酶血症

一、概述

无过氧化氢酶血症(Acatalasemia,也称为 acatalasia)是一种罕见的遗传性过氧化物酶代谢紊乱,由 *CAT* 基因突变引起,属于常染色体隐性遗传。大多数患者为纯合突变,其特征在于红细胞中过氧化氢酶活性完全或几乎完全丧失。大约一半的病例来自溃疡性口腔神经节,被称为高原氏病。杂合子中过氧化氢酶有部分活性缺失被称为低过氧化氢酶血症或低色素沉着症。关

于引起这些突变的综合征的报道很少。患病率瑞士为 4/100 000,日本为 8/100 000,匈牙利为 5/100 000。低过氧化氢酶血症的患病率,日本为 (2~4):1 000,匈牙利为 (2.3):1 000。

二、病因及发病机制

过氧化氢酶(EC 1.11.1.6)是过氧化氢代谢的主要调节剂,催化过氧化氢分解成氧和水。血液过氧化氢酶活性降低的原因:①遗传性过氧化氢酶缺乏症;②由于自由基破坏过氧化氢酶蛋白引起的疾病导致;③启动子区域的基因突变导致过氧化氢酶蛋白表达降低。过氧化氢浓度过高可能会对蛋白质、DNA、RNA 和脂质造成严重损害,导致各种疾病的发病机制,如糖尿病、动脉粥样硬化、白癜风、血脂异常、红细胞异常代谢、帕金森病、听力丧失和骨密度降低等,此外,尿酸氧化酶治疗肿瘤溶解综合征的手术过程中使用过氧化氢消毒,过氧化氢酶缺乏可能引起手术的复杂化。

三、遗传机制

CAT 基因(115 500)位于染色体 11p13 上,长 34kb,含 13 个外显子。哺乳动物过氧化氢酶为 4 个相同亚基的复合物,每个亚基含有 526 个氨基酸残基。在日本多发 *CAT* 基因内含子 4 的第 5 个位置的 G>A 剪接位点突变以及外显子 4 上的 1-bp(358T)纯合缺失,即 A 型:内含子 4 G4A 和 B 型:外显子 4 上 358T 缺失。匈牙利患者多发 4 种类型即 A 型:外显子 2 138GA 插入,B 型:外显子 2 79G 插入,C 型:内含子 7 G5A,D 型:外显子 9 G5A。奥地利为外显子 3 C96T,美国为外显子 9 G113A。此外,还有染色体 11p1305-p1306 缺失可能会引起 Aniridia-Wilms 肿瘤综合征。

四、临床表现

通常无症状,但可能存在口腔溃疡和坏疽综合征(高原氏病),以及高铁血红蛋白血症。遗传性过氧化氢酶缺乏症患者,用尿酸氧化酶治疗可能会出现非常高浓度的过氧化氢,并可能患有高铁血红蛋白血症和溶血。脂代谢异常包括胆固醇升高,脂蛋白(LDL)-胆固醇、ApoB、Lp(a)和 LDL 降低。遗传性过氧化氢酶缺乏症葡萄糖、血红蛋白 A1C 和果糖胺的增加导致糖尿病的高患病率(18.5%),原因可能是过氧化氢的积累损害了胰腺的 β 细胞。

五、实验室检查

血清葡萄糖、血脂检测、血液过氧化氢酶活性测定。

六、诊断和鉴别诊断

通过临床表现、血液过氧化氢酶活性测定、PCR 单链多态性（PCR-SSCP）分析及基因测序可明确诊断。

七、治疗与随访

一般来说，无过氧化氢酶血症是一种相对良性的综合征，最近的研究结果表明，该病不仅是一种良性的遗传多态性，还与脂质、红细胞和碳水化合物代谢的变化有关。已经证明人工超氧化物歧化酶（SOD）/过氧化氢酶模拟 3-甲氧基 N，N'-双乙二胺氯化物可以在许多疾病模型中保护细胞免受氧化应激，有报道称可以利用从聚乙二醇结合物到过氧化氢酶模拟物和免疫靶向的新技术治疗遗传性过氧化氢酶缺乏症。

（黄新文）

第九节　原发性高草酸尿症 I 型

一、概述

原发性高草酸尿症 I 型（primary hyperoxaluria type I，PH I，OMIM 259900）属常染色体隐性遗传病，患病率为(1~3)/100 万，活产婴儿中患病率为 1/12 万。约有 50%PH I 在儿童期起病，15 岁前进展为终末期肾病（end-stage renal disease，ESRD），在欧洲、美国和日本约 1% 的儿童 ESRD 由 PH I 引起，国内报道较少。AGXT 基因是已知的唯一与 PH I 发病相关的基因。

二、病因及发病机制

PH I 型由于 AGXT 基因突变造成维生素 B_6 依赖性肝脏特异性过氧化物酶体丙氨酸乙醛酸氨基转移酶（alanine glyoxylateaminotransferase，AGT）活性缺乏，乙醛酸从氨基酸（主要是甘氨酸）代谢中转氨生成甘氨酸减少，氧化生成草酸增加，导致乙醇酸盐和草酸盐过度排泄。草酸盐主要通过尿液排泄，导致高草酸尿形成，肾髓质草酸盐沉积可致髓质草酸钙结晶形成，导致肾髓质钙化，进而发展为肾衰竭。随着肾功能的下降，草酸盐排泄减少，不溶性草酸钙结晶在多个器官组织沉积，累及肾脏、骨骼系统、视网膜、大动脉等器官，导致全身性草酸盐贮积症。

三、遗传机制

AGXT 基因定位于染色体 2q37.3（GenBank 编号：NT_005416），11 个外显子，AGT 由 392 个氨基酸构成，主要在肝细胞过氧化酶体中产生。单体型研究发现人类存在主要的等位基因（major alleles，AGXT-Ma）和次要等位基因（minor alleles，AGXT-Mi）在白种人中分布频率分别为 80% 及 20%，在日本和中国人群中，AGXT-Mi 频率只有 2%。主要和次要等位基因均可发生突变，目前为止，超过 150 个致病性 AGXT 突变已被报道，这些突变包括无义突变、错义突变、框移突变和剪切突变等。其中 c.508G>A（p.G170R）、c.33_34insC、c.731T>C 和 c.454T>A 是 PH I 最常见致病突变位点，其中 c.508G>A 位于 AGXT-Mi 上。既往将外显子 1.4 和 7 作为靶向序列进行分析，只能发现 70% 肝脏病理证实的 PH I 存在 AGXT 基因突变，故整个 AGXT 基因编码区及其剪切区序列分析能增加基因诊断的敏感性。

四、临床表现

儿童或青少年期起病，大部分患者 5 岁前起病，病程较长，临床表现多样、差异大，常累及肝肾重要脏器并引起功能衰竭。主要表现为复发性肾结石和肾钙质沉积症，早期可能只有血浆草酸浓度增加和尿草酸盐排出增加，随着结石形成可出现血尿和腹痛，引起泌尿系统感染和梗阻性肾病等并发症。逐渐发展为肾功能不全和尿毒症，多数患者 20 岁前死于肾衰竭。

五、实验室检查

1. 尿草酸水平测定　在疾病早期无任何临床症状时，收集 24 小时尿液测定草酸盐、肌酸酐和乙醇酸盐。典型的 PH I 患者的尿草酸排出增加，尿草酸浓度>1mmol/1.73m²（正常<0.5mmol/1.73m²）。但需排除肠胃疾病（如炎症性肠病、断肠综合征等）所引起的尿草酸水平上升。

2. 血浆草酸盐（POx）测定　当患者 GFR<

60ml/（min·1.73m²）时或慢性肾病患者建议测定血浆草酸盐。

3. 结石成分分析 PHⅠ的特征性改变为结石成分 95% 为单水草酸钙。

4. 基因检测 *AGXT* 基因测序分析。

六、影像学检查

CT 检查提示双肾多发铸型结石，双肾排泄功能受损。多普勒超声检查显示肝脏回声增粗，脾大，左房增大，左室壁增厚，左室舒张功能减退，提示存在草酸盐沉积的肾外表现。

七、诊断和鉴别诊断

肾结石成分和 *AGXT* 基因分析是 PHⅠ诊断的重要手段，其结石成分分析提示存在 95% 的单水草酸钙是 PHⅠ的一个特点，*AGXT* 基因测序检测其外显子及其剪切区分析有助于诊断。

八、治疗与随访

目前 PHⅠ的治疗尚无特效药物，肝肾联合移植治疗可有效纠正丙氨酸 - 乙醛酸盐氨基转移酶活性，从而在临床获得理想疗效，单纯肾移植因仍存在草酸代谢障碍导致肾衰竭。OxalEurope 专家组针对 PHⅠ疾病发展的各个阶段给出建议如下：摄入液体，充分水化，口服维生素 B₆ 和枸橼酸钾、碱化尿液和饮食治疗是主要保守治疗措施。大量饮水是指每天饮水量超过 3L/m²，饮水次数均匀分布在 24 小时内。婴幼儿不能耐受可考虑鼻饲或胃造瘘术。维生素 B₆ 是 AGT 的辅酶，口服维生素 B₆ 可使 10%~30%PHⅠ患者尿草酸盐下降。开始剂量为 5mg/（kg·d），逐步增加至最大剂量 20mg/（kg·d）。碱性尿液能增加草酸钙的溶解饱和度，减轻结石增大和肾髓质草酸钙质沉着，故对 PHⅠ患者可给予柠檬酸钾口服 0.1~0.3mg/（kg·d）。限制富含草酸的食物，如禁食菠菜、木耳、浓茶和巧克力等。但不限制钙的食入，饮食钙的限制会增加肠道草酸的吸收。当出现多发性结石，以及因其引起的感染和尿道梗阻时需要外科的干预。可考虑经皮肾镜取石，不主张体外震波碎石和开放性手术取石。如患者有反复肾绞痛，可考虑放置双J管。对已行肾脏替代治疗的患者，可考虑双侧肾切除以减少感染和梗阻等问题。

随着 PHⅠ病情进展，应先考虑器官移植，器官移植时应采用肝肾联合移植，不主张单独肾脏移植。肝肾联合移植应该在进展至慢性肾脏病 4 期前进行，避免草酸盐在其他器官沉积。这与其他原因引起的慢性肾脏病 5 期进行肾脏替代治疗不同。当不便行肝肾联合移植又有透析指征时，可选择高效的透析治疗，比如每日透析、夜间透析、腹透和血透结合，以及高通量透析。

九、遗传咨询与产前诊断

对有 PHⅠ表现型的患者进行基因检测，对确诊患者的家属进行筛查；对已经有 PHⅠ子女的父母进行产前突变分析，对父母或兄弟姐妹们进行扩大突变分析。

（黄新文）

参考文献

1. Cochat P, Groothoff J. Primary hyperoxaluria type 1: practical and ethical issues. Pediatr Nephrol, 2013, 28 (12): 2273-2281.
2. Cochat P, Rumsby G. Primary hyperoxaluria. N Engl J Med, 2013, 369 (7): 649-658.
3. Hori T, Egawa H, Kaido T, et al. Liver transplantation for primary hyperoxaluria type 1: a single-center experience during two decades in Japan. World J Surg, 2013, 37 (3): 688-693.
4. Nagara M, Tiar A, Ben Halim N, et al. Mutation spectrum of primary hyperoxaluria type 1 in Tunisia: Implication for diagnosis in North Africa. Gene, 2013, 527 (1): 316-320.
5. Roncador A, Oppici E, Talelli M, et al. Use of polymer conjugates for the intra peroxisomal delivery of engineered human alanine: glyoxylate aminotransferase as a protein therapy or primary hyperoxaluria type I. Nanomedicine, 2017, 13 (3): 897-907.
6. Cochat P, Hulton SA, Acquaviva C, et al. Primary hyperoxaluria Type 1: indications for screening and guidance for diagnosis and treatment. Nephrol Dial Transplant, 2012, 27 (5): 1729-1736.
7. Polgreen LE, Chahla S, Miller W, et al. Early diagnosis of cerebral X-linked adrenoleukodystrophy in boys with Addison's disease improves survival and neuro logical outcomes. Eur J Pediatr, 2011, 170 (8): 1049-1054.
8. Jacobsen JC, Glamuzina E, Taylor J, et al. Whole exome sequencing reveals compound heterozygosity for ethnically distinct PEX7 mutations responsible for rhizomelic chondrodysplasia punctata, type 1. Case Rep Genet, 2015, 2015: 1-4.

9. BK RAHA, ZSM HAQUE, N JAHAN, Rhizomelic Chondrodysplasia Punctata (RCDP) in a Newborn. Journal of Bangladesh College of Physicians and Surgeons, 2014, 32 (3): 175-177.

10. Salamian A, Mohamadynejad P, Ghaedi K, et al. C86Y: as a destructive homozygous mutation deteriorating Pex7p function causing rhizomelic chondrodysplasia punctata type I. Ann Clin Lab Sci, 2013, 43 (1): 76-80.

11. Landino J, Jnah AJ, Newberry DM, et al. Neonatal Rhizomelic Chondrodysplasia Punctata Type 1. J Perinat Neonat Nurs, 2017, 31 (4): 350-357.

12. Ferdinandusse S, Barker S, Lachlan K, et al. Adult peroxisomal acyl-coenzyme A oxidase deficiency with cerebellar and brainstem atrophy. J Neurol Neurosurg Psychiatry, 2010, 81 (3): 310-312.

13. Khromykh A, Solomon BD, Bodian DL, et al. Diagnosis of D-Bifunctional Protein Deficiency through Whole-Genome Sequencing: Implications for Cost-Effective Care. Mol Syndromol, 2015, 6: 141-146.

14. Khan AL, Wei XC, Snyder FF, et al. Neurodegeneration in D-bifunctional protein deficiency: diagnostic clues and natural history using serial magnetic resonance imaging. Neuroradiology, 2010, 52: 1163-1166.

15. Dick D, Horvath R, Chinnery PF. AMACR mutations cause late-onset autosomal recessive cerebellar ataxia. Neurology, 2011, 76: 1768-1770.

16. Smith EH, Gavrilov DK, Oglesbee D, et al. An adult onset case of alpha-methyl-acyl-CoA racemase deficiency. J Inherit Metab Dis, 2010, 33 (suppl. 3): 349-353.

第二十五章

高尔基体病

一、概述

高尔基体（Golgi apparatus）通常靠近细胞核，由一堆扁平囊组成。高尔基体的主要功能将内质网合成的蛋白质进行加工、分类、包装，然后分门别类地送到细胞特定的部位或分泌到细胞外。它接收来自 ER 的新合成的蛋白质，然后将这些相同的蛋白质输出到内小体 - 溶酶体系统和细胞表面。在通过高尔基复合体的转运过程中，对大多数蛋白质进行了关键修饰，包括其糖基化谱、硫酸化、磷酸化，以及蛋白水解裂解和加工，其结构和功能影响细胞内蛋白质等物质的翻译后修饰、折叠和运输。引起高尔基复合体的运输、形态学改变、糖基化缺陷，以及最终功能丧失，诱发许多疾病。近年来发现高尔基体的结构和功能的紊乱是神经退行性疾病诸如肌萎缩性侧索硬化（amyotrophic lateral sclerosis，ALS）、帕金森病、阿尔茨海默病、亨廷顿病和朊病毒疾病（prion diseases）等发生的重要起因。

二、病因及发病机制

1. 运输受阻　高尔基体碎裂是神经退行性疾病中观察到的一种典型表现，甚至被认为是神经元凋亡的始动因素。研究表明，高尔基体运输受阻均会导致高尔基体碎裂。脂质蛋白（proteolipid protein 1，PLP1）突变使 PLP1 突变体在内质网上重叠、积累并在高尔基体与内质网之间不断循环运输，导致高尔基体碎裂引发多种脱髓鞘性疾病（如 Pelizaeus-merzbacher 症）。编码运动神经元 1 蛋白的 SMN1 基因突变导致反式

高尔基体运输的阻断，最终导致相应生长锥缺陷引发另一种神经退行性疾病 - 近端脊髓性肌萎缩症。此外，高尔基体应激通过磷酸肌醇、蛋白激酶 D/ 蛋白激酶 D、RAS/MAPK 激酶、cAMP/PKA 等信号通路发挥作用，参与缺血性脑卒中、脊髓损伤及神经变性疾病等发病机制。磷酸肌醇 -4- 磷酸［PI（4）P］在调节高尔基体的功能中发挥着独特的作用，PIK1 基因的突变编码为 PI4-kinase，负责在酵母中生成高尔基 PI（4）P，导致各类蛋白的顺行运输严重缺陷。蛋白激酶 C（PKC）亚基 PKC-η 或蛋白激酶 D（PKD）选择性的激活，导致高尔基体碎裂。高尔基体的形态和形成均依赖于调控子四聚体 PKA，PKA 调节亚基使 RNAi 耗尽或抑制 PKA 与特定药物诱导的高尔基体断裂。ABCB6（ATP-binding cassette sub-family 8 member 6，ABCB6）基因编码在表皮中表达的蛋白质，通常定位于内小体样室和树突尖端，其突变导致蛋白保留在高尔基复合体内引发一种以皮肤出现无症状的高色素和低色素斑为特征的遗传性色素异常疾病。

2. 糖基化障碍　糖基化是一种酶定向位点的过程，每一种糖基化都具有延伸链的特异性糖基转移酶，糖基转移酶突变、供体（核苷酸糖转运体）或酶再循环 / 重组组件（COG、SEC、golgins）糖转运蛋白功能缺陷均可能引起先天性糖基化异常疾病（congenital disorders of glycosylation，CDG）。主要的糖基化途径包括连接到天冬酰胺或精氨酸侧链的氮的 N- 连接聚糖，连接在丝氨酸、苏氨酸、酪氨酸、羟赖氨酸或羟脯氨酸侧链的羟基氧上的 O- 连接聚糖，或连接在脂质上的氧，

例如通过磷酸丝氨酸的磷酸酯连接的神经酰胺磷酸聚糖、C连接聚糖（一种罕见的糖基化形式，其中糖被添加到色氨酸侧链上的碳上）、糖基化是一种GPI锚的添加，它通过糖蛋白键将蛋白质与脂类联系起来。据报道，人类有超过40种糖基化障碍疾病，包括四类：蛋白N-糖基化障碍、蛋白O-糖基化障碍、脂质糖基化障碍和其他多糖基化途径障碍。

三、遗传机制与临床表现

遗传性高尔基体疾病包括糖基化异常、高尔基体碎裂等引发疾病，多为常染色隐性遗传。参与低聚糖合成和功能的大约50多个基因，目前已鉴定出约21种不同类型的CDG，*PMM2*基因（CDG Ia）中的p.R141H是高加索人中最常见的突变。这种常染色体隐性遗传病具有广泛性、多样性、严重性，累及多系统，80%影响神经系统。症状往往与年龄有关，在新生儿期或婴儿早期，可表现为不典型形态（例如，面部畸形、小头畸形、乳头内翻和脂肪垫）、胎儿非免疫性水肿、发育不良、免疫系统缺陷、斜视、眼震、发育迟缓、癫痫发作、轴性眼震；脑发育不全，灰质和白质同时丧失，尤其影响脑桥和小脑。小脑萎缩可在儿童早期进展，但在青春期稳定。足月新生儿颅内出血或由凝血缺陷引起的短暂性脑卒中样发作可能发生，随后，视网膜病变和外周神经病变逐渐发展。可以发现骨骼变形，即后凸和脊柱侧凸。由于严重感染或器官衰竭，儿童死亡率很高。在青春期，急性趋于稳定，成年期为永久性、非进行性共济失调、稳定的智力低下和外周神经病变。除了这些症状外，各种先天性糖基化异常患者还可能出现脑积水、巨脑、心脏病、肾衰竭、白细胞增多并严重肺炎、极端高温、鱼鳞病和皮肤皱纹等（表25-1）。

神经退行性疾病的特征是神经元和脑区特定群体的进行性和广泛性神经元丢失，出现相应的临床表现。GA片段化与错误折叠或异常蛋白质（包括SOD1突变体、α-突触核蛋白等）的聚集和积累，从而扰乱钙稳态、激素的调节、脂质代谢引起神经变性。其特征在于中枢神经系统中特定神经元的进行性丧失。

四、实验室检查

眼科和肌电图、X线，超声、MRI和CT检查可以帮助先天性糖基化疾病诊断。脑、眼、肝、肠和周围神经组织的组织学研究有助于先天性糖基化Ia患者的诊断。先天性糖基化疾病的诊断常见的筛查方法包括等电聚焦/聚丙烯酰胺凝胶电泳（IEF）、琼脂糖电泳、毛细管电泳、高效液相色谱、微柱分离结合比浊法、酶-（EIA）和放射免疫分析（RIA）等，这些方法不能识别所有的先天性糖基化疾病，因此需要还进行膜连锁标记和尿液低聚糖分析。

五、诊断和鉴别诊断

先天性糖基化疾病的诊断以及详细亚型分析可通过使用代谢标记和各种（如质谱）技术对受影响的脂质连接的寡糖或蛋白质-（肽）-连接的聚糖进行结构分析，以及外周白细胞/培养的成纤维细胞中酶活性的降低或受影响的转运蛋白和其他功能蛋白的分析，以及特定基因突变的鉴定进行诊断。

与慢性神经退行性疾病包括阿尔茨海默病（AD）、帕金森病（PD）、亨廷顿病（HD）、肌萎缩性侧索硬化（ALS）、不同类型脊髓小脑共济失调（SCA）、Pick病等鉴别。

六、治疗与随访

对于神经退行性疾病来说，阻断一个或两个途径不能明显减少神经元全面的功能障碍和损失。随着对神经退行性疾病研究的不断深入，利用多途径、多靶点的优势治疗，对改善神经退行性疾病患者的症状，调理脑功能，起到很好的治疗作用。神经退行性疾病发病所伴随的病理变化是不可逆的，在患者出现认知障碍时，病程往往已到中晚期，此时治疗只能减缓疾病的发展，不能从根本上逆转神经网络的损伤。因此，对于神经退行性疾病应该尽早地做出诊断和鉴别诊断，给予神经保护和支持治疗（对症治疗，适当锻炼），部分疾病可通过药物进行特殊治疗，坚持定期随访。

1. 糖基化失调类疾病　MPI-CDG是唯一可常规治疗的CDG。MPI的缺陷（果糖-6-P→Man-6-P）可以通过口服甘露糖补充剂治疗迅速逆转低血糖、凝血障碍和蛋白丢失性肠病，但不能改善已存在的肝纤维化或肝结构异常。合适剂量非常重要，甘露糖几乎没有副作用（偶尔腹泻和腹胀），但过多的甘露糖增加非酶蛋白糖化，也可以导致MPI-CDG患者的能量下降（通过缓慢代谢的Man-6-P的积累超过改善糖基化所需的量）。

表 25-1　高尔基体疾病相关基因与临床表现

疾病名称	基因功能	基因	染色体定位	临床症状
MGAT2-CDG（CDG-Ⅱa）[a]	N-乙酰葡糖胺基转移酶Ⅱ	MGAT2	14q21.3	精神发育迟滞，畸形，癫痫发作
I-细胞病	GlcNAc-1-P 转移酶	GNPTA	12q23.2	严重的发育异常
SLC35C1-CDG（CDG-Ⅱc）	GDP-岩藻糖转运蛋白	FUCT1	11p11.2	严重的精神运动迟缓，张力减退，外周中性粒细胞升高
B4GALT1-CDG（CDG-Ⅱd）	β1,4-半乳糖基转移酶	B4GALT1	9p21.1	肌张力下降，自发性出血，Dandy-Walker 畸形
COG1-CDG（CDG-Ⅱh）	寡聚高尔基体亚基1	COG1	17q25.1	轻度 MR，张力减退，生长迟缓，进行性小头畸形，肝脾大
COG4-CDG	寡聚高尔基体亚基4	COG4	16q22.1	轻度精神发育迟滞，轻度变形，癫痫，反复呼吸道感染，轻度共济失调
COG5-CDG	寡聚高尔基体亚基5	COG5	7q22.3	中度精神发育迟滞伴小脑萎缩，肌张力减退
COG6-CDG	寡聚高尔基体亚基6	COG6	13q14.11	早期死亡，严重神经功能缺损，癫痫发作，呕吐，颅内流血
COG7-CDG（CDG-Ⅱe）	寡聚高尔基体亚基7	COG7	16p12.2	早期死亡，畸形，张力减退，肝大，反复发作，感染，心力衰竭，皮肤过度
COG8-CDG	寡聚高尔基体亚基8	COG8	16q22.1	MR，张力减退，脑病
SLC35A1-CDG（CDG-Ⅱf）	CMP-唾液酸转运蛋白	SLC35A1	6q15	转铁蛋白正常，血小板减少症，血小板糖蛋白异常
ATP6V0A2-CDG	高尔基 pH 调节剂	ATP6V0A2	12q24.31	皮肤松弛，皱纹皮肤结缔组织无力，大囟门，可变精神发育迟滞
软骨发生 1A 型	高尔基体结构	GMAP210	14q32.12	头骨软骨化，短肋骨容易骨折，肢体极短，脊柱和骨盆骨化异常
骨性黏液性皮肤病	高尔基体结构	SCYL1BP1	1q24.2	皱纹松弛皮肤，骨质疏松，可变生长迟缓
先天性红细胞生成性贫血（CDAⅡ）	ER-高尔基体蛋白	SEC23B	20p11.23	贫血，黄疸，脾大，胆囊疾病
颅骨-透明性发育不良（CLSD）	ER-高尔基体蛋白	SEC23A	14q21.1	面部畸形，缝线型白内障与骨骼缺损
Walker-Warburg 综合征	o-甘露糖基转移酶	POMT1,POMT2	9q34.13 14q24.3	婴儿期死亡，严重肌肉无力，精神发育减退，神经元迁移障碍，异常眼畸形
肌肉-眼-脑疾病（MEB）	O-甘露糖基 GlcNAc 转移酶	POMGnT1	1p34.1	严重的肌肉无力，智力低下，癫痫，神经元迁移障碍，眼部异常
Fukuyama 型先天性肌营养不良（FCMD）	Putative-糖转移酶	Fukutin	9q31.2	严重的近端和轴向肌无力，智力低下，癫痫和神经元异常迁移

续表

疾病名称	基因功能	基因	染色体定位	临床症状
先天性肌营养不良症 1C 型 (MDC1C)	Fukutin 相关蛋白, Putative- 糖基转移酶	FKRP	19q13.32	肌张力减退, 运动发育障碍伴呼吸肌无力
先天性肌营养不良症 1D 型 (MDC1D)	Putative- 糖基转移酶	LARGE	22q12.3	肌肉萎缩症伴有严重的精神发育迟滞
常染色体隐性遗传 GPI 锚定缺陷	GPI 生物合成中的第一个甘露糖糖基转移酶	PIGM	1q23.2	静脉血栓与癫痫发作
高磷酸盐血症性精神发育迟滞综合征	GPI 生物合成中的第二个甘露糖糖基转移酶	PIGV	1p36.11	高磷酸盐血症, 精神发育迟滞和独特的面部特征
Amish 婴儿癫痫	Sia2,3Galb1,4Glc-Cer 合成酶 (GM3)	SIAT9	2p11.2	伴有强直 - 阵挛性发作的神经功能下降和发育停滞
多发性遗传性外生骨疣	硫酸乙酰肝素共聚焦酶	EXT1, EXT2	8q24.11 (AD) 11p11.2 (AD)	结缔组织异常伴皮肤松弛, 张力低下和发育迟缓
Ehlers-Danlos syndrome progeroid	木糖蛋白 B-1,4- 半乳糖基转移	B4GALT7	5q35.3	过早的钙化, 脊柱侧弯, 马蹄内翻足
萎缩性软骨发育不良	阴离子 (硫酸盐) 转运蛋白	DTDST	5q32	过早的钙化, 脊柱侧弯, 马蹄内翻足
脊椎上肢骺发育不良	30- 磷酸腺苷 -50- 磷酸硫酸合酶 (PAPS)	ATPSK2	10q23.2-q23.3	骨骼发育异常与直线生长
脊椎上肢骺发育不良 (Omani 型)	软骨素, 6- 磺基转移酶	CHST3	10q22.1	智力正常, 成人身高降低, 进行性脊柱侧凸, 关节脱位, 心脏受累, 轻度短指, 露指和小牙
黄斑角膜营养不良	GlcNAc-6- 磺基转移酶	CHST6	16q23.1	渐进性角膜混浊
内收拇指 - 马蹄足综合征	N- 乙酰半乳糖胺, 4-O- 磺基转移酶 1	CHST14	15q15.1	先天性拇指和足部挛缩伴关节不稳, 面部劈裂, 凝血功能障碍, 皮肤异常, 心脏, 肾脏或肠道缺陷
Schneckenbecken 发育不良	UDP-GlcA/UDP-GalNAc 高尔基体转运蛋白	SLC35D1	1p31.3	严重缩短长骨, 肢体骨骼弯曲, 椎体不健全
家族性肿瘤性钙质沉着症	GalNAc 移移酶	GALNT3	2q24.3	皮肤和组织中都有大量的钙沉积物

疾病名称	基因功能	基因	染色体定位	临床症状
Tn 综合征	b1,3GalT 的伴侣	COSMC	Xq24	血液学异常,包括贫血,白细胞减少,血小板减少
Peters plus syndrome	b-1,3 葡萄糖基转移酶特异性针对血小板反应蛋白 1 型重复的 O-岩藻糖	B3GALTL	13q12.3	智力低下伴产前生长迟缓,身材矮小,短肢畸形,短肢畸形和眼畸形
肌萎缩侧索硬化(ALS)	超氧化物歧化酶-1	SOD1	21q22.11	早期症状轻微,易与其他疾病混淆。患者可能只是感到有一些无力,肉跳,容易疲劳等等一些症状,渐渐进展为全身肌肉萎缩和吞咽困难。最后产生呼吸衰竭
多系统萎缩(MSA)		COQ2	4q21.22-q21.23	中年期发病,男性发病率稍高,缓慢起病,逐渐进展。首发症状多为自主神经功能障碍,帕金森综合征和小脑共济失调,少数患者也有以肌萎缩起病的。不论以何种神经系统的症状共群起起病,当疾病进一步进展都会出现两个或多个系统的神经症症状群
先天性糖基化障碍 II 型(CGD-II)		TMEM165	4q12	精神运动迟缓和骨发育不良,身材矮小,面部畸形,皮肤敏松,脂肪分布异常,趾甲畸形,釉质发育不全,多发骨骼异常
近侧脊髓性肌萎缩症		SMN	5q13.2	脊髓前角细胞变性,临床表现为进行性,对称性,肢体近端为主的广泛性迟缓性肌瘫与肌萎缩。智力发育及感觉均正常。各型区别根据起病年龄。病情进展速度及存活时间长短而定
遗传性色素异常症	ATP 结合盒转运蛋白	ABCB6	2q35	本病起于婴幼儿期,青春期明显,以后缓慢发展,持续终身。损害对称分布于四肢末端及手足背,可累及前臂和小腿伸侧,皮损泛发至躯干。及颈,锁骨上部,面部和口腔黏膜,掌跖不累及。损害为点状至黄豆或更大的黄褐色至褐色斑疹,不融合,类似雀斑,同杂以色素减退的斑点,相互交织成网状图形。有的患儿可于生后甲皱襞处或手指远端出现色素损伤。夏季皮损加重,色素更深
Angelman 综合征		UBE3A		神经发育障碍

2. SLC35C1-CDG　通过增加 GDP-Fuc 的合成，可以避免由高尔基 GDP-Fuc 转运体突变引起的高尔基器腔内 GDP-Fuc 利用率的降低。口服 Fuc 通过保护 GDP-Fuc 合成途径增加 GDP-Fuc 的合成，具有显著的临床疗效。在摄取岩藻糖几天内，中性粒细胞计数正常化，功能 E- 和 P- 选择素配体在髓鞘细胞上表达。治疗的成功依赖于允许 GDPFUC（68）转运的突变。

3. PIGM-CDG　转录因子 Sp1 与 *PIGM* 基因突变启动子区域的结合改变导致其组蛋白低乙酰化并抑制其转录。转录的成功增加可以通过使用去乙酰化酶抑制剂丁酸酯来实现。治疗 PIGM-CDG 导致顽固性癫痫发作。

七、遗传咨询与产前诊断

CDG 的产前诊断需要基于酶测定或突变分析，由于疾病的严重性，常需要基于多个突变和多态标记连锁分析。

（黄新文）

参考文献

1. Fan J, Hu ZP, Zeng LW, et al. Golgi apparatus and neurodegenerative diseases. Int. J. Devl Neuroscience, 2008, 26: 523-534.

2. Ganetzky R, Reynoso FJ, He M. Congenital disorders of glycosylation. Biomarkers in Inborn Errors of Metabolism, 2017, 343-360.

3. Marklova E, Albahri Z. Screening and diagnosis of congenital disorders of glycosylation. Clin Chim Acta, 2007, 385: 6-20.

4. Charlwood J, Clayton P, Keir G, et al. Prenatal diagnosis of the carbohydrate-deficient glycoprotein syndrome type IA by the combination with the enzymology and genetic linkage analysis after amniocentesis or chorionic villus sampling. Prenatal Diagn, 1998, 18: 693-699.

5. Nogueira C, Quelhas D, Vilarinho L. Prenatal diagnosis for CDG Ia based on post-mortem molecular study of Guthrie card. Mol Genet Metab, 2006, 87: 379.

6. Marquardt T, Luhn K, Srikrishna, et al. Correction of leukocyte adhesion deficiency type II with oral fucose. Blood, 1999, 94: 3976-3985.

7. Hidalgo A, Ma S, Peired AJ, et al. Insights into leukocyte adhesion deficiency type 2 from a novel mutation in the GDP-fucose transporter gene. Blood, 2003, 101: 1705-1712.

8. Almeida AM, MurakamiY, Baker A, et al. Targeted therapy for inherited GPI deficiency. N Engl J Med, 2007, 356: 1641-1647.

第五篇

器官组织相关疾病

近年来,基因组学、分子生物学和分子遗传学理论技术的临床应用,有力地推动着遗传代谢病诊断治疗进入了一个崭新的发展时期,越来越多的遗传代谢病患者得到及时确诊,其针对性治疗、预后评估乃至预防工作都有了精准医学实验依据。同时,临床实践中不属于传统代谢通路或细胞器疾病而特定器官或系统受累表现突出的遗传代谢病种类不断被发现,此类疾病的临床诊断和治疗工作已经成为当前临床医学的一个重要内容。

针对以上需求,在系统阐述代谢通路和细胞器遗传代谢病防治理论基础上,本书进一步对肝脏、心血管、内分泌、神经、血液、免疫、骨骼、肌肉、呼吸、肾脏和皮肤等器官或系统临床表现突出的大约150种遗传代谢病的防治经验进行系统总结,为此类疾病患者的临床管理提供理论支持。

第二十六章

肝脏遗传代谢病

肝脏是人体物质代谢的主要场所,也是遗传代谢病发生时常会累及的器官之一。本章主要阐述肝脏遗传代谢病的病因、发病机制、遗传机制、实验室检查、诊断及鉴别诊断、治疗、遗传咨询及产前诊断注意事项。

第一节 进行性家族性肝内胆汁淤积症

进行性家族性肝内胆汁淤积症(progressive familial intrahepatic cholestasis,PFIC)是一组常染色体隐性遗传病,因基因突变导致胆汁排泌障碍,临床以肝内胆汁淤积为主要表现,通常在婴儿期或儿童期起病,部分患者最终发展为终末期肝病。目前鲜见 PFIC 确切发病率的报道,有文献估计为 1/50 000~1/100 000。根据其致病基因不同,最近将 PFIC 主要分为 6 型:PFIC-1 由 *ATP8B1* 基因突变引起,导致该基因编码的 P 型 ATP 酶——FIC1 缺陷;PFIC-2 源于编码胆盐排泄泵(bile salt exportpump,BSEP)蛋白的基因 *ABCB11* 突变;PFIC-3 为编码多药耐药糖蛋白(MDR3)的 *ABCB4* 基因的突变所致;PFIC-4 是由编码紧密连接蛋白(zona occludens 2,ZO-2)的 *TJP2* 基因突变引起;PFIC-5 由编码法尼酯 X 受体的 *FXR* 基因突变引起;PFIC-6 由编码 Vb 型肌球蛋白的 *MYO5B* 基因突变导致。

一、进行性家族性肝内胆汁淤积症 1 型 (PFIC-1)

PFIC-1 也称为 Byler 病,由 *ATP8B1* 基因突变引起,导致该基因编码的 P 型 ATP 酶——FIC1 缺陷。传统上认为 *ATP8B1* 基因突变引起两种不同的疾病,即 Byler 病或进行性家族性肝内胆汁淤积症 1 型和良性复发性肝内胆汁淤积症。然而,最近这两种病被认为是一种疾病的两种不同结局。

(一)临床特点

PFIC-1 表现为持续的胆汁淤积伴有瘙痒,通常在 1 岁以内发病,并逐渐进展为肝硬化和肝衰竭。PFIC-1 平均起病年龄为 2 个月,但是一些患者婴儿期开始发病并不出现胆汁淤积,直至青少年期才出现胆汁淤积;生后第一个月腹泻、营养吸收不良、生长落后比较常见。脂溶性维生素吸收不良导致致命的出血状况(维生素 K 缺乏)、佝偻病(维生素 D 缺乏)、神经肌肉功能异常(维生素 E 缺乏)。一般在儿童早期不发生终末期肝病,但在 10~20 岁逐渐进展为肝硬化。随着病情进展出现肝、脾大。

瘙痒是大多 PFIC-1 型胆汁淤积患者的主要特点。但与胆红素的高低不成比例。由于神经发育不完善,搔抓动作不协调,瘙痒在 6 个月前并不明显,但可表现为激惹、烦躁、睡眠不安。搔抓首先表现为抓耳朵和眼睛;1 岁时表现为全身皮肤因搔抓出现破损,上下肢身侧面较为严重,药物治疗瘙痒效果不佳。相较于其他原因的胆汁淤积患者不出现黄瘤。

生长迟缓是 PFIC-1 型患者的另一主要特点,大多数患者身材矮小(低于 5 个百分位),但身高比体重常正常,未经有效治疗的患者青春期发动及性发育延迟,经有效治疗的患者性发育正常,一些人可正常生育,经有效治疗患者的智力、学习成绩正常，但在治疗前常常智力落后，可能由于瘙痒、睡眠不安及注意力不集中导致。PFIC-1型可有许多肝外表现，如反复胰腺炎、腹泻、感音性耳聋、慢性咳嗽、喘息、食欲不振、尿色深及体重减轻等。

（二）实验室检查

PFIC-1表现为转氨酶仅轻度升高；正常或低γ-谷氨酰转肽酶（GGT），即使严重胆汁淤积血胆固醇也基本正常；接受微粒体诱导如镇静剂可使GGT升高到100以上；血清碱性磷酸酶、胆红素和胆盐与其他胆汁淤积性疾病不同，在疾病的早期升高不明显。血清转氨酶常在2倍正常上限以下。长期胆汁淤积相关并发症，包括脂溶性维生素缺乏。肝损伤逐渐进展出现凝血功能异常、血细胞异常等肝衰竭和门脉高压的表现。PFIC-1血清原发性胆汁酸高可与胆汁酸合成障碍鉴别。

（三）病理组织学特点

PFIC1早期病理表现为肝细胞和胆管内胆汁淤积，小叶结构混乱，肝细胞形成假腺样结构。少数巨肝细胞转化和肝细胞气球样变。在婴儿巨肝细胞较多，随着年龄增加减少。婴儿胆管损伤轻微，但后来损伤明显，导致胆管减少。退化的胆管上皮细胞呈凋亡变化，核小而深染，胞浆淡染，胆管腔消失，但炎症不明显。早期即可有纤维化，76%的患者2岁时即可有一些肝纤维化。PFIC-1特征是毛细胆管胆汁淤积和门静脉周围肝细胞化生，但无胆管增生、巨核细胞和门静脉纤维化。

（四）PFIC-1基因机制

对Byler和BRIC-1的患者进行基因连锁分析，发现为同一基因的突变，即ATP8B1基因。此基因属于P型ATP酶亚族4家族成员之一，位于常染色体18q21上，包括28个外显子，基因组序列长度至少77kb。ATP8B1 mRNA包括3 753个编码核苷酸，编码P型ATP酶，即FIC-1蛋白。FIC1蛋白由1 251个氨基酸残基构成，包括10个典型的P型ATP酶区域。FIC-1蛋白主要位于肝细胞毛细胆管膜上皮、胆管上皮细胞和肠上皮细胞的顶端，为一种氨基磷脂易位酶，依靠ATP水解的能量，将磷脂酰丝氨酸由肝小叶胆管膜外转入细胞膜内，保持磷脂酰丝氨酸在脂质双层中的不对称分布，从而维持胆管膜对疏水胆盐的抵抗力，保证胆盐有效地转运。在肝外其他脏器如肾脏、胰和小肠中也有表达，故PFIC1患者常有肝外表现。ATP8B1基因突变导致胆汁淤积的具体

机制尚不清楚，目前推测当FIC1蛋白功能异常时，可能会间接扰乱胆管的胆汁酸分泌功能，致胆管胆汁酸浓度降低。有研究显示，ATP8B1基因突变会导致法尼酯X受体（FXR）的翻译前体改变，导致其核定位能力及转录活性增强。FXR是一种核受体，在胆汁酸代谢中起调节作用。最早的研究显示，FIC1蛋白缺陷与FXR活性降低有关。FXR活性降低会下调胆盐输出泵（BSEP）在肝脏中的表达，且上调胆汁酸的合成和回肠顶端Na⁺依赖性胆盐转运体（ASBT）的表达。这些变化导致肠道胆汁酸重吸收增加和肝细胞胆汁酸分泌减少，从而产生显著的高胆烷血症。但目前对这一研究尚存争议。

PFIC-1及BRIC-1患者ATP8B1突变包括剪切位点突变、无义突变、小插入或缺失突变、移码突变、大片段缺失、错义突变等。ATP8B1突变基因型与临床病情的严重程度有关。有学者认为ATP8B1基因突变导致功能不足引起BRIC，BRIC患者中错义突变较为常见，约58%，而PFIC患者中仅为38%。而无义突变、移码突变和大片段缺失在PFIC患者中比例约41%，在BRIC患者中仅为16%。基因分析的结果显示，PFIC-1中以ATP8B1基因的框移突变和大片段的基因缺失分别导致的无义突变和缺失突变为主。推测PFIC1的ATP8B1基因突变导致翻译的蛋白无功能和有功能的蛋白减少，使FIC-1蛋白的功能严重受损，而BRIC-1的FIC1蛋白活性还部分残留。

（五）治疗与预后

该病的自然预后很少有临床报道，临床干预改变了疾病的过程。早期出现胆汁淤积未经治疗的患者很少能活到30岁，也有婴儿期良性反复发作性胆汁淤积成人后发展为持续性胆汁淤积。PFIC-1型的治疗包括慢性胆汁淤积相关的标准治疗以及肝内胆汁淤积的特殊治疗。对所有慢性胆汁淤积都必须补充和检测脂溶性维生素。PFIC凝血障碍可导致儿童颅内出血和死亡特别是婴儿期维生素K缺乏没有补充。中链脂肪酸营养补充，可保证能量。瘙痒是PFIC最难治疗的。抗组胺药及熊去氧胆酸的作用有限。阿片拮抗剂的效果也不确定。利福平的作用也报道常常是暂时性，因此PFIC-1的顽固性瘙痒的常用治疗方法效果很差。有些PFIC-1患者进行肠肝循环阻断临床和生化可得到很大的改善。其作用机制还不完全清楚。可能与胆汁酸池的成分改变有

关。应用胆酸转运阻断剂或胆酸螯合剂等药物阻断肠肝循环理论上可以代替转流术。密切注意后一种方法胆管内胆酸的水平较低可能导致脂溶性维生素缺乏，导致凝血障碍。个例报道短期的鼻胆管引流，可使 BRIC-1 患者症状长期缓解。

二、进行性家族性肝内胆汁淤积症 2 型 (PFIC-2)

(一) 临床特点

PFIC-2 的患者通常在新生儿期表现为进行性胆汁淤积，若不治疗更易快速进展为肝硬化。临床表现中与维生素 K 缺乏相关的易激惹和出血比较常见。维生素 D 缺乏引起的佝偻病是另外常见的并发症，即使无黄疸，患者也可表现为维生素缺乏。生长发育障碍与脂肪吸收障碍有关。大多数患者表现为肝大，显著的脾大提示存在晚期纤维化或肝硬化引起的门静脉高压。由于胆汁酸的分泌障碍和胆汁及胆固醇的淤积，至少 30% 患者可出现胆石症。与 PFIC-1 型患者类似，该病患者并不会出现黄色瘤。肝外临床表现有助于 PFIC-1 与 PFIC-2 的鉴别诊断。水样泻、胰腺炎、听力损害可出现在 PFIC-1 患者，PFIC-2 患者则无相关表现。

在出现肝硬化之前，瘙痒是大多数患者一个显著的特征。瘙痒常与黄疸的程度不成比例，在生后第一个月瘙痒症状并不明显。PFIC 2 型患者有发生肝细胞癌和胆管癌的风险。恶性肿瘤可以发生在 10 月龄及经过胆汁分流术肝功能正常的患者。

研究发现表现为 BRIC 的患者存在 *ABCB11* 基因突变，称为 BRIC 2 型；ABCB11 单核苷酸多态性与妊娠期肝内胆汁淤积症相关。

(二) 实验室检查

PFIC 2 型患者 GGT 低，并且胆固醇水平正常或接近正常，转氨酶明显升高，常常 5 倍以上正常上限升高这一点可以和 PFIC1 型鉴别。在使用肝微粒体酶诱导剂，如苯巴比妥或利福平的患者中，血清 GGT 水平可能会大于 100IU/L。血清碱性磷酸酶、胆红素、胆盐水平与许多其他类型的胆汁淤积疾病并无区别。由于长期胆汁淤积，营养吸收不良，患者血脂溶性维生素检测低下。

(三) 组织病理学

PFIC 2 型在肝脏形态学上表现为新生儿肝炎合并巨肝细胞转化，小叶内胆汁淤积持续可超过新生儿期。胆管性胆汁淤积在肝小叶 3 区尤为明显。肝细胞气球样胆汁淤积和肝细胞孤立样坏死也可见到。肝细胞损伤导致静脉周围、肝细胞周围、门静脉周围纤维化，并进展为肝硬化。在门静脉周围可见轻微的胆管增生和散在多核白细胞浸润。小叶间胆管是正常的。电子显微镜可见微绒毛消失和胆小管扩张，胆小管内可见细颗粒或丝状胆汁。PFIC2 型肝组织病理表现，见文后彩图 26-1。

(四) 遗传学

进行性家族性肝内胆汁淤积症 2 型是一种常染色体隐性遗传病。由 *ABCB11* 基因突变导致，此基因编码 ABCB11 蛋白，又称 BSEP 蛋白(胆盐输出泵)。ABCB11 位于 2q24，包括 28 个外显子。超过 100 种基因突变已被发现，包括错义突变、无义突变、缺失和插入突变、大片段突变。这些突变导致不同严重程度的遗传性胆汁淤积和易患获得性胆汁淤积，如药物性胆汁淤积和妊娠期肝内胆汁淤积症，最常见的是错义突变。在部分 BRIC 患者中也发现有 *ABCB11* 基因突变，称此类病为 BRIC2。BSEP 蛋白位于毛细胆管膜一侧，具有底物特异性，与单价胆汁酸盐结合，通过 ATP 的水解将胆盐逆浓度梯度泵入毛细胆管内，是一个主要的毛细胆管胆汁酸盐转运系统。这种由胆盐输出泵介导的胆盐从毛细胆管的分泌，是人类胆汁形成的主要驱动力。BSEP 蛋白缺陷会导致胆盐分泌显著减少，胆流减少，使肝细胞内胆盐淤积导致肝细胞进行性损伤。BSEP 基因突变与表现型的关系目前尚不清楚，常提示 PFIC2 和 BRIC2 中的一种表型。PFIC2 患者 BSEP 的突变大约半数会导致编码蛋白区域的密码提前终止或移位，可发生多种突变，包括错义突变、无义突变、缺失突变等。突变的患者肝细胞毛细胆管极少或不能检测到 BSEP，这表明 PFIC2 患者的 BSEP 基因突变常不能产生 BSEP 蛋白或表达的 BSEP 蛋白不能进入到毛细胆管膜内，导致 BSEP 蛋白功能缺陷。而 BRIC2 以错义突变为主，多发生在含 Walker A/B 基序和 ABC 标记的核苷结合折叠 (NBFs)。

研究发现 2 个蛋白截断的突变存在患者发生肝细胞癌的风险，38% 的携带者出现恶性肿瘤；ABCB11 错义突变和单核苷酸多态性可导致 BSEP 在内质网或 mRNA 剪接过程中表达异常。在蛋白质或 mRNA 水平(或两者)的原始缺陷常导致 BSEP 缺陷。一些特殊治疗方案通过纠正 BSEP 在细胞表面的不正常表达或通过调节剪接缺陷可能有效。

(五) 治疗

PFIC-2 治疗同 PFIC-1,补充脂溶性维生素、富含中链脂肪酸营养饮食,可保证能量;瘙痒的处理也同 PFIC-1;由于 PFIC-2 仅肝脏受累,因此对于终末期患者肝移植是较好选择。

三、进行性家族性肝内胆汁淤积症 3 型 (PFIC-3)

进行性家族性肝内胆汁淤积症 3 型是一种常染色体隐性遗传性疾病,它的部分临床表现与 PFIC-1 和 PFIC-2 重叠,尤其是在起病早期。但它可以通过血清 GGT 水平增高,组织学上胆小管增生、门静脉纤维化、显著肝内外胆管炎症相区别。这些患者在胆汁磷脂分泌方面存在缺陷,与 ABCB4 突变相关(曾被称为 MDR3,编码第 Ⅲ 类多重耐药 P- 糖蛋白 MDR3)。由这个基因缺陷导致的疾病谱已扩大到包括年长儿童和成人的不同表现。

(一) 临床特征

在婴儿期可表现为黄疸、肝大、脾大、大便色浅。与 PFIC1 和 PFIC2 相比,该病起病年龄非常广泛,从 1 个月至 20.5 岁(平均 3.5 岁),伴有导致截短蛋白的纯合无义突变的患者起病早,而纯合或杂合错义突变起病较晚。在 Jacquemin 等报道的 31 个系列患者中,胆汁淤积在新生儿中不常见,但 1/3 的患者在 1 岁时表现突出。瘙痒比 PFIC-1、PFIC-2 少见,并且通常轻微。身高和体重随着疾病进展可能低于正常。肝脏疾病倾向于缓慢进展为胆汁性肝硬化,伴或不伴明显的胆汁淤积性黄疸。该病在青少年和青年人肝硬化、胆汁淤积、静脉曲张破裂出血的无症状病例中也有报道。PFIC3 患者罕有患肝细胞癌的报道,胆管癌从未被报道。

(二) 实验室检查

与 PFIC-1 和 PFIC-2 相比,PFIC-3 血 GGT 浓度升高,并且通常高于正常值的 13 倍以上。这可以与其他 PFIC 相鉴别,但不能与其他血清 GGT 升高的遗传性或获得性胆汁淤积症区别。其他常用的肝功能检测指标有不同程度的升高,包括血清谷丙转氨酶(高于正常 5 倍)、结合胆红素(高于正常 2 倍)和碱性磷酸酶(高于正常 2

倍)。血清胆固醇浓度通常正常。血清总胆汁酸浓度最高可升至正常值的 25 倍,但胆源性的胆汁酸浓度是正常的。PFIC-3 的主要特点是胆汁磷脂浓度显著降低。研究发现 PFIC-3 患者中,胆汁磷脂的平均浓度是 1.4mmol/l,而胆汁淤积对照组胆汁磷脂的平均值是 29.1mmol/l。

(三) 组织病理学

PFIC-3 与 PFIC-1 和 PFIC-2 的形态学不同。尽管肝内外胆管通畅,早期可见显著的胆管增生伴有炎症浸润,也可见胆汁淤积伴巨细胞转化,孤立的嗜酸性的坏死肝细胞。胆管周围硬化影响小叶间胆管最终的形成。广泛的门静脉纤维化演变为年长儿童的胆汁性肝硬化。电镜可发现胆固醇晶体的存在和胆小管微绒毛的缺失。胆小管 MDR3 蛋白的免疫染色是多样的,并依赖于 ABCB4 突变的类型。导致截短蛋白合成的突变显示胆小管膜上 MDR3 蛋白的免疫组化完全缺失。但错义突变可显示微弱或正常的 MRD3 染色。因此,正常的胆小管染色不能排除 PFIC-3 的可能,见文末彩图 26-2。

(四) 基因

ABCB4 基因位于染色体 7q21。在最大的系列报道中,在 31 例 PFIC3 表型的患者中,22 例中检测到 17 种不同的 ABCB4 基因突变。发现了 11 个错义突变和 6 个预测可导致截短蛋白的突变。伴有导致截短蛋白的纯合突变患者的胆小管免疫组化无 MDR3 染色,并且无胆汁磷脂分泌。MDR3 蛋白的缺失可能是截短蛋白的快速降解或提前终止密码子导致 ABCB4 基因的 mRNA 不稳定或衰减,可经由一些受累患者的肝脏几乎检测不到 ABCB4 基因的 mRNA 所证明。然而,MDR3 蛋白可以在一些错义突变的患者中检测到,伴有可检测到的低水平的胆汁磷脂。这些错义突变大多数是在高度保守的 Walker A 和 Walker B 模块,这些模块是 ATP 结合所必不可少的,从而破坏 ATP 酶活性和膜运输。其他位于跨膜结构域的错义突变可能对底物结合、转运活性和细胞内 MDR3 的运输产生影响。伴错义突变的轻型的 PFIC3 患者有残余的 MDR3 功能,病程表现为晚发和进展缓慢。

(五) 病理生理学

PFIC-3 病由 ABCB4 基因突变而致。ABCB4 基因在人类为多耐药蛋白 3(multi-drug resistance-3-p-glycoprotein,MDR3)基因,在小鼠中为 MDR2

基因。此基因系 ABC 转运蛋白超家族中 P 糖蛋白基因家族的成员之一,位于常染色体 7q21 区域,跨距 74kb,包括 28 个外显子,其中 27 个外显子含编码序列,其编码的 MDR3 蛋白主要位于肝细胞毛细胆管膜上,研究基因型为 MDR2 完全缺失的小鼠模型可推测 MDR3 的功能。MDR2 和 MDR3 都是 ABC 转运蛋白超家族的成员,是胆汁中转运磷脂的关键酶,主要通过 ATP 水解的能量将磷脂酰胆碱转运到胆汁。正常由毛细胆管上皮细胞分泌的磷脂酰胆碱,进入胆汁后与肝细胞分泌的胆盐结合,形成磷脂酰胆碱、胆盐混合微粒,此微粒与胆固醇运载体作用使部分胆固醇变成水相并被摄取,最终形成磷脂酰胆碱、胆盐、胆固醇的混合微粒,磷脂酰胆碱可乳化胆盐和胆固醇,起保护胆管上皮免受胆盐损伤的作用。如果基因突变致 MDR3 蛋白功能受损,会导致胆汁中磷脂缺乏,可能导致胆管受损,胆石形成,诱发炎症反应并进一步导致肝脏病变,因此 PFIC-3 表现为胆汁中磷脂减少或缺如。胆汁中的胆盐值正常和血清中的胆汁酸值上升的部分原因可能是胆汁酸吸收过程中会下调 Na^+ 依赖性牛磺胆酸共转运体(NTCP)和有机阴离子转运多肽(OTAP)家族的某些成员的功能。已有研究显示,ABCB 基因突变涉及的外显子均位于编码蛋白的主体区域,并且突变的类型与淤胆的严重性相关,纯合的无义突变与 PFIC-3 连锁,而杂合的无义突变、杂合的错义突变、纯合的错义突变与妊娠相关性肝内胆汁淤积(ICP)及胆石症连锁。也有研究发现在某些 PFIC-3 表型患者中未检测到 MDR3 基因突变,推测其突变可能位于内含子的编码区以外或基因的调控序列中。由于目前对多数 MDR3 基因突变的研究是通过单链构象多态性的分析,所以可以进一步对整个编码区进行基因排序研究,也许能发现其他的突变。有证据显示,致 PFIC-3 血清 r-GT 浓度升高的其他基因缺陷可导致胆汁性肝硬化。

(六) 治疗

PFIC-3 患者应接受营养支持,包括补充脂溶性维生素。在这种情况下,瘙痒通常是轻微的,可不需要特殊的治疗。口服 UDCA 似乎是有效的,约 60% 患者的肝功能指标恢复正常。这种治疗的理论基础是亲水性胆汁酸增加,降低肝细胞和胆管的细胞毒性损伤,并刺激胆汁流。治疗无效发展为胆汁性肝硬化失代偿和肝衰竭的患者最终

需要肝移植治疗。ABCB4 杂合子的活体亲属可进行供者移植,并且对受者无不良后果。

肝细胞移植正在研究中。在 PFIC-1 和 PFIC-2 患者中广泛应用的部分胆汁外引流不推荐用于 PFIC-3。

四、进行性家族性肝内胆汁淤积症 4 型 (PFIC-4)

PFIC-4 是由 TJP2 基因突变引起,PFIC-4 的遗传表型类似于 PFIC-1 型,其遗传方式为常染色体隐性遗传;患者表现为胆汁淤积伴有低水平 GGT。由 TJP2 基因突变引起的 PFIC 4 在国内尚鲜见报道,国外是 2014 年首次报道该致病。

(一) PFIC4 发病机制

TJP2 基因位于染色体 9q21.11,1994 年由 Duclos 等首先发现并报道,共有 140 901 个碱基对,包含 25 个外显子,其产物紧密连接蛋白(zona occludens 2,ZO-2)属于膜相关鸟苷酸环化酶的同系物,参与上皮细胞间和内皮细胞间连接的结构,其分子量 1.60×10^5,ZO-2 蛋白含有 3 个 PDZ 结构域、1 个 GUK 结构域和 1 个 SH3 结构域。ZO-2 与连接性跨膜蛋白的胞质侧 C 端结合后,再与细胞骨架的肌动蛋白连接,通过与细胞信号转导通路分子相互作用来调控不同亚型细胞的定位。

而胆管内壁由一层上皮细胞组成,在肝脏内,胆管壁外无平滑肌。毛细胆管由两个相邻肝细胞内陷的毛细胆管膜围成。在毛细胆管膜与肝细胞基侧膜面交界处毛细胆管两侧相邻的肝细胞膜互相融合形成紧密连接。一端有紧密连接(tight junction),并与咬合蛋白(cr_dudin)交联而成封闭状态,同时在毛细胆管的另一端有缝隙连接(gap junction)。TJP2 基因的剪切位点、插入、缺失和无义突变均可导致紧密连接蛋白功能缺陷。紧密连接被破坏,毛细胆管内的胆汁反流回细胞间隙和血液。同时在肝细胞中,紧密连接结构在胆汁从血浆中分离出来这一过程中发挥重要的作用。TJP2 通过结合咬合蛋白和闭合蛋白来影响紧密连接结构。闭合蛋白是紧密连接结构必不可少的组成部分。TJP2 突变可以引起闭合蛋白定位失败和其紧密连接结构的紊乱伴原发性胆汁酸结合缺陷,而导致严重的胆汁淤积性肝病。在 TJP2 突变的患儿中,胆盐首先进入胆汁,随后由于紧密连接功能失常导致胆盐进入血浆,进而引起血清胆盐浓度升高。游离胆汁酸不能被毛细胆管胆盐输

出泵分泌到胆汁中,导致游离胆汁酸在患儿的肝脏中堆积。

(二)基因型及临床表现

TJP2 基因突变引起的疾病谱包括 PFIC-4、进行性高胆烷血症、渐进非综合征性耳聋及近视。在 *TJP2* 基因的第一个 PDZ 区域纯合突变和 *BAAT* 基因纯合突变会破坏胆汁酸转运而引起高胆烷血症 u71。*TJP2* 基因的一段 270kb 区域复制异常而导致常染色体显性遗传性耳聋。

(三)肝组织病理学改变

PFIC 4 型患儿早期可见轻微肝细胞及毛细胆管胆汁淤积,少数发生肝细胞巨细胞转化(多见于婴儿期,随年龄增长逐渐复原)及肝细胞的气球样变。婴儿期胆道损伤轻微,随着年龄增长,胆道损伤逐渐明显,甚至可发生胆管缺如。部分患儿到 2 岁时会出现肝纤维化,纤维化最初见于小叶中央和 / 或门管区,纤维化不断进展,最终演变为肝硬化。

(四)治疗

治疗经验及预后,由于病例数较少,尚缺少临床治疗经验。但与 PFIC-1、2、3 基本治疗方法相同,对于肝衰竭或肝硬化患者,需要肝移植治疗。

五、进行性家族性肝内胆汁淤积症 5 型(PFIC-5)

进行性家族性肝内胆汁淤积症 5 型(PFIC5)是近几年发现的由编码法尼酯 X 受体(FXR)的基因 NR1H4 缺陷引起的以胆汁淤积为主要表现的常染色体隐性遗传性疾病。目前报道的该病病例数较少,缺少大样本的病例资料和流行病学资料。

(一)基因及机制

法尼酯 X 受体 FXR 是 Forman 及其同事于 1995 年首先报道,由 *NR1H4* 基因编码。*FXR* 基因位于 12q23.1,基因全长 2.1kb,共 11 个外显子,10 个内含子,76 997 个碱基,是一种配体相关性核受体。FXR 含有 4 个亚型,分别和胆汁的分泌过程密切相关,在调节胆汁淤积性相关基因的表达中起举足轻重的作用。FXR 均能通过与 BSEP、MDR3 启动因子上方的一个高度保守的重复序列(IR-1)相结合,从而激活后两者的转录表达,FXR 通过在转录启动位点上游 -180bp 的反应元件与 RXR α 结合形成异二聚体,通过鹅脱氧胆酸(CDCA)的激活作用,调节 BSEP 的转录大量表达。在调节胆汁淤积对肝的损伤中模型的研究中,*FXR* 基因敲除的大鼠肝细胞受到保护,同样

FXR 基因的缺失也能缓解胆汁淤积的肝损伤作用。可能的机制为 FXR 的缺失减少肝细胞胆汁酸的分泌和合成及对 BSEP 等胆汁运输相关基因的调节作用下降。另外,在 *FXR* 基因缺失的模型中,胆汁酸可诱导氧化应激增加,可能是导致肝细胞内持续高水平的胆汁酸。FXR 等核受体均可能参与胆汁酸的硫酸盐化作用,这是胆汁酸的排除和解毒的一种途径。

MDR3 基因是 FXR 的靶基因之一,在 MDR3 启动子上的一个高度保守重复序列(IR-1,FXR 的反应元件,位于启动子 –1970 至 –1958)上,通过 FXR/RXRα 异二聚体直接与 FXR 结合,在 FXR 的促进剂 CDCA 或是人工合成的促进剂 GW4064 的作用下,转录激活 MDR3 启动子,增加 MDR3 的表达水平,并且 FXR 对 CDCA 和 GW406 有时间和剂量依赖性反应。如果 IR-1 突变或缺失,FXR 对 MDR3 的这种上调作用就会消失。对婴儿慢性梗阻性黄疸的研究显示,在早期 FXR、BSEP、MDR3 等在肝组织的表达明显减少,可能的作用途径是通过 FXR 的下调来进行调控,这种改变认为是通过减少细胞内胆汁的水平和胆小管内的压力,从而保护肝细胞和胆管细胞;此外,研究表明 FXR 不仅能够促进肝细胞的再生和生长,而且能修复受损的肝细胞。最近的研究表明 FXR 可拮抗核因子 -κB(NF-κB),减轻肝脏炎症,并阻止肝癌的形成。

(二)临床及实验室检查特点

PFIC5 型患者临床表现为生后及婴儿期胆汁淤积、胸水、腹水,疾病早期即有非维生素 K 依赖的凝血障碍,2 年内逐渐出现肝功能衰竭的表现:凝血障碍、低血糖、高氨血症,需要移植挽救生命。实验室检查表现为胆红素、直接胆红素升高,胆汁酸升高,转氨酶升高,GGT 正常或低下,凝血障碍(凝血酶原时间延长、国际标准化时间升高),AFP 升高,体内凝血因子 V 因子、Ⅶ因子含量减少。

(三)肝脏病理

PFIC5 型患者病理发现弥漫性的巨肝细胞转化,肝细胞气球样变,小叶内胆汁淤积,胆管反应,不同程度的炎性反应和纤维化,肝硬化可表现为小结节性肝硬化。肝、胰腺、甲状腺内可有铁沉积;肝组织免疫组化可见 BESP 蛋白表达缺失,而磷脂转运蛋白 MDR3.GGT 和 MRP2 表达正常。

(四)治疗

补充脂溶性维生素,富含中链脂肪酸营养补

充,可保证能量。抗组胺药及熊去氧胆酸治疗瘙痒作用有限,考来烯胺可能有一定的作用。发展为肝衰竭、肝硬化失代偿的患儿需要肝移植治疗。

六、进行性家族性胆汁淤积症 6 型

进行性家族性胆汁淤积症 6 型(PFIC-6)是近期发现的家族性遗传性肝内胆汁淤积症,由编码 Vb 型肌球蛋白的 MYO5B 基因突变导致,该病属于常染色体隐性遗传。王建设教授团队在 1/5 的儿童不明原因低 GGT 胆汁淤积患者发现了 MYO5B 双突变,但目前国内外尚无关于本病的大样本报道和流行病学数据。

(一)临床表现

王建设教授团队报道的 10 例患者均为足月产,出生史正常;父母均非近亲,母亲孕期无殊。患儿均无反复腹泻表现或肠外营养史;患儿表现为生后胆汁淤积;可表现为持续性胆汁淤积,也可表现为复发性胆汁淤积或暂时性胆汁淤积。患者可有生长发育迟缓;皮肤瘙痒,在黄疸消退后瘙痒可更明显;部分病例伴发感音性耳聋及胆结石;文献报道肝脏、脾脏可以肿大;部分患者可以有腹泻、营养不良、多种维生素缺乏。

(二)实验室检查

血生化提示总胆红素、直接胆红素升高,转氨酶轻度升高,GGT 正常,总胆汁酸升高;血糖、血氨、甲胎蛋白在正常范围内;如果严重腹泻病患者可有代谢性酸中毒、电解质紊乱、多种维生素缺乏。

(三)组织病理学

MYO5B 基因缺陷胆汁淤积病例肝组织病理表现为肝细胞排列紊乱、巨细胞样变,伴细胞内及毛细胆管内胆汁淤积。CK7 及 CK19 染色提示轻度胆管增生;MYO5B 免疫组化染色显示 MYO5B 阳性颗粒明显增多、增大,呈弥漫性粗颗粒改变;可存在不同程度的 BSEP 表达减少。病理表现见文后彩图 26-3。

(四)基因及机制

MYO5B 基因位于染色体 18q21.1,含有 40 个外显子和 39 个内含子,基因组全长 372kb,编码由 1 848 个氨基酸组成的 Vb 型肌球蛋白。V 型肌球蛋白家族在组织细胞中广泛表达。MYO5B 含 actin 结合位点,介导 actin 依赖的物质运输;在极性细胞中,MYO5B 与不同的 Rab 家族蛋白调控细胞内不同的囊泡再循环通路(recycling pathway),参与高尔基体 - 细胞膜之间的物质循

环、物质定向转运,以及极性细胞极性面的形成。MYO5B 与 Rab8A 或 Rab11A 的相互作用消失均会使得肠上皮细胞中原本定位于刷状缘的囊泡无法正常定位,正常极性结构不能形成,导致氯离子分泌通道表达受损,被认为是 MYO5B 缺陷引起腹泻的主要致病机制。以往有报道部分存活时间较长的腹泻表型病例会伴发胆汁淤积,曾被认为是肠外营养的副作用。但最近研究发现 MYO5B 突变继发 BSEP 缺陷可能是其导致胆汁淤积症的重要致病机制。患者临床表现为与 BSEP 缺陷病相似的全谱系低 GGT 胆汁淤积症,血浆胆汁酸谱改变也与 BSEP 缺陷病非常类似。独立胆汁淤积表型的 MYO5B 突变病例 BSEP 不仅定位出现异常,表达也发生明显减少或缺如。

目前,已发现导致胆汁淤积 MYO5B 基因突变包括无义突变(c.1021C>T,p.Q341X;c.3046C>T,p.R1016X)、错义突变(c.1604G>A,p.S535N)及 c.2470C>T,p.R824C、c.1136G>C,p.R379P、c.1135C>T,p.R379P。MYO5B 基因缺陷者表型差异可能和突变严重程度有关,腹泻表型病例携带突变预测影响 MYO5B-RAB11A 相互作用区域的比例显著高于独立胆汁淤积表型病例。

(五)治疗及预后

与其他家族性胆汁淤积症一样,PFIC-6 必须补充脂溶性维生素。富含中链脂肪酸营养补充,可保证能量。抗组胺药及熊去氧胆酸对瘙痒的作用有限,考来烯胺可能有一定的作用。预后尚缺少大样本的长期随访研究,文献报道有需要肝移植及死亡病例。对于以腹泻为主要表型合并胆汁淤积的病例常需行肠外营养和肠移植,死亡率较高。

(谢新宝)

第二节　胆红素代谢障碍

一、Crigler-Najjar 综合征

(一)概述

Crigler-Najjar 综合征(Crigler-Najjar syndrome,CNS)是一种因基因缺陷导致体内尿苷二磷酸葡萄糖醛酸转移酶缺乏或活性低下所致的先天性胆红素结合功能障碍性疾病。1952 年首先被 Crigler 和 Najjar 报道,多见于新生儿,但其发病率极低,在 100 万新生儿中约有 1 例。1962 年,Arias 等提出

CNS 根据酶活性可分为两型:CNS-Ⅰ型中酶完全缺乏,是高非结合胆红素血症中最严重的一种,易并发胆红素脑病;CNS-Ⅱ型中酶活性通常为正常酶活性的 10%,症状较 CNS-Ⅰ型轻。

(二) 病因及发病机制

胆红素是体内铁卟啉化合物的主要代谢产物,血液循环中衰老的红细胞经单核-巨噬细胞破坏,降解为血红蛋白,另外,骨髓幼稚红细胞的血红蛋白及肝内含有亚铁血红素的蛋白质在组织蛋白酶的作用下形成血红素,血红素在催化酶的作用下转变为胆绿素,再经还原酶还原为胆红素。血液中游离的胆红素与血清白蛋白结合后经血液循环运输至肝脏,再与白蛋白分离,经 Disse 间隙被肝细胞摄取,与载体蛋白结合,被运输至肝细胞滑面内质网的微粒体部分,与葡萄糖醛酸结合形成胆红素葡萄糖醛酸酯(结合胆红素)。此过程由尿苷二磷酸葡萄糖醛酸转移酶(UDPGT)催化,是胆红素代谢的限速步骤。结合胆红素为水溶性,可通过肾小球滤过作用从尿中排出。

UDPGT 酶缺乏或活性低下时,游离胆红素转变为结合胆红素过程受阻,血中游离胆红素增加,引起非结合胆红素升高性黄疸,并可通过血脑屏障,造成神经系统损伤。

(三) 遗传机制

Crigler-Najjar 综合征为常染色体隐性遗传病,患者多为纯合子或复合杂合子。Powell 和 Sleisenger 曾于 1967 年报道称 CNS-Ⅱ型某些患者可呈常染色体显性遗传。

UGT1A1 基因编码的尿苷二磷酸葡萄糖醛酸转移酶(UGT1A1)是胆红素结合作用中的关键酶,也是尿苷二磷酸葡萄糖醛酸转移酶家族中唯一一个参与胆红素结合作用的酶。UGT1A1 基因位于 2 号染色体长臂 37 区(2q37),其由 5 个外显子组成,缺失、插入、错义突变、提前出现的终止密码子等编码序列的变异均可导致其编码的尿苷二磷酸葡萄糖醛酸转移酶活性部分或完全丧失。

CNS-Ⅰ型中,基因损伤的位置常为编码信号肽的区域或酶的其他结构域异常,或是剪切供体或受体区域的内含子序列异常,而导致编码提前终止或关键氨基酸序列的缺失。CNS-Ⅱ型中,常由点突变导致单个氨基酸的替换,使得酶活性降低但不至于完全缺乏。

此外,UGT1A1 基因的启动子区域变异可导致 Gilbert 综合征,正常人群中此种变异频率较高(西方人群中约 51% 拥有至少一个 Gilbert 类型的等位基因),因此 CNS 的杂合携带者中有一部分也携带有 Gilbert 类型的等位基因,该等位基因编码的酶活性仅为正常酶活性的 30%。这样的双重基因缺陷可导致比单纯杂合子更重的高胆红素血症,这解释了 CNS 患者的家族成员中常发现胆红素升高的水平介于正常和 CNS 患者之间的原因。

CNS-Ⅰ型的 UGT1A1 基因突变形式多表现为无义突变(或移码突变)及错义突变,均可表现为纯合型或复合杂合型。Aono 等曾于 1994 年报道外显子 1 的第 840 位核苷酸 C>T 致第 280 位半胱氨酸突变终止密码。剪切位点突变可使 mRNA 在转录过程中出现剪接错误,可导致酶活性降低。

CNS-Ⅱ型常见纯合型错义突变,最常见的是 p.G71R 纯合突变、p.Y486D 纯合突变及两种类型的双纯合突变。Yamamoto 等曾报道,p.G71R 杂合子、纯合子、p.Y486D 纯合子及两种类型的双纯合突变患者酶活性分别为正常酶活性的 (60.2 ± 3.5)%、(32.2 ± 1.6)%、(7.6 ± 0.5)% 和 (6.2 ± 1.6)%。国内张寒冰等对 11 例 CNS 患者进行 UGT1A1 基因检测也发现,突变以 p.G71R 和 p.Y486D 纯合突变为主。

(四) 临床表现

CNS 是非结合胆红素升高的高胆红素血症。

CNS-Ⅰ型的患者,血清总胆红素波动于 20~45mg/dl,往往在新生儿期就出现严重的持续性的黄疸,有些患者在生后数周或数月死于核黄疸,幸存者可伴或不伴神经损伤。CNS-Ⅱ型由于酶活性尚存一部分(通常为正常酶活性的 10%),黄疸较Ⅰ型轻,血清总胆红素波动于 6~20mg/dl,但在饥饿、疾病状态下也可升至 40mg/dl。仅一半左右的患者在 1 岁以内出现黄疸,通常可以存活至成年,不伴神经系统和智力的损伤,但之后仍可缓慢进展为胆红素脑病。

(五) 实验室检查

包括三大常规(血、尿、粪常规)、溶血检查、肝肾功能等。非结合胆红素升高,CNS-Ⅰ型血清总胆红素波动于 20~45mg/dl,CNS-Ⅱ型血清总胆红素波动于 6~20mg/dl(与Ⅰ型的血清胆红素水平可有交叉,尤其当存在潜在溶血时)。大便颜色正常,但因结合胆红素生成减少,粪胆原排出减少。胆红素生成速率、骨髓形态学、红细胞形态学和存活时间均正常。胆盐为正常水平,一般(除非合并胆汁淤积)不伴皮肤瘙痒。

苯巴比妥试验：苯巴比妥可诱导 CNS-Ⅱ型中尚存的 UGT1A1 酶活性，应用苯巴比妥（60~120mg，使用 14 天）可使血清胆红素水平下降至少 30%，而 CNS-Ⅰ型无反应，因而苯巴比妥的反应性是鉴别两型最常用的手段之一。

光镜和电镜下的肝脏组织病理学无明显异常。CNS-Ⅱ型中由于尚有（尽管较正常而言量少的）胆红素葡萄糖醛酸酯的生成和经胆管排泄，肝脏活检时胆管中可见色素沉着，CNS-Ⅰ型的胆管中无或只有痕量的色素沉着。经口放置十二指肠导管或上消化道内镜取胆汁做色谱分析也可以鉴别。

基因检测可检出患者及杂合携带者。

（六）影像学检查

肝脏 B 超和其他腹部影像学检查有助于了解肝脏的大小及形态变化。

（七）诊断和鉴别诊断

对于生后数天即出现进行性的持续的非结合胆红素升高的新生儿，需考虑 CNS-Ⅰ。

血清胆红素达 CNS 的诊断水平值，排除肝炎等明确因素及其他遗传性疾病，结合基因突变位点的检出，苯巴比妥试验等可作出临床诊断。

临床上发现高非结合胆红素血症的患者，结合是否合并贫血及溶血按图 26-4、图 26-5 可进行鉴别诊断。

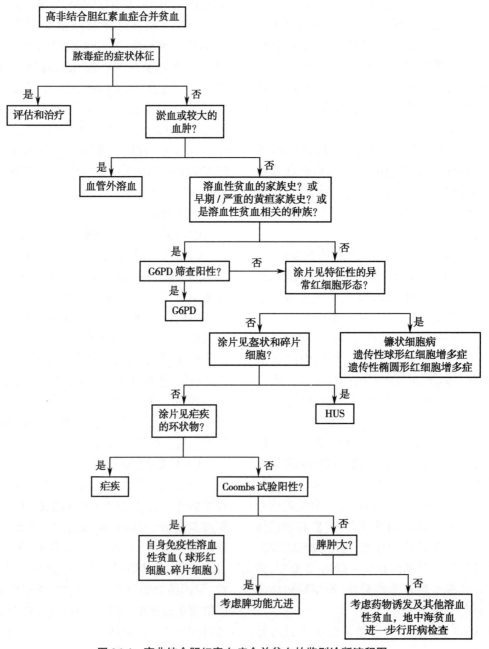

图 26-4　高非结合胆红素血症合并贫血的鉴别诊断流程图

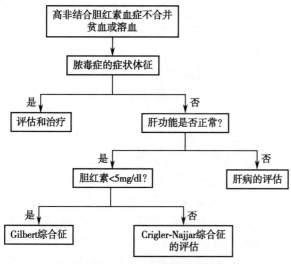

图 26-5　高非结合胆红素血症不合并
贫血或溶血的鉴别诊断流程图

（八）治疗及随访

1. CNS-Ⅰ型　患者往往在生后早期因核黄疸夭折。

（1）光疗：可以使一部分胆红素未经结合就转变成缺乏氢键的同分异构体，不需要进一步代谢即可被排入胆汁中。因而在早期（常为 1 岁以内），每天 8~16 小时的光疗可使血清胆红素水平维持在较低水平，降低神经系统损伤而使患者存活至青春期，但因皮肤增厚、色素增多及体表面积与体质指数比下降等原因，光疗效果将越来越差。大部分患者甚至在进入青春期后最终仍因核黄疸死亡。

（2）药物治疗：有研究发现，补充磷酸钙可以使光疗后排入胆汁的光产物沉积于肠道中，免于被重吸收，因而光疗时补充磷酸钙可能使降低胆红素的效果加强。另外，奥司利他、胆红素生成的抑制剂等在一些动物实验中取得一定效果。

（3）血浆置换：可使高胆红素水平迅速而有效地下降，可作为疾病状态下血清胆红素水平急剧上升或血清白蛋白水平下降时的紧急措施。

（4）肝移植：是目前唯一确定性的能获得较长生存期的治疗方法。鉴于胆红素脑病的不可逆性，有些学者呼吁尽可能早期进行预防性的肝移植治疗。

（5）肝细胞移植：将正常肝细胞与微粒体结合，注入静脉或腹腔中，该方法目前尚处于试验中，有望成为肝移植的替代手段。

（6）基因疗法：希望通过带有正常 *UGT1A1* 基因的自体细胞移植等方法，改变患者体内的酶活

性。动物实验已取得一定成果。

2. CNS-Ⅱ型　一般较少引起神经系统损伤，预后较好。在胆红素升高到一定水平时，可考虑光疗和苯巴比妥的治疗（成人每天 60~180mg，分次服用；儿童 2mg/kg，每日 2~3 次，可在 2~3 周起效，维持量需个体化）。氯苯丁酯有类似效果，且不良反应较小，但在孕期禁用。

（九）遗传咨询及产前诊断

CNS 多为常染色体隐性遗传，故应避免近亲结婚，有家族史的夫妇或先证者母亲可进行 *UGT1A1* 基因检测，家族成员的基因分析可检出杂合携带者。CNS 先证者若再次妊娠，可取绒毛膜细胞或羊膜细胞做基因检测。

（舒赛男）

二、Gilbert 综合征

（一）概述

Gilbert 综合征（Gilbert syndrome，GS）是一种良性的因基因缺陷导致体内尿苷二磷酸葡萄糖醛酸转移酶活性功能偏低所致的先天性高非结合胆红素血症。1901 年首先由 Gilbert 和 Lereboulet 报道。不同人群中 GS 患病率约为 4%~16%。与 Crigler-Najjar 综合征不同，GS 患者的酶活性仅轻度受损，多于青春期激素水平影响胆红素代谢时才被发现，较少诊断于青春期前。新生儿期合并 ABO 溶血或 G6PD 酶缺乏症时也可被发现。

（二）病因及发病机制

胆红素的代谢过程参见 "Crigler-Najjar 综合征" 章节，*UGT1A1* 基因启动子序列的变异影响了尿苷二磷酸葡萄糖醛酸转移酶（UDPGT）的活性，使游离胆红素与葡萄糖醛酸结合形成胆红素葡萄糖醛酸酯（结合胆红素）的过程受阻，引起非结合胆红素升高性黄疸。

GS 患者酶活性为轻度受损，其黄疸发作可由导致胆红素生成增加的状况触发，如禁食、溶血、感染、应激、体力活动、月经期等。

（三）遗传机制

Gilbert 综合征为常染色体隐性遗传病，患者通常为纯合子，也有杂合子或复合杂合子患病的报道，尤其是在亚裔人群中。在早期的一些病例家系中，Foulk 于 1959 年，Powell 于 1967 年曾观察到患者连续世代出现这一常染色体显性遗传方式。

UGT1A1 基因编码的尿苷二磷酸葡萄糖醛酸转移酶（UGT1A1）是胆红素结合作用中的关

键酶,也是尿苷二磷酸葡萄糖醛酸转移酶家族中唯一一个参与胆红素结合作用的酶。与 GS 有关的 *UGT1A1* 基因突变已报道的有 100 余种,最常见的是 *UGT1A1* 基因启动子区域的突变。Bosma 于 1995 年发现,10 例 GS 患者的 *UGT1A1* 基因编码区是正常的,但等位基因的 5' 端 TATAA 盒均有 TA 的 2 次重复(即 A(TA)₇TAA)。这一基因突变频率在正常人群中约占 40%。他认为,启动子区域的异常导致 *UGT1A1* 基因表达降低是患 GS 的必要而非充分条件。其他影响因素包括肝细胞转运能力,有无未知的溶血及压力相关的血红素氧化酶的诱导能力。国内张寒冰等对 9 例 GS 患者进行 *UGT1A1* 基因的检测中,5 例检测出启动子 TATAA 盒的突变。Borlak 对 265 例正常人群的研究发现,(TA)₇ 等位基因的数量与血清总胆红素的水平呈正相关。在东亚人群中,也发现了 *UGT1A1* 基因错义突变的杂合子患者,包括 p.G71R 和 p.P299Q 等。

由于 Gilbert 型启动子的发生率高(西方人群中约 51% 拥有至少一个 Gilbert 型的等位基因),Crigler-Najjar 综合征的杂合携带者中有一部分也携带有 Gilbert 型的等位基因,此类联合缺陷可导致比单纯杂合子更重的高胆红素血症,这也解释了为什么 Crigler-Najjar 综合征患者的家族成员中常常发现胆红素升高的水平介于正常和 Crigler-Najjar 综合征患者之间的原因。

(四)临床表现

本病以轻度的非结合胆红素血症间歇性反复发作为特征。除黄疸外,患者通常无症状且体格检查均无明显异常。诱因(如禁食、溶血、感染、应激、体力活动、月经期等)引起黄疸发作期间,可见皮肤巩膜的黄染。

(五)实验室检查

常规实验室检查通常正常。血清胆红素水平一般波动于 1~6mg/dl。

肝脏组织病理学上除了小叶中央区内的脂褐素非特异性累积外,肝脏是正常的。

(六)诊断和鉴别诊断

对于反复发现非结合胆红素升高,全血细胞计数、血涂片、网织红细胞计数正常,血转氨酶和碱性磷酸酶水平正常的患者,疑诊 GS。对于在之后 12~18 个月期间除胆红素外的实验室检查持续正常的患者,高度考虑 GS。通过排除引起非结合胆红素血症的其他原因及基因检测确诊。摄入高热量(400kcal)、低脂膳食后观察到血清胆红素水平升高可支持该诊断。

高非结合胆红素血症的鉴别流程图详见"Crigler-Najjar 综合征"章节,CNS-Ⅰ、CNS-Ⅱ与 Gilbert 综合征的比较,见表 26-1。

(七)治疗及随访

GS 一般为良性疾病,无须特异性治疗及长期随访。诊断此病的目的是减少患者的恐慌及不必要的检查和治疗。少数如新生儿期合并溶血的患者可导致胆红素脑病,需积极治疗。

该病可能是一些药物(如伊立替康)出现毒性反应的危险因素。另外,一些药物(如阿扎那韦)可抑制基因启动子序列的变异从而影响尿苷二磷酸葡萄糖醛酸转移酶(UDPGT)的活性,引起高胆

表 26-1　CNS-Ⅰ、CNS-Ⅱ与 Gilbert 综合征的区别

	CNS-Ⅰ	CNS-Ⅱ	Gilbert
肝脏组织学	正常	正常	正常
血清胆红素水平	20~45mg/dl	6~20mg/dl	1~6mg/dl
肝功能	正常	正常	正常
胆管	常苍白,含有少量非结合胆红素	胆红素葡萄糖醛酸酯的含量较多	胆红素葡萄糖醛酸酯的含量较多
肝脏 UGT1A1 酶活性	缺失	明显降低	降低
苯巴比妥对血清胆红素的影响	无	可降低	可降低
遗传方式	常染色体隐性遗传	多为常染色体隐性遗传	多为常染色体隐性遗传
患病率	罕见	罕见	较常见
预后	若未经积极治疗,常导致胆红素脑病	通常为良性的,很少发展为胆红素脑病	良性

红素血症,但一般认为没有必要停止药物治疗。

（八）遗传咨询及产前诊断

对 GS 患者家系进行遗传模式讨论可以避免患者的家庭成员接受不必要的检查。

三、Dubin-Johnson 综合征

（一）概述

Dubin-Johnson 综合征（Dubin-Johnson syndrome,DJS）是一种因基因缺陷导致的先天性胆红素排泄障碍性疾病。1954 年由 Dubin 和 Johnson 首先报道,呈现以结合胆红素为主的慢性间歇性黄疸发作。该病较为罕见,发病率仅在西班牙裔犹太人群中略高,约为 1∶3 000。

（二）病因及发病机制

胆红素代谢过程中,游离胆红素与葡萄糖醛酸结合形成胆红素葡萄糖醛酸酯（结合胆红素）后,需从肝细胞经胆小管转运蛋白分泌至毛细胆管,该过程是依赖 ATP 的逆浓度梯度转运。4 种类型的胆小管转运蛋白中,微管多特异性有机阴离子转运体（canalicular multispecific organic anion transporter,cMOAT）,又称为多药耐药蛋白 2（multidrug resistance protein 2,MRP2）或 ATP 结合盒（ATP-binding cassette,ABC）C2,对胆红素分泌和除胆汁酸外的其他有机阴离子转运最为重要。

当 *MRP2/ABCC2* 基因缺陷时,胆小管转运蛋白功能受损,结合胆红素排泄受阻,出现高结合胆红素血症。由于结合胆红素在血浆中浓度升高后,可经肾脏排泄,故结合胆红素水平较轻。

（三）遗传机制

Dubin-Johnson 综合征为常染色体隐性遗传病,患者为纯合突变或复合杂合突变。

MRP2/ABCC2 基因位于 10 号染色体长臂 24 区（10q24）,包含 32 个外显子。外显子跳读、错义突变、无义突变、碱基缺失都可导致转运蛋白表达受损。大多数突变导致的是终止密码出现和 MRP2 转录错误。较少出现的是 MRP2 的内质网滞留和无法转运至微管膜。

Shani 等在 1955—1969 年对以色列 101 例 DJS 患者进行研究,其中 64% 为伊朗犹太人。这些病例中父母为亲缘关系的占 45%,高于一般伊朗犹太人家庭中父母为亲缘关系的比例（26%）。Mor-Cohen 对 Shani 研究的患者持续追踪 30 余年,并分析其突变类型,13 个伊朗犹太家庭中的 22 例患者均为 *ABCC2* 基因 I1173F 纯合突变,4 个摩洛哥犹太家庭中的 5 例患者均为 R1150H 的纯合突变。

Kajihara 等报道了日本一例 *ABCC2* 基因剪切位点纯合突变的日本患者,其父母为表亲。Toh 于 1999 年对 3 例日本患者及其亲属进行研究,发现 R768W、Q1382R 和一例剪切位点纯合突变。Pacifico 于 2010 年报道了患 DJS 的两兄弟,其突变为 *ABCC2* 基因 R768W 和 R1066X 的复合杂合突变。Lee 等对中国台湾的 4 例 DJS 病例进行 *ABCC2* 基因分析后,发现 6 个新的突变,包括缺失（3615del229、2748del136 和 Del3399-3400）、错义突变（L441M 和 E1352Q）及无义突变（Y1275X）,并提出,功能区 ATP 结合盒区的突变可能与更早发病相关。

（四）临床表现

Dubin-Johnson 综合征表现为轻度的高结合胆红素血症。除此之外,患者一般无症状,也可合并腹部隐痛、乏力等全身症状。由于胆汁酸排泄无异常,患者不会出现瘙痒症状。除黄疸外,体格检查通常正常,偶尔可见肝脾大,但不会进展为纤维化或肝硬化。

DJS 多于青年时期发现,极少数情况下可在新生儿期发病,可伴有严重的胆汁淤积和巨脾,胆红素水平可>20mg/dl。新生儿期起病的病例如此严重可能和胆管生理功能尚未发育成熟有关。随着肝脏发育成熟,患儿症状可消失,仅表现为间歇性的高胆红素血症。

（五）实验室检查

1. 常规及生化指标

（1）血清胆红素一般处于 2~5mg/dl,也可降至正常或在疾病、妊娠等状态下升至 20~25mg/dl。

（2）全血细胞计数正常,谷丙转氨酶、谷草转氨酶、碱性磷酸酶、胆固醇、血清白蛋白、凝血酶原时间等反映肝脏功能的指标正常。

（3）胆红素尿常见,粪卟啉异构体Ⅰ在尿液中的排泄增加。正常人尿粪卟啉中 75% 是粪卟啉异构体Ⅲ,DJS 患者中 80% 以上是粪卟啉异构体Ⅰ。其原因是粪卟啉异构体Ⅰ是血红素合成的代谢副产物,也是 MRP2 的内源性底物。因此,MRP2 缺陷会导致血和尿中粪卟啉异构体Ⅰ水平升高。值得注意的是,Wolkoff 发现,粪卟啉异构体Ⅰ在尿液中的排泄水平可预示 DJS 患者的基因纯合、杂合状态。正常排泄水平为 24.8%,DJS 纯合子为 88.9%,杂合子为 31.6%。

2. 磺溴酞（BSP）清除能力 静脉注射 BSP

后 45 分钟时 BSP 潴留情况接近正常,提示患者肝细胞血窦面摄取有机阴离子的功能正常。但 90% 的患者血浆 BSP 浓度会在静脉给药 90 分钟时出现二次升高,反映与谷胱甘肽结合的 BSP 从肝细胞回流入血浆。但该二次升高现象也可见于胆汁淤积性疾病。现临床上已不作为常规检查使用。

3. 肝脏组织学　肝细胞黑色素沉着,其他组织学上无异常。

(六)影像学检查

腹部 CT 见肝脏信号减弱。

口服对比剂行胆囊造影无法显示胆道系统,但静脉给药 4~6 小时可使胆道显影。

(七)诊断和鉴别诊断

对于存在结合胆红素血症而肝功能正常的患者,需考虑 DJS。特征性的尿粪卟啉检测和腹部 CT 可协助诊断,基因检测可明确诊断,一般无须肝活检。

对于新生儿期及持续出现的难以解释的中重度高结合胆红素血症患者,也需考虑 DJS。

1. 与胆道梗阻性疾病鉴别　DJS 的血清碱性磷酸酶、γ- 谷氨酰转肽酶水平正常。

2. 与 Rotor 综合征鉴别　DJS 与 Rotor 综合征均表现为轻度的高结合胆红素血症而肝功能无明显异常。其鉴别要点如下:

(1)尿液粪卟啉排泄模式:DJS 患者尿粪卟啉排泄总量正常,但 80% 以上是粪卟啉异构体 I;Rotor 综合征患者尿粪卟啉总量为正常值的 2~5 倍,其中 65% 为粪卟啉异构体 I。

(2)磺溴酞(BSP)清除能力:DJS 患者的 BSP 清除曲线会出现双峰(二次升高现象);Rotor 综合征患者静脉注射 BSP 后 45 分钟时 BSP 潴留水平偏高,无二次升高现象。

(3)肝脏组织学:DJS 患者肝脏组织见密集的黑色素沉着,Rotor 综合征患者肝脏组织无黑色素沉着。

3. DJS 患者妊娠期间血清胆红素升高需与妊娠期胆汁淤积症鉴别　DJS 患者无瘙痒症状,妊娠期胆汁淤积症常伴有瘙痒。

(八)治疗及随访

DJS 预后较好,一般不需治疗。新生儿期有明显胆汁淤积者推荐行苯巴比妥和熊去氧胆酸治疗。

(九)遗传咨询及产前诊断

Dubin-Johnson 综合征为常染色体隐性遗传病,应避免近亲结婚。对 DJS 患者进行家系调查有助于识别该病,避免与严重的胆汁淤积疾病等混淆。

四、Rotor 综合征

(一)概述

Rotor 综合征(Rotor syndrome,RS)是一种因基因缺陷导致的先天性胆红素再摄取及储存功能障碍性疾病。1984 年由 Rotor 首先报道,当时被认为是 Dubin-Johnson 综合征的一种变异类型。之后的研究发现,RS 患者肝细胞分泌胆红素至毛细胆管的功能正常,但对肝细胞分泌入肝血窦中的胆红素再摄取及储存出现障碍。该病表现为慢性的结合和非结合高胆红素血症,不伴溶血。RS 是一种罕见病。

(二)病因及发病机制

结合胆红素的排泄过程中,结合胆红素从肝细胞跨胆小管膜分泌至毛细胆管,该步骤是胆红素排泄的限速步骤,可能出现过饱和现象。因此,另有一部分结合胆红素通过血窦面的 ATP- 水解偶联泵 ABCC3 转运回肝血窦中。肝血窦下游靠近门静脉和肝动脉入口处的肝细胞经有机阴离子转运蛋白(organic anion transporter protein,OATP)OATPB1 和 OATPB3 对结合胆红素进行再摄取,以募集更多的肝细胞增加肝脏排泄胆红素的能力。

当 OATPB1 和 OATPB3 功能受损,胆红素再摄取过程受阻。同时,RS 患者肝脏对结合胆红素的储存能力也有缺陷,胆红素渗漏入血浆,导致高胆红素血症。RS 患者肝脏储存能力缺陷的分子机制还有待进一步研究。

(三)遗传机制

Rotor 综合征为常染色体隐性遗传病,患者为纯合突变。

SLCO1B1、SLCO1B3 基因位于 12p12.1 和 12p12.2,分别编码有机阴离子转运蛋白 OATP1B1 和 OATP1B3。一般认为,OATP1B1 和 OATP1B3 在功能上有重叠,SLCO1B1、SLCO1B3 基因均发生失活突变或缺失时方致病。

Pereita 于 1966 年报道了父母为表亲家庭的 3 个同胞患者,提示该病为隐性遗传病。Van de Steeg 等于 2012 年对 8 个 Rotor 患者家系研究,其中 3 个家系为沙特阿拉伯人,其致病突变为 12 号染色体上包括 SLCO1B3 基因外显子 3 至外显子 15 及所有 SLCO1B1 基因共 405kb 的碱基缺失纯合突变,及 *SLCO1B1* 基因的剪切位点纯合突变。在正常人群中筛查发现一例 *SLCO1B3* 基因纯合缺失并 *SLCO1B1* 基因杂合截断突变者,无黄疸症状,推测单个有功能的 *SLCO1B1* 等位基因可能可以阻止该病的发生。

（四）临床表现

Rotor 综合征表现为慢性的结合和非结合高胆红素血症,不伴溶血。患者除黄疸外,一般无其他症状。

（五）实验室检查

1. 血清总胆红素一般为 2~5mg/dl,也可更高。谷丙转氨酶、谷草转氨酶、碱性磷酸酶、γ-谷氨酰转肽酶正常。

2. 尿粪卟啉检测　尿中粪卟啉总量升高 2~5 倍,其中 65% 是粪卟啉异构体 I。值得注意的是,Wolkoff 发现,粪卟啉异构体 I 在尿液中的排泄水平可预示 RS 患者基因的纯合、杂合状态。正常排泄水平为 24.8%,RS 纯合子为 64.8%,杂合子为 42.9%。

3. 磺溴酞(BSP)清除能力　静脉注射 BSP 后 45 分钟时 BSP 潴留水平偏高,无二次升高现象。

4. 肝脏组织学正常,无色素沉着。

（六）影像学检查

肝脏亚氨基二乙酸(HIDA)检测显示肝脏摄取减慢,肾脏排泄正常。口服对比剂行胆囊造影无异常。

（七）诊断和鉴别诊断

对于慢性结合、非结合胆红素升高而肝功能正常的患者,需考虑 RS。尿粪卟啉检测具有诊断意义。基因检测可明确诊断,一般无须肝活检。

1. 与 Dubin-Johnson 综合征类似,RS 的血清碱性磷酸酶、γ-谷氨酰转肽酶水平正常,据此与胆道梗阻性疾病鉴别。

2. RS 不伴瘙痒,据此,RS 患者妊娠期间血清胆红素升高可与妊娠期胆汁淤积症(伴瘙痒)相鉴别。

3. RS 与 Dubin-Johnson 综合征之间的鉴别要点详见"Dubin-Johnson 综合征"章节。

（八）治疗及随访

RS 为良性疾病,不需治疗。

由于受累的转运蛋白可能也介导其他化合物(包括一些药物)的摄取,转运活性降低可能造成药物储积,甚至引起药物中毒,如他汀类相关肌病。因此,对于 RS 患者使用与该转运蛋白相关的药物时应特别注意。

（九）遗传咨询及产前诊断

RS 综合征为常染色体隐性遗传病,应避免近亲结婚。对 RS 患者进行家系调查有助于识别该病,避免与严重的胆汁淤积疾病等混淆。

（舒赛男）

第三节　胆汁酸合成缺陷

胆汁酸是肝细胞以胆固醇为原料,经过一系列酶促反应所合成的,分经典合成途径和替代合成途径两种,又分别称为中性途径和酸性途径,1 岁以下的婴儿以及肝脏疾病患者主要依靠替代途径即酸性途径(图 26-6)。

胆汁酸在维持正常肠肝循环和促进脂肪及脂溶性维生素吸收上起重要作用。胆汁酸合成一方面是胆固醇代谢的主要途径,另一方面也是促进

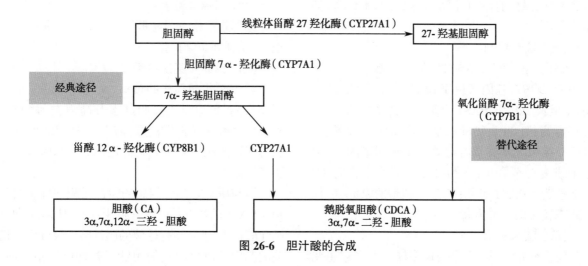

图 26-6　胆汁酸的合成

胆汁流出和分泌所必需的主要动力。胆汁酸合成障碍会导致正常胆汁生成降低、胆汁酸无法正常转运而引起胆汁淤积和肝硬化、脂溶性维生素和脂肪吸收障碍、肝脏内毒性产物堆积,甚至进入肝外组织。

先天性胆汁酸合成缺陷(congenital bile acid synthesis defect,CBAS)是一种罕见的遗传性疾病,多属于常染色体隐性遗传,约占儿童胆汁淤积性疾病的1%~2%,是源于胆汁酸合成过程中不同酶的缺陷所导致的一组疾病。根据具体缺陷酶的不同,又将CBAS分为1型、2型、3型和脑腱黄瘤病等。

一、先天性胆汁酸合成缺陷1型

(一)概述

先天性胆汁酸合成缺陷1型(congenital bile acid synthesis defect 1,CBAS1)是由3β-羟基-△5-C_{27}-类固醇脱氢酶/异构酶(3β-hydroxy-△5-C_{27}-steroid dehydrogenase/isomer-deficiency)缺陷所致,是胆汁酸合成缺陷中最常见的类型。1987年由Clayton等首次在沙特阿拉伯人中发现,全球迄今已报道七十余例(OMIM#607765)。

(二)病因及发病机制

3β-羟基-△5-C_{27}-类固醇脱氢酶是一种固醇核的修饰酶,催化7α-羟基胆甾醇转换为7α-羟基-4-胆固醇酯-3-酮。该酶缺乏导致肝细胞中7α-羟基胆甾醇堆积,不能有效合成初级胆汁酸,导致胆汁流动障碍,造成胆汁淤积,引起胆汁淤积的相关症状和体征。

由于胆汁酸具有促进γ-GT从毛细胆管游离的作用,因此胆汁酸合成缺陷和其他胆汁淤积性疾病不同,虽然有淤胆,但是血γ-GT水平正常,甚至略低。

(三)遗传机制

编码3β-羟基-△5-C_{27}-类固醇脱氢酶的基因为HSD3B7,基因定位于6p21,含6个外显子,DNA全长3kb。CBAS1为常染色体隐性遗传病,其特点为:①患儿父母都是致病基因携带者(杂合子);②患儿从父母各得到一个致病基因,为纯合子或复合杂合子;③患儿母亲每次生育有1/4可能性为CBAS1患儿;④近亲结婚的家庭,后代发病率较一般人群为高。

(四)临床表现

发病年龄不定,临床表现多样。大多数患儿在婴幼儿时期以黄疸起病,可伴有肝脾大、凝血功能障碍、佝偻病、脂肪泻和生长迟缓等症状,甚至有低钙惊厥的报道。少数在大龄儿童以维生素D缺乏性佝偻病起病,同时伴有生长发育落后,在成人以不明原因的肝内胆汁淤积症、肝硬化起病,伴或不伴皮肤瘙痒。

(五)实验室检查

1. 常规实验室检查 高胆红素血症,以结合胆红素升高为主,血清转氨酶明显升高,但γ-GT和总胆汁酸均在正常范围。脂溶性维生素缺乏,表现为血清25-羟-维生素D、维生素E和维生素A水平降低,PT时间延长通过补充维生素K可以纠正。

2. 尿液胆酸和胆醇的质谱分析 可用于诊断CBAS。CBAS1的尿液特点主要为硫化物,硫化3β,7α-二羟-5-胆烷酸(469m/z),硫化3β,7α,12α-三羟-5-胆烷酸(485m/z)及其甘氨酸结合物(分别为526m/z及542m/z)。也有的患者是甘氨酸与3β,7α,12α-三羟-5-胆烷酸(462m/z)结合物及非结合3β,7α,12α-三羟-5-胆烷酸(405m/z),以及甘氨酸与(446m/z)3β,7α-二羟-5-胆烷酸结合物。

3. 肝穿刺 显示肝细胞排列紊乱、肝巨细胞样变、肝细胞内胆汁淤积及桥接纤维化、少量胆管增生等。

4. 基因检测 发现突变位点众多,国内与国外的突变位点不尽相同,例如c.45 46delAG国内外均有报道,而G88R、S162P、R228Q、P264T、T323M、Y344C、W360X、c.474delC、c.544delC、c.544insC、c.988-990delACC、c.1040delT均为我国学者发现的新突变位点。

(六)影像学检查

腹部超声检查显示肝脏、脾脏增大、胆囊形态正常,无肝外胆管扩张。

(七)诊断和鉴别诊断

对于婴儿期起病的黄疸,血生化检测显示转氨酶升高,黄疸以直接胆红素升高为主,而γ-GT和总胆汁酸均在正常范围,需考虑为CBAS,进一步行尿液的胆汁酸成分分析及相关的基因检测可明确诊断。

需与所有婴儿期起病的胆汁淤积性肝病相鉴别,CBAS1的特点是虽然有胆汁淤积,但γ-GT和总胆汁酸正常,进一步行尿液的胆汁酸成分分析及相关的基因检测可与其他胆汁淤积性肝病相鉴别。

（八）治疗及随访

胆汁酸替代治疗对 3β- 羟基 -△5-C$_{27}$- 类固醇脱氢酶缺陷效果好，黄疸消退，肝功能恢复正常，肝组织结构改善，脂溶性维生素吸收不良得到纠正。监测尿中非饱和胆汁酸含量可以观察治疗效果。

CBAS1 属于终身需要治疗疾病，故需要定期随访，以便观察治疗效果，及时调整治疗方案，预防并发症。婴幼儿期每 2~3 个月随访一次，幼儿期后每 3~6 个月随访一次，每次均测血常规、尿胆汁酸成分分析、肝肾功能、甲胎蛋白、凝血功能及肝脾 B 超等。

（九）遗传咨询及产前诊断

先天性胆汁酸合成缺陷 1 型患儿的预后主要取决于疾病类型、发病早晚及治疗的依从性。因此应做到早诊断、早治疗。

1. 避免近亲结婚。

2. 对 CBAS1 高危家庭产前诊断是优生优育，防止同一遗传病在家庭中重现的重要措施。对有本病家族史的夫妇及先证者可进行 DNA 分析，并对其胎儿进行产前诊断。家族成员基因分析也可检出杂合子携带者，进行遗传咨询。

3. 产前诊断　CBAS1 先证者的母亲若再次妊娠，可在妊娠 16~20 孕周时经羊水穿刺或 10~12 孕周经绒毛膜绒毛取样提取胎儿细胞的 DNA，可对突变已知家系进行基因产前诊断。

二、先天性胆汁酸合成缺陷 2 型

（一）概述

先天性胆汁酸合成缺陷 2 型（congenital bile acid synthesis defect 1，CBAS2）是由△4-3- 氧固醇 -5β- 还原酶缺陷（△4-3-oxosteroid-5β-reductase deficiency）所致，是引起严重的新生儿进行性胆汁淤积症的重要原因（OMIM#235555）。

1988 年，Setchell 等首次在单卵双胎男孩中发现，目前约报道 40 余例，多在新生儿期出现严重的胆汁淤积症和肝衰竭。

（二）病因及发病机制

△4-3- 氧固醇 -5β- 还原酶催化 7α- 羟基 - 和 7α-12α- 二羟基 -4- 胆固醇酯 -3- 酮生成相应的 3- 氧 -5β（H）类似物，即将胆固醇核转变为胆汁酸核。由于初级胆汁酸合成减少，溶解度低的肝毒性产物△4-3- 氧 - 胆汁酸在肝脏异常堆积导致肝脏严重损伤，这是新生儿进行性胆汁淤积症和重

症淤胆的原因。

（三）遗传机制

5β- 还原酶的编码基因为 AKR1D1，该基因位于染色体 7q32-33，含有 9 个外显子，DNA 全长 2kb。CBAS2 为常染色体隐性遗传病。其特点为：①患儿父母都是致病基因携带者（杂合子）；②患儿从父母各得到一个致病基因；③携带致病基因的父母每次生育有 1/4 可能性为 CBAS2 患儿。

（四）临床表现

新生儿期即表现出明显黄疸、黑尿、白陶土或浅黄色粪便伴脂肪泻，可出现生长发育障碍，肝脾大及凝血功能障碍，不伴瘙痒，多在新生儿期因暴发性肝衰竭或多器官功能衰竭而死亡。

（五）实验室检查

1. 常规实验室检查　明显的高胆红素血症，以结合胆红素升高为主，血清转氨酶明显升高，但 γ-GT 和总胆汁酸均在正常范围，有的患者有凝血功能的异常。

2. 尿 FAB-MS 分析　胆汁酸增加，主要为不饱和的氧 - 羟基 -、氧 - 二羟基 - 胆烯酸。GC-MS 分析发现尿中有大量 7α- 羟 3- 氧 -4- 胆烷酸和 7α,12α- 二羟 -3- 氧 -4- 胆烷酸，为甘氨酸结合物和牛磺酸结合物，而鹅去氧胆酸和胆酸结合物对应的峰值很小，甚至检测不到。

3. 肝穿刺　显示胆管排列紊乱，伴肝巨细胞样变及肝细胞内明显胆汁淤积，偶可见单个肝细胞坏死，可伴或不伴髓外造血。电镜示小胆管呈裂缝样改变，微绒毛缺乏，有不同数量的电子致密物形成。

4. 基因分析　发现突变位点有 L106F、P198L、G223E、R261C，mRNA 表达正常，但是蛋白质表达及其功能却明显降低，说明突变蛋白的稳定性明显下降。

（六）影像学检查

腹部超声检查显示肝脏、脾脏增大、胆囊形态正常，无肝外胆管扩张。

（七）诊断和鉴别诊断

对于新生儿期起病的黄疸，血生化检测显示转氨酶升高，黄疸以直接胆红素升高为主，而 γ-GT 和总胆汁酸均在正常范围，需考虑到 CBAS，进一步行尿液的胆汁酸成分分析及相关的基因检测可明确诊断。

需与所有婴儿期起病的胆汁淤积性肝病相

鉴别，CBAS2的特点同样是虽然有胆汁淤积，但γ-GT和总胆汁酸正常，进一步行尿液的胆汁酸成分分析及相关的基因检测可与其他胆汁淤积性肝病相鉴别。

（八）治疗及随访

胆汁酸替代治疗对△4-3-氧固醇-5β-还原酶缺陷有效，在肝脏还没有显著损害时，用初级胆汁酸治疗，大部分患者的临床表现和生化可有显著改善，黄疸消退，肝功能趋向正常，肝组织学有明显改善。有研究认为其治疗效果由治疗开始时凝血酶原国际标准化比值确定的，比值<1.4者治疗效果好，而比值≥1.4者对胆汁酸治疗无效，最终会死亡或需要肝移植。

CBAS2属于终生需要治疗疾病，故需要定期随访，以便观察治疗效果，及时调整治疗方案，预防并发症。婴幼儿期每2~3个月随访一次，幼儿期后每3~6个月随访一次，每次均测血常规、尿气相质谱、肝肾功能、甲胎蛋白、凝血功能及肝脾B超等。

（九）遗传咨询及产前诊断

CBAS3患儿的预后主要取决于就诊时间、疾病诊断的早晚，以及治疗的可得性和依从性，因此需做到早诊断、早治疗。

1. 避免近亲结婚。

2. 对CBAS2先证者的家庭若再次妊娠需进行产前诊断，在妊娠16~20孕周时经羊水穿刺或10~12孕周经绒毛膜绒毛取样提取胎儿细胞的DNA，行相关基因分析，防止同一遗传病在家庭中重现。

3. 家族成员基因分析也可检出杂合子携带者，进行遗传咨询。

三、先天性胆汁酸合成缺陷3型

（一）概述

先天性胆汁酸合成缺陷3型（congenital bile acid synthesis defect 3，CBAS3）是由氧固醇-7α-羟化酶（CYP7B1）缺陷所致（OMIM#613812），目前全球报道仅3例。

（二）病因及发病机制

CYP7B1是胆汁酸合成酸性途径的关键酶，该途径对婴幼儿早期生命阶段胆汁酸的合成非常重要，该酶的缺陷所造成的肝毒性产物3β-羟基-△5-羟基-胆汁酸的堆积，可导致严重的肝脏损害，同时初级胆汁酸合成减少，不能有效维持胆汁流动，造成淤胆。

（三）遗传机制

CBAS3为常染色体隐性遗传病。其特点为：①患儿父母都是致病基因携带者（杂合子）；②患儿从父母各得到一个致病基因，目前已报道的3例患儿均为纯合突变；③携带致病基因的父母每次生育有1/4可能性为CBAS3患儿。

该基因位于染色体8q12.3，含有6个外显子，DNA全长202.6kb。除CBAS3外，CYP7B1编码基因的突变还与遗传性痉挛性截瘫（hereditary spastic paraplegia，HSP，OMIM 182601）和白质脑病有关。

（四）临床表现

新生儿期即表现出严重的胆汁淤积，进行性加重，肝脾大，大便颜色浅淡，不伴皮肤瘙痒，有的患儿有凝血功能障碍。

（五）实验室检查

1. 常规实验室检查　高胆红素血症、转氨酶和碱性磷酸酶显著升高，但γ-GT、血清总胆固醇和总胆汁酸均在正常范围，有的患者有凝血功能的异常。

2. 尿FAB-MS分析　尿中不含初级胆汁酸，有高浓度的硫酸盐和糖硫酸结合形成的不饱和羟基-C24胆汁酸。血和尿的GC-MS测定主要为3β-羟基-5-胆烯酸和3β-羟基-5-胆烷酸，以及高浓度的27-羟固醇。

3. 肝穿刺　显示为胆汁淤积，桥接纤维化，肝巨细胞样变，脂肪变性，胆管增生。对患者的肝组织检查发现氧固醇-7α-羟化酶无活性。

4. 基因检测　已报告的3例患儿的基因分析发现突变位点分别为5号外显子R388X、3号外显子的R112X、6号外显子的R417C。

（六）影像学检查

腹部超声检查显示肝脏、脾脏增大。

（七）诊断和鉴别诊断

对于婴儿期起病的黄疸，血生化检测显示转氨酶升高，黄疸以直接胆红素升高为主，而γ-GT和总胆汁酸均在正常范围，需考虑为CBAS，进一步行尿液的胆汁酸成分分析及相关的基因检测可明确诊断。

需与所有婴儿期起病的胆汁淤积性肝病相鉴别，CBAS3的突出特点是γ-GT和总胆汁酸正常，进一步行尿液的胆汁酸成分分析及相关的基因检测可与其他胆汁淤积性肝病相鉴别。

（八）治疗及随访

治疗原则为补充初级胆汁酸。具体机制是初级胆汁酸负反馈抑制胆汁酸酸性合成途径的第一步，即抑制胆固醇 27- 羟化酶的活性，进而减少肝毒性代谢产物 3β- 羟基 -5- 胆烯酸和 3β- 羟基 -5- 胆烷酸的合成；同时促进胆流的形成，减轻淤胆。

3 例患儿接受熊去氧胆酸治疗均无效，2 例接受肝移植后死亡，1 例更换为鹅去氧胆酸治疗［15mg/（kg·d）逐渐减量至 6mg/（kg·d）］，病情得到控制。

CBAS3 属于终身需要治疗疾病，故需要定期随访，以便观察治疗效果，及时调整治疗方案，预防并发症。婴幼儿期每 2~3 个月随访一次，幼儿期后每 3~6 个月随访一次，每次均测血常规、尿气相质谱、肝肾功能、甲胎蛋白、凝血功能及肝脾 B 超等。

（九）遗传咨询及产前诊断

CBAS3 患儿的预后主要取决于就诊时间、疾病诊断的早晚，以及治疗的可得性和依从性，因此需做到早诊断早治疗。

1. 避免近亲结婚。

2. 对 CBAS3 先证者的家庭若再次妊娠需进行产前诊断，在妊娠 16~20 孕周时经羊水穿刺或 10~12 孕周经绒毛膜绒毛取样提取胎儿细胞的 DNA，行相关基因分析，防止同一遗传病在家庭中重现。

3. 家族成员基因分析也可检出杂合子携带者，进行遗传咨询。

四、脑腱黄瘤病

（一）概述

脑腱黄瘤病（cerebrotendinous xanthomatosis，CTX）是一种常染色体隐性遗传的脂质代谢性疾病。主要是由于 *CYP27A1* 基因（OMIM*606530）突变致使固醇 27- 羟化酶活性不足，导致胆固醇及其中间代谢产物胆甾烷醇（cholestanol）在晶状体、脑、肌腱、骨骼等多个系统内异常堆积，而血浆中胆甾烷醇及尿胆汁醇含量异常升高。自 Bogaert 于 1937 年首先报道了第一例脑腱黄瘤病患者，到目前为止全世界有数百例确诊的患者，此病发病率约为 1/50 000，但实际上发病率可能比先前认识的还要高，不同国家、地区及种族间存在较大差异，摩洛哥地区犹太人群中 CTX 发病率为 1∶108，世界各地均有散发病例。我国报道的 CTX 患者仅有十余例。

（二）病因及发病机制

1971 年由美国学者 Salen 首先提出本病的可能发病机制：胆酸合成障碍、胆固醇代谢产物胆甾烷醇异常蓄积。CTX 患者缺乏固醇 27- 羟化酶（CYP27A1），这种酶位于线粒体内膜上，在体内几乎所有细胞中都有表达，是旁路和经典胆汁酸合成途径中的一种重要的酶。胆固醇 7α- 羟化酶（CYP7A1）是经典途径中的限速酶，在另一途径中，固醇 27- 羟化酶（CYP27A1）将胆固醇氧化成 27- 羟基胆固醇，然后被氧甾醇 7α- 羟化酶羟化，从而形成鹅去氧胆酸（CDCA）。甾醇 27- 羟化酶的缺乏除了可导致 CDCA 的减少，亦可导致胆固醇 7α- 羟化酶的上调，在经典胆汁酸途径中，限速酶的上调导致 7α- 羟基 -4- 胆甾烯 -3- 酮的水平升高，这是胆甾醇的有效前体，在 CTX 患者中积累的胆甾烷醇主要来源于胆固醇的 7α- 羟基化代谢产物，其中 7α- 羟基 -4- 胆甾烯 -3- 酮是最重要的代谢产物。CTX 的发展和进展是由 7α- 羟基 -4- 胆甾烯 -3- 酮通过两种不同途径进一步有效地转化为胆甾醇和胆汁醇的产物，并在多个系统内大量堆积而引发相应临床症状。CTX 对机体的损伤以神经系统和肌腱为主，主要损伤机制包括多发脑白质脂质沉积，小脑或基底节区髓鞘脱失，肉芽肿样损害，病变区及血管周围大量巨噬细胞聚集，部分细胞内含髓鞘吞噬残片，脊髓和周围神经髓鞘脱失与轴索变性；肌腱处大量黄瘤细胞及胆固醇结晶沉积，有的甚至双肺呈肉芽肿样损害，泡沫细胞聚集。

（三）遗传机制

CTX 为常染色体隐性遗传病，其特点为：①患儿父母都是致病基因携带者（杂合子）；②患儿从父母各得到一个致病基因，是纯合子；③患儿母亲每次生育有 1/4 可能性为 CTX 患儿；④近亲结婚的家庭，后代发病率较一般人群为高。

1991 年 Cali 等首先发现本病与 *CYP27A1* 基因突变有关，并通过蛋白表达证实该基因突变造成固醇 27- 羟化酶活性大大降低。1993 年，*CYP27A1* 基因结构被阐明：该基因位于 2 号染色体长臂 q33-qter，包括 9 个外显子、8 个内含子，编码由 498 个氨基酸组成的固醇 27- 羟化酶。目前为止，文献报道的 *CYP27A1* 基因突变已达 70 余种，其中 45% 为错义突变，20% 为无义突变，18% 为剪接突变，14% 为缺失突变，以及 2% 为插入突变。超过 50% 的突变发生于 6 号至 8 号外显子之间,14% 位于 2 号外显子,14% 位于 4 号外显子区域。绝大多数的错义突变通过影响血红素结合位点及肾上腺铁氧还原蛋白结合位点破坏固醇 27- 羟化酶活性;而剪接突变往往导致 mRNA 快速变性,进而使翻译表达失败。已知基因突变类型与临床表型之间并无相关性:具有相同症状的患者 CYP27A1 基因突变位置及类型可完全不同,而在同一家系不同个体之间临床表现也可存在很大差异。

(四)临床表现

CTX 患者的平均发病年龄为 19 岁,但诊断时的平均年龄为 35 岁(23~44 岁),因此诊断延迟 16 岁(范围 2~34 岁)。CTX 患者临床表现差异性较大,常累及多个系统,突出表现为脑、肌腱瘤、眼等全身症状以及各种进行性神经系统症状。

1. 中枢神经系统 中枢神经系统症状和体征是 CTX 患者的常见的症状和体征,可以为 CTX 的首发表现,主要特征包括智力残疾、痴呆、精神症状(如行为异常、抑郁、激动、幻觉等)、锥体征、进行性共济失调、肌张力障碍、软腭肌阵挛等。

2. 眼 儿童期白内障是 CTX 的典型征象,这已被强调为神经体征和脑腱黄瘤的早期症状,并被认为有助于早期诊断。白内障和视盘苍白也是成人 CTX 的常见眼部特征,亦可见视网膜血管硬化和胆固醇样沉积。

3. 心血管系统 在 CTX 患者中可出现早期动脉粥样硬化和心血管疾病,尽管他们的血清胆固醇浓度正常。这可能与 27- 羟基胆固醇和低密度脂蛋白胆固醇水平极高,从而增加了患者患心血管疾病的风险。

4. 骨骼系统 骨质疏松和反复骨折也是 CTX 患者的常见临床表现,患者低骨密度导致严重步态障碍,从而增加了意外跌倒和骨折的风险。CTX 患者全身骨密度低,放射性钙吸收减少,而 CTX 患者血清钙、磷、维生素 D 代谢物正常,且 CTX 患者骨质疏松症的严重程度与生化指标无关(胆甾醇水平、表型数据、与神经功能障碍相关的残疾)。

5. 呼吸系统 Kawabata 等在支气管肺泡灌洗液和 CTX 患者的肺活检中发现了充满胆碱的泡沫巨细胞的蓄积,表明 CTX 的肺部也受累了,有肺部受累的 CTX 患者可能没有临床肺症状(如呼吸急促、胸闷),肺功能测试也无障碍。

6. 消化系统 Verrips 等研究发现,约 50%

患者在儿童期即有慢性难治性腹泻,尽管许多腹泻患者的胃肠检查是正常的,这种腹泻可以在 CDCA 治疗后消失,另外,CTX 患者也可出现新生儿胆汁淤积性黄疸、胆囊息肉和胆囊结石。

7. 肌肉和外周神经系统 约 74.2% 的 CTX 患者有外周神经系统损伤,病理检查可发现神经脱髓鞘和髓鞘再生,轴突变性,轻微的肌肉变性和线粒体的超微结构异常。71% 的患者有肌腱黄瘤,它们在跟腱中很常见,也可见于胫骨粗隆、指伸肌腱和三头肌。

(五)实验室检查

1. 常规实验室检查 TBA 正常或轻度升高、GGT 和 TCH 轻度升高,CDCA 水平降低,部分患儿可出现胆红素和转氨酶升高。

2. 血浆胆甾烷醇含量测定 血浆胆甾烷醇含量较正常水平高 5~10 倍[正常(3.3 ± 0.3)μg/ml]。

3. 血和尿胆汁醇含量测定 尿快速原子轰击质谱测定 FAB-MS 胆汁酸谱分析尿胆汁醇水平为(14 ± 3.5)pmol/L,血浆胆汁醇含量可较正常水平高 500~1 000 倍[正常(8.48 ± 3.67)nmol/L]。

4. 血浆 7α- 羟基 -4 胆甾烯 -3 酮测定 De-Barber 等最近利用液相质谱法检测血浆胆酸前体 7α- 羟基 -4 胆甾烯 -3 酮,可见明显升高,其敏感性优于血浆胆甾烷醇。

5. 脑脊液 胆碱酯酶和载脂蛋白 B 水平升高。

6. 基因检测 CYP27A1 基因突变分析是 CTX 最可靠依据。

(六)影像学检查

1. 颅脑 MRI 检查 为诊断 CTX 的一项重要检查方式,典型 MRI 改变为:大脑及小脑的广泛萎缩,双侧齿状核、内囊或基底节区长 T_1 长 T_2 信号,磁共振波谱(MRS)示上述病灶处乳酸峰升高、脂峰升高、N- 乙酰天冬氨酸 NAA 峰降低。

2. 肌电图检查 周围神经病的 CTX 患者肌电图多提示轴索损伤。

3. 肺 CT 检查 肺部病变表现为弥漫性、结节性、浸润性和纤维性阴影,提示肺间质性功能障碍或黄色瘤样病变。

4. 腹部 CT 或超声检查 部分患者可有胆囊结石。

(七)诊断和鉴别诊断

由于个体差异较大,临床误诊或漏诊率较高,脑腱黄瘤病临床表现多样,对于不明原因儿童期慢性腹泻、跟腱黄色瘤、年轻性白内障、锥体束症状、小脑症状和智能低下等的患儿应及早进行相关检查。确诊依据为：①血浆胆甾烷醇含量较正常水平明显升高，CDCA 降低；②尿 FAB-MS 胆汁酸谱分析尿胆汁醇水平明显升高；③基因检测对 CTX 进行基因分型。

CTX 需与另外两种脂质沉积病鉴别：

（1）家族性高胆固醇血症：家族性高胆固醇血症（FH）又称家族性高 β 脂蛋白血症，是一种罕见的常染色体显性遗传性疾病，有家族性的特征。临床特点是高胆固醇血症、特征性黄色瘤、早发心血管疾病家族史。可导致各种危及生命的心血管疾病并发症出现，是冠状动脉疾病的一种重要危险因素。患者本身低密度脂蛋白（LDL）胆固醇明显升高，为正常人的 4~6 倍，但甘油三酯正常，而血浆胆甾烷醇和尿胆汁醇水平正常，且无白内障、进展性神经系统损害等。

（2）谷甾醇血症：是一种常染色体隐性遗传病，是 *ABCG5* 和 *ABCG8* 基因突变所致，植物甾醇的吸收增加和排泄减少是谷甾醇血症的代谢特征，主要表现为肌腱黄色瘤或结节，过早动脉粥样硬化，溶血性贫血，关节炎，血小板减少性紫癜，一旦饮食中包括带有植物甾醇的食品并积累在体内，血浆植物固醇（特别是谷甾醇，菜油甾醇及豆甾醇）升高。甾醇吸收抑制剂依泽替米贝联合低植物甾醇饮食可有效降低血浆植物甾醇水平，促进黄原瘤消退，改善心血管和血液学征象。

（3）其他胆汁酸代谢障碍：先天性胆汁酸合成障碍（BASD）为常染色体隐性遗传，占儿童胆汁淤积性疾病的 1%~2%。其中 3β- 羟基 -C27- 类固醇脱氢酶缺陷是 BASD 中最常见的酶缺陷，致病基因为 *HSD3B7*；δ-4-3- 氧固醇 -5β- 还原酶缺陷是引起严重的新生儿进行性胆汁淤积症的重要原因，致病基因为 *AKR1D1*；以上 2 种酶属于固醇核环结构修饰作用的酶，其缺陷多数表现为进行性胆汁淤积性肝病，临床出现肝酶升高、高结合胆红素血症及脂溶性维生素吸收不良，而血 GGT 水平正常或降低，总胆汁酸不升高。

（八）治疗及随访

CTX 的治疗包括替代治疗、手术和其他对症治疗。

1. 替代治疗　替代疗法包括使用胆汁酸，如 CDCA、熊去氧胆酸（UDCA）、胆酸或牛磺胆酸。CDCA、胆酸提供必需的初级胆酸，并负反馈下调

胆汁酸合成，减少异常毒性中间产物，纠正血浆胆甾醇的水平。① CDCA：可用于 CTX 的神经或非神经系统症状，成人剂量为 750mg/d，强调早期治疗，儿童期开始应用 CDCA 可防止疾病的进展、阻止神经系统的恶化，而开始治疗年龄>25 岁则预后较差，多有活动和认知受损。注意 CDCA 有引起婴儿腹泻和加重肝功能不全的可能。②胆酸：胆酸对非神经系统症状也是有效的，在小婴儿的剂量为 15mg/kg，较 CDCA 更安全。③ HMG-CoA 还原酶抑制剂：CDCA（300mg/d）和（10mg/d）普伐他汀类药联合治疗可以改善脂蛋白代谢，抑制胆固醇合成，降低血浆胆甾醇和植物甾醇水平。单用 HMG-CoA 还原酶抑制剂治疗效果有争议，并可观察到一些不良反应，如肝功能障碍和横纹肌溶解。其与鹅去氧胆酸合用，对降低二氢胆固醇及改善临床症状也有效。

2. 对症支持治疗　补充维生素 E、低密度脂蛋白替代治疗，在抑郁症的情况下使用抗抑郁药物，癫痫发作的抗癫痫，帕金森病的左旋多巴，肌张力障碍的肉毒毒素，动脉粥样硬化是给予阿司匹林抗血小板治疗。

3. 手术治疗　包括白内障手术、肝移植，手术切除双侧肌腱可加重步态不平衡，不能防止神经疾病患者的恶化。

4. CTX 随访　CTX 属于终身需要治疗疾病，故需要定期随访，以便观察治疗效果，即使调整治疗方案，预防并发症。

（九）遗传咨询及产前诊断

CTX 患儿的预后主要取决于发病及治疗的早晚，以及治疗的依从性。因此应做到早诊断、早治疗。

1. 避免近亲结婚。

2. 对 CTX 高危家庭产前诊断是优生优育，防止同一遗传病在家庭中重现的重要措施。对有本病家族史的夫妇及先证者可进行 DNA 分析，并对其胎儿进行产前诊断。家族成员基因分析也可检出杂合子携带者，进行遗传咨询。

3. 开展新生儿筛查　及早发现 CTX 患儿，尽早开始治疗，减少并发症以及不良预后。

4. 产前诊断　CTX 先证者的母亲若再次妊娠，可在妊娠 16~20 孕周时经羊水穿刺或 10~12 孕周经绒毛膜绒毛取样提取胎儿细胞的 DNA，可对突变已知家系进行基因产前诊断。

（舒赛男　李双杰）

第四节 婴儿肝衰竭综合征

一、肝衰竭综合征1型

(一)概述

婴儿肝衰竭综合征 1 型(infantile liver failure syndrome type 1,ILFS1,OMIM#615438)是一种由胞质 LARS 基因(cytoplasmic leucyl-tRNA synthetase gene)突变导致的常染色体隐性遗传病。自 2012 年 Casey 等在国际上首次报道 ILFS1 至今,一共发现 11 位该病患者。其中,9 位患者是爱尔兰人,1 位是犹太人,1 位是中国人。

(二)病因及发病机制

LSF1 是由于胞质 LARS 基因突变,影响其编码的亮氨酰-tRNA 合成酶(leucyl-tRNA synthetase,LeuRS)的功能而导致的。其临床表现可累及消化道、神经和血液等多个系统,但发病机制尚未明确。Casey 等曾构建了敲除 LARS 基因的 HEK293 细胞模型,发现其线粒体的基因、形态及功能均未受影响。有研究发现 LARS 基因可以活化 mTORC1(mammalian target of rapamycin complex 1),而 mTORC1 可以抑制自噬。当 LARS 基因缺陷时,mTORC1 的活化受到影响,可导致机体自噬能力增强。此外,也有研究表明肝脏 mTORC1 的活性减低可导致肝细胞损伤。因此,Casey 等提出了关于 LARS 基因突变是通过降低 mTORC1 的活性使机体自噬能力增强,从而导致多系统受累的设想。

(三)遗传机制

LSF1 为常染色体隐性遗传病。其特点为:

1. 患儿父母都是致病基因携带者(杂合子)。

2. 患儿从父母各得到一个致病基因,是纯合子。

3. 患儿母亲每次生育有 1/4 可能性为 LSF1 患儿。

4. 近亲结婚的家庭,后代发病率较一般人群为高。

LARS 基因定位于染色体 5q32,含有 32 个外显子,转录子全长 4 766bp,编码含 1 176 个氨酸的位于胞质的 LeuRS。目前从已报道的 11 位患者中共发现 6 种 LARS 基因突变类型,分别为 c.245A>G(p.K82R)、c.1118A>G(p.Y373C)、c.1183G>A(p.D395N)、c.1511C>T(p.A504V)、c.1842C>G(p.N614K)、c.2133_2135del(p.L712del)。这些突变可影响 LeuRS 的氨酰化和编辑功能,致使患儿出现 LSF1 的一系列临床表现。

(四)临床表现

ILFS1 常累及多个系统,临床症状有轻重。患者通常有低出生体重,在 1 岁以内表现为反复肝功能异常、肝大、生长发育迟缓、贫血和持续低蛋白血症等。其中,肝功能异常往往由呼吸道感染所诱发。患者的病情随着年龄增长渐改善,但有部分患者可能会反复出现肝衰、肾衰、癫痫和脑病等严重表现,甚至死亡。

(五)实验室检查

1. 常规实验室检查 包括血常规、生化、凝血功能等。可出现小细胞低色素性贫血、低蛋白血症、肝功能异常、凝血功能异常等。

2. 代谢组学分析 血串联质谱分析法(MS-MS)和尿气相色谱-质谱分析法(GC-MS)均无特异性发现,但可为鉴别诊断提供依据。

3. 肝脏组织病理检查 提示脂肪肝和肝硬化。

4. 基因检测 基因突变分析是 ILFS1 确诊最可靠依据,两个 LARS 等位基因均有致病性突变则可确诊。

(六)影像学检查

1. 头颅 MRI 检查 可表现正常或有轻度脑萎缩。癫痫持续状态时,双侧丘脑和基底神经节在 T_2 加权相中可见高密度影。

2. 肝脏 B 超、CT 或 MRI 检查 提示脂肪肝和肝硬化。

(七)诊断和鉴别诊断

ILFS1 的诊断需要综合分析临床表现、实验室和影像学检查等多种结果,而 LARS 基因分析是本病确诊的最可靠依据。

ILFS1 临床表现缺乏特异性,需要与以下疾病相鉴别:

1. Citrin 缺陷导致的新生儿肝内胆汁淤积症(Neonatal Intrahepatic Cholestasis caused by Citrin Deficiency,NICCD) 中国江南地区高发,也可出现脂肪肝和肝硬化。表现为肝大、反复发作的胆汁淤积性黄疸、肝功能异常、低血糖、脂肪肝等,血氨基酸分析发现瓜氨酸、苏氨酸、蛋氨酸、酪氨酸等多种氨基酸增高,尿液分析可有半乳糖等增高,

需要通过 *SLC25A13* 基因突变或 mRNA 分析等特异性实验室手段进行确诊。通过更换无乳糖和强化中链脂肪酸配方奶，大部分患者的临床症状和体征可在 1 岁以内逐渐改善。

2. 其他遗传性肝病　种类繁多，包括胆汁酸合成缺陷、进行性家族性肝内胆汁淤积症（Ⅰ、Ⅱ、Ⅲ等多种类型）、微绒毛包涵体病Ⅰ型、Alagille 综合征等。仅靠临床难以鉴别，必要时可选择高通量测序技术加以区分。

（八）治疗及随访

主要是对症支持治疗，即使患者只是出现轻度的呼吸道感染症状，也应当及早进行干预以防出现肝衰、脑病等严重表现，同时应保证在饮食中有足量的蛋白摄入。

LSF1 患者即使在蛋白摄取充足及肝功能正常的状态下，仍表现有持续的低白蛋白血症，补充亮氨酸也并不能改善低白蛋白血症。患者有小细胞低色素性贫血，铁剂治疗无明显效果，贫血严重时可输注浓缩红细胞纠正。

LSF1 的临床结局多种多样，患者的病情可随着年龄增长渐改善，但并非所有患者预后均良好，其远期预后仍有待随访观察。

（九）遗传咨询及产前诊断

LSF1 为常染色体隐性遗传病，应避免近亲结婚，对 LSF1 高危家庭，可在妊娠 16~20 孕周时经羊水穿刺或 10~12 孕周经绒毛膜绒毛取样提取胎儿细胞的 DNA 进行基因产前诊断。同时，开展新生儿筛查，及早发现 LSF1 患儿，尽早开始治疗，减少并发症及不良预后。

二、婴儿肝衰竭综合征 2 型

（一）概述

婴儿肝衰竭综合征 2 型（infantile liver failure syndrome 2）是一种常染色体隐性遗传性疾病，是由于 NBAS 基因（neuro-blastoma-amplified gene，NBAS）突变所致，主要表现为发热后出现急性肝衰竭，首次发作常发生在婴儿期或幼儿期，少数首发在青少年或成人，具有热敏诱导反复发作的特点。经保守治疗后，病情可缓解。发作间歇期，肝功能可完全正常。

（二）病因及发病机制

NBAS 基因突变导致患儿容易出现发热相关的反复肝衰竭，但其机制尚不十分清楚。目前研究认为 NBAS 是 syntaxin 18 复合体的一个亚基，与高尔基到内质网（ER）的逆向运输有关。Syntaxin 家族庞大，其功能复杂，syntaxin 与 Synaptobrevin/VAMP 及 SNAP-25 以 1∶1∶1 的比例聚合成稳定的三聚体结构，构成 SNAREs（可溶性 N-乙基马来酰亚胺敏感的融合蛋白附着蛋白受体）核心复合体，介导膜融合过程，膜运输的每一步都是由一对不同的 SNARE 蛋白（v-SNARE 和 t-SNARE）进行的。-SNARE 蛋白介导囊泡的细胞内运输，比如从内质网到高尔基体的转运等。NBAS 蛋白直接与 t-SNARE p31 和其他蛋白相互作用，形成复杂的 syntaxin18 复合体。NBAS 的减少伴随着 p31 的减少，从而支持 NBAS 是 SNARE 复合体中的重要组件。NBAS 在无意义介导的 mRNA 衰变中也起着重要作用，无义介导的 mRNA 衰变（NMD）调节细胞应激反应通路和膜转运，NBAS 功能的缺乏可能影响其在 NMD 中的作用。Syntaxin 18 复合物的热敏感性是复发性肝衰竭发作具有发热依赖的基础。NBAS 突变后，会出现内质网（ER）应激，而 ER 应激可促进肝脏的脂肪生成，肝脏小空泡脂肪变性，激活未折叠的蛋白质反应，可能通过细胞凋亡触发细胞破坏，造成肝细胞的广泛坏死，导致肝功能明显受损。

（三）遗传机制

婴儿肝衰竭综合征Ⅱ型属常染色体隐性遗传，*NBAS* 基因定位于 2p24.3，但其功能尚未完全清楚。NBAS 以前曾与孤立的俄罗斯雅库特人的 SOPH（身材矮小、视神经萎缩和 Pelger-Huet 粒细胞异常症）综合征有关，NBAS 双等位基因突变第一次被鉴定为导致发热相关的婴儿复发性肝衰竭的原因。*NBAS* 基因突变的类型有无义突变（c.586C>T）、错义突变（c.2407G>A 和 c.3596G>A）、剪切位点突变（c.209 + 1G>A）及缺失/插入突变（c.6611_6612 insCA）等。其他报道过的可能致病突变有 c.6220G>A（p.A2074T）、c.1964A>G（P.K655R）、c.727A>G（p.I243V）、c.727A>G（p.I243V）等。在正常雅库特人群中该等位基因突变频率为 0.49%。错义突变可导致氨基酸改变并可能影响蛋白质功能，而剪接位点突变可引起内含剪切错误，从而影响 mRNA 的表达。

（四）临床表现

1. 前驱表现　患者在出现肝衰竭前 1 或 2 天通常有食欲减退、恶心、反复呕吐、腹胀、进行性嗜睡和发热等非特异性表现。

2. 急性肝衰竭　反复出现的急性肝衰竭为本病特征性表现。每于发热 24~72 小时后肝功能显著异常，表现为血清谷丙转氨酶，谷草转氨酶显著升高，常超过正常值的数十倍，有些甚至达数百倍；伴或不伴肝细胞性黄疸，黄疸常为轻度到中度黄疸；血清碱性磷酸酶和 γ- 谷氨酰转肽酶活性正常或仅为正常轻度增加，血氨升高，血糖降低。少数严重者可出现水肿及腹水。甚至出现轻重不一的肝性脑病（从轻度的性格改变、行为失常到严重时神志丧失，不能唤醒的深昏迷等，并伴有各种神经体征）的表现。严重的凝血功能障碍，可有不同程度出血，轻者为皮肤黏膜出血或渗血、鼻出血及齿龈出血等，严重时内脏出血，以消化道出血发生最多，也可有其他部位出血，如咯血、血尿或颅内出血等。

3. 其他表现　NBAS 缺陷的表型范围从孤立的 RALF 外，还可有身材矮小、骨骼发育不良、免疫异常、视神经萎缩，以及类似 SOPH 综合征等多系统疾病表现。

（五）实验室检查

1. 常规实验室检查　包括血、尿常规、肝功能，肾功能、血糖、血脂、血氨、血乳酸，铜蓝蛋白、凝血功能、血气分析，CRP、PCT，自免肝抗体谱等。肝功能表现为总胆红素，直接胆红素轻中度升高，转氨酶明显升高，AKP 升高，胆汁酸升高等。凝血功能可出现明显异常。

2. 肝活体组织检查　NBAS 基因突变所致肝衰竭，其肝脏病理特征无特异性的改变，光镜下可见肝细胞空泡变性、炎症细胞浸润，及纤维化改变，PAS 染色可见糖原增加，电镜可见肝细胞脂肪变性、内质网扩张，线粒体异常如线粒体基质密度增加、线粒体肿胀或数量减少等。严重者可见肝细胞大量坏死，凝固性中心坏死，门静脉水肿性及门静脉单核细胞和粒细胞浸润等。

3. 基因检测　NBAS 基因突变分析显示致病性纯合突变或复合杂合突变具有确诊价值。

（六）影像学检查

1. B 型超声检查　可监测肝、脾、胆囊、胆管等器官大小，以及有无腹水、肿物等。

2. 脑电图检查　肝性脑病早期，患者即表现特异性脑电图波形，如慢波、三相波，且持续时间较长，有助于早期发现肝性脑病。

（七）诊断和鉴别诊断

该病临床表现缺乏特异性，临床上发现不明

原因的肝功能衰竭时，尤其是在出现发热性疾病后突发的肝衰竭时，均需要考虑此病。确诊需要对 NBAS 基因进行分析，检测到致病性的纯合突变或复合杂合突变可以确诊。

本病需要和其他原因引起的肝衰竭相鉴别，如嗜肝病毒肝炎，巨细胞病毒肝炎，EB 病毒性肝损害，药物性肝炎，食物或毒物中毒，自身免疫性肝炎，其他的遗传代谢性肝病等。需要仔细询问病史、用药史，进行相关的病原学检查，血、尿遗传代谢病筛查，必要时进行基因检测进行鉴别。

（八）治疗及随访

本症需加强基础支持疗法，采用综合性治疗措施。早期有效控制体温，可减轻肝损伤的程度，避免肝性脑病发生，提高存活率。

1. 支持对症治疗　解热治疗和合成代谢支持，积极控制发热可以减轻肝功能损伤程度，支持治疗包括补液，给予高糖和肠外营养支持，补充维生素 B 族及维生素 C、D、E、K 等，适当补充人血白蛋白和新鲜血浆，可有效地改善肝脏危象。

2. 抗感染治疗　该病是发热性疾病诱发，一般存在感染，考虑是细菌性感染时可选择适当的抗生素进行治疗。

3. 利胆退黄，护肝降酶治疗　有黄疸时可用熊去氧胆酸利胆退黄。转氨酶升高可选用还原型谷胱甘肽、复方甘草酸苷、双环醇等护肝降酶治疗。

4. 人工肝支持系统　非生物型人工肝脏、生物型人工肝脏、混合型人工肝脏三种。对重症患者可以采用人工肝支持系统，它能有效降低天冬氨酸氨基转移酶（AST）、丙氨酸氨基转移酶（ALT）、总胆红素（TBIL）、总胆汁酸（TBA）、血氨等，改善凝血功能，防止出现肝性脑病。可显著提高患者的治愈率和生存率，且安全性较高。

5. 干细胞移植　近年来用人脐带间充质干细胞或自体骨髓干细胞移植治疗急慢性肝衰竭已取得的成功。

6. 肝移植　对于保守治疗无效的患者，可考虑肝移植治疗。

7. 随访　本病多数患者经支持对症等治疗后，肝功能可恢复正常，但容易复发。对于该病患者，需要定期复查，尤其出现发热性疾病时，应早期检查肝功能，凝血功能等，做到早期发现和及时治疗等。

（九）遗传咨询及产前诊断

本病为常染色体隐性遗传性疾病，避免近亲

结婚,母亲再次怀孕可以通过绒毛穿刺或羊水穿刺进行产前诊断,避免第二个患者出生。

（欧阳文献 李双杰 宋元宗）

第五节 其他肝脏遗传代谢病

一、Alagille 综合征

（一）概况

Alagille 综合征是具有表型特征的慢性胆汁淤积的最常见原因;是一种少见的累及多系统的常染色体显性遗传性疾病,是我国儿童慢性胆汁淤积的重要原因之一。该综合征 1969 年由 Alagille 等首次报道,并在 1975 年得到进一步阐述。Alagille 综合征涉及的脏器包括肝脏、心脏、骨骼、眼睛和颜面等,国外研究报道该病在活产婴儿中的发病率约为 1/70 000,由于这些病例仅包括有胆汁淤积表现的病例因此其发病率可能被低估,国内尚无该病发病率的资料。

（二）临床表现

1. 肝脏表现 肝脏上常常表现为不同程度的胆汁淤积,致胆汁淤积性慢性肝病。绝大多数患者因为胆汁淤积的临床表现黄疸而就诊。多数在婴儿早期,尤其在新生儿期即可出现高结合胆红素血症,呈阻塞性黄疸表现,大便颜色可为淡黄或白陶土色。大约一半的患者黄疸持续整个婴儿期,部分患儿黄疸可能逐渐有所缓解。肝功能化验血中胆红素升高,直接胆红素升高,胆汁酸可达百倍以上,胆管损伤的标志如谷氨酰转肽酶及碱性磷酸酶常常明显升高。血中转氨酶水平也不同程度升高,1 岁以内肝脏合成功能常不受影响,很少发生肝功能衰竭。凝血功能障碍常见,但多与脂溶性维生素吸收障碍维生素 K 缺乏有关。因为胆汁淤积,Alagille 综合征可有严重的高脂血症,尤其以血中胆固醇升高最明显。严重者（30%~42%）可见多发性黄瘤,通常在生后数年内逐渐增多,随着胆汁淤积改善可消失。瘙痒是 Alagille 综合征的突出表现,约 70% 的患者有瘙痒症状,45% 的患者有严重瘙痒症状。可能由于感觉神经发育不成熟,常常在生后 6~14 个月开始出现,无黄疸患者亦可有瘙痒症表现。肝大见于 93%~100% 的患者,脾脏大在病程早期很少见,但随着病程延长 70% 的患者会有脾脏大。Alagille

综合征患者,包括婴儿期。脾大开始时少见,但随病情进展,可见于约 70% 的患者。肝病严重程度是影响 Alagille 综合征患者预后的主要原因。有文献报道 Alagille 综合征患者有无肝硬化均可发生肝脏恶性肿瘤,年龄低至 4 岁;Alagille 综合征患者合并肝外肿瘤的情况较为罕见。

2. 心血管表现 心脏疾患是 Alagille 综合征患者早期死亡的主要原因。影像检查可发现 76% 的患者有心脏异常,其中 35% 的患者有肺动脉狭窄,肺动脉瓣狭窄占 8%,12% 的患者有法洛四联症（TOF）,其他心血管异常还有主动脉狭窄、主动脉缩窄、房间隔缺损、室间隔缺损等。63%~98% 的 Alagille 综合征患者可闻及心脏杂音,心脏杂音是 Alagille 综合征第二常见的主要体征,杂音可因肺动脉流出道或外周肺动脉的狭窄或心脏结构异常引起。血管畸形是影响 Alagille 综合征患者预后的另一重要因素。部分患者有头颅血管磁共振会发现脑血管异常,是导致颅内出血,威胁患儿生命的重要原因。其他包括肾动脉、肠系膜动脉异常等。

3. 骨骼表现 椎骨异常在 Alagille 综合征患者中也比较常见,主要表现为蝶状椎骨或椎骨矢状面分离,约占 33%~87% 的患者。椎骨的异常通常不表现出临床症状,而在 X 线检查时发现。其他的骨骼异常包括指/趾骨缩短、远端尺骨和桡骨缩短、毗连椎骨融合、第十二肋骨缺如、锥体中央透亮等。此外,Alagille 综合征患者可有严重代谢性骨病、骨质疏松症及病理性骨折（尤其表现在股骨）等相当常见,其原因考虑与严重的慢性营养不良、维生素 D、慢性肝病慢性肾病、镁缺乏及胰腺功能不全等有关。Alagille 综合征患儿常常身材矮小,可能与胆汁淤积、营养不良、先天性心脏病及遗传因素等有关。

4. 眼部表现 Alagille 综合征眼部异常涉及角膜、虹膜、视网膜及视神经乳头等,不影响视力,但在诊断中具有非常重要的价值。角膜后胚胎环是该病最具有特征性的眼部改变。后胚胎环可见于 56%~88% 的患者,值得注意的是角膜后胚胎环在普通眼科门诊的检出率可达 22%,因此单独出现诊断价值有限,只有同时存在其他异常时才有意义。其他眼部异常包括青光眼、中胚层发育不全（Rieger 异常）、斜视、虹膜发育不良、异常的视神经乳头、视盘不规则、先天性黄斑营养不良、小角膜等。

5. 面部表现 Alagille 综合征的面部特征为前额突出、眼球深陷伴眼距中度增宽、尖下颌、鞍形鼻并前端肥大等。特殊面容可能早在婴儿期即已存在,小婴儿以前额突出和耳发育不良多见,随年龄增长,其他各项特征渐突出。在成人,前额突出不太明显,但下颌突出更明显。头部侧面观则显扁平,但耳部突出。其他报告的面部特征包括大耳朵、复发性鼻窦炎、中耳炎、高调音等。值得注意的是已报道的 Alagille 综合特殊面容的比例并不高,其在诊断中的价值有限。

6. 肾脏异常 Alagille 综合征患者肾脏异常有不少报道,40%~70% 的患者有肾脏累及,最常见的为肾脏发育不良,其他还有肾小管酸中毒、膀胱输尿管反流、尿路梗阻。患者很少有肾功能不全,但也有需肾脏替代治疗和肾移植的病例报道。患者心脏异常、血管异常及肾脏异常均有可能引起高血压。部分患者肾小管酸中毒,需要给予碳酸氢盐治疗。

7. 生长发育异常 50%~87% 的患者生长障碍,营养吸收障碍是生长落后的主要原因。研究发现 50% 左右的患者身高、体重在正常儿童的 5 个百分位以下;16%~52% 的患者神经认知和发育落后;30% 的患者智力测试水平 IQ 在 60~80。Alagille 综合征患者由于皮肤瘙痒、破损、黄瘤等因素影响生活质量低于正常儿童;患儿可能还会存在精神心理异常。

8. 其他表现 随着研究的深入,许多其他器官的临床表现逐渐被证实与 Alagille 综合征有关。如胰腺、气管或支气管、空肠、回肠和脑血管等的一些异常;患者由于胆汁淤积和/或胰腺功能不全可能会有腹泻,实际上所有患者都会有一段时间的脂肪泻。

（三）Alagille 综合征肝脏病理表现

肝脏活检病理发现小叶间胆管减少或缺乏曾被认为是 Alagille 综合征的最重要的病理特征。研究发现有些 Alagille 综合征的患者在婴儿早期可无小叶间胆管消失或减少,甚至部分婴儿表现为汇管区小胆管增生,其小叶间胆管消失是在生后逐渐发生的。有研究发现,6 月龄前进行肝脏穿刺活检,仅有约 60% 的患者有小叶间胆管缺乏;6 月龄后进行肝活检,95% 的患者可有小叶间胆管缺乏。有些 Alagille 综合征的患者可表现为汇管区的减少。与胆汁淤积婴儿一样,Alagille 综合征婴儿可有巨肝细胞肝炎,部分病例汇管区可

有炎症细胞浸润,早期纤维化常不明显。若有早期纤维化,则可表现为窦旁纤维化,而非汇管区纤维化。少部分的 Alagille 综合征患者在疾病早期可有小胆管的增生,多与汇管区炎症有关,此时和胆道闭锁鉴别非常困难。奇怪的是,随着年龄增长,虽然小叶间胆管的消失在大多数病例逐渐发展,但很少进展为肝硬化。

（四）Alagille 综合征的分子遗传学

Alagille 综合征是一种常染色体显性遗传病,其基因型多种多样。94% 左右的 Alagille 综合征由位于染色体 20p12 的 *JAG1* 基因突变引起,0.8% 是 *Notch2* 基因突变引起。Jaggedl 基因包含 26 个大小从 28bp 到 2 284bp 不等的外显子,包含 36kb 的遗传信息,编码的细胞表面蛋白有一个较大的胞外域,包含一段信号肽,一段进化上保守的含有 16 次表皮生长因子样重复序列及富含半胱氨酸的区域。JAG1 蛋白及其受体（Notch 受体）都位于细胞表面,通过配体、受体作用,Notch 蛋白的一部分进入胞核,进而影响下游基因的表达。已证实哺乳动物大多数组织都有此基因的表达,其对心脏、肝脏、骨骼、眼睛和面部等组织器官的生长发育起着很重要的调节作用。目前已发现 430 余种 *JAG1* 基因突变,已报道的突变类型包括整个基因缺失、蛋白质截断突变（包括移码和无义突变）、剪接突变和错义突变。少部分 Alagille 综合征可能因 Notch 受体的突变引起。NOTCH2 蛋白也是单向跨膜蛋白,*NOTCH2* 基因含 34 个外显子,基因 DNA 由 158 099bp 碱基组成。约 3%~5% 的 Alagille 综合征患者是由于 20p 染色体缺失引起的。Alagille 综合征基因型和表型无明显关系,个体的表现可能与基因及环境有关,基因型相同的个体表型有高度变异性。多数患儿的父母之一可表现为 Alagille 综合征的一项或一项以上表现,其中以角膜后胚胎环和心脏杂音最为常见,也有表现为婴儿期短暂的胆汁淤积、蝴蝶椎骨等。

（五）诊断及鉴别诊断

胆汁淤积患者符合以下标准中的 3 条:Alagille 综合征特征性的特殊面容、与 Alagille 综合征相符的心脏疾患、角膜后胚胎环、Alagille 综合征样肾病、血管异常,可以诊断为 Alagille 综合征。家族中有一名临床确诊的 Alagille 综合征患者,其他成人有 2 个标准可能存在基因缺陷,应考虑 Alagille 综合征。一些人有典型的 Alagille 综合征表现,

但是没有 *JAG1* 或 *NOTCH2* 基因突变,可能是由于其他 NOTCH 或 JAGED 配体突变,依据临床表现仍可诊断为 Alagille 综合征。Alagille 综合征患儿胆汁淤积、大便颜色较浅甚至白陶土色、血 GGT 较高,同位素肝胆显象 24 小时肠道可能未见排泄、胆道造影肝内胆管可能不能显影,这些都是导致误诊为胆道闭锁的原因。国内外均有 Alagille 综合征误诊为胆道闭锁行 Kasai 手术的病例报道,有学者认为 Alagille 综合征患儿行 Kasai 手术后病情恶化,需较早进行肝移植手术。对于临床疑似胆道闭锁的患儿要注意有无 Alagille 综合征特征性面容,必要时进行椎骨 X 线片、眼科医生眼底检查、心超检查,如有 Alagille 综合征的相关表现,注意排除该病,慎重行 Kasai 手术,可行相关基因检测进一步确诊 Alagille 综合征。肝活检是鉴别 Alagille 综合征和胆道闭锁的重要手段,胆道闭锁的特征是小胆管显著增生,而 Alagille 综合征虽然在早期可不存在肝内胆管消失或减少,但也少见显著小胆管增生。然而,病理医生通常很少注意和描写小叶间胆管情况,易造成漏诊,因此对临床怀疑 Alagille 综合征的患者,要提示病理医生注意小叶间胆管的观察,同时要注意小胆管和小叶间胆管的区分,更好识别是否有小叶间胆管的缺失,对临床高度怀疑 Alagille 综合征患儿必要时可以重复肝活检病理检查。B 超等影像学检查发现胆总管囊肿可与 Alagille 综合征鉴别(表 26-2)。

表 26-2　Alagille 综合征的诊断标准

JAG1 或 NOTCH2 突变	Alagille 综合征家族史	需要符合的临床标准项目数
有	无	至少一项
有	有	有或无
无	无	≥3
无	有	≥2

(六)Alagille 综合征治疗及预后

药物治疗:熊去氧胆酸能刺激胆流形成,减轻胆汁淤积,皮肤瘙痒;考来烯胺一种高分子量季胺类阴离子交换树脂。口服后,与肠内胆酸结合,阻碍了胆酸的重吸收,使胆酸的排泄量较正常增加 3~15 倍,肝中胆酸减少,肝微粒体内 7-a 羟化酶(限速酶)处于激活状态,促使胆固醇转化为胆酸。同时,由胆酸为肠道吸收胆固醇所必需的

物质,该药与肠内胆酸结合后,肠内胆酸量降低,故减少了食物中胆固醇的吸收,由此导致血中胆固醇和低密度脂蛋白降低。同时考来烯胺减少胆红素的肠肝循环,有利于降低直接胆红素;瘙痒剧烈的患者可以应用利福平或纳曲酮。但由于利福平有肝损副作用,用时应谨慎,注意剂量及定期复查肝功能。Alagille 综合征患者注意应用润肤霜保持皮肤湿润,修剪指甲防止皮肤进一步被抓伤。

心脏、肝脏和血管疾病是导致 Alagille 综合征死亡的主要原因。复杂的心脏异常是预测患儿早期死亡唯一的预测因素。没有已知的基因突变可以预测 Alagille 综合征患儿的预后。最近认为 5 岁前高胆红素血症和高胆固醇血症可能有助于区别高危 Alagille 综合征患儿。总胆红素 >6.5mg/dl(111μmol/L)、结合胆红素 >4.5mg/dl(77μmol/L)和胆固醇 >520mg/dl(13.3mmol/L)与后期严重肝病密切相关。这可以帮助临床医师识别那些可以自行缓解的胆汁淤积 Alagille 综合征患者,避免在年幼时行不必要的肝移植手术。21%~31% 的 Alagille 综合征患者需要肝移植。肝移植的指征包括慢性胆汁淤积引起的终末期肝病、严重的慢性胆汁淤积,如生长迟缓、门脉高压、反复骨折。Alagille 综合征由于并存心脏、肾脏及血管问题,因此肝移植后易有并发症,近些年随着移植指征的严格筛选,术后管理水平的提高,Alagille 综合征患者肝移植术后生存率明显提高。

二、关节挛缩、肾功能不全和胆汁淤积综合征

(一)概述

关节挛缩、肾功能不全和胆汁淤积(arthrogryposis, renal dysfunction, and cholestasis, ARC)综合征是一种常染色体隐性遗传多系统疾病,以关节挛缩、肾功能不全和胆汁淤积为主要表现,部分患者还可以合并存在鱼鳞癣、血小板形态和功能异常及继发性感染等表现。该病在 1973 年首次被报道,经过 40 多年研究,目前已知 *VPS33B* 和 *VIPAS39* 基因突变均可导致 ARC 综合征。该病临床罕见,发病率不详。因病变涉及多个系统,预后常不良,绝大部分患者存活不到 1 年。

(二)病因及发病机制

可溶性 N-乙基马来酰亚胺敏感因子附着蛋白受体复合物(soluble NSF attachment protein

receptors,SNAREs)是由 4 个 SNARE 蛋白组成的复合体,其中 3 个 SNARE 蛋白主要锚定在靶膜上,如内质网、细胞膜;而第 4 个 SNARE 蛋白主要锚定在囊泡上,不同蛋白相互识别及连接,促使囊泡与靶膜靠近,在囊泡融合中起核心作用。VPS33B 蛋白主要表达于胞质,通过其 Sec1- 样球形结构域与 SNAREs 结合,介导囊泡与细胞器膜及细胞膜之间的锚定、融合等过程,从而影响囊泡的转运功能,在细胞吞吐过程中发挥重要作用。*VPS33B* 基因突变可导致 VPS33B 蛋白第 532 位编码精氨酸的密码子改变为终止密码子,使翻译提前终止,蛋白截短,Sec1- 样结构域的完整性受到影响,突变的蛋白与 SNARE 蛋白在晚期的相互作用可能受阻,从而影响到细胞内囊泡运输及细胞膜的融合。*VPS33B* 基因在胎儿及成人的骨骼、肾脏、肝脏及皮肤等均有表达,因此 ARC 综合征患者的运动单位、肾小管、肝小叶及上皮细胞等结构和功能均受损,出现关节挛缩、氨基酸尿和糖尿、胆汁淤积及鱼鳞癣等多系统受累表现。VPS16B/VPS33 B 功能障碍引起的吞噬细胞吞噬功能的缺陷,可能使 ARC 综合征患者对非致病性微生物的感染越来越敏感。

（三）遗传机制

ARC 综合征根据致病基因不同分 Ⅰ 型和 Ⅱ 型,均为常染色体隐性遗传病,Ⅰ 型的致病基因为 *VPS33B* 基因,位于染色体 15q26.1,全长 23.9kb,包含 23 个外显子,编码区全长 1 854bp,编码 617 个氨基酸,分子量大小 71kd。VPS33B 蛋白属于 Secl/Munc-18（SM）蛋白家族成员之一,主要参与细胞内蛋白的运输。VPS33B 蛋白的 Sec1- 样结构域由第 31~611 位氨基酸构成,可与 SNAREs 紧密结合,参与囊泡与细胞器及细胞膜之间的锚定。至 2014 年,有 299 余种 VPS33B 基因突变类型,其中 49 个突变类型为致病突变（表 26-3）。大多数变异为剪接突变、无义突变、错义突变等,少数为缺失、重复、插入和插入 / 缺失等。其中三种变异发生率最高:c.4032 T>A,c.1312 C>T 和 c.1519 C>T。在临床诊断为 ARC 综合征的患者中,大约 75% 的患者可检测到 VPS33B 突变。

ARC 综合征 Ⅱ 型的致病基因为 VIPAR（又称 C14ORF133）基因,截至 2014 年,有 34 种 *VIPAR* 基因突变类型,其中 14 个突变类型为致病突变,VIPAR 中的大多数“致病”变异为剪接突变、无义突变、错义突变（表 26-4）。此外,还存在缺失

和重复变异。VIPAR 由一个高尔基体蛋白 A5 结构域组成,与 Vps16 的 C 端区具有显著的同源性,通过形成 VPS33B-VIPAR 复合物,在反向性和顶膜蛋白的限制上表现出多向效应,VPS33B-VIPAR 复合物通过 RAB11A 依赖的顶端循环通路和对上皮细胞钙黏蛋白的转录调控发挥作用,从而保证细胞结构正常,维持细胞顶端基底极性。在 VPS33B 或 VIPAR 的敲除研究中,观察到顶膜蛋白误入基底外侧膜,进入次级内小体和溶酶体中,导致细胞器异常,从而阻碍组织结构（如胆管、肾小管等）的产生和维持,最终导致胆汁淤积和异常尿。

（四）临床表现

ARC 综合征的四大主要表现为关节挛缩、肾小管功能不全、胆汁淤积及正常水平 GGT。

1. **关节病**　关节病是 ARC 综合征的主要症状之一,表现为肌肉萎缩、腕关节桡侧偏斜、双髋关节脱位、膝关节屈曲挛缩和胖胝体外翻等。在出生后的前几周,肌肉骨骼异常通常并不明显,在某些情况下（比如 971 delA/K324fs）可能根本不存在或不典型。ARC 综合征的发病特点主要是前运动神经元变性,而关节软骨病的严重程度与妊娠期胎盘功能不全、母亲羊水过少和胎儿生长受限有关。此外,ARC 综合征的骨量减少和病理性骨折与肾小管和继发性甲状旁腺功能亢进症相关的再吸收受损有关。

2. **肾小管功能障碍**　肾小管功能障碍以范可尼综合征形式出现,其症状包括肾小管酸中毒、肾源性尿崩症、葡萄糖尿、氨基酸尿和磷尿。在疾病发作的间歇期,肾小管酸中毒可能会明显加重。肾脏超声检查可提示肾钙素沉着或小肾发育不良,肾活检结果有肾间质和病灶的炎症反应,部分肾小球硬化,肾小管变形和变性等。

3. **新生儿胆汁淤积性黄疸**　是 ARC 综合征最常见的特征,患儿在新生儿期即出现胆汁淤积性黄疸,同时伴有肝大。ARC 综合征的新生儿胆汁淤积性黄疸与新生儿胆汁淤积性黄疸的不同,通常不存在胆道梗阻,且 GGT 水平通常是正常的,天门冬氨酸转氨酶（AST）和丙氨酸氨基转移酶（ALT）一般正常或轻微升高。低 GGT 型胆汁淤积是 ARC 综合征的一个明显不同的特征。但也有文献报道部分 ACR 综合征患者也可表现为 GGT 水平升高。

4. **其他表现**　主要包括鱼鳞病、血小板计数

表 26-3 ARC-LOVD 数据库中列出的致病性 VPS33B 突变

数据库 ID	外显子	DNA 变化	性质	蛋白质改变	种族背景
VPS33B_00235	1-23	c.(？_-354)_(*431 + d127_？)del	杂合	p.(0？)	西班牙
VPS33B_00232	△4	c.240-577_290-156del	杂合	p.(Leu81Serfs*5)	南美
VPS33B_00221	1	c.67C>T	杂合	p.(Arg23*)	-
VPS33B_00001	1	c.89 T>C	纯合	p.(Leu30Pro)	巴基斯坦
VPS33B_00223	1i	c.97-2A>C	纯合	p.(？)	-
VPS33B_00002	2	c.151C>T	杂合	p.(Arg51*)	法国
VPS33B_00011	2i	c.177 + 1G>A	纯合	p.(？)	意大利
VPS33B_00231	2i	c.178-2A>C	纯合	p.(？)	土耳其
VPS33B_00224	2i	c.178-1G>C	纯合	p.(？)	巴基斯坦
VPS33B_00233	3i	c.240-1G>C	纯合	p.(？)	-
VPS33B_00003	4	c.277C>T	杂合	p.(Arg93*)	南美
VPS33B_00004	5	c.319C>T	杂合	p.(Arg107*)	苏格兰
VPS33B_00005	5	c.352C>T	纯合	p.(Gln118*)	土耳其
VPS33B_00023	5	c.350del	纯合	p.(Pro117Leufs*20)	沙特阿拉伯
VPS33B_00024	6	c.369_370del	杂合	p.(Cys123*)	南美
VPS33B_00013	6i	c.403 + 1G>T	杂合	p.(？)	苏格兰
VPS33B_00012	6i	c.403 + 1G>A	杂合	p.(？)	以色列
VPS33B_00014	6i	c.403 + 2 T>A	杂合	p.(？)	韩国
VPS33B_00025	7	c.436_445del	杂合	p.(Leu146Metfs*5)	法国
VPS33B_00015	7i	c.498 + 1G>A	杂合	p.(？)	瑞士
VPS33B_00026	8	c.558_559del	杂合	p.(Tyr187Trpfs*18)	意大利
VPS33B_00006	9	c.661C>T	杂合	p.(Arg221*)	韩国
VPS33B_00016	9i	c.701-1G>C	纯合	p.(？)	以色列
VPS33B_00017	9i	c.700 + 1G>A	杂合	p.(？)	沙特阿拉伯
VPS33B_00225	10	c.711del	杂合	p.(Phe237Leufs*2)	巴基斯坦
VPS33B_00007	10	c.728C>T	杂合	p.(Ser243Phe)	韩国
VPS33B_00027	10	c.740_741del	杂合	p.(Tyr247*)	韩国
VPS33B_00226	11i	c.853-3C>G	纯合	p.(？)	土耳其
VPS33B_00019	11i	c.853-2A>G	杂合	p.(？)	葡萄牙
VPS33B_00018	12i	c.940-1G>A	杂合	p.(？)	法国
VPS33B_00028	13	c.971del	纯合	p.(Lys324Argfs*11)	巴基斯坦
VPS33B_00227	13i	c.1030 + 5G>T	纯合	p.(？)	沙特阿拉伯
VPS33B_00029	16	c.1208del	杂合	p.(Leu403Cysfs*8)	塔希提
VPS33B_00230	16i	c.1225 + 5G>C	杂合	p.(？)	南美
VPS33B_00033	17	c.1235_1236delCCinsG	纯合	p.(Pro412Argfs*7)	波兰
VPS33B_00229	17	c.1261_1262del	杂合	p.(Gln421Valfs*8)	南美
VPS33B_00008	18	c.1312C>T	纯合	p.(Arg438*)	巴基斯坦

续表

数据库 ID	外显子	DNA 变化	性质	蛋白质改变	种族背景
VPS33B_00008	18	c.1312C>T	杂合	p.（Arg438*）	沙特阿拉伯
VPS33B_00008	18	c.1312C>T	杂合	p.（Arg438*）	巴基斯坦
VPS33B_00219	18i	c.1406-2A>G	纯合	p.（？）	沙特阿拉伯
VPS33B_00220	18i	c.1406-1G>C	纯合	p.（？）	土耳其
VPS33B_00228	20	c.1498G>T	纯合	p.（Glu500*）	西班牙
VPS33B_00030	20	c.1509dupG	杂合	p.（Lys504Glufs*23）	韩国
VPS33B_00009	20	c.1519C>T	杂合纯合	p.（Arg507*）	葡萄牙
VPS33B_00218	20	c.1519C>T	杂合	p.（Arg507*）	韩国
VPS33B_00031	20	c.1576_1577insT	纯合	p.（Glu526Valfs*13）	波兰
VPS33B_00010	21	c.1594C>T	纯合	p.（Arg532*）	巴基斯坦
VPS33B_00234	21i	c.1657 + 1G>A	纯合	p.（？）	意大利
VPS33B_00032	23	c.1803dupA	杂合	p.（Val602Serfs*13）	韩国

注:del,缺失;fs,移码;i,内含子;stop 停止;△,全外显子缺失;P.（？），该变异体对蛋白质的影响尚不清楚。P.（0？），不能预测蛋白质产物

表 26-4　ARC-LOVD 数据库中列出的致病性 VIPAR: 突变

数据库 ID	外显子	DNA 变化	性质	蛋白变化	种族背景
VIPAR_00001	1	c.2 T>G	纯合	p.（Met1Arg）	土耳其
VIPAR_00021	6	c.463_464del	杂合	p.（Trp155Glufs*4）	高加索
VIPAR_00022	6	c.484C>T	杂合	p.（Arg162*）	高加索
VIPAR_00002	7	c.535C>T	纯合	p.（Gln179*）	土耳其
VIPAR_00023	9	c.638 T>C	杂合	p.（Leu213Pro）	-
VIPAR_00003	9	c.658C>T	纯合	p.（Arg220*）	意大利
VIPAR_00003	9	c.658C>T	杂合	p.（Arg220*）	土耳其
VIPAR_00007	10	c.749_753del	纯合	p.（Thr250Argfs*17）	克罗地亚
VIPAR_00004	11	c.808C>T	纯合	p.（Arg270*）	以色列
VIPAR_00020	11i	c.837-1G>T	纯合	p.（？）	-
VIPAR_00005	12	c.871C>T	杂合	p.（Gln291*）	土耳其
VIPAR_00019	13	c.1021 T>C	纯合	p.（Cys341Arg）	巴基斯坦
VIPAR_00006	17	c.1273C>T	纯合	p.（Gln425*）	土耳其

注:del,缺失;fs,移码;i,内含子;stop 停止;△,全外显子缺失;P.（？），该变异体对蛋白质的影响尚不清楚。P.（0？），不能预测蛋白质产物

和功能异常、继发感染、心血管异常、胼胝体发育不全、耳聋、甲状腺功能减退等。大多数患者患有鱼鳞病,其原因是 SNARE 蛋白的缺陷和缺乏与表皮分化至关重要的游离脂肪酸的吸收有关。皮肤活检可以发现轻度角化过度而不是角化不全。由于存在血小板数量和功能的异常,ARC 患者常发生自发性腹内出血;且由于血小板的形态无异常变化,因此,常规的血小板分析不能评估 ARC 综合征出血的风险。此外,ARC 综合征患者还容易出现反复发作的继发感染,伴有高热和慢性腹泻等。

（五）实验室检查

1. 常规实验室检查　包括血常规、尿常规、肝功能、肾功能、血糖、血脂、血氨、血乳酸、血气分

析、甲状腺功能等。患者可出现葡萄糖尿、氨基酸尿和磷尿等。血涂片可见血小板形态异常。肝功能提示总胆红素、直接胆红素升高,GGT 水平多数正常,偶有升高。

2. 肝活检 对鉴别不同类型的淤胆有参考意义。但 ARC 综合征患者表现为胆管缺乏、巨细胞化、胆汁栓塞或脂褐素沉积,以及门静脉纤维化等。由于常合并凝血功能障碍,故肝活检前需纠正凝血功能,否则易导致致命出血的风险。

3. 肾活检 表现为肾间质和病灶的炎症反应,部分肾小球硬化,肾小管变形和变性等。但要注意,活检有较大的出血风险。

4. 皮肤活检 有鱼鳞病患者,可以行皮肤活检,可见轻度角化过度而不是角化不全。免疫组化可发现成纤维细胞 VPS33B 蛋白异常表达。

5. 基因检测 基因检测是确诊患者的有效方法,发现 *VPS33B* 或 *VIPAR* 基因纯合或复合杂合突变可确诊该病。

(六) 影像学检查

1. B 超检查 可有肝脾大、肝脏质地的变化。对小婴儿行髋关节 B 超检查可发现髋关节脱位现象,部分患者肾脏有肾钙素沉着或小肾发育不良等表现。

2. X 线检查 可发现髋关节脱位、骨量减少、病理性骨折等表现。

3. CT 或 MRI 检查 部分患者可有胼胝体发育不全。

(七) 诊断和鉴别诊断

临床上出现关节挛缩、肾小管酸中毒和低 GGT 活性的新生儿胆汁淤积性黄疸三联征的患者应考虑 ARC 综合征的可能,结合血涂片发现血小板形态异常,凝血功能障碍,以及皮肤、肾活检的典型改变可临床诊断。再通过 VPS33B 和 VIPAR 基因分析,可从分子生物学水平明确 ARC 综合征的诊断,并为产前诊断提供依据。

ARC 综合征患者有多个系统的表现,需要和相关疾病鉴别。

1. 对于胆汁淤积为主症,需要排除巨细胞病毒肝炎,胆道闭锁,家族性进行性胆汁淤积症,Alagille 综合征,Citrin 缺陷症等。

2. 有鱼鳞病改变者需与神经病变 - 鱼鳞病 - 角化病(SeNNK)综合征相鉴别。

3. 以肾脏表现为主者需与肾小管性酸中毒等鉴别,前者肾活检表现为肾间质和病灶的炎症

反应,部分肾小球硬化,肾小管变形和变性等。

4. 出现病理性骨折和骨量减少需要与先天性关节病(如 Bruck 综合征)相鉴别。有髋关节脱位者需排除先天性髋关节脱位等。

(八) 治疗及随访

目前本病缺乏特效的治疗方法,主要是支持对症治疗,以改善患者的生活质量。

1. 内科治疗

(1) 支持对症治疗,包括补液,补充维生素、钙剂、磷酸盐及左旋甲状腺素等,可提高患者的生活质量。贫血时可输注浓缩红细胞纠正贫血。

(2) 抗感染治疗,合并感染时可选择适当的抗生素治疗。

(3) 利胆退黄,改善皮肤瘙痒,熊去氧胆酸、还原型谷胱甘肽及利福平等可能轻微缓解胆汁淤积及瘙痒症状。

2. 外科治疗

(1) 手术矫形:对部分患者的关节挛缩、髋关节脱位等畸形,手术矫正可恢复部分关节功能;但由于 ARC 综合征患儿免疫功能差及远期生存率低,除非严重病理性骨折或感染,不推荐积极骨科手术治疗。

(2) 肝移植:内科治疗无效的患者,也可以考虑肝移植来改善严重的胆汁淤积和顽固性瘙痒。Dehghani 等报道 1 例进行了肝移植的 ARC 综合征患儿,术后瘙痒症状立即改善,6 个月后皮肤正常,随访 5 年,预后良好,没有任何并发症或排斥反应。但肝移植术后出血及感染的风险极大,疗效仍有争议。

3. 随访 ARC 综合征作为一种致死性多系统疾病,预后极差。除少数有 ARC 综合征但仍保留 VPS33B 部分功能的患者外,大多数患者在生后第一年内常因反复感染、严重营养不良、严重酸中毒、肝衰竭或凝血功能异常至出血而死亡。存活患者需定期复查肝肾功能、凝血功能、免疫功能等,谨防感染发生。

(九) 遗传咨询及产前诊断

患者如果通过基因突变分析发现 2 个致病突变,则母亲再次怀孕可以通过绒毛穿刺或羊水穿刺提供产前诊断,避免第二个患儿出生。

三、Wilson 病

(一) 概述

肝豆状核变性(hepatolenticular degeneration,

HLD，OMIM 277900）又名 Wilson 病（WD），是一种常染色体隐性遗传的铜代谢障碍疾病，致病基因 *ATP7B* 定位于染色体 13q14.3，编码一种铜转运 P 型 ATP 酶。世界范围发病率约为 3/10 万，致病基因携带者约为 1/90，发病时间可早至 3 岁或迟至 50 岁以后。*ATP7B* 基因突变导致 ATP 酶功能减弱或丧失，引致血清铜蓝蛋白（ceruloplasmin，CP）合成减少及胆道排铜障碍，蓄积于体内的铜离子在肝、脑、肾、角膜等处沉积，引起进行性加重的肝硬化、锥体外系症状、精神症状、肾损害及角膜色素（Kayser-Fleischer ring，K-F）环等。首发症状在小年龄组以肝脏症状多见，与一般肝硬化无特征性差异，在大年龄组以神经症状多见，主要表现为锥体外系症状；角膜色素环（K-F）是由于铜沉积于角膜后弹力层所致，为 HLD 的特异性表现。该病是遗传性疾病中为数不多的可治性疾病，一旦诊断应终身治疗并持续监测。

（二）病因及发病机制

ATP7B 在肝、肾、胎盘细胞中表达较高，尤其以肝细胞中表达为主。一般情况下，ATP7B 定位在高尔基体外侧网络（Trans-Golgi network，TGN）上，该蛋白在这个位置的主要功能是参与合成铜蓝蛋白，*ATP7B* 基因突变造成蛋白功能异常以致铜蓝蛋白合成减少，血液中与白蛋白疏松结合的铜显著增加，容易在其他器官沉积。另一方面 ATP7B 亚细胞定位受细胞内铜离子浓度调控，铜离子浓度升高时，在其他铜转运蛋白的协助下将细胞内多余的铜离子以囊泡形式自肝细胞胆管面分泌进入胆汁进而排出体外。*ATP7B* 基因突变使这一功能损害，多余的铜不能排出体外而致病。基因突变导致 ATP7B 转运铜功能的模式大致有三种：① ATP7B 仍定位在 TGN，但丧失了对铜的应答，如 G943S 位点突变损害了铜浓度调控的 ATP7B 细胞内定位变化，而铜蓝蛋白合成并未受影响，这可能是少数患者铜蓝蛋白未降低的原因；② ATP7B 不在 TGN，而是聚集在细胞边缘，转运铜出胞功能失调；③ 最常见也是临床致病最重要的模式，ATP7B 滞留在内质网，容易被蛋白酶体降解，最常见的突变位点是 H1069Q 和 Arg778Leu。

ATP7B 在脑组织中的功能目前还不明确，在对小脑细胞的研究中发现 ATP7B 连续分布于浦肯野细胞中，主要功能是参与铜蓝蛋白的合成，而将多余的铜转运出胞外则可能主要由 ATP7A 完成。

肾脏细胞中 ATP7B 分子量小，为 2~3kD，且当细胞内铜离子浓度增加时，定位在 TGN 上的 ATP7B 不出现向囊泡及胞膜的转运。推测肾脏细胞中 ATP7B 可能参与将细胞内的铜离子贮存在 TGN 相关的囊泡内而不参与向细胞外排铜的过程，该排铜过程可能由同样定位于 TGN 上的 ATP7A 代偿完成。肝脏是人体进行铜代谢的主要器官，WD 患者由于 *ATP7B* 基因突变，不能清除体内多余的铜。肝内过多的铜诱导自由基反应和脂质过氧化，损害肝细胞，引起脂肪变性和炎症，致肝细胞死亡。肝细胞死亡后铜释放入血，在肝外组织沉积，引起多器官结构和功能受损。42%WD 患者表现为肝脏损害为首发表现，如慢性肝炎、肝硬化，甚至暴发性肝功能衰竭。

40%~50%WD 患者表现神经症状如震颤、共济失调等，部分患者伴有精神异常。部分 WD 患者出现肾脏症状，如肾性糖尿、氨基酸尿、磷酸盐尿、尿酸尿、高钙尿等，偶见蛋白尿和肾钙质沉积症。ATP7B 异常可影响多器官功能，如出现特征性的角膜 K-F 环、白内障等眼部症状；出现急性血管内溶血、牙龈及皮下出血等血液系统症状；出现骨及软骨变性、关节畸形、肌无力、肌痛等运动系统症状；少数患者可能出现鱼鳞癣、葡萄糖耐量异常、甲状腺功能减退等。出现这些复杂临床症状的原因与过量的铜在各组织器官沉积的毒性损害有关，与 ATP7B 的组织分布并无直接相关性。

（三）遗传机制

WD 的主要致病基因位于 13q14.3，基因全长约 78kb，含 21 个外显子和 20 个内含子、4.3kb 编码区。该基因序列与 Menkes 病致病基因 *ATP7A* 具有 62% 同源性，故又称 ATP7B，是转运阳离子的 P1B 型 ATP 酶家族成员之一。

ATP7B 基因负责编码一种含 1 465 个氨基酸的 P 型铜转运 ATP 酶（Wilson ATPase），以点突变为主，至今为止已发现 600 多种突变，大多是杂合突变。其中大多数极为罕见或仅在单个家系中报道。单核苷酸变异（single nucleotide variant，SNV）引起的错义或无义突变最多见（61%），其次是小片段的插入缺失（26%）和剪接位点突变（9%）。绝大多数患者为复合杂合子。不同地域的常见突变类型具有明显差异：H1069Q 和 R778L 分别为欧洲和亚洲人群最常见的突变类型，其余突变类型报道的频率大多低于 10%。欧洲 WD 突变热点位于 8~18 号外显子，印度在此基础上

还存在 2~5 号外显子的突变,可能与某些严重表型相关。另有研究者对我国北方 WD 患者的基因型研究中进一步证实 R778L 突变与 L770L 连锁紧密,是我国最常见的突变类型,其余常见的突变还包括 A874V 和 P992L。我国 WD 患者的 *ATP7B* 基因有 3 个突变热点,即 R778L、P992L 和 T935M。

（四）临床表现

首发症状不一,临床表现多样;一般而言,儿童期患者大部分以肝病为主的症状首发;青壮年期患者大多以震颤为主的神经症状首发,部分以构音障碍、肌张力障碍、精神障碍等神经精神症状首发;角膜 K-F 环(7 岁以下患儿少见);其他:镜下血尿、微量蛋白尿、肾小管酸中毒、急性非免疫性溶血性贫血、骨关节病及肌肉损害、皮肤等症状。

临床分型:

(1)肝型:①持续性血清转氨酶增高;②急性或慢性肝炎;③肝硬化(代偿或失代偿);④暴发性肝功能衰竭(伴或不伴溶血性贫血)。

(2)脑型:①帕金森综合征;②运动障碍:扭转痉挛、手足徐动、舞蹈症状、步态异常、共济失调等;③口 - 下颌肌张力障碍:流涎、讲话困难、声音低沉、吞咽障碍等;④精神症状。

(3)其他类型:以肾损害、骨关节肌肉损害或溶血性贫血为主。

(4)混合型:以上各型的组合。

（五）实验室检查

1. 铜代谢相关的生化检查 ① CP:正常为 200~500mg/L,患者<200mg/L。<80mg/L 是诊断 WD 的强烈证据。某些情况下(出生后至 2 岁、20% 的 WD 基因携带者、慢性肝炎、重症肝炎、慢性严重消耗性疾病、Menkes 综合征),血清 CP 亦可<200mg/L,需复查和鉴别。② 24 小时尿铜:正常<100μg,患者 ≥100μg;③肝铜量:正常<40~55μg/g(肝干重),患者>250μg/g(肝干重)。

2. 血、尿常规检查 WD 患者有肝硬化伴脾功能亢进时其血常规可出现血小板、白细胞和 / 或红细胞减少;尿常规镜下可见血尿、微量蛋白尿等。

3. 肝功能检查 可有血清转氨酶、胆红素升高和 / 或白蛋白降低。

（六）影像学检查

1. 头颅 MRI 检查 MRI 比 CT 特异性更高。约 85% 脑型患者、50% 肝型患者的 MRI 表现为豆状核(尤其壳核)、尾状核、中脑和脑桥、丘脑、小脑及额叶皮质 T_1 加权像低信号和 T_2 加权像高信号,或壳核和尾状核在 T_2 加权像显示高低混杂信号,还可有不同程度的脑沟增宽、脑室扩大等。

2. 肝脏 B 超检查 肝脏 B 超常显示肝实质光点增粗甚至结节状改变;肝脏病理早期表现为脂肪增生和炎症,以后为肝硬化改变。

（七）诊断和鉴别诊断

1. 起病年龄 对 3~45 岁未明原因的肝异常患者须考虑是否 WD。

2. 肝病史或肝病症状 对自身免疫性肝炎患儿、典型自身免疫性肝炎或对标准的皮质类固醇疗效不佳的成人,必须进行 WD 的相关检查。对任何一个暴发性肝功能衰竭患者应考虑 WD 的可能性。

3. 神经精神症状 对疑诊脑型 WD 的患者应先做神经症状评估和脑 MRI 检查。

4. 铜生化指标

(1)血清 CP<200mg/L,加上 24 小时尿铜 ≥100μg 或肝铜>250μg/g(肝干重)。但是血清 CP 为 80~200mg/L 需进一步复查。

(2)血清 CP 正常不能除外肝型 WD 的诊断。

(3)肝实质铜量>250μg/g(肝干重)对 WD 的诊断有关键作用,但取样对象应是诊断未明及较年轻的患者。未作治疗的患者肝铜量<40~50μg/g(肝干重)可排除 WD。

5. 对疑诊 WD 儿童可行青霉胺负荷试验,方法是先服青霉胺 500mg(体重不计,青霉素皮试阴性后采用),12 小时后再服 500mg,当日收集 24 小时尿量测铜,如>1 600μg 对诊断 WD 有价值。

6. 疑为 WD 患者其 K-F 环需裂隙灯检查证实。神经症状明显但 K-F 环阴性未能除外 WD 诊断。

7. 阳性家族史对诊断 WD 有重要意义。对新发现 WD 患者的亲属尤其是一级亲属应作 WD 的相关项目筛查,并进行基因型检测。

8. 患者具有锥体外系症状、K-F 环阳性、血清 CP 低于正常下限及 24 小时尿铜>100μg,可确诊为 WD,不需进一步检查。

（八）治疗及随访

治疗原则为早期治疗,终身治疗,除非做了肝移植手术。治疗的药物主要有两大类:一是络合剂,能强力促进体内铜离子排出,如青霉胺、二巯丙磺酸钠(DMPs)、二巯丁二酸钠(Nα-DMs)、二巯丁二酸(DMSA)等;二是阻止肠道对外源性铜的吸收,如锌剂、四硫钼酸盐。

1. D-青霉胺（PCA）　目前在我国仍作为治疗 WD 的主要药物。PCA 对不同类型 WD 患者其疗效和不良反应有很大差异，故要求个体化给药，即根据患者年龄、临床分型、病程、用药后尿排铜量等确定服用剂量及服用持续时间。

（1）用法：青霉素皮试阴性才可服用，小儿剂量为每日 20~30mg/kg 开始，维持剂量为 600~800mg/d。应空腹服药，最好在餐前 1 小时、餐后 2 小时或睡前服，勿与锌剂或其他药物混服。使用 PCA 过程中，建议每 2~4 周测 24 小时尿铜作为调整药量的指标，如多次测定 24 小时尿铜量均为 200~500ug，且症状稳定者，表示 PCA 用量足够，可减量或间歇用药，例如服 2 周停 2 周，或服 10 天停 10 天。

（2）不良反应：37%~50% 的患者用药早期发生神经症状加重，其中约半数患者其加重的神经症状不可逆。服药早期有恶心、纳差、呕吐、皮疹、发热等症状；长期服药可引起多种自身免疫疾病和血液疾病等。

（3）除严重肢体痉挛、畸形，严重构音障碍的脑型患者及对 PCA 过敏的患者慎用或不用外，其他类型 WD 患者均适用。

2. DMPs

（1）用法：DMPs 5mg/kg 溶于 5% 葡萄糖溶液 500ml 中缓慢静脉滴注，每天 1 次，6 天为 1 疗程，2 个疗程之间休息 1~2 天，连续注射 6~10 个疗程。

（2）不良反应：主要是食欲减退及轻度恶心、呕吐。约 5% 患者于治疗早期发生短暂脑症状加重。

3. Nα-DMs 和 DMSA　Nα-DMs 既往常规静脉注射用药，近年药源困难，可选用 DMsA 胶囊口服，此药可与 PCA 交替用，作为长期维持治疗。

4. 曲恩汀　又名三乙撑四胺、triene。本药对铜的络合作用较 PCA 弱，不良反应则较 PCA 轻，用于有轻、中、重度肝损害和神经精神症状的 WD 患者，以及不能耐受 PCA 的 WD 患者。

5. 锌制剂（zinc preparations）　常用有硫酸锌（zinc sulfate）、醋酸锌（zinc acetate）、葡萄糖酸锌（zinc gluconate）、甘草锌（1icorzine）等。

（1）用法：成人剂量为 150mg/d（以锌元素计），分 3 次口服；5 岁以下 50mg/d，分 2 次口服；5~15 岁 75mg/d，分 3 次口服。在餐后 1 小时服药以避免食物影响其吸收，尽量少食粗纤维及含大量植物酸的食物。如单用锌剂治疗 WD，则 24 小时尿铜量少于 125μg 提示治疗量已满意。

（2）锌剂对 WD 的疗效确切、价廉、药源充足、副作用少，近年已成为治疗下列类型 WD 的首选药物之一：症状前患者、儿童肝型（只有持续转氨酶增高）患者、妊娠患者、不能耐受 PCA 治疗者以及 WD 各型的维持治疗。锌剂的缺点是起效慢（4~6 个月），严重病例不宜首选。

6. 四硫钼酸盐（tetrathiomolybdate，TM）　能促进体内的金属铜较快排出，改善 WD 的症状与 PCA 相当，副作用则比 PCA 少得多。用于脑型患者的早期治疗。

7. 对症治疗

（1）震颤、肌张力障碍：静止性且幅度较小的震颤，首选苯海索。

（2）舞蹈样动作和手足徐动症：可选用苯二氮䓬类药物。

（3）肝脏损害：绝大多数患者需长期护肝治疗。

（4）白细胞和血小板减少：给予升白细胞药物，仍不能纠正时应减用或停用 PCA，改用其他驱铜药物。如仍无效，可施行脾切除术，或先行脾动脉栓塞，再行脾切除。

（5）暴发性肝功能衰竭：迅速清除体内沉积的铜（血液透析、新鲜冰冻血浆进行血浆置换），尽快行肝移植手术。

8. 肝移植治疗　常采用原位肝移植（orthotopic liver transplantation，OLT）或亲属活体肝移植（living-related liver transplantation，LRLT）。WD 患者进行肝移植治疗的适应证：①暴发性肝功能衰竭；②对络合剂无效的严重肝病者（肝硬化失代偿期）。对有严重神经或精神症状的 WD 患者因其损害已不可逆，不宜做肝移植治疗。

9. 饮食治疗

（1）避免进食含铜量高的食物：豆类、坚果类、薯类、菠菜、茄子、南瓜、蕈类、菌藻类、干菜类、干果类、软体动物、贝类、螺类、虾蟹类、动物的肝和血、巧克力、可可。某些中药（龙骨、牡蛎、蜈蚣、全蝎）等。

（2）尽量少食含铜量较高的食物：小米、荞麦面、糙米。

（3）适宜的低铜食物：精白米、精面、新鲜青菜、苹果、桃子、梨、鱼类、猪牛肉、鸡鸭鹅肉、牛奶等。

（4）高氨基酸或高蛋白饮食。

（5）勿用铜制的食具及用具。

四、NTCP 缺陷病

（一）概述

钠牛磺胆酸共转运多肽（sodium taurocholate cotransporting polypeptide，NTCP）缺陷病是定位于染色体 14q24.2 的基因 *SLC10A1* 发生突变而导致的一种遗传病。*SLC10A1* 基因早在 1994 年就被克隆，且 NTCP 的分子功能已被广泛研究。目前已经明确，NTCP 是一种表达于肝细胞基侧膜的转运蛋白，主要功能是作为参与胆汁酸肠肝循环的重要载体，将血浆中的结合胆汁酸盐摄取入肝细胞。近年研究证实，NTCP 还是乙肝/丁肝病毒感染肝细胞的特异性受体，这一发现为乙肝基础和临床研究提供了新方向。然而，作为一种胆汁酸代谢障碍性疾病，NTCP 缺陷病长期以来罕见报道，其遗传方式、表现度和穿透度也不完全清楚。荷兰学者 Vaz 等在 2015 年报道了国际首例本病患者，而国内文献中首例 NTCP 缺陷病患者由宋元宗课题组于 2016 年报道，迄今国内外文献报道的患者仅 17 例。

（二）病因和发病机制

作为胆汁中最主要的有机成分，胆汁酸在肝细胞内由胆固醇合成，经胆道系统排入肠腔，在回肠末端，超过 90% 的胆汁酸盐被重吸收入血，再经过 NTCP 摄取入肝，以上步骤循环进行，构成胆汁酸的肠肝循环。肝细胞分泌的胆汁酸盐仅有不到 10% 由肝细胞从头合成，绝大部分来自再循环池。

NTCP 缺陷病患儿由于 *SLC10A1* 基因突变，影响 NTCP 从血浆中摄取胆汁酸盐的功能，导致胆汁酸在血液中大量堆积，形成临床上显著而顽固的高胆汁酸血症。本病患者胆汁酸在肝细胞内的合成、在毛细胆管的跨膜分泌、在肝内外胆道中的流动，在小肠肠腔内生理作用的发挥，以及回肠末端的重吸收等环节均未受到直接影响，因此除了严重的高胆汁酸血症，患者其他临床表现可能不甚明显。但是，这种显著的高胆汁酸血症是否会导致肝脏组织学改变或其他胆汁成分的淤积，患者是否存在生长落后和神经认知问题等肝外表现，其远期临床结局如何？以上问题，均有待深入研究。

（三）遗传机制

NTCP 缺陷病致病基因 *SLC25A13* 位于染色体 7q21.3。根据目前国内外文献报道，本病患者均为 *SLC10A1* 基因致病性变异的纯合子或者复合杂合子，因此本病遗传方式符合常染色体隐性遗传病特点。截至 2018 年 6 月底，国外文献报道了 c.755G>A（p.R252H），c.615_618del（p.Ser206Pro）fs*12 和 c.263T>C（p.Ile88Thr）三种变异。我国人群 *SLC10A1* 基因高频变异类型是 c.800C>T（p.Ser267Phe），其次为 c.263T>C（p.Ile88Thr），应该还存在其他有待识别的变异类型。

（四）临床表现

目前，国内外有关 NTCP 缺陷病的临床报道数量相当有限，因此其临床表现仍有待观察、积累和总结。根据现有资料，新生儿期高间接胆红素血症和婴儿早期胆汁淤积症在本病患者中并不罕见，但是大部分患者实验室异常较显著而临床症状和体征往往比较轻微，甚至缺如。

2015 年，荷兰学者 Vaz 等报道了国际首例 NTCP 缺陷病患者。该患儿以 1 岁前出现的持续而显著的高胆汁酸血症为突出实验室特点，血清总胆汁酸水平峰值高达 1 531μmol/L（参考值 0.8~16.3μmol/L）、以结合型胆汁酸为主，但肝功正常，除轻微肌张力低下和生长发育指标落后外，没有胆汁淤积性黄疸、瘙痒、脂肪泻等临床表现；*SLC10A1* 基因测序发现患儿系突变 c.755G>A（p.R252H）的纯合子。该患儿的确诊，确定了长期以来理论推测的 NTCP 在肝细胞清除血浆胆汁酸中的主要作用，支持肝细胞摄取胆汁酸的其他替代机制作用非常有限的观点，同时深化了对人体肝脏胆汁酸合成调节机制的认识，并提示结合胆汁酸以外的其他因素（如溶血磷脂酸）才是胆汁淤积症患者瘙痒的原因。

2016 年，我们团队报道了国际第二例 NTCP 缺陷病患儿和首例成人患者。该患儿 2 岁半时经 *SLC10A1* 基因分析，并经全基因组测序排除其他遗传学病因后确诊本病，以显著而顽固的高胆汁酸血症（峰值达 738.7μmol/L）为突出特征。患儿除了轻微维生素 D 缺乏、尘螨性皮炎和婴儿早期一过性胆汁淤积性黄疸，未发现其他临床症状体征；成人患者为 30 岁女性，仅有轻微血清胆汁酸升高（19.3μmol/L），也缺乏阳性临床表现；两名患者均为 *SLC10A1* 基因变异 c.800C>T（p.S267F）的纯合子。

2017 年，本课题组又报道了两例新生儿 NTCP 缺陷病患者的临床和实验室表现。两例患者均表现为新生儿期高间接胆红素血症和显著的高胆汁酸血症，*SLC10A1* 基因型均为 c.800C>T （p.Ser267Phe）/c.263T>C（p.Ile88Thr）。以上发现再次证实了 NTCP 在肝细胞摄取胆汁酸方面的主要作用，同时提示 NTCP 可能是参与新生儿期高间接胆红素血症发生的重要分子之一。此外，我们还发现了两例以婴儿胆汁淤积症为主要临床表现的 NTCP 缺陷病患儿，并因此在转诊前分别在当地医院接受了剖腹探查和腹腔镜探查手术。因此，提升对本病临床和实验室特点的认识水平，避免过度检查和治疗，可能是今后儿科界的一个重要任务。

（五）实验室检查

截至 2018 年 6 月底，我们团队已经通过 *SLC10A1* 基因分析确诊本病患者 84 例，其中小儿患者 58 例，成人患者 26 例。这些患者以高胆汁酸血症为共同特征，但小儿患者还存在新生儿期高间接胆红素血症、婴儿早期胆汁淤积症、维生素 D 和锌不足/缺乏等相应的实验室异常表现。

（六）诊断和鉴别诊断

NTCP 缺陷病儿童患者往往缺乏明显的临床症状体征，而以血清胆汁酸升高为主要实验室改变。但是，本病婴儿早期/新生儿期要与单纯 G6PD 缺陷病和/或地中海贫血等所致的高胆红素血症相鉴别，婴幼儿则应与其他胆汁淤积症相区分。G6PD 缺陷病和地中海贫血所导致的高胆红素血症以间胆为主。NTCP 缺陷病患儿 SLC10A1 基因分析可发现致病性突变，生化检查胆汁酸升高明显而持续，且与其他肝功指标变化趋势不同步、不平行，这是其有别于其他胆汁淤积症的显著特征。必要时可通过二代测序等手段，与其他遗传性胆汁淤积症相鉴别。

（七）治疗

NTCP 缺陷病目前缺乏特异性治疗手段，在密切临床随访监测基础上给予对症支持治疗是当前主要管理措施。本病患儿高胆汁酸血症显著而持续，但除了患儿婴儿早期的黄疸，短期观察未发现其他明确与高胆汁酸血症相关的明显症状体征。因此，本病高胆汁酸血症是否需要积极处理，这一问题有待今后研究总结。

（八）预防

由于临床症状体征不明显，NTCP 缺陷病是否有必要开展产前诊断，可能存在医学伦理方面的争议。

（欧阳颖 欧阳文献 李双杰 宋元宗）

参考文献

1. 林伟霞, 郑琪琪, 郭丽, 等. 首例非白人婴儿肝衰竭综合征 1 型患儿临床特点和分子诊断研究. 中国当代儿科杂志, 2017, 19 (8): 913-920.

2. 黄大桂, 刘佳佳, 郭丽, 等. 关节挛缩、肾功能不全和胆汁淤积综合征一家系临床特点及 *VPS33B* 基因突变分析. 中国当代儿科杂志, 2017, 19 (10): 1077-1082.

3. Casey JP, McGettigan P, Lynam-Lennon N, et al. Identification of a mutation in LARS as a novel cause of infantile hepatopathy. Mol Genet Metab, 2012; 106 (3): 351-358.

4. Casey JP, Slattery S, Cotter M, et al. Clinical and genetic characterisation of infantile liver failure syndrome type 1, due to recessive mutations in LARS. J Inherit Metab Dis, 2015, 38 (6): 1085-1092.

5. Han JM, Jeong SJ, Park MC, et al. Leucyl-tRNA synthetase is an intracellular leucine sensor for the mTORC1-signaling pathway. Cell, 2012, 149 (2): 410-424.

6. Umemura A, Joong PE, Taniguchi K, et al. Liver damage, inflammation, and enhanced tumorigenesis after persistent mTORC1 inhibition. Cell Metab, 2014, 20 (1): 133-144.

7. Staufner C, Haack TB, Köpke MG, et al. Recurrent acute liver failure due to NBAS deficiency: phenotypic spectrum, disease mechanisms, and therapeutic concepts. J Inherit Metab Dis, 2016, 39 (1): 3-16.

8. Aoki T, Ichimura S, Itoh A, et al. Identification of the neuro-blastoma-amplified gene product as a component of the syntaxin 18 complex implicated in Golgi-to-endoplasmic reticulum retrograde transport. Mol. Biol. Cell, 2009, 20 (11): 2639-2649.

9. Li JQ, Qiu YL, Gong JY, et al. Novel NBAS mutations and fever-related recurrent acute liver failure in Chinese children: a retrospective study. BMC Gastroenterol, 2017, 17 (1): 77.

10. Haack TB, Staufner C, Kopke MG, et al. Biallelic mutations in NBAS cause recurrent acute liver failure with onset in infancy. Am J Hum Genet, 2015, 97 (1): 163-169.

11. Segarra NG, Ballhausen D, Crawford H, et al. NBAS mutations cause a multisystem disorder involving bone, connective tissue, liver, immune system, and retina. Am J Med Genet A, 2015, 167 (12): 2902-2912.

12. Zhou Y, Zhang J. Arthrogryposis-renal dysfunction-cholestasis (ARC) syndrome: from molecular genetics to clinical features. Ital J Pediatr, 2014, 40: 77.

13. Wang JS, Zhao J, Li LT, et al. ARC syndrome with high GGT cholestasis caused by VPS33B mutations. World J

Gastroenterol, 2014, 20 (16): 4830-4834.

14. Gissen P, Johnson CA, Morgan NV, et al. Mutations in VPS33B gene, encoding a regulator of SNARE-dependant membrane fusion, cause ARC syndrome. Nat Genet, 2004, 36 (4): 400-404.

15. Smith H, Galmes R, Gogolina E, et al. Associations among genotype, clinical phenotype, and intracellular localization of trafficking proteins in ARC syndrome. Hum Mutat, 2012, 33 (12): 1656-1664.

16. Jang JY, Kim KM, Kim GH, et al. Clinical characteristics and VPS33B mutations in patients with ARC syndrome. J Pediatr Gastroenterol Nutr, 2009, 48 (3): 348-354.

17. Bull LN, Mahmoodi V, Baker AJ, et al. VPS33B mutation with ichthyosis, cholestasis, and renal dysfunction but without arthrogryposis: Incomplete ARC syndrome phenotype. JPediatr, 2006, 148 (2): 269-271.

18. Saadah OI, Bokhari BE, Alshaeri TM, et al. Haematological manifestations of arthrogryposis-renal dysfunction-cholestasis (ARC) syndrome: A case report. Arab J Gastroenterol, 2013, 14 (1): 26-28.

19. Seo SH, Hwang SM, Ko JM, et al. Identification of novel mutations in the VPS33B gene involved in arthrogryposis, renal dysfunction, and cholestasis syndrome. Clin Genet, 2015, 88 (1): 80-84.

20. Jang WY, Cho TJ, Bae JY, et al. Orthopaedic manifestations of arthrogryposis-renal dysfunction-cholestasis syndrome. J Pediatr Orthop, 2011, 31 (1): 107-112.

21. Dehghani SM, Bahador A, Nikeghbalian S, et al. Liver transplant in a case of arthrogryposis-renal tubular dysfunction-cholestasis syndrome with severe intractable pruritus. Exp Clin Transplant, 2013, 11 (3): 290-292

22. Malaki M, Mandana R, Ghaffari S: ARC syndrome with complex renal problems: nephrocalcinosis, proximal and hyperkalemic distal RTA and nephrogenic diabetes insipidus. Saudi J Kidney Dis Transpl, 2012, 23 (4): 804-809.

23. Li LT, Zhao J, Chen R, Wang JS. Two novel VPS33B mutations in a patient with arthrogryposis, renal dysfunction and cholestasis syndrome in mainland China. World J Gastroenterol, 2014, 20 (1): 326-329.

24. Tornieri K, Zlatic SA, Mullin AP, Werner E, Harrison R, L'Hernault SW, Faundez V: Vps33b pathogenic mutations preferentially affect VIPAS39/SPE-39-positive endosomes. Hum Mol Genet, 2013, 22 (25): 5215-5228.

25. Cullinane AR, Straatman-Iwanowska A, Zaucker A, et al. Mutations in VIPAR cause an arthrogryposis, renal dysfunction and cholestasis syndrome phenotype with defects in epithelial polarization. Nat Genet, 2010, 42 (4): 303-312.

26. Strassburg CP. Hyperbilirubinemia syndromes (Gilbert-Meulengracht, Crigler-Najjar, Dubin-Johnson, and Rotor syndrome). Best Pract Res Clin Gastroenterol, 2010, 24 (5): 555-571.

27. Canu G, Minucci A, Zuppi C, et al. Gilbert and Crigler-Najjar syndromes: an update of the UDP-glucuronosyltransferase 1A1 (UGT1A1) gene mutation database. Blood Cells Mol Dis, 2013, 50 (4): 273-280.

28. Memon N, Weinberger BI, Hegyi T, et al. Inherited disorders of bilirubin clearance. Pediatr Res, 2016, 79 (3): 378-386.

第二十七章

神经系统疾病

第一节　概述

遗传代谢病是指由于遗传物质发生改变，导致编码产物功能异常，即合成的酶、受体、载体等蛋白功能缺陷，引起体内生化物质在合成、代谢、转运和储存等方面出现各种异常的疾病。为单基因遗传病，多数为常染色体隐性遗传，也有X连锁遗传和线粒体遗传所致，至今明确的约500~600种疾病，涉及氨基酸、有机酸、碳水化合物、脂肪酸、内分泌激素、核酸、微量元素、维生素等代谢紊乱，也包括代谢物在溶酶体、线粒体、过氧化物酶体等细胞器内积聚、贮积异常，一般有异常可测定的生化代谢标志物或酶活性改变。其临床症状主要是由于底物蓄积和产物缺乏而引起。很多遗传代谢病均会出现神经系统病变，包括中枢神经系统和周围神经系统，又称为神经代谢病。有些代谢异常只局限在神经系统，而另一些疾病中神经系统病变只是受累的多脏器多系统病变之一。

（一）临床表现和发病机制

神经代谢病也可累及多系统、多脏器，常见临床表现包括：①消化道症状，拒乳、纳差、喂养困难、呕吐、腹胀、腹泻、黄疸、肝脾大、肝功能异常等。②神经系统症状，常表现为松软儿（肌张力低下），语言智力运动发育落后或倒退，惊厥发作，精神行为异常（烦躁、多动、孤独症倾向），肌张力异常、运动障碍，运动不耐受，小脑、锥体外系、脊髓、周围神经肌肉损害，视听障碍，肌无力。病程中可出现急性/慢性脑病，意识障碍，严重代谢危象时可有昏迷等。③眼睛、皮肤、毛发改变，如白内障、晶状体脱位、视神经萎缩，异常气味，毛发异常，皮疹等。④骨骼和面容异常，可有骨骼畸形、小头、面容特殊。患儿常有癫痫发作，在癫痫病因分类中代谢性因素是很重要的病因之一。小分子代谢异常一般起病早，起病急，病情可间歇反复。根据酶活性缺陷程度，起病年龄可有不同，同一种疾病，起病越早症状越重，甚至出现婴儿猝死综合征。起病早者，多数可有神经系统受累，常表现为癫痫发作。急性代谢紊乱可出现代谢危象，危及生命。

神经代谢病可以是代谢缺陷、能量产生障碍导致，也可以是异常代谢产物堆积造成神经毒性，生理代谢产物不足引起相应症状或旁路代谢产物对机体的影响。很多代谢障碍同时改变了微环境，可引起神经系统发育成熟障碍，从而出现异常。癫痫发作可发生在急性失代偿期，也可以是疾病主要症状之一，可于各个年龄发病，婴幼儿期最多见，也可见于成人。癫痫发作类型与脑电图无特殊性，但是往往呈难治且对抗癫痫药物治疗控制不满意。癫痫是大脑皮层一组神经元异常兴奋和超同步化放电所致疾病，细胞机制和神经网络机制独立存在或同时存在，在神经代谢病中，细胞过度兴奋基于离子通道突变和异常的生理环境影响了维持膜电位的重要过程，另外异常代谢环境可影响神经元移行，继而影响神经网络发育，异常的可塑性也是癫痫发病机制之一。常见引起癫痫发作的神经代谢病包括以下几种情况:①能量缺乏:如Ⅰ型葡萄糖转运体缺陷(GLUT1)、呼吸链缺陷、肌酸缺乏等;②神经元功能障碍:如贮积性疾病;③毒性作用:如氨基酸病、有机酸尿症、尿素循环障碍等;④神经递质系统失衡:如非酮症性高甘氨酸血症、GABA 氨基转移酶缺乏、琥珀酸半醛脱氢酶缺乏等;⑤脑发育畸形:如过氧化物酶体病(Zellweger 综合征)等。

(二)诊断和鉴别诊断

诊断首先是详细的病史询问和体格检查,然后进行常规实验室筛查和特异检查。特异检查需要由有经验的医师评估,在有资质的检验机构进行。常规筛查包括血、尿常规,血气分析,全血生化(肝肾功能、血糖、电解质、二氧化碳结合力、血氨、乳酸、同型半胱氨酸、肌酶谱等)。特异检查包括血尿代谢筛查(针对有机酸、氨基酸、脂肪酸代谢障碍),脑脊液检查,电生理检查(脑电图、肌电图、视听诱发电位),影像学检查(腹部 B 超、头颅 MRI 和 MRS),酶活性测定,组织活检及皮肤神经肌肉病理检查等,进一步需基因诊断。常见生化异常包括低血糖,血脂肝功能异常,贫血,高氨血症,代谢性酸中毒,酮症,高乳酸血症,电解质紊乱,高同型半胱氨酸血症,感染应激后出现急性代谢紊乱,急性横纹肌溶解等。

(三)治疗及管理

治疗首先是病因治疗,包括饮食治疗和药物治疗:存在疗效显著的病因学治疗的疾病有苯丙酮尿症、肝豆状核变性、生物素酶缺乏、肌酸合成障碍、葡萄糖转运子Ⅰ缺乏综合征、维生素 B_6 依赖性癫痫等;存在部分疗效的病因学治疗的疾病有钴胺素 C/D 缺乏、磷酸吡哆醛缺乏、丝氨酸合成障碍、戈谢病 3 型等;缺乏相关病因治疗的疾病包括先天性糖基化缺陷综合征、肌酸转运体缺陷、D-2-OH 戊二酸尿症、GABA 转氨酶缺乏、涎酸贮积症、神经节苷脂贮积症、线粒体病(如 Alpers 综合征、MERRF)、钼辅因子 / 亚硫酸盐氧化酶缺乏、神经元蜡样脂褐质沉积症、非酮症性高甘氨酸血症等。除病因治疗外,需要抗癫痫药物治疗和支持对症治疗,并根据并发症的情况进行相应治疗。

(熊 晖)

第二节 以癫痫为主要表现的神经代谢病

一、葡萄糖转运子Ⅰ缺乏综合征

(一)概述

葡萄糖转运子Ⅰ缺乏综合征(glucose transporter type 1deficiency syndrome,GLUT1-DS) 是由 De Vivo 于 1991 年首先报道的,国内首例是北京大学第一医院儿科于 2008 年诊断,并于 2012 年进行了报道。本病是由葡萄糖转运子Ⅰ缺乏所致,以早发的发育性癫痫脑病和运动诱发的运动障碍为主要表现。

(二)病因及发病机制

GLUT1-DS 是由 *SLC2A1* 基因突变所致,*SLC2A1* 基因定位于 1p43.2,编码的葡萄糖转运子Ⅰ(Glucose transporter type 1,GLUT1)在红细胞、脑毛细血管和星形胶质细胞表达。GLUT1 具有介导 D- 葡萄糖跨膜易化扩散的作用,不依赖于细胞膜两侧的葡萄糖浓度梯度和 Na^+-K^+-ATP 酶。在脑内 GLUT1 介导葡萄糖通过血脑屏障,为脑组织提供能量。*SLC2A1* 基因突变导致葡萄糖转运子Ⅰ缺乏,造成葡萄糖通过血脑屏障障碍,引起脑组织葡萄糖缺乏,能量供应不足,从而导致脑损伤和功能障碍,而产生的一系列临床症状。

(三)临床表现

GLUT1-DS 的临床表现多样,如癫痫发作、发育延迟、发作性或持续性运动障碍及非癫痫性发作事件等,病情轻重不一,根据患者的临床表现将 GLUT1-DS 分为经典型和非经典型。

1. 经典型 约占 85%,临床主要表现为早发婴儿难治性癫痫、发育迟缓、运动障碍、获得性小头畸形。

癫痫是其主要临床表现,经典型患者癫痫发病年龄早,常常在婴儿期起病,但新生儿期发病少见。发作初期症状轻微,表现为肢体抖动、凝视、眼球异常运动、突发苍白、无力、头低垂等,发作短暂,早期常不被认识。EEG 常为多灶性棘波放电。随着年龄的增长,发作形式也随之改变,且形式多样,同一患者可同时存在多种形式的发作,如全面强直 - 阵挛发作、失神发作、局灶性发作、肌阵挛发作、跌倒发作、强直发作和痉挛发作,有报道 68% 的患者有 2 种以上的发作。癫痫以餐前好发,常规抗癫痫药无效。

智力障碍普遍,达 80%~98%,包括语言和非语言障碍两方面,其中语言障碍更为突出,包括语言发育延迟和表达困难,如构音障碍、词汇量少等,部分患者语言功能严重损害甚至丧失语言能力。非语言方面,表现为学习困难和不同程度的认知障碍,还可表现为行为异常、注意力缺陷多动障碍等。

运动异常包括阵发性、持续性或阵发性加重的共济失调,痉挛性偏瘫,肌张力障碍,舞蹈症等,严重者终身无行走能力。运动障碍可以在癫痫出现之前或之后并存。癫痫发作频繁时会加重运动障碍,甚至丧失已获得的运动功能。

非癫痫性发作事件常见,表现为异常眼球运动、凝视、眼肌阵挛,间歇性共济失调,发作性意识障碍,发作性无力,发作性肢体瘫痪,反复发作性头痛,间歇性睡眠障碍等,脑电图监测已证实这些事件不伴有痫样放电。

2. 非经典型　约占 15%,分为无癫痫发作的运动障碍和阵发性运动诱发的运动障碍(paroxysmal exercise-induced dyskinesia,PED)两种类型。

(1)无癫痫发作的运动障碍:多为个案报道,患儿无癫痫发作,而以运动障碍、发育落后为主要表现。运动障碍包括共济失调、构音障碍、肌张力障碍、痉挛性偏瘫、舞蹈样动作、震颤、步态异常,持续性存在并有阵发性加重。患儿发作性症状常由饥饿、长时运动所诱发,进食之后可以缓解。

(2)阵发性运动诱发的运动障碍伴或不伴癫痫:多呈家族聚集性,也可见于散发性病例。运动障碍表现为较长时间(15~60 分钟)运动后出现舞蹈样动作、肢体痉挛或僵直、肌张力不全、失张力、偏身投掷样动作等,运动侧肢体症状明显,下肢较上肢常见,同一患者可有单侧或双侧肢体和/或面部受累,持续时间不等。运动障碍也可以由饥饿、睡眠剥夺、应激所诱发,进食尤其是糖类食物或休息后缓解。部分患者在发作之前数分钟可出现自主神经系统症状,如面色苍白、出汗、过度通气、腹部不适及烦躁、焦虑等表现。可伴或不伴癫痫发作。

(四)辅助检查

1. 脑脊液(cerebrospinal fluid,CSF)及血清学检查　脑脊液葡萄糖降低,同期血糖正常,脑脊液葡萄糖与血糖比值降低,乳酸降低或处于正常低限,是 GLUT1-DS 关键性生物学标志。早期 GLUT1-DS 诊断标准为脑脊液葡萄糖绝对值<2.2mmol/L(40mg/dl),脑脊液葡萄糖与血糖比值小于 0.33~0.37(正常值为 0.65)。随着疾病表型谱的扩展,研究发现少数 GLUT1-DS 患者脑脊液葡萄糖稍低或近于正常,脑脊液葡萄糖与血糖比值可达 0.60,这些患者临床表现相对较轻,且以运动障碍为主要表现。

脑脊液检查应在禁食 4~6 小时后进行,此时血糖较为稳定,并且血糖检测需在腰椎穿刺前进行,以避免穿刺引起应激性的血糖升高,如果穿刺出血,导致解释困难(血糖污染),应在 2 周后复查。脑脊液检查应包括常规、生化及乳酸。

2. 红细胞 3-O- 甲基 -D- 葡萄糖(3-O-methyl-D-Glucose,3-OMG)摄取试验　由于红细胞膜上存在 GLUT1,具有将葡萄糖转运至红细胞内的作用,当 GLUT1 功能缺陷时,患儿红细胞 3-OMG 摄取率降低,大约为正常人的 50%。研究显示当以红细胞葡萄糖摄取率为正常对照的 60% 作为诊断参考值时,可获得较高的敏感度(86%)和特异性(97%)。

3. 脑电图(electroencephalograph,EEG)检查　GLUT1-DS 患者脑电图缺乏特异性改变,发作间期脑电图可完全正常,也可有局灶或广泛性慢波或棘慢波。小于 2 岁的患儿发作间期脑电图多为局灶性慢波和颞区和枕区为主的痫样放电,而 2 岁以上患儿多表现为广泛性棘慢波。发作期可见对应于各种发作类型的多种形式的痫样放电。另外,GLUT1-DS 具有与饮食相关联的特征性脑电图改变,在禁食状态下,脑电图背景轻至中度减慢,可见 2.5~4Hz 的全导放电,进食碳水化合物后背景改善,放电消失。此独特的脑电图现象,对 GLUT1-DS 的诊断具有重要的提示作用。

4. 影像学检查　大部分 GLUT1-DS 患者头颅 MRI 正常,少数有轻度异常,包括髓鞘化延迟、轻度萎缩、发育不良等非特异性改变。氟 -2- 脱氧葡萄糖(FDG)- 正电子发射计算机断层显像(PET)显示患者丘脑、大脑皮质,尤其是颞叶内侧、小脑葡萄糖代谢率下降,而基底节代谢率相对增高,这与慢性低血糖患者脑内代谢分布特点类似。

5. 基因突变分析　*SLC2A1*基因突变分析是确诊GLUT1-DS的重要手段,但约10%~30%临床符合GLUT1-DS诊断的患儿*SLC2A1*基因突变分析阴性。一方面目前对非编码区的突变检测甚少,其突变也可能影响基因的功能;另一方面,葡萄糖的转运还有其他基因与蛋白的调控及参与,其改变也可能产生GLUT1-DS的症状。故基因突变分析阴性的患者不能完全除外GLUT1-DS。可进一步行红细胞葡萄糖摄取实验、GLUT1蛋白分析等,患者也应行生酮饮食治疗,根据疗效进行临床验证。

6. GLUT1蛋白检测　Western印记法(Western Blot)和共聚焦免疫荧光显微技术(confocal immmunofluorescence microscopy)都可以对GLUT1进行定量检测,其不但可以检测编码区突变对GLUT1表达的影响,还可以验证非编码区突变是否对GLUT1的结构、表达产生影响。共聚焦免疫荧光显微技术既可以检测细胞膜上GLUT1的表达量,也可以检测GLUT1亚细胞定位是否异常,验证所发现的基因变异是否具有致病性。

（五）诊断和鉴别诊断

根据临床表现与相应的辅助检查进行GLUT1-DS的诊断。推荐的诊断与治疗流程如图27-1所示。

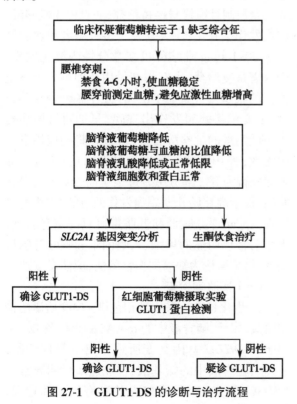

图 27-1　GLUT1-DS 的诊断与治疗流程

GLUT1-DS需与以下疾病相鉴别:

1. 其他病因所致癫痫　具有癫痫发作的GLUT1-DS患儿需与其他病因导致的癫痫相鉴别。凡是癫痫发病早,难以控制,伴智力运动发育落后的,又未找到明确的病因的患儿,均应行进一步的病因学检查,如癫痫基因二代测序、脑脊液检查、血尿代谢筛查等。

2. 低血糖　部分GLUT1-DS患儿有发作性意识障碍、肢体发软,易被误诊为低血糖,通过发作期的血糖检查即可做出鉴别。GLUT1-DS患儿脑脊液糖降低,但血糖正常。

3. 其他原因导致的阵发性运动障碍性疾病。

（六）治疗与预后

1. 生酮饮食　生酮饮食是目前唯一公认的GLUT1-DS的有效治疗手段,可显著改善患者的预后。癫痫发作和运动障碍可在生酮数天内得到改善,停止生酮饮食后可在较短时间再次出现,这也是GLUT1-DS区别于其他生酮饮食治疗疾病的特点。早期生酮治疗还有助于患儿的智力运动发育,但如生酮治疗过晚,已经造成的认知障碍难以逆转。生酮饮食的患儿易出现游离肉碱缺乏,可以口服肉碱作为补充,剂量为100mg/(kg·d),最大量不超过2g/d,可促进脂肪酸在线粒体内转运。

2. 抗癫痫药　常规抗癫痫药对GLUT1-DS所致癫痫疗效不佳,仅8%左右的患儿可通过口服抗癫痫药控制发作,且多为轻症患者。苯巴比妥、地西泮、丙戊酸、水合氯醛、乙醇、甲基黄嘌呤显著抑制葡萄糖转运子的功能,加重葡萄糖转运缺陷,苯妥英钠、卡马西平对葡萄糖转运子的抑制作用较小,因此在患儿不能耐受生酮饮食或生酮饮食不能完全控制发作的情况下,选用苯妥英钠、卡马西平优于其他药物,且应避免乙醇、咖啡因、茶碱等物质摄入。

GLUT1-DS患儿临床表现多样,轻重程度不一,长期预后与疾病本身轻重程度及治疗的早晚有关。惊厥发作在儿童期后减少,成年后偶有发作或者消失。运动障碍在成年后持续存在,随感染、饥饿、劳累等环境波动,严重时丧失语言及行走能力。患儿可遗留不同程度的智力障碍,临床表现轻微的患儿可以正常完成工作、学业,平素无不适或仅在饥饿、劳累等情况下出现轻微的不适,严重者可丧失自理能力。

（包新华）

二、维生素 B₆ 相关性疾病

（一）概述

维生素 B₆ 依赖性癫痫，又称吡哆醇依赖性癫痫（pyridoxine dependent epilepsy，PDE）；由 Hunt 等在 1954 年首次报道，是婴幼儿期起病的难治性癫痫和癫痫性脑病之一。2006 年和 2016 年，致病基因乙醛脱氢酶 7 家庭成员 A1（aldehyde dehydrogenase 7 family member A1，ALDH7A1）和脯氨酸合成酶共转录同系物（proline synthetase co-transcribed homolog，PROSC）基因相继被发现，确定了 PDE 为 ALDH7A1 基因或 PROSC 基因突变引起的常染色体隐性遗传病。至今，全世界共报道 200 余例 ALDH7A1 基因确诊病例和 11 例 PROSC 基因确诊病例。关于发病率的报道较少，且不同国家的数据悬殊，介于 1:700 000~1:20 000 之间。2013 年，我国首例基因确诊的 PDE 患者被报道。

（二）病因及发病机制

ALDH7A1 基因编码 α- 氨基己二酸半醛（α-aminoadipic semialdehyde，α-AASA）脱氢酶，参与体内赖氨酸的分解代谢，该基因突变会引起 α-AASA 累积，后者在体内与 Δ1- 四氢吡啶 -6- 羧酸（deltα-1-piperideine-6-carboxylic，P6C）处于自发平衡状态，导致 P6C 继发性累积，并进一步引起体内哌啶酸（pipecolic acid，PA）累积。因此，ALDH7A1 基因所致 PDE 患者血液、尿液、脑脊液中 α-AASA、P6C 及 PA 浓度升高，三者均可作为诊断 PDE 的生化标志物。其中，α-AASA 和 P6C 具有较高的特异性，长期应用吡哆醇治疗后各生化标志物，尤其是 PA，可明显降低甚至恢复正常。

PROSC 基因编码磷酸吡哆醛（pyridoxal phosphate，PLP）结合蛋白，参与维持体内 PLP 稳态，该基因突变会引起脑脊液、血浆中 PLP 降低，导致体内由 PLP 作为辅酶的多种酶活性缺乏，继而引起体内多种氨基酸、神经递质代谢异常，如脑脊液中左旋多巴、5- 羟色胺升高，血浆中甘氨酸、丙氨酸升高等。

（三）遗传机制

为常染色体隐性遗传病。其特点为：①患儿父母都是致病基因携带者（杂合子）；②患儿从父母各得到一个致病基因，是纯合子；③患儿母亲每次生育有 1/4 可能性为 PDE 患儿；④近亲结婚的家庭，后代发病率较一般人群为高。

ALDH7A1 基因定位于 5q31，全长 53 550bp。目前，全世界共报道 80 余种不同突变位点，包括错义、无义、缺失、插入和剪切位点突变等，其中错义突变约占 60%。突变 c.1279G>C（p.Glu427Gln）（NM001182.4）在白种人中出现率高，约占 33%，可能是白种人的热点突变；在我国患者中，第 11 内含子 IVS11+1G>A 突变出现率高，可能为我国 PDE 的热点突变。多数患者携带 ALDH7A1 基因纯合或复合杂合突变，少数携带长度介于 1 700~70 000bp 的片段缺失。因此，对于临床诊断明确但未检出基因突变或仅检出 1 个突变位点者，应进一步进行微阵列比较基因组杂交技术（array-CGH）或多重连接依赖的探针扩增技术（MLPA）检测，防止遗漏拷贝数变异。

PROSC 基因定位于 8p11，全长 17 186bp。目前，国际共报道 11 种突变位点，包括错义、无义、缺失和剪切位点突变。

（四）临床表现

ALDH7A1 和 PROSC 基因突变引起的 PDE 患者临床表现无特异性。典型临床表现为新生儿期或婴儿早期即出现难以控制的癫痫发作，发作形式多样，包括局灶性发作、痉挛发作、肌阵挛发作、强直阵挛发作、失张力发作，甚至癫痫持续状态等。发作对抗癫痫药耐药，可通过大剂量吡哆醇完全控制且需终身维持治疗，一旦停用吡哆醇，癫痫发作会在 1~51 天复发。多数患者单次静脉给予 50~100mg 吡哆醇可在数分钟内终止发作，少数需重复给药，也有小剂量用药即可完全终止发作的报道。此外，约 1/3 的患者临床表现不典型，主要包括癫痫发作出现晚；早期对抗癫痫药或极低剂量的吡哆醇有反应；发作最初应用吡哆醇无效；停用吡哆醇后癫痫复发间隔时间长；孤独症样行为等。部分患者母亲孕期曾觉察有异常胎动，提示存在胎儿期癫痫发作的可能，出生时可出现 Apgar 评分减低和低脐带血氧等窒息表现，出生后常伴明显的烦躁、入睡困难和呕吐等脑病表现，易被误诊为缺氧缺血性脑病，应注意鉴别。

（五）实验室检查

1. 生化检查 采用液相色谱 - 串联质谱法检测血液、尿液、脑脊液中的 α-AASA、P6C 及 PA，可用于 ALDH7A1 基因突变所致 PDE 的早期诊断；血、尿、脑脊液中的氨基酸、神经递质代谢异常对 PROSC 基因突变所致 PDE 诊断有提示性意义，但并不能明确或排除诊断。

2. 基因检测　为确诊依据,采用直接聚合酶链反应(PCR)、二代测序(NGS)及 MLPA、array-CGH 可发现 *ALDH7A1* 或 *PROSC* 基因外显子点突变或片段缺失 / 重复。

（六）影像学检查

1. 脑电图（EEG）检查　缺乏特异性。常见的发作间期 EEG 表现为背景活动异常伴各种阵发性异常,包括局灶性、多灶性或广泛性癫痫样放电、不连续图形等;发作期 EEG 因发作类型不同而异。少数患者吡哆醇治疗前、后 EEG 均正常。

2. 头颅 MRI 检查　可正常,或出现多种非特异性异常,包括胼胝体发育不良、脑室扩大、脑萎缩、内侧颞叶硬化、皮质发育不良等。

（七）诊断和鉴别诊断

根据婴幼儿期起病的癫痫发作对抗癫痫药耐受、吡哆醇治疗反应好进行临床初步诊断,实验室检测分子标志物 α-AASA、P6C 及 PA 水平增高进一步提示诊断,确诊需依靠基因检测。

其他对吡哆醇有治疗反应的疾病。除了 PDE,还有其他几个对吡哆醇或它的类维生素有治疗反应的常染色体隐性遗传病,包括:由于磷酸吡哆醇(胺)氧化酶(pyridox(am)ine-phosphate oxidase,PNPO)缺乏所致的 PNPO 缺乏症,既往又称为磷酸吡哆醛反应性癫痫性脑病;低磷酸酯酶症,是由于组织非特异性碱性磷酸酶(Tissue non-specific alkaline phosphatase,TNSALP)缺乏所致;高脯氨酸血症 II 型,是由于 Δ1-吡咯啉-5-羧酸(Δ1-pyrroline 5-carboxylate,P5CD)缺乏所致;Mabry 综合征(家族性高磷酸酯酶症伴智力低下、惊厥发作和神经学缺陷),磷脂酰肌醇聚糖家族 V(phosphatidylinositol glycan V,PIGV)缺陷已被确定为基本的基因缺陷之一。

（八）治疗及随访

治疗原则为控制癫痫发作、尝试饮食疗法减少代谢产物的生成。

1. 吡哆醇　应尽早开始惊厥发作急性期治疗,并应终身补充吡哆醇。少数病例初次应用吡哆醇治疗时,随惊厥停止可出现短暂的昏迷、肌张力减低、呼吸不规则等,因此,有条件者应在 EEG 和呼吸监护下给药。一般单次静脉给予 100mg 吡哆醇,观察临床及可能的 EEG 反应,必要时于 30 分钟后重复给药。如不能静脉给药,则口服或经肠道给药。有些病例治疗反应出现较晚,或因同期应用了止惊药物而难以判断,因此在没有

获得确凿的生化或遗传学结果之前,临床可能需要较长时间的试验性治疗。

长期维持治疗的剂量尚无明确建议。婴儿一般推荐剂量为 15~30mg/(kg·d),新生儿可高达 200mg/d,成人可高达 500mg/d,上述剂量长期治疗的安全性已经得到证实。当遇到急性发热性疾病时,可通过增加吡哆醇剂量来预防或控制暴发性的惊厥发作。更高剂量的吡哆醇治疗可能引起少见的肝功能障碍、感觉或运动周围神经病等不良反应,但多数可逆,建议大剂量治疗［>500mg/d 或>30mg/(kg·d)］时,最好定期复查肝功能,并定期行头颅 MRI 来监测脑的髓鞘化变化。

2. PLP　吡哆醇的活性形式,对 PDE 同样有效,有建议也可作为 PDE 的一线用药,给予 30mg/(kg·d),分 3 次口服,或主张先用吡哆醇 3 天,如惊厥发作未控制再给予 PLP。

3. 亚叶酸　部分患者对亚叶酸治疗有效。对于新生儿,特别是对吡哆醇治疗反应不完全或存在暴发性惊厥发作的患者,在吡哆醇治疗过程中添加 3~5mg/(kg·d)亚叶酸治疗可能有一定益处,年龄略大者可试用 10~30mg/d。尚不清楚惊厥稳定后长期应用亚叶酸是否有益。

4. 限制赖氨酸摄入　限制赖氨酸的饮食并同时补充精氨酸可以降低 α-AASA 和相关化合物的累积,理论上也是一种治疗方法,但临床疗效尚需进一步研究证实。

PDE 的预后存在较大的个体差异,大体可分为 3 类:

（1）惊厥发作完全控制,发育正常。

（2）惊厥发作完全控制,发育延迟或智力障碍。

（3）惊厥发作未完全控制,发育延迟或智力障碍。

其中以（2）最常见,出现于绝大多数患者中。PDE 的预后可能受多种因素的影响,包括起病年龄、治疗是否及时、是否出现并发症、基因型等,其中不同基因突变位点所致的蛋白活性差异可能是决定性因素。

（九）遗传咨询与产前诊断

由于 PDE 的常染色体隐性遗传特性,患者父母再生育仍有 25% 的患病风险。对受累家系成员开展遗传咨询并进行产前诊断是发现患胎的有效手段。对于产前诊断确诊为患胎者若不终止妊娠,产前补充吡哆醇可能会阻止胎儿宫内惊厥发作,并改善神经发育。

1. 遗传咨询

(1)确定咨询者家系中 PDE 的临床诊断,建立遗传咨询档案。

(2)绘制咨询者的家系图,是否符合常染色体隐性遗传。

(3)对先证者进行 *ALDH7A1* 或 *PROSC* 基因检测,明确其致病性突变位点,可能是外显子缺失、重复、微小突变或点突变。并对其父母进行验证是否携带相同的突变。

(4)若确认先证者的突变分别遗传自父亲、母亲,其父母再生育仍有 25% 的患病风险。

2. 产前诊断

(1)确认先证者的临床表型和 *ALDH7A1* 或 *PROSC* 基因致病性突变的位点。

(2)确认先证者父母分别携带一个与先证者相同的 *ALDH7A1* 基因突变位点。

(3)在母亲妊娠 10~13 周进行绒毛穿刺取样或孕 16 周以后羊膜腔穿刺抽取羊水进行胎儿细胞的 *ALDH7A1* 或 *PROSC* 基因检测,当确认不携带与先证者相同的基因突变或仅携带一个与先证者相同的基因突变位点时,可继续妊娠,正常生产。当确认为携带两个与先证者相同的基因突变时,提示是 PDE 患胎,应在知情的情况下,由其父母决定继续妊娠并产前补充吡哆醇治疗,或采取治疗性流产或引产。

(4)也可选择进行植入前诊断,避免患胎的治疗性流产。

(5)对于产前基因诊断后出生的新生儿,应进行 *ALDH7A1* 或 *PROSC* 基因突变的生后检测并进行随访和记录。

三、PNPO 缺乏症

(一)概述

磷酸吡哆醇(胺)氧化酶(pyridox(am)inephosphate oxidase,PNPO)缺乏症由 Kuo 和 Wang 在 2002 年首次提出,特征为新生儿期即出现严重的癫痫性脑病,癫痫发作对抗癫痫药物无反应,吡哆醇治疗无效或仅有部分疗效,发作多可被磷酸吡哆醛(PLP)单药控制,PLP 撤药后癫痫发作反复。因此,也曾被称为 PLP 依赖性癫痫或 PLP 反应性癫痫。2005 年,PNPO 缺乏症的致病基因 *PNPO* 基因被确定,明确本病为常染色体隐性遗传病。此病较为罕见,目前全世界报道 50 例左右,国内报道数例,这些病例中癫痫发作有些对吡哆醇而非 PLP 有治疗反应,因此本病称为 PNPO 缺乏症更为恰当。

(二)病因及发病机制

维生素 B_6 经肠道被动吸收后,首先在肝内转化为磷酸化衍生物,其中磷酸吡哆醇和磷酸吡哆胺在 PNPO 的作用下氧化生成 PLP,并进入血液循环。PLP 是维生素 B_6 的唯一活性形式,在血液中与血清清蛋白结合,在组织非特异性碱性磷酸酶(tissue non specific alkaline phosphatase,TNSALP)的作用下水解为吡哆醛,通过血脑屏障进入脑及其他组织,并进一步以 PLP 的形式参与体内 140 余种酶促反应,包括氨基酸、糖原的代谢及核酸、血红蛋白、鞘磷脂、鞘脂和神经递质(血清素、多巴胺、去甲肾上腺素、GABA)等物质的合成等,PLP 缺乏可出现癫痫、肝大、贫血、低血糖、氨基酸代谢紊乱等相关临床表现(图 27-2)。

PNPO 基因突变导致 PNPO 缺乏,导致磷酸吡哆醇和磷酸吡哆胺在肝脏中不能转变为 PLP 而进入血液,并最终导致体内特别是脑内 PLP 生成不足,引起多种物质代谢障碍:

(1)PLP 作为谷氨酸脱羧酶的辅酶,参与抑制性神经递质 GABA 的合成,PLP 缺乏使 GABA 合成明显减少,引起新生儿期严重的癫痫性脑病。

(2)PLP 缺乏引起多种 PLP 依赖性酶的继发性功能障碍,导致血、尿、脑脊液中的氨基酸、神经递质代谢异常,如甘氨酸裂解酶和苏氨酸脱水酶活性降低,导致脑脊液中甘氨酸、苏氨酸水平升高;芳香族氨基酸脱羧酶功能障碍引起脑脊液中高香草酸(HVA)、5-羟吲哚乙酸(5-HIAA)水平降低,进一步引起尿中香草酸(VLA)及脑脊液中 3-甲氧基酪氨酸(3-MT)水平升高;δ-鸟氨酸转氨酶活性降低,引起血浆和脑脊液中精氨酸水平降低等。上述代谢产物可作为 PNPO 缺乏症的生化标志物,但特异性差,且在少数患儿体内可正常,甚至可与上述改变完全相反,如 HVA、5-HIAA 在部分患儿体内水平可升高。

(三)遗传机制

为常染色体隐性遗传病。其特点为:①患儿父母都是致病基因携带者(杂合子);②患儿从父母各得到一个致病基因,是纯合子;③患儿母亲每次生育有 1/4 可能性为 MMA 患儿;④近亲结婚的家庭,后代发病率较一般人群为高。

PNPO 基因定位于 17q21.2,全长约 7.5kb,包含 7 个外显子,共编码 261 个氨基酸。目前,已有

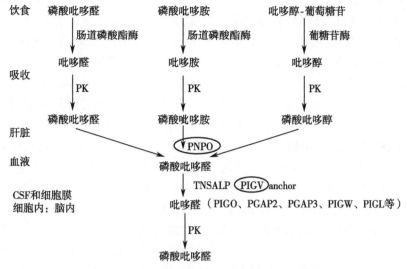

图 27-2 体内维生素 B_6 的吸收、代谢过程

超过 24 种不同的致病位点被报道,以错义突变和无义突变最常见。

(四)临床表现

癫痫发作为 PNPO 缺乏症的主要临床表现之一,多于出生后短时间内出现,既往报道病例中 61% 出现于出生 24 小时内,96% 出现于出生 1 个月内。癫痫发作形式多样,以多灶或全面性肌阵挛发作为主(61%),且多不能被常规抗癫痫药物或吡哆醇控制。早产史较常见,见于 61% 的患儿中;另有 11% 的患儿孕期有明显的异常胎动。

随着越来越多基因确诊病例被报道,PNPO 缺乏症的表现谱逐渐扩展,包括:新生儿早期起病,癫痫发作仅对 PLP 有反应;婴儿痉挛起病,癫痫发作仅对 PLP 有反应;3 个月内起病,癫痫发作对吡哆醇有反应,对 PLP 有或无反应。既往报道病例中,80% 的患儿曾应用吡哆醇,其中 46% 有明确的临床反应;52% 的患儿曾应用 PLP 治疗,其中 75% 临床反应好。研究指出,之所以部分患儿对吡哆醇有反应,可能与其所携带的基因突变对 PNPO 蛋白构象影响较小,酶功能未完全丧失有关,此时,若大量补充吡哆醇会使体内 PNPO 的底物(即磷酸吡哆醇)浓度升高,从而转变为 PLP 发挥作用。目前,c.279_290del、p.R141C 及 p.R225H 等突变被认为与吡哆醇反应性相关。然而,有 4 例吡哆醇治疗有效者换用 PLP 后反应差,甚至症状加重,分别出现癫痫持续状态、发作复发或发作频率增加,这可能因为 PLP 对 PNPO 的活性有很强的抑制作用,当突然应用大剂量

PLP 时,原本残留的部分酶活性被完全抑制,致使症状加重。

(五)实验室检查

1. 生化检测及代谢筛查 *PNPO* 基因突变引起多种物质代谢障碍,导致血、尿、脑脊液中的氨基酸、神经递质代谢异常,代谢的异常对诊断有提示性意义,但并不能明确或排除诊断。

2. 基因检测 为确诊依据,采用直接聚合酶链反应(PCR)、二代测序(NGS)及 MLPA、array-CGH 可发现 *PNPO* 基因外显子点突变或片段缺失/重复。

(六)影像学检查

1. 脑电图检查 超过半数(57%)的患儿发作间期 EEG 显示暴发-抑制图形,另有 20% 显示异常的不连续图形。

2. 头颅 MRI 检查 正常或非特异性异常。

(七)诊断和鉴别诊断

诊断:根据婴幼儿期起病的癫痫性脑病,癫痫发作对抗癫痫药耐受、吡哆醇或 PLP 治疗反应好进行临床初步诊断,确诊需依靠基因检测。

与 PDE 及其他对吡哆醇有治疗反应的疾病进行鉴别。

(八)治疗及随访

PNPO 缺乏症患儿需终身补充吡哆醇或 PLP。目前长期治疗的剂量尚无明确建议,主要依据患儿对药物的反应进行调整。吡哆醇有效者用药方法参见 PDE 的治疗。PLP 的剂量多介于 $30\sim60mg/(kg\cdot d)$ 之间,分 3~4 次口服。患感染性疾病期间可将 PLP 暂时加量以预防或控制发作。

与 PDE 相似，PNPO 缺乏症患儿初次应用 PLP 后也可能出现严重肌张力减低、呼吸暂停等，同期 EEG 示脑电活动被严重抑制。因此，有条件者初始治疗应在 EEG 和呼吸监护下进行，及时观察治疗反应及可能出现的呼吸暂停。此外，有研究报道长期应用 PLP 可能引起肝功能异常，甚至出现肝硬化，可能与 PLP 剂量过高或片剂溶于液体的过程中产生毒性降解产物有关，因此推荐 PLP 应直接以片剂形式口服，或溶解后立即服用。然而另有研究认为肝功能异常可能为 PNPO 缺乏症的一种少见的临床表现。尽管机制尚不明确，但 PLP 治疗过程中对肝功能进行定期监测是非常必要的。

PNPO 缺乏症患儿预后差异较大，多数发作可控制，智力运动发育可正常（63%）或出现不同程度落后（37%）。但少数患儿应用吡哆醇和 PLP 均不能完全控制发作，考虑可能因其延迟治疗时间过长导致继发性难治性癫痫，因此，早诊断、早治疗有助于获得良好预后。若治疗不及时，患儿多于出生后 2~24 周内死亡，即便存活，也会遗留严重的神经系统后遗症。此外，基因型不同也是影响预后的重要因素。

（九）遗传咨询及产前诊断

1. 避免近亲结婚。

2. 对 PNPO 缺乏症高危家庭产前诊断是优生优育，防止同一遗传病在家庭中重现的重要措施。对有本病家族史的夫妇及先证者可进行 DNA 分析，并对其胎儿进行产前诊断。家族成员基因分析也可检出杂合子携带者，进行遗传咨询。

3. 开展新生儿筛查，及早发现 PNPO 缺乏症患儿，尽早开始治疗，减少并发症以及不良预后。

4. 产前诊断 PNPO 缺乏症的母亲若再次妊娠，可在妊娠 16~20 孕周时经羊水穿刺或 10~12 孕周经绒毛膜绒毛取样提取胎儿细胞的 DNA，可对突变已知家系进行基因产前诊断。

四、生物素酶缺乏症

（一）概述

生物素（biotin）是一种水溶性的含硫维生素，和其他 B 族维生素一样，大部分从食物中摄取，少数由存在于机体肠道中的细菌在体内合成。生物素广泛存在于天然食物中，以动物肝脏、大豆、蛋黄、鲜奶和酵母中含量较高，粮食、蔬菜、水果、肉类中含量很少。但是，食物中的生物素为蛋白结合状态，需在肠道中经过生物素酶的作用生成游离的生物素才能发挥作用。生物素酶缺乏症（biotinidase deficiency，BTDD）引起生物素吸收与利用障碍，患者体内生物素水平显著下降。

（二）病因及发病机制

生物素是线粒体丙酰辅酶 A 羧化酶、丙酮酰羧化酶、乙酰辅酶 A 羧化酶和甲基巴豆酰辅酶 A 羧化酶的辅酶，作为羧化、脱羧和脱氢反应酶系的辅助因子参与碳水化合物、蛋白质和脂肪三大营养物质的代谢。生物素酶缺乏导致肠道摄取生物素的能力下降，体内与蛋白质结合的生物素裂解减少，机体生物素缺乏，四种相关羧化酶活性下降，乳酸、丙酮酸、3-羟基丙酸、丙酰甘氨酸、甲基枸橼酸、3-羟基异戊酸、甲基巴豆酰甘氨酸、巴豆酰甘氨酸等异常蓄积，能量合成障碍，肉碱消耗增加，引起一系列代谢紊乱与神经、皮肤损害。

（三）临床表现

生物素酶缺乏症以皮肤、毛发与神经系统损害为主，患者个体差异性很大。

早发型患者多为新生儿至婴儿早期发病，临床表现为喂养困难、呕吐、肌张力低下、癫痫发作、意识障碍、发育落后、皮疹、脱发，急性发作期可合并酮症、代谢性酸中毒、高氨血症、低血糖等代谢紊乱，死亡率很高。癫痫发作者常规抗癫痫药物治疗无明显疗效。

迟发型患者可在幼儿至成人各个年龄发病，常因发热、疲劳、饮食不当等诱发急性发作，神经系统损害表现为癫痫发作、肌张力低下、痉挛性瘫痪、共济失调、发育迟缓、神经性耳聋和视神经萎缩，如不能及时治疗常导致不可逆性损害；也可表现为脊髓、肌肉、周围神经病变，以"脑干脑炎、吉兰-巴雷综合征、视神经脊髓炎"样表现起病。部分缺乏型生物素酶缺乏症患者可于成年后起病，甚至终身不发病。

（四）实验室检查

1. 常规实验室检查 包括血尿常规、肝功能、肾功能、血气分析、血糖、血氨、血乳酸等。

2. 血串联质谱分析 血 3-羟基异戊酰肉碱（C5-OH）浓度明显增高，可伴或不伴有丙酰肉碱（C3）及 C3 与乙酰肉碱（C2）比值增高。

3. 尿气相色谱质谱检测 尿液中 3-羟基丙酸、甲基枸橼酸、3-羟基异戊酸、3-甲基巴豆酰甘氨酸、巴豆酰甘氨酸排泄增加，可伴有乳酸、丙酮酸、乙酰乙酸、丙酰甘氨酸等代谢产物增高。但是，一些患者可无明显有机酸尿症。因此，对于可疑患者，即使尿液有机酸谱正常，亦不能排除生物素酶缺乏症，需要多次复查尿液或者采用血液生物素酶活性测定等其他方法确诊。

4. 生物素酶活性测定　通过血清、白细胞或皮肤成纤维细胞可进行生物素酶活性测定。完全型 BTDD 患者其生物素酶活性低于正常人 10%，严重者酶活性低于正常人 1%，部分缺乏型患者酶活性为正常人 10%~30%。

5. 基因检测　生物素酶 BTD 基因（MIM 609019）位于 3p25，全长约 23kb，包含 4 个外显子，共编码 543 个氨基酸。已经报道的 BTD 基因致病突变约 140 种，所有突变位于外显子 2、3、4 及相邻内含子区域。

（五）诊断与鉴别诊断

对于原因不明皮肤、黏膜和神经系统损害的患者应注意生物素酶缺乏症。本症临床诊断困难，对可疑患儿应及早进行筛查。通过血尿代谢筛查和生物素水平测定，可得到初步诊断。生物素酶缺乏症患者血清、尿液生物素水平显著降低。通过血清、白细胞或皮肤成纤维细胞生物素酶活性测定和 BTD 基因分析，可明确是否为生物素酶缺乏症。

全羧化酶合成酶（holocarboxylase synthetas，HCS）缺乏症：患者临床表现及尿液有机酸谱、血液酯酰肉碱谱与生物素酶缺乏症患者类似，需要通过生物素酶、全羧化酶合成酶活性测定或者基因检测分析进行鉴别诊断。HCS 缺乏症患者生物素酶活性正常，HCS 基因突变分析可明确诊断。

（六）治疗与预后

生物素补充治疗对于生物素酶缺乏症患者疗效良好，一般剂量 5~40mg/d，数日后尿异常代谢产物消失，全身状况明显改善。生物素酶缺乏症患者需要终身补充生物素。部分 BTDD 患者可小剂量生物素 1~5mg/d 治疗。对于重症生物素酶缺乏症患儿，如合并代谢性酸中毒或高氨血症，尚需限制蛋白质，补充葡萄糖，纠正酸中毒。生物素治疗起效快，癫痫发作可在生物素治疗数小时至数日停止，临床症状好转，酸中毒纠正，血乳酸、血氨恢复正常，治疗 1~2 周后皮疹、糜烂等明显好转或消失，尿异常代谢产物随之下降，但血 C5-OH 浓度下降较缓慢，多在治疗后 3~6 个月后降至正

常。单纯生物素 5~10mg/d 长期维持治疗，终身用药。文献报道治疗后未再出现神经系统症状如抽搐、共济失调，伴有发育迟缓、神经性耳聋和视神经萎缩患者尽管治疗后代谢异常得到控制，但视力、听力障碍及发育落后仍然存在。

患儿的预后取决于发现早晚与长期治疗两方面，为提高患儿的生存率与生活质量，须提高认识，对可疑患儿及早进行病因分析，早期发现，早期治疗。为了争取症前诊断，一些国家采用足跟血生物素酶测定开展了本症的新生儿筛查。我国一些机构采用气相色谱 - 质谱尿液有机酸和串联质谱血液酯酰肉碱谱分析技术开展了本症的高危筛查，随着应用技术的普及，将有越来越多的患者受益。

五、Menkes 病

（一）概述

Menkes 病（Menkes disease，MD，MIM 309400）又称卷毛综合征（kinky hair syndrome），是一种罕见的累及多系统的致死性疾病，是由 *ATP7A* 基因突变导致铜代谢障碍的 X 连锁隐性遗传病。国际患病率约 1/100 000，目前尚无中国人群患病率的报道。患儿主要表现为卷发、神经系统退行性变及结缔组织异常，多于 3 岁内死亡。血清铜、铜蓝蛋白降低，以及头颅 MR 颅内血管迂曲、脑白质发育落后、脑白质异常、硬膜下积液有助于疾病的诊断。早期使用组胺铜（Copper histidine）或组胺铜联合双硫仑（disulfiram）可缓解症状。典型的临床症状及辅助检查有助于疾病的诊断，*ATP7A* 基因突变分析可明确诊断。

（二）病因及发病机制

ATP7A 基因编码的 P 型铜转运 ATP 酶（ATP7A）是一种能量依赖的跨膜蛋白，广泛分布在除肝脏以外的器官，是维持体内铜离子水平的重要分子。铜离子是体内维持多种重要代谢途径上酶活性的重要离子，包括细胞呼吸链上的细胞色素 C 氧化酶、神经递质生物合成的多巴胺 -β- 氧化酶、氧自由基清除的超氧化物歧化酶、链接弹性蛋白及胶原的赖氨酰基氧化酶、色素生成的酪氨酸酶等。*ATP7A* 基因突变后，机体小肠上皮细胞铜离子吸收及肾脏铜离子重吸收减少，导致机体内重要脏器铜离子不足，最终致前述多种铜依赖酶活性障碍，最终导致神经系统及结缔组织等的异常。

（三）遗传机制

MD 为 X 连锁隐性遗传病，*ATP7A* 为其致病基因。MD 一方面具有 X 连锁隐性遗传病的经典特点：①大多数患儿为男性；②双亲无病时，儿子可能发病，女儿则不会发病；③由于交叉遗传，患儿的兄弟、舅父、姨表兄弟和外甥各有 1/2 的发病风险。另一方面，目前国际上也有女性 MD 患者的报道。

ATP7A 基因位于 Xq21.1，是目前唯一确定的 MD 致病基因，也有报道 ATP7A 突变后可导致远端型遗传性运动神经病。*ATP7A* 基因含 23 个外显子，总长 150kb，编码 1 501 个氨基酸。根据国际及国内研究，至今已发现 300 余种 *ATP7A* 基因突变。有研究报道，*ATP7A* 基因突变 25% 为大片段缺失，缺失范围可从 1 个外显子至除第二外显子外的整个基因不等。基因内突变（intragenic mutation）包括错义突变（33%）、无义突变（16%）、剪接位点突变（16%）、小缺失/重复/插入突变（33%）。

（四）临床表现

MD 主要表现为进展性神经系统退行性变、结缔组织及毛发异常。

有研究表明基因突变后 ATP7A 蛋白在胞内的位置与 MD 的轻重表型有关，也有研究表明不同突变可导致轻重不一的临床表型，有研究根据患儿临床表现，根据患儿表型及进展情况，MD 从重到轻可分为经典型（classic MD）、轻型（mild MD）及极轻型（mildest MD）。

1. 经典型 患儿表型最重，病情进展快，患儿大多数于 3~5 岁前死亡，约占 90%~95%。患儿头发稀疏、卷曲头发，且常仅分布在头顶，皮肤苍白。最初发育无明显异常，2~4 月龄后出现发育停滞及发育倒退。2~3 月龄出现难以控制的癫痫。早期肌张力减低，随后可有痉挛、自主运动减少及昏迷。患儿孕期常无特殊表现，但可有早产、头颅血肿及自发性骨折。新生儿早期常有黄疸长期不退、低体温、低血糖、喂养困难。血管、泌尿生殖系统、疝、骨骼异常较为常见。随着病程进展，出现失明、硬膜下出血及呼吸衰竭。大多数患儿于 3 岁内因感染、血管畸形并发症或神经系统退行性变而去世。

2. 极轻型 也称为枕角综合征（occipital horn syndrome，OHS），表型最轻，常表现为结缔组织异常。最典型的特点为 X 线检查可见特征性枕骨外生骨疣。体格生长不协调，躯干长，胸部及肩膀窄，并可有驼背及脊柱侧弯。患儿常伴有运动发育迟缓，智力常为正常下限。孕期常正常。可有皮肤松弛褶皱、疝、黄疸、低体温、肌张力减低及喂养困难、反复腹泻及泌尿系感染、直立性低血压。毛发可正常。患儿寿命长短不一，但比经典型要长。

3. 轻型 也叫中间型（intermediate），表型轻重介于经典型及极轻型之间。

（五）实验室检查

1. 常规实验室检查 包括血常规、尿常规、肝功能、肾功能、血气分析、血糖、血氨、血乳酸等。无明显异常。

2. 血氨基酸谱及酰基肉碱谱检测 无明显异常。

3. 尿有机酸检测 无明显异常。

4. 血清铜及铜蓝蛋白 均下降。

5. 基因检测 *ATP7A* 基因分析可协助诊断。采用一代或二代测序方法检测点突变，采用多重链接依赖的探针扩增技术检测 ATP7A 的拷贝数。

（六）影像学检查

1. 头颅 MRI 检查 MD 患儿头颅 MRI 及 MRA 具有特异性表现：颅内血管迂曲、脑白质异常、脑萎缩、硬膜下积液或积血、基底节区异常。

2. 脑电图检查 MD 患儿不同时期癫痫发作类型不同，并出现相应脑电图改变，主要包括局灶性放电、高峰节律紊乱、慢波背景伴癫痫样放电，多灶性放电。

（七）诊断和鉴别诊断

MD 具有典型的临床表现，包括：进行性神经系统退行性变、结缔组织异常及卷曲毛发，血清铜及铜蓝蛋白检测，头颅 MRI 及 MRA 也具有特异性改变，ATP7A 分析有助于疾病诊断。

MD 与肝豆状核变性均为通代谢异常疾病，两者的铜蓝蛋白减低，需要鉴别。肝豆状核变性是一种由 ATP7B 因突变所致的常染色体隐性遗传性疾病，临床上起病较 MD 晚，大多数 3~60 岁起病，男女皆可患病。起病年龄较小者，常以肝病为主诉，较大年龄者常以肝病或神经系统症状开始。遗传学分析有助于两者鉴别。

（八）治疗及随访

根据 MD 发病机制，早期使用组胺铜（Copper histidine）或组胺铜联合双硫仑（disulfiram）可缓解症状，目前有报道早期治疗存活至 37 岁的患者。此外，可对患儿进行对症支持治疗，包括抗癫痫治疗及胃管营养支持治疗。

（九）遗传咨询及产前诊断

1. 遗传咨询 患儿母亲如果为携带者,则其母亲每次怀孕所生男孩,均有 50% 可能性患病,女孩有 50% 可能性成为携带者;患儿母亲外周血如果为野生型,排除掉嵌合体现象后,患儿母亲再生出患儿的可能性风险极低。

2. 产前诊断 MD 先证者的母亲若再次妊娠,可在妊娠 10~12 孕周经绒毛膜绒毛或 18~22 孕周时经羊水穿刺取样提取胎儿细胞的 DNA,可对遗传学诊断明确家庭进行产前基因诊断。

六、进行性肌阵挛癫痫

（一）概述

进行性肌阵挛癫痫(progressive myoclonic epilepsy,PME)在成人及儿童癫痫患者中约占 1%。PME 的概念首先由 Herman Lundborg 在 1903 年提出,PME 的临床特点包括肌阵挛、形式多样的癫痫发作、进行性神经功能倒退,预后不良。PME 的病因包括多种神经遗传病,该组疾病通常在儿童或青少年时期起病,少数也可在婴幼儿期起病。Shahwan 等总结了根据临床表现及起病年龄的病因分类,包括神经元蜡样质脂褐质沉积症(neuronal ceroid lipofuscinoses,NCL)、Unverricht-Lundborg 病(Unverricht-Lundborg disease,ULD)、Lafora 病(Lafora's disease,LD)、唾液酸沉积症(sialidosis)、肌阵挛癫痫伴破碎样红纤维(myoclonic epilepsy with ragged red fiber,MERRF)、齿状核红核苍白球路易体萎缩症(dentatorubral-pallidoluysian atrophy,DRPLA)、神经型戈谢病(neuronopathic Gaucher disease)。在 PME 的早期阶段,临床和脑电特点可能类似于特发性全面性癫痫综合征,尤其是青少年肌阵挛癫痫,但是治疗失败、进行性的神经系统症状加重和脑电图表现都指向 PME 诊断。

随着分子遗传学研究的进展,近年来发现了多种基因突变可导致 PME 表型,提高了对 PME 病因学的认识,为 PME 的精确诊断、预后判断及遗传咨询提供了重要依据。除成人型 NCL(Kuf 病)、DRPLA 和 MERRF 外,大部分 PME 为常染色体隐性遗传性疾病。

（二）临床表现及具体疾病介绍

1. 神经元蜡样质脂褐质沉积症(NCL) 是最常见的一组与溶酶体贮积相关的神经遗传病。

诊断主要通过典型的临床表现和电生理检查。临床表型主要包括:肌阵挛、癫痫发作、视力障碍、发育倒退、痴呆、共济失调。头颅 MRI 特点包括大脑和小脑萎缩,白质 T$_2$ 高信号,大脑皮质变薄。脑电图显示不同程度的背景活动减慢(95%)和广泛性癫痫样放电(80%),约 1/4 患者出现巨大的体感诱发电位。神经传导研究证实约 30% 的患者有神经轴索变性。活检病理发现异常溶酶体包涵体自发荧光脂褐素沉积于脑、肌间神经丛、肌肉和皮肤活检标本或淋巴细胞中,可发现特征性的超微结构异常:溶酶体中包含一种(或多种)指纹体、卷曲状和膜状轮廓的内含物。

传统 NCL 临床分型包括婴儿型、经典晚婴型、青少年型、成人型、晚婴芬兰变异型、晚婴变异型。每种形式在遗传上都是特异的,除了成人型可能为常染色体显性遗传,其他均为常染色体隐性遗传。NCL 新的分类系统同时考虑基因型和起病年龄;共分 14 型,详见表 27-1。婴儿型常在 1 岁以内起病,精神运动发育落后,随后出现肌阵挛发作和其他形式的癫痫发作,因视网膜萎缩而失明,病情持续恶化直至死亡,多数患儿在 10 岁死亡。经典晚婴型大概 3 岁起病,表现为难治性癫痫发作、肌阵挛、共济失调、肌张力低下和进行性智力运动落后,多在青春期因吸入性肺炎死亡,少数患者可存活至 40 岁。

2. Unverricht-Lundborg 病(ULD) 该疾病分别由 Unverricht 在 1891 年和 Lundborg 在 1903 年描述。Unverricht-Lundborg 病的特点是 6~13 岁起病,光敏性肌阵挛和全面强直-阵挛发作,肌阵挛主要发生于近端四肢肌肉,可以是局灶性也可以是多灶性,可能发展为肌阵挛癫痫发作或肌阵挛持续状态。伴随病程进展,出现很多其他的神经系统症状,包括共济失调、肌张力低下、意向性震颤和协调能力下降。患者还会有情绪障碍,如抑郁症。最初神经系统检查可能正常,随后出现共济失调、协调性差、意向性震颤和痴呆,进行性共济失调和痴呆是疾病晚期的典型特征。头颅 MRI 检查可正常,也可显示局部或全脑萎缩,但无特异性。EEG 异常表现包括背景慢化、REM 睡眠期和光敏性棘慢波和多棘波发放,可能在诊断之初更为显著,多数患者显示广泛性癫痫样放电,约一半患者显示巨大的体感诱发电位。

ULD 的基因定位于 21q22.3。最常见的突变

表 27-1 新型 NCL 分类

分型	起病年龄（表型）	基因	基因编码产物	电镜特征
CLN1	I、LI、J、A（Kufs 病）	PPT1	棕榈酰蛋白硫酯酶 1	耐高渗颗粒沉积
CLN2	LI、J	TPP1	三肽基肽酶 1	曲线体沉积物
CLN3	J、A（Kufs 病）	CLN3	Battenin	指纹体沉积物
CLN4	A（Parrys 病）	DNAJC5	热休克蛋白家族成员 C5	耐高渗颗粒沉积，混合
CLN5	LI、J、A	CLN5	CLN 蛋白 5	指纹体沉积物
CLN6	LI、A（Kufs 病）	CLN6	CLN 蛋白 6	曲线体、指纹体、直线体复合物
CLN7	LI、J	MFSD8	溶酶体膜蛋白	曲线体、指纹体、直线体复合物
CLN8	LI	CLN8	CLN 蛋白 8	曲线体沉积物或耐高渗粒沉积
CLN9	J	未知	未知	耐高渗颗粒沉积、曲线体沉积物
CLN10	C、LI、J、A	CTSD	组织蛋白酶 D	耐高渗颗粒沉积
CLN11	A（Kufs 病）	GRN	颗粒体蛋白	指纹体沉积物
CLN12	J	ATP13A2	溶酶体 P5 型 ATP 水解酶	耐高渗颗粒沉积，混合
CLN13	A（Kufs 病）	CTSF	组织蛋白酶 F	指纹体沉积物或无
CLN14	I	KCTD7	钾离子通道蛋白	耐高渗颗粒沉积混合、指纹体沉积物

注：C：congenital（先天型），I：infantile（婴儿型），LI：late-infantile（晚婴型），J：juvenile（青少年型），A：adult（成人型）

（90%）为 CSTB 基因位于 5' 端非编码区启动子区的十二聚合序列重复区域（CCCCGCCCCGCG）的不稳定扩增，正常人重复次数为 2~3 个拷贝，患者中重复次数至少有 30 个拷贝。仅有小部分（14%）的 ULD 等位基因突变位于 CSTB 基因的转录单元内。大部分复合杂合突变的 ULD 患者表型更重。CSTB 基因编码的 Cystatin B 是一种 98 个氨基酸的小分子蛋白，是半胱氨酸蛋白酶抑制剂超家族的一员。在所有组织中均有表达，可能是保护蛋白免受由从溶酶体泄漏的蛋白酶介导的胞内降解。

3. Lafora 病（LD） Lafora 病 1911 年首先由 Lafora 和 Gluelkin 报道。Lafora 病的临床特点是 8~18 岁起病，药物难治性全面强直-阵挛或视觉性发作和自发性或刺激敏感性肌阵挛，随后很快进展为痴呆伴共济失调，以及视力下降。患者最终完全失去工作能力并在发病后十年内死亡。胞质中发现特征性高碘酸阳性的 Lafora 小体时，可以确立 Lafora 病的诊断。Lafora 小体主要存在于神经元中，其他组织中也可见到，如皮肤、肝脏和肌肉，通常诊断最方便的活检标本为汗腺的外分泌管。早期 EEG 背景正常伴多灶性棘慢波，光敏性很常见，但可能仅在低频光刺激时出现癫痫样

放电，游走性肌阵挛可能与 EEG 无相关性。

Lafora 病是常染色体隐性遗传疾病，由定位于 6q24.36 的 EPM2A 基因或定位于 6p22 的 EPM2B 基因突变引起。EPM2A 基因编码 laforin 碳水化合物双重结合特异性磷酸酶，EPM2B 基因编码 malin 泛素 E3 连接酶。每种基因突变导致 Lafora 病的病例数大致相同（约 45%），其余 10% 的致病基因尚未明确。近年来有早发性 Lafora 病的报道，表现为 5 岁出现肌张力低下、肌阵挛和共济失调。临床症状类似晚婴变异型神经元蜡样质脂褐质沉积症，但病理发现有 Lafora 小体。一个功能未知的基因 PRDM8 发生 c.781T>C（F261L）突变导致该疾病。PRDM8 蛋白与 laforin 和 malin 相互作用，并介导两种蛋白质转移到细胞核。

4. 唾液酸沉积症 唾液酸沉积症是一种常染色体隐性遗传的溶酶体贮积病，由 α-N-乙酰神经氨酸酶-1（染色体 6p21 上的 NEU1 编码）缺陷导致，根据表型和起病年龄分类。晚发型和病情较轻的 I 型，也就是我们熟知的"樱桃红斑肌阵挛综合征"，典型患者在 20~30 岁时会出现肌阵挛、视觉损伤、共济失调。该病的特征是进展缓慢、没有发育落后和畸形。婴儿型唾液酸沉积

症（Ⅱ型）的特征是畸形和认知落后,起病年龄可从婴儿期到十几岁不等,临床特征除了肌阵挛还包括粗糙的面部特征、角膜混浊、肝大、骨骼发育异常、学习障碍、先天性畸形、肌阵挛、视网膜樱桃红斑。EEG 特征为低幅快活动,痴呆患者中会变慢。大量肌阵挛与出现于肌电之前 10~20Hz 的成串正向棘波相关。头颅 MRI 早期正常,随着病情进展逐渐出现小脑、脑桥和大脑皮层的萎缩。黄斑处樱桃红斑、尿液中唾液酸排泄增加均支持临床诊断,基因分析或培养的成纤维细胞中发现神经氨酸酶缺陷可以证实诊断。

5. 肌阵挛癫痫伴破碎样红纤维（MERRF）

是一种线粒体综合征,经典特征为:肌阵挛、全面性癫痫发作、共济失调、听力障碍、痴呆、身材矮小、视神经萎缩,肌肉活检发现破碎红纤维,起病年龄可变,通常为儿童期起病,早期发育正常。该病与 MELAS 有部分重叠,但是 MERRF 通常病程更长,并且有轻度行为异常和认知障碍。MERRF 患者中 EEG 显示为背景慢化,2~5Hz 广泛性棘慢波,随疾病进展而加重。也可见到局灶性癫痫样放电。头颅 MRI 提示脑萎缩和基底神经节钙化。T_2 加权像可见灰质异常信号,深部脑核团比脑皮质更常见。如果白质有信号改变,周围白质通常最早出现。

90% 的典型 MERRF 患者为线粒体 tRNA^{Lys}基因（*MT-TK*）的 8344A>G 突变,其他罕见的突变包括同一基因中的 m.8356T>C 突变及 m.8363G>A 突变。Liu 随后报道了 m.3291T>C 与"MERRF/MELAS"相关。

6. 齿状核红核苍白球路易体萎缩症（DRPLA）

是一种进行性疾病,最初在日本报道,临床表现存在异质性,即使同一个家庭的成员临床表型也有不同。主要有三种临床表型:共济失调 - 舞蹈病手足徐动症、假性亨丁顿和 PME。20 岁之前起病的患者通常表现为 PME,临床特征包括共济失调、癫痫发作、肌阵挛和进行性认知倒退、痴呆、舞蹈病。EEG 背景通常正常,有时有不典型的棘慢波发放,有光敏性。尸检发现主要的神经病理改变包括齿状核红核和苍白球变性。

与其他病因的 PME 遗传方式不同,DRPLA 为常染色显性遗传,由编码多聚谷氨酰胺片段的 *DRPLA*（*ATN1*）基因第 5 外显子 CAG 重复序列的不稳定扩增导致,基因定位于 12p13.31。正常人中该片段的重复数为 7~23,DRPLA 患者中可扩增至 49~75。重复片段的长度与起病年龄成负相关,与疾病严重程度正相关。起病年龄越早的患者更倾向于表现为 PME 表型。发现 CAG 序列重复异常可以确诊该病。

7. 神经型戈谢病（neuronopathic Gaucher disease）戈谢病是一种溶酶体贮积病,由编码溶酶体葡萄糖脑苷脂酶的 *GD1* 基因突变导致。病理结果为吞噬溶酶体葡萄糖脑苷脂的巨噬细胞广泛沉积。Ⅰ 型戈谢病中,可出现多系统症状,涉及肝脏、脾脏、骨髓,偶尔有肺部;Ⅱ 型和Ⅲ型有神经系统症状,起病年龄和进展速度不同,但无绝对界限。Ⅲ型可导致严重的神经系统损害,包括水平注视异常、进行性痴呆、全面性癫痫发作、共济失调和痉挛发作,也属于 PME 表型。注射重组人酸性 β-葡萄糖苷酶 GBA（rhGBA）对于Ⅰ型戈谢病是一种有效治疗方法,但是对于Ⅲ型戈谢病的效果仍有争议。脾切除适用于巨脾伴脾功能亢进,年龄在 4~5 岁以上的患者。为了预防脾破裂、改善出血和感染症状,对Ⅰ型和部分Ⅲ型戈谢病患者建议行脾切除术。

8. C 型尼曼 - 匹克病　尼曼 - 匹克病分为三型:A 型为急性神经型,早期出现严重的神经系统症状和内脏、脑部大量鞘磷脂储积;B 型为慢性非神经型,主要为内脏受累,而无神经系统表现;C 型为慢性神经型,表现为亚急性神经系统病程和慢性内脏鞘糖脂储积。C 型尼曼 - 匹克病为罕见的常染色体隐性遗传性溶酶体储积疾病,西欧国家发病率约为 1/1.5 万 ~1/1.2 万,我国罕见。由定位于 18q11.2 的 *NPC1* 基因（95% 家系）或定位于 14q24.3 的 *NPC2* 基因突变导致。功能缺陷的 *NPC1* 和 *NPC2* 基因的编码产物导致胞内胆固醇、脂质及神经鞘糖脂运输异常,溶酶体中胆固醇和鞘糖脂过度沉积而发病。该病的病理特征为全身单核巨噬细胞和神经系统发现大量含脂质的泡沫细胞即"尼曼 - 匹克细胞",部分病例在骨髓中可见海蓝组织细胞。临床特征包括垂直核上注视麻痹,小脑共济失调,发音障碍,吞咽困难,进行性痴呆,癫痫发作和肌张力障碍。可以有视网膜樱桃红斑,肌阵挛报道较少,癫痫发作一般较轻,少数病例因难治性的癫痫发作而加速病情进展,可因癫痫持续状态死亡。

9. 动作性肌阵挛 - 肾衰综合征（action myoclonus-renal failure syndrome）　动作性肌阵挛 - 肾衰综合征是一种常染色体隐性遗传疾病,首先由

Andermann 等报道,临床表现包括严重的进行性肌阵挛、构音障碍、共济失调和肾衰竭。该病表现有基因型 - 表型异质性,在一个家庭的同胞之间,即使携带相同突变,但是一些患者具有神经系统表现,另一些仅有肾损伤。已经确定动作性肌阵挛 - 肾衰综合征是由 *SCARB2* 基因的致病性突变导致,*SCARB2* 基因定位于 4q21.1,编码一种溶酶体膜 2 型蛋白,为 CD36 清道夫受体样蛋白家族的一员,参与 β 葡萄糖脑苷脂酶由内质网向溶酶体转运。病程中癫痫发作相对较少且抗癫痫药物容易控制。大部分患者在青春前或在神经系统起病时出现蛋白尿和肾小球硬化。死亡原因可为肾衰或神经源性呼吸衰竭。

10. 进行性肌阵挛癫痫 - 共济失调综合征(progressive myoclonus epilepsy-ataxia syndrome)

已报道进行性肌阵挛癫痫 - 共济失调综合征由 *PRICKLE1* 基因的纯合错义突变导致。*PRICKLE1* 基因编码的蛋白,是细胞极性信号通路中的核心组成部分,参与胚胎发育期建立细胞极性。患者在 4~5 岁时出现共济失调,随后发展为进行性肌阵挛癫痫伴轻度或无认知落后。临床特征包括:肌阵挛发作、全面强直 - 阵挛发作(通常与睡眠相关)和共济失调,通常认知正常。肌阵挛通常累及四肢或眼球肌,有时面部肌肉自发性肌阵挛可导致构音障碍。

11. 北海进行性肌阵挛癫痫(north sea progressive myoclonus epilepsy)

该疾病的临床和电生理特征均为进行性肌阵挛癫痫,文献报道 *GOSR2* 基因在 c.430G>T(p.G144W)位点纯合错义突变可导致本病。*GOSR2* 基因编码高尔基 SNAP 受体复合体成员 2,介导高尔基囊泡转运,该突变可导致 GOSR2 蛋白无法定位到顺式高尔基体上。称为"北海"进行性肌阵挛癫痫,是由于患者家族均邻近北部海岸。该病的临床特点:早发性共济失调(平均 2 岁出现),反射消失和血清肌酸激酶升高,约 6 岁时出现肌阵挛、癫痫发作,青少年期脊柱侧凸、肌酸激酶水平升高。常见的特点是严重的光敏性肌阵挛,患者有多种癫痫发作类型,包括全面强直 - 阵挛发作、失神发作和失张力发作。10~20 岁期间失去独立行走的能力,直至疾病晚期阶段仍可相对保存认知功能。*GOSR2* 基因突变相关的 PME 是一种罕见疾病,目前为止报道的病例很少,有望明确更多的患者以助于扩展这一疾病的

基因型和表型谱。

12. *KCNC1* 基因相关的 PME　*KCNC1* 基因位于 11p15.1,编码产物为钾离子电压门控通道亚家族 C 成员,调节激活的细胞膜上电压依赖钾离子通道的通透性。*KCNC1* 基因的新生错义突变可导致 PME,不同于大多数 PME 隐性遗传的模式,该基因突变是显性遗传。*KCNC1* 基因相关的 PME 为 6~15 岁出现肌阵挛起病,随后的病程特征为轻 - 重度失功能性肌阵挛,频繁的强直 - 阵挛癫痫、共济失调和轻度认知受损,多因突出的肌阵挛发作在 13~27 岁失去独立行走能力,中年后病情相对稳定,目前报道的年龄最大的患者 63 岁,死于肺炎及进展性的呼吸衰竭。

13. *KCTD7* 基因相关的 PME　*KCTD7* 基因位于 7q11.21,该基因编码钾通道四聚体结构域包含蛋白 7(potassium channel tetramerization domaincontaining protein 7)。*KCTD7* 基因相关的 PME 临床表现为婴儿期起病,脑电图大量的异常放电和严重的肌阵挛癫痫,伴随认知落后和共济失调,超过半数的患者有进行性加重的多灶性肌阵挛发作。起病数年后趋于稳定,预期可长期存活。有些患者仍可以独立行走,疾病的严重程度在不同个体间差异较大,甚至同一个家庭中也有不同,该病可能导致患者神经退行性病变。该基因突变也可导致婴儿期起病的 NCL 亚型,8~24 个月起病,肌阵挛(发热易诱发)、癫痫发作、发育落后,可有视力障碍或溶酶体贮积,预后差,癫痫难控制,多在成年前因疾病进展死亡,死亡原因包括癫痫持续状态或继发感染性休克。

14. 脊肌萎缩症 -PME　*ASAH1* 基因编码溶酶体酸性神经酰胺酶。该酶的缺失可以导致 Farber 病,特征是疼痛性关节挛缩、脂肪性皮肤结节,轻度到严重的神经系统受累,直到病程晚期出现脊髓性肌萎缩(SMA)或 PME。*ASAH1* 基因突变与儿童期起病的 SMA 伴青少年起病的 PME 相关,在某些病例中 SMA 可能表现较轻,临床症状不明显(可通过神经传导发现,如 EMG),可以表现为单纯的 PME,而没有 SMA 的临床证据或关节疾病或脂肪性肉芽肿。多数患者起病前健康,PME 非常严重甚至是致命性的,目前没有特效治疗方法。

15. *CARS2* 基因相关的 PME　Hallmann 等报道在一个近亲结婚家庭中,2 名患者表型非常类似于 MERRF,包括严重肌阵挛癫痫、进行性痉

挛性四肢瘫、进行性视力和听力下降,以及进行性认知倒退。排除致病性线粒体 DNA 突变后,对外周血 DNA 进行全外显子测序,发现 CARS2 基因的 c.655G>A 纯合突变,并通过 Sanger 测序证实家系中的共分离现象。该突变位于第 6 外显子的最后一个核苷酸,预测会导致剪切异常。分析 CARS2 基因的信使 RNA 提示该突变导致第 6 外显子的移除。因此导致阅读框内缺失 28 个氨基酸,该区域涉及 tRNA^Cys 末端发夹受体的保守区。CARS2 是一个新发现的与严重 PME 相关的基因,表型与 MERRF 非常相似。

16. 其他少见的 PME 病因　家族性脑病伴神经系统包涵体是一种罕见的常染色体显性遗传疾病,可以导致进行性痴呆,在某些病例中可表现为家族性 PME。该疾病由编码丝氨酸蛋白酶抑制剂(serpin)的 SERPINI1 基因突变导致,该基因定位于 3q26.1。包涵体遍布于大脑皮质和灰质。30~40 岁起病的非婴儿神经变性戈谢病、非典型的包涵体疾病、神经轴索营养不良、乳糜泻、少年 GM2 神经节苷脂病、Hallervorden-Spatz 病和阿尔茨海默病是其他导致 PME 的罕见病因。Muona

等报道 TBC1D24 基因 p.Arg360Leu 纯合错义突变也可导致 PME 表型(表 27-2)。

(三)治疗及随访

PME 的病因多为神经遗传病,尚无特效治疗方法,目前的治疗主要包括控制癫痫发作和肌阵挛、对症支持治疗和康复治疗。PME 中的肌阵挛和癫痫发作通常很难控制,且对抗癫痫药有耐药倾向。丙戊酸为首选药物,氯硝西泮是美国食品药品管理局(FDA)唯一批准治疗肌阵挛癫痫的药物,通常用于添加治疗。已经证实高剂量的吡拉西坦可能仅对治疗肌阵挛有效。左乙拉西坦可能对肌阵挛和全面性癫痫发作均有效。托吡酯和唑尼沙胺作为添加治疗可能有效。迷走神经刺激术可能有效,但不作为常规治疗方案。应避免使用已明确会加重肌阵挛的药物,包括氨己烯酸、奥卡西平、卡马西平、苯妥英和加巴喷丁。拉莫三嗪对于肌阵挛的效果无法预测,须谨慎使用。然而在线粒体疾病中,因丙戊酸干扰线粒体的能量代谢,应避免使用。在肌阵挛暴发性加重或肌阵挛持续状态时,患者应避免所有的噪声和明亮的光线,应在安静的房间内接受治疗。急诊处理包括

表 27-2　进行性肌阵挛癫痫相关疾病及致病基因

疾病	遗传方式	基因名称	基因编码产物
Unverricht-Lundborg 病	常隐	CSTB	半胱氨酸蛋白酶抑制剂超家族成员
Lafora 病	常隐	EPM2A	laforin 碳水化合物双重结合特异性磷酸酶
		EPM2B	malin 泛素 E3 连接酶
唾液酸沉积症	常隐	NEU1	α-N- 乙酰神经氨酸酶 -1
肌阵挛癫痫伴破碎样红纤维	母系遗传	MT-TK	线粒体转移 RNA
齿状核红核苍白球路易体萎缩症	常显	ATN1	多聚谷氨酰胺片段
神经型戈谢病	常隐	GBA	溶酶体葡萄糖脑苷脂酶
C 型尼曼 - 匹克病	常隐	NPC1	尼曼匹克 C1 蛋白
		NPC2	附睾分泌蛋白 E1
动作性肌阵挛 - 肾衰综合征	常隐	SCARB2	溶酶体膜 2 型蛋白
进行性肌阵挛癫痫 - 共济失调综合征	常隐	PRICKLE1	细胞极性信号通路的核心成员
北海进行性肌阵挛癫痫	常隐	GOSR2	高尔基 SNAP 受体复合体成员 2
脊肌萎缩症 -PME	常隐	ASAH1	溶酶体酸性神经酰胺酶
KCNC1 基因突变相关 PME	常显	KCNC1	钾离子电压门控通道亚家族 C 成员
KCTD7 基因突变相关 PME	常隐	KCTD7	钾通道四聚体结构域包含蛋白 7
CARS2 基因突变相关 PME	常隐	CARS2	线粒体半胱氨酰 -tRNA 合成酶 2
家族性脑病伴神经系统包涵体	常显	SERPINI1	丝氨酸蛋白酶抑制剂
TBC1D24 基因突变相关 PME	常隐	TBC1D24	TBC1 结构域家族成员 24

静脉注射苯二氮䓬类药物(地西泮、劳拉西泮、氯硝西泮、咪达唑仑)、丙戊酸和左乙拉西坦。布瓦西坦是一种 SV2A 配体,作用机制不同于左乙拉西坦,在实验模型中具有对癫痫和肌阵挛重要的抗癫痫活性,已经被 FDA 批准为孤儿药,以用于治疗症状性肌阵挛,并被欧洲药物评审局(EMA)批准为治疗进行性肌阵挛癫痫。目前布瓦西坦正进行成人 NCL 的添加治疗研究。未来的基因治疗和酶替代治疗或许可以帮助改善这一类进行性疾病的病程。大多数 PME 为单基因病,提示未来有可能通过针对单基因、功能和相关通路进行治疗。

(杨志仙　熊　晖　王静敏　张月华)

第三节　以智力障碍为主要表现的神经代谢病

一、遗传性脑白质病概论

(一)概述

遗传相关的脑白质病是指主要累及中枢神经系统白质的一类遗传性疾病,包括少突胶质细胞、星形胶质细胞、小胶质细胞等所有胶质细胞的异常。目前,全球遗传性脑白质病的整体患病率尚不清楚。

(二)分类与演变过程

2015 年将遗传相关脑白质病分为两大类:脑白质营养不良(leukodystrophy)和遗传性白质脑病(genetic leukoencephalopathy)。脑白质营养不良定义为原发于胶质细胞的脑白质遗传性疾病,包括佩梅病、异染性脑白质营养不良、X 连锁肾上腺脑白质营养不良、球形细胞脑白质营养不良、髓鞘化低下伴脑干、脊髓受累及下肢痉挛的白质脑病等。遗传性白质脑病是指原发于神经元、血管或全身系统性受累的遗传性疾病,其脑白质改变为继发性,包括遗传代谢病(如戊二酸尿症、枫糖尿症)、血管性疾病(如常染色体显性/隐性遗传血管病伴皮层下梗死及白质脑病、Fabry 病)、线粒体及能量代谢障碍(如丙酮酸羧化酶缺陷、线粒体复合物缺陷)等。但目前亦有文献将遗传相关脑白质病统称为脑白质营养不良。

随着脑白质营养不良病理生理学知识的深入,2017 年提出基于病理学改变、病理遗传学机制的分类方法,将其分为六大类:髓鞘化异常(髓鞘化低下、脱髓鞘及髓鞘空泡型)、星形胶质细胞病、白质-轴索病、小胶质细胞病、白质-血管病,以及不能分类的脑白质营养不良。

(三)临床表现

不同类型遗传性脑白质病的起病年龄差异范围较大,起病年龄可从新生儿到成年期不等。总体来说,髓鞘化低下型起病年龄相对较早,甚至可在新生儿期起病,而脱髓鞘型起病年龄差异较大,主要为儿童期至青少年期起病。

最常见的临床表现为神经系统功能进行性恶化或倒退,主要为运动功能受累,也可伴认知功能受累。典型表现为发育落后并进行性倒退,部分疾病病程中可发作性加重,部分疾病可以相对静止。神经系统异常体征主要包括头围异常、锥体束征、肌张力改变、运动障碍、共济失调、眼震、外周神经受累等表现。某些特定类型的遗传性脑白质病,更容易出现一些特定的症状和体征。例如白质消融性白质脑病和一些线粒体白质脑病容易在外伤或热性疾病之后出现急性发作;头围大常见于亚历山大病、伴皮层下囊肿的巨脑性白质脑病、海绵状脑白质营养不良;头围小常见于 Aicardi-Goutières 综合征;癫痫多见于亚历山大病、海绵状脑白质营养不良、伴皮层下囊肿的巨脑性白质脑病;眼震多见于佩梅病、海绵状脑白质营养不良等。

除神经系统受累外,还可合并其他系统损害。如内分泌系统中,肾上腺功能不全常见于 X 连锁肾上腺脑白质营养不良;白内障常见于 Cockayne 综合征、18q- 综合征;色素性视网膜炎常见于过氧化物酶代谢异常;牙釉质发育不全常见于 Pol Ⅲ综合征、Cockayne 综合征等。

(四)影像学特点

与获得性脑白质病不同的是,遗传性脑白质病的白质病变常为对称性、融合性改变,可分为髓鞘化低下型和脱髓鞘型脑两大类,其中髓鞘化低下型 MRI 特点为病变白质呈 T_2WI 稍高信号,T_1WI 稍低信号、等信号或高信号;脱髓鞘型 MRI 特点为病变白质 T_2WI 显著高信号和 T_1WI 低信号。诊断髓鞘化低下型脑白质营养不良时,需区分其为永久性髓鞘化低下还是髓鞘化发育延迟,间隔 6 个月需复查 1 次头颅 MRI 以判断其髓鞘化程度,至少有 1 次 1 岁以后的头颅 MRI 检查报告,最好能在 2 岁后再复查 1 次头颅 MRI 以最终确定其髓鞘化程度。

此外，还需要注意一些特定部位的改变，这些线索往往对遗传性脑白质病的诊断具有提示意义。对于髓鞘化低下型脑白质病，基底节、丘脑异常信号常见于溶酶体贮积性疾病；苍白球 T_2WI 高信号更常见于岩藻酸贮积症；基底节 T_2WI 高信号常提示神经节苷脂贮积症 GM1/GM2；早期小脑萎缩而壳核正常提示 Pol Ⅲ 综合征；早期小脑萎缩，同时尾状核、壳核萎缩常提示 TUBBA 相关髓鞘化低下型脑白质营养不良；T_2WI 均质高信号而无小脑萎缩常提示佩梅病，脑桥 T_2WI 高信号常提示佩梅病。

对于脱髓鞘性脑白质营养不良，还需重点关注其白质病变的分布特点：

(1) 主要累及皮层下白质：亚历山大病、伴皮层下囊肿的巨脑性白质脑病、海绵状脑白质营养不良。

(2) 主要累及脑室旁白质：异染性脑白质营养不良、X 连锁肾上腺脑白质营养不良、白质消融性白质脑病、球形细胞脑白质营养不良。

(3) 以前头部白质受累为主：亚历山大病 Ⅰ 型。

(4) 以后头部白质受累为主：X 连锁肾上腺脑白质营养不良。

(5) 累及其他部位：X 连锁肾上腺脑白质营养不良、异染性脑白质营养不良、球形细胞脑白质营养不良累及胼胝体；海绵状脑白质营养不良，亚历山大病 Ⅱ 型，伴脑干、脊髓受累及下肢痉挛的白质脑病常合并脑干受累；基底节受累多见于亚历山大病；丘脑受累常见于球形细胞脑白质营养不良和伴丘脑、脑干受累、乳酸升高的白质脑病；此外，伴脑干、脊髓受累及乳酸升高的白质脑病、脑腱性黄瘤病、葡糖多聚体病常合并脊髓受累。

（五）诊断和鉴别诊断

遗传性脑白质病的诊断需要尽可能多的收集临床资料，包括起病年龄、家族史、神经系统症状、神经系统以外其他系统受累表现，符合遗传性脑白质病的影像学特点，结合一些生化、代谢检查可辅助诊断，最终的确诊需依靠基因诊断。其具体的诊断程序如下：

1. 定位　首先应定位在白质受累，存在白质受累的一些常见临床表现，主要为运动功能受累，同时存在影像学白质受累证据。

2. 定性　脑白质病根据病因不同，可分为遗传性和获得性。遗传性脑白质病常以神经功能障碍起病，主要是运动功能受累，以运动发育落后、停滞或者倒退为首发症状。多呈现为进行性恶化或倒退、急性发作性加重的病程，少数也可呈静止性或逐渐好转的病程，其影像学白质改变通常是对称性、弥漫性、融合性的白质改变。而获得性脑白质病常存在明确诱因，以急性/亚急性神经功能障碍起病，其影像学白质改变与遗传性不同，常呈现为多灶性/孤立性、不对称性的病变。

3. 影像学识别　当定位、定性怀疑为遗传性脑白质病后，需根据影像学特点对不同类型的遗传性脑白质病加以鉴别，进行特定的影像学识别程序。

(1) 第一步：区分其为髓鞘化低下型还是脱髓鞘型。髓鞘化低下型 MRI 特点为病变白质呈 T_2WI 稍高信号，T_1WI 稍低信号、等信号或高信号；脱髓鞘型 MRI 特点为病变白质 T_2WI 显著高信号和 T_1WI 低信号。

(2) 第二步：寻找具有诊断意义的特异性影像学线索。

4. 根据需要进行生化代谢、酶学及电生理检查　当影像学改变指向某一特定类型的遗传性脑白质病后，还需要针对性行特定的生化、代谢检查以辅助诊断。针对线粒体白质脑病完善血、脑脊液乳酸检测；针对全身代谢性障碍所致的遗传性脑白质病完善相应的血、尿代谢检查；针对铜代谢障碍完善血清铜、尿铜及血清铜蓝蛋白的检测；针对特定类型的遗传性脑白质病完善相应的酶学检查，如血白细胞及皮肤成纤维细胞中芳基硫酸酯酶 A 活性、β-半乳糖苷酶检测、肌肉线粒体呼吸链复合物酶活性检测等。针对视听障碍、肌肉或周围神经病变，可完善视听诱发电位、肌电图等电生理检查加以评估，为诊断寻找线索。

5. 其他系统评估　遗传性脑白质病除神经系统受累外，往往还合并其他系统受累。

6. 分子遗传学诊断　遗传性脑白质病的最终确诊有赖于基因诊断，对于已经有明确怀疑的某种类型遗传性脑白质病可采用特定基因的 Sanger 测序、多重连接探针扩增技术（multiplex ligation-dependent probe amplification，MLPA）等加以明确，对于无具体疾病指向的怀疑遗传性脑白质病的病例，可采用靶向捕获二代测序、全外显子组测序，必要时染色体核型、染色体微缺失/重复、线粒体基因测序等。

（六）治疗

1. 对症治疗

2. 造血干细胞移植治疗及基因治疗　近30年来,遗传性脑白质病在造血干细胞移植方面进行了较多的尝试,目前可用于X连锁肾上腺脑白质营养不良、异染性脑白质营养不良、球形细胞脑白质营养不良。在X连锁肾上腺脑白质营养不良中,造血干细胞移植治疗被推荐用于Loes MRI严重度评分<8分的脑型X连锁肾上腺脑白质营养不良患者的标准治疗。在异染性脑白质营养不良中,对未出现症状或症状较轻的晚婴型异染性脑白质营养不良进行造血干细胞移植治疗可改善疾病的进展和预后,而对于症状较重的晚婴型并无显著效果。对一些青少年型和成年型患者进行造血干细胞移植治疗可以延缓或阻止疾病进展。在球形细胞脑白质营养不良中,造血干细胞移植治疗在未出现症状的婴儿型球形细胞脑白质营养不良患儿中取得了一定成功,可减轻疾病严重程度,包括改善癫痫的发作程度和智力运动发育。在已经出现症状的患儿中疗效并不不明显,青少年型、成年型球形细胞脑白质营养不良造血干细胞移植治疗的效果更好。目前,通过自体干细胞基因治疗和慢病毒作为载体的基因治疗为遗传性脑白质病治疗的另一大重要策略。已经有针对X连锁肾上腺脑白质营养不良、异染性脑白质营养不良、球形脑白质营养不良、海绵状脑白质营养不良造血干细胞和慢病毒载体基因治疗的相关尝试,并取得了一定成果。

（七）遗传咨询及产前诊断

遗传性脑白质病目前多无特效治疗,多为对症支持治疗,诊断明确的主要目的是为患儿提供相关的预后信息及患儿所在家庭进行相关遗传咨询。

对于不同类型的遗传性脑白质病,其遗传方式存在不同,遗传方式多为常染色体隐性遗传,少数为常染色体显性遗传、X连锁隐性遗传。根据不同遗传方式进行遗传咨询及产前分子诊断。

二、肌酸缺乏综合征

（一）概述

肌酸缺乏综合征(creatine deficiency syndrome)是一组先天性肌酸合成及转运异常疾病,主要包括精氨酸:甘氨酸转脒酶缺乏症[arginine:glycine amidinotransferase(AGAT)deficiency]、胍基乙酸甲基转移酶缺乏症[guanidinoacetate methyltransferase(GAMT)deficiency]及肌酸转运子缺乏症[creatine transporter(CT)deficiency]。该组疾病的临床主要特点是智力低下与癫痫,提示大脑灰质主要受累,伴随大脑肌酸缺乏的生化异常(可由MRS证实)。

（二）病因及发病机制

肌酸是含氮有机酸,主要在肾脏和肝脏经AGAT及GAMT的作用而生成,通过主动跨膜的肌酸转运系统(CT)而抵达需能高的组织中,如储存在骨骼肌和大脑。它的磷酸化形式(肌酸-磷酸或磷酸肌酸)参与ATP的合成,在肌酸/磷酸肌酸的细胞库内被利用,与肌酸激酶(creatine kinase,CK)及ATP/ADP共同提供高能磷酸缓冲系统。细胞内肌酸与肌酸磷酸盐是经非酶作用转化为肌酐,每日恒定更新体内1.5%的肌酸。肌酐从尿排出,每日尿排出的肌酐与体内总肌酸直接成比例。有三种先天代谢缺陷可导致肌酸缺乏。两种常染色体隐性遗传病影响肌酸的生物合成,即精氨酸:甘氨酸转脒酶缺乏症和胍基乙酸甲基转移酶缺乏症。第三种为X连锁肌酸转运子缺乏症,将肌酸转运至大脑和肌肉发生缺陷。

1. AGAT缺乏症(MIM#612718)　本病是由于L-精氨酸:甘氨酸转脒酶(AGAT)缺乏所致,该酶在肌酸生物合成中催化第一个限速反应,该反应是从精氨酸到甘氨酸产生胍基乙酸及鸟氨酸的胍基的可逆性转脒反应。缺陷导致胍基乙酸(GAA)在尿和血浆水平下降。本病为常染色体隐性遗传,GATM基因位于染色体15q15。

（1）临床表现:多于幼儿期被诊断。患儿表现为轻至中度智力低下,孤独症样行为,语言发育受累严重,多无严重惊厥。随着病程进展可出现肌病表现,近端肢体无力,血清肌酸激酶(CK)升高(500~600U/L),肌电图提示肌源性损害,肌活检可见管聚集和肌肉组织线粒体呼吸链酶活性下降。补充肌酸后肌力和体力改善。MRI检查显示脑正常。

（2）辅助检查:血中肌酐及氨基酸正常,胍基乙酸减少。尿中胍基乙酸显著降低。AGAT活性显著降低(成纤维及淋巴母细胞放射化学测定)。MRS显示脑中Cr/PCr峰消失。可进行GATM基因突变分析。

（3）治疗:口服补充单水肌酸300~400mg/(kg·d),

3~9个月即可使 MRS 脑内 Cr/PCr 信号增加至正常的 40%~80%，16 个月后可达正常。治疗后可使患儿视觉感知及精细运动技巧快速进步，认知发育有缓慢进步，语言能力进步最慢。通过 MRS 分析大脑肌酸水平可用于监测治疗反应。

2. GAMT 缺乏症（MIM#612736）1994 年由 stöckler 等首先报道，为常染色隐性遗传病，是由于 S-腺苷基-L-甲硫氨酸:N-胍基乙酸甲基转移酶（在肝、肾、胰腺表达，脑内及其他组织表达较少）缺乏所致。由此产生肌酸缺乏及胍基乙酸在尿、血浆和脑脊液中水平升高。

（1）临床表现：临床表现有异质性，多于 1 岁以内起病，发育迟缓和智力障碍程度可从重度至轻度。表达性语言障碍且对治疗干预疗效差。大部分患者存在行为异常，包括孤独症、攻击行为、多动和自残。多数患儿有神经系统症状，包括锥体系和锥体外系运动障碍及癫痫发作。儿童期特征性神经系统病变表现为肌张力低下，共济失调，运动障碍，无主动或理解性语言发育，有严重智力低下及惊厥（部分是难治性）。重症患儿有严重的锥体外系运动异常及抗药性癫痫；轻症患儿仅有发育延迟与轻度癫痫。惊厥发作形式可见失神发作、强直阵挛发作，可为局灶性或全面性。有报道特殊发作形式包括失张力发作、肌阵挛发作、肌阵挛-失张力发作和婴儿痉挛。部分患儿的 MRI 显示成髓鞘延迟或苍白球 T_2 高信号改变。

（2）辅助检查

1）生化检查：血、尿及脑脊液中肌酸（Cr）与肌酐（Crn）均减少。Cr 的前体胍基乙酸（GAA）浓度在本病显著升高（血、CSF、尿）。

2）影像学检查：MRS 是诊断本病的可靠技术，质子 MRS 通过 Cr/PCr 共振峰消失而可诊断脑内 Cr 缺乏。^{31}P-MRS 还可通过出现平时没有的磷酸胍基乙酸峰确证脑内 PCr 的减低。虽然本病患者脑内完全没有 Cr/PCr 信号，但其肌肉中 Cr 的缺乏并不显著。

3）基因检测：GAMT 基因位于染色体 19p13.3。

（3）治疗：治疗有两个目的，降低 GAA 水平和补充大脑肌酸。大剂量单水肌酸 400~800g/（kg·d），通过大剂量 L-鸟氨酸 400~800g/（kg·d）或减少底物限制精氨酸饮食，竞争性抑制 AGAT 活性，从而降低 GAA 水平。另外，苯甲酸钠可通过与甘氨酸结合形成马尿酸，由肾脏迅速排出，从

而减少 GAA 的产生。

根据报道治疗反应包括锥体外系异常症候缓解、发育进步、癫痫好转等。治疗 25 个月后，脑内 Cr 可完全恢复，但患者在治疗后均不能达到完全发育正常。

治疗并不能完全纠正胍基乙酸贮积（具有神经毒性），所以饮食限制精氨酸（合成胍基乙酸的限速底物），并以鸟氨酸代替（完全抑制胍基乙酸合成）是两种辅助治疗措施。这两种措施必须同时进行，才可以永久的纠正胍基乙酸浓度的异常升高，并显著改善临床预后。

3. X 连锁肌酸转运子（CRTR）缺乏症（MIM# 300352）本病是 X 连锁遗传病，由于 CT 缺乏所致。SLC6A8 基因位于 Xq 28，在人体多种组织中表达，在骨骼肌与肾脏中表达最高，在结肠、脑、心、睾丸及前列腺中表达较少。肌酸主要在肝脏合成，通过血液转运，再进入需要肌酸的组织，这需要克服巨大浓度梯度，由 Na^+ 及 Cl^- 依赖的肌酸转运子完成。近年已发现一些家系有数个男性同胞儿患本病。大约三分之一患者为新发突变，缺陷导致尿肌酸/肌酐比值升高，GAAS 水平正常。在智力障碍、癫痫发作、孤独症谱系障碍男性患者中约占 1%~3.5%。

（1）临床表现：典型者学龄前（6 岁以内）起病，智力障碍，随年龄进展，重度表达性语言迟缓、癫痫、孤独症。癫痫发作对抗癫痫药物治疗有效，行为异常包括注意缺陷多动障碍、焦虑、冲动和攻击行为。患者可有面容特征，包括前额宽、中面部发育不良、上睑下垂、短鼻。男性患儿均有轻度智力低下、癫痫、肌张力低下、语言发育严重受累（尤其是表达性差），大运动及精细运动功能基本正常。患儿均无肌肉与心脏功能异常。患儿至少年期发生行为异常较多，影像学证实部分有脑萎缩，提示本病是慢性进行性疾病。女性杂合子（携带者）常有轻度学习困难或智力障碍及轻度生化指标异常。

（2）辅助检查：血及尿中肌酸浓度升高，血肌酸酐正常，血及尿中胍基乙酸浓度正常。MRS 证实脑内 Cr/PCr 信号消失。最近认为肯定诊断本病应进行成纤维细胞肌酸摄取实验，以区分患儿、携带者及正常人。还可进行 CT 基因突变分析。

（3）治疗：治疗包括口服补充单水肌酸 400mg/（kg·d），可充精氨酸 400mg/（kg·d）和甘氨酸 150mg/（kg·d），但是疗效有限。迄今尚无有效治疗方法。

（三）总结

诊断：临床医生在遇到无法解释的智力低下、惊厥及语言发育延迟的患儿时，都要想到有无本病的可能性，对智力障碍伴孤独症样行为的患儿应该筛查肌酸缺乏综合征，各亚型间的比较见表 27-3。

MRS 检测肌酸峰和尿、血浆和 / 或脑脊液的 GAA、肌酸、肌酐水平测定可作出诊断。检测体液中的胍基乙酸可以区别 GAMT（高浓度）、AGAT（低浓度）及 CT（正常浓度）缺乏症。体液中肌酸与肌酐比值的改变也是重要的生化特点。

GAMT 及 AGAT 缺乏症可以口服补充肌酸治疗，但 CT 缺乏症则对这种治疗疗效有限。

三、Rett 综合征

（一）概述

Rett 综合征（Rett syndrome,RTT）是女性重度智力低下的主要原因之一，由 Andreas Rett 于 1966 年首次报道，国内病例由北京大学第一医院儿科于 1988 年首次报道。本病主要累及女性，发病率为 1/15 000~1/10 000。临床特征为生后 6 个月内基本正常，6~18 个月起病，主要表现为手部

表 27-3　几种疾病的特征比较

疾病	AGAT	GAMT	CT
临床特征			
发育迟缓 / 智力障碍	+	+	+
语言迟缓	+	+	+
孤独症	+/–	+	+
癫痫	+/–	+	+
运动障碍		+	+/–
基底节病变		+	
肌病	+		+
行为问题	+	+	+
生化特征			
大脑肌酸缺乏	+	+	+
胍基乙酸（U,P,CSF*）	降低至正常低限	升高	正常
肌酸	降低（U），正常（CSF）	降低（U,P,CSF）	男性：正常高限至升高（U,P），正常（CSF） 女性：正常至轻度升高（U）
肌酐	降低（U），降低至正常（P）	降低至正常（U,P）	男性：降低（U,CSF），降低至正常（P） 女性：降低至正常（P）
肌酸 / 肌酐比值（U）	正常	正常	男性：升高 女性：正常至轻度升高
致病基因	GATM	GAMT	SLC6A8
治疗			
补充肌酸	+	+	+
补充鸟氨酸		+	
限制精氨酸饮食		+	
补充精氨酸			+
补充甘氨酸			+
其他		苯甲酸钠	

AGAT：arginine：glycine amidinotransferase 精氨酸：甘氨酸转脒酶；GAMT：guanidinoacetate methyltransferase 胍基乙酸转甲基转移酶；CT：creatine transporter 肌酸转运子；U：urine 尿；P：plasma 血浆；CSF：cerebrospinal fluid 脑脊液

刻板动作、手的失用、语言发育迟滞或倒退、癫痫发作，呈重度智力低下，大小便、饮食不能自理。

（二）病因与遗传

1999 年，Amir R 等首次证实编码甲基化 DNA 结合蛋白 2 基因（Methy-CpG-binding protein 2，MECP2）为 Rett 综合征的致病基因。2003 年，Tao 等发现类细胞周期依赖激酶 5（cyclin-dependentkinase-like 5，CDKL5）基因突变可导致早发惊厥型 Rett 综合征。2008 年 Ariani F 等证实 FOXG1 基因（forkhead box protein G1，FOXG1）是先天型 Rett 综合征的致病基因之一。

MECP2 为 Rett 综合征的主要致病基因，呈 X 连锁显性遗传，但其主要累及女性，以散发性病例为主。约 95% 典型 Rett 综合征及 50% 不典型 Rett 综合征患者携带 MECP2 基因突变。MECP2 基因定位于 Xq28，其编码的 MeCP2 蛋白具有调节转录活性、参与 RNA 的可塑性剪切、调节染色质构象等多种生物学功能，在神经系统发育过程中起重要作用。

CDKL5 是早发惊厥型 RTT 的主要致病基因，定位于 Xp22，编码蛋白为丝氨酸 / 苏氨酸激酶，具有磷酸化作用。CDKL5 基因突变除可致早发惊厥型 Rett 综合征外，还可导致早发癫痫脑病、X 连锁婴儿痉挛症、孤独症谱系障碍及 Angelman 样综合征等，统称为 CDKL5 相关性疾病。

FOXG1 是先天型 Rett 综合征的致病基因之一，FOXG1 相关疾病的临床谱广泛，无性别差异，包括典型 Rett 综合征、先天型 Rett 综合征、类 Rett 综合征及颅缝早闭，主要的临床表现为婴儿期出现严重的智力、运动、语言发育落后、刻板动作及癫痫发作，大多数患者不能获得语言及行走能力，生活不能自理。MRI 检查可有额叶、胼胝体发育不良。

（三）病理

Rett 综合征患者的尸检及 Rett 综合征动物模型的脑组织病理研究显示，MECP2 表达缺陷并不会导致神经细胞死亡、轴突变性及其他不可逆的改变；仅表现为大脑皮层厚度减小，脑组织容积小，但神经元的数目相对保留，神经元密度增加；神经元树突分支减少，树突棘发育不良，树突、轴突之间的联系减少。MECP2-KO 小鼠模型显示，神经前体细胞的发育与野生型细胞在细胞形态、增殖及分化方面无差异，但在细胞成熟之后差异逐渐显现，额叶、颞叶和尾状核的体积明显减

小，黑质、基底节、小脑、脊髓及脑内特定区域如运动皮质区树状突起分支明显减少。

（四）临床表现

根据患者临床表现的不同可分为典型 Rett 综合征和不典型 Rett 综合征。

1. 典型 Rett 综合征　典型 Rett 综合征表现为出生后 6 个月内生长发育基本正常，6~18 个月起病，出现发育停滞或倒退，丧失已获得的技能，如手功能及语言等；出现手部刻板动作，包括搓手、绞手、拍手、吃手及揪头发或衣物等；运动能力逐渐下降，甚至丧失已获得的独立行走的能力；存在严重的智力障碍，进食及大小便不能自理；多伴有孤独症行为及痛觉减低。此外，可有呼吸节律异常、睡眠障碍、手脚冰凉、便秘及癫痫发作等，疾病后期可出现骨骼改变，如指关节畸形及脊柱侧弯。

癫痫是 Rett 综合征常见的表现之一，约 60%~95% 的 Rett 综合征患者伴有癫痫发作，癫痫初始发病的高峰年龄约为 4 岁，约 20%~30% 的患儿癫痫发作难以控制，但通常随年龄的增长发作逐渐减少或消失。其 EEG 的改变与患儿所处的分期有一定的关系，Ⅰ 期可以正常；Ⅱ 期背景慢化，睡眠纺锤、顶尖波逐渐消失，可见中央 - 顶区局灶性棘波、尖波；Ⅲ 期背景进一步慢化为 δ 波，见全导棘慢波；Ⅳ 期 EEG 改善，有痫样放电减少和频发的额 - 中央区的 θ 活动。Ⅲ 期痫样放电达 97%，Ⅳ 期痫样放电为 60%，10 岁后中央棘波趋于减少。

2. 不典型 Rett 综合征　不典型 Rett 综合征主要包括语言保留型（preserved speech variant，又称 Zappella Variant）、早发惊厥型（early seizure variant，又称 Hanefeld Variant）和先天型（congenital variant，又称 Rolando Variant）三种类型。

（1）语言保留型 Rett 综合征：本型 Rett 综合征患儿表型较轻，常于 1~3 岁才出现发育倒退，有较长的稳定期。手功能倒退程度较轻，可有一定程度的保留；语言倒退后可再次获得，平均恢复年龄在 5 岁，可恢复单个词或短语的语言表达能力；智力障碍程度轻（IQ 可达 50）；癫痫、脊柱侧弯等少见。此型多见于 MECP2 p.R133C 突变或 C- 末端缺失患者。

（2）早发惊厥型 Rett 综合征：患儿多在生后 5 个月内出现癫痫发作，常于倒退期前出现；为难治性癫痫，发作类型多样，包括痉挛发作、局灶

性发作、肌阵挛发作等；智能及运动发育严重落后；可伴有手的刻板动作。*CDKL5* 为早发惊厥型 Rett 综合征的主要致病基因。

（3）先天型 Rett 综合征：此型患儿生后即表现全面发育异常，生后 4 个月内出现严重小头；生后 5 个月内出现倒退，最终患儿呈严重智力运动迟滞，不能行走；缺乏典型 Rett 综合征的眼睛凝视；具有典型的 Rett 综合征的自主神经功能异常的表现，如手脚小且凉、周围血管运动异常、睡眠障碍、清醒时呼吸节律异常等；可出现特征性的异常运动，如舌部刻板动作、肢体快速抖动。*FOXG1* 为先天型 Rett 综合征的致病基因之一。

（五）分期

大部分 Rett 综合征患儿的临床表现有一定的阶段性，并与年龄相关。根据年龄与临床表现将其分为四期：

Ⅰ期，早期停滞期（early-onset stagnation）：多见于生后 6~18 个月之间，可持续数月。出现获得性小头，孤独症样表现。患儿可获得独坐能力，但之后独坐、独走等运动发育停滞，大部分不会爬行、站立及行走，肌张力低下。语言发育较差，但可有无意识儿语或咿呀学语。

Ⅱ期，快速发育倒退期（rapid developmental regression）：多见于 1~4 岁之间，出现手功能及语言的快速倒退，智力障碍；明显的孤独症表现，对人及物无兴趣或淡漠，可保留眼对眼的交流，其他交流及运动技能减弱或倒退；可伴有情绪障碍，出现高声哭喊及情感淡漠等表现。头围增长缓慢为一显著特征，但部分患者头围可正常。

Ⅲ期，假性稳定期（pseudostationary period）：多见于 4~7 岁，于倒退期之后，眼神交流可恢复，患儿可通过眼神表达简单需求；手技能损伤严重，手刻板动作十分显著，是 Rett 综合征的典型标志之一；多出现癫痫发作，需药物治疗；可出现呼吸节律异常、睡眠障碍、脊柱侧弯、手脚冰凉等表现。表型较轻的患儿可保留部分语言及手技能。倒退速度开始减缓，患儿仍有机会学习并获得新技能。该时期可持续数十年。

Ⅳ期，晚期运动恶化期（late motor deterioration）：始于患儿丧失行走能力，或可从第二阶段直接进入第四阶段。出现严重神经损害、肌肉萎缩显著及肢体末端变形，脚凉且青紫。患儿最终因缺乏运动而导致肢体僵硬，需轮椅协助活动或完全卧床状态。

（六）诊断与鉴别诊断

Rett 综合征的诊断主要依靠临床表现，1985 年首次规范化 Rett 综合征的诊断标准，但最初的诊断标准只适用于诊断典型 Rett 综合征，1994 年不典型 Rett 综合征的诊断标准也被公示，2001 年对 Rett 综合征的诊断标准进行了修订，最新一次修订为 2010 年（表 27-4）。

表 27-4　2010 年 Rett 综合征的诊断标准

生后头围增长缓慢，应考虑 Rett 综合征
1. 典型 Rett 综合征诊断标准
倒退期过后病情平稳，或者有一定程度恢复
符合所有主要标准及排除标准
不需要满足支持标准
不典型 Rett 综合征诊断标准
倒退期过后病情平稳，或者有一定程度恢复
2. 至少满足 2~4 条主要标准
满足 5 条支持标准
主要标准
部分或全部丧失已获得的手功能
部分或全部丧失已获得的语言
步态异常或运动功能受损
手部刻板动作，如绞手、拍手、洗手、搓手、咬手等
典型 Rett 综合征的排除标准
产前或生后继发性脑损伤，神经代谢疾病，导致神经系统障碍的严重感染
生后 6 个月以内出现精神运动发育异常
不典型 Rett 综合征的支持标准
清醒时呼吸异常
清醒期磨牙
睡眠障碍
肌张力异常
外周血管舒缩异常
脊柱侧弯 / 脊柱后凸
发育迟滞
手脚小且凉
突发尖叫或大笑
痛觉反应迟钝
强烈的眼神注视

该病在不同的时期，临床差别很大，易误诊。需和有孤独症表现的疾病、发育倒退伴惊厥的疾病，以及有小脑症状的疾病相鉴别，如孤独症、结节性硬化、蜡样质脂褐质沉积症、Angelman 综合征、脊髓小脑变性、脑性瘫痪等。临床上常见到误诊为孤独症或脑性瘫痪的病例，特别是孤独症，因处于 Rett 综合征Ⅱ期的患儿常有孤独症样表现。

孤独症为精神行为异常性疾病,男孩发病较多,男女之比约为 4:1。两者鉴别见表 27-5。其他几种疾病都有独特的发病过程及临床特点,仔细询问病史、查体结合化验检查结果,可以作出鉴别。

(七) 治疗与护理

Rett 综合征至今无特异性的治疗手段,目前主要靠对症处理及康复治疗。

Rett 综合征患儿在病程的第 Ⅱ、Ⅲ 期惊厥发作较常见,表现形式多样,抗癫痫药物治疗,可使大部分患儿惊厥得到控制。

便秘是 Rett 综合征患者最常见的胃肠道问题,见于 85% 左右的患儿。对于便秘应当预防与治疗并重,可以采取以下措施:①让患儿每天吃绿色蔬菜和水果;②进食高纤维食品,如面包和谷类、加工过的燕麦片、生的水果和蔬菜、坚果等;③增加液体如牛奶、果汁、汤或白开水等的摄入;④训练患儿定时排便的习惯;⑤腹部按摩可以缓解便秘;⑥泻药有一定疗效;⑦灌肠对清除肠道内的粪便是有好处的,但不建议常规使用。

睡眠障碍在 Rett 综合征患儿中很常见,并且反复出现,有的可能要持续至中年或更晚。为改善患儿的睡眠可采取以下方法:①按时睡眠;②睡觉前不进行剧烈的活动;③患儿晚间醒来时,尽量减少对其的干预;④药物:褪黑素对改善患儿的睡眠有很好的疗效,其他药物还包括盐酸阿米替林、水合氯醛等。

月经问题:Rett 综合征女孩的月经虽然可能要晚些,但到了一定年龄也会出现月经,国外的建议是应用避孕药来调节月经周期,使周期维持在 2~3 个月一次。有月经后应注意患儿的经期卫生。

康复治疗对患儿很重要,通过理疗,增加运动能力,减少肌肉、关节的变形、挛缩,协调平衡。部分患儿经过理疗,可重新获得行走能力。听音乐、与患儿玩耍,可以增加患儿的注意力及交往能力。已有脊柱侧弯者,除物理矫正外,手术治疗可使躯体重新获得平衡,阻止脊柱的继续变形。

(八) 预后

研究显示 71% 的 Rett 综合征患者可生存至 25 岁,60% 可生存至 30 岁,50% 可生存至 50 岁。死亡的主要原因包括癫痫猝死、意外事件、严重肺部感染及心律失常(心动过速或过缓)。

表 27-5　Rett 综合征与孤独症的鉴别

Rett 综合征	孤独症
6~18 个月发育正常	可在婴儿早期起病
进行性丧失语言和手的功能	保留已获得的技能
全面性的严重智能低下	智力不均衡、形象-空间感知及操作能力优于语言
生长迟缓、头围增长缓慢	体格发育大致正常
永久性手的失用、刻板动作	刻板动作复杂多样
进行性行走困难、步态不稳、躯体的失用及共济失调	10 岁内步态及大体运动无异常
大部分患儿有语言丧失	部分患儿有语言丧失,如果存在,常有独特的语言表达,明显缺少动词
眼对眼的交流存在,有时还很强烈	避免与他人的眼对眼的交流
对物品的使用缺乏兴趣	刻板的仪式性动作,物品的使用常较熟练,但方式奇特,有感觉上的自我刺激
儿童早期,至少 70% 有惊厥	在青春后期及成人惊厥占 25%
咬牙,过度通气、屏气、吞咽空气	咬牙、过度通气、屏气不常见
舞蹈样动作,可能存在肌张力低下	无舞蹈样动作和肌张力低下

(吴　晔　熊　晖　包新华)

第四节　以运动障碍为主要表现的神经代谢病

一、多巴反应性肌张力不全

（一）概述

多巴反应性肌张力不全（dopα-responsive dystonia，DRD），是一种具有明显昼夜波动性的遗传性进行性肌张力不全。该病由 Segawa 于 1976 年首先报道，于 1988 年由 Nygaard 等首先命名，国内病例于 1997 年首次报道。DRD 的患病率为（0.5~1）/ 百万，其表型谱广泛，分为经典型和多巴反应性肌张力不全附加症（DRD-plus）。经典型常见，多以足部肌张力不全为首发症状，可有轻度帕金森样表现，晨轻暮重，休息或睡眠后改善，小剂量左旋多巴治疗有效。现认为 DRD 是由基因突变引起的多巴胺合成途径异常不伴胶质细胞丢失的一类疾病。本病预后良好，但延误治疗会严重影响患者的预后。

（二）病因及发病机制

DRD 是由多巴胺合成不足导致的。参与多巴胺合成及循环的多个酶的缺陷，导致基底节突触末端多巴胺不足，易于耗竭，引起运动及非运动功能障碍。其致病基因包括 GCH1、TH、PTS、SPR、PCBD、QDPR 基因等。

GCH1 和 TH 为本病的主要致病基因。

1. GCH1 基因　是经典型 DRD 与 DRD-plus 最常见的致病基因，具有常染色体显性及常染色体隐性两种遗传方式。GCH1 基因定位于 14q22，编码三磷酸鸟苷环化水解酶 1，是四氢生物蝶呤合成第一步的限速酶，而 BH4 不仅是酪氨酸羟化酶的辅酶，也是苯丙氨酸羟化酶的辅酶，因此，其缺乏不仅导致多巴胺缺乏，还可导致高苯丙氨酸血症。此外，BH4 还是色氨酸羟化酶的辅酶，BH4 的严重缺乏导致 5- 羟色胺神经元功能异常，而 5- 羟色胺神经元对于姿势的维持、运动的协调有重要作用，其功能异常导致肌张力低下，运动障碍。另外，5- 羟色胺神经元通过调节突触形成影响皮层的发育与功能，可能是部分患者表现为DRD-plus 及左旋多巴疗效有限的原因，合并应用 5- 羟色胺可使症状进一步改善。有研究依据遗传方式及临床表现将 DRD 划分为以下 3 类：①常染色体显性遗传 / 左旋多巴反应型：表现为典型

DRD，儿童期起病，小剂量左旋多巴治疗效果显著；②常染色体隐性遗传伴高苯丙氨酸血症：表现为 DRD-plus，起病早，伴有精神运动发育迟滞、惊厥等表现；③复合杂合突变（常染色体隐性遗传）：其临床严重程度介于上述两种类型之间。

2. TH 基因　定位于 11p55，其突变导致的 DRD 呈常染色体隐性遗传。TH 基因编码的酪氨酸羟化酶可以将酪氨酸转换为多巴胺，参与多巴胺合成。而多巴胺可进一步代谢成高香草酸及 3- 甲基 -4- 羟基苯氧乙醇，多巴胺合成减少进一步导致脑脊液中高香草酸及 3- 甲基 -4- 羟基苯氧乙醇浓度降低，而酪氨酸和 5- 羟吲哚乙酸浓度正常。另外，酪氨酸羟化酶还是儿茶酚胺类神经递质（去甲肾上腺素及肾上腺素）合成的限速酶，故该酶的缺陷可导致广泛性的神经功能异常，引起以下临床表现：①进展性婴幼儿脑病：表现为运动发育落后，波动性锥体外系症状，动眼危象及自主神经症状，左旋多巴可减轻上述症状，但不一定能完全缓解；②左旋多巴反应性婴幼儿帕金森，表现为婴幼儿期起病的严重的运动障碍，如帕金森样症状、非癫痫性肌阵挛发作及上睑下垂，左旋多巴对帕金森样症状效果显著，而 2.5% 的去氧肾上腺素眼部应用后可使上睑下垂明显好转；③经典型 DRD：前两型归类于 DRD-plus。由于酪氨酸羟化酶主要存在于大脑及肾上腺髓质，因此不能通过测定白细胞及成纤维细胞的酶活性进行诊断。目前主要通过基因突变分析确诊。

SPR 基因遗传方式主要为常染色体隐性遗传，亦有常染色体显性遗传报道。其临床表现除典型 DRD 表现外还会引起发育迟缓，肌张力低下，动眼危象以及认知障碍。PTS 基因临床表现分为 3 型，即严重型、轻型或外周型、暂时型。严重型在生后 3 个月后出现类似 PKU 的临床表现，还可伴有躯干肌张力低下、眼睑下垂、反应迟钝、运动障碍、嗜睡等症状；外周型仅表现为苯丙氨酸增高，无神经系统症状；暂时型者为 6- 丙酮酰四氢蝶呤合成酶成熟延迟所致，随着酶的完全成熟，临床表现逐渐消失。QDPR 基因突变所致 DRD 为染色体隐性遗传。患者除具有与 6- 丙酮酰四氢生物蝶呤合成酶缺乏症相似的临床表现外，还伴有免疫功能低下，易反复感染。PCBD 基因突变呈常染色体隐性遗传，临床即可表现为 DRD，亦可有高苯丙氨酸血症等 BH4 缺乏相应的临床表现。

(三) 临床表现

昼夜波动性的进行性肌张力不全为 DRD 特征性的临床表现,但其表型谱广泛,给诊断带来一定困难,为此 Jeon 等于 1998 年将其分为两型:经典型和 DRD-plus。

经典型 DRD 常在 10 岁内发病,女性多于男性。患儿智力正常,常以双下肢姿势性肌张力不全为首发症状,有左侧优先受累倾向,可有痉挛性斜颈及帕金森样表现,后者主要表现为肢体强直、运动减少、8~10Hz 的震颤及前冲步态,成人期发病者该表现更为常见。67%~75% 的患者症状具有明显的昼夜波动性,晨轻暮重,休息后症状减轻或消失,活动后加重。此外,DRD 患者可以合并精神问题及睡眠障碍。患者可有腱反射活跃或亢进、踝阵挛及巴宾斯基征阳性,为假性锥体束征。

DRD-plus 型涵盖了具有各种不典型症状的 DRD 患者。DRD-plus 在起病年龄、运动系统及非运动系统症状方面均具有不典型性,患儿可早至婴儿期起病,病情重,可有咀嚼、吞咽、构音、坐立及爬行障碍、发育落后(以运动发育落后为主)、动眼危象、上睑下垂、刻板样动作、惊厥(全面 - 强直阵挛发作或肌阵挛发作),不伴感染的反复高热等。

此外,DRD 患者有可能合并精神、情绪问题,如抑郁、焦虑、强迫症状及睡眠障碍。

(四) 辅助检查

多巴反应性肌张力不全的诊断主要辅助检查包括苯丙氨酸负荷试验与四氢生物蝶呤负荷试验、脑脊液神经递质检查、酶学分析,以及相关基因突变分析。

1. 多巴胺试验性治疗　多年来,小剂量多巴胺治疗有效一直作为 DRD 诊断的首选方法。多巴胺的推荐剂量从 1mg/(kg·d) 起始,逐渐加量,大部分患儿症状完全缓解的最终剂量为 4~5mg/(kg·d)。

2. 苯丙氨酸 / 四氢生物蝶呤负荷试验　患者在食用低蛋白早餐 2 小时后,测定血浆中苯丙氨酸及酪氨酸浓度作为基线浓度,随后口服苯丙氨酸溶液(100mg/kg)后,分别留取 1 小时、2 小时、4 小时的血样,测定血浆氨基酸浓度。诊断多巴反应性肌张力不全的标准为第 4 小时血样中,苯丙氨酸 / 酪氨酸>7.5,虽然苯丙氨酸负荷实验有助于多巴反应性肌张力不全的诊断,但是难以区分是何种基因型所导致,也不能鉴别经典型 PKU

与 DRD,后者可联合四氢生物蝶呤负荷试验进行鉴别,即在服用苯丙氨酸 3 小时后再口服四氢生物蝶呤 20mg/kg,服后 2、4、6、8、24 小时采血测苯丙氨酸浓度。在血苯丙氨酸浓度>600μmol/L 情况下,可以直接进行四氢生物蝶呤负荷试验。四氢生物蝶呤缺乏者,当给予四氢生物蝶呤后,血苯丙氨酸明显下降:PTPS 缺乏者,在服用四氢生物蝶呤后 4~6 小时血苯丙氨酸浓度下降至正常;DHPR 缺乏者,血苯丙氨酸浓度一般在 8 小时或之后下降至正常。经典型 PKU 患者血苯丙氨酸浓度无明显变化。

3. 影像学检查　多巴胺转运体(dopamine transporter, DAT)成像主要用于 DRD 与帕金森的鉴别。多巴胺转运体主要存在于多巴胺能神经元末端,多巴胺转运体成像可以检测纹状体多巴胺能神经元的完整性,帕金森患者存在胶质细胞及多巴胺能神经元缺失,而 DRD 患者无缺失,因此帕金森患者的多巴胺转运体成像往往减低,而 DRD 患者的多巴胺转运体成像正常。

4. 脑脊液检查　多巴胺代谢通路中不同酶的缺乏,导致代谢产物在脑脊液中发生不同的改变,完善脑脊液生物蝶呤等代谢产物的测定,对于鉴别哪种基因突变所致的 DRD 有一定的指导意义(表 27-6)。

表 27-6　不同基因突变所致的 DRD
脑脊液代谢产物改变

脑脊液代谢产物	GCH-1-DRD	SR-DRD	TH-DRD
生物蝶呤	↓	↑	N
新蝶呤	↓	N	N
高香草酸	↓或 N	↓	↓
5- 羟吲哚乙酸	↓	↓	N

GCH-1-DRD:三磷酸鸟苷环化水解酶 1 缺乏导致的 DRD;SR-DRD:墨蝶呤还原酶缺乏导致的 DRD;TH-DRD:酪氨酸羟化酶缺乏导致的 DRD;↑浓度升高;↓浓度降低

5. 基因检测　基因检测是本病的确诊依据,尤其是在苯丙氨酸、四氢生物蝶呤负荷试验阴性或临界状态但临床高度怀疑 DRD 时。常见的 DRD 的致病基因包括 GCH1、SPR 及 TH 基因。明确致病基因对后续治疗亦有指导意义。

(五) 诊断与鉴别诊断

该病临床表现多样,而昼夜波动的肌张力不全以及对左旋多巴治疗的良好反应为其特征性的临床表现,为诊断的重要线索。对于不典型病例需行苯丙氨酸负荷试验、BH4负荷试验、脑脊液神经递质检查、酶学分析以及相关基因突变分析来确诊。

本病常易误诊为脑性瘫痪、遗传性痉挛性截瘫等,需要与之相鉴别。脑性瘫痪为静止性病程,而DRD为进展性病程,据此可以对两者进行鉴别。遗传性痉挛性截瘫虽然也为进展性病程,但以锥体束受累为主,而DRD以锥体外系受累为主,肌张力不全为其主要表现,通过仔细查体可以鉴别。另外,DRD昼夜波动的特点,是脑性瘫痪、遗传性痉挛性截瘫所不具备的,临床工作中,一定不要遗漏此极为重要症状的问诊。此外,该病还需与多巴胺转运体异常、囊泡单胺转运体2缺乏、少年帕金森等鉴别。

(六)治疗与预后

1. 左旋多巴 小剂量的左旋多巴[1~5mg/(kg·d)]大多疗效显著且持久,尤其对肌张力不全效果明显,但对DRD-plus的非运动系统的症状(认知障碍等)效果欠佳。在儿童左旋多巴的推荐剂量为1mg/(kg·d)起始,逐渐加量,大部分患儿最终剂量控制在4~5mg/(kg·d)。成人一般从100mg/d开始缓慢加量,大部分患者有效剂量在300~400mg/d。最大剂量儿童为20mg/(kg·d),成人为1 000mg/d。有文献报道,GCH1基因突变的患者有效平均剂量为166mg/d(25~400mg/d),非GCH1基因突变所需要的平均剂量为232mg/d(12.5~600mg/d)。推荐在服用左旋多巴的同时服用多巴胺脱羧酶抑制剂。

2. 5-羟色胺 当左旋多巴单独治疗效果不理想时,可同时口服5-羟色胺1~8mg/(kg·d),分3~4次服用,从小剂量开始,缓慢加量,以数日或数周增加1mg/kg为宜。

3. 其他 部分患儿需同时加用四氢生物蝶呤口服。此外,左旋多巴、5-羟色胺会导致脑脊液中叶酸水平降低,需要同时补充叶酸(15mg/d)。

早期诊断与及早进行特异性治疗,预后好,患儿可以完全正常。如延误治疗病情将逐渐加重,进展至严重残疾,大多患者终生卧床。

二、琥珀酸半醛脱氢酶缺乏

(一)概述

琥珀酸半醛脱氢酶缺乏症(succinic semialdehyde dehydrogenase deficiency,SSADH)也称为4-羟基丁酸尿症(4-hydroxybutyric aciduria),由Jakobs于1981年首次报告,为神经递质γ-氨基丁酸(GABA)代谢异常性疾病。

(二)病因及发病机制

为常染色体隐性遗传性疾病,其致病基因ALDH5A1位于6p22,编码琥珀酸半醛脱氢酶,该酶参与了γ-氨基丁酸(γ-aminobutyric acid,GABA)的代谢过程,首先γ-氨基丁酸在γ-氨基丁酸转氨酶的作用下,形成琥珀酸半醛,然后在琥珀酸半醛脱氢酶的作用下形成琥珀酸,参与三羧酸循环。琥珀酸半醛脱氢酶缺乏时,琥珀酸半醛经旁路形成4-羟基丁酸,血、尿、脑脊液中4-羟基丁酸显著增多,故本病又称4-羟基丁酸尿症。过量的4-羟基丁酸对神经系统产生毒性作用,而神经递质γ-氨基丁酸的代谢异常及线粒体功能异常也参与了琥珀酸半醛脱氢酶缺乏症的病理过程。

(三)临床表现

本病婴幼儿期发病为主,平均发病年龄为11个月(0~44个月),主要的临床特征包括:①运动发育落后;②语言功能障碍,为本病最为突出的问题;③肌张力低下;④轻到中度智力低下;⑤癫痫:大约50%的患者存在癫痫,最常见强直-阵挛发作,其次为非典型失神发作和肌阵挛发作,EEG可有背景慢及痫样放电;⑥反射减弱或消失;⑦共济失调;⑧行为问题:可有孤独症样表现,年长儿往往存在焦虑、幻觉、睡眠障碍和攻击行为;⑨运动过度;⑩新生儿期问题:大约13%患儿存在早产、吸吮无力,呼吸困难等问题。另外,约10%的患儿有退行性改变和锥体外系症状,表现为舞蹈手足徐动、肌张力不全等。患儿不伴代谢紊乱,无酸中毒、低血糖、高血氨等生化异常。病程进展相对缓慢,仅有极个别起病早的患儿病情进行性加重,在婴儿期即死亡。

(四)辅助检查

1. 颅脑MRI检查 双侧苍白球对称性长T_1长T_2信号是琥珀酸半醛脱氢酶缺乏症的特征性改变,部分患者还可见到大脑与小脑蚓部萎缩,皮层下白质、齿状核、脑干病变。

2. EEG检查 可有背景慢化和痫样放电。

3. 尿中4-羟基丁酸检测 增高是琥珀酸半醛脱氢酶缺乏的特异性指标,为诊断本病的重要线索。

4. 外周血淋巴细胞和皮肤成纤维细胞琥珀酸半醛脱氢酶活性检测 降低为本病的确诊依据。

5. 基因检测　*ALDH5A1* 基因突变可进一步确诊本病。

羊水中 4- 羟基丁酸含量、绒毛细胞中酶活性测定及基因检测已用于本病的产前诊断。

（五）治疗与预后

氨基己酸为 γ- 氨基丁酸转氨酶抑制剂,可以减少 4- 羟基丁酸的产生,但有可能进一步增加 γ- 氨基丁酸的水平,同时其具有视野缺失的副作用,导致其在本病中的应用存在争议,有报道仅有 35% 左右的患儿应用氨基己酸后语言、步态、惊厥、行为改善。惊厥的治疗可选卡马西平、拉莫三嗪等,由于丙戊酸有可能抑制残余酶的活性,不推荐使用。左旋肉碱对部分患儿有效。γ- 氨基丁酸受体抑制剂(SGS-742)、4- 羟基丁酸受体抑制剂(NCS-382)及琥珀酸半醛脱氢酶替代治疗在鼠模型中有显著疗效。另外,由于 γ- 氨基丁酸可以激活 mTOR 通路,mTOR 抑制剂治疗目前也在研究中。

本病为缓慢进展或静止性脑病,大部分患者病情稳定,随年龄增长,语言、步态有所改善,但 10% 的患者病情进展,出现锥体外系表现,如肌张力不全、舞蹈手足徐动、肌阵挛等。成年患者往往存在突出的语言与精神问题,如焦虑、视听幻觉等。

三、泛酸激酶相关性神经变性病

（一）概述

泛酸激酶相关性神经变性病(pantothenate kinase associated neurodegeneration,PKAN),是一种常染色体隐性遗传性疾病,由编码泛酸肌酶 2 的 *PANK2* 基因突变所引起,是伴铁沉积的神经变性(neurodegeneration with brain iron accumulation,NBIA)中的一种。既往文献中提及的 "Hallervorden-Spatz 病" 或 "苍白球黑质变性" 大部分为 PKAN。国外统计的患病率为(1~3):1 000 000,尚缺乏国内患病率数据。临床表现为逐步进展的肌张力不全,部分病例伴视网膜色素变性、智力倒退、精神行为异常等。分型分为经典型和非经典型。经典型多于 6 岁前起病,10~15 年即失去行走能力。非经典型 10~20 岁起病,病程进展缓慢,起病后 15~40 年失去行走能力,多数患者因心肺并发症而早期死亡。

（二）病因及发病机制

关于泛酸激酶相关性神经变性病的发病机制尚不完全明确,目前较为多见的是辅酶 A(CoA)合成减少学说。*PANK2* 突变导致泛酸激酶 2 活性下降,而泛酸激酶是 CoA 合成途径的关键酶,从而导致 CoA 合成减少,脂肪酸的 β 氧化过程受阻,同时,4- 磷酸泛酸生成减少,使半胱氨酸和中间产物聚集。半胱氨酸可迅速氧化生成游离铁,导致细胞毒性作用,还可结合金属离子形成复合物,聚集于脑内。健康人脑内非血红素铁在内侧苍白球和黑质网状结构含量最多,半胱氨酸与金属离子在此形成聚集,这是 PKAN 以苍白球和黑质为主要病变区域的原因。

（三）遗传机制

泛酸激酶相关性神经变性病为常染色体隐性遗传。*PANK2* 基因位于染色体 20p13,包含 7 个外显子,编码产生 1.85kb 转录产物,至今已发现约 120 余种突变,以错义突变为主,其中最常见的突变位点为 c.1561G>A,其次为 c.1351C>T 和 c.1583C>T。*PANK*2 基因突变分布具有种族差异性,在欧洲的 1/3 患者中可发现 c.1561G>A 或 c.1583C>T 突变,其两者为欧洲 PKAN 患者常见的突变类型;c.1133A>G 为亚洲患者常见突变类型。

（四）临床表现

PKAN 根据起病年龄、病情严重程度及运动症状的严重性,分为经典型和非经典型两类,其中经典型患儿占 75%。经典型患儿一般 10 岁以内起病,大部分患儿 6 岁前起病,病情进展迅速,10~15 年即丧失运动能力。首发症状为姿势及步态异常,临床主要表现为肌张力障碍,步态异常,其他锥体外系症状如手足徐动症和锥体束损害表现,智能减退、视网膜色素变性及视神经萎缩也较常见,而精神症状相对较少见。非经典型患者多于 15~20 岁起病,病情进展缓慢,起病后 15~40 年丧失运动能力。主要临床表现为言语障碍(言语重复和构音困难)及精神行为异常(抑郁、精神分裂及强迫症常见),运动障碍和步态异常相对较轻,视网膜色素变性及视神经萎缩较少见。

（五）实验室检查

1. 常规检查　血常规、血生化等。

2. 基因检测　*PANK2* 基因突变检测是诊断泛酸激酶相关性神经变性的重要依据。通过基因检测可明确诊断。

（六）影像学检查

1. 头颅 MRI 检查　大部分 *PANK2* 基因突变患者均存在典型的 "虎眼征" 的表现,即 MRI T_2 加权像上苍白球内侧为高信号,周边为低信号。

高信号为神经元坏死,神经胶质细胞增生所致,低信号为铁沉积所致。但虎眼征与 *PANK2* 基因突变并非一一对应的关系,其他疾病如进行性核上性麻痹等也可出现"虎眼征"的表现。

2. 眼底检查　约 2/3 经典型泛酸激酶相关性神经变性的患者可表现为视网膜色素变性,且多在病程早期出现。

(七)诊断和鉴别诊断

1. 诊断依据

(1)进行性肌张力不全的表现。

(2)头颅 MRI 检查 T_2WI 序列提示基底节区"虎眼征"。

(3)基因检测示 *PANK2* 基因复合杂合或纯合致病性突变。

2. 泛酸激酶相关性神经变性病需与其他疾病鉴别

(1)先天性代谢异常伴肌张力不全症状:如肝豆状核变性、脑脂质沉积症、线粒体病等,但此类疾病一般同时具备其他神经系统症状,并有特异的生化异常。

(2)特发性扭转性肌张力不全:该病以肌张力不全为主要表现,但早期多表现为身体中轴肌肉的异常姿势,头颅 MRI 多为阴性,而泛酸激酶相关性神经变性多以下肢肌张力不全为主要症状,必要时需完善基因检测进一步鉴别。

(八)治疗

1. 药物治疗　尚无可以改变该病病情进展的药物。目前,临床常见的药物为盐酸苯海索、巴氯芬等改善肌张力的药物。一些关于去铁酮的临床试验表明去铁酮可以减少基底节区域铁的沉积,但关于其能否改变病情进展尚不确切。动物试验表明泛硫乙胺可增加 PKAN 动物模型组织内 CoA 的水平,并可改善临床症状,但目前尚无相关临床试验。在 PKAN 的个例报道中,RE-024 可改善 PKAN 患者的临床症状,目前该药在国外Ⅲ期临床试验中。

2. 手术治疗　目前比较多见的手术方式为深部脑刺激术,但该手术效果个体差异较大。此外,一些研究表明,在手术初期,患儿肌张力不全、痉挛等症状可明显改善,但随着时间的延长,手术效果则不明显。

(九)遗传咨询及产前诊断

1. 避免近亲结婚。

2. 对 PKAN 高危家庭产前诊断是优生优育、防止同一遗传病在家庭中重现的重要措施。对有本病家族史的夫妇及先证者可进行 DNA 分析,并对其胎儿进行产前诊断。家族成员基因检测也可检出杂合子携带者,进行遗传咨询。

3. 产前诊断　PKAN 先证者的母亲若再次妊娠,可在妊娠 16~20 孕周时经羊水穿刺或 10~12 孕周经绒毛膜绒毛取样提取胎儿细胞的 DNA,可对突变已知家系进行基因产前诊断。

(包新华　吴　晔)

第五节　DNA 复制与修复性疾病

一、Cockanyne 综合征

(一)概述

Cockayne 综合征(Cockayne syndrome,CS;OMIM 133540,216400)又称侏儒 - 视网膜萎缩 - 耳聋综合征,或小头、纹状体小脑钙化和白质营养不良综合征,由英国儿科医生 Cockayne 在 1936 年首次报道。主要临床表现为生长发育迟缓伴智力障碍、早老化的特殊面容和光敏性皮肤损害等。Cockayne 综合征发病率低,欧洲报道发病率为 0.027/ 万。

(二)病因及发病机制

Cockayne 综合征是一种罕见的累及多个系统的常染色体隐性遗传病,其发病机制是由于家族性遗传性核苷切除修复机制功能失活,病症的表型可能是修复缺陷与转录缺陷共同作用的结果。核苷切除修复机制存在两种作用途径:一种是对基因组 DNA 进行缓慢全基因组修复;另一种是对 DNA 的局部进行快速转录耦联修复。在 Cockayne 综合征患者细胞中,转录耦联修复通常表现异常,而全基因组修复常表现为正常。在转录过程中,RNA 聚合酶Ⅱ停止于基因缺陷部位,导致转录停止,而转录停止是细胞凋亡的强信号。因此,Cockayne 综合征也被认为是由凋亡引起的细胞大量死亡,特别是代谢水平高的细胞(如神经细胞)的大量死亡。

(三)遗传机制

Cockayne 综合征具有遗传异质性,现已知 *XPD*、*XPG*、*XPB*、*ERCC6* 和 *ERCC8* 基因致病性变异均可导致 Cockayne 综合征,90% 是由于 *ERCC6* 或 *ERCC8* 基因缺陷所致,*ERCC6* 基因突

变约占 2/3,*ERCC8* 基因突变约占 1/3。*ERCC6* 基因定位于 10q11.23,包括 21 个外显子,编码由 1 493 个氨基酸组成的 CSB 蛋白。CSB 蛋白包含两个重要成分:ATP 酶结合结构域和泛素结合结构域,高度保守的 ATP 酶结合结构域已被证明是机体应对 UV 诱导的 DNA 损伤的一个重要的功能区域。*ERCC8* 基因定位于 5q12.1,包括 12 个外显子,编码由 396 个氨基酸组成的 CSA 蛋白。CSA 蛋白为 DNA 修复因子,参与转录耦合的核苷酸剪接修复,具有多个 WD40 重复结构(约含 40 个氨基酸残基的功能域)。该结构不仅是蛋白间相互作用的支架,也是构建 β 螺旋结构所必需的,在 CSA 蛋白发挥生物功能时起到关键作用。目前已有多种 *ERCC6*、*ERCC8* 致病性变异被报道,以微小变异为主,包括无义突变和错义突变、剪切突变、微小缺失或插入、拷贝数变异等。致病性变异热点因地区、种族背景不同而异。

(四)临床表现

Cockayne 综合征最重要的临床特征是生长发育障碍伴智力障碍、早老化的特殊面容和光敏性皮肤损害等。患者身材呈不匀称性矮小,躯干为主而肢体相对较大,皮下脂肪减少,常呈恶病质体型。特殊面容包括皮下脂肪缺如、面部骨骼突出、眼睛深陷、钩状鼻、大耳,类似鸟类的外观。眼部病变表现多样,且呈进行性恶化发展,最具特征的是色素性视网膜病变,可有视神经萎缩、白内障、角膜混浊。口腔问题表现为牙齿发育不全、牙龈炎、龋齿。几乎全部患儿都会出现感觉神经性耳聋。约有 75% 的 Cockayne 综合征患儿生后 1 个月即可发生光敏性皮炎,是本病的突出特点。患儿暴露皮肤可发红水肿,后出现色素沉着斑、脱屑,目前认为与其转录耦联修复机制缺陷有关。神经系统受累表现包括智力障碍或慢性进行性智力倒退、小头畸形、共济失调、视听障碍、周围神经病变、不自主运动、痉挛等。周围神经病变一般出现于 2 岁以后,肌电图检查可显示感觉、运动神经传导速度均减慢。其他症状可有骨骼畸形、心血管和泌尿系统异常,出现脊柱侧弯、高血压、心律失常、动脉粥样硬化、蛋白尿、肾衰竭等。

根据患儿起病年龄和临床表现,可分为 3 个亚型:Cockayne 综合征 1 型(OMIM:133540)为经典型,累及脑神经、眼、皮肤等多个系统,患儿出生时多正常,婴儿期或儿童早期发病,逐渐进展。神经系统表现为逐渐加重的共济失调,运动、认知发育显著落后。语言方面表现为不会说话或仅能说少量话但发音不清晰,眼部最具特征性的变化是色素性视网膜萎缩,皮肤为面颊部光敏感,日照后脱屑。Cockayne 综合征 2 型(OMIM:216400)为先天型,表现更严重,患儿出生早期就可能死亡。典型表现为胎儿发育不良,低出生体重儿,先天性眼部结构异常,生后即出现严重神经功能障碍。Cockayne 综合征 3 型(OMIM:216411)为温和型,特点是晚发病,病程进展缓慢,患儿可以存活到成年,可能表现为正常的智力、生长和生育。个别 Cockayne 综合征的患者表型兼有着色性干皮病的皮肤改变,但与着色性干皮病不同,患儿皮肤肿瘤和皮肤感染发生率与正常人相比无明显增高。

(五)辅助检查

1. DNA 修复试验　对皮肤成纤维细胞进行 DNA 修复检测。在患者成纤维细胞中可发现:显著的紫外线敏感;DNA 损伤后 RNA 的合成缺陷;活跃转录基因的修复受损,或转录耦联修复受损。

2. 遗传互补组分析　根据纠正 DNA 修复缺陷的蛋白质不同,患者的细胞可以分为两个遗传互补组:① Cockayne 综合征 A 型(CSA)DNA 切除修复蛋白 ERCC8(占 25%);② Cockayne 综合征 B 型(CSB)DNA 切除修复蛋白 ERCC6(占 75%)。

3. 影像学检查　Cockayne 综合征头颅影像学表现最具特征,大约 95% 的患儿有头颅 CT 或 MRI 异常表现。通常表现为髓鞘形成不良、进行性脑萎缩、脑室扩大、颅内钙化(最常见于基底节和小脑齿状核),有时可见进行性神经退行性变表现。皮层下 U 形纤维可在病变早期受累,但更多见于病变后期。磁共振波谱(MRS)检测可见 Choline、NAA 峰值同时下降。

4. 肌电图检查　提示周围神经病变。

5. 分子遗传学检测　检测到致病突变。

(六)诊断和鉴别诊断

1. 诊断　由于没有血生化及代谢产物的特征性改变,Cockayne 综合征早期诊断主要依赖于临床表现及头颅影像学变化。诊断要点包括 2 项主要指标和 7 项次要指标:

(1)主要指标

1)生长障碍,身高和体质量均落后于同年龄、同性别正常儿童的 5 个百分位。

2)进行性神经系统功能异常,神经运动发育迟缓,智力障碍或智力发育落后。

（2）次要指标

1）侏儒、恶病质体质。

2）光敏性皮炎，即皮肤对光敏感，接触日光后皮肤红肿继之脱皮，色素沉着，有或无皮肤干燥。

3）感觉神经性耳聋。

4）色素性视网膜病或白内障。

5）脱髓鞘性外周神经病。

6）龋齿和/或牙齿脱落。

7）特征性影像学改变：X线检查可见颅骨增厚、骶板硬化、骨盆异常或脊柱侧弯或后凸，头颅影像学检查可见大脑白质片状脱髓鞘、小脑萎缩、基底节和小脑周围钙化等。

具有2条主要指标加上3条次要指标即可临床诊断Cockayne综合征。

2. 鉴别诊断

（1）系统性红斑狼疮是一种多发于青年女性的累及多脏器的自身免疫性炎症性结缔组织病，患者可有蝶形红斑，盘状红斑，光敏性皮肤损害，伴发热、关节痛、口腔溃疡等。血常规检查可有贫血、白细胞计数减少和血小板降低，肾脏受累时可有蛋白尿、血尿。而Cockayne综合征主要以神经系统受累为突出，可鉴别。

（2）核纤层蛋白A基因突变引起的早老症患者的早老症状明显，可有生长发育障碍，运动发育落后于同龄正常儿。但很少存在皮肤光敏感性损害，智力发育大多正常，且无眼、耳受累。

（3）WRN基因突变引起的Werner综合征患者可有身材矮小、老人样面容，青年白内障，骨质疏松，组织钙化，糖代谢异常和四肢硬皮病样皮肤改变。分子遗传学检测有利于早期明确诊断。

（4）着色性干皮病主要的临床表现为皮肤对日光特别是紫外线高度敏感，暴露部位皮肤出现色素沉着、干燥、角化、萎缩及癌变等，其皮肤和眼部肿瘤的发生率是正常人的1 000倍，但极少出现生长发育迟缓。

（七）治疗及随访

目前Cockayne综合征尚无特效治疗方法，患儿预后不良，平均死亡年龄为12岁，最大年龄病例报道见于日本1例40岁女性患者。治疗方法以对症治疗为主。患儿有痉挛发作时需使用抗癫痫药物；必要时可放置胃管。由于患者对紫外线非常敏感，应注意避免日光暴晒，外出时适当加衣或涂抹防晒霜，保护细胞免受紫外线伤害。改善患儿营养状况也有利于促进生长和维持机体能量平衡。预防继发并发症：康复训练预防关节挛缩，积极的牙科护理，预防蛀牙。对于有条件的Cockayne综合征患儿可进行人工耳蜗植入改善听力，白内障摘除。

二、遗传性共济失调伴毛细血管扩张

（一）概述

遗传性共济失调伴毛细血管扩张（ataxia-telangiectasia, A-T），以前被称为Louis-Bar综合征，是一种常染色体隐性遗传病，其临床特点为小脑共济失调、眼球运动障碍、毛细血管扩张、免疫缺陷和恶性肿瘤倾向。染色体断裂是该病的特征。A-T患者对电离辐射的杀伤异常敏感。在美国A-T的患病率为1：40 000~1：100 000活产婴儿。

（二）病因及发病机制

遗传性共济失调伴毛细血管扩张的致病基因为ATM，由ATM纯合突变或复合杂合突变所致。ATM是一个广泛表达的管家基因，存在于每一个有核细胞中。作为一个丝氨酸/苏氨酸激酶，ATM蛋白可磷酸化或激活多种蛋白/底物，并与多个不同的分子和蛋白复合物相互作用。ATM定位DNA损伤，在下一个细胞复制之前设计并协调DNA双链断裂处的瞬间修复。如果没有这种紧急修复，这种常见的DNA损伤在下一个细胞分裂过程中会有致命伤害，导致更复杂的病变，如染色体畸变、癌症或细胞死亡。同样清楚的是，DNA双链断裂对非分裂神经细胞的破坏更大，提示DNA修复的早期步骤尚不完全清楚。

（三）遗传机制

A-T为常染色体隐性遗传病。其特点为：①患儿父母都是致病基因携带者（杂合子）；②患儿从父母各得到一个致病基因，是纯合子；③患儿母亲每次生育有1/4可能性为MMA患儿；④近亲结婚的家庭，后代发病率较一般人群为高。

ATM定位于11a22-q23，覆盖长度160kb的基因组DNA，包含66个外显子，该基因编码丝氨酸/苏氨酸蛋白激酶，包含3 056个氨基酸，属磷酸肌醇3-激酶相关蛋白激酶（PIKK）家族成员，参与DNA损伤应答、细胞周期调控等信号转导通路，在儿童和成人各组织器官中均有表达。ATM突变具有极高的异质性，突变形式和种类具有多样性：突变形式包括错义突变、无义突变、剪切位点突变、插入或缺失突变等。突变位点遍布ATM全长，无明显热点突变。

（四）临床表现

经典的 A-T 主要特点：发生于 1~4 岁期间的进行性步态异常和躯干共济失调；进行性的口齿不清；眼球运动不能（不能跟随视野中的一个目标）；手足徐动症（扭动）；眼皮肤毛细血管扩张（通常 6 岁明显）；频繁感染（伴有血清和细胞免疫缺陷的证据）；对电离辐射超敏感，对癌症的易感性增加（通常是白血病或淋巴瘤）。

尽管 A-T 的临床表现的后期在各家庭之间变化不大，但发病年龄和进展速度，甚至在一个家庭中的多个患者之间，也可有相当大的差异。

1. 神经系统 经典的 A-T 最明显的特征是进行性小脑共济失调。学习走路后不久，A-T 患儿开始出现步履蹒跚。虽然部分患儿的神经系统状况似乎从 2~4 岁有所改善，但共济失调随后有进展。开始是完全的躯干共济失调，但在几年之内可发展到累及周围协调能力。到 5 岁时，写作和绘画会受到影响。到 10 岁时，大多数孩子只能坐在轮椅上。口齿不清和眼动不能会早期出现。水平和垂直眼球运动会受到影响。流口水是常见症状。手足徐动症是几乎所有 A-T 患者都有的。肌阵挛性抽搐和意向震颤见于 25% 的 A-T 患者。所有经典的 A-T 青少年患者穿衣、吃饭、洗衣、如厕都需要帮助。起初，肌力正常但因失用而变弱，特别是腿部肌力。手指和脚趾挛缩在老年人中常见。老年人有深腱反射降低或消失；足底反射上移或缺失。智力通常是正常的，然而学习困难常见。缓慢的运动和语言反应使个人很难完成"定时"智商测试。肌张力障碍和成人期起病的脊肌萎缩症也被观察到（见非经典的共济失调毛细血管扩张症）。

2. 免疫缺陷 见于 60%~80% 经典的 A-T 患者，免疫缺陷的表现是可变的，与频率、严重程度或感染谱不相关。经典的 A-T 最一致的免疫缺陷的报道是对肺炎球菌多糖疫苗的抗体反应差。免疫球蛋白 IgA、IgE 和 IgG2 的血清浓度经常是降低的。NK 淋巴细胞水平偶有升高。免疫缺陷是不进展的，而且有证据表明，T 淋巴细胞减少可在 20 岁之后恢复正常。

3. 感染 与在大多数免疫缺陷性疾病中观察到的感染谱相反，经典的 A-T 感染谱不包括机会性感染。感染的频率和严重程度与 ATM 激酶水平和一般营养状况有关，而与免疫状态无关。一些经典的 A-T 患者可发展为慢性支气管扩张。

频繁感染的人偶尔会受益于预防性抗生素和／或静脉注射免疫球蛋白（IVIG）替代治疗，即使没有静脉注射免疫球蛋白，寿命也会大幅度增加。

4. 肺部症状 在老年人中，伴有或不伴有可辨别的感染的肺衰竭是导致健康和死亡的主要原因。危及生命的肺部淋巴细胞浸润已有报道。

5. 其他表现 A-T 患者经常有肝酶水平升高，没有明显的肝脏病理改变（因此，肝活检通常是不具有提示性的）。

6. 癌症 经典的 A-T 患者罹患恶性肿瘤的风险是 38%。白血病和淋巴瘤约占恶性肿瘤的 85%。年幼的儿童往往有 T 细胞来源的急性淋巴细胞性白血病（ALL），年龄较大的儿童可能有侵袭性 T 细胞白血病。淋巴瘤通常是 B 细胞型。由于经典的 A-T 患者生存期长，其他癌症和肿瘤包括卵巢癌、乳腺癌、胃癌、黑色素瘤、平滑肌瘤和肉瘤也能被观察到。

（五）辅助检查

1. 新生儿筛查（NBS） 适用于重症联合免疫缺陷确认减少 T 细胞受体切除环（TREC）水平的情况。NBS 方法可能明确 50% 有淋巴细胞减少的 A-T 儿童；然而，它可能在年龄较大的 A-T 儿童（其 T 淋巴细胞减少不严重）中不敏感。

2. 甲胎蛋白（AFP）的血清浓度 95% 的 A-T 患者甲胎蛋白（AFP）的血清浓度升高到 10ng/ml 以上。未受影响的儿童血清 AFP 浓度可能保持在正常水平以上，直到 24 个月。持续升高的 AFP 不一定预示小脑正在发生损伤或与预后相关。

3. 染色体分析 A-T 患者外周血常规染色体检查发现有 5%~15% 的细胞存在 7；14 号染色体易位。断裂点通常在（T 细胞受体 -α 基因座）和 14q32（B 细胞免疫球蛋白重链受体［IGH］基因座）。

4. 头颅 MRI 检查 经典的小脑表现是前、后小脑蚓部和双侧半球萎缩。

（六）诊断和鉴别诊断

A-T 的临床诊断是基于提示性的临床检查和初步的实验室结果，在某些情况下，需要结合神经影像学检查及家族史。

先证者基因诊断的明确可以通过分子遗传学检测 ATM 双等位基因（纯合子或复合杂合子）致病突变的存在。分子遗传学检测方法包括单基因检测、多基因 panel、全外显子组检测或全基因组检测。先行 ATM 序列分析，如果仅发现一个或者未发现任何致病变异，再行基因特异的缺失／重复分析。

通过免疫印迹法确定 ATM 蛋白缺失或减少也可以明确诊断。ATM 蛋白的免疫印迹在类淋巴母细胞系(LCL)中用于 A-T 诊断的敏感性超过 95%,特异性超过 98%。此检测可帮助解释未知功能的序列变异或只有一个 ATM 致病突变被确定时来明确 A-T 的诊断。

当伴随出现严重的智力障碍、癫痫、非进行性共济失调或小头畸形时,共济失调毛细血管扩张症(A-T)的诊断是可疑的。早期癫痫发作和小头畸形表明,小头畸形、癫痫和发育迟缓是由 PNKP(编码多核苷酸激酶磷酸酶)双等位基因致病突变导致。这些患者的细胞有 DNA 修复缺陷,对电离辐射很敏感。

到目前为止,越来越多的 t(7;14)易位在 A-T、Nijmegen 断裂综合征、Mre11 缺陷、或 RAD50 缺陷这四种疾病其中之一的患者中被观察到;机制尚不明确。

1. Nijmegen 断裂综合征(NBS) NBN(编码 nibrin)双等位基因致病突变是致病原因。遗传方式是常染色体隐性。NBS 患者临床表型为有免疫缺陷,且大多数有智力障碍和小头的表现;三分之一以上的患者可发生癌症。NBS 患者不发生共济失调或毛细血管扩张。NBS 细胞对电离辐射非常敏感。

2. Mre11 缺陷型共济失调 MRE11 双等位的致病突变导致。常染色体隐性遗传方式。临床表型为共济失调,血清 AFP 浓度正常。细胞的放射敏感性增强。

3. RAD50 缺陷 常染色体隐性遗传方式。见于两位德裔无关个体,一位 28 岁女性患者和一位 18 岁男性患者。临床表型为该女性患者小头畸形,发育迟缓,轻度痉挛,轻微的非进行性共济失调和身材矮小,无癌症病史。该男性患者身材正常,有慢性呼吸道疾病史,16 岁时发展为 T 细胞急性淋巴细胞白血病(ALL)(Ph+)。

4. RNF168 缺陷或 RIDDLE(放射敏感性,免疫缺陷,畸形特征和学习困难综合征)

由 RNF168 双等位的致病突变导致,常染色体隐性遗传方式。临床表型共济失调和毛细血管扩张。RNF168 蛋白缺失,ATM 蛋白水平正常。

5. 儿童期共济失调的其他疾病 共济失调和眼失用 1 型(AOA1 或 aprataxin 缺陷),共济失调和眼失用 2 型(AOA2 或 senataxin 缺陷)。

如同 A-T,AOA2 与甲胎蛋白血清浓度升高相关。常染色体隐性遗传性脊髓小脑性共济失调 9(SCAR9),与 CoQ10 缺陷相关。婴儿型脊髓小脑性共济失调(IOSCA)由双等位基因的 TWNK 致病突变导致(以前为 C10orf2)。感觉性共济失调神经病变与构音障碍、眼肌麻痹(SANDO),由双等位基因的 POLG 致病突变导致(见 POLG 相关疾病)。X 连锁的铁粒幼细胞性贫血和共济失调,ABCB7 基因的突变导致。

(七)治疗及随访

1. 对症治疗

(1)神经系统:支持疗法可以减少流口水、手足徐动症、肌阵挛/震颤、共济失调。然而,具体药物的个体反应(如金刚烷胺、4-氨基吡啶)和用于肌阵挛治疗因人而异。因此,建议与经验丰富的神经科医师讨论治疗方案。早期和持续的物理治疗可以减少挛缩的风险(随着时间的推移它几乎出现在所有患者,经常导致如压疮和其他痛苦的问题)和脊柱侧凸(例如由于长时间坐在轮椅上,特别是倾向于依靠同一手肘)。虽然类固醇报道暂时改善 A-T 患儿的神经症状,但是停药后几天内症状会重新出现。

(2)免疫缺陷:当出现频繁和严重感染及低 IgG 水平时,需要免疫球蛋白替代治疗。

(3)肺部症状:欧洲呼吸学会(ERS)为 A-T 的多学科呼吸管理准备了广泛的指导方针,强化免疫功能监测、反复感染、肺功能、吞咽、营养和脊柱侧弯的需要,因为这些因素会增加 A-T 患者呼吸道疾病的发病率和死亡率。

(4)肿瘤:由于 A-T 患者细胞对电离辐射的敏感性高于对照细胞 30%,常规剂量的电离辐射对 A-T 患者有致死性。因此,应当仔细并密切监测放疗和放化疗药物的使用。一些化疗药物剂量通常是降低 25%~50% 使用,治疗之间应有稍长的恢复期以满足 A-T 患者细胞中减慢的 DNA 修复的需要。

2. 并发症的预防 吞咽困难的肺部和营养并发症是常见的。通常,推荐采用胃管喂养来应对这些并发症。随着患儿可预见的进展(如 A-T),吞咽障碍可能会受益于早期而不是晚期放置鼻饲管。由于吞咽协调受损、吸入的风险增、呼吸能力下降及感染倾向,麻醉会给 A-T 患者带来独特的潜在风险。最近的综述报道,24% 的患者需要在麻醉后补充氧气(最大持续时间 24 小时),

轻度的术后低体温也比较常见。

3. 监管　建议患者父母监控并向医生报告恶性肿瘤(可以发生在任何年龄)的早期预警迹象,包括体重下降、青紫、局部疼痛或肿胀。定期的 CBCs 是必要的。如果发生严重反复感染或进行免疫调节治疗,需要监测免疫状态。

(八) 遗传咨询及产前诊断

A-T 是一种常染色体隐性遗传病。理论上,患者的同胞有 25% 的概率会发病,50% 的可能成为无症状携带者,有 25% 的概率不受影响且非携带者。ATM 杂合子(携带者)会增加癌症的罹患风险。一旦 ATM 致病变异在受累的家庭成员中被检测到,可进行风险亲属的携带者检测、高危妊娠的产前检测和植入前遗传学诊断。

(熊　晖)

参考文献

1. 陈涓涓, 曾振兴, 吴军, 等. 以认知功能障碍为首发症状的齿状核红核苍白球路易体萎缩症一家系的临床、基因特点. 中华神经科杂志, 2013, 46 (10): 692-696.

2. 季涛云, 张月华, 姜玉武. 间断抽搐伴进行性智力运动倒退 4 年. 中国当代儿科杂志, 2015,(6): 580-582.

3. Liu Y, Bao X, Wang D, et al. Allelic Variations of Glut1 Deficiency syndrome: The Chinese Experience. Pediatric Neurology, 2012, 47 (1): 30-34.

4. Minassian BA. The progressive myoclonus epilepsies. Prog Brain Res, 2014, 213: 113-122.

5. Franceschetti S, Canafoglia L. Sialidoses. Epileptic Disord, 2016, 18 (S2): 89-93.

6. Liu K, Zhao H, Ji K, et al. MERRF/MELAS overlap syndrome due to the m. 3291T>C mutation. Metab Brain Dis, 2014, 29 (1): 139-144.

7. Vanier MT. Niemann-Pick diseases. Handb Clin Neurol, 2013, 113: 1717-1721.

8. Xiong H, Bao X, Zhang Y, et al. Niemann-Pick disease type C: analysis of 7 patients. World J Pediatr, 2012, 8 (1): 61-66.

9. Staropoli J, Karaa A, Lim E, et al. A homozygous mutation in KCTD7 links neuronal ceroid lipofuscinosis to the ubiquitin-proteasome system. Am. J. Hum. Genet., 2012, 91 (1): 202-208.

10. Van Bogaert P. KCTD7-related progressive myoclonus epilepsy. Epileptic Disord, 2016, 18 (S2): 115-119.

11. Lattanzi A, Salvagno C, Maderna C, et al. Therapeutic benefit of lentiviral-mediated neonatal intracerebral gene therapy in a mouse model of globoid cell leukodystrophy. Hum Mol Genet, 2014, 15 (23): 3250-3268.

12. Zhao Y, Zhang X, Bao X, et al. Clinical features and gene mutational spectrum of CDKL5-related diseases in a cohort of Chinese patients. BMC Med Genet, 2014, 15: 24.

13. Zhang Q, Wang J, Li J, et al. Novel FOXG1 mutations in Chinese patients with Rett syndrome or Rett-like mental retardation. BMC Med Genet, 2017, 18 (1): 96.

14. Neul JL, Kaufmann WE, Glaze DG, et al. Rett syndrome: revised diagnostic criteria and nomenclature. Ann Neurol, 2010, 68 (6): 944-950.

15. Naidu S, Johnston MV. Neurodevelopmental disorders: Clinical criteria for Rett syndrome. Nat Rev Neurol, 2011, 7 (6): 312-314.

16. Andreou D, Söderman E, Axelsson T, et al. Polymorphisms in genes implicated in dopamine, serotonin and noradrenalin metabolism suggest association with cerebrospinal fluid monoamine metabolite concentrations in psychosis. Behav Brain Funct, 2014, 10: 26.

17. Svetel M, Tomic A, Mijajlovic M, et al. Transcranial sonography in dopα-responsive dystonia. Eur J Neurol, 2017, 24 (1): 161-166.

18. Carecchio M, Schneider SA. GTP cyclohydrolase 1 mutations and Parkinson's disease: new insights beyond DOPA-responsive dystonia. Mov Disord, 2015, 30 (7): 910.

19. Brunetti D, Dusi S, Giordano C, et al. Pantethine treatment is effective in recovering the disease phenotype induced by ketogenic diet in a pantothenate kinase-associated neurodegeneration mouse model. Brain: A journal of neurology, 2014,(1): 57-68.

20. Elbaum D, Beconi MG, Monteagudo E, et al. Fosmetpantotenate (RE-024), a phosphopantothenate replacement therapy for pantothenate kinase-associated neurodegeneration: Mechanism of action and efficacy in nonclinical models. Plos One, 2018, 13 (3): 0192028.

21. Laugel V. Cockayne syndrome: the expanding clinical and mutational spectrum. Mech Ageing Dev, 2013, 134: 161-170.

22. Xie H, Li X, Peng J, et al. A complex intragenic rearrangement of ERCC8 in Chinese siblings with Cockayne syndrome. Sci Rep, 2017, 7: 44271.

23. Wang XZ, Huang Y, Yan M, et al. Molecular spectrum of excision repair cross-complementation group 8 gene defects in Chinese patients with Cockayne syndrome type A. Sci Rep, 2017, 7: 13686.

第二十八章

内分泌系统遗传代谢病的诊治

遗传代谢病与代谢息息相关,因此不免地与人体内分泌系统也联系紧密。本章主要阐述内分泌系统遗传代谢病的病因、发病机制、遗传机制、实验室检查、诊断及鉴别诊断、治疗、遗传咨询及产前诊断注意事项。

第一节 GH-IGF-1轴异常性疾病

一、生长激素促分泌素受体缺陷

(一)发病机制

生长激素(growth hormone,GH)是调节个体生长、发育等代谢过程的重要的内分泌因子。一直以来,人们普遍认为 GH 的分泌受到两种下丘脑激素的调节,即受生长激素释放激素(growth hormone releasing hormone,GHRH)的促进和生长激素抑制因子(somatostatin,SRIF)的抑制。从20世纪70年代开始人们就陆续发现,许多人工合成的小分子肽和非肽类物质在体内和体外均可以促进 GH 分泌,并将这类物质统称为生长激素促分泌素(growth hormone secretagogue,GHS)。研究发现 GHSs 在体内促 GH 分泌的信号传导机制与已知的 GHRH 不同,推测体内存在着 GHS 的相应受体(growth hormone secretagogue receptor,GHS-R)。1996 年,GHS-R 被成功地克隆出来。而脑肠肽(ghrelin)是在 1999 年由 Kojima 等发现的 GHS-R 的第一个内源性配体,与 GHS-R 结合后具有促 GH 分泌、增强食欲、减少脂肪利用、增加体质量、调节能量代谢、调节心血管和免疫系统等作用。

(二)GHSR 基因和 GHS-R

GHS-R 位于染色体 3q26.31,是具有 7 个跨膜结构的典型的 G 蛋白耦联受体,除主要存在于啮齿动物和人的垂体、胃部外,还广泛分布于外周组织、脑、肠、肾、胰、心脏、脂肪组织等。GHS-R 按不同的外显子编码分为 Ⅰa 型和 Ⅰb 型,其中 GHS-R Ⅰa 是 ghrelin 功能性受体,包含 2 个外显子,编码 366 个氨基酸,包含 7 个跨膜结构,主要分布于下丘脑弓状核、腹内侧核、漏斗核、海马及腺垂体,该受体与 ghrelin 结合后激活磷脂酶 C(PLC)、三磷酸肌醇(IP3)、蛋白激酶 C(PKC)等提高胞质内 Ca^{2+} 浓度,刺激 GH 分泌。而非功能性受体 GHS-R Ⅰb 无生物学活性。

(三)遗传学

GHS-R 基因突变在 IGHD 患者中可表现为常染色体显性遗传或隐性遗传。一位初诊年龄为 5 岁的男孩,身高 –3.0SD,低 BMI,伴有腹痛、呕吐、酮症及低血糖。基因检测显示 GHS-R 基因外显子 1 上带有两个复合杂合基因突变。其中 c.6G>A(p.W2X)来自患儿父亲,造成终止密码的提前出现,另一个突变 c.709A>T(p.R237W)来自患儿母亲,造成错义突变。另一个来自研究 2 个起源于摩洛哥的家系的检测中发现了 GHS-R 外显子 1 的 c.611C>A(p.A204E)的突变。其家系中的 IGHD 患者仅带有一个该基因的杂合突变,然而并不是所有带有该突变的亲戚都矮小,说明其为不完全的显性遗传,其外显率为 66%。

(四)临床表现

鉴于 GHSs 促 GH 的分泌作用,研究者们试图寻找 GHS-R 的基因突变是否会造成矮身材。

目前已在生长激素缺乏症(GHD)、特发性矮身材(ISS)及体质性青春发育迟缓(CDGP)患者中发现 GHS-R 基因突变。这些患者的基因突变与临床表型显示为不完全分离,如某一基因突变患者身高从 $-3.7SD$ 到 $+1.1SD$,IGF-1、IGF-BP3、GH 激发试验的峰值可降低或正常,因而 GHS-R 的基因突变是否是造成矮身材的原因尚不能明确。

(五)实验室检查

生长激素激发试验显示生长激素部分缺乏,IGF-1 水平低下。左手正位片示骨龄落后,部分患者头颅磁共振示垂体变小。基因检测技术检测出 GHSR 的突变。

二、生长激素释放激素受体缺陷

(一)发病机制

生长激素释放激素(growth hormone releasing hormone,GHRH)是腺垂体分泌和合成 GH 的最主要的生理刺激物,其生理作用是通过与生长激素释放激素受体(growth hormone releasing hormone receptor,GHRHR)结合后完成的。

(二)生长激素释放激素受体,GHRHR

1992 年,Kelly Mayo 率先克隆出人 GHRHR 基因。人 GHRHR 基因位于染色体 7p14.3,长度为 15kb,含 13 个外显子。GHRHR 蛋白主要在垂体前叶表达,由 423 个氨基酸组成,为 G 蛋白耦联受体,包含 N 末端细胞外区域,7 个跨膜区域以及 C 末端细胞内区域。GHRH 和细胞膜上的受体结合后,启动 AC/cAMP/PKA 通路,Ca^{2+} 从胞外进入胞内,刺激 GH 的合成和分泌。

(三)遗传学

GHRHR 基因的纯合或复合杂合突变见于 10% 家族性单一性生长激素缺乏症(familial isolated GH deficiency,FIGHD)患者。FIGHD 包括 4 种孟德尔式遗传疾病:两种常染色体隐性遗传,即 IA 型与 IB 型 FIGHD;一种常染色体显性遗传,即 FIGHD II 型;一种 X 连锁遗传,即 FIGHD III 型。FIGHD IA 型主要由 GH 基因突变引起,而 FIGHD IB 型主要由 GHRHR 基因突变引起,因而属于常染色体隐性遗传。目前世界上报道患者人数较多的主要集中在两个地区:巴西的 Itabaianinha 及巴基斯坦的 Sindh,此外,在印度、索马里、西班牙、日本及中国亦有零星的报道。这些患者的居住地通常偏远,家族内近亲通婚,显示了遗传的建立效应(founder effect)。至今已发现超过 20 种的 GHRHR 基因突变,包括无义突变、错义突变、剪切位点突变、微缺失或影响启动子 POU1F1 结合位点调控的突变。这些突变可影响 GHRHR 与配体的结合以及之后的信号传导功能。例如 Itabaianinha 侏儒症中 GHRHR 基因 c.57+1G>A 的突变,导致内含子 1 产生异常的剪切产物以及插入了一段含 213bp 的终止密码子;Sindh 侏儒症中 GHRHR 基因 p.E72X 突变,导致产生的 GHRHR 蛋白缩短,丢失了整段跨膜区及胞内区,严重影响了 GHRHR 的功能。

(四)临床表现

1. 生后早期发生的严重的矮身材($<-7.4SD$),体型匀称,在未治疗的个体中,男性的平均成年身高为(130 ± 10.6)cm,女性为(113.5 ± 0.7)cm。

2. 典型的娃娃脸和声音高尖。

3. 胰腺、肝脏、肾脏过度生长。相比于身体大小,垂体、甲状腺、心脏、子宫和脾脏的体积缩小。

4. 没有低血糖发作及胰岛素敏感性增高的现象。

5. 去脂组分减少,脂肪成分生成速度增加,发展成内脏性肥胖。

6. 骨密度正常,易发生膝外翻。

7. 没有小阴茎,青春发育延迟,初潮年龄与正常儿童相仿,成年后有生育能力。

8. 自觉生活质量正常,寿命正常。

9. 易发生头晕及轻度的高频感觉神经性的听力丧失。

10. 血管性视网膜分支点减少,视神经盘增加。

11. 没有动脉粥样硬化的提早发生,成年高血压。

12. 免疫功能正常。

(五)实验室检查

1. 血浆基础 GH、IGF-I、IGF-II 及 ALS 水平低下,GH 对激发试验反应低下。

2. 血清总胆固醇及 LDL 增高。

3. C 反应蛋白增高。

4. 脂联素水平增高,瘦素水平及尿白蛋白分泌水平正常。

5. 基因检测技术检测出 GHRHR 的突变。

(六)影像学检查

头颅磁共振检查显示垂体前叶发育不良。

(七)治疗

对 GH 反应良好。

三、生长激素不敏感综合征生长激素受体缺陷

（一）概述

Laron 综合征又称生长激素不敏感综合征（growth hormone insensitivity syndrome，GHIS），由 Laron 等于 1966 年在以色列首先报道，属常染色体隐性遗传，是一种生长激素（GH）水平正常或高的家族性侏儒症。随后 20 多个国家和地区学者相继报道和研究 300 多例患者，主要发生在地中海、中东和拉丁美洲。生长激素受体（growth hormone receptor，GHR）基因缺陷是导致 Laron 综合征的主要病因。

（二）GHR 基因和 GHR

GHR 基因位于 5p12-12，由 9 个编码外显子（Ex）组成，全长约 87kb，cDNA 共 1 914bp。GHR 编码蛋白属细胞因子受体超家族成员，是由 638 个氨基酸残基组成的单链跨膜糖蛋白组成，包括胞外区、跨膜区、胞内区 3 个部分。N 端是外显子 2~7 编码细胞外区域的 246 个氨基酸，其包含与 GH 结合的位点，同时也是 GH 结合蛋白的前体；外显子 8 编码跨膜区的 24 个强疏水性氨基酸；C 端是外显子 9~10 编码细胞内区域的 350 个氨基酸，是细胞信号转导的功能区。GHR 胞外区经酶切后形成的片段释放入血液循环中，即为 GHBP，GHBP 可与循环中 GH 结合，延长 GH 的半衰期。GHR 基因突变多发生在胞外区，直接影响 GHBP 的生成，其特定的位置上有 7 个半胱氨酸残基，其中有 6 个形成二硫键，起维持 GHR 胞外区特定空间结构的作用。在胞外区近细胞膜的位置上有 WSXWS 样基序，即由 Trp-Ser-Xxx-Prp-Ser 等 5 个氨基酸残基组成的保守序列（其中 Xxx 代表任意氨基酸），这一结构可能在 GH 与 GHR 结合过程中起关键作用。GHR 在肝脏、肾脏、性腺、肌肉、骨骼等多种组织中均有表达，其中肝脏是主要的表达器官。其发挥作用的机制是 GH 与把细胞膜上的 GHR 结合，诱导 GHR 分子同源二聚化，然后激活酪氨酸激酶（janus kinase 2，JAK2），激活的 JAK2 使自身及 GHR 磷酸化，并同磷酸化的受体一起将 GH 信号进一步向下游传递，启动 IGF-1 基因转录，IGF-1 与 IGF-1 受体结合通过一系列信号传导，引起软骨细胞增殖，从而使骨出现纵向生长。GHR 基因突变可引起细胞内信号转导障碍，导致生长激素（GH）不能完全发挥作用，引起生长障碍。

（三）遗传学

GHR 基因是第一个被证明与生长有关的基因，目前在 300 多患者中共发现 70 多种 GHR 基因突变，其突变类型包括无义突变、错义突变、框义突变、剪接突变和缺失等，涉及 GHR 基因胞外区、跨膜区及胞内区。GHR 基因突变位点多见于外显子 4~7.9.10，故多导致细胞外区域功能缺陷。

（四）临床表现

1. 异常矮小，身高比同龄人平均值低 3 个标准差以上。
2. 蓝巩膜。
3. 肘关节活动受限。
4. 关节退行性变和骨质疏松。
5. 第 4 指骨短、斜指 / 趾、斜视、白内障、眼球震颤、主动脉缩窄、睾丸不下降、髋关节脱位等。

（五）实验室检查

1. 血浆 GH 水平升高或正常。
2. IGF-1、IGFBP-3 降低。
3. GHBP 是由 GHR 发生蛋白水解，GHR 胞外部分脱落形成，GHR 基因上编码胞外区域发生突变可导致 GHR 胞外丢失，引起 GHBP 水平低下，而 GHR 基因编码跨膜或胞内部分突变，GHBP 正常或升高。
4. IGF-1 生成试验　患者接受外源性 GH0.1U/（kg·d），连续皮下注射 4 天，注射前和注射结束后第二天抽血，测 IGF-1 和 IGFBP-3，GHR 缺乏者 IGF-1 增加<8μg/L，IGFBP-3 增加<0.2~0.4mg/L。
5. 基因检测　检测出 GHR 的突变。

（六）治疗

GHIS 是由于 GH 受体基因的遗传缺陷所致。这类患者对 GH 生物学效应严重抵抗，由于 GH 促进骨骼生长发育是以 IGF-1 为介导，GH 与肝细胞膜 GH 受体结合而产生 IGF-1，因此，临床很多实验证明有可能绕过 GH 受体而直接用 IGF-1 来治疗由 GH 受体缺陷所引起的侏儒症，故用 IGF-1 治疗 GHIS 患者可能促进其生长。IGF-1 的结构和胰岛素有高度同源性，故也有胰岛素样代谢效应。低血糖是接受 IGF-1 治疗最常见的副作用，但与给药途径和方式有关，静脉注射 100μg/kg 的 IGF-1 或注射 IGF-1 频率较高可导致低血糖；较低的频率静脉滴注［5~30μg/（kg·12h）］，共 2~28 小时或较大剂量皮下注射［100μg/（kg·12h），共 3~7 天］不会产生低血

糖。在用 IGF-1 治疗过程中，还可发生血清电解质紊乱、肝酶增高等副作用，另外还可出现心动过速，但未发生心律不齐或传导异常，应密切观察。此药价格昂贵，很多患者难以承受，少数人在治疗后可产生抗 IGF-1 抗体。

四、胰岛素样因子 1 抵抗——IGF-1（IGF1R）缺陷

（一）概述

胰岛素样生长因子 -1 受体（insulin-like growth factor type 1 receptor，IGF-1R）是下丘脑 - 垂体 - 生长激素轴 IGF 信号通路的受体级联效应分子。尽管早在 1986 年就获得 IGF-1R 基因 cDNA，但直到 2003 年才在 IGF-1 不敏感生长迟缓患者中发现了 IGF-1R 基因突变。

（二）IGF-1R 基因

人 IGF-1R 基因（OMIM 147370）位于 15q26.3，DNA 长 315kbp，包含 21 个外显子，编码 1 367 个氨基酸。IGF-1R 属于酪氨酸激酶受体家族（receptor tyrosine kinases，RTKs）。结构域包括：

（1）亮氨酸富集区（L1.L2），L1 由外显子 2 编码，L2 由 4~6 外显子编码，主要功能是结合配体，为突变热点区域。

（2）半胱氨酸富集区（CR），由 2.3 外显子编码。

（3）FN Ⅲ区（纤连接蛋白），由 6~14 外显子编码，主要功能为信号转导。

（4）跨膜结构域（TM 区），由 14.15 外显子编码。

（5）酪氨酸激酶结构域（TK），由 16~20 外显子编码，为酪氨酸激活区。

（6）CT 区，由 21 外显子编码。

IGF-1R 基因在绝大多数组织和细胞中表达，表达水平受发育、营养、激素和胞内因子的共同调节，在胚胎期、胎儿期及出生后生长发育期恒定表达，但成年期后明显下降。IGF-1R 启动子结构为非典型，由不含 TATA 盒和 CAAT 盒的启动子完成基础转录。IGF-1R 转录受雌激素受体、Sp1 等调节，Wilms'tumor（WT1）转录因子抑制其转录。IGF-1R 基因转录后，不同 RNA 结合蛋白（如 P60）和 miR145、-miR-182、miR-233 与其 3′ 和 5′UTR 区域结合从而调节 mRNA 的稳定性和翻译起始。出生前和出生后这些转录因子如何调节 IGF-1R 表达尚不清楚。IGF-1R 单链前体在内质网移除 30 个残基信号肽后，折叠并通过二硫键和糖基化形成二聚体，后转运至高尔基体剪切为成熟的异四聚体（α2β2）跨膜糖蛋白。α 亚单位负责配体的结合，β 亚单位包含胞内酪氨酸激酶区域。IGF-1 与 IGF-1R 高亲和力地结合，但 IGF-2 和超生理剂量的胰岛素亦能激活 IGF-1R。配体与酪氨酸激酶受体结合后导致受体胞内酪氨酸残基的自身磷酸化，进而进一步激活受体自身的酪氨酸激酶，引发显著的细胞内的信号传导。

（三）发病机制

GH 促生长作用通过肝脏 IGF-1 信号通路介导，自分泌、旁分泌及内分泌 IGF-1 均必须通过 IGF-1R 发挥促生长作用，IGF-1R 基因变异将影响 IGF 信号通路转导第一步，导致胞内多种生长发育相关信号通路异常，引起生长发育迟缓等其他疾病。动物实验表明，IGF-1R 基因纯合子敲除小鼠出生体质量和身长低于野生型一半，出生时死于呼吸衰竭。IGF-1R 基因杂合子敲除小鼠出生体质量和身长与同窝野生型相似，但出生后生长发育迟缓，提示 IGF-1R 基因与生后生长发育有关。

（四）遗传学

2003 年在小于胎龄儿人群中发现第 1 例 IGF-1R 基因复合杂合突变后，目前已有至少 16 例 IGF-1R 基因突变家系报道，绝大多数为杂合子突变，只有 1 例 IGF-1R 基因纯合子突变同时伴多种先天性畸形，大多数为错义突变。IGF-1R 基因 Arg89X 无义突变、Arg138Gln 杂合子突变、Ala140fsX20 突变、dup19 无意义密码子介导的 mRNA 降解（NMD），导致 IGF-1R 单倍剂量不足；Val629Glu、Arg739Gln 突变后 IGF-1R 前体在内质网中合成成熟的异四聚体异常，导致 IGF-1R 生物合成的障碍；Arg138Gln 突变、Glu121Lys/Glu234Lys 复合杂合子突变、Arg511Gln 突变后影响配体结合和跨膜信号转导；Glu1050Lys、Gly1155Ala 突变后干扰受体内酪氨酸激酶活性；染色体 15q26 → qter 缺失综合征因缺失的片段含有 IGF-1R 基因，除了身材异常矮小还有多发畸形。

（五）临床表现

IGF-1R 基因突变患儿出生体质量范围可以在 $-1.5SD$ 至 $-3.5SD$ 之间，大多数患者出生体质量或身长低于 $-2SD$。并且生后无生长追赶，在没有 GH 治疗的情况下，身长通常为 $-1.5SD$ 至 $-5.0SD$ 之间。由于 IGF 信号通路与大脑发育相关，部分患者除 IGF-1R 基因突变症状还伴随轻度精神发育迟缓。当 IGF-1 与 IGF-1R 完全不

能结合时,会导致神经性耳聋和智力明显落后,但是当 IGF-1R 杂合子突变时,表现为听力丧失和轻微智力落后。

由于 IGF-1R 与 IR 有交互作用,IGF-1R 突变也可影响胰岛素代谢,如 Arg89X 和 Glu1050Lys 患者有胰岛素耐量受损,Gly1155Ala 患者亲戚中 6 例患有糖尿病。大多数患儿存在小头畸形,但体格检查为匀称性矮小,可伴其他器官轻微畸形,如 Arg89X 和 Gly1155Ala 均有手指弯曲,Arg89X 患儿还有漏斗胸和轻微面部畸形,而 Glu1050Lys 患者有三角脸、小头等轻微畸形。

(六)实验室检查

尽管患者 GH 基础及激发试验水平正常,血清 IGF-1 水平正常或增高,IGF-BP3 水平与 IGF-1 水平一致,但由于 *IGF-1R* 基因突变导致靶组织 IGF-1 抵抗,患儿仍无正常生长发育,大部分患儿存在骨龄延迟。

(七)治疗

目前已报道 *IGF-1R* 基因突变家系不多,使用 GH 治疗尚无大样本及长期观察数据。已观察的 9 例接受 GH 治疗患者,Arg138Gln/Lys145Asn、Arg511Gln、Val629Gln 突变患者治疗后生长速率无明显加快,也无追赶身高;dup19 虽然有生长速率加快,但无追赶身高;Arg89X 突变患者治疗 6 年后,身高达正常范围($-0.6SD$)。

(潘思年)

第二节　甲状腺疾病

一、甲状腺功能减退症

(一)先天性非甲状腺肿甲状腺功能减退

1. 甲状腺素受体 α(thyroid hormone receptor alpha,THRA)缺陷　甲状腺激素在调节生长、控制代谢率、心脏的正性变时和变力效应以及中枢神经系统的发育方面均有广泛的作用。甲状腺激素主要包括 T_3 和 T_4。甲状腺激素受体(TRs)与雌激素受体(ER)、视黄酸受体(RAR)、维甲酸 X 受体(RXR)和维生素 D 受体(VDR)等同属类固醇/甲状腺激素核受体超家族。在人类,TR 存在 TRα 和 TRβ 两种亚型,分别由位于染色体 17 和 3 的 THRA 和 THRB 基因编码。TRα 又分为 TRα1 和 TRα2 两种亚型。TRα1 主要分布于中枢神经系统、心肌、消化道和骨骼肌,能与 T_3 结合,而 TRα2 分布广泛,但不能与 T_3 结合,因而生理意义不明。

TRs 通过识别并结合靶基因启动子的甲状腺激素反应原件(TREs)来调节基因转录。在体外,TRs 可以单体、同二聚体、异二聚体等形式与 TREs 结合。当 TRs 未与配体结合时,RXR 和 TRs 形成异二聚体结合 DNA,并且和由 NCoR(nuclear receptor corepressor)/SMRT、Sin3 蛋白等辅助抑制物组成的复合物作用,通过恢复组蛋白去乙酰化酶的活性,修饰染色质结构,抑制基因转录。在有 T_3 存在时,TRs 与 T_3 结合使 TRs 中的丝氨酸残基磷酸化发生构象改变,阻遏复合物被释放,而与诸如 p160 蛋白、p300/cAMP 反应元件结合蛋白(CBP)和 PCAF(p300/CBP 相关因子)等辅助激活物结合,使组氨酸乙酰转移酶活性恢复,产生一个"开放"的有转录活性的染色质结构。然后辅助激活复合物被甲状腺激素相关蛋白(TRAP)取代,结合了 T_3 的 TRs 与 TRAP 复合物一起和转录因子作用,激活靶基因转录。一些截短的或由于 C 端变异的 TRs 成为显性负相受体。正常情况下不管是否有 T_3 存在,它们都不与激素结合而只与 TREs 和辅助抑制物结合,从而抑制甲状腺激素诱导的基因转录。

2. 遗传学　迄今为止,共有来自 10 个不同家庭的 19 个患者被报道带有 THRA 基因突变。一般为杂合子突变,多数为错义突变或框移突变,突变的 TRs 成为显性负相受体,干扰与 T_3 的结合。2015 年,在一 27 岁女性中发现了一个 THRA 基因的新发突变 N359Y,可影响 TRα1 和 TRα2 蛋白,与其他 THRA 基因突变不同的是,患者伴有小下颌、锁骨发育不全、掌骨融合、并指畸形、甲状旁腺亢进及慢性腹泻。

3. 临床表现　2012 年,第一例 THRA 基因突变被报道,患儿为 4 岁的女孩,有生长迟缓及严重的智力低下,伴有便秘及骨硬化。

患儿出生时常有甲状腺功能减退的表现,如巨舌、喂养困难及声音嘶哑等。一些患儿在婴儿期即表现为生长迟缓,为非匀称性矮小,下部量短于上部量。面容粗陋表现为巨头、宽脸、鼻梁塌陷、舌头伸出及口唇增厚。精神认知方面的障碍,儿童期有运动和语言发育的延迟。表现为大运动和精细运动不协调,伴有共济失调步态及构音障碍。患者的 IQ 通常降低,极少数患者伴有惊厥。消化系统方面肠蠕动通常减慢,严重患者伴有顽固性便秘。心血管系统表现为心动过缓、交感迷走神经异常,以及心脏收缩力的减弱。代谢方面表现为静息代谢率降低。生育能力不受影响。

4. 实验室检查

(1)甲状腺功能基本正常,TSH 正常,游离 T_4 降低或在正常值的低限,游离 T_3 增高或在正常值的高限,因而 T_4/T_3 的比值降低;rT_3 水平通常正常,但在严重的病例可低于正常值。患者通常有轻度的正细胞性贫血,无铁、维生素 B_{12}、叶酸的缺乏。网织红计数、循环中的结合珠蛋白及乳酸脱氢酶均正常。血清 CK-MM、总胆固醇及 LDL 通常升高。

(2)影像学检查显示婴儿期前囟闭合延迟、颅缝增宽、出牙延迟;儿童期可有股骨骨骺发育不全,但成年期则恢复正常;骨龄通常延迟。成人患者中骨密度通常增加,表现为颅盖骨增厚,长骨皮质增厚。

5. 诊断和鉴别诊断 根据典型的临床表现如面部畸形、生长和精神运动发育迟缓;血生化检查提示 T_4/T_3 的比值降低应高度怀疑因 TRα 基因缺陷导致的甲状腺激素抵抗(resistance to thyroid hormone due to defective thyroid recptor alpha,RTHα);基因检测出 TRα 突变即可确诊。

本病需与因遗传或环境因素造成的甲状腺激素合成异常造成的甲状腺功能减退,以及因 MCT8 基因缺陷造成的 Allan-Herndon-Dudley 综合征鉴别。具体鉴别要点见表 28-1。

6. 治疗 L-T_4 治疗可改善便秘、代谢率,但对改善生长和精神运动发育迟缓、心动过缓、低血压的作用不显著。L-T_4 治疗后血清降低的 fT_4、TT_4 和 rT_3 可恢复正常,TT_3 和 fT_3 亦升高。血脂异常可纠正。主要的副作用会造成骨转换活性的增加,因此建议在 L-T_4 治疗过程中严密监测骨密度。另外,有学者建议使用 TRα 激动剂。

(二)甲状腺发育异常 & 甲状腺激素合成酶缺陷

此类疾病涉及影响甲状腺发育和甲状腺激素合成多个环节中的多个基因,如 *NIS*、*TPO*、*TG*、*DUOX2.IYD*、*SLC26A4*、*DUOXA2* 等。本文以 Pendred 综合征为代表,重点阐述。

Pendred 综合征(Pendred syndrome,PS,#274600)又称耳聋 - 甲状腺肿综合征,是一种以家族性甲状腺肿、先天性耳聋、碘有机化障碍为特征的常染色体隐性遗传性疾病。Pendred 综合征为一种甲状腺激素有机合成障碍疾病,最早为英国全科医生 Pendred 于 1896 年首次报道。

1. PDS 基因 Pendred 综合征致病基因最先由 Everett 等在一个 PS 家系中定位克隆,并被命名为 PDS 基因。由于 PDS 基因与溶质蛋白家族 SLC26 其他成员的结构和功能类似,故 PDS 基因又重新命名为 SLC26A4 基因(solute carrier family 26 member 4,SLC26A4)。*SLC26A4* 基因位于染色体 7q22.3-2q32.1,含有 21 个外显子,开放阅读框架 2343bp,编码 780 个氨基酸的蛋白质 pendrin。Pendrin 主要由疏水性氨基酸组成,属于离子转运体家族,研究表明其功能主要与碘和氯

表 28-1 RTHα 的鉴别诊断要点

病名	甲状腺激素合成障碍		TRα 基因缺陷导致的甲状腺激素抵抗	Allan-Herndon-Dudley 综合征
	遗传性先天性甲减	环境因素 - 碘缺乏		
fT_4	正常或降低	正常或降低	正常或降低	正常或降低
fT_3	正常或升高	升高	升高	升高
fT_4/fT_3	降低	降低	降低	降低
TSH	正常或升高	正常	正常	正常
rT_3	正常	正常	正常或降低	降低
TG	升高	升高	正常	正常
尿碘浓度	正常	降低	正常	正常
临床表现	甲状腺肿	甲状腺肿	生长迟缓	精神运动发育迟缓

离子转运有关。目前已经报道的 PDS 基因的突变位点超过 170 个,其中绝大部分是错义突变,另外还有框移突变和剪接位点突变。这些突变在 mRNA 链上的分布无明显聚集现象,除外显子 20 尚未发现突变外,其余各个外显子上均检测到突变位点。

在甲状腺内 pendrin 蛋白有较高表达,pendrin 蛋白位于甲状腺滤泡细胞游离缘膜上,其功能为碘 / 氯泵,当碘离子从基底膜侧吸收到甲状腺滤泡上皮细胞后,pendrin 蛋白及时把碘离子转运到滤泡胶质内,与甲状腺过氧化物酶作用导致碘的有机化,并与甲状腺球蛋白结合,维持甲状腺的正常功能。Pendrin 蛋白在 RNA 水平受滤泡内甲状腺球蛋白浓度的调节,与碘在游离缘上有机化后与甲状腺球蛋白(酪氨酸)结合,然后进入甲状腺滤泡腔,故甲状腺球蛋白浓度升高对 TSH 有抑制作用,但 TSH 对 pendrin 的表达影响不大。还有一种受 TSH 调节的甲状腺滤泡细胞碘转运蛋白,位于滤泡细胞基底膜上,从血流中摄取碘;也从另一方面说明 pendrin 蛋白可能并不是主要的或者唯一的游离缘膜上碘转运蛋白,这可能是大部分 Pendred 综合征患者甲状腺功能正常或仅为亚临床型甲减的原因。

2. 临床表现　患者大多在生后 1 个月至青春期发病,其中<10 岁占 33%,10~15 岁占 33%,>15 岁占 16%。主要临床表现为:

(1)甲状腺肿大:甲状腺肿大小与听力障碍程度无关。甲状腺大小相差非常悬殊,从刚可触及至 200g 以上。甲状腺肿大为进行性。儿童常为弥漫性肿大,在成人大多数有明显的结节但无震颤及血管杂音。甲状腺滤泡增生及胶质的累积导致弥漫性甲状腺肿的结节变。患者就诊时甲状腺除了肿大且形态失常,但边界清楚而隆起、质地柔软无张力感,犹如不规则的海绵状板块贴于颈前,具特征性。

(2)甲状腺功能:绝大多数患者甲状腺功能正常,仅极少数患者可有少言懒动、心动过缓等甲状腺功能减退的表现。本病亦可合并甲状腺癌。

(3)耳聋:多为感音神经性耳聋,可自生后就有,可呈渐进性。同一家族内耳聋程度轻重不一,常伴不同语言障碍。少数可有耳鸣,甚至有眩晕。

(4)患者身高、智力及性发育均正常,不伴其他畸形。

3. 辅助检查

(1)甲状腺功能测定:绝大多数患者甲状腺激素水平正常;极少数患者表现为甲状腺激素水平降低或表现为 TSH 升高。TG 水平升高,与甲状腺肿的体积成正比。

(2)过氯酸盐排泌试验:即第一次行甲状腺摄 ^{131}I 率试验后口服过氯酸钾 10mg/kg,1 小时后再测 ^{131}I 摄取率,正常人无明显下降,而本病患者下降>10%,呈阳性反应。表明碘在甲状腺内的有机化障碍,此项检查为诊断本病的重要标准。

(3)听力测定及声阻抗检测:外耳及前庭功能正常,蜗神经缺乏反应,提示为神经性耳聋。

(4)B 超检查:甲状腺弥漫性肿大,有的伴有结节。

(5)CT 检查:颞部岩骨薄层扫描内耳畸形,蜗轴缺陷并且 80% 前庭导水管扩大,敏感性较高。

(6)MRI 检查:100% 示 EVA 外,尚可示内淋巴囊及淋巴管扩大。

(7)基因检测:可发现 PDS 基因出现缺失或突变。

4. 诊断和鉴别诊断

(1)诊断标准

1)先天性神经性耳聋伴不同程度的语言障碍,耳聋并非甲状腺功能减退所致,无智力发育障碍。

2)弥漫性或结节性甲状腺肿,肿大的甲状腺无震颤及血管杂音。

3)甲状腺功能正常或降低。

4)过氯酸盐排泌试验阳性。

5)CT 或 MRI 示耳蜗发育不良,前庭导水管扩大。

6)父母有近亲婚配史或无近亲婚配史但同一家族有两例以上相同患者。

7)PDS 基因缺失或突变。

其中符合 1)、2)、6)三点为临床疑诊,加上 3)、4)、5)三点中任两点即可确诊本病,符合 7)一项即可诊断。

(2)鉴别诊断

1)假性 Pendred 综合征:临床上有甲状腺肿,甲状腺功能减退,神经性耳聋,智商(IQ)减低,严重语言障碍,甲状腺抗体(+),TPOAb(+),TgAb(+),但无分子基因突变,CT 及 MRI 检查无内耳改变。

2)先天性甲减:散发性,IQ 减低,生长发育落后,甲状腺肿型克汀病占 10%,无基因突变。其听力减退主要为中耳渗液所致,给予甲状腺激素替代治疗后听力可恢复。

3)后天获得性慢性淋巴细胞性甲状腺炎:表现为甲低、甲状腺肿,甲状腺抗体阳性,无内耳改变及基因改变。

4)甲状腺激素抵抗综合征(SRTH):表现为甲低,21% 合并耳聋,但 T_3、T_4 增高,临床上有甲低症状及甲状腺肿,CT 或 MRI 检查耳蜗无畸形,听觉脑干诱发电位检查听神经传导通路正常可与其鉴别。

5. 治疗

(1)神经性耳聋可行耳蜗置换术,或内置助听器治疗以改善听力。

(2)PDS 患者需终身使用甲状腺素替代治疗。甲状腺素治疗既可弥补因过氧化物酶缺陷引起的甲状腺激素合成不足,也可抑制因 TSH 过度分泌导致的甲状腺增生,甚至可使腺肿缩小。因此,一旦明确诊断,即应口服甲状腺素片或优甲乐等治疗。一般从小剂量开始,合并甲减时剂量可偏大,应当定期复查血清甲状腺激素水平以调整剂量。应用甲状腺素治疗后,腺肿均有不同程度缩小。

(3)PDS 患者甲状腺肿不宜采用手术治疗。由于致病因素持续存在,手术切除部分腺体也不可避免地导致腺肿术后复发,并易误诊为甲状腺癌而反复手术;另外,未行手术时甲状腺功能可能正常,若反复手术更易出现甲状腺功能减退、甲状旁腺功能低下及喉返神经损伤。只有出现明显腺肿压迫症状,或对激素治疗反应不明显时方可考虑手术。由于甲状腺肿质地较软、充血,手术操作较困难,术中尤应注意避免喉返神经损伤,并且可以适当地多保留残留腺体。如因各种原因而行甲状腺次全切除者,术后务必及时口服甲状腺素替代治疗,以免出现腺肿复发。

二、促甲状腺激素抵抗

1. 促甲状腺激素抵抗综合征　促甲状腺激素抵抗(thyrotropin resistance,#275200),简称 TSH 抵抗,是一种激素抵抗综合征,指甲状腺对有生物活性的 TSH 反应下降或无反应,由 TSH 受体(TSHR)本身缺陷或受体后细胞内信号传递功能障碍引起。TSH 抵抗可以是完全性或部分性,散发和 / 或家族性的。TSH 部分抵抗临床上称为甲状腺功能正常的高 TSH 血症,其特征为甲状腺

发育基本正常,甲状腺激素浓度正常,TSH 明显增高;TSH 完全抵抗引起先天性甲状腺功能减退(CH)。

2. TSH 抵抗的分子机制　近年来,国外对 TSH 抵抗的分子生物学基础进行了深入探索,发现 TSH 抵抗的分子机制为:

(1)*TSHR* 基因的失活突变。

(2)继发于调控 TSHR 表达的因子的缺陷而引起 TSHR 数量的减少。

(3)受体后信号传导的缺陷,如 G 蛋白的缺陷。

(4)与甲状腺细胞正常分化和生长所需的翻译调控物质的缺陷。

3. 促甲状腺激素受体　促甲状腺激素受体(TSHR)存在于甲状腺滤泡的细胞膜上,是依赖鸟苷酸调节偶联蛋白(G 偶联蛋白)将信号传递到效应器上的一大类受体之一。在生理情况下,促甲状腺激素(TSH)与 TSHR 细胞外区域结合,激活 G 偶联蛋白,使信号传递到效应器,产生生理作用。1989 年 TSHR 基因被成功克隆,人 TSHR 基因长度约 60kb,有 10 个外显子和 9 个内含子,位于染色体 14q31,cDNA 全长 2 451bp,编码 764 个氨基酸。TSHR 为一个大分子糖蛋白,结构上可分为胞外氨基端、跨膜部分和胞内羧基端,其中跨膜部分包括 7 个跨膜结构、3 个胞外祥和 3 个胞内祥。胞外氨基端较长,有广泛的多个不连续的 TSH 结合位点,由第 1~9 外显子编码,第 10 外显子编码跨膜区和胞内羧基端。生理情况下,TSHR 经 G 蛋白介导,通过 cAMP 调节甲状腺球蛋白、甲状腺过氧化物酶以及钠 - 碘同向转运体的转录;也可通过磷脂酶 C 调节碘的活化和甲状腺球蛋白碘化,控制甲状腺发育。当 TSHR 发生异常时,上述级联反应功能过弱,可导致 TSH 抵抗。

自从 1995 年首例 *TSHR* 基因失活突变被报道以来,迄今已发现至少 68 种 TSHR 基因失功能突变,包括错义突变、无义突变、移码突变和缺失突变。*TSHR* 基因失活突变似乎没有热点部位,它们被确定在外显子 1、4、6、10,虽然多发生于第 10 外显子,但突变位点仍不相同。生殖细胞 TSHR 失活突变所致的 TSH 抵抗有家族聚集性,多为常染色体隐性遗传。一般的常染色体隐性遗传病是纯合子突变,而 TSHR 失活突变多表现为混合性杂合子突变,即两个等位基因均有一个突变点,分别来自父母双方,也有纯合子突变。

4. 临床表现 TSHR 基因失功能突变引起的 TSH 抵抗临床表现多样，从没有症状的高 TSH 血症到严重的甲状腺功能减退（CH），甲状腺可正常或发育不良。而且，临床表现的严重程度和受体突变部位也似乎没有关联。

5. 实验室检查 甲状腺功能检查示 TSH 增高，FT_3 和 FT_4 水平正常或轻度减低。甲状腺彩超示甲状腺大小正常，未见甲状腺肿。基因检测示 *TSHR* 基因突变。

6. 治疗 对于 TSH 完全抵抗的患者，一旦新生儿筛查确诊后立即开始 L-T$_4$ 治疗，目标使血中 TSH 水平恢复正常，对于 TSH 部分抵抗的患者一般不需 L-T4 治疗。

三、甲状腺功能亢进

先天性非自身免疫性甲状腺功能亢进（congenital nonautoimmune hyperthyroidism）——促甲状腺激素受体（thyroid-stimulating hormone receptor，TSHR）缺陷。

甲状腺功能亢进（hyperthyroidism）具有多种病因，包括：①激素（如垂体产 TSH 肿瘤）或自身免疫性抗体（如 TR-Ab）作用于 TSH 受体（TSH receptor，TSHR），导致甲状腺素合成过多。② TSH 受体结构性突变（获得功能性突变）导致甲状腺滤泡细胞自主性高功能，甲状腺激素产生及分泌过多。③甲状腺滤泡细胞损伤（包括自身免疫、炎症、化学或机械损伤）致使甲状腺素释放增加（通常为一过性甲状腺功能亢进）。④非甲状腺来源的甲状腺素增多，包括内源性（如卵巢畸胎瘤）和外源性（甲状腺素或碘摄入过多）。儿童甲状腺功能亢进症比成人少见，主要以自身免疫性甲状腺疾病为主（包括 Graves disease，GD 和桥本甲炎），或者因母亲有 GD 而导致新生儿甲状腺功能亢进，非自身免疫性甲状腺功能亢进（non-autoimmune hyperthyroidism，NAH）在儿童中非常少见。NAH 包括毒性结节性甲状腺肿（toxic multinodular goiter，TMNG）、甲状腺自主腺瘤（autonomous adenoma，AA，也称毒性腺瘤）、家族性 NAH（familial non-autoimmune hyperthyroidism，FNAH）和持续性散发性先天性 NAH（persistent sporadic congenital non-autoimmune hyperthyroidism，PSNAH），是由于 TSH 受体体细胞或胚系细胞得功能突变所导致的一系列较为罕见的先天性甲状腺功能亢进。

NAH 的发生率与地域、种族有一定关联。文献报道，在美国，甲状腺功能亢进中最常见的病种是 GD，而在欧洲则是 AA 所占比例较高。在碘缺乏地区，随年龄增长，AA、TMNG 发生率也较高。FNAH 及 PSNAH 则更为罕见，第一个 FNAH 家系于 1982 年首次被报道，至今全球共发现有 28 个家系（122 位患者）。首个 PSNAH 患者于 1995 年首次被报道，至今共发现有 16 例。因病例罕见，发病率不详。总体上，FNAH 者女性多于男性（女性 83 例，男性 69 例），而 PSNAH 则无性别差异。此外，FNAH 及 PSNAH 似有一定地域分布优势，21 个 FNAH 家系和 12 例 PSNAH 患者均来自欧洲。其他地区发生率低的状况，是否与误诊、漏诊有关，尚不明了。

1. 病因及发病机制 甲状腺素的合成过程，受下丘脑 - 垂体的 TRH、TSH 等调控，并需要多种酶参与。当 TSHR 或受体后通路出现得功能性突变，则会导致 NAH，出现包括甲状腺结节、弥漫性甲状腺肿、甲状腺功能亢进等一系列临床症状。TSHR 属于 7 跨膜结构的 G 蛋白偶联受体家族，其中细胞外部分结构占多，胞内仅一小段。编码基因位于 14 号染色体（14q31），全长 60kb，有 10 个外显子，编码 764 个氨基酸。其细胞外区域由 9 个外显子编码，C 端、跨膜区域（TMDs）和细胞内螺旋段（ICLs）由外显子 10 编码。Gsα 蛋白由 394 氨基酸构成，基因（GNAS）位于 20 号染色体（20q13.2），含 13 个外显子。自主高功能腺瘤或毒性腺瘤多数由于 TSHR 体细胞突变导致，少数见于 Gsα 蛋白突变，TSHR 得功能性突变，或 Gsα 蛋白突变后 cAMP 水平增高（比正常高 1~7 倍），cAMP 级联通路激活，会诱导甲状腺滤泡细胞的增生和自主高功能，最终导致疾病发生。但因是体细胞突变，仅受累及的滤泡细胞克隆发生异常增生，因此呈现出毒性多结节性甲状腺肿的表现。FNAH 和 PSNAH 则是由于胚系细胞的 TSHR 得功能性突变所导致的，因累及全甲状腺的细胞，因此甲状腺滤泡细胞增生呈弥漫性。在迄今已发现的 28 个 FNAH 家系中，同一家族患者虽然突变类型相同，但临床表现却可以不完全一样，提示除了基因突变类型之外，尚可能存在其他因素影响其临床表现的程度，比如遗传背景、碘的摄入等。此外，G 蛋白受体激酶 2（G protein receptor kinase 2，GPK2）及 β-arrestin 1 等作为 TSHR 活性的调控因子，也可能参与其中，是将来值得进一步研究探讨的方向。

2. 遗传方式 TMNG、AA 系由于 TSHR 或 Gsα 蛋白体细胞突变所导致,一般为散发病例,往往缺乏家族史。体细胞 TSHR 突变比 Gsα 蛋白常见,前者约占 57%~70.2%,后者仅占 1.3%~3%。TSHR 结构性体细胞突变大多发生在胞外区和跨膜区,以 9、10 外显子为主。目前暂无突变热点报道。FNAH 与 PSNAH 均为 TSHR 胚系突变所导致,但因 PSNAH 大多系新发突变(*de novo*),故也属于散发病例,无家族史。目前发现的导致 PSNAH 的胚系 TSHR 突变大约有 10 种。FNAH 则为常染色体显性遗传方式,目前所发现的 28 个家系中,突变类型超过 21 种。此外,某些患者可能同时存在有体细胞和胚系突变,如个别 PSNAH 患者同时存在 TSHR 胚系失功能性突变(TSH 抵抗)和 TSHR 体细胞功能性突变,临床依然表现为甲状腺功能亢进。

3. 临床表现 FNAH 患者突出的临床症状为甲状腺功能亢进、弥漫性甲状腺肿和甲状腺结节,但即使是同一家系罹患同种基因突变类型,临床表现还是可以不一致,某些患者可以是亚临床甲亢,甚或甲状腺功能正常,发病年龄也不尽相同。FNAH 的临床特点如下:①阳性家族史(常染色体显性遗传方式)。②无突眼等自身免疫的临床表现,自身免疫甲状腺疾病的相关实验室指标如甲状腺过氧化物酶抗体(TPO-Ab)、甲状腺球蛋白抗体(TG-Ab)及 TR-Ab 阴性,少数病例可有 TPO-Ab 或 TG-Ab 阳性,这与正常人群中甲状腺自身抗体阳性发生率相一致。病理活检无淋巴细胞浸润表现。③甲状腺肿。儿童期一般为弥漫性,但随年龄增长,则呈现多结节性。极少数病例可以无甲状腺肿。④甲亢的发病年龄差距大,从新生儿到 60 岁起病均有,即使在同一家族中,携带同种类型突变,起病年龄也可以差异比较大,间隔从 18 个月至 60 年不等。⑤患者的甲亢程度不一,从严重甲亢到甲状腺功能正常均有。⑥治疗较为棘手,抗甲状腺药物停用或放射碘、手术(部分甲状腺切除)治疗后,都容易短期内复发。

PSNAH 与 FNAH 的临床特点相似,但为散发病例,无家族史。PSNAH 的甲亢可从新生儿即起病,也可迟至出生后 11 个月之后才出现,起病后甲亢持续存在,这点有别于因孕母 GD 而发生暂时性新生儿甲状腺功能亢进的患儿。PSNAH 甲亢及弥漫性甲状腺肿程度与 FNAH 相比更为

严重,随病程进展,甲状腺也可呈现结节性增生。因持续的新生儿期甲亢,患儿可出现低出生体重、颅缝早闭,其他如智能和语言发育落后、脑积水、黄疸、肝脾大、血小板减少及呼吸系统症状(呼吸困难、窒息等)均有见报道。开始治疗较晚的患儿,可有骨龄提前、性早熟表现并可能导致成年矮身材。

因病例少,临床表现多样,关于遗传性 NAH 的基因型与临床表型之间的关系目前尚不甚明确。文献报道,各家系或患者的临床症状的严重程度、起病年龄的早晚,与 TSHR 结构变异程度或 cAMP 水平高低之间的关系不甚密切,故推测表观遗传学以及环境因素等可能对临床症状有一定的影响。

TMNG、AA 也是散发病例,以甲状腺功能亢进及甲状腺结节为主要临床特点。儿童比成人少见。年龄较大的 AA 成人患者中,亚临床甲状腺功能亢进也较为常见。某些综合征,如 McCune Albright 综合征,也可合并有甲状腺节能亢进,但同时会有性早熟、皮肤牛奶咖啡斑等表现。

4. 实验室检查

(1)常规检查:血常规、肝功能。

(2)甲状腺功能检查:包括 TSH、FT_3、FT_4、TT_3、TT_4。PSNAH 与 FNAH 患者的 FT_3、FT_4、TT_3、TT_4 显著增高而 TSH 降低。少数患者仅 TSH 降低(亚临床甲状腺功能亢进)或甲状腺功能正常。

(3)自身免疫性指标:TPO-Ab、TG-Ab、TR-Ab 均阴性。

(4)甲状腺细针穿刺:对于难以与甲状腺肿瘤鉴别的患者,可行细针穿刺活检。此外,活检病理显示无淋巴细胞浸润(与自身免疫性甲状腺疾病不同)。

5. 影像学检查

(1)甲状腺 B 超检查:弥漫性甲状腺肿、单个结节或多结节性甲状腺肿。无低回声(自身免疫性甲状腺疾病的特点)。

(2)甲状腺扫描:^{99}锝或 ^{131}I 扫描,可见单个或多个"热结节"。

(3)心电图

6. 诊断和鉴别诊断 根据 2012 年欧洲甲状腺学会对于非自身免疫性甲状腺功能亢进的诊治指南,PSNAH 的诊断必须具备以下几项的①②③条:①甲状腺功能亢进,无阳性家族史。②无自身免疫性甲状腺疾病表现:TRAb 阴性。B 超无低回声。③新生儿期孤立性甲状腺功能亢进

且持续性(无治疗,出生6周后甲亢仍存在)、新生儿期甲亢经抗甲状腺药物治疗停药后、甲状腺次全切除术或放射碘治疗后复发。④新生儿期出现弥漫性甲状腺肿,其后出现结节性甲状腺肿。

FNAH的诊断则必须具备以下几项中的①②③条:①常染色体显性遗传家族史;②无自身免疫性甲状腺疾病表现;③孤立性甲状腺功能亢(TSH降低,T_4增高)或仅TSH降低而T_4正常;④儿童期中度弥漫性甲状腺肿,成年期出现结节性甲状腺肿(无甲状腺肿并不作为排除FNAH的依据);⑤抗甲状腺药物治疗停药后、甲状腺次全切除术或放射碘治疗后复发。

TMNG/AA的临床诊断依据:①孤立性甲状腺功能亢(非综合征性),或亚临床甲亢;②B超显示1个(AA),或多个(TMNG)表现甲状腺结节;③无自身免疫性甲状腺疾病依据。但少数病例TPO-Ab或TG-Ab阳性。

FNAH及PSNAH需与自身免疫性甲状腺疾病(GD、桥本甲状腺炎等)、合并甲状腺节能亢进的综合征相鉴别。FNAH及PSNAH与TMNG/AA之间难以从临床鉴别,需依靠遗传方式、基因检测明确。虽然突变多见于9、10外显子,但目前尚未见热点突变,因此,为防止漏诊,建议临床疑诊者,应对所有外显子均进行测序检测。同时也建议对家族成员作TSHR结构突变的活性检测。

7. 治疗 FNAH及PSNAH的治疗有别于GD,虽然经抗甲状腺药物治疗1年后,50%FNAH及PSNAH患者也可获得缓解,但停药后往往短期内复发。虽然在某些患者中,长期抗甲状腺药物治疗也能够控制甲亢的病情,但甲状腺肿大、滤泡结节性增生等表现无法缓解。长期过度增生,甲状腺癌发生风险增加。

对于FNAH,2012年欧洲甲状腺学会的指南推荐:①(强烈推荐)甲状腺全切术后再同位素治疗,以达到完全清除甲状腺的目的。②抗甲状腺药物仅为术前准备。心率过快者,给予普萘洛尔控制。对于PSNAH,指南建议:①(推荐)甲状腺全切术以防止复发以及避免对下丘脑-垂体甲状腺轴的抑制。②显著的新生儿甲亢,推荐使用甲巯咪唑治疗(丙硫氧嘧啶,因可致严重肝损害而不推荐)以控制病情,防止骨龄超前、智能发育落后。③若手术治疗,建议尽可能多地切除甲状腺,以免复发。放射碘治疗仅适合5岁以上儿童。④此类患儿下丘脑-垂体-甲状腺轴长期处于抑制状态

(1岁以后),TSH可长期维持低水平,在常规使用TSH水平评估甲状腺功能亢进是否缓解或有否复发时,需要慎重考虑。

(潘思年 李燕虹)

第三节 甲状旁腺疾病

一、甲状旁腺功能亢进——钙敏感受体基因失活突变

(一)概述

原发甲状旁腺亢进(primary hyperparathyroidism,pHPT)是因甲状旁腺疾病所导致甲状旁腺激素分泌过多,并导致高钙血症、骨质疏松、骨痛、骨折、尿路结石等临床症状,在成人中是常见的内分泌疾病之一,一般60岁以后发病率显著增加,其中遗传性pHPT约占5%~10%。遗传性pHPT包括:家族性低尿钙性高钙血症(familial hypocalciuric hypercalcemia,FHH)1、2、3型,新生儿严重原发甲状旁腺功能亢进(neonatal severe primary hyperparathyroidism,NSHPT)、非综合征性原发甲状旁腺功能亢进(non-syndromic primary hyperparathyroidism,nsPHPT)、家族性孤立性甲状旁腺功能亢进(familial isolated hyperparathyroidism,FIHP),以及多发性内分泌腺瘤病(multiple endocrine neoplasia,MEN)1、2、3、4型和甲状旁腺亢进-颌骨肿瘤综合征(hyperparathyroid jaw-tumor syndrome,HPT-JT),其中MEN和HPT-JT也称为综合征性HPT。随着分子生物学技术进展,越来越多导致遗传性pHPT的基因被发现,包括钙敏感受体(calcium sensing receptor,CASR)、G蛋白α-11(GNA11)、连接蛋白(adaptor-related protein complex 2,sigma 1 subunit,AP2S1)、肿瘤抑制基因(如CDC73、MEN1等)等11种基因突变。各种遗传性pHPT发病率不同,MEN1约为(2~3):100 000,MEN2A约为2.5:100 000,其他遗传性pHPT发病率则尚未明确。遗传性pPHT一般会有家族史,发病年龄会偏早,儿童pHPT虽然显著少于成人,但遗传性居多,*CASR*基因突变多见。因此当遇到新生儿或儿童持续性高钙血症病例时候,应当考虑是否存在遗传性pHPT。本章主要讲述*CASR*基因失活性突变所致的遗传性原发性甲状旁腺功能亢进(表28-2)。

（二）病因及发病机制

人体血钙浓度依靠以下几个方面维持稳定：①甲状旁腺，通过感受钙浓度调控促钙激素靶器官的功能；②肠和肾，协调钙在外环境和细胞内液之间的转移；③骨骼，主要的钙储存库。④促钙激素，包括 PTH 和 1,25-$(OH)_2D_3$，调控甲状旁腺、肾和肠以及骨骼之间的相互作用。当血 Ca 水平降低时，PTH 释放，以增加破骨、尿钙重吸收以及肾脏 1,25-$(OH)_2D_3$ 的合成，以维持血钙水平正常。

CASR 属 G 蛋白偶联受体，由 1 078 个氨基酸残基组成。存在于甲状旁腺、肾脏、甲状腺 C 细胞、小肠和骨髓来源细胞，尤其在甲状旁腺和肾脏高度表达。CASR 蛋白共有 3 个结构域，氨基端的 612 个氨基酸残基组成细胞外区域（ECD），其中 36~513 间的肽段形成二裂片的捕虫夹结构（VET），Ca^{2+} 结合在两叶间的裂缝，进而通过与跨膜和膜内结构域相互作用而激活多种细胞内信号通路。在甲状旁腺，异三聚体鸟苷酸结合蛋白的 Gq/11 家族是 CaSR 的主要下游信号伴侣蛋白。CaSR 与 Gq 和 G11 结合可激活磷脂酶 Cβ，进而通过 IP3.DG-PKC 系统，使细胞内钙暂时性升高，抑制 PTH 合成，肾小管重吸收钙减少。CASR 在细胞表面的表达水平可能影响 Ca^{2+} 的稳态，长时间的 Ca^{2+} 暴露可导致新合成受体向胞膜迁移增加。

CASR 是调节细胞外钙水平平衡所必需的，可调节血钙浓度变化下的 PTH 分泌，并在髓袢升支粗段调控 Ca^{2+}、Mg^{2+}、NaCl 的重吸收。当细胞外液 Ca^{2+} 浓度微量降低，CASR 能感知并促使 PTH 分泌，降低降钙素的分泌，增加骨钙释放以及肾小管对钙的重吸收，并刺激近端肾小管 1α-羟化酶，增加 1,25-$(OH)_2D_3$ 的合成以增加肠道钙的吸收。另外，肾的 CASR 可感受 Ca^{2+} 浓度的下降，通过非 PTH 依赖机制促进尿钙重吸收。CASR 失活性突变，是 FHH1、NSHPT、FIHP 的主要病因。突变位点集中在 ECD 区域，尤其是 VFT 结构域的 Ca^{2+} 结合位点，Ca^{2+} 结合受影响后致受体构象改变，或者跨膜区结构突变，使得 G 蛋白与 CaSR 信号转导通路之间的作用被阻断，激活信号无法下传，导致受体功能丧失。因 CASR 对细胞外液钙产生抵抗，致使 PTH 分泌过多、高钙血症。

（三）遗传机制

CASR 编码基因位于 3q13.3-q21，目前已经发现的与家族性 pHPT 相关的 CASR 失活性突变基因已经多达 130 余种，85% 以上为错义突变。突变的 CASR 保留在胞内，不能通过内质网或高尔基体到达细胞膜，但野生型 CaSR 可通过激动剂驱动插入信号（agonist-driven insertional signaling，ADIS）机制增加突变型受体向胞膜迁移，因此，CASR 失活突变的基因类型与临床表型关系密切，杂合突变时 CASR 功能受损较轻，临床表现为家族性低尿钙性高钙血症 1 型（FHH1）或家族性孤立性甲状旁腺功能亢进（familial isolated hyperparathyroidism，FIHP），但纯合或双重杂合突变者受体功能丧失严重，临床表现为新生儿严重原发甲状旁腺功能亢进（neonatal severe primary hyperparathyroidism，NSHPT），并可威胁生命。

表 28-2　遗传性钙敏感蛋白受体突变相关疾病

疾病类型	定位	基因类型
家族性低尿钙性高钙血症 1 型（FHH1）	3q21.1	CASR
家族性低尿钙性高钙血症 2 型（FHH2）	19p13	GNA11
家族性低尿钙性高钙血症 3 型（FHH3）	19q13.2-q13.3	AP2S1
新生儿严重原发甲状旁腺功能亢进（NSHPT）	3q21.1	CASR
家族性孤立性甲状旁腺功能亢进（FIHP）	11q13,1q31.2,3q21.1,6p24.2	CASR,MEN1,CDC73,GCM2
常染色体显性遗传低钙血症 1 型及 Bartter 综合征 5 型	3q21.1	CASR
常染色体显性遗传低钙血症 2 型	19p13.3	GNA11

（四）临床表现

在 FHH 中，FHH1 占绝大多数，约 65%，FHH2 占比<5%，FHH3 则占 20% 左右。FHH 的临床表现主要为持续性高钙血症（可终生），但高钙血症呈轻度或中度，非进展性的。血 PTH 增高或处于正常高限（与血钙水平不相符合）。低尿钙，尿钙与尿肌酐比值常<0.01（非 PTH 依赖机制）。但也有 20% 左右患者尿钙与尿肌酐比值可>0.01，这时候往往容易误诊。FHH 的临床症状与高血钙程度有关，包括恶心、呕吐、食欲减退、腹痛、腹胀、胰腺炎、体重增加缓慢、肌无力或萎缩、心动过缓、心律失常、烦躁或抑郁、注意力不集中，严重时抽搐、昏迷。因 FHH 患者的高血钙症状较轻，患者可完全无临床症状，因此 FHH 诊断时间的早晚往往取决于高钙症状的轻重程度。目前初诊年龄最小是出生后 49 天，因体重不增检查发现高钙。除高血钙症状外，可有泌尿系统症状，包括结石、结石合并感染、尿路梗阻、多饮、多尿、血尿、肾性高血压等。

NSHPT 以严重的高血钙（血钙 3.5~5.0mmol/L）、血 PTH 显著升高（5~10 倍）、甲状旁腺显著增大、发育不良、多发骨折和呼吸窘迫为主要临床特征。严重高钙血症在新生儿期就可出现，并可致命，其他临床表现包括肌张力低下、呼吸窘迫（因胸腔受累）、骨病表现（包括骨质疏松、反复病理性骨折）、骨骼畸形，此类患儿常在出生后 3 个月内夭折。因 NSHPT 的基因类型为 CASR 的纯合或双重杂合突变，因此 FHH1 的家庭中有可能出现 NSHPT 后代。

FIHP 发病多在 1 岁后，表现为显著高血钙和 PTH 增高，但往往存在高钙尿症，以此可与 FHH1 相鉴别。此外，FIHP 的 pHPT 为孤立性，无伴其他综合征或肿瘤表现。

（五）实验室检查

1. 血钙磷　血钙轻度或中、重度增高（依疾病类型不同而异），血磷水平降低。

2. 尿钙磷　FHH1 者低尿钙，FIHP 者高尿钙，磷重吸收率减低。

3. 血 PTH　增高。

4. 血碱性磷酸酶　增高。

5. 基因检测　可确诊及鉴别遗传性 pHPT 类型。

（六）影像学检查

1. 颈部 B 超检查　甲状旁腺增大。

2. X 线检查　骨质疏松。

3. 腹部平片或泌尿系统 B 超检查　泌尿系结石或钙化。

（七）诊断和鉴别诊断

对于新生儿或儿童期持续的高钙血症，应当怀疑本病。根据高钙血症、血 PTH 增高等，可临床诊断 HPT，但同时需要鉴别原发或继发、遗传或非遗传性、综合征性或非综合征性的的甲状旁腺功能亢进。基因分析可明确诊断并分型，所以一般建议临床诊断后作相关基因明确。

1. 继发性甲状旁腺功能亢进。

2. 遗传性原发性甲状旁腺功能亢进中，各种类型的鉴别，可依据是否合并甲状旁腺功能亢进以外的其他症状（综合征性）、肿瘤等临床表现以及基因分析进一步鉴别。

（八）治疗

治疗包括高钙血症的处理和手术治疗。

1. 高血钙处理　①利尿剂：一般选择袢利尿剂；②降钙素：如鲑鱼降钙素皮下注射；③双磷酸盐制剂；④糖皮质激素：强的松 2mg/（kg·d）；⑤ CASR 激动剂：西那卡塞，某些文献报道可有效纠正致死性高钙血症；⑥维持血容量、纠正脱水；⑦限制钙摄入；⑧严重者透析治疗。

2. 手术治疗　NSHPT 及 FIHP 者建议作甲状旁腺切除。而 FHH1 者则无须手术。

二、甲状旁腺功能减退——CaSR 受体激活性突变

（一）概述

甲状旁腺功能减退（hyporparathyroidism，简称甲旁减）是指因甲状旁腺合成、分泌 PTH 不足或 PTH 结构异常而导致的临床以低钙血症、高血磷及尿钙排泄增多为特点一类疾病。常见的病因为手术损伤或切除了甲状旁腺、颈部放疗、自身免疫性炎症等，遗传性甲旁减较为少见，相关的基因包括 *CASR*、*GNA11* 的功能性突变以及其他一些导致 PTH 分泌、作用异常的失功能性突变。甲旁减发生率各地不一，欧美统计约为 2.5~37/100 000 人，遗传性甲旁减的发生率依病种不一而异。本章节主要讲述 CASR 基因激活性突变所致的甲状旁腺功能减退（#601198），属常染色体显性遗传性疾病。

（二）病因及发病机制

PTH 由甲状旁腺主细胞合成和分泌，为单链多肽，含 84 个氨基酸（分子量 9.5kD）。PTH 不足时候，因破骨细胞活性低、尿钙排泄增加、肠道重

吸收钙减少而导致低钙血症,同时肾小管重吸收磷增加而导致慢性持续性高磷血症。除钙磷代谢外,PTH还促进肾脏对镁的重吸收。而严重而长期的低镁血症或高镁血症又均可抑制PTH分泌并导致低钙血症。

如前一节所述,*CASR* 基因失活性突变导致PTH分泌过多,临床表现为甲状旁腺功能亢进;CASR功能性突变则可导致PTH分泌减少,临床表现为甲旁减,包括常染色体显性遗传性低钙血症1、2型(Autosomal dominant hypocalcaemia type 1 and type 2,ADH1.ADH2)、巴特综合征5型(Bartter syndrome type 5)。ADH1由CASR得功能性突变所致,CASR激活突变簇集在细胞外的VFT结构域的第二个肽环(残基116-136),可能通过促进受体构型转变,如二聚体旋转,导致受体功能的激活。CASR的另一个突变热点位于包含跨膜结构域6、7和介于中间的胞外第三个肽环的区域,该区域与其他抑制G蛋白结合的跨膜结构域相互作用,使未结合配体的受体处于无活性构型。CASR严重激活突变患者可能还存在巴特综合征5型。ADH2由GNA11基因胚系突变所致,突变类型为Gα$_{11}$的杂合激活性突变(Arg60Cys与Ser211Trp,Arg60Leu和Val340Met)。突变可能导致Gα$_{11}$"蛤壳"打开并通过促进GDP转换为GTP来诱导激活G蛋白,或突变位于Gα$_{11}$与Gβγ异二聚体结合处,并可能促进Gα$_{11}$亚单位的分离进而使CASR介导的信号转导增强。此外,突变的残基位于Gα亚单位的C末端,可能通过阻止GTP水解为GDP而激活Gα$_{11}$,或可能影响Gα-GPCR相互作用的稳定性。

(三)遗传机制

常染色体显性遗传性低钙血症(ADH)及巴特综合征5型均为常染色体显性遗传方式。ADH1在所有ADH中占70%,目前已知的CASR突变种类已超过70种,其中95%为杂合错义突变。导致ADH2的Gα$_{11}$胚系突变类型为Arg60Cys与Ser211Trp,Arg60Leu和Val340Met的杂合激活性突变。

(四)临床表现

1. 低钙血症所引起的系列肌肉-神经兴奋性增加的临床表现 包括手足搐搦症、喉痉挛或全身抽搐等,或者仅表现为肌肉疼痛、肢体感觉异常(如蚁行感、肌肉麻木感等)、腹痛(腹肌痉挛)等。ADH以轻到中度低血钙为特征,约50%

的患者出现低血钙症状如感觉异常、手足痉挛和癫痫。

2. 神经精神症状 癫痫大发作或小发作,多动、共济失调、智力低下等。

3. 异位钙化 基底节、皮肤、关节及软组织等异位钙化。>35%的ADH患者存在肾和基底节的异位钙化。

4. 心律失常或心力衰竭 发生于严重低钙时。

5. 巴特综合征5型患者 同时存在以低血钾性碱中毒、肾盐丢失和高肾素性高醛固酮血症。

(五)实验室检查

1. 血钙磷 血钙低,但ADH者血钙很少<1.5mmol/L(经血清白蛋白校正后),血磷增高,但少部分患儿血磷可在正常范围。

2. 碱性磷酸酶 通常在正常范围或正常底限水平。

3. 尿钙和磷 ADH患者尿钙相对较高(尿钙/肌酐比值正常或升高),而尿磷排泄减少。

4. 血镁 正常或低镁。

5. PTH ADH患者通常PTH水平正常。

6. 基因检测 可明确诊断和分型。

(六)影像学检查

1. X线检查 骨密度增加,骨皮质增厚。

2. 颅脑CT或MRI检查 基底节钙化。

3. 脑电图、心电图及眼底检查。

(七)诊断与鉴别诊断

一般情况下,依据低钙血症,血PTH低于正常水平或在正常低限,甲旁减临床可以诊断,但需要鉴别维生素D缺乏症,后者有低钙血症,但PTH水平增高、血磷降低,血25(OH)D浓度可协助判读是否同时合并有维生素D缺乏症。另外,需进一步考虑甲旁减是继发于手术、放疗损伤、自身免疫性炎症等,还是遗传性(家族性),是合并其他综合征症状还是孤立性甲旁减。

(八)治疗和随访

治疗包括急性严重低钙血症的处理和长期维持血钙磷的相对正常水平(2.13~2.38mmol/L),减少异位钙化发生。

1. 钙剂 急性严重低钙血症、手足搐搦或抽搐时,给予10%葡萄糖酸钙2mg/kg稀释后静脉滴注,每日2~3次(视病情而定)。长期口服钙剂:元素钙1~1.5g/d。

2. 维生素D及其衍生物 1-α(OH)D$_3$或1,25(OH)$_2$D$_3$0.25~1μg/d。维生素D或维生素D$_3$ 25 000~

200 000IU/d。

3. 避免高磷饮食

4. 噻嗪类利尿药 减少尿钙排泄率。

5. 纠正低镁血症

6. 治疗期间及远期随访 血钙、磷水平及尿钙排泄率,目标是缓解低血钙症状,使血钙维持在正常低限或稍低于正常范围的水平,同时避免高钙尿症。

三、假性甲状旁腺功能减退症——偶联 PTH 受体的 G 蛋白 a 亚基失活突变

(一)概述

假性甲状旁腺功能减退症(pseudohypoparathyroidism,PHP)于 1942 年由 Albright 等学者首次报道,是一类罕见的遗传病,因 GNAS 基因突变或 GNAS 基因印迹改变所致,临床以 PTH 抵抗(血 PTH 增高)、低钙血症、抽搐、高磷血症为特征,部分患者合并 Albright 遗传性骨营养不良(Albright hereditary osteodystrophy,AHO)或其他多种激素抵抗表现。国外报道的 PHP 发病率(0.72~3.4):1 000 000。根据肾小管对 PTH(牛 PTH 提取物或基因重组 PTH[1-34])的反应,PHP 分为 I 型、II 型,其中 I 型又依据临床表现而进一步分为 I a、I b、I c 三个亚型。

(二)病因及发病机制

PTH 受体分为 I 型(PTH 1R)、II 型(PTH 2R)、III 型(PTH 3R3)三种,其中 PTH1 R1 最为重要。PTH 受体的激活,依赖 PTH 及 PTH 相关肽(PTH-related peptide,PTHrP)激活。在肾脏,PTH 与 PTH 1R 结合后,促进 $1,25(OH)_2D_3$ 的合成、抑制近曲小管磷酸盐重吸收、促进远端小管钙的重吸收。而在骨骺软骨生长板,PTHrP 与 PTH 1R 结合后可促进骨骺内软骨钙化。

PTH1R 的生物学效应,主要是通过 3 条信号通路的激活:cAMP/PKA 通路、PLC/PKC 通路及非 PLC/PKC 通路,其中 G 蛋白受体偶联的 cAMP/PKA 通路是最主要的的信号转导途径。系列的的 GNAS 基因突变或基因印迹突变,导致刺激性 G 蛋白(Gsα)活性改变,则导致 1R 抵抗,产生相关临床症状。GNAS 基因为印迹基因,定位于染色体 20q13。GNAS 基因通过不同的启动子和共同的 2~13 号外显子转录产生多种产物,其中 Gsα 是最主要的产物。在体内多种组织中,GNAS 基因是双等位基因表达的,但在某些组织

中,如肾脏的近曲小管、甲状腺、性腺及垂体组织中,为母源基因的表达,因此,当母源 GNAS 基因失活性突变时,可出现 PTH 抵抗以外的多系统症状(如多种激素抵抗等)。GNAS 上游的启动子区有 3 个差异性甲基化区域(differentially methylated regions,DMR),从 5' 端到 3' 端依次为神经内分泌蛋白 55(neuroendocrine secretory protein 55,NESP55)、反义转录子(antisense transcript,AS)、超大结构 Gsα(the extra-large form of Gsα,XLGsα)、A/B 转录子(A/B transcript),DMR 呈现母源/父源等位基因差异性甲基化,转录仅发生于 DMR 去甲基化的等位基因。正常情况下 AS、XLGsα、A/B 母源 DMR 甲基化,只表达父源基因,而 NESP55 则为父源 DMR 甲基化,只表达母源基因。当甲基化异常,母源或父源基因同时表达,则出现 Gsα 活性改变。

(三)遗传机制

PHP I a 型与 I c 型,多呈常染色体显性遗传,其发病机制为母源的 GNASl 大片段或点突变,目前已报道 193 种 GNASl 基因突变,包括错义突变、截断突变、剪接位点突变及片段缺失或重复。其中多数为 PHP I a 型,PHP I c 型仅见极少病例报道。PHP I b 型为基因组印记遗传,临床罕见,多呈散发,少数呈常染色体显性遗传。常染色体显性遗传的 PHP I b 型包括外显子 A/B 甲基化缺失、NESP55 的母源等位基因片段缺失,若为父源等位基因缺失,患儿为携带者,不起病,无临床症状。散发 PHP I b 型涉及多种 DMR 甲基化异常,如 20q 父源单亲二倍体,虽然没有携带任何突变基因,但因广泛甲基化异常而致使 GNAS 基因的表观遗传学异常。PHP II 型的病例极少见,基因背景及遗传方式目前尚未明确。

(四)临床表现

PHP 可在任何年龄起病。典型症状包括低钙血症及 AHO。低钙血症临床可表现出反复抽搐(类似癫痫大发作样)、喉痉挛、手足搐搦、感觉异常、眼外肌痉挛等。AHO 典型表现为圆脸、短颈、小下颌、肥胖、短指趾畸形,尤以第 4/5 指骨短最为常见,患儿还可有基底节等异位钙化,皮肤、皮下脂肪、深部组织等处的进行性异位骨化,牙齿异常(出牙延迟、龋齿、脱落、发育不良、咬合不齐等),智力低下,体格发育落后。PHP I a 型多伴有 AHO,发生率约 70%,另外还可同时并有多种激素抵抗表现,包括 TSH、GHRH、胰岛素、降钙

素抵抗,临床出现甲状腺共减退、生长激素缺乏症等表现。PHP Ib型多以严重PTH抵抗表现为临床特征,低钙严重,但一般无AHO表现,此外,可有宫内发育迟缓、早期发生的严重肥胖。目前所报道的PHP Ⅱ型病例仅表现为PTH抵抗,无AHO等。

(五)实验室检查

1. 血清钙磷测定 血钙降低,血磷正常或增高。

2. 尿钙磷测定 尿钙和尿磷均降低。

3. 血PTH 增高。

4. 尿羟脯胺酸 PHP Ib型增高。

5. 尿cAMP排出量 PTH注射后PHP Ⅰ型尿排出量不增加,而PHP Ⅱ型者尿cAMP增高。

6. 临床诊断PHP Ⅰa型者,需检查甲状腺功能、生长激素激发等。

7. 基因检测 可明确病因及分型,目前建议对于临床诊断者均行相关基因检测。

(六)影像学检查

1. 手足X线检查 可见AHO典型的指趾骨畸形。

2. 头颅CT、MRI检查 颅内多发钙化,典型为基底节区"倒八字"及大脑皮质下区"星火样"钙化灶。

(七)诊断与鉴别诊断

当出现特征性临床表现、体征以及生化改变,临床可诊断。但需要与甲旁减、生素D缺乏症等引起低钙血症的疾病,另外,还需要分型和评估是否存在多种激素抵抗现象。一般依据尿中cAMP对PTH的反应,可区分PHP Ⅰ型和PHP Ⅱ,而PHP Ⅰa、b、c三个亚型只能依靠临床表现加基因分析明确。新近,也有学者提出,完全依据基因突变类型分型,并将此类Gsα-cAMP相关性疾病重新命名为:PTH/PTHrP相关性疾病(PTH/PTHrP signalling disorder,iPPSD)。

(八)治疗

1. 纠正低钙血症 纠正急性低血钙同甲旁减。长期口服钙剂:元素钙30~50mg/(kg·d)。

2. 维生素D及其衍生物 1,25(OH)$_2$D$_3$25~50ng/(kg·d)。

3. 定期随访血钙磷及尿钙磷排泄率,防止远期肾和骨骼的并发症,同时还需要随访体重等体格发育状况。

(李燕虹)

第四节 糖皮质激素&肾上腺

一、ACTH抵抗——家族性糖皮质激素缺乏

(一)家族性糖皮质激素缺乏

家族性糖皮质激素缺乏(familial glucocorticoid deficiency,FGD)(OMIM 202200),也称为促肾上腺皮质激素(adrenocorticotropic hormone,ACTH)不敏感综合征,是一种罕见的常染色体隐性遗传性疾病。1959年由Shepard等首次报道,以孤立性的糖皮质激素缺乏和肾上腺皮质对ACTH抵抗为特征,当时被称为"家族性爱迪生病(familial Addison's disease)"。目前研究已发现至少6种类型基因突变,以黑素皮质素受体-2(Melanocortin-2 receptor,MC2R)基因和MC2R相关辅助蛋白(MC2R accessory protein,MRAP)基因最为常见,分别占25%和15%~20%,因此亦被称作FGD-1型和FGD-2型。其他已知的致病基因还包括类固醇激素急性调节蛋白(Steroid acute regulatory protein,StAR)基因(约占5%)、微小染色体缺陷修复蛋白4(Minichromosome maintenance 4,MCM4)基因(<1%,多见于爱尔兰移民)、烟酰胺核苷酸转氢酶基因(Nicotinamide nucleotide transhydrogenase,NNT)基因(约占10%)和硫氧还蛋白还原酶2(Thioredoxin reductase 2,TXNRD2)基因,后三者为参与氧化应激过程的相关基因。仍有大约40%FGD未能找到致病基因,近年的研究提示可能/可能参与的基因还包括与NNT在同一抗氧化通路上的谷胱甘肽过氧化物酶1(glutathione peroxidase 1,GPX1)基因和过氧化还原酶3(peroxiredoxin 3,PRDX3)基因等。本节将主要介绍FGD-1型和FGD-2型。

(二)病因及发病机制

垂体ACTH来自前体阿片-促黑素细胞皮质素原(POMC)的裂解,其他裂解产物还有β-促脂解素(β-LPH)、γ-促黑激素(γ-MSH)等。ACTH本身又可作为α-促黑激素(α-MSH)的前体。黑素皮质素(Melanocortin)受体家族(MCRs)有5个成员,MC1,3,4,5R均可与多个POMC裂解产物结合,只有MC2R特异性与ACTH结合,并且

几乎仅在肾上腺表达。

ACTH 作用于肾上腺皮质细胞，通过上调细胞膜上 MC2R，增加肾上腺皮质细胞对 ACTH 的反应。MC2R 为 G 蛋白偶联受体，与 ACTH 结合后，激活腺苷环化酶，增加细胞内 cAMP 浓度，进而发挥生理作用。MC2R 及受体后的任何一个环节有缺陷均可能引起 FGD。

MC2R 区别于 MCRs，除了对配体选择的专一性外，另一个重要的特点是，对于辅助蛋白（MRAP）的依赖性。MC2R 从内质网向细胞膜表面的迁移需要 MRAP 的辅助，方能正确折叠并且帮助正确折叠的 MC2R 转移到细胞膜表面。

两种基因突变结果是肾上腺皮质束状带细胞的 ACTH 受体蛋白结构和功能异常，ACTH 受体与 ACTH 结合力显著降低，产生 ACTH 抵抗，引起信号传导受阻，导致肾上腺束状带细胞不能合成足够的糖皮质激素，进而产生一系列相关临床表现。

（三）遗传机制

正常情况下，ACTH 作用于肾上腺皮质，与特异性受体 MC2R 结合后，以 cAMP 为第二信使而发挥其生理作用。

MC2R 是黑色素皮质素受体族中第二个被发现的成员，也是家族中最小的受体。其编码基因定位于 18p11.2（OMIM 607397），含 297 个氨基酸，属于跨膜 G 蛋白偶联受体，具有 7 个跨膜的 α 螺旋，包括 3 个胞内环、3 个胞外环以及短的氨基末端和羧基末端。1993 年由 Clark 等在 FGD 患者首次确定 MC2R 失活性突变 p.S74I。此后已有超过 40 余种致病突变的报道，以点突变为主，移码突变和无义突变少见，占 FGD 病因的 25%，称为 FGD-1 型。

大多数突变导致 MC2R 不能转运至细胞膜，少数突变导致 MC2R 不能与 ACTH 结合。由 MC2R 移码突变所致的 FGD 临床表现多较重，受体功能几乎完全丧失。而大多数 MC2R 突变为错意突变，受体功能还能有部分保留。无义突变所致的 FGD 临床表现也较重，可累及肾素 - 血管紧张素 - 醛固酮系统可能需要盐皮质激素的替代。

MRAP 是一种单跨膜辅助蛋白，为单链肽链，含 1 个跨膜域，在内质网中以反向平行的同源二聚体形式存在，发挥分子伴侣作用。MRAP 存在 MRAP1（MRAPα 和 MRAPβ）和 MRAP2（MRAP2a 和 MRAP2b）2 个类型。几乎所有 MC2R 功能实现都离不开 MRAP1 的存在。由 MRAP 突变所致

的 FGD 于 2005 年被首次报道，约占 15%~20%，称为 FGD-2 型。

MRAP 编码基因位于 21q22.1（OMIM 607398），包含 6 个外显子，编码区长 23kb，α 链由外显子 1-5 编码，包括 172 个氨基酸；β 链由外显子 1~4 和外显子 6 编码，编码 102 个氨基酸。目前共发现至少 9 种突变，主要为剪接异常和无义突变，导致 MC2R 不能正确折叠，进而 MC2R 不能运输到束状带细胞膜表面，最终不能与 ACTH 结合发挥信号传导作用，大多临床表现相对较重，起病也更早。也有两例错意突变的患者报道症状则较轻，起病年龄也较晚。

（四）临床表现

FGD 的发病年龄可以从出生、婴儿期至儿童早期均可发病，临床表现因发病年龄不同而异。临床表现以孤立性的糖皮质激素缺乏为特征，显著的低皮质醇血症伴 ACTH 水平明显增高，盐皮质激素和 RAS 系统不受累。

皮肤黏膜色素沉着可以是少部分患儿一段时间内唯一的临床表现，可早于其他症状的出现。其致病机制与增高的 ACTH 可促进调控头发颜色及皮肤黏膜的色素的黑素质素 1 受体（melanocortin 1 receptor，MC1R）表达有关。是否出现皮肤黏膜色素沉着也与人种有关，因在白种人中普遍存在 MC1R 失活突变，故白种人 FGD 患者较少见皮肤色素沉着。

新生儿期起病者多表现为频发的低血糖，轻者可通过频繁喂养来避免低血糖的发生，严重者可出现抽搐而威胁生命。新生儿即可有皮肤色素加深，可伴有黄疸，甚至以胆汁淤积为主要表现。如未能在新生儿期／婴儿期诊断的病例，常因以下原因就诊：反复发生的低血糖，甚至伴有惊厥；反复感染，并且恢复较困难；皮肤色素沉着，非专科医生可能与发绀混淆。如果未能及时治疗，可能导致反复低血糖导致的远期神经系统损害，更严重的是反复感染最终导致死亡。因此早期正确诊断，对预防远期病理损害至关重要。

（五）实验室检查

根据血清高 ACTH、低皮质醇，同时醛固酮及电解质水平正常，应怀疑 FGD。但对于该病的确诊，仍需进行基因检测。

1. 常规实验室检查　包括血尿常规、肝功能、肾功能、血气分析、血糖、血氨、血乳酸等。可出现低钠、高钾、代谢性酸中毒。

2. 内分泌激素评估 用放免法和化学发光法检测8点ACTH的正常参考多在<50pg/ml和<80pg/ml，患者的ACTH常超过1 000pg/ml。血8点皮质醇显著降低，甚至测不出。血ACTH和皮质醇水平在FGD-1和FGD-2之间无显著差别。孕酮、17羟孕酮、雄烯二酮、硫酸脱氢表雄酮等肾上腺皮质中间代谢产物无增高，多呈低下状态。

3. ACTH兴奋试验 国外应用1-24肽合成ACTH，国内无此药物则选用全长的ACTH制剂，兴奋后正常情况下血皮质醇水平可达到/超过550nmol/L。如果血ACTH已经显著增高，行ACTH兴奋试验的必要性就相对小了。

4. 基因检测 基因检测对确诊该病和遗传咨询有重要意义。由于致病基因的多样性，建议通过二代测序的方法对可能的基因同时检测：*MC2R*、*MRAP*、*StAR*、*MCM4*、*NNT*、*TXNRD2*，应注意仍有约40%的病例未能找到致病基因。

5. 其他 还可采用周围血淋巴细胞与ACTH结合的试验，以检测其中的ACTH受体功能（包括受体数目和结合亲和力），但此法目前仅用于研究，临床上尚未开展起来。

（六）影像学检查

1. 腹部CT检查 可用于评估肾上腺大小，FGD患者表现为双侧肾上腺发育不良。先天性肾上腺皮质增生症的患者和继发于结合感染的肾上腺皮质功能低下的患者往往肾上腺体积是增大的，前者由于高ACTH所致的肾上腺皮质的增生，后者可由肾上腺的钙化所致。

2. 垂体MRI检查 用于排除垂体器质性疾病，有助于与其他疾病鉴别。

3. 非优势手腕部X线检查 评价骨龄有助于生长的评估。

（七）诊断和鉴别诊断

婴幼儿频发低血糖，伴有皮肤色素沉着和反复罹患感染是诊断本病的重要线索。本病的诊断应包括临床诊断和病因诊断。根据明显皮肤色素沉着及糖皮质激素减低症候群，血皮质醇明显低于正常，ACTH明显增高，肾上腺对外源性ACTH无反应，而盐皮质激素分泌正常，不伴有水电解质失衡时可作出临床诊断。

FGD应与其他原发性肾上腺皮质功能减退疾病鉴别：

（1）Allgrove综合征：也称3A综合征，经典的三联征包括ACTH抵抗外（ACTH resistance）、贲门失迟缓症（achalasia of the cardia）和无泪症（alacrima）。还可伴神经性耳聋、智力低下/倒退、皮肤角化过度、中枢/周围/自主神经病变、唾液减少等。

（2）Addison病：为原发性肾上腺皮质功能减退，多与自身免疫因素相关，且糖皮质激素和盐皮质激素均受累，患者失盐症状更明显。对两者的鉴别，一方面需要注意家族史的询问，FGD常有阳性家族史；另一方面需要对盐皮质激素进行评价，如遇上急性病变，则需待病情缓解后再进行。

（3）FGD患者在急性发作时易被误诊为感染性休克等，但临床感染症状与休克体征常常不符，可以作为临床提示。

（4）其他病因所致的原发性肾上腺皮质功能减退，如先天性肾上腺皮质增生症先天性（CAH）、肾上腺脑白质营养不良、X-连锁先天性肾上腺发育不良等。CAH除肾上腺皮质功能低下外，还伴有肾上腺中间代谢产物的堆积和旁路产物的增多。后两种疾病均为X连锁隐性遗传性疾病，女性携带，男性发病，其中肾上腺脑白质营养不良还可伴有神经系统的症状和颅脑MRI特征性改变，血极长链脂肪酸水平升高可进一步协助鉴别。X连锁先天性肾上腺发育不良还可伴有低促性腺激素的性腺功能减退，如由Xp21邻近基因缺失所致者还可伴有杜氏肌营养不良、甘油激酶缺乏症、尿素循环障碍和视网膜色素变性等。

（八）治疗及随访

治疗原则：予以糖皮质激素的适当替代，防治肾上腺危象的发生，远期促进正常的生长发育。

1. 糖皮质激素的替代 临床上首选氢化可的松替代治疗。氢化可的松治疗剂量为儿童期10~12mg/(m²·d)，成人剂量为20~30mg/d。替代治疗目标是保证儿童正常生长发育，因此需平衡过量和不足，因为过量和不足均可影响儿童生长发育。生理剂量的氢化可的松并不能使ACTH降至正常，但如果为追求将ACTH降至正常而加大氢化可的松的量，将导致过度治疗，进而出现库欣综合征及生长发育落后等后果。

2. 盐皮质激素的替代 FGD患者一般无须补充盐皮质激素，偶有无义突变所致的FGD，可能累及肾素-血管紧张素系统，需要补充。一部分因首诊为Addison病而同时给予糖皮质激素及盐皮质激素替代治疗的患者,后来发现补充盐皮质激素是不必要的,经过再次评估诊为 FGD。

3. 肾上腺危象的防治　应激情况下,如感染、手术、创伤的时候,需增加皮质醇的用量。轻中度感染时,增加原药量的 2~3 倍;严重感染或需要手术时,则应增加原药量的 3~5 倍,甚至 10 倍。应激一旦消除,逐渐减为维持量。

危象处理与其他病因所致的原发性肾上腺皮质功能减退相似,一旦怀疑危象就应及时处理。首先需要扩容,儿童可以快速推注生理盐水 20ml/kg,如果有休克,可以重复使用,1 小时内可达 60ml/kg。成人扩容方案则在第一小时快速滴注 1 000ml 等渗盐水或可在盐水中加入 5% 葡萄糖。氢化可的松的使用:儿童首剂 50~100mg/m^2,维持量按 50~100mg/(m^2·d),分成四次,每 6 小时一次或者 24 小时持续静脉滴注。成人首剂 100mg,维持量按 200mg,分成四次,每 6 小时一次或者 24 小时持续静脉滴注,次日减至 100mg/d。对伴有低血糖的患者,可给予葡萄糖 0.5~1g/kg 或 25% 葡萄糖 2~4ml/kg(单次最大剂量 25g)以 2~3ml/min 静脉滴注,儿童则给予 10% 葡萄糖 5~10ml/kg。治疗过程中应注意心脏体征的监测,根据病情及时调整剂量和及时更改给药途径,如改口服。

4. FGD 的随访　FGD 属于终身需要治疗的疾病,需要定期随访,以便观察治疗效果,及时调整治疗方案,预防并发症。随访的指标包括:低皮质醇血症的症状,体格指标(身高、体重、青春发育情况),皮肤弹性色素沉着情况,以及血糖、电解质、ACTH 等。

(九) 遗传咨询及产前诊断

FGD 患儿的预后主要取决于及时诊断以及治疗的依从性,因此应做到早诊断早治疗。

1. 避免近亲结婚。

2. 对已诊断 FGD 的家庭,产前诊断是优生优育,防止同一遗传病在家庭中重现的重要措施。对有本病家族史的夫妇及先证者可进行 DNA 分析,并对其胎儿进行产前诊断。家族成员基因分析也可检出杂合子携带者,进行遗传咨询。

二、糖皮质激素抵抗综合征

(一) 糖皮质激素抵抗综合征

糖皮质激素抵抗综合征(glucocorticoid resistance syndrome,OMIM:#615962)又称糖皮质激素不敏感综合征(glucocorticoid insensitivity synd-

rome,GCIS)是临床上一种罕见的疾病。1976 年 Vingerhoeds 首次报道,随后 Chrousos 及其团队对这种疾病进行了较详细的阐述。其特征性表现为血浆和尿中皮质醇明显升高而无皮质醇增多的临床表现。

(二) 分类

糖皮质激素抵抗综合征分为原发性和继发性两类:前者又称遗传性或先天性,遗传性糖皮质激素抵抗综合征可为家族性,或散发性;继发性为继发于后天某些疾病所引起的糖皮质激素作用缺陷,如艾滋病、肾衰竭、类风湿关节炎、系统性红斑狼疮、支气管哮喘、Crohn 病等。

糖皮质激素抵抗可为全身性如艾滋病,亦可为组织特异性抵抗,如抗糖皮质激素型哮喘,某些对糖皮质激素治疗无反应等淋巴细胞白血病等。糖皮质激素抵抗可为完全性和部分性,因糖皮质激素是维持生命的重要激素,完全抵抗难以生存,故目前临床所见基本是部分性。

(三) 糖皮质激素受体与糖皮质激素受体基因

糖皮质激素(glucocorticoid,GC)是由肾上腺皮质束状带分泌的一类甾体激素,主要为皮质醇,具有调节糖类、脂肪和蛋白质的生物合成和代谢的作用,还具有抑制免疫应答、抗炎、抗病毒、抗休克的作用。在糖皮质激素的作用通路中,糖皮质激素受体(glucocoriticoid receptor,GR)起关键作用。GR 是核受体超家族中的一员,属于核转录因子,广泛存在于机体各种组织细胞中,几乎在所有组织细胞都有不同程度的表达。GR 是以多蛋白复合物的形式存在的,其伴侣蛋白主要有热休克蛋白(heat shock protein,HSP)90、HSP70、免疫亲和蛋白和 P23 等。当糖皮质激素受体与糖皮质激素结合后其构象发生改变,从蛋白质复合物中解离,与激素结合形成激素受体复合物转入细胞核内,以二聚体等形式与糖皮质激素相关基因的反应元件(glucocoriticoid response elements,GRE)结合,并与共结合因子结合启动或抑制相应基因等转录,从而发挥糖皮质激素等作用。

糖皮质激素受体的编码基因是 NR3C1(Nuclear Receptor Superfamily 3,group C member,NR3C1),位于 5 号染色体的长臂(5q31-32),其编码的蛋白质约 150kb,包含 8 个内含子和 9 个外显子(图 28-1)。外显子 1 和外显子 2 的起始部分为 5,非编码区,外显子 2 的其余部分构成了 N 末端区(N-terminal domain,NTD),起始密码子位于 NTD,

外显子 3 和外显子 4 构成了 NDA 结合区（NDA-binding domain，DBD），外显子 5 到外显子 9 包含了铰链区（hinge range，HR）和配体结合区（ligand-binding domain，LBD）。 人类 GR 有 hGRa 和 hGRb 两个亚型，是由于外显子 9 的不同剪切构成的。糖皮质激素的主要生理作用均由 hGRa 介导的，它由 777 个氨基酸组成；hGRb 包含 742 个氨基酸，不能与 GC 结合，但能够与 DNA 结合，能对 hGRa 的作用产生负面影响，且能在 hGRa 存在的情况下影响基因的表达（图 28-2）。

（四）遗传性糖皮质激素抵抗综合征的病因及发病机制

1. 糖皮质激素受体基因缺陷　遗传性糖皮

质激素抵抗综合征可为家族性或散发性，可为常染色体显性遗传，亦可为常染色体隐性遗传。GR 基因缺陷，引起糖皮质激素受体蛋白的空间构象明显改变，导致糖皮质激素受体与糖皮质激素结合或与 DNA 结合区的结合异常，即发生结合亲合力下降或丧失，传递激活减慢；GR 与配体结合后的复合物对热不稳定或核移位障碍。在杂合子中突变的等位基因可抑制野生型等位基因的功能。NR3C1 基因缺陷可为失活性点突变、插入或缺失，常发生于配体结合区即外显子 5,6,7,8 位置（原发性糖皮质激素抵抗综合征常见的 hGR 突变位点（图 28-3）。

2. 糖皮质激素受体基因多态性或受体后缺

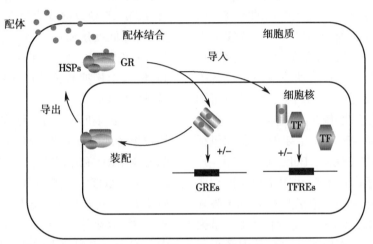

图 28-1　糖皮质激素作用机制示意图

GR：糖皮质激素受体；HSP：热休克蛋白；GRE：糖皮质激素相关反应元件

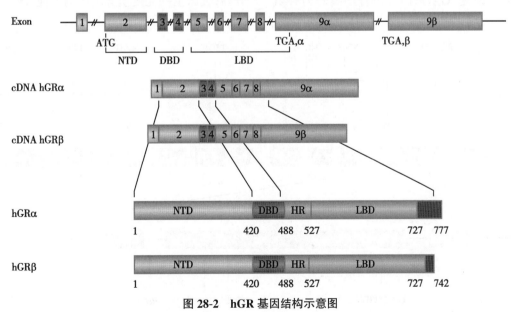

图 28-2　hGR 基因结构示意图

外显子 9 的不同剪切形成 hGRa 和 hGRb 两个亚单位。

N 末端区：NTD；DNA 结合区：DBD；铰链区：HR；配体结合区：LBD

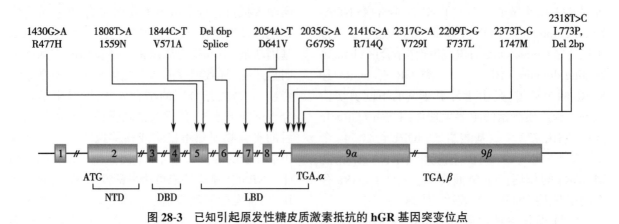

图 28-3　已知引起原发性糖皮质激素抵抗的 **hGR** 基因突变位点

陷　糖皮质激素受体基因多态性主要表现为单核苷酸多态性（single nucleotide polymorphism，SNP）。目前对于 NR3C1 多态性位点的研究已由2008 年的 500 个增加到 16 573 个，大多数位点的变异发生在内含子和 5，非编码区，如果这些位点的功能是已知的话，也仅占所有突变位点的不到 1%。糖皮质激素受体的基因型（多态性）可影响糖皮质激素的敏感性，糖皮质激素受体位点的变异对血压有一定的影响。主要的多态性包括Bcl I、N363S 和 ER22/23EK。Bcl I 属于限制性片段长度多态性，位于内含子 2，由单个核苷酸构成（C＞G），与腹型肥胖、抑郁、记忆及对糖皮质激素治疗敏感有关。ER22/23EK 多态性位于 GR 基因外显子 2 密码子 22 和密码子 23 处，其中密码子22 核苷酸的改变（GAG-GAA）是沉默的，并不导致氨基酸的改变（GAG/GAA 两者均编码为谷氨

酸）；但密码子 23 核苷酸的改变（AGG-AAG）导致赖氨酸取代精氨酸，与野生型受体相比，这种多态性的改变导致糖皮质激素应答基因的转录活性降低，降低糖皮质激素的敏感性。与非携带者相比，ER22/23EK 多态性携带者血清皮质醇浓度升高，地塞米松抑制试验仅能轻微降低皮质醇的含量（图 28-4）。

3. 发病机制　由于糖皮质激素受体的缺陷，导致患者的糖皮质激素作用受损。皮质醇对下丘脑分泌 CRH 和垂体分泌 ACTH 的负反馈作用减弱，导致 ACTH 分泌增多。一方面刺激肾上腺皮质激素（糖皮质激素，盐皮质激素，性激素主要是雄激素）分泌增多；另一方面刺激肾上腺增生肥大。临床上出现盐皮质激素和雄激素增多的临床表现，由于 GR 功能受损，虽然循环中皮质醇水平升高，临床上并无皮质醇增多的表现（图 28-5）。

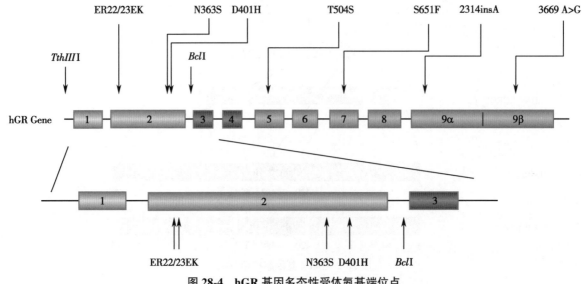

图 28-4　**hGR** 基因多态性受体氨基端位点

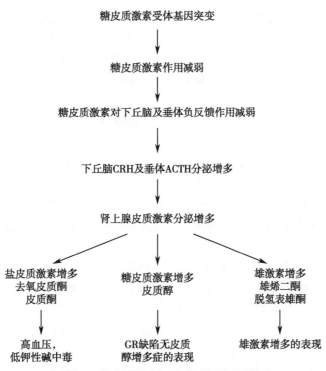

图 28-5　糖皮质激素抵抗综合征的病理生理

（五）临床表现

男女均可发病,发病年龄可自婴儿到老年不等,一般多见于婴儿和儿童。临床表现轻重不一,但大多数患者症状轻微。在家族性患者中,表型也不均一。从只有生化异常和基因改变而无临床表现到有严重症状,主要有以下三类表现:

1. 肾上腺皮质激素缺乏的表现　患儿血及尿液中皮质醇含量虽然明显升高,由于糖皮质激素受体缺陷,皮质醇不能发挥作用,呈现慢性肾上腺皮质功能不全的表现。临床比较少见,多见于年幼儿,易疲劳尤其喂奶时,年长儿或成年人出现慢性疲乏,体重增长缓慢或体重减轻,生长缓慢;低血糖,严重者出现低血糖抽搐,对感染的易感性增加。

2. 盐皮质激素过多的表现　盐皮质激素具有保钠排钾的作用,体内钠增多增加血容量,同时增加血管对内源性儿茶酚胺的敏感性,导致高血压;尿钾排泄增多出现低钾血症,代谢性碱中毒。

3. 雄激素过多的表现　女孩出生时可表现阴蒂肥大或外生殖器模糊,随后出现多毛、痤疮、阴毛早、月经不规律或闭经,成年女性可出现不育;男孩除出现多毛,痤疮外,还表现阴茎增大,但睾丸大小与实际年龄相符,成年男性患者可有精子数目减少而不育。

另外由于 CRH 浓度过高可引起焦虑和抑郁;ACTH 分泌增多可出现皮肤色素沉着。

（六）实验室检查

实验室检查结果因疾病严重程度不同个体差异较大

1. 常规实验室检查　包括血、尿常规,血糖,血尿电解质,血气分析等。可出现红细胞增多,血糖低下或正常,血钠及氯化物正常或偏低,血钾降低,血 pH 值偏碱性,尿钾排泄增多。

2. 内分泌激素检测　包括血浆 ACTH,醛固酮,肾素活性,皮质醇,睾酮,雌二醇,雄烯二酮,脱氢表雄酮,硫酸脱氢表雄酮,24 小时尿游离皮质醇浓度。

（1）血及尿中皮质醇含量明显升高,血皮质醇水平一般高于正常上限的 1~7 倍,严重患者 24 小时尿游离皮质醇(24-hour urinary free cortisol,UFC)浓度可高于正常上限的 50 倍。血及尿中增高的皮质醇不被小剂量的地塞米松抑制;虽然血皮质醇明显升高,但皮质醇昼夜节律正常,对胰岛素低血糖反应正常。要求连续 2~3 天检测 24 小时 UFC。

（2）血雄烯二酮,硫酸脱氢表雄酮,11- 去氧皮质酮和 11- 去氧皮质醇可升高。

（3）血 ACTH 升高,醛固酮正常。

（4）地塞米松抑制试验:地塞米松抑制试验是评估 HPA 轴反应的最有用的诊断方法之一,同时可决定在治疗时地塞米松的合理剂量。一般要求从小剂量开始逐渐增加地塞米松的剂量(隔日每次口服地塞米松 0.3、0.6、1.0、1.5、2.0、2.5、3.0mg),次日 8.00AM 同时测定皮质醇及地塞米松的浓度,同时测定地塞米松的浓度非常重要,可排除是否按要求服药,了解地塞米松代谢清除率及吸收情况。

3. GR 突变分析及 GR 功能检测 包括糖皮质激素受体数目检测,糖皮质激素亲合力测定,糖皮质激素 - 糖皮质激素受体复合物亲合力热稳定性检测及糖皮质激素受体基因突变分析。

基因突变的检测方法为 PCR 与单链构象多态性(SSCP)联合或 PCR 和直接测序可检测 GR 基因突变,但有些患者 GR 基因未发现突变。对于检出 GR 基因突变者,应进一步明确突变的性质即突变受体的功能特征,以阐明突变受体影响糖皮质激素信号转录的分子机制。

（七）影像学检查

包括肾上腺 B 超、CT 或肾上腺 MRI 检查,可发现肾上腺体积增大。

（八）诊断和鉴别诊断

由于大多数糖皮质激素抵抗综合征患者临床表现轻微或无临床正常,因此常常被漏诊。对临床怀疑糖皮质激素抵抗综合征的患者,应详细询问个人情况及家族史,特别关注 HPA 轴变化的证据,同时应注意是否头痛,抽搐及视力等中枢神经系统的表现,应认真评估患儿的生长发育和性发育情况,注意高雄激素血症,男性化,糖皮质激素过多的表现,女性患者应仔细询问月经情况,同时动态检测血压。

1. 下列情况可提示诊断。

(1)血浆皮质醇和或 24 小时 UFC 明显增高而无皮质醇增多症的临床表现。此为临床诊断的重要依据。

(2)增高的血皮质醇及尿皮质醇不被小剂量地塞米松抑制。

(3)同时伴有或不伴有血 ACTH、雄烯二酮、脱氢表雄酮、11- 去氧皮质酮、11- 去氧皮质醇增高。

(4)阳性家族史。

(5)GR 基因突变。

2. 鉴别诊断

(1)与能引起高血压,低钾血症的疾病鉴别:如原发性醛固酮增多症、原发性肾素增多症、Liddle 综合征、表观盐皮质激素过多综合征、11β-羟化酶及 17a- 羟化酶缺乏所致先天性肾上腺皮质增生症等。通过测定血尿皮质醇,醛固酮,肾上腺及肾脏 CT 或 MRI 检测可鉴别。原发性醛固酮增多症患者血醛固酮增加而肾素活性低下。Liddle 综合征是以高血压、低血钾、低血浆肾素和低醛固酮为主要临床特征。17a- 羟化酶缺乏症患者雄激素和雌激素合成障碍,女性表现为性幼稚,青春期缺乏第二性征发育和原发性闭经,男孩表现为男性假两性畸形,血皮质醇水平下降。11β-羟化酶缺乏症患者醛固酮及血浆肾素活性(PRA)低下,皮质醇下降,且血 17-OHP 增加,由于雄激素增多可出现男性女性化,男童外周性性早熟。

(2)与引起女性雄激素增多及男童外周性性早熟的疾病鉴别:如 21- 羟化酶缺乏所致先天性肾上腺皮质增生症等,21- 羟化酶缺乏虽可导致女性男性化及男童外周性性早熟,但患者血尿皮质醇水平降低或正常,血压正常,血钾升高或正常。

(3)Cushing 综合征:轻型及 Cushing 综合征早期血浆皮质醇升高,ACTH 正常或轻度升高,与 GCIS 鉴别较困难,应密切观察,必要时行基因检测。

（九）治疗

由于原发性糖皮质激素抵抗综合征是 GR 缺陷所致,为先天性遗传性疾病,无法根治,需终身服药治疗。

治疗的主要目的是抑制过高的 ACTH,随之降低盐皮质激素和肾上腺雄激素的水平,防止垂体分泌 ACTH 的肿瘤及肾上腺皮质肿瘤的发生。主要给予地塞米松以抑制内源性 ACTH 分泌。由于糖皮质激素抵抗程度不同及个体差异,应根据患者的临床表现和生化指标来确定地塞米松的用量,成人一般每日 1~3mg。儿童宜从小剂量开始根据 HPA 抑制情况来确定最佳剂量。长期服用地塞米松可使血压恢复正常,女性患者的多毛、月经紊乱、脱发等症状可明显好转,甚至恢复正常。

由于患者对糖皮质激素不敏感,长期大剂量服用地塞米松不会导致明显副作用。

三、表观盐皮质激素过量综合征

（一）表观盐皮质激素过量综合征

表观盐皮质激素过量综合征(apparent mineralocorticoid excess,AME,OMIM#218030)是一种常染色体隐性遗传病,是由于 11-β- 羟类固醇脱氢酶2型基因（11-β-hydroxysteroid dehydrogenase type 2 gene，HSD11B2）突变，导致11-β-羟类固醇脱氢酶2型（11-β-hydroxysteroid dehydrogenase type 2，11β-HSD2）功能障碍，皮质醇（氢化可的松）不能向可的松转换，过量的皮质醇与盐皮质激素受体结合，出现类似原发性醛固酮增多症的疾病。患者主要临床特点为高血压伴有低血钾、代谢性碱中毒、低肾素活性，而醛固酮水平未见升高。尚未见有AME患病率的相关报道，迄今全球报道的病例数不足100例，已经发现了40余种相关基因的致病突变，国内至今尚未见有该病的病例报道。

（二）病因及发病机制

正常生理状态下，11β-羟类固醇脱氢酶（11-β-hydroxysteroid dehydrogenase，11β-HSD）将体内的氢化可的松转换为可的松。而氢化可的松可在5β还原酶（或5α还原酶）、3α-羟基类固醇脱氢酶（3-α-hydroxysteroid dehydrogenase，3α-HSD）作用下分别转换为四氢氢化可的松

（Tetrahydrocortisol，THF）或allo-四氢氢化可的松（allo-Tetrahydrocortisol，allo-THF）。可的松则在5β还原酶、3α-HSD作用下转换为四氢皮质酮（tetrahydrocortisone，THE）（图28-6）。

11β-HSD存在两种同工酶，分别为11β-HSD1和11β-HSD2。11β-HSD1分布于肝脏、脂肪组织、肌肉、性腺、胰岛细胞、脑组织、炎症细胞等，相关基因位于1号染色体，是一个低亲和力 $NADP^+$ 依赖的脱氢酶/11-氧化还原酶，可以将氢化可的松转化为可的松而灭活，也可将可的松转化为氢化可的松。其在机体内的主要作用是增加糖皮质激素靶器官中的糖皮质激素含量，在脂肪组织中的过度表达可致代谢综合征，而在老化的脑组织内可加重糖皮质激素介导的认知功能减退。近年来，越来越多的研究证实11β-HSD1与肥胖、糖尿病、炎症性疾病、老年认知功能有关，但尚未现其活性改变与AME的发生有关。

11β-HSD2则分布于盐皮质激素靶器官，如远曲小管、集合管、直肠及乙状结肠、唾液腺、汗

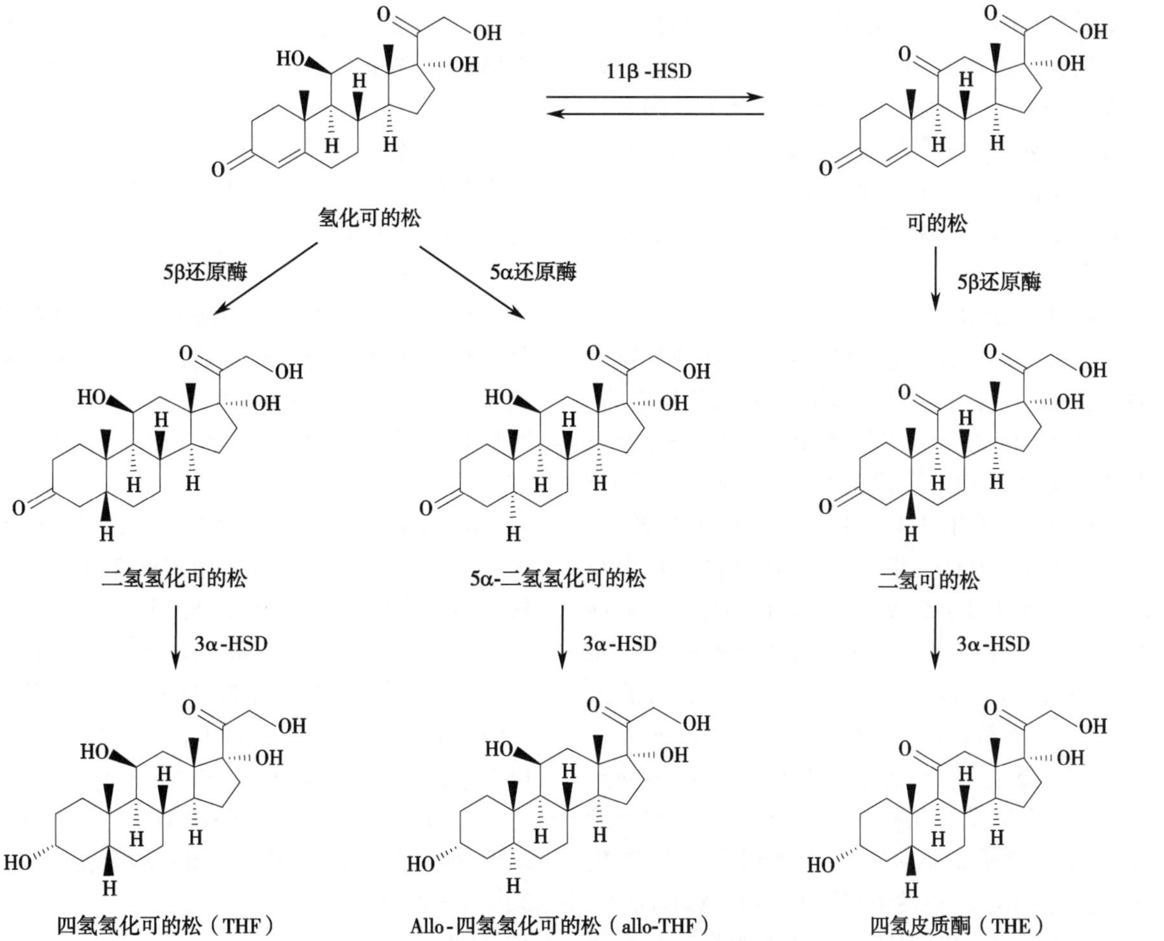

图28-6 氢化可的松与可的松代谢示意图

腺等部位,相关基因位于 16 号染色体长臂 2 区 2 带,是一个高亲和力 NAD^+ 依赖的酶,仅能催化脱氢反应,使氢化可的松或皮质酮转化为可的松和脱氢皮质酮,而不能将可的松和脱氢皮质酮转化为氢化可的松或皮质酮。皮质醇与醛固酮均可与肾脏盐皮质激素受体结合,通过下游信号通路实现保钠排钾的生理功能,且两者与受体结合的亲和力相当。人体内皮质醇含量比醛固酮高约 1 000 倍,在正常生理状态下可迅速转换为可的松,后者与盐皮质激素受体无亲和力,因此体内的盐皮质激素受体结合位点几乎全部由醛固酮占据。AME 患者中存在 11β-HSD2 功能障碍,大量皮质醇蓄积并与盐皮质激素受体结合,持续激活下游信号通路,肾小管上皮细胞钠通道活性升高,钠重吸收增加,患者出现高血压、低血钾等类似于醛固酮增多症的临床表现。在胎儿期,胎盘的 11β-HSD2 通过降解母体高浓度糖皮质激素保证胎儿的正常发育,该酶的功能异常可能导致胎儿宫内发育迟缓,并通过对心血管、代谢功能的影响,印迹成年期疾病的发生。在动物实验中发现大鼠胎盘 11β-HSD2 的活性与出生体重成正比;人体实验也发现宫内发育迟缓时胎盘 11β-HSD2 的表达减少。故 AME 患者还可表现为宫内发育迟缓。考虑到 AME 的发病机制,HSD11B2 基因多态性可能是原发性高血压的危险因素之一,即 11β-HSD2 表达下调使得血压对钠盐摄入的敏感性上升。

(三)遗传机制

AME 为常染色体隐性遗传病,已报道病例中多来自中东地区近亲婚配家庭。其遗传特点为:①患者父母都是致病基因携带者(杂合子);②患者从父母各得到一个致病基因,是纯合子;③患者父母每次生育有 1/4 可能同样为 AME 患者。

人类 HSD11B2 基因定位于 16q22,大小约 6kb,由 5 个外显子组成。其目前已报道的致病性突变分布于外显子与第 3 内含子(c.664+1G> 及 c.664+14C>T)上。AME 基因型与表型间的关联不完全清楚。11β-HSD2 在失活状态下以二聚体的形式存在,通过计算机建立该蛋白的分子模型,发现以下几种突变可能导致表型可能导致表型严重的 AME:①增加蛋白二聚体化而使 11β-HSD2 失活的突变(A237V、D244N、L250_L251delinsPS、D176N);②干扰蛋白与底物(Y226N、A221G、A221V、P227L)或辅酶即 NAD^+

结合(L179R、Y232C、Y232_T234del、G89D)而降低 11β-HSD2 活性的突变;③影响蛋白稳定性而改变 11β-HSD2 三级结构的突变(D144V、S180F、F185S、R208C、R208H、R213C、D223N、F246+1nt、V257Sfs*3.A328V、R337C、R337_Y338delinsH、Y338H、L363P)。而间接干扰底物结合或轻微影响蛋白结构稳定性的突变(P227L、R279C、R359W)则导致轻症 AME。

(四)临床表现

AME 的典型临床表现为高血压、低钾导致的肌无力,可伴有多饮、多尿,在儿童可能出现低出生体重、生长迟缓、青春期发育延迟。AME 远期并发症的本质是因慢性高血压、低血钾引起的终末器官损害:①泌尿系统,肾脏钙化、肾性尿崩、肾功能不全;②神经系统,高血压所致脑出血、糖皮质激素介导的神经认知功能损害;③心血管系统,左心功能不全、低钾导致的心率失常;④视力,高血压所致视网膜病变。

(五)实验室检查

1. 常规实验室检查　包括肝肾功能,电解质,血气分析,尿电解质等。可见低钾血症、代谢性碱中毒、高钙尿症,出现远期并发症者合并肾功能不全。

2. 肾素、醛固酮　由于皮质醇与肾脏盐皮质激素受体结合,肾素、醛固酮受到反馈抑制,故两者水平均有降低。

3. 尿皮质醇与尿可的松比值(F/E 值)　24 小时尿中测量的游离皮质醇与游离可的松比值是一种较为敏感的诊断方法,如 11β-HSD2 功能正常,该比值通常在 0.3~0.5。AME 患者 F/E 值明显升高,儿童患者可达 5.1 ± 2.6,成人患者可达 17.7 ± 19.6。

4. THF+alloTHF 与 THE 比值　AME 患者体内氢化可的松不能被 11β-HSD2 氧化为可的松,而出现大量蓄积,并在 5β- 还原酶或 5α- 还原酶的作用下还原生成 THF、5α-THF(即 allo-THF),可的松则被还原成 THE。故 AME 患者(THF+allo-THF)/THE 比值升高,儿童患者可达 5 以上,成人患者可达 18(正常值为 1.0)。

5. 基因检测　进行 HSD11B2 基因测序可发现致病性突变,需要注意已知致病突变中包括第 3 内含子的点突变。

(六)影像学检查

1. 超声检查　泌尿系彩超或可见肾脏钙化;

心脏彩超可能发现因慢性高血压所致左室肥大或左心功能不全。

2. 心电图检查　可出现低血钾的特征性心电图或左室高电压。

3. 骨龄检测　儿童患者可出现骨龄落后。

（七）诊断和鉴别诊断

对儿童时期早发高血压，伴有低钾血症、代谢性碱中毒，且肾素活性及醛固酮降低的患者应考虑该病可能。疑似患者可进行尿液中皮质醇及各种代谢产物的含量检测，通过计算 F/E 值、THF+alloTHF/THE 值辅助诊断。为与其他原因导致的 11β-HSD2 活性降低鉴别，可进行基因检测进一步确诊。

AME 需与以下疾病鉴别：

（1）继发性 AME：长期摄入甘草（洋甘草根）或甘草次酸、生胃酮等甘草类化合物（糖果或软饮中常见的甜味剂），可抑制 11β-HSD2 酶活性，出现类似的 AME 症状。其他可能降低 11β-HSD2 活性的物质包括棉酚（男性口服节育药）、邻苯二甲酸酯（聚氯乙烯产品的塑化剂）、有机锡化合物（农业杀菌剂、杀虫剂中添加剂）、烷基酚（表面活性剂）、全氟化物（纺织、造纸工业原料）等。鉴别诊断时应注意仔细询问相关病史。

（2）先天性肾上腺皮质增生症：先天性肾上腺皮质增生症中的 11β- 羟化酶缺乏症及 17α- 羟化酶缺乏症亦可表现为伴有低钾血症的高血压，且肾素及醛固酮水平均下降。通过检测肾上腺皮质激素及各代谢产物、ACTH 水平可鉴别。

（3）异位 ACTH：异常升高的皮质醇超过 11β-HSD2 代谢能力即可导致 F/E 值升高，同时 24 小时尿皮质醇、24 小时尿可的松水平均呈现异常升高，而 AME 患者尿中游离可的松排泄水平极低。

（4）Liddle 综合征：肾小管钠离子通道功能获得突变导致钠、水重吸收增加，患者有高血压、低血钾、代谢性碱中毒、低肾素等类似 AME 的临床特点，但其 24 小时尿皮质醇、可的松及两者的比值不受影响。

（八）治疗及随访

治疗目的为降低血压及纠正低钾血症。治疗原则为减少内源性皮质醇的产生并阻断其与盐皮质激素受体结合。

1. 一般治疗　AME 所致高血压为钠盐摄入敏感性高血压，低盐饮食有助于控制高血压。疾病初期患者需要补充含钾制剂以纠正低钾血症，

但随着盐皮质激素拮抗药物的使用，血钾恢复正常后即可停用补钾药物。

2. 降压

（1）钠通道阻滞剂：阻断肾脏远曲小管上皮钠离子通道，降低 Na^+-K^+-ATP 酶活性，同时具有保钾作用。阿米洛利每日 1 次，每次 0.4~0.625mg/kg，单日最大剂量 20mg；氨苯蝶啶初始每日 1~2mg/kg，分 2 次给药，最大量每日 3~4mg/kg，单日最大剂量 300mg。使用过程中应严密监测血钾及肾功能变化。

（2）盐皮质激素拮抗剂：直接通过阻断盐皮质激素受体而抑制皮质醇的理盐作用。螺内酯为非选择性醛固酮受体拮抗剂，初始剂量每日 1mg/kg，每日 1~2 次，最大剂量每日 3.3mg/kg，单日最大剂量 100mg。螺内酯同时具有抗雄激素活性作用，文献中有 AME 患者长期口服螺内酯，出现青春期发育延迟而接受雄激素替代治疗的个案报道。因此可以考虑使用选择性醛固酮受体拮抗剂依普利酮作为替代，但该药尚没有儿童用药推荐剂量。

（3）噻嗪类：对于合并高钙尿症、肾钙化的患者可使用呋塞米辅助治疗。

（4）联合降压：对于血压控制不佳的患者，可选用钙通道阻滞剂、血管紧张素转化酶抑制剂等降压药物联合治疗。

3. 地塞米松　可抑制内源性皮质醇生成，但考虑到长期使用地塞米松可致水钠潴留而加重高血压，因此目前仅建议盐皮质激素受体拮抗剂治疗无效或不能耐受的患者使用。

4. 透析与肾移植　对于出现肾功能损害的患者可进行肾替代或肾移植治疗。

（苏　喆）

第五节　胰腺激素和糖尿病

一、遗传性胰岛素抵抗综合征

遗传性胰岛素抵抗综合征是指一类与胰岛素、胰岛素受体及受体后基因突变有关的疾病。胰岛素抵抗是机体对一定量的胰岛素产生的生物学效应低于实际应有水平，即组织的胰岛素敏感性降低。胰岛素的作用涉及葡萄糖在体内的转运，糖类、脂类及蛋白质的代谢，它的靶器官主要是肝、肌肉和脂肪细胞。胰岛素信号转导途径的

任何一个环节受损均可导致胰岛素抵抗,其中最为重要的一个环节就是胰岛素受体。与胰岛素受体基因突变有关的遗传性胰岛素抵抗综合征主要有3类:矮妖综合征(1eprechaunism)、Rabson-Mendenhall综合征(RMS)、A型胰岛素抵抗(type A insulin resistance)。

(一)胰岛素受体及其编码基因

1. 胰岛素受体　胰岛素受体是一种四聚体跨膜蛋白,由2个α亚基和2个β亚基通过二硫键链接组成,α亚基是与胰岛素结合的部位,位于细胞外,主要包括3个部分,即L1\半胱氨酸富含区、L2;β亚基是一个跨膜肽链,包含膜外结构域、跨膜结构域和胞内结构域,其胞内结构域含有酪氨酸激酶活性。

无胰岛素结合时,受体的酪氨酸蛋白激酶没有活性。当胰岛素与受体的α亚基结合并改变了β亚基的构型后,酪氨酸蛋白激酶才被激活,激活后可催化两个反应:①使四聚体复合物中β亚基特异位点的酪氨酸残基磷酸化,这种过程称为自我磷酸化(autophosphorylation);②将胰岛素受体底物(insulin receptor substrate,IRSs)上具有重要作用的十几个酪氨酸残基磷酸化,磷酸化的IRSs能够结合并激活下游效应物。

2. 胰岛素受体基因　人胰岛素受体基因位于染色体19p13.2-12.3,全长超过170kb,包含22个外显子和21个内含子,其中1~11号外显子编码α亚基,12~22号外显子编码β亚基。目前发现,胰岛素受体基因突变约有90多种不同的位点,包括错义突变、无义突变、插入、缺失突变及复合重排等。Taylor等将胰岛素受体基因突变对受体功能的影响分为5类:

(1)胰岛素受体的生物合成减少。

(2)受体转运至细胞膜表面发生障碍。

(3)受体与胰岛素的亲和力下降。

(4)酪氨酸激酶活性下降。

(5)胰岛素受体降解加速。

(二)胰岛素受体基因突变及相关疾病的病因和发病机理

1. 矮妖综合征(leprechaunism)　矮妖综合征是遗传性胰岛素抵抗综合征中最严重的一种表型,由最初由Donohue和Uchida于1948年和1954年描述,所以又称Donohue综合征(多诺霍综合征),是罕见的遗传性综合征,为胰岛素受体基因纯合或双重杂合突变所致。约1/3患者的父母为近亲结婚,患者存在两种不同的、相对较轻的遗传性胰岛素受体缺陷,分别来自母亲和父亲,使胰岛素受体功能缺陷,导致胰岛素作用全面缺陷。

矮妖综合征的发病有以下几个特点:①属于常染色体隐性遗传病;②具有一个纯合突变或同时具有两个杂合突变时方能致病;③只有一个杂合突变的患者只表现为血糖的轻度升高或糖耐量减低,甚至无糖代谢异常;④发病率很低。

目前发现的与矮妖综合征有关的胰岛素受体基因突变位点约有40个。Maassen等发现1例高加索患儿存在AAC→GAC的纯合突变,导致Asn431Asp的改变,此突变不仅影响了胰岛素受体前的加工过程,还减弱了胰岛素信号级联反应的放大效应,以致患儿在3个月龄夭折。Longo等对4例矮妖综合征患者进行分析,发现其突变位点均发生在胰岛素受体的细胞外结构域上,细胞的胰岛素结合能力明显受损,而且终止密码子(E124X,R372X,G650X,E665X和C682X)的提前出现也导致了成熟mRNA的表达下凋。George等报道了1例3个月的矮妖综合征患者,其父母为近亲婚配,都存在着GTC三核苷酸的缺失,患儿则为纯合突变,造成了第335位缬氨酸的丢失,V335位于细胞外L2结构功能区,它的缺失严重影响了胰岛素与受体结合的能力,导致患儿出现较严重的临床表现。

2. Rabson-Mendenhall综合征(RMS)　RMS由Rabson和Mendenhall在1956年首次发现并命名,为胰岛素受体基因复杂杂合突变所致,临床极为罕见。迄今为止世界范围内报道的约10例左右。Tuthill等对2例同胞患儿进行了基因检测,发现他们都存在Arg209His和Gly359Ser的改变,前者为纯合突变的矮妖综合征患者,而后者则是一个新的突变类型。实验结果显示细胞的胰岛素结合能力只有正常对照的10%~30%,胰岛素受体自身磷酸化及酪氨酸磷酸酶的活性也受到了一定的影响。Fowlkes等诊断了1例RMS,基因检测发现患者只存在1个来自母亲的杂合突变,使635位的丝氨酸变成了亮氨酸,推测该患者严重的胰岛素抵抗可能与顺式作用元件或者反式作用因子的协同作用有关。虽然患儿生长激素、IGF-1\IGFBP3水平都很低,但生长曲线却与健康的同龄儿童相似,骨密度也超过了正常范围,考虑可能是局部组织的胰岛素样生长因子受体敏感性增加,或者是长期高浓度的胰岛素通过胰岛素样生长因子受体启动其生物活性。Longo 等对 3 例 RMS 患者进行了分析,结果发现 3 例 RMS 患者至少有 1 个错义突变发生在胰岛素受体的细胞内结构域,保留了一定的与胰岛素受体结合的能力。由此推测残存的受体结合能力与患者生存期的长短有关。Thiel 等报道了 1 例 13 岁的复合杂合突变患者,该患者的突变位点分别位于 2 号外显子 R159F 和 3 号外显子 R229C,但受体与胰岛素结合能力并未受损,对患者成纤维细胞进行免疫荧光检测发现胰岛素受体基因的 α 和 β 亚基在细胞核周围存在分布异常,同时三维结构模型也提示这两个突变位点可能与受体前加工及受体转运至细胞膜表面发生障碍有关。

3. A 型胰岛素抵抗(type A insulin resistance) A 型综合征系基因突变致胰岛素受体缺陷所致,或是胰岛素受体数目下降或是受体亲合力下降,而致胰岛素与周围胰岛素受体结合能力显著降低,与 A 型综合征突变相关的基因达 20 余种。由于受体基因突变的种类不同,使受体的数目减少,或结合力改变,临床上表达形式,轻重可有不同。多数由一个胰岛素受体等位基因发生杂合突变所致。Hashiramoto 等报道了 1 例 10 岁的日本女孩,该患者并不具有矮妖综合征和 RMS 的特殊表型,只表现为多毛、高胰岛素血症及糖耐量异常,基因检测发现该患者存在第 4 号外显子 CGA → TGA 的改变,导致精氨酸被终止密码子取代,而这个突变正好位于细胞外 L2 结构域,影响了胰岛素与其受体的结合。由于患者并不是复合杂合突变,一条染色体上基因的突变并不至于影响整个胰岛素受体 mRNA 的表达,所以临床表现较轻。Musso 等经过 30 年的随访对 8 例 A 型胰岛素抵抗患者进行了临床分析,患者均为女性,都有黑棘皮、多毛、多囊卵巢和高胰岛素血症,但她们的体重指数均在正常范围内,基因检测结果显示 6 例患者存在胰岛素受体基因突变(1 例复合杂合突变,2 例纯合突变,3 例杂合突变),1 例存在某个基因的多态性,还有 1 例患者虽然没有发现任何突变位点,但在随访 24 年后出现了类似脂肪萎缩性糖尿病的临床表现,推测该患者可能存在其他相关基因的缺陷。

(三)临床表现

1. 矮妖综合征

(1)宫内生长迟缓及生后生长迟缓:严重的宫内和出生后生长迟缓是矮妖综合征最为突出的表现,胎儿多于母孕 7 月时出现生长停滞,导致出生时身材矮小;胎儿出生后多无生长追赶,常于婴儿期夭折。

(2)典型的面部特征:患儿具有类似于 Leprechaun 的爱尔兰童话精灵的面貌,如相对巨颅、宽眼距、低耳位、厚唇、塌鼻及齿龈增生、阔嘴等。

(3)其他体征:患儿往往具有黑棘皮病,多毛症、厚皮、皮肤过度角化等皮肤改变;并因肝脾等内脏器官肿大而表现出腹部膨隆。

(4)生化改变:矮妖综合征最为突出的生化改变为严重的高胰岛素血症及血浆 C 肽水平增高,患儿多存在餐后高血糖、空腹低血糖及 IGF-1 和 IGF-BP3 水平降低。大多数患儿由于胰岛 β 细胞功能衰竭,导致酮症酸中毒或低血糖、心肌病、感染等并发症在出生后的头两年内死亡。

2. Rabson-Mendenhall 综合征(RMS)

(1)临床表现:RMS 的临床表型介于矮妖综合征和 A 型胰岛素抵抗之间,临床表现的严重程度与基因突变类型有关。患儿面部特征与矮妖综合征相同或较轻微;并有多毛、黑棘皮、牙齿发育异常、指甲肥厚、生殖器肥大、腹部膨隆等体征。

(2)生化改变:在生命的第一年,RMS 患者的血生化改变同矮妖综合征,存在高胰岛素血症、餐后高血糖、空腹低血糖症等生化改变。随着年龄的增长,胰岛素水平逐渐下降,空腹血糖水平逐步升高,低血糖事件及酮症酸中毒发生风险降低;但在生命的第二个十年患者多出现微血管并发症、视网膜病变、周围神经病变等。患儿常于 20 岁左右死于酮症酸中毒或微血管并发症。

3. A 型胰岛素抵抗

(1)临床表现:A 型胰岛素抵抗患者的临床表型是胰岛素抵抗综合征中最轻微的一种。患者多见于青少年女性,年龄在 8~30 岁,多数以严重胰岛素抵抗、雄激素增多症、黑棘皮征三联症为主要表现。雄激素增多可使女性男性化,出现胡须等多毛症、痤疮、过早发育、闭经等。通常仅有多毛、黑棘皮体征,而无特殊面容、肥胖、全身脂肪萎缩等。

(2)生化改变:患者生化改变常为严重的高胰岛素血症及对外源性胰岛素的极度抵抗,高胰岛素血症的存在使空腹血糖可高可不高;而餐后血糖由于严重胰岛素抵抗状态,外周组织对葡萄糖利用减少,引起餐后高血糖,甚至高胰岛素血症可引起餐前低血糖;所以患者可表现糖尿病、糖耐量减低、餐前低血糖；检测血中胰岛素、C肽，均提示内源性高胰岛素血症；胰岛素与卵巢细胞的胰岛素受体结合，使性腺外的雌激素产生增加，增加的无周期性的雌激素作用了下丘脑 - 垂体使LH分泌增多，高胰岛素血症刺激卵巢内泡膜细胞增生及雄激素的合成，血中睾酮升高等（表28-3）。

（四）治疗

遗传性胰岛素抵抗综合征的治疗手段有限，包括特殊喂养方式（避免高碳水化合物饮食、频繁 / 持续胃管鼻饲）、胰岛素增敏剂、大剂量胰岛素、美曲普汀等。然而，患者的高血糖难以控制，尤其是矮妖综合征，其治疗手段有限，且治疗效果极差，大剂量胰岛素、胰岛素增敏剂均无效，有研究报道频繁或连续的胃管鼻饲对控制空腹低血糖似乎有效。

二甲双胍和罗格列酮等胰岛素增敏剂往往作为A型胰岛素抵抗和RMS的一线药物在临床中使用，但根据既往报道，该类药物仅在一部分患者中取得较好的治疗效果；而且，随着治疗时间的延长，治疗效果逐渐降低，对于一线治疗无效或治疗效果下降的患者，多采用多药联合治疗。大剂量胰岛素（500U/d）的持续皮下输注可以改善患者高血糖、降低微血管并发症风险。有报道研究抑制剂量的左甲状腺素作为棕色脂肪组织的活化剂，可改善A型胰岛素抵抗患者的糖代谢状态，有望成为胰岛素抵抗综合征的治疗新靶点。

IGF-1与胰岛素有相似的结构，因此与胰岛素受体、IGF-1受体有着相似的亲和力，且有着共同的受体后信号通路，可以增加周围组织对葡萄糖的摄取、减少肝脏糖异生，从而参与对糖稳态的调节。体外研究发现，将IGF-1基因转移到胰岛β细胞，可以促进胰岛β细胞的存活和扩散；并增加胰岛β细胞的胰岛素合成。因此通过胰岛素/IGF杂交受体或者通过突变的胰岛素受体，可以保留残留的胰岛素功能。1990年IGF-1首次用于治疗SIR，研究发现单次静脉注射100μg/（kg·d）的IGF-1可以有效降低患者的血糖、胰岛素及GH水平；新近研究表明，IGF-1持续皮下注

表 28-3　三种遗传性胰岛素抵抗综合征临床特征比较

	DS	RMS	Type A IR
遗传学	INSR基因纯合突变	INSR基因复合杂合突变	INSR基因杂合突变（AD/AR）
面容	凸眼、宽眼距；眶下皱襞（赘皮）；低耳位；厚唇齿龈增生；塌鼻	类似DS或温和表型	正常表型
其他	相对粗大手、足；齿龈增生；腹部膨隆；窄胸（横径缩小）；副乳；唇腭裂　宫内生长迟缓；生长迟缓	早期齿列 / 牙齿拥挤；指甲肥厚；多乳；唇腭裂；生长迟缓	通常无肥胖；正常生长
脏器	脏器肿大（肾、肝、脾）；肥厚型心肌病；肾钙质沉着；肾小管功能障碍；多囊卵巢；直肠脱垂；胆汁淤积	脏器肿大（肾、肝、脾）；肥厚型心肌病；肾钙质沉着；肾小管功能障碍；第二个十年：微血管并发症；视网膜病变；周围神经病变；肾血管并发症	多囊卵巢
皮肤	多毛；黑棘皮症；角化过度；厚皮；干皮病；皮下脂肪减少	多毛；黑棘皮症	多毛；黑棘皮症
生化	高胰岛素血症；C肽水平极度升高；高血糖；空腹低血糖　无酮症酸中毒；IGF-1.IGF-BP3水平降低；高钙尿症	生命第一年同DS　胰岛素水平逐渐下降　血糖水平逐步升高；低血糖事件减少；酮症酸中毒风险；IGF-1.IGF-BP3水平降低；低甘油三酯；高HDL-C；高钙尿症	高胰岛素血症；对外源性胰岛素极度抵抗；高雄激素　高睾酮
神经及精神行为	严重的全面性发育落后；轴性肌张力低下；肌肉萎缩	不同水平的发育迟缓或智力正常	正常
预期寿命	多因并发感染、严重低血糖或心肌病于生命前两年内死亡	多因酮症酸中毒或微血管并发症于生命第二个十年死亡	多存活至成年

射对患儿血糖调节有更明显的效果,但其在治疗 SIR 的有效性及安全性缺乏大样本及长期随访数据的支持(表 28-4)。

二、青少年的成年起病型糖尿病 2 型——葡萄糖激酶基因缺陷

青少年的成年起病型糖尿病(maturity-onset diabetes of young,MODY)属于高度异质性单基因遗传病,常染色体显性遗传,发病年龄早,且较常见于儿童和青少年。目前,已发现了 13 种 MODY 亚型,MODY 约占糖尿病的 1%~3%,儿童发生率(21~45):1 000 000,常误诊为 1 型或 2 型糖尿病。青少年的成年起病型糖尿病 2 型(maturity-onset diabetes of the young,Type 2,MODY2,OMIM:#125851)占 MODY 的 10%~60% 左右。1992 年,在对法国的 MODY 家系进行遗传分析研究时,Froguel 等发现了 16 个 MODY 家系的糖尿病与位于 7 号染色体短臂的葡萄糖激酶(glucose kinase GCK)基因位点相连锁,并将与该位点相连锁的 MODY 亚型,称为 MODY2。诊断依靠基因分析。我国目前只有部分家系报道。尚无全国的患病率数据。

(一)病因及分子病理

MODY2 由于葡萄糖激酶 GCK 突变,导致胰岛 β 细胞分泌功能缺陷,而非胰岛素抵抗。GCK 是己糖激酶家族中的重要成员,存在于肝细胞中,仅在胰岛 β 细胞和肝细胞中表达。GCK 催化葡萄糖的磷酸化使之形成 6- 磷酸 - 葡萄糖(G6P),是胰岛 β 细胞利用葡萄糖产生三磷酸腺苷(ATP)的起始和限速步骤。β 细胞内的 ATP(或 ATP/ADP 比率)通过调节 ATP 敏感的 K^+ 通道来调节胰岛素的分泌。GCK 的另一个特点是它与葡萄糖的亲和力低且不受其催化产物(G6P)的负反馈调节。因此,细胞内 ATP 的含量直接和细胞内可以被 GCK 催化的葡萄糖含量相关,所以 GCK 在

β 细胞内起到葡萄糖感受器的作用。有 GCK 基因突变的患者 GCK 的 mRNA 表达异常或缺失时仅有 50% 的 GCK 活性。GCK 活性的下降会导致 β 细胞内的 ATP 产生减少,刺激 β 细胞分泌胰岛素的阈值升高和胰岛素的释放减少。肝脏内的葡萄糖激酶基因的启动子与胰岛 β 细胞内葡萄糖激酶基因的启动子不同,肝脏内的 GCK 基因的表达是受胰岛素和葡萄糖调节的。在肝脏内,GCK 的主要作用是在高血糖的情况下,促进肝细胞对葡萄糖的摄取并将葡萄糖转化成肝糖原,与 β 细胞内的 GCK 互相配合维持血糖的稳定。在肝脏内受 GCK 调节的基因有左旋丙酮酸激酶、脂肪酸合成酶、葡萄糖转运子 2 和葡萄糖 -6- 磷酸酶。肝脏内利用乳酸、丙酮酸、丙氨酸和谷酰胺合成糖原和脂肪合成的过程均是葡萄糖依赖性的。

(二)病理生理

在正常人有效的血葡萄糖水平的调节,基本上由 β 细胞和肝细胞来调节,其中葡萄糖激酶相当于 β 细胞中的葡萄糖感受器,当葡萄糖通过转运体 2 进入 β 细胞后,在葡萄糖激酶的作用下进行磷酸化,并进入糖酵解途径,伴随着葡萄糖进入的多少,在葡萄糖激酶的情况下,调节着胰岛素分泌;同样肝细胞对血糖的反应,也是在葡萄糖激酶正常的调节下,血糖高时,肝对葡萄糖的摄取和合成糖原也增加。所以在正常情况下,葡萄糖激酶借助于 β 细胞和肝细胞两个平台调节着血中葡萄糖水平,调节着胰岛 β 细胞的分泌水平。β 细胞的葡萄糖磷酸化与启动胰岛素分泌紧密相联。GCK 突变通过影响葡萄糖激酶而影响胰岛分泌功能而导致的血糖升高:①基因突变导致 GCK 酶缺乏;②基因突变导致 GCK 酶活力降低;③基因突变改变了蛋白结构,影响酶的稳定性;④基因突变影响着 GCK 与相关蛋白间的协调作用等,最终均降低着葡萄糖磷酸化的潜力,进

表 28-4　三种类型遗传学胰岛素抵抗综合征治疗方法比较

治疗方法	DS	RMS	Type A IR
营养:频繁或连续的胃管鼻饲;避免高碳水化合物饮食	控制空腹低血糖	控制空腹低血糖	控制空腹低血糖
胰岛素增敏剂	无效	建议早期使用;改善高血糖	建议早期使用;改善高血糖
大剂量胰岛素	无效	改善高血糖、机体分解状态、体重下降及微血管并发症	改善高血糖、机体分解状态、体重下降及微血管并发症
美曲普汀	无相关研究	改善 HbA1C	无相关研究

而导致胰岛 β 细胞对葡萄糖敏感性下降和餐后肝糖原合成缺陷而致发生高血糖。随着年龄的增加,有 GCK 基因突变的个体空腹血糖变化不十分显著。多数 GCK 突变基因的携带者直到中年时其空腹血糖才达到糖尿病诊断标准。与正常人相比,MODY2 患者的空腹胰岛素水平不低,但与相对升高的空腹血糖比较,胰岛素水平仍属相对降低。通过分级葡萄糖输注实验观察到:GCK 突变者与无 GCK 突变的正常人相比,突变携带者使刺激胰岛素分泌增加的葡萄糖阈值由正常人的 5.5mmol/L 上升到 7mmol/L;在糖负荷刺激后,胰岛素分泌第一时相和第二时相均减弱。

(三)遗传学

GCK 编码基因在 7 号染色体短臂,包括 11 个内含子和 12 个外显子。MODY2 患者 GCK 突变导致酶部分失活,但仍保持了近 50% 正常功能。因 GCK 是胰岛 β 细胞胰岛素分泌调节机制中的关键酶,因此当 Vionnet 等将 GCK 基因作为 MODY2 的候选基因进行研究时,发现了该基因的突变与 MODY2 相关。此后,MODY2 基因的突变也曾在全世界多个民族的糖尿病人群中被描述过,至今报道了 1 441 个家系中表型特点相似的 620 种 GCK 突变,包括单碱基突变或小片段缺失、插入,包括错义突变、移码突变、无义突变等。GCK 突变主要包括两种,失活及激活。激活突变会出现持续性的高胰岛素血症性低血糖,完全失活突变会出现永久性的新生儿糖尿病,部分失活导致 MODY2。MODY 发病基因单核苷酸多态性(single nucleotide polymorphism,SNP)构成 2 型糖尿病的多基因遗传背景。

(四)临床表现

MODY2 是起病最早的亚型,MODY1、MODY3 高血糖的发生一般在青少年或者成人早期,而 MODY2 常从婴幼儿时期开始,最小的发病年龄为出生后 1 周,表现为轻度的血糖增高或糖耐量异常。随着年龄的增长,β 细胞功能会逐渐下降,但下降程度要比 MODY3 轻。MODY2 与 MODY3 临床特点的比较详见表 28-5。MODY2 患者中超重或肥胖罕见。MODY2 患者空腹血糖轻度升高,甚至临床没有症状,一般波动在 6~8mmol/L 水平,餐后血糖水平通常不超过 10mmol/L,且这种血糖水平非常慢的随着年龄的增长而增高,表现为终身轻度高血糖。许多患

者是通过常规体检或者是家系调查、孕期检查才发现的。约 50% 的携带者可能有妊娠糖尿病,Saker 等发现,妊娠糖尿病中有 6% 可伴 GCK 突变。也有几个特殊表型,悉知在婴幼儿持续性高胰岛素血症性低血糖症的病因中,包含 GCK 基因突变,认为是 GCK 基因发生了功能获得性突变导致胰岛素过度产生,故也称为 GCK 相关的高胰岛素血症性低血糖症(GCK-HI);也见另一表型,导致严重的永久性新生儿糖尿病,认为是 GCK 纯合子功能发生了丧失性突变。

(五)诊断

儿童起病的高血糖患者,血糖轻度升高,并且时间较长,高达数月或者多年。糖化血红蛋白轻度升高;父母或曾父母有 2 型糖尿病史,没有相关并发症,或者父母没有糖尿病;糖耐量试验 2 小时血糖的增值 70% 在 3mmol/L 以下,95% 在 5mol/L 以下,>6mmol/L 的并不常见。这种患儿高度怀疑 MODY。MODY2 确诊依赖基因分析。目前多个国家的研究学者要求有以下病史特点的患儿进行基因检测:①空腹血糖的轻度升高,并且时间较长,高达数月或者多年,并且糖化血红蛋白的轻度升高;②父母没有相关并发症的 2 型糖尿病患者,或者父母没有糖尿病;③ OGTT 2 小时血糖的增值在 3mmol/L 以下。研究人员在对大量 1 型糖尿病患者调查发现,如果患者满足以下标准,那么 GCK 突变的检测阳性率上升到 50% 左右:①胰岛素抗体阴性;②家族中连续三代都具有糖尿病;③每天的胰岛素量在 0.5U/(kg·d)以下,糖化红血蛋白在 7% 以下。致病基因分析可以通过定位克隆、物理图谱、候选基因法等实现。已经开展的全基因组外显子检测被认为有助于单基因病分子诊断。目前,一代测序是验证 MODY2 的标准。

(六)治疗

MODY2 患者不需要特殊治疗,事实上,当患者被确诊为葡萄糖激酶突变型糖尿病时,相当于宣布了一个好消息,因为这意味着该患者的血糖不会明显进行性恶化,尽管其发病年龄很轻,病程很长,也不会导致并发症的出现。因此该型患者通常不需要药物治疗。MODY2 病变的本质是葡萄糖感知的缺陷,因此饮食控制基本上无效。但携带 GCK 突变基因的妊娠糖尿病的孕妇在血糖增高时需用胰岛素严格控制血糖。

表 28-5　MODY2 与 MODY3 临床特点的比较

	MODY2	MODY3
空腹血糖 mmol/L	<7	>7
OGTT 试验中 2 小时血糖	<10	>11.1
OGTT 试验中血糖增幅（2 小时至空腹）	<4.6	>12
高血糖进展	慢	较快
确诊时最小年龄	出生后 15 天	青少年期
平均确诊年龄岁	20.9	26.3
BMI（kg/m²）	22.2	23.5
需要胰岛素治疗	不普遍（2%）	普遍（约 30%）
血管并发症	极少	++
外周组织对胰岛素的敏感性	正常 - 升高	升高
前胰岛素 / 胰岛素比例	正常	升高
β 细胞功能缺陷的特点	对葡萄糖感知障碍	胰岛素合成分泌障碍
β 细胞功能	相当正常的 48%	相当正常的 42%
治疗	无特殊治疗，有些妊娠糖尿病者可能需要胰岛素	饮食控制、口服降糖药、胰岛素

三、青少年的成年起病型糖尿病 8 型——基酯脂肪酶缺乏

青少年的成年起病型糖尿病 8 型（maturity-onset diabetes of the young，Type8，MODY 8，OMIM：#609812）是 MODY 家族中一个比较特殊的类型，由羧基酯脂肪酶（Carboxyl ester lipase gene，CEL）基因突变所致，同时伤害着胰腺的外分泌和内分泌。MODY8 在临床上较为罕见。

（一）病因及遗传学

人类 CEL 基因主要表达于胰腺腺泡和乳腺细胞中，胰液和乳汁中可有其表达产物 CEL，而在 β 细胞中没有 CEL 基因表达。CEL 基因定位于 9 号染色体长臂最近端区域 9q34.3，该基因长跨越 9 832 个碱基对，包含 11 个外显子和 10 个内含子。CEL 基因 C 末端第 11 号外显子，主要由相邻 33bp 的可变数目串联重复序列（VNTR）组成，每个片段编码 11 个氨基酸基序，一般 VNTR 数目为 11-21，最常见的等位基因有 16 个 VNTR，编码包含 1 个信号肽（1~23 个氨基酸）的由 745 个氨基酸组成的蛋白，是控制胰腺内分泌和外分泌的重要基因。研究报道外显子 11 中的重复序列，目前发现的突变亚型有：1686del T、C563fs X673、1785del C 和 C596 fax 695 突变。

（二）病理生理变化

CEL 是胰腺腺泡外分泌的一种胆盐依赖性 / 反应性脂肪酶，CEL 分泌后进入小肠，被胆盐激活后参与水解、吸收胆固醇和脂溶性维生素。CEL 突变后水解的功能减退或丧失，可导致胰腺脂肪增多和外分泌功能障碍，促进胰岛 β 细胞凋亡而发生糖尿病，也可导致胰腺发育不良和纤维化。此外，CEL 可在血清中影响动脉粥样硬化的进展。

（三）临床特征

MODY8 的特征为儿童期胰腺外分泌功能障碍和成年期糖尿病。患者一般不肥胖，空腹及餐后血糖明显升高，可伴有轻微腹痛和稀便，但一般不发生酮症。Raeder 等研究发现在 8 名糖尿病 1686del T 突变携带者中均存在多发性胰腺囊肿，而在 4 名非糖尿病突变携带者和 6 名健康对照组个体中则没有发现胰腺囊肿。且囊肿的数量与 CEL 突变携带者的年龄呈正相关。一般在 40 岁左右发展为多发胰腺囊肿和糖尿病，糖尿病发病略晚一些。临床上表现为糖尿病和胰腺外分泌腺功能异常，仍需要基因确诊是否为 MODY 8。同时伤害胰腺内、外分泌的因素包括先天的和后天的因素，目前只是将 CEL 基因突变引起者称为 MODY 8，但该基因的变异 / 多态，也可引起 1 型

糖尿病、2 型糖尿病,也可引起不伴糖尿病的胰腺外分泌疾病。除胰腺内外分泌功能异常外,还可导致神经脱髓鞘病变,使外周神种经传导功能下降,头颅磁共振检查发现脑室及脑白质损伤信号,但无神经系统相关临床症状。

(四)治疗

在 2008 年 Vesterhus 等对 9 例具有 *CEL* 基因突变 - 胰腺外分泌功能障碍的糖尿病患者进行 30 个月胰酶替代治疗(PEST),可缓解吸收不良症状、减轻脂肪排泄,使维生素 E 水平恢复正常,总胆固醇、低密度脂蛋白胆固醇、高密度脂蛋白胆固醇有所升高,但对血糖影响较小。而血糖还需采用胰岛素治疗。

四、青少年的成年起病型糖尿病 11 型

青少年的成年起病型糖尿病 11 型(maturity-onset diabetes of the young,Type11,MODY11,OMIM:#613375)是由 B 淋巴细胞激酶(B-lymphocyte specific,BLK)基因突变所致。*BLK* 基因编码一个属 Src 家系原癌基因的非受体酪氨酸氨酸激酶,调控细胞的增殖与分化。

(一)遗传学及发病机制

BLK 基因定位于 8p23.1,由 13 个外显子组成。95% 在 B 淋巴细胞中表达,5% 存在于胰岛素 β 细胞,还有胸腺、脑、心、肺、肝、肾或肠,是一个多功能的蛋白质,它通过与一系列底物相互作用与多种细胞生命活动、细胞凋亡有密切关系,具有酪氨酸激酶活性,通过上调转录因子 PDX1 和 NKX6-1 促进葡萄糖刺激胰岛素合成和分泌,增加 β 细胞转录因子的表达。Borowiec 等在 6 个家系中发现 3 种突变型:Ala76 Thr(ATLT)和 3′ 非编码区的 T-G、C-T 突变。

(二)临床表现

BLK 基因突变,可导致胰岛 β 细胞发育障碍,胰岛素合成和分泌减少,血糖升高,除胰岛素分泌减少,高血糖外,多数患者超重或肥胖,血清胰岛素相对不足,并表现其他代谢异常,可合并系统性红斑狼疮。然而在高糖环境下,BLK 过表达,相反会增强胰岛素分泌,甚至发生低血糖。

(三)治疗

MODY11 患者血清胰岛素相对不足,除饮食疗法外,可用磺脲类,也可使用糖苷酶抑制剂或二甲双胍,必要时使用胰岛素。

(梁立阳)

第六节 下丘脑 - 垂体 - 性腺轴疾病

一、先天性特发性低促性腺激素性腺功能减退

先天性低促性腺激素性腺功能减退(congenital hypogonadotrophic hypogonadism,CHH)是源于 GnRH 释放和 / 或效应缺陷引起垂体促性腺激素分泌减少或缺乏的一组罕见、异质性疾病,发生率约为 1/8 000,报道的男性患者居多,较女性患者多 2~5 倍。患者 18 岁仍缺乏性征发育或性征发育不完全,促性腺激素水平低、性激素(男性睾酮、女性雌二醇)水平低下,可伴其他相关的非生殖方面的表型,如嗅觉缺失、腭裂、感音性耳聋,等。除下丘脑 - 垂体促性腺激素异常外,无其他下丘脑 - 垂体激素的异常者称为特发性低促性腺激素性腺功能减退(Idiopathic hypogonadotropic hypogonadism,IHH)。IHH 有嗅觉缺失者,称为"卡尔曼综合征"(Kallmann syndrome,KS,MIM 147950,244200,308700,610628,612370,612702));嗅觉正常者为"嗅觉正常的特发性低促性腺激素性腺功能减退"(normosmic idiopathic hypogonadotropic hypogonadism,nIHH);有些家族既有 KS 患者,也有 nIHH 患者,因此称为有或无嗅觉缺失的低促性腺激素性性腺功能减退(hypogonadotropic hypogonadism with or without anosmia,HH)"。

人类青春期是由复杂内分泌事件调控的复杂过程。青春期发动的基础是下丘脑分泌促性腺激素释放激素(GnRH)增加,呈脉冲性分泌,触发垂体促性腺激素(Gn,包括 FSH、LH)分泌,Gn 刺激性腺分泌性激素,性激素在垂体和下丘脑水平负反馈调节 Gn、GnRH 的分泌(唯一例外的是,女性排卵中期时雌激素呈正反馈调节。GnRH-Gn 通路中受到多种因子的调节)。通路中的异常可导致 Gn 分泌低下引起低促性腺激素性腺功能减退。

CHH 传统分为两种主要类型:①涉及胚胎 GnRH 神经元分化、发育、迁移的异常,导致神经元不能正常进入下丘脑正常位置——KS;②各种原因影响 GnRH 分泌,或垂体促性腺激素分泌

细胞对 GnRH 的效应异常——嗅觉正常的 HH（nCHH、nIHH）。

CHH 是一组罕见的遗传性异质性疾病，散发型常见。三十年来，多个基因被证实与 CHH/KS 的发生有关。既往认为 CHH 是符合孟德尔遗传规律的单基因遗传性疾病，但近期研究提示，CHH 致病基因和发病机制非常复杂，可能是一类双基因或寡基因突变导致的疾病。本章综述由受体缺陷引起的 CHH，目前发现的有促性腺激素释放激素受体基因（GNRHR）、亲吻素 1 受体基因（KISS1R）、速激肽受体 3（tachykinin receptor 3）基因 TACR3. 成纤维细胞生长因子受体 1 基因（FGFR1）、前动力蛋白受体 2（prokineticin receptor-2）基因（PROKR2）、瘦素（leptin）受体基因（LPR）缺陷（表 28-6）。发病率依次是 GNRHR、TACR3\KISS1R……

（一）促性腺激素释放激素受体基因（GNRHR）的失活突变

GNRHR 基因失活突变是嗅觉正常的特发性低促性腺激素性腺功能减退（nIHH）最早被认识到的、最常见的单基因病。至今为止，目前已发现此受体的 22 种不同的失活突变，分布于整个受体、跨膜区、细胞外或细胞内环，无热点突变，导致完全性 IHH（无青春发育）或不完全 IHH（青春期部分发动），同一基因型在不同家族有不同程度的临床表现。GNRHR 基因突变也可表现为体质性青春发育延迟，甚至是可逆性 IHH。对 GNRHR 基因突变的认识有助于了解无嗅觉缺失的 IHH 的发生机制，以及了解 GnRHR 的结构和功能。

1. 病因和发病机制　GnRH 是调控哺乳动物生殖功能的重要的神经肽，GNRHR 基因失活突变通过影响受体表达、配体结合、G 蛋白偶联和／

表 28-6　受体缺陷导致的低促性腺激素性性腺功能减退

基因	OMIM	基因位点	外显子数	编码蛋白	配体	遗传方式/病理生理	主要表型	HH 型	生殖系统外表现
GNRHR	146110	4q13.2	3	GnRHR1	GnRH	AR/oligo*垂体 Gn 分泌障碍	nCHH/GnRH deficiency	Hypogonadotropic hypogonadism 7 with or without anosmia, HH7	无
KISS1R	614837	19p13.3	5	GPR54	亲吻素 Kisspeptin	AR* GnRH 脉冲发生器异常	nCHH/GnRH deficiency	Hypogonadotropic hypogonadism 8 with or without anosmia, HH8	无
TACR3	614840	4q24	5	神经激肽 3 受体 NK3R	神经激肽 B NKB 即 TAC3	AR* GnRH 脉冲发生器异常	nCHH/GnRH deficiency	Hypogonadotropic hypogonadism 11 with or without anosmia, HH11	无
FGFR1	147950	8p11.23	18	成纤维细胞生长因子受体 1FGFR1	成纤维细胞生长因子 8FGF8	AD/AR/Oligo/de novo* GnRH 神经元胚胎移行障碍	KS/nCHH	Hypogonadotropic hypogonadism 2 with or without anosmia, HH2	唇腭裂，牙齿发育不良；骨骼异常；半规管发育不良
PROKR2	244200	20p12.3	2	前动力蛋白受体 2 prokineticin receptor-2	前动力蛋白 prokineticin	AR/AD/Oligo*	KS/nCHH	Hypogonadotropic hypogonadism 3 with or without anosmia, HH3	No**
LEPR	614963	1p31.3	18	瘦素受体 LEPR	瘦素 Leptin	AR	病态肥胖/HH		早期发生肥胖、多食

注：AD, autosomal dominant：常染色体显性遗传；AR, autosomal recessive：常染色体隐性遗传；Oligo, oligogenic or potentially oligogenics：寡基因突变或可能寡基因突变；denovo：新发的

或受体的胞内运输而破坏 GnRH 信号通路,导致垂体 Gn 分泌障碍,进而影响性腺发育及性激素分泌,临床青春不发育或不完全。

哺乳动物体内存在两种或两种以上类型 GnRH,即 GnRH Ⅰ 和 Ⅱ。GnRHR 也有两种类型,即 Ⅰ 型和 Ⅱ 型 GnRHR。人类 Ⅱ 型 *GnRHR* 基因发生框架移码和提前产生终止密码,其转录单位尚未阐明。有人发现 Ⅱ 型受体基因编码 GnRHR 片段,又叫 Ⅱ 型 GnRHR 残体,后者可抑制 Ⅰ 型 GnRHR 的表达及信号转导。由于 Ⅰ 型受体可以高亲和力结合 GnRH Ⅱ,因此 Ⅰ 型受体可取代 GnRH Ⅱ 型受体的作用,反过来则不行,因为 Ⅱ 型受体对 GnRH Ⅱ 具有高度选择性。因此以下 GnRHR 均指 Ⅰ 型。

人类 *GNRHR* 基因位于常染色体 4q13.2,总长 18.7kb,含 3 个外显子。GnRHR 是 G 蛋白偶联受体(G protein-coupled receptor,GCPR),在垂体促性腺激素细胞膜表达。*GNRHR* 基因也在以下许多组织中表达:胎盘、大脑、卵巢、睾丸、子宫内膜、子宫肌层、前列腺、肾脏和肝脏。*GNRHR* 基因编码 328 个氨基酸的 GnRHR,包含 7 个跨膜区域(transmembrane domain,TMD)、1 个细胞外区域(extracellular domain,ECD)、3 个细胞外环(extracellular loops)、3 个细胞内环(intracellular loops),但很明显缺乏细胞内细胞质的羧基末端

尾部(图 28-7),这是哺乳动物 Ⅰ 型 GnRHR 独有的特征,因尾部存在于所有其他 GPCR 及哺乳和非哺乳动物的 Ⅱ 型 GnRHR。所以,进化上该特征对哺乳动物 Ⅰ 型 GnRHR 功能可能起重要作用。细胞外区域(ECD)和 / 或跨膜区域(TMD)与配体结合袋的形成有关,氨基酸残基(Asp98、Asn102、Lys121、Asp302 和 Asn305)被认为直接接触 GnRH,细胞质区域则与 G 蛋白和其他细胞内调节蛋白接触。

2. 遗传机制 编码 GnRH 受体的 *GNRHR* 基因失活突变导致的 nIHH 是常染色体隐性遗传病,患者多数为复合杂合子,通常其特点为:①患儿父母都是致病基因携带者(杂合子);②患儿从父母各得到一个致病基因,是纯合子;③患儿母亲每次生育有 1/4 可能性为 nIHH 患儿;④近亲结婚的家庭,后代发病率较一般人群为高。

目前已发现 *GNRHR* 基因的 26 种不同的失活突变,多为错义突变。Gln106Arg 和 Arg262Gln 突变占突变等位基因的 50% 左右。大多数突变破坏配体的结合,所有突变损害细胞传导事件。有些突变对促性腺激素亚基或 *GNRHR* 基因启动子的激活也有不利影响。

3. 临床表现 *GNRHR* 基因失活突变导致常染色体隐性遗传性特发性低促性腺激素性腺功能减退,不伴其他发育异常如嗅觉障碍等(nIHH)。

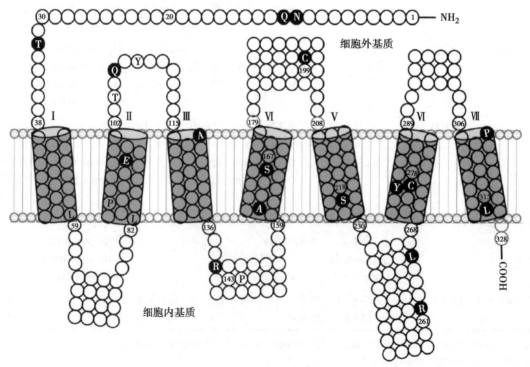

图 28-7 人类 GnRHR 结构示意图

GNRHR 基因突变导致 40%~50% 的家族性常染色体隐性遗传性 nIHH 和约 17% 的散发性 nIHH。不同基因突变类型临床表现不同,体质性青春发育延迟、特发性低促性腺激素性腺功能减退(个别呈可逆性)。

(1)新生儿和幼儿期

1)出生时:胎龄 16~22 周,男性下丘脑 - 垂体 - 性腺轴(hypothalamus-pituitary-gonadal axis,HPGA)非常活跃。由于雄激素对于 46,XY 核型胎儿男性化特别重要,因此男性患者出生时可隐睾、小阴茎。男性严重的尿道下裂一般不支持 IHH,因其发生在内源性 GnRH 活性启动前。女性在此期无特征性临床表现。

2)小青春期(生后 4~16 周龄) 正常情况下此期 HPGA 轻度和暂时激活,IHH 患者此期因缺乏 HPGA 的激活成为诊断男孩女孩先天性 IHH 的独特的诊断窗口。

(2)儿童期:10 岁前女孩无临床症状

(3)青春期:由于缺乏 HPGA 的激活,患儿缺乏青春期发育,无生育力。多数患者从未有过青春发育,少数有部分青春期发育(青春期启动但会停止)。患儿呈现稳定的线性生长,无身高突

增。因骨骺闭合延迟,患儿身材比例似阉人。男性患儿最常见的主诉是缺乏男性化特征或男性化不足,14 岁睾丸容积<4ml,性欲低下,缺乏性功能。女性患者乳房不发育(13 岁)和 / 或原发性闭经(15 岁)。此外,心理上,患者常有低自尊、扭曲的身体意象、性心理发育障碍,甚至性认同问题。也有研究显示,患儿焦虑和抑郁发生率增加,值得关注。

(4)成人期:多因不育或骨质疏松性骨折就诊时诊断 nIHH。

4. 实验室检查

(1)嗅觉正常:患者主观嗅觉是可靠的,有时需要进行专业嗅觉测试。嗅球发育不良与临床嗅觉不一定平行。

(2)HPGA 功能以及排除其他继发原因的 HH,如垂体肿瘤、功能性原因,包括生化、影响、基因检测(表 28-7)。

5. 诊断和鉴别诊断 由于不同时期 HPGA 的生理特点不同,不同时期该病的诊断具不同的特点。总的来说,儿童该病的诊断是很具挑战性的,常需结合临床、生化、遗传学 / 基因检测,综合判断做出诊断。

表 28-7 低促性腺激素性腺功能减退(HH)的生化、影像学以及基因检测

内容	项目	目的
生化检验	上午 8~10 点血 LH、FSH、T(男)/E$_2$(女)、PRL、FT$_3$、FT$_4$、TSH、皮质醇、ACTH、IGF1 和 IGFBP3	评价多发性垂体功能不全 结果提示孤立性低促性腺激素性腺功能低下
	特殊内分泌检验(血清抑制素 B、AMH、INSL3、GnRH 和 / 或 hCG 激发试验	评价 GnRH 缺乏的程度和性腺功能
	精子图	评价生育力
	肝和 / 或肾功能、炎症指标:肝功能检测、BUN、电解质、血常规、Ca、CRP、ESR 和粪便钙卫蛋白	评价全身性疾病和 / 或炎症性疾病
	筛查乳糜泻	评估是否吸收不良
	铁过载筛查(血清铁蛋白、总铁结合力)	评估血色素沉着症
影像学检查	骨龄	骨龄延迟
	头颅 MRI	排除下丘脑 - 垂体损伤 评估嗅球和嗅沟 了解视神经情况 评估内耳(半月管)
	肾脏超声	排除单侧肾发育不良
	骨密度(DXA)	评估骨量减少和 / 或骨质疏松
遗传学 / 基因检测	微阵列比较基因组杂交或染色体核型	大的、罕见的缺失和 / 或插入提示邻接基因综合征
	基因筛查(Sanger 测序或下代测序)	检测 CHH 和 / 或 KS 基因

(1) 小青春期：提供一个简短的时期来确定 CHH 的诊断。男婴，隐睾不伴 / 或伴小阴茎，4~8 周龄时，血 FSH、LH、T、抑制素 B。女婴，如父母为 CHH 患者，女婴小青春期时的血 FSH 是很敏感的指标。当然，正常的参照值很重要。

(2) 儿童期：HH 的诊断是很挑战性的，因此期是生理性性腺功能低下，如 FSH 低于检测范围，或 GnRH 兴奋试验无反应则提示 HH。

(3) 青春期或成年早期：此期是 HH 诊断的典型时期，虽然青春早期，HH 的诊断也极富挑战性。

根据临床表现、生化检测、影像学检查、遗传学 / 基因检测等，可与非先天性 HH、体质性青春发育延迟、继发性 HH、功能性 HH 等鉴别。

6. 治疗与随访 GNRHR 基因失活突变所致的 nIHH 无性腺轴外临床表现，因此治疗的方法很大程度上取决于诱导男性化或女性化，或诱导生育力等目标。

婴儿期和儿童期，男性患儿治疗的重点是睾丸适当的下降、阴茎的发育。

(1) 隐睾（尤其是双侧）对将来的生育潜能有很大的负影响，因此，目前推荐 6~12 月龄行睾丸下降固定术。

(2) 小阴茎：①可使用短期、低剂量的睾酮（双氢睾酮或睾酮）来诱导阴茎生长。因疗程短，对骨骺成熟及第二性征发育影响甚微，但阴茎勃起值得关注。②促性腺激素 LH 和 FSH 成功用于治疗小阴茎和小青春期缺乏的患者，同时可有促性腺发育的作用。5 岁以前用 FSH 无需担心诱导睾丸精子生成以及影响睾丸 sertolic 细胞的最终数量，因其 5 岁以前不表达雄激素受体。

青春期和成年期，治疗目标是诱导男性患者的男性化和女性患者的女性化、正常性功能、刺激体格生长、促进骨骼健康，并解决对未来生育以及心理和情绪健康的担忧。性激素治疗（男性患者睾酮、女性患者雌二醇）诱导青春期，女性患者后续雌孕激素建立人工周期，诱导精神心理发育（表 28-8）。

GNRHR 基因失活突变致嗅觉正常的孤立性低促性腺激素性性腺功能减退 nIHH，除性腺功能减退外，无其他临床表现，诊断极具挑战性，尤其是青春期患儿。临床需根据不同时期不同性别的临床特点、HPGA 的特征、功能试验、基因检测等进行诊断。治疗包括性激素诱导第二性征发育、

促性腺激素或 GnRHa 泵促进性腺发育和生育力；同时能促进体格生长、骨骺闭合、改善骨健康和心理健康。

（二）*KISS1R* 基因失活突变

1. 病因和发病机制 KISS1、KISS1R 与青春期调控方面的内容见中枢性性早熟（central precocious puberty，CPP）KISS1R 基因激活突变章节。*KISS1R* 基因失活突变导致抑制了 GnRH 神经元活动，导致 CHH，患儿嗅觉正常，因此为 nIHH。

2. 遗传机制 *KISS1R* 基因失活突变导致的 nIHH 是常染色体隐性遗传病。2003 年，首次报道 *KISS1R* 基因失活突变导致的 nIHH。患者多数为复合杂合子，通常其特点为：①患儿父母都是致病基因携带者（杂合子）；②患儿从父母各得到一个致病基因，是纯合子；③患儿母亲每次生育有 1/4 可能性为 nIHH 患儿；④近亲结婚的家庭，后代发病率较一般人群为高。目前发现的导致 nIHH 的 *KISS1R* 基因突变类型见图 28-8。

3. 临床表现 同 GNRHR 缺陷，即嗅觉正常的特发性低促性腺激素性腺功能减退（nIHH）。

4. 诊断、鉴别诊断、治疗 同 GNRHR 缺陷。

（三）*TACR3* 基因突变致 nIHH

2009 年 Topaloglu 等首次在 IHH 家系中发现 *TAC3/TACR3* 基因突变，揭示了神经激肽 B（Neurokinin B，NKB）信号转导通路参与调控 GnRH 脉冲式释放。

1. 病因和发病机制

(1) *TAC3 & TACR3* 速激肽（TACHYKININ，TAC），速激肽受体 3（TACHYKININ RECEPTOR 3，TACR3）：人类 TAC3 即 NKB，又名神经介素 K（neuromedin K），与 P 物质、神经激肽 A 同属速激肽（tackyinin）家族，拥有共同的羧基端序列：苯丙氨酸 -x- 甘氨酸 - 亮氨酸 - 蛋氨酸 -NH2。NKB 广泛表达于中枢神经系统，人类表达 NKBmRNA 的神经元主要位于弓状核和下丘脑前部。目前发现 3 种速激肽受体，即 NK1R、NK2R 和 NK3R，均属 G 蛋白耦联受体的类视紫红质家族，一级结构极为相似。NKB 和 3 种受体分别有不同的亲和力，与 NK3R 亲和力最强。NK3R 在神经系统中分布广泛。NKB 和 NK3R 结合后 . 活化的 NK3R 经肌醇磷脂水解作用增加细胞内 Ca^{2+} 浓度；或通过腺嘌呤环化酶增加细胞内 cAMP 水平，信号转导作用。NKB 可以通过神经肽信号传导的机制调节 GnRH 的分泌。

表 28-8　先天性低促性腺激素性腺功能减退（**CHH**）的治疗

适用人群	目标	治疗	临床监测	实验室监测	评价
新生儿和儿童期					
男性患儿（隐睾，伴无/有小阴茎）	睾丸下降 阴茎生长	隐睾： 睾丸固定术（<1 岁） 小阴茎：睾酮、双氢睾酮、或 Gn（LH、FSH）（1~6 月龄）	睾丸容积 阴茎生长	血 T，LH，FSH，inhibin B 和 AMH 水平	【男性患儿】 * 治疗 14~90 天：基础血 T、LH、FSH * 治疗 90 天后：GnRHa 激发后血 T、LH、FSH 【女婴患儿】 暂无
青春期					
14~15 岁	* 男性患儿男性化，女性患儿女性化 * 性功能 * 体格生长 & 骨健康 * 性腺成熟 & 将来生育力 * 精神心理健康	男性患儿：睾酮（口服、注射、经皮制剂）；Gn？	* 生殖器发育 * 体格生长 & 骨骺闭合 * 男性化 * 性功能 * 幸福感 * 依从性 * 可逆性思维	早晨血 T（注射间隔中谷浓度）、LH、FSH、inhibin B、红细胞压积	睾酮治疗不能诱导睾丸、生长或生育力
		女性患儿：雌二醇（口服或经皮制剂），以后雌二醇 + 孕激素建立人工周期。	* 乳房发育 * 体格生长 & 骨骺闭合 * 雌激素化 * 女性体型 * 月经 * 性功能 * 骨健康 * 幸福感 * 依从性 * 可逆性思维	非特异	在联合使用雌二醇 + 孕酮（孕激素）前，必须缓慢增加雌二醇，以最大限度地促进乳房发育，避免乳晕突出
成人期					
所有患者	* 性功能 * 生育能力 * 减少共病 * 心理幸福感 * 青春期诱导	男性患者： * 睾酮（注射或经皮制剂）； *hCG ± FSH； *FSH； *FSH + hCG； *GnRH pump	* 青春发育 * 性功能 & 性欲 * 骨健康 * 幸福感 * 依从性 * 生育力 * 可逆性思维	早晨血 T（注射间隔中谷浓度）、LH、FSH、inhibin B、红细胞压积、PSA	性激素治疗并不能诱导生育力
		女性患者： * 雌二醇（口服或经皮制剂）， * 孕酮或孕激素 *FSH + hCG 或 GnRH 泵		血雌二醇、LH，FSH，inhibin B & AMH	

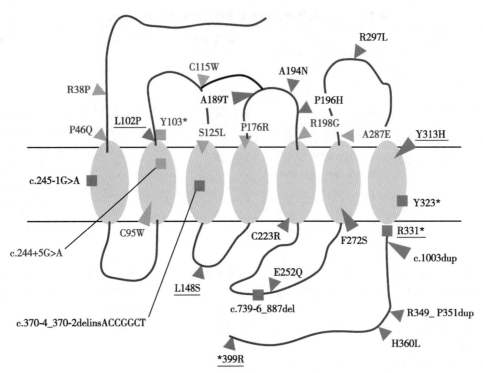

图 28-8 目前已报道的导致 nIHH 的 KISS1R 基因突变类型

（2）*TACR3* 基因:NK3R 由 *TACR3* 基因编码,位于 4q25,包含个外显子。NK3R mRNA 主要在人大脑、肾脏、肺、胎盘及骨骼肌中表达最丰富;也在前列腺、睾丸中大量表达;在人小脑、甲状腺、唾液腺肾上腺、胸腺、心脏、肝脏和气管中有较低的表达。

2. 遗传学机制 *TACR3* 基因失活突变属常染色体隐性遗传性疾病,目前至少发现 15 种基因突变,均为纯合突变,分别位于 NK3R 的第 1（Gly93Asn,即第 93 位甘氨酸被门冬氨酸取代）或第 6 个（Pro353Ser,即第 353 位脯氨酸被丝氨酸取代）跨膜区域。进一步细胞学证实突变后的受体与 NKB 结合后调控胞内钙离子浓度上升的能力显著降低。此后,其他类型的 TAC3/TACRS 突变也被陆续发现。目前为止,大约已报道 40 例 TAC3 或 TACR3 突变的病例,分属不同种族和地区。

3. 临床表现 同 *GNRHR* 突变。不同的是可逆性明显高于其他类型的 HH,可逆发生率（80%）较其他类型（10%）高。迄今为止.还没有发现 TAC3/TACR3 患者伴随其他发育异常,但 2 名 TAC3 突变的同卵双生患者有轻度认知障碍

4. 治疗和管理 同 *GNRHR* 突变。

（四）*FGFR1*,成纤维细胞生长因子受体 1 基因缺陷

1. FGFR1 蛋白与 *FGFR1* 基因 *FGFR1* 是 Kallman 综合征相关基因,定位在 8p11.2-p11.1,基因全长 57.7kb,包括 18 个外显子,编码一种由 822 个氨基酸组成的跨膜蛋白受体—FGFR1 蛋白。FGFR1 蛋白是酪氨酸激酶超家族成员之一,在受体酪氨酸激酶家族中存在硫酸乙酰肝素蛋白多糖（heparin sulphate proteoglycans,HSPG）。FGFR1 蛋白缺陷可造成 GnRH 神经迁移及嗅球发育异常,因此推测其可能与 GnRH 神经元和嗅觉神经元的发育有关,在胚胎期神经细胞的发育中起着关键作用。

成纤维细胞生长因子（FGF）信号控制细胞增殖、迁移、分化和存活,因而在胚胎发育的各个进程中起到重要作用。不同 FGFR 有不同的特异性 FGF 配体,FGF8 是 FGFR1 的主要配体。

2. 遗传方式 *FGFR1* 基因失活突变所致 HH 呈现多种遗传方式,可为常染色体隐性遗传性、寡基因遗传、自发突变。已报道的 *FGFR1* 基因的突变包括移码突变、无义突变、错义突变和剪切位点的突变,其中约 70% 为错义突变。

3. 临床表现 属 Kallman 综合征,占 Kallman

综合征的 19% 左右。临床表现包括：性腺轴，同 *GNRHR* 失活突变；嗅觉丧失；其他发育异常。患者可有牙齿发育不全、唇裂、腭裂。

4. 治疗　性腺轴，同 *GNRHR* 失活突变；对症处理。

（五）*PROKR2* 基因失活突变

1. PROK2 & PROKR2　PROK2 属于前动力蛋白家族成员。前肌动蛋白受体 -2（prokineticin receptor-2，PROKR2）基因定位于人类染色体，编码的 PROKR2 属 G 蛋白偶联受体，具有一个 7 次跨膜区连接细胞内外环及一个细胞外氨基末端和一个细胞内羧基末端。PROK2 和 PRPKR2 在脑中广泛表达，在 GnRH 神经元的发生、迁移及嗅球的发育过程中具有重要作用。

2. 遗传机制　*PROKR2* 基因失活突变常染色体显性遗传、常染色体隐性遗传、有时呈寡基因遗传。目前发现的突变主要是错义突变、无义突变、移码突变。

3. 临床表现　低促性腺激素性腺功能减退 -3 型（hypogonadotropic hypogonadism-3 with or without anosmia，HH3）。

（1）可以是 Kallman 综合征，也可以是 nIHH。即有 / 无嗅觉缺失。

（2）目前病例未发现有其他 Kalman 基因缺陷相关表现如双手联带运动，肾发育不全，牙齿发育不全，唇裂或腭裂。

二、中枢性性早熟 1 型

中枢性性早熟（central precocious pubert，CPP）即 GnRH 依赖性性早熟（gonadotropin-dependent precocious puberty，GDPP），是指由于下丘脑 - 垂体 - 性腺轴（hypothalamic-pituitary-gonadal axis，HPGA）提前激活、导致第二性征发育提前（女孩 8 岁以前、男孩 9 岁以前）。除了目前认识到的对成年身高的负影响外，中枢性性早熟患儿的青春期品行障碍（conduct disorders）和心理行为障碍（behavior disorders）发生率增加，现在还关注到青春发育提前与远期疾病风险相关——早初潮女孩远期乳腺癌、子宫内膜癌、肥胖、2 型糖尿病、心血管疾病风险增加。

青春期是一个复杂的生物学过程，包括性成熟和线性生长加速。青春期发动的生化机制是 GnRH 的脉冲分泌（儿童期相对平静），而青春期发动的调节机制仍是一个很大的谜团。目前公认为多种因素（营养、环境、遗传）共同作用的结果——环境和代谢因素是青春期发育的重要调节因素，但这些影响与遗传控制有关。

随着分子生物学的发展，对引起中枢性性早熟的单基因的认识显著提高，已经明确的有多个，包括 *GABRA*1、*NPYR*1、*Kisspeptin & KISS1R*（GPR54）、*LIN28B*、*Leptin & leptin receptor*（*LEPR*）、*TAC3/TACR3 complex*、*Estrogen receptor a*（*ERα*）、*Thyroid transcription factor 1*（*TTF1*）*and enhanced at puberty*（*EAP1*）*genes*、*MKRN3* 印记基因、*DLK1*（印记基因）。理论上，导致的 CPP 的受体基因包括 KISS1 受体、GABA A receptor alpha1-subunit（GABRA1）、*NPYR*、*LEPR*、*TACR3*、*Estrogen receptor a*（*ERα*）。不过，除 KISS1R 基因突变的 CPP 外，其他未见报道。本节讲述 KISS1R 基因突变 CPP。

中枢性性早熟 1 型（PRECOCIOUS PUBERTY，CENTRAL，1；CPPB1）（OMIM#176400），是由于 KISS1 受体（KISS1R、即 GPR54）基因 *KISS1R* 激活突变引起的极罕见的常染色体显性遗传性疾病。

（一）病因及发病机制

2003 年，人们认识到亲吻素（kisspeptin，KISS1）及其受体（KISS1R）是促性腺轴的主要调节因子。亲吻素是黑色素瘤转移抑制基因 1（*KISS1*）的编码产物。KISS1R 属 G 蛋白偶联受体 54（G protein-coupled receptor 54，GPR54），是 kisspeptin 的特异性受体，其基因在下丘脑生殖调节区大量表达。kisspeptin 与 GPR54 组成 KISS1-GPR54 系统，参与调节下丘脑 - 垂体 - 性腺轴的功能，对青春期的启动起关键作用。下丘脑中 kisspeptin 与 KISS1R 特异性结合后可激活 GnRH 神经元，激活的 GnRH 神经元大量释放 GnRH 进一步促使促卵泡激素（Follicle stimulating hormone，FSH）以及黄体生成素（Luteinizing hormone，LH）分泌，从而参与青春期启动（图 28-9）；作为 GnRH 的上游调节因子，kisspeptin 也受雌二醇（Estradiol，E_2）的反馈性抑制。近年认为，KISS1 与 GnRH 神经元之间的神经突触并不是很多，kisspeptin 并不是单纯直接作用于 GnRH 神经元内部，而是通过很复杂的机制作用于 GnRH 神经元外部。近来研究发现，KISS1R 在胰腺、脂肪、肝脏等与代谢相关的组织器官均有表达，参与机体多种代谢活动。*KISS1R* 基因激活性突变，导致 GnRH 神经元激活，因而发生 GnRH 依赖的性早熟——中枢性性早熟。

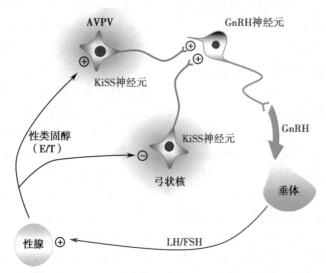

图 28-9 Kisspeptin 刺激神经内分泌生殖轴和性激素的分泌

（不同的细胞核不同的 *Kiss1* mRNA 的表达）。由下丘脑前腹侧室旁核（antero ventral periventricular nucleus，AVPV）和下丘脑弓状核（arcuate nucleus，ARC）神经元分泌的 Kisspeptin 刺激 GnRH 的释放，进而促进垂体 FSH、LH 的分泌；FSH & LH 刺激性腺性激素的分泌，性激素通过负反馈调节 kisspeptin 神经元的活动性、抑制 Arc 神经元 *Kiss1* 的表达，诱导 AVPV 神经元 *Kiss1* 的表达。性激素对 AVPV 神经元 *KISS1* 的诱导可能是女性排卵前 LHsurge（和男性睾酮介导的性行为）的原因

（二）*KISS1R* 基因及 KISS1R 结构

KISS1R 基因位于人染色体 19p13.3 上，由 5 个外显子和 4 个内含子组成。*KISS1R* 的编码产物即 GPR54，为 kisspeptin 的特异性受体，含 398 个氨基酸残基，大小为 75kD，包含 7 个 α 螺旋组成的疏水性跨膜区域（图 28-10）。*KISS1R*mRNA 在下丘脑、中枢神经系统、胰腺、肝脏、垂体、胎盘、脂肪等组织被发现，其中在下丘脑及杏仁核中表达水平最高。

（三）遗传机制

KISS1 和 *KISS1R* 是人类 CPP 发病机制研究最早的基因。*KISS1R* 基因激活性突变导致的 CPP 是常染色体显性遗传病。2008 年，Teles 首次报道 *KISS1R* 基因激活性突变失活突变导致的 CPP，作者在 1 名患有中枢性性早熟 8 岁来自巴西的领养女童的体内发现 *KISS1R* 杂合子的突变，即 Arg386Pro 突变。该女童出生即有乳房发育，7 岁时双乳增大伴阴毛发育，8 岁身高 131.5cm，体质量 26.7kg，双侧乳房 Tanner 4 期，阴毛 Tanner 2 期，骨龄提前 3 岁，血清 LH 基础值<0.6IU/L（正常值<0.7IU/L），血清 FSH（卵泡刺激素）基础值 2.6IU/L（正常值<7.2IU/L），GnRH 激发试验后 LH 为 6.4IU/L，FSH 为 5.9IU/L，比值

为 1.08，血清雌二醇 22pg/ml，头部磁共振检查排除占位性病变。进一步体外实验证明，该突变产物与 kisspeptin 结合可使 GnRH 的分泌增多，从而加快下丘脑 - 垂体 - 性腺轴的成熟。研究者继续对 150 名正常儿童和 53 名患有中枢性性早熟的患儿进行基因的检测，均未找到 Arg386Pro 突变。证明这种突变不具有普遍性。进一步，不少学者对特发性中枢性性早熟患儿进行 *KISS1R* 基因检测，均未检测到致病突变。

至今为止，报道的 *KISS1R* 基因激活突变导致的 CPP 仅此有 1 例。但多态性研究显示 *KISS1R* 在 CPP 的发生的作用。2007 年中国上海对 272 例汉族女性特发性中枢性性早熟和 288 名健康对照组，发现 7 种基因多态性，其中一种 859955C/A 为无义突变，位于外显子 4 上，第 587 个核苷酸的改变导致 KISS1R 受体第二细胞外环中的脯氨酸被组氨酸替代，可能致病。2010 年，Silveira 等对 83 个中枢性性早熟患儿（女童 77 名，男童 6 名）和 200 个体健儿童进行基因测序。在 3 个互不相关的患有中枢性性早熟的患儿体内发现了 2 个错译的 *KISS1* 突变，即 p.P74s 和 p.H90D 突变，这 2 种变异均未在对照组中检出。体外实验发现，p.P74S 突变可增高 kisspeptin 耐降解性，使患儿

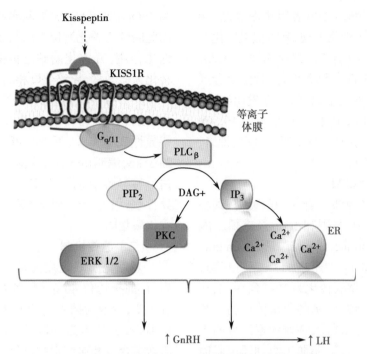

图 28-10　KISS1R 结构及下丘脑 KISS1R 信号通路

Kisspeptin 与其特异性受体 KISS1R 结合后,G 蛋白被解离,Gq/11 亚单位激活磷脂酶 PLC$_\beta$(phospholipase C beta,PLC$_\beta$),激活的 PLC$_\beta$ 催化膜磷脂酰肌醇 4,5- 二磷酸(phosphatidyl inositol 4,5-biphosphate、PIP2)水解为甘油二酯(diacylglycerol、DAG)和三磷酸肌醇(inositol triphosphate、IP3)。IP3 binds to receptors 与内质网(endoplasmic^{2+}),DAG 则激活钙依赖蛋白激酶(calcium-dependent protein kinase,PKC)。细胞外调节激酶(extracellularregulated kinase,ERK)是 KISS1R 的 PKC 依赖的下游信号。这些信号最终导致 GnRH 的分泌继而 LH 的分泌增加

体内维持高水平的 kisspeptin。这提示 p.P74S 的突变可导致中枢性性早熟。携带 p.P74S 突变患儿的母亲及外祖母均携带相同的突变,但无中枢性性早熟病史,提示 p.P74S 突变可能为不完全外显的。

韩国的一项研究,对 194 名患有中枢性性早熟的韩国女孩和 99 名健康对照组进行 KISS1R 基因外显子测序,共发现 7 种 KISS1R 基因多态性,其中 2 种单核苷酸多态性在中枢性性早熟患者中出现频繁,即 c.738+64G>T 和 c.1091T>A 突变。

（四）临床表现

根据目前基因确诊的一例,以及多态性研究,KISS1R 基因激活突变导致的中枢性性早熟呈现经典的特发性中枢性性早熟的临床表现。

（五）诊断和鉴别诊断

对临床有家族史的特发性中枢性性早熟,可进行 KISS1R 基因检测(Sanger 测序)。无明确家族史者亦可进行基因检测,有助于更多病例的发现。

（六）治疗

根据目前基因确诊的一例,以及多态性研究,KISS1R 基因激活突变导致的中枢性性早熟对 GnRHa 的治疗反应同特发性中枢性性早熟。

中枢性性早熟 1 型(PRECOCIOUS PUBERTY, CENTRAL,1 ;CPPB1)(OMIM#176400),是由于 KISS1 受体(KISS1R、GPR54)基因 KISS1R 激活突变引起的极罕见的常染色体显性遗传性疾病,临床表现、对 GnRHa 的反应与特发性中枢性性早熟类似。随着对特发性中枢性性早熟病因诊断的重视以及基因诊断技术的发展,相信不断有新的病例被诊断出来。

三、卵巢疾病（原发性卵巢功能不全）：芳香化酶缺乏症

芳香化酶缺乏症(aromatase deficiency,AD, #613546)是编码芳香化酶(aromatase)的基因(CYP19A1)失功能突变,导致雌激素合成障碍所致的一种罕见的常染色体隐性遗传性疾病,发生率不详。患者在宫内时孕母呈男性化表现(多毛、痤疮等)、分娩后症状好转;出生后患者临床表型

因染色体核型而异:46,XX 患者因雄激素高、雌激素不足,出生时呈男性化表现,有时似男性化型先天性肾上腺皮质增生症 21- 羟化酶缺乏(CAH 21OHD);儿童青春期时卵巢囊性化、骨骺闭合延迟;青春期年龄时男性化表现更甚、原发闭经、无乳房发育、高促性腺激素性腺功能减退;46,XY 患者则雌激素不足(高身材、骨骺闭合延迟、骨痛、宦官体型和过度肥胖)。

(一)病因及发病机制

芳香化酶是人体雌激素合成的限速酶,其将雄激素底物雄烯二酮、睾酮和 16α- 羟雄烯二酮分别转换为雌酮(Estrone,E_1)、雌二醇(Estradiol,E_2)和雌三醇(Estriol,E_3)(图 28-11)。新近报道,芳香化酶能催化双氢睾酮转化为 19- 羟、19- 氧类固醇衍生物,及去除 19- 甲基的非甾体产物。芳香化酶主要位于细胞内质网,在雌激素产生的细胞(卵巢、胎盘、睾丸、大脑、脂肪组织、肝脏、肌肉和毛囊)中表达。除了合成雌激素之外,芳香化酶因其调节不同组织的雄激素和雌激素的平衡的影响,而具有重要的生理意义。芳香化酶缺乏导致雄激素过多、雌激素合成障碍,在不同染色体核型的个体、不同时期出现相应的临床表现。患者母孕期间,分别来自胎儿肾上腺和肝脏的 DHEAS 和 16OH-DHEAS,成为胎盘雌激素的重要来源,因此胎盘芳香化酶保护胎儿免受胎儿雄激素的雄性化作用,芳香化酶缺乏的胎儿不能把 DHEAS 转化为雌激素,导致孕母和胎儿雄性化。

人类芳香化酶基因(*CYP19A1*)定位于染色体 15q21.1,含有 10 个外显子:外显子 1 与基因组织特异性表达有关,不参与蛋白编码;外显子 2~10 约 35kb,编码由 503 个氨基酸组成的芳香化酶蛋白。特异性启动子决定 *CYP19A1* 基因的组织特异性表达;由于编码区相同,各种组织合成的芳香化酶相同。

(二)遗传机制

芳香化酶缺乏症为常染色体隐性遗传性疾病,目前报道仅 40 余例,多为纯合突变和复合杂合突变,少数为插入、缺失、重复突变。早期(2009 年前)报道的多为外显子 9.10 的基因突变,为雄激素结合点和血红素结合位点。近年有不少外显子 3、5、8 的突变的报道。

(三)临床表现

1991 年,首例芳香化酶缺乏的病例报道母雄性化、患儿 46,XX 出生男性化表型;1992 年证实基因突变,至今为止约 40 余例世界报道。该病临床表现谱广,不同核型有不同的临床表现。

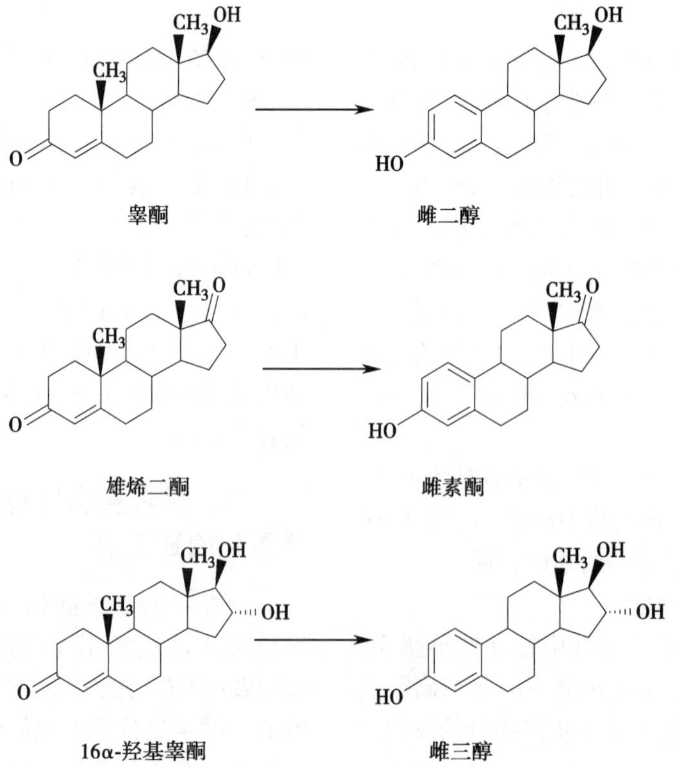

图 28-11　芳香化酶催化的雄激素底物的分子结构和相应的雌激素产物及分子结构

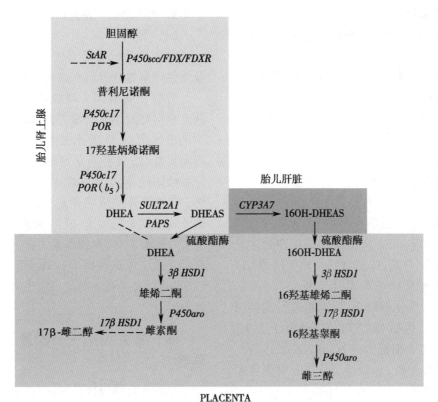

图 28-12 胚胎 - 胎盘单位(类固醇合成代谢)

1. 芳香化酶缺乏症患者母亲孕期的临床表现 孕有严重芳香化酶缺乏胎儿的母亲在孕期由于体内 E_1、E_2 和 E_3 水平显著低于正常水平,同时 T、5α- 双氢睾酮和雄烯二酮等雄激素水平显著升高等,导致她们在怀孕 3 个月后开始出现男性化表现(如痤疮、多毛症、胡须、阴蒂肥大、声音低沉等),并逐渐加重,在分娩时达高峰。母亲男性化症状通常在分娩后 5~6 个月消退,也有迟至 22 个月后才消退者,但仍有声音低沉。也有些母亲孕期不出现男性化表现,可能是残留的胎盘芳香化酶活性的原因。

2. 芳香化酶缺乏 D 患者的临床表现

(1)46,XX:生殖系统和青春期发育异常,出生时女性假两性畸形、外生殖器男性化;儿童时期肥胖、高身材;青春期发育落后,高促性腺激素性性功能减退、多囊卵巢、骨龄成熟落后及高胰岛素血症等。有些女性患者可有自发乳房发育,自发初潮并随后有规则月经周期;有的女性患儿血促性腺激素水平在青春期正常范围,卵巢大小正常。影响这些临床表现的因素有年龄、性别和残存的芳香化酶酶活性水平。卵巢囊肿,可出现于不同年龄。

(2)46,XY:患者出生时外生殖器正常,多数在婴儿及儿童期无症状。通常在成年早期(24~31 岁)因高身材和代谢异常才被诊断,少数患者因母亲孕期男性化而于出生后不久被诊断。多数男性患者 T 正常偏高或明显升高伴 FSH 升高。雄激素升高的原因是芳香化酶缺乏导致雄激素转化为雌激素减少,升高的 LH 刺激 Leydig 细胞合成雄激素过多。少数男性患者可有生殖器畸形(如尿道下裂、双侧或单侧隐睾),其与 AD 的关系尚有待阐明。也有巨睾症(macroorchidism),可能是异常升高的 FSH 作用于正常的睾丸所致。此外,少数患者的精液分析或睾丸活检显示精子发生障碍,少精子症、弱精子症,严重者可导致女方不孕。

3. 骨骼系统异常 患者骨骺不闭合,身高高于所在人群平均范围,成年期还有缓慢身高增长;骨质疏松,可有骨痛。

4. 代谢异常 雄激素过高和雌激素过少对代谢影响是 AD 的重要特征,其表现与代谢综合征症状相似,男性患者尤其明显。腹型肥胖,高胰岛素血症、胰岛素抵抗、黑棘皮病,非酒精性脂肪性肝炎,2 型糖尿病与早期颈动脉脉粥样硬化,并通常伴随着三酰甘油和低密度脂蛋白升高,高密度脂蛋白降低。

（四）实验室检查

1. 血下丘脑 - 垂体 - 性腺轴激素测定　FSH、LH、E_2、T。

2. 血肾上腺轴激素测定　ACTH、皮质醇、DHEAS、P、17-OHP。

3. 性激素结合蛋白（SHBP）、AFP、β-HCG。

4. 糖、脂代谢

5. 男性精子分析

（五）诊断和鉴别诊断

根据病史（母亲孕期有无男性化，父母是否近亲婚配，家族史，家族成员身高；是否青春发育落后；身高增长情况；患者从出生到成年期的生长发育情况）、体检（身高、体重、性征、外生殖器），以及实验室检查、辅助检查等，临床诊断。

临床疑诊芳香化酶缺乏者，需再进行遗传分析以明确诊断。包括对 CYP19A1（外显子 2~10）DNA 测序；在转染细胞中进行 mRNA 表达分析和芳香化酶活性分析；标准核型分析及对患者家族成员的遗传分析。

鉴别诊断时，需注意以下情况：

1. 母亲孕期男性化　由于怀有芳香化酶缺乏胎儿的孕母血 E_2、E_3 水平极低，可与母体卵巢肿瘤、母体摄入雄激素、孕 POR 胎儿者等导致孕母男性化的疾病相鉴别。

2. 出生时女婴外生殖器性别模糊或男性化　与男性化型 CAH 鉴别，包括 21- 羟化酶缺乏，11- 羟化酶缺乏、其他类型的罕见先天性肾上腺皮质增生症（CAH）（P450 氧化还原酶缺乏症、3β-HSD）；真两性畸形；母亲摄入经胎盘的致男性化的药物（雄激素类和孕酮），母亲患有合成雄激素的肿瘤等鉴别。

3. 其他需鉴别的疾病　男性患者与 Klinefelter 综合征、女性患者与原发性卵巢功能不全（46,XX/46,XY）合并肿瘤等鉴别。

（六）芳香化酶缺乏症的治疗

1. 女性患者雌激素治疗　目的：在儿童早期维持 BMD 和预防发生卵巢囊肿；其后促进乳房发育，诱导生长加速和骨骺闭合，以及在青春期相应的时间开始并维持月经周期。目前，女性 AD 患者应用雌激素预防治疗雌激素缺乏的经验有限，按早发性卵巢功能不全指南进行。

2. 男性患者雌激素治疗　目的：促进骨骼成熟、骨骺闭合，使 BMD 恢复正常及纠正雌激素缺乏引起的代谢异常。

3. 代谢紊乱　良好的生活方式饮食、运动。

（七）预后

雌激素治疗后对男性、女性的症状、体征，以及女性卵巢囊肿等均有改善作用。

芳香化酶基因失功能突变所致的芳香化酶缺乏症可导致孕有严重芳香化酶缺乏胎儿的母亲孕期男性化，女性患儿出生时外生殖器假两性畸形和男性化；青春期发育落后、无第二性征发育，原发性闭经、卵巢囊肿增大和男性化进一步加重。男 / 女患者骨骼成熟延迟、骨龄落后、骨质疏松，缺乏青春期生长加速，成年期继续线性骨生长，身材高及腹型肥胖、高胰岛素血症、血脂异常等代谢紊乱表现。临床医师应提高对该病的认识，早期诊断和防治，可有效提高该病患者的生活质量、改善预后。

四、睾丸疾病——家族性男性限性性早熟

家族性男性限性性早熟（familial male-limited precocious puberty，FMPP）（OMIM：#176410），既往曾被称为睾酮毒血症（testotoxicosis），是编码黄体生成激素 / 绒毛膜促性腺激素受体基因（LHCGR）激活突变导致的一种罕见的外周性性早熟；1981 年由 Schedewie 等最早报道，表现为常染色体显性方式遗传但仅男性成员受累的同性外周性性早熟。目前全球报道 200 余例。

（一）病因及发病机制

正常情况下，垂体分泌的促黄体激素（luteinizing hormone，LH）与睾丸 Leydig 细胞上的 LH 受体结合，激活腺苷酸环化酶，促使睾酮的合成增加。FMPP 患儿，LH 受体不需与配体 LH 的结合，而呈持续性激活，导致细胞内的非 LH 依赖性的 cAMP 增加，Leydig 细胞持续合成分泌睾酮，导致外周性性早熟。

（二）LH 受体及 LHCGR 基因

人类的 LH 受体蛋白属于 G 蛋白偶联受体家族，由 674 个氨基酸残基组成蛋白分子骨架，分为细胞外 N′ 端结构域、7 个跨膜螺旋区和细胞内 C′ 端结构域。LH 受体因可同时与 LH、HCG 结合，因此也被称为 LH/CG 受体。LH/CG 受体的编码基因为 LHCGR，位于 2p21，基因全长 70kb，包含 11 个外显子和 10 个内含子。1~10 号外显子编码细胞外部分（extracellular domain），11 号外显子编码细胞外区域的小部分和跨膜区域。

（三）遗传机制

1993 年 Shenker 等首次从 8 个家族的多名 FMPP 患者中检测到 *LHCGR* 基因突变（D578G），表达该突变的 COS-7 细胞在无激动剂存在的情况下，cAMP 的合成显著增加，提示该病患者睾丸 Leydig 细胞的自发活性源于 LH 受体的自发性持续性激活。迄今，该病在全球报道不足 200 例，国内经基因确诊的报道仅 6 例。

FMPP 是一种常染色体显性遗传性疾病，也有散发病例的报道；可母源性遗传，母无症状表现。

迄今，所有已知的 *LHCGR* 基因的激活性突变都是由单个碱基替换造成的错义突变，共有 21 种，分别是 S277I、L368P、A373V、M398T、L457R、I542L、D564G、D564V、A568V、M571I、A572V、I575L、T577I、D578Y、D578G、D578E、D578A、D578H、D578V、C581R、C617Y。在 11 号外显子上第 1624~1741 核苷酸为 *LHCGR* 基因激活性点突变的热点区域，因此绝大部分突变发生在第 5 和第 6 个跨膜螺旋区或连接两者的胞浆环，其中最常见的突变是第 6 跨膜区第 578 位的天冬氨酸被甘氨酸代替（D578G），此突变最多见于美国的病例（占美国报道病例约 90%），欧洲罕有此突变的报道。*LHCGR* 基因的激活性点突变种类不多，而且不同的人种突变类型差异较大。提示，只有在特定的区域发生突变才有致病性。同时，由于突变可以传递多代，如 D578G 在一美国家庭至少传了 9 代，使同一突变型可在某一人群传播甚广。

（四）临床表现

1. 起病年龄　少数病例在 4 岁（多在 1~3 岁）前出现第二性征发育，早至婴儿期发病。

2. 性别　仅男性受累，携带突变基因的母亲临床无症状。

3. 临床特征　同性外周性性早熟，高水平睾酮导致患儿外生殖器阴茎、睾丸增大；阴茎勃起；阴毛腋毛发育；线性生长加速，骨龄加速；痤疮、体味、变声等。多数未治疗的病例，由于骨骺过早闭合而导致成年矮身材。

4. 生育力　有报道提示，此病患者成年后还可出现生育方面的问题，在成年患者睾丸活检提示曲细精管异常，个别病例可表现为无精或少精并伴 FSH 增高。

5. 远期肿瘤风险　有数例报道显示，基因确诊的 FMPP 患者成人时分别发生睾丸精原细胞瘤、睾丸腺瘤、Leydig 细胞结节样增生等，提示过早的高雄激素水平暴露可能增加睾丸肿瘤 / 肿瘤样疾病的风险。

（五）实验室检查

1. 下丘脑 - 垂体 - 睾丸轴　血睾酮水平升高，FSH、LH 低下呈抑制水平，GnRH（a）激发试验显示外周性性早熟；继发中枢性性早熟时，GnRH-a 激发试验显示 HPGA 发动。

2. 肾上腺轴激素水平　血 ACTH、皮质醇、DHEAS、P、17-OHP 等。

3. 血 β-HCG、AFP 水平。

4. 辅助检查　骨龄提前；影像学检查，超声显示睾丸增大；肾上腺、肝胆胰脾正常；临床疑诊 FMPP 者，可行 *LHCGR* 基因 DNA 测序。

（六）诊断和鉴别诊断

对家族性病例，结合同性外周性性早熟和限于男性发病的显性遗传方式，排除前述其他病因，FMPP 的诊断相对容易。对于散发病例，*LHCGR* 基因突变分析可作为一个有效的鉴别和早期诊断工具。

鉴别诊断包括：

1. 外周性性早熟　早期有外周性性早熟表现者，需与以下疾病鉴别：外源性性激素制剂的使用、Leydig 细胞肿瘤、McCune-Albright 综合征、肾上腺源性（肾上腺腺瘤、腺癌、先天性肾上腺皮质增生症、皮质类固醇激素抵抗综合征等）和分泌 HCG 的肿瘤等。

2. 中枢性性早熟　FMPP 患者长期高雄激素的暴露，下丘脑 GnRH 脉冲器兴奋，继发中枢性性早熟，此时还需与 CPP 各种类型鉴别，如特发性中枢性性早熟、继发于 CNS 病变（肿瘤）等。

（七）治疗

FMPP 的治疗原则包括阻断雄激素效应 - 减轻雄性化；抑制雌激素合成 - 抑制骨骺成熟；继发 CPP 合并 GnRH-a 治疗；目标为改善临床症状，最终改善成年身高。

1. 抗雄激素药物

（1）类固醇雄激素拮抗剂：竞争细胞内雄激素受体位点；作为孕激素，直接抑制垂体 LH 产生，抑制睾酮合成。药物有醋酸环丙孕酮［醋酸色普龙，cyproterone acetate，CPA，剂量 50~100mg/d，或 70mg/（m²·d），分 2~3 次口服］、甲羟孕酮（Medroxyprogesterone，MPA，剂量 10~50mg/d，口服；或 50~100mg，肌内注射，每 2 周注射 1 次）。临床观察显示,该类药除了使线性生长减速、骨龄抑制外,对成年身高改善不显著或仅对部分病例有效;同时因 Cushing 样副作用和肾上腺皮质功能减退相关的疲乏、无力等症状限制了其长期用药。

(2)单纯雄激素拮抗剂:竞争细胞内雄激素受体位点,与雄激素受体结合而使其无有效的基因表达;竞争抑制下丘脑的负反馈抑制作用,引起继发性下丘脑 GnRH 及 LH 分泌增加、睾酮分泌增加。

比卡鲁胺(bicalutamide)雄激素亲和力是传统药物氟他胺的 4 倍,不良反应(腹泻、肝损)的发生率低于传统药物氟他胺;生物利用度不受食物、肾功能及年龄的影响,半衰期长,50mg 每日一次口服,使用更方便。单用该药治疗 FMPP 未见报道。

(3)雄激素合成酶抑制剂:酮康唑(ketoconazole)是咪唑类衍生物,属 P450 酶抑制剂,能抑制 P450c17 酶的活性,抑制 17 羟孕酮向雄烯二酮的转化。剂量 200mg/d[10~20mg/(kg·d),分 2~3 次口服]。因疗效微、不良反应显著(肝毒性、乳腺发育、肾上腺功能减退)限制了其应用。

(4)兼具雄激素合成酶抑制及雄激素受体拮抗效应的药物:螺内酯(spironolactone)属 P450 酶抑制剂;对雄激素受体中等亲和力,其抗雄激素作用弱,因此需要较大剂量[2~5.7mg/(kg·d)或 100mg/d],多次服药方能起效。同时,螺内酯具有弱的拮抗醛固酮的作用,因此长期使用可出现轻度的利尿作用,可伴有代谢性酸中毒和高钾血症。单用螺内酯治疗 FMPP 少有报道。

2. 芳香化酶抑制剂(aromatase inhibitors,AIS) AIS 能与芳香化酶结合,抑制芳香化酶的活性,从而阻止雄激素向雌激素的转化。由于 FMPP 患儿骨龄的加速源自睾酮在外周组织中的转化而来的雌二醇,芳香化酶抑制剂可有效的减少雌二醇的产生,进而减缓骨骼成熟和闭合,最终增加 FMPP 男童的成年身高。AIS 分为 2 类:第一类为甾体类,为类固醇衍生物,多来源于雄烯二酮,与芳香化酶的催化部位,即氨基端的疏水区不可逆结合;第二类为非甾体类,是咪唑/三唑复合物或苯巴比妥类(如氨鲁米特)衍生物,能与芳香化酶的 P450 可逆结合。单用芳香化酶抑制剂改善成年身高有效,而经过多项的随机对照研究,证实第三代 AIS(来曲唑或阿那曲唑)均可有效减缓骨龄进展,改善预测成年身高,而且临床耐受性

较好。

3. 抗雄激素药物联用芳香化酶抑制剂 临床治疗 FMPP 疗效肯定。

(1)螺内酯+睾内酯组合:螺内酯 5.7mg/(kg·d)+睾内酯 40mg/(kg·d),不足之处在于作用较弱、需多次服药、易电解质紊乱。

(2)比卡鲁胺+来曲唑/阿那曲唑:比卡鲁胺(50mg,q.d.)+来曲唑(2.5mg,q.d.);或比卡鲁胺(50mg,q.d.)+阿那曲唑(2.5mg,q.d.)。

在美国已完成了联合应用比卡鲁胺和阿那曲唑治疗 FMPP 患儿的多中心 II 期临床试验(n=14,观察期 1 年),结果提示可有效减慢生长速度且副作用少,最常见的副作用是男性乳房发育和乳房疼痛。比卡鲁胺的儿童长期应用的安全性还需更大样本和更长期的随访。

4. GnRH-a 继发 CPP 者联用 GnRH-a 治疗。

美国较大样本(n=28)长程观察研究显示,芳香化酶抑制剂+抗雄激素制剂,继发 CPP 联用 GnRH-a,患者成年身高虽低于遗传靶身高,但在正常人群身高范围。

家族性男性限性性早熟是 *LHCGR* 基因激活性突变的常染色体显性遗传性疾病,是一种罕见的仅限于男性发病的外周性性早熟,可继发中枢性性早熟,患者多于年幼发病,随着第三代芳香化酶抑制剂在儿科应用的成熟,目前推荐的治疗方案是联用芳香化酶抑制剂和抗雄激素制剂,继发 CPP 加用 GnRH-a。

第七节 性发育障碍

一、雄激素合成障碍
17β-羟类固醇脱氢酶缺乏

(一)概述

17β-羟类固醇脱氢酶 3 型(17-β-hydroxysteroid dehydrogenase type 3,17β-HSD3,OMIM:#264300)缺乏症是一种罕见的常染色体隐性遗传病,于 1971 年首次报道。主要为编码 17β-HSD3 的基因 HSD17β3 突变导致,引起睾酮(testosterone,T)的前体物质雄烯二酮(androstenedione,Δ4)不能向 T 转化,导致外生殖器男性化不足等临床表现。17β-HSD3 缺乏症在国内发病率尚不明确,在荷兰新生儿中的发病率为 1/147 000,在阿拉

伯族内通婚率高的加沙人中,该病的发病率可达 1/300~1/100,在欧洲、亚洲、澳大利亚和南美洲发病率报道不一。

(二)病因及发病机制

17β-羟类固醇脱氢酶(17-β-hydroxysteroid dehydrogenase,17β-HSD)主要涉及性激素、雄激素和雌激素转化,存在 3 种同工酶(图 28-13):17β-HSD1 分布于卵巢颗粒细胞,主要催化雌酮转化为强活性的雌二醇,从而促进卵巢成熟。17β-HSD2 是一种氧化同工酶,促进雌二醇转化为雌酮和促进雄性激素在靶组织灭活。17β-HSD3 主要在睾丸和前列腺表达,以 NADPH 为辅酶,催化雄烯二酮(Δ4)转化为睾酮(T)。HSDl7β3 基因突变后 Δ4 堆积,T 生成减少,而胎儿期 Wolffian 管在 T 的作用下分化为精囊、输精管和附睾,因此 17β-HSD3 缺乏症的 46,XY 患者会出现外生殖器雄激素不足的表现,社会性别常为女性,而 46,XX 个体表型基本正常。

HSDl7β3 基因位于 9q22,由 11 个外显子和 10 个内含子组成,编码 310 个氨基酸。自 Geissler 等将 *HSDl7β3* 基因克隆后,目前共有 40 种基因突变类型,大部分突变为纯合突变,少部分为复合杂合突变。*HSDl7β3* 最常见的突变类型为点突变,主要集中在外显子 9。*HSDl7β3* 突变的 46,XY 患者表型与 17β-HSD3 的活性有关。

(三)临床表现

染色体核型为 46,XX 的 17β-HSD3 缺乏症者表型基本正常。而染色体核型为 46,XY 的 17β-HSD3 缺乏症者表型与 17β-HSD3 的活性有关。婴儿期或儿童早期临床症状往往轻微,无特异性,主要表现为外生殖器模糊伴阴蒂肥大、阴道盲端、隐睾等,常因为腹股沟疝、外阴模糊或轻度阴蒂肥大等就诊。到青春期患者血清 T 可上升至正常范围,会出现进行性女性男性化表现,如喉结、声音嘶哑等,常以原发性闭经和男性化就诊。超声检查往往可以发现位于腹股沟管或者分裂的阴囊内的睾丸和附睾、盲端的阴道,无子宫和卵巢。激素改变:DHEA、Δ4 和雌酮显著升高,而 T、雄烯二醇、雌二醇降低,基础或者 HCG 激发试验后 T/Δ4<0.8。

(四)诊断和鉴别诊断

对染色体 46,XX 的 17β-HSD3 缺乏症者由于表现正常,临床很难识别和诊断,主要是在 17β-HSD3 缺乏症阳性家系研究中发现并被确诊。

而染色体核型为 46,XY 的 17β-HSD3 缺乏症者的诊断,临床诊断主要根据临床表现、实验室检查基础或者 HCG 激发试验后 T/Δ4<0.8。HCG 激发试验后 T/Δ4<0.8 是诊断 17β-HSD3 缺乏症的一个可靠指。研究表明,T/Δ4<0.8 在诊断 17β-HSD3 缺乏症的特异性为 80%,敏感性

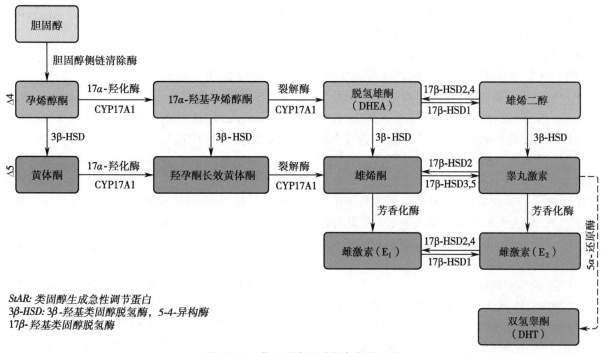

StAR: 类固醇生成急性调节蛋白
3β-HSD: 3β-羟基类固醇脱氢酶,5-4-异构酶
17β- 羟基类固醇脱氢酶

图 28-13 肾上腺类固醇激素合成通路

为100%，对小婴儿尤其适用。但仍有部分患儿T/A4＞0.8。因此想要明确诊断该病，对*HSD17β3*基因进行筛查至关重要。*HSD17β3*基因检测是确诊17β-HSD3缺乏症是金标准。

由于本病青春期前无特征性表现，常误诊为雄激素不敏感综合征（androgen insensitivity syndrome，AIS），误诊率高达67%。而青春期还易与5α-还原酶2缺乏症（5 alpha-reductase type 2 deficiency，5αRD）混淆。

5αRD是由于5α-还原酶2的*SRD5A2*基因突变导致睾酮向双氢睾酮转化障碍的一种常染色隐性遗传性疾病。当*SRD5A2*基因发生突变，5α-还原酶2的酶活性丧失，睾酮堆积，双氢睾酮缺乏，导致患者外生殖器男性化不全，以阴茎阴囊型尿道下裂为多见，严重者也可表现为女性表型。男性内生殖系统较完好，生后表型倾向女性而按女孩抚养者。通常诊断5αRD时可依据HCG激发试验后睾酮/双氢睾酮比值升高，但是临床上该比值出现临界值或假阴性的情况较常见，因此*SRD5A2*基因检测可作为确诊5αRD的首选检查。

AIS是46，XY性发育异常（disorders of sex development，DSD）中最常见的类型，是由于X染色体上雄激素受体基因（*AR*）异常导致雄激素受体活性减弱，靶器官对雄激素无应答，出现不同程度男性化不全的一种X连锁隐性遗传病。根据受体敏感程度的差异，临床上分为完全型AIS（CAIS）、部分型AIS（PAIS）和轻型AIS（MAIS）。临床表现：外生殖器正常女性表型或者外阴模糊、阴蒂增大、阴唇融合、小阴茎、严重尿道下裂、附睾和输精管发育不良，睾丸可出现于下降路线上任意的位置，常伴阴毛及腋毛稀少或缺如、青春期男性乳房发育但乳头偏小。实验室检查青春期因睾酮对下丘脑-垂体系统的负反馈产生异常引起黄体生成素的升高，睾酮和卵泡刺激素常在正常范围内或高于正常男性，而雌二醇常高于正常男性水平，相当于正常女性卵泡期水平。此外由于AIS临床表现多样，*AR*基因检测是目前最有效和简便的确诊AIS的方法。

（五）治疗和随访

17β-HSD3缺乏症治疗的核心为性别选择，早期确诊对患者的生理、心理及家庭极为重要，同时也为性别选择争取了时间，创造了条件。但由于绝大部分17β-HSD3缺乏症存在延迟诊断问题，一般在较大年纪或青春期才被诊断，因此对于17β-HSD3缺乏症患儿的性别抚养问题，目前国际上仍存在争议。虽然目前大部分儿童按照男性抚养，但没有指南明确指明性别选择问题。性别改变一般在青春期实施，主要是患儿青春期时会出现明显的男性化表现，体内的T水平足以维持其第二性征，有的甚至可以生育，因此约39%~64%的患者在青春期期间改变其社会性别为男性。17β-HSD3缺乏症儿童青春期会出现明显男性化考虑原因：性腺外组织通过17β-HSD的同工酶使得△4向T转化；青春期黄体生成素（LH）水平的升高，通过残存17β-HSD3的活性，促进睾酮合成；17β-HSD3缺乏症儿童通过分布于生殖器皮肤、脂肪组织、睾丸Leydig细胞的醛酮还原酶家族1成员3（aldo-keto reductase family 1 member C3，AKR1C3）对高浓度的LH做出反应，促进高浓度的△4向T转化。作为男性抚养者一般在青春期前不切除性腺组织，但国际DSD管理组织则声明该病生殖腺肿瘤的发生率为28%，对于按男童抚养而未行性腺切除的患儿来说，需定期检查肿瘤标志物。而作为女性社会性别者则建议切除性腺。

（六）遗传咨询及产前诊断

1. 避免近亲结婚。

2. 对有本病家族史的夫妇及先证者可进行DNA分析，并对其胎儿进行产前诊断。家族成员基因分析也可检出杂合子携带者，进行遗传咨询。

5α-还原酶2缺乏

（一）概述

5α-还原酶2缺乏（5 alpha-reductase type 2 deficiency，5αRD，OMIM#607306）是一种为常染色体隐性遗传性疾病，隶属于46，XY性发育异常（disorders of sex development，DSD）疾病范畴。1961年该病被首次描述为男性假阴道伴会阴型尿道下裂，后在动物模型中发现该改变和5αRD表型一致。直至1974年正式以5αRD这一综合征名称被文献报道。研究发现该病主要由于编码5α还原酶2的基因SRD5A2突变导致该酶活性下降，从而影响睾酮向双氢睾酮的转化，双氢睾酮合成减少，导致一系列改变。该病的临床表现广泛，外生殖器改变可以表型为从完全性女性外阴到轻微男性化不全的男性外阴或正常男性表型。发病率目前尚无报道，但在46，XY DSD中的发生率在 11.3%~15%。全世界各国均见有报道，其发生无显著人种差异。

（二）病因及发病机制

目前研究发现 5α- 还原酶是催化睾酮转化为双氢睾酮的关键酶。人体内 5α- 还原酶存在 2 个同工酶，酶 1 分布于皮肤、脑、骨骼肌、成骨细胞和少数其他组织中，酶 2 则主要分布在雄激素的靶组织中例如阴囊、前列腺、精囊、生殖器皮肤等，与外生殖器发育关系密切。编码 5α- 还原酶 1 的基因（SRD5A1）位于 5q15，而编码 5α- 还原酶 2 的基因（SRD5A2）位于 2q23。这两个同工酶基因均由 5 个外显子和 4 个内含子组成，且具有 60% 相同的氨基酸保守序列。其中 SRD5A2 基因有 254 个氨基酸组成，这种蛋白质对孕酮的亲和力高于睾酮。5αRD 患儿的 SRD5A2 基因发生纯合或者复合杂合突变，导致该酶活性下降，睾酮转化为双氢睾酮过程出现障碍，从而影响尿道和外生殖器的发育和形成，引起一系列症状。

目前已报道 96 种以上的 SRD5A2 基因突变位点。大多数 SRD5α2 缺陷错义突变（60 种以上），小部分为小片段缺失突变、拼接突变、终止密码子突变、插入突变和大片段缺失等（图 28-14）。这些不同的突变产生的蛋白质具有不同的酶活性，从不稳定的同工酶到完全丧失酶活性。研究发现这些突变在外显子 1 和 4 中多见。SRD5A2 基因突变中终止密码子的突变产生了 67 种不同的氨基酸残基，且具有一定的地域性，例如 p.Q6X 和 p.R227Q 多出现在亚洲，p.R171S 多出现在地中海地区，p.Q126R 多出现在巴西和葡萄牙。同时研究还发现存在一些 SRD5A2 基因热点突变。例如 p.R246Q 是印度、奥地利、意大利、韩国、巴基斯坦、多米尼加共和国、埃及、中国、墨西哥和巴西人的热点突变。

SRD5A2 基因突变是在常染色体隐性模式中遗传，纯合突变比复合杂合状态更常见。患者表型的可变性取决于突变类型和残留的酶活性。同时研究还发现携带相同突变的个体可能具有不同的表型，这表明除 5α- 还原酶 2 酶活性这一因素外还存在其他因素影响 5αRD 患者的临床表现。

（三）临床表现

5αRD 患儿由于宫内雄激素转换异常，导致双氢睾酮不足，从而影响胎儿阴茎、尿道、阴囊和前列腺的发育，胎儿出生后可表现为假阴道、外阴模糊、尿道下裂、小阴茎、隐睾等多种不同程度的表现。5αRD 患者的临床表现多种多样，可从完全女性外阴到男性化不足的男性外阴，可仅表现为阴蒂增大、尿道下裂或者单纯小阴茎，也有少数患儿表型为正常男性表型。男性乳房发育在 5αRD 很少被观察到。5αRD 患者面部和躯体体毛较少，男性型秃发发生率也不高。随着基因诊断技术的发展，越来越多表型轻微的 5αRD 患者（例如单纯尿道下裂或者小阴茎者）被诊断，因此初诊者的社会性别构成和症状谱较前有所变迁。早期 5αRD 患者的报道以外阴模糊、尿道下裂为主要临床表现，社会性别以女性表型为主，而近年来单纯以小阴茎为表现的报道逐渐增多，社会性别多为男性。此外就骨密度来说，现有不多的研究提示 5αRD 男性患者的骨密度处于正常水平。

（四）实验室检查

（1）染色体核型分析：5αRD 儿童存在外阴模糊甚至表型为女性的可能，因此这类儿童染色体核型分析是必须进行的检查项目。

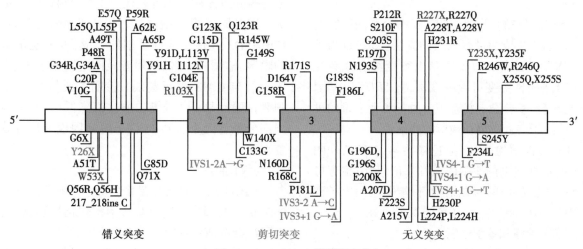

图 28-14　SRD5A2 基因突变分布

（2）性激素检查：典型 5αRD 儿童因为存在睾酮向双氢睾酮转化障碍，因此在青春期患者 DHT 降低，而睾酮正常或者升高。但未青春期发育阶段，基础睾酮水平极低，上述改变不明显。

（3）睾酮 / 双氢睾酮比值：睾酮 / 双氢睾酮（T/DHT）比值是目前 5αRD 儿童激素诊断的重要线索。青春期儿童可根据基础 T/DHT 比值升高来帮助诊断。而处于青春期前的儿童由于其基础睾酮和双氢睾酮水平极低，青春期前 5αRD 的诊断较为困难，因此 hCG 激发实验后 T/DHT 升高是其激素诊断的重要方法。研究发现在大多数情况下，5αRD 患者 T/DHT 比值会大于 30。但最近的大型队列研究发现在通过进行 SRD5A2 基因检测确诊的 5αRD 患者中仅 72% 者 T/DHT 比值大于 10。T/DHT 比值在 5αRD 患者和正常人之间存在重叠现象，且由于 5αRD 患者 5α 还原酶活性不同，对部分酶活性减少者来说其 T/DHT 可能在正常范围内。同时在新生儿期利用 T/DHT 比值诊断也存在一定困难，即使血清睾酮已达小青春期水平，由于 5α- 还原酶 1 在新生儿期可以高水平的表达，从而通过 5α- 还原酶 1 在一定程度上增加 T 向 DHT 的转化，所以血清 T/DHT 比值可能是正常的。因此仅通过基础或者 HCG 激发后 T/DHT 比值难以完全筛查并确诊 5αRD。

（4）尿气相色谱 - 质谱（GC-MS）：可以通过尿 GC-MS 方法诊断 5αRD。该方法是通过 GC-MS 的方法测定尿类固醇的比例来确定 5α- 和 5β- 还原胆固醇代谢产物。尿中极低比率的 5α- 和 5β- 还原类固醇代谢物是 5αRD 的特殊改变。但由于这种方法实验室要求特殊，所以难以在临床广泛开展，一定程度上制约了利用 GC-MS 诊断 5αRD 的发展。

（5）基因检测：通过测定 SRD5A2 基因的突变来确诊 5αRD 成为最有意义的方法。5αRD 为常染色体隐性遗传，SRD5A2 基因突变纯合或者复合杂合致病性突变可导致该病，且 SRD5A2 基因纯合突变比复合杂合状态更常见。患者表型的可变性取决于突变类型和残留的酶活性。

（6）影像学检查：对染色体为 46,XY 的外阴模糊或女性表型的 5αRD 患者来说，超声检查可发现位于阴唇内的睾丸结构、盲端阴道而无子宫和卵巢结构。此外超声还可能发现隐睾。

（五）诊断和鉴别诊断

5αRD 的诊断依赖临床表现、T/DHT 比值升高作为临床诊断依据，但该病的确诊还需要行 SRD5A2 基因检测。随着基因检测技术的不断发展，越来越多临床不典型的病例被诊断出来。

5αRD 主要需要与雄激素不敏感综合征（androgen insensitivity syndrome，AIS）和 17β- 羟类固醇脱氢 3 型（17-β-hydroxysteroid dehydrogenase type 3，17β-HSD3）缺乏症相鉴别。

（1）雄激素不敏感综合征（AIS）：是 46,XY 性发育异常（disorders of sex development，DSD）中最常见的类型，又称睾丸女性化综合征（testicular feminization）。AIS 是由于 X 染色体上雄激素受体基因（AR）异常导致雄激素受体活性减弱，靶器官对雄激素无应答，出现不同程度男性化不全的一种 X 连锁隐性遗传病。根据受体敏感程度的差异，临床上分为完全型 AIS（CAIS）、部分型 AIS（PAIS）和轻型 AIS（MAIS）。临床表现：外生殖器正常女性表型或者外阴模糊、阴蒂增大、阴唇融合、小阴茎、严重尿道下裂、附睾和输精管发育不良、睾丸可出现于下降路线上任意的位置，常伴阴毛及腋毛稀少或缺如、青春期男性乳房发育但乳头偏小。实验室检查青春期因睾酮对下丘脑 - 垂体系统的负反馈产生异常引起黄体生成素的升高，睾酮和卵泡刺激素常在正常范围内或高于正常男性，而雌二醇常高于正常男性水平，相当于正常女性卵泡期水平。此外由于 AIS 临床表现多样，AR 基因检测是目前最有效和简便的确诊 AIS 的方法。

（2）17β- 羟类固醇脱氢 3 型（17β-HSD3）缺乏：是由于 HSD17β3 基因缺陷导致 17β- 羟类固醇脱氢酶活性降低，雄烯二酮转化为睾酮障碍的一类常染色体隐性遗传病。不同程度的睾酮合成障碍导致该病临床可表现为女性至男性化不足等。因其同工酶 5 型也有一部分还原酶的能力，17β-HSD3 可有一定量睾酮的合成，可出现正常的附睾、输精管、男性的声音及阴毛腋毛生长，临床上可与 CAIS 进行鉴别。诊断主要依靠 HCG 刺激试验后睾酮 / 雄烯二酮比值降低（<0.8），但当部分患者无法与 PAIS 区分时基因检测是有效鉴别手段。

（六）治疗

5αRD 儿童的治疗是个复杂、不断变化且需要多学科共同参与的过程。治疗包括性别认定、不同社会性别患者的进一步治疗等。

1. 性别认定 由于宫内高雄激素环境对大

脑自我性别形成和认定有着重要影响,且小青春期和青春期高睾酮也对患者自我性别认定具有影响,因此 5αRD 患者性别转换(社会性别从女性转为男性)在各国均有报道。大部分 5αRD 最初按照女性抚养,之后部分患者要求改变性别为男性,尤其是儿童期未进行睾丸切除者。不同研究中社会性别转换的比例在 12%~50%,其主要影响因素与诊断年龄有关,越晚诊断者性别转换可能性越大。目前晚诊断的染色体为 46,XY 的 5αRD 儿童性别转换更常见。

2. 社会性别为女性的 5αRD 儿童治疗　在性别决定之前需要心理学专家进行详细地心理评估,作为社会性别女性者患者的治疗类似其他选择作为女性的 46,XY DSD 者。治疗包括雌激素替代和正常青春期发育诱导。小剂量雌激素在期望的青春期开始的年龄(大致 11~12 岁)使用,在乳房发育成熟后可予以成人雌激素剂量。由于没有子宫,这些患者不需要孕激素替代。

3. 社会性别为男性的 5αRD 儿童治疗　在性别决定之前需要心理学专家进行详细地心理评估。因为大部分患者由于睾丸存在且功能正常,在青春期会出现睾丸发育,所以睾酮替代治疗一般是不需要。但为改善阴茎长度和阴毛的生长可以给予雄激素替代治疗,包括睾酮或者双氢睾酮。双氢睾酮替代治疗具有更大的优势,双氢睾酮活性更强,且由于双氢睾酮不能够被芳香化酶转化雌激素,因此不会导致骨龄超前和乳房发育。但由于双氢睾酮极难获得,因睾酮制剂使用可以增加双氢睾酮水平,也是可以使用的。高剂量的睾酮治疗 6 个月可获得最佳的阴茎长度。研究发现即使儿童期予以治疗小阴茎,最终 5αRD 儿童的阴茎长度短于正常成人 −2SD。但婴儿期极早期诊断 5αRD 且治疗小阴茎是否可以改善成年阴茎长度尚未知。

此外外科治疗也至关重要。外科手术包括外阴矫形、阴囊成形、尿道下裂修补、尿道成型、阴道腔移除等。尿道下裂纠正手术建议早期开展。外科手术最常见的并发症是尿瘘。

4. 生育能力　染色体核型是 46,XY 的 5αRD 者常存在睾丸下降不全。这种情况下精液异常包括精子数量减少伴体积小、黏度高。由于 5αRD 的临床变异性较大,因此精子数量的变化也比较大。其男性生精细胞往往正常,但缺乏对原代精母细胞功能的研究。在超微结构研究中,精子发生总是受损。睾丸功能障碍可以直接由于基因突变或者睾丸下降不全引发。对大多数 5αRD 者来说自发生育较困难,但通过辅助生殖技术可获得较好的结果。而染色体核型是 46,XX 的 5αRD 者生育能力无明显影响。

5. 生活质量　即使部分患者存在小阴茎的情况,大部分 5αRD 患者对其治疗包括外阴情况和性生活表示满意。大部分社会性别为男性的患者会结婚且其生活质量评分(QoL)显著高于社会性别女性的患者。

(七)遗传咨询及产前诊断

1. 避免近亲结婚。

2. 对有本病家族史的夫妇及先证者可进行 DNA 分析,并对其胎儿进行产前诊断。家族成员基因分析也可检出杂合子携带者,进行遗传咨询。

Leydig 细胞发育不全——LH 受体(LHCGR)基因失活突变缺陷

(一)概述

编码黄体生成素受体(luteinizing hormone receptor,LHCGR)的基因 *LHCGR* 失活性突变,导致常染色体隐性遗传性疾病,主要表现为 Leydig 细胞发育不全(Leydig cell hypoplasia,LCH,#238320),46,XY 的个体呈现不同程度雄激素不足的表现。

(二)病因及发病机制

LHCGR 属于 G 蛋白耦联受体超家族的成员,由 N- 端细胞外区域、7 个跨膜的 α- 螺旋和 C 端细胞内区域构成(图 28-15)。与卵泡刺激素受体(FSHR)和促甲状腺素受体(TSHR)在核苷酸水平以及氨基酸水平都有高度同源性。LHCGR 有两种天然配基——胎盘产生的绒毛膜促性腺激素(HCG)和垂体分泌的黄体生成素(LH);已知 HCG 在胚胎早期引导 Leydig 细胞的分化成熟及睾酮的分泌,而 LH 在胚胎晚期及青春期前后起作用。当 LH 或者 HCG 和 LHCGR 细胞外区的结合使该受体激活,使得 cAMP 产生增加,进而与蛋白激酶 A(PKA)的调节亚基结合,激活催化亚基,使睾酮合成过程的一系列酶表达增加,从而促进睾酮分泌,促进男性性发育;而 LHCGR 和激素结合或者信号转导异常将直接影响雄激素产生,影响胚胎期 Leydig 细胞的分化成熟和青春期男性性发育。在女性,黄体生成激素负责刺激卵泡膜细胞产生雄激素前体,再在卵巢颗粒细胞芳香

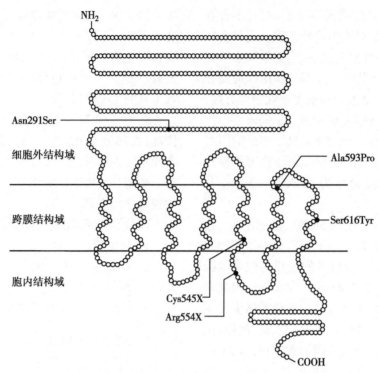

图 28-15　LHCGR 结构示意图

化酶的作用下生成雌二醇。

编码 LHCGR 的基因位于 2p21，含 11 个外显子，其中第 1 到 10 外显子编码受体的细胞外部分，而 11 号外显子则编码部分细胞外区和跨膜区（TM），主要表达在人类睾丸 Leydig 细胞和卵巢颗粒细胞、黄体细胞等组织。目前已报道 70 余种 *LHCGR* 突变。*LHCGR* 基因失活性突变主要表现为 Leydig 细胞发育不全。Leydig 细胞发育不全（Leydig cell hypoplasia，LCH）是男性假两性畸形中一种少见类型，遵循常染色体隐性遗传规律。正常情况下，46，XY 个体在胎儿期，HCG 与睾丸 Leydig 细胞的 LHCGR 受体结合，促进睾丸中 Leydig 细胞的成熟；青春期发动后，LH 刺激睾丸间质细胞使之产生睾酮，促进第二性征发育。LHCGR 的失活突变广泛分布于胞外域、跨膜域及胞内域，主要影响受体信号传导和偶联效率。到目前为止睾丸间质细胞发育不良的患者在细胞外结构域的突变位点主要有四种突变，分别是 Ile114 Phe、C131R、V144F 和 F194V，基因组水平 8 号和 10 号外显子缺失，目前尚未见剪切位点的突变。对于 *LHCGR* 基因突变结果的研究表明，男性 *LHCGR* 失活突变的表型效应要比女性更加严重。这种性别间的差异是由于胎儿期 Leydig 细胞在母体 HCG 控制下产生睾酮对于男性性分化至关重要，而由于女性胎儿的性分化却不受此影响。

有研究发现 46，XX 者 LHCGR 失活性突变可导致女性出现 LH 抵抗，而出现月经稀发和不育。

（三）临床表现

（1）男性：主要是 LCH 的临床表型，从 46，XY 的完全假两性畸形到具有正常男性性分化但存在小阴茎或尿道下裂的男性表型，患者缺乏青春期第二性征的分化，LH 水平升伴有睾酮水平降低，显示了原发性 Leydig 细胞发育缺乏。

（2）女性：基因失活性突变的临床表型主要是月经初潮较晚、闭经、多囊卵巢或不育。超声提示正常或者发育小的子宫，正常或者增大且多囊化的卵巢。患者 LH 显著升高伴雌激素降低，存在卵巢功能不良。

（四）诊断和鉴别诊断

LHCGR 缺陷者的临床诊断主要根据临床表现、性激素等实验室检查结果。但要明确诊断该病，对 *LHCGR* 基因进行筛查至关重要。*LHCGR* 基因检测是确诊 LHCGR 缺陷者的金标准。

LHCGR 缺陷者由于其 *LHCGR* 基因突变类型不同，其临床表现显著不同。

LCH 者需要与其他 46，XY 性发育异常（disorders of sex development，DSD）（46，XY DSD）鉴别，尤其是雄激素不敏感综合征（androgen insensitivity syndrome，AIS）、5α- 还原酶 2 缺乏症（5 alpha-reductase type 2 deficiency，5αRD）、17β-

羟类固醇脱氢酶 3 缺乏症(17β-hydroxysteroid dehydrogenase type 3,17β-HSD3)。

(1)5α- 还原酶 2 缺乏症(5αRD):由于 5α- 酶 2 的 *SRD5A2* 基因突变导致睾酮向双氢睾酮转化障碍的一种常染色隐性遗传性疾病。当 *SRD5A2* 基因发生突变,5α- 还原酶 2 的酶活性丧失,睾酮堆积,双氢睾酮缺乏,导致患者外生殖器男性化不全,以阴茎阴囊型尿道下裂为多见,严重者也可表现为女性表型。男性内生殖系统较完好,生后表型倾向女性而按女孩抚养者。通常诊断 5αRD 时可依据 HCG 激发试验后睾酮 / 双氢睾酮比值升高,但是临床上该比值出现临界值或假阴性的情况较常见,因此 *SRD5A2* 基因检测可作为确诊 5αRD 的首选检查。

(2)雄激素不敏感综合征(AIS):是 46,XY DSD 中最常见的类型,是由于 X 染色体上雄激素受体基因(*AR*)异常导致雄激素受体活性减弱,靶器官对雄激素无应答,出现不同程度男性化不全的一种 X 连锁隐性遗传病。根据受体敏感程度的差异,临床上分为完全型 AIS(CAIS)、部分型 AIS(PAIS)和轻型 AIS(MAIS)。临床表现:外生殖器正常女性表型或者外阴模糊、阴蒂增大、阴唇融合、小阴茎、严重尿道下裂、附睾和输精管发育不良、睾丸可出现于下降路线上任意的位置,常伴阴毛及腋毛稀少或缺如、青春期男性乳房发育但乳头偏小。实验室检查青春期因睾酮对下丘脑 - 垂体系统的负反馈产生异常引起黄体生成素的升高,睾酮和卵泡刺激素常在正常范围内或高于正常男性,而雌二醇常高于正常男性水平,相当于正常女性卵泡期水平。此外由于 AIS 临床表现多样,*AR* 基因检测是目前最有效和简便地确诊 AIS 的方法。

(3)17β- 羟类固醇脱氢酶 3 缺乏症(17β-HSD3):是由于 *HSD17β3* 基因缺陷导致 17β- 羟类固醇脱氢酶活性降低,雄烯二酮转化为睾酮障碍的一类常染色体隐性遗传病。不同程度的睾酮合成障碍导致该病临床可表现为女性至男性化不足等。诊断主要依靠 HCG 刺激试验后睾酮 / 雄烯二酮比值降低(<0.8),基因检测是有效鉴别手段。

(五)治疗和随访

针对 LCH 的治疗,主要是性激素替代治疗,维持其性征发育。

(六)遗传咨询及产前诊断

1. 避免近亲结婚。

2. 对有本病家族史的夫妇及先证者可进行基因检测,并对其胎儿进行产前诊断。家族成员基因分析也可检出杂合子携带者,进行遗传咨询。

二、雄激素效应障碍——雄激素不敏感综合征(雄激素受体缺陷)

(一)概述

雄激素不敏感综合征(androgen insensitivity syndrome,AIS,#300068,#312300)是 46,XY 性发育异常(disorders of sex development,DSD)中最常见的类型,又称为睾丸女性化综合征(testicular feminization)。AIS 是由于雄激素受体(androgen receptor,AR)基因突变导致雄激素受体活性降低,靶器官对雄激素无应答,出现不同程度男性化不全的一种 X 连锁隐性遗传病。1953 年 Morris 首次描述了 82 例女性表型但性腺为睾丸的患者,称其为"睾丸女性化综合征"。之后的研究发现这类患者存在雄激素受体结合力减弱及受体表达量减少等异常。随后 Brown 等在 1 例 CAIS 患者中检测到 *AR* 基因部分缺失。直至 1976 年该病被正式命名为 AIS。该病发病率为 1/20 000~1/99 000。在全世界多个国家均有报道。主要病因是 X 染色体上编码雄激素受体(androgen receptor,AR)的基因发生突变,使其翻译的受体出现功能缺陷,从而导致男性内外生殖器对雄激素的应答能力降低或丧失。在男性 AIS 患者会出现男性女性化、男子女性型乳房和生育力显著下降,对患者的心理健康和生活质量会产生严重的影响。

(二)病因及发病机制

AR 基因突变是 AIS 最主要的病因。AR 属于配体依赖的转录因子超家族的一员,广泛存在于靶细胞的细胞液和细胞核中。已有研究表明 AR 广泛的分布在生殖器官(卵巢、睾丸)中。通常正常男性胎儿于第 9 周时睾丸 Leydig 细胞开始分泌睾酮并刺激华氏管的 AR 受体应答,使其向附睾、输精管及储精囊发育。而睾丸 Sertoli 细胞分泌的抗米勒管抑制因子(AMH)则抑制米勒管进一步发育为输卵管、子宫及阴道的上部。同时进入靶细胞的睾酮在细胞液中被 5α- 还原酶转化为双氢睾酮,双氢睾酮与 AR 结合形成复合物进入细胞核后,与相关基因启动子(HRE)结合后,在其他辅助调节蛋白的共同作用下,诱发相关基因 DNA 转录合成蛋白,促使华氏管及泌尿生

殖窦发育,发挥其生物学功能。因此,在胚胎性别分化和发育过程中,雄激素和 AR 起着重要作用,而 AR 是由 AR 基因转录生成,若 AR 基因异常,可致 AR 活性显著下降,机体对雄激素的应答异常。AR 基因突变的严重程度不同导致患者对雄激素应答耐受程度不同,从而出现不同程度的华氏管发育不良及外生殖器男性化不全。少数 AR 基因突变合并精神发育迟滞,可能与累及 Xq11.2-Xq12 临近区域有关。

人类 AR 基因位于 Xq11-12,由 8 个外显子和 7 个内含子组成,编码 919 个氨基酸。AR 有 4 个功能区:铰链区、DNA 结合区(DNA-binding domain,DBD)、转录调节区和配体结合区(ligand-binding domain,LBD),其中铰链区连接 DBD 和 LBD,在这两个区域中含有核定位信号;DBD 是最保守区域,其决定 AR 与 DNA 之间作用的特异性;LBD 主要与雄激素产生特异性、高亲和性的结合,存在 AF2 功能区和转录调节的 AF1 功能区,与转录因子、共激活因子共同调节下游目的基因活性。

迄今发现 AR 基因突变位点超过 1 000 个突变。突变类型如下:

1. 错义突变　最常见,集中发生在 LBD 区(第 688~712、739~784 和 827~870 位氨基酸),此突变引起终止密码子提前出现或原始氨基酸被替代,极易导致 AR 基因功能缺失。

2. 移码突变

3. 缺失突变　≥10 个核苷酸序列缺失。

4. 其他少见情况　内含子的剪接突变、转录调节区突变、大片段基因结构。此外还发现 AR mRNA 的异常剪接虽然不会影响 AR 蛋白的翻译,但会影响其空间结构,导致 PAIS 的发生。CAIS 或 PAIS 发病率与 AR 功能异常的程度有关,发生在 DBD 和 C 端-LBD 的突变往往导致 CAIS 和严重的 PAIS。

(三)临床表现

根据 AR 敏感程度临床分为三型:完全型 AIS (CAIS)、部分型 AIS(PAIS)和轻型 AIS(MAIS),其中最常见的是 CAIS 和 PAIS。

CAIS 是 AR 活性完全丧失所引起。典型临床表现:正常女性外生殖器表型且存在睾丸组织,青春期会出现乳房发育但乳头偏小、阴毛及腋毛发育但往往较为稀少甚至缺如。多因双侧腹股沟疝或阴唇肿物、原发性闭经而被发现。婴幼儿时 CAIS 常按女性抚养。

超声检查可发现发育不良的睾丸(位置可在腹腔、腹股沟管或者大阴唇等部位)、阴道盲端,未见子宫、卵巢及阴道上 1/3 段;激素改变:青春期因睾酮对下丘脑-垂体系统的负反馈产生异常引起黄体生成素的升高,睾酮和卵泡刺激素常在正常范围内或高于正常男性,而雌二醇常高于正常男性水平,相当于正常女性卵泡期水平。

临床上 CAIS 发病约 70% 为女性携带者遗传所致,剩余为新生突变。

(1)PAIS:AR 活性部分缺失所引起。临床表现差异极大,从完全女性表型、阴蒂增大、阴唇融合、小阴茎、严重尿道下裂、附睾和输精管发育不良、隐睾,到仅有男性乳房发育或男性不育。该类型存在一定程度男性化表现,青春期后外生殖器会出现不同程度男性化和男性乳房发育,此外在身高、声音、皮肤、毛发生长等方面也更倾向于男性。

激素改变:青春期时 PAIS 血清促黄体生成素、睾酮、性激素结合球白及雌二醇均显著增高,而促卵泡激素升高不明显,在正常范围内。

(2)MAIS:因雄激素抵抗轻微,表型为正常男性外生殖器,幼年通常不影响正常生活,但在青春期后期出现不同程度的男性化不足,例如男性乳房发育、阴毛或者腋毛稀少、阴茎短小及少精症、不育等症状。

(四)诊断和鉴别诊断

明确 AIS 的诊断和分型是治疗与咨询的基础。但 AIS 的临床诊断仍面临难题。CAIS 临床诊断主要依据包括:染色体 46,XY,完全女性外生殖器伴存在睾丸、青春期后出现乳房发育、性毛稀少和无月经、特殊激素水平、家族史等。而 PAIS 临床表现多,差异大,即使青春期后临床确诊也相对困难。MAIS 临床多表现为正常男性,青春期前诊断极为困难,青春期后也容易漏诊。

近年来基因检查手段和技术的发展,使得通过外阴皮肤成纤维细胞、外周血单核细胞进行 AR 基因检查来确诊 AIS 成为可能,且具有精准、简单等优点,被广泛应用于临床疑诊 AIS 患者的基因确诊。

AR 基因突变目前已报道达 1 000 余种。据报道 CAIS 患者 AR 基因突变率为 83%~95%。少部分 CAIS 患者无 AR 基因突变但因基因周围转录调节子异常而出现受体结合力异常。已有报道存在受体结合力异常的 CAIS 患者约 65%~87% 存在 AR 基因突变。而临床怀疑 PAIS 者,基因诊断准确率相对不高,仅为 20%~30%。在家族史阳性的家系调查中 AR 基因阳性率可上升至 60%~70%,且家系中同一突变表型存在差异。

AIS 临床表现复杂多样,容易和其他疾病难于鉴别。在婴幼儿期 AIS 患者缺乏第二性征,CAIS 需与完全性性腺发育不全(CGD 或 Swyer 综合征)、5α- 还原酶缺乏症(5αRD)等疾病鉴别;PAIS 需与米勒管永存综合征(PMDS)、17β- 羟类固醇脱氢酶 3 缺乏症(17βHSD3)鉴别。

(1)Swyer 综合征:病因复杂,可能与睾丸决定因子(SRY)异常有关,导致 46,XY 患者原始性腺不能分化成睾丸,因此睾丸支持细胞不能分泌 AMH,从而使得米勒管发育为子宫。但文献报道 SRY 基因检测阳性率仅有 10%~15%。该病临床表现:完全女性表型,条索状性腺结构不易分辨,易与 CAIS 混淆。主要鉴别点:Swyer 综合征影像学检查或性腺活检可见子宫影或条索性腺,促激素水平显著升高,雌二醇偏低,HCG 刺激试验睾酮反应不佳及青春期后第二性征发育不全。因此对青春期前基因检测阴性的 CAIS 应行盆腔 B 超或 M R I 检查以排除 Swyer 综合征。

(2)5αRD:由编码 5α- 还原酶 2 的 SRD5A2 基因突变所致,是一种常染色隐性遗传性疾病。当 SRD5A2 基因发生突变,5α- 还原酶 2 的酶活性丧失,睾酮向双氢睾酮转化障碍,导致 46,XY 患者外生殖器男性化不全:阴茎阴囊型尿道下裂、完全女性表型、小阴茎、隐睾等。一般男性内生殖系统较完好。HCG 激发试验后睾酮 / 双氢睾酮比值升高是 5αRD 的重要激素改变,但是临床上该比值与正常人存在交叉现象。对临床考虑 AIS 但 AR 基因阴性的患者常规行 SRD5A2 基因排除 5αRD。

(3)PMDS:是一种罕见的假两性畸形,由于抗米勒管激素(AMH)基因或 AMH 受体基因(AMHR)突变引起的米勒管结构(即子宫、输卵管和上半部阴道)退化不全伴有正常男性化和 46,XY 染色体型。临床表现基于内生殖器解剖分为男性型和女性型,两者睾丸功能均良好。男性型常表现为单侧腹股沟子宫疝或单侧睾丸位置异常;女性型表现为双侧隐睾(多位于盆腔内),盆腔内有子宫和输卵管结构。血清 AMH 测定正常有助于诊断本病,尤其是婴儿期。因为在 2 岁

前 AMH 分泌会出现高峰,青春期后则降至很低水平。而 AMHR 不敏感的患者血清 AMH 水平可在正常水平。故对于该病特别是 ≥2 岁患者还需进行基因检测以确诊,且 85% 的患者可发现 AMH 或 AMHR 基因异常。

(4)17β-HSD3:由于 HSDl7β3 基因缺陷导致 17β- 羟类固醇脱氢酶活性降低,雄烯二酮转化为睾酮障碍的一类常染色体隐性遗传病。不同程度的睾酮合成障碍导致该病临床可表现为女性至男性化不足等。因其同工酶 5 型也有一部分还原酶的能力,17-HSD3 可有一定量睾酮的合成,可出现正常的附睾、输精管、男性的声音及阴毛腋毛生长。HCG 刺激试验后睾酮 / 雄烯二酮比值降低(<0.8)是其典型激素改变。但对部分难以鉴别者 HSDl7β3 基因基因者检查极为必要。

(五)治疗和随访

AIS 的治疗涉及多学科的综合治疗。其中性别选择、生长发育、骨骼及性心理问题等均是其治疗重点关注之处。

1. 性别选择和认定 性别的自我认定受心理因素、性激素、相关基因功能、环境因素等影响。性别认定应基于生殖潜能、性功能、最简便的医疗处理、合适的性别外观、稳定的性别认同感和自我期望及其健康的性心理。胎儿期间睾酮对围生期胎儿大脑不可逆的男性化起主要作用。CAIS 的患儿 AR 的抵抗导致脑部受睾酮影响极小,研究表明其心理似正常女性。按女孩抚养,大多数患者认同女性性别并满意目前性生活状态。而 PAIS 患者则会有不同程度的男性化倾向。采用青少年和成人性别认定障碍问卷(GIDYQ-AA)开展的相关研究发现,CAIS 患者更易出现同性恋倾向,而性别量表(BARI)指数显示 CAIS 的女性和男性气质指标均高于其他类型性发育异常者,这表明 CAIS 或 PAIS 都具有“兼”性性心理。因此,性别抉择成为一个比较困难的问题,需要多学科的医疗团队、家长和患者的共同参与,进行较长时间观察、讨论最终谨慎地做出性别选择和后续治疗方案。

2. 外科处理及激素治疗 AIS 无论如何性别选择,都建议尽可能保留性腺组织。其目的是保证青春期启动和发育、骨骼健康,为以后性别转换提供可能的机会。CAIS 女性患者性腺恶变率<1%,建议尽量保留性腺至青春期结束,一般大于 20 岁后再进行性腺切除。此外 CAIS 患者

阴道常常短于正常女性,但若不影响正常性生活,不提倡积极行阴道延长手术,部分患者可能需要进行阴道扩张。PAIS 患者经过一系列的的准备和思考,若选择性别为女性,则应尽早进行性腺切除术防止男性化和预防睾丸恶变,并进一步行阴蒂缩短术和阴道成形术;若选择性别为男性,则应进行睾丸固定术、尿道下裂修补术,注意监测睾丸情况警惕恶变。对 AIS 患者无论是否切除性腺,都要激素替代治疗,以期达到诱导青春期发育、维持性征、抑制促性腺激素过度分泌和改善骨骼健康。

3. 生长发育和骨骼健康 由于 AR 受体在骨骼、肌肉中等也有表达,因此 AIS 儿童生长发育同正常人群存在差异。CAIS 成年女性平均身高位于正常女性和男性平均身高之间,因此 AIS 儿童对其生长发育的评估,尤其是对于性别选择和认定过程中身高评估具有重要意义。此外,对青春期前切除性腺的 CAIS 患者其骨密度也降低,因此对 AIS 患者骨密度监测是外科处理后和内科激素替代过程中需要监测的指标之一。

(六)遗传咨询及产前诊断

1. 避免近亲结婚。

2. 对有本病家族史的夫妇及先证者可进行 DNA 分析,并对其胎儿进行产前诊断。家族成员基因分析也可检出女性携带者或者 MAIS,进行遗传咨询。

三、永存米勒管综合征Ⅱ型

(一)概述

永存米勒管综合征(persistent Müllerian duct syndrome,PMDS,#261550)是一种较为罕见的性发育异常(disorders of sex development,DSD)疾病,属于常染色体隐性遗传。约 85% 的 PMDS 是由抗米勒管激素(anti-Müllerian hormone,AMH)基因和抗米勒管激素Ⅱ型受体(anti-Müllerian hormone type Ⅱ receptor,AMHR-Ⅱ 或 AMHR2)基因突变所导致的。其他约 15%PMDS 患者的病因尚不清楚,可能与泌尿生殖系统的复杂畸形有关。根据致病基因的不同可将 PMDS 分为永存米勒管综合征Ⅰ型(persistent Ⅱ Müllerian duct syndrome,type Ⅰ)和永存米勒管综合征Ⅱ型(persistent Müllerian duct syndrome,type Ⅱ),分别由 *AMH* 基因和 *AMHR2* 基因突变引起。遗传因素对两种 PMDS 的表型没有影响。

Ⅱ型 PMDS 的特点为米勒管结构在男性胚胎时期退化不全,使男性体内同时具有子宫和输卵管。患者通常为表型正常的男性,同时伴有正常男性的 46,XY 染色体核型,无染色体异常,睾酮分泌正常。临床无明显特异性,多表现为单侧或双侧隐睾、腹股沟疝、少精或不育、生殖系统肿瘤等。目前尚无特异性的诊断方法,术前诊断较为困难,往往在腹股沟疝修补术或隐睾手术时才能发现。

Nilson 在 1931 年首次报道了这种病症,患者为一男性,男性生殖器正常,伴随双侧隐睾、腹股沟疝,行疝气修复术时在腹股沟管中发现了子宫和输卵管。Ⅱ型 PMDS 发病率较低且起病隐匿,患者可于任何年龄阶段发病并被诊断,但患病主体多为儿童及青少年。目前已诊断的患者,年龄从 2 天到 77 岁不等。

(二)病因及发病机制

1. AMH 因素 AMH 也称米勒管抑制因子(Müllerian duct inhibiting factor,MIF)或抗米勒管素(anti-Müllerian hormone,AMH),是转化生长因子 β(TGF-β)家族成员之一。AMH 与同侧的米勒管周围间质的丝/苏氨酸激酶Ⅱ受体结合,再通过间质细胞-上皮细胞相互作用,引起米勒管上皮细胞凋亡,米勒管退化,和睾酮协同作用,使男性生殖管道得以分化。

男性性别分化由胎儿睾丸产生的雄性激素和抗米勒激素介导。在妊娠 6 周时,胎儿生殖腺尚未分化,同时具有米勒管(Müllerian duct)和中肾管(Wolffian duct)。在妊娠 7~8 周,男性睾丸间质未成熟的支持细胞分泌的 AMH 使米勒管退化,体内生殖器由中肾管分化为附睾、精囊及输精管,女性体内生殖器由米勒管分化为输卵管和子宫,中肾管退化消失。男性的 AMH 在睾丸中持续分泌直至青春期,随后 AMH 水平迅速下降,在成年后仍保持较低水平的分泌。AMH 合成缺陷或基因突变可导致米勒管退化不全,引起 PMDS。

2. AMH 受体因素 抗米勒管激素二型受体(AMHR2)也是转化生长因子 β 受体超家族的成员,AMH 通过它的两个受体,Ⅰ型受体(AMH receptor type Ⅰ)和Ⅱ型受体(AMH receptor typeⅡ)进行信号转导。Ⅱ型受体与配体在胞外结构域特异性结合,通过细胞内 Smad 蛋白促使Ⅰ型受体及其下游信号磷酸化发挥作用。AMH 受体主要存在于胎儿的米勒管周围间质中,部分患者体内

AMH 水平正常,也未检测到 AMH 突变,有研究认为可能是由于靶器官的 AMH 受体数量异常或受体对 AMH 的不敏感甚至抵抗造成。

3. 遗传因素 Ⅱ型 PMDS 具有遗传倾向性。1973 年 Armendares 等描述了一对兄弟均伴有双侧隐睾,股腹沟疝中有子宫和输卵管,提示该病可能为常染色体隐性遗传。Abduljabbar 等报道 Ⅱ型 PMDS 有家族聚集和遗传倾向。

4. 其他因素 除了以上因素外,还有一些未经证实的因素可能与 PMDS 的发病有关,如 AMH 作用时间的延误,又如胚胎时期的宫内环境导致 MD 未能正常退化等其他尚未可知的原因。

(三)遗传机制

Ⅱ型 PMDS(OMIM:261550)为常染色体隐性遗传病,致病基因为 AMHR2 基因(OMIM:600956)。AMHR2 位于人染色体 12q13.13,基因全长 8407bp,含 11 个外显子,编码 573 个氨基酸:外显子 1~3 编码由 144 个氨基酸组成的信号肽和胞外区序列,外显子 4 编码由 26 个氨基酸组成的跨膜区,外显子 5~11 编码由 403 个氨基酸组成的胞内丝氨酸 / 苏氨酸激酶区。AMHR2 基因突变可以影响受体与配体结合、AMH 信号转导和细胞内运输,导致Ⅱ型 PMDS。

Ⅱ型 PMDS 发病率低,已报道的突变位点较少,且在各国人群中无明显差别。1995 年,Imbeaud 等收治一名 3 个月大的 PMDS 患者,该患者 AMH 基因和 AMH 激素均处于正常水平。通过测序,在患者身上发现了一个 AMH 受体基因 IVS2+1 G>A 剪接纯合突变,其父母为杂合突变携带者,证实该疾病为常染色体隐性遗传。

Imbeaud 等 1996 年对 38 个 PMDS 家系进行分子研究,在 18 名患者中检测到导致Ⅱ型 PMDS 的 AMHR2 突变,包括错义突变(A6111G)、无义突变(G500T、C858T、C909T)、缺失突变(84_87del、6331_6357del)等。6331_6357del 是位于外显子 10 中一段 27bp 的缺失,导致胞内 9 个氨基酸的缺失,突变频率最高,在 10 例患者中发现。该缺失残基构成 α-G 螺旋和其前面的环的一部分,突变可导致 AMHR2 折叠的构象变化。27bp 缺失突变是 AMHR2 基因中常见的导致Ⅱ型 PMDS 的突变,可纯和存在,也可与其他错义突变偶合存在。Hoshiya 在一个满月男孩体内发现 27bp 缺失和一个新的内含子突变,两者共同存在导致Ⅱ型 PMDS 的发生。

Messika-Zeitoun 在一个家庭的 3 个兄弟(2 个为 PMDS 患者,1 个为致病基因携带者)中发现 2 个新的 AMHR2 基因突变。其中一个突变来源于母亲,在 3 个兄弟中均被发现,为外显子 5 第 1 692 位核苷酸缺失(1692delA),导致终止密码子提前产生,在跨膜结构域产生截短蛋白,突变导致 AMH 信号无法正常转导。另一个错义突变为外显子 9 第 6 051 位核苷酸的 G 突变为 A(G6051A),使其编码的第 406 位氨基酸精氨酸被谷氨酰胺替代(R406Q)。由于 R406Q 位于胞内结构域中,破坏了激酶结构域中的底物结合位点,导致 AMH 信号无法正常转导。该突变来自父亲,与源自母亲的 1692delA 复合杂合使两个兄弟致病。在此家庭中发现的这两个突变也证实了 PMDS 属于常染色体隐性遗传病。

Abduljabbar 在两个家系中发现了两个 AMHR2 突变,外显子 9 上的 C6053T 无义突变以及外显子 6 上的 C1973G 错义突变。家系中的男性患者均为纯合突变,但不同患者表型不一,提示临床表征具有多样性,可能与表观遗传修饰有关;家系中 2 个女性也携带有 AMHR2 纯合突变,但其表型正常且能够正常生育。

(四)临床表现

PMDS 患儿的临床表现通常特异性不高,患儿大多因腹股沟疝、双侧隐睾而就诊,多数并发少精及不育症,部分可能会引发生殖系统肿瘤。

1. 腹股沟疝 临床上根据 MD 结构的解剖特点将 PMDS 分为 2 型:第一型为男性型,是临床上比较常见的类型,约占全部患者的 80%~90%,亦称腹股沟疝型。根据疝内容物种类和有无伴随睾丸异位,男性型又表现为两种临床亚型:第一亚型在临床上比较多见,表现为一侧腹股沟疝,多为直疝,疝内容物为未退化的子宫及同侧输卵管;第二亚型除具备第一型特征外,对侧睾丸未正常降至阴囊,并与对侧输卵管自腹膜外越过中线进入该侧腹股沟疝囊内,与子宫及同侧输卵管共同成为疝内容物,称为睾丸横过异位型(transverse testicular ectopia,TTE)。

2. 单侧或双侧隐睾症 第二型即称为女性型,表现为双侧隐睾且包埋于子宫阔韧带中,相当于卵巢的位置,子宫位于盆腔内。大多病例中输精管与子宫侧壁紧密相连,并沿宫颈走行。

3. 少精及不育症 PMDS 患者幼年时多有腹股沟疝病史或手术史,成年后虽然是正常男性化体征,但大多并发不育症,精液分析为少精甚至无精。据统计,文献报道的150例患者中只有5个生育了后代,而且在精液分析中只有2个人的精子数量达到(2~3)百万。造成不孕不育的原因证实为与睾丸发育不全和由于米勒管残留结构压迫射精管导致梗阻有关系。

4. 生殖系统肿瘤　由于PMDS患者大部分为腹内型隐睾,因此恶变的概率较大。Mishina等发现AMH或AMH受体基因失活的小鼠更易于发生睾丸间质细胞增生和睾丸肿瘤。Dekker等报道与PMDS相关的隐睾恶变的概率约为15%,一般不会高于腹腔睾丸。Vandersteen等认为PMDS相关的隐睾恶变的概率和其他隐睾恶变的概率相当,有研究报道,行隐睾下降固定术的患者多在6~18年发现睾丸恶变。PMDS的患者有报道后期隐睾恶变后大多形成精原细胞瘤、畸胎瘤、卵黄囊瘤和混合性生殖细胞瘤病变,也有来源于米勒管残留结构恶变引发的恶性肿瘤,报道的有腺癌(透明细胞)、鳞状细胞癌、乳头状囊腺癌和腺肉瘤。

(五) 实验室检查

1. 染色体核型检查　核型结果为46,XY。

2. 精液分析　精子数量少,几乎丧失活动力,非典型性精子增加。

3. 睾丸切片检查　可见精子发生过程完整,可见各阶段成熟分裂,形态学无异常。

4. 抗米勒管激素AMH测定　可通过ELISA和化学发光方法检测。由于AMH和PMDS的相关性,检测血清AMH有助于PMDS的诊断。Ⅰ型患者血清AMH水平很低或检测不出,而Ⅱ型患者血清AMH水平正常。AMH浓度高峰出现在2岁以前,在青春期后则受到雄性激素睾酮的抑制维持在很低水平。因此AMH测定只适用于青春期前患者的鉴别诊断。

5. 基因检测　检测可发现*AMHR2*基因缺陷。

(六) 影像学检查

1. 放射学检查　排泄性尿道造影显示上泌尿系正常,膀胱尿道造影大多正常,但可显示未退化的米勒组织。

2. 腹部CT/MRI检查　可显示隐睾和子宫。

3. 双侧隐睾患者行常规超声检查　B超可显示隐睾和子宫。

(七) 诊断及鉴别诊断

临床上具有腹股沟疝、隐睾及两种性腺共同存在者应考虑此病。但术前确诊较困难,通常是行疝修补术或隐睾手术时探查发现并得到术后病理检查证实是米勒管结构后确诊为PMDS,后续再通过抗米勒管激素AMH测定及基因检测鉴别是Ⅰ型还是Ⅱ型。

1. 永存米勒管综合征Ⅰ型　PMDS可分为Ⅰ型和Ⅱ型,临床表现相似,主要可通过以下方式鉴别:

(1)基因检测:Ⅰ型可检测出*AMH*基因变异,而Ⅱ型可检测出*AMHR2*基因变异。

(2)抗米勒管激素AMH测定:Ⅰ型患者血清AMH水平很低或检测不出;而Ⅱ型患者血清AMH水平正常。

2. 性发育异常(disorders of sex development, DSD)疾病中的性染色体DSD患者具有男女两性的特点,核型结果为46,XX或46,XY,或各种类型的嵌合体。尿17-酮类固醇、雌激素及促卵泡激素水平一般都在正常范围内。超声、CT或MRI检查可见子宫或性腺(卵巢或未下降的睾丸)以及尿道。

(八) 治疗及随访

1. 治疗　本病治疗以外科手术为主,手术治疗的主要目标即是对残留MD结构、异位睾丸和腹股沟疝的处理。

(1)对于男性型的第一亚型:行MD结构标准切除术式,即在近子宫角处切断输卵管,保留输卵管伞和周围血管的完整,从子宫侧壁游离出输精管,并切除大部分子宫体,最后行腹股沟疝修补。

(2)隐睾处理:①对于横过异位在对侧阴囊内的睾丸,可以经阴囊中隔戳孔置入对侧阴囊。②对于横过异位在腹股沟疝囊内的睾丸,其位置较低且恶变概率小,则直接行睾丸松解下降固定术。③对于青春期前腹腔内的隐睾,若经充分松解后精索长度足够,或高位离断精索动静脉保留输精管和输精管动脉后睾丸可到达阴囊内,均建议行Fowler Stephens一期或分期下降固定术,但需术后密切随访观察;若精索过短或离断精索血管后仍不能降至可触及位置,则行根治性睾丸切除。④对于青春期后的腹腔内隐睾,其术后生育能力仅为14%左右,且其发生恶变概率高于青春期前患者,可以考虑根治性睾丸切除。⑤对于双侧隐睾患者,应尽量保留至少一侧睾丸,如行双侧睾丸切除,需后续雄激素替代治疗。对于睾丸已发生恶变的,应予以切除并加以辅助放疗、化疗。

传统开放手术有多种手术入路,包括经会阴、经耻骨后、经耻骨前膀胱外、经膀胱三角区、经腹腔、经直肠等。相对于开放手术,近年来,应用腹腔镜结合膀胱镜手术取得了良好的效果,不仅创伤小,而且可以最大可能地切除残留的 MD 结构,是一种简单、有效、微创的诊断与治疗方法。

2. 随访　无论手术术式如何,只要明确临床分型,给予相对应的治疗方法,PMDS 的治疗结果都是相当可观的。一般术后随访 3~5 年,未见明显异常临床症状,给给予彩色超声、CT 等定期复查,确定是否有异常肿物生长。曾伴有恶性肿瘤生长的病例,需要 10 年以上乃至终身观察随访。

(九) 遗传咨询及产前诊断

米勒管综合征患者因睾丸发育不全和由于米勒管残留结构压迫射精管,可造成患者不孕不育;另外,如发现不及时,后期隐睾易恶变形成精原细胞瘤、卵黄囊瘤和混合性生殖细胞瘤。因此为保留生育功能,并预防米勒管结构恶变,应尽早进行诊治。

米勒管综合征患者,在诊断明确后,多有不同程度的精神负担。由于精子数量少,虽文献中有个别能生育的报道,但大多数患者不能生育。因此,还需对患者进行情感支持和心理辅导。

(苏　喆　刘　霞　张龙江　王　立)

第八节　McCune-Albright 综合征

一、概述

McCune-Albright 综合征(McCune-Albright syndrome, MAS, #174800)是源于发育早期受精卵后单克隆体细胞群 GNS1 基因的激活性突变,导致受累组织功能异常的一种罕见、散发性的遗传性疾病,估计患病率为 1/100 000~1/1 000 000。其特点是多发性骨纤维发育不良、外周性性早熟和皮肤牛奶咖啡斑三联征,可伴随有甲状腺功能亢进症、生长激素分泌过多、皮质醇增多症、抗维生素 D 性低磷血症等内分泌疾病。

二、病因及发病机制

MAS 是由于在胚胎形成过程中部分体细胞发生 GNAS 基因的激活性突变,其编码鸟嘌呤核苷酸结合蛋白(guanine nucleotide binding protein,

G 蛋白)通路中刺激性 G 蛋白(Gs)的 α 亚单位。典型的突变是位于 20 号染色体长臂的编码 Gs α 亚基基因 8 号外显子的 Arg201Cys 或 Arg201His (NM_001077488.3 : c.604C>T, rs11554273)的错义突变,变异改变了 GTP 酶的 Gsα 蛋白活性,导致含有突变的细胞中 Gsα-cAMP 信号通路自发激活,从而 cAMP 依赖性受体(如 ACTH、TSH、FSH、LH 受体等)被自发激活,在内分泌腺组织中发生自律性激素过多分泌或激素抵抗过程。只有部分体细胞发生突变者才能存活,否则将发生流产。

与细胞膜受体偶联的 G 蛋白由 α、β、γ3 个亚单位多肽链组成。按其生物作用可分为激动型(Gs)、抑制型(Gi)两种。在基础状态下,Gs 蛋白与二磷酸鸟苷结合。当激素与膜受体结合后,Gs 蛋白被激活,β、γ 亚单位被解离下来,形成 Gsα 三磷酸鸟苷(GTP),Gs α-GTP 再激活质膜中的腺苷酸环酶(AC),进而催化三磷酸腺苷(ATP)生成环磷酸腺苷(c AMP),cAMP 作为第二信使,通过激活蛋白激酶 A,直接或间接使多种蛋白质磷酸化,产生受体激活后激素生物活性作用。受累组织的卵巢细胞的 Gsα 亚基基因突变时,卵巢在平时状态下持续活化,发生自律性雌激素分泌过多,以及形成有功能的黄素化卵泡膜细胞而出现非促性腺激素释放激素(GnRH)依赖性性早熟表现。在受累骨骼中活化的 Gs 可促进前成骨细胞增殖,但骨组织分化不良,成骨细胞成熟障碍,骨表面成骨细胞减少,骨钙素水平低下,骨矿化异常,而骨基质中不成熟的纤维间质细胞无序地增殖及沉积,从而产生过多的结构不良的纤维骨质。皮肤 Gsα 亚基基因突变使黑色素细胞分泌黑色素增多,故出现皮肤咖啡斑。

三、遗传机制

MAS 的突变发生在患儿胚胎发育早期的体细胞中并呈现嵌合分布,并非遗传自父母的生殖细胞或受精卵突变,也并非所有组织、细胞中均含有该突变,故本病均为新发突变。

四、临床表现

MAS 临床表现型非常多变,取决于胚胎发育期突变发生的时间和部位。突变发生早则病变范围广,可出现典型的三联征。突变发生晚则病变范围小,甚至是孤立的病变。

1. 皮肤表现　非常常见，通常在出生时或生后很快出现。典型的牛奶咖啡斑边缘不规则，像海岸线一样，通常与骨病灶同侧，一般不过体中线。

2. 骨纤维发育不良　典型的是发生在数个部位即多发性的，也可为单发，通常表现为骨折、畸形和/或骨痛。多累及颅面骨和长骨，呈偏侧性不对称分布，伴有面部不对称，年幼时易发生病理性骨折，成年后减少，可能出现进行性加重的脊柱侧弯，甚至活动障碍。颅面部纤维骨发育不良在垂体功能紊乱所致的生长激素分泌过多患儿中可以很严重。有时骨骼增殖可造成局部压迫症状，如颅骨病灶压迫附近神经造成失明、失聪，压迫垂体造成内分泌功能障碍。骨骼病变可能在后期才出现，并逐渐加重，其治疗是一项挑战并应尽早开始。

3. 性早熟　是女孩中一个常见的首要就诊症状，有时可能是唯一的临床症状。可伴随周期性的卵巢囊肿，导致发作性的阴道出血和乳房发育（Tanner Ⅱ~Ⅲ期），起病年龄可从新生儿期至儿童早期开始。主要是由于卵巢出现周期性的功能性滤泡囊肿，自主分泌雌激素，导致第二性征发育和周期性子宫撤退性出血，不伴排卵。性早熟在男性少见，表现为阴茎增大、阴毛和腋毛早现、痤疮、体味和性行为。部分可出现大睾丸，这是由于 Sertoli 和/或 Leydig 细胞增生和自主性高功能所致，可为双侧性的或单侧性的。MAS 男孩的另一个表现是睾丸微石症，根据超声显示正常人群患病率约为 5%，而 MAS 男孩报道患病率显著增高，在 30%~64% 之间。无论在男孩和女孩，性腺病变（女孩卵巢病变，男孩睾丸病变）均很常见。长期的高性激素状态可诱发中枢性性早熟。性早熟可引起骨龄提前、骨骺提前闭合导致最终成年矮身材，同时小年龄的乳房发育和不规则阴道出血可引起患儿及家长的心理负担和焦虑。青春期后性腺功能多数不受损害，但自主性性腺高功能可能会持续。

其他内分泌腺的病变还可引起甲状腺功能亢进、皮质醇增多症、高泌乳素血症、生长激素过多所致的巨人症或肢端肥大症等。甲状旁腺功能亢进通常继发于维生素 D 缺乏，会加重 FD。

4. 恶性肿瘤　MAS 相关的恶性肿瘤确实很罕见，但由于其重要性，仍需要监测。在 MAS 中，FD 病变转为恶性较常见，但可能也不足 1%，

高剂量外放射治疗是转为肉瘤的高危因素。可能更重要的发生恶性肿瘤的高危因素是伴随生长激素过多。MAS 患者的乳腺癌发生率也增高。在美国国立卫生研究院（National Institutes of Health, NIH）系列研究的约 120 位患者中，乳腺癌患病率约 2.5%（n=3），这 3 位患者均有生长激素过多。甲状腺癌和睾丸癌罕见发生。

五、实验室检查

1. 血雌激素水平周期性增高而促性腺激素水平低下，雌激素水平的波动常与卵泡功能的自主性变化一致。GnRH 激发试验 LH 反应低下。继发中枢性性早熟后可有 LH 升高。

2. 应注意检测其他内分泌激素，如甲状腺激素、皮质醇、24 小时尿游离皮质醇、生长因子、生长激素和泌乳素等，以评估有无内分泌功能亢进。

3. 如合并甲状旁腺功能亢进，则血 PTH 升高，血钙升高，血磷降低，ALP 增高。

4. 基因检测　McCune-Albright 综合征 GNAS 基因测序阳性可进一步确诊，但由于是体细胞基因突变，血液中基因突变检出率较低，国外报道为 8%~46%，故基因检测阴性不能排除 MAS，如能取到病变组织做基因检测可提高阳性率，据报道可高达 90%，但往往需侵入性操作。近年使用微滴式数字 PCR（droplet digital PCR）方法可显著提高血基因检测阳性率，国内有研究报道可将阳性率从外周血的 1.6% 提升至 27.0%。

六、影像学检查

1. 子宫卵巢彩超检查　在发作期可以见到卵巢囊肿。

2. 骨骼 X 线检查　骨骼 X 线平片的典型特征性改变可诊断 FD。MAS 的骨组织被异常增生的纤维组织所取代，特征性的 X 线表现为不同程度的骨膨胀，膨胀病灶内磨玻璃样改变，或见条索状、斑点致密阴影，骨密度亦可为均匀性减低，骨皮质变薄，但完整。左手正位片提示骨龄提前。

3. 全身骨扫描检查　对发现骨骼病变较为敏感，若无明显骨骼表现又无法明确诊断时，可考虑行全身骨扫描发现潜在的骨骼病变。但全身骨扫描阴性不能排除 MAS，可能不累及骨骼或后期才出现显著的骨骼病变。

七、诊断和鉴别诊断

目前,大多数 MAS 是根据临床表现诊断,有两个或以上典型临床表现可诊断。如果临床表现只有单个骨的纤维发育不良,必须找到 GNAS 激活性的基因突变证据才能明确诊断。如果临床表现仅为外周性性早熟,尤其是早期出现阴道出血的患儿,若已排除其他原因所致,建议行高敏感度的基因检测,如为阳性可确诊,如为阴性,考虑疑诊,可按 MAS 治疗,注意病程中是否会出现 FD。

由于不是生殖细胞或受精卵水平的突变,并非所有组织(例如血液)均会受累并能检测出突变的基因。基因突变检测的阳性率取决于其体细胞突变镶嵌的水平以及检测技术的敏感性。因此仅凭一个阴性的遗传学检测(如血液)不能排除其他组织存在突变。如有可能,病变组织的基因检测可能提高其敏感性。此外,更新的技术如数字化 PCR 有望提高有 MAS 表现个体遗传学检测的敏感性。

MAS 需与其他疾病鉴别:

1. 其他原因所致性早熟或阴道出血

(1)中枢性性早熟:中枢性性早熟发育规律与正常青春期一致,先出现乳房发育,很少早期出现阴道流血,GnRH-a 激发试验 LH 显著升高,且 LH/FSH 比值升高,可与 MAS 鉴别。

(2)生殖细胞瘤:分泌 HCG 的生殖细胞瘤也可出现外周性性早熟表现,查外周血或脑脊液 HCG 升高可与 MAS 鉴别。

(3)性腺肿瘤:如卵巢颗粒-泡膜细胞瘤、黄体瘤、睾丸间质细胞瘤、畸胎瘤等,发生率低,但仍应注意鉴别,可行 AFP、CEA、CA125 等肿瘤标记物检查。

(4)阴道异物:阴道异物可出现阴道出血,但通常分泌物多且有异味,不伴有乳房发育,详细追问病史,必要时行阴道镜鉴别。

(5)外源性雌激素:外源性雌激素可能会引起乳房发育,甚至严重时出现撤退性阴道出血,应仔细询问病史以排除。停止外源性雌激素后病情不会反复。

(6)先天性肾上腺皮质增生症:CAH 可导致男性外周性性早熟,对于男孩外周性性早熟要检查肾上腺相关雄激素如 17-羟孕酮、雄烯二酮、DHEA 等,若升高应考虑 CAH 可能,必要时行基因检测以明确诊断。

(7)肾上腺皮质肿瘤:肾上腺皮质肿瘤可导致男性外周性性早熟,对于男孩外周性性早熟要检查肾上腺相关雄激素及肾上腺彩超或 CT,必要时行地塞米松抑制试验,若雄性激素不能被抑制应考虑肿瘤可能。

2. 皮肤牛奶咖啡斑的鉴别 皮肤牛奶咖啡斑还可见于神经纤维瘤病、结节性硬化病、Waston 综合征、Russell-Silver 侏儒症、多发性黑子综合征及共济失调毛细血管扩张症等。

3. 多发性骨纤维发育不良的鉴别 多发性骨纤维发育不良主要与 Paget 骨病和神经纤维瘤病(von Recklinghausen 病)鉴别。

八、治疗及随访

McCune-Albright 综合征的治疗主要是对症治疗,尚无有效根治方法。根据患儿的临床表现进行个体化治疗。

性早熟方面,治疗目的是延缓骨龄进展从而改善成年身高,目前尚无标准化治疗方案。芳香化酶抑制剂来曲唑或雌激素受体调节剂他莫昔芬治疗女孩性早熟能部分起效,可延缓骨龄进展,减少阴道流血,但有研究发现平均子宫和卵巢体积增加,个别出现卵巢囊肿蒂扭转;雌激素受体拮抗剂氟维司群(fulvestrant)据报道效果较好,耐受性佳。药物治疗的有效性和安全性需要更多长期的研究进一步确定。有报道称在药物治疗无效的 MAS 病例中,卵巢囊肿切除术后能使症状缓解 1~5 年,但囊肿有可能复发。因此,应谨慎选择,仅用于显著腹痛和有卵巢囊肿蒂扭转风险的儿童和部分成年女性。男孩的治疗选择尚未确定,有报道使用联合治疗,多为个案报道。方案包括氟他胺+睾内酯;睾内酯+安体舒通;安体舒通+来曲唑;酮康唑+醋酸环丙孕酮,目的是抑制睾丸内雄激素生成并抑制睾酮和 DHEA 对外周的作用,使睾丸体积缩小和降低游离睾酮水平,延缓骨龄进展速度并改善终身高。外周性性早熟不应使用 GnRH-a 治疗,在随访过程中应注意继发中枢性性早熟的可能,如有继发中枢性性早熟的证据,可使用 GnRH-a 治疗。

甲状腺方面,甲硫咪唑治疗甲状腺功能亢进是有效的,但由于甲亢是持久的,故甲状腺切除术很常用。

生长激素过多,据报道可能与视力、听力损害和巨头畸形有关,为此生长激素过多和 IGF-1 过高者需要治疗。治疗方法包括内科治疗、手术和放射治疗。首选内科治疗,包括(单用或联合使用)长效生长抑素类似物和生长激素受体拮抗剂培维索孟,其中以生长抑素类似物效果及安全性更好,也更经济。治疗目标是使 IGF-1 Z 评分为 0。

高泌乳素血症使用多巴胺激动剂(如卡麦角林等)能有效使血清泌乳素水平维持正常。

皮质醇增多症,若症状明显可考虑给予药物治疗减少皮质激素的产生,如美替拉酮[起始剂量 $300mg/(m^2 \cdot d)$,若效果不佳可逐渐加量至最大 $1\,200mg/(m^2 \cdot d)$]、酮康唑(肝功能异常不可用)、氨鲁米特等,必要时可手术治疗。

多发性骨纤维发育不良的治疗是姑息的,骨折和畸形需要手术治疗,骨病引起的特殊并发症如颅底或眼眶骨纤维化膨胀引起视神经孔狭窄导致视力障碍,甚至失明,可以试用手术矫治。双磷酸盐能有效缓解骨痛,但对疾病的长期进程没有作用,不会缩小病变或阻止疾病进展。

应注意避免的情况:对抗性运动和其他危险性的活动(当骨骼病变明显时);预防性视神经减压(在颅面部 FD 的患者中);手术摘除卵巢囊肿(无明显腹痛或卵巢囊肿蒂扭转风险的时候);FD 的放射治疗;恶性肿瘤的危险因素(如放射暴露)。

九、遗传咨询及产前诊断

MAS 是由于怀孕后胚胎发育早期的新发突变所致,其父母是不携带该突变基因的,因此患儿的父母不会有任何特征性的症状,且患儿父母再生育的再发风险与一般人群相同。此外,MAS 个体也并没有报道会遗传给其后代。

(陈秋莉)

参考文献

1. 来景辉, 范红结. 生长激素释放肽 (ghrelin) 促生长作用和应用前景. 动物营养学报, 2011, 23 (07): 1085-1088.

2. 杨玉, 黄慧. 胰岛素样生长因子-1 受体基因变异与矮身材的研究进展. 中华实用儿科临床杂志, 2014, 29 (20): 1528-1530.

3. 李嫔. 生长激素受体基因异常及多态性与特发性矮小的关系研究进展. 中华实用儿科临床杂志, 2014, 29 (20): 1523-1525.

4. Wit JM, Oostdijk W, Losekoot M. Spectrum of insulin-like growth factor deficiency. Endocrine Development, 2012, 23: 30-41.

5. Inoue H, Kagnawa N, Kinouchi A, et al. Identification and functional analysis of novel human growth hormone secretagogue receptor (GHSR) gene mutations in Japanese subjects with short stature. Journal of Clinical Endocrinology and Metabolism, 2011, 96 (2): 373-378.

6. Pugliese-Pires PN, Fortin JP, Arthur T, et al. Novel inactivating mutations in the GH secretagogue receptor gene in patients with constitutional delay of growth and puberty. European Journal of Endocrinology/European Federation of Endocrine Societies, 2011, 165 (2): 233-241.

7. Mullis PE. Genetics of GHRH, GHRH-receptor, GH and GH-receptor: Its impact on pharmacogenetics. Best Practice & Research. Clinical Endocrinology & Metabolism, 2011, 25 (1): 25-41.

8. Wit JM, Oostdijk W, Losekoot M, et al. Mechanisms in endocrinology: Novel genetic causes of short stature. European Journal of Endocrinology, 2016, 174 (4): 145-173.

9. Aguiar-Oliveira MH, Souza AHO, Oliveira CRP, et al. Mechanisms in endocrinology: The multiple facets of GHRH/GH/IGF-1 axis: lessons from lifetime, untreated, isolated GH deficiency due to a GHRH receptor gene mutation. European Journal of Endocrinology, 2017, 177 (2): 85-97.

10. Arman A, Yuksel B, Coker A, et al. Novel growth hormone receptor gene mutation in a patient with Laron syndrome. J. Pediatr. Endocrinol. Metab, 2010, 23 (4): 407-414.

11. Goncalves FT, Fridman C, Pinto EM, et al. The E180 splice mutation in the GHR gene causing Laron syndrome: Witness of a Sephardic Jewish exodus from the Iberian Peninsula to the new world？Am. J. Med. Genet. Part A, 2014, 164 (5): 1204-1208.

12. Gammage-Yared MH, Klammt J, Chouery E, et al. Homozygous mutation of the IGF1 receptor gene in a patient with severe pre-and postnatal growth failure and congenital malformations. Eur J Endocrinol, 2013, 168 (1): 1-7.

13. Choi JH, Kang M, Kim GH, et al. Clinical and functional characteristics of a novel heterozygous mutation of the IGF1R gene and IGF1R haploinsufficiency due to terminal 15q26. 2 → qter deletion in patients with intrauterine growth retardation and postnatal catch-up growth failure. J Clin Endocrinol Metab, 2011, 96 (1): 130-134.

14. Wallborn T, Wuller S, Klammt J et al. A heterozygous mutation of the insulin-like growth factor-1 receptor causes retention of the nascent protein in the endoplasmic reticulum and results in intrauterine and post-

natal growth retardation. J Clin Endocrinol Metab, 2010, 95 (5): 2316-2324.

15. Kruis T, Klammt J, Galli-Tsinopoulou A, et al. Heterozygous mutation within a kinase-conserved motif of the insulin-like growth factor 1 receptor causes intrauterine and postnatal growth retardation. J Clin Endocrinol Metab, 2010, 95 (3): 1137-1142.

16. Klammt J, Kiess w, Pfaffle R, et al. IGF1R mutations as cause of SGA. Best Practice & Research Clinical Endocrinology & Metabolism, 2011, 25 (1): 191-206.

17. Walenkamp MJE, Losekoot M, Wit JM. Molecular IGF-1 receptor defects: from genetics to clinical management. Endocr Dev, 2013, 24: 128-137.

18. Gucht ALM, Meima ME, Moran C, et al. Anemia in patients with resistance to thyroid hormone α: a role for thyroid hormone receptor α in human erythropoiesis. J Clin Endocrinol Metab, 2017, 102 (9): 3517-3525.

19. Gucht ALM, Moran C, Meima ME, et al. Resistance to Thyroid Hormone due to Heterozygous Mutations in Thyroid Hormone Receptor Alpha. Curr Top Dev Biol, 2017, 125: 337-355.

20. Tang Y, Yu M, Lian X. Resistance to thyroid hormone α, revelation of basic study to clinical consequences, 2016, 424 (5): 102-117.

21. Gucht AL, Meima ME, Zwaveling-Soonawala N, et al. Resistance to Thyroid Hormone Alpha in an 18-Month-Old Girl: Clinical, Therapeutic, and Molecular Characteristics. Thyroid, 2016, 26 (3): 338-346.

22. Vlaeminck-Guillem V, Espiard S, Flamant F, et al. TRα receptor mutations extend the spectrum of syndromes of reduced sensitivity to thyroidhormone. Presse Med, 2015, 44 (11): 1103-1112.

23. Moran C, Chatterjee K. Resistance to thyroid hormone due to defective thyroid receptor alpha. Best Pract Res Clin Endocrinol Metab, 2015, 29 (4): 647-657.

24. Hendy GN, Canaff L. Calcium-Sensing Receptor Gene: Regulation of Expression. Front Physiol, 2016, 7: 394.

25. Zhang C, Miller CL, Gorkhali R, Zou J, Huang K, Brown EM, Yang JJ. Molecular Basis of the Extracellular Ligands Mediated Signaling by the Calcium Sensing Receptor. Front Physiol, 2016, 7: 441.

26. Shoback DM, Bilezikian JP, Costa AG, et al. Presentation of hypoparathyroidism: etiologies and clinical features. J Clin Endocrinol Metab, 2016, 101 (6): 2300-2312.

27. Hannan FM, Nesbit MA, Zhang C, et al. Identification of 70 calcium-sensing receptor mutations in hyper- and hypo-calcaemic patients: evidence for clustering of extracellular domain mutations at calcium-binding sites. Hum Mol Genet, 2012, 21 (12): 2768-2778.

第二十九章

骨骼肌肉系统

本章将主要介绍代谢性骨病和代谢性肌病的病因、发病机制、遗传机制、实验室检查、诊断及鉴别诊断、治疗、遗传咨询及产前诊断注意事项。

第一节　遗传代谢性骨病

一、维生素 D 依赖性佝偻病（Ⅰ型和Ⅱ型）

（一）概述

维生素 D 依赖性佝偻病（vitamin D-dependent rickets,VDDR）是一种常染色体隐性遗传病，包括维生素 D 依赖性佝偻病 Ⅰ 型和 Ⅱ 型，男女发病率相同。Ⅰ 型病因为酶类缺陷或合成减少引起，Ⅱ 型的病因则是维生素 D 受体基因突变导致的受体失活，使得 $1,25-(OH)_2D_3$ 无法发挥作用引起。两型临床均有严重的佝偻病体征、低钙血症、低磷血症、碱性磷酸酶明显升高及继发性甲状旁腺功能亢进，Ⅱ 型患儿的一个重要特征为秃发症。VDDR 尚无确切的流行病学资料，国内外的发病报道均罕见。在我国通过文献检索，目前通过基因确诊的病例仅 10 余例。在韩国，截至 2011 年，经文献报道的仅有 5 例。同时有些报道提出，在加拿大魁北克省 Saguenay 地区的法裔人群中有着较高的发生率（新生儿发病率约为 1/2 358），男女发病概率相同。

（二）维生素 D 代谢特点

维生素 D 为具有生物活性脂溶性维生素，是类固醇衍生物。现已知的维生素 D 有多种，比较重要的是维生素 D_2 和维生素 D_3。维生素 D 都是由相应的维生素 D 原经紫外线照射转变而来的。如果维生素 D 原为麦角固醇，则光照产物是维生素 D_2，如果维生素 D 原是 7- 脱氧胆固醇，则光照产物是维生素 D_3。维生素 D_2 又名麦角骨化醇，主要由植物中合成，酵母、麦角、蕈类等含量较多。维生素 D_3 又名胆骨化醇，大多数高等动物的表皮和皮肤组织中都含 7- 脱氧胆固醇，只要阳光或紫外光照射下经光化学反应可转化成维生素 D_3。维生素 D_3 主要存在于海鱼、动物肝脏、蛋黄和瘦肉、脱脂牛奶、鱼肝油、乳酪、坚果和海产品中。两种维生素 D 具有同样的生理作用，且均为活性很低的激素前体，必须经过两次羟化作用后才能发挥生物学效应。第一次羟化过程发生在肝脏，在 25- 羟化酶的催化作用下生成 25- 羟维生素 D_3 [$25-(OH)D_3$]，这些酶包括微粒体酶 CYP2R1 和 CYP3A4 以及线粒体酶 CYP27A1，其中 CYP2R1 是催化维生素 D 转化成 $25-(OH)D_3$ 的主要酶，第二次羟化过程的主要场所是肾脏，$25-(OH)D_3$ 在近端肾小管上皮细胞线粒体中的 1α- 羟化酶的催化作用下生成具有很强生物活性 1,25- 二羟维生素 D_3，即 $1,25-(OH)_2D_3$。经过两次羟化过程合成的 $1,25-(OH)_2D_3$ 通过维生素 D 受体（vitamin D receptor,VDR）介导作用于人体靶器官（肠、肾、骨），从而发挥其抗佝偻病的生理功能：①促进小肠黏膜细胞合成一种特殊的钙结合蛋白，增加肠道钙的吸收，磷也伴之吸收增加。②增加肾近曲小管对钙、磷的重吸收。③对骨骼钙的动员：与甲状旁腺协同使破骨细胞成熟，促进骨重吸收，使旧骨中钙盐释放入血；促进骨样组织成熟及钙盐沉积。任何维生素 D 合成过程中酶的异常,或是维生素 D 受体异常,都会引起钙磷代谢失衡,导致佝偻病的发生。

(三) 病因及分型

1. **Ⅰ型** 根据缺陷酶的种类不同又分为两个亚型: ⅠA 型(VDDR-ⅠA)是由于位于 12q13.3 的 *CYP27B1* 基因突变(突变类型包括错义突变、缺失突变、复制及剪切突变)导致 1α- 羟化酶功能缺陷,使 1,25-(OH)$_2$D$_3$ 合成减少的疾病,主要临床表现为肌肉无力、发育迟滞、婴儿期发作的低钙惊厥,影像学检查可示典型的佝偻病征象,实验室检查则提示低钙血症、甲状旁腺激素及碱性磷酸酶明显升高,1,25-(OH)$_2$D$_3$ 的明显下降为其最重要实验室结果,伴或不伴 25-(OH)D$_3$ 的升高。ⅠB 型(VDDR-ⅠB)是由于 25- 羟化酶失活引起,其致病基因为 *CYP2R1*,由于该基因纯合突变或复合杂合突变时导致 25- 羟化酶缺陷。

2. **Ⅱ型** 又称低钙维生素 D 抵抗性佝偻病(hypocalcemic vitamin D-resistant rickets, HVDRR),是一种罕见的常染色体隐性遗传病,由于维生素 D 受体基因突变引起 VDR 功能受损,丧失了与 1,25-(OH)$_2$D$_3$ 相结合的能力,从而导致 1,25-(OH)$_2$D$_3$ 不能发挥生物活性,故检测血液中的 25-(OH)D$_3$ 及 1,25-(OH)$_2$D$_3$ 均升高,此为Ⅱ型与Ⅰ型的主要不同点。

(四) 遗传机制

目前已经研究清楚,两型 VDDR 均为常染色体隐性遗传病,较罕见。

1. **Ⅰ型** ⅠA 型是由 1α- 羟化酶基因突变所致,由 Prader 等在 1961 年首次报道。1α- 羟化酶基因突变导致在肾小管上皮细胞中合成 1α- 羟化酶缺陷或缺如,使 25-(OH)D$_3$ 转变为 1,25-(OH)$_2$D$_3$ 发生障碍。因此,尽管体内的维生素 D 并不缺乏,但不能生成足量满足机体需要的最具生物活性的代谢产物 1,25-(OH)$_2$D$_3$,故维生素 D 依赖性佝偻病Ⅰ型血中 1,25-(OH)$_2$D$_3$ 浓度降低。在分子生物学层面,导致 25-(OH)D$_3$ 羟化受阻的致病基因,则是 *CYP27B1* 基因的突变引起。*CYP27B1* 基因位于染色体 12q13.3,由 9 个外显子和 8 个内含子组成,为单拷贝基因,开放阅读框全长 4 859bp,编码蛋白为肾脏 25-(OH)D$_3$-1α 羟化酶,属于细胞色素 P450 酶家族。目前,已报道的 *CYP27B1* 基因突变有 78 种,在超过 100 个患者身上找到,涉及所有 9 个外显子,包括错义突变、无义突变、缺失突变、剪接突变,其中大部分为

错义或无义突变,此后该基因突变在各大洲和各个国家,均有文献病例报道,958de1G 最为常见。在所有已报道的 *CYP27B1* 基因突变类型中,除了 6 种基因突变(*E189G、E189K、L343F、G102E、G57V* 和 *L333F*)所表达的 25-(OH)D$_3$ -1α 羟化酶活性部分丧失之外,其他所有基因突变表达的 25-(OH)D$_3$ -1α 羟化酶体外活性全部丧失。在活性维生素 D 合成的过程中,第二次羟化过程为限速步骤,25-(OH)D$_3$ -1α 羟化酶是其反应的限速酶。因此,*CYP27B1* 基因突变导致 1α- 羟化酶功能缺陷,影响到维生素 D 合成的数量及速度,从而导致活性维生素 D 水平降低,引起钙磷代谢紊乱。

ⅠB 型是由于 25- 羟化酶失活引起,25- 羟化酶的缺乏导致 25-(OH)D$_3$ 合成减少。其致病基因为 *CYP2R1*,由于该基因纯合突变导致的 25- 羟化酶缺陷。该病为常染色体隐性遗传的罕见病,国内外尚无准确的流行病学报道。

2. **Ⅱ型** Ⅱ型由 Brooks 等于 1978 年首次报道。人类的 *VDR* 基因位于 12q12-q14,全长约 75 kb,由 11 个外显子组成,其中 3 个外显子(1A、1B、1C)位于 5 端非编码区,另外 8 个外显子(外显子 2~9)负责编码 VDR 分子的结构部分。其编码产物:VDR 是含有 427 个氨基酸的核内生物大分子,包含 5 个结构域,分别为 N 末端的 A/B 区、DNA 结合区、铰链区、配体结合区、转录激活 / 抑制功能区(AF-2 区)。分子 N 末端的 DNA 结合区(DNA binding domain,DBD)结构高度保守,而 C 末端的配体结合区(ligand binding domain,LBD)有一半的结构存在较高的变异性。该基因突变可导致 VDDR-Ⅱ 的发生,按照基因突变发生的部位可以分为三类:DBD 区突变、LBD 区突变及其他区域突变。DBD 的主要功能为参加 DNA 序列识别并与之结合,同时也部分参与二聚体的形成,所以发生在 DBD 区的突变可导致 VDR 不能与 DNA 结合,因此即便是 1,25-(OH)$_2$D$_3$ 可以与 VDR 结合,但后续的反应仍无法正常进行,导致机体产生对维生素 D 的抵抗。而 LBD 区基因发生突变则导致 VDR 不能与配体结合,或者是 VDR 不能与视黄素受体形成异源二聚体,最终同样可导致部分或完全的维生素 D 抵抗。

(五) 临床表现

两型 VDDR 临床症状相似,均为严重的佝偻病表型,临床表现包括骨质稀疏,骨皮质变薄,由

于腿部的承载能力降低而导致骨痛、生长迟缓、身材矮小和骨骼畸形,常有自发性骨折;典型骨样组织增生表现如肋骨串珠、佝偻病手足镯等;低血钙导致手足搐搦症、惊厥或喉痉挛;严重低血磷使肌肉糖代谢障碍,使全身肌肉松弛、肌张力降低和肌力减弱。有些患儿有严重的龋齿或牙齿发育不全;有些患儿由于胸壁严重的佝偻病改变("鸡胸样"畸形及胸廓下缘水平凹陷)而导致呼吸运动障碍,最终死于肺炎。

VDDR-Ⅰ患者通常发病时间较早,大多数在1岁左右发病,最早可在2~3个月即发病,也有少部分患儿在3岁以上才出现症状,临床表现为出生时正常,逐渐出现严重的佝偻病,可能表现为低张力、肌肉无力、关节疼痛和畸形、生长衰竭、癫痫发作或骨折。部分患儿可以儿童期反复发作的低钙惊厥为首发表现。

VDDR-Ⅱ患者临床表现基本与VDDR-Ⅰ相似,通常在2岁之前发病,也有个别报道在青少年或成年发病。秃发症是VDDR-Ⅱ患儿所特有的表现,约2/3的病例存在秃发症,通常从出生开始,在童年结束。程度轻者表现为毛发稀疏,重者表现为头发、体毛、阴毛,甚至眉毛的全部缺失。相关研究证实秃发症的严重程度与病情成正相关。在某些落后的国家和地区,无法检测PTH和维生素D水平,那么秃发症是一个很好的诊断线索。

(六)实验室检查

1. 血钙、磷的检测　包括低血钙、低血磷,钙磷代谢异常,以致甲状旁腺功能代偿性亢进,甲状旁腺素明显升高。

2. 骨碱性磷酸酶(bone alkaline phosphatase,BALP)的检测　BALP明显升高。BALP代表了软骨生长板的活化,它的升高提示了骨矿化的减弱,升高幅度的大小和疾病严重程度成正相关。

3. $25-(OH)D_3$的检测　VDDR-ⅠA和ⅠB由于缺陷酶不同,在实验室检查中,前者的$25-(OH)D_3$多升高或正常,而后者多明显下降。VDDR-Ⅱ的$25-(OH)D_3$多升高或正常。

4. $1,25-(OH)_2D_3$的检测　Ⅰ型特征性改变为$1,25-(OH)_2D_3$水平较低或者测不到,VDDR-Ⅱ型血清中$1,25-(OH)_2D_3$水平升高,但$1,25-(OH)_2D_3$水平的检测需要一定的设备和技术条件,临床应用尤其是基层单位应用受限制。

5. 基因检测　是VDDR分型最可靠的依据,通过对其基因突变检测可明确分型。

(七)影像学检查

1. 骨X线检查　早期不明显,骨矿化含量下降达30%~50%时才出现典型改变。主要表现为临时钙化带模糊、消失,干骺端呈毛刷杯口状,干骺端明显增宽。次要表现为骨小梁排列紊乱、粗糙、模糊不清,骨皮质密度减小,整个骨质密度疏松。

2. 骨密度检测　骨密度即人体单位面积的骨矿物含量,其主要组成成分为钙,且当骨矿物含量下降不低于5%时就能显示变化,敏感性高,因此测定骨密度能较为直接地反映人体钙营养状态及其变化情况。目前,医用骨密度仪或骨质分析仪主要分为3大类:X线类、同位素类和超声波类。由于对儿童安全性考虑,前两种仪器的使用受到限制。定量超声技术是20世纪80年代出现的一种新的诊断技术,操作简单方便,无放射、无创伤、无疼痛,易被患儿及家属接受,便于推广应用。

(八)诊断和鉴别诊断

VDDR的诊断主要根据病史、临床症状和体征,结合血生化检测和X线检查可作出临床诊断,确诊需要进行基因检测。鉴别诊断包括:

1. 维生素D缺乏性佝偻病　又称营养性佝偻病,是儿童佝偻病最主要的病因,根据有维生素D缺乏的病史及临床表现、血液生化及骨骼X线的改变可作出诊断。血液生化改变出现在骨骼X线改变之前。如果有条件,应检查血清$25-(OH)D_3$和$1,25-(OH)_2D_3$,此病初期两者明显降低。

2. 低血磷抗维生素D佝偻病　病变主要是由于肠道对磷的吸收及近端肾小管对磷的重吸收障碍,使大量的磷排出体外,但其血钙多正常,血磷明显降低,尿磷增加,血清碱性磷酸酶明显升高,影像学表现为长骨干骺端临时钙化带缺失呈毛刷样、杯口状改变,需排除肝、肾等疾病。如果有条件可进一步做磷酸盐调节基因(phosphate regulating gene with homologies toendopeptidases on the X chromosome,PHEX)分析,进行基因诊断。

3. 低磷酸酶血症　是一种罕见的遗传性疾病,临床表现变异较大,重型可致胎儿死亡,而轻型可仅表现为牙齿异常。临床以广泛骨化不全、骨组织及血清中碱性磷酸酶活性降低为特征。低碱性磷酸酶血症发病的根本原因是组织非特异性碱性磷酸酶基因突变,对反复骨折及不明原因的乳牙早期严重脱落(前切牙往往首先累及)者,应给予血碱性磷酸酶检查,有助于早期发现该病。

4. 软骨发育不全　患儿存在特殊面容(头大、前额和下颌突出)和四肢短(指间距明显小于身高/身长),生化检查中各项指标(钙、磷、ALP、甲状旁腺激素)均正常,且无慢性肝肾及全身疾病,腰椎正侧位片、骨盆正位片、肘和/或膝关节正侧位片可协助诊断,如果有条件可以进行成纤维细胞生长因子受体3(FGFR3)基因检测,大约有95%~97%为G1138A(G380R)突变,核苷酸1138(外显子10)的鸟嘌呤突变为腺嘌呤,导致380位氨基酸由甘氨酸变成精氨酸。

5. 肾性佝偻病　由于各种原因所致的慢性肾功能障碍,导致$1,25-(OH)_2D_3$合成减少,肠道吸收钙减少,再加上磷排泄障碍,造成血钙低,血磷高,血清碱性磷酸酶多正常,甲状旁腺功能亢进,骨质脱钙,肾性佝偻病时血钙虽低,但由于代谢性酸中毒及低蛋白血症使血中游离钙浓度相对增高,因而很少发生抽搐,可与本病鉴别。

(九)治疗

1. Ⅰ型　VDDR-Ⅰ的治疗主要依靠补充活性维生素D。由于部分患者只是羟化酶的部分失活致病,故有人认为这部分患者给予大剂量的维生素D或大剂量的$25-(OH)D_3$即可达到治疗效果。然而大部分患者由于1α-羟化酶活性完全缺失,遂给予生理剂量的$1,25-(OH)_2D_3$,避开肾脏1α-羟化酶活性的缺陷,疗效显著,需要终身服药。由于VDDR罕见,缺乏相关的临床治疗经验,国内外尚无统一治疗指南或共识,骨化三醇的最佳治疗剂量仍在探索阶段。Yaser等对8个VDDR-Ⅰ患儿进行平均长达18个月的跟踪随访(最短随访时间12个月,最长随访时间36个月),发现骨化三醇平均剂量达$1.2\mu g/(kg\cdot d)$,最小剂量为$0.5\mu g/(kg\cdot d)$,最大剂量为$2\mu g/(kg\cdot d)$,可以使血钙、血磷及血清甲状旁腺激素恢复正常水平,并且有追赶生长。Manisha Sahay等人提出,VDDR-Ⅰ骨化三醇的治疗起始剂量应为$1\mu g/d$,直至病理性骨折愈合后逐渐减量至$0.25~1\mu g/d$;Bahar Özcabı等人报道了1例病例,初始剂量为$1\mu g/d$,分两次给药,并根据病情逐渐调整用药,但需注意的是在治疗随访过程中,该例患儿曾出现无症状的高钙血症,在后期减量过程中高钙尿症消失,现剂量下降至$0.25\mu g/d$。中国相关病例报道较少,有研究称骨化三醇$1~2\mu g/(kg\cdot d)$口服

可使病情完全恢复,临床、生化和影像学检查正常。骨化三醇治疗剂量需要个体化,治疗期间应根据患儿的血钙、血磷、PTH、尿钙/肌酐比等情况以调节剂量,治疗目标是既要使血钙、血磷及PTH等实验室指标恢复正常水平,同时使得患者的生长发育相较正常同龄儿有所追赶。同时,在VDDR的治疗随访中,应定期复查肝肾超声,防止高钙尿症及结石的发生。有人推荐,24小时尿钙应定期检测,并维持在$4mg/(kg\cdot d)$以下,以防止高钙尿症,若出现高钙尿症,骨化三醇需要逐渐减量甚至停用,直至血钙恢复正常。有相关文献建议同时须口服钙剂补充元素钙$30~75mg/(kg\cdot d)$。

2. Ⅱ型　该病的发病率低,尚未有明确的治疗方法。有报道认为,Ⅱ型治疗量较Ⅰ型更大,Manisha Sahay等人提出,VDDR-Ⅱ的骨化三醇治疗剂量为$2\mu g/d$,元素钙为$1g/d$,甚至有些病情严重的患者,为了控制病情,需要增加相当大幅度的剂量:骨化三醇可增量至$60\mu g/d$,元素钙最大可增量至$3g/d$,但即使如此大剂量的骨化三醇及元素钙治疗,仍有部分患者表现出维生素D耐药和治疗效果不佳,尤其是合并有脱发的患者。有报道认为,本病的治疗效果主要与VDR的突变位置有关,如DNA结合结构域的无义突变经常对治疗效果反应欠佳。大剂量静脉注射钙剂也被认为是本病的一种治疗方法,有文献推荐剂量为$0.4~0.14g/(m^2\cdot d)$,但静脉注射钙剂需长期住院治疗,需注意患者的心功能检测。国外有文献报道拟钙剂西那卡塞联合钙剂用于治疗VDDR-Ⅱ,尤其是大剂量静脉注射钙剂疗效不佳或合并有继发性甲状旁腺激素功能亢进的患者可以考虑。Ayşehan Akıncı等人报道了2例患儿,在继发甲状旁腺功能亢进且静脉注射钙剂疗效不佳时,加用西那卡塞$0.25~0.4mg/(kg\cdot d)$治疗,患者脱发症状虽无明显改善,但影像学结果及实验室指标均提示佝偻病好转。该治疗方案相对传统大剂量静脉注射钙剂来说,患者的依从性及安全性均更佳,钙剂治疗只需每天1次或2次口服,同时用降低剂量的骨化三醇($2\mu g/d$)维持即可。

二、遗传性低磷血症性佝偻病

(一)概述

遗传性低磷血症性佝偻病(genetic hypophosphatemic rickets)又称为低血磷性抗维生素D佝偻病或家族性低磷血症,是一组以肾脏排出磷过

多引起低磷血症,从而导致以骨矿化障碍为主要表现的全身性慢性疾病。该病于 20 世纪 30 年代由 Albright 首次报道。遗传性低磷血症性佝偻病是单基因遗传病,根据遗传方式不同及突变基因的不同,遗传性低磷血症性佝偻病主要包括以下几种类型:

1. X 染色体显性遗传性低磷血症性佝偻病(XLH)。

2. X 染色体隐性遗传性低磷血症性佝偻病(Dent disease)。

3. 常染色体隐性遗传性低磷血症性佝偻病 1 型、2 型、3 型(ARHR1,ARHR2,ARHR3)。

4. 常染色体显性遗传性低磷血症性佝偻病(ADHR)。

5. 常染色体隐性遗传性低血磷高尿钙性佝偻病(HHRH)。

其中以 X 连锁显性遗传性低磷血症性佝偻病最为常见,占遗传性低磷血症佝偻病的 80% 以上。临床表现主要为典型的佝偻病的骨骼异常。其发病率各地报道有所不同,整体发病率约为 1 : 25 000。

（二）病因及发病机制

1. *PHEX* 基因(X 染色体上与内肽酶同源的磷调节基因) 为 X 染色体显性遗传性低磷血症性佝偻病的致病基因,位于 Xp22.1-22.2,长约 243kb,包含 22 个外显子,编码 749 个氨基酸组成的 PHEX 蛋白,PHEX 蛋白属于金属蛋白酶,具有分解小肽激素的能力,主要表达在骨细胞、成骨细胞和成牙质细胞,在肾脏不表达,通过对 FGF23 的抑制作用来调节骨和牙齿矿化,以及肾脏对磷的重吸收。*PHEX* 基因突变可导致体内 FGF23 水平的增加,具体机制尚不明确,且在一些患者体内 FGF23 水平并无增加。目前发现 *PHEX* 基因突变有 360 多种,常见突变类型有错义突变、移码突变、无义突变及剪切突变等。

2. *FGF23* 基因(成纤维成长因子 23) 为常染色体显性遗传性低磷血症性佝偻病的致病基因,位于 12p13 染色体,包含 3 个外显子,所编码的 FGF23 蛋白是由 251 个氨基酸组成的一种糖蛋白。FGF23 蛋白只在肾脏、甲状旁腺等组织中表达,目前已知 FGF23 的突变类型均为错义突变,突变位点有 R176Q、R176W、R179Q、R179W,这种杂合位点突变,引起 FGF23 对蛋白水解酶的抵抗,造成体内 FGF23 水平增多,活性延长,从而导致尿磷排泄增大,降低血磷。

3. *DMP1* 基因 为常染色体隐性遗传性低磷血症性佝偻病 1 型的致病基因,位于染色体 4q21,包含 6 个外显子,编码 513 个氨基酸组成的 DMP1 蛋白,其为小整合素结合配体 N- 连接糖蛋白家族之一,主要表达于骨基质细胞中,对骨骼的发育、成熟有着重要作用。DMP1 可下调 FGF23 水平,*DMP1* 基因突变会引起骨细胞成熟障碍,并导致 FGF23 生成增加,导致骨骼矿化障碍、低磷血症的发生。目前已知 *DMP1* 突变有 10 多种,包括错义突变、移码突变、无义突变及剪切突变等。

4. *ENPP1* 基因 为常染色体隐性遗传性低磷血症性佝偻病 2 型的致病基因,位于染色体 6q22-q23,包含 25 个外显子,编码由 924 个氨基酸组成的 ENPP1 蛋白。ENPP1 蛋白主要在血管平滑肌细胞、成骨细胞及软骨细胞中表达,产生无机焦磷酸盐(PPi),后者抑制羟基磷灰石晶体沉积及成骨细胞分化,对矿化产生抑制作用。*ENPP1* 基因突变使 ENPP1 蛋白功能下降,易出现血管钙化及组织异常钙化,同时 PPi 减少,可使无机磷生成减少,影响正常的矿化。目前已有 14 例 *ENPP1* 基因突变引起的病例报道。

5. *FAM20C* 基因 为常染色体隐性遗传性低磷血症性佝偻病 3 型的致病基因,*FAM20C* 基因突变亦可引起 Raine 综合征。其位于染色体 7p22.3,包含 10 个外显子,编码由 584 个氨基酸组成的 FAM20 蛋白。FAM20C 可上调 DMP1 的表达,从而抑制 FGF23 的生成,*FAM20C* 基因突变致使 FAM20C 失活时,DMP1 的表达下降可使 FGF23 表达增加,引起 FGF23 相关低磷性佝偻病。

6. *SLC34A3* 基因 为遗传性低血磷高尿钙性佝偻病的致病基因,位于染色体 9q34,包含 13 个外显子,编码由 599 个氨基酸组成的钠 - 磷共转运蛋白Ⅱc。钠 - 磷共转运蛋白Ⅱc 主要在肾小管远端细胞刷状缘上表达,参与对磷的重吸收,*SLC34A3* 基因突变所致钠 - 磷共转运蛋白Ⅱc 功能异常,导致肾脏排磷增加,同时由于 FGF23 水平不变,使得 1α- 羟化酶、24- 羟化酶活性代偿性增高,使得 $1,25(OH)_2D_3$ 合成增多,后者又可增加肠道对钙的吸收,从而引起高尿钙以及肾结石。

7. *CLCN5* 基因 其基因突变可致 Dent 疾病的发生,Dent 疾病是一组以 X 连锁隐性遗传为特点的肾小管疾病,*CLCN5* 基因位于染色体 X p11.22,包含 12 个外显子,编码由 746 个氨基酸组成的 ClC5 蛋白,主要表达在近端肾小管、集合管的 α 细胞上,以及肠道上皮细胞上,*CLCN5* 基因突变致使 ClC5 蛋白功能异常,导致内吞、酸化及转运功能障碍,引起低磷性佝偻病表现。目前已知 *CLCN5* 基因突变有 100 多种,包括错义突变、移码突变、无义突变及剪切突变等。

8. 其他致病基因 包括由 *NF1* 基因突变引起的神经纤维瘤 I 型、*GNAS* 基因突变引起的 McCune-Albright 综合征、*SLC34A1* 基因突变引起的 Fanconi 综合征,亦可有低磷性佝偻病表现(表 29-1)。

表 29-1 遗传性低磷血症性佝偻病致病基因

致病基因	发病类型	位点	外显子	编码氨基酸
PHEX	XLH	Xp22.1-22.2	22	749
FGF23	ADHR	12p13	3	251
DMP1	ARHR1	4q21	6	513
ENPP1	ARHR2	6q22-q23	25	924
FAM20C	ARHR3	7p22.3	10	584
SLC34A3	HHRH	9q34	13	599
CLCN5	Dent disease	Xp11.22	12	746
SGK3	ADHR		13	29

(三)流行病学

X 连锁显性遗传性低磷血症性佝偻病是最为常见的遗传性佝偻病,占遗传性低磷血症佝偻病总发病率的 80% 以上,在活产婴儿中发病率约为 1:20 000。遗传性低磷血症佝偻病整体发病率约为 1:25 000,且各地发病率及发病类型有所不同,*ENPP1* 基因突变所致的常染色体隐性遗传性低磷血症性佝偻病 2 型国内尚未见有报道。

(四)临床表现

由于致病原因不同,该病临床表现多样,且有很强的临床异质性,在幼儿中,身材矮小最为常见,亦表现为上下肢或躯干与四肢的不协调生长。因 X 连锁显性遗传占此病绝大多数,故女性患者多于男性,但女性一般症状较轻,可只有低磷血症,而无明显骨骼畸形。患者一般出生后即有低磷血症,多在幼儿期双下肢开始承重时其临床表现被发现,在儿童期一般表现可有发育落后、牙齿异常、下肢发育畸形及身材矮小;成人期一般在 30 岁左右出现,表现为乏力、骨质疏松、骨痛、多发骨折及身材矮小等;不同基因突变所致临床类型亦有其特异性改变。

1. 身高 一般低于同龄同性别人群的人均身高,约 50% 患者身高低于同年龄同性别人群的 2 *SD*。

2. 骨骼症状 最常见为骨骼畸形,下肢畸形主要表现为膝内翻、膝外翻、复杂畸形、手足镯征。胸廓畸形主要表现为串珠肋、鸡胸、漏斗胸。另外可有颅骨软化、方颅、脊柱侧弯等。可有骨痛及活动受限症状,亦可表现为特殊步态,如步态不稳或步态摇。

3. 牙齿异常及口腔疾病 常见有牙齿早脱、牙周脓肿、龋齿、牙齿排列不齐或牙齿颜色发黄。

XLHR 不同的基因突变类型可致不同的临床表现,且临床受累程度可有不同,相同的基因突变类型在不同患者中亦可有不同的临床特征。在儿童期可表现为进行性加重的双下肢发育畸形、骨折、牙齿牙龈疾病、身材矮小;成人期可有骨软化、骨质疏松、骨赘、关节炎、附着点炎、骨骼疼痛、活动受限、血管钙化、继发性甲状旁腺功能亢进、肾脏钙沉积及听力下降等。其生化特征为:肾小管最大磷吸收/肾小球滤过率(TMP/GFR)下降、低磷血症、高尿磷、$1,25(OH)_2D_3$ 水平降低或正常。

ADHR 的临床表现多样,发病无年龄规律性,部分幼年起病的患儿成年后有自发缓解可能,其临床表现及生化特征和 XLHR 类似,但一般无血管钙化、继发性甲状旁腺功能亢进及肾脏钙沉积的表现。另外,患者体内铁离子及雌激素水平的增高可在一定程度上缓解其临床症状。

ARHR2 常见有混合型听力障碍,心脏瓣膜疾病,异位钙化,例如广泛的血管钙化及韧带钙化,下肢畸形以膝外翻为主要表现。

Raine 综合征临床表现有小颅畸形、眼球突出、腭裂、牙龈增生、低位耳、弥漫性骨质疏松及弥漫性硬化性骨发育不良。Dent 疾病临床表现主要有选择性蛋白尿、肾结石、低磷血症、高钙尿症及进行性加重的肾功能损害等。

(五)实验室检查

1. 尿液检查 尿磷增多,且相对于血磷水平,尿磷水平明显升高,TMP/GFR 下降,尿钙与尿镁常正常或稍低。

2. 血生化检查　血磷低,一般均低于 1mmol/L,常为 0.32~0.78mmol/L(1~2.4mg/dl),血清碱性磷酸酶在活动期升高,血钙、血镁正常或稍低,血钙、磷乘积在 30 以下。血甲状旁腺激素(PTH)正常或稍高,血 25-(OH)$_2$D$_3$、1,25-(OH)$_2$D$_3$ 水平亦多正常,也可有减低者。XLHR、ADHR 患者血FGF23 升高,HHRH 患者血 FGF23 常正常。

(六)影像学检查

1. 骨 X 线检查　普遍表现为典型佝偻病及骨软化征象,骨质疏松,可见各种骨骼发育畸形、假性骨折及骨折。未成年组主要表现为长骨远端杯口状和 / 或毛刷样改变、骨质稀疏等,成年组主要表现为骨质稀疏、骨软化及骨质增生等。

2. 骨密度检测　可见骨矿物质含量明显减少,骨密度明显偏低。

(七)诊断和鉴别诊断

遗传性低磷血症性佝偻病的诊断依据为:在幼儿期或儿童期出现佝偻病表现,多有家族史表现,可有佝偻病或软骨病病史,或家族中有低磷血症但无临床表现者;实验室检查示血磷明显降低,1,25-(OH)$_2$D$_3$ 及血钙水平正常,无抽搐病史;TMP/GFR 减小,尿磷增多;常规治疗剂量及大剂量维生素 D 治疗无效。由于其临床异质性强,根据临床表现及实验室检查结果仅能得到临床疑诊,仍需进一步明确分子学诊断,以明确病情,指导临床治疗,判断疾病预后。鉴别诊断需包括:

1. 营养性维生素 D 缺乏性佝偻病　该病是由各种原因所致患儿体内维生素 D 缺乏,从而钙磷代谢紊乱所致的骨矿化障碍。发病早,多见于小婴儿,血钙、血磷及 1,25-(OH)$_2$D$_3$ 常偏低,尿磷无明显异常,早期可有神经系统兴奋性表现及手足抽搐表现,如易惊、肢体抖动等。骨骼系统改变多在生长较快的部位,如颅骨、胸部、干骺部等,表现有颅骨软化、方颅、赫氏沟、串珠胸等。且对常规治疗量维生素 D 效果反应佳,以此可鉴别。

2. 遗传性维生素 D 依赖性(抵抗性)佝偻病　亦称假性维生素 D 缺乏性佝偻病,为常染色体隐性遗传,除典型佝偻病表现外,患者可有严重抽搐、肌无力及脱发表现,分为两型,Ⅰ型是因1α- 羟化酶缺乏,25-(OH)D$_3$ 转化为 1,25-(OH)$_2$D$_3$障碍,该病发病早,血生化表现为 25-(OH)D$_3$ 升高,1,25-(OH)$_2$D$_3$ 降低,血钙降低,早期血磷升高,后期血磷可正常或降低,对常规治疗量维生素

D 效果反应好,且呈依赖性,可以此鉴别。Ⅱ 型为维生素 D 受体基因突变,对维生素 D 产生抵抗,血清 1,25-(OH)$_2$D$_3$ 明显升高,尿磷正常,TMP/GFR 正常,以此可鉴别。

3. 干骺软骨发育异常　该病是由 *PTH1R* 基因突变所致,临床可分为 Schmid 型及 Jansen 型。X 线特点:主要为干骺软骨的改变,干骺端膨大呈不规则杯口样改变,骨干变短、弯曲。早期血尿生化可无异常,后期血磷降低,血钙、碱性磷酸酶升高,尿羟脯氨酸及 cAMP 升高,以此可鉴别。

(八)治疗

本病的主要治疗目标为改善或纠正患儿骨软化和骨畸形症状,改善身材矮小症状,以及避免并发症的发生,并防止继发性甲状旁腺功能亢进症、高钙血症及肾结石等。该病以对症处理为主,主要治疗方案为:生活饮食干预、补充磷酸盐合剂、大剂量活性维生素 D 制剂,后期外科整形治疗。遗传性低磷血症性佝偻病病因不同导致其临床表现不同,但又有相似之处。该病虽然不是临床常见疾病,但却为医疗资源和患者带来了相当大的负担,其治疗根据其发病机制是否为 FGF23 介导或其他机制介导而不同。

1. 生活饮食干预　为最直接、最基础的治疗方案,合理、健康饮食作息,多食富含钙磷、维生素的食物,少食碳酸饮料,勤晒太阳。

2. 磷酸盐合剂　国际指南推荐磷酸盐给药量为元素磷 20~40mg/(kg·d),最大量 2~3g/d,因血磷代谢较快,故一般分 3~5 次口服,起始量 0.015~0.02μg/(kg·d),并逐步加量,避免药物不耐受发生,我国常用磷酸盐合剂配方为:NaH$_2$PO$_4$·H$_2$O 2g+Na$_2$HPO$_4$·7H$_2$O 145.0g 加水至 1 000ml,元素磷浓度为 20.8g/L,PH 为中性;或 NaHPO$_4$·12H$_2$O 71.3g+KH$_2$PO$_4$·7H$_2$O 6.4g 加水至 1 000ml,元素磷浓度为 0.779g/L,pH 值为中性;但按此剂量应用,大多数患者血磷并不能达到正常范围,同时并不能以血磷水平作为唯一治疗效果评价指标,主要看患者的整体临床表现。

3. 维生素 D 或其衍生物　目前主张使用活性维生素 D 治疗,首选骨化三醇,推荐剂量为10~50ng/(kg·d),一般 10~25ng/(kg·d),分 2~3 次口服,同时应注意用药的个体化原则,根据生长速度、体重及骨骺端恢复情况调整剂量,青春期生长加速时可适当加量,当成年期生长停止后,骨化三

醇减至维持量 0.75g/d,治疗期间至少每 3 个月复查一次血尿钙、血尿磷及尿肌酐指标,谨防高钙血症和高尿钙的发生。

4. 其他药物　目前一些老药新用及一些新药尚在研发中,生长激素可以促进肾脏对磷的重吸收,延长体内磷酸盐滞留时间,改善患儿最终身高,但其用量目前尚无统一说法,且有加重身材比例失调的风险;XLH 患者的治疗包括常规治疗和靶向 FGF23 抗体治疗,但长期靶向治疗的效果和风险尚不完全清楚,靶向 FGF23 抗体可以有效提升血磷、1,25-(OH)2D$_3$ 及 TMP/GFR 水平,大于 6 月龄儿童推荐剂量为每 2 周 0.8~1.2mg/kg,最大剂量 90mg;成人推荐计量为每 4 周 1mg/kg。有研究显示,患有 ADHR 的女性在生育年龄发生低磷血症的风险尤为突出,维持正常的铁储备有助于 ADHR 患者恢复磷酸盐稳态,有效纠正 ADHR 患者高 FGF23 血症,然而研究表明,铁的反应效果不会影响 XLH 患者的血 FGF23 浓度。高钙尿症作为 HHRH 和 Dent 病重要的临床表现和并发症,在治疗中尤为重要。

5. 手术治疗　药物治疗可以一定程度改善骨骼畸形,然而当出现严重的骨骼畸形或下肢弯曲畸形,严重影响日常生活,药物无法改善时,尤其是下肢畸形时,仍经常需要手术干预,使长骨伸直对齐或改善其异常扭转。

(九) 遗传咨询及产前诊断

1. 避免近亲结婚。

2. 对高危家庭产前做好优生优育,是防止同一遗传病在家庭中重现的重要措施。对有先证者的高危家庭应积极进行产前咨询,对家庭成员进行致病基因的遗传学检测。

3. 对其胎儿进行产前诊断,先证者的母亲若再次妊娠,可在妊娠 16~20 孕周时经羊水穿刺或 10~12 孕周经绒毛膜绒毛取样提取胎儿细胞的 DNA。

4. 开展新生儿筛查,及早发现此病患儿,尽早开始治疗,减少并发症以及不良预后。

(十) 预防及预后

遗传性低磷血症性佝偻病是一种家族遗传性疾病,患儿的预后主要取决于疾病类型、发病早晚及治疗的依从性,应做到早诊断、早治疗,如及时采取适当对症治疗,一般预后较好,但治疗疗程相对较长,且治疗方案应根据病情动态调整。

三、软骨发育不全

(一) 概述

软骨发育不全(achondrodysplasia,ACH)是由于软骨内成骨缺陷所致的小儿遗传性侏儒症中最常见的类型,又称胎儿型软骨营养障碍、软骨营养障碍性侏儒,发病率约为 1/40 000~1/15 000。ACH 是由于成纤维细胞生长因子受体 3(fibroblast growth factor receptor 3,FGFR3)基因突变引起的疾病,呈染色体显性遗传病,外显率 100%,纯合突变罕见,个体常因严重软骨发育障碍而在胚胎早期或出生后 1 年内死亡;绝大多数 ACH 为杂合突变,其中 80% 为散发病例,父母双方表型正常。

(二) 病因及发病机制

FGFR3 是酪氨酸激酶受体家族成员中的一种,具有多种活性,基因全长约 16.5kb,包含 19 个外显子和 18 个内含子,由细胞内酪氨酸激酶催化区、疏水跨膜区和细胞外糖基化的配子结合区组成,其中配子结合区包括免疫球蛋白样结构域。静息状态下,FGFR3 为无活性单体,与成纤维细胞生长因子(fibroblast growth factor,FGF)2、4、9 结合后,聚合为二聚体,激活胞内区酪氨酸激酶活性,使其酪氨酸残基磷酸化,随后与多种适配蛋白结合,启动下游信号传导通路。

目前研究证实,ACH 是由于 FGFR3 编码的基因 FGFR3(4p16.3)突变所致,绝大部分 ACH 患者 FGFR3 基因第 10 外显子 1138 位 G → A 突变、1138 位 G → C 突变,其中尤以 1138 位 G → A 突变常见,该突变导致蛋白跨膜区第 380 位密码子甘氨酸被精氨酸取代(Gly380Arg)。此外,FGFR3 基因第 10 外显子 1123 位 G → T 突变会导致第 375 位甘氨酸被半胱氨酸替代(G375C)也会引起 ACH。正常生理情况下,FGFR3 活化后被迅速泛素化,随后被蛋白酶体降解,信号传导随即终止。基因突变后,精氨酸不改变 FGFR3 二聚体的稳定性,但会增强其酪氨酸激酶活性,同时干扰泛素化反应,延长信号传导时间,增强其对软骨细胞增殖与分化的负性调控作用,干扰软骨内成骨。

(三) 遗传机制

ACH 为常染色体显性遗传病。纯合子患者的子女 100% 发病,杂合子患者的子女发病概率为 50%。实际上,ACH 大部分为散发病例,只有 10%~20% 呈家族遗传性,这主要与不少患者不结婚或者难产,致使没有下一代,因而影响到遗传形式有关。大部分患儿的父母临床表型正常,且不存在基因突变,这种现象可能是生殖细胞嵌合突变所致,即父母的体细胞正常,但其中一方的生殖细胞存在正常和突变两种类型,故临床表型都正常。研究表明,父亲年龄较大者,生育 ACH 患儿的概率明显增大。与 25 岁以下男性相比,父亲生育年龄在 25~29、30~34、35~39、≥40 岁时,生育 ACH 后代的风险分别上升 2.8、2.8、4.9、5.0 倍,当父亲年龄超过 50 岁时,生育 ACH 后代的风险上升 10 倍。男性精子形成后持续终身,随着男性年龄增长,在反复增殖与分化的过程中,携带突变的精原细胞以及精子的比例逐渐升高,使高龄男性生育 ACH 后代的风险上升。随着我国"二孩"政策的调整以及高龄生育人群数量的增加,ACH 的发病率可能上升。

(四)临床表现

ACH 的临床表现特殊,全身骨骼受累,典型表现为不成比例性身材矮小,躯干长度基本正常,四肢短粗,尤其以肱骨和股骨短小更明显,上部量大于下部量,双手自然下垂时一般仅及髋部。头颅大,头颅前后径大于左右径。头颅和面部不相称,前额突出、面部宽、鼻梁塌陷等面部中线部位发育不良。胸部扁平,肋缘外翻,脊柱胸腰段明显前突,形成腰部前凸和臀部后翘的特殊姿势。手短而宽,手指粗短,常与第四指分开呈"V"型。由于骨干骺端增宽不规则,可影响关节活动,如前臂旋转和伸肘受限,但智力一般不受影响。ACH 患者可出现脊髓或神经受压、脑积水等并发症。ACH 新生儿由于颅颈交界区狭窄而出现脑室扩大和脑脊液过度轴向分流,起初表现不明显随后由于颈静脉孔狭窄、颈静脉压力增大而相应的症状就会表现出来。ACH 患者多数还会出现后背和下肢疼痛,这是脊柱硬化的首要表现,随后可能出现乏力、感觉异常、腱反射改变和跛行。随着病情发展,由于髓腔压力增高导致脊髓受压而出现下肢腱反射增强、痉挛,进行性肌肉张力减退,行走障碍和大小便失禁等。部分患者因躯干张力低下在幼儿时期即可出现严重驼背和脊柱侧凸。ACH 患儿可因脑干脊髓受压或颅面发育异常、扁桃体肥大出现上呼吸道阻塞或呼吸睡眠暂停。此外,约 40% 的 ACH 患者常伴发有中耳炎,反复发作的中耳炎不及时干预会引起患者听力下降,甚至耳聋。

(五)实验室检查

1. 常规实验室检查　无骨代谢的生化异常改变,血钙、血磷、碱性磷酸酶及其他骨代谢生化标志物均正常。

2. 基因检测

(1)PCR-限制性片段长度多态性(PCR-RFLP)分析:采用 PCR 扩增目的 DNA,将其产物用适当的限制性内切酶酶切,限制性内切酶识别并切割特异的序列,消化切割成不同大小的片段,将酶切后的产物进行电泳分析。PCR-RFLP 技术对 ACH 致病基因 FGFR3 单核苷酸多态性分析,该方法简单易行,可以检测常见突变 C.1138G → A 或 C.1138G → C。2012 年英国政府批准 PCR-RFLP 技术应用于 ACH 的无创性产前基因检测,但这种方法不能高通量的进行,也不能明确突变位点。

(2)荧光定量 PCR(FQ-PCR)检测:FQ-PCR 技术是在 PCR 反应体系中加入可与扩增产物杂交复性或与扩增产物复性后的双链 DNA 结合的荧光基团,利用荧光信号积累实时监测整个 PCR 进程,最后通过标准曲线对未知模板进行定量分析。此方法具有灵敏度高、操作简单、安全、自动化程度高、防污染等特点,但是容易与非特异性双链 DNA 结合产生假阳性,同时该方法对引物特异性要求较高。

(3)PCR 扩增产物测序:是一种易于标准化与自动化的方法,它是一个单一的酶反应过程,不依赖于生物体,通过一次测序反应就能确定样品中某个等位基因的顺序。通过 FGFR3 基因第 10 外显子序列设计引物,PCR 扩增、测序,可以对突变进行确切的检测,可以应用于胎儿 FGFR3 基因的产前诊断,为遗传咨询提供实验依据。该方法比较快速,但费用相对较高。

(4)高分辨溶解曲线(HRM)检测:HRM 技术是在实时荧光 PCR 技术的基础上发展起来的一项新技术,利用已知 SNP 位点进行基因分型,采用新型的饱和染料,用于检测单碱基突变,以及小片段的插入或缺失。有研究显示利用该技术对 ACH 患者进行基因分型,具有 100% 的灵敏度和特异性。HRM 是一种新的检测单核苷酸多态性的方法,由于样品质量对特异性有影响,从而此技术对样本质量的要求较高。

(5)变性高效液相色谱(DHPLC)技术:DHPLC 是在单链构象多态性(SSCP)和变性梯度凝胶电

泳（DGGE）基础上发展起来的一项新的杂合双链突变检测技术，是一种高效、准确、灵敏检测 ACH 的技术。DHPLC 技术具有自动、高效、简便、省时和无放射性污染等特点，但是此技术不能直接检测出纯合突变，只能检测出有无突变，无法得出具体的突变类型。

（六）影像学检查

1. X 线检查　软骨发育不全的临床诊断主要依据全身、多部位骨骼的 X 线影像检查。X 线表现：头颅的顶部增大、全身管状骨变短，直径相对增粗，骨皮质密度增高，尤以近端如肱骨、股骨最明显。长骨的干骺端明显变粗，向两侧膨出、呈花瓣状张开，胸骨前后径变小，胸骨厚、宽而短。髂骨翼变方，上下径短，呈肾形，髋臼宽而平。

2. 超声检查　产前超声检查是筛查 ACH 的重要手段。多数 ACH 胎儿在孕晚期超声检查时因胎儿四肢长骨明显短小而被发现。超声判断胎儿长骨短小的标准是股骨、肱骨长度低于相应孕周均值 2 个标准差以上，或低于相应孕周参考值的第 5 百分位数。如同时存在巨颅、前额突出、面中部发育不良、鼻梁低平、羊水过多等异常，可辅助诊断。确诊需要连续超声检查动态监测长骨生长速度，正常胎儿孕 19~35 周平均每周增长 1.8~2.3mm，36 周后平均每周增长 0.6~1.0mm，ACH 胎儿的长骨生长速度明显滞后。2014 年 Khalil 等提出"股骨近端骨干 - 干骺端夹角（femoral proximal diaphysis-metaphysis angle，PDMA）"的概念，PDMA 为胎儿股骨骨干与股骨近端干骺端延长线的夹角，可能成为孕中期预测 ACH 的可靠指标。

（七）诊断和鉴别诊断

根据患儿短肢体型矮小、上部量大于下部量等临床特征，结合骨骼 X 线特征性的改变临床诊断不难。确诊有赖于 *FGFR3* 基因检测及分析。

软骨发育不全需与其他疾病鉴别：

（1）假性软骨发育不全（pseudoachondroplasia，PSACH）：是由于软骨低聚物基质蛋白（cartilage oligomeric matrix protein，COMP）基因突变所致，广泛累及脊椎、骨骺、干骺端，而颅面骨不受侵及为特征的软骨发育障碍性疾病，检查可发现骨骺的矿化延迟。

（2）颅 - 锁骨增生不良症（cleidocranial dysplasia，CCD）：是由于成骨细胞分化的转录因子 *Cbfal* 基因突变所致，是常染色体显性遗传性骨病，其特点为颅骨发育障碍、囟门不闭、牙齿过多和矮小症等。

（3）假性无软骨发育症（PSA-CH）和多发性骨骺发育不良症（MED）：这两类代谢性骨病有不同的临床表现，它们的表型和基因型均各不相同，但临床上所见的骨发育异常有一定程度的重叠。轻者可表现为无症状的 MED，有的患者则有关节疼痛和关节僵硬表现，骨骺发育延迟，矿化不规则。严重的 PSA-CH 患者身材显著矮小，双下肢畸形，关节韧带松弛。

（八）治疗及随访

1. 药物治疗　重组人生长激素曾用于治疗软骨发育不全，虽然用药后长骨生长速度有所改善，但其骨龄提前的副作用可能抵消患者受益，现已很少使用。而针对 FGFR3 的靶向治疗目前进展迅速，其中有 3 种药物显示出较好的前景。

（1）他汀类药物：动物实验显示在 ACH 小鼠出生后 3~15 天，给予瑞舒伐他汀腹腔注射，每周 6 次，连用 2 周，颅骨、尺骨、胫骨及股骨轻微延长，与对照组相比差异有统计学意义。其机制可能为他汀类降低了胆固醇水平，影响细胞膜的稳定性，促进 FGFR3 受体内移及降解，缩短了信号传导时间。

（2）H_1 受体拮抗剂：代表药物为茶苯海明，主要用于治疗晕动症，可通过干扰 MAPK 下游细胞外调节蛋白激酶信号传导通路刺激软骨肉瘤细胞增长。Matsushita 等给予 ACH 小鼠茶苯海明口服 2 周，包括四肢长骨在内的多种骨骼（颅骨、桡骨、尺骨、股骨、胫骨、椎体）较对照组显著增长，而血药浓度分析显示，其与晕动症治疗浓度相近。H_1 受体拮抗剂的优势在于可以口服给药，但其安全性及有效性仍有待临床试验进一步验证。

（3）利钠肽类似物：已进入 II 期临床试验。C 型利钠肽（natriuretic peptides，CNP）主要通过旁分泌、自分泌途径，与 CNP 受体 B（NPR-B）结合，升高细胞质内环磷酸鸟苷浓度，干扰 MAPK- 细胞外信号调节激酶途径，纠正 FGFR3 信号过度活化后的效应。ACH 小鼠在接受高剂量 CNP 静脉注射后，长骨线性生长加速，为临床应用提供了理论基础。长效 CNP 类似物 BMN111 克服了 CNP 半衰期较短的缺点，每日只需皮下注射 1 次，动物试验表明可显著促进长骨增长，并显示出理想的药物安全性。BMN 111 的 I 期临床试验于 2012 年结束，受试者除一过性体位性低血压外，未见其他副作用。Ⅱ期临床试验于2014年启动,最新数据显示临床疗效显著,除部分受试者报告轻微的体位性低血压、注射部位反应、头痛、咳嗽等不良反应外,未见严重副作用。

2. 手术治疗　严重肢体畸形或脊柱畸形者考虑手术;椎孔狭窄者应进行减压处理;双下肢延长术可用于治疗软骨发育不全性侏儒症患者。

四、成骨不全症

(一) 概述

成骨不全症(osteogenesis imperfecta,OI)又称脆骨病(brittle bone diesease),是一种以骨骼脆性增加、骨量减少和反复骨折为主要特征的单基因遗传性骨病;是一种累及骨骼、肌腱、筋膜、韧带、牙本质和巩膜等部位全身性结缔组织病,临床特征为全身骨质疏松、反复骨折及继发性骨畸形、颅骨发育异常、蓝色巩膜、牙齿发育不良、身材矮小、关节和韧带松弛及听力障碍等。该病发病率低,约为12/5 000~1/10 000,具有遗传异质性,大多数为常染色体显性遗传,少数为常染色体隐性遗传和散发突变,男女发病无明显差异,不同的种族和民族中OI发生率几近相同。

(二) 分子遗传学机制

多数情况下OI与常染色体显性遗传引起Ⅰ型胶原蛋白合成障碍有关,是由发生在编码Ⅰ型胶原的 COL1A1 或 COL1A2 基因中的显性突变引起的,患者胶原在数量和质量上都低于正常人。不到10%的常染色体隐性(AR)遗传OI病例是由胶原通道上的基因隐性突变引起的,主要是由于编码胶原脯氨酰3-羟化酶复合体及其他参与胶原翻译后修饰或转运的分子伴侣基因突变,引起Ⅰ型胶原蛋白翻译后修饰、转运或钙稳态异常导致。

Ⅰ型胶原由两条 α1 链和一条 α2 链组成。翻译后,前 α1 链和前 α2 链在粗糙的内质网(rER)中加工。这些链必须对齐才能开始将Ⅰ型(原胶原蛋白)折叠成三重螺旋。下一步是将三个链对齐,以开始折叠成三重螺旋结构。在该折叠过程中,发生了特定蛋白质的翻译后修饰。在将Ⅰ型胶原原运输到高尔基体后,胞吐作用进入细胞外基质后,C-和N-肽的裂解导致形成Ⅰ型胶原。随后,Ⅰ型胶原分子的交联导致原纤维的形成。多个Ⅰ型胶原原纤维形成胶原纤维,这是骨骼的重要组成部分。其编码基因 COL1A1 基因位于人染色体17q21.33,DNA全长17 537bp,其中有52个外显子和50个内含子,mRNA全长5 291bp,编码1 464个氨基酸。COL1A2 基因位于人染色体7q22.1,DNA全长36 338bp,其中有52个外显子和51个内含子,mRNA全长5 411bp,编码1 366个氨基酸。每条链的螺旋结构含有338个重复出现的Gly-Xaa-Yaa右旋三联体结构(Gly为甘氨酸)单位。Xaa,Yaa通常为脯氨酸和羟基脯氨酸,也可为其他氨基酸,但Gly在其空间结构的形成中必不可少,是维系三螺旋结构的必需氨基酸。

COL1A1/COL1A2 基因突变方式包括4大类:氨基酸替换、RNA剪接突变、DNA缺失、插入、移码突变,以及基因多态性。突变部位可分布于整个基因,缺乏突变热点,并且不同的家系具有私有性突变。基因突变使甘氨酸被其他氨基酸代替是OI的发病基础,甘氨酸可被半胱氨酸、精氨酸、丝氨酸、天冬氨酸等替代,在OI的基因突变中的 COL1A1 的变异占60%~70%,COL1A2 基因的突变较罕见,Xaa,Yaa的突变目前尚未有相关报道。

常染色体隐性遗传性OI致病机制主要有以下几种:Ⅰ型胶原组装、成熟出现障碍;胶原分子伴侣蛋白功能障碍;参与骨组织稳态调控的蛋白出现障碍等。均为Ⅰ型胶原蛋白的合成后的翻译与修饰、转运等的基因突变相关。

(三) 临床特征

OI的临床表现差异很大,重者出现胎儿宫内多发骨折及死亡,轻者至学龄期才有症状,并可存活至高龄。患者可能只表现出常见病理特征中的一部分,某些特征是随着年龄的增长而表现出来的,另一些特征只在特定类型的OI中才表现出来,轻度OI的婴儿或幼儿可能不会有骨畸形。

1. 骨脆性增加　主要特征为易骨折及骨质疏松,严重的病例在母胎内或在围生期即发生多发性骨折或在在出生时即有多处骨折,轻微的损伤即可引起骨折,严重的患者表现为自发性骨折,骨折可达数十次,下肢发生骨折比上肢多见,一处可有数次骨折。骨折大多为青枝型,移位少,疼痛轻,愈合速度正常,青春期过后,骨折趋势逐渐减少。但骨折处发生成角和重叠呈畸形愈合,同时多次骨折、韧带松弛,使肢体外形丧失。骨畸形包括肋骨变形、鸡胸或漏斗胸、长骨弯曲、脊椎压缩、脊柱弯曲、脊柱侧凸、轻度脊柱后凸及颅骨畸形等。

2. 头面部畸形　严重的颅骨发育不良者,在出生时头颅有皮囊感,婴儿囟门增大、闭合延迟,60% 的 OI 患者颅骨内有缝间骨,以后头颅宽阔,额骨前突,顶骨及颞骨隆起,枕骨下垂,双耳被推向下方,使头颅形成"军盔状",脸成倒三角形。头围可能大于平均值,或相对于矮小的身体头显得过大,部分患者可伴有脑积水。

3. 蓝色巩膜　这一特征只出现在 50% 的病例中,巩膜的颜色比正常人要深,颜色可自深天蓝色至蓝灰色,是由于患者的巩膜变为半透明,可以看到其下方的脉络膜的颜色的缘故。巩膜颜色的深浅会随着年龄的增长逐渐转淡。有时白色巩膜环绕角膜形成一个环,犹如土星光环,故称为"土星(Saturn)环"。患者往往出现远视,但一般视力正常。有时可在角膜外围有混浊,称为青少年环(arcus juvenilis)。

4. 牙齿发育不良　特征是牙齿透明、变色、变脆易折断,见于约 50% 的 OI 患者,尤其是中度 OI 患者。可致牙齿变色,并导致牙齿异常形成,例如球根冠和短根。乳齿及恒齿均可受累,牙齿的异常通常在长第一颗牙的时候就很明显,牙质不能很好地发育,牙齿呈黄棕色或蓝灰色,龋齿不易填充及早期脱落。牙齿发育不良往往在家族内遗传。

5. 身材矮小　生长不足是 OI 患者的临床特征之一。患者生长缓慢,发育较正常稍短,加上脊柱压缩及下肢反复骨折,患儿的躯干与其手臂或腿相比过短致使呈不同程度的矮小畸形。身体可能不成比例,手臂或腿的长度短于未患病的儿童、或者总身高低于未患病的儿童。患儿可能为桶状胸。婴儿的体重相对于年龄而言过低,通常大一点的孩子其体重相对于其身形过重。

6. 听力障碍　听力缺失常在 11~40 岁出现,约占 25%,听力损失可能是传导性、感觉神经性或混合性,也可能因耳道硬化,附着于卵圆窗的镫骨足板因骨性强直而固定所致,但也有人认为是听神经出颅底时受压所致。不是主要特征。耳鸣和眩晕也时有所见。

7. 关节、韧带松弛　由于肌腱及韧带的胶原组织发育障碍,关节和韧带松弛,关节活动幅度超过正常,尤其是腕及踝关节,可以有膝外翻、平足,有时有习惯性肩脱位及桡骨头脱位等,髌骨的反复性脱位致易经常跌跤和骨折。脊柱韧带松弛可引起椎体的压迫性骨折,造成脊柱后凸和侧凸,诱发肺炎。

8. 肌肉、皮肤等改变　肌肉量减少,且肌无力,肌肉张力也减弱。皮肤变薄,常出现皮下出血,Rumpel Leede 试验阳性,表明毛细血管也脆弱。皮肤比正常人的要硬且缺乏弹性,有的可能过于柔软并容易出现伤痕,伤口愈合慢,容易引发伤口延迟愈合或不愈合,形成的瘢痕宽而粗。某些 OI 患者对冷热敏感,多汗。

9. 其他系统症状　一些成骨不全的婴儿吸吮反应比较弱,髋臼内陷以及骨盆畸形使得便秘在 OI 患者中很常见。OI 患者常见的心脏血管疾病包括主动脉瓣膜疾病和二尖瓣下垂,胶原基因的特殊突变可能使患者容易患动脉瘤。部分患儿代谢过盛,出现高热、多汗等特征。

(四)成骨不全的分型

成骨不全的分型目前仍以临床表现为主,经典的 OI 分型是由 Sillence 等在 1979 年提出的,根据临床表现及特点,将其划分为 4 个亚型。2009 年,国际骨骼人类遗传学疾病命名组织(INCDS)将 OI 分为 5 型(表 29-2),保留 Sillence 等所提出的传统四型,将 V 型 OI 增加为新的临床分型,V 型 OI 具有肥厚性骨痂、桡骨头脱位、前臂骨间膜钙化、桡骨干骺端下密集骺线等独特临床表现。OI 可由多种致病基因突变所致,因此其有多种类型,OI 的遗传方式、致病基因及其临床特点,见表 29-2 和表 29-3。

表 29-2　OI 的临床表型分型

表型分型	表型特点
1 型	症状轻,蓝巩膜,无畸形
2 型	宫内骨折或围产期死亡
3 型	正常巩膜,渐进性发展,严重畸形
4 型	正常巩膜,中等程度畸形
5 型	骨间膜钙化,巨大骨痂,桡骨小头脱位

表 29-3　OI 主要致病基因、遗传方式及临床分型

类型	致病基因 /OMIM 编号	蛋白功能	遗传方式	临床特点
Ⅰ 型	*COL1A1*,*COL1A2*/120150,120160	合成 Ⅰ 型胶原	AD	轻型,多无骨畸形表现,患者身高无明显变矮
Ⅱ 型	*COL1A1*,*COL1A2*/120150,120160	合成 Ⅰ 型胶原	AD	围生期致死型,常围生期有多发骨折、严重骨骼畸形,引发心肺功能衰竭而致死
	CRTAP,*P3H1*,*PPIB*/605497,610339,123841	α1 和 α2 链脯氨酸羟基化	AR	
Ⅲ 型	*COL1A1*,*COL1A2*/120150,120160	合成 Ⅰ 型胶原	AD	重型,常有多发骨折、进行性骨骼畸形及身材矮小
	CRTAP,*P3H1*,*PPIB*/605497,610339,123841	α1 和 α2 链脯氨酸羟基化	AR	
	SERPINH1/600943	装配和稳定三重螺旋的胶原蛋白	AR	
	BMP1/112264	裂解前胶原蛋白羧基端	AR	
	FKBP10,*PLOD2*/607063,601865	胶原链交联	AR	
	SERPINF1/172860	骨矿化	AR	
	SP7/606633	成骨细胞分化	AR	
	WNT1/164820	成骨细胞分化和功能	AR	
	TMEM38B/611236	细胞内钙释放	AR	
	CREB3L1/616215	调节 Ⅰ 型胶原蛋白表达	AR	
	SEC24D/607186	调节蛋白基质分泌	AR	
Ⅳ 型	*COL1A1*,*COL1A2*/120150,120160	合成 Ⅰ 型胶原	AD	中型,病情介于 Ⅰ 型和 Ⅲ 型之间
	CRTAP,*PPIB*/605497,123841	α1 和 α2 链脯氨酸羟基化	AR	
	FKBP10/607063	胶原链交联	AR	
	SERPINF1/172860	骨矿化	AR	
	SP7/606633	成骨细胞分化	AR	
	WNT1/164820	成骨细胞分化和功能	AD 或 AR	
Ⅴ 型	*IFITM5*/614757	参与骨骼矿化	AD	有肥厚性骨痂、桡骨头脱位、前臂骨;间膜钙化等特征性表现
Ⅵ 型	*SRPINF1*/172860	参与骨骼矿化	AR	骨组织具有鱼鳞状类骨质堆积,血清;色素上皮衍生生长因子水平极低
Ⅶ 型	*CRTAP*/605497	α1 和 α2 链脯氨酸羟基化	AR	中重型,早发骨折,股骨有爆米花样
Ⅷ 型	*P3H1*/610339	α1 和 α2 链脯氨酸羟基化	AR	病情与Ⅶ型接近
Ⅸ 型	*PPIB*/123841	α1 和 α2 链脯氨酸羟基化	AR	病情与Ⅶ型接近
Ⅹ 型	*SERPINH1*/600943	维持 Ⅰ 型胶原三螺旋结构稳定性	AR	致死型,常有三角脸、面中部发育不良、肌力下降、脑积水表现

类型	致病基因/OMIM 编号	蛋白功能	遗传方式	临床特点
XI型	*FKBP10*/607063	维持Ⅰ型胶原三螺旋结构稳定性	AR	中重型,可伴有 Bruck 综合征,即脆性骨折、关节挛缩、脊柱侧凸
XII型	*SP7*/606633	促进成骨细胞分化,参与Ⅰ型胶原表达调控	AR	中型,可有牙齿晚萌、面中部发育不良,前额与眉弓突出、听力下降等表现
XIII型	*BMP1*/112264	Ⅰ型前胶原羧基末端剪切	AR	中重型,反复骨折伴骨畸形,多数患者 BMD 升高,骨脆性增加
XIV型	*TMEM38B*/611236	编码钙离子通道,参与Ⅰ型胶原修饰和分泌	AR	轻重不一,无牙本质发育不全及听力受损
XV型	*WNT1*/164820	促进成骨细胞分化,参与Ⅰ型胶原表达调控	AR 或 AD	纯合突变者表型严重,可有眼睑下垂或高腭弓、脑部畸形或神经发育迟滞;AD 遗传者常表现早发性骨质疏松
XVI型	*CREB3L1*/616215	促进成骨细胞分化,参与Ⅰ型胶原表达调控	AR	纯合突变者表型严重,围产期致死型;杂合突变携带者或复合杂合突变者表型较轻
XVII型	*SPARC*/182120	维持Ⅰ型胶原三螺旋结构稳定性	AR	中重型,可伴语言或运动发育迟缓、下肢肌力下降等
XVIII型	*MBTPS2*/300294	参与Ⅰ型胶原交联	XL	中重型,可有蓝巩膜、脊柱侧凸、胸廓畸形,可伴有皮肤相关综合征
未分型	*PLOD2*/601865	参与Ⅰ型胶原交联	AR	严重度不一,可伴有 Bruck 综合征
	P4HB/176790	参与Ⅰ型前胶原修饰	AD	可致 Cole-Carpenter 综合征:多次骨折、颅缝早闭、眼球突出、脑积水、小颌畸形、长骨干骺端爆米花样改变等
	SEC24D/607186	调节蛋白基质的分泌	AR	颅骨缺损是主要特征,可伴有额部隆起、小颌及耳发育不良等
	PLS3/300131	肌动蛋白结合,参与Ⅰ型胶原矿化	XL	轻型,多无蓝巩膜、牙本质发育不全,男性患者居多

备注:OI:成骨不全症;AD:常染色体显性遗传;AR:常染色体隐性遗传;XL:X 染色体伴性遗传

（五）实验室检查

1. 胶原分子试验　取血液或唾液样本进行Ⅰ型胶原蛋白电泳及 *COL1A1/2* 基因序列分析,同时还可利用多重连接探针扩增技术进行基因测序。

2. 胶原生化试验　对取自皮肤样本培养的成纤维细胞进行以蛋白为基础的分析,利用皮肤的活组织检查和对与软骨相关蛋白(CRTAP)及脯氨酸羟化酶(LEPRE1)的基因序列测定来检测隐性的 OI。

3. 骨活组织检查　在可行的条件下,对髂骨的活组织检测可鉴别所有类型的 OI。骨活组织检查需要开刀,进行全身麻醉。受过特殊培训的医疗人员才能够处理样本并读取切片。患儿必须至少重 10kg 才能做骨活组织检查。骨活组织检查可在矫形外科手术中进行。

4. 绒毛膜活组织检查 在超声引导下在孕14周时钳取绒毛膜活组织进行检查，联合DNA序列分析进行产前检查，可作出基因诊断。但这是一项有创检查，可能损伤胎儿和引发早产。

5. 患者血钙、磷和碱性磷酸酶（ALP）一般正常，少数患者ALP也可增高，在骨折后血清中ALP浓度有可能上升。尿羟脯氨酸增高，部分伴氨基酸尿和黏多糖尿。在中度和重度OI患者中普遍伴有高钙尿症，其中约20%的患者会出现肾结石。2/3的患者血清T_4升高。部分OI患者血小板聚集功能存在障碍，血小板粘附功能降低，Ag因子减少。

（六）影像学检查

对有成骨不全家族史的病例，超声、基因检测等产前筛查方法的检出率高；但对基因突变引发的成骨不全，各项检查的检出率较低，应引起临床医生重视。

1. 超声检查 作为一种无创性检查方法，超声检查胎儿的骨骼系统可早期发现先天性骨发育障碍性疾病，也一直被用作OI患儿的产前筛查。三维超声可得到立体解剖定位，故优于二维超声检查。超声检查可发现头、面部和肋骨的畸形，骨回声减弱，四肢长骨短小、成角、弓形改变、多发骨折等，胎儿透明隔增厚，骨皮质不连续可以造成褶皱改变（wrinkly appearance）。经阴道超声检查可在孕14周发现异常，而经腹超声检查多在孕15或16周发现异常。超声检查对操作者经验的要求较高。对有相关病史的患儿超声检查可靠性高，但对无相关病史的病例则易漏诊。目前一些国家采用三级超声筛查方案：第一级，在孕16周时接受常规超声筛查，此时可以确诊严重的成骨不全患者并发现疑似患者；第二级，在孕19周时再次接受超声检查，此次检查由接受过特殊训练的超声医生主持，检查对象主要包括前一次筛查中发现的疑似患者；第三级，由专业的成骨不全治疗中心医生对前两次检查图像进行复诊，结合患者的其他检查结果，作出最终诊断，以便进一步采取治疗措施。有研究表明，前两次检查可以筛查出80%的成骨不全患儿，而三次联合检查可以确诊90%的患儿。

2. X线检查

（1）胎儿X线检查：子宫X线成像除可观察到胎儿多发骨折及肋骨、长骨畸形骨等特征性改变外，还可观察到Wormian骨。Wormian骨指周围被骨缝线包围的单片颅骨。当Wormian骨骨片大于10个的时候，称作Wormian骨数量显著，此时应高度怀疑成骨不全。Wormian骨数量显著倾向于出现在病情较重的病例中，可以作为诊断成骨不全的有效指标。但该法对患儿具有放射性损伤，在妊娠中期进行检查，胎儿活动及胎儿骨与母体骨重叠等原因可导致X线片中胎儿骨显像不清，干扰诊断。

（2）出生后X线检查：X线片表现为全身普遍性骨质疏松，骨皮质变薄，骨髓腔增宽。四肢长骨可见多处病理性骨折，可见有多处陈旧性和新鲜骨折同时存在，有的已经畸形连接，骨折端硬化，可形成假关节。骨小梁稀疏或消失，结构紊乱，不能形成致密板层骨，大量骨痂形成以并畸形愈合。骨干多细长，干骺端增宽，少数长骨干骺端呈蜂窝状囊性变化。头颅增大，颅骨骨板变薄或骨化不佳，骨密度减低，囟门和颅缝闭合延迟，可伴有许多缝间小骨。脊椎骨骨小梁稀少，骨密度减低，椎体压缩变扁或呈楔形或双凹状。

3. 骨密度检测 骨量减少。

（七）基因检测

基因诊断对发现OI的病因、做好遗传咨询和优生优育具有积极意义。由于尚未发现OI的所有致病基因，因此基因诊断不能代替临床诊断，基因检测阴性者不能完全排除罹患OI的可能。

建议行OI致病基因检测者：①临床表现高度疑似OI的重型患者，建议行基因诊断，以了解致病原因，明确疾病诊断和分型，帮助判断疾病预后；②先证者（家系中首个被诊断为OI的患者）的一级亲属（父母、子女和同胞）建议行基因诊断，有助于明确OI的遗传方式，并分析基因突变的致病性；③有生育需求的OI患者，或已育有OI患儿的夫妇拟再生育者，建议行基因诊断，为遗传咨询和产前基因诊断做准备。

OI基因诊断的常用方法：

（1）*COL1A1*和*COL1A2*基因突变检测：由于85%~90%的OI由*COL1A1*或*COL1A2*基因突变所致，呈常染色体显性遗传，针对临床表现典型的OI患者或呈常染色体显性遗传的OI患者，可采用PCR-Sanger DNA测序法直接对*COL1A1*和*COL1A2*基因的编码区进行序列分析。此方法快速、价廉。如*COL1A1/COL1A2*测序未能明确致病突变，可采用其他方法检测*COL1A1/COL1A2*基因是否有大片段缺失或重复突变，或对其他OI

候选基因进行突变检测。

（2）其他较常见 OI 致病基因突变分析：COL1A1 和 COL1A2 基因未发现致病突变时，可根据 OI 先证者的临床分型及其遗传方式，对重要的 OI 候选致病基因进行 PCR-Sanger 测序分析。如具有 V 型 OI 独特临床表现者，可对 IFITM5 基因进行突变检测。根据中国人群 OI 致病基因突变谱，可对较常见的 WNT1、SERPINF1 和 FKBP10 基因进行 PCR-Sanger 测序分析。

（3）二代测序技术在 OI 基因诊断中的应用：二代测序技术（next generation sequencing，NGS）包括靶向捕获高通量测序技术、全外显子组测序和全基因组测序等，具有通量高和效率高的特点。NGS 技术适合对大样本 OI 患者的多种致病基因突变进行检测，其筛选到的候选致病基因变异，需应用 PCR-Sanger 测序等方法进行突变验证和家系其他成员的突变分析。

（八）诊断和鉴别诊断

OI 的临床诊断主要依据疾病的临床表现和影像学特点，包括自幼发病，反复脆性骨折史；蓝巩膜；听力下降；阳性骨折家族史；骨骼 X 线影像特征。此外，应注意排除多种遗传性及代谢性骨骼疾病，如软骨发育不全、低血磷性佝偻病、维生素 D 依赖性佝偻病、Fanconi 综合征、骨纤维异样增殖症、低磷酸酶血症、肿瘤相关骨病和关节活动过度综合征等。

成骨不全诊断主要以临床证据为基础，包括详细的医疗史、家族史和体检结果。根据典型的临床表现：新生儿串珠肋、骨质疏松、多发及反复骨折、颅骨闭合异常、蓝巩膜、牙齿发育不良、三角形脸、听力障碍、关节韧带松弛等特征，结合 X 线等影像学特点，可以做出 OI 的临床诊断。有研究认为以下 4 项可作为本病的确诊依据：①骨质疏松或骨密度减低并易骨折；②伴或不伴蓝巩膜、三角脸；③牙齿发育不良；④内耳硬化 - 听力障碍。其中第一项是基础，再加另外三项中任何一项即可确诊。

对于婴儿和儿童轻度 OI 的诊断比较困难，尤其产前诊断就更为局限。此时结合临床表现、影像学资料，基因检测手段可以对高度怀疑的病例，通过突变鉴定来进行确诊。分子学或生物化学阳性检测结果说明儿童极有可能已经患病，但阴性不能排除患病可能，这是由于该病有可能是由被检测以外的基因突变导致。另外这些测试无法检测出所有人的被检测基因的突变。

一些与 OI 有类似临床表现的相关疾病，对婴儿和儿童的轻度成骨不全症的临床诊断也比较困难，需要和以下疾病进行鉴别。

1. 佝偻病与骨软化　多见于婴幼儿期症状明显，多汗、易惊、肢体抖动，严重者后期可出现肋骨串珠、外翻、鸡胸、"O" 型或 "X" 型腿，但无骨脆易折，无蓝色巩膜。X 线骨矿化前沿带模糊呈毛刷状或杯口状，骺软骨盘增宽。骨软化多见于孕妇或哺乳期妇女，有骨痛，血清钙、磷均降低。

2. 维生素 C 缺乏症　患者亦有骨质疏松，皮下、肌间、骨外膜可有出血点，可有剧痛并可出现假性瘫痪，骨折愈合后可出现钙化。血管脆性增加，牙龈易出血，束臂实验阳性。无蓝色巩膜、牙齿发育不良及听力障碍表现。

3. 骨肉瘤　成骨不全患者骨折部分可出现大量骨痂。多数为良性。仅少数有血沉和血 ALP 升高，必要时可行骨活检鉴别。

4. 软骨发育不全　典型表现为不成比例性身材矮小，躯干长度基本正常，四肢短粗，上部量大于下部量。全身骨骼亦受累，X 线全身管状骨变短，直径相对增粗，骨皮质密度增高。无骨脆性增加易反复和多发骨折现象。

5. 关节活动过度综合征　关节松弛和活动过度是 OI 的特征之一，应与引起这一改变的其他胶原缺陷性疾病，如良性关节活动过度综合征、Ehlers-Danlos 综合征、Marfan 综合征、Larsen 综合征等鉴别。

另外，对刚出生及出现骨折的婴儿，需仔细排除产伤的可能性。对稍大的骨折患儿，还需排除家庭暴力的可能性。还需要与低磷酸酶症、青少年 Paget 病、甲状腺功能减退及甲状旁腺功能亢进等鉴别。

（九）治疗

目前 OI 尚无根治方法，临床处理主要包括药物、外科手术和康复等综合治疗方法。OI 的治疗原则是预防和治疗骨折，防止骨折畸形愈合，改善功能，提高患者生活质量。基因和细胞治疗正在不断深入研究，将来可作为一种新的治疗手段。

生活方式干预：跌倒容易诱发骨折，因此 OI 患者日常生活中应注意避免跌倒。患者反复骨折，活动受限，可能引起肌肉萎缩，因此应加强功能锻炼，以提高肌肉强度，改善身体协调能力，避免失用性骨质疏松的发生。进食含钙丰富的食物,加强户外阳光照射,促进皮肤合成维生素 D,也有益于患者的骨骼健康。

1. 药物治疗　儿童 OI 患者,如存在椎体压缩性骨折,或 10 岁前发生两次以上长骨骨折,或 18 岁前发生 3 次以上长骨骨折,建议药物治疗;成人 OI 患者,发生椎体压缩性骨折或长骨骨折,建议药物治疗;绝经后和 50 岁以上男性 OI 患者,如骨密度符合骨质疏松(即骨密度 T 评分≤-2.5),也建议药物治疗。

适量的钙剂与维生素 D 有助于提供骨骼所需营养,可作为 OI 的基础治疗,但仅给予钙剂与维生素 D 制剂,不足以降低 OI 患者的骨折率。可根据患儿体质量,选择给予不同剂量的钙剂与维生素 D:患儿体质量<15kg,给予元素钙 500mg/d;体质量≥15kg,给予元素钙 1 000mg/d;患儿体质量≤30kg,给予普通维生素 D 500IU/d;体质量>30kg,给予普通维生素 D 1 000IU/d。成人 OI 患者的钙剂与维生素 D 的补充剂量,可参照骨质疏松症患者的处理原则。

(1)双膦酸盐类药物:在 OI 的药物治疗领域,双膦酸盐类(bisphosphonare,BPT)是治疗成骨不全病例的常用药物。BPT 是一种有效的骨吸收抑制剂,与骨骼羟基磷灰石有高度亲和力,能选择性结合于骨矿盐表面,通过影响破骨细胞微骨架和皱褶缘的形成,抑制破骨细胞释放酸性物质及酶类,抑制骨吸收,增加骨密度,是目前治疗 OI 的主要药物。其临床研究涵盖了婴幼儿、学龄期、青春期的各类非致死型 OI 儿童和成人,BPT 可有效提高患者的骨密度,在一定程度上可减少骨折发生率,对患儿的疗效较好,成人疗效不佳。

目前已有多种双膦酸盐被用于成骨不全的治疗。一般认为,双膦酸盐治疗新生儿成骨不全应限于存在多发骨折、椎体塌陷及骨量减少的病例;而对于稍年长的患儿,则应限于共计超过 3 次骨折或 1 年内超过 2 次骨折且双能 X 线吸收骨密度检查提示 T 值小于-2.0 的病例。

1)利塞膦酸钠(risedronate sodium)用法:2.5 或 5mg/d 口服,时间 2~3 年,可降低轻型 OI 患者临床骨折风险,但长期疗效需进一步探索。

2)阿仑膦酸钠(alendronate sodium):是第二代二膦酸类药物,较第 1 代帕米膦酸钠活性增加 10 倍。用法:5 或 10mg/d 持续 2 年,或给予 1mg/(kg·d)口服,持续 2 年;每周 70mg,持续 3 年。

3)帕米膦酸钠(pamidronate sodium)用法:1mg/(kg·d)连续静脉输注 3 天,每 4 个月 1 次,治疗 2 年。

周期性静脉给予帕米膦酸钠是治疗中度至重度成骨不全的有效药物,目前帕米膦酸钠是治疗成骨不全患儿的代表性药物。

4)奈立膦酸(neridronate)用法:每次静脉输注 100mg,输注时间>30 分钟,3 个月给药 1 次,疗程 1 年或以上。

5)唑来膦酸(zoledronate)用法:每年 1 次,每次 5mg 静脉输注(时间>15 分钟)。疗程 2 年或以上。

双膦酸盐常见不良反应为腹痛、腹胀、食管炎、食管溃疡等消化道反应,服药早期可有头痛、发热等症状。治疗期间患儿未出现神经、消化、呼吸及骨骼运动系统等严重不良反应,提示该类药对患儿安全性良好。

OI 的致病基因不同,对 BP 治疗反应存在差异,目前均是小样本研究结果报导。不同基因型、临床表型与药物疗效的关系,仍需要大样本、长期前瞻性队列研究来进一步明确。

(2)状旁腺素 N 端 1~34 片段:特立帕肽(teriparatide)为甲状旁腺激素 N 端 1~34 片段,是甲状旁腺主细胞分泌的肽类激素,可促进成骨细胞生成与活性,具有促进骨形成的作用。用法:给予奈立膦酸治疗 2 年(每 3 个月 100mg 静脉输注),后序贯以特立帕肽 20μg/d 皮下注射治疗 18 个月。结果显示特立帕肽可增加小样本成人 OI 患者骨密度,但其是否能降低骨折率有待进一步研究。

(3)RANKL 单克隆抗体:地诺单抗(denosumab)是人源性 RANKL 的 IgG2 单克隆抗体,能抑制 RANKL 和 RANK 结合,通过降低破骨细胞活性及数量,抑制骨吸收,增加骨密度,降低骨折率。有小样本 OI 儿童接受地诺单抗治疗的研究报道。序贯给予地诺单抗,每 3 个月 1mg/kg 皮下注射,治疗 1~2 年,患者骨密度升高、骨折次数下降、压缩的椎体得以重塑。未来可能成为有效的 OI 治疗药物。

(4)生长激素:生长激素可促进胶原合成,使骨的纵向生长速度增加,骨折率降低。可加大可交换钙钙池,使钙含量增加,有利于骨矿化。用重组人雌激素联合双膦酸盐(奈立膦酸盐)治疗婴幼儿成骨不全患儿,结果发现联合用药组的骨密度、生长速度、骨折情况优于单独使用双膦酸盐组,也高于治疗前水平。多水平联合用药,是药物治疗成骨不全的一个方向。

2. 外科干预 对于发生不稳定骨折、骨折延迟愈合或不愈合,出现严重骨骼畸形、严重或反复关节内骨折造成创伤性关节炎,引起 OI 患者活动受限,明显影响生活质量时,需行手术治疗。

外科干预主要包括 3 个方面:骨折治疗、截肢矫形术治疗和脊柱侧凸治疗。骨科手术多用于迟发型的成骨不全,其长骨弓状畸形的进行性加重,引起患儿活动能力持续下降,使他们由行走变成仅能坐立,由可用支具变成无法使用支具。目前有:①多段截骨、力线重建及髓内针固定术;②截骨和 TriGen 髓内针固定术。通常用闭合性方法治疗骨折,一般采用重量较轻的夹板或支架,内固定时,髓内固定优于钢板、螺丝固定。截肢矫形术可应用固体杆,随成长不断更换;对于有可能站立的患儿,髓内钉是最佳的选择。个性化设计,采取多段截骨矫形治疗成骨不全儿童的股骨畸形,可以加速骨愈合,减少再骨折;最大可能的矫正畸形,改善下肢功能,提高生活质量。脊柱侧突是 OI 中最难攻克的,许多学者认为患儿脊柱畸形一般在 8 岁以后进展,当畸形进行性加重并达到侧弯曲度 35°~40° 时,采用节段性脊柱原位融合并器械固定是唯一选择,这样可以控制畸形发展,但不能期待畸形矫正。当脊柱病变影响到头颈关节而造成基底侵犯和神经损害时,一旦确诊,应该采用解除压迫和脊柱固定。

值得注意的是,由于儿童患者行椎体成形术、脊柱内固定及脊柱融合术、关节置换术的临床资料很少,须根据临床情况谨慎判断手术指征,尤其对低龄儿童一般不建议手术治疗。

3. 干细胞治疗 干细胞治疗成骨不全是一种新的方法。曾有将供者骨髓体外诱导扩增为骨髓干细胞治疗成骨不全患儿的报道,干细胞治疗在低浓度情况下即可达到良好的临床效果,患儿在接受治疗头 6 个月的生长速度增加了60%~94%,且不存在明显移植毒性反应。可以预见通过干细胞治疗胎儿成骨不全前景广阔,临床意义巨大。

4. 基因治疗 OI 属遗传性结缔组织病,主要致病机制是基因的突变,根本治疗方法应是将突变基因移除和正常同位基因植入或补充缺乏的正常基因。基因治疗包括反义寡核苷酸抑制技术、病毒介导的基因添加技术等,应该是治疗成骨不

全最有前景的手段。目前处于研究阶段,尚未应用于 OI 患者的临床治疗

5. 康复治疗和体育锻炼

治疗方案应能促进并维持患者的最佳功能状态,固定不动会降低肌肉体积和心血管健康状态,使得骨密度快速下降。最好不要让 OI 患儿长时间以固定姿势斜躺着或坐着。应早期介入治疗,包括肌力恢复,有氧锻炼,以及可能条件下的有防护离床活动。

患者在幼年时是锻炼力量并避免诸如斜颈这样畸形的最佳时期。体位对避免挛缩和畸形极为关键。体育锻炼对多数 OI 患儿有益,运动量的制定应该以每个患儿具体的力量和需要为基础,重点是身体姿势和耐力训练。推荐游泳和水疗法。

(十) 遗传咨询及产前诊断

1. 遗传咨询 遗传咨询对于 OI 阳性的家庭非常重要,是预防 OI 遗传和提倡优生的重要措施之一。那些自身无症状、但已有一个子女患有 OI 的父母在准备怀孕前去做遗传咨询。如果一个子女患有由显性基因突变引起的 OI,那么以后所生的子女患有 OI 的概率为 2%~5%。如果子女患病的原因是父母的显性基因镶嵌现象,那么以后所生的子女患病率为 10%~50%。如果是隐性基因突变,以后所生子女的患病率则为 25%。

2. OI 产前诊断 有效的遗传咨询和产前诊断有益于 OI 家庭的优生优育。部分 OI 患儿在胎儿期有四肢短小和股骨成角等异常征象,妊娠中、晚期 B 超检查有可能发现。基因诊断对于 OI 产前诊断具有重要价值,建议注意以下几点:

(1) 建议行产前基因诊断的人群:曾经育有 OI 患儿的夫妇,或夫妻一方或双方为 OI 患者,建议行产前基因诊断。

(2) 产前基因诊断的前提:行产前诊断需先明确致病基因突变。建议对有生育 OI 胎儿的高风险孕妇,行产前诊断与遗传咨询,明确其家系的 OI 致病基因突变后再备孕为宜;对尚未明确致病基因突变且已妊娠的夫妇,紧急情况下可先对最常见的 OI 致病基因 *COL1A1* 和 *COL1A2* 进行直接测序,筛选致病突变。

(3) 产前基因诊断的时机:建议在妊娠早期对胎儿行基因鉴定。目前 OI 的产前诊断需通过羊膜穿刺获得胎儿基因组 DNA 样本。羊膜穿刺有 3 个时机:妊娠第 11~13 周取绒毛组织;或妊娠第 16~24 周取羊水细胞;或妊娠第 23 周后取脐血。

建议患者选择有条件的医院妇产科行羊膜穿刺，尽早获得胎儿基因组 DNA 样本，进行基因诊断。

五、低磷酸酯酶血症

（一）概述

低磷酸酯酶血症（hypophosphatasia，HPP）是一种罕见的常染色体遗传疾病，由于碱性磷酸酯酶基因（alkaline phosphatase gene，ALPL）突变导致的系统性疾病。其典型症状为骨骼和牙齿矿化不全，以及血清碱性磷酸酶（ALP）活性偏低。在全球各民族均可见 HPP 患者，但患病率在不同地区差异较大。以加拿大患病率最高，重型 HPP 患病率约为 $1:100\,000$。在与世隔绝的加拿大门诺派教徒中患病率甚至高达 $1:2\,500$。在日本，围产期致死型 HPP 流行情况为 $1:900\,000$，主要是由 ALPL c.1559delt 突变引起，而此种突变仅在日本发现。除此之外，良性 HPP 患者由于临床表现的差异以及大量未确诊患者的存在，使其患病率评估十分困难。

（二）病因及发病机制

HPP 致病基因为染色体 1p36.1-p34 上的肝/骨/肾型碱性磷酸酯酶 ALPL 基因（liver/bone/kidney alkaline phosphatase gene，ALPL）。ALPL 基因在基因组中跨度约 50kb，共有 12 个外显子，其 mRNA 长度为 2 580bp 开放读框 ORF 长度为 1 575bp，编码 524 个氨基酸。该基因编码非组织特异性碱性磷酸酶（tissue-nonspecific alkaline phosphatase，TNAP/TNSALP）。TNAP 是一种通过磷脂酰肌醇聚糖定位于细胞膜上的磷酸单酯酶。TNAP 在其二聚体形式时具有生物学活性，可以水解细胞外基质中的磷酸代谢底物，分离出无机磷，促进形成矿化结晶。ALPL 基因突变导致血清及骨组织中 TNAP 活性下降而造成的骨骼及牙齿发育缺陷及矿化异常。目前数据库检索已报道至少 340 个 ALPL 基因突变类型可导致 HPP 疾病。突变类型中大部分为错义突变、突变类型和突变位点的多样造成了 HPP 临床表现的复杂性。突变后的 TNAP 酶活性的高低与 HPP 症状的严重程度有着密切的联系。通常突变后酶活性较高的患者临床表现也较轻，而重症 HPP 患者的酶活性几乎不能检出。

TNAP 广泛存在于各种组织中，尤其在肝脏、骨骼和肾脏组织含量更高。TNAP 蛋白结构有 5 个重要的功能区域，激活点（active site）及激活谷（active site valley）、同型二聚体界面（homodimer interface）、冠区（crown domain）、钙结合点（calcium-binding site）。如果基因突变发生在这些区域，就可能会显著影响 TNAP 的活性，导致严重的 HPP 类型。TNAP 的主要生物学功能是水解细胞外底物无机焦磷酸盐（PPi）、磷酸吡哆醛（PLP）和磷酸乙醇胺（PEA）。TNAP 在骨骼和牙齿矿化中的具体作用目前还不十分明确。矿化过程中，羟基磷灰石晶体的形成需要无机磷酸盐 Pi 的参与，而 PPi 的存在会抑制羟基磷灰石晶体的形成，TNAP 的作用正是水解 PPi，产生 Pi，促进成骨细胞的矿化作用。突变后的 TNAP 酶活性降低导致骨骼和牙齿矿化不全。

（三）遗传机制

HPP 为常染色体显性或隐性遗传病。根据患儿最早出现症状的年龄和严重程度分为 5 型：围产期型（致死型和良性型）；婴幼儿型；儿童型；成人型和牙齿型。婴儿型和围生期致死型 HPP 是常染色体隐性遗传。父母双方均携带异常基因而不发病，其子女发病概率是 25%，另外 50% 的子女遗传异常基因而不发病，余 25% 子女健康且不会遗传下一代。围生期良性型、儿童型、成人型及牙齿型 HPP 是常染色体显性遗传或隐性遗传。

（四）临床表现

HPP 的典型症状为骨骼和牙齿矿化不全以及血清低浓度或低活性的 TNAP（tissue-nonspecific alkaline phosphatase，TNAP）。HPP 临床表现多种多样，分为 5 型：围产期型（致死型和良性型）；婴幼儿型；儿童型；成人型和牙齿型。

1. 围产期致死型 HPP　最严重的类型，通常在胎儿期发病，表现为明显的骨矿化不良。前臂或腿部有皮肤包裹的骨/软骨刺突出。这些骨/软骨突起可以作为诊断依据。通常患儿在围产期内死亡，一些患儿出生后可存活数日，但有严重的呼吸系统并发症，是由于肺组织发育不全和佝偻病造成的胸廓畸形。围产期良性型 HPP 除胎儿期的表现外，骨骼缺陷会有自发性的改善。患儿表现为四肢短小并弯曲，长骨凹陷。超声检查可发现骨骼异常和矿化不良在孕期有所改善。

2. 婴幼儿型 HPP　患儿出生时无症状，但多在出生后 6 个月内出现临床症状。婴幼儿型患者同样伴有佝偻病胸廓畸形导致的呼吸系统并发症。患儿常发生颅缝早闭从而导致颅内压增高。X 线检查可发现广泛的骨脱矿和长骨干骺端佝偻病样改变。患儿有高钙血症的表现，因此可能出现哭闹、食欲缺乏、呕吐、多尿、便秘、肌张力减退等症状。钙的大量排泄可能造成肾脏损害。能存活下来的患儿可表现出矿化程度的改善和临床症状减轻。

3. 儿童型HPP　是临床表现最为复杂的一型，具体表现为骨骼畸形、关节增大、身材矮小、步态蹒跚。颅内高压和生长发育迟缓是儿童型HPP典型的症状。骨折和骨痛也较常见。长骨两端出现局部骨缺损可帮助诊断。牙齿过早脱落是常见的表现，通常最先累及切牙。骨骼缺陷可自发改善但成年后仍可能再次出现骨骼症状。

4. 成人型HPP　通常在中年时出现症状。

常由于跖骨或股骨的骨折造成足部或腿部疼痛而被发现。软骨钙质沉着和骨关节病也较常见。许多患者也有乳牙过早脱落的病史。

5. 牙齿型HPP　可发生于儿童或成人。典型症状是乳牙过早脱落和严重的龋坏，通常不伴有全身骨骼发育异常。乳前牙最易受累。X线片可见牙槽骨骨量不足，髓腔和根管粗大，呈现"贝壳"样结构，全身骨骼系统未受累。尽管临床表现仅限于牙齿异常，但生化检查结果与其他类型的轻度表型没有区别，例如症状较轻的儿童型和成人型。因此，有乳牙过早脱落病史的患者都应该考虑牙齿型HPP的可能。各类型HPP临床特点见表29-4。

表 29-4　各类型 HPP 临床特点

类型	遗传方式	临床表现	牙齿特点	诊断方法
围产期致死型 HPP	常隐	最严重类型，明显的骨矿化不良。前臂或腿部有皮肤包裹的骨/软骨刺突出，肺组织发育不全以及胸廓畸形可引起严重的呼吸系统并发症	-	X线，超声，脐带血 ALP 下降
围产期良性型 HPP	常显/常隐	出生前超声检查可见四肢短小并弯曲，长骨凹陷，但生后骨骼异常和矿化不良会逐渐自发改善	-	临床评估，超声，脐带血 ALP 下降
婴幼儿型 HPP	常隐	生后 6 个月内出现症状，常因颅缝早闭从而导致颅内压增高；吞咽困难；惊厥、易怒；严重的肌张力减退；尿钙增高、肾钙质沉着	乳牙过早脱落	X线，临床评估，ALP 下降，PLP、PEA、PPi 升高
儿童型 HPP	常显/常隐	骨矿化不良引起的佝偻病；身材矮小，生长发育迟缓，步态蹒跚；反复骨折；肌张力减退；可有食欲减退等胃肠道症状	乳牙过早脱落龋齿	X线可见骨刺、四肢短小，ALP 下降，PLP、PEA、PPi 升高，骨密度下降
成人型 HPP	常显/常隐	跖骨、胫骨压力性骨折；脆性骨折；骨软化、骨质疏松；有儿童时期骨折延迟愈合史；中度佝偻病；骨关节炎，肌无力；肾脏功能异常，肾小球滤过率下降；肾钙质沉着，肾结石；失眠、躁动、焦虑等精神症状	40~46 岁恒牙脱落	X线，ALP 下降，PLP、PEA、ppi 升高，骨密度下降
牙齿型 HPP	常显/常隐	与骨、关节、肌肉问题无明显关系	乳牙过早脱落和严重的龋齿；牙槽骨骨量不足，髓腔和根管粗大	牙齿检查，ALP 下降，PLP、PEA、ppi 升高

（五）实验室检查

1. 生化检查　HPP 患者血清 ALP 活性降低，因此，可以根据患者血清 ALP 活性持续性的显著降低作为诊断依据。通常症状越重的患者血清 ALP 活性也越低。但是 ALP 活性降低也可能是其他疾病的表现，例如早孕、甲状腺功能减退、贫血等，而且 ALP 活性在不同年龄和性别间的差异很大。ALP 的代谢物 PPi、PLP 和 PEA 升高也是 ALP 下降的一个指标。由于 PPi 检测成本较高，并未广泛用于临床；血清或尿液中 PEA 含量升高并不是 HPP 的特异性指标；PLP 升高可见于牙齿型 HPP，也与儿童型 HPP 严重性密切相关。婴儿型 HPP 由于骨矿化受损引起血钙和血磷水平升高,这将会引起甲状旁腺激素 PTH 分泌不足。这将也是诊断线索之一。

2. 分子遗传学检测 ALPL 突变位点的筛查对确诊 HPP 非常重要。通过测序可以将 95% 重症患者(围产期型和婴幼儿型)筛查出来。突变位点的筛查是比血清 ALP 活性检测更可靠的指标。HPP 的遗传学分析很难进行,原因在于:HPP 可能是常染色体显性遗传,也可能是隐性遗传;杂合子患者的临床表现多样;ALPL 基因多态性的影响;其他基因的突变或多态性可以调控 HPP 的表型。在轻度或重度 HPP 患者中检测到的突变也可以和其他突变共同存在于重度 HPP 患者。家系的调查非常重要,因为杂合子的临床表现一般较轻。

(六) 影像学检查

1. X 线检查 可用于评估骨矿化不全和佝偻病的严重程度。在围生期致死型 HPP 患者可见到骨结构的完全缺失。婴儿型和儿童型 HPP 的临床表现复杂,具体可见到:严重的广泛的骨量缺失、生长板发育异常、骨折;头颅 X 线检查可见到:颅骨矿化不全合并骨缝增宽等。成人型 HPP 可见股骨假性骨折、软骨钙质沉着、骨量减少等。

2. MRI 检查 在成人或者儿童患者,局部或者全身 MRI 检查有助于发现骨结构的早期改变或骨骼肌肉系统炎症征象。合并慢性疼痛的 HPP 患者,MRI 检查可见长骨干骺端局部充血或水肿。

3. 骨密度检查 几乎无证据表明骨密度有助于 HPP 的诊断。由于成年型 HPP 患者骨密度下降,容易误诊为骨质疏松甚至会使用 HPP 禁忌的双磷酸盐类药物治疗。

4. 超声检查 肾脏的超声检查可发现肾结石或肾脏钙质沉着。

(七) 组织病理学检查

除了牙齿型 HPP 外,几乎所有的患者骨组织学检查均可见矿化不足、骨小梁微细结构改变;生成 TNSALP 的成骨细胞、软骨细胞等均存在,但 TNSALP 活性仍明显下降,甚至完全消失。

(八) 诊断和鉴别诊断

HPP 的诊断主要依据临床表现、体格检查、实验室检查及 X 线检查等。基因型分析及 ALPL 基因突变的检测对于疑似病例具有确诊价值。鉴别

诊断包括:

1. 围产期型低磷酸酯酶症应与围产期成骨不全鉴别。影像学检查对低磷酸酯酶症和软骨发育不全有鉴别价值,两者均有严重的椎骨骨化延迟,前者神经弓骨化不良但锥体可见,可形成发育不良的管状骨,而后者的锥体骨化延迟并呈拉链状,形成无规则的团状骨组织,使手臂和腿呈鳍肢状。

2. 儿童型及成人型低磷酸酯酶症应与佝偻病、干骺端软骨发育不良症等鉴别,低磷酸酯酶症的血清钙、磷水平均正常,而血清 ALP 降低,维生素 D 治疗无效。

(九) 治疗及预后

目前尚无可以治愈 HPP 的方法,临床大多针对症状进行治疗。治疗的首要原则就是,避免使用 HPP 禁忌或者有潜在危害的药物,比如说大剂量维生素 D 或双磷酸盐。一般认为发病越早,病情越重,预后也越差。围产期 HPP 患者通常在出生后数日或数周内死亡;约 50% 的婴幼儿型患者死于严重的呼吸系统并发症;儿童型患者的预后情况罕见报道;成人型和牙齿型 HPP 患者的寿命不会受到影响。

1. 一般治疗 高磷酸盐血症患者限制饮食中磷酸盐摄入有利。对于有生长迟缓的儿童,应保证充足的营养摄入。维生素 D 的摄入按常规推荐量即可,大剂量维生素 D 的摄入可加重婴幼儿 HPP 患者高钙血症;同时避免 $1,25-(OH)_2D_3$ 等维生素代谢物的摄入,因为该类物质可增加肠道磷的吸收。推荐进行常规的体育锻炼,但骨折发生风险较高的患者应避免体育活动。一些患者可进行适当物理治疗。尽管不推荐长期大剂量使用非甾体类抗炎药,但间断使用可以缓解儿童型 HPP 患者慢性疼痛和缓解炎症反应。与传统骨质疏松不同,HPP 患者发生骨质疏松是由于骨矿化不足而非过度骨吸收,禁忌使用双磷酸盐类药物,因为该类药物具有 PPi 样结构可以进一步抑制 TNSALP 活性。重组人甲状旁腺激素的使用可有效阻止成人型 HPP 患者跖骨发生应力性骨折。

2. 骨髓移植 部分婴儿型 HPP 患者进行骨髓移植后,可明显缓解临床症状。

3. 酶替代疗法 2008 年 TNAP 重组蛋白(Asfotase alfa,最初命名为 ENB-0040)治疗 HPP 小鼠取得了成功,在随后的临床试验中对重症 HPP 患者治疗也获得了满意的效果。这种治疗方

法已经引起了广泛的关注,对 TNAP 重组蛋白的进一步深入研究将有望为 HPP 的治疗带来突破性进展。

(十) 遗传咨询及产前诊断

1. 避免近亲结婚。

2. 产前诊断　目前还没有明确研究表明产前诊断有助于 HPP 的筛查。

(祁伯祥)

六、高磷酸酯酶血症

(一) 概述

高磷酸酯酶血症(hyperphosphatasia)是一种罕见的常染色体隐性遗传病,又称为青少年型 Paget 病、慢性特发性高磷酸酯酶等。该病首先由 Bakwin H 于 1956 年报告,截至 2002 年全球仅有 50 例报道,至今国内仅有 4 例报道。目前高磷酸酯酶血症发病机制尚未完全清楚,大部分由于编码骨保护素(osteoprotegerin,OPG)的基因(TNFRSF11B)突变所致。

(二) 病因及发病机制

OPG 又被称为破骨细胞形成抑制因子,是由成骨细胞分泌的一种能够调节骨代谢的糖蛋白,属于肿瘤坏死因子受体超家族成员,其前体为一段含有 401 个氨基酸的多肽,当 N- 末端的 21 个氨基酸裂解后就成为成熟 OPG。N- 末端含有 4 个半胱氨酸富集区(cysteine-rich domains,CRD),C- 末端含有两个死亡基因同源区(death domain homologous,DDH)和肝磷脂结合位点(D7),CRD 是 OPG 与相应配体结合的主要作用区,D7 可将 OPG 锚定在细胞膜上。OPG 是细胞核因子 κB 受体活化因子配基(RANKL)的诱饵受体,它可以和细胞核因子 κB 受体活化因子(RANK)竞争与 RANKL 结合,从而阻断 RANK 与 RANKL 的结合,由于缺乏 RANKL-RANK 产生的转录活化信号,会导致破骨细胞分化成熟障碍。Chong B 等研究提示富含半胱氨酸的配体结合结构域的基因突变引起 OPG 与 RANKL 结合受阻,导致破骨细胞过度活化成熟,影响骨代谢的正常生理过程。

(三) 遗传机制

高磷酸酯酶血症为常染色体隐性遗传病。其特点为:①患儿父母都是致病基因携带者(杂合子);②患儿从父母各得到一个致病基因,是纯合子;③患儿母亲每次生育有 1/4 可能性为高磷酸酯酶血症患儿。

(四) 临床表现

高磷酸酯酶血症患儿临床表现各异,以磷酸酯酶增高及全身骨骼扩张为特征,骨小梁周围成骨细胞和破骨细胞均增生,正常哈氏系统和骨皮质消失是最基础的病理改变。婴儿期至学龄期均可发病,发病年龄越早,临床表现越重。患儿常出现生长缓慢、发育停滞、骨骼畸形等临床症状,部分重症患儿出现长骨短粗、皮质消失等明显骨骼畸形,以及身材矮小、头颅增大等表现。此外由于脊柱受累导致的驼背、长骨骨折、神经性耳聋、牙齿发育延迟或破坏也是常见的临床表现。

(五) 实验室检查

血清碱性磷酸酶(AKP)水平反映了成骨细胞的活性,Ⅰ型胶原纤维 N- 端肽反映了破骨细胞的活性,这两个指标均明显增高,其中 AKP 可达正常的 3~10 倍。血清钙、甲状旁腺素及维生素 D 水平正常,部分患儿可出现尿钙增加。

(六) 影像学检查

1. X 线检查　主要表现为骨干增粗,横径增加,骨髓腔增宽,皮质消失,骨中有囊状、丝绵状、网眼状致密横线。四肢的骨骺出现与闭合正常,仅见先期钙化带致密。

2. CT 检查　部分患儿头颅 CT 可见颅骨致密,颅骨板增厚,颅骨结构比例失常,颅底各孔、裂明显变小,各脑室、脑池位置、大小正常。

(七) 诊断和鉴别诊断

由于发病率低,临床表现差异较大,误诊或漏诊率较高。血清 AKP 明显升高,结合骨骼的改变可做出初步诊断,检测到 TNFRSF11B 基因突变可确诊。

高磷酸酯酶血症需与其他疾病鉴别:

(1)骨纤维异常增殖症:主要症状为骨局部无痛性缓慢增生的包块,颜面部畸形、不对称,长骨活动后局部疼痛等,主要为单侧受累,很少出现对称发病和普遍性骨骼受累。该病多骨多病灶型常合并性早熟和皮肤色素沉着、巩膜发蓝、角膜有硬化环,血清 AKP 不高。

(2)进行性骨化性纤维发育不良(fibrodysplasia ossificans progressive,FOP):临床表现两个主要特征:筋膜、韧带、肌腱、关节囊、骨骼肌间隙组织中的结缔组织进行性骨化和具特征性先天性骨骼畸形,多见拇指 / 趾短缩。FOP 异位骨化为软骨内成骨,异位骨化多在 5 岁前发病并进行性发展。

(3)致密性骨发育不全:均匀性侏儒表现,容易发生骨折；影像学表现为全身性骨骼密度弥漫性增高和多发性骨发育不全。

(八) 治疗

目前尚无确切的治疗方法。降钙素或双膦酸盐能够抑制破坏骨的吸收和破骨细胞的形成，可改善疾病的病理过程。对于多发性骨折或严重畸形的患儿可考虑手术矫正。

（祁伯祥）

第二节　遗传代谢性肌病

一、高钾型周期性麻痹

(一) 概述

高钾型周期性麻痹（hyperkalemic periodic paralysis，HyperKPP）又名遗传性发作性无力症（adynamia episodica hereditaria）。高钾型周期性麻痹为一常染色体显性遗传性肌病，在我国少见而欧美国家较多，多数于10岁以前起病，男性多见。近年来发现高钾型周期性麻痹患者位于17q23.1-25.3上的骨骼肌钠通道α亚单位基因（SCN4A）存在错义突变，故本病被认为是一种骨骼肌钠通道病。

(二) 病因及发病机制

本病的发病机制尚不太明确。大多认为疾病的发生与膜电位下降、膜对钠的通透性增加或肌细胞内钾、钠转换能力的缺陷有关，近年来认为这是由于钠通道基因（sodiumchannelgene）突变引起。用连接酶链反应（ligasechainreaction，LCR）方法，发现钠通道基因有两个新的突变点，即蛋氨酸1592变为缬氨酸、苏氨酸704变为蛋氨酸。亦有人提出，钾的调节持续变化与胰岛素分泌异常有关。Lewis认为疾病发作时，对外源钾比对血清钾含量更为敏感是该病的特点。基因连锁分析已证实，西欧白种人及日本人hype rKPP与电压门控钠信道α亚单位（SCN4A）连锁，并发现Thr704Met、Ala1156Thr、Met1360Val、Ile1495Phe、Met1592Val等多个点突变。

(三) 遗传机制

高钾型周期性麻痹为一常染色体显性遗传性肌病，其特点是：①患者的父母中有一方患病；②患者和正常人所生的孩子中，患病和不患病的平均数相等；③父母中有一方患病而本人未患病时，他的子孙也不会患病；④男女患病的机会相等；⑤患者子女中出现病症的发生率为50%。

(四) 临床表现

多在10岁前起病，男性居多。肌无力症状与低钾性周期性麻痹者相似。常在剧烈运动后休息几分钟至几小时出现肌无力发作，往往从下肢近端开始，然后影响到上肢和颅神经支配的肌肉，常伴有肌肉的痛性痉挛，发作时腱反射减弱或消失。发作多见于白天，持续几分钟至几小时，发作频度可从每天数次至每年数次。饥饿、受凉、感染、情绪不佳、妊娠、全身麻醉、服用激素及钾盐时易诱发本病。久病者可有持续性肌无力和肌肉萎缩。可伴有轻度肌强直，常见于肌无力发作时，一些患者只在肌电图检查时出现肌强直放电，但当肢体浸入冷水中则易引起肌肉僵硬，故又称为肌强直性周期性麻痹。

(五) 实验室检查

1. 发作时的血清钾及尿钾均升高，且无力程度与血钾量有密切的关系。

2. 心电图检查　ST段缩短，T波高尖，QRS波增宽，P波消失，窦室传导等。

3. 肌电图检查　麻痹发作间歇期检查，当肌肉放松时可有纤颤波，并有肌强直放电及运动电位时限缩短的肌源性变化。麻痹发作时检查可见插入电位延长，主动收缩后移动针电极时，可出现肌强直样放电，随意运动时动作电位的数量、时限及波幅均减少。在发作高峰时肌电图呈电静息，自发的或随意的运动或电刺激均不见有关电位出现。肌纤维细胞内的休止电位在麻痹发作时下降更明显，这与钠渗透性增加有关。

4. 钾负荷试验　口服4~5g氯化钾（成人量），如为本病患者服后30~90分钟内出现肌无力，数分钟至1小时达高峰，持续20分钟至1天。出现肌无力，血钾升高，心电图变化，此时应立即停止试验，并给予适当处理。

5. 运动诱发试验　让患者蹬自行车，并加有400~750kg的阻力，持续30~60分钟，停车后30分钟如诱发肌无力伴血钾升高可诊断为本病。

6. 冷水诱发试验　将前臂浸入11~13℃的水中，如为本病患者，20~30分钟可以诱发肌无力，停止浸冷水10分钟后可恢复。

(六) 诊断和鉴别诊断

根据发作性无力及发作时血清钾升高，心电图高血钾性改变，加上有家族史即可以诊断。诊

断有困难时作如上试验

高钾型周期性麻痹需与其他疾病鉴别：

（1）低钾性周期性麻痹：发病年龄较晚，多在20~40岁，多见于晚上或早上起床时发作，肌无力的时间较长，饱食后常可诱发。血钾含量减低，用钾后症状明显好转。

（2）正常血钾性周期性麻痹：在肌无力发作时血钾正常，服钾后症状加重，但给服钠后症状迅速好转，肌无力持续时间较长，无肌强直表现。

（3）先天性副肌强直症：血钾正常，用钾负荷试验不会加重病情，肌电图检查可助区别。

（4）其他尚须鉴别的疾病：肾功能不全、肾上腺皮质功能下降、醛固酮缺乏症与药物性高钾性麻痹。

（七）治疗及预防

发作时饮用高糖甜饮料，可用葡萄糖酸钙或氯化钙静注，或葡萄糖加胰岛素静脉滴注以降低血钾，也可用呋塞米排钾。平时宜进钠盐及高碳水化合物食物，避免受寒、过劳、饥饿及进高钾食物。

（八）遗传咨询及产前诊断

1. 对有高钾型周期性麻痹家庭产前诊断是优生优育，防止同一遗传病在家庭中重现的重要措施。对有本病家族史的夫妇及先证者可进行DNA分析，并对其胎儿进行产前诊断。

2. 开展新生儿筛查，及早发现高钾型周期性麻痹患儿，尽早开始干预，减少并发症及不良预后。

二、低钾型周期性麻痹

（一）概述

低钾型周期性麻痹（hypokalemic periodic paralysis，HoKPP）是由于骨骼肌 Ca^{2+}、K^+、Na^+离子通道基因的突变引起的常染色体显性遗传病，有不完全外显率。低钾周期性麻痹在遗传病中属于少见病，发病率为 $1:100\,000$。在临床上，HoKPP 表现为周期性的肌无力伴随血钾浓度的降低，肌无力经常涉及四肢，严重者可死于呼吸肌麻痹或血清钾降低所致的心率失常。目前已经明确与低钾周期性麻痹相关的基因，是编码骨骼肌电压门控钙离子通道蛋白 α1 亚单位的 CACNA1S 基因、编码电压门控钠信道 α 亚单位的 SCN4A 基因和编码骨骼肌电压门控钾离子通道的 KCNE3 基因。其中以 CACNA1 所发现的突变率最高，西

方国家统计约占患病人数的 69%，CACNA1S 基因上目前发现的突变位点包括：R528H/G、V876E、R897S、R900G/S、H916Q、R1239H/G。CACNA1S 突变中以 R528H、R1239H 最常见。

（二）病因及发病机制

本病的发病机制尚不太明了。HOKPP 相关 CACNA1S 突变的突变点都是错义突变。CACNA1S 基因位于染色体 1q31-32q 上，编码 L-型钙通道的 α1 亚基，L-型钙通道由 α1、α2、β、γ 和 δ 5 个亚基组成，其中 α1 亚基是离子信道的主要的功能单位，其他亚基起辅助调节作用。α1 亚基包含有（D1-D1V4）4 个同源结构域，它们对称排列，中间围成亲水信道，每一个结构域还包括（S1~S6）6 个跨膜螺旋结构片段，其中 S1~S4 是电压传感区，而 S5 和 S6 是孔道区，S4 片段含有带正电荷的氨基酸，随膜电位的变化而发生构象变化，调节通道的开闭，是电压感受器的关键。目前发现 CACNA1S 突变主要影响 S4 片段，以 Ⅱ 和 Ⅳ 的 S4 最多，仅有 V876E 影响了 S3 片段。CACNA1S 如何导致低钾血症尚不清楚，有学者提出了以下假说：①门控电流假说：突变的 S4 片段因结构功能改变，形成一个独立于正常离子通道孔的附属离子通道，产生门控孔电流（I gp），I gp 在静息电位时启动，去极化时关闭，静息电位时 I gp 因内向的质子或离子流导致细胞膜的去极化及 Na^+ 超载，当细胞外血钾水平正常时，去极化并不明显，但是当细胞外血钾水平降至 3mmol/ 以下时，静息电位肌纤维去极化，产生电压依赖性离子信道失活、弛缓性肌肉麻痹、细胞内钠离子超载、肌细胞水肿等一系列低钾型周期性麻痹的特征。②钙通道假说：CACN1S 突变可直接影响 L-型钙通道的 α1 亚基，α1 亚基有骨骼肌双氢吡啶受体，而骨骼肌双氢吡啶受体可以激活钙通道使细胞内钙离子释放，从而引起骨骼肌收缩，S4 片段突变后钙离子通道受到影响，出现开放异常，导致 Ca^{2+} 释放减少，这使得骨骼肌细胞膜的静息电位稳态及阈值发生改变，不仅直接影响骨骼肌细胞的收缩，还可以直接或间接使钠通道失活，从而导致细胞膜不能兴奋性或兴奋性下降，出现肌无力症状。

（三）遗传机制

本病为常染色体显性遗传，其特点是：

（1）患者的父母中有一方患病。

（2）患者和正常人所生的孩子中，患病和不患

病的平均数相等。

(3)父母中有一方患病而本人未患病时,他的子孙也不会患病。

(4)男女患病的机会相等。

(5)患者子女中出现病症的发生率为50%。

(四)临床表现

本病可发生于任何年龄,以7~21岁多见,男性多于女性。国内多为散发,发作间歇期可无任何症状,无肌萎缩。间歇期可自数日至数年不等。发生麻痹的时间不定,大多在夜间睡眠或清晨睡醒时发病,也有在午睡时发病,醒时发现四肢软瘫、麻木、酸痛、无力。暴食、酗酒、高糖饮食、疲劳剧烈活动、情绪紧张、应用肾上腺皮质激素和寒冷等均为诱发因素,严重者可有呼吸肌麻痹,出现呼吸困难。肢体瘫痪双侧对称,近端为重,亦可仅波及双下肢,波及四肢时一般也以下肢为重,有时颈肌无力,抬头困难。肢体瘫痪程度不等,可由轻瘫至全瘫,肌无力一般于数小时内达高峰。检查时发现肌张力降低,腱反射降低或消失。本病无感觉障碍,无锥体束征,脑神经支配肌肉一般不受累及,部分患者出现少尿或尿潴留。心脏听诊可发现心音低钝,心动过速,心律紊乱。重症者可有血压下降、严重心律紊乱,治疗不及时可能发生心搏骤停或因呼吸肌麻痹而死亡。发作一般持续数小时至数天,通常在1周内完全恢复。发作频率因人而异,多者可每天发作,少者终生仅发作1次,伴有甲状腺功能亢进者发作较频。病程长和发作频繁者在发作后可有持久性的肢体无力。

(五)实验室检查

1. 发作时的血清钾降低(<3.5mmol/L)。

2. 心电图检查 PR与Q-T间期延长,ST段下降,T波平坦或倒置,出现V波且常与T波融合。

3. 肌电图检查 发作期间肌电图可显示肌源性受损。运动电位时限短、波幅低,完全性瘫痪时运动单位电位消失,电刺激无反应。膜静息电位低于正常。

4. 葡萄糖诱发试验 试验前患儿血钾及心电图正常,口服葡萄糖50g(2g/kg),同时皮下注射胰岛素10U(0.4U/kg),每隔1小时观察肌力、血钾及心电图变化。如观察过程中,患儿出现肢体无力,血清钾递减至3.5mmol/L以下,视为葡萄糖诱发试验阳性。但结果阴性不能除外本病,因试验时某些患儿可不对葡萄糖和胰岛素产生反应。

(六)诊断和鉴别诊断

确诊依据为:① 病史提供发作性骨骼肌弛缓性麻痹而无感觉障碍;②发作时的血清钾降低<3.5mmol/L,给予钾盐治疗有效;③排除其他疾病所致的继发性低血钾麻痹。

低钾型周期性麻痹需与其他疾病鉴别:①急性多发性神经根炎:急性起病,多见双下肢受累后波及双上肢,对称性弛缓性麻痹,进行性加重,5~7天时病情多达高峰。可伴有感觉障碍,脑脊液有蛋白细胞分离现象。肌电图示神经源性受损。②多发性肌炎:急性或亚急性起病,部分为慢性起病,四肢近端肌无力伴压痛、无感觉障碍、血清肌酸激酶含量升高、肌电图型呈肌源性损害、肌活检为炎性改变则可确诊。③继发性低钾性麻痹:原发性醛固酮增多症,肾小管酸中毒,利尿剂的应用等胃肠丢失导致的继发性血钾降低和无力等。

(七)治疗及预防

发作时可一次口服或鼻饲氯化钾0.1~0.2g/kg,必要时可于15~30分钟后再服一次。重症者出现心律不齐或呼吸肌麻痹者,应在心电监护下缓慢静脉滴注含钾40mmol/L溶液。据报道乙酰唑胺有控制发作、改善肌力的作用,每晚睡前服用一次氯化钾也可预防发作。同时采用低碳水化合物饮食,限制钠盐摄入,应尽量避免诱因,如受寒、运动过度等。

(八)遗传咨询及产前诊断

1. 对有高钾型周期性麻痹家庭产前诊断是优生优育,防止同一遗传病在家庭中重现的重要措施。对有本病家族史的夫妇及先证者可进行DNA分析,并对其胎儿进行产前诊断。

2. 开展新生儿筛查,及早发现高钾型周期性麻痹患儿,尽早开始干预,减少并发症以及不良预后。

三、发作性共济失调/肌纤维颤搐综合征

(一)概述

发作性共济失调(episodic ataxia,EA)为常染色体显性遗传病,临床表现为发作性小脑共济失调几乎不伴固定的或进行性神经功能异常。该病曾被称为急性短暂性普遍性小脑协调障碍(acute transient generalized cerebellar dyssynergia),具有发作性眩晕、共济失调和眼球震颤表现,发作

持续数秒或数周。EA 分为 8 种不同亚型：Ⅰ型（episodic ataxial，EA1）及 EA2~EA8。其中 EA1 和 EA2 最为常见，其发病分别与钾离子通道相关的 *KCNA1* 基因和钙离子通道相关的 *CAC-NA1A* 基因有关。EAI 的发病率接近 1/50 万，然而由于误诊、漏诊以及全外显子基因测序技术的广泛使用较晚等原因，其实际发病率很可能远高于此。

（二）病因及发病机制

基因连锁分析及定位克隆发现 EA1 是由于 *KCNA1* 基因突变引起。该基因位于 12p13 上，编码电压门控钾离子通道 Kv1.1α 亚单位。Kv1 是电压门控钾离子通道大家庭中的一员，此通道为 4 个 α 和 β 亚单位组成的糖基化多肽复合体，其中 α 亚单位是主要功能单位。4 个 α 亚单位围绕一中心对称地排列，构成了亲水性孔洞。每个 α 亚单位含有 5 个疏水性跨膜螺旋片段（S1-S3.S5-S6）和一个为亲水性跨膜螺旋片段（S4）。两个跨膜片段之间在膜内或膜外均有肽链盘旋连接。S5 和 S6 之间的肽链盘旋进入膜的脂质双分子层形成孔道的衬里，决定离子通道的选择性。S4 含有正电荷的氨基酸，它们感受通过膜的离子梯度。Kv1.1α 在中枢神经系统内广泛存在，尤其是小脑浦肯野细胞轴突起始段的膜特化区及运动神经元轴突的近旁结区域。这些离子通道在静息膜电位时关闭，去极化时快速开放，形成动作电位复极化的大部分。对 EA1 家系研究表明 EA1 的基因突变为单个核苷酸颠换的点突变。目前已发现了 9 个不同的突变位点。携带不同突变位点的个体，其临床表现、疾病的严重程度及对药物治疗的反应可有很大差异。EA1 的基因突变改变钾信道功能机制还不十分清楚。可能是通过以下两种机制：①减少钾通道在细胞上的表达；②改变钾信道启动、失活的门控电压。并提出以下假说：EA1 的基因突变表达的钾离子信道能执行正常功能，在特定的条件下，暴露了某种分子病理变化（包括未知的细胞因子或离子通道修饰物）改变了钾离子信道的功能，影响了启动、失活，继而影响静息膜电位、复极、动作电位发生的频率及其他离子信道的活性和功能，引起一系列临床症状。

（三）遗传机制

本病为常染色体显性遗传性肌病，其特点是：①患者的父母中有一方患病；②患者和正常人所生的孩子中，患病和不患病的平均数相等；③父母中有一方患病而本人未患病时，他的子孙也不会患病；④男女患病的机会相等；⑤患者子女中出现病症的发生率为 50%。

（四）临床表现

发作性共济失调Ⅰ型（EA1）又称肌颤搐综合征型，本病的主要特征是持续数秒钟到数分钟的短暂发作性共济运动失调、构音障碍及肢体远程的阵挛。可伴发部分性癫痫，惊吓、运动可诱导和加重发作。每天发作 1 到数次，最多可达数十次。发作大多持续数秒钟到数分钟，部分可持续数小时。发作间期尚有面肌和远程肢体肌肉的抽搐或肌纤维颤搐。通常在儿童 / 少年期（也可婴儿期）起病，可以随年龄的增长而逐渐减轻。发作间期部分患者尚有特征性的小肌肉（多为眼周或手部的肌肉）颤搐。

（五）实验室检查

1. 神经电生理检查　感觉和运动神经传导速度正常。肌电图可表现有持续自发性重复放电。可见肌颤电位，特别是对于临床表现不明显或是仅在面部和手部小肌肉有细小抽搐者，更有价值。运动单位一般无明显的异常改变。眼震电图可帮助除外前庭性共济失调。

2. 脑电图检查　无特殊改变，伴有癫痫的患者可见尖波发放。

3. 影像学检查　部分病程长的患者，特别是 EA2 患者，头颅 MRI 可见小脑萎缩，以小脑蚓部萎缩为著。

4. 基因检测　为本病确诊的手段。

（六）诊断和鉴别诊断

诊断依据：①家族遗传史；②发病年龄为儿童期或青少年期；③可由过度疲劳、精神紧张和应激状态等因素诱发；④典型表现：发作性共济失调伴有肌纤维颤搐提示 EA1。

发作性共济失调需与其他疾病鉴别：①癫痫：是一种由多种病因引起的慢性脑部疾病，以脑神经元过度放电导致反复性、发作性和短暂性的中枢神经系统功能失常为特征，脑电图常有特征性改变。②小舞蹈病：属锥体外系疾病，以舞蹈样不自主运动为特征。有风湿性舞蹈病（A 组 β 溶血型链球菌感染引起的自身免疫反应所致）和遗传进行性舞蹈病（少年型亨廷顿病、神经棘红细胞增多症、肝豆状核变性）及各种原因（药物、感染、脑缺氧、核黄疸）引起的症状性舞蹈病等。③副肿瘤综合征（PNS）：多数患者的 PNS 症状出现于肿瘤之前，可在数年后才发现原发性肿瘤。亚急性起病,数天至数周症状发展至高峰,而后症状、体征可固定不变,患者就诊时多存在严重的功能障碍或劳动能力丧失。PNS 的特征性症状包括小脑变性、边缘叶脑炎等,均提示副肿瘤性。小脑变性患者除眩晕、复视及共济失调,可出现轻度跖反射伸性。④短暂性缺血性发作(TIA):是颈动脉或椎 - 基底动脉系统发生短暂性血液供应不足,引起局灶性脑缺血导致突发、短暂性、可逆性神经功能障碍。发作持续数分钟,通常在 30 分钟内完全恢复,超过 2 小时常遗留轻微神经功能缺损表现,或 CT 及 MRI 显示脑组织缺血征象。TIA 好发于 34~65 岁,65 岁以上占 25.3%,男性多于女性。发病突然,多在体位改变、活动过度、颈部突然转动或屈伸等情况下发病。发病无先兆,有一过性的神经系统定位体征,一般无意识障碍,历时 5~20 分钟,可反复发作,但一般在 24 小时内完全恢复,无后遗症。

(七) 治疗及随访

本病无特殊的治疗,主要为对症治疗,乙酰唑胺可减少发作次数,合理使用苯妥英钠可使肌纤维颤搐减轻或缓解,伴有癫痫发作者可选用抗癫痫药物,丙戊酸钠可有较好减轻症状的作用。大多数患者随年龄增长症状逐渐减轻,预后较好。

(八) 遗传咨询及产前诊断

1. 对有发作性共济失调家庭产前诊断是优生优育,防止同一遗传病在家庭中重现的重要措施。对有本病家族史的夫妇及先证者可进行 DNA 分析,并对其胎儿进行产前诊断。

2. 开展新生儿筛查,及早发现发作性共济失调患儿,尽早开始干预,减少并发症以及不良预后。

四、先天性肌强直

(一) 概述

先天性肌强直(congenital myotonia)是由位于常染色体 7q35 编码骨骼肌氯信道蛋白(chloride channel,CLC-1)CLCN1 基因突变引起的,以肌强直和肌肥大为主要临床表现的一种遗传性肌病,根据不同遗传方式分为常染色体显性遗传 Thomsen 病及常染色体隐性遗传的 Becker 病,属氯通道异常疾病。目前已有 150 余种突变被报道。本病首先由 Charles Bell(1832)及 Leyden(1874)报道,外显率高、少数患者可为常染色体隐性遗传,男女均可患病;患病率为(0.2~0.9)/

10 万。成年起病患者可由母系或父系遗传而来,说明先天型患儿除遗传强直性肌营养不良的致病基因,亦接受了母系的某些遗传因素;另一种晚发的常染色体隐性遗传型全身性肌强直(generalized myotonia)伴远程轻度肌无力和肌萎缩,也定位于 7q35 染色体。前者称为 Thomsen病,后者称为 Becker 病。本病是特殊的潜在致死性强直性肌营养不良。1881 年,Strumpell 将该病命名为先天性肌强直。Erb 对该病作了最初的病理学描述,并发现肌肉兴奋性增高和肌肥大两个独特表现,在先天型患儿双亲中受累的总是母亲但病情不严重,叩击肌肉引发的肌强直不明显,电生理学检查可确诊。

(二) 病因及发病机制

Thomsen 病和 Becker 病的基因均位于 7 号染色体长臂 3 区 5 带(7q35)。此致病基因编码骨骼肌氯通道主要部分的 CLCN1 基因,包括 23 个外显子,已发现 30 余个点突变和 3 个缺失突变,氯通道基因突变表现型包括隐性和显性。肌强直药物试验发现,阻断 50% 的生理性氯电流不足以产生强直性活动,可解释隐性突变(可完全破坏蛋白功能),杂合携带者尽管氯电流下降 50%,但临床不出现肌强直。显性肌强直氯电流常见启动曲线向正性膜电位漂移,使整个氯电导下降,有时漂移程度与临床严重性不一致,如 Gin-552-Arg 引起大的电位漂移,临床表现却很轻,本病缺乏形态学改变,个别肌纤维的肌强直现象非常明显,推测肌纤维膜可能存在生理学改变或肌纤维传导结构异常。应用箭毒后肌强直仍持续,肌电图显示收缩肌纤维张力缓慢下降,是微小电位持续存在所致。刺激单一肌纤维发现,只有连续刺激才能得到肌强直性后放电,强直性肌纤颤电位逐渐减小。

(三) 遗传机制

Thomsen 病为常染色体显性遗传,其特点是:①患者的父母中有一方患病;②患者和正常人所生的孩子中,患病和不患病的平均数相等;③父母中有一方患病而本人未患病时,他的子孙也不会患病;④男女患病的机会相等;⑤患者子女中出现病症的发生率为 50%。

Becker 病为常染色体隐性遗传病。其特点为:①患儿父母都是致病基因携带者(杂合子);②患儿从父母各得到一个致病基因,是纯合子;③患儿母亲每次生育有 1/4 可能性为 Becker 患儿;④近亲结婚的家庭,后代发病率较一般人群为高。

（四）临床表现

Thomsen 病主要表现为：多在婴儿期或儿童早期发病；上肢远程和颜面肌群短暂性、无痛性肌强直，肌无力和多系统损害不明显；肌肉反复收缩，引起肌肉过饱满、肥大，貌似运动员体型；反复运动后肌强直症状减轻，称为加温现象（warm-up phenomenon）；紧握性试验常阳性，而眼闭合试验阴性，即双眼持续闭合后快速睁开不能。冷水诱发试验（即将手和前臂浸入冷水数分钟能否诱发肌强直及肌无力）阴性。肌强直症状可受到情绪激动、怀孕、甲状腺功能减退、麻醉剂和寒冷暴露的刺激而加重。

Becker 病临床表现与 Thomsen 病相似包括全身广泛的肌强直和肌肥大。然而与 Thomsen 病相比，Becker 病有许多不同之处：常在儿童晚期发病；常从下肢开始发病，逐渐上升；多数患者伴有发作性的肌无力，无力症状持续数秒至数分钟；下肢明显的肌肥大。由于肌强直和短暂性肌无力的原因，患者从休息状态开始活动时明显感到费力。查体可见肌肥大常出现在下肢肌群和肩部肌群；肌强直常表现在手肌、颈肌等，易受寒冷、情绪、月经和怀孕等影响。

（五）实验室检查

1. 血清肌酶检测　血清 CK 正常或轻度升高。

2. 血清电解质检查　有助于鉴别诊断。

3. 肌电图检查　呈典型的肌强直电位，婴儿早期肌电图可见肌强直放电。约 1/3 的本病患者有心电图改变。

4. 肌活检　可见肌纤维肥大，受累肌易发生中央成核作用，增大的肌纤维含较多正常结构的肌原纤维，电镜观察未发现显著形态学改变。

（六）诊断和鉴别诊断

根据家族史，且临床表现为婴儿期或儿童期开始出现肌收缩后强直性痉挛，全身骨骼肌均受累，反复运动后症状可减轻，伴肌肥大，但肌萎缩、肌无力可不明显，动作笨拙起动困难，寒冷加重肌强直，叩击肌腹出现叩击性肌强直等，以及肌电图发现，可进行诊断。

先天性肌强直需与其他疾病鉴别：

（1）强直性肌营养不良（myotonic dystrophy）：患儿早期出现肌无力、肌萎缩和肌强直，前两者较突出，并有窄面秃顶、白内障和内分泌功能障碍

等。肌电图呈典型肌强直电位，婴儿期出现明显肌强直倾向于先天性肌强直，很少是本病。

（2）先天性副肌强直：自幼年起病，肌强直较轻，无肌萎缩，肌肥大不明显。无寒冷刺激也可出现肌强直。

（3）萎缩性肌强直：青春期后发病，有明显肌萎缩、肌无力，伴内分泌及营养障碍。

（4）肌纤维颤搐、持续性肌活动综合征、痛性痉挛 - 肌束震颤综合征、高钾型周期性瘫痪、Schwartz-Jampel 综合征、病理性痛性痉挛综合征、僵人综合征及磷酸化酶或磷酸果糖激酶缺乏性收缩：这些疾病患者无叩击性肌强直及典型肌电图异常，唯一的例外是 Schwartz-Jampel 综合征，为遗传性，表现僵硬，伴身材矮小和肌肥大，可能是肌强直的一种类型，应与肌纤维颤搐及持续性肌活动综合征区别。

（5）某些药物诱导的肌强直：如去极化剂、肌松剂、麻醉剂和治疗高胆固醇血症的药物，较少见的 β- 阻滞药或利尿药（尤其妊娠期）效应通常较短。

（6）先天性肌强直的肌肥大须与家族性发育过度、甲状腺功能减退性多发性肌病、肥大性多发性肌病和 Bruck-DeaLange 综合征（先天性肌肥大精神发育迟滞和锥体外系运动障碍）等鉴别。甲状腺功能减退症肌电图呈奇异的高频放电（假性肌强直），肌水肿明显，伴甲状腺功能减退的其他体征，如腱反射缓慢。

（七）治疗及随访

本病无有效的治疗方法，主要对症治疗。先天性肌强直对局麻药、抗心律失常药反应较好，目前临床上常用的是卡马西平、美西律、拉莫三嗪等。多数患儿病情无进展，但终身不见恢复。服药过程中应注意药物的副反应，需定期检查血象、心电图等。

（八）遗传咨询及产前诊断

1. 避免近亲结婚。

2. 对先天性肌强直高危家庭产前诊断是优生优育，是防止同一遗传病在家庭中重现的重要措施。对有本病家族史的夫妇及先证者可进行 DNA 分析，并对其胎儿进行产前诊断。家族成员基因分析也可检出杂合子携带者，进行遗传咨询。

3. 开展新生儿筛查，及早发现先天性肌强直患儿，尽早开始治疗，减少并发症以及不良预后。

4. 产前诊断　先天性肌强直先证者的母亲

若再次妊娠,可在妊娠16~20孕周时经羊水穿刺或10~12孕周经绒毛膜绒毛取样提取胎儿细胞的DNA,可对突变已知家系进行基因产前诊断。

五、先天性肌无力综合征

(一)概述

先天性肌无力综合征(congenital myasthenic syndrome,CMS)是以疲劳性肌无力为特征的一组遗传性疾病。由于神经肌肉接头的突触前、突触基膜和突触后部分的遗传缺陷导致运动终板神经肌肉接头信息传递受损,CMS常见于新生儿和婴儿,也可见于儿童和成人。主要临床特征包括四肢近端无力、延髓麻痹、呼吸衰竭。根据CMS病变部位分为突触前膜、突触间隙、突触后膜病变、糖基化缺陷和肌病重迭综合征。

(二)病因及发病机制

CMS发病机制为负责神经肌肉信号传递的蛋白质功能异常。根据基因突变导致蛋白异常的类型和位置分为4种类型(表29-5),它们的病理机制也不同。国外报道CMS的平均发生率为18岁以下青少年92/100万。我国尚无该病流行病学资料,CMS可分为常染色体显性遗传(autosomal dominant,AD)和常染色体隐性遗传(autosomal recessive,AR)两种遗传方式。CMS绝大部分是常染色体隐性遗传。

表 29-5 常见的 CMS 综合征的遗传方式和病理机制

	综合征/基因	遗传方式	病理机制
1. 突触前膜	ChAT 综合征	常隐	乙酰胆碱催化合成不足
2. 突触间隙	CoLQ 综合征	常隐	AChE 锚定错误
3. 突触后膜	AChR 缺乏综合征	常隐	AChR 数量下降
受体结构缺陷	慢通道综合征	常显	AChR 延长启动
受体动力缺陷	快通道综合征	常隐	AChR 开放时间缩短
受体复合物和终板维持	Dok7	常隐	EP 发育和维持异常
电压门控钠离子通	Rapsyn	常隐	EP 发育和维持异常
	GFPTI	常隐	EP 发育和维持异常
	SCANA1	常隐	Nav1.4 功能失效
4. 糖基化异常或肌病重迭	GFPTI	常隐	EP 中的糖基化异常
	GMPPB	常隐	乙能胆碱受体糖基化异常
	中央核肌病伴 CMS(BINI 等基因相关)	常隐	中央核肌病,伴神经肌肉接头功能异常

(三)遗传机制

CMS可分为常染色体显性遗传(autosomal dominant,AD)和常染色体隐性遗传(autosomal recessive,AR)两种遗传方式。研究发现此综合征是由编码乙酰胆碱受体α亚基(AchRA)、乙酰胆碱受体β亚基(AchRB)及乙酰胆碱受体ε亚基(AchRE)的基因突变引起的,致病基因分别定位在2q24-q32,17p12-p11,chr17。

(四)临床表现

除慢通道综合征为常染色体显性遗传外,大多CMS为常染色体隐性遗传,CMS的临床特点包括:①出生或婴幼儿起病。②肌肉易疲劳,肌无力症状波动,可为一天内或季节性波动。③肌无力分布范围广,除肢体近远程无力,患儿可因延髓无力出现喂养困难、啼哭声弱;因呼吸困难出现反复肺部感染,甚至需要机械通气;CMS易出现眼睑下垂和眼球活动障碍。④可出现肌病样表现。CMS致病基因繁多,同一基因所致CMS的发病年龄、临床症状严重程度、肌无力分布和波动方式也不尽相同,因此,该病在临床上具有高度异质性。

(五)实验室检查

1. 肌电图检查 重复神经电刺激表现为低频电流重复刺激后出现波幅递减,单纤维肌电图(SFEMG)可见 Jitter 阻滞和增宽。在 ChAT 突变时,低频重复电刺激(3Hz)可能缺乏递减反应,此时可给予10Hz进行延长刺激或在刺激前进行运动诱发,可引出递减反应,ColQ综合征和慢通道综合征中,因为突触后膜持续兴奋,给予单一电刺激,在第一个CMAP波后,出现一个重复CMAP波(R-CAMP)。

2. 基因检测 当怀疑一种特定的临床综合征时,进行Sanger测序可快速精确锁定致病基因的突变。同时,当锁定一种持定的致病基因时,推荐进行Sanger测序进行家系验证。当临床表现不典型时,可以选择高通量测序方法对多种可能相关的基因进行检测筛查。采用全外显子测序有可能发现未知的基因突变,但其致病性需要验证,强调临床和电生理资料对诊断是十分重要的。

(六) 诊断和鉴别诊断

CMS的诊断主要依靠于出生时或婴儿期发病、以眼球活动肌肉和其颅面部肌肉疲乏无力为主要特征、阳性家族史、电生理提示重复刺激波幅递减,或运动后电刺激出现波幅递减,SFEMG见Jitter增宽或阻滞;某些CMS单一电刺激后出现重复CMAP,部分病例针极肌电图可见肌源性损害;血清乙酰胆碱受体抗体和骨骼肌特异性酪氨酸受体激酶抗体阴性;免疫治疗无效。

CMS的鉴别诊断主要是需要与先天性肌病、肌营养不良、重症肌无力(MG)、兰伯特-伊顿综合征(LES)相鉴别。主要鉴别点如下:

1. 发病年龄 CMS绝大部分于出生后或婴幼儿起病,也有少数起病较晚者。先天性肌病、肌营养不良好发于婴幼儿,MG和LES好发于成年期。

2. 症状与体征 CMS表现为波动性肌无力、疲劳不耐受,而先天性肌病、肌营养不良多为持续性肌无力。CMS多于颅面部肌无力起病,先天性肌病早期,影响四肢近端,重症肌无力和兰伯特-伊顿综合征早期表现为眼外肌麻痹、四肢近端易疲劳。

3. 电生理 R-CAMP现象和运动后重频递减提示CMS可能,但非必要条件CMs、MG和LES可出现重复电刺激低频通减,Jitter阻滞和增宽表现,上述现象一般不出现在先天性肌病和肌营养不良症中。

4. 全身表现 少数CMS可出现关节挛缩、脊柱侧弯,与某些先天性肌病和肌营养不良相似,但不出现在MG和LES中。

5. 抗体 CMS外周血的乙酰胆碱受体抗体和MuSK抗体为阴性,大多数MG中上述抗体为阳性。

(七) 治疗

目前尚无针对病因的治疗,一些药物可以改善肌无力症状,详见表29-6。需注意对一种类型有效的药物可能对其他类型有害,如胆碱能激动剂可以改善乙酰胆碱受体携带低表达或快通道突变的患者,而加重慢通道突变的患者病情;胆碱能激动剂迅速加重Dok-7突变患者病情,而肾上腺素能激动剂能改善其症状。因此,分子诊断对于选择治疗至关重要。

表29-6 不同类型CMS的治疗原则

综合征类型	治疗推荐	注意事项
ChAT	胆碱酯酶抑制剂	呼吸暂停监测
CoLQ	麻黄碱或沙丁胺醇	胆碱酯酶抑制剂类禁忌
AChR缺陷	胆碱酯酶抑制剂 3,4-DAP	麻黄碱或沙丁胺醇可能有效
慢通道	氟西汀、奎尼丁	胆碱酯酶抑制剂类禁忌
快通道	胆碱酯酶抑制剂 3,4-DAP	
Dok-7	麻黄碱或沙丁胺醇	胆碱酯酶抑制剂类禁忌
Rapsyn	胆碱酯酶抑制剂 3,4-DAP	麻黄碱或沙丁胺醇可能有效
GFPTI	胆碱酯酶抑制剂 3,4-DAP	
GMPPB	胆碱酯酶抑制剂 沙丁胺醇	

其他治疗包括:①呼吸监测:对ChAT患者进行呼吸暂停监测,避免寒冷、应激等,避免触发呼吸暂停。②呼吸支持:呼吸管理是治疗的一个重要方面。因为所有亚型的先天性肌无力综合征均可发生通气不足,如ChAT较重者,可能会获益于在家中进行无创通气。

(八) 遗传咨询及产前诊断

1. 避免近亲结婚。

2. 对CMS高危家庭产前诊断是优生优育、防止同一遗传病在家庭中重现的重要措施。对有本病家族史的夫妇及先证者可进行DNA分析,并对其胎儿进行产前诊断。家族成员基因分析也可检出杂合子携带者，进行遗传咨询。

3. 开展新生儿筛查　及早发现 CMS 患儿，尽早开始治疗，减少并发症以及不良预后。

4. 产前诊断　CMS 先证者的母亲若再次妊娠，可在妊娠 16~20 孕周时经羊水穿刺或 10~12 孕周经绒毛膜绒毛取样提取胎儿细胞的 DNA，可对突变已知家系进行基因产前诊断。

（张晓英）

参考文献

1. Parr JR. How common is childhood myasthemia？ The UK incidence and prevalence of autoimmune and congenital myasthenia. Arch Dis Child, 2014, 99 (6): 539-542.

2. Engel AG, Shen XM, Selcen D, et al. Congenital myasthenic syndromes in 2018. Curr Neurol Neurosci Rep, 2018, 18 (8): 46.

3. Lorenzoni PJ, Scola RH, Kamoi KCS, et al. Congenital myasthenic syndrome: a brief review. Pediatr Neurol, 2012, 46 (3): 141-148.

4. 陈静. 可治性罕见病. 上海: 上海交通大学出版社, 2017.

5. Engel AG, Shen XM, Selcen D, et al. Congenital myasthenic syndromes: pathogenesis, diagnosis and treatment. Lancet Neurol, 2015, 14 (4): 420-434.

6. Hong D, Luan X, Chen B, et al. Novel humanpathologal mutation. Gene symbol: SCN4A. Disease: Periodic paraiysis. Hum Gene, 2010, 127 (1): 113.

7. Burge JA, Hanna MG. Novel insights into the pathome chisms of skeletal muscle channelopthies. Curr Neurosci Rep, 2012, 12 (1): 62-69.

8. Finsterer J. Primary periodic paralyses. Acta Neurol Scand, 2008, 117 (3): 145-158.

9. Chabrier S, Monier N, Lunardi J. Early onset of hypokelaemic periodic paralysis caused by a novel mutation of the CACNA1S gene. J Med Gene, 2008, 45 (10): 686-688.

10. Jurkat-Rott K, Weber MA, Fauler M, et al. K$^+$-dependent paradoxical membrane depolarization and Na$^+$ over load, major and reversible contributors to weakness by ion channel leaks, Proc Natl Acad Sci USA, 2009, 106 (10): 4036-4041.

11. Francis DG, Rybalcheko V, Struyk A, et al. Leaky sodium channels from voltage sensor mutation in periodic paralysis, but not paramyotonia. Neurology, 2011, 76 (19): 1635-1641.

12. Mendalawi MD. Seizure as a presenting manifestation of vitamin D dependent rickets type 1. Indian Journal of Endocrinology & Metabolism, 2013, 17 (Suppl 3): 665-666.

13. Cesur Y, Yuca SA, Bektas S, et al. Vitamin D-dependent rickets: eight cases. Eur J Gen Med, 2016, 13 (1): 16-20.

14. Özcabı B, Tahmiscioğlu Bucak F, Jaferova S, et al. A Case of Vitamin D-Dependent Rickets Type 1A with a Novel Mutation in the Uzbek Population: Journal of Clinical Research in Pediatric Endocrinology, 2016, 8 (4): 484-489.

15. Acar S, Demir K, Shi Y. Genetic Causes of Rickets. Journal of Clinical Research in Pediatric Endocrinology, 2017, 9 (Suppl 2): 88-105.

16. Füchtbauer KL, Brusgaard A, Ledaal P, et al. Case report: vitamin D-dependent rickets type 1 caused by a novel CYP27B1mutation. Clinical Case Reports, 2015, 3 (12): 1012-1016.

17. Miksza KF, Brenner FM, Andreola GM, et al. Alopecia in patients with vitamin D-resistant rickets type-II. An. Bras. Dermatol, 2017, 92.

18. Peall KJ, Smith DJ, Kurian MA, et al. SGCE mutations cause psychiatric disorders: clinical and genetic characterization. Brain, 2013, 136 (1): 294-303.

19. Carpenter TO. The expanding family of hypophosphatemic syndromes. Bone Miner Metab, 2012, 30 (1): 1-9.

20. Kang QL, Xu J, Zhang Z, et a1. Three novel PHEX gene mutations in four Chinese families with X-linked dominant hypophosphatemic ricketss. Biochem Biophys Res Commun, 2012, 423 (4): 793-798.

21. Bergwitz C, Miyamoto KI. Hereditary hypophosphatemic rickets with hypercalciuria: pathophysiology, clinical presentation, diagnosis and therapy. Pfugers Arch, 2019, 471: 149-163.

22. Hohenfellner K, Rauch F, Ariceta G, et a1. Management of bone disease in cystinosis: statement from an international conference. J Inherit Metab Dis, 2019, 42: 1019-1029.

23. Mumm S, Huskey M, Cajic A, et a1. PHEX Y-UTR c.' 231A>G near the polyadenylation signal is a relatively common, mild, American mutation that masquerades as sporadic or X-linked recessive hypophosphatemic ricketss. J Bone Miner Res, 2015, 30 (1): 137-143.

24. Glorieux FH. Treatment of osteogenesis imperfecta: who, why, what？ Horm Res, 2007, 68 (Suppl 5): 8-11.

25. Bachrach LK, Ward LM. Clinical review 1: Bisphosphonate use in childhood osteoporosis. Clin Endoerinol Metab, 2009, 94 (2): 400-409.

第三十章

原发性免疫缺陷病

原发性免疫缺陷病（primary immunodeficiency diseases,PID）是指一组由于免疫器官、组织、细胞或分子缺陷,导致机体免疫功能不全的疾病。随着基础免疫学的发展和分子诊断水平的提高,这组疾病的病种也日益增多。由于每一种 PID 的发生率较低,加上临床免疫学的起步较晚,对于 PID 的认识尚不充分。大多数 PID 可以得到有效的治疗,许多 PID 经干细胞移植可以得到根治,同时 PID 也是基因治疗的候选疾病。本书根据 2017 年国际免疫学会（International Union of Immunological Societies,IUIS）的 PID 分类,选择几种常见的累及酶和受体的 PID 做一介绍,以利临床工作者对该病的认识。

由于近年来不断有新 PID 被发现,许多新发现的 PID 与经典的 PID 有很大的不同,难以归到以往的分类中,因此国际上 PID 的分类也不断发生变化。2017 年 IUIS 根据缺陷累及的免疫系统组分和功能特点,分为联合免疫缺陷、综合征伴联合免疫缺陷、抗体缺陷为主的免疫缺陷、免疫失调性疾病、吞噬细胞数量和 / 或功能缺陷、固有免疫缺陷、自身炎症性疾病、补体缺陷及拟表型免疫缺陷九大类。此分类与以往的分类不同之处在于除了根据缺陷累及的免疫组分对 PID 进行分类外,对一些新发现的 PID 从累及的免疫功能角度进行了归类。随着新的 PID 病种的不断发现和对其本质的认识,PID 的分类还将不断完善。

（孙金峤）

第一节　联合免疫缺陷病

一、X 连锁重症联合免疫缺陷病

（一）概述

重症联合免疫缺陷病（severe combined immunodeficiency,SCID）是联合免疫缺陷病中最严重的类型,是由多种遗传因素引起的 T 淋巴细胞、B 淋巴细胞、NK 细胞数量缺乏和 / 或功能障碍,导致体液免疫、细胞免疫同时存在严重缺陷。SCID 的发生率约为 1/100 000 新生儿,但因为 SCID 患儿常在明确诊断前死亡,该数字可能被严重低估。根据有无 B 细胞可分为 B 细胞数量正常（T-B+SCID）和 B 细胞缺如（T-B-SCID）两大类。X 连锁重症联合免疫缺陷病（X-linked SCID）是 SCID 中最常见的类型,约占 SCID 的 50% 左右。

（二）病因及发病机制

X 连锁 SCID 是由于 IL-2、IL-4、IL-7、IL-9、IL-15 共同拥有的受体 γ 链（γC）基因突变引起。X 连锁 SCID 是由于 γC 突变引起,已得到多方面的证实。γC 属于细胞因子受体,持续表达在 T 细胞、B 细胞、NK 细胞、髓样细胞和成红细胞上,对于 T 细胞的发育和分化十分重要。IL-2 受体（IL-2R）包括三部分:α 链（IL-2RA）、β 链（IL-2RB）和 γ 链（IL-2RG）。γC 与 IL-2 受体 α 链和 β 链共同组成高亲和力 IL-2 受体,参与 IL-2 的功能。编码 IL-2RG 的基因定位于 Xq13.1,有 8 个外显子,IL2RG 是目前已知的 X 连锁 SCID 唯一致病基因。

（三）遗传机制

X 连锁 SCID 以 X 连锁（X-linked）隐性遗传的方式遗传。如果患儿母亲是携带者（杂合子），每次怀孕致病性突变遗传给下一代的机会是50%，获得致病突变的男孩会发病，女孩则是携带者（杂合子），一般不发病。

（四）临床表现

（1）感染：感染是 X 连锁 SCID 最常见的临床症状，患儿发生感染的年龄较小，多数在生后 3~4 月龄以内即出现感染。该病患儿对各种病原（真菌、细菌、病毒等）均易感，甚至包括条件致病菌，如卡氏肺囊虫、隐孢子虫念珠菌等。接种减毒活疫苗可导致相应病原的感染，如接种卡介苗可出现播散性卡介苗感染。

（2）移植物抗宿主病：X 连锁 SCID 患儿缺乏排斥外源组织的能力，母源性 T 细胞植入或输注了含有白细胞抗原不一致淋巴细胞的血制品，都可发生严重的移植物抗宿主病，因此输注的血制品必须去除白细胞。

（3）其他常见的特征：包括皮疹，脂溢性皮炎可十分严重，外胚层发育不全也有报道，颊黏膜、舌和会阴部可持续发生深部溃疡；腹泻、肝脾大、慢性肝炎；慢性脑病，如 Jamestown、Canyon 病毒引起的慢性进行性多灶性脑白质炎。

（五）实验室和影像学检查

（1）常规实验室检查：可出现贫血、全血细胞减少、酸中毒、血氨升高及乳酸升高。婴儿期淋巴细胞绝对计数<1.5×10^9/L 时，应怀疑 SCID 可能。

（2）胸部影像学检查：可发现胸腺小或缺如，婴幼儿期胸腺小或缺如提示 T 细胞缺陷可能。

（3）淋巴细胞亚群：缺乏 T 细胞和 NK 细胞，B 细胞存在但无功能。

（4）丝裂原刺激：淋巴细胞对丝裂原刺激无增殖反应。

（5）免疫球蛋白：由于胎儿期母亲 IgG 可通过胎盘进入胎儿体内，生后 6 个月内血清 IgG 浓度受母亲来源抗体的影响，IgG 可以正常。血清 IgA 和 IgM 浓度通常很低。

（6）基因检测：证实存在 *IL2RG* 基因突变可确诊 X 连锁 SCID。

（六）诊断和鉴别诊断

诊断要点是婴儿早期出现致死性的严重感染，其他临床表现包括生长发育障碍，持续低毒力的条件致病菌如卡氏肺囊虫、巨细胞病毒、隐孢子虫感染等。对于反复持续感染、症状严重、治疗无反应，或由条件性病原体引起的、伴有发育障碍、慢性腹泻的男婴，应怀疑 X 连锁 SCID。了解有无阳性家族史对于该病的诊断十分必要，基因检测到 *IL2RG* 基因突变可以确诊。

人类免疫缺陷病毒（HIV）感染：HIV 感染的婴儿也可出现复发性和机会性感染、T 细胞降低，但与 X 连锁 SCID 不同，HIV 感染患者通常为 $CD4^+T$ 细胞降低明显，其发生感染的年龄相对较晚。通过检测 HIV 病毒感染的证据可以鉴别。

（七）治疗

（1）一般治疗：患儿应得到特别的护理，应有适当的隔离措施，加强家庭宣教以增强对抗疾病的信心。

（2）预防和治疗感染：针对病原，进行相应的抗感染治疗，如抗细菌、真菌等。

（3）对症支持治疗：SCID 患儿输注含有白细胞的全血和血制品可发生移植物抗宿主病，因此输注的血制品必须去除白细胞，并通过 25Gy 的辐射照射以清除可能存在的病毒。

（4）静脉注射丙种球蛋白（IVIG）：该病患儿存在免疫球蛋白的产生障碍，需给予 IVIG 的支持治疗，剂量为静注 IVIG 400~600mg/kg，可视感染程度适当增加，但 IVIG 并不能重建患者的免疫功能，需尽可能采用干细胞移植或基因治疗进行免疫重建。

（5）造血干细胞移植（allogeneic hematopoietic stem cell transplantation，HSCT）治疗：该病进行 HSCT 越早，尤其是在发生严重的感染前进行移植，成功率越高。研究发现，在早期（年龄<3.5 个月）接受移植的患儿中，存活率大于 90%；3.5 个月后移植存活率急剧下降，成功率约 69%，因此应做到早诊断早治疗。

（6）基因治疗：通常适用于不符合 HSCT 治疗的个体。将正常的目的基因片段整合到患者干细胞基因组内，这些细胞经有丝分裂，使转化的基因片段能在患者体内复制而持续存在。基因治疗 PID 已经历多年，取得了一定成效，但受限于携带目的基因的病毒载体的安全性，还没有广泛应用，在未来 X 连锁 SCID 治疗中有着广阔的前景。

（八）遗传咨询及产前诊断

（1）遗传咨询：X 连锁 SCID 为 X 染色体隐

性遗传,女性携带,男性发病。携带者母亲生育男孩,50% 可能为患儿,生育女孩,50% 可能为携带者。

(2)产前诊断:X 连锁 SCID 携带者女性如妊娠,可在妊娠 16~20 孕周时经羊水穿刺或 10~12 孕周经绒毛膜绒毛取样,提取胎儿细胞的 DNA,进行 *IL2RG* 基因检测。目前第三代试管婴儿技术亦日趋成熟,对 X 连锁 SCID 携带者女性,也可以采用该技术。

二、腺苷脱氨酶缺陷

腺苷脱氨酶(adenosine deaminase,ADA)缺陷是导致 SCID 的另一种常见原因,估计发病率约为 1/200 000,约占所有 SCID 的 10%~20%。

(一)病因及发病机制

ADA 是一种氨基水解酶,在人体内普遍存在,参与嘌呤核苷酸的代谢过程,催化 ADA 腺嘌呤核苷脱氨基转变为肌苷,以及脱氧腺苷转变为脱氧肌苷。ADA 的主要作用是下调其作用底物腺苷和脱氧腺苷的毒性产物,保护细胞以免凋亡。ADA 基因突变突变所引起的 ADA 活性丧失,代谢底物堆积。高水平的腺苷可以抑制淋巴细胞的活化和增殖。堆积的 d-ATP 可能会引起 DNA 链断裂,抑制核糖核苷酸还原酶,影响 DNA 的合成和修复,还可干扰脱氧核苷酸转移酶的活性,限制 V(D)J 的重组和抗原受体的多样性;腺苷的堆积可能导致胸腺细胞凋亡和抑制 T 细胞的活化;从而累及 T 细胞、B 细胞、NK 细胞的分化及功能,导致 SCID。

(二)遗传机制

ADA 基因位于 20q13.12,ADA 缺陷所致 SCID 为常染色体隐性遗传。

(三)临床表现

ADA 缺陷的临床表现存在明显的异质性,约 15%~20% 表现为部分或者迟发型 ADA 缺陷。迟发型 ADA 缺陷主要表现为反复发生主要累及呼吸道的轻微感染,自身免疫性疾病的发生率升高,亦可发生肿瘤等。

(1)感染:大多数 ADA-SCID 的患者由于 T 细胞、B 细胞和 NK 细胞缺乏,体液免疫应答和细胞免疫应答受损,表现为反复感染,细菌、病毒、真菌等均可引起感染,并可累及多个系统。机会性感染的发生率比较高,如肺孢子虫肺炎(PIP)、念珠菌病、中耳炎,以及其他上呼吸道感染。减毒活疫苗接种后也可引起相应的感染,如 BCG、轮状病毒及水痘等。

(2)髓系异常:ADA-SCID 患儿可有骨髓发育不良及骨髓细胞减少、中性粒细胞减少等表现。

(3)自身免疫性疾病:轻度或晚发型的 ADA-SCID 患儿可有自身免疫性疾病的临床表现,可包括自身免疫性甲状腺功能减退症、糖尿病、溶血性贫血和血小板减少症等。

(4)神经系统病变:ADA-SCID 患儿可发生神经系统的异常,如智力发育迟缓、震颤等,还可发生感觉神经性耳聋等。

(5)其他表现:可发生过敏性鼻炎、哮喘等气道反应性疾病;肠道相关淋巴组织发育受损、肝脏疾病、蛋白质丢失性肠病、慢性腹泻等胃肠道疾病;早发性的 ADA 缺陷,可表现为骨骼发育的畸形,胸部 X 线可见肋骨和肋软骨连接处的变形。

(四)实验室和影像学检查

(1)常规实验室检查:淋巴细胞明显减少,婴儿期淋巴细胞绝对计数 $<1.5 \times 10^9/L$ 时,应怀疑 SCID 可能。

(2)胸部影像学检查:可发现胸腺小或缺如,婴幼儿期胸腺小或缺如提示 T 细胞缺陷可能。

(3)淋巴细胞亚群:T 细胞、B 细胞和 NK 细胞均缺乏。

(4)丝裂原刺激:淋巴细胞对丝裂原刺激无增殖反应。

(5)免疫球蛋白:由于胎儿期母亲 IgG 可通过胎盘进入胎儿体内,生后 6 个月内血清 IgG 浓度受母亲来源抗体的影响,IgG 可以正常。血清 IgA 和 IgM 浓度通常很低。

(6)ADA 活性检测:明显降低。

(7)基因检测:证实存在 *ADA* 基因突变可确诊 ADA-SCID。

(五)诊断和鉴别诊断

1. 诊断

(1)临床表现:迟发型 ADA-SCID 患儿中约 15%~20% 在 1~2 岁前由于缺少临床表现,不能作出诊断;早发型 ADA-SCID 患儿可早期出现反复严重的感染,还可表现为累及肺、血液、胃肠道、神经系统及骨骼等多系统的症状。

(2)免疫功能检测:淋巴细胞亚群提示 T 细胞、B 细胞显著降低或缺乏。

(3)ADA 活性降低。

(4)基因检测:发现 *ADA* 突变可确诊。

2. 鉴别诊断

(1)其他类型的SCID：可根据免疫表型初步鉴别，基因分析可确诊。

(2)HIV感染：同X连锁SCID。

（六）治疗

(1)HSCT：是目前国际上治疗ADA-SCID的比较好的方法，成功获得HSCT的患儿可以在较长时间内维持良好的免疫及代谢功能。移植前予以药物预处理，可以提高移植的成功率。供体的来源也是影响移植成功与否的主要因素。

(2)酶替代治疗(enzyme replacement therapy，ERT)：外源性ADA治疗一方面能够直接转换血浆内ADA底物，另一方面能够通过弥散作用间接地减少细胞内的毒性代谢产物。以牛腺苷脱氨酶(PEG-ADA)为主，可有效改善代谢、重建免疫系统并获得良好耐受。PEG-ADA能够稳定病情，改善代谢，促进免疫恢复，可以延长ADA-SCID患者的生存时间，但费用昂贵，并且不是根治方法。

(3)基因治疗：同X连锁SCID。

（七）遗传咨询及产前诊断

(1)遗传咨询：ADA-SCID为常染色体隐性遗传。

(2)产前诊断：对父母均为携带者的胎儿，需进行产前诊断，检测胎儿羊水中纤维母细胞ADA活性和基因突变分析，可以进行产前诊断。

三、X连锁高IgM综合征

（一）概述

高IgM综合征(hyper-immunoglobulin M syndromes，HIGM)是一种较早明确的PID，其主要特点为反复感染，血清IgG和IgA明显降低，IgM水平正常或升高。HIGM根据致病基因分为不同的亚型，其中最常见的是X连锁HIGM(X-linked hyper-IgM syndrome，X-HIGM)，该类型属于联合免疫缺陷。

（二）病因及发病机制

X-HIGM是由*CD40LG*基因突变所致，该基因位于X染色体q26.3-27。CD40配体(CD40L)主要表达于活化的CD4$^+$T淋巴细胞表面，CD40L和CD40的相互作用诱导B细胞增殖，生发中心形成，免疫球蛋白类别转换重组和体细胞高频突变。除此之外，CD40L还可以和其他免疫细胞(如单核细胞、巨噬细胞、树突状细胞)上的CD40

结合，促进它们的活化等。CD40L-CD40相互作用为T细胞提供共刺激信号，促进T细胞的活化。CD40L基因突变，使得T淋巴细胞表面的CD40L表达降低，或者导致CD40L不能与CD40分子结合，或者影响CD40分子三聚体的形成，因此损伤T淋巴细胞和B淋巴细胞的相互作用，从而影响免疫球蛋白的类别转换重组。

（三）遗传机制

X-HIGM以X连锁隐性遗传的方式遗传。如果患儿母亲是携带者(杂合子)，每次怀孕致病性突变遗传给下一代的机会是50%，获得致病突变的男孩会发病，女孩则是携带者(杂合子)，一般不发病。

（四）临床表现

X-HIGM患者起病年龄一般较早，主要表现为反复感染，可发生卡氏肺囊虫、小隐孢子虫、弓形虫感染等机会性感染，中性粒细胞减少、自身免疫性疾病以及恶性肿瘤的发生率明显升高。

(1)感染：由于X-HIGM为T细胞缺陷，患儿易反复感染，起病年龄往往较小，对多种病原易感。机会性感染也比较常见，其中卡氏肺孢子虫(Pneumocystis jirovecii pneumonia，PJP)肺炎最常见。慢性隐孢子虫病也是比较常见的机会性感染，主要表现为顽固性腹泻、硬化性胆管炎等。

(2)中性粒细胞减少：中性粒细胞减少在X-HIGM患儿中很常见，其发病机制尚不清楚，部分病例可检测到抗中性粒细胞抗体；有学者认为细胞前体表达的CD40和CD40L对于刺激髓系发育有重要的意义，若髓系不表达CD40和CD40L，可能会影响髓系的进一步的发育。

(3)自身免疫性疾病：X-HIGM患儿发生自身免疫性疾病的发病率比较高。多表现为无菌性关节炎、炎症性肠病、自身免疫性血小板减少症及自身免疫性溶血性贫血等。

(4)肿瘤：胆道系统和肠道恶性肿瘤比较常见，有可能与胆管系统慢性炎症有关；其次多见神经内分泌肿瘤。

（五）实验室和其他检查

(1)免疫功能：血清IgG、IgA明显降低，IgM水平正常或升高。外周血T细胞数量、B细胞数目正常，B细胞表达膜IgM、IgD，而缺乏其他类型的免疫球蛋白表达。

（2）CD40LG 蛋白表达检测：流式细胞术检测活化 CD4$^+$T 细胞上 CD40L 的表达，明显降低，低于 0~3.8%（正常人表达 70%~90%），有助于 X-HIGM 的诊断。

（3）基因检测：证实存在 *CD40LG* 基因突变，可确诊。迄今为止，在 X-HIGM 患者中已经发现 130 多种 *CD40LG* 突变。

（六）诊断和鉴别诊断

X-HIGM 患者常有反复的多种病原体感染，免疫功能检查提示血清 IgG、IgA 明显降低，IgM 水平正常或升高，淋巴细胞亚群数量正常。对于此类患者应考虑 X-HIGM 可能，检测 CD40L 的表达降低，发现 *CD40LG* 基因突变有助于明确诊断。

与 SCID 的鉴别诊断：X-HIGM 通常发生的感染较早，易患多种病原体的感染，需与 SCID 鉴别。淋巴细胞亚群检测 T 细胞数量正常，可资鉴别。

（七）治疗

（1）抗感染治疗：X-HIGM 患儿发生急性感染时，可针对病原体进行相应治疗。应用复方新诺明有助于预防 PIP 发生。

（2）IVIG 治疗：IVIG 有助于防治感染，但不能根本解决该病的免疫缺陷。可予以 IVIG（推荐剂量：400~600mg/kg）支持治疗，有助于减少感染的频率以及疾病的严重程度。在进行 HSCT 之前，需每月输注一次，视感染程度，可适当增加。

（3）HSCT：目前，HSCT 是治愈 X-HIGM 的最好方法。

（4）基因治疗：有研究报道 CD40LG 缺陷的小鼠，给予基因治疗后，CD40L 可正常表达，但是可引起淋巴增殖性疾病。基因治疗在临床用于 X-HIGM 治疗，尚需进一步的研究。

（八）遗传咨询及产前诊断

（1）遗传咨询：X-HIGM 为 X 染色体隐性遗传，女性携带，男性发病。携带者母亲生育男孩，50% 可能为患儿，生育女孩，50% 可能为携带者。

（2）产前诊断：X-HIGM 携带者女性如妊娠，可在妊娠 16~20 孕周时经羊水穿刺或 10~12 孕周经绒毛膜绒毛取样，提取胎儿细胞的 DNA，进行 *CD40LG* 基因检测。目前第三代试管婴儿技术亦日趋成熟，对 X-HIGM 携带者女性，也可以采用该技术。

（孙金峤）

第二节　X连锁无丙种球蛋白血症

一、概述

X 连锁无丙种球蛋白血症（X-linked agamma-globulinemia，XLA）又称为 Bruton 病，由 Bruton 于 1952 年首次报道，是最常见的抗体缺陷病之一。

二、病因及发病机制

XLA 是由于 B 细胞受体酪氨酸激酶（BTK）缺陷所致，其致病基因为 BTK 基因，定位于 X 染色体长臂 q21.3-22，由 19 个外显子组成。*BTK* 基因编码的 BTK 蛋白，是非受体型蛋白酪氨酸激酶 Tec 家族的一员，能够催化多种底物蛋白质酪氨酸残基磷酸化，在 B 细胞的增殖、发育、分化及凋亡过程中发挥了重要的作用。*BTK* 基因突变，影响 B 细胞的增殖、分化过程，使得患儿外周血 B 细胞的水平明显降低，不能产生浆细胞，血清中免疫球蛋白仅微量或几乎检测不到。

三、遗传机制

XLA 为 X 染色体隐性遗传，女性携带，男性发病。

四、临床表现

（1）感染：一般在出生后 6~12 个月后发病，反复的呼吸道感染是 XLA 的最常见的临床表现，如中耳炎、鼻窦炎、肺炎等，部分可以累及骨髓、关节、中枢神经系统，表现为化脓性脑膜炎、骨髓炎和化脓性关节炎等。感染通常由化脓性细菌引起，常见的有肺炎链球菌、B 型流感嗜血杆菌、化脓性链球菌和假单胞菌属等。由于 T 细胞功能正常，XLA 患儿能够抵抗病毒的感染，但是他们对某些肠道病毒易感，如埃可病毒、脊髓灰质炎病毒和柯萨奇病毒等。肠道病毒感染可能会引起慢性脑膜脑炎，导致轻微的神经退行性病变。肠道病毒感染皮肤和肌肉有时会发生皮肌炎样综合征，表现为四肢皮肤呈棕色伴软组织浮肿，可有红色斑丘疹。

（2）关节炎：是 XLA 最常见的并发症之一，10%~30% 的 XLA 患儿可发生关节炎，甚至部分

XLA 患儿以关节炎为首发症状。

（3）支气管扩张：由于反复肺部感染，XLA 患儿可出现支气管扩张，是该病另一常见的并发症。诊断年龄越晚，发生支气管扩张的概率越大。

（4）其他表现：XLA 患儿还可有生长激素缺乏症、中性粒细胞减少症、营养不良等临床表现。

五、实验室和影像学检查

（1）免疫球蛋白：患儿血清免疫球蛋白总量一般不超过 200~250mg/dl；IgG 低于 100mg/dl，IgM 和 IgA 水平很低。但受患儿诊断年龄或其他因素的影响，免疫球蛋白水平有差异。新生儿和出生 3~4 个月婴儿因获得母体 IgG，而且此时自身产生的 IgM 和 IgA 也呈生理性低下，故不宜用免疫球蛋白来判断是否 XLA。

（2）淋巴细胞亚群：外周血成熟 B 细胞缺乏是诊断 XLA 的重要依据，一般低于<2%。T 细胞数量和功能均正常。

（3）抗体反应：特异性抗体反应缺乏，疫苗接种后不能产生相应的抗体。

（4）基因检测：发现 BTK 基因突变可确诊 XLA。

（5）影像学检查：XLA 易合并关节炎和支气管扩张，需行相关影像学检查明确。

六、诊断和鉴别诊断

XLA 患者常有反复的呼吸道细菌感染，实验室检查发现免疫球蛋白降低、外周血成熟 B 淋巴细胞缺乏是该病的重要实验室特征。扁桃体和浅表淋巴结发育不良是该病重要体征。鉴别诊断包括：

（1）婴儿暂时性低丙种球蛋白血症：血清总免疫球蛋白不低于 300mg/dl，IgG 不低于 200mg/dl，IgM 和 IgA 含量接近同年龄正常婴儿水平。一般与生后 18~30 个月自然恢复正常。外周血成熟 B 淋巴细胞数量正常。

（2）常见变异型免疫缺陷病：可有血清免疫球蛋白降低、T 细胞和/或 B 细胞功能的异常，但 T 细胞和 B 细胞数量正常是该病的重要特征。

七、治疗

（1）IVIG 替代治疗：XLA 常规治疗是静脉注射 IVIG 替代治疗，一般起始剂量为每个月 400~600mg/kg，静脉注射每 3~4 周 1 次。XLA 患者早期应用丙种球蛋白替代治疗，肺炎发病率会明显降低。血清 IgG 在 5g/L 以上，能够有效地减少感染的发生。

（2）抗感染治疗：针对相应的病原，进行抗感染治疗。

（3）其他治疗：该病 IVIG 替代治疗预后良好，不主张 HSCT。

八、遗传咨询及产前诊断

（1）遗传咨询：XLA 为 X 染色体隐性遗传，女性携带，男性发病。携带者母亲生育男孩，50% 可能为患儿，生育女孩，50% 可能为携带者。

（2）产前诊断：XLA 携带者女性如妊娠，可在妊娠 16~20 孕周时经羊水穿刺或 10~12 孕周经绒毛膜绒毛取样，提取胎儿细胞的 DNA，进行 BTK 基因检测。目前第三代试管婴儿技术亦日趋成熟，对 XLA 携带者女性，也可以采用该技术。

（孙金峤）

第三节　免疫失调性疾病

一、IL10RA 缺陷

（一）概述

白细胞介素（Interleukin，IL）-10 来源于 Th2 和部分调节性 T 细胞，能抑制 Th1 细胞应答及合成细胞因子，抑制巨噬细胞的抗原提呈功能及合成细胞因子，促进 B 细胞增殖、分化及抗体产生。IL-10 受体（IL-10R）缺陷可导致炎症性疾病，最常见的表现为炎症性肠病（inflammatory bowel disease，IBD），包括克罗恩病（Crohn disease，CD）、溃疡性结肠炎（ulcerative colitis，UC）和未分型 IBD（indeterminate colitis，IC）。

（二）病因及发病机制

IL-10R 是由 IL10RA 编码的 IL-10 受体 1（IL-10R1）的两个 α 亚单位和 IL10RB 编码的 IL-10 受体 2（IL-10R2）的两个 β 亚单位组成的四聚体复合物。IL10RA 基因定位于 11q23.3，IL-10R1 是 IL10 的特异性受体，单独的 IL-10R2 不能直接与 IL-10 结合。一旦 IL-10 和其受体结合，激活 JAK1 和 Tyk2，导致 STAT-3 的磷酸化，下游靶基因激活，抗炎效应表达。IL-10 和 IL-10R 基因的编码区中的缺陷将导致 IL-10 通路信号传导障碍,抗炎反应的异常。

(三) 临床表现

(1)极早发炎症性肠病(very early-onset inflammatory bowel disease,VEO-IBD):是 IL10RA 缺陷最常见的临床表现。VEO-IBD 定义为 6 岁前发病的 IBD,占儿童 IBD 的 4%~6%,这些患儿中有一部分发病在 2 岁以前,被称为婴儿 IBD(infantile IBD)。患儿常见症状为反复发作的腹痛、腹泻、黏液血便。此外,肛周病变比较常见,包括瘘管形成、肛周脓肿和肛裂等病变。VEO-IBD 患儿肠道病变多累及结肠。

(2)感染:患儿可有不同程度的感染,可累及皮肤,表现为慢性毛囊炎,亦可表现为反复呼吸道感染或其他部位感染。

(3)其他表现:有研究报道该病患儿发生淋巴瘤的风险增加,但其确切机制目前尚未完全明确。另外,该病患儿亦有发生关节炎的报道。

(四) 实验室和影像学检查

(1)常规检查:患儿处于疾病活动期时,可见 ESR 和 CRP 增高,白蛋白降低。大便可见明显白细胞升高伴黏液。

(2)结肠镜检查及其病理组织活检:可见严重结肠炎症,表现为浅表及深部溃疡,一般累及范围为直肠至右半结肠。患儿肠镜病理组织学表现为上皮内肉芽肿、黏膜层单核细胞浸润及隐窝脓肿。

(3)可根据条件酌情选择:胃肠钡剂造影、腹部 B 超、胶囊内镜检查(须在排除小肠狭窄后进行)、小肠镜检查、CT、磁共振等,有助于更好地了解肠道病变。

(4)基因测序:发现 IL10RA 基因突变可确诊。

(五) 诊断和鉴别诊断

根据患儿发病年龄早,早期出现肛瘘及肛周脓肿,反复腹泻,伴或不伴全身感染等临床症状,结合基因检测,明确存在 IL10RA 基因突变可做出诊断。

部分其他类型 PID 亦可有类似 IL10RA 缺陷的肠道炎症改变,需注意鉴别。如慢性肉芽肿病患者,1/3 可发生 IBD,中性粒细胞呼吸爆发实验异常可鉴别。

(六) 治疗

此类患儿常规传统治疗效果较差,早期进行 HSCT 治疗可降低病死率。

(1)一般对症支持治疗:强调休息、饮食和营养支持,肠外高营养在急性发作期的患儿中是必要的,可以促进新生肠道黏膜修复。

(2)HSCT:已有的报道中,HSCT 治疗患儿症状缓解,证明 HSCT 可治愈 IL-10 或 IL-10R 基因突变所致 VEO-IBD。但由于 HSCT 开展时间尚短,目前仍缺乏长期随访数据研究。

(3)其他治疗:有研究将 IL-1β 受体阻滞剂阿那白滞素用于 IL10RA 基因突变患儿,临床症状得以缓解,但该药仅用于移植前过渡期治疗,有待进一步研究是否可作为长期用药。

(七) 遗传咨询及产前诊断

(1)遗传咨询:IL10RA 缺陷为常染色体隐性遗传。

(2)产前诊断:对父母均为携带者的胎儿,需进行产前诊断,检测胎儿羊水细胞基因突变,可以进行产前诊断。

二、自身免疫性淋巴增殖综合征

(一) 概述

自身免疫性淋巴细胞增生综合征(autoimmune lymphoproliferative syndrome,ALPS)于 20 世纪 90 年代首次被报道,是第一种被发现的由于淋巴细胞(主要是 T 细胞)凋亡不足而导致的原发性免疫缺陷病,表现为慢性良性淋巴细胞增生、自身免疫疾病、高免疫球蛋白血症和 $CD3^+TCR\alpha\beta^+CD4^-CD8^-$ 双阴性 T 细胞(DNT)增多。至今全球已发现超过 500 位 ALPS 患者,可由 TNFRSF6、FASLG、CASP10、CASP8 和 FADD 等基因突变所致。本章主要阐述由编码 FAS 配体(FasL)的 FASLG 基因突变所致的 ALPS。

(二) 病因及发病机制

Fas-FasL 介导的凋亡信号转导途径传递"死亡信号"。FasL 由 3 条单链形成三聚体,具有两种类型:细胞膜结合型和血清游离型。两种 FasL 均能与淋巴细胞表面的 Fas 结合,一个 FasL 三聚体能结合 3 个 Fas 分子的细胞外部分。Fas-FasL 结合后向细胞内的死亡决定区传递信号,后者在 Fas 胞内区的 DD 和细胞质中 Fas 相关死亡结构域(FADD)的参与触发蛋白酶 caspases,最终导致淋巴细胞凋亡的发生。FASLG 定位于 1q24.3,包含 4 个外显子。FASLG 基因突变使 Fas-FasL 诱导的细胞凋亡途径发生障碍,大量活化的 T 细胞持续存在,产生淋巴细胞增生和自身免疫反应。

（三）遗传机制

FASLG 基因突变所致 ALPS 为常染色体隐性遗传。

（四）临床表现

ALPS 患儿病情轻重不一，多数于婴幼儿及儿童期起病，平均起病年龄为 2 岁，随着诊疗水平提高，也有成人 ALPS 的报道。临床主要表现为淋巴细胞增生和自身免疫性疾病。

（1）淋巴细胞增生性表现：是 ALPS 最主要的临床特征，超过 80% 患者表现为明显的浅表淋巴结无痛性肿大，常见于颈部、腋下、腹股沟等部位。肝脾肿大，程度不一。

（2）自身免疫性疾病：可合并不同程度多种自身免疫性疾病，与肝脾和 / 或淋巴结肿大同时或先后出现。Coombs 阳性自身免疫性溶血性贫血（AIHA）最常见，免疫性血小板减少次之，还可出现自身免疫性中性粒细胞减少症、系统性红斑狼疮、肾小球肾炎、多发性神经根炎、荨麻疹、非特异性皮肤血管炎、格林巴利综合征、自身免疫性肝炎、眼葡萄膜炎、虹膜睫状体炎等。

（3）恶性肿瘤：罹患霍奇金淋巴瘤或非霍奇金淋巴瘤的风险高，概率为 10%~20%，少数患者在长期随访中出现其他恶性疾患。

（五）实验室和影像学检查

（1）淋巴细胞亚群：CD3$^+$T 细胞数量多于 CD4$^+$T 细胞和 CE8$^+$T 细胞总和，提示存在 DNT 细胞。ALPS 患儿 DNT 细胞增多，升高比例与淋巴组织的增生呈正相关。DNT 增多程度不一，但均持续存在。CD3$^+$ TCRαβ$^+$DNT 细胞占总淋巴细胞的比例 ≥ 1.5% 或占 CD3$^+$ 淋巴细胞的比例 ≥ 2.5% 需排除该病。

（2）淋巴细胞凋亡测定：重组的 FasL/T 细胞受体（TCR）再刺激和 / 或细胞因子激活 Fas 后观察激活淋巴细胞凋亡比例，如果凋亡比例 ≤50% 则认为是异常。由于体细胞 Fas 和生殖细胞 FasL 突变的患者淋巴细胞凋亡比例检测是正常的，所以现在淋巴细胞凋亡检测已不作为诊断的必要标准。

（3）免疫球蛋白：血清 IgG、IgA 和 IgM 升高，少部分（≤10%）患者有低丙种球蛋白血症和易发感染，5%~10% 患者表现类似普通变异性免疫缺陷病（CVID）。

（4）自身抗体：Coombs 实验多为阳性，其他自身抗体有抗中性粒细胞抗体、低滴度的抗平滑肌抗体、抗磷脂抗体、抗核抗体和类风湿性因子。

（5）生物标记物检测：血浆可溶性 FasL（sFasL）、IL-10、维生素 B$_{12}$ 和 IL-18 水平升高。

（6）病理学检查：淋巴结活检显示淋巴结副皮质区淋巴滤泡异常增生，浆细胞增生，双阴性 T 细胞浸润为其特征性改变。

（7）影像学检查：有助于了解肝、脾、淋巴结肿大情况。

（8）基因检测：发现 *FASLG* 基因突变可确诊。

（六）诊断和鉴别诊断

2009 年 NIH 工作组组织全球研究 ALPS 和其相关疾病的专家修订的 ALPS 诊断标准和分型如下：

1. ALPS 的诊断必要标准　①慢性（>6 个月）非恶性、非感染性淋巴结病和 / 或脾大；②淋巴细胞计数正常或升高，其中 CD3$^+$ TCRαβ$^+$DNT 细胞占总淋巴细胞的比例 ≥ 1.5% 或占 CD3$^+$ 淋巴细胞的比例 ≥ 2.5%。

2. ALPS 的诊断辅助标准

（1）主要辅助标准包括：①淋巴细胞凋亡受损（2 次独立检测）；②体细胞或生殖细胞 *TNFRSF6*、*FASLG*、*CASP10*、*CASP8* 和 *FADD* 等基因突变。

（2）次要辅助标准包括：①血浆中多种细胞因子水平升高，如 sFasL>200ng/L 或 IL-10>20ng/L 或维生素 B$_{12}$>1 500ng/L 或血浆 IL-18>500ng/L；②典型的免疫组化结果；③自身免疫性血细胞减少（溶血性贫血、血小板减少或粒细胞减少）和 IgG 升高（多克隆高 γ 球蛋白血症）；④伴或不伴自身免疫的非恶性或非感染性淋巴增殖家族史。

ALPS 需排除病毒、细菌感染和淋巴瘤等原因所致的淋巴增殖。ALPS 以自身免疫性疾病为主要表现时，需与 ITP、Evans 综合征和 SLE 等鉴别。

（七）治疗

ALPS 病程一般相对缓慢，临床治疗宗旨在于控制自身免疫性疾病，延缓恶性肿瘤的发生，有条件的情况下，可考虑 HSCT。

（1）一般支持治疗：对于免疫性血细胞减少可间断输注成分血支持。ALPS 引起的中性粒细胞减少可短期内使用粒细胞集落刺激因子（1~2）pg/kg 升高白细胞，降低感染机会。严重贫血、血小板减少可考虑短期内使用静脉丙种球蛋白，但疗效不持久，且复发率高。

（2）糖皮质激素：严重的淋巴细胞增殖及免疫性红细胞和血小板减少需要用免疫抑制剂治疗，

首选糖皮质激素。多数患者对短期的激素冲击治疗(5~10mg/kg)伴随低剂量维持治疗(1~2mg/kg)有效,但减量或停药后易复发,长期使用不良反应大。

(3)免疫抑制剂:对于单纯淋巴结肿大的患者不推荐使用免疫抑制剂。但大部分患者仍需行免疫抑制治疗,尤其是对血细胞减少的治疗。

(4)HSCT:是唯一能治愈 ALPS 的方法。但大多数 ALPS 患者用保守治疗即可控制症状,且自身免疫性疾病和淋巴细胞增殖随年龄的增大可能有所改善,是否需行 HSCT 和移植时机等问题目前尚未形成完全统一的认识。

(八)遗传咨询及产前诊断

(1)遗传咨询:*FASLG* 基因突变所致 ALPS 为常染色体隐性遗传。

(2)产前诊断:对父母均为携带者的胎儿,需进行产前诊断,检测胎儿羊水细胞基因突变,可以进行产前诊断。

(孙金峤)

第四节　X 连锁慢性肉芽肿病

一、概述

慢性肉芽肿病(chronic granulomatous disease,CGD)是一种少见的原发性吞噬细胞功能缺陷病,由于基因突变引起还原型烟酰胺腺嘌呤二核苷酸磷酸氧化酶(NADPH,还原型辅酶Ⅱ)缺乏,导致活性氧、过氧化氢产生减少,其杀菌功能缺陷。患者对各种过氧化氢酶阳性菌属如金黄色葡萄球菌、曲霉菌等易感,导致慢性感染,形成肉芽肿样改变。X 连锁慢性肉芽肿病(X-linked chronic granulomatous disease,X-CGD)约占总 CGD 的 70% 左右,为 *CYBB* 基因突变所致。*CYBA*、*NCF1*、*NCF2*、*NCF4* 基因突变所致 CGD 约占 1/3 左右。

二、病因及发病机制

正常情况下,当细菌等微生物进入机体时,吞噬细胞内的 NADPH 氧化酶催化电子从细胞质 NADPH 传递给吞噬溶酶体内部的分子氧,从而形成超氧化物,如超氧根离子、过氧化氢、一氧化氮、次氯酸等,即"呼吸爆发",从而通过直接或间接的方式杀灭细菌。

X-CGD 患者由于 *CYBB* 基因突变导致 NADPH 氧化酶缺陷,中性粒细胞、嗜酸性粒细胞和单核细胞等吞噬细胞不能产生超氧阴离子(O_2^-)及转化为其他过氧化物(ROS)如过氧化氢、次氯酸等来杀灭微生物,导致该病患者对细菌和真菌易感,从而出现相关的临床表现。

三、遗传机制

CYBB 基因突变所致 CGD,为 X 连锁隐性遗传。

四、临床表现

(1)感染:X-CGD 的发病年龄较小,通常婴儿期即出现反复感染。最常累及肺、皮肤和淋巴结等部位。感染反复发生,最终出现组织坏死,形成肉芽肿。X-CGD 患儿对过氧化氢酶阳性的病原体易感,常见的有金黄色葡萄球菌、沙门氏菌、洋葱伯克霍尔德菌、曲霉菌、分枝杆菌等。该病患儿,如接种卡介苗,可发生卡介苗感染。脓肿形成是 X-CGD 的另一感染特点,可发生在机体的任何部位,尤其常见于肝脏、脾脏、肺及皮肤软组织。

(2)肺部表现:肺炎是最常见的临床表现,病原体以曲霉菌属最常见。肺部的其他表现还包括纵隔/肺门淋巴结肿大、肺脓肿、脓胸及支气管扩张等。肺活检提示伴有坏死性肉芽肿和真菌的急性炎症。支气管镜检查可发现支气管内炎症改变,部分患者可发现有肉芽肿形成。

(3)消化系统表现:部分患者可有反复腹泻及肛周脓肿的表现。胃肠道肉芽肿可见于食管下段、空肠、回场、盲肠、直肠和肛周等。大的肉芽肿易引起食管及小肠等消化道梗阻的表现。肝脏脓肿也是常见的感染,其中金黄色葡萄球菌是主要的致病菌。

(4)自身免疫性疾病:部分 X-CGD 患者可有自身免疫性疾病的表现,如系统性红斑狼疮、炎症性肠病、特发性血小板减少性紫癜和关节炎等。

五、实验室和影像学检查

(1)常规实验室检查:感染发生时,血常规可见白细胞明显升高,以中性粒细胞增高为主。病原学方面,除考虑细菌感染外,需注意排除真菌和结核分枝杆菌感染。

(2) 中性粒细胞呼吸爆发实验(DHR 试验)：中性粒细胞在 PMA 刺激后，细胞内产生的过氧化氢，可将无荧光的二氢罗丹明氧化为有荧光的罗丹明，采用流式细胞术分析，就是 DHR 试验。患儿中性粒细胞呼吸爆发功能明显低下，可快速诊断。

(3) 影像学检查：团块样影是 X-CGD 的特征性肺部影像学改变。肺部 X 线和 CT 扫描有助于发现肺部结节、脓肿、支气管扩张等。

(4) 基因检测：发现 CYBB 基因突变可明确诊断。

六、诊断和鉴别诊断

对于反复严重的细菌、卡介苗和 / 或真菌感染，有肉芽肿形成患者应高度怀疑本病。进行中性粒细胞呼吸爆发实验和基因检测可确诊。由于 X-CGD 起病较早，需与 SCID 等进行鉴别。淋巴细胞亚群检测、中性粒细胞呼吸爆发实验可资鉴别。

七、治疗

(1) 抗感染治疗：目的是预防和治愈感染病灶，可常规使用磺胺和抗真菌药物预防感染。抗微生物药物的选择可依据临床表现和病原学检查。

(2) γ- 干扰素：重组人干扰素 -γ 能够降低 X-CGD 患者发生感染的频率以及严重程度，推荐剂量是 50 万 IU/m²，皮下注射，每周 2 次。

(3) HSCT：是根治该病的主要方法。

(4) 基因治疗：目前正处于临床试验阶段，对于不适合 HSCT 的患者，可考虑该方法。

八、遗传咨询及产前诊断

(1) 遗传咨询：X-CGD 为 X 染色体隐性遗传，女性携带，男性发病。携带者母亲生育男孩，50% 可能为患儿，生育女孩，50% 可能为携带者。

(2) 产前诊断：X-CGD 携带者女性如妊娠，可在妊娠 16~20 孕周时经羊水穿刺或 10~12 孕周经绒毛膜绒毛取样，提取胎儿细胞的 DNA，进行 CYBB 基因检测。或者妊娠 16~20 孕周时取脐带血进行中性粒细胞呼吸爆发实验检测。

(孙金峤)

第五节　固有免疫缺陷

一、IL12RB1 缺陷

(一) 概述

孟德尔遗传分枝杆菌易感病(Mendelian susceptibility to mycobacterial disease, MSMD) 是一种对分枝杆菌易感的原发性免疫缺陷病。截至目前，共发现 10 种致病基因：8 种基因(IFNGR1、IFNGR2、IL12B、IL12RB1、STAT1、TYK2、IRF8 和 ISG15) 位于常染色体，2 种基因(NEMO 和 CYBB) 位于 X 染色体。其中 IL12RB1 突变是 MSMD 最常见的原因，本节选择该基因突变做一阐述。

(二) 病因及发病机制

机体抵御分枝杆菌感染主要依赖 IL-12/IFN-γ 信号通路，通过单核细胞、巨噬细胞、树突状细胞和淋巴细胞(T 细胞、NK 细胞)的相互作用，调节 IFN-γ 的产生和应答，抵抗分枝杆菌的感染。

IL12RB1 基因位于染色体 19p13.1，编码 IL-12 和 IL-23 的共同受体轻链 IL-12Rβ1。IL12R 由 IL-12Rβ1 和 IL-12Rβ2(限制性表达在 Th1 细胞)组成，与 IL12 结合发挥作用。IL-12Rβ1 主要表达在 T/NK 细胞的表面，它与 IL-12Rβ2 形成的二聚体与 IL-12 有高亲和力，通过与 IL-12 的结合刺激产生 IFN-γ。该基因突变的患儿可不表达或表达无功能的 IL-12Rβ1，IL-12/IFN-γ 通路功能受损。另外，IL-12Rβ1 也与 IL23R 协同作用共同介导 IL-23 的信号通路，影响 Th17 细胞增殖和分泌 IL-17 细胞因子。

(三) 遗传机制

IL12RB1 基因突变为常染色体隐性遗传。

(四) 临床表现

(1) 感染：IL12RB1 基因突变的患儿临床表现多样，轻者可无症状，重者可在新生儿期患致死性感染而死亡。IL12RB1 缺陷的患儿主要表现为易感染结核分枝杆菌和沙门菌等。接种卡介苗(BCG)后出现卡介苗感染。部分病例有慢性皮肤黏膜白色念珠菌感染(chronic mucocutaneous candidiasis, CMC)、口咽部念珠菌感染等表现，念珠菌易感可能和 IL-23 的信号途径受累有关。

(2) 其他临床表现：部分患儿表现有白细胞破

碎性血管炎等皮肤血管炎的表现,可能与免疫复合物清除缺陷有关。有报道部分患儿可发生自身免疫性溶血性贫血的表现。

（五）实验室和影像学检查

（1）常规检查:病原学检测需重点关注结核分枝杆菌和沙门氏菌。

（2）常规免疫功能检查:免疫球蛋白、淋巴细胞亚群正常。

（3）IL12RB1 蛋白表达检测:流式细胞术检测 IL12RB1 蛋白表达降低有助于快速诊断该病。

（4）影像学检查:有助于明确感染的部位和严重程度。

（5）基因检测:发现 *IL12RB1* 基因突变,可明确诊断。

（六）诊断和鉴别诊断

根据患儿易感结核分枝杆菌和沙门氏菌的临床表现,结合 IL12RB1 蛋白表达和基因检测,可明确诊断。需与其他易感结核分枝杆菌的 PID 进行鉴别,基因分析和相关的免疫功能检测有助鉴别。

（七）治疗

（1）抗感染治疗:针对病原体,给予相应的抗感染药物。该病患儿如感染结核分枝杆菌,需进行抗痨治疗。

（2）γ-干扰素:对该病有效,可协助控制结核分枝杆菌感染,推荐剂量是 50 万 IU/m^2,皮下注射,每周 3 次。

（八）遗传咨询及产前诊断

（1）遗传咨询:*IL12RB1* 突变所致 MSMD 为常染色体隐性遗传。

（2）产前诊断:对父母均为携带者的胎儿,需进行产前诊断,检测胎儿羊水细胞基因突变分析,可以进行产前诊断。

二、TLR3 缺陷

（一）概述

Toll 样受体 3（toll-like receptor 3,TLR3）缺陷是新近报道的一类 PID,该病的主要特点是对单纯疱疹病毒（Herpes simplex virus,HSV）易感,发生 HSV 脑炎。

（二）病因及发病机制

HSV 是一种常见的嗜神经性双链 DNA 病毒,有两种血清型:HSV-1 和 HSV-2,对大多数儿童无害。TLR3 主要在树突状细胞、自然杀伤细胞、单核巨噬细胞和肥大细胞中表达,是识别 dsRNA 的特异性受体,它和多聚肌苷酸 - 多聚胞苷酸通过刺激 I 型干扰素和促炎性因子的产生来引起抗病毒的免疫反应。*TLR3* 基因定位于 4q35,编码的 TLR3 属于 I 型跨膜受体,其独特的结构是胞内结构域中不含有其他 TLR 中保守的脯氨酸,而是由丙氨酸替代。TLR3 对中枢神经系统中 HSV-1 的固有免疫至关重要,该基因缺陷可导致 HSV 脑炎。但并非所有的 HSV 脑炎都是 *TLR3* 基因突变所致。

（三）遗传机制

本病表现为常染色体隐性遗传或常染色体显性遗传两种遗传模式。

（四）临床表现

TLR3 缺陷的主要表现为 HSV 感染。本病无年龄、性别和季节差异,儿童常于 10 岁以内起病,也有成人发病案例。临床表现多样,可有反复发作,患者一般在唇疱疹后出现高热、呕吐、意识错乱、癫痫发作、嗜睡、脑膜炎,在某些重症患者中还可出现神经后遗症、精神发育迟滞、智力水平下降、轻微偏瘫和运动障碍。

（五）实验室和影像学检查

（1）脑电图检查:异常,常出现弥漫性高波幅慢波。

（2）头部 MRI 检查:早期即可出现脑成像异常信号,是 HSV 脑炎首选的影像学检查方法,表现为皮质坏死和皮质神经胶质增生。

（3）脑脊液检查:出现炎性细胞,并可检测到 HSV 特异性 IgM、IgG 抗体,病程中有 2 次或 2 次以上抗体滴度呈 4 倍以上增加有确诊意义。检测到脑脊液中 HSV-DNA 有诊断意义。

（4）血清学检查:可见白细胞轻度增高。

（5）基因检测:检测出 *TLR3* 基因突变可确诊。

（六）诊断和鉴别诊断

对于 HSV 严重感染的患者,尤其有神经系统感染的患者,需考虑 *TLR3* 基因突变可能,基因检测有助于诊断。需与其他病毒易感的固有免疫缺陷病鉴别,基因分析有助鉴别。

（七）治疗

主要针对 HSV 感染治疗。HSV 脑炎发病急,病情重,早诊断、早治疗对于降低患者死亡率起到关键作用,临床上主要是对症支持和抗病毒药物治疗。

（1）对症支持治疗：注意维持水电解质平衡、营养支持，给予物理降温、抗惊厥、镇静和脱水降颅压等对症处理。对于重症患者，应加强日常护理，注意避免出现继发感染等危及生命的并发症。

（2）抗病毒药物：阿昔洛韦可以很好地控制临床症状，它能阻断病毒 DNA 链的合成，但成人 HSE 中已有阿昔洛韦耐药的报道。常用剂量为 15~30mg/（kg·d），分 3 次静脉滴注，连用 14 天，对于病情较重的患者可延长治疗时间。它的副作用有谵妄、震颤、皮疹、血尿和血清转氨酶暂时性升高等。对临床疑诊的病例，可用阿昔洛韦进行诊断性治疗。相比阿昔洛韦，更昔洛韦具有更强、更广谱的抗 HSV 作用和更低的毒性。干扰素 -α 具有广谱抗病毒活性，其治疗 HSV 的疗效尚有待于进一步证实。

（3）免疫治疗：静脉大剂量免疫球蛋白治疗 HSV 脑炎，可能与免疫抑制和免疫调节双重作用有关。

（4）糖皮质激素：可控制 HSV 脑炎炎症反应，减轻水肿。但其用于治疗 HSE 尚存在争议，有学者认为皮质类固醇激素具有一定的免疫抑制作用，会导致病毒的复制和扩散。

（八）遗传咨询

TLR3 缺陷表现为常染色体隐性遗传或常染色体显性遗传两种遗传模式。

（孙金峤）

第六节 高 IgD 综合征

一、概述

高 IgD 综合征（hyper IgD syndrome，HIDS）是一种归属于自身炎症性疾病的 PID，临床特征为周期性高热伴淋巴结和肝脾肿大、弥漫性关节痛、腹痛、黏膜皮肤缺损等。发病率有地区差异，全球报道的发病率最高地区为荷兰，大约为 1∶200 000。

二、病因及发病机制

甲羟戊酸激酶缺陷（mevalonate kinase deficiency，MKD）是导致该病的原因。*MVK* 基因定位于染色体 12q24.11，包含 13 个外显子，在睾丸和肝脏中广泛表达。*MVK* 基因突变导致编码蛋白的 ATP 结合结构域错误折叠，ATP 无法与 MVK 结合，致使 MVK 活性降低，导致甲羟戊酸代谢途径障碍，不仅引起甲羟戊酸堆积、胆固醇和类异戊二烯等下游产物合成减少，并且导致 IL-1β 等炎症因子过度产生，继而引发自身炎症反应。

三、遗传机制

HIDS 为常染色体隐性遗传。

四、临床表现

HIDS 常在 1 岁内发病，平均起病年龄为 4~10 月龄，男女患病概率相同。42%~73% 患者有发作诱因，主要是疫苗接种、感染、应激、外伤和精神紧张等。

（1）发热：几乎所有 HIDS 均有周期性发热症状，常以寒战为首发症状，热峰高达 40.0℃，通常持续 3~7 天，且不定期的复发（数周到数月）。高热后，患儿出现颈部淋巴结肿痛最常见，伴咽炎和黏膜溃疡形成。

（2）腹痛：是 HIDS 的另一特征性表现，见于 80% 以上的患儿，多伴腹泻和 / 或呕吐。

（3）皮疹：80% 以上的患儿还可出现非特异性皮疹，最常见的是红斑样皮疹。

（4）其他：患儿常伴多关节疼痛，还可出现脾肿大、小脑综合征、癫痫、精神发育迟滞、结膜炎和情绪障碍等。常见远期并发症为巨噬细胞活化综合征（MAS）、内脏淀粉样变性、肠粘连、肠梗阻和关节挛缩。

五、实验室检查

（1）血清学检查：在发热期，外周血白细胞、C 反应蛋白（CRP）、红细胞沉降率（ESR）、铁蛋白和血清淀粉样蛋白 A（SAA）水平升高。

（2）尿常规检查：尿蛋白和红细胞在发作时可能会有暂时的改变。淀粉样变的患者有持续的蛋白尿。

（3）尿甲羟戊酸检测：是 MKD 初筛较为敏感的方法，93% 患儿存在甲羟戊酸排泄量增加。尿甲羟戊酸浓度与病情严重程度和预后相关。

（4）免疫球蛋白检测：典型 HIDS 患儿多伴血清 IgD 升高（>100U/ml），64%~80% 的患儿存在血清 IgA 水平升高（>2 600mg/L）。IgD 检测的敏感性为 79%，特异性为 27%，阳性预测值 50% 和阴性预测价值 58%。因此,仅依靠血清 IgD 水平诊断 HIDS 是不充分的,血清 IgD 正常也不能排除 HIDS。

(5)MVK 酶活性检测:HIDS 患儿的 MKV 酶活性为正常的 1.8%~28.0%。

(6)细胞因子检测:IL-1β、肿瘤坏死因子(TNF)-α、IL-6 和干扰素(IFN)-γ 等炎症因子产生增加。

(7)基因检测:检测出 *MVK* 基因突变可确诊。

六、诊断和鉴别诊断

对于反复发热的患儿,应考虑该病可能,结合其他临床表现和实验室检查可诊断,发现基因突变可确诊。HIDS 应与其他原因引起的周期性发热、腹痛、皮疹等其他自身炎症性疾病相鉴别。血清 IgD 水平、MVK 酶活性和基因检测有助于鉴别。

七、治疗

HIDS 需个体化治疗,目标是减轻炎症症状,改善患儿的生活质量及预后。

(1)非甾体类抗炎药(NSAIDs):作为控制炎性发热的一线用药,可能在炎症发作期间缓解症状但并不能阻止或改变疾病的整个进程。非甾体抗炎药可能有头痛、胃溃疡和肾损害等副作用。

(2)糖皮质激素:对于 NSAIDs 无效的难治性患儿,可以选择短期口服糖皮质激素,建议剂量为 1mg/(kg·d)(不超过 60mg/d),疗程 4~7 天,可根据患儿的发热持续时间适当调整疗程。

(3)生物制剂:对于 NSAIDs 和糖皮质激素治疗均无效或不耐受的患儿,可以选择生物制剂治疗,包括 IL-1 拮抗剂阿那白滞素(anakinra)和康纳单抗(Canakinumab)、TNF-α 抑制剂(依那西普和阿达木单抗)、IL-6 受体拮抗剂。

(4)HSCT:对于病情严重且对上述治疗均无效的患儿,可以考虑 HSCT,且已有成功案例报道,但治疗风险较高。

八、遗传咨询及产前诊断

(1)遗传咨询:HIDS 为常染色体隐性遗传。

(2)产前诊断:对父母均为携带者的胎儿,需进行产前诊断,检测胎儿羊水细胞基因突变,可以进行产前诊断。

(孙金峤)

参考文献

1. Picard C, Bobby Gaspar H, Herz W, et al. International Union of Immunological Societies: 2017 Primary Immunodeficiency Diseases Committee Report on Inborn Errors of Immunity. J Clin Immunol, 2018, 38 (1): 96-128.

2. Diamond CE, Sanchez MJ, LaBelle JL. Diagnostic Criteria and Evaluation of Severe Combined Immunodeficiency in the Neonate. Pediatr Ann, 2015, 44 (7): 181-187.

3. Buckley RH. Transplantation of hematopoietic stem cells in human severe combined immunodeficiency: longterm outcomes. Immunol Res, 2011, 49 (1-3): 25-43.

4. Hacein-Bey-Abina S, Hauer J, Lim A, et al. Efficacy of gene therapy for X-linked severe combined immunodeficiency. N Engl J Med, 2010, 363 (4): 355-364.

5. Bradford KL, Moretti FA, Carbonaro-Sarracino DA, et al. Adenosine Deaminase (ADA)-Deficient Severe Combined Immune Deficiency (SCID): Molecular Pathogenesis and Clinical Manifestations. J Clin Immunol, 2017, 37 (7): 626-637.

6. Flinn AM, Gennery AR. Adenosine deaminase deficiency: a review. Orphanet Journal of Rare Diseases, 2018, 13 (1): 65.

7. Poursharifi P, Saghiri R, Ebrahimi-Rad M, et al. Adenosine deaminase in patients with primary immunodeficiency syndromes: The analysis of serum ADA1 and ADA2 activities. Clinical Biochemistry, 2009, 42 (13-14): 1438-1443.

8. Mitsui-Sekinaka K, Imai K, Sato H, et al. Clinical features and hematopoietic stem cell transplantations for CD40 ligand deficiency in Japan. Journal of Allergy and Clinical Immunology, 2015, 136 (4): 1018-1024.

9. Saud B, Mousa H, Ahmari A, et al. Hematopoietic stem cell transplant for hyper-IgM syndrome due to CD40L defects: A single-center experience. Pediatric Transplantation, 2015, 19 (6): 634-639.

10. Morena T, Leonard D, Torgerson TR, et al. Long-term outcomes of 176 patients with X-linked hyper-IgM syndrome treated with or without hematopoietic cell transplantation. J Allergy Clin Immunol, 2017, 139 (4): 1282-1292.

11. Bearden D, Collett M, Quan PL, et al. Enteroviruses in X-Linked Agammaglobulinemia: Update on Epidemiology and Therapy. J Allergy Clin Immunol Pract, 2016, 4 (6): 1059-1065.

12. García-García E, Staines-Boone AT, Vargas-Hernández A, et al. Clinical and mutational features of X-linked

agammaglobulinemia in Mexico. Clinical Immunology, 2016, 165: 38-44.

13. Shillitoe B, Gennery A. X-Linked Agammaglobulinaemia: Outcomes in the modern era. Clinical Immunology, 2017, 183: 54-62.

14. Bearden D, Collett M, Quan PL, et al. Enteroviruses in X-Linked Agammaglobulinemia: Update on Epidemiology and Therapy. The Journal of Allergy and Clinical Immunology: In Practice, 2016, 4 (6): 1059-1065.

15. Begue B, Verdier J, Rieux-Laucat F, et al. Defective IL10 signaling defining a subgroup of patients with inflammatory bowel disease. Am J Gastroent, 2011, 106: 1544-1555.

16. Glocker EO, Kotlarz D, Boztug K, et al. Inflammatory bowel disease and mutations affecting the interleukin-10 receptor. N Engl J Med, 2009, 361 (21): 2033-2045.

17. Mao H, Yang W, Lee PP, et al. Exome sequencing identifies novel compound heterozygous mutations of IL-10 receptor 1 in neonatal-onset Crohn's disease. Genes Immun, 2012, 13 (5): 437-442.

18. Picard C, Bobby Gaspar H, Al-Herz W, et al. International Union of Immunological Societies: 2017 Primary Immunodeficiency Diseases Committee Report on Inborn Errors of Immunity. J Clin Immunol, 2018, 38 (1): 96-128.

19. Li P, Huang P, Yang Y, et al. Updated Understanding of Autoimmune Lymphoproliferative Syndrome (ALPS). Clin Rev Allergy Immunol, 2016, 50 (1): 55-63.

20. Zhou Q, Hui X, Ying W, et al. A Cohort of 169 Chronic Granulomatous Disease Patients Exposed to BCG Vaccination: a Retrospective Study from a Single Center in Shanghai, China (2004-2017). J Clin Immunol, 2018, 38 (3): 260-272.

21. Sun J, Wang Y, Liu D, et al. Prenatal diagnosis of X-linked chronic granulomatous disease by percutaneous umbilical blood sampling. Scand J Immunol, 2012, 76 (5): 512-518.

22. Filiz S, Uygun DFK, Köksoy S, et al. Clinical immunology In vitro interferon γ improves the oxidative burst activity of neutrophils in patients with chronic granulomatous disease with a subtype of gp91phox deficiency. Cent Europ J Immunol, 2015, 1: 54-60.

23. Goldblatt D. Recent advances in chronic granulomatous disease. J Infect, 2014, 69: 32-35.

24. Lim HK, Seppänen M, Hautala T, et al. TLR3 deficiency in herpes simplex encephalitis: high allelic heterogeneity and recurrence risk. Neurology, 2014, 83 (21): 1888-1897.

25. Guo Y, Audry M, Ciancanelli M, et al. Herpes simplex virus encephalitis in a patient with complete TLR3 deficiency: TLR3 is otherwise redundant in protective immunity. J Exp Med, 2011, 208 (10): 2083-2098.

26. Mørk N, Kofod-Olsen E, Sørensen KB, et al. Mutations in the TLR3 signaling pathway and beyond in adult patients with herpes simplex encephalitis. Genes Immun, 2015, 16 (8): 552-566.

27. D'Osualdo A, Picco P, Caroli F, et al. MVK mutations and associated clinical features in Italian patients affected with autoinflammatory disorders and recurrent fever. Eur J Hum Genet, 2005, 13 (3): 314-320.

第三十一章

血液系统疾病

本章将主要介绍血液系统疾病的病因、发病机制、遗传机制、实验室检查、诊断及鉴别诊断、治疗、遗传咨询及产前诊断注意事项。

第一节 红细胞疾病

一、红细胞葡萄糖-6-磷酸脱氢酶缺乏症

（一）概述

红细胞葡萄糖-6-磷酸脱氢酶（glucose-6-phosphatede-hydrogenase，G6PD）缺乏症是一种 X 染色体连锁疾病，是人类中最常见的红细胞酶缺陷性疾病，大多患者终身没有症状，但许多患者存在发作性贫血，而少数一些患者存在慢性溶血。

本病在全球分布很广，几乎每一个民族都存在这种酶缺陷，全球超过 4 亿人口受累。本病常在疟疾高发区及地中海贫血等流行区出现。我国长江流域以南，尤以两广、云南、四川和贵州等地为高发区，发生率为 4%~15%，个别地区高达40%，基因频率 0.056 0~0.448 3。长江流域各省发病常较低，北方各省少见。

（二）病因及发病机制

G6PD 催化单磷酸己糖［（hexose monophosphate，HMP）或磷酸戊糖］旁路的第一步反应，使葡萄糖-6-磷酸氧化为6-磷酸葡糖酸内酯，使烟酰胺腺嘌呤二核苷酸磷酸（nicotinamide adenine dinucleotide phosphate，NADP）还原为还原型烟酰胺腺嘌呤二核苷酸磷酸（reduced nicotinamide adenine dinucleotide phosphate，NADPH）。因红细胞没有线粒体，HMP 旁路是红细胞 NADPH 的唯一来源。

红细胞含相对较高浓度的还原型谷胱甘肽GSH，起到细胞内还原剂的作用，可以保护细胞免受氧化剂损伤。血红蛋白与氧气反应可以在红细胞内形成诸如超氧阴离子（O_2^-）和过氧化氢这类氧化剂，外源性因素（如药物和感染）也产生这类氧化剂。如果这些氧化剂在红细胞内蓄积，血红蛋白和其他蛋白会被氧化，导致功能丧失和细胞死亡。正常情况下，GSH 联合谷胱甘肽过氧化物酶能够使这类氧化剂迅速失活，因而不会发生氧化剂蓄积。这些反应导致 GSH 转化为氧化型谷胱甘肽（oxidized glutathione，GSSG）。谷胱甘肽还原酶催化 GSSG 还原为 GSH，GSH 水平得以恢复。该反应需要 G6PD 产生的 NADPH。因此，HMP 旁路与 GSH 代谢的紧密偶联起到保护细胞内蛋白免受氧化损伤的作用。

当红细胞 G6PD 缺乏时，NADPH 生成减少，不能维持生理浓度的还原型谷胱甘肽（GSH），在外源性氧化性药物、蚕豆、感染、酸中毒和内源性过氧化物等氧化应激作用下，氧化损伤红细胞膜蛋白、Hb 和其他酶（膜 Na^+-k^+-ATPase 和 Ca^{2+}-Mg^{2+}-ATPase）。Hb 肽链上 -SH 基与 GSH 之间发生氧化，形成混合双硫键（Hb-SSG），并裂解为亚单位，进一步被氧化、变性及沉淀，形成 Heinz 小体，粘连于胞膜内侧，损害膜的完整性；膜磷脂氧化，脂质过氧化产物增加，膜流动性下降。结果，缺陷红细胞变得僵硬且无法变形，致使其容易在骨髓、脾脏及肝脏中停滞并被网状内皮系统的巨

噬细胞破坏。虽然这种溶血类型以血管外溶血为主,但也能发生血管内溶血,导致血红蛋白血症和血红蛋白尿。

G6PD 基因突变表达产物为一种变异酶,红细胞 G6PD 活性降低主要是由于变异酶分子活力降低或稳定性降低所致。发生溶血的可能性和病情的严重程度取决于 G6PD 变异型的生化特征。正常个体中,随着红细胞老化,G6PD 活性呈指数级下降,因为正常酶(G6PD B)的体内半衰期为 62 日。不过,正常的衰老红细胞仍含有充足的 G6PD 活性,以便在面对氧化应激时维持 GSH 水平。不同的是,溶血相关的 G6PD 变异型的半衰期短得多。例如,网织红细胞中 G6PD A- 的酶活性正常,但此后迅速下降,半衰期为 13 日。G6PD 地中海型甚至更不稳定,其半衰期以小时计算。

目前发现 G6PD 变异酶有 400 多种,其中有 20 多种能发生溶血,其余的则酶活力正常,且无临床症状。正常白种人和黄种人的 G6PD 为 B 型,正常黑种人约 30% 为 A+ 型,两型的区别是 B 型第 142 位天冬酰胺在 A+ 型被天冬氨酸所替代。我国人中已发现的变异型达 40 种以上,如香港型、广州型、台湾客家型等。世界卫生组织(World Health Organization,WHO)根据酶缺乏程度和溶血严重性对不同 G6PD 疾病进行了分类,Ⅳ类和Ⅴ类并无临床意义。

Ⅰ类存在严重酶缺乏,酶活力不到正常值的 10%,以及存在慢性非球形红细胞溶血性贫血。我国人中的香港型属于此类。

Ⅱ类也存在严重酶缺乏,如地中海型 G6PD 缺乏症,但通常仅间歇性发生由感染、药物或化学制品诱发的急性溶血。我国人中的台湾客家型属于此类。

Ⅲ类有中度酶缺乏,活力为正常水平的 10%~60%,如 G6PD A-,通常间歇性发作由感染、药物或化学制品诱发的急性溶血。我国人中的广州型属于此类。

Ⅳ类无酶缺乏也无溶血。正常人的 A 和 B 型属于此类。

Ⅴ类的酶活性升高。

我国人群中,G6PD 缺乏引起的溶血多无自限性(酶活性严重缺乏,年老及年轻红细胞均破坏,诱因去除后才停止溶血),亦有自限性者(酶活性中度下降,仅酶活性重度降低的年老红细胞破坏,即使外因继续作用,年轻红细胞不致溶血)。

慢性溶血产生溶血机制尚未明了,可能为酶活性严重缺乏,氧化损伤收缩蛋白之间的 -SH,形成多肽聚集物,红细胞变形性降低,自发地在脾(其次为肝)内被破坏,溶血。

(三)遗传机制

G6PD 缺乏症是一种 X 染色体连锁不完全显性遗传病,其男性患者仅存在半合子形式,而女性患者则具有纯合子与杂合子两种形式。男性半合子和女性纯合子患者常伴有严重酶缺乏。女性胚胎的每个细胞都有一条 X 染色体随机失活,并在后期的细胞分裂全过程中维持失活状态(莱昂假说),女性杂合子患者体内可同时存在 G6PD 缺乏红细胞和正常红细胞,杂合子女性的平均红细胞酶活性可能正常、中度下降或严重缺乏,具体取决于莱昂化的程度和异常 G6PD 变异型的表达程度。

若半合子男性与正常女性婚配,所生儿子均正常,而女儿中有 50% 概率为杂合子;女性杂合子与正常男性婚配所生子女中,儿子将有 50% 概率为 *G6PD* 基因缺陷者,表型为显著缺陷的半合子,女儿中有 50% 为杂合子。即男患者只传女儿,女性患者传男又传女。故本病男性多,但女性杂合子酶活性显著低下时也可发病(约 1/3 女性杂合子)。

G6PD 基因(MIM305900)定位于 X 染色体长臂 2 区 8 带(*Xq2.8*),全长 20 114bp,包括 13 个外显子和 12 个内含子,其编码产物 G6PD 单体由 515 个氨基酸组成。活化型 G6PD 是一种含有紧密结合的 NADP 的二聚体。第 205 位氨基酸是葡萄糖 -6- 磷酸的结合位点,第 386 和 387 位氨基酸可能参与与 NADP 的结合。

外显子的错义突变造成酶的一级结构变异,以致酶变异,是影响酶活性的最常见原因之一。变异型酶几乎都是错义点突变,尚未发现较大的缺失或移码突变,提示 G6PD 活性完全缺乏可能是致命的。多数与慢性溶血性贫血相关的 Ⅰ 类酶变异型中,酶的 NADP 结合位点及葡萄糖 -6- 磷酸结合位点存在异常。

迄今为止,全世界已发现超过 180 种 *G6PD* 点突变,最重要的有 *G6PD Africa A-*(*G202A*、*A376G*),即第 202 位核苷酸(G → A)及第 376 位核苷酸(A → G)都存在突变、*G6PD Mediterranean*(*C563T*)、*G6PD Seattle*(*G844C*)、*G6PD Union*(*C1360T*)。中国人群中有 28 种 *G6PD* 基因突

变型,均为点突变,其中最常见的三种突变型是 *G6PD canton*(*G1376T*)、*G6PD kaiping*(*G1388A*)及 *A95G*。但不同地区和民族的基因突变类型和发生频率有一定差异。

(四)临床表现

根据诱发溶血的不同原因,可分以下 5 种临床类型。

1. 伯氨喹型药物诱发溶血性贫血　由于服用具有氧化特性的药物而引起急性溶血。常见引起溶血 G6PD 缺乏者溶血的药物见表 31-1,孕妇或乳母服用可诱发 G6PD 缺乏者溶血的药物,可经胎盘或母乳进入胎儿或乳儿体内导致溶血反应。

用药后 1~3 天突然出现溶血表现,头晕、厌食、恶心、呕吐、疲乏,面色苍白和尿呈深色,黄疸,严重者可出现少尿、无尿酸中毒和急性肾功能衰竭。1 周左右贫血最重,血红蛋白浓度可降至 3~4g/dl。血管内和血管外都存在溶血。溶血过程呈自限性,轻者溶血仅持续 1~2 天或 1 周左右,一般 7~10 天开始好转。临床症状逐渐改善而自愈。

表 31-1　引起 G6PD 缺乏者溶血的药物

	抗疟药	磺胺类	解热镇痛药	砜类	其他
第一类肯定可致溶血药	伯氨喹 扑疟喹啉 戊喹	磺胺甲异唑 磺胺吡啶 对氨苯磺酰胺 磺醋酰胺	乙酰苯胺	噻唑砜	呋喃氮啶萘啶 酸呋喃唑酮 呋喃西林 硝酸异山梨酯 萘(樟脑) 亚甲蓝,苯肼 穿心莲,珍珠粉 三硝基甲苯
第二类(可能会引起溶血,但非 CNSHA;患者用正常治疗剂量时不会溶血,共 35 种)	氯喹 奎宁 乙胺嘧啶	磺胺甲嘧啶 黄酰乙胞嘧啶 磺胺嘧啶 磺胺咪 长效磺胺 磺胺二甲异噁唑	对乙酰氨基酚 阿司匹林 非那西丁 氨基比林 保泰松 安他唑啉		氯霉素,链霉素 异烟肼,氯己定 维生素 C 苯妥英钠 对氨基苯甲酸 苯海拉明 秋水仙碱 左旋多巴,丙磺舒 普鲁卡因胺 亚硫酸钠甲萘醌 三氧甲苄胺嘧啶 苯海素,氯苯那敏 奎尼丁,甲萘氢醌 维生素 K
第三类(文献报道可引起溶血的药物)	咪帕林	磺胺乙酰 磺胺异噁唑 水杨酰偶氮 磺胺吡啶	甲灭酸 吲哚美辛	硫福宋钠 硫唑砜 达普宋	乙酰苯肼 亚甲蓝 氢氯噻嗪 缩宫素 二巯丙醇 先锋霉素 I 新肿凡钠明 亚硝酸盐,硝酸盐

2. 蚕豆病　常发生于蚕豆成熟季节。多见于 5 岁以下小儿。男：女约为 9∶1，儿童∶成人约为 9∶1。摄入蚕豆或蚕豆制品（如粉丝）、婴儿吸吮母亲进食蚕豆后的母乳均可发病。进食苦瓜后也具有发生蚕豆病的风险。目前发现是由于蚕豆中有两种糖苷类化合物（蚕豆嘧啶核苷及伴蚕豆嘧啶核苷）对红细胞膜氧化作用所致。

多于吃蚕豆（量不定）后数小时至数天内（间隔可迟至半个月者）发生急骤的血管内溶血性贫血，一般溶血为非自限性，溶血持续 1~2 天至 1 周左右。死亡多发生于起病 2~3 天内。其临床表现与药物诱导溶血性贫血相似。

尽管蚕豆病都是 G6PD 缺乏者，与其他可诱发溶血的药物或物质不同，仅少数 G6PD 缺乏个体对蚕豆敏感，同一个体在不同时间对蚕豆的反应也可能不一致。可能与肝脏对蚕豆内潜在氧化成分的代谢有关。

3. 感染性溶血性贫血　感染病原包括病毒和细菌，如急性病毒性肝炎、上呼吸道炎、肺炎 / 小儿肠炎、败血症、伤寒及大肠埃希菌、变形杆菌、沙门氏菌属、β 链球菌、结核分枝杆菌和立克次体感染、传染性单核细胞增多症、登革热、水痘及接种牛痘等。糖尿病酸中毒也可诱发溶血。由于感染病程中体内氧化性代谢产物（如 H_2O_2，O^-）堆积，引起溶血性贫血。感染时经常与用药并存，要确定是感染还是药物因素有一定难度。

一般于感染性疾病病程第 1~3 天内，急性黄疸型病毒性肝炎于第 1~2 周内，急剧皮肤、黏膜苍白、乏力、头晕及心悸等贫血症状，继之排浓茶色或酱油样尿，伴轻 - 中度黄疸，黄疸型病毒性肝炎者则黄疸急剧加深、迁延。严重溶血者可合并酸中毒、急性肾衰竭及肝胆汁淤积综合征，病毒性肝炎者可呈急性或亚急性重型肝炎，导致死亡。

4. 新生儿高胆红素血症　有研究显示 G6PD 缺乏症新生儿中高胆红素血症的相对危险度为 3.92（95% *CI* 2.13-7.20）。相同 G6PD 类型发生高胆红素血症的风险存在地域差异，与各地的风俗习惯及氧化剂暴露差异有关。例如传统中医中的中草药以及穿着沾染有萘成分的衣物，可能为促进因素，母亲在妊娠晚期接触氧化性药物或化学制品也是诱发因素，然而大多数病例没有氧化剂接触证据。可能与肝脏的胆红素清除作用受损有关，例如地中海型 G6PD 缺乏症新生儿中胆红素葡萄糖醛酸苷结合作用存在部分缺陷，与 Gilbert 病相似。部分患儿有家族史，一些家系新生儿重度黄疸及胆红素脑病发生率高。

黄疸多于生后 2~4 天，早至生后 24 小时内（可与生理性黄疸混淆）出现，迟至 2 周出现黄疸，新生儿感染及乳母用药可引起生后第 1~2 周后的"晚期"溶血性黄疸。中 - 重度黄疸多见，生后第 5~9 天黄疸开始消退（占 61.6%），最迟生后 20 天。胆红素脑病发生率高，本症在胆红素脑病病因中占 50%~80%。发生时间可迟至第 11~13 天，发生胆红素脑病的胆红素水平不定。

溶血高峰时间以生后 4~7 天最多（68.1%），溶血持续时间平均 6 天。少数可发生严重急性溶血，可致死。

贫血和发绀：早期发病者呈轻 - 中度贫血或无贫血，外源性因素诱发或晚发者常有中 - 重度贫血，甚至发绀及棕色尿。可有肝脾大，尤以药物诱发者，可合并胆汁淤积综合征。

与 Rh（D）血型不合所致胎儿和新生儿溶血性疾病相比，G6PD 缺乏引起的新生儿高胆红素血症，黄疸比贫血多见，且贫血很少为重度。黄疸的严重程度差异很大，轻则呈亚临床状态，重则表现为不经治疗可进展为核黄疸。

5. 先天性非球形细胞性溶血性贫血（CNSHA）　Ⅰ 类 G6PD 疾病存在严重的 G6PD 缺乏，患者的红细胞甚至连循环中的正常氧化应激都不能耐受，在没有诱因也会发生终身溶血。这类疾病归为先天性非球形红细胞溶血性贫血。

通常在新生儿期就出现贫血和黄疸，高胆红素血症往往严重以至于需要换血疗法。婴儿期后，溶血较轻，大多数患者存在轻度至中度贫血，血红蛋白为 8~10g/dl，网织红细胞计数为 10%~15%。较少见面色苍白，间断出现巩膜黄疸，脾肿大较罕见，脾切除对缓解病情好处。接触氧化剂后溶血会加重。

（五）实验室检查

1. 生物化学方法

（1）红细胞 G6PD 缺乏的筛查试验，国内常用的有高铁血红蛋白还原试验、荧光斑点试验和硝基四唑氮蓝纸片法。

（2）G6PD 缺乏症确诊试验，G6PD/6PGD 活性比值法。

传统生物化学方法测定 G6PD 活性的局限性较大。首先，由于女性杂合子患者的 G6PD 活性表现各异，从活性正常到活性严重缺乏皆有不同表现,因而酶活性的检测方法无法对杂合子进行有效识别;新生儿或者合并地中海贫血的 G6PD 缺乏者,由于体内新生红细胞数量较多,也常表现出较高的酶活性,造成该类患者的酶活性检测结果呈假阴性。其次,与分子生物学方法相比,进行 G6PD 活性检测时并不容易确定临界(cutoff)值,使阴、阳性标本得以区分的同时,排除假阳性和假阴性。

2. 分子生物学方法

(1)直接测序法:检测 G6PD Africa A- 突变、*G6PD* Mediterranean 突变和另外 2 种常见的突变(G1376T、G1388A),就可准确筛查出 90% 以上人群中的 G6PD 缺乏患者。

(2)等位基因的特异寡核苷酸探针(allele-specific oligonucleotide,ASO):是检测点突变的另一种常用方法,其分别采用正常序列探针和突变序列探针与待测 DNA 片段进行杂交,通过探针与待测片段结合的稳定性判断是否存在突变。

(3)基因芯片:具有快速、准确、经济的特点,可用于 *G6PD* 基因突变的大样本量筛查。

(4)变性高效液相色谱:是新兴的 DNA 分析技术,能够识别出已知与未知的基因突变和单核苷酸多态性现象,目前已应用于 *G6PD* 突变筛查领域。

(六)诊断和鉴别诊断

阳性过去史或家族史。使用有氧化特性的药物或进食蚕豆后出现急性溶血表现,或新生儿黄疸,或自幼存在的原因不明的慢性溶血,均应考虑本病,结合实验室检查可确诊。

(七)治疗

对急性溶血者,去除诱因,如存在感染,予以抗感染治疗。在溶血期应供给足够水分,纠正电解质紊乱,补充碳酸氢钠,碱化尿液,防止血红蛋白阻塞肾小管。有休克者扩充血容量,纠正休克。贫血严重者要输正常浓缩红细胞。密切注意肾功能,如出现肾功能衰竭,要及时采取有效处理。

新生儿黄疸者,可用蓝光治疗,个别严重者可换血治疗。

病情严重的 CNSHA 患者,需长期依赖输血,有必要接受铁螯合剂治疗,以防止铁过载综合征的发生。维生素 E、硒等抗氧化物质能够改善 G6PD 缺乏引起的慢性溶血。

基因治疗是针对疾病根源的治疗方法,对顽固且病情严重的患者,可考虑采用基因治疗,但须权衡疗效和安全性。组蛋白去乙酰化酶(histone deacetylase,HDAC)抑制剂通过促进组蛋白高乙酰化,选择性增强 G6PD 基因转录,从而提高酶活性。

(八)预防

在 G6PD 缺乏症高发区,普查 G6PD 缺乏症,明确为 G6PD 缺乏症者,应避免时食蚕豆及其制品,避免使用有氧化作用的药物,加强对各种感染的预防。

夫妇双方或任一方 G6PD 缺乏者的孕妇,于产前 2~4 周,每晚服苯巴比妥 0.03~0.06g,可减轻新生儿高胆红素血症或降低其发病率;分娩时取脐血作常规筛选以发现 G6PD 缺乏新生儿;母产前及婴儿忌用水溶性维生素 K 以及氧化性药物或使用樟脑丸贮存衣服,母忌吃蚕豆及其制品;积极防治新生儿感染。

二、葡萄糖磷酸异构酶缺乏症

(一)概述

葡萄糖磷酸异构酶缺乏症(glucose phosphate isomerase deficiency,GPID)为常染色体隐性遗传,是除 G6PD、PK 及 P5'-N 缺陷症外第 4 种较常见的引起溶血性贫血的红细胞酶病。目前,确切的发病率不详。本病自 Baughuan 等首次报道后,现已有 30 多个家系报道,国内近年分别由杜传书和赵新民等人报道了 2 例 GPI 缺陷症。

(二)病因及发病机制

葡萄糖磷酸异构酶(glucose phosphate isom-erase,GPI;EC 5.3.1.9),也被称作神经白细胞素(neuroleukin,NLK)及自分泌动力因子(autocrine motility factor,AMF)。

GPID 为第二常见的红细胞葡萄糖酵解酶缺陷病(最常见的是丙酮酸激酶缺陷病)。GPI 是二聚体酶,催化糖酵解途径中的第二步反应,即葡萄糖 -6- 磷酸与果糖 -6- 磷酸之间的相互转换。GPI 反应受限的后果是 G6P 水平升高,这反馈抑制己糖激酶,这导致了较低的糖酵解率和作为戊糖磷酸途径产物的果糖 -6- 磷酸的重组。随着赤藓糖 -4- 磷酸和 6- 磷酸葡萄糖酸的累积,对己糖激酶的抑制作用进一步增强,ATP、2,3- 二磷酸甘油酸和谷胱甘肽(GSH)再生减少。这些因素均导致红细胞膜不稳定,进而被单核 - 巨噬细胞系统清除,引起溶血。

临床受影响的个体,无论是纯合子还是复

合杂合子,酶活性一般都是预期的 25% 左右,如果考虑到年轻细胞群体,则相当于预期正常水平的 10% 左右。杂合子的活性一般为正常的 40%±60%,组织特异性同工酶可能不存在,因此在严重缺乏的人群中,不仅红细胞、白细胞、血小板、血浆、成纤维细胞、肝脏、肌肉等组织 GPI 活性降低。年轻红细胞的 GPI 活性略高于老年红细胞。不同年龄组红细胞 GPI 的比活性呈双相衰减,网织红细胞变快,红细胞老化过程缓慢。来自年老红细胞的 GPI 明显比年轻红细胞的 GPI 更热不稳定。

GPI 是个多功能的酶。神经白介素是一种促进胚胎脊髓神经元、骨骼运动神经元和感觉神经元在细胞培养中存活的神经营养因子,也是凝集素刺激的 T 细胞的淋巴因子产物,可诱导免疫球蛋白的分泌。已证实 NLK 是 GPI。肿瘤细胞自分泌运动因子是一种促进细胞体外迁移和体内转移的肿瘤分泌细胞因子。AMF 也是 GPI。但是,GPI 活性与 NLK、AMF 活性是相关联的还是相互独立的,目前尚不清楚。

GPI/NLK 参与了神经过程。作为例子,GPI/NLK 与运动神经元疾病有关,也与有时在艾滋病患者可见到的神经病变有关。生物分析表明,二聚体 GPI 不具有 NLK 活性,但负责催化活性;单体 GPI 在还原条件下显示 NLK 活性,负责神经营养活性,GPI 单体仍与 F6P 结合。GPI 突变可能通过对 NLK 活性的影响而对中枢神经系统产生影响,因此很容易建立以下假设:导致不正确折叠的突变似乎同时破坏催化(GPI)和神经营养(NLK)的活性,从而导致观察到的临床症状(如 GPI Homburg);而那些在活性部位有改变但不影响正确折叠的仍保留神经营养活性。

(三) 遗传机制

GPI 基因(MIM172400)定位于 19 号染色体长臂 13 区 11 带(19q13.11),全长大于 40kb,包含 18 个外显子和 17 个内含子,所有的剪接点遵守 GT/AG 规则。

迄今为止,全世界已发现 36 种 *GPI* 突变,包括 31 种点突变,3 个无义突变和 2 个剪接位点突变。GPI 变异酶的分子特征表明,基因缺陷主要是引起酶不稳定的点突变,GPI 是一种由单个基因位点编码的必需的日常酶,因此,可以预见无义突变是致命的。在线性 *GPI* 序列中,没有一个比任何其他区域更受影响的区域。到目前为止,只

有 7 个突变在多个家族中被发现。其中有四个家族是 1028 A → G,有五个不相关的家族是 1039 C → T。而在 PK 缺乏症中,在白种人中有一半的突变是 1529A。

(四) 临床表现

溶血性贫血常是本病的最重要临床表现,红细胞 GPI 活性降低至正常 40% 以下即可出现溶血。溶血的主要临床特征包括不同程度的黄疸、轻度到中度的脾肿大、胆囊结石的发生率增加和贫血。约 30% 可发生新生儿高胆红素血症,严重者需换血治疗;可有胎儿水肿和死产。婴儿期即出现溶血性贫血的部分患者在感染或服用某些药物后出现再障危象或溶血危象。

个别病例(GPI Utrecht,GPI Paris,GPI Homburg,GPI Mount Scopus 及 Zanella 等描述的一个变异类型)可出现神经肌肉症状如肌张力改变等,同时伴有智力发育迟缓。患者肌肉及脑脊液中 GPI 活性明显降低。

外周血涂片所见的细胞形态改变与其他的先天性非球形细胞溶血性贫血相似,部分病例可出现棘状红细胞和裂口红细胞,网织红细胞计数常明显增加,个别可达 0.81,MCV 可升高,网织红细胞明显增多的患者可见大细胞增多症和细胞多染性,红细胞孵育脆性轻度增高,自溶血试验有 I 型特点。纯合子或复合杂合子贫血由轻到重不等,单纯杂合子为血液学正常。

(五) 诊断和鉴别诊断

除个别合并有神经肌肉病变的患者外,GPI 缺陷患者的溶血性贫血和其他血液学改变并非特异性改变,当高度怀疑有 GPI 缺乏时,可进行红细胞 GPI 活性检查,以明确诊断。荧光斑点试验:GPI 活性正常者,30 分钟内出现荧光;GPI 活性缺乏:超时 30 分钟不出现荧光。红细胞 GPI 活性定量测定:红细胞 GPI 活性正常值:(60.8±11.0)U/g Hb,低于此值为红细胞 GPI 缺陷症。

(六) 治疗

严重贫血时可输血,脾切除可改善症状,减少输血次数;可行异基因造血干细胞移植。

三、红细胞丙酮酸激酶缺乏症

(一) 概述

丙酮酸激酶缺乏症(red cell pyruvate kinase deficiency,PKD)为常染色体隐性遗传病,是一种

常见的遗传性红细胞酶病,丙酮酸激酶(PK)是糖酵解过程中的关键限速酶之一,催化磷酸烯醇丙酮酸(phosphoenolpyru-vate,PEP)转变为丙酮酸,其在能量产生过程中异常重要,约50%ATP来源于此步骤,PKD导致ATP生成减少,红细胞寿命缩短。

发病率仅次于G6PD缺陷,全球均见报道,大多数分布于北欧,但在我国少见。红细胞PK缺乏分为遗传性和继发性两种,后者比前者多见。据报道可引起PK缺乏的疾病有白血病、再生障碍性贫血及难治性贫血等,有报道化疗后引起继发性PK缺乏。本节仅讨论遗传性丙酮酸激酶缺乏症。

(二) 病因及发病机制

PK缺乏导致的代谢异常是由ATP生成减少和2,3-二磷酸甘油酸(2,3-DPG)增加所致。细胞能量代谢障碍,红细胞膜两侧离子梯度不能维持(细胞内K^+丧失和脱水,膜内Ca^{2+}堆聚),使细胞膜僵化和细胞皱缩,造成不可逆的细胞损伤,尤其是脾窦内滞留的PK缺陷的网织红细胞ATP产生更受损害,选择性地被脾或肝的巨噬细胞破坏,发生溶血;而后者会通过抑制糖酵解起始限速酶己糖激酶的反应,进一步影响糖酵解通路。同时,2,3-DPG也可以直接影响磷酸核糖焦磷酸酯(phosphorihosyl pyrophosphate,PRPP)的形成,扰乱糖代谢中的磷酸戊糖途径,使红细胞抗氧化性能降低,进一步加剧溶血,特别是在对于处于感染和应激情况下患者,这一作用将增强。

Aisaki等则认为凋亡引起红细胞生成障碍参与了PK缺陷症溶血的机制,体外研究证实PK缺陷症导致的糖酵解途径受抑可以增强氧化应激,同时激活低氧诱导因子和下游促凋亡基因的表达,从而导致红细胞的破坏溶解,这一发现提示PK在红细胞抗氧化过程中起着重要作用。

(三) 遗传机制

PKD为常染色体隐性遗传病,PKD临床症状多见于纯合子与部分杂合子人群中,疾病严重程度差异较大,严重可致胎儿宫内死亡,轻则无明显症状。

*PKLR*基因突变可导致红细胞PKR变异,从而引起PKD。*PKLR*基因位于染色体1q21,含有12个外显子,基因序列全长9.5kb。其中,1号外显子为红细胞特异性,2号外显子为肝脏特异性。每个PKLR的亚单位可分为4个结构域:N端结构域、A结构域、B结构域及C端结构域口。A结构域高度保守,B结构域与C端结构域相较变化较多,PKLR发挥活性的区域位于A与B结构域之间,C端结构域为果糖1,6-二磷酸的结合位点。A结构域、C端结构域与N端结构域结合较为紧密,B结构域则较为疏松。

PKLR基因在组织特异性基因启动子作用下编码产物为组织同工酶PKR和PKL,PKR存在于红细胞;PKL主要分布在肝脏、肾皮质和小肠。*PKM*基因位于染色体15q22,基因产物经选择性剪切生成组织同工酶PKM1和PKM2,PKM1分布于骨骼肌、脑;PKM2分布于白细胞、血小板、胎儿组织、肺、脾、肾、脂肪组织及有核红细胞。

目前发现的突变类型已超过200种。该病最常见的突变类型是错义突变,其次为移码突变和插入缺失。PK缺陷的突变类型具有明显地域特异性,如最常见的错义突变1456C>T、1529G>A、1468C>T,分别在欧洲南部、美国和亚洲发生率较高,而缺失突变1060_1062 del和错义突变594C>A则仅发生于捷克。

(四) 临床表现

PKD患者贫血严重程度不一,约36%病例于新生儿期发病,出现新生儿溶血性黄疸。多数于生后24小时内至数天内(75%于第1天)出现轻-重度溶血,多为重度黄疸(约37%需换血),可发生胆红素脑病,可有胎儿水肿、肝脾大。病程持续数周至数月。随着年龄增长,其贫血程度可逐渐减轻,甚至可达到骨髓功能完全代偿而不再出现任何贫血表现。有报告杂合子(中国人)可发生新生儿高胆红素血症。可呈非球形红细胞性贫血,从代偿性溶血过程至重度溶血,急性疾病(如感染)或妊娠可加重溶血,可发生再障危象。轻至中度脾大,可合并胆石症。

(五) 实验室检查

外周血象多为中至重度正色素性细胞贫血,红细胞多染色性及棘型红细胞是其特点。血红蛋白50~120g/L,低至20g/L,MCV中度增加,网织红细胞(切脾后可>0.4)及有核红细胞增多。血涂片可见红细胞明显大小不等、异形、球形、皱缩红细胞和棘状细胞。红细胞寿命明显缩短,只有2.5~24天。血清间接胆红素增高。代谢产物测定:ATP多减少,PK缺陷的近端中间产物2,3-DPG浓度持续增加,达正常的2~3倍,PEP、3-PG及2-PG也增加。PK活性测定:PK荧光斑点试验呈中间值完全缺陷,PK 活性定量测定活性降低(<1.2~2.2 单位),对本病有确诊意义。

(六) 诊断和鉴别诊断

红细胞 PK 的酶活性荧光斑点试验及酶活力定量检测,是诊断 PKD 的常用方法。前者根据反应物是否产生荧光,判断 PK 是否存在缺失,是 PKD 的简便筛查方法;后者系定量检测,特异性较强,是 PKD 最直接、可靠的诊断依据。但对于临床症状严重,需要长期、反复大量输血的患者,不断输注的红细胞可导致患者体内 PK 活性降低不明显;部分 M2 亚型患者的 PK 活性代偿性升高,可致 PK 活性检测正常甚至升高,给临床诊断带来困难。*PKLR* 基因检测则不受上述因素的影响,目前已成为确诊 PKD 的主要检测手段。

凡不明原因的早期新生儿溶血性黄疸或非球形红细胞性溶血,有下列情况者提示 PK 缺陷:① Coombs 试验阴性;② MetHb 还原率或 G6PD 活性直接测定正常;③ Hb 电泳无异常区带及异丙醇试验阴性;④正色素性贫血,红细胞形态基本正常或有皱缩、棘状红细胞;⑤双亲无同样病史,同胞中可有同样病史。可测定 PK 活性加以证实,但需排除获得性 PK 缺陷。当 PK 活性正常或增加而临床高度提示红细胞 PK 缺乏可能时,可测定上述糖酵解中间代谢产物或进行 PK 的酶动力学检查,以及基因检查。

本病需与红细胞葡萄糖 6- 磷酸脱氢酶缺陷、嘧啶 -5- 核苷酸酶缺乏症等相鉴别,通过检测酶的活性来鉴别。

(七) 治疗

PKD 的常规治疗主要是对症支持治疗,如红细胞输注,但该治疗方案易导致患儿明显的高铁负荷;脾切除适于重型病例,一般于 4 岁后施行,脾切除术虽可使得 Hb 水平提高 10~30g/L。减低或消除多数患者红细胞输注无效或依赖情况,但患者需承受重症感染、血栓、胆囊结石等风险。Zanella 和 Bianchi 的研究结果显示,11 例重症 PKD 患者(Hb<70g/L,或累计输血量>50U)接受脾切除术后,6 例患者 Hb 水平仍<80g/L,该研究表明脾切除术治疗并非对全部患者有效。

Enriqueta Mumoz 和 Ponce 提出并证实了 *PKLR* 基因靶向治疗方案,但仅停留在动物实验阶段;allo-HSCT 虽能根治 PKD,但由于其高风险性,目前仅有个案报道。目前 PKD 仍以对症支持性治疗为主,丙酮酸激酶激活剂正在临床实验中,

而随着基因工程技术的进步,基因治疗有望最终治愈该病。

四、遗传性嘧啶 -5′- 核苷酸酶缺乏症

(一) 概述

遗传性嘧啶 5′- 核苷酸酶缺乏症(pyfimidine 5′-nucleotide,P5′N)是一种常染色体隐性遗传非球形红细胞溶血性贫血,其发生率在红细胞酶病中仅次于葡萄糖 -6- 磷酸脱氢酶缺乏症和丙酮酸激酶缺乏症。一般引起轻度至中度贫血。自 Valentine 等报道了第 1 例 P5′N 缺乏症,至今全球已报道了 60 多例。全世界不同地区均有报道。

铅是 P5′N 强烈的抑制剂,阻止 P5′N 的活性中心对核苷酸的识别和催化,发生铅中毒时可产生与 p5′N 缺乏症相似的临床表现。同时见于急性白血病、慢性淋巴细胞白血病。

(二) 病因及发病机制

P5′N 属于 5′- 核苷酸酶(5′-NT),后者是催化酶,负责催化非环状的核苷 5′- 单磷酸盐去磷酸化生成相应的核苷和无机盐以调节细胞内核苷和核苷酸的水平。红细胞中有两种对嘧啶核苷酸有活性的 5′-NT,分别为 P5′N-1 和 P5′N-2。与嘌呤核苷酸不同,嘧啶核苷酸对成熟红细胞无用,P5′N-1 的主要功能在于催化嘧啶核苷酸代谢,在红细胞成熟的最后阶段催化核糖体 RNA 降解,从而防止嘧啶核苷酸在红细胞中聚积。P5′N 在网织红细胞中的活性远高于成熟红细胞。

P5′N 缺陷可致网织红细胞内聚集大量胞苷和尿苷复合物,干扰了红细胞 ATP 产生和膜磷脂的分布,总之通过干扰 ATP 的产生使红细胞寿命缩短,表现为非球形溶血性贫血,引起轻至中度溶血性贫血,但仅 12% 的患者发生严重贫血,部分病例甚至能完全代偿,说明 P5′N 的缺陷可被其他核苷酸酶或核苷酸代谢途径补偿,因此 P5′N 的活性检测不能成为该病的预后指标。

(三) 遗传机制

现已证实 P5′N 缺乏症是由于 *P5′N-1* 基因突变所致。目前,已在 32 个家系中发现了 20 种 *P5′N-1* 基因突变。其中 6 种是错义突变,并不影响氨基酸长度;3 种突变是框架内氨基酸缺失;其余的包括无义突变、缺失、插入或者剪切位点的改变导致多肽的截短或异常。除两例外其余均为纯合子。目前已鉴定出至少 20 种突变。突变多发

生在外显子 8 和外显子 9 上。突变导致酶催化活性损伤或热稳定性下降。其中以酶的热稳定性下降占多数。

红细胞中有两种对嘧啶核苷酸有活性的 5'-NT，分别为 P5'N-1 和 P5'N-2。这两种酶由不同的基因编码，编码 P5'N-2 的基因位于染色体 17q23.2-q25.3，编码 P5'N-1 的基因位于染色体 7p15-p14，含 11 个外显子(1,2,R,3-10)，长度约为 48kb。P5'N-1 主要对嘧啶 5'-核苷酸有活性，P5'N-2 则主要对嘧啶 5'-脱氧核糖核苷酸有活性。迄今尚未发现与 P5'N-2 缺乏相应的疾病。

（四）临床表现

本病的临床表现以终身慢性溶血为标志。贫血为轻度至中度，部分病例甚至能完全代偿，仅 12% 的患者发生严重贫血，急性感染和怀孕会使贫血加重需要输血治疗。在已报道的 60 多例患者中，黄疸和脾肿大常见，1/3 患者发展成胆石症。有 17 例患者需输血治疗，其中 3 例长期依赖输血。仅一例患者需血浆置换。部分患者铁负荷过多需要除铁治疗，但铁负荷过多也可见于很少输血或没有输血史的患者中。

（五）实验室检查

1. 常规实验室检查　贫血，网织红细胞增多，血清间接胆红素增高。外周血涂片主要特点为嗜碱点彩红细胞增多(2%~12%)，这是由于细胞内未降解的 RNA 沉积所致。球形红细胞约占 7%~10%(大多数为棘状)。红细胞渗透脆性一般正常。

2. 铁负荷　血清铁含量升高，部分患者有肝组织活检显示铁沉着。部分患者核磁共振影像显示心肌铁沉着。

3. 酶活性测定　红细胞内 P5'N 酶活性测定。

4. 基因检测　P5'N 酶突变位点的检测及基因多态性分析。

（六）诊断和鉴别诊断

临床诊断包括贫血、脾肿大、黄疸及是否有家族史、是否有胆石症、铁过载等。实验室检查主要有网织红细胞增高及外周血涂片嗜碱点彩红细胞明显增高。本病的诊断最终依赖于红细胞的嘧啶核苷酸浓度升高以及 P5'N 酶活性降低及基因诊断。

本病需与非球形红细胞性溶血中的 G6PD 缺乏症及丙酮酸激酶缺乏症相鉴别，与红细胞膜、血红蛋白异常疾病相鉴别，同时与一些氧化剂、铅中毒及急慢性白血病等引起的 P5'N 酶活性低下相鉴别。

（七）治疗及随访

治疗原则为为支持对症治疗，除个别严重贫血的病例外，常无需输血，部分患者铁负荷超标需除铁等治疗。切脾偶尔有一定疗效，可使溶血发作频率及严重度减轻，Hb>120g/L，减少输血的次数。适量补充 Zn 和 Mg 可有助于激活红细胞内残存的少量 P5'N 酶；P5'N 酶缺乏患者应避免接触铅、汞等微量元素，以避免红细胞内残存的 P5'N 酶受到抑制而加重病情。严重者可作异基因造血干细胞移植。

五、高铁血红蛋白血症

（一）概述

1 分子血红蛋白分子由 1 个珠蛋白和 4 个血红素(又称亚铁原卟啉)组成。每个血红素又由 4 个吡咯基组成一个环，中心为一亚铁原子。如果辅基血红素中的亚铁被氧化成三价铁，即成为高铁血红蛋白(MHb)。

MHb 血症是一组罕见的代谢性疾病，又称变性血红蛋白血症，特点是红细胞内 MHb 含量超过正常。MHb 在每一血红素部分的铁原子有一净正电荷，使它易与小的阴离子配体如 CN^-、N^-、F^- 及 Cl^- 结合，而与 Hb 的典型配体如 O_2 及 CO 几乎没有亲和力，从而降低血液的携氧能力并且导致组织中氧气释放障碍，氧离曲线左移，造成功能性的贫血和 Hb 氧合障碍。

（二）病因及发病机制

正常人红细胞内含有少量(一般小于 1%)三价铁的 MHb。正常情况下由于红细胞无氧酵解过程中，产生还原型二磷酸吡啶核苷(NADH 或 DPNH，又称辅酶 I)，在 NADH-Cytb5R 作用下，使细胞色素 b5 氧化型转为还原型，后者将氢离子传递给 MHb，使红细胞内 MHb 不断还原成为含二价铁的 Hb，不致 MHb 积累过量，保持 Hb 正常的运氧功能。其中，细胞色素 b5 甲基还原酶途径负责 95% 至 99% 的还原活性，而 NADPH-MYB 还原酶途径则占 5% 以上，将 Fe^{3+} 转化为 Fe^{2+}，并基本恢复正常血红蛋白的功能。此外还有维生素 C、谷胱甘肽、N-乙酰半胱氨酸及三磷酸吡啶核苷黄递酶等还原系统参与。如果 Hb 氧化过度、还原酶缺乏或因肽链结构异常，使 MHb 不易被还原,则可致 MHb 积累过多而引发本病。MHb 不易被还原,则可致 MHb 积累过多而引发本病。MHb 血症时,MHb 失去携氧能力,不能给组织供氧而导致组织缺氧及发绀。

1. NADH-Cytb5R 缺陷　为一种少见的常染色体隐性遗传病,散在发病,同胞兄妹中可同患此症。NADH-Cyth5R 占红细胞内 MHb 还原能力的 2/3。该酶基因定位于 22 号染色体长臂(22q132qter),全长 31kb,含 9 个外显子和 8 个内含子,cDNA 全长 1 974bp,有 903bp 的开放阅读框,编码 301 个氨基酸。NADH-Cyth5R 体内有两种形式:①膜结合型:由 300 个氨基酸组成,存在于全身各种组织细胞的内质网和线粒体体外膜上,参与脂肪酸去饱和延伸、胆固醇合成以及生物转化等许多重要代谢过程;②可溶型:由 275 个氨基酸组成,主要存在于红细胞胞浆内,使 MHb 还原为 Hb。本病发病的分子机制是细胞色素 b5 还原酶 Cytb5R 的基因突变,导致酶蛋白结构及含量异常,酶蛋白的稳定性下降,以致酶活力降低。已确定多种突变型,存在地域差异且不同的点突变对酶活力影响不同,导致临床表现差异。根据其病情及细胞中的酶活性改变临床上分为两型:① I 型(单纯型,又称红细胞型):酶缺陷仅限于红细胞内,血中 MHb 含量占 Hb 总量的 10%~40%。只表现发绀,由于长期适应,可以无自觉症状,能从事体力劳动。② II 型(全身型):极罕见,酶缺陷存在于全身组织细胞及血细胞,除血液中 MHb 增高外,伴有智力发育障碍,预后不佳。有学者提出 III 型的存在,还原酶缺乏存在红细胞、血小板、淋巴细胞和粒细胞系统,但临床表现及预后与 I 型相同,目前归属 I 型。本病有明显的异质性,纯合子型 NADH-Cytb5R 酶活力完全缺乏,生后或生后不久即呈发绀,服用氧化剂药物后加重。杂合子型平时无症状,氧化剂药物可诱发急性缺氧和青紫,无杵状指(趾)。

2. 新生儿暂时性 NADH-Cytb5R 缺乏　新生儿期有暂时性、生理性的酶缺乏,新生儿 HbF 含量较高,较 HbA 更易形成 MHb,加之 NADH-Cytb5R 酶活性低下,Hb 更易氧化,不能将过多的 MHb 还原为亚铁血红蛋白,尤在某些氧化剂触发下易出现 MHb 血症。

3. 血红蛋白 M(HbM)病。

4. 中毒性高铁血红蛋白血症　由于服用各种氧化性药物或接触各种具氧化性物质(表

31-2),使红细胞内正常的 Hb 被氧化为 MHb。本病小儿常见,尤以亚硝酸盐中毒又称为肠源性青紫(enterogenous cyanosis)多见。

表 31-2　常见可引起 MHb 血症的药物及化学物品

直接氧化	(1)亚硝酸盐(或硝酸盐):污水井水、变质青菜、食物添加剂、硝酸甘油、亚硝酸异戊酯、硝酸钠、亚硝气、硝普盐、亚硝酸铋及硝酸铵等 (2)维生素 K 制剂、大量亚甲蓝、高锰酸钾、氯酸盐及过氧化氢
间接氧化	硝基苯类、安替比林、磺胺类、抗疟药(伯氨喹啉,扑虐喹啉)、苯胺染料、三硝基甲苯、间苯二酚及麻醉药(并按卡因和本佐卡因)

(三)临床表现

MHb 血症根据临床一般分为两大类:①先天性或遗传性 MHb 血症:包括血红蛋白 M 病(属于异常血红蛋白病范畴)及遗传性 NADH 细胞色素 b5 还原酶(NADH-dependent Cytochrome b5 reductase,NADH-Cytb5R 或 b5R,又称 NADH-MHb 还原酶或黄递酶 diaphorase)缺陷;②中毒性 MHb 血症:包括新生儿暂时 NADH-Cytb5R 活性低下、化学药物(磺胺类、苯胺和硝酸苯等)及接触到的毒物(油漆、染料、印染油墨和香精等)、摄食污染硝酸盐或亚硝酸盐的水及蔬菜,以及产气荚膜杆菌败血症等。

1. 发绀　与测得的氧饱和度成比例的中心和外周发绀,全身暗蓝灰色发绀,以口唇、甲床、鼻尖、面颊及耳处尤为明显,发绀程度与呼吸困难不相称,一般无心肺疾患和无杵状指/趾。MHb 浓度大于 10%,可无自觉症状;MHb 浓度 30%~40% 者,有轻微症状;MHb 浓度大于 45% 者,伴有明显缺氧症状(头晕、头痛、疲乏、心悸及气促等);若 MHb 浓度大于 50%,则伴有神经症状、意识障碍及共济失调等;MHb 浓度大于 80% 可致命。

2. 中毒性 MHb 血症　常于服用氧化剂或接触化学毒物后 1~2 小时出现发绀,可集体突然发病,病可急可缓。轻症者无不适,意识清楚。重者缺氧症状明显,伴有头痛和乏力等。MHb 浓度大于 50% 时,可出现意识障碍,甚至全身循环不良,危及生命。

3. 肠源性发绀　多伴呕吐、腹痛、腹胀、腹泻及发热等。

4. 智力障碍及神经精神症状　见于遗传性 NADH-Cytb5 R 缺乏症 II 型,在 1 岁内可出现智力障碍、生长缓慢、小头、对称性手足徐动样的运动、斜视、角弓反张及肌张力增高，常早期夭折。

5. 硝基苯中毒者　常伴中毒性肝炎及溶血性贫血等。

（四）实验室检查

1. 血象　遗传性 MHb 血症可继发红细胞增多，网织红细胞增多（达 3%）及胆红素升高。中毒性 MHb 血症可伴轻度至中度溶血，红细胞 Heinz 小体阳性。

2. MHb 定性试验　含 MHb 的静脉血呈巧克力样棕褐色，在空气中振荡或通氧 15 分钟仍不变为鲜红色，加数滴还原剂如 10% 氰化钾（KCN）或氯化钠（NaCN）后即变鲜红色（HbCN）；或取外周血一滴于滤纸上，30 秒钟后颜色仍为棕褐色。以上试验可以排除因呼吸及循环衰竭引起的缺氧性发绀。可初步诊断为 MHb 血症。而 DHb（缺氧）呈暗红色，在空气中振荡后迅速变为鲜红色。SHb 呈蓝褐色，在空气中振荡或加还原剂后仍不变色，可与之鉴别。

3. MHb 吸收光谱检查　将澄清无基质的溶血液（pH 酸性）用蒸馏水稀释 5~20 倍后在分光镜检下观察，MHb 在波长 502~632nm 之间有特殊的吸收光谱，若加 5%KCN 数滴后 632nm 吸收峰迅速消失。

4. MHb 定量检测　按 Evelyn 和 Malloy 分光光度法测定 MHb 含量，有助于判断病情及预后，MHb 血症时，MHb 含量占 Hb 总量的 3% 以上。遗传性 NAFH-Cytb5R 缺乏症的 MHb 为 15%~40%。

5. NADH-Cytb5R 活性测定　基本原理是利用酶氧化 NADH，使另一底物［如 KsFe（CN）MetH 复合物］还原，以测定其活性。Hegesh 法测定红细胞内 NADH-Cytb5R 活性正常值；成人 2.2~3.8U，新生儿脐血（1.3±0.4）U。新生儿期酶活性最低，生后 1 年左右才达成人水平。遗传性 MHb 血症者，该酶活性几乎完全缺乏（0~0.27U）。有报道利用抗 b5R 抗体对 b5R 活性进行定性和半定量测定（斑点法及 spot test），即将 b5R 抗体点于硝酸纤维膜，以此捕获和富集待测液中的 b5R，最后对 b5R 进行活性染色。该法简便、敏感、可靠及重复性好，适于大规模流行学调查。此外还可用放免法测定红细胞中该酶的活性。

6. 遗传性 MHb 血症变异型测定　用分子生物学技术确定遗传性 MHb 血症的基因变异型，检出杂合子。国外已成功开展对遗传性 MHb 血症尤其 II 型的产前基因诊断。

鉴别诊断：自幼开始或突然出现灰蓝色的发绀，与测得的氧饱和度成比例的中心和外周发绀，且发绀与呼吸困难不成比例，不能用心脏或肺部疾病解释，经氧疗而无效者，应考虑有 MHb 血症的可能性。根据 MHb 定性试验（必须成立）、MHb 吸收光谱检查或 MHb 含量测定（当血液中 MHb 水平大于等于 1.5g/dl［小儿 MHb 正常值：足月新生儿 0~2.5g/dl，早产儿 0.02~9.7g/dl（平均 2.0g/dl）；小于 1 岁不超过 1.5g/dl；大于 1 岁不超过 1.0g/dl］），阳性则可确诊。治疗性诊断：静脉缓慢推注亚甲蓝 1~2mg/kg，1 小时内有明显疗效者亦可确诊。疑为遗传性酶缺乏者可作红细胞的 NADH-Cytb5R 活性测定，有条件者用分子生物技术确定酶的变异型。若 MHb 水平升高，但 NADH2-Cytb5R 的活性正常。要考虑获得性高铁血红蛋白血症。淀粉酶电泳分析有助于诊断 HbM。

本症应与呼吸及循环系统疾病（如青紫型先天性心脏病）引起的发绀、硫化血红蛋白血症及不稳定 Hb 病合并 MHb 增高者鉴别。

（五）治疗

1. 遗传性 MHb 血症　轻症者一般无须治疗。发绀症状较明显可长期口服大剂量维生素 C 15~20mg/（kg·d）或亚甲蓝 3~5mg/（kg·d），使 MHb 维持在 10% 左右。重者可静脉注射亚甲蓝每次 1~2mg/kg，使 MHb 暂时消失，症状好转后再改为口服。维生素 B 220~60mg/d，作用与维生素 C 相似。对于 II 型先天性 MHb 血症合并的智力障碍，目前尚无有效治疗措施。

2. 中毒性 MHb 血症　首先去除病因，轻症者（MHb 含量在 10% 以下）无须治疗，可自行恢复。重症者（MHb 达 40%~60% 或迅速升高）应立即抢救：①亚甲蓝每次 1~2mg/kg，加 5% 葡萄糖溶液 20~40ml，静脉注射，一般用药后 1 小时红细胞内 MHb 浓度可恢复正常，发绀消失。如 1 小时内无效，在排除了葡萄糖 -6- 磷酸脱氢酶（G6PD）缺乏症之后可重复使用。②同时静脉滴注葡萄糖（作为亚甲蓝辅助剂，提供 NADPH）。③也可用维生素 C 口服或静脉给药，但作用较慢，仅为辅助治疗作用。④对极重型者（MHb 大于 70%），可危及生命，需换血或血液透析治疗。

亚甲蓝可激活 NADPH-MHb 还原酶,利用磷酸戊糖通路生成的 NADPH 将 MHb 还原,因而成为治疗 MHb 血症的特效药物。但若同时伴有遗传性 G6PD 缺乏,不能提供足够的 NADPH,亚甲蓝治疗不但无效,反而会诱发溶血,应禁忌使用。因此对 G6PD 缺乏症发生严重的中毒性 MHb 血症时,需考虑用换血或透析疗法。亚甲蓝毒性较轻,注射后皮肤可呈蓝灰色持续 3~4 天,偶可引起膀胱刺激症状及高草酸尿和肾结石。剂量过大(积累剂量大于 7mg/kg)时可诱发溶血。

3. HbM 症所致的高铁血红蛋白血症　应用维生素 C 或亚甲蓝无效,杂合预后较好,患者对运动的耐受力接近正常,其寿命与正常人无异,无须治疗,但纯合子多不能存活。

六、红细胞生成性原卟啉病

(一)概述

血卟啉病(porphyria)又称血紫质病,是由遗传缺陷造成血红素合成途径中特异酶缺陷导致卟啉和 / 或卟啉前体在体内聚积并引起多系统损害的一组疾病。卟啉(prophyrin)主要在红骨髓和肝内合成,根据卟啉代谢紊乱出现的部位,分为红细胞生成性血卟啉病和肝性血卟啉病。红细胞生成性血卟啉病又称骨髓性血卟啉病,由骨髓内卟啉代谢紊乱所致,根据生成的卟啉不同又分:①原卟啉型;②尿卟啉型;③粪卟啉型。红细胞生成性血卟啉病(EPP)属先天性疾病,仅见于幼儿。肝性血卟啉病临床主要包括急性间歇型卟啉病(acuteintermittentporphyria AIP),也叫瑞典型;迟发性皮肤型卟啉病(delayedskintype porphyria PCT),也叫红细胞生成素性;混合型(mixed porphyriaMP 或 VP)及遗传性粪卟啉型(hereditary coproporphyria,HCP)。有学者将卟啉病分成两大类,EPP 与 CEP、PCT、HEP 均有光过敏现象,故临床归为皮肤型卟啉病;ADP、AIP、VP、HCP 则归为急性型卟啉病,EPP 又与 CEP 同属红

细胞生成性卟啉病,余 6 型则属肝卟啉病(表 31-3)。

(二)病因及发病机制

卟啉为四吡咯环结构,根据每个吡咯环侧链的替代基团不同而形成尿卟啉、粪卟啉及原卟啉等。卟啉的还原型称为卟啉原。合成卟啉的基本原料是甘氨酸和琥珀酰辅酶 A,两者在 δ- 氨基 -γ- 酮戊酸合成酶的作用下,首先合成 δ- 氨基 -γ- 酮戊酸(ALA),随后在一系列特殊酶催化下合成原卟啉Ⅸ,原卟啉Ⅸ再经血红素合成酶的作用,与铁螯合成血红素。从 ALA 至血红素合成需要 7 个特殊酶的参与,这 7 个特殊酶分别是:ALA 脱水酶、卟胆原脱氢酶、尿卟啉原Ⅲ合成酶、尿卟啉原脱羧酶、粪卟啉原氧化酶、原卟啉原氧化酶及血红素合成酶,其中任何一个酶的缺陷都可以导致卟啉病的发生。

(三)遗传机制

肝性血卟啉病为常染色体显性遗传性疾病,纯合子和杂合子均有临床症状,虽然都是先天性酶缺陷,但是都在青壮年发病。EPP 是儿童期最常见的卟啉症。平均发病年龄 2.6 岁,偶有成人发病的报道。通常为不完全外显率的常染色体显性遗传,少数为隐性遗传。发生于血红素生物合成途径中第 8 个酶—亚铁原卟啉合成酶(Fec)缺陷编码基因位于 18 号染色体长臂 2 区 2 带(18q;22)上,现已发现其大量的突变类型。与野生型相比,突变基因编码的 Fec 活性显著下降。决定 EPP 临床表现的因素目前尚未完全清楚,在进行家族筛查时,红细胞内原卟啉水平升高者临床上可无任何症状。急性卟啉症包括 ADP,AIP,VP 及 HCP。除 ADP 外均为常染色体显性遗传,青春期后发病。发病率约为(0.1 ~1):10 万,其中 AIP 发生率最高。低于 10% 的急性卟啉症患者会出现急性发作,余 90% 被称为"无症状"携带者,仅携带急性卟啉症的突变基因,不出现临床症状。但每一基因携带者均有急性发作的可能性。

表 31-3　卟啉病的不同临床表现

病型	遗传方式	临床表现				过多的卟啉	
		急性症状	肝脏	造血器官	皮肤光过敏	尿粪	红细胞
CEP	常染色体隐性	−	−	++	+++	Urop Ⅰ	Urop Ⅰ
EPP	常染色体显性	−	−~+	−~+	−	Proto-P Ⅸ	Proto-P Ⅳ
PCT	常染色体显性	−	++	−	++++	Urop Ⅰ	Urop Ⅰ

病型	遗传方式	临床表现				过多的卟啉	
		急性症状	肝脏	造血器官	皮肤光过敏	尿粪	红细胞
AIP	常染色体显性	++	-~+	-	-	ALA、PBG	Copro-P Ⅲ
VP	常染色体显性	++	+	-	+	ALA、PBG Copro-P Ⅲ	Copro-P Ⅲ Proto-P Ⅸ
HCP	常染色体显性	++	+	-	-~+	ALA-PBG Copro-P Ⅲ ALA、PBG	Copro-P Ⅲ
ADP	常染色体隐性	++	-~+	-	-	Copro-P	Proto-P

肝性血卟啉病分4种类型:①急性间歇型卟啉病(AIP);②迟发性皮肤型卟啉病(PCT);③混合型卟啉病(MP或VP);④遗传型粪卟啉病(HCP)。

（四）临床表现

1. 急性间歇型卟啉病　急性间歇型卟啉病由Gunther于1911年首先报告,是肝性血卟啉病中最多见的一种,女性较男性多见,发病率为1/3万~1/10万,起病常在20~40岁,15岁以前和60岁以后极为罕见。发病机制是卟胆原脱氢酶缺陷,该酶至少有3种不同的同工酶,卟胆原转化成羟基甲胆色烷减少,并由此产生反馈抑制减弱,从而引起ALA合成酶的作用加强,结果使ALA及PBG合成增加,尿中有大量ALA及PBG排出。卟啉前体可能为导致腹痛和神经精神症状的物质基础。急性间歇型卟啉病常表现为急性腹痛、神经精神症状及棕红色尿三联症。临床表现:①腹痛:多突然发生,呈剧烈绞痛,疼痛部位可以是局限的,也可波及整个腹部,或放射至背部或腰部,呈阵发性腹痛或持续性腹痛阵发性加重,持续时间长短不一,常伴有便秘或呕吐。患者症状很重,但很少有阳性腹部体征,应用解痉药物无效,X线检查可见小肠充气或液平面。腹痛发作前常伴有诱因,如低糖饮食、低蛋白饮食、饥饿、饮酒、感染、创伤、疲劳、精神刺激,以及应用磺胺类药物、巴比妥类药物、类固醇激素,尤其是雌激素等。②神经精神异常:神经系统的症状多种多样,可出现在腹痛之后或同时,但也有以神经精神症状为首发症状或唯一症状者,常造成诊断上的困难。周围神经可以发生轴突退行性变,主要累及运动功能,表现为肌无力,上肢累及多于下肢,严重时出现延髓麻痹而危及生命,部分患者还可以出现类似末梢神经炎的表现,肌电图检查示神经原性损害,周围神经传导速度减慢。自主神经症状常见的是心动过速和暂时性高血压。心动过速每于发病时出现,特别多见于发生神经精神症状时,缓解时消失,因此可作为本型活动的指征。中枢神经症状包括精神症状和局灶性脑症状,精神症状可以表现为头痛、失眠、烦躁、情绪不稳,甚至幻觉、谵妄、意识障碍、抽搐甚至昏迷,局灶性脑症状如偏瘫、失语、偏盲、共济失调、震颤、手足徐动,甚至癫痫发作。癫痫发作的患者虽少见,但是多数抗癫痫药物(特别是巴比妥类及苯妥英类药物)可以诱发此病的急性发作,因此治疗癫痫发作非常困难。发作期出现低钠血症与下丘脑功能受累、抗利尿激素分泌异常有关。临床中,以精神异常及周围神经损害为最常见的表现,常误诊为精神分裂症、格林-巴利综合征、多发性肌炎等。③棕红色尿:发病时尿如葡萄酒样,呈棕红色或赤褐色,有时尿刚排出时颜色正常,但是经日晒、加酸或加热后可以转成红色,对本病诊断有帮助。

2. 迟发性皮肤型卟啉病　迟发性皮肤型卟啉病是以皮肤光敏感性和红细胞脆性增加为特征的卟啉代谢病,本病由Waldenstrom于1937年首先命名,男性比女性多见,发病率为(1.4~3.5)/10万,系尿卟啉原脱羧酶缺陷所致。本病通常与其他疾病有关,5%的患者并发红斑狼疮(LE)。卟啉是人体内惟一的内源性光敏剂,具有特殊的吸收光谱,以波长405nm时为最明显。卟啉原及其异构体经紫外光的作用氧化成棕红色或紫红色的卟啉,能显示荧光。光敏感性的强度与侧链羧基的多少有关,尿卟啉有8个羧基侧链,所以光敏感性最强,原卟啉及粪卟啉只有4个羧基侧链,光敏感性较弱,而ALA和PBG则无光敏感性。由于尿卟啉原Ⅲ沉积于皮肤,所以此病患者具有光敏性皮疹的特征,但无腹痛和神经精神特征。依据红细胞尿卟啉原脱羧酶活性及家族史,可以将其分为 4 型。Ⅰ型:80% 患者酶缺陷仅限于肝,且在临床症状出现时其活性才会显著下降,可为常染色体显性遗传也可为散发型,又称散发型或获得型,多发生于成年人。Ⅱ型:也称家族型或遗传型,近 20% 患者及其家族成员包括红细胞在内的任一组织均有酶的缺陷,90% 基因携带者无临床症状,发病年龄多<20 岁,且以女性多见。Ⅲ型:少数患者酶缺陷符合散发型特点,但同时具备阳性家族史。Ⅳ型:为酶缺陷纯合子,幼时即可以出现严重的残毁型卟啉病,即肝红细胞生成型血卟啉病。本病可因饮酒,服用铁剂、雌激素等诱发。其临床表现如下:①皮肤损害:皮肤损害最常见于手背,其他部位包括前额、颈部及双耳。主要为光敏性皮肤损害,暴露部位在日晒后出现红斑疱疹,破溃继发感染后数周才能愈合并遗留色素沉着,迟发性皮肤型卟啉病患者皮肤对机械性创伤也易受损。②肝损害:系卟啉与铁质在肝内沉积所致,产生继发性肝铁质沉着症或肝硬化。

3. 混合型卟啉病 混合型卟啉病发病机制不明,因临床表现可以同时有皮肤损害,腹痛及神经症状,但也不完全固定,又称变异型卟啉病(VP)。其临床表现如下:①皮肤损害:80% 患者可发生,皮肤暴露处易擦伤而起水泡,愈合后常留瘢痕,色素沉着,且呈退行性。②神经系统:与急性间歇型卟啉病相似。

4. 遗传型粪卟啉病 1955 年,Berger 和 Goldberg 提议将一种以神经功能障碍急性发作伴有尿 ALA 和 PBG 增高为特征的疾病命名为遗传型粪卟啉病。遗传型粪卟啉病系粪卟啉原氧化酶缺陷所致,临床上少见,患者病情隐匿而无症状,可因巴比妥、眠尔通、苯妥英钠等作用下诱发。其临床表现:①自主神经功能紊乱:可以发生腹泻、呕吐、便秘等。②光敏性皮肤损害:约 30% 患者可以发生,患者常于日晒后数小时发生皮肤损害。③神经系统:和急性间歇性卟啉病相似,但较轻,偶有四肢瘫痪和呼吸麻痹。实验室检查:①粪卟啉Ⅲ排出增加;②尿卟啉Ⅲ、ALA、PBG 增加。

(五)实验室检查

患者尿 ALA 及 PBG 排出量显著增高,尿卟啉原Ⅰ、尿卟啉原Ⅲ、粪便中原卟啉、卟啉排泄增加。AIP 患者肝细胞内 PBG 及 ALA 合成酶活性均增加。PCT 患者皮肤疱液可测出卟啉物质。

1. 生化检测 包括次尿 PBG、ALA 和卟啉的定量检测,结果需要采用尿肌酐进行正常化。

HCP 和 VP 发作时,尿 PBG 和 ALA 升高可能没有 AIP 显著,并且发作间期大部分患者的指标可能正常。有症状患者的尿 PBG 正常可除外 3 种常见的 AHP。非常稀释的次尿标本,如果未经肌酐进行正常化校正可能导致假阴性。尿液或血浆卟啉分析能够鉴别特定的 AHP 类型,但最终明确依赖于基因突变检测。

2. 基因检测 如果生化检测提示某 AHP,需要行相应致病基因测序。如果生化结果不能明确具体类型,则需要对导致 AIP、VP 和 HCP 的基因突变进行检测。对于高危家庭成员,可以通过检测是否携带发病患者特定的基因突变来识别。基因检测不作为一线检测,因为总体而言,除了斯堪的纳维亚 AIP 和南非 VP 的始祖突变,此类疾病并没有常见的基因突变。此外,尽管一些突变与 AIP 反复发作相关,但没有预测疾病严重程度和预后的基因表型相关性。

3. 其他实验室检查定期的血常规、血清离子、铁蛋白、肾小球滤过率、肝肾功能等检查做为病情评估及并发症的监测指标。必要时可行肝、肾活检或肌电图等检查。

(六)诊断和鉴别诊断

确诊的 AHP 患者初步评估应包括详细的血清学、尿 PBG、ALA 和总卟啉类化合物,还有现病史、家族遗传史、体格检查和完善的神经系统检查(包括周围神经、感觉障碍和中枢神经检查)。对于有腹部症状尤其有腹痛或神经精神症状或皮肤症状这三大主症之一出现,同时伴有深色尿改变者,应该高度怀疑本病。对于 HCP 和 VP 患者,还需特别关注其面部及手背部等易受日光照射处皮肤是否有疱疹、丘疹、疤痕等。值得注意的是,这些临床表现在间歇期常不典型。对于既往确诊的病例,需获得其明确诊断的依据,否则需要重复诊断试验包括定量评估尿 PBG、ALA 和总卟啉类化合物,并标准化于尿肌酐水平。相较于 AIP,HCP 和 VP 患者在发作期尿 PBG、ALA 水平较低且在间歇期可无明显异常。若有症状患者尿液 PBG 水平正常则可排除 AHPs 中常见的三类。一旦血清学确诊为 AHPs 的患者应行基因测序检测,进一步分析 AIP(HMBS)、HCP(CPOX)、VP(PPOX)和 ADP(ALAD)中的变异序列。通过分子遗传学的检查,可明确诊断,尚可筛选出高危人群,指导其避免诱因。然而,由于缺乏该病的特异型突变基因,分子-表观遗传学相关性欠佳。

（七）治疗及随访

1. 预防

（1）潜在携带者不易出现急性发作,但也建议应避免诱发因素。患者需维持均衡饮食,避免长时间禁食或节食。反复发作症状严重的患者需要戒烟戒酒。无症状高排泄者(ASHE)和潜在的患者可适度饮酒而不诱发症状。有皮肤损伤的HCP和VP患者需要避免日晒,穿着防护服。

（2）麻醉和手术的管理:准备进行手术的患者需要告知医生其所患疾病,并有足够的时间进行评估和计划。麻醉师和外科医生术前准备对AHP安全的麻醉药品。对于频繁发作的患者可预防输注高铁血红素,防止术前及术后发作,但缺乏明确的指南。对长期进行高铁血红素输注的患者要注意铁过载等问题。对于手术禁食的AHP和潜在患者可常规静脉输注含葡萄糖的液体。

（3）碳水化合物负荷:在急性发作早期,可对一些患者使用葡萄糖片剂或浓缩葡萄糖溶液进行碳水化合物负荷,但缺乏临床获益证据,也缺乏门诊预防性输注葡萄糖的获益证据。

（4）随着月经周期黄体期到来而出现周期性发作的AHP女性患者可以通过以下方法避免发作:①识别并去除其他加重因素;②使用促性腺激素释放激素(GnRH)类似物;③使用低剂量避孕药;④预防性输注高铁血红素。除非有其他适应证,不考虑切除子宫和卵巢。如果使用GnRH类似物防止发作,3个月后可使用雌二醇皮肤贴剂防止出现停经症状和骨质疏松。无低剂量雌激素补充的治疗建议不超过6个月。

（5）肝肾移植:在严重的、致残的、高铁血红素治疗无效的难治性患者可行原位肝脏移植,由于原位肝移植存在相关的病死率,仅作为最后的治疗手段。此外,已有进展性神经病变、四肢瘫痪和呼吸麻痹的患者不适于肝移植。有进展期肾病的AIP患者,能够耐受并从肾移植中获益,常规使用免疫抑制剂过程中未见卟啉病恶化。少数情况下,伴终末期肾病的AIP患者可出现血浆卟啉升高,并见到类似于迟发性卟啉病的皮肤损伤,这部分患者对肾移植反应好。部分反复发作合并终末期肾病的患者通过肝肾联合移植可以获益。

2. 治疗

（1）避免诱因:低糖饮食、低蛋白饮食、饥饿、饮酒、感染、创伤、疲劳、精神刺激及应用磺胺、巴比妥类、雌激素等药物可以影响卟啉代谢酶的活性,使症状诱发或加重,当上述诱因消除后症状可减轻或消失,有光敏性皮肤损害者应避免日晒。

（2）高糖:高糖可以抑制ALA合成酶活性,使病情迅速缓解,急性发作时,每小时静脉注入10%葡萄糖溶液100~150ml,连续24小时,每日给予葡萄糖400g左右,配合高糖类饮食,能使症状迅速缓解,为防止停止输注后可能会出现低血糖反应,因此,在症状改善后高糖输注应逐渐减量,对于糖耐量减低者可并用胰岛素治疗。

（3）激素:通过应用GnRH类似物抑制卵巢功能可以有效缓解症状和预防发作,但长期应用易产生骨质疏松。雌激素或女性避孕药等应用必须个体化。

（4）腹痛:可以使用酚噻嗪类药物如氯丙嗪、甲哌氯丙嗪、阿司匹林、丙氧基苯等,也可应用麻醉性镇静剂如可待因、哌替啶或吗啡,但应慎防成瘾,有时腹痛加重与成瘾很难区分。

（5）血红素:可以防止周围神经瘫痪呼吸麻痹引起死亡的危险,是抢救危重急性卟啉病的有效方法。可用羟铁血红素,每次3~4mg,溶于生理盐水静脉缓慢注射,病情需要时每12小时重复1次,一般24~48小时后可获得迅速改善,使临床及生化检查得到缓解,应用羟铁血红素的最常见并发症是静脉血栓形成,经静脉插管连续平缓滴入该药物,历时15~30分钟,可以起到预防作用。羟铁血红素的分解产物可能引起一过性凝血障碍,因此该药物溶于水溶液后应尽快使用。

（6）静脉放血:对迟发性皮肤型卟啉病患者静脉放血确有治疗价值,治疗上首选放血疗法。静脉放血疗法可以除去肝贮存过多的铁,减轻肝铁沉积症。每2~3周放血1次,每次300~500ml,总量常需2~4L。尿卟啉排出显著减少或血红蛋白降至110g/L时,停止放血。可使症状消失6~9个月,生化改善12~24个月,但个体差异较大。

（7）纠正电解质紊乱:临床以低钠血症最常见,首先严重呕吐致消化液丢失,以及摄入不足,肾小管失盐过多,还存在下丘脑视上核的损伤,致抗利尿激素不适当分泌增多,因此要依据病情给予补充电解质,同时治疗原发病。

（8）对症治疗:积极治疗便秘、高血压及心动过速等,如有咽下困难或昏迷者,应加强监护和护理。

（9）新治疗:Givosiran是一种皮下使用的、处于研究阶段的N-乙酰半乳糖胺结合RNA干扰治疗,以肝脏 ALAS1 为靶点。临床前研究表明 AIP 小鼠应用 Givosiran 能够使肝 ALAS1 沉默。AIP 的酶替代、基因治疗、RNA 干预治疗仍有待进一步探索。

3. 预后 本组疾病一般均潜伏存在,常因外因诱发起病,如能早期诊断、注意防治,预后不一定很差。长期反复发作者,预后欠佳。有神经症状者预后不良,患者常在一次急性发作中死于上升性瘫痪或呼吸麻痹,病死率为 15%~20%。死亡患者大多是 30 岁以前的青年。明确诊断的患者,注意避免各种诱发因素,发作期间注意支持疗法和护理,特别对呼吸麻痹患者进行呼吸监护,合理应用血红素抢救治疗,病死率可显著降低。随着年龄的增长,本病有逐渐减轻的倾向,预后较好。

七、红细胞生成性原卟啉病(EPP)

(一)概述

众所周知,随着红细胞日渐衰老,红细胞内原卟啉亦随之减少。肝摄取了血浆中的原卟啉后,将其中 85% 经胆汁排泄(部分又靠肝肠循环再度回收),其余部分被代谢。由于原卟啉不溶于水,故不从肾脏排泄。鉴于肝肠循环的原卟啉约占总量 20%,故有学者建议将 EPP 更名为红细胞肝性原卟啉病(erythrohepatic protoporphyria)。另一些学者则愿将其含混地称为原卟啉病(protoporphyria)。尽管 FECH 缺陷在各组织均可见到,但骨髓干细胞是 FECH 发挥活性的主要场所。光使红细胞原卟啉转移至皮肤的内皮细胞,当 400nm 紫外线穿透表皮毛细血管,原卟啉吸收其光能造成反应性氧损伤(ROS)。光又激活补体造成细胞膜损伤,血管扩张,血管通透性增强,肥大细胞活化,与中性多核白细胞的趋化现象。

(二)临床表现

EPP 最重要与最先表现的症状是光过敏现象,该现象的发生均在 6 岁之前,最早为 1 岁半患病。日晒后迅速出现面部及其他光暴露部位的光毒性反应:皮肤灼痛、肿胀、红斑、瘀斑,反复发作后指关节及额部、鼻部、颊皮部皮肤形成线状或环形瘢痕、卵石状、蜡样增厚等。患儿为减轻症状而喜欢接触凉水,穿湿衣服,甚至睡眠时亦然。疼痛可持续几小时至几天不等,甚至无法入睡。有的患儿第一天曝晒几小时尚可耐受,不料第二天几分钟即出现症状,这称为起动(priming)现象。甚至有的患儿可有主观症状,即无皮肤客观改变,以

至于被误诊为"诈病"。10% 患者有轻度肝功能异常。肝功能衰竭者大约占 5%,隐性遗传在这种肝脏的严重损伤中可能起到重要作用。

(三)实验室检查及诊断

EPP 实验室基本检查与 PCT 大致相同,但不包括各型肝炎病毒及 HIV 筛查,特征性表现为红细胞内游离原卟啉(FEP)升高,血浆及粪中原卟啉也可升高,而尿中卟啉阴性。与粪原卟啉不相称的高红细胞原卟啉提示胆管阻塞,是肝脏衰竭的先兆。血象呈轻中度贫血,骨髓象正常。可有血清铁水平降低及铁结合力增加。肝功能异常。有条件检测 FeC 者,活性降至正常人水平的 10%~30%。受损皮肤的组织病理检查可见真皮上层乳头层血管壁及其周围有大量的无定形物质沉积,耐淀粉酶,PAS 染色强阳性。乳头可增宽,表皮突变得窄而长。血管壁增厚,内皮细胞肿胀,可发生管腔闭塞。

结合急性光过敏现象,患儿的 FeC 水平约为正常水平的 10%~30%,但该水平不做常规检查。确诊 EPP 靠 FEP 升高,二代基因测序的方法可以检测出基因 FECH 以帮助诊断。尿卟啉及其前体水平正常,粪便中原卟啉含量大多升高。仅查尿与粪便中卟啉容易误诊。有人主张对胆汁中原卟啉量进行检查。皮肤中原卟啉含量过少,检测困难。可行血液光敏试验,于 1 滴血中加 3~4 滴生理盐水,用 400nm 紫外线照射,在荧光显微镜下检查。如见红色荧光,证明原卟啉过多。当可疑有光过敏现象时,可用 150W 的 400nm 紫外线灯照射背部,距离皮肤 20cm,照射 20 分钟,以诱发红斑。

(四)治疗及随访

1. 预防 除减少日光曝晒外,还可采取如下措括:

(1)减轻原卟啉过度负荷:可给予口服铁剂,高铁血红素输血,进高碳水化合物等。但铁剂与输血又会使原卟啉负荷增大。

(2)促进原卟啉在肝的转移与分泌:可口服胆酸。

(3)打断原卟啉的肝肺循环:可用消胆胺。

(4)肝移植:肝硬化与高胆红素血症显著时为肝移植的适应证。但此法不能改善 FeC 缺乏,故患儿的新肝仍会受损。

(5)骨髓移植:鉴于 FeC 缺陷处于骨髓干细胞水平,对骨髓进行矫治是顺理成章的,但疗效不

肯定。

（6）腹部手术：患儿一旦施行开腹手术，应保持皮肤与肠管不受人工光源照射。术前可先输血。手术时光源应滤去 380~420nm 光照。术前 24~48 小时避免日光，以免起动光过敏反应。尤其是在卟啉水平非常高，因肝衰竭进行肝脏移植时。少数情况下，会发生术后神经系统综合征，出现外周神经病变及精神症状。通常肝移植后患者仍会持续存在 EPP 症状，移植后的肝脏有可能再发衰竭。

2. 治疗　主要针对光过敏现象。除防晒外还可应用二羟基丙酮（DHA）防晒霜，但用后皮肤可呈褐色，可用激素与消炎痛，但疗效不确切。目前多用 β- 胡萝卜素，推荐剂量如下：1~4 岁为 60~90mg/d；5~8 岁为 90~120mg/d；9~12 岁为 120~150mg/d；13~15 岁为 150~180mg/d；≥ 16 岁为 180~300mg/d。据称用后对日光耐受或犯病轻，或发病晚。至于一磷酸腺苷、肌苷、抗疟剂、维生素 C、维生素 E、抗组胺剂、维生素 B_1、口服锌剂等均无定论。大剂量 β- 胡萝卜素及 N- 乙酰半胱氨酸、西米替丁（甲氰咪胍）、半胱氨酸等自由基清除剂均可用于 EPP。半胱氨酸较 β- 胡萝卜素价格低廉且无皮肤黄染，可作为 β- 胡萝卜素的替代治疗。消胆胺可增加原卟啉排泄，但因其严重影响脂溶性维生素吸收，因而仅限于原卟啉极度升高或并发肝脏损害时使用。目前较具创新意义的治疗方法为 RT-01 光线疗法，它利用窄谱中波紫外线（波长 312nm ± 2nm）诱导 EPP 患者光耐受时间延长，长波紫外线及可见光最小红斑量明显增加。

八、先天性红细胞生成性卟啉症

（一）概述

先天性红细胞生成性卟啉症（Gunther 病）非常罕见，为常染色体隐性遗传。患者为血红素生物合成途径中第 4 个酶 - 尿卟啉原Ⅲ合成酶（URO-s）缺陷的纯合子。URO-S 活性低于正常的 10%。URO-S 催化线性四吡咯羟甲基化胆色素原转换为环形四吡咯尿卟啉原Ⅲ。羟甲基化胆色素可自发缩合，85% 成为无生物活性的尿卟啉原Ⅰ，15% 为具生物活性的尿卟啉原Ⅲ Lt5。URO-S 编码基因位于染色体 10q25.3-q26.3。一般而言 URO-S 基因突变呈多态性，但 1989 年首次发现的错义突变 C73R（第 73 个氨基酸，精氨酸替代

了半胱氨酸）为 1 例外，它在多个种族的先证者中均已得到证实，基因表达研究显示突变蛋白半衰期缩短，酶活性显著下降。URO-S 不同的突变类型与病情严重程度密切相关：轻型 A66V/C73R；重型 T228M/C73R；极重型 C73R/C73R。CEP 多于出生后短时间内发病，临床表现类似于重于 HEP。婴幼儿期起病，最早征象是患儿出生时或出生后不久就发现尿液呈淡红色或深红色。最显著的症状是皮肤光过敏症，患儿在日晒后啼哭，随即暴露部位皮肤出现水肿性红斑、水疱、大疱和血疱，破裂后形成糜烂、溃疡或继发感染。卟啉在牙齿沉积，普通光照下呈现棕色或黄褐色，但在紫外线照射下变为红色。通常伴有溶血性贫血及脾肿大，少数有癫痫样发作。卟啉水平越高，症状越严重。反复发作后形成的瘢痕使手及面部发生严重的残毁畸形。少数患者发生眼部损害甚至失明。成人患者还可出现伴发畸形的严重溶骨性改变，如指骨缩短及多发性骨折等。酶缺陷使尿卟啉原Ⅰ几乎在所有细胞内均有蓄积。尿中卟啉水平可增加 100~1 000 倍，其中主要为尿卟啉Ⅰ，区分卟啉异构体类型对诊断 CEP 极为重要。另外，尿及粪中不含异粪卟啉及 URO-S 活性正常均可区别于 HEP。一般呈轻中度正细胞正色素性贫血，外周血红细胞大小不等，可见多染性和嗜碱性点彩红细胞或有核红细胞，网织红细胞常增多。骨髓红细胞系统增生活跃。骨髓有核红细胞和外周血红细胞在荧光显微镜下均见稳定的红色荧光。皮损病理改变与 EPP 相同。本病无特殊疗法，多难治愈。患者多于幼年死于继发感染或严重溶血性贫血，如能生存至成年，也可因严重皮肤及骨骼损害而造成残疾。药物治疗的目的是用光保护剂以减轻症状，如口服 β- 胡萝卜素等（参见 EPP）。溶血严重者可切脾改善贫血，减少组织中卟啉量。应绝对避光。口服超活性碳可能使病情暂时缓解。骨髓移植是目前 CEP 治疗中最有效的方法。移植后病情均能得到明显的改善。

（二）鉴别诊断

已知具有高原卟啉血症的疾病有缺铁性贫血、铁母细胞性贫血、铅中毒、维生素 B 缺乏、异烟肼中毒等。但这些病的患儿血中的原卟啉均系铅 - 原卟啉与珠蛋白结合紧密，故不通过红细胞膜，不能导致光过敏反应，EPP 患儿血红细胞中系游离原卟啉，有的 CEP 与 VP 患儿亦可有高原卟啉血症，但以锌 - 原卟啉为主，而 FEP 亦可轻度

升高。EPP 则迥然不同，80% 红细胞内原卟啉均为 FEP，因而尿卟啉量正常。20%~50% 患儿有低色素小细胞性贫血，血红蛋白浓度比正常低 15g/L。血清铁与铁蛋白水平下降见于 20%~90% 的患儿。CEP 血液中幼红细胞核在荧光显微镜下发生强烈的鲜红色荧光；EPP 其幼红细胞在荧光显微镜下亦会发出红色，但其荧光位于细胞质而非细胞核。皮炎者与多形性日光疹和日光性荨麻疹等鉴别。

（三）遗传咨询及产前诊断

AHP 患者管理的重要部分是识别和避免诱发或加重急性发作的因素。需建议患者避免可能的诱因，在使用新药物前查询公共药物数据库。此外，所有的杂合子无论是有症状者、ASHE 还是潜在的患者都应该接受遗传咨询。经生化检测诊断 AHP 后，需通过基因测序明确具体突变，从而确定 AHP 类型。患有 AHP 的妇女可以正常妊娠，除非因反复发作而致卵巢功能减退和无排卵，但既往反复发作的患者流产率升高。此外，遗传家族突变的婴儿即使出现症状也可以接受治疗，且预后良好。对于高危家庭成员，可以通过基因测序检测是否携带发病患者特定的基因突变来识别。此外，尽管一些突变与 AIP 反复发作相关，但没有预测疾病严重程度和预后的基因表型相关性。孕 16 周时经羊膜穿刺术观察羊水颜色并测定尿卟啉 I 含量可成功对 CEP 进行产前诊断。

九、先天性铁粒幼细胞性贫血

（一）概述

铁粒幼细胞性贫血（sideroblastic anemia，SA）是由多种原因引起的血红素合成障碍或铁利用障碍而导致血红蛋白合成不足的一组异质性疾病，表现为小细胞低色素性贫血，有核红细胞胞浆内非血红素铁（以铁蛋白和 / 或铁聚合体形式）过量堆积，产生大量环形铁粒幼红细胞，同时铁过载可扰乱细胞氧化还原状态并诱导凋亡，导致红系无效造血。本病按病因可分为获得性 SA 和先天遗传性 SA。先天性铁粒幼细胞性贫血（congenital sideroblastic anemia，CSA）临床少见，目前研究发现致病途径分为 3 类：①血红素合成异常；②铁 - 硫簇（iron-sulfur cluster，ISC）合成异常；③线粒体蛋白合成异常。结合患者临床表现，CSA 细分为两个亚型：综合征型（syndromic）与非综合征型（non-syndromic）。前者与线粒体或胞浆中的蛋白

翻译缺陷相关，尤其是 tRNA 功能异常，可影响细胞中多种蛋白质的生物合成，引起多器官组织功能障碍。非综合型 CSA 致病基因则与铁或血红素代谢直接相关，主要表现为环形铁粒幼细胞性贫血，伴或不伴继发性全身铁过载。

（二）病因及发病机制

血红蛋白是由 4 个亚基组成的四聚体，每一亚基由一分子珠蛋白（globin）与一分子血红素（heme）缔合而成。血红素是含铁的卟啉化合物，卟啉由四个吡咯环组成，铁原子位于吡咯环的中央。在人红细胞中，血红素的合成从早幼红细胞开始直到网织红细胞阶段，合成的起始和终末过程均在线粒体内，而中间阶段在胞液中进行，其过程可分为四个步骤。血红素合成过程及其关键基因调控如图 31-1 所示。

1. δ- 氨基 -γ- 酮戊酸（δ-aminolevulinic acid，ALA）的生成 在线粒体中，甘氨酸和琥珀酰辅酶 A 在 ALA 合成酶（ALA synthetase，ALAS）的催化下缩合生成 ALA。ALAS 为血红素合成的限速酶，受血红素的反馈调节，辅酶为磷酸吡哆醛。人体内能表达两种 ALAS，其中一种由 X 染色体的红系特异性 ALAS（erythroidspecific ALAS，也称 ALAS2）基因编码，其 mRNA 5′ 端有铁反应元件（iron-responsive element，IRE），受铁调节蛋白 1（iron regulatory protein 1，IRP1）的调节。红细胞成熟过程中 ALAS2 高表达以满足血红素的大量合成需要。

2. 胆色素原的生成 ALA 生成后从线粒体扩散到胞浆，两分子 ALA 在 ALA 脱水酶作用下，脱水缩合生成一分子胆色素原（porphobilinogen，PBG）。

3. 尿卟啉原Ⅲ（uroporphyrinogen Ⅲ，UPG Ⅲ）与粪卟啉原Ⅲ（coproporphyrinogen Ⅲ，CPG Ⅲ）的生成 在胞浆中四分子 PBG 在尿卟啉原 I 同合酶和尿卟啉原Ⅲ同合酶协同催化下，脱氨缩合成一分子尿卟啉原Ⅲ（UPG Ⅲ），再经尿卟啉原Ⅲ脱羧酶催化生成粪卟啉原Ⅲ（coproporphyrinogen Ⅲ，CPG Ⅲ）。

4. 血红素的生成 CPG Ⅲ经扩散重新进入线粒体，在 CPG Ⅲ氧化脱羧酶催化下，生成原卟啉原Ⅸ，再经氧化酶作用生成原卟啉Ⅸ。后者和 Fe^{2+} 在血红素合成酶（ferrochelatase，FECH）催化下生成血红素，铁硫簇［2Fe-2S］作为辅基影响 FECH 的催化活性。

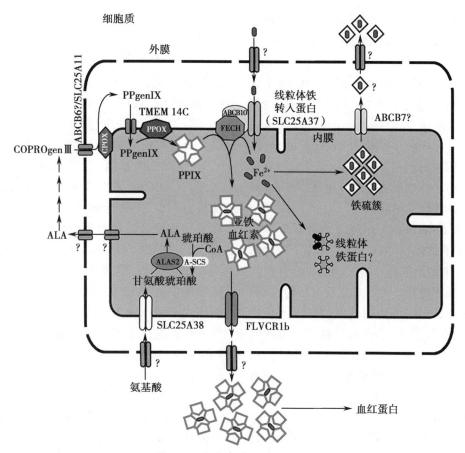

细胞质

外膜

ABCB6?/SLC25A11

PPgenIX

TMEM 14C

PPOX

COPROgen Ⅲ

CPOX

PPgenIX

PPIX

线粒体铁
转入蛋白
（SLC25A37）

ABCB10

FECH

内膜

ABCB7?

Fe²⁺

铁硫簇

ALA

亚铁
血红素

ALA 琥珀酸
CoA

ALAS2 A-SCS

甘氨酸琥珀酸

线粒体
铁蛋白？

SLC25A38

FLVCR1b

氨基酸

血红蛋白

图 31-1　血红素的生物合成过程
COPRO gen Ⅲ: 粪卟啉原Ⅲ;PP gen Ⅸ: 原卟啉原Ⅸ;PP Ⅸ: 原卟啉Ⅸ

人体内 ISC 以多种形式存在,最常见为［2Fe-2S］和［4Fe-4S］。红细胞 ISC 合成于线粒体和细胞浆中,需要约 30 种蛋白参与,其作用包括提供可直接利用的铁 / 硫元素、组成支架蛋白、提供电子、促进新合成 ISC 释放等。

血红素和 ISC 是细胞中许多功能蛋白的辅基,参与 DNA 合成与修复、蛋白的合成与折叠、三羧酸循环、复合物电子传递链的正常进行、抵抗氧化应激等重要代谢过程。线粒体是血红素和 ISC 合成的主要场所,也是整个细胞铁代谢的调控中心。因此,如果线粒体中调控铁代谢的蛋白合成异常,或者 ISC 合成受阻,不仅阻碍血红素的生成、诱导红细胞凋亡而导致 CSA,甚至可引起神经、肌肉、心脏、肝脾等多组织脏器损伤,表现为综合征型 CSA。

（三）致病途径与遗传方式

目前所报道的 CSA 致病基因在不同种族和地区中分布具有差异性,致病机制及遗传方式各异。Bergmann 等统计 60 例 CSA 患者中 *ALAS2*、*SLC25A38*、线粒体 DNA 和 PUS1 基因异常分别占 37%、15%、2.5%、2.5%,日本的研究则发现前三位为 ALAS2、线粒体 DNA 基因和 *SLC25A38* 基因变异,分别占 67%、8% 和 4%。

1. 血红素合成途径异常

（1）*ALAS2* 基因:位于 X p11.21,全长约 22kb,由 11 个外显子组成,其错义或无义突变、缺失突变、启动子或增强子区域突变均可导致 ALAS2 酶结构或者功能异常,影响其催化活性或与甘氨酸或琥珀酰 CoA 的结合,使 ALA 生成减少,最终造成铁过载及小细胞低色素性贫血,即经典的 X 连锁铁粒幼细胞贫血（X-linked sideroblastic anemia,XLSA）,为 X 连锁隐性遗传,是目前最为常见的 CSA。少数男性半合子未发病与 *ALAS2* 基因具有不同外显率有关。由于吡哆醇(维生素 B₆)在体内可转化为磷酸 -5- 吡哆醛,因此维生素 B₆ 可改善大部分 XLSA 患者的贫血症状。最近研究发现女性杂合子由于发生正常 X 染色体失活亦可发病,但表现为维生素 B₆ 难治性大红细胞贫血。SankaranVG 等报道了一个大红细胞贫血家族,通过全外显子测序发现 *ALAS2* 基因 Y365C

杂合突变患者均为女性。该错义突变主要影响 ALAS2 与磷酸 -5- 吡哆醛的结合，使 ALAS2 不稳定而失活。

（2）*SLC25A38* 基因：位于 3 p22.1，由 10 个外显子组成，其编码蛋白 SLC25A38 为线粒体内膜上的甘氨酸转运体，在红系祖细胞高表达，通过摄取甘氨酸进入线粒体内而开始 ALA 的合成。*SLC25A38* 基因变异包括各种错义、无义或框移突变，所引起的转运体功能丧失将导致 ALA 合成减少，为常染色体隐性遗传病。

（3）*SLC19A2* 基因：位于 1q24.2，由 6 个外显子组成，编码 THTR-1。SLC19A2 是唯一表达于骨髓、胰腺 β- 细胞及部分耳蜗细胞上的维生素 B_1 转运体，在磷酸戊糖循环的非氧化反应阶段，硫胺素（维生素 B_1）是转酮醇酶的辅基，THTR-1 异常使细胞内缺乏维生素 B_1 而影响核糖核苷酸的生成。另外，在柠檬酸循环中，α- 酮戊二酸脱氢酶亦需要硫胺素焦磷酸作为辅基而产生琥珀酰辅酶 A，而维生素 B_1 缺乏影响琥珀酰辅酶 A 的生成，使 ALA 合成原料不足。1999 年，Labay V 等证实 *SLC19A2* 基因突变可导致维生素 B_1 反应性巨幼细胞性贫血伴糖尿病及耳聋（Thiamine responsive megaloblastic anemia associated with diabetes mellitus and deafness，TRMA），为常染色体隐性遗传的综合征型 CSA。

（4）*FECH* 基因：位于 18q21.31，由 12 个外显子组成。*FECH* 基因突变导致 FECH 功能缺陷，骨髓幼红细胞和肝脏内原卟啉不能合成血红素，原卟啉沉积于骨髓和肝脏内，可引起肝细胞损伤。同时原卟啉易于弥散入血而进入皮肤，被日光激发后破坏细胞膜和细胞内超微结构，溶酶体释放水解酶损害皮肤，称为红细胞生成性原卟啉病（erythropoietic porphyria，EPP），是儿童卟啉病最常见类型，多为常染色体显性遗传，隐性遗传少见。多数患者表现轻度小细胞低色素性贫血，某些患者可检出环形铁粒幼红细胞，但检出率仍未知。治疗主要是使用光保护剂减轻皮肤症状，存在肝损害、胆囊炎和胆石症者予以对症治疗。

2. ISC 合成 / 运输异常

（1）*GLRX5* 基因：位于 14q32.13，由 2 个外显子组成，编码线粒体中的谷氧还蛋白 5（glutaredoxin 5），是 ISC 装配的重要支架蛋白之一。目前报道的 *GLRX5* 基因导致 SA 仅 2 例，分别为 c.294A>G 纯合突变及 c.301 A>C、c.443 T>C 复合杂合突变，基因突变使 mRNA 剪切受损，ISC 生成减少，改变了顺乌头酸酶与铁调节蛋白 1（IRP1）的结合，继而影响 IRP1 与 ALAS2 mRNA 5′ 端 IRE 结合并下调 ALAS2 mRNA 转录水平，令 ALAS2 合成减少，同时线粒体基质中 ISC 装配下降也造成 FECH 蛋白不稳定，从而导致铁过载并形成 SA，呈常染色体隐性遗传。

（2）*ABCB7* 基因：位于 Xq13.3，由 16 个外显子组成，ABCB7 蛋白为 ATP 结合转运子超家族成员，在 ISC 生物合成过程中的重要作用是将含硫复合物或者谷胱甘肽共轭［2Fe-2S］从线粒体运输至细胞浆，ABCB7 蛋白的缺陷使致 Fe-S 滞留在线粒体内，胞浆中 ISC 合成减少，从而抑制红细胞中 ALAS2 的翻译，同时神经细胞亦受累。病因主要是 ABCB7 基因错义突变，呈 X 连锁隐性遗传。临床表现为伴共济失调的 X 连锁铁粒幼细胞贫血（X-linked sideroblastic anemia with ataxia，XLSA/A）。

3. 线粒体蛋白合成异常影响铁代谢

（1）线粒体 DNA 异常：Pearson 骨髓 - 胰腺综合征（Pearson's marrow pancreas syndrome，PMPS）是临床少见的多器官疾患，散发或母系遗传，几乎一半患者都能检出线粒体基因组 4 977bp 的基因缺失，导致呼吸链复合体 Ⅰ（NADH 脱氢酶）、Ⅳ（细胞色素 C 氧化酶）和 Ⅴ（ATP 合酶）功能障碍，使铁离子无法保持还原状态而影响血红素合成。另外，线粒体 tRNAs 突变也可影响多种线粒体蛋白的翻译合成。

（2）*PUS1* 基因：位于 12q24.33，由 10 个外显子组成，编码合成假尿甘合成酶 1（pseudouridylate synthase 1，PUS1）。PUS1 有三个剪接体 PUS1-1、PUS1-2 及 PUS1-3，由 PUS1-1 衍生的 PUS1p 催化尿苷转化为假尿苷，对维持线粒体 tRNA 功能和结构稳定性具有重要作用，其错义突变使 PUS1 失活，影响呼吸链功能，导致肌病、乳酸中毒、铁粒幼细胞贫血综合征 1（myopathy，lactic acidosis，and sideroblastic anemia 1，MLASA1），呈常染色体隐性遗传。

（3）*YARS2* 基因：位于 12p11.21，共 8 个外显子，编码合成线粒体酪胺酰 -tRNA 合成酶，基因异常最终可导致呼吸链复合体 Ⅰ、Ⅲ和Ⅳ的催化活性下降，引起肌病、乳酸中毒、铁粒幼细胞贫血综合征 2（MLASA2），亦为常染色体隐性遗传。

（4）*TRNT1* 基因：位于 3p26.2，由 11 个外

显子组成,编码 tRNA 核苷酸转移酶(tRNA nucleotidyl transferase 1,TRNT1),作用是将三联核苷酸序列胞嘧啶 - 胞嘧啶 - 腺嘌呤(cytosine-cytosine-adenine,CCA)添加到 tRNA 的 3′ 末端,此为 tRNA 氨酰化的重要步骤。*TRNT1* 基因缺陷可引起铁粒幼细胞贫血、B 细胞免疫缺陷、周期性发热和生长延迟(sideroblastic anemia with B-cell immunodeficiency,periodic fevers,and developmental delay,SIFD),为常染色体隐性遗传病。

(四)临床表现

先天性铁粒幼细胞性贫血较为罕见,由于致病基因、遗传方式及发病机制不同,临床表现各异,发病年龄、病情进展不一,典型症状为贫血引起的皮肤黏膜苍白、全身不适、乏力、气促等。不同致病基因所致 CSA 的特点见表 31-4。

表 31-4　先天性铁粒幼细胞性贫血的致病途径、遗传方式及临床特征

致病途径	致病基因	染色体	遗传方式	疾病名称	临床表现
血红素合成异常	*ALAS2*	Xp11.21	X 连锁隐性	XLSA	小细胞低色素性贫血,铁过载
	SLC25A38	3p22.1	常染色体隐性	SA	小细胞低色素性贫血,铁过载
	SLC19A2	1q24.2	常染色体隐性	TRMA	巨幼细胞性贫血,糖尿病,耳聋
铁硫簇合成异常	*GLRX5*	14q32.13	常染色体隐性	SA	小细胞低色素性贫血,铁过载,糖尿病
	ABCB7	Xq13.3	X 连锁隐性	XLSA/A	小细胞低色素性贫血,共济失调
线粒体蛋白合成异常	线粒体 DNA	线粒体	散发或母系遗传	PMPS	大细胞性 SA,代谢性酸中毒,共济失调,胰腺内分泌功能紊乱
	PUS1	12q24.33	常染色体隐性	MLASA1	肌无力,乳酸中毒,贫血,学习困难,认知障碍
	YARS2	12p11.21	常染色体隐性	MLASA2	肌无力,乳酸中毒,贫血,肥厚性心肌病
	TRNT1	3p26.2	常染色体隐性	SIFD	小细胞性贫血,周期性发热,体液免疫缺陷,生长延迟

1. 非综合征型 CSA　相对常见,主要涉及 ALAS2、SLC25A38 及 GLRX5 基因突变,导致 X 连锁铁粒幼细胞贫血(XLSA)及维生素 B_6 难治性 SA,主要以小细胞低色素性贫血、铁过载引起的血色病为特征。

典型 XLSA 患者均为男性,出生时或婴幼儿期即发病,约三分之一患者对磷酸吡哆醇(维生素 B_6)有完全治疗反应。而非典型 XLSA 为女性杂合子发病,表现维生素 B_6 治疗无效的大细胞性贫血。*SLC25A38* 基因突变患者幼年即可表现为中至重度贫血,维生素 B_6 治疗常无效。目前报道的 2 例 *GLRX5* 基因突变患者为中老年男性,1 例中国籍发病年龄 29 岁,另一例意大利籍发病年龄 44 岁,均表现中重度贫血、皮肤色素沉着、肝脾肿大,后者尚有 2 型糖尿病和黄疸。

2. 综合征型 CSA　表现复杂,涉及多器官组织损伤,包括伴共济失调的 X 连锁铁粒幼细胞贫血(XLSA/A)、Pearson 骨髓 - 胰腺综合征(PMPS)、维生素 B_1 反应性巨幼细胞性贫血伴糖尿病及耳聋(TRMA)、肌病 / 乳酸中毒 / 铁粒幼细胞贫血综合征(myopathy,lactic acidosis,and sideroblastic anemia,MLASA)1 型及 2 型、铁粒幼细胞贫血 / B 淋巴细胞免疫缺陷 / 周期性发热 / 生长延迟(SIFD)。

XLSA/A 患者为男性,常于幼年发病,轻中度小细胞低色素性 SA、学步延迟、共济失调、辨距困难、意向震颤、构音困难,部分患者可出现腱反射亢进、踝阵挛、斜视、眼球震颤、学习困难及抑郁,神经系统症状进展缓慢稳定。女性杂合子仅有轻度贫血。

PMPS 是一种出生后即发病的进行性多脏器疾患,表现为大细胞性 SA、代谢性酸中毒、共济失调和胰腺内分泌功能紊乱,部分患者存在肾小管病、肝大、黄疸、肾上腺功能不全、神经肌肉 / 心脏受累、脾萎缩等,多因感染、代谢性酸中毒、肝功能衰竭于幼年期死亡。

TRMA 患者在婴儿期至青春期开始出现贫血,Ricketts CJ 等报道了来自 7 个家庭的 13 名 TRMA 患者并随访 2~30 年,患者均在 5 岁前出现胰岛素分泌不足导致的糖尿病、不可逆的神经性耳聋和不同程度巨细胞性 SA。病初仅给予每天口服 25mg 硫胺素(维生素 B_1)即可控制贫血及糖尿病症状,对神经系统损伤无效。但青春期开始后硫胺素效果欠佳,几乎所有患者在成年后都依赖胰岛素和定期输血。TRMA 患者还可表现为视神经萎缩、心血管疾患(如猝死、中风、心力衰竭、阵发性房性心动过速、先天性心脏病等)、癫痫发作、视网膜变性、蛋白尿、身材矮小、内脏转位、多囊卵巢综合征等,严重并发症主要与血糖控制不佳或慢性贫血有关。

PUS1 基因异常导致的 MLASA1 多于幼年期发病,除了肌无力、乳酸酸中毒及 SA 外,还可表现为神经系统损伤,如小头畸形、不同程度的学习困难和认知障碍以及生长受限,极少出现肥厚性心肌病。而 *YARS2* 基因异常引起的 MLASA2 患者则多见肥厚性心肌病,但无明显神经系统损害或生长发育障碍。Sommerville EW 等统计 17 例 YARS2 相关线粒体肌病患者(其中 12 例 SA),发病年龄从生后 1 周至 31 岁,82% 患者在 10 岁前起病,死亡年龄从生后 3 个月至 52 岁,死因为进行性呼吸肌无力和心力衰竭。

SIFD 患者生后数周或数月即发病,约 60% 患者在生后 3 个月内即出现小细胞性 SA、周期性发热、B 淋巴细胞减少,低丙种球蛋白血症,其他表现包括心肌病、视网膜色素变性、肝脾肿大、胰腺外分泌功能不全、肾脏病变(肾钙质沉着 / 肾小管功能失调 / 范可尼综合征 / 氨基酸尿)、皮肤损害(色素减退、爆发性红斑等)、神经性耳聋、小脑萎缩等。对症治疗包括输血、除铁、免疫球蛋白输注和液体疗法,但效果欠佳。

（五）实验室检查

1. 血象　多呈不同程度低色素性贫血,亦可表现为双色性(低色素和正色素)贫血。根据病因不同可呈现小细胞或大红细胞性贫血。血涂片见红细胞形态大小不一,明显异型,白细胞、血小板正常或轻度减少,网织红细胞降低或正常。

2. 骨髓象　呈红系明显增生,以中晚幼红细胞为主,可见巨幼细胞样变。幼红细胞可见双核、核固缩、胞浆空泡。铁染色可见细胞外铁增多,铁粒幼细胞增多,环形铁粒幼细胞>15%,甚至占有

核红细胞的 40%~100%。病理环形铁粒幼细胞增多,特征为细胞内铁颗粒数目大于 6 个,分布紧靠细胞核或近细胞核的内 1/3 胞浆带内。粒细胞及巨核细胞系无明显变化。电镜检查可发现红细胞线粒体内铁沉积。

3. 铁代谢检查　血清铁、血清铁蛋白、转铁蛋白饱和度增加,总铁结合力正常或降低,红细胞游离原卟啉(FEP)大多减少。

4. 红细胞寿命正常或缩短,小细胞低色素性贫血者红细胞脆性降低。

5. 铁过载对器官组织损害　表现为心律失常、心功能下降、内分泌功能异常,转氨酶、胆红素、血氨增高等。磁共振 T_2^* 可较好反应心脏铁过载。

6. 基因检测和家系遗传背景分析。

7. 对疑似综合征型 CSA 患者,应根据临床表现及基因检测结果,进一步行动脉血气分析、听力、生长发育评估、体液免疫功能及头颅 MRI 检查等明确诊断。

（六）诊断和鉴别诊断

1. 不同致病基因导致的 CSA 差异较大,对于贫血伴铁过载并且有类似家族史的患者应及早进行相关检查,诊断要点为:

(1)小细胞或大细胞低色素性贫血,网织红细胞正常或减少。

(2)骨髓红系明显增生,可有巨幼样变,细胞外铁增多,并有大量环形铁粒幼红细胞。

(3)血清铁、血清铁蛋白增高,总铁结合力下降。

(4)综合征型 CSA 可存在心脏、肝脏、肾脏、神经肌肉系统等多器官组织损伤,代谢性酸中毒、高乳酸血症。

(5)铁剂治疗无效,维生素 B_6 或维生素 B_1 对部分患者有效。

(6)基因检测发现 CSA 相关致病基因。CSA 的诊断已经从单一临床表现、形态学检测,发展为临床特征与家系分析相结合,并通过基因层面进行精准分型诊断。但 Bergmann 等的研究发现约 40%CSA 患者未检出已知基因突变,提示尚存在其他未知致病基因。

2. 先天性铁粒幼细胞性贫血主要与以下疾病鉴别:

(1)继发性 SA:继发者有明显发病原因,如药物性(异烟肼、吡嗪酰胺、氯霉素、硫唑嘌呤、D-

青霉胺等)、铅中毒、锌／铜缺乏,以及出现环形铁粒幼细胞增多的血液病(白血病、真性红细胞增多症、溶血性贫血等)、炎症性疾病(自身免疫性疾病、类风湿关节炎、结节性动脉炎等)、毒性甲状腺肿、尿毒症等。继发性 SA 骨髓病态造血不及 CSA 明显,铁粒幼细胞特别是病理性环性铁粒幼细胞数量随原发病发展而增减,往往呈现一过性,原发病控制后铁利用障碍原因消除或血红蛋白合成恢复正常,贫血可改善,铁粒幼细胞恢复正常。

(2)难治性贫血并环状铁粒幼细胞(RARS):儿童骨髓增生异常综合征(MDS)中 RARS 少见,除贫血外,血象白细胞、血小板亦可减少,骨髓出现两系以上的病态造血,环铁幼细胞<30%,染色体数目增减如 5q⁻、-7、+21、+8 常见,或核型异常。而 CSA 粒系、巨核系基本正常,环铁幼细胞>30%,染色体数目及核型多正常。

(七)治疗

1. 先天性铁粒幼细胞性贫血　主要为对症支持治疗,XLSA、TRMA 可根据发病机制选择相应药物治疗。

2. 维生素 B_6　对拟诊 CSA 患者均可首先试用维生素 B_6 口服,剂量根据血红蛋白反应调整,每天 50~300mg,对部分 CSA 有效,尤其 XLSA 患者约 75% 有效,超过 1/3 有希望治愈,但停药后可复发。

3. 维生素 B_1　维生素 B_6 无效者可加用维生素 B_1,尤其是确诊 TRMA 患者,可能改善贫血及内分泌异常,剂量为每天 25~100mg 口服,青春期后效果不佳,且对于神经系统症状无效。

4. 输血治疗　对严重贫血、药物治疗无效者可输注红细胞悬液,以维持血红蛋白 90~100g/L。但原则上尽量减少输血,以免加重铁负荷。

5. 祛铁治疗　CSA 本身引起的铁过载及长期输血导致的铁负荷增高,可给予去铁胺皮下注射,或口服地拉罗司或去铁酮,以减轻铁对骨髓造血的抑制作用及对组织器官的损害。

6. 造血干细胞移植　对于支持治疗无效的 CSA 可考虑异基因造血干细胞移植。Wedatilake Y 等报道来自两个家族的 4 例 SFID,3 例死亡,1 例接受骨髓移植后存活,发热、电解质紊乱及生长发育迟缓均改善,但仍有中度听力障碍和视网膜病。

7. 综合征型 CSA 的治疗　根据患者临床表现及受累器官组织,按需给予免疫球蛋白输注、胰酶替代治疗、液体疗法、胰岛素替代治疗、肌肉功能训练等措施。

(八)遗传咨询及产前诊断

CSA 患儿的预后主要取决于疾病类型,对维生素 B_6 或维生素 B_1 有反应的患者,贫血可获不同程度纠正,常需持续甚至终身用药,综合征型 CSA,如 PMPS、SIFD 预后差。因此,对有家族遗传背景的家庭应做好预防措施。

1. 避免近亲结婚,在高危家族中及时检出 CSA 致病基因携带者,根据不同类型 CSA 的遗传方式积极进行婚育指导。

2. 对 CSA 高危家庭孕妇进行产前诊断。在对夫妇及先证者明确突变基因位点的基础上,可于妊娠 16~20 周时经羊水穿刺或 10~12 孕周经绒毛膜绒毛取样提取胎儿细胞 DNA,进行相应基因突变检测。

(欧阳颖)

第二节　白细胞疾病

一、重型先天性中性粒细胞减少症

(一)概述

重型先天性中性粒细胞减少症(Severe congenital neutropenias,SCN)最早由瑞典儿科医生 Kostmann 于 1956 年报道,是由于各种基因缺陷造成中性粒细胞成熟障碍、外周血中性粒细胞明显减少。SCN 患者外周血中性粒细胞常常低于 0.5×10^9/L,在生后早期出现反复发生侵袭性细菌感染,如脐炎、皮肤软组织脓肿、肺炎、败血症等,可危及生命。本病罕见,发病率约为(3~8.5)/100 万,我国偶见有个案报道。

(二)病因及发病机制

目前已经证实多种基因异常可导致 SCN,详见表 31-5,其中 *ELANE* 基因突变最为常见。需要注意的是,有时可见同时存在多个基因突变的现象。

表 31-5　重型先天性粒细胞减少症的基因异常与临床表现

受累基因	遗传方式	除中性粒细胞缺乏外的临床表现
ELANE	常染色体显性遗传	骨质疏松
GFI1	常染色体显性遗传	骨质疏松,单核细胞增多
GATA2	常染色体显性遗传	分枝杆菌、真菌或人乳头状瘤病毒感染,肺功能障碍,疣
TCIRG1	常染色体显性遗传	血管瘤
CXCR4	常染色体显性遗传	疣
HAX1	常染色体隐性遗传	骨质疏松,神经系统异常
JAGN1	常染色体隐性遗传	矮身材,骨和牙齿缺陷
G6PC3	常染色体隐性遗传	心脏及泌尿生殖系统畸形,血小板减少
WAS	X 连锁隐性遗传	淋巴细胞减少,吞噬活性丧失
TAZ	X 连锁隐性遗传	Barth 综合征:心肌病、骨骼肌病、发育迟缓、心磷脂异常与 3- 甲基谷氨酸尿症
CSF3R	获得性(G-CSFR hyper)	易进展为 MDS/AML
	体质性(G-CSFR hypo)	对 G-CSF 治疗无反应

1. ELANE 突变　常染色体显性遗传的 SCN 患者大多数是由于中性粒细胞弹性蛋白酶基因 (ELANE)突变所致。ELANE 基因定位于 19p13.3,编码粒细胞弹性蛋白酶(neutrophil elastase,NE)。NE 是一种髓系细胞特异性丝氨酸蛋白酶,存在于成熟中性粒细胞的初级颗粒中,新生的 NE 多肽需易位到细胞内质网(endoplasm reticulum,ER)中进行折叠,正确折叠后的蛋白质方可进入分泌囊泡。粒细胞活化后释放出 NE 水解多种蛋白质底物,包括细胞表面蛋白(G-CSF 受体、VCAM、c-kit 和 CXCR4)。NE 也参与中性粒细胞胞外杀菌网络。SCN 患者的中性粒细胞因 ELANE 突变的细胞,ER 应激反应诱发未折叠蛋白反应 (unfolded protein response,UPR),增加分子伴侣、ER 相关的降解和促凋亡基因的转录,细胞发生凋亡。迄今发现的 ELANE 突变有 200 多种,随机分布在所有的外显子和内含子 3、4 中。不同位点突变所致的临床表现、预后不一致。有些表型健康的父母因具有 ELAN 突变的嵌合体,其子女通过常染色体显性遗传途径患病。

2. 非依赖性生长因子蛋白 1 基因(GFI1)突变　GFI1 基因位于人类染色体 1p22,是一种控制造血干细胞分化的转录抑制因子,具有锌指结构。它可调节一系列控制髓系分化的基因,突变使其 DNA 结合结构域受累,致使 GFI1 成为显性失活蛋白,表现为髓系分化阻滞,缺乏成熟的中性粒细胞。GFI1 基因突变将上调 CCAAT 增强子结合蛋白,诱导 CSF1 的表达,使造血干细胞向单核 - 巨噬细胞系统转换,造成单核细胞增多,粒胞细胞减少。GFI1 基因突变的 SCN 患者外周血中单核细胞的细胞数量增多,应用粒细胞集落刺激因子(G-CSF)治疗后单核细胞将显著增多。此外,GFI1 突变后减轻对 ELANE 基因的抑制,引发 ELANA 相似的细胞凋亡。

3. HCLS1 相关蛋白 X(HAX1)基因纯合突变　为常染色体隐性遗传,主要见于欧洲。HAX1 基因位于 1q21.3,编码线粒体蛋白 HCLS1 相关蛋白 X-1(HAX-1)。HAX-1 是一种广泛表达的蛋白,但其结合蛋白 HCLS-1,即造血谱系细胞特异蛋白,是 G-CSF 受体信号通路的重要衔接蛋白。HAX1 有两个剪接异构体,部分 HAX1 基因突变影响两个异构体,此类 SCN 患者还可伴有不同程度的神经系统异常,如认知障碍、生长发育迟缓及癫痫等。如果 HAX-1 突变只影响一个剪接异构体,则无神经系统受累。

4. 葡萄糖 -6- 磷酸催化亚基 3(glucose-6-phosphate catalytic subunit 3,G6PC3)的双等位基因突变　G6PC3 位于 17 号染色体上,表现为常染色体隐性遗传,部分患者伴有心脏、泌尿生殖道的畸形及血小板减少。G6PC3 突变后磷酸酶活性丧失,中性粒细胞内葡萄糖代谢紊乱,内质网内蛋白质异常折叠,使 ER 应激增加,活化"UPR",

调节细胞分化和凋亡的糖原合酶激酶 3β 被激活，使抗凋亡分子 Mcl.1 磷酸化而被降解，将增加细胞的凋亡敏感性。

5. 粒细胞集落刺激因子 3 受体基因（*G-CSF3R*）突变　为常染色体显性遗传。G-CSFR 能够促进中性粒细胞系的增殖分化和存活，动员各种前体细胞，激活成熟中性粒细胞的功能。目前已知有两种不同类型的 G-CSFR 突变与 SCN 有关。20%~30% 的 SCN 患者有获得性突变，产生的 C 端截短可形成高反应形式受体 G-CSFR^hyper。携带 G-CSFR^hyper 的患者有发展为急性髓性白血病 / 骨髓增生异常综合征（AML/MDs）的可能。该型突变增强了信号传导子及转录激活子的活性，使造血干细胞选择性表达该突变基因。而对 G-CSF 治疗无反应的 SCN 患者中，组成性 CSF3R 突变（c.686C>A，p.P229H）可导致低反应性受体 G-CSFR^hypo，通过扰乱正常的配体连接而影响受体的胞外结构域信号传导，与患者对 G-CSF 治疗的无反应性有关。

（三）遗传机制

SCN 为一组异质性疾病，不同基因突变所致的 SCN 的遗传方式不同。种族因素在流行病学中也起着重要的作用。世界范围内常染色体显性遗传病似乎更常见，但是在欧洲，HAX1 突变引起的严重先天性中性粒细胞减少症的患病率很高（11%），可能是与大量的土耳其或阿拉伯血统家庭有关。到目前为止，美国还没有检测到 HAX1 突变的患者。在以色列，发现 G6PC3 突变（25%）的突变具有独特性。当使用遗传测序确认严重先天性中性粒细胞减少症的诊断时，应首先考虑 *ELANE* 基因，因为 ELANE 中的突变是最常见的。随着越来越多运用下一代测序和外显子测序作为诊断工具，将有更多的与 SCN 相关的新变异被鉴定，但在增加我们的知识同时可能会更让人困惑。

其他遗传因素也与 SCN 的患病率有关。非洲人的外周血中性粒细胞计数较低，与 DARC（编码 Duffy antigen）的特定多态性有关。这种情况通常被称为"良性种族性中性粒细胞减少症"，因为它不增加感染，也与恶变无关。携带粒细胞减少症相关的 Duffy 抗原的个体并不易发展其他形式的中性粒细胞减少症，这也是非洲人 SCN 发病率低的原因之一。

（四）临床表现

常见主要症状是细菌感染，婴儿早期即可反复出现，如包括脐炎、口腔炎、牙龈炎、肺炎、直肠周围脓肿（生后 1 个月多见），病原体易入血，但常不能形成化脓病灶，易发生真菌感染。肾上腺素试验：氢化可的松刺激试验无反应。常于婴儿期或出生后 2 年内因暴发性败血症或肺炎死亡。易继发骨髓增生异常综合征（MDS）和急性髓系白血病（AML）。常见骨盐密度下降所致的骨质减少或骨质疏松，病理性骨折少见。

（五）实验室检查

1. 血常规检查　怀疑 SCN 的患儿一般需要每周查 1~2 次血常规，连续 2~3 周。多次外周血常规显示 ANC 多低于 $0.2 \times 10^9/L$，常伴有单核细胞增多和中度嗜酸细胞增多。其他检查：病原微生物检查，包括 B19 微小病毒、巨细胞病毒、EB 病毒 DNA 等；免疫学检查，包括淋巴细胞亚群分析，免疫球蛋白水平，自身抗体等检。可根据不同的临床表现和基因类型，针对性查心脏彩超、泌尿系彩超、骨密度等。

2. 骨髓检查　典型骨髓涂片表现为：中性粒细胞可发育至早幼粒、中幼粒阶段，而成熟中性粒细胞明显减少；单核细胞、嗜酸性粒细胞、巨噬细胞、反应性浆细胞增加。骨髓染色体核型分析往往是正常的。

3. 基因检测　是明确本病病因的重要手段。随着二代测序技术的进步，将有越来越多患者得到基因诊断确诊。需要注意的是，在治疗随访过程中需注意获得性 *CSF3R* 基因突变，可导致患儿 AML/MDS 发生率显著增加。

（六）诊断和鉴别诊断

SCN 的诊断主要依靠临床表现和实验室检查。生后早期出现的反复感染、多次外周血中性粒细胞 $<0.5 \times 10^9/L$ 需要怀疑本病。基因检查有助于明确病因类型。鉴别诊断包括：

1. 周期性中性粒细胞减少症　周期性中性粒细胞减少症通常于生后 1 年内发病，表现为周期性发作中性粒细胞减少伴反复细菌感染。中性粒细胞减少呈规律发作，间隔为 21 天（14~35 天），低谷期持续 3~6 天。发作间期中性粒细胞计数正常，亦无临床表现。本病也与 *ELANE* 基因突变有关，与 SCN 患者存在重叠，提示单纯基因检测不足以临床诊断，需要联合血常规监测方可确诊。

2. 一过性中性粒细胞减少　许多病毒感染、重症脓毒血症、药物等可引起一过性中性粒细胞减少症，持续时间一般 <3 个月，容易被忽视。在

新生儿期,由于母体可将自身免疫性抗体转移给胎儿,可造成一过性同族免疫性白细胞减少症,会随着母体免疫球蛋白(IgG)的衰减而缓解。根据抗体的滴度,中性粒细胞减少症可持续数周至6个月。

3. 原发性自身免疫中性粒细胞减少症(primary autoimmune neutropenia,AIN) AIN 的发病率约为1/10 万,通常在 1 岁内起病,中位 ANC $0.42 \times 10^9/L$。AIN 常常表现出良好的临床经过,约10%患者发生严重感染。约 90% 的 AIN 在 5 岁内可自发缓解。在细菌感染或应激状态下,患儿中性粒细胞计数可能升高。这种反应说明患儿具有足够的骨髓中性粒细胞贮存池,可排除骨髓增生缺陷,如先天性重型中性粒细胞减少(SCN)的可能。仅少数 AIN 患者在严重感染时需要接受 G-CSF 治疗。本病还需与普通变异型免疫缺陷病(CVID)、自身免疫性淋巴增殖症(ALPS)、系统性红斑狼疮等鉴别。

(七) 治疗及随访

1. G-CSF 是大部分 SCN 患儿的首选治疗。推荐开始剂量为 $5\sim10\mu g/(kg \cdot d)$,依治疗反应调整剂量,每 $10\sim14$ 天可调整剂量,最大剂量可达 $100\mu g/(kg \cdot d)$,目标是维持中性粒细胞在 $>1.0 \times 10^9/L$ 水平。90% 以上的患者对 G-CSF 治疗有反应。对合并感染者需联合使用有效抗生素。

2. 异基因造血干细胞移植 对 G-CSF 治疗无反应或反应差的患者(G-CSF 剂量 $>25\sim50\mu g/(kg \cdot d)$,但 ANC 仍 $<0.5 \times 10^9/L$),以及发展为 AML/MDS 者,异基因造血干细胞移植是目前唯一治愈手段。

3. 预防 保持口腔清洁卫生、健康的营养状态和良好的生活习惯可减少感染风险。不推荐预防性使用抗生素治疗。

4. 随访 每年约有 0.9% 的患者死于脓毒血症。幸存者有发生 AML/MDS 的倾向,10 年累计发生率为 21%,因此要定期做骨髓形态学、流式细胞术检查,以及 CSF3R 基因突变检测。骨密度检查提示,40% 的 SCN 患者容易出现早发性骨质减少和骨质疏松。

(八) 遗传咨询及产前诊断

1. 推荐对 SCN 先证者或可疑家族史的家庭进行基因检测。父母检出杂合子携带者时,母亲若再次妊娠,可在妊娠 $16\sim20$ 孕周时经羊水穿刺或 $10\sim12$ 孕周经绒毛膜绒毛取样提取胎儿细胞的 DNA,可对突变基因进行产前诊断。

2. 随着 G-CSF 的使用,越来越多的 SCN 患者存活至成年。观察性研究表明,SCN 患者在怀孕期间使用 G-CSF 是安全的。

二、Shwachman-Diamond 综合征

(一) 概述

Shwachman-Diamond 综合征(SDS)是一种罕见的常染色体隐性遗传性疾病,主要是由染色体 7q11 上的 SBDS 基因突变导致。该病常见临床表现为骨髓衰竭和胰腺外分泌功能障碍,可伴身材矮小、骨骼畸形、肝功能不全、免疫系统、心脏和神经系统等异常,易发展为 MDS 和 AML。该病在北美的发病率约为 1/76 000,而随着基因诊断的普及,我国近年报道的 SDS 个案有所增加。

(二) 病因及发病机制

约 90% SDS 患者发现 Shwachman-Bodian-Diamond(SBDS)基因突变。此基因位于 7q11,包含 5 个外显子,全长 1.6kb,编码的蛋白质由 250 个氨基酸组成,对核糖体的生物合成、纺锤丝的稳定起到重要作用。SBDS 也参与内质网应激、DNA 损伤应答、限制活性氧产生等其他细胞过程。该基因在胰腺、骨髓及白细胞上大量表达,可能与这些组织正常功能的维持密切相关。SDS 患者由于该基因的异常,导致胰腺及骨髓等相关器官功能异常。

(三) 遗传机制

本病的遗传方式是常染色体隐性遗传,有家族性发病倾向。对 SD 家系进行 SBDS 基因突变筛选,89% 的受影响的个体有 SBDS 基因突变。突变类型包括错义突变、无义突变、结构转换、缺失、插入、重排及剪切位突变等。SBDS 基因纯合突变致病罕见,多数为复合杂合子突变。文献报道 90% 的突变发生在 2 号外显子的 240bp 附近。最常见的两种是 183_184TA>CT 和 258-2T>C 的基因转变,占 75%。258+2T>C 导致 2 号内含子衔接位点的断裂,SBDS 蛋白的第 250 位氨基酸位点过早断裂,183_184TA>CT 可导致 SBDS 蛋白的第 62 位氨基酸突变为终止密码,均可影响 SBDS 蛋白的合成。

(四) 临床表现

既往先天性骨髓衰竭特别是中性粒细胞减少和胰腺外分泌功能不全是诊断 SDS 患者的必要

条件,近年随着基因诊断技术的发展,发现有更多不典型症状患者的携带 *SBDS* 基因异常。

1. 造血系统异常 患者血液系统异常的临床表现多样,主要为不同程度的血细胞减少,亦可发生 MDS 和 AML。中性粒细胞的持续或间歇性减少(81%),常<0.5×10⁹/L,常伴有中性粒细胞迁移和趋化功能障碍。由于中性粒细胞的减少和功能障碍,患儿易合并严重感染,以中耳炎、肺炎和败血症最常见,也可发生口腔黏膜和牙龈感染。1/3 患者可出现贫血,多为轻度或中度贫血,且多为正细胞正色素性贫血,少部分患者可出现血小板减少,全血细胞减少类似再障。若患者出现血小板明显减少,提示 AML 可能。18%~36% 的 SDS 患者在 20~30 年内发生 AML。值得注意的是,有报道 14% 的 SBS 直至确诊都没有血细胞减少的病史。

2. 胰腺和胃肠道症状 50% SDS 患者的胰腺被脂肪组织所替代,胰腺外分泌不足,肠胰酶、脂酶和淀粉酶缺乏。婴儿期即可出现症状,主要表现为消瘦、吸收不良综合征和消化不良综合征,脂肪泻在约 50% 的 SDS 患儿在 6 个月以内出现,90% 患儿在 1 岁以内发生。由于脂肪吸收障碍常导致脂溶性维生素如维生素 A、D、E 等吸收障碍。60% 的 SDS 患者肝脏肿大,15% 患者有脂肪肝。SDS 患者早期易合并有肝脏肿大和转氨酶升高,但 SDS 相关性肝病总体预后良好,一般在 5 岁以后趋于正常。

3. 生长和骨骼系统异常 SDS 患儿出生时为小于胎龄儿,出生体重及身长明显低于正常,但身高别体重正常。直至成年,生长发育迟缓持续存在。身材矮小可能与长骨干骺端软骨发育不全、生长激素缺乏、脊柱发育异常。骨龄延迟,如身材矮小、出牙延迟、40%~80% 患儿、毛发稀少及弓形足等。由于维生素 D 吸收障碍,30%~50% 的患儿出现胸廓畸形及肋缘外翻等,常常因骨质疏松和骨软化而导致脊柱畸形和骨折。肢端畸形如多指和手指弯曲。1/3 的 SDS 患儿常存在牙釉质异常、龋齿和蛀牙。

4. 心理异常 部分 SDS 患儿存在神经及心理异常,主要表现在学习和认知障碍,行为异常及情感控制异常。10% 患儿存在智力低下。

5. 患者常存在 T、B 淋巴细胞功能缺陷,主要表现为反复感染。血清 IgG 水平低下或特异性抗体生成障碍。

(五)实验室检查

1. 多次血常规检查 WBC<3×10⁹/L,ANC<1.5×10⁹/L,Hb 在 70~100g/L,血小板计数可能少于 100×10⁹/L。骨髓检查:增生减低,伴粒细胞成熟障碍,红系正常或增多,骨髓染色体核型正常,使用诱裂剂后染色体断裂无增多。骨髓活检常见骨髓增生低下,一般以髓系增生减低最常见,可见中性粒细胞核左移,脂肪组织增多。

2. 血清胰蛋白酶原减少,异淀粉酶水平降低是诊断 SDS 的重要依据。胰腺 B 超或 CT、MRI 等影像学可能可以发现胰腺体积缩小、主要为脂肪组织。病理检查发现胰腺腺泡细胞被脂肪组织填充,但管道系统相对正常。大便脂肪染色可确定存在脂肪泻。

3. 其他血液检查 如转氨酶升高,凝血酶原时间延长,25-OH 维生素 D 减少,HbF 水平升高,免疫球蛋白水平减低,细胞免疫功能紊乱。

4. X 线检查 可能可以发现骨质疏松、压缩性骨折、脊柱侧弯等改变。

(六)诊断和鉴别诊断

1. 临床诊断 对于 SDS 的疑似患者,主要的胰腺外分泌不足和血液学异常的诊断标准如下,骨骼畸形、身材矮小、肝功能异常家族史均为诊断的辅助条件。

(1)至少满足一项的血液系统异常(注意血液异常需检查至少 2 次,时间 3 个月或以上)

1)中性粒细胞<1.5×10⁹/L。

2)多系血细胞减少。

3)其他辅助诊断依据:持续 HbF 升高,持续的巨红细胞增多并除外溶血或营养不良所致。

(2)胰腺外分泌不足:血清胰酶较同龄儿童降低,包括粪便弹性蛋白酶、血清胰蛋白酶原、血清(ISO)淀粉酶、血清脂肪酶。其他辅助诊断依据:72 小时大便脂肪增高,至少 2 种脂溶性维生素(维生素 A、D、E、K)水平降低,影像学或病理证实胰腺脂肪化。

2. 基因检测 分子生物学检出 *SBDS* 基因有明确意义的突变,如新突变需通过蛋白模型或预测系统进行评价。

3. 鉴别诊断

(1)胰腺囊性纤维症:常染色体隐性遗传性疾病,临床表现为儿童的胰腺外分泌不足,一岁以内可出现显著的脂肪泻。有些在新生儿期出现胎粪性肠梗阻或腹膜炎,为胰腺囊性纤维性变患者的重要依据之一。B超和CT成像显示胰腺缩小，表面不均，广泛纤维化，胰腺导管囊状扩张。腹腔镜检查将可窥见胰腺变硬纤维化、表面不规则结节状，脂肪变性引起的肝脏肿大，局灶性或弥漫性胆汁性肝硬化。ERCP造影显示胰腺管节段性囊状扩大。在B超或CT导引下作胰腺穿刺活检，病理组织显示胰腺腺泡及腺管被嗜伊红物质所堵塞，周围纤维组织增生及炎症细胞浸润。本病除累计胰腺外，肺部也可伴发纤维囊性变。

（2）再生障碍性贫血：主要有全血细胞减少、多部位骨髓检查提示骨髓增生减低，巨核细胞减少或缺如，骨髓活检提示造血细胞少于50%，非造血组织增多。无胰腺外分泌功能不全的表现。

（3）骨髓增生异常综合征：以骨髓病态造血为特征，可有两系或三系病态造血。骨髓活检可发现幼稚前体细胞，如能发现染色体异常如5q-，+8，7q-，-7，-5等，有助于诊断。

（七）治疗及随访

采取综合治疗的方案，注意病情的进展，定期随访，调整用药。对于骨骼畸形可以外科手术矫正者予择期手术，对有明确血液受累的患儿，造血干细胞移植是唯一可靠的治疗手段。及时对症处理。此外，注意患儿的心理和行为异常，及时给予干预。

1. 胃肠道的治疗　主要是给予高热量膳食，同时予胰酶治疗。建议脂肪酶2 000U/（kg·d）餐食吞服，不能吞服者可打开胶囊与食物同服。吸收不良的儿童患者还可额外给予H_2受体阻滞剂或质子泵抑制剂。对于胰酶的补充和热量的供给，应根据患儿的脂肪痢情况和生长曲线定期调整。随着年龄的增加，患儿对胰酶的需要量逐渐减少，以往的研究发现，约50%的患儿4岁时可以停止胰酶的补充。此外还要注意补充脂溶性维生素，包括维生素A、D、E和K。

2. 血液系统的治疗　主要是抗感染治疗和必要时成分输血等对症处理。糖皮质激素可使部分SDS患者血红蛋白水平上升，少数病例采用糖皮质激素联合雄激素有效。G-CSF仅用于粒细胞缺乏时，剂量为2~3μg/（kg·d）。有研究用每3天一剂的G-CSF可减少感染机会。

3. 根治　当出现以下情况时才考虑造血干细胞移植：严重的持续性、有症状的血细胞减少：血红蛋白<7g/L（4.3mmol/L），绝对中性粒细胞计数<0.5×10⁹/L，反复感染，血小板计数<20×10⁹/L；已转化为MDS，且骨髓中幼稚细胞比例增高；易转化为白血病者。

4. 随访　至少每3~4个月需检测一次外周血常规；每1~3年检测骨髓一次（或根据临床表现决定），包括骨髓细胞学、骨髓活检、骨髓染色体分析；每年检测一次出凝血功能和维生素浓度；每年至少进行生长发育评估一次；学龄期开始每3年需做一次精神神经行为评估。

（八）遗传咨询及产前诊断

1. 没有血液系统异常的SDS患者中位生存期较长，但是伴有染色体异常特别是7号染色体单体者，易进展为白血病/MDS，预后较差。

2. 对有本病家族史的夫妇及先证者需进行基因诊断，家族成员基因分析也可检出杂合子携带者，进行遗传咨询。一般携带一个突变基因不致病，但笔者也曾见过携带一个突变基因的病例却能表现为单纯中性粒细胞减少。因此，随着基因诊断的普及，可能会对本病的临床表现、SBDS基因的功能和致病机制有更深的认识。

3. 产前诊断　本病为常染色体隐性遗传病，SDS先证者的母亲若再次妊娠，可在妊娠16~20孕周时经羊水穿刺或10~12孕周经绒毛膜绒毛取样提取胎儿细胞的DNA，可对突变已知家系进行基因产前诊断。

（黄礼彬　欧阳颖）

第三节　出血性疾病

一、概述

血小板无力症是一种少见的遗传性出血性疾病，（thrombasthenia）属常染色体隐性遗传性血小板功能缺血性疾病，在遗传性血小板功能障碍性疾病中是最常见的一种类型。Glanzmann于1918年首先报道此病，故又称为Glanzmann病（Glanzmann thrombasthenia，GT）。其特点为血小板膜糖蛋白GPⅡb/Ⅲa复合物（整合素αⅡb/β3）质或量的缺陷导致血小板对多种生理性诱聚剂反应低下或缺如，即血小板聚集功能障碍，从而使患者出现终身性出血倾向。GT为常染色体隐性遗传，其患者通常为纯合子或复合杂合子，是由分别编码整合素αⅡb和β3的*ITGA2B*和*ITGB3*基因的突变导致的。男女均可患病，女性比例稍多，以近亲结婚的子女多见。GT 发病率约百万分之一,在全球范围内广泛分布,具有特定血缘关系的民族及近亲婚配的家庭发病率较高。

二、病因及发病机制

血小板膜糖蛋白 GPⅡb(由 TGA2B 编码)和Ⅲa(由 ITGB3 编码)位于第 17 号染色体上(17q21-23)上,至今已知 *GPⅡb* 基因突变类型有 62 种;*GPⅢa* 基因突变类型有 41 种。GPⅡb/Ⅲa 复合物或 αⅡbβ3 是异二聚体细胞跨膜受体,均是整合素超家族成员,由一个 αⅡb 和一个 β3 亚基以非共价键形式组成,实现细胞膜和细胞外基质之间及细胞内信号传导。β3 亚基包括硫化物表皮生长因子(EGF),主要负责 ITGαⅡbβ3 的活化的域。而αⅡb 亚基的 β- 螺旋桨区域负责血小板 - 血小板粘附的钙结合位点。血小板膜上受体功能则是结合血纤维蛋白原,VWF,玻连蛋白和纤连蛋白。大约 100 000 个拷贝的 GPⅡb/Ⅲa 受体沿着血小板表面表达,但基因序列任何删除、插入、移码、无义突变和错义突变,均会影响受体的准确表达,从而影响细胞迁移、血小板聚集和黏附,甚至形成血栓。与巨核细胞谱系紧密相连的亚单位 αⅡb 及与分布于多个组织之间的运输过程中涉及的玻连蛋白受体(αvβ3)相关联的 β3 均从内质网合成,在高尔基体中进一步的加工,随后表达在巨核和血小板细胞膜表面。

当各种原因导致内皮受损时,基底膜胶原暴露后,血小板模上的糖蛋白 GPⅠb/Ⅸ通过 vWF 与胶原结合,血小板黏附同时被激活,除胶原外,凝血酶、ADP、肾上腺素、血栓素 A2、血小板活化因子等也可作为血小板的激活剂与血小板表面相应的受体结合,GPⅡb-Ⅲa 复合物空间结构形态发生改变,使血小板活化(α 颗粒的释放和胞内管道系统的开放,部分胞内储存的 αⅡbβ3 复合物转向膜外)并释放内源性 ADP 和血栓素 A2,进而促使血小板发生不可逆性聚集,形成血栓。血小板活化后,表面出现带负电荷的磷脂,凝血因子Ⅶ、Ⅸ、Ⅹ、凝血酶原等通过带正电荷的钙离子与磷脂结合,使这些凝血因子在血小板磷脂表面浓缩、局限、并被激活,产生大量凝血酶,形成纤维蛋白网,从而网罗其他血细胞形成血块。其中血小板有伪足伸入网中,借助血小板中肌动蛋白收缩,令凝血块回缩,逐渐形成坚固血栓。由此可知:GPⅡb及Ⅲa 任何一个基因缺陷都可导致 GPⅡb-Ⅲa

复合物在细胞表面的表达缺陷而引起血小板无力症。

血小板酶和蛋白质异常或缺乏(如磷酸甘油醛脱氢酶、镁 ATP 酶、丙酮酸激酶、谷胱甘肽过氧化物酶及谷胱甘肽还原酶等),导致血小板内源性 ADP 减少及能量代谢障碍,血栓收缩蛋白减少,影响血小板功能和血块回缩,可见于部分 GT 患者中。

基于残基亚基的表达和功能,GT 被分为三种类型:Ⅰ型 GT:少于 5% αⅡbβ3 表达在膜表面;Ⅱ型 GT:处于 5%~20% 之间 αⅡbβ3 表达,Ⅲ型 GT:20% 以上 αⅡbβ3 表达。

三、临床表现

1. 出血 症状轻重不一,多数幼时起病并在学龄前期前得到诊断,最常见的表现是反复发作的鼻出血、牙龈出血及新生儿紫癜。青春期月经过多经种检查未见明显异常时常提示有 GT 倾向。术后、分娩或外伤后难以控制的出血。一般皮肤黏膜出血多见,内脏、肌肉、关节及颅内出血少见。

2. 贫血 部分患儿术后、分娩、外伤后出血量大,甚至出现急性失血的现象;慢性皮肤黏膜出血则表现为轻度贫血。

本病可分为两型:Ⅰ型,临床症状较重,血小板纤维蛋白原严重减少,GP 量少,血小板涎酸减少,血小板群减少,血块不回缩及血栓弹力图最大振幅正常;Ⅱ型,症状较轻,可测出纤维蛋白原和GP 较多,血小板群及涎酸正常,血块部分回缩及血栓弹力图最大振幅异常。

四、实验室检查

1. 血小板数、形态和大小及寿命正常,血涂片上血小板呈分散不聚集现象,形态异常,颗粒减少或空泡。出血时间延长,凝血时间正常。

2. 血小板功能检查

(1)血小板收缩不良或不收缩。

(2)血小板黏附聚集试验:血小板黏附功能正常,对任何浓度的 ADP、肾上腺素、凝血酶、胶原及花生四烯酸等皆无聚集反应,加瑞斯托霉素后聚集正常或接近正常。

(3)血小板释放试验:对肾上腺素和低浓度ADP 反应减低(引起的释放反应需要血小板聚集);对高浓度凝血酶和胶原反应正常。

（4）PF3 有效性减低,血小板玻璃珠柱黏附率下降。血小板促凝活性不同程度异常。体外去内皮血管试验显示血小板血栓形成明显异常;高切变力作用下血小板黏附减少。

3. 血小板 GPⅡb-Ⅲa 和 Vn 受体(αvβ3)检测

（1）GPⅡb-Ⅲa 含量检测:含量减少或缺乏,变异型可正常。GPⅡb-Ⅲa 含量不是判断 GT 出血轻重的指标。检测不到 GPⅡb-Ⅲa 复合物,也仅有轻度出血,而有的患者 GPⅡb-Ⅲa 复合物无明显减少,却有严重的出血倾向。

（2）αvβ3 含量检测:GPⅢa 缺陷引起的血小板无力症时降低;GPⅡb 缺陷时正常或增高。αvβ3 可用来判定是否累及 GPⅢa。

4. 纤维蛋白原结合试验　放射标记或荧光标记的纤维蛋白原和其他黏附蛋白可通过 GPⅡb-Ⅲa 复合物的功能,血小板无力症患者表现为降低或缺乏。血小板纤维蛋白原含量除一些变异型患者外均明显减少。

5. 基因检测　应该包含 αⅡbβ3 单位的 45 个外显子的基因组 DNA 测序,以及 ITGB3 和 ITGA2B 基因的剪接位点,并且应当对所建立的突变进行第二次 DNA 样品分析。

五、诊断和鉴别诊断

1. 临床表现

（1）常染色体隐性遗传。

（2）自幼有出血症状,表现为轻度至重度皮肤、黏膜出血,月经过多,外伤后出血不止。

2. 实验室检查

（1）血小板计数正常,血涂片上血小板散在分布,不聚集成堆。

（2）出血时间延长。

（3）血块收缩不良或正常。

（4）血小板聚集试验:加 ADP、肾上腺素、胶原、凝血酶及花生四烯酸均不引起聚集;少数加胶原、花生四烯酸及凝血酶有聚集反应;加瑞斯托霉素及 vWF 血小板聚集正常。

（5）血小板玻璃珠滞留试验减低。

（6）血小板膜糖蛋白 CD41、CD61 减少或有质异常。

根据 GPⅡb-Ⅲa 减少的程度或质的异常可分为以下三型:

Ⅰ型:约 78% 患者为Ⅰ型,血小板 GPⅡb-Ⅲa 低于正常的 5%,活化的血小板不能结合纤维蛋白原,血小板 a 颗粒纤维蛋白原含量明显减少,血块缺乏回缩反应。

Ⅱ型:占 14%,血小板表面 GPⅡb-Ⅲa 为正常的 5%~25%,活化的血小板结合少量的纤维蛋白原,血块回缩正常。

Ⅲ型:又称“变异型 GT”,为 GPⅡb-Ⅲa 质的异常,占 8%,血小板表面 GPⅡb-Ⅲa 为正常的 40%~100%,但活化的血小板不结合或仅结合少量的纤维蛋白原,血块回缩可以从缺乏到正常。

本症与巨大血小板综合征、先天性无纤维蛋白原血症及血小板储存池病等鉴别。血小板无力症是一种少见的遗传性出血性疾病,但在遗传性血小板功能障碍性疾病中是最多见的一种类型。Glanzmann 于 1918 年首先报道此病,故又称为 Glanzmann 病(Glanzmann thrombasthenia,GT)。其特点为血小板膜糖蛋白 GPⅡb/Ⅲa 复合物(整合素 αⅡb/β3)质或量的缺陷导致血小板对多种生理性诱聚剂反应低下或缺如,即血小板聚集功能障碍,从而使患者出现终身性出血倾向。GT 为常染色体隐性遗传,其患者通常为纯合子或复合杂合子,是由分别编码整合素 αⅡb 和 β3 的 ITGA2B 和 ITGB3 基因的突变导致的。

六、治疗及随访

1. 一般治疗　避免碰撞,避免外伤及剧烈运动,避免服用抗血小板药物、NASAID 类药物、阿司匹林等,注意口腔卫生,定期口腔科检查。鼻出血时局部措施包括压迫,明胶海绵,纤维蛋白密封剂和局部凝血酶。抗纤溶药包括氨甲环酸和 ε 氨基己酸。

2. 血小板输注　一般止血治疗无效时尽可能选择 HLA 相合供者的或同一供者的血小板,以减少对主要组织相容性复合体(MHC)-Ⅰ类分子的免疫反应。去除白细胞的血小板或在输注血小板前静脉滴注免疫球蛋白、血浆置换及蛋白 A 琼脂糖柱吸附均可减少自身抗体的形成。至今,抗 -αⅡb/β3 抗体的存在是治疗 GT 患者最棘手的问题。预防性输注用于创伤、手术、分娩。

3. 重组活化的因子Ⅶ(rFⅦa)　rFⅦa 在 GT 中的作用机制目前尚未明确,但认为 rFⅦa 通过血小板表面因子 X 活化增加凝血酶生成相关。不依赖组织因子的 rFⅦa 介导的凝血酶形成可以恢复 αⅡb/β3 缺陷型血小板的细胞外膜黏附,并可能诱导来自 GT 患者的洗涤血小板的不依赖于 IIbβ3 的血小板聚集。rFⅦa 还与糖蛋白（GP）IbIX-V 复合物相互作用，并且这种相互作用增强了在活化血小板表面上由 rFⅦa 介导的组织因子非依赖性凝血酶生成。对无血小板同种抗体或血小板输注无效的 GT 患者，单用 rFⅦa 或合用血小板输注与抗纤溶药物的有效率均为 100%；在有血小板同种抗体或血小板输注无效的 GT 患者，单用 rFVh 的有效率为 88.9%，加用抗纤溶药物可进一步提高疗效，而血小板输注的有效率仅为 66.7%。

4. 造血干细胞移植（HSCT） 用于严重、复发性出血事件和伴有血小板同种异体抗体的难治性 GT。但必须注意 GT 患者 HSCT 后可能会产生抗血小板抗体，导致血小板输注无效。

5. 基因治疗 GT 属于常染色体隐性遗传，因编码整合素 αIIb 和 β3 的 *ITGA2B* 和 *ITGB3* 基因突变所致。αIIb 促进子导入小鼠白血病逆转录病毒载体并转染 CD34⁺ 细胞，在巨核细胞表面表达。Gp1ba 启动子驱动的人类 IIb 互补 DNA 半合子插入诱导多能干细胞的 AAVS1 轨迹导致高 αIIb 信使 RNA 和蛋白质表达，并导致在巨核细胞中的 αIIbβ3 校正。慢病毒转导的动员的 CD34 干细胞有助于改善止血和恢复中血小板膜表面 IIbβ3。

6. 化疗 环磷酰胺、硫唑嘌呤等应用于获得性 GT 患儿，成功控制患儿出血症状。

7. 皮质类固醇 全身皮质醇类固醇应用在出血及瘀斑患者中有一定疗效。

8. 单克隆抗体 利妥昔单抗（抗 CD20）是一种靶向 B 细胞 CD20 抗原的人 - 鼠嵌合单克隆抗体，已被用于治疗获得性免疫血细胞减少症以及抗体介导的凝血障碍。375mg/m²，连续用 4 周可使患者血小板正常聚集和症状停止；贝伐单抗作为治疗难治性 GT 患者严重消化道出血的潜在治疗选择需要进一步探索。

（欧阳颖）

参考文献

1. 黄绍良, 陈纯, 周敦华. 实用小儿血液病学. 北京: 人民卫生出版社, 2013.

2. 王朝, 赵玉平. 葡萄糖-6- 磷酸脱氢酶缺乏症的发病机制及诊疗现状. 国际输血及血液学杂志, 2017, 40: 178-180.

3. Liu H, Liu W, Tang X, et al. Association between G6PD deficiency and hyperbilirubinemia in neonates: a meta-analysis. Pediatr Hematol Oncol, 2015, 32: 92.

4. Mojzikova R, Koralkova P, Holub D, et al. Two novel mutations (p.(Ser160Pro) and p.(Arg472Cys)) causing glucose-6-phosphate isomerase deficiency are associated with erythroid dysplasia and inappropriately suppressed hepcidin. Blood Cells Mol Dis, 2018, 69: 23-29.

5. Kugler W, Lakomek M. Glucose-6-phosphate isomerase deficiency. Baillieres Best Pract Res Clin Haematol, 2000, 13 (1): 89-101.

6. Camaschella C. Hereditary sideroblastic anemias: pathophysiology, diagnosis, and treatment. Semin Hematol, 2009, 46 (4): 371-377.

7. Furuyama K, Kaneko K. Iron metabolism in erythroid cells and patients with congenital sideroblastic anemia. Int J Hematol, 2018, 107 (1): 44-54.

8. Fujiwara T, Harigae H. Pathophysiology and genetic mutations in congenital sideroblastic anemia. Pediatr Int, 2013, 55 (6): 675-679.

9. Braymer JJ, Lill R. Iron-sulfur cluster biogenesis and trafficking in mitochondria. J Biol Chem, 2017, 292 (31): 12754-12763.

10. Dubey A, Dey AK, Nandy K, et al. Congenital Sideroblastic Anaemia-Classic Presentation. J Clin Diagn Res, 2016, 10 (9): 1-2.

11. Iolascon A. Transfer RNA and syndromic sideroblastic anemia. Blood, 2014, 124 (18): 2763-2764.

12. Rouzic MA, Fouquet C, Leblanc T, et al. Non syndromic childhood onset congenital sideroblastic anemia: A report of 13 patients identified with an ALAS2 or SLC25A38 mutation. Blood Cells Mol Dis, 2017, 66: 11-18.

13. Sankaran VG, Ulirsch JC, Tchaikovskii V, et al. X-linked macrocytic dyserythropoietic anemia in females with an ALAS2 mutation. J Clin Invest, 2015, 125 (4): 1665-1669.

14. Camaschella C, Campanella A, De Falco L, et al. The human counterpart of zebrafish shiraz shows sideroblastic-like microcytic anemia and iron overload. Blood, 2007, 110 (4): 1353-1358.

15. Harigae H. Biology of sideroblastic anemia. Rinsho Ketsueki, 2017, 58 (4): 347-352.

16. Ricketts CJ, Minton JA, Samuel J, et al. Thiamine-responsive megaloblastic anaemia syndrome: long-term follow-up and mutation analysis of seven families. Acta Paediatr, 2006, 95 (1): 99-104.

17. Barton C, Kausar S, Kerr D, et al. SIFD as a novel cause of severe fetal hydrops and neonatal anaemia with iron

loading and marked extramedullary haemopoiesis. J Clin Pathol, 2018, 71 (3): 275-278.

18. Wedatilake Y, Niazi R, Fassone E, et al. TRNT1 deficiency: clinical, biochemical and molecular genetic features. Orphanet J Rare Dis, 2016, 11 (1): 90.

19. Horwitz MS, Corey SJ, Grimes HL, et al. ELANE mutations in cyclic and severe congenital neutropenia: genetics and pathophysiology. Hematol Oncol Clin North Am, 2013, 27 (1): 19-41.

20. Donadieu J, Beaupain B, Fenneteau O, et al. Congenital neutropenia in the era of genomics: classification, diagnosis, and natural history. Br J Haematol, 2017, 179 (4): 557-574.

21. Dror Y, Donadieu J, Koglmeier J, et al. Draft consensus guidelines for diagnosis and treatment of Shwachman-Diamond syndrome. Ann N Y Acad Sci, 2011, 1242: 40-55.

第三十二章

其他器官/系统代谢病

本章将主要阐述呼吸系统、肾脏系统等其他系统遗传代谢病的病因、发病机制、遗传机制、实验室检查、诊断及鉴别诊断、治疗、遗传咨询及产前诊断注意事项。

第一节　呼吸系统

一、囊性纤维化

（一）概述

囊性纤维化（cystic fibrosis，CF）是常染色体的隐性遗传病，致病基因是位于染色体 7q31 上的囊性纤维化跨膜调节因子（cystic fibrosis transmembrane conductance regulator，CFTR）基因，是最常见的单基因病。CFTR 缺失或活性降低，导致氯离子和碳酸氢根离子运输相应减少，易诱发强烈的分泌物浓缩，从而形成阻塞，最终导致器官损伤。CF 累及全身多个系统，包括消化系统、呼吸系统、汗腺和生殖道等。肺疾病是 CF 患者发生并发症和死亡的主要原因。CF 在欧洲白种人中发病率高，为 1/3 500，黑种人中为 1/17 000。亚洲人发病率极低，日本为 1/350 000，中国无发病率报告，近 20 余年共报道 30 余例。女性 CF 的发病率和死亡率似乎比男性高。在西方国家的研究表明，CF 中位生存期（时间）约 41 年。

（二）病因及发病机制

CFTR 基因的主要作用是调节氯离子通道，该基因突变可导致该蛋白的合成、翻译异常和功能丧失，从而阻止 CFTR 蛋白移位至顶端细胞膜，使外分泌腺导管上皮细胞膜对氯离子的通透性降低，使钠离子重吸收增加，随之而来的是水分泌减少，纤毛外液体吸收增加，可导致分泌物脱水、黏稠度增大。纤毛上黏液的黏滞性增加使纤毛的清除功能下降，不能有效地清除吸入的微生物。

CFTR 基因突变主要影响外分泌腺的功能，如呼吸道、胰腺、生殖腺和汗腺，其中呼吸道是受累最主要部位。由于黏性分泌物阻塞气道可引起慢性病原菌的定植和感染，且易出现耐甲氧西林金黄色葡萄球菌。在大多数 CF 患者呼吸道中，发生慢性细菌感染存在，患者的年龄不同其细菌谱也不同。

慢性感染可加重气道炎症。分泌物滞留并阻塞气道，最初阻塞小气道，引起毛细支气管炎；随着时间的推移，黏液聚集到大的气道，发生支气管炎。长期的病变可导致闭塞性支气管炎、毛细支气管扩张、支气管扩张，甚至囊性肺气肿、肺大疱、纤维化。长期的慢性炎症，中性粒细胞释放大量的弹力蛋白酶，可进一步破坏肺组织。因此，随着病变的加重，感染可能会延伸至支气管周围肺实质。

同样的机制发生在胆管和胰腺，导致胰腺变小，形成囊状，弥漫纤维化，功能不全。由于汗腺导管的功能是吸收氯离子，而不分泌氯离子，所以汗液分泌到皮肤表面后，盐分不能从等渗的汗液中被回收，因而皮肤表面的氯和钠浓度升高。

CF 为常染色体的单基因隐性遗传，致病基因 *CFTR* 位于 7q31。CF 的基因编码蛋白由 1 480 个氨基酸基组成，主要在气道上皮、消化道（包括胰腺和胆管系统）、汗腺以及泌尿生殖道等处表达。*CFTR* 基因已经确定超过 1 900 种不同的基因突变,绝大多数发生频率低于 0.1%。最常见的 *CFTR* 突变是 F508 缺失。

CFTR 基因缺陷类别分为 6 类。Ⅰ类突变包括提前终止密码子突变和移码突变,导致蛋白质合成缺乏或低水平的截断的 CFTR 蛋白。常见的突变有 C542X、R1162X 或 W1282X。Ⅱ类突变,造成蛋白的折叠或成熟缺陷,在到达细胞表面前被内质网去除,在质膜很少检测到 CFTR,包括最常见的 F508 缺失突变,以及 R560T、A561E、R1066C 和 N1303K。Ⅲ类基因突变(例如 G551D),通过受损的门控通道调节。CFTR 在三磷酸腺苷(ATP)激活后不能正常开启,丧失离子通道的功能,即无通道功能的 CFTR 蛋白。Ⅳ类突变,包括 R334W、R117H 有通道或门控的氯离子电导缺陷,降低氯离子电导或流量通过氯离子通道。Ⅴ类由于启动子剪接异常致 mRNA 减少,其转录合成蛋白减少,使 CFTR 数量减少,如 3 849+10kbC>T、789+5G>A、3 120+1C>A。Ⅵ类细胞表面反转加速,质膜上的蛋白质稳定性降低有关,如 F508delCFTR CFTR 蛋白的起始密码子缺失突变。CFTR 突变此分类有一些重叠,其中Ⅰ、Ⅱ和Ⅲ类突变的个体蛋白水平很低,为经典的 CF 表型,伴有胰腺功能不全,其平均生存时间较"轻的"基因型(Ⅳ或Ⅴ类)短。

W1282X 是德系犹太人典型 CF 遗传的最常见基因突变。"非典型 CF"是指无胰腺功能不全的肺疾病,或只有一个孤立的疾病特征,如胰腺炎、肝疾病、鼻息肉或双侧先天性输精管缺如(CAVD)。非典型 CF 无特定的相关基因突变,CAVD 与 R117H 突变和 5T、7T 等位基因或 5T/5T 纯合子有关。基因型和表型的关系非常复杂。基因突变归类为"严重"的患者,几乎与胰腺功能不全一致,只有更快速进展的肺部疾病。*G551D* 突变发生于约 4% 的 CF 患者,导致由 CFTR 蛋白形成的离子通道的受体调节激活受损。临床疾病的严重程度随特定基因突变而变化。对于不携带△*F508* 或 *W1282X* 等位基因,基因型和表型之间的预测关系并不简单。临床表现的范围可能反映了基因突变对蛋白质功能改变的程度,疾病的严重度受其他基因对表型调节和环境因素的影响。国内报道的 2 例均为少见突变。

亚洲人群报告 *CFTR* 基因突变超过 160 余种,且与白种人变异大不相同。其中 F508 缺失仍是亚洲人最常见变异,但约占 20~31%,远低于白种人。在东亚人群中(中国、日本、韩国和越南),F508 缺失未见报道,中国北京 7 例 CF 报道共发现 11 个基因突变,仅 1 个在白种人中报道,其余均为新报道的突变。

(三)临床表现

CF 的临床特点包括弥漫性慢性阻塞性肺病,胰腺功能不全及汗液中钠、氯浓度较正常高 3~5 倍。可生后不久即发病,约半数患儿在 1 岁前诊断,约 80% 在 5 岁内诊断。

1. **呼吸道表现**　90% 以上患儿有呼吸道反复慢性感染,包括鼻窦炎、细支气管炎和肺炎。慢性感染常见微生物为金黄色葡萄球菌、铜绿假单胞菌。临床表现为反复咳嗽或慢性咳嗽,早期为干咳,后转为咳脓性痰,但在年幼儿常因不会咳痰而被忽略。毛细支气管炎常伴有喘息,1 岁以内最常见,毛细支气管炎可以长期或反复发作。

CF 的呼吸道症状可以生后不久即出现。轻微病例其持续性肺疾病可能在 20~30 岁发病。查体可见呼吸急促、桶状胸、肋间隙及锁骨上窝凹陷、杵状指/趾、唇及指甲发绀。听诊可闻及喘鸣音及湿啰音。可有气胸及咯血。咯血为支气管肺动脉分流形成动脉瘤破裂所致。

小婴儿可发生阻塞性睡眠呼吸暂停(obstructive sleep apnea,OSA)。接近 70% 的 CF 患者有轻度或中度的 OSA。6 岁以下的 CF 患者,OSA 更严重,可能与鼻窦感染引起鼻腔阻塞有关。CF 患者可有气道高反应存在,直至青春期或成年。肺疾病气道高反应性与肺疾病的严重程度呈正相关。虽然在 CF 患者的侵袭性真菌病罕见,过敏性支气管肺曲菌病(allergic bronchopulmonary aspergillosis,ABPA)也在增加。

2. **消化道表现**　新生儿期 CF 由于肠道黏液分泌增多及胰酶缺乏影响蛋白质消化等原因,15%~20% 发生胎粪性肠梗阻和腹膜炎,常表现为腹胀、呕吐和胎便排出延迟。胆管硬化表现为黄疸、腹水、生长障碍、营养不良、大便异常;电解质、酸碱异常;直肠脱垂。胰腺功能不全症状可见于 80% 患儿。患儿食欲很好,虽然摄取足量的奶及辅食,体重仍不增长且常因饥饿而哭闹。大便次数多,量多,为显著脂肪泻,有臭味。胰腺外分泌腺功能不全,表现为高血糖、糖尿、多尿及体重减轻。胰腺外分泌功能不全的继发现象为低蛋白血症、水肿、营养不良性贫血。

3. 生殖系统及其他 男性和女性生育功能均受影响。97%男性患者因输精管发育异常，导致无精子或仅有少量精子形成，导致男性不育。女性由于子宫颈分泌物过于粘稠导致生育能力下降。其次可出现脂溶性维生素缺乏症、低脂血症、低胆固醇血症；幼儿皮肤上可有盐霜，低氯性碱中毒；婴儿也有以营养缺乏性皮炎就诊的报道。

（四）辅助检查

1. 汗液氯化钠增加 汗液收集方法采用毛果芸碱（匹罗卡品）离子透入法最准确。刺激汗腺后收集汗液（至少需 0.1~0.5ml），然后以滴定法测氯，以火焰光度计测钠及钾。如可排除肾上腺功能不全，汗氯值<40mmol/L（40mEq/L）为正常；50~60mmol/L（50~60mEq/L）为可疑；60mmol/L（60mEq/L）或以上时可确诊此病。对 6 个月以下婴儿 ≤29mmol/L 为正常（CF 可能性很小）；30~59mmol/L 中间（可能 CF）；≥60mmol/L 为异常（诊断 CF）。

2. 胰腺功能异常 十二指肠液量少而稠厚，pH 值降低，碳酸氢离子浓度低下，胰蛋白酶缺乏或仅少量，胰蛋白酶试验阴性，糜蛋白酶、胰脂酶及淀粉酶均低下。可根据大便中胰酶水平减低和脂肪含量增高的百分数提示 CF 诊断，也可用新鲜大便的弹性蛋白酶活性来测定胰腺功能

3. 脂肪吸收不良 可用下列方法检查。

（1）在口服碘油后检查尿内是否含碘：如未含碘说明脂肪吸收不良。

（2）胡萝卜素或维生素 A 的吸收不良：若口服大量维生素 A 之后，多次测定胡萝卜素或维生素 A 能确定这种病态。

（3）血清胆固醇含量：一般比普通人低，也说明脂肪吸收不良。

4. 基因检测 用于产前检测及新生儿期筛查监测。

5. 肺功能 大多数 CF 患者肺功能示阻塞性通气功能障碍。早期的气道梗阻常表现为残气量/肺总容量（RV/TLC）增加和用力呼气流量在 25%~75% 的肺容积（$FEF_{25~75}$）减少。之后，随着病情的进展肺功能显示在一秒用力呼气容积（FEV_1）下降和 FEV_1/用力肺活量（FEV_1/FVC）下降。肺容积显示肺总容量增加（TLC）、残气量

（RV）增加。

（五）影像学检查

特点为支气管阻塞、炎症及其一系列并发现象。

1. 胸片检查 轻度肺疾病患者，胸片可以正常。持续性肺疾病时可出现过度通气、肺不张、黏液栓塞征象，重者可出现支气管扩张和囊泡形成，严重过度通气可导致膈面扁平。疾病后期可出现气胸、脊柱后凸。

2. 胸部 CT 检查 高分辨率 CT 扫描显示支气管壁增厚、黏液栓塞、空气滞留和肺膨胀不均匀及早期支气管扩张。重症 CF 患者支气管扩张和空气滞留可于生后数月出现，有的并无明显的临床症状，约有超过一半的患者在 3 岁时可发现支气管扩张。肺 CT 的支气管扩张和空气滞留的进展与严重 CFTR 基因型、严重中性粒细胞炎症和肺感染有关。

（六）诊断及鉴别诊断

1. CF 的诊断标准 ①典型的临床表现（呼吸道、胃肠道、生殖泌尿道）；② CF 家族史；③阳性的新生儿筛选试验。其中任意一条再加上实验室的 CFTR 功能不全证据的任何一条。实验室标准：① 2 次以上的汗液的 CL ≥60meq/L；② 2 个 CF 突变的识别；③异常的鼻黏膜细胞电位差的测定（β 激动剂反应的电压缺乏）。

2. 鉴别诊断 CF 具有反复或慢性支（细支）气管炎及支气管扩张的临床特点，因此应与相关疾病鉴别。

（1）原发性纤毛运动障碍：原发性纤毛运动障碍常为各种遗传性原因导致气道纤毛结构和功能异常，表现为反复的鼻窦和肺部感染，可以有听力下降、不育，但无胆道、胰腺受累表现，也无皮肤盐霜的变现。CF 肺部病变以上肺叶首先受累为特点，而原发性纤毛运动障碍的肺部受损多较弥漫。

（2）弥漫性泛细支气管炎：该病特点是咳嗽、咳脓痰，肺部可闻及湿啰音，肺 CT 可见弥漫性小结节影，肺组织活检提示弥漫性细支气管全层炎。但无胆道、胰腺受累的表现，也无皮肤盐霜和汗液氯离子增高的表现。

（3）闭塞性细支气管炎：各种原因致严重肺损伤后出现持续咳嗽、喘息，肺部可闻及湿啰音，肺 CT 可见支气管扩张、马赛克灌注征。但无胆道和胰腺受累表现，汗液氯离子增高可协助鉴别。

（4）过敏性支气管肺曲霉菌病：主要症状有咳

嗽、咳脓痰、咯血,肺部体征有喘鸣和湿啰音,肺部CT可见以上叶为主的中心性支气管扩张,伴有哮喘时可有支气管囊状扩张。但需注意的是CF患者可合并过敏性支气管肺曲霉菌病(图32-1)。

(七) 治疗

CF主要表现为慢性肺部疾病并合并感染,同时全身多系统受累,因此,治疗包括多方面:

1. 肺部病变的治疗

(1) 抗感染:CF肺部疾病的特点是持续性细菌感染。金黄色葡萄球菌、流感嗜血杆菌和铜绿假单胞菌是最常见的病原菌。根据急性发作的严重程度及感染细菌的敏感性给予口服或静脉注射抗生素。不建议通过长期口服抗生素来控制感染,因为治疗带来的益处并未超过抗生素耐药所带来的相关问题。推荐许多CF患者使用阿奇霉素。其获益可能是由于其抗炎和/或抗菌特性,还具有抗病毒作用。但对无铜绿假单胞菌感染的CF患者长期服用阿奇霉素治疗并无益处。

(2) 支气管扩张剂:气流阻塞是CF肺病的主要特点,可出现典型的哮喘症状和体征,应用β肾上腺素受体激动剂、抗胆碱能药和/或茶碱可改善患者的症状,改善肺功能。但是,长期使用支气管扩张剂的疗效有待更多依据支持。

(3) 化痰治疗:因支气管纤毛功能障碍,气道分泌物较多,化痰治疗尤为重要。常用化痰药物有重组DNA酶、乙酰半胱氨酸;可用支气管镜灌洗和吸引,特别是肺不张和黏液阻塞时;高渗盐水雾化。另外,也可以使用物理方法如体位引流和拍背吸痰等。

(4) 糖皮质激素:有哮喘或ABPA明确症状和体征的CF患者可用雾化吸入糖皮质激素。对无哮喘或无ABPA的6~18岁CF儿童不推荐常规长期使用,吸入糖皮质激素也不常规使用。

2. 消化道病变的治疗

(1) 饮食疗法:①高热量(高糖30%~50%),高蛋白6~8g/kg,脂肪量应略低,应含单纯性糖如葡萄糖、果糖、蔗糖,不含淀粉;②供给足量多种维生素;维生素A 10 000U/d,足量复合维生素B,维生素E 100~200U/d,凝血酶原时间延长补充维生素K;③为了补充丢失的氯化物,应补充食盐。

(2) 药物治疗:CF患者胰腺功能不全的主要治疗方法是胰酶替代治疗(PERT)。目前已有多种胰酶制剂,它们含有不同的脂肪酶、蛋白酶和淀粉酶组合。即便含有等效剂量的酶,不同制剂仍

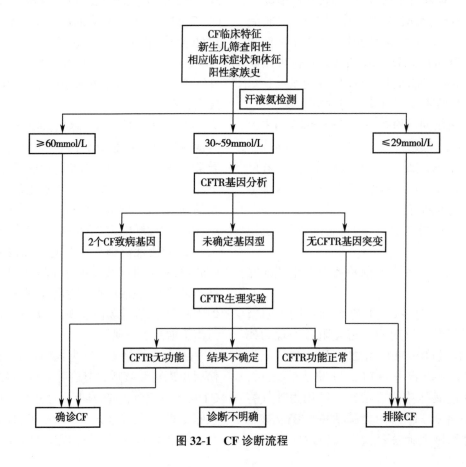

图 32-1　CF 诊断流程

可能产生不同的效果。每次更换酶制剂或改变剂量后都应再次评估患者。CF 基金会支持的指南不推荐使用非专利制剂。各产品的成分、制剂类型及有多少单位的活性成分在不同国家有所差异,因此使用或更换产品前应查询产品信息。请参见胰脂肪酶的药物信息。

胰酶提取自含有不同量脂肪酶、蛋白酶和淀粉酶的猪胰脏。大多数胰酶制剂为颗粒状或微粒状,其上覆有一层保护其不被胃酸破坏的 pH 敏感性物质。该包衣会在十二指肠的碱性环境中溶解,从而释放酶。

PERT 可明确改善大多数胰腺功能不全患者的大便脂肪吸收情况。这在一项双盲安慰剂对照试验中得到了证实,该试验显示,PERT 提高了成人和儿童 CF 患者的脂肪吸收系数(coefficient of fat absorption,CFA),减少了大便频率,并改善了大便性状。PERT 对个体患者的效果可能受限于不同 CF 患者间胃肠道 pH 值的差异,并且在同一患者中治疗效果也可能随时间推移而存在差异。几项研究提示,抑制胃酸可改善 PERT 在 CF 中的有效性,但大部分证据质量较低。

3. 基因治疗 基因治疗是 CF 最有前景和希望的手段。目前基因治疗有 2 种不同的方法,旨在纠正基本缺陷。一方面纠正基因的改变;另一方面纠正 CFTR 蛋白缺陷,纠正 CFTR 蛋白缺陷制剂也称为 CFTR 调节剂,包括 Lumacaftor(VX-809)和 Ivacaftor(VX-770)。Ataluren(PTC124)是一专门设计治疗 I 类突变的分子,此分子使核糖体变得终止密码子不敏感。Lumacaftor(VX-809)是一种针对 II 类基因突变的校正 CFTR 蛋白,其中 F508del 最常见,结果令人鼓舞。艾瓦卡夫特(Ivacaftor VX-770)是唯一上市的 CFTR 调节剂,在超过 6 岁儿童和成人 III 类突变如 G551D 突变显示较好的疗效。

4. 肺移植 移植患者的 5 年存活率约为65%。研究者认为,比起非移植患者的 5 年估计存活率,移植能改善存活情况。

(八)预后和随访

CF 患者中位数生存时间在 20 世纪 40 年代不到 1 年,而今随着治疗方案的完善,寿命已达40 岁以上。预后改善与早发现、早治疗有关。肺部慢性铜绿假单胞菌感染是影响患者死亡率的重要原因之一。约 80% 的成年人患慢性铜绿假单胞菌感染。以前 50% 的患者在慢性铜绿假单

菌感染 5 年后死亡,通过强化早期根除铜绿假单胞菌的治疗,预后已经明显改善。CFTR 调节剂的应用会明显改善该病的预后,更加延长寿命。

CF 一旦诊断,应定期随诊,预防和治疗急性肺部感染发作。

(九)携带者筛查与遗传咨询

1. 妊娠前或产前携带者筛查的目的是识别孕育经典型囊性纤维化(CF)患儿风险增加的夫妇。一些夫妇利用筛查结果防止受累婴儿的出生,另一些则利用筛查信息为受累患儿的出生制定计划。由于产科处理不因 CF 产前诊断而改变,所以不愿终止妊娠的夫妇可选择等待患儿出生后对其进行新生儿 CF 筛查。

2. 对下列患者应提供 CF 筛查

(1)有 CF 家族史者。

(2)CF 患者的生育伴侣。

(3)一方或双方属于北欧后裔或德系犹太人后裔白种人,且计划妊娠或寻求产前保健的夫妇。

对于知晓后代 CF 可以检测的其他种族妇女,也应提供检测机会。族群混合的情况很常见,所以合理的做法是对所有患者提供 CF 携带者筛查。

3. 筛查可能按顺序进行,首先对女方进行检测,仅在女方为携带者时才对其配偶进行检测,也可以夫妇两同时检测。

4. 若 CF 筛查结果为阳性,则受检者应接受遗传咨询。若夫妇双方均携带 CF 突变,则子女受累概率为 25%。后代临床疾病的严重程度视具体基因突变而定。然而,除了胎儿遗传 CF 突变 ΔF508 或 W1282X(它们与经典型 CF 有关)或者男性胎儿遗传与先天性输精管缺如(CAVD)有关的 CF 突变之外,基因型与表型之间并无直接关联,因此难以预测表型。

5. 阴性筛查结果仅表示个体未携带筛查组合中的任何一种 CF 突变;因此阴性结果但并未完全排除其为 CF 携带者的可能性。而风险降低程度取决于筛查突变类型数量及 CF 归因于这些突变的比例。

6. 如果夫妇双方均被认定为 CF 携带者,则下一步对胎儿进行检测。如果胎儿遗传了 ΔF508 或 W1282X 突变或者遗传了与 CAVD 有关的突变,则预测表型是有可能的。若有 CF 家族史,胎儿遗传的 CF 突变中至少有 1 种与受累家庭成员相同,可以预计胎儿的表型与该受累亲

属相似。若胎儿遗传了其他较少见的突变，或关于受累亲属的可用医学信息很少，则难以预测胎儿的表型。

二、α1- 抗胰蛋白酶缺乏症

（一）概述

α1- 抗胰蛋白酶缺乏症（α1-antitrypsin deficiency, AATD）是常染色体共显性遗传性疾病，以血清中α1- 抗胰蛋白酶（α1-antitrypsin, AAT）缺乏为特征，可导致慢性肺脏和 / 或肝脏疾病。1963 年，Laurell 和 Eriklsson 就证实了α1- 抗胰蛋白酶缺乏的 PiZZ 表型和肺气肿的关系。1969 年，Sharp等描述了α1- 抗胰蛋白酶缺乏与儿童肝病的关系。根据流行病学调查，AATD 可在全球范围发生，根据种族不同，其发病率为 1:(1 500~10 000)，白种人发病率远高于其他种族，中国尚无相关统计学数据。

（二）病因和发病机制

AAT 为一种肝合成的糖蛋白，半衰期约 4~5天，蛋白电泳时位于α1 球蛋白带。AAT 由肝细胞合成以不同异构体的混合物形式入血。根据不同的糖链和 N- 末端的分子结构，AAT 存在于尿液、十二指肠液、唾液、鼻腔分泌物、脑脊液、肺分泌物及乳汁中。AAT 是典型的丝氨酸蛋白酶抑制剂的蛋白家族成员，这些成员控制着许多炎症级联，主要调控和抑制丝氨酸蛋白酶如中性粒细胞弹性蛋白酶、组织蛋白酶 G 及蛋白酶 3（PR-3）。对不同的 AAT 抑制丝氨酸蛋白酶的亲和力比较发现，最高的是中性粒细胞弹性蛋白酶，其次是PR-3、凝乳酶、尿激酶、纤维蛋白溶酶、组织蛋白酶。AAT 可作为急性期蛋白，在炎症刺激时由肝释放入血，可使血清 AAT 浓度增加 2~3 倍，对中性粒细胞释放的弹性蛋白酶起抑制作用，对抗蛋白酶对组织细胞的破坏作用，以保护组织细胞的完整性。在正常情况下，肺部中性粒细胞可产生一种弹性蛋白酶用于抵抗病菌侵害、消化受损或老化的细胞。AAT 从血液进入肺间质，可短时间内破坏中性粒细胞弹性蛋白酶，从而防止其过度作用导致肺泡壁破坏。

AAT 缺乏或无功能的患者，肺可受到中性粒细胞弹性蛋白酶或其他蛋白的损害，导致肺泡间隔的破坏，肺泡壁消失，出现肺气肿的征象。AAT血清水平越低，肺气肿越易发生，尤其是当与环境因素如吸烟等合并存在时，肺部症状在 30 岁左右出现，而无吸烟等危险因素，其肺气肿的发生可晚10 年。当 AAT 低至 40% 或以下时，有出现肺气肿的风险。在儿童无肺部症状。

AAT 缺乏时，AAT 不能释放入血，在肝细胞内质网聚集形成聚合体。如 Z 突变的存在，AAT分子的三级结构是扭曲的，形成纤维状聚合物。进一步聚合形成不溶性有毒包涵体，引起内质网应激，肝细胞损害。肝细胞控制系统可降解此聚合物。个体之间聚合物的降解不同，导致相同表型的个体其肝内病变的差异大。肝病理特征是在小叶周围的肝细胞内有圆形或卵圆形的沉积物。该沉积物直径为 1~40μm，并随年龄增长而增大。肝细胞内聚集的聚合体可识别为 PAS 阳性的包涵体。另外，肝细胞内还可见糖原、空泡、脂褐素及胆汁淤积。电镜下可见肝细胞内扩张的粗面内质网内含特征的形态不一的沉积物，而高尔基体内则无此沉积物。

（三）遗传机制

AATD 为常染色隐性遗传或常染色体共显性遗传性疾病，在不同性别间发病率无明显差异。AATD 患者的基因型含有无功能等位基因。AATD 携带者指个人遗传一个功能正常和一个缺陷、无用或功能失调的等位基因，因此，AATD 是一种常染色体隐性遗传病。不过，由于某些获得性危险因素的影响，携带者也可出现临床表现，因此，又称之为常染色体共显性遗传病。

AATD 的基因 SERPINA1 编码位于 14 染色体的长臂上 14q32.1，基因命名为 Pi 基因。有 130多个等位基因被识别。约 30 个有临床表现。其等位基因按电泳迁移速度的快慢用英文字母排列如下：B、E、F、G、i、L、M、N、P、O、R、S、V、W、X、Z。其中 M 是正常的等位基因，S、Z 为疾病相关的等位基因。经国际会议命名为 PiMM、PiMS、PiMZ、PiSS、PiSZ、PiZZ 等α1-AT 变异型和亚型。PiMM 最常见，为正常的表现型。PiZZ 为 AAT严重缺失的等位基因型，其血清中的 AAT 含量为正常人的 15%~20%，常可发生肺气肿和幼年型肝硬化。杂合子血清中的 AAT 含量为健康人的 60%~75%。PiSS 的血清中 AAT 含量为正常人的 60%。PiSS 也有发生肺气肿的可能，杂合子血清中 AAT 含量为健康人的 80%。此外，其他的杂合子表现型如 MZ、SZ 也有 AAT 缺乏，也会发生肺气肿和肝硬化。PiZZ 主要见于高加索人群，PiSZ、PiSS 等型主要见于南欧人群，日本 AATD

患者也主要是 PiSS 型。国内未发现 PiZZ 型,仅有少数杂合子表现型,故认为 AAT 缺乏的患者在国内无欧洲那样普遍,临床表现也较轻。而在欧洲认为其发病率与囊性纤维化相当。

(四)临床表现

AATD 可表现为肺疾病、肝疾病,或两者皆有,还可引起其他器官和系统的疾病。有数据表明,80% 的 AATD 患者因呼吸道的症状而诊断,近 3% 是以肝病的症状而诊断。儿童肝病的常见原因是 AATD。

呼吸道典型症状一般出现于 30~40 岁,其症状与吸烟引起的慢性阻塞性肺病(COPD)相似。最普遍的症状为活动后呼吸困难,多有喘息和咳痰,反复呼吸道感染,呼吸道局部体征为呼吸音减低,湿性啰音。男性比女性更易出现呼吸道临床表现,原因与肺气肿和男性参与的吸烟、环境暴露或职业暴露等职业有关。出现呼吸道症状患者最常见的表型为 PiZZ,可达 96%。其次是 SZ 型。PiZZ 患者血清中的 AAT 含量不足正常人的 20%。此表型患者在儿童期很少有肺病的表现,儿童并无肺气肿的表现。另有研究认为,AAT 缺乏症患者可出现哮喘,50% 的患者出现肺功能的可逆性,22% 的患者临床可诊断为哮喘。且常伴有慢性阻塞性肺疾病,20%~25% 有过敏史。但其他的研究并未发现哮喘和 AAT 缺乏症表型的关系。

许多 PiZZ 纯合子患者最终可出现肝病的表现。新生儿肝炎是 PiZZ 纯合子 AAT 缺乏症的最早表现。在出生后第 1 周可有胆汁淤积性黄疸、大便不着色、尿色深,肝大。生化指标表现为梗阻性黄疸,但 2~4 个月时黄疸往往消失,在 2 岁以后可发生肝硬化。约 25% 的患者发展为肝硬化和门脉高压,并在 12 岁前死于肝硬化并发症。25% 的患者在 20 岁之前死亡,25% 出现肝纤维化和轻微的肝功能障碍,存活至成年期。然而也有 25% 的患者无疾病进展的表现。部分无新生儿肝炎的 PiZZ 纯合子的长期预后尚不清楚。但慢性肺气肿和肝硬化这两种情况常常不合并存在。

AATD 的杂合子与肝病有关,曾对 1 055 例肝活检的肝细胞进行 AAT 沉积的筛查,对 34 例有包涵体的病例进行基因表型分型。在所有的肝活检标本中,PiMZ 的发生率为 2.4%。在肝硬化中,PiMZ 的发生率为 9%。在隐源性肝硬化和慢性活动性肝炎中 PiMZ 的发生率为 21%。PiMZ

肝硬化的病例预后差,大多数在 1 年内死亡。也有研究认为,AATD 的 PiMZ 增加了慢性活动性肝炎的危险性。在约 54 例有慢性肝病的 AATD 中,78% 有阳性病毒感染的证据;而 106 例无慢性肝病的 AATD 中,也无病毒感染的证据。这说明异常的杂合子表型为肝炎发展为慢性肝疾病的辅助因素。但也有研究认为,AATD 与肝炎病毒的感染无关。

其他与 AAT 缺乏症相关的表现有脂膜炎、血管炎。有报道 ANCA 相关性血管炎患者突发爆发性肝衰竭,最后确诊为一个罕见的 PiEE 纯合子表型 AATD。

(五)辅助检查

1. 球蛋白电泳和液相色谱串联质谱法 球蛋白 α 区带减少或缺如,鉴定 AAT 蛋白的量和类型。

2. 血清 AAT 水平测定 正常人血清 AAT 水平为 0.9~2.0g/L,小于 14 岁儿童略高。如血清 AAT 水平在 0.5g/L(11mol/L)以上,肺实质可免受中性粒细胞弹性蛋白酶的损害。患者 AAT 水平为正常人水平的 10%~15%,血清中其水平下降是其特征性改变。

3. 肝活检 HE 染色发现 PAS 染色阳性的嗜性小体,这些小体为证实 AAT 缺乏症的金标准。

4. α1- 抗胰蛋白酶缺乏症的产前诊断 依赖于羊膜穿刺术或绒毛活检,在细胞内可检出 Z 等位基因,但并不能预测肺气肿和肝硬化的发生。

5. 基因检测 应用分子生物学 PCR 的方法用以确定其 Pi 基因型。

6. 肺功能检测 肺活量受限,弥散功能下降。

(六)影像学检查

胸片为肺过度通气的特点,横膈低平。肺部 CT 肺气肿征和支气管扩张症等征象。

(七)诊断

AATD 是一种可治疗的罕见病,但很少在临床症状出现前诊断。早期常被误诊为哮喘或吸烟相关的慢性阻塞性肺病,或肝硬化。临床上有不明原因的肝病和肺气肿尤其家族性肺气肿,要想到本病。AATD 诊断主要是根据实验室检测,包括血清 AAT 定量分析、表型检测和 *SERPINA1* 基因分型。AAT 定量越低,进展为肺气肿的风险越大。表型检测通过球蛋白电泳或液相色谱串联质谱法鉴定 AAT 的量和类型,通常可分辨正常蛋白 M 型和异常蛋白如 Z 型、S 型等。另外肝活检 HE 染色发现 PAS 阳性的嗜酸性小体可以确诊。

(八) 鉴别诊断

1. 各种呼吸道慢性疾病　难治的哮喘、慢性支气管炎、吸烟相关的中央型肺气肿等应注意排除本病,少见疾病如肺囊性纤维化和纤毛运动障碍容易混淆。

2. 各种慢性肝脏疾病　各种原因所致的持续性新生儿肝炎、Wilson 病、血色素沉着症也应鉴别。

3. 低补体血症性荨麻疹性血管炎综合征 (hypocomplementemic vasculitis urticarial syndrome, HVUS)　本病肺部影像学可见肺底部肺气肿样改变的阻塞性肺疾病,与 AATD 类似,但 HVUS 还有免疫系统异常,临床表现为低补体水平、荨麻疹样皮肤病变和全身多器官受累,包括关节、肾脏、胃肠道、神经系统、眼和心脏等。

(九) 治疗

1. 对症治疗　主要针对肺部疾病的治疗,包括支气管扩张剂的吸入、激素的吸入,还应包括戒烟,预防支气管肺部感染及全身健康的评价。

2. AAT 替代治疗　AAT 不但具有抑制弹性蛋白酶作用,同时有抗炎作用。方法为:每周 60mg/kg 或每 2 周 100~120mg/kg,可使血清中的 α1- 抗胰蛋白酶平 >11μmol/L (50mg/dl)。对肺部病变有效,对 AATD 相关的皮肤脂膜炎也有作用。

3. 肝移植　对于严重的肝损害,肝移植是唯一有效的治疗方法。肝移植后受体可获得供体的表型,移植的肝可产生正常的 AAT。

4. 基因治疗　研究靶向治疗,通过导入基因片段重表达正常 AAT 蛋白。或研究转录因子 EB (TFEB),调节自噬和溶酶体基因表达,可使肝的 ATZ 清除,减轻患者肝纤维化。

(十) 预后和随访

AATD 的预后取决于诊断的早晚,因 AAT 替代治疗不能逆转已造成的肺损害,但可以阻止延缓肺组织结构破坏,提高生存率。

AATD 一旦诊断,应定期随诊,积极使用 AAT 替代治疗,并预防和治疗急性肺部感染发作。

(十一) 遗传咨询及产前诊断

1. 避免近亲结婚。

2. 对 AATD 高危家庭产前诊断是优生优育,防止同一遗传病在家庭中重现的重要措施。对有本病家族史的夫妇及先证者可进行 DNA 分析,并对其胎儿进行产前诊断。家族成员基因分析也可检出杂合子携带者,进行遗传咨询。

3. 开展新生儿筛查,及早发现 AATD 基因突变者。AATD 的产前诊断依赖于羊膜穿刺术或绒毛活检,在细胞内可检出异常突变基因。

4. 协调长期管理患者　向家长介绍有关 AATD 遗传、检测、治疗、预防、资源库和研究的内容。

三、间质性肺和肝脏疾病

(一) 概述

间质性肺和肝脏疾病(interstitial lung and liver disease, ILLD)是一种常染色体隐性遗传病,在婴儿和儿童早期发病,主要临床表现包括生长缓慢、间质性肺疾病、肝小管胆汁淤积症,以呼吸衰竭和进行性肝损害为突出表现。该病主要发生在英国留尼旺岛居民,中国有个案报道。

(二) 病因及发病机制

甲硫氨酰 -tRNA 合成酶(Methionyl-tRNA synthase, MARS)催化甲硫氨酸(蛋氨酸)与相应的 tRNA 的连接活化,生成甲硫氨酰 -tRNA,提供人体蛋白质合成所必须的原料。MARS 基因突变,导致 MARS 酶活性低下,影响人体蛋白质合成。因蛋白质合成障碍,导致蛋白浓度低下,生长发育显著延长甚至生长停止,同时出现肺脏、肝脏及神经系统病理生理改变。肺部典型病理早期为肺泡内大量嗜酸性颗粒状脂蛋白样物质沉积,过碘酸雪夫(Periodic acid-Schiff, PAS)染色阳性,晚期可出现间质纤维化,并有胆固醇颗粒、巨细胞肉芽肿和炎症等。肝脏病理可见肝硬化、肝小叶排列紊乱、泪小管胆汁淤积症和狭窄、肝内铁沉积等。

(三) 遗传机制

ILLD 为常染色体的隐性遗传病,致病基因 MARS 位于 12q13.3,ILLD 突变位点位于 MARS 基因的催化区。MARS 基因编码细胞质甲硫氨酰 -tRNA 合成酶。MARS 是催化甲硫氨酸与 tRNA 结合的特异性酶。MARS 复合杂合子或纯合子突变可导致婴儿期或儿童早期间质性肺和肝脏疾病。MARS 基因突变有单等位基因突变和双等位基因突变,而与 ILLD 相关的是双等位基因突变。ILLD 主要发生在留尼汪岛或附近岛屿居民,发病率大约为 1/10 000。目前确定的 MARS 突变点有 3 个纯合突变和 3 个杂合突变。宋等报告了一个中国 ILLD 家庭,发现两个复合杂合 MARS 突变(c433G>A,p.Asp145Asn 和 c2405T>C,p.Phe802Ser),不同于欧洲的报道。

(四)临床表现

ILLD 大多在 1 岁内发病,最早可在新生儿期发病,累及全身多个系统,男孩进展比女孩快。早期表现为发育迟缓,逐渐出现体重不增,最后发生生长停滞;呼吸系统早期表现为咳嗽、气促,晚期出现杵状指/趾、呼吸困难,呼吸衰竭是死亡的主要原因;消化系统早期有呕吐症状、肝酶增高、间歇性乳酸酸中毒,但是肝功能损害是非致命性的;神经系统早期表型为肌无力,后期出现运动迟缓,认知发育正常。另可见顽固性贫血、氨基酸尿、甲状腺功能减退等相关表现。

(五)实验室检查

1. 血液检查　贫血、血小板增多、白细胞增高、高免疫球蛋白血症、低蛋白血症、转氨酶增高、乳酸增高。

2. 骨髓检查　巨核细胞和大量髓系细胞,但很少有红细胞。

3. 支气管肺泡灌洗液(BALF)检查　典型的 BALF 呈乳状或浓稠浅黄液体,光镜下可见炎症细胞内有大量不规则、大小不等的嗜酸性颗粒状物质,PAS 染色阳性,细胞分类以巨噬细胞为主。

4. 基因检测　测定 *MARS* 基因突变。

(六)影像学检查

1. 头颅 MRI 检查　一般无异常,亦可出现脑室扩张。

2. 胸部影像学检查　弥漫性肺间质病变,或呈"铺路石"征象,或实变,晚期肺纤维化。

3. 肝、肾 B 超检查　可见肝硬化表现。

(七)诊断及鉴别诊断

婴儿期出现进行性呼吸系统症状或体征,合并营养不良和肝疾病,肺部 CT 和肺泡灌洗液检查支持蛋白沉积症,家族中有类似病史,应注意该病,基因检查可确诊。

1. 肝肺综合征(hepatopulmonary syndrome, HPS)　是一种由肝功能不全引起的肺血管扩张、肺气体交换障碍从而导致低氧血症及其一系列病理生理变化和临床表现的总和。而 ILLD 的肺部临床表现和病理改变与该病不符,可鉴别。

2. 特发性肺含铁血黄色沉着症　是一组肺泡毛细血管出血性疾病,表现为呼吸困难和贫血,需与本病鉴别。但病程反复、无肝损害和生长发育迟缓,支气管镜检查可鉴别。

(八)治疗及随访

1. 羟氯喹　可减轻肺部炎症反应,减缓间质性肺病的恶化。

2. 补充外源性蛋氨酸　补充蛋氨酸水平,可提高 MARS 酶活性,促进蛋白质合成。但营养素中的蛋氨酸是高半胱氨酸的前体,其对人体有毒,导致血管功能障碍和心血管疾病,应慎重考虑;尽管如此,由于目前这种严重疾病尚无有效的治疗方法,因此 MARS 相关 PAP 患者可考虑补充蛋氨酸,但应密切监测蛋氨酸和高半胱氨酸血浆浓度。

3. 随访　密切观察患者的生长发育、氧耐受能力。

(九)遗传咨询及产前诊断

1. 避免近亲结婚。

2. ILLD 为常染色体隐性遗传病。其特点为:① 患儿父母都是致病基因携带者(杂合子);②患儿从父母各得到一个致病基因;③患儿母亲每次生育有 1/4 可能性为患儿;④近亲结婚的家庭,后代发病率较一般人群高。

3. 对 ILLD 高危家庭产前诊断是优生优育,防止同一遗传病在家庭中重现的重要措施。对有本病家族史的夫妇及先证者可进行 DNA 分析,并对其胎儿进行产前诊断。家族成员基因分析也可检出杂合子携带者,进行遗传咨询。开展新生儿筛查,及早发现 ILLD 基因突变者。ILLD 的产前诊断依赖于羊膜穿刺术或绒毛活检,在细胞内可检出异常突变基因。协调长期管理患者,向家长介绍有关 ILLD 遗传、检测、治疗、预防、资源库和研究的内容。

(黄宇戈)

第二节　肾脏系统

肾小管酸中毒(renal tubular acidosis,RTA),是由于远端肾小管排泌 H^+ 障碍和/或近端肾小管对 HCO_3^- 重吸收障碍致酸碱平衡失调的一组临床综合征。根据发病部位与功能缺陷的特点可分为 4 型：远端肾小管酸中毒、近端肾小管酸中毒、混合型或Ⅲ型肾小管酸中毒及高血钾型肾小管酸中毒。

一、远端肾小管酸中毒

（一）概述

远端肾小管酸中毒（distal renal tubular acidosis）简称 dRTA 或 RT A -I。主要缺陷是远端肾小管排氢离子障碍，可滴定酸及铵的排出减少，以致不能在血液及肾小管液之间建立足够的 H^+ 梯度，其主要特点是虽然有严重的全身酸中毒，但仍不能使尿酸化（尿 pH 值>5.5）。

（二）病因及发病机制

1. 病因　可分为原发性及继发性两大类。

（1）原发性 dRTA：是指无明显系统疾病，只有肾脏酸化缺陷者，多与遗传有关，其病因不明，现有三种学说：

1）肾单位分泌氢离子障碍（分泌缺陷型）：由于膜上 H^+ 泵数量减少或功能缺陷，或由于结构缺陷或能量供给障碍。

2）电压依赖型：由于远端肾小管钠转运障碍，使远端肾单位不能产生或维持小管内的负电位差。

3）梯度缺陷或反流增多型：由于小管腔膜对 H^+、碳酸或 HCO_3^- 的通透性增加所致，使已分泌入管腔的 H^+ 又扩散回细胞内，而不能维持血 / 尿间的 H^+ 梯度。

（2）继发性 dRTA：可见于很多疾病，如肾盂肾炎、特发性高 γ- 球蛋白血症、干燥综合征、原发性胆汁性肝硬化、系统性红斑狼疮、纤维素性肺泡炎、甲状旁腺功能亢进、甲状腺功能亢进、维生素 D 中毒、特发性高钙尿症、Wilson 病、药物或中毒性肾病、髓质囊性病、珠蛋白生成障碍性贫血、碳酸酐酶缺乏症等。

2. 发病机制　正常情况下远曲小管 HCO_3^- 重吸收很少，排泌的 H^+ 主要与管腔液中 Na_2HPO_3 交换 Na^+，形成 NaH_2PO_4，与 NH_3 结合形成 NH_4^+。$H_2PO_4^-$ 与 NH_4^+ 不能弥散至细胞内，因此产生较陡峭的小管腔液 - 管周间 H^+ 梯度。dRTA 患者不能形成或维持小管腔液 - 管周间 H^+ 梯度，故使 H^+ 储积，而体内 HCO_3^- 储备下降，血液中 Cl^- 代偿性增高，尿酸化功能障碍，尿 pH 值>5.5，净酸排泄减少，因而发生高氯性酸中毒。

由于泌 H^+ 障碍，Na^+-H^+ 交换减少，必然导致 Na^+-K^+ 交换增加，大量 K^+、Na^+ 被排出体外，因而造成低钾、低钠血症。患者由于长期处于酸中毒状态，致使骨质脱钙、骨骼软化而变形，骨质游离出的钙可导致肾钙化或尿路结石。

（三）遗传机制

原发性 dRTA 多与遗传因素有关，主要为常染色体显性遗传，其次为常染色体隐性遗传或散发起病。近年来通过基因水平的研究揭示，原发性 dRTA 可能属于一种单基因缺陷病，常染色体显性和隐性遗传分别归因于 SLC4A1 和 ATP6B1/6N1B 基因突变；SLC4A1 基因突变则与近端肾小管酸中毒（RT A -Ⅱ）有关（表 32-1）。其他候选基因还应包括位于 7q35-36 染色体上的 SLC4A2（编码Ⅱ型 Cl^--HCO_3^- 交换器）和 13q34 染色体上的 ATP4B（编码 H^+-K^+ATPase）。

常染色体显性和常染色体隐性遗传的 SLC4A1 相关的远端肾小管酸中毒是由 SLC4A1 基因突变引起的。这种基因提供了制造阴离子交换器 1（AE1）蛋白质的指令，这种蛋白质在细胞膜上传输带负电的离子（阴离子）。AE1 蛋白质与氯离子和碳酸氢盐离子之间的交换有关。AE1 蛋白质存在于肾细胞和红细胞的细胞膜中。在肾细胞中，通过 AE1 交换碳酸氢盐可以使酸从细胞释放到尿液中。在红细胞中，AE1 附着在构成细胞骨架的其他蛋白质上，帮助维持它们的结构。

与 SLC4A1 相关的远端肾小管酸中毒 SLC4A1 基因突变，导致改变的 AE1 蛋白无法到达细胞膜正确位置。在常染色体显性遗传中，基因突变只影响 SLC4A1 基因的一个拷贝，而正常的 AE1 蛋白质则是由另一份拷贝产生的。然而，这种改变的蛋白质附着在正常蛋白上，使其无法到达正确的位置，从而导致细胞膜上的 AE1 蛋白严重减少或消失。在常染色体隐性遗传的远端肾小管酸中毒中，SLC4A1 基因的拷贝都发生了突变。因此，该基因产生的所有蛋白质都发生了改变，无法到达正确的位置。AE1 在肾细胞膜上不适当的位置或缺失均会影响碳酸氢盐交换。因此，酸性物质不能被释放到尿液中。酸性物质会积聚在大多数患者血液中，从而导致代谢性酸中毒，以及远端肾小管酸中毒的其他特征。因为目前关于代谢性酸中毒形成的机制尚不十分明确，所以还不清楚为什么有些患者会出现代谢性酸中毒，而另一些患者则没有。研究人员认为，这与部分患者为不完全型肾小管酸中毒，或者是患者机体内的某种物质能够帮助调节血液酸性（pH值），并阻止代谢性酸中毒进一步发展有关。

在红细胞中，AE1蛋白质与一种名为"血型糖蛋白A"的蛋白质相互作用，通常可以帮助被改变的AE1蛋白质到达可以发挥功能的细胞膜，这就解释了为什么大多数患有SLC4A1相关的远端肾小管酸中毒的人没有红细胞的异常。然而，一些改变的AE1蛋白质没有"血型糖蛋白A"的协助，也不能在细胞膜中找到。没有AE1蛋白质，红细胞是不稳定的；这些异常红细胞的破坏导致溶血性贫血。

一些人有非遗传性的肾小管酸中毒；这些形式可能是由免疫系统问题或其他损害肾脏的疾病引起的。这些人通常有与原发疾病相关的额外的症状和体征。

SLC4A1相关的远端肾小管酸中毒可以有不同的遗传方式。以常染色体显性遗传较常见。在大多数情况下，患者是有家族病史的。部分病例是由于基因的新突变产生的，发生在没有家族病史的人身上。

目前关于SLC4A1相关的远端肾小管酸中毒患病率尚不明确，东南亚最为常见，尤其是泰国。

表 32-1 部分原发性肾小管酸中毒的遗传特征及基因标志

临床诊断	遗传方式	基因定位	基因位点	基因产物
远端肾小管酸中毒（Ⅰ型）	常染色体显性	17q21-22	SLC4A1（AE1）	Cl^--HCO_3^- 交换器Ⅰ型
听力正常	常染色体隐性	7q33-34	ATP6N1B	H^+-ATPase 非催化辅助蛋白1B
伴耳聋	常染色体隐性	2cen-q13	ATP6B1	H^+-ATPase B1 亚单位
伴东南亚卵形红细胞增多症	常染色体隐性	17q21-22	SLC4A1（AE1）	Cl^--HCO_3^- 交换器Ⅰ型
伴溶血性贫血	常染色体隐性	17q21-22	SLC4A1（AE1）	Cl^--HCO_3^- 交换器Ⅰ型
伴球形红细胞增多症	常染色体隐性	17q21-22	SLC4A1（AE1）	Cl^--HCO_3^- 交换器Ⅰ型
近端肾小管酸中毒（Ⅱ型）伴眼畸形	常染色体遗传	4q21	SLC4A4（NBC1）	Na^+-HCO_3^- 复合转运泵

（四）临床表现

本病的临床表现主要有：①高氯性代谢性酸中毒；②电解质紊乱主要为高氯血症和低钾血症；③尿NH_4^+和可滴定酸（TA）排出减少，尿钾排出增多；④碱性尿，即使在酸中毒或酸负荷时，始终尿pH值>5.5；⑤高尿钙，常有肾钙化或肾结石表现；⑥尿路症状等。慢性代谢性酸中毒表现有厌食、恶心、呕吐、腹泻、便秘和生长发育落后等。低钾血症患者出现全身肌无力和周期性麻痹。肾性骨病常表现为软骨病和佝偻病，囟门宽大且闭合延迟，出牙延迟或牙齿早脱，维生素D治疗效果差。患者常有骨痛、骨折，小儿可有骨骼畸形、侏儒等。由于肾结石和肾钙化，患儿可有血尿、尿痛等表现，易导致继发感染和梗阻性肾病。肾脏浓缩功能受损时，患者还常有多饮、多尿、烦渴等症状。

原发性病例，可在出生后即有临床表现。临床上分为婴儿型、晚发型及不完全型。

1. 婴儿型 男性多见，于生后数月内发病，出现烦渴、多饮、多尿，易致脱水，主要表现为烦躁不安、厌食、恶心、呕吐等。

2. 晚发型 2岁后发病，以女性多见。主要表现：①发育迟缓，骨龄落后并有佝偻病症状；②因骨骼普遍脱钙，常诉骨痛，且易发生骨折；③约有50%患儿继发肾结石，可以无症状，或有肌张力低下和肌麻痹等，患儿症状类似周期性麻痹，严重者发生呼吸抑制。

3. 不完全型 少许病例无酸中毒临床表现，仅显示尿液不能酸化。

（五）实验室检查

1. 血液生化检查 ①血浆pH值、HCO_3^-或CO_2结合力降低；②血氯升高，血钾、血钠降低，血钙和血磷偏低，阴离子间隙正常；③血ALP升高。

2. 尿液生化检查 ①尿比重低；②尿pH值>5.5；③尿钠、钾、钙、磷增加；④尿铵显著减少。

3. HCO$_3^-$排泄分数<5%　方法：从每日口服碳酸氢钠2~10mmol/kg起，逐日增加剂量至酸中毒纠正，然后测定血和尿中HCO$_3^-$和肌酐（creatinine, Cr），按下列公式计算 FE HCO$_3^-$=（尿HCO$_3^-$/血HCO$_3^-$）÷（尿Cr/血Cr）×100。

4. 肾功能检查　早期为肾小管功能降低。当肾结石、肾钙化导致梗阻性肾病时，可出现肾小球滤过率下降，血肌酐和BUN升高。

5. 判别使用　对于不典型病例及不完全型RTA及判别机制类型，有赖于下列试验诊断方法：

（1）尿 pH 值及 NH$_4$Cl：负荷试验酸中毒时肾小管泌H$^+$增加，尿 pH 值下降。通常血 pH 值<7.35时，尿 pH 值应<5.5。NH$_4$Cl 负荷试验对明显酸中毒者不宜应用。当血 HCO$_3^-$负荷降至20mmol/L 以下时，尿 pH 值>5.5，具有诊断价值。尿 pH 值<5.5，则可排除本症。

（2）尿 TA 和 NH$_4^+$的测定：Ⅰ型 RTA 者尿 TA 和尿 NH$_4^+$排出明显减少，但Ⅱ型 RTA 尿 NH$_4^+$排出量正常，甚至代偿性增加。此试验可估计Ⅰ型RTA 酸化功能损害程度及鉴别Ⅰ型和Ⅱ型。

（3）尿二氧化碳分压（U-PCO$_2$）测定：在碱性尿的条件下，远端肾小管泌H$^+$增加，H$_2$CO$_3$延迟脱水，是 U-PCO$_2$升高的主要原因，以 U-PCO$_2$作为判断完全性或不完全性Ⅰ型 RTA 的 H$^+$分泌缺陷。正常 U-PCO$_2$>30mmHg，完全性或不完全性Ⅰ型 RTA 的 H$^+$分泌缺陷者<30mmHg。在本实验中应注意出现代谢性酸中毒、低血钾、水潴留等不良反应。

（六）影像学检查

1. X线检查　骨密度普遍降低及佝偻病表现，可见陈旧性骨折。腹部平片可见泌尿系结石影和肾钙化。

2. B型超声检查　可见肾结石或肾钙化。

（七）诊断及鉴别诊断

根据典型临床表现，尤其是持续性、代谢性高氯性酸中毒，排除其他原因所致的代谢性酸中毒，且尿 pH 值>5.5者，即可诊断为dRTA。确定诊断应具有：①即使在严重酸中毒时，尿 pH 值也不会低于5.5；②有显著的钙、磷代谢紊乱及骨骼改变；③尿铵显著降低；④ FE HCO$_3^-$<5%；⑤氯化铵负荷试验阳性。对于不典型病例及不完全型RTA，诊断有赖于判别诊断试验。

鉴别诊断主要是与各种原因所致的继发性dRTA 相区别。

1. 家族性低磷血性抗维生素 D 性佝偻病　该病与远端 RTA 相似，但后者除佝偻病外尚有酸中毒、烦渴多饮、肾钙化或肾结石、低钾血症等，可与该病鉴别。

2. 原发性甲状旁腺功能亢进　该病也可有钙化、肾结石、厌食多饮、便秘、生长发育差、病理性骨折，但该病多有高钙血症、血磷低、血二氧化碳含量正常，血氯正常，可与远端 RTA 鉴别。

3. 尿崩症　远端 RTA 时可因低钾血症及高钙尿症引起尿浓缩障碍，表现为烦渴多尿、尿比重低与尿崩症相似，但尿崩症患儿对垂体后叶素敏感，且无佝偻病及酸中毒，可与远端 RTA 鉴别。

4. 慢性肾盂肾炎　该病也可合并肾钙化，但常有反复的泌尿系感染史，尿检查常有白细胞及脓细胞，尿培养有细菌生长，菌落计数在 10^5/ml 以上，但如肾实质损害严重，或在疾病晚期也可引起肾小管酸中毒，此时两者难以鉴别。

（八）治疗与随访

1. 纠正酸中毒　在儿童，即使 RTA-Ⅰ，亦有6%~15% 的碳酸氢盐从肾脏丢失（在成人<5%）可给予 2.5~7mmol/（kg·d）的碱性药物。常用口服碳酸氢钠或用复方枸橼酸溶液（Shohl 液，含枸橼酸140g，枸橼酸钠98g，加水 1 000ml），每毫升相当于 1mmol 的碳酸氢钠盐。开始剂量2~4mmol/（kg·d），直至酸中毒纠正。

2. 纠正电解质紊乱　低钾血症可服 10% 枸橼酸钾 0.5~1mmol/（kg·d），每日 3 次。不宜用氯化钾，以免加重高氯血症。

3. 肾性骨病　可用维生素 D 钙剂。维生素D 剂量 5 000~10 000IU/d。但应注意：①从小剂量开始，缓慢增量；②监测血药浓度及血钙、尿钙浓度，及时调整剂量，防止高钙血症的发生。

4. 利尿剂的使用　噻嗪类利尿剂可减少尿钙排泄，促进钙吸收，防止钙在肾内沉积。如氢氯噻嗪 1~3mg/（kg·d），分 3 次口服。

5. 其他　补充营养，保证摄入量，控制感染及原发疾病的治疗均为非常重要的措施。

dRTA 需要长期治疗，防止肾钙化及骨骼畸形的发生。若早发现且坚持长期治疗，预后良好，甚至可达正常的生长发育水平。有些患者可自行缓解，但也有部分患者可发展为慢性肾衰竭死亡。故定期小儿肾病专科随诊，复查血生化、肾功能、尿常规等相关检查有重要意义。

二、近端肾小管酸中毒

（一）概述

近端肾小管酸中毒（proximal renal tubular acidosis，pRTA）或称Ⅱ型RTA，是由于近端肾小管重吸收HCO_3^-功能障碍所致。

（二）病因及发病机制

1. 病因

Ⅱ型RTA病因亦可分为原发性及继发性。

（1）原发性：可分为散发性及遗传性。后者多为常染色体隐性遗传，为编码近端肾小管上皮细胞$Na-HCO_3^-$共转运离子通道基因（$SCL4A4$）突变所致，常染色体显性遗传较少见。

（2）继发性：可继发于重金属盐中毒、过期四环素中毒、甲状旁腺功能亢进、高球蛋白血症、半乳糖血症、胱氨酸尿症、Wilson病、干燥综合征、髓质囊性病变、多发性骨髓瘤等。

2. 发病机制 患儿肾小管HCO_3^-阈值一般15~18mmol/L，显著低于正常阈值（21~25mmol/L），故即使血液HCO_3^-浓度低于21mmol/L，亦有大量的HCO_3^-由尿中丢失，此时患儿产生酸中毒而其尿液呈碱性。由于远端肾小管泌H^+功能正常，故当患儿HCO_3^-下降至15~18mmol/L，尿丢失HCO_3^-减少，尿液酸化正常，故尿pH值可低于5.5。补碱后尿中排出大量的碳酸氢盐。远端肾小管K^+-Na^+交换增多，可导致低钾血症。

（三）遗传机制

原发性近端肾小管酸中毒可分为散发性及遗传性。后者多为常染色体隐性遗传，为编码近端肾小管上皮细胞$Na-HCO_3^-$共转运离子通道基因（$SCL4A4$）突变所致，常染色体显性遗传较少见。$SCL4A4$基因位定位于染色体4p13.3上。该基因编码了一种碳酸氢盐-钠转运蛋白（Bicarbonate-sodium transporter protein，NBC），参与碳酸氢盐分泌和吸收的调节，从而影响细胞内pH值的变化。

近端肾小管酸中毒伴有眼异常和智力迟缓为一种极其罕见的常染色体隐性遗传病。其特征是身材矮小，近端肾小管酸中毒，智力发育迟缓，双侧青光眼，白内障和带状角病。

（四）临床表现

本型男性患儿较多，症状类似但较轻于Ⅰ型肾小管酸中毒，特点有：

1. 生长发育落后，但大多数无严重的骨骼畸形，肾结石、肾钙化少见。

2. 明显的低钾血症。

3. 高氯性代谢性酸中毒。

4. 同时有其他近端肾小管功能障碍表现，患儿常有多尿、脱水、烦渴症状。

5. 少数病例为不完全型，无明显代谢性酸中毒，但进一步发展为完全型。

（五）实验室检查

1. 血液生化检查 ①血浆pH值、HCO_3^-或CO_2结合力降低；②血氯显著升高，血钾显著降低，阴离子间隙正常。

2. 生化检查 ①尿比重和渗透压降低；②当酸中毒加重，血HCO_3^-<16mmol/L时，尿pH值<5.5。

3. HCO_3^-排泄分数（FE HCO_3^-）>15%。

4. 判别试验氯化铵负荷试验 尿pH<5.5。

（六）诊断及鉴别诊断

在临床上具有多饮、多尿、恶心呕吐和生长迟缓，血液检查具有持续性低钾高氯性代谢性酸中毒特征者应考虑pRTA，确定诊断应具有：

1. 当血HCO_3^-<16mmol/L时，尿pH值<5.5。

2. FE HCO_3^->15%。

3. 尿钙不高，临床无明显骨骼畸形、肾结石和肾钙化。

4. 氯化铵试验阴性。

本病需与急性肠炎伴脱水及酸中毒、其他类型的肾小管酸中毒、Batter综合征、原发性Fanconi综合征、胱氨酸尿、肝豆状核变性、毒物或药物中毒等引起的继发性肾小管酸中毒等疾病相鉴别。

（七）治疗与随访

1. 治疗

（1）纠正酸中毒：因儿童肾HCO_3^-阈值比成人低，故患儿尿中HCO_3^-丢失更多，治疗所需碱较RTA-I为大，其剂量约10~15mmol/（（kg·d））给予碳酸氢钠或复方枸橼酸钠（Shohl溶液）口服。也可使用10%枸橼酸钾溶液，配方：枸橼酸钠100g，枸橼酸钾100g，加水至1 000ml，每毫升含Na^+、K^+各1mmol，含HCO_3^- 2mmol，每天5~10ml/（（kg·d））。

（2）纠正低钾血症。

（3）重症者可给予低钠饮食并加用氢氯噻嗪 可减少尿HCO_3^-排出，促进HCO_3^-重吸收。

2. 随访

(1)定期小儿肾病专科随诊。

(2)注意休息,预防感染。

(3)定期检查尿常规、血生化和肾功能。

三、混合型或Ⅲ型肾小管酸中毒

混合型 RTA 是指Ⅰ、Ⅱ两型肾小管酸中毒混合存在,即兼有Ⅰ型和Ⅱ型特征的 RTA。该型既具有 pRTA 尿大量排出 HCO_3^-,FE HCO_3^->15% 的特征,也有 dRTA 尿可滴定酸和铵减少的特征,临床症状往往较重。但在 Schasfian 及 Mirris 的分类中,混合型只被作为 RTA-Ⅱ型中的一个亚型。

Ⅲ型 RTA 指Ⅰ型 RTA 伴有 HCO_3^- 丢失,与混合型 RTA 相似,有认为是 RTA-Ⅰ型中的一个亚型,患儿兼有Ⅰ、Ⅱ两型的临床表现。当血浆 HCO_3^- 浓度正常时 FE HCO_3^- 在 5%~10% 之间,在酸中毒时排出量更大。Ⅲ型 RTA 可随年龄增长而减轻,并转变为 dRTA。

治疗与Ⅰ、Ⅱ型相同。

四、高钾型肾小管酸中毒

(一)概述

高钾型肾小管酸中毒是因肾脏分泌肾素功能不足,而导致低肾素血症、低醛固酮血症及高钾血症。临床上以高氯性酸中毒及持续性高钾血症为主要特点,一般无糖尿、高氨基酸尿、高磷酸盐尿等其他近曲小管功能异常。此病常有不同程度的肾小球功能不全,并且与酸中毒的严重程度不成比例。尿酸化功能障碍与Ⅱ型肾小管酸中毒相似,但尿中 HCO_3^- 排泄分数<10%,常常仅有 2%~3%。

(二)病因及发病机制

1. 病因 多认为是继发,临床常见为慢性肾脏疾病及肾上腺疾患,见表 32-2。

(1)醛固酮分泌减少:①原发性醛固酮缺乏:Addison 病,双侧肾上腺切除,各种合成肾上腺盐皮质激素的酶,如 21-羟化酶缺乏、碳链裂解酶缺乏等;催化皮质酮、甲基氧化的甲基氧化酶缺陷等;②长期大量应用肝素可抑制醛固酮合成;③肾素水平过低对醛固酮分泌刺激过少:糖尿病肾病,肾小管间质疾病,药物(β受体阻滞剂、ACEI 或 AT1 受体阻滞剂等)阻断或抑制肾素-血管紧张素系统的作用,非甾体类解热镇痛药作用等。

(2)远端肾小管对醛固酮的反应减弱(醛固酮耐受)

1)假性低醛固酮血症:①钠潴留型:以Ⅱ型假性醛固酮减少症为代表,常是继发于慢性肾间质疾病(如间质性肾炎、肾移植术后、梗阻性肾病、肾盂肾炎、肾静脉血栓形成,肾髓质坏死等),极少数属常染色体显性遗传疾病。有学者提出其发病机制中可能存在 Cl^- 的重吸收短路(shunt),使远曲小管 Cl^- 重吸收增加,因而管腔负电势减少,K^+、H^+ 排泌被抑制,形成肾小管性酸中毒;同时由于 Na^+ 的重吸收也随 Cl^- 增加,造成水钠潴留,血容量增多,表现为容量依赖型高血压。该型 RTA 对补充外源性盐皮质激素作用不明显,而噻嗪类利尿药通过抑制氯的重吸收可使症状得到不同程度的缓解。②盐丢失型:以Ⅰ型假性醛固酮减少症(Cheek-Perry 综合征)为典型,多属常染色体显性或隐性遗传疾病,为肾远端小管上皮细胞高亲和力或Ⅰ型盐皮质激素(醛固酮)受体缺陷,细胞 Na^+-K^+-ATP 酶活性降低甚至缺乏,导致尿 Na^+ 排泄增多而 H^+、K^+ 排泄减少,引起低钠血症、低血容量及高钾性肾小管性酸中毒。该型患者补充外源性钠盐可纠正临床异常。

2)药物或金属毒物抑制醛固酮作用:典型药物为螺内酯,其他环孢素 A(cyclosporin A)、氨苯蝶啶(triamterene)、阿米洛利(amiloride)、三甲氧苄啶(trimethoprim)、锂盐等。

3)其他:镰刀细胞贫血等。

表 32-2 高钾型肾小管酸中毒的病因

主要病因分类如下:
一、原发性高钾型肾小管酸中毒
幼儿期一过性高钾型肾小管酸中毒
二、继发性高钾型肾小管酸中毒
(一)无肾内疾病的醛固酮缺乏
1. 失盐性先天性肾上腺皮质增生
2. 孤立性醛固酮低下症
3. 艾迪生病
(二)有慢性肾脏疾病的低肾素-低醛固酮的患者(主要为成人)
1. 糖尿病肾病
2. 肾盂肾炎
3. 间质性肾炎

续表

主要病因分类如下：
4. 肾硬化
（三）远端肾小管疾病
1. 婴儿期原发性假性醛固酮低下症
2. 继发性假性醛固酮低下症
（1）婴儿期梗阻性尿路病
（2）肾静脉血栓形成
（3）新青霉素 I 导致的间质性肾炎
3. 氯分流综合征
（四）药物（促进因素）
1. 补给氯化钾　2. 肝素
3. 保钾利尿剂　4. 前列腺素抑制剂
5. 巯甲丙脯氨酸　6. 环孢素
（五）实验性诱发者（动物）
1. 醛固酮缺乏
2. 慢性钾负荷

2. 发病机制　本型多伴有醛固酮分泌低下，肾小管因醛固酮相对缺乏或对醛固酮失敏，不能潴 Na^+，排 K^+、Cl^- 与 H^+ 而引起高氯酸中毒与高血钾。其发病机制未明，可能的原因如下：

（1）肾素血管紧张素系统功能异常或被阻断。

（2）醛固酮的合成、释放、作用障碍。

（3）利尿药如氨苯蝶啶引起 Na^+ 通透性异常。

（4）小管间质病变及 Na^+-K^+-ATP 酶的损害均可使肾小管发生转运障碍。

（5）细胞旁 Cl^- 通透性增加导致 Na^+ 转运分流。

（6）少数病例醛固酮不低，系肾小管对醛固酮失敏。

最近有人提出此型发病是由于肾远曲小管重吸收氯过多，而致体内 NaCl 增多，细胞外液扩张，血压增高，血肾素及醛固酮分泌低下，引起高血钾与酸中毒。

（三）遗传机制

醛固酮生成减少的遗传性低醛固酮症包括先天性孤立性低醛固酮症和假性低醛固酮症 II 型。而假性低醛固酮症 I 型与醛固酮抵抗相关。

先天性孤立性低醛固酮症是一种罕见的遗传性疾病，其遗传方式为常染色体隐性遗传。临床表现为典型的醛固酮缺乏；受累的婴儿会出现反复的血容量不足、失盐及发育停滞。这种疾病是醛固酮合成途径最后阶段的酶（醛固酮合成酶，CYP11B2）活性的缺陷导致。可能出现 2 种类型的醛固酮合成酶缺陷，反映酶的 2 个功能：CYP11B2 I 型，其特征是在皮质酮 18 号碳原子位置上的羟基化受损；CYP11B2 II 型，特征在于 18 羟基基团转化为醛基受损。

假性低醛固酮症 II 型（pseudohypoaldosteronism type 2，PHA2），也被称为 Gordon 综合征或家族性高血钾性高血压，特点是高血压、高钾血症、代谢性酸中毒、肾功能正常以及较低或正常的血浆肾素活性和醛固酮浓度。PHA2 中的高钾血症和高血压是由 WNK 激酶异常引起的。WNK激酶位于远端肾单位，会影响对噻嗪类利尿剂敏感的 Na^+-Cl^- 协同转运蛋白。同时，WNK4 或 WNK1 的突变会导致远端肾单位重吸收氯增加，从而减少管腔电负性和降低钾分泌的驱动力。这些突变还导致钾离子通道的表达减少。

WNK4 异常为常染色体显性遗传。野生型 WNK4 抑制在远端小管管腔膜中的噻嗪类利尿剂敏感的 Na^+-Cl^- 协同转运蛋白表达。WNK4 基因的错义突变会导致此抑制作用减弱，结果会使 Na^+-Cl^- 协同转运蛋白的表达和远端小管的增生增加。

野生型 WNK4 也刺激集合管钾通道的网格蛋白依赖性胞吞作用，从而减少细胞表面的钾通道。有缺陷的 WNK4 蛋白会增强钾通道的胞吞作用，从而导致有功能的钾离子通道减少。因此，突变的 WNK4 增加氯化钠在远端小管的重吸收并减少集合管内钾的分泌。

WNK1 在许多组织中表达，包括远端小管和集合管。野生型 WNK1 抑制 WNK4 的功能。因此，WNK1 的功能获得性突变将进一步抑制 WNK4 活性，导致 Na^+-Cl^- 协同转运蛋白在远端小管的表达增加以及集合管内的钾通道表达减少。除了抑制 WNK4，WNK1 可能直接影响集合管中钾离子通道的表达。此外，WNK1 和 WNK4 的致病性突变也可以通过细胞旁途径增加氯通透性。

假性低醛固酮症 I 型（PHA 1）是一种罕见的遗传性疾病，其特点是对醛固酮作用的抵抗。据报道，PHA 1 包括具有两种不同的遗传模式。

常染色体隐性遗传的 PHA 1，累及集合管钠通道［也称为上皮钠通道（epithelial sodium

channel,ENaC)〕。这种缺陷是永久性的,并且会影响醛固酮的所有靶器官(包括肾集合管、结肠和唾液腺)。

常染色体显性遗传或散发的 PHA1 影响大多数患者的盐皮质激素受体。该缺陷仅累及肾脏,产生比 PHA1 中常染色体隐性遗传方式更轻的失盐,并通常随年龄增长而好转。

与隐性遗传方式相比,常染色体显性假性低醛固酮症 I 型通常伴随更轻的临床症状,并可随着时间的推移缓解。然而,也有报道严重的新生儿临床表现(高钾血症、低钠血症和发育停滞)。临床表现与特定基因型并没有很好的相关性。一些常染色体显性遗传的假性低醛固酮症 I 型患者并没有盐皮质激素受体基因突变。

(四)临床表现

本型在临床上以高氯性酸中毒及持续性高钾血症为主要表现,伴有不同程度的肾功能不全,但是高钾血症、酸中毒与肾小球滤过率的下降不成比例。尿可呈酸性(pH 值<5.5),尿 NH_4^+、K^+ 排出减少。

(五)实验室检查

1. 血液生化检查 ①血浆 pH 值、HCO_3^- 或 CO_2 结合力降低;②血氯、血钾均升高,阴离子间隙正常。

2. 生化检查 ①尿比重和渗透压降低;②当酸中毒加重,血 HCO_3^-<16mmol/L 时,尿 pH 值<5.5。

(六)诊断及鉴别诊断

凡代谢性酸中毒伴持续性高钾血症,不能以肾功能不全或其他原因解释时,应考虑本病。结合尿 HCO_3^- 排出量增多,尿铵减少,血阴离子间隙正常及醛固酮低可诊断本病。

需与假性醛固酮低下症 I 型区别,后者常在生后即表现厌食、呕吐、脱水、发育差、年长儿嗜盐明显、生化表现尿丢失钠、低钠血症、高钾血症、血浆肾素活性及醛固酮浓度增高,给外源性盐皮质激素不能纠正失盐,唯一的有效治疗是补充钠。

(七)治疗与随访

1. 治疗

(1)纠正酸中毒:用碳酸氢钠 1.5~2.0mmol/(kg·d),同时有助于减轻高钾血症。

(2)高钾血症治疗:应限制钾盐摄入,口服阳离子交换树脂及袢利尿剂(如呋塞米、氢氯噻嗪)。同时袢利尿剂可刺激醛固酮的分泌。

(3)盐皮质激素:低肾素、低醛固酮患者,可使用盐皮质激素,如 9-α-氟氢可的松,此药具有类醛固酮作用。

(4)刺激醛固酮分泌:近年发现多巴胺拮抗剂甲氧氯普胺能刺激醛固酮释放,可试用。

(5)限制饮食:虽可刺激肾素和醛固酮释放,但常加重高钾性酸中毒,故应避免长期限钠饮食。

2. 随访

(1)定期小儿肾病专科随诊。

(2)注意休息,预防感染。

(3)定期检查尿常规、血生化和肾功能。

(八)遗传咨询与产前诊断

1. 获取家族史 关注的重点只涉及有血缘关系的亲属,而不包括领养或婚姻亲属,但是将非生物学亲属纳入系谱中有助于了解家庭关系以及生育咨询。用系谱方式记录先证者与亲属相互关系及与诊断相关的症状体征,包括严重的电解质紊乱、酸碱失衡、尿量、骨骼发育、生育史和医疗史等。

2. 证实诊断 通过家族史和初步筛查诊断筛查出怀疑亲属,进一步检查和分子诊断携带者和患者。

3. 评估再生育风险 原发性肾小管酸中毒多与遗传因素有关,如为常染色体显性遗传,根据孟德尔遗传规律,子代患病概率会因父母基因型不同而所有不同。如为常染色体隐性遗传,父母均为携带者其子代有 25% 的概率成为患者。

4. 产前诊断和植入前检测 如果被分析的基因以常染色体显性遗传的方式遗传,至少父母一方已确定有突变的疾病;如果被分析的基因以常染色体隐性遗传的方式遗传,父母都已确定有携带突变的基因。待检样本通常是通过绒毛膜绒毛取样或羊膜穿刺获得。植入前检测是对高危夫妇体外受精的胚胎进行基因检测,通过识别基因突变,可以选择将未受累胚胎植入体内。

5. 协调长期管理患者 向家长介绍有关肾小管酸中毒遗传、检测、治疗、预防、资源库和研究的内容。

五、先天性肾性尿崩症

(一)概述

先天性肾性尿崩症(congenital nephrogenic diabetes insipidus,CNDI)是一种罕见的遗传性疾病,约占肾性尿崩的 10% 左右,其发病率约为

8.8/1 000 000。由于 AVP 受体(V2R)或 *AQP2* 基因突变,使远端肾单位对精氨酸加压素(arginine vasopressin,AVP)的抗利尿作用出现抵抗,肾单位不能正常浓缩尿液,患者表现为多饮、多尿、烦渴,尿比重下降而继发引起脱水、高钠血症、生长发育迟缓等表现。本病在我国少有报道。

(二)病因及发病机制

肾脏是维持和调节体内水平衡的重要器官。这个调节过程主要在肾小管和集合管内发生,同时受 AVP 的调节。AVP 是由垂体后叶分泌,通过血液循环到达远端肾单位,与肾脏远曲小管和集合管细胞基底外侧的 AVP 受体(V2R)结合。激活的 V2R 通过刺激 Gs 蛋白和腺苷酸环化酶的磷酸化反应,催化 ATP 转化为 cAMP,导致细胞内 cAMP 水平升高,从而激活蛋白激酶 A,使 AQP2 磷酸化,AQP2 四聚体中的三个单体磷酸化使 AQP2 同源四聚体重新分布,使 AQP2 从细胞质内的储存囊泡转运至顶膜,水分子从顶膜上的 AQP3 和 AQP4 进入血液循环,从而实现尿液浓缩。当 AVP 与 V2R 分离后,上述过程可发生逆转。由此可见,正常尿液的生成,除需要 AVP 之外,V2R 和 AQP2 的正常表达及发挥功能也至关重要。在 CNDI 中,AVP 水平正常或升高,容量感受器及渗透压感受器正常,cAMP 产生减少,可能由于 AVP 受体(V2R)缺陷,不能与 AVP 结合。

或者 AQP2 缺陷,因而对 AVP 无反应。从而导致先天性肾性尿崩的发生(图 32-2)。

(三)遗传机制

研究表明,导致先天性肾性尿崩的病因为编码 *V2R* 或 *AQP2* 的基因突变引起肾脏尿液浓缩障碍。其中约有 90% 的遗传性肾性尿崩症是以 X 连锁方式隐性遗传,定位于染色体区域 Xq28,另外 10% 的病例是由一个位于染色体 12q13,编码 *AQP2* 基因发生突变引起的,以常染色体显性或常染色体隐性方式遗传,引起常染色体隐性遗传的 *AQP2* 基因突变约占其中的 90%,不到 10% 为常染色体显性性遗传。

1992 年,*VR2* 基因克隆成功,并在一个肾性尿崩症患者发现此基因的突变。*VR2* 基因序列长度大约 2.2kp,其中包括 3 个外显子以及 3' 端非翻译序列。编码一个含有 371 个氨基酸的 7 跨膜区蛋白质,分子量为 40518 道尔顿。已报道的与 VPR2 相关的突变点至少有 251 种,其中至少 21 种突变不会导致疾病的发生。所有突变类型中,错义突变占 48%,无义突变(>13%),其次是小片段移码缺失(>10%)。目前已经证实,*AVPR2* 基因突变并非局限于受体蛋白基因的某一个区域,而是分散存在于整个基因片段的编码区。多数患者只要出现单个氨基酸的改变,就可以明显减少 V2R 受体在细胞膜上的数量或降低受体与 AVP

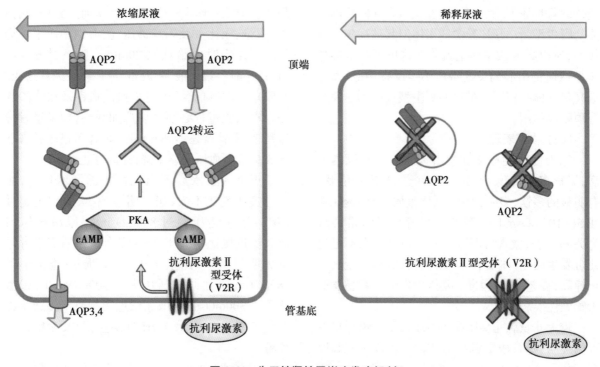

图 32-2 先天性肾性尿崩症发病机制

的亲和力。突变虽然不影响蛋白质的合成,但是显著降低了 AVP 受体与 Gs 蛋白的偶联,从而影响 AVP 对水的重吸收作用。

现已发现的 *AVPR2* 基因突变主要有 4 种不同的类型:①突变导致 mRNA 的合成受阻,使受体蛋白的合成减少;②在蛋白质翻译过程中合成了异常蛋白质,使合成的蛋白质滞留在内质网中不能到达细胞膜表面;③突变影响了激素与受体的结合;④突变干扰了细胞膜上受体蛋白与 Gs 蛋白的偶联。体外实验显示大部分 *AVPR2* 基因突变导致编码的受体滞留在细胞内不能到达膜上,少数突变的受体能够到达细胞表面,但不能与 AVP 结合或是不能很好地引发胞内的 cAMP 信号通路。无论是 V2R 数量减少,还是其结构功能的改变,都使 V2R 不能介导正常 AVP 的作用,从而导致遗传性肾性尿崩症。

AQP2 基因编码 271 个氨基酸残基组成的 AQP2,分子量为 28968 道尔顿。已报道的与 AQP2 相关的突变点约 50 个。*AQP2* 基因突变,致使其在胞内的穿梭机制受损,使水通道功能缺陷,肾脏不能对 AVP 起反应而产生尿崩症。*AQP2* 基因突变可引起常染色体隐性遗传性尿崩症和常染色体显性遗传性尿崩症,它们的发病机制不同。体外试验研究表明错误折叠使 AQP2 突变蛋白滞留在内质网,不能与野生型聚合。从而引起常染色体隐性遗传的先天性尿崩。而在显性遗传的肾性尿崩中 AQP2 突变蛋白离开内质网后能与野生型蛋白形成异源四聚体但其被高尔基体扣留,所以异源四聚体也就陷在这里了。常染色体显性遗传引起的突变蛋白不是没有功能,而是被高尔基体扣留阻碍足够的野生型蛋白到达集合管顶膜起作用。

（四）临床表现

先天性肾性尿崩症患者大多在 1 岁以内发病,男孩多于女孩,常在出生后断奶时出现症状,有明显的多饮、多尿、烦渴、低比重尿(尿渗透压常在 50~100mOsm/L)。婴幼儿患者烦渴时常表现为哭闹不安,饮水后即可安静。如果喂水不足患儿可发生便秘、体重下降、低热、高钠血症、脱水甚至惊厥、昏迷、生长缓慢。常因为发热而容易误诊为感染性疾病。

较大儿童患儿多尿或者遗尿长是父母最早发现的症状,每日尿量多在 4L 以上,多者达 10L 以上(每天 300~400ml/kg)或者每小时 400ml/m²,或

者每天 3 000ml/m² 以上)。晨尿尿色淡如清水。儿童一般喜饮冷水。饮水量与每天尿量大致相等,若不能充分饮水则烦渴难忍,但尿量不减。因多饮、多尿可影响学习和睡眠,容易出现少汗、精神不振、食欲下降、体重不增和生长发育迟缓等症状。若能充分饮水,一般无明显其他症状。另外由于长期大量饮水和排出大量尿液,可发生明显的肾盂及输尿管积水和膀胱扩张。

X 连锁肾性尿崩症为隐性遗传,多为男孩发病,女性携带者通常无症状,因为她们另一条 X 染色体上的基因正常。但是,有时女性也会出现严重的多尿。推测机制为通过使正常 X 染色体优先失活引起 X 染色体失活偏移,导致突变的 X 染色体在肾脏优势表达。虽然杂合子女性个体可能在大多数时间无症状,但是在妊娠期间,当胎盘释放的加压素酶显著增加内源性 ADH 清除时,可能出现多尿。

（五）实验室检查

1. 尿液检查　患儿尿量多,尿色清而无色,尿比重低,一般为 1.001~1.005(约 50~200mmol/L),尿糖、尿蛋白等为阴性。

2. 电解质及血肾功能检查　患儿血钠常增高,部分患者血钠可正常,血浆渗透压多偏高或者正常。如肾脏受累,肾功能可有不同程度改变。

3. 尿崩症症特殊试验检查

(1)禁水试验:主要用于鉴别尿崩症和精神烦渴。方法:于早 8 时开始,试验前先排尿,测体重、尿量、尿比重及尿渗透压,测血钠和血浆渗透压。于 1 小时内给饮水 20ml/kg,随后禁 6~8 小时,每小时收集尿液,测尿量、尿比重及尿渗透压。共收集 6 次,试验结束时采血测血钠及血浆渗透压。本试验过程必须密切严加观察,如果患者排尿甚多,虽禁饮还不到 6 小时,而体重已较原来下降 5%,或者血压明显下降,立即停止试验。

正常人禁水后不出现严重的脱水症状,血浆渗透压变化不大,尿量明显减少,尿比重超过 1.015,尿渗透压超过 800mOsm/L,尿渗透压与血浆渗透压比率大于 2.5;完全性尿崩症患者尿量无明显减少,比重小于 1.010,尿渗透压小于 280mOsm/L,血浆渗透压大于 300mOsm/L,尿渗透压达 300mOsm/L,或尿渗透压与血浆渗透压比率大于等于 2,提示 ADH 分泌量正常,为精神性烦渴。

(2)禁水 - 加压试验:用于中枢性尿崩与肾性

尿崩症的鉴别。方法：先让患者禁水，每小时收集尿量一次，测其尿比重及渗透压情况。待连续两次尿渗透压差小于30mOsml/L时，注射水溶性加压素0.1U/kg，注射后每1时继续检测尿比重及渗透压，连续2~4次。正常人注射加压素后，尿渗透压可进一步升高；如用加压素后反应不良，尿量及比重、尿渗透压无明显变化可诊断肾性尿崩。

（3）血浆AVP定量：用于与中枢性尿崩症相鉴别；中枢性尿崩患者血浆AVP低于正常；而肾性尿崩患者血浆AVP浓度增高或正常，但尿液不能浓缩而持续排出低渗尿，精神性烦渴症AVP分泌功能正常。但对病程久，病情重者可由于长期低渗状态，而使得AVP分泌障碍。

（4）基因检测：对于怀疑肾性尿崩患者可进行*AQp2*基因和*AVPR2*基因突变的筛查确诊。

（六）影像学检查

头颅MRI检查：了解下丘脑及垂体的形态改变，排除颅脑肿瘤，中枢性尿崩患者垂体后叶高信号区消失，同时伴有侏儒症患者可发现垂体容量减少。

（七）诊断

对任何一类患者出现持续多尿、烦渴、多饮、低比重尿（常在1.002~1.006之间）或尿渗透浓度低（常在80~150mOsm/L范围内）者均应考虑尿崩症的可能性。患者可同时出现脱水和高血钠症状。对于初检患者血浆渗透压超过295mOsm/L，同时尿渗透压低于此值者，可不需做禁水试验。如果血浆渗透压低于295mOsm/L要做禁水试验，直到血浆渗透压超过295mOsm/L行加压试验，若尿渗透压与血浆渗透压比值低于1，考虑肾性尿崩可能。若比值大于1，则考虑中枢性尿崩或精神性烦渴可能。若兄弟中有类似症状者，应高度怀疑遗传性肾性尿崩的可能。条件允许的机构可行AVP定量测定、基因筛查确诊。

X连锁的NDI与常染色体NDI能用DDAVP灌注试验相区分。X连锁的NDI患者缺乏DDAVP灌注后的肾外凝血、纤溶及血管扩张反应，而常染色体NDI患者的这些反应完全与正常人相同。除了这些生化异常，这两类患者在临床表现上并没有明显差异。疾病的严重程度及并发症的发生率与诊断的早晚及治疗有关，而与NDI的类型并不密切相关。

（八）鉴别诊断

1. 继发性肾性尿崩 以成年人多见，可继发于锂中毒、高血钙、低血钾、梗阻性肾病等。这些患者除了肾性尿崩常见的临床表现还可有原发疾病的表现，如锂中毒常发生于精神类疾病患者的治疗过程，其可有不同方面的精神表现，如抑郁、双向情感障碍等，停用锂剂后患者病情可缓解。高钙、梗阻性肾病可行生化、尿常规、影像学检查等鉴别。

2. 继发性先天性肾性尿崩 指继发于其他可影响肾小管浓缩功能的先天性疾病，如Bartter综合征等，这些疾病患者可有类似于尿崩的多饮、多尿脱水等表现，但这些患者往往还有高尿钙、低血钾等表现，这些患者多为常染色隐性遗传。可通过生化及遗传学筛查鉴别。

3. 中枢性尿崩 此病各个年龄段均可发病，多为获得性疾病，常继发于外伤、肿瘤、自身免疫性疾病、感染性疾病等。主要表现与肾性尿崩相似，禁水-加压试验可鉴别。还需完善相关头部影像学、生化等检查鉴别。

4. 精神性烦渴 因患儿持续大量饮水，导致肾脏排泄超过上限，进而导致低血钠表现，严重者可引起水中毒。患儿对渴感常为可耐受，低血浆渗透压时不能抑制渴感，可通过禁水试验、血、尿渗透压等相鉴别。

（九）治疗及随访

目前对于遗传性肾性尿崩症无特效治疗药物，强调个体化的综合治疗。主要包括生活方式管理，维持和保证液体及水电解质的平衡，能量的供应，以及与传统药物相结合的综合治疗方案。包括合理的低盐饮食，合理饮水，定时排尿和传统药物治疗，旨在缓解症状，保证正常生长发育，预防并发症，减少药物不良反应。

1. 低盐、合理蛋白饮食，合理饮水，定时排尿 先天性肾性尿崩症治疗方法主要为保证液体摄入量和适当限制钠盐及合理蛋白摄入。使容量和血钠在正常范围，并应注意提供足够的营养和热量，保证患儿生长发育正常和避免严重的脱水。早期治疗可减轻对生长和智能发育的影响。年长儿钠盐摄入应在2~2.5mmol/(kg·d)。为了保证患儿生长发育的需求，合理蛋白质摄入的同时应适当提高食物中的碳水化合物及脂肪的比值，蛋白质推荐摄入量约2g/(kg·d)，同时适当限制磷的摄入量。对于年长儿，每天保证300~400ml/(kg·d)水的摄入。由于婴儿和非常年幼的儿童不能独立地对口渴感增强做出反应，故应以每2小时1次的频率全天候地为其提供水分。严重病例可能需要持续胃饲。

2. 传统药物治疗　主要包括：利尿剂（噻嗪类、保钾利尿剂）、前列腺素合成抑制剂及钠通道阻断剂等。

（1）利尿剂：可导致钠的负平衡，使尿量减少和尿浓度上升。其作用机制尚不明了。噻嗪类利尿剂常用的药物主要有氢氯噻嗪 2~3mg/（kg·d）；推测机制可能为其抑制碳酸酐酶活性，减少近端小管对 Na^+ 的重吸收，通过管球反馈机制减少肾血流量，减少到达集合管的原尿量。保钾类利尿剂的作用机制可能为在远端小管和集合管抑制钠通道 ENac 的转运提高肾小管的的渗透压，进而提高尿中的渗透压而起效。运用此类药物注意维持血钾在正常水平。

（2）前列腺素合成抑制剂：如吲哚美辛 2mg/（kg·d）等可抑制肾性前列腺素的产生而减少多尿，增加尿比重的作用，尤其在起始应用时效果明显，机制可能与促进 AVP 刺激的 cAMP 生成和增加非 AVP 依赖的溶质重吸收相关。且因其对肾功能有不良影响，故应慎用，常用于其他疗法无效者。

（3）钠离子通道阻断剂：阿米洛利 0.3mg/（kg·d），分 3 次口服，可以阻断连接管和集合管起始段的阿米洛利敏感性钠离子通道，抑制 Na^+ 的重吸收，减少血容量从而达到控制尿量的效果，且对于健康个体没有抗利尿作用。

氢氯噻嗪联合阿米洛利可以在增加疗效的基础上，减少低钾血症的发生，是目前肾性尿崩的临床一线用药，氢氯噻嗪联合吲哚美辛也可以达到相似的效果，注意胃肠道及肾损害等不良反应的发生。开始药物治疗后应该注意避免大量饮水造成水中毒的发生。定期评估多饮多尿症状、血电解质、血尿渗透压、泌尿系超声及生长发育等情况，对于指导生活习惯和临床用药具有重要意义。

3. 其他　近年来针对肾性尿崩的研究为遗传性 NDI 的治疗提供了一些新的策略，但这些药物研究目前仅停留在体外试验或体内外实验阶段。主要有用于恢复 AVPR2 功能的药物：

（1）分子伴侣（包括内质网滞留蛋白或细胞质折叠蛋白）：如巯基化还原酶和热休克蛋白。

（2）化学伴侣：能帮助蛋白质折叠的非肽类分子，包括一些渗透物如甘油、二甲基亚砜和三甲胺 N- 氧化物等，但其毒性大、特异性低而限制了其在人体的应用。

（3）药物伴侣：也是非肽类，细胞可渗透性配体，能协助蛋白质的折叠，因可直接结合内质网内特异性靶蛋白而不同于化学伴侣，能稳定其构象并促进向质膜的修复，同时降低了副反应的发生。结合突变受体的药物伴侣能否被激动剂置换是其功能修复能否成功的关键因素。在肾脏，AVP 与 AVPR2 作用诱导水的重吸收旁路途径增加细胞膜上 AQP2 的表达，目前尚无特异性药物。选择性 cGMP PDE5 抑制剂枸橼酸西地那非可阻止 cGMP 降解，使 AQP2 在细胞膜表达增加。最近有实验表明，枸橼酸西地那非可缓解锂诱导的 CNDI 的多尿症状。降钙素通过七个跨膜受体起作用，七个跨膜受体与 GaS 结合可增加细胞内的 AQP2 水平。体内和体外实验已证实降钙素通过 cAMP 调节机制诱导 AVPR2 在胞膜积聚。前列腺素 E_2（PGE_2）和类前列腺素 E_2 受体（EP_2）可通过不同途径增加 AQP2 磷酸化和向顶膜的转运作用；此外，EP_2 选择性激动剂可以部分弥补非功能性 AVPR2 的作用，为 HNDI 的治疗开拓了新方向。主要是依靠细胞膜上 AQP2 的聚磷酸化而实现。功能性 AVPR2 缺失所致水重吸收障碍，归根结底是 AVP 依赖性的 AQP2 表达减少和向顶膜转运的缺失。因此，治疗这类疾病还可以依靠 AVPR2 以外的旁路途径来增加细胞膜上 AQP2 的表达，目前尚无特异性药物。近期研究表明，二甲双胍可能是治疗 NDI 的又一新型药。体外实验证实二甲双胍通过激活 AMPK 调节 AQP2 和尿素转运体 A1（UT-A1）的磷酸化，激活蛋白转运功能，改善 MDCK 细胞的尿液浓缩能力，体内小鼠实验进一步验证了这一机制。目前二甲双胍治疗 NDI 的临床药物试验正在进行。近期体内外研究发现他汀类可以促进 AQP2 在细胞顶端膜的表达，潜在的分子机制尚未完全阐明，可能与 Rho 家族蛋白的异戊酰化调节 AQP2 转运、调控细胞骨架相关。他汀类对 NDI 患者的治疗效果目前尚不明确，可能提供新的治疗策略。与此同时，针对遗传性肾性尿崩症的基因治疗也在如火如荼的研究当中。基因治疗可能是彻底治愈先天性 NDI 的潜在手段，CRISPR-Cas9 基因编辑系统强大的基因编辑能力使遗传性疾病的治愈成为可能。

4. 随访　先天性肾性尿崩症属于终生需要治疗疾病，故需要定期随访，以便观察治疗效果，及时调整治疗方案，预防并发症。婴幼儿期每

1~2周随访一次,幼儿期后每月随访一次,每次均需查尿常规,血、尿比重,肝肾功能;每年至少复查一次泌尿系统彩超,动态评估患儿生长发育及并发症情况。

(十)预后

先天性肾性尿崩症如果早期诊断和治疗,可不影响身体和智力发育,并可继续存活,但不能治愈,必须终身保持足够的水量摄入。部分患儿因治疗不及时可发生严重的水电解质代谢紊乱,如高钠血症、脱水等,病情严重者可影响患儿的生长发育及智力发育。部分先天性肾性尿崩患者可因长期多尿排尿不及时出现膀胱功能障碍,继发肾盂输尿管积水。有报道显示部分患者出现严重的肾脏浓缩功能缺陷,进一步可出现肾炎肾衰竭改变。婴儿期本病死亡率高达5%~10%,早期诊断可以避免死亡发生和减少对生长发育的影响。对继发性尿浓缩障碍者,其预后取决于基础疾病。

(十一)遗传咨询及产前诊断

NDI通常以X连锁方式遗传(约90%的个体),也可以以常染色体隐性方式遗传(约9%的个体)或以常染色体显性方式遗传(约1%的个体)。同胞和后代的风险取决于父母的遗传方式及突变基因携带情况,目前可以通过分子诊断确定。如果家族中有致病突变基因被鉴定,产前检测可用于高危妊娠人群。

1. 先天性肾性尿崩症患者如为X连锁隐性遗传,若患儿母亲为突变基因携带者,其生产的男孩50%可出现本病症,女儿为基因携带者,虽无临床症状,但尿浓缩功能可能出现异常,基因携带者所生的男性有50%可能发病。对于常染色体隐性遗传者,若夫妻双方均为携带者者其子女患病率约为25%,常染色体隐性遗传,父母一方为携带者,子代有50%为携带者;若为常染色体显性遗传患者,其子女患病概率与夫妻基因型有关;若夫妻均为杂合子,其子代患病率为75%;若夫妻均为纯合子或其一方为杂合子,其子代患病率为100%。

2. 优生优育措施

(1)避免近亲结婚。

(2)产前诊断:对有先天性肾性尿崩高危家庭中高危人群,可在妊娠16~20孕周时经羊水穿刺或10~12孕周经绒毛膜绒毛取样提取胎儿细胞的DNA,可对突变已知家系进行基因产前诊断。对有本病家族史的夫妇及先证者可进行DNA分析,并对其胎儿进行产前诊断。家族成员基因分析也可检出杂合子携带者,进行遗传咨询。

(3)开展新生儿筛查及早发现先天性肾性尿崩患儿,尽早开始治疗,减少并发症及不良预后。

3. 协调长期管理患者 向家长介绍有关先天性肾性尿崩症的相关知识、治疗方案、预后、预防、生活管理等。

六、Lowe综合征

(一)概述

Lowe综合征又称眼-脑-肾综合征,是一种罕见的X连锁隐性遗传病,发病率约为1/500 000,1952年由Lowe等初次报道。Lowe综合征的致病基因 OCRL 位于Xq25-26,含有24个外显子,编码901个氨基酸。OCRL 基因的编码产物 OCRL 蛋白具有磷脂酰肌醇-5-磷酸酶活性,通过水解磷脂酰肌醇4,5二磷酸(PIP2),参与调节肌动蛋白聚合过程,进而影响细胞迁移,细胞间接触,在肾小管、眼晶状体、脑组织等发育过程中起重要作用。其临床表现以先天性白内障、严重智能障碍、肾小管功能异常伴慢性进行性肾功能衰竭为典型"三联征"。

(二)病因及发病机制

OCRL 基因是唯一已知的Lowe综合征致病基因,位于Xq25-26,其编码的产物OCRL蛋白具有磷脂酰肌醇-5-磷酸酶活性,能水解磷脂酰肌醇4,5二磷酸。磷脂酰肌醇4,5-磷酸氢盐5-磷酸酶即OCRL-1蛋白,广泛表达于除造血祖细胞外所有人类细胞中。该酶参与了大量细胞内代谢过程,其作用机制可归纳为通过控制膜流量及影响细胞骨架重排调控细胞连接、运动及信号传递等过程。这种酶是一种更大的酶的一部分,它可以修饰脂类(脂质)分子,即膜磷脂。这些分子构成细胞膜的基本结构。具体地说,该酶调控膜磷脂的水平,称为磷脂酰肌醇4,5-二磷酸。

通过控制磷脂酰肌醇4,5-二磷酸的水平,该酶帮助调节某些物质的转运,从细胞膜和细胞间的化学信号传导。酶也可能参与肌动蛋白细胞骨架的调控,这是构成细胞结构框架的纤维网络。肌动蛋白细胞骨架有几个关键的功能,包括确定细胞形状和促进细胞移动。

因为在整个身体中都存在着这种酶,目前还不清楚为什么Lowe综合征主要影响肾脏、大脑和眼睛。

（三）遗传机制

Lowe 综合征是 X 连锁隐性遗传病。患儿母亲是致病基因携带者（杂合子），男性患儿从母亲得到一个致病基因；患儿母亲每次生育男孩有 1/2 可能性为 Lowe 综合征患儿，女孩有 1/2 可能性为致病基因携带者。

Lowe 综合征的致病基因 *OCRL* 位于 Xq25-26，含有 24 个外显子，编码 901 个氨基酸。*OCRL* 基因的编码产物 OCRL 蛋白具有磷脂酰肌醇 -5- 磷酸酶活性，通过水解磷脂酰肌醇 4,5 二磷酸（PIP2），参与调节肌动蛋白聚合过程，进而影响细胞迁移、细胞间接触，在肾小管、眼晶状体、脑组织等发育过程中起重要作用。目前报道的致 Lowe 综合征 *OCRL* 基因突变达 200 余种，主要有无义突变、移码突变、缺失突变、错义突变。突变主要影响编码蛋白的折叠、表达数量、与受体结合等，从而影响其正常功能。93%*OCRL* 基因突变发生在 *OCRL* 基因的第 10~18 号外显子以及第 19~23 号外显子，尤其是第 15 号外显子，表明该区域是 *OCRL* 基因突变热点。已经报道的错义突变占所有已知突变的 30%，而其中的 70% 位于 15 号外显子。该外显子编码区域是氨基酸高度保守区域。64% 的 *OCRL* 基因突变是移码突变、剪切突变或无义突变导致终止密码子提前出现。30% 的 Lowe 综合征患者发生新生突变，以及 4.5% 的患者因发生生殖系嵌合突变而致病。目前，Lowe 综合征的基因型与临床表型的相关性还不确定。

（四）临床表现

Lowe 综合征的特点是眼睛、中枢神经系统和肾脏的受损。双侧先天性白内障是 Lowe 综合征特征性也是最早出现的临床表现，Lowe 综合征患儿均有先天性白内障。患儿出生时即可有明显白内障表现，或在出生 1 年内发病。通过胎儿超声检查可见病变胎儿在胚胎形成早期即启动白内障形成机制，此亦为胎儿期筛查提供诊断依据。约 50% 伴有婴幼儿型青光眼。还可伴有眼震、眼球漂浮样运动、小眼球、角膜瘢痕，甚至失明等。所有的男孩都有视力障碍；矫正视力很少超过 20/100。在出生时就有全身的肌张力降低，伴有深腱反射消失或减弱。随着年龄的增长，肌张力减退可能会慢慢改善，但从未达到正常的运动张力和强度。患儿都有一定程度的智力缺陷；10%~25% 的功能在低于正常或临界范围内，大约 25% 有轻度智力低下，50%~65% 存在严重的智力

缺陷。随着年龄增长，部分患儿出现认知功能损害和行为异常。大约 50% 的成年患者可以有癫痫发作。MRI 检查可显示脑萎缩、髓鞘化延迟、脑回肥厚、脑积水，以及脑室周围白质多发囊性病变等。磁共振可见侧脑室增宽，T_2 加权像可见大小及位置相对恒定的脑室周围及脑白质深部高信号病灶。磁共振"虎斑纹"表现也可见于 Lowe 综合征，即 T_2 加权像脑白质高信号物质之间可见放射状排列的条纹样低信号。与眼部及神经系统异常不同，多数患者出生时无明显肾小管功能不全表现，多于出生后数周至数月逐渐显现。受影响的男性有不同程度的近端肾小管功能障碍，包括碳酸氢钠的重吸收障碍和肾小管性酸中毒，磷酸酶与低磷血症和肾性佝偻病，氨基酸尿，低分子量蛋白尿，钠和钾的丢失，多尿。范可尼综合征通常在出生的最初几个月没有明显的临床表现，症状可能在生后 6~12 个月出现。与慢性肾小管损伤有关的肾小球硬化通常导致慢性肾功能衰竭和终末期肾病，多数患者在 20~30 岁进展至终末期肾病。一项针对确诊 Lowe 综合征病例的队列研究可在某一层面体现本病肾脏病变进程：定期对患者行肾组织活检，结果示患者 1~2 岁时活检结果尚属正常，3~5 岁时出现肾小管扩张伴蛋白管型，后逐渐出现肾小球细胞多形性、局灶性肾小球硬化，以及弥漫性肾小管间质纤维化等病理表现。肾小管功能不全先于肾功能衰竭起病，提示早发进行性肾小管损伤可引起肾小管间质纤维化，最终导致肾小球硬化、肾功能衰竭。其他系统临床表现较常见的还有脊柱侧弯、腱鞘炎、关节炎、退行性关节病、生长发育迟滞（患儿平均身高在出生后第 3 年已跌至同龄群体第 3 百分位以下，且落后程度将随年龄增长日益增大）、牙釉质发育不良、牙本质发育不良、出牙延迟、牙龈增生、血小板功能障碍、隐睾、不育症、良性毛囊疾病等。

女性携带者通常没有 Lowe 综合征的特征。然而，大约 95% 的女性携带者青春期后，眼睛的晶状体发生了变化；可以通过眼睛检查来观察，这些变化通常不会影响视力。

（五）实验室检查

1. 常规实验室检查　包括血和尿生化分析、尿蛋白分析、血气分析等。可出现低分子蛋白尿、高钙尿症、氨基酸尿、糖尿、代谢性酸中毒等 Fanconi 综合征表现，以及肾功能不全。

2. 肌醇聚磷酸酶 5- 磷酸酶 -1 活性　在体外

培养的皮肤成纤维细胞中,可以测量酶肌醇多磷酸酶-1(磷脂酰肌醇磷酸酶-1)的活性。受影响的男性患者该酶活性低于10%。99%以上的Lowe综合征患者肌醇聚磷酸酶5-磷酸酶-1活性降低。

3. 基因检测 是Lowe综合征最可靠依据。OCRL基因是唯一已知的Lowe综合征致病基因,位于Xq25-26。

(六)影像学检查

1. 头颅MRI检查 可显示脑萎缩、髓鞘化延迟、脑回肥厚、脑积水,以及脑室周围白质多发囊性病变等。

2. 双眼检查 最常见白内障,还可有青光眼、眼震、眼球漂浮样运动、小眼球、角膜瘢痕,甚至失明等。

3. 心电图检查

4. 肝、肾、阴囊B超检查

5. 肾穿刺活检 1~2岁时活检结果尚属正常,3~5岁时出现肾小管扩张伴蛋白管型,后逐渐出现肾小球细胞多形性、局灶性肾小球硬化,以及弥漫性肾小管间质纤维化等病理表现。

(七)诊断及鉴别诊断

根据先天性白内障、精神运动发育迟缓,Fanconi综合征的典型表现,诊断Lowe综合征并不困难。但当临床症状不典型,如只发现眼部先天性改变,而脑部与肾脏表现轻微时,须做详细的血、尿生化分析来帮助诊断,OCRL基因检测有助于确诊。

Lowe综合征需要与Dent病2型和先天性感染相鉴别。Dent病2型发病也与OCRL基因突变有关,表型介于Dent病1型和Lowe综合征之间,主要表现为近端肾小管功能障碍。虽然近年来文献报道少数Dent病2型患者可有轻度的智力低下、发育迟缓或轻度的周边型白内障,但Dent病2型很少同时有眼、脑受累表现。Hichri等的研究认为,Dent病2型的OCRL基因突变多位于第1~7号外显子的无义突变和移码突变,而Lowe综合征OCRL基因的无义突变和移码突变主要在第8~23号外显子。至于先天性感染,多指风疹、巨细胞、弓形虫、单纯疱疹病毒等感染,也可有眼、脑、肾等多脏器损害,可查相关病原体以及基因检测协助鉴别。

(八)治疗及随访

由于本病病理机制尚不明确,目前仍以对症治疗为主,无特效治疗,如纠正酸中毒、大剂量维生素D和钙剂补充治疗、择期眼科手术等。

多数患者预后差,常因肾功能衰竭、脱水、电解质紊乱、合并严重感染等原因于儿童期死亡,个别病例有幸存活至成年。

建议尽早摘除白内障,以促进适当的视觉刺激和发展。术后,眼镜或隐形眼镜有助于改善视力。由于小儿青光眼的高发性,不推荐人工晶状体植入术。

在婴儿期,与低肌张力有关的喂养和营养问题,偶尔,可能需要鼻胃管喂食或胃造口,以获得适当的营养。

那些有肾病和2型肾酸中毒的患者应该用口服补充的钠和碳酸氢钾或柠檬酸盐来纠正酸中毒和低钾血症。

渐进性肾小球硬化可能是由于肾小管损伤,最终可能导致慢性肾功能衰竭和终末期肾病。长期透析和肾移植治疗ESRD可能在某些患者中成功,但经验有限。

人类生长激素疗法已经被成功地用于提高一些男孩的生长速度,这种疗法的潜在好处必须与它的成本/局限性相权衡。

(九)遗传咨询及产前诊断

已明确有OCRL基因变异的家系应给予遗传学指导,产前筛查可通过绒毛膜活检或羊水穿刺进行胎儿基因测序,此外孕妇血清或羊水中甲胎蛋白浓度异常升高,产前超声检查胎儿晶状体回声异常,颅后窝或脑室增宽,颈后透明带增宽等常提示胎儿Lowe综合征不能排除。

1. 对Lowe综合征高危家庭产前诊断是优生优育,防止同一遗传病在家庭中重现的重要措施。对有本病家族史的母亲及先证者可进行DNA分析,并对其胎儿进行产前诊断。

2. 如发现眼部先天性改变,伴脑部与肾脏异常,及早进行DNA分析,发现Lowe综合征患儿。

3. 产前诊断 Lowe综合征先证者的母亲若再次妊娠,可在妊娠16~20孕周时经羊水穿刺或10~12孕周经绒毛膜绒毛取样提取胎儿细胞的DNA,可对突变已知家系进行基因产前诊断。

4. 协调长期管理患者 向家长介绍有关Lowe综合征遗传、检测、治疗、预防、资源库和研究的内容。

七、Bartter综合征

(一)概述

Bartter综合征(也被称为醛固酮增多症伴肾

上腺皮质增生)具有一组特征性代谢异常,患者出现电解质如钾、钠、氯化物和相关分子失衡。部分病例在出生前就出现明显症状。这种疾病会导致羊水过多,这是胎儿周围的羊水增加,羊水过多会增加早产的风险。从婴儿期开始,受影响的个体往往无法以预期的速度增长和增重(生长迟缓)。他们的尿中会丢失过量的氯化钠,导致脱水、便秘和尿量增加(多尿症)。另外,大量的钙会通过尿液流失(高钙尿症),从而导致骨质疏松。钙会沉积在肾脏中,因为它们会浓缩尿液,导致肾脏组织硬化(肾钙质沉着症)。Bartter 综合征的特征包括低钾血症,这可导致肌肉无力、肌肉痉挛和疲劳。很少有受影响的儿童因内耳异常(感音神经性耳聋)而引起听力损失。

Bartter 综合征按其发病年龄和严重程度区分为两大类:一类起病于产前,并且常常危及生命;另一类称为经典型,从儿童早期开始起病,往往症状不那么严重。一旦 Bartter 综合征的遗传病因得到确认,研究人员也会根据所涉及的基因将

疾病分为不同的类型。类型Ⅰ、Ⅱ和Ⅳ具有产前 Bartter 综合征的特征。由于Ⅳ型也与听力损失有关,因此有时称为感音神经性耳聋产前 Bartter 综合征。Ⅲ型通常具有经典型 Bartter 综合征的特征,治疗效果取决于临床类型,主要是纠正内环境紊乱。

Bartter 综合征的患病率为 1/1 000 000,导致这些疾病的基因突变的杂合子估计携带率至少为 1%。哥斯达黎加和科威特的发病情况似乎比其他地区更高。

(二) 病因及发病机制

Bartter 综合征主要缺陷为亨利袢参与氯化钠重吸收的某一转运蛋白受损所致。Bartter 综合征可能由至少五种基因的突变引起。Ⅰ型是由 SLC12A1 基因突变引起的,Ⅱ型是由 KCNJ1 基因突变引起的,Ⅲ型是由 CLCNKB 基因突变引起的,Ⅳ型可由 BSND 基因突变或 CLCNKA 和 CLCNKB 基因突变共同引起(表 32-3)。

表 32-3　遗传性失钠型肾小管疾病的遗传病因

临床分型	突变基因	基因产物	临床表现	功能
Bartter 综合征Ⅰ型	SLC12A1	NKCC2	胎儿型 Bartter 综合征	肾小管浓缩和稀释功能降低
Ⅱ型	KCNJ1	ROMK	胎儿型 Bartter 综合征	肾小管浓缩和稀释功能降低
Ⅲ型	CLCKB	CLC-Kb	经典型 Bartter 综合征	肾小管浓缩和稀释功能降低
Ⅳ型	BSND	Barttin(CLC-KA 和 CLC-KB 的 β 亚基)	胎儿型 Bartter 综合征伴感音神经性耳聋	肾小管浓缩和稀释功能降低
Ⅳb 型	CLCNKA 和 CLCNKB	CLC-Ka 和 CLC-Kb	胎儿型 Bartter 综合征伴感音神经性耳聋	肾小管浓缩和稀释功能降低
Ⅴ型	CaSR	CaSR	Bartter 综合征伴低钙血症	肾小管浓缩和稀释功能降低
Bartter 综合征变异型	SLC12A3	NCCT	Bartter 综合征变异型	肾小管浓缩功能正常或接近正常,稀释功能降低

与 Bartter 综合征有关的基因在正常肾功能中发挥重要作用。由这些基因产生的蛋白质参与肾脏对盐的重吸收。突变基因中任何一种基因的突变都会损害肾脏重吸收盐的能力,导致尿液中盐分丢失。盐运输异常也会影响其他带电荷离子的重吸收,包括钾和钙。由此导致的体内离子不平衡而出现症状。

在一些 Bartter 综合征患者中,该疾病的遗传原因未知。研究人员正在寻找可能与这种情况相关的其他基因。

Bartter 综合征患者的临床特征符合亨利袢髓袢升支粗段氯化钠重吸收的原发缺陷。轻度容量不足会导致继发性醛固酮增多症;这加上远端钠传送增加会导致尿钾丢失和氢离子分泌增加。

氯化钠在亨利袢的重吸收(不伴水的重吸收)、在建立髓质浓度梯度方面发挥着核心作用,该浓度梯度是在抗利尿激素(antidiuretic hormone, ADH)存在的情况下最大浓缩尿液排泄所必需的。在 Bartter 综合征中,浓缩能力受损和多尿是由亨利袢中的钠转运受损引起,并且也有

可能是由于发生慢性低钾血症(可导致肾性尿崩症)所致。

尿液稀释功能也会受损,因为亨利袢中氯化钠的重吸收会降低小管液的渗透压,并且在没有 ADH 的情况下,可促成稀释尿的排泄。

此外,钙和镁均在髓袢升支粗段沿着由钠化氯转运所建立的电化学梯度而被动重吸收。其净效应是 Bartter 综合征中尿钙排泄正常或增加,而血清镁浓度可能较低。

(三)临床表现

1. Bartter 综合征临床症状通常出现于儿童期,可能存在以下临床特征:

(1)生长和精神发育迟缓。

(2)低钾血症。

(3)代谢性碱中毒。

(4)多尿和烦渴(由尿浓缩能力下降所致)。

(5)尿钙排泄正常至增加。

(6)血清镁浓度正常或轻度降低。

(7)偶有患者存在低磷血症,继发性甲状旁腺功能亢进是一个可能的机制。

2. Bartter 综合征的严重性和临床表现因类型不同而异

(1)Ⅰ和Ⅱ型通常较严重,可导致在妊娠期间羊水过多和早产。婴儿期存活下来的患者可发生低钾血症、代谢性碱中毒、多尿症和高钙尿症。

(2)Ⅲ型是 Bartter 综合征的经典类型,通常不太严重,患者在生后晚些时候出现低钾血症、代谢性碱中毒和高钙尿症。Ⅲ型 Bartter 综合征严重程度降低的原因可能是髓袢升支粗段细胞中存在多余的氯通道。Ⅲ型 Bartter 综合征晚期表现包括蛋白尿和肾功能受损。

(3)Ⅳ和Ⅳb 型 Bartter 综合征存在联合缺陷,缺陷同时累及 ClC-Ka 和 ClC-Kb 两种通道,并导致严重疾病,通常有产前表现和听力损失。Ⅳ或Ⅳb 型患者有感音神经性耳聋,这是因为两种氯通道对于内耳的血管纹的离子转运十分关键。由于存在功能冗余,所以听力损失需 ClC-Ka 和 ClC-Kb 均出现功能缺陷。双重突变会导致 ClC-Ka 和 ClC-Kb 两者的功能下降,产生一种类似于Ⅳ型的表型,一般被称为Ⅳb 型。

(4)Ⅴ型 Bartter 综合征通常被称为常染色体显性低钙血症或常染色体显性甲状旁腺功能减退症,是由 CaSR 的功能获得性突变所致。这种类型的 Bartter 综合征和其他类型的区别在于其存在低钙血症和低镁血症。

3. 疾病严重程度的变异性　Ⅰ、Ⅱ、Ⅳ和Ⅳb型 Bartter 综合征通常出现于生命早期,并且疾病更严重,而Ⅲ型和Ⅴ型的特点为症状更轻且发病年龄更晚。然而,基因异常和临床表型的这种关联并不一定普遍适用。

(四)实验室检查

1. 血生化检查　血钾低于 $1.5\sim2.5\text{mmol/L}$ 以下,低氯血症,低钙血症,血钠浓度正常或低。

2. 血浆前列腺素检查　立卧位肾素 - 血管紧张素 - 醛固酮系统水平明显增高。

3. 24 小时尿生化　尿钾 $>30.0\text{mmol/d}$。尿钠、钾、氯、钙排泄增多。

4. 动脉血气分析　代谢性碱中毒。

5. 尿常规检查　尿比重减低。

6. 肾功能检查　可有肌酐、尿素氮升高。

7. 肾活检　肾小球旁器颗粒细胞明显增生和肥大。

(五)影像学检查

B 超或 X 线检查可发现肾钙化。

(六)诊断

Bartter 综合征通常在对患有相应症状和体征的个体进行综合检查后被诊断出来。实验室检查包括血清电解质水平及内分泌激素水平(特别是镁、肾素和醛固酮)和尿液测试,以确定前列腺素 E_2 和尿液电解质(高尿钠和高尿钾水平)的存在。诊断思路参考以下流程图 32-3。

产前当羊水过多时,羊水中存在高水平的氯化物和醛固酮时,可以诊断为产前亚型,但胎儿不存在相关的先天性畸形。分子遗传学检测可用于最后确诊。

(七)鉴别诊断

1. 原发性醛固酮增多症　可出现低血钾和高醛固酮血症,但有高血压和低肾素血症,对血管紧张素反应敏感。

2. 假性醛固酮增多症(pseudo-hyperaldoster-onism,PHA)　又称 Liddle 综合征,也呈低血钾性代谢性碱中毒但有高血压、低肾素血症和低醛固酮血症。

3. EAST 综合征　是一种出现于婴儿期的罕见遗传性疾病,其特征为癫痫、严重共济失调、中度感音神经性耳聋,以及肾小管病导致肾性盐消耗、低钾血症和代谢性碱中毒而血压正常。这种疾病由 KCNJ10 基因的纯合突变所致,该基因编

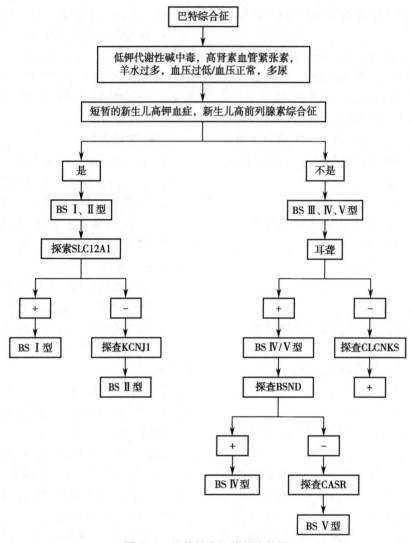

图 32-3 巴特综合征诊断流程图

码一种表达于肾脏和脑的钾通道。

4. 假性 Bartter 综合征 由于滥用利尿剂泻剂或长期腹泻引起,丢失钾和氯化物,出现低钾血症、高肾素血症和高醛固酮血症,但停用上述药物,症状好转。

(八) 治疗及随访

1. 治疗 本病是由基因突变引起,治疗必须持续终身,且目前尚无根治方法。但现有的治疗仍可改善患儿的预后,使患儿获得较好的生活质量。

(1)补充治疗:维持水电解质酸碱平衡,病情危重者通过静脉补充水电解质,病情较轻或重症缓解后,需长期口服 KCl 治疗;生活中应多食富含钾的食物,如豆类、玉米、香蕉等。尽管 Bartter 综合征患者有低钠血症存在,但治疗中不建议额外补钠,而且生活中无需高钠饮食。这是因为高钠可抑制钾的重吸收,而低钾是 BS 患者最严重的问题。

(2)减少丢失:单靠补充很难纠正电解质紊乱,联合使用保钾利尿剂,如螺内酯、氨苯蝶啶等,可以提高疗效,新生儿期多使用保钾利尿剂,补充电解质。

(3)非甾体类抗炎药:如吲哚美辛、阿司匹林、布洛芬等,可以抑制肾素 - 血管紧张素 - 醛固酮系统的分泌,显著改善低钾症状。以吲哚美辛为首选治疗,推荐剂量为 1.5~2.5mg/(kg·d),剂量在 3mg/(kg·d) 为安全剂量,最大剂量不大于 5mg/(kg·d)。如果羊水过多比较严重,则可对妊娠女性进行治疗直到 31 周孕龄,以抑制前列腺素的产生和减慢羊水产生速率。然而,在孕龄 32 周或更晚时给予妊娠母亲可能会使胎儿动脉导管收缩,服药期间应严密监测胎儿情况;6 个月内的婴儿谨慎使用。

(4)血管紧张素抑制剂:如卡托普利、依那普利、贝那普利等,可降低 RASS 系统的活性,但效果不如 COX 抑制剂,且副作用较多,如低血压风险,临床应用不广泛。

(5)使用分子伴侣:如 4- 苯丁酸,可以改善这些原本应具有功能的蛋白向细胞膜的运送和插入,从而部分地挽救氯化钠的重吸收。

(6)终末期肾病患者可行肾脏移植。

(九)遗传咨询及产前诊断

1. 获取家族史 关注的重点只涉及血亲亲属,而不包括领养或婚姻亲属,但是将非生物学亲属纳入系谱中有助于了解家庭关系以及生育咨询。用系谱方式记录先证者与亲属相互关系及与诊断相关的症状体征,包括严重的电解质紊乱、酸碱失衡、尿量、产前羊水情况、骨骼发育、生育史和医疗史等。

2. 建立和证实诊断 通过家族史和初步筛查诊断筛查出可疑亲属,进一步检查和分子诊断携带者和患者。

3. 评估再生育风险 I、II、III、IV 和 IVb 型 Bartter 综合征通常是以常染色体隐性方式遗传的。当父母均为携带者,子代有 25%(1/4)的概率患有这种疾病,50%(1/2)的概率成为携带者,没有症状和体征。V 型 Bartter 综合征以常染色体显性方式遗传,根据孟德尔遗传规律,子代患病概率会因父母基因型不同而所有不同。如果父母其中一位是患者(杂合子),另一位正常,其子代患病概率为 50%。

4. 产前诊断和植入前检测 如果被分析的基因以常染色体显性遗传的方式遗传,至少父母一方已确定有突变的疾病;如果被分析的基因以常染色体隐性遗传的方式遗传,父母都已确定有携带突变的基因。待检样本通常是通过绒毛膜绒毛取样或羊膜穿刺获得。植入前检测是对高危夫妇体外受精的胚胎进行基因检测,通过识别基因突变,可以选择将未受累胚胎植入体内。

5. 协调长期管理患者 向家长介绍有关 Bartter 综合征遗传、检测、治疗、预防、资源库和研究的内容。

(黄宇戈)

第三节 遗传代谢性心律失常

近十年来,分子遗传学、基因技术的发展与心脏病学的结合使心脏病的分子致病机制得以阐明。到目前为止,所有已知的原发性心电疾病都是由编码各主要离子通道亚单位的基因突变引起的,这类病可通称为"通道病"。正常的离子通道结构和功能是细胞进行生理活动的基础,离子通道特定位点的突变导致其激活和失活异常,可以引起组织机能紊乱,形成各种遗传性疾病。对于这类由于遗传因素导致心律失常的疾病,称为遗传性心律失常疾病(inherited arrhythmogenic diseases,IADs),原因多是编码心肌离子通道的基因发生异常改变,使得动作电位不同时相的离子通道功能改变而导致心室肌早或晚复极异常。

与心脏离子通道病相关的离子通道有:①钾离子通道:该通道亚型多、作用复杂,已经证明延迟整流钾通道(delayed rectifier K+channels,I_k)和瞬间外向钾通道(transient out K+channels,K_{to})与心脏离子通道病有关,I_k 在去极化时被激活而产生外向电流,然后缓慢失活。根据激活速度不同,分为快激活电压依赖钾通道(I_{kr})和慢激活电压依赖钾通道(I_{ks})。I_{kr} 激活迅速,内向整流明显;I_{ks} 激活较慢,但电流幅度几乎为前者的 10 倍。K_{to} 有两个组分,K_{to1} 是典型的电压依赖性,形成钾外向电流;K_{to2} 产生氯外向电流。在心外膜下心肌和心房肌 K_{to} 电流很明显,使动作电位出现明显的尖峰与心肌细胞膜的复极化有关,主要影响动作电位的 3 相。②钠离子通道:心脏钠离子通道选择性容许 Na^+ 跨膜通过,分为持久(慢)钠离子通道和瞬时(快)钠离子通道。持久钠离子通道激活所需电压较低、失活速度慢,参与维持心肌细胞动作电位的 2 相,对低浓度的利多卡因、奎尼丁敏感;瞬时钠离子通道激活所需电压高、失活速度快,引起动作电位 0 相,只对高浓度利多卡因和奎尼丁敏感。③钙离子释放通道:它们在心肌细胞兴奋 - 收缩耦联中起重要作用。新近研究表明,其 Ryanodine 受体(ryanodine receptors,RyRs)钙离子释放通道和三磷酸肌醇(inositoltriphoSphate,IP3)受体钙离子释放通道可能也与心脏离子通道病有关。④L 型钙离子通道(ICa.L):ICa.L 需要强的去极化才能激活,电导较大,失活较慢,开放持续时间长。特异性阻滞剂为硝苯地平、地尔硫䓬和维拉帕米等。Ica.L 普遍存在于机体各种组织细胞,特别是骨骼肌和心肌,主要功能是调控肌肉兴奋 - 收缩耦联。目前基本公认 Ica.L 在心房颤动的始动和 / 或维持中起着重要的作用。

遗传代谢性心律失常主要包括长 QT 综合征（long QT syndrome，LQTS）、短 QT 综合征（short QT syndrome，SQTS）、Brugada 综合征（Brugada syndrome，BrS）和儿茶酚胺能多形性室性心动过速（cateeholaminergic polymorphic ventrieular taehyeardia，CPVT）等类型。本文主要就以上疾病进行详细阐述。

一、长 QT 综合征

（一）概述

长 QT 综合征（long QT syndrome，LQTS）是一种心室复极化异常致心律失常性疾病，临床表现为体表心电图 QT 间期延长。LQTS 是一种致命性遗传性心律失常，患者常在生理应激和 / 或精神紧张时出现晕厥或猝死，极少数也可以在休息或睡眠中猝死。由于 LQTS 发生率较低，往往不被人们重视。美国和欧洲统计有基因突变阳性的 LQTS 发生率为（40~50）：10 万。目前，我国尚没有相关的流行病学资料。

（二）发病机制

明确的病因是编码离子通道的基因发生突变，根据突变基因不同，LQTS 分为 7 种类型，除 LQT3 与钠通道有关外，LQT1、LQT2、LQT5 和 LQT6 与钾离子通道突变有关，LQT4 和 LQT7 突变未明。

1. LQT1 是由第 11 号染色体 11p15.5 的 *KVLQT1*（*KCNQ1*）的基因突变所致，目前已发现 80 多个 KVLQT1 基因突变，约占 LQTS 基因突变的 50%，该基因表达的产物是 I_{Ks} 的 a 亚单位，KVLQT1 突变通过负性占先机制使 I_{Ks} 功能不同程度减弱，I_{Ks} 电流减小，心室复极化减慢，QT 间期延长。LQT1 发作常与物理刺激和情绪激动有关。

2. LQT2 是由 *HERG* 基因突变导致。*HERG* 基因位于第 7 对染色体 7q35-36，编码 I_{kr} a 亚单位，突变后降低 I_{kr} 通道的功能，使得 I_{kr} 电流减小，引起复极减慢，QT 间期的延长。HERG 的突变约占 LQTS 的 45%。

3. LQT3 是由 *SCN5A* 基因突变而导致，约占 LQTS 的 5%，LQT3 常较钾离子通道突变所致的 LQTS 发病晚，但其首次发病常是致命的。LQT3 患者在运动或心率增快时 QT 间期缩短比对照组多；休息或夜间睡眠时 QT 间期延长明显，

更易于发作室性心动过速和心脏骤停；心电图常表现为 ST 段延长而平直，T 波延迟出现且高尖。钠离子通道阻滞剂如美西律可缩短 QT 间期，提示 LQT3 与钠通道突变相关。

4. LQT5 是由位于第 21 对染色体 21q22 的 *KCNE1*（*MinK*）基因突变导致。该基因编码 I_{ks} 蛋白的 B 亚单位，KCNE1 和 KVIQT1 基因表达产物相结合形成完整的 I_{ks} 通道，两者的突变均可引起 I_{ks} 通道的异常，导致 LQTS。LQT5 仅占 LQTS 家系的一小部分。

5. LQT6 是由位于第 21 对染色体 21q22 的 *KCNE2* 基因突变导致。该基因编码 MinK 相关肽（MiRP1），它是 I_{kr} 的 β 亚单位，KCNE2 突变后减弱通道功能，使 I_{kr} 电流减小，引起 QT 间期延长。

（三）临床表现

临床表现有心悸、晕厥先兆、晕厥或猝死，但是没有器质性心血管疾病史及症状、体征，家族成员中有 LQTS 确诊或疑似患者，则 LQTS 的可能性较大。

（四）诊断和鉴别诊断

诊断 QT 延长的标准：1~15 岁 QTC ≥460ms；成年男性 ≥450ms；成年女性 ≥470ms。但一部分 LQTS 患者体表心电图 QT 间期并不延长，故目前临床上沿用 1993 年 Schwartz PJ 提出的计分法，分别按心电图、临床表现和家族史进行评分：QT 间期>480ms 为 3 分，有尖端扭转型室速（tdp）发作史，QT 间期为 460~470ms 或应激状态下的晕厥中 1 项者加 2 分；QT 间期>450ms，T 波改变，非应激状态下的晕厥或家族中有确切的 LQTS 患者中 1 项者加 1 分；有先天性耳聋，心率低于同龄平均值或不明原因的 30 岁以下直系亲属心源性猝死史中 1 项的加 0.5 分。综合计分若 ≤1 分者，本症的诊断可能性小；2~3 分，可疑诊断；≥4 分，肯定诊断。当 QT 间期>500ms 时，诊断比较容易。但对于 QT 间期在 440~470ms 的临界状态时，就比较困难。而且在 LQTS 相关基因突变的患者中，有 25%~35% 为 QT 间期<440ms 的"沉默携带者"，这就为诊断带来困难，出现诊断率过高或漏诊。

LQTS 应与其他引起 QT 间期延长的疾病相鉴别：①肥厚型心肌病（HCD）：可引起心室肌复极化障碍使 QT 间期延长，亦可出现各种心律失常。该病有客观的临床症状和体征，心脏超声可

确诊,同时合并 LQTS 者极少见。②甲状腺功能减退症:可引起心动过缓,心室肌复极时间延长,但很少 ≥440ms。该病有独特的临床症状和体征,甲状腺功能检查可确诊。③低钙血症:可伴有心室肌复极化障碍,导致 QT 间期延长,但很少 ≥440ms。该病具有抽搐、横纹肌痉挛等特有的临床表现,多有明确的低钙危险因素(如慢性肾功能不全),血清钙低于正常值。④药物因素:很多药物可引起 QT 间期延长,其中最常见的是抗心律失常药物洋地黄类及抗癫痫药物,某些中药也可通过阻碍离子通道异常和快速激活钾电流引起 QT 间期延长。根据病史、临床表现及药物其他表现可明确诊断。⑤其他:如窦房结综合征、Brugada 综合征、短 QT 综合征等。

(五)治疗

LQTS 的治疗因基因表型不同而异。β 受体阻滞剂为 LQT1 患者的首选治疗。β 受体阻滞剂证实显著减少 LQT1 的心血管事件。LQT2 患者对于 β 受体阻滞剂反应比 LQT1 型差,但要强于 LQT3,钠离子通道阻滞剂如美西律可能对 LQT3 有效。儿童 LQTS 患者对 β 受体阻滞剂反应良好,应用后心血管事件明显减少。对于已采用 β 受体阻滞剂但仍有心律失常和晕厥发生的,可考虑行左心交感神经节切除术(LCSD)。在心动过缓基础上发生的心律失常,可在安装起搏器后应用 β 受体阻滞剂治疗。植入式心脏转复除颤仪(ICD)是预防心源性猝死最有效的方法。既往发生过心搏骤停的患者或经过上述治疗仍反复发生晕厥的,均应安装 ICD。

(六)预后

未经治疗的 LQTS,在第一次晕厥发生后有 20% 的患者在 1 年内死亡,50% 的患者在 10 年内死亡。基因型、年龄、性别、QT 间期长度与晕厥史等均与预后有关。反复发生晕厥,QT 间期>500ms,LQT2 的女性患者易发生心源性猝死,为高危患者。

二、短 QT 综合征

(一)概述

短 QT 综合征(short QT syndrome,SQTS)是一种新发现的以短 QT 间期伴室性心动过速(室速)、心源性猝死(sudden cardiac death,SCD)、阵发性心房颤动(房颤)为特征,而心脏结构正常的一类遗传性离子通道疾病。SQTS 患者发病年龄

为 3~84 岁不等,临床表现具有多样性和多变性特征,在不同家系甚至相同家系的不同成员间,临床表现可有显著差别,可以从无任何症状到心悸、房颤、晕厥及 SCD。SCD 是 SQTS 最严重的临床表现,发生率较高,可以出现在 SQTS 的各个年龄段。有报道最小年龄发生在新生儿,因此 SQTS 也是临床上新生儿猝死综合征的原因之一。最大年龄为 60 岁,平均年龄为(35±25)岁。由于全球报道 SQTS 患者病例数有限,至今仍不能确定 SQTS 的人群发病率、平均发病年龄及男女性别差异。

(二)发病机制

SQTS 是由编码心脏离子通道的基因异常所致。至今已发现 3 个编码涉及复极过程中不同钾离子通道的基因 KCNH2、KCNQl、KCNJ2 与该综合征有关。

1. KCNH2 Brugada 与 Gaita 等报道了两个家系有两种不同的错译突变,均导致编码快速激活整流外向电流钾通道的基因 HERG(KCNH2)通道蛋白的同一氨基酸被取代。KCNH2 通道蛋白上 588 氨基酸的异常,导致电压平台期正常整流功能丧失,动作电位平台期快激活整流外向电流显著增加,动作电位时限明显缩短,表现为短 QT 和短不应期。尽管 N588K 突变导致心室肌出现更大的外向钾电流,但是在 Purkinje 纤维上却没有任何效应。所以只是选择性缩短心室肌动作电位和有效不应期。这种动作电位时间和有效不应期的不均一性可能是再发心律失常的基础。

最近 Brugada 等在以房颤为唯一临床表现的第三个 SQTS 家族(该家族与前两个家族无相关性)中发现了相同的突变,从而揭示了缩短的动作电位和房颤确切的关联。

2. KCNQl 基因编码缓慢激活延迟外向钾电流通道蛋白 a 亚单位。该突变是 Bellocq 等在一位室颤发作后复苏成功的 70 岁老人身上发现的,他的 QT 间期只有 290ms。在电生理检查中该患者无可诱导性心脏节律异常,也没有器质性心脏疾病。Brugada 等发现了 KCNQl 第二种突变。心电图上显示缓慢心室率房颤和短 QT 间期。基因分析发现 KCNQl 基因发生 de novo 错义突变。该突变导致一种瞬时发生的电压非依赖性的选择性钾电流,使慢激活延迟外向钾电流通道功能获得,并缩短心室肌动作电位。

3. KCNJ2　编码内向整流电流通道蛋白的 *KCNJ2* 基因发生错译突变是 SQT3 基因学基础。*KCNJ2* 基因编码的蛋白组成 2 个跨膜片断,一条长氨基酸链将 2 个跨膜片断连接组成通道孔。该基因突变影响内向整流电流通道,使内向整流电流外流增大,心肌细胞复极末期加速,动作电位时限缩短。

(三)临床表现

SQTS 患者的临床表现多变,从无症状到房颤,从再发晕厥到猝死。并且患者开始出现临床症状的年纪都非常小。有报道称 SQTS 可导致新生儿发生心源性猝死。该疾病可能是新生儿猝死综合征的原因之一。绝大多数 SQTS 患者的心室不应期缩短,电生理研究时可诱导出室颤,有猝死或房颤的阳性家族史。SQTS 多有家族史,偶见散发病例。同一家系中男性和女性成员均可患病,提示为常染色体显性遗传。SQTS 的特征性表现是心电图上出现非常短的 QT 间期。

(四)诊断和鉴别诊断

目前,诊断短 QT 间期最常采用的标准是根据 Bazett 心率校正的 QT 间期 QTc(QTc=QT/VRR)来判断的,QTc ≤ 300ms 便可诊断为短 QT 间期。因为校正公式的一些局限性,正常的 QT 间期很难定义。不过,在心率为 60 次 /min 时未校正或正常的 QT 间期一般都长于 360ms。Gussak 等亦采用实际 QT 间期与预期 QT 间期(QTp)的比例来评价 QT 间期的变化。QTp 的计算式为:QTp(ms)=656/(1+ 心率 /100)。正常 QT 间期的下限为 QT 间期预测值(QTp)的 88%。当 QT 间期小于 QTp 的 88% 时判为短 QT 间期。然而,QT 间期也受心率及心脏外因素的影响,如发热、低氧血症、低钾血症、高钙血症、交感神经兴奋、洋地黄类药物作用等因素均能使 QT 间期缩短,因此诊断 SQTS 必须排除引起一过性 QT 间期缩短的继发性因素。

(五)治疗

目的在于延长 QT 间期,消除心律失常和猝死危险。安装 ICD 是 SQTS 首选的治疗方法,尤适于那些发生心源性猝死后被救回或有晕厥病史的患者。

对于拒绝安装或不能安装 ICD 的患者可应用药物治疗。Gaita 等发现 Ic 抗心律失常药如氟卡尼和Ⅲ类抗心律失常药如索他洛尔并不能延长 QT 间期;但奎尼丁却能够延长 QT 间期、心室

有效不应期至正常范围内,恢复正常的 QT 间期,从而使得室性心动过速 / 室颤不被诱导出来。同时,Gaita 等发现 SQTS 患者其心源性猝死多发生在从睡眠中醒来时,提示交感神经的活性增加或儿茶酚胺水平增加可能与患者的心律失常事件有关。所以降低交感神经活性或儿茶酚胺水平的药物亦可能抑制恶性心律失常的发生,从而降低 SQTS 患者心源性猝死率。

三、Brugada 综合征

(一)概述

Brugada 综合征(Brugada syndrome,BS)是由 Brugada 兄弟于 1992 年首次报道的原发性心电疾病,大多是由于编码心肌离子通道基因突变引起离子通道功能异常而导致的一组常染色体显性遗传病。临床上以 V1~3 ST 段抬高及多变、反复发作多形性室速或室颤和晕厥,以及心脏性猝死为特征。BS 好发于男性,男女比例约为 8 : 1,其猝死率高,年死亡率达 10%。

(二)发病机制

BS 与 *SCN5A* 基因有关,*SCN5A* 基因位于 3 号常染色体(3p21),是心肌细胞电压门控性钠离子通道 a 亚基的编码基因,被称为 BSl。目前研究显示约有 18%~30% 的 BS 与 *SCN5A* 基因突变有关,家族病例比散发病例的 *SCN5A* 基因突变率要高。*SCN5A* 基因已发现超过 100 个位点的突变,其中仅有近 30 个突变在基因表达系统进行了电生理研究,结果均显示功能缺失,表现如下:①钠通道表达异常,蛋白表达下降,细胞内转运过程受到阻碍,最终导致细胞膜表面功能性钠电流丧失或减少;②电压和时间依赖的钠离子流激活,产生失活和去激活的偏移;③动力学改变使钠通道进入中间态失活和恢复较慢,激活时间改变,钠通道失活速度改变,可使失活加速。

导致 BS 的第二个基因是甘油 -3- 磷酸脱氢酶 1- 类基因(glycerol-3-phosphate dehydrogenasel-like gene,GPDIL),又称为 BS2。GPDIL 第 6 外显子的 280 氨基酸位点由缬氨酸替代了丙氨酸,此突变称为 A280V,将 A280V 与野生型 *SCN5A* 基因共转染表达并经细胞电生理分析发现,突变 GPDIL 影响 *SCN5A* 基因相关的表面膜受体表达。使钠离子流降低 50% 以上,说明 GPDIL 突变引起 BS 主要是降低心脏钠通道内向离子流的结果。

HERG 基因，又称为 KCNH2，是编码 I_{kr} 亚基结构的基因，其在 BS 的产生中起到重要的调节作用。Verkerk 等研究发现，在 SCN5A 基因突变阴性的两组 BS 患者，HERG 相关通道 G873S 和 N985S 的 C-末端结构域的氨基酸具有不同的改变，可以提高 Ikr 密度和强度，使动作电位（AP）0 相和 1 相瞬间 HERG 峰电流（I）上升，右室心外膜心肌 AP 平台期消失的易感性增加，进而出现 BS 心电图改变。

目前研究显示内向钠电流（INa）、瞬时外向钾电流（transient out-ward current，Ito）、ATP 依赖的钾电流、L 型钙电流（ICa）等离子通道的基因突变，都可能是 BS 的细胞电生理基础。

除极障碍主要是右室流出道 AP 的传导异常所引起。右室特别是右室流出道的胚胎起源不同于左室，右室流出道又被称为房室结样组织，具有依赖 I_{Ca} 的缓慢传导特性，AP 激动延迟于右室壁，后者膜电位较高，电流从右室壁经细胞间流向右室流出道，后沿细胞外隙传回右室壁形成局部电流环路，右室流出道对应体表电极记录到正信号，ECG 就相应地显示 ST 段抬高；反之，随着心动周期相位变化电流方向逆转，则会显示倒置的 T 波，从而出现 BS 典型 ECG 图形。不同膜电位或先后除极两区域的交界带出现室性早搏，就有可能触发折返性室性心律失常。

（三）诊断和鉴别诊断

1. 心电图诊断　目前已确定 BS 患者有三型 ECG 改变。Ⅰ型：以突出的"穹隆型"ST 段抬高为特征，表现为 J 波或抬高的 ST 段 ≥2mm，伴随 T 波倒置，很少或无等电位线分离；Ⅱ型：J 波幅度（≥2mm）引起 ST 段逐渐下斜型抬高（在基线上方 ≥1mm），紧随正向或双向 T 波，形成"马鞍型"ST 段图型；Ⅲ型：右胸导联 ST 段抬高 <1mm，可表现为"马鞍型"或"穹隆型"，或两者兼有。BS 的 ECG ST 段改变是动态的，三型之间可以相互转换或变为完全正常的心电波形，不同的 ECG 图型可以在同一个患者身上先后观察到，或在应用特殊药物如钠通道阻滞剂后观察到。

2. 心电图外诊断　典型 Ⅰ型 Brugada 波（V_1~V_3 ≥1 个导联），同时伴有以下情形之一：①发作过室颤或多形性室速；②家族成员猝死史（<45 岁）；③家族成员有典型 Ⅰ型心电图改变；④程序刺激诱发持续性室速或室颤；⑤有晕厥或夜间濒死状呼吸。

典型 Ⅱ 和Ⅲ型 ECG 改变，同时伴有以下情形之一：①发作过室颤或多形性室速；②家族成员猝死史（<45 岁）；③家族成员有典型 Ⅰ型心电图改变；④程序刺激诱发持续性室速或室颤；⑤有晕厥或夜间濒死状呼吸；⑥药物激发试验阳性。

诊断 BS 要排除引起"Brugada 样心电图改变"以及导致晕厥的其他情况：

（1）心脏疾患：①典型右束支传导阻滞；②急性前间壁心肌梗死；③急性右心室梗死；④变异型心绞痛；⑤左心室肥厚；⑥早期复极综合征；⑦主动脉夹层动脉瘤；⑧左心室室壁瘤；⑨右心室流出道机械压迫；⑩急性心包炎。

（2）肺部疾患：急性肺栓塞。

（3）代谢异常：①高钾血症；②高钙血症；③维生素 B_1 缺乏症。

（4）遗传疾病：① Duchenne 肌营养不良；②遗传性运动失调。

（5）中枢及自主神经系统异常。

（6）其他：①漏斗胸；②低温；③运动员正常变异；④可卡因或精神药物过量等。

（四）危险分层

国外有学者基于心脏骤停的危险将 BS 患者分为三组：A 组：高危组：基础状态下 ST 段抬高并有晕厥发作史。该组患者应植入 ICD。B 组：中危组：基础状态下 ST 段抬高 ≥2mm，无晕厥发作史。该组病例处于较强的心脏事件增加的危险性中。C 组：低危组：遗传学检测阳性但临床表现型为阴性（静息基因携带者）或经药物激发试验才出现 ECG 阳性表现者，该组患者一旦出现晕厥、心悸等症状，应立即对其重新评估。

（五）治疗

1. 植入型心脏复律除颤器（ICD）　ICD 是目前唯一已证实对 BS 有效的治疗方法，可以迅速终止室速/室颤。国内外 BS 的治疗指南与共识中指出：

（1）有心脏骤停史的 BS 是植入 ICD 的绝对适应证（Ⅰ）。

（2）自发 V_1~V_3 的 ST 段抬高并有晕厥史，有或没有证实 SCNSA 基因突变的 BS 患者，排除非心脏原因后，推荐植入 ICD（Ⅱa）。

（3）对临床监测的自发 ST 段抬高模型，包括通过药物激发伴有或无症状的 ST 段抬高，没有被记录到心脏骤停事件的 BS 患者，推荐植入

ICD（Ⅱa）。

（4）多数认为无症状的 BS 患者,有自发 ST 段抬高,有或无 *SCNSA* 基因突变,EP 检查行风险评估的价值有限（Ⅱb）。

（5）无症状患者有Ⅰ型 Brugada ECG 表现时,如有心脏猝死家族史怀疑是由 BS 导致的,应进行电生理检查。

（6）如果Ⅰ型 Brugada ECG 表现是自发的,当猝死家族史是阴性时,可行电生理检查以明确诊断,如果可诱发出室速,患者应该接受 ICD 植入。

2. 心脏起搏器　BS 患者常在夜间或体息等心率较慢时发生恶性心律失常和猝死。ECG 也能记录到晕厥发作时常合并有心动过缓。提示 BS 患者室速或室颤的发生可能具有慢心率依赖性,对此类患者可考虑植入心脏起搏器(尤其是双腔起搏器)以达到预防的效果,但目前尚缺乏临床研究依据。

3. 导管射频消融　BS 室性心动过速常由短联律间期的室早触发。研究者针对诱发室速/室颤的室早起源点进行局部消融,随访期无室颤、晕厥或心脏猝死出现。其治疗效果显示消融触发室速/室颤的室性早搏对于控制 BS 的恶性心律失常有潜在的意义。

4. 药物治疗　目前,药物治疗主要针对右心室心外膜 AP 早期被激活的离子电流使之达到平衡,减小 AP 切迹,减少 2 相折返从而降低多形性室速、室颤的发生。由于 I_{to} 电流显著增强是发病的主要关健点,理论上选择性的特异 I_{to} 阻滞剂是最佳选择,但这类药物尚未用于临床。目前有效的药物包括:

（1）奎尼丁:能同时阻滞 I_{Na} 和 I_{to} 的特殊的Ⅰ类抗心律失常药,恢复心外膜 AP 的 1 相、2 相,使升高的 ST 段恢复正常,有效预防自发或诱发的室颤。

（2）替地沙米:能够有效阻断 Ito,还可以阻滞 I_x,同时对 I_{Na} 阻断作用较弱,是一种比奎尼丁更有优势的Ⅲ类抗心律失常药物。

（3）异丙肾上腺素:增强 I_{Ca} 的钙内流,可以使 ECG 异常抬高的 ST 段回落,低剂量静脉应用对 BS 继发的心律失常电风暴有较好的预防和治疗作用。

（4）西洛他唑:一种磷酸二酯酶抑制剂,可以增加 I_{ca} 电流以纠正抬高的 ST 段,协助减少植入 ICD 患者的放电次数。

四、儿茶酚胺敏感的多形性室速

（一）概述

CPVT 是一种家族遗传性离子通道病,是一种恶性室性心律失常,指运动或儿茶酚胺在 3 个以上连续心搏可引起两种以上的室速形态,多为双向(bVT)和/或多形室速(pVT);同时无电解质紊乱、药物或器质性心脏病等可导致多形性室速、室颤的因素存在。该病是导致年轻人心脏性晕厥及猝死的常见疾病之一。出现症状的平均年龄为 7~9 岁,由于运动负荷增加出现心律失常诱发晕厥多为就诊的首发症状,但也有部分患者以心源性猝死为首发表现。国内对 CPVT 的报道很少。

（二）发病机制

基因分析发现染色体 lq42-43 突变与 CPVT 有关,而该基因编码 RyR2。先后发现了 7 个 RyR2 错义突变与 CPVT 有关。这些突变都成串集中分布在 3 个 RyR2 区域,与引起恶性高热/中央核病变基因突变的 RyRl 突变区域相对应。提示这些 RyRl 和 RyR2 区域是高度保守的,在调节通道的功能方面起着重要作用。Lahat 等还发现了一种 CPVT 的常染色体隐性遗传形式,和贮钙蛋白 2 基因的保守区突变有关。这些突变似乎是干扰了 Ca^{2+} 和贮钙蛋白的结合,从而在运动时引起游离 Ca^{2+} 从肌浆网中渗漏,而儿茶酚胺则驱动 RyR2 的开放。

后除极化是心肌细胞在一定条件下,由前一动作电位触发所产生的又一次去极化过程。它可发生于前一动作电位复极化完成之前,称作早期后除极化(EAD);也可发生于复极化完成之后,称作延迟后除极化(DAD)。在 DAD 达不到阈电位时,有时会出现数个振幅逐渐降低的 DAD,形似逐渐衰减的正弦波,故也称之为"振荡性后电位"。这种阈下的 DAD 不能引起触发性心律失常。但在一定条件下,当 DAD 的振幅足够大,以至膜电位达到阈值时,便可诱发触发性心律失常,如期外收缩,或触发性心动过速等。DAD 与慢 Ca^{2+} 电流、Na^+ 电流,以及 Na^+/Ca^{2+} 交换电流有关。

DAD 可能是 CPVT 双向室速的形成原因。研究发现,强心甙可通过对 RyR2 的直接作用导致通道的开放概率增加。RyR2 通道突变或被强心甙作用后,通道功能发生异常,舒张期肌浆网释

放过多的 Ca^{2+}，引起 DAD，在 ECG 上就表现为双向室速。增加触发动作电位(AP)的频率(对应于心率的增加)、增加胞内 Ca^{2+} 负荷可增加 DAD 的幅值，从而有可能使其达到阈电位。强心甙和儿茶酚胺就能通过这两种途径增加 DAD 的幅值。单独的高钙不会引起这种心律失常。在没有地高辛或 RyR2 通道突变的情况下，任何 Ca^{2+} 内流增加都将被缓冲掉和/或被 Ca^{2+} 外流平衡掉，以保持肌浆网内的 Ca^{2+} 水平正常，防止自发性舒张期 Ca^{2+} 渗漏。还有电生理学研究的直接证据证明，给 CPVT 患者注射儿茶酚胺产生 DAD 的同时，引起了双向室速。

携带 *RVR2* 基因突变的 CPVT 患者，其突变的结果使通过 RyR2 通道释放的 Ca^{2+} 有所减少，作为反馈机制，细胞将通过 $Ca^{2+}/ArIP$ 酶泵再摄取更多的 Ca^{2+} 进入肌浆网中以补偿这种释放不足。这就导致肌浆网 Ca^{2+} 含量被维持在一个更高浓度的稳态。在儿茶酚胺引起的磷酸化作用下，RyR2 可能会获得它的正常功能，由此产生的变化足以克服突变的抑制效应，使肌浆网将过度负载的 Ca^{2+} 全部释放出来。然后，运动期间的磷酸化效应将进一步促进肌浆网的 Ca^{2+} 负荷，以克服突变的 Ca^{2+} 释放抑制效应。这些过程中引发的过度 Ca^{2+} 释放将引起早期后除极化和触发性心律失常。

多数 β 阻滞剂代谢太快。有作者认为纳多洛尔(nadolol)80~120mg/d 或 160mg/d 可以维持充足和持久的阻滞作用。但即使是 β 阻滞剂有效，也需要让患者明白，此病只是得到了控制而非治愈，在运动高峰时仍能记录到早搏，但对它无须额外治疗。要注意联合应用 I 类药物或胺碘酮是无益的，甚至是有害的。

(三) 临床表现

CPVT 患者多数在 3~16 岁出现初次症状。轻度发作可无明显症状，严重发作时可表现为面色苍白、头晕、全身无力，甚至可出现意识丧失，伴有惊厥、抽搐、排尿及排便失禁等，数秒钟或数分钟后可自行恢复意识。猝死可能是一些患者的首发症状。临床及心电图特点：①有反复发作性晕厥，甚至猝死史；②发病年龄轻，无器质性心脏病；③无 LQTS、Brugada 综合征和 ARVC 等病史，无电解质紊乱、药物影响史；④有交感神经激活诱发等病史，包括激动、运动或给予外源性儿茶酚胺等。

(四) 心电图特点

CPVT 患者典型心电图表现是运动或情绪激动时可诱发各种心律失常，以室性心律失常多见。窦性心律逐渐增快到 100~130 次/min，首先出现室性期前收缩，可为单形性二联律或三联律，在持续性儿茶酚胺驱动下室性早搏的数量增加，出现双向性室性心动过速，很快演变为多形性室性心动过速。这是 CPVT 的典型心电图表现，继续加重，多形性室速蜕变成心室扑动、心室颤动、心室停止。除典型心电图表现外，可出现各种类型的室上性心动过速、心房扑动、心房颤动、交界性心动过速等快速心律失常；也可出现缓慢性心律失常，如窦性心动过缓、窦性停搏、各种类型传导阻滞、交界性及室性逸搏等。当出现缓慢型心律失常时，应注意与病态窦房结综合征相鉴别。

(五) 诊断和鉴别诊断

诊断 CPVT 主要凭借的是运动状态下的心电图或 Holter。患者休息时心电图多无明显异常，少数患者可见窦性心动过缓或巨大 U 波。当运动负荷使心率增加到 110~130 次/min 时，患者可出现持续室性心律失常。随着运动负荷的增加，室性心律失常的复杂性增加。可由单个室早、频发室早、非持续性室速、典型的双向室速(相邻的 QRs 波电轴呈 180° 转变)至多形性室速，甚至室颤。

特征性的双向性室速除见于 CPVT 外，还可见于 Andersen-Tawil 综合征。Andersen-Tawil 综合征多为 *KCNJ2* 基因突变导致 Kir2.1 电流减小，引起 DAD 和室性心律失常。临床特征为周期性瘫痪，QT 间期延长，易发生双向或多形性室速。基因检测可为准确的诊断提供据。

(六) 治疗

β 受体阻滞剂是 CPVT 治疗的基础。运动负荷试验除诊断外，还可协助观察病情及调整药物剂量。β 受体阻滞剂应达到最大耐受量以期尽量减少心血管事件发生。但在长期的随访中，使用 β 受体阻滞剂治疗的 CPVT 患者仍有 30% 发生过心血管事件，Sumitomo 报道病死率高达 19%。

有研究表明，钙离子拮抗剂维拉帕米也可减少室性心律失常发生，与 β 受体阻滞剂联合使用优于后者单用。最近 Faccini 等报道认为 LCSD 能减少 CPVT 患者心律失常的发生，可用于已使用了足量 β 受体阻滞剂但仍频繁发作室速甚至晕厥的患者。鉴于以上手段并不能完全预防心源性猝死的发生,对于已经采用了 β 受体阻滞剂治疗但仍发生晕厥或持续性室速的患者,应安装 ICD。

对当前治疗方案无反应的患者,需要新的治疗策略。未来的观点是采用基因疗法,旨在纠正导致疾病的突变基因。

（张晓梅）

第四节 其他

一、Blau 综合征

（一）概述

Blau 综合征又称儿童肉芽肿性关节炎,是一种常染色体显性遗传性疾病,与 NOD2 基因的 NOD/NACHT 结构域密切相关。Blau 等在 1985 年首次对该病进行描述,以家族形式发病者,为 Blau 综合征;散发形式发病者,为早发性结节病。但目前国际上统称为 Blau 综合征。该病患儿多于儿童时期起病,常于 4 岁前出现临床症状及体征。典型临床表现为肉芽肿性关节炎、皮疹及虹膜睫状体炎三联征,此外可有大动脉炎及肝、脾和肾脏的肉芽肿。不典型临床表现包括发热、颅神经病变、动脉炎和内脏器官的肉芽肿性病变。

（二）病因及发病机制

Blau 综合征发病与 NOD2 基因的 NOD/NACHT 结构域密切相关。由于 Blau 综合征很少见,目前其发病率尚不清楚。

Blau 综合征由核苷酸结合寡聚化结构域蛋白 2（nucleotide-binding oligomerization domain protein 2,NOD2）,又称含半胱天冬酶募集结构域的蛋白 15（caspase recruitment domain-containing protein 15,CARD15）或炎症性肠病 1（inflammatory bowel disease 1,IBD1）突变所致。NOD2 的这些突变与在 Crohn 病（另一种肉芽肿性炎症）患者中观察到的该基因的突变不同。NOD2 有数种潜在功能,包括介导对细菌细胞壁成分胞壁酰二肽的应答,激活核因子（nuclear factor,NF）κB 和调节细胞凋亡。关于 IL-1β 产生过多的作用存在争议。NOD2 突变是大多数既往被称为早发性结节病的病因。

Blau 综合征患儿的 NOD2 基因突变导致产生了一种过度活跃的 NOD2 蛋白质,它会引发异常的炎症反应。然而,目前还不清楚 NOD2 蛋白

的过度激活会导致哪些特定的炎症模式,从而影响患儿的关节、眼睛和皮肤。

（三）遗传机制

Blau 综合征是一种常染色体显性遗传性疾病,是因位于 16 号染色体上（16q12）NOD2 基因突变引起的。大部分患儿有家族病史。少数患儿并没有家族病史,研究人员认为,这部分患儿患有一种叫做早发性结节病的非遗传性疾病。

（四）临床表现

主要表现为累及关节、皮肤和葡萄膜的非干酪样肉芽肿性炎症（关节炎、皮肤炎和葡萄膜炎三联征）。

1. 皮疹　通常为首发症状,临床表现为苔藓样棕红色的丘疹、结节,常位于躯干或四肢,皮损可融合,反复发作易形成瘢痕。鱼鳞病样的皮疹见于 90% 的患者。

2. 关节炎　发生于 10 岁前,通常表现为腕部、踝部、膝部和 / 或肘部轻度症状性肿胀,伴有手指进行性屈曲性挛缩（屈曲指）。活检通常显示滑膜肉芽肿。

3. 眼部症状　Blau 综合征相关的肉芽肿性葡萄膜炎是三联征之一。肉芽肿性虹膜睫状体炎及后葡萄膜炎可进展为严重的全葡萄膜炎,与预后相关。60%~80% 的 Blau 综合征可出现眼部受累,多为双侧,且反复发作。进行性全葡萄膜炎伴多灶性脉络膜炎是眼部主要并发症,严重者可导致患儿失明。

4. 其他症状　Blau 综合征除非特异性表现（如发热）外,还可合并多系统受累,如出现大血管炎、唾液腺炎、淋巴结病、肉芽肿性肾小管、肾间质肾炎,以及肝、脾肉芽肿样改变等。

（五）实验室检查

在疾病发作期血常规可有白细胞轻度升高,血小板升高,疾病缓解期可降至正常。可有轻度贫血,病情稳定后血红蛋白逐渐上升至正常。ESR 和 CRP 在疾病活动期显著升高,病情稳定后逐渐降至正常。纤维蛋白原也不同程度升高,经治疗可降至正常。大部分患儿的 ANA、抗 dsDNA 抗体、结核菌素试验（PPD）和结核感染 T 细胞斑点试验（T-SPOT）均为阴性。绝大多数患儿的免疫功能包括 Ig 系列和 CD 系列均存在不同程度的异常。皮肤或滑膜活检病理检查提示有多核巨细胞形成的非干酪样肉芽肿。此外,遗传学检测,尤其是 NOD2 基因分析对于怀疑为 Blau

综合征的患儿诊断具有重要意义。

（六）影像学检查

1. X 线检查 胸片检查肺门淋巴结无肿大；关节片显示骨质疏松，但少见骨质破坏和关节间隙狭窄。

2. B 超检查 受累关节 B 超提示关节呈囊样肿胀，内有不同程度的积液。部分患儿有大动脉炎表现，全身大血管彩超提示病变主要累及胸腹主动脉、肾动脉、颈总动脉和肠系膜上动脉。少数患儿下肢血管也受累。

（七）诊断及鉴别诊断

Blau 综合征临床表现为典型的三联征，即肉芽肿性皮疹、对称性肉芽肿性关节炎，以及反复发作的葡萄膜炎。实验室检查常无特异性，红细胞沉降率（ESR）及 C 反应蛋白（CRP）升高可能反映疾病活动程度。可通过皮肤、滑膜或结膜活检确诊。组织病理学改变存在滑膜增生，伴非干酪样改变的巨细胞肉芽肿。受累皮肤的真皮内和结膜内可发现非干酪性肉芽肿，具有特征意义。而与滑膜活检相比，皮肤活检的组织病理可能更具有诊断价值。此外，遗传学检测，尤其是 *NOD2* 基因分析对于怀疑为 Blau 综合征的患儿诊断具有重要意义。

本病属于自身炎症综合征的一种疾病，须与自身炎症综合征其他疾病相鉴别。

1. 家族性地中海发热 是最常见的自身炎症综合征，因大多数病例在地中海地区，命名为"家族性地中海热"。该疾病是一种常染色体隐性遗传病，由位于 16 号染色体短臂（16p13.3）上的致病基因 MEFV 发生错义突变所致。最常见的临床表现为反复发作的间断发热、腹膜炎、关节炎、肌痛、皮疹等症。丹毒样红斑是皮肤损害的特征性表现。

2. 肿瘤坏死因子受体相关周期性发热综合征 是一种常染色体显性遗传病。该疾病由位于 12p13.3 染色体上编码 p55 的肿瘤坏死因子受体基因 TNFRSF1A 突变所致，因此，将其命名为肿瘤坏死因子受体相关周期性发热综合征。临床表现为反复发作的发热、肌痛、皮疹、关节痛、腹痛和结膜炎，最常见和最显著的皮肤表现是离心性痛性游走性红斑，可与肌痛受累域重叠。最为严重的并发症为继发性淀粉样变性，其中肾脏淀粉样变最为常见，蛋白尿是最早的症状。

3. 高 IgD 周期性发热综合征 是一种以周期性发热为特点的常染色体隐性遗传病。临床上有类似家族性地中海发热的症状，但伴有血清 IgD 升高。临床表现为全身淋巴结肿大、腹部不适、多关节疼痛、口腔溃疡或皮疹、血清 IgD 及 IgA 升高等。皮肤表现呈多形性，可见红斑、丘疹、风团、红色结节，部分患者可出现紫癜。皮损组织病理检查提示血管炎改变。

4. 家族性冷自身炎症综合征 常在暴露于较冷的环境时触发，最常见的为荨麻疹，其次为关节痛。特点是患者在遇冷后 1~2 小时内出现发热、关节肿痛和荨麻疹，常于 24 小时内症状消失。

5. Muckle-Wells 综合征 临床表现以荨麻疹、进行性感音性耳聋和淀粉样变为主要特点。青春期开始出现感觉神经听力丧失，逐渐发展至耳聋。典型的皮肤表现为荨麻疹，部分患者有口腔、外阴溃疡、鱼鳞病等。

6. 新生儿多系统炎症性疾病 患者出生后即出现皮疹、慢性脑膜炎和关节炎三联征。反复低热，所有患者均有皮疹，为无瘙痒性荨麻疹。

7. 化脓性无菌性关节炎伴坏疽性脓皮病和痤疮综合征 是一种罕见的常染色体显性遗传病，由编码 CD2 结合蛋白的脯氨酸／丝氨酸／苏氨酸磷脂酶反应蛋白 1（PSTPIP-l）基因突变引起。临床表现为化脓性无菌性关节炎、囊肿性痤疮和坏疽性脓皮病。常在幼儿期起病，表现为自限性化脓性关节炎。皮肤症状多在 1~20 岁时出现，表现为反复发作的侵袭性溃疡性损害，多累及下肢。

8. 慢性复发性多灶性骨髓炎 是一种常染色体隐性遗传病。目前认为，本病为脂质 2 基因突变所致，是一种好发于儿童和青少年的自身炎症性骨病，常伴有反复发热，可表现为伴或不伴局部红肿的骨痛。其他受累器官包括皮肤、眼睛、胃肠道系统。皮肤表现为炎症性皮肤病及银屑病皮损。诊断主要是排除性诊断，治疗为经验性治疗。

（八）治疗与随访

1. 治疗 现阶段针对 Blau 综合征治疗的特异性治疗方案尚未完全建立，同样也缺乏对 Blau 综合征大样本治疗效果的研究。低剂量糖皮质激素被认为有助于控制 Blau 综合征葡萄膜炎及关节症状；在急性期大剂量糖皮质激素有助于控制症状；有报道认为，对部分激素难治性病例，应用沙利度胺、免疫抑制剂（如甲氨蝶呤、硫唑嘌呤）在抑制疾病的活动度方面具有良好效果。生物制剂可能具有良好的治疗前景,可能改善 Blau 综合征儿童期发病或成人期发病患者的预后;对于激素联合免疫抑制剂治疗效果欠佳的患儿,推荐应用肿瘤坏死因子(TNF)-α 拮抗剂英夫利昔单抗,有报道认为英夫利昔单抗剂量为每次 5~10mg/kg,每 4~6 周使用 1 次有助于改善慢性关节炎症状及内脏受累症状。

2. 随访　Blau 综合征是一种慢性疾病,病情呈渐进性发展。有葡萄膜炎症状的患儿预后很差。建议在疾病初期每个月随访 1 次,治疗 8~10 个月病情稳定后每 2~3 个月随访 1 次,随访时监测血尿常规、CRP、ESR 和凝血三项,合并虹膜睫状体炎者请眼科会诊了解眼部病变情况,合并大动脉炎者每 3~6 个月复查血管 B 超或增强 CT 检查。

(九)遗传咨询与产前诊断

1. 获取家族史　Blau 综合征是一种常染色体显性遗传性疾病,通常父母中有患者。用系谱方式记录先证者与亲属相互关系及与诊断相关的症状体征,包括皮疹、关节炎、眼部症状、生育史和医疗史等。

2. 证实诊断　通过家族史和初步筛查诊断筛查出怀疑亲属,进一步检查和分子诊断患者。

3. 评估再生育风险　Blau 综合征多与遗传因素有关,为常染色体显性遗传。根据孟德尔遗传规律,子代患病概率会因父母基因型不同而所有不同。如果父母其中一位是患者(杂合子),另一位正常,其子代患病概率为 50%。应避免近亲结婚。

4. 产前诊断和植入前检测　如果至少父母一方已确定有突变的疾病,待检样本通常是通过绒毛膜绒毛取样或羊膜穿刺获得。植入前检测是对高危夫妇体外受精的胚胎进行基因检测,通过识别基因突变,可以选择将未受累胚胎植入体内。

5. 协调长期管理患者　向家长介绍有关 Blau 综合征遗传、检测、治疗、预防、资源库和研究的内容。

二、原发性红斑肢痛症

(一)概述

红斑肢痛症(erythromelalgia,EM)是一种少见的以肢体远端阵发性血管扩张、皮温增高、皮肤发红和剧烈烧灼样疼痛为主要特征的自主神经系统疾病,于 1878 年首次由 Weir Mitchell 提出,后由 Smith 和 Allen 于 1938 年正式命名。1964 年 Babb 等将 EM 分为原发性(PEM)和继发性(SEM)。原发性红斑肢痛症(primary erythromelalgia,PEM)是一种常染色体显性遗传的罕见病,与 SCN9A 基因突变有关,多有家族史,常在儿童期及青春期发病,病变常累及双侧肢体。很小的温度改变即可诱发疼痛,加重因素包括运动、站立、行走、发热、肢体下垂。降温和抬高肢体常可减轻症状。

(二)病因及发病机制

目前,EM 的发病机制尚不十分明确。既往认为 EM 的发病机制与自主神经或血管神经功能紊乱有关。由于病变部位的皮肤缺乏营养性毛细血管灌输,而体温调节灌注相对增加,导致微血管灌注不均,组织继发缺氧,动脉扩张。充血和缺氧同时存在,故低温能减轻症状。

近来证实,PEM 的发生与 Nav1.7 钠离子通道基因 SCN9A 的突变相关。该基因编码电压门控型钠离子通道(VGSC)蛋白 Nav1.7 亚型,后者可在感受伤害的脊髓背根神经节(DRG)的感觉神经元上呈选择性高表达,具有缓慢关闭失活和缓慢复活的特点。在疼痛电信号的产生、传导和调控中具有重要的生理功能。突变后的通道更易激活,电流复制增大,开放时间延长,导致神经元对细小刺激的敏感性增强,痛域降低,呈现持续兴奋导致长时剧痛的发生。钠离子通道的突变对血管调节功能可能也有一定影响,可致肢端血流增多和肤温增加。

(三)遗传机制

1964 年 Babb 等将 EM 分为原发性(PEM)和继发性(SEM),其中 PEM 又可进一步分为家族性和散发性。家族性 PEM 是一种常染色体显性遗传的罕见病,与 SCN9A 基因突变有关,有阳性家族史,常在儿童期及青春期发病。散发性 PEM 是由于基因的新发突变产生的,发生在没有家族病史的患者身上。

(四)临床表现

EM 在临床主要表现为肢端皮肤发红、肿胀、肤温升高和剧烈的烧灼样疼痛,尤以下肢足底多见,又称为典型四联症。环境温度升高、外伤、长期行走、长期盘腿及遇热等可使疼痛加剧,温度降低时疼痛可减轻。常并发皮肤溃疡和感染,重者可导致肢体坏疽、截肢及指甲生长障碍,甚至引起致死性低体温。

（五）实验室检查

PEM 患者实验室检查无特异性。随着基因检测手段的提高，目前 PEM 主要检查是 *SCN9A* 基因检测。

（六）诊断

典型四联征：①皮肤发红；②肿胀；③皮温增高；④疼痛，伴灼痛和跳痛；可以诊断。

1979 年 Thompson 提出的诊断标准：

(1) 肢端烧灼痛；

(2) 遇热加剧；

(3) 遇冷缓解；

(4) 受累皮肤出现红斑；

(5) 局部皮温升高。

（七）鉴别诊断

1. 阵发性剧痛症 PEM 的临床症状易与阵发性剧痛症混淆。两者的发病均与 *SCN9A* 基因发生错义突变有关，但前者突变部位主要位于 NaV1.7 通道结构域Ⅰ和Ⅱ，致使钠通道向超极化方向转变，激活阈值降低，神经元对疼痛的敏感性增强，临床表现为双下肢烧灼样疼痛和肤温增高。后者的突变部位则位于 NaV1.7 通道结构域Ⅲ和Ⅳ，也即钠通道控制失活的区域，致使钠通道向去极化方向转变，通道失活缓慢，开放时间延长，临床主要表现为直肠、眼和下颌的疼痛发作伴皮肤潮红，排便及肛周刺激均可诱导疼痛发作。

2. 反射性交感神经失养症 该病患者也可存在严重疼痛及血管障碍，外伤为其主要原因，症状呈局限性，与 EM 常呈对称性的临床症状不难鉴别。

（八）治疗与随访

1. 治疗 目前国内外针对此病治疗方法较多，但单用某一种方法难以取得理想疗效，临床上大多针对不同病例不同时期采取一种治疗方法为主多种治疗方法结合的手段，才可取得较好效果。

(1) 一般治疗：急性期患者应禁食辛辣刺激性食品，注意营养卫生，穿透气鞋子，多卧床休息，抬高患肢，避免持久站立，以利于肢端血液循环的恢复。可采取局部冷敷或将肢体置于冷水中以减轻疼痛症状，缓解后应适当加强肢体锻炼，同时应避免任何引起局部血管扩张的刺激。

(2) 药物治疗：①钠离子通道阻滞剂：随着近年来证实 PEM 的发生与 NaV1.7 钠离子通道基因 *SCN9A* 的功能增强型突变相关，有关钠离子通道阻滞剂在 PEM 的应用开始有陆续的报道，其中使用最多的是利多卡因和慢心律，均为 Ib 类抗心律失常药，可特异性阻滞钠通道，干扰神经传导，被广泛用于神经源性疼痛的治疗，可为外周性、中枢性或混合性。静脉应用利多卡因治疗剂量为 16.5μg/(kg·min)。口服慢心律剂量最大可用至每次 200mg，每天 3 次。慢心律的治疗效果比较明确，根据文献报告 PEM 患者在用药 2 周后症状渐减轻，持续用药 2~6 个月症状持续改善且无不良反应。② NSAIDs 类药物：常用药物有阿司匹林及吲哚美辛。阿司匹林具有解热、镇痛、抗炎等作用，同时能阻止血小板凝集和避免血小板栓塞小血管。阿司匹林剂量为 15mg/(kg·d)。用药 1 周如无效，可考虑联合其他药物治疗。③三环类抗抑郁药：阿米替林属于非选择性单胺摄取抑制剂，主要阻断去甲肾上腺素和 5- 羟色胺(5-HT)神经递质的再摄取，同时具有抗胆碱作用。阿米替林的应用剂量为 1mg/d，其治疗 PEM 的具体作用机制不详，推测 5-HT、H1 等递质可能参与 PEM 的发生。④抗惊厥药：主要有卡马西平及加巴喷丁等。卡马西平通过降低神经细胞膜对 Na$^+$ 和 Ca^{2+} 的通透性，致使钠离子电压门控通道失活，交感神经节的敏感性降低。加巴喷丁可能与 L- 钙离子电压门控通道有关。两药联用效果优于单药应用。卡马西平剂量为 300mg，每天 2 次，加巴喷丁剂量可用至每次 300mg，每天 5 次。联合治疗 1 周内多可起效，效果可维持 1 年以上，无明显不良反应发生。⑤血管扩张剂：硝普钠可舒张血管平滑肌，降低外周血管阻力，对血管的扩张作用速效、短时。其治疗 PEM 的机制不详，可能与其镇痛作用有关。起始剂量 0.5μg/(kg·min)，最大剂量 5μg/(kg·min)。药物不良反应包括低血压及酸中毒，长期应用需在监护下进行。

(3) 手术治疗：PEM 的手术治疗包括硬膜外阻滞、交感神经节阻滞、交感神经切除术及臂丛阻滞等。由于 PEM 的神经病变主要由痛觉背根神经节及交感神经节电压门控钠离子通道的病变所引起，理论上将某些特定药物注射至神经节附近的病变区域可改善症状。临床常用药物有麻醉剂、阿片类药物及激素等。其中麻醉药可稳定神经膜电位，降低膜对钠离子的通透性，以及阻断神经冲动的传导。激素则可阻断炎性递质的产生释放达到抗炎效果，具有改变神经肌肉接点和神经传导的电生理作用，并可通过阻滞疼痛 C- 纤维传导产生麻醉样作用。虽然手术治疗在临床较为常见,但疗效报道不一。

(4)其他治疗:包括中医治疗、物理疗法、封闭治疗、基因治疗等。

2. 随访　对红斑肢痛症患者的临床随访频率取决于其对治疗的反应。一旦疾病得到合理的控制,患者就可以根据需要返回评估。对患有红斑肢痛症的患者应该进行监测,每年需要进行血细胞计数检查,以了解骨髓疾病的发展。

(九)遗传咨询与产前诊断

1. 原发红斑肢痛症为常染色体显性遗传,根据孟德尔遗传规律,子代患病概率会因父母基因型不同而有所不同。如果父母其中之一为患者,子代患病概率为 50%。

2. 产前诊断和植入前检测　如果父或母已确定有携带突变的基因,待检样本通常是通过绒毛膜绒毛取样或羊膜穿刺获得。植入前检测是对高危夫妇体外受精的胚胎进行基因检测,通过识别基因突变,可以选择将未受累胚胎植入体内。

3. 协调长期管理患者　向家长介绍有关红斑肢痛症的遗传、检测、治疗、预防、资源库和研究内容。

三、先天性角化不良

(一)概述

先天性角化不良(dyskeratosis congenita,DC)是由端粒酶相关基因突变所致的先天遗传性疾病,多起病于儿童期。DC 是一种多系统受累的先天性疾病,具有典型的临床特征和遗传异质性,主要以皮肤网状色素沉着、指甲营养不良、黏膜白斑三联征为特征。其他系统受累可表现为骨髓造血衰竭、智力障碍、肺部感染、牙齿脱落、脱发、身材矮小、发育延迟等。

(二)病因及发病机制

目前先天性角化不良发病率尚不十分明确。据估计,大约为百万分之一。

大约有一半的先天性角化不良患者是由 *TERT*、*TERC*、*DKC1* 或 *TINF2* 基因突变引起的。这些基因提供了蛋白质合成的生物信息。合成的蛋白质有助于维持位于染色体末端的端粒结构。在一小部分先天性角化不良者中,发现了与端粒维护有关的其他基因的突变。在部分先天性角化不良者身上未检测到目前与该病有关的致病基因。在这些病例中,导致这种疾病的病因尚不清楚,但与端粒维护有关的其他未知基因很可能参与其中。

端粒有助于保护染色体,避免其异常地粘在一起或分解(降解)。在大多数细胞中,端粒随着细胞分裂而逐渐变短。在一定次数的细胞分裂之后,端粒变得非常短,以至于它们触发细胞停止分裂或自我毁灭(细胞凋亡)。

端粒由叫做端粒酶和 Shelterin 的两种重要蛋白复合物维持。端粒酶有助于维持正常的端粒长度。每次细胞分裂时,它将少量重复的 DNA 片段添加到染色体末端。端粒酶的主要成分 hTR 和 hTERT,分别由 *TERC* 和 *TERT* 基因所编码。hTR 组件是一种 RNA 分子。它提供用于创建端粒酶添加到染色体末端的重复 DNA 序列的模板。hTERT 组件的功能是将新的 DNA 片段添加到染色体末端。DKC1 基因提供了合成另一种对端粒酶功能很重要的蛋白质信息。这种被称为 dyskerin 的蛋白质附着(结合)到 hTR,并帮助稳定端粒酶复合物的结构。

Shelterin 复合体有助于保护端粒免受细胞 DNA 修复过程的影响。如果没有 Shelterin 复合体的保护,当 DNA 序列异常中断时,修复机制就会察觉到染色体末端,或者试图将染色体结合在一起或启动细胞凋亡。*TINF2* 基因提供了构成 Shelterin 复合体的一部分蛋白质的合成信息。

TERT、*TERC*、*DKC1* 或 *TINF2* 基因突变导致端粒酶或 Shelterin 复合体的功能紊乱,导致端粒的维护受影响和端粒长度的缩短。快速分裂的细胞尤其容易受到端粒缩短的影响。因此,先天性角化不良患者体内快速分裂的细胞,比如甲床、毛囊、皮肤、口腔黏膜和骨髓,会受到很大的影响。

由于端粒的维护不足,导致染色体的断裂和不稳定可能引起基因的改变,使细胞以不受控制的方式分裂,从而导致先天性角化不良患者癌症的发生。

(三)遗传机制

先天性角化不良突变基因有 8 个,分别为 *CTC1*、*DKC1*、*TERC*、*TERT*、*TINF2*、*WRAP53*、*NHP2* 及 *NOP10*。文献报道,这些基因有 3 种遗传方式,分别为 X 连锁隐性遗传、常染色体隐性遗传、常染色体显性遗传。但目前仍约有 50% 患者遗传特征不明确。X 连锁隐性遗传包括 *DKC1*,常染色体显性遗传包括 *TERC* 及 *TINF2*,常染色体隐性遗传包括 *CTC1*、*WRAP53*、*NHP2*、*NOP10*,既可以作为常染色体显性遗传又可以作

为隐性遗传的有 *TERT*。*DKC1* 基因突变最为常见，占突变基因的 17%~36%，其为 X 连锁隐性遗传的主要基因。此基因编码角化不良蛋白，定位于染色体 Xq28，与细胞周期及核仁功能相关，是端粒酶发挥活性的重要成分之一。研究证实，DKCl 突变能引起端粒酶 RNA 水平降低及端粒长度明显缩短。*DKC1* 基因为 X 连锁隐性遗传，典型患者均为男性，但是少数女性携带者由于带有致病性等位基因的 X 染色体而部分出现皮肤黏膜改变、指/趾甲异常等。

（四）临床表现

DC 临床表现主要为三联征：皮肤网状色素沉着、口腔黏膜白斑、指/趾甲变形或萎缩。最具诊断意义的特征是皮肤斑点状或网格状的色素沉着或色素减退。暴露于日光的区域，包括躯干上部、颈部、颜面部，是最容易受到影响的区域。其次，大约 80% 的患者表现为黏膜白斑，是 DC 的特征之一，主要在口腔黏膜、舌头、口咽部等处发生。白斑发生的地方是癌变的高发区，需要定期监测。此外，大约 90% 的患者都有指/趾甲的变形、萎缩，多数患者指甲较趾甲容易受累。指/趾甲萎缩首先表现为指/趾甲纵嵴并逐步发展至变小，甚至缺如。其他临床表现包括，外胚层的异常如头发、眉毛、睫毛的脱失，未成熟的灰色头发，大汗，手掌及足底的过度角化，皮纹病（手指及脚/趾脱失皮嵴）。并发严重的骨髓衰竭、骨髓增生异常综合征、急性髓系白血病或实体肿瘤等，都是预后不良的因素。骨髓衰竭是死亡的主要原因之一，大约 70% 患者的死亡与出血及机会性感染有关。约 80% 患者存在肺部并发症，包括肺纤维化及肺脉管系统的异常。DC 患者肿瘤易感性增高，患者有更高的恶性黏膜肿瘤的患病率，最常见的肿瘤为头颈部鳞状细胞癌，其次为皮肤及肛门直肠肿瘤，常发生在黏膜白斑处。其他报道的恶性肿瘤包括霍奇金淋巴瘤、胃肠道腺瘤、支气管癌、喉癌等。恶性肿瘤多于 30 岁后发生。此外，骨骼系统、消化系统、泌尿生殖系统也可受累，如骨质疏松、泌尿生殖器畸形等。

（五）实验室检查

1. 外周血细胞检查　约 80% 以上 DC 患者，可出现不同程度外周血细胞降低。

2. 骨髓检查　典型的再障特征，包括骨髓增生有核细胞降低、粒系和红系造血细胞减少、巨核细胞明显减少或缺乏等。

3. 皮肤活检　提示角化过度或角化不全，表皮萎缩；真皮层黑素颗粒沉着及噬黑素细胞聚集。

4. 端粒酶及相关基因检测　结果显示，包括 *DKCl*、*TERC*、*TERT*、*NOPIO*、*NHP2*、*TINF2*、*TCABl* 和 *C160rf57* 等基因突变。

5. 端粒长度测定　结果提示，端粒长度较正常同龄儿童明显缩短。

（六）影像学检查

1. 肺部 CT 检查　DC 患者合并肺间质纤维化的发生率达 20%，肺部影像学检查显示，两肺多发条索状高密度影，可呈网格状分布或磨玻璃样改变。

2. 泌尿系彩超检查　部分 DC 患者可合并有泌尿生殖器畸形。

（七）诊断

皮肤、指甲和黏膜病变三联征，是 DC 最为明显和直观的特征性表现，是临床早期发现和诊断的重要线索。同时，询问患者家族史常可发现或追溯相似临床表现者，患者双亲也可能为相同类型基因突变携带者或患者。DC 的诊断依据包括：①皮肤活检提示，角化过度或角化不全，表皮萎缩；真皮层黑素颗粒沉着及噬黑素细胞聚集。②端粒酶及相关基因检测结果显示，包括 *DKCl*、*TERC*、*TERT*、*NOPIO*、*NHP2*、*TINF2*、*TCABl* 和 *C160rf57* 等基因突变。③端粒长度测定提示，端粒长度较正常同龄儿童明显缩短。此外，应注意患者可能存在的其他畸形，如存在外周血细胞下降，尤其是血小板较少者，需进一步进行骨髓检查，以明确是否存在造血功能降低，同时年长患者应考虑可能存在肺部影像学改变，警惕继发恶性肿瘤。

（八）鉴别诊断

DC 出现造血功能异常者，需要与相关疾病鉴别。参照相关疾病诊断标准，归纳鉴别诊断依据，见表 32-4。

表 32-4　DC 伴血细胞减少的主要鉴别诊断要点

疾病	DC	原发性免疫性 血小板减少	获得性再障	范可尼贫血	湿疹血小板减少伴免疫 缺陷综合征（WAS）
性别	男性为主	不限	不限	不限	仅男性
三联征	阳性	阴性	阴性	阴性	阴性
皮肤病变	色素沉着	紫癜瘀斑	紫癜瘀斑	色素沉着	严重湿疹
其他畸形	多见	无	无	多见	多无
血细胞下降	1~3 系	血小板	1~3 系	1~3 系	血小板
骨髓检查					
有核细胞	降低	增生	降低	降低	不定
巨核细胞	减少	明显增多	明显减少	减少	多见减少
遗传学检测	端粒酶相关基因 突变	无	无	染色体断裂试验	WAS 基因 突变

（九）治疗与随访

DC 三联征和常见畸形尚无有效药物治疗。血细胞下降是危及 DC 患者生命的主要因素，因此也是目前药物治疗重点。文献推荐的治疗方法主要包括：①低剂量雄性激素如羟甲烯龙 0.25mg/（kg·d），必要时可适当加量，长期维持治疗。因雄性激素可能促进端粒酶活性，有效率可达 60%~70%，可获得长期稳定的三系血细胞不同程度回升。②造血因子：如促红细胞生成素或粒细胞集落刺激因子等，可有助于提高患者造血功能，因需要根据患者具体情况酌情选用，故未见明确的推荐剂量与疗程。③免疫抑制疗法（IST）：由于 DC 及其他类型先天性再障与获得性再障发病机制完全不同，故国内外再障诊疗指南均明确提出，不能采用 IST 治疗各类先天性再障。

在继发肺间质纤维化和恶性肿瘤之前，DC 患者多已出现造血功能受损，对于已经出现血细胞持续明显降低，或家族中有类似病例并继发恶性肿瘤史的患者，以及虽然造血功能下降并不严重，但具备异基因造血干细胞移植（allo-HSCT）条件者，均应该及时考虑进行 allo-HSCT，但 allo-HSCT 不能改善三联征和其他畸形。移植成功者可获得造血功能恢复和重建，生存期和生存质量可明显提高。此外，研究发现采用外源性 *TERC* 基因疗法用于治疗 *DKC1* 和 *TERC* 突变者，有助于恢复端粒酶活性和端粒长度。但该外源性 *TERC* 基因疗法的可行性和临床实效性，目前仍在探索之中。

目前针对 DC 没有特异性治疗措施，治疗效果不理想，预后差。大多患者只能进行对症治疗。因此，早诊断、早治疗仍是提高患者生活质量的关键。DC 患者患癌症风险比普通人群明显增高，故 DC 患者诊断明确后应定期随访，并进行血细胞、肺部影像学等检查。

（十）遗传咨询与产前诊断

1. 大部分 DC 与遗传因素有关。根据致病基因不同，可分为 X 染色体隐性遗传（突变基因为 *DKC1*）、常染色体显性遗传（突变基因为 *TERC*、*TERT*、*TINF2*、*ACD*、*RTEL1*）、常染色体隐性遗传（突变基因为 *TERT*、*NOP10*、*NHP2*、*ACD*、*RTEL1*、*PARN*、*WRAP53*、*CTC1*、*USB1*）。若为 X 染色体隐性遗传，父亲正常，母亲患病，则子代男孩患病概率为 100%，女孩不患病；父亲患病，母亲不患病但为携带者，则子代女孩患病概率为 50%，成为携带者概率为 50%，男孩患病概率为 50%；父亲患病，母亲正常，则子代均不患病，其中女孩均为携带者。若为常染色体显性遗传，根据孟德尔遗传规律，子代患病概率会因父母基因型不同而有所不同。若为常染色体隐性遗传，父母均患病，子代患病概率为 100%；父母正常但均为携带者,子代患病概率为25%;父母一方患病,子女一般不会发病。

2. 产前诊断和植入前检测 如果被分析的基因以常染色体显性遗传的方式遗传,至少父母一方已确定有突变的疾病;如果被分析的基因以常染色体隐性遗传的方式遗传,父母都已确定有携带突变的基因。待检样本通常是通过绒毛膜绒毛取样或羊膜穿刺获得。植入前检测是对高危夫妇体外受精的胚胎进行基因检测,通过识别基因突变,可以选择将未受累胚胎植入体内。

3. 协调长期管理患者 向家长介绍有关先天性角化不良的遗传、检测、治疗、预防、资源库和研究内容。

（黄宇戈）

参考文献

1. Marson FAL, Bertuzzo CS, Ribeiro JD. Classification of CFTR mutation classes. Lancet Respir Med, 2016, 4 (8): 37-38.

2. Liu Y, Wang L, Zhang X, et al. Characterization of gene mutations and phenotypes of cystic fibrosis in Chinese patients. Respirology, 2015, 20 (2): 312-318.

3. Eden E. Asthma and COPD in alpha-1 antitrypsin deficiency. Evidence for the Dutch hypothesis. COPD, 2010, 7 (5): 366-374.

4. Sun Y, Hu G, Qiu W, et al. Mutations in methionyl-tRNA synthetase gene in a Chinese family with interstitial lung and liver disease, postnatal growth failure and anemia. J Hum Genet, 2017, 62 (6): 647-651.

5. Bichet DG, Bockenhauer D. Genetic forms of nephrogenic diabetes insipidus (NDI): Vasopressin receptor defect (X-linked) and aquaporin defect (autosomal recessive and dominant). Best Pract Res Clin Endocrinol Metab, 2016, 30 (2): 263-276.

6. 刘竹枫, 张碧丽. 先天性肾性尿崩症的研究进展. 天津医药, 2019, 47 (08): 891-896.

7. Brugada R, Hong K, Antzelevitch C, et al. Sudden death associated with short-QT syndrome linked to mutations in HERG. Circulation, 2004, 109 (1): 30-35.

8. Sarquella-Brugada G, Campuzano O, Brugada R, et al. Short QT and atrial fibrillation: A *KCNQ1* mutation-specific disease. Late follow-up in three unrelated children. Heart Rhythm Case Rep, 2015, 1 (4): 193-197.

9. Bellocq C, van Ginneken AC, Wilde AA, et al. Mutation in the KCNQ1 gene leading to the short QT-interval syndrome. Circulation, 2004, 109 (20): 2394-2397.

10. Hong K, Piper DR, Brugada R, et al. De novo KCNQ1 mutation responsible for atrial fibrillation and short QT syndrome in utero. Cardiovasc Res, 2005, 68 (3): 433-440.

11. Gaita F, Giustetto C, Wolpert C, et al. Short QT syndrome: pharmacological treatment. J Am Coll Cardiol, 2004, 43 (8): 1494-1499.

12. Verkerk AO, Wilders R, Bezzina CR, et al. Role of sequence variations in the human ether-a-go-go-related gene (HERG, KCNH2) in the Brugada syndrome. Cardiovasc Res, 2005, 68 (3): 441-453.

13. Lahat H, Pras E, Eldar M. A missense mutation in CASQ2 is associated with autosomal recessive catecholamine-induced polymorphic ventricular tachycardia in Bedouin families from Israel. Ann Med, 2004, 36 (Suppl 1): 87-91.

14. Sumitomo N, Harada K, Niimura I, et al. Catecholaminergic polymorphic ventricular tachycardia: electrocardiographic characteristics and optimal therapeutic strategies to prevent sudden death. Heart, 2003, 89 (1): 66-70.

15. AlSabbagh MM. Dyskeratosis congenita: a literature review. J Dtsch Dermatol Ges, 2020, 18 (9): 943-967.

16. Alder JK, Parry EM, Armanios M, et al. Telomere phenotypes in females with heterozygous mutations in the dyskeratosis congenita 1 (DKC1) gene. Hum Mutat, 2013, 34 (11): 1481-1485.

17. 李威, 谢晓恬. 儿童先天性角化不良诊治进展. 世界临床药物, 2017, 38 (06): 365-368.

18. Kirwan M, Beswick R, Dokal I, et al. Exogenous TERC alone can enhance proliferative potential, telomerase activity and telomere length in lymphocytes from dyskeratosis congenita patients. Br J Haematol, 2009, 144 (5): 771-781.

中英文索引

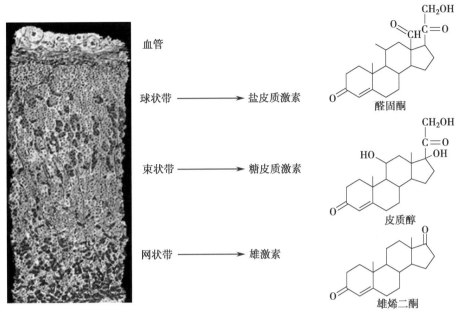

血管

球状带 ——→ 盐皮质激素

束状带 ——→ 糖皮质激素

网状带 ——→ 雄激素

醛固酮

皮质醇

雄烯二酮

彩图 19-2　人肾上腺皮质从表面到中心的部分：球状带，束状带，网状带

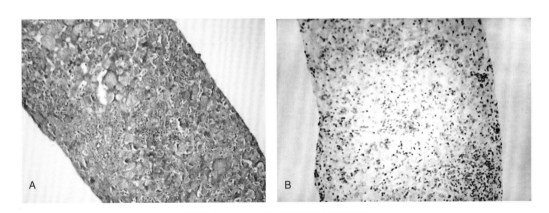

A

B

彩图 26-1　PFIC2 型肝组织病理表现

A.　HE 染色肝细胞气球样变，多核巨肝细胞转化，小叶内胆汁淤积，胆管性胆汁淤积；

B. 免疫组化 BSEP 蛋白缺失

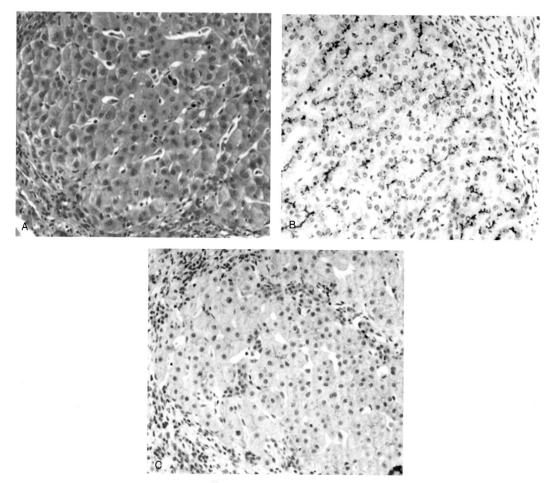

彩图 26-2　患者免疫

A. HE 染色胆管增生,纤维化;B. 正常对照免疫组化 MDR3 表达正常

C. PFIC3 组化 MDR3 表达明显减少

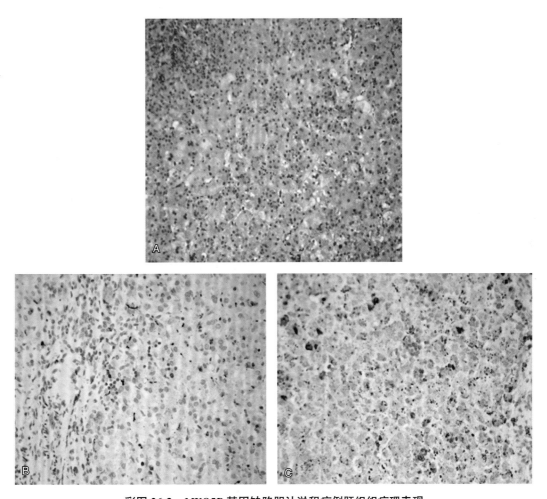

彩图 26-3 *MYO5B* 基因缺陷胆汁淤积病例肝组织病理表现
A. 肝组织 HE 染色巨细胞样变,伴细胞内及毛细胆管内胆汁淤积;B. 免疫组化 BSEP 染色表达减少;
C. 免疫组化 MYO5B 阳性颗粒明显增多、增大,呈弥漫性粗颗粒改变